PACIENTE CRÍTICO

3ª EDIÇÃO
REVISADA E AMPLIADA

HOSPITAL SÍRIO-LIBANÊS

PACIENTE CRÍTICO

DIAGNÓSTICO E TRATAMENTO

HOSPITAL SÍRIO-LIBANÊS

EDITORES
Christian Valle Morinaga
Felipe Duarte Silva
Fernando Ganem
Laerte Pastore Jr.
Luiz Francisco Cardoso
Roberta Saretta
Sergio Samir Arap

manole
editora

Editora: Patrícia Alves Santana
Editora de arte: Anna Yue
Projeto gráfico: Departamento Editorial da Editora Manole
Editoração eletrônica: Formato Estúdio, Luargraf Serviços Gráficos
Ilustrações: Formato Estúdio, Luargraf Serviços Gráficos
Capa: Ricardo Yoshiaki Nitta Rodrigues

CIP-BRASIL. CATALOGAÇÃO NA PUBLICAÇÃO
SINDICATO NACIONAL DOS EDITORES DE LIVROS, RJ

P124
3. ed.

Paciente crítico : diagnóstico e tratamento / organização Fernando Ganem ... [et al.]. - 3. ed. - Barueri [SP] : Manole, 2026.

Inclui bibliografia e índice
ISBN 9788520468142

1. Pacientes - Unidade de tratamento intensivo. 2. Tratamento intensivo. I. Ganem, Fernando.

CDD: 616.028
25-100067.0 CDU: 616.089.2

Carla Rosa Martins Gonçalves - Bibliotecária - CRB-7/4782

1ª edição – 2006
2ª edição – 2012
3ª edição – 2026

Editora Manole Ltda.
Alameda Rio Negro, 967 – cj. 717 – Alphaville
06454-000 – Barueri – SP – Brasil
Fone: (11) 4196-6000
www.manole.com.br | https://atendimento.manole.com.br/

Impresso no Brasil
Printed in Brazil

AGRADECIMENTO

É com grande honra e satisfação que apresentamos esta obra sobre o manejo e o cuidado ao paciente crítico, um projeto que reflete a dedicação de dezenas de renomados profissionais do Hospital Sírio-Libanês. Gostaríamos de expressar nossa profunda gratidão a cada autor e colaborador, por compartilhar sua vasta experiência e conhecimento, tornando este livro uma ferramenta inestimável. Acreditamos que o conteúdo aqui reunido não apenas servirá como um guia técnico, mas também como uma fonte de inspiração para aprimorar o cuidado de excelência.

DEDICATÓRIA

A todos os autores, editores e membros da editora
(Christian Valle Morinaga e Sergio Samir Arap)

A Edison, Lana e Evandro
(Felipe Duarte Silva)

A Silvana, Fernanda e Lucas Ganem e toda a
equipe multiprofissional do Hospital Sírio-Libanês
(Fernando Ganem)

A Miriam, Victor, Breno, Olga e Claudete – e
à memória de Laerte Pastore
(Laerte Pastore Jr.)

A Luciana, Serena e Ticiana
(Luiz Francisco Cardoso)

A Antonio, Nina e todos os autores
(Roberta Saretta)

Editores

Christian Valle Morinaga

Coordenador do Curso Médico da Faculdade Sírio-Libanês (FSL). Doutor em Ciências Médicas (Educação e Saúde) pela Faculdade de Medicina da Universidade de São Paulo (FMUSP). MBA em *Big Data* e *Business Inteligence* pela Fundação Getulio Vargas (FGV). Especialista em Clínica Médica pela Sociedade Brasileira de Clínica Médica (SBCM).

Felipe Duarte Silva

Gerente de Práticas Médicas e Pacientes Internados do Hospital Sírio-Libanês. Médico pela Faculdade de Medicina da Universidade de São Paulo (FMUSP). Residência Médica em Clínica Médica pelo HCFMUSP. Pós-graduação *lato sensu* (especialização) em Cuidados Paliativos pelo Instituto Pallium Latinoamerica. Pós-graduação *lato sensu* (especialização) em Gestão em Saúde pelo Sírio-Libanês.

Fernando Ganem

Graduado pela Faculdade de Medicina da Universidade de São Paulo (FMUSP). Residência em Clínica Médica e Cardiologia no InCor-HCFMUSP. Preceptor em Emergências no HCFMUSP. Médico Assistente da UTI Cirúrgica e da Unidade de Coronariopatia Aguda do InCor-HCFMUSP (1992 a 2020). Título de Especialista em Cardiologia pela Sociedade Brasileira de Cardiologia e em Terapia Intensiva pela AMIB. Doutorado em Ciências-Cardiologia pela FMUSP. Pós-graduação em Gestão de Atenção à Saúde pelo Instituto de Ensino e Pesquisa (IEP) do Hospital Sírio-Libanês e Fundação Dom Cabral. Coordenador do Programa de Residência de Clínica Médica. Diretor Geral do Hospital Sírio-Libanês.

Laerte Pastore Jr.

Gerente Médico de Áreas Críticas do Hospital Sírio-Libanês. Doutor em Pneumologia pela Faculdade de Medicina da Universidade de São Paulo (FMUSP). Especialista em Pneumologia pela SBPT. Especialista em Terapia Intensiva pela AMIB.

Luiz Francisco Cardoso

Professor Livre-docente pela Faculdade de Medicina da Universidade de São Paulo (FMUSP). Diretor de Governança Clínica e do Instituto de Qualidade e Segurança do Hospital Sírio-Libanês.

Roberta Saretta

Doutoranda pela Faculdade de Medicina da Universidade de São Paulo (FMUSP). Médica Cardiologista pelo InCor-HCFMUSP. Gerente Médica do Centro de Cardiologia do Hospital Sírio-Libanês.

Sergio Samir Arap

Cirurgião de Cabeça e Pescoço do Corpo Clínico do Hospital Sírio-Libanês. Livre-docente em Cirurgia pela Faculdade de Medicina da Universidade de São Paulo (FMUSP). Diretor Adjunto Médico do Hospital Sírio-Libanês. Membro do Corpo Docente da Pós-graduação do Instituto de Ensino e Pesquisa (IEP) do Hospital Sírio-Libanês. Conselheiro do Instituto de Responsabilidade Social Sírio-Libanês.

Editores Setoriais

Christian Valle Morinaga
Coordenador do Curso Médico da Faculdade Sírio-Libanês (FSL). Doutor em Ciências Médicas (Educação e Saúde) pela Faculdade de Medicina da Universidade de São Paulo (FMUSP). MBA em *Big Data* e *Business Inteligence* pela Fundação Getulio Vargas (FGV). Especialista em Clínica Médica pela Sociedade Brasileira de Clínica Médica (SBCM).

Claudio Luders
Doutorado em Nefrologia pela Faculdade de Medicina da Universidade de São Paulo (FMUSP). Coordenador do Serviço de Hemodiálise do Hospital Sírio-Libanês.

Eduardo Lyra de Queiroz
Coordenador Médico de Áreas Críticas do Hospital Sírio-Libanês. Especialista em Pneumologia pela SBPT. Especialista em Terapia Intensiva pela Associação de Medicina Intensiva Brasileira (AMIB). Mestrado em Gestão de Tecnologia e Inovação em Saúde. Doutorado em Ciência de Saúde pelo Instituto de Ensino e Pesquisa (IEP) do Hospital Sírio-Libanês.

Eduardo Leite Vieira Costa
Doutorado em Pneumologia. Livre-docente. Pneumologista e Intensivista da UTI Respiratória do InCor-HCFMUSP e do Hospital Sírio-Libanês.

Fábio Santana Machado
Doutor em Patologia na Faculdade de Medicina da Universidade de São Paulo (FMUSP). Neurointensivista do Hospital Sírio-Libanês. Coordenador e Professor do Curso de Pós-graduação em Neurointensivismo da Faculdade Sírio-Libanês. Professor dos Cursos de Pós-graduação de Farmacologia Clínica e Neuro-oncologia da Faculdade Sírio-Libanês.

Felipe Duarte Silva
Gerente de Práticas Médicas e Pacientes Internados do Hospital Sírio-Libanês. Médico pela Faculdade de Medicina da Universidade de São Paulo (FMUSP). Residência Médica em Clínica Médica pelo HCFMUSP. Pós-graduação *lato sensu* (especialização) em Cuidados Paliativos pelo Instituto Pallium Latinoamerica. Pós-graduação *lato sensu* (especialização) em Gestão em Saúde pelo Sírio-Libanês.

Fernando da Costa Ferreira Novo
Médico Assistente do Serviço de Cirurgia de Emergência da Divisão de Clínica Cirúrgica III do HCFMUSP. Médico Plantonista do Pronto Atendimento do Hospital Sírio-Libanês.

Fernando José da Silva Ramos
Professor Adjunto da Disciplina de Medicina Intensiva da Escola Paulista de Medicina da Universidade Federal de São Paulo (EPM-Unifesp). Coordenador da UTI Geral da Disciplina de Medicina Intensiva da EPM-Unifesp. Médico da UTI Geral do Hospital Sírio-Libanês. Membro do Comitê. Científico da BRICNet.

Laerte Pastore Jr.
Gerente Médico de Áreas Críticas do Hospital Sírio-Libanês. Doutor em Pneumologia pela Faculdade de Medicina da Universidade de São Paulo (FMUSP). Especialista em Pneumologia pela SBPT. Especialista em Terapia Intensiva pela AMIB.

Maura Salaroli de Oliveira
Gerente Médica da Comissão de Controle de Infecção Hospitalar do Hospital Sírio-Libanês. Doutora em Infectologia pela Faculdade de Medicina da Universidade de São Paulo (FMUSP). Coordenadora Médica do Grupo de Controle de Infecção Hospitalar do HCFMUSP.

Maurício Henrique Claro dos Santos

Médico Intensivista da UTI do Hospital Sírio-Libanês. Especialista em Cardiologia pela Sociedade Brasileira de Cardiologia (SBC). Especialista em Terapia Intensiva pela Associação de Medicina Intensiva Brasileira (AMIB).

Mirian de Freitas Dal Ben Corradi

Médica pela Universidade Federal de Minas Gerais (UFMG). Infectologista, Mestre e Doutora pela FMUSP. Médica Infectologista Clínica e Médica do Controle de Infecção Hospitalar do Hospital Sírio-Libanês.

Octacílio Martins Jr.

Doutor em Cirurgia pela Faculdade de Medicina da Universidade de São Paulo (FMUSP). Médico Assistente do Serviço de Cirurgia de Emergência da Divisão de Clínica Cirúrgica III do HCFMUSP. Médico do Pronto Atendimento do Hospital Sírio-Libanês. Membro Titular do Colégio Brasileiro de Cirurgiões. Membro Emérito da Sociedade Brasileira de Atendimento Integrado ao Traumatizado (SBAIT). *Fellow of American College of Surgeons* (FACS). Instrutor dos cursos *Advanced Trauma Life Support*® (ATLS®), *Advanced Trauma Operative Management* (ATOM), *Disaster Management and Emergency Preparedness Course* (DMEP), *Trauma Evaluation and Management* (TEAM) do Comitê de Trauma do American College of Surgeons, Capítulo do Brasil. *International Trauma Fellow - Division of Trauma and Critical Care, Department of Surgery University of Tennessee Medical Center, Knoxville, U.S.A.*

Paulo César Ribeiro

Gerente Médico da Equipe Multidisciplinar de Terapia Nutricional do Hospital Sírio-Libanês (EMTN/HSL). Especialista em Medicina Intensiva pela Associação de Medicina Intensiva Brasileira (AMIB). Especialista em Terapia Nutricional Enteral e Parenteral pela Sociedade Brasileira de Nutrição Parenteral e Enteral (SBNPE). Mestre em Cirurgia pela Faculdade de Ciências Médicas da Santa Casa de São Paulo.

Roberta Saretta

Doutoranda pela Faculdade de Medicina da Universidade de São Paulo (FMUSP). Médica Cardiologista pelo InCor-HCFMUSP. Gerente Médica do Centro de Cardiologia do Hospital Sírio-Libanês.

Roberto Kalil Filho

Professor Titular da Disciplina de Cardiologia do Departamento de Cardiopneumologia da Faculdade de Medicina da Universidade de São Paulo (FMUSP). Diretor Geral do Centro de Cardiologia do Hospital Sírio-Libanês. No InCor-HCFMUSP, desempenha as seguintes funções: Diretor da Divisão de Cardiologia Clínica, Vice-Chefe do Departamento de Cardiopneumologia da FMUSP e Presidente do Conselho Diretor.

Sergio Samir Arap

Cirurgião de Cabeça e Pescoço do Corpo Clínico do Hospital Sírio-Libanês. Livre-docente em Cirurgia pela Faculdade de Medicina da Universidade de São Paulo (FMUSP). Diretor Adjunto Médico do Hospital Sírio-Libanês. Membro do Corpo Docente da Pós-graduação do Instituto de Ensino e Pesquisa (IEP) do Hospital Sírio-Libanês. Conselheiro do Instituto de Responsabilidade Social Sírio-Libanês.

Autores

Adriadne Justi Bertolin

Doutora em Cardiologia pela Faculdade de Medicina da Universidade de São Paulo (FMUSP) e Mestre em Ciências da Saúde pela Universidade Federal de Uberlândia (UFU). Coordenadora Médica da Academic Research Organization do InCor-HCFMUSP. Especialista em Clínica Médica e Cardiologia, com complementação especializada em Coronariopatia Aguda pelo InCor-HCFMUSP. Plantonista da Unidade Coronariana do InCor-HCFMUSP e do Hospital Sírio-Libanês.

Adriana Coracini Tonacio de Proença

Graduação em Medicina e Residência Médica em Infectologia. Doutora em Medicina pela Faculdade de Medicina da Universidade de São Paulo (FMUSP). Médica Assistente do Grupo de Infecção em Imunodeprimidos da FMUSP. Médica do corpo clínico e do Núcleo de Infectologia do Hospital Sírio-Libanês. Médica Coordenadora da Infectologia Clínica do Instituto Brasileiro de Combate ao Câncer.

Adriana Cristina de Souza

Graduação em Medicina pela Faculdade de Medicina de Marília (FAMEMA). Residência em Clínica Médica e Terapia Intensiva Médica Diarista das Unidades Críticas do Hospital Sírio-Libanês. Especialização em Neurointensivismo e em Docência no Ensino Superior para Ciências da Saúde.

Adriely Andrade Rezende

Especialista em Cardiologia pela Sociedade Brasileira de Cardiologia. Especialista em Pós-operatório de Cirurgia Cardíaca e Terapia Intensiva Cirúrgica pelo InCor-HCFMUSP. Coordenadora Assistencial da UTI Cardiológica do Hospital Sírio-Libanês.

Alberto Rodolpho Hüning

Médico pela Faculdade de Medicina da Universidade de Passo Fundo. Especialista em Medicina Interna e Cardiologia pela Santa Casa de Porto Alegre e pela Universidade Federal de Ciências da Saúde de Porto Alegre (UFCSPA). Mestre em Hepatologia na UFCSPA. Especialista em Cardiologia pela AMB e SBC. *Fellow* em Valvopatias pelo InCor-HCFMUSP. Aluno do *fellowship* em Ecocardiografia Cardiopatias Adquiridas do InCor-HCFMUSP.

Alexandre Câmara

Endocrinologista do Corpo Clínico do Hospital Sírio-Libanês. Especialista em Endocrinologia e Metabologia pela Sociedade Brasileira de Endocrinologia (SBEM). *Fellowship* na Universidade de Harvard em *Principles and Practice of Clinical Research*. Doutor em Endocrinologia pela FMUSP. Coordenador da Pós-graduação de Endocrinologia e Metabologia e Clínica Médica da Faculdade Cetrus/Sanar.

Alexandre Toledo Maciel

Médico Intensivista da UTI do Hospital Sírio-Libanês e do Hospital São Camilo Pompéia. Coordenador do Departamento de Pesquisa do Imed Group.

Ana Cristina Pugliese de Castro

Médica Paliativista. Coordenadora da Equipe Multiprofissional de Cuidados Paliativos do Hospital Sírio-Libanês. Coordenadora do curso de Pós-graduação *lato sensu* em Cuidados Paliativos Pediátricos da Faculdade Sírio-Libanês. Presidente do Comitê de Bioética do Hospital Sírio-Libanês.

Ana Lígia Vasconcellos

Coordenadora de Fisioterapia do Hospital Sírio-Libanês. Aprimoramento em Insuficiência Respiratória pelo Hospital Sírio-Libanês. Graduação em Fisioterapia pela Pontifícia Universidade Católica de Campinas.

Ana Luiza Panico

Pneumologista pela FMUSP. Título de Especialista em Terapia Intensiva pela AMIB. Médica diarista da UTI do Hospital Sírio-Libanês. Doutoranda em Pneumologia pela FMUSP.

André Echaime Vallentsits Estenssoro

Coordenador do Núcleo Avançado Vascular e Endovascular do Hospital Sírio-Libanês. Coordenador da Pós-graduação em Cirurgia Minimamente Invasiva e Endovascular do Hospital Sírio-Libanês. Cirurgião Vascular e Endovascular do Hospital Sírio-Libanês e do HCFMUSP. Especialização em Intervenções Endovasculares no Arizona Heart Institute and

Foundation. Doutorado em Cirurgia pela Faculdade de Medicina da Universidade de São Paulo (FMUSP).

André Franci

Especialista em Cardiologia pela SBC e em Terapia Intensiva pela AMIB. Especialista em Coronariopatias Agudas pelo InCor-HCFMUSP. Doutorado em Cardiologia pelo InCor-HCFMUSP. Coordenador da Unidade Coronariana do Hospital Sírio-Libanês.

André Machado Luiz

Doutor em Ciências pela Faculdade de Medicina da Universidade de São Paulo (FMUSP). Médico Infectologista do corpo clínico do Hospital Sírio-Libanês.

Andre Moreira Nicolau

Médico Cardiologista pelo InCor-HCFMUSP, com residência em Clínica Médica pela mesma instituição e graduação pela EPM-Unifesp. Médico-residente em Hemodinâmica e Cardiologia Intervencionista e Doutorando pela FMUSP. Atua na UCO do Hospital Sírio-Libanês.

Andre Nathan Costa

Médico Pneumologista InCor-HCFMUSP e do Hospital Sírio-Libanês. Professor Colaborador Faculdade de Medicina da Universidade de São Paulo (FMUSP) e Professor da Faculdade Sírio-Libanês.

Angelo Fernandez

Doutorado em Clínica Cirúrgica pela Faculdade de Medicina da Universidade de São Paulo (FMUSP). Sócio Fundador da Sociedade Brasileira de Cirurgia Torácica. Membro da Câmara Técnica - Cirurgia Torácica - do CREMES. Membro do Núcleo Avançado de Tórax do Hospital Sírio-Libanês.

Anna Carolina Pompermayer Coradelli

Médica pela Faculdade de Medicina de Jundiaí, com Residência Médica em Terapia Intensiva pelo Hospital Sírio-Libanês. Especialista em Terapia Nutricional Parenteral e Enteral pela Sociedade Brasileira de Nutrição Parenteral e Enteral (SBPNE), além de possuir título de especialista em Nutrologia.

Antonio Helio Guerra Vieira Filho

Médico Psiquiatra pela Faculdade de Medicina da Universidade de São Paulo (FMUSP). Doutor em Ciências pela Universidade de Heidelberg.

Arthur Momma

Especialista em Terapia Intensiva pelo Hospital Sírio-Libanês. Médico diarista da UTI do Hospital Sírio-Libanês.

Augusto Ishy

Doutorado em Cirurgia Torácica pela Faculdade de Medicina da Universidade de São Paulo (FMUSP). Residência em Cirurgia Torácica pela FMUSP. MBA em Gestão de Saúde pela Fundação Getulio Vargas (FGV-SP). Membro da Sociedade Brasileira de Cirurgia Torácica (SBCT). Membro do Núcleo Avançado de Tórax (NAT) do Hospital Sírio-Libanês.

Barbara Camarço do Lago Arcoverde

Médica Intensivista da UTI do Hospital Sírio-Libanês. Preceptora da Residência em Medicina Intensiva do Hospital Sírio-Libanês. Especialista em Terapia Intensiva pela AMIB. Pós-graduação em Neurointensivismo pelo Hospital Sírio-Libanês.

Bruna Mamprim Piloto Lara

Doutora pelo Departamento de Cardiopneumologia da Faculdade de Medicina da Universidade de São Paulo (FMUSP). Médica do Núcleo Avançado de Tórax do Hospital Sírio-Libanês.

Caio César Araújo Morais

Fisioterapeuta da UTI Cirúrgica do Hospital das Clínicas da Universidade Federal de Pernambuco (UFPE). Mestre em Fisioterapia pela UFPE. Doutor em Pneumologia pela Faculdade de Medicina da Universidade de São Paulo (FMUSP). Pós-doutorado no Departamento de Anestesia e Cuidados Intensivos do Massachusetts General Hospital/Harvard Medical School.

Camila Nihei

Medicina pela Universidade de São Paulo. Médica Nefrologista do Hospital Sírio-Libanês.

Carlos Eduardo de Freitas Belon

Médico Pneumologista do Grupo de Transplante Pulmonar do InCor-HCFMUSP e do HIAE. Pneumologista Hospital Sírio-Libanês. Médico Assistente do Pronto-Socorro de Emergências Respiratórias do InCor-HCFMUSP.

Carlos Viana Poyares Jardim

Professor Colaborador da Disciplina de Pneumologia da Faculdade de Medicina da Universidade de São Paulo (FMUSP). Doutor em Ciências pela FMUSP.

Carolina Kassab Wroclawski

Médica do Núcleo de Hemorragia e Trombose do Hospital Sírio-Libanês. Membro-fundador da Sociedade Brasileira de Hemorragia e Trombose.

César de Albuquerque Gallo

Médico plantonista da UTI do Hospital Sírio-Libanês.

Christian Valle Morinaga

Coordenador do Curso Médico da Faculdade Sírio-Libanês (FSL). Doutor em Ciências Médicas (Educação e Saúde) pela Faculdade de Medicina da Universidade de São Paulo (FMUSP). MBA em *Big Data* e *Business Inteligence* pela Fundação Getulio Vargas (FGV). Especialista em Clínica Médica pela Sociedade Brasileira de Clínica Médica (SBCM).

Christiane Pellegrino Rosa

Anestesiologista do Hospital Sírio-Libanês – Serviço Médico de Anestesia. Membro do Centro de Cuidados com o Paciente com Dor do Hospital Sírio-Libanês. Certificado de Atuação em Dor pela SBA. Mestrando em Dor pelo Departamento de Ortopedia e Traumatologia da Faculdade Medicina da USP Ribeirão Preto.

Clara Esther Maciel dos Santos

Pós-graduada em Terapia Intensiva pela Universidade Federal de São Paulo (Unifesp). Com 15 anos de experiência como Enfermeira Assistencial em Terapia Intensiva, atuou por 11 anos no Hospital Sírio-Libanês, onde atualmente coordena a equipe de enfermagem da UTI geral adulta.

Claudia Marquez Simões

Anestesiologista, responsável pelo Programa de Residência Médica em Anestesiologia do Hospital Sírio-Libanês. Doutor em Anestesiologia pela Faculdade de Medicina da Universidade de São Paulo (FMUSP). Especialista em Anestesiologia pela Sociedade Brasileira de Anestesiologia (SBA). Especialista em Terapia Intensiva pela Associação de Medicina Intensiva Brasileira (AMIB). MBA em Gestão de Saúde pela Fundação Getulio Vargas (FGV). Especialista em Educação na Saúde pela FMUSP. Vice-presidente da Sociedade de Anestesiologia do Estado de São Paulo (SAESP) Gestão 2024-2026.

Cristiano Faria Pisani

Médico Eletrofisiologista do InCor-HCFMUSP e do Hospital Sírio-Libanês. Diretor Científico da SOBRAC. Doutor em Ciências pela Faculdade de Medicina da Universidade de São Paulo (FMUSP).

Daiane Fiuza Valentini

Residência em Medicina Intensiva pelo Hospital Sírio-Libanês. Titulada em Medicina Intensiva pela Associação de Medicina Intensiva Brasileira (AMIB). MBA em Gestão, Inovação e Serviços em Saúde pela PUC-RS. Diarista da UTI Geral do Hospital Sírio-Libanês.

Daniel Angelin Matias

Médico diarista da UTI Adulto do Hospital Sírio-Libanês. Mestre em Medicina pela Faculdade de Medicina da Universidade do Porto. Residência Médica em Medicina Intensiva pelo HCFMUSP e Clínica Médica pela ISCMSP. Título de Especialista em Medicina Intensiva pela AMIB e Medicina Paliativa pela AMB.

Daniel Deheinzelin

Professor Livre-docente pelo Departamento de Cardiopneumologia da Faculdade de Medicina da Universidade de São Paulo (FMUSP). Médico do Núcleo Avançado de Tórax do Hospital Sírio-Libanês.

Daniel Oliveira Silva

Mestre em Ciências da Saúde pelo Instituto de Ensino e Pesquisa (IEP) do Hospital Sírio-Libanês. Especialista em Fisioterapia em Terapia Intensiva pelo HCFMUSP. Fisioterapeuta Sênior da UTI do Hospital Sírio-Libanês. Preceptor da Residência no Cuidado aos Pacientes Críticos do Hospital Sírio-Libanês.

Daniela Bulhões Vieira Nunes

Médica diarista da Unidade de Terapia Intensiva e da Unidade Crítica Geral do Hospital Sírio-Libanês. Médica pela Faculdade de Medicina da Universidade de São Paulo (FMUSP). Residência em Clínica Médica no HCFMUSP. Residência em Cardiologia pelo InCor-HCFMUSP. Estágio de Complementação Especializada em Terapia Intensiva no InCor-HCFMUSP. Aperfeiçoamento em Cuidados Paliativos Adulto pelo Instituto de Educação e Pesquisa (IEP) do Hospital Sírio-Libanês.

Deborah de Sá Pereira Belfort

Doutora em Ciências pela Faculdade de Medicina da Universidade de São Paulo (FMUSP). Médica Assistente da equipe de Insuficiência Cardíaca, Transplante e Dispositivos de Assistência Circulatória do Hospital Sírio-Libanês. Médica Assistente do Núcleo de Insuficiência Cardíaca do InCor-HCFMUSP.

Denise Duarte Iezzi

Médica Endocrinologista do Hospital Sírio-Libanês. Médica pela Faculdade de Medicina da Universidade de São Paulo (FMUSP). Título de Especialista em Endocrinologia pela Sociedade Brasileira de Endocrinologia e Metabologia. Membro da Endocrine Society. Plantonista da UTI do Hospital Sírio-Libanês de 1998 a 2007.

Dimas André Milcheski

Médico do corpo clínico do Hospital Sírio-Libanês. Responsável pelo Grupo de Feridas Complexas da Cirurgia Plástica do HCFMUSP. Professor Livre-docente pela Faculdade de Medicina da Universidade de São Paulo (FMUSP). Mestre, Doutor e Pós-doutor pela FMUSP. Membro Titular da Sociedade Brasileira de Cirurgia Plástica.

Eduardo Leite Vieira Costa

Doutorado em Pneumologia. Livre-docente. Pneumologista e Intensivista da UTI Respiratória do InCor-HCFMUSP e do Hospital Sírio-Libanês.

Eduardo Lyra de Queiroz

Coordenador Médico de Áreas Críticas do Hospital Sírio-Libanês. Especialista em Pneumologia pela SBPT. Especialista em Terapia Intensiva pela AMIB. Mestrado em Gestão de Tecnologia e Inovação em Saúde. Doutorado em Ciência de Saúde pelo Instituto de Ensino e Pesquisa (IEP) do Hospital Sírio-Libanês.

Edvaldo Leal de Moraes

Pós-doutorado pela Escola de Enfermagem da Universidade de São Paulo (EE-USP). Coordenador de Enfermagem da Organização de Procura de Órgãos do HCFMUSP. Membro efetivo da Comissão de Transplantes de Órgãos e Tecidos do HCFMUSP. Enfermeiro com experiência no processo de doação de órgãos e tecidos para transplantes.

Elbio Antonio D'Amico

Professor Livre-docente pela Faculdade de Medicina da Universidade de São Paulo (FMUSP). Especialista em Hematologia pela Associação Médica Brasileira e Associação Brasileira de Hematologia e Hemoterapia.

Eli Faria Evaristo

Médico Neurologista do corpo clínico do Hospital Sírio-Libanês. Doutor em Ciências pela Faculdade de Medicina da Universidade de São Paulo (FMUSP).

Eliana Garzon

Médica Neurologista e Neurofisiologista. Formada pela Faculdade de Medicina de Ribeirão Preto da USP. Doutorado pelo Departamento de Neurologia e Psiquiatria pela Faculdade de Medicina de Ribeirão Preto da USP. Pós-doutorado pelo Cleveland Clinic Foundation. Médica Chefe da Seção de Eletroencefalografia da Divisão de Clínica Neurológica do HCFMUSP. Médica Coordenadora dos Serviços de Vídeo-EEG/Eletroencefalografia do Neurodiagnóstico do Hospital Sírio-Libanês.

Elisabetta Sachsida Colombo

Médica Hematologista com ênfase em Hemostasia. Médica Assistente do Núcleo de Trombose e Hemostasia do Hospital Sírio-Libanês. Docente do Instituto de Ensino e Pesquisa (IEP) do Hospital Sírio-Libanês. Membro da Sociedade Brasileira de Trombose e Hemostasia.

Elnara Marcia Negri

Doutora em Ciências pela Faculdade de Medicina da Universidade de São Paulo (FMUSP). Livre-docente pela FMUSP. Médica Pneumologista do corpo clínico do Hospital Sírio-Libanês.

Ênio Roberto de Andrade

Diretor do Serviço de Psiquiatria da Infância e da Adolescência do Instituto de Psiquiatria do HCFMUSP. Mestrado em Psiquiatria pela Faculdade de Medicina da Universidade de São Paulo (FMUSP).

Eric Cretaz

Médico Psiquiatra pela Faculdade de Ciências Médicas da Santa Casa de São Paulo (FCMSCSP). Psicogeriatra pelo Instituto de Psiquiatria da USP.

Fábio Santana Machado

Doutor em Patologia na Faculdade de Medicina da Universidade de São Paulo (FMUSP). Neurointensivista do Hospital Sírio-Libanês. Coordenador e Professor do Curso de Pós-graduação em Neurointensivismo da Faculdade de Medicina Sírio-Libanês. Professor dos Cursos de Pós-graduação de Farmacologia Clínica e Neuro-oncologia da Faculdade Medicina Sírio-Libanês.

Fanny Dantas de Lima

Doutora em Medicina e Especialista em Clínica Médica e Alergia e Imunologia.

Felipe Ariel Mao Silva

Formado pela Universidade Federal da Grande Dourados (UFGD). Residência Médica em Psiquiatria pelo CAISM-Franco da Rocha.

Felipe Camillo Teixeira

Médico Intensivista pelo Hospital Sírio-Libanês. Especialista em Terapia Intensiva pela Associação de Medicina Intensiva Brasileira (AMIB).

Felipe Lourenço Fernandes

Doutor pela FMUSP e pelo Hôpitaux Universitaires La Pitié Salpêtrière da Université Pierre et Marie CURIE (UPMC) - Sorbonne Université. Especialista em Ecocardiografia pelo Departamento de Imagem Cardiovascular (DIC) da Sociedade Brasileira de Cardiologia (SBC). Especialista em Cardiologia pelo InCor-HCFMSUP e pela Sociedade Brasileira de Cardiologia (SBC). Especialista em Clínica Médica pelo HCFMUSP.

Felipe Marquesini Sanches

Médico Pneumologista titulado pela Sociedade Brasileira de Pneumologia e Tisiologia (SBPT). Pós-graduando do grupo de Circulação pulmonar do InCor-HCFMUSP. Pneumologista do Hospital Sírio-Libanês. Plantonista da Sala de Emergência do Hospital do Servidor Público Estadual (IAMSPE).

Fernanda Justo Descio Bozola

Médica Infectologista da CCIH e do Corpo Clínico do Hospital Sírio-Libanês. Mestrado pela EPM-Unifesp.

Fernando da Costa Ferreira Novo

Médico Assistente do Serviço de Cirurgia de Emergência da Divisão de Clínica Cirúrgica III do HCFMUSP. Médico Plantonista do Pronto Atendimento do Hospital Sírio-Libanês.

Fernando Ganem

Graduado pela Faculdade de Medicina da Universidade de São Paulo (FMUSP). Residência em Clínica Médica e Cardiologia no InCor-HCFMUSP. Preceptor em Emergências no HCFMUSP. Médico Assistente da UTI Cirúrgica e da

Unidade de Coronariopatia Aguda do InCor-HCFMUSP (1992 a 2020). Título de Especialista em Cardiologia pela Sociedade Brasileira de Cardiologia e em Terapia Intensiva pela AMIB. Doutorado em Ciências-Cardiologia pela FMUSP. Pós-graduação em Gestão de Atenção à Saúde pelo Instituto de Ensino e Pesquisa (IEP) do Hospital Sírio-Libanês e Fundação Dom Cabral. Coordenador do Programa de Residência de Clínica Médica. Diretor Geral do Hospital Sírio-Libanês.

Fernando José da Silva Ramos

Professor Adjunto da Disciplina de Medicina Intensiva da Escola Paulista de Medicina da Universidade Federal de São Paulo (EPM-Unifesp). Coordenador da UTI Geral da Disciplina de Medicina Intensiva da EPM-Unifesp. Médico da UTI Geral do Hospital Sírio-Libanês. Membro do Comitê Científico da BRICNet.

Flávio Tarasoutchi

Professor Livre-docente pela Faculdade de Medicina da Universidade de São Paulo (FMUSP). Diretor da Unidade Clínica de Valvopatias do InCor-HCFMUSP.

Gabriella Gomes de Carvalho

Médica pela Faculdade Estadual de Medicina de Marília – FAMEMA. Especialista em Clínica Médica pelo programada de Residência Médica da Universidade Estadual Paulista "Júlio de Mesquita Filho" - Unesp Botucatu. Atualmente cursa especialização em Pneumologia pelo programa de Residência Médica da Universidade Estadual Paulista "Júlio de Mesquita Filho" - Unesp Botucatu.

Gilton Marques Fonseca

Livre-docência e Doutorado pelo Departamento de Gastroenterologia da Faculdade de Medicina da Universidade de São Paulo (FMUSP). Médico Assistente do Serviço de Cirurgia do Fígado do HCFMUSP. Especialista em Cirurgia do Aparelho Digestivo pelo HCFMUSP.

Gisela Tinone

Doutora em Neurologia pela Faculdade de Medicina da Universidade de São Paulo (FMUSP). Médica Assistente da Clínica Neurológica do HCFMUSP. Médica do Hospital Sírio-Libanês na Equipe de Retaguarda de Neurologia Clínica.

Glauco Cabral Marinho Plens

Pesquisador de Pós-doutorado da University Health Network (Toronto, Canadá). Doutor em Pneumologia pela Faculdade de Medicina da Universidade de São Paulo (FMUSP). Especialista em Pneumologia pela Sociedade Brasileira de Pneumologia e Tisiologia (SBPT).

Guilherme Frederico Ferro Alves

Médico pela Pontifícia Universidade Católica de São Paulo (PUC-SP). Cirurgião Geral pela Irmandade da Santa Casa de Misericórdia de São Paulo (ISCMSP). Cirurgião Plástico pelo HCFMUSP.

Gustavo Adolpho Junqueira Amarante

Médico pela Escola Paulista de Medicina da Universidade Federal de São Paulo (EPM-Unifesp). Especialista em Anestesiologia pela SBA com Título Superior de Anestesiologia. Especialista em Terapia Intensiva pela AMIB. Especialista por notório saber em Clínica Médica e Medicina de Urgência pela SBCM. MBA em Gestão Hospitalar pela Fundação Getulio Vargas (FGV).

Hector Tomas Navarro Cabrera

Neurocirurgia de Emergência no Hospital Sírio-Libanês.

Henrique Barbosa Ribeiro

Médico Hemodinamicista do Hospitais InCor-HCFMUSP e Sírio-Libanês. Professor Colaborador da FMUSP.

Henrique Perobelli Schleinstein

Professor Associado do Departamento de Cirurgia da Universidade Santo Amaro. Mestre em Cirurgia. Médico Cirurgião do CDG HCFMUSP e do Hospital Sírio-Libanês.

Ibrahim Ahmad Hussein El Bacha

Mestre em Ciências da Saúde pela Universidade Federal de São Paulo. Médico Gastroenterologista e Hepatologista do Hospital Sírio-Libanês.

Ismael Pérez Flores

Residência Médica em Medicina Intensiva pelo HCFMUSP. Título de Especialista em Medicina Intensiva pela AMIB. Doutor em Ciências Médicas na área de Processos Imunes e Infecciosos pela Disciplina de Emergências Clínicas da Faculdade de Medicina da Universidade de São Paulo (FMUSP). Médico Intensivista do Hospital Sírio-Libanês.

Ivanhoé Stuart Lima Leite

Coordenador Médico do Pronto Atendimento do Hospital Sírio-Libanês. Residência em Cardiologia e Imagem Cardiovascular pelo InCor-HCFMUSP. Residência em Clínica Médica e Medicina Interna pela Universidade Estadual de Campinas (Unicamp).

Ivens Stuart Lima Leite

Médico pela Universidade Federal da Paraíba (UFPB). Residência em Clínica Médica na Universidade Estadual de Campinas (Unicamp). Nefrologista pela Faculdade de Medicina da Universidade de São Paulo (FMUSP). Nefrologista do corpo clínico do Hospital Sírio-Libanês.

Jacob Sessim Filho

Coordenador Médico de Pacientes Internados do Hospital Sírio-Libanês. Doutor em Ciências da Saúde pelo Instituto de Ensino e Pesquisa (IEP) do Hospital Sírio-Libanês (2024).

Especialista em Cardiologia pela Sociedade Brasileira de Cardiologia (SBC). Formado em Cardiologia pelo Instituto Dante Pazzanese de Cardiologia.

Jessica Fernandes Ramos
Infectologista e Doutora em Ciências pela Faculdade de Medicina da Universidade de São Paulo (FMUSP). Médica do Núcleo de Infectologia do Hospital Sírio-Libanês. Membro do Comitê de Infecção em Transplantes da Sociedade Brasileira de Infectologia (SBI).

João Ricardo Cordeiro Fernandes
Médico Assistente da Unidade Clínica de Valvopatias do InCor-HCFMUSP. Presidente do Departamento de Cardiologia Clínica da Sociedade Brasileira de Cardiologia (SBC).

João Valverde Filho
Anestesiologista do Hospital Sírio-Libanês – Serviço Médico de Anestesia. Certificado de Atuação em Dor pela SBA. Diretor do Centro de Cuidados com o Paciente com Dor do Hospital Sírio-Libanês de São Paulo.

José Donizeti de Meira Júnior
Fellowship em Cirurgia Hepato-Pancreato-Biliar pela Academia Americana de Cirurgia Hepato-Pancreato-Biliar (AHPBA) & *Fellowship Council*. Doutorado pelo Departamento de Gastroenterologia da Faculdade de Medicina da Universidade de São Paulo (FMUSP). Médico Assistente do Serviço de Cirurgia do Fígado do HCFMUSP. Especialista em Cirurgia do Aparelho Digestivo pelo HCFMUSP.

José Guilherme M. P. Caldas
Neurorradiologista Intervencionista. Professor Livre-docente pela Faculdade de Medicina da Universidade de São Paulo (FMUSP). Diretor Clínico do Instituto de Radiologia do HCFMUSP. Coordenador Médico do Hospital Sírio-libanês.

José Mauro Vieira Júnior
Médico Nefrologista do Hospital Sírio-Libanês. Residência, Preceptoria e Doutorado em Nefrologia pela Faculdade de Medicina da Universidade de São Paulo (FMUSP). Médico Nefrologista Assistente do Hospital das Clínicas da FMUSP. Especialista em Nefrologia pela Sociedade Brasileira de Nefrologia (SBN). Especialista em Terapia Intensiva pela Associação de Medicina Intensiva Brasileira (AMIB).

José Paulo Ladeira
Médico da UTI do Hospital Sírio-Libanês. Especialista em Medicina Intensiva pela Associação Brasileira de Medicina Intensiva (AMIB). Especialista em Medicina de Emergência pela Associação Brasileira de Medicina de Emergência (ABRAMEDE). Coordenador da Pós-graduação em Medicina Intensiva da Faculdade Sírio-Libanês. Coordenador da UTI do Hospital e Maternidade Santa Joana.

Juliana Bartocci
Médica Intensivista. Parte da Diretoria da Sociedade Ibero-Americana de *Patient Blood Management* - Capítulo Brasil.

Juliana dos Santos Batista
Psicóloga Sênior da UTI do Hospital Sírio-Libanês (HSL). Especialista em Psicologia Hospitalar pelo IC-HCFMUSP. Em Teoria, Pesquisa e Intervenção em Luto pelo Instituto Quatro Estações de Psicologia e Paliativista pelo IEP – HSL. Sócia fundadora da Curae: cuidados e serviços em Psicologia. Docente em cursos de Pós-graduação de Cuidados Paliativos e Terapia Intensiva.

Juliana dos Santos Gil
Médica Especialista em Cardiologia pelo InCor-HCFMUSP. Doutora em Cardiologia pela Universidade de São Paulo. Médica da Unidade Coronariana do Hospital Sírio-Libanês.

Juliana Rocha Mol Trindade
Médica da Cirurgia Torácica e Endoscopia Respiratória do HCFMUSP e do Hospital Sírio-Libanês.

Juscelio Trajano de Sousa Filho
Especialista em Cardiologia pela Sociedade Brasileira de Cardiologia e Pós-graduação em Ecocardiografia e Imagem Cardiovascular pela Unifesp. Membro do corpo clínico e do Núcleo de Cardiologia do Hospital Sírio-Libanês.

Kléver Forte de Oliveira
Neurocirurgia de Emergência, Hospital Sírio-Libanês.

Laerte Pastore Jr.
Gerente Médico de Áreas Críticas do Hospital Sírio-Libanês. Doutor em Pneumologia pela Faculdade de Medicina da Universidade de São Paulo. Especialista em Pneumologia pela SBPT. Especialista em Terapia Intensiva pela AMIB.

Larissa Wermelinger Pinheiro
Especialista em Gastroenterologia e Endoscopia Digestiva pela Escola Paulista de Medicina da Universidade Federal de São Paulo (EPM/Unifesp). Mestre em Gastroenterologia pela EPM/Unifesp. Médica Assistente de Gastroenterologia e Hepatologia do Hospital Sírio-Libanês.

Leandro Utino Taniguchi
Livre-docente pela Faculdade de Medicina da Universidade de São Paulo (FMUSP). Médico diarista da UTI da Disciplina de Emergências Clínicas da FMUSP. Médico plantonista da UTI do Hospital Sírio-Libanês. Membro do Comitê Científico da Rede Brasileira de Pesquisa em Terapia Intensiva.

Lenira Rengel
Médica Assistente do Grupo de Cirurgia Oncológica do HC-FMUSP.

Leonardo Borges de Barros e Silva
Coordenador Médico do OPO-HCFMUSP.

Lucas Antonio Peron
Médico Intensivista diarista do Hospital Nove de Julho (São Paulo). Graduação pela Universidade Federal de Uberlândia (UFU). Residência em Clínica Médica Santa Casa de Araçatuba. Residência em Medicina Intensiva pela Unifesp. Residência em Medicina da Dor - São Camilo. Doutorando em Medicina Translacional pela Unifesp.

Luciano Ferreira Drager
Coordenador de Ensino e Pesquisa em Cardiologia do Hospital Sírio-Libanês. Professor Associado do Departamento de Clínica Médica da FMUSP.

Luciano Moreira Baracioli
Médico Coordenador da Unidade Coronária do Hospital Sírio-Libanês. Médico Assistente da Unidade Coronária do InCor-HCFMUSP. Doutor em Cardiologia pela FMUSP.

Lúcio Souza dos Santos
Especialista em Pneumologia pela Sociedade Brasileira de Pneumologia e Tisiologia. Especialista em Medicina Intensiva pela AMIB. Mestrado em Oncologia pela Fundação Antônio Prudente. Médico Intensivista e Pneumologista do Hospital Sírio-Libanês e do Hospital A.C. Camargo.

Luis Felipe Chiaverini Ensina
Mestre em Imunologia pela Universidade de São Paulo. Doutor em Pediatria pela Universidade Federal de São Paulo. Coordenador do Núcleo de Alergia do Hospital Sírio-Libanês.

Luiz Francisco Cardoso
Professor Livre-docente pela Faculdade de Medicina da Universidade de São Paulo (FMUSP). Diretor de Governança Clínica e do Instituto de Qualidade e Segurança do Hospital Sírio-Libanês.

Luísa Tajra Carvalho
Clínica Médica e Medicina Intensiva pelo HCFMUSP. Especialista em Terapia Intensiva pela Associação de Medicina Intensiva Brasileira (AMIB).

Manoel Jacobsen Teixeira
Professor Sênior da Disciplina de Neurocirurgia do Departamento de Neurologia da Faculdade de Medicina da Universidade de São Paulo (FMUSP). Ex-Professor Titular da Disciplina de Neurocirurgia do Departamento de Neurologia da FMUSP.

Marcelo Averbach
Livre-docente pela Clínica Cirúrgica da Faculdade de Medicina da Universidade de São Paulo (FMUSP). Docente do Instituto de Ensino e Pesquisa (IEP) do Hospital Sírio-Libanês. Presidente da ONG Zoé.

Marco Antônio Scanavini Filho
Cardiologista Especialista em Coronariopatias Agudas e Medicina Intensiva pelo InCor-HCFMUSP. Doutor em Ciências pelo Programa de Cardiologia da Faculdade de Medicina da Universidade de São Paulo (FMUSP). Cardiologista da Unidade Coronária e da UTI Cardiológica do Hospital Sírio-Libanês. Tutor da Residência de Cardiologia do Hospital Sírio-Libanês.

Marcos Augusto Stavale Joaquim
Neurocirurgião do Hospital Sírio-Libanês. Doutor pela Universidade de São Paulo. Doutor em Neurocirurgia pela Faculdade de Medicina da Universidade de São Paulo (FMUSP). Membro da Sociedade Brasileira de Neurocirurgia e da Academia de Neurocirurgia. Coordenador e Docente do curso de Pós-graduação em Terapia Intensiva Neurológica do Instituto de Ensino e Pesquisa (IEP) do Hospital Sírio-Libanês.

Maria Alice Estrada Gaiane Querido
Especialista em Cardiologia pelo InCor-HCFMUSP. Médica Assistente da Unidade de Terapia Intensiva Cirúrgica do InCor-HCFMUSP. Médica Assistente da Unidade Avançada de Insuficiência Cardíaca do Hospital Sírio-Libanês.

Maria Clara Andrade da Luz
Graduação em Medicina pela Faculdade de Medicina da Universidade de São Paulo (FMUSP). Residência Médica em Medicina Intensiva pelo Hospital Sírio-Libanês (HSL).

Maria Eliza do Amaral Carvalho
Doutora em Ciências, área de Fisiologia Humana, pelo Instituto de Ciências Biomédicas da USP. Coordenadora do Curso de Pós-graduação em Nefrointensivismo da Faculdade Sírio-Libanês. Médica Nefrologista do Corpo Clínico do Hospital Sírio-Libanês.

Mariana Oliveira Marasca
Médica Intensivista pelo Hospital Sírio-Libanês. Títulos de Especialista em Terapia Intensiva (AMIB) e Terapia Nutricional (BRASPEN). Nutróloga no Hospital Sírio-Libanês e Intensivista no Hospital e Maternidade Santa Joana.

Matheus Concon
Cirurgião e Colonoscopista do Hospital Sírio-Libanês.

Maura Salaroli de Oliveira
Gerente Médica da Comissão de Controle de Infecção Hospitalar do Hospital Sírio-Libanês. Doutora em Infectologia pela Faculdade de Medicina da Universidade de São Paulo (FMUSP). Coordenadora Médica do Grupo de Controle de Infecção Hospitalar do HCFMUSP.

Maurício Henrique Claro dos Santos
Médico Intensivista da UTI do Hospital Sírio-Libanês. Especialista em Cardiologia pela Sociedade Brasileira de Cardiologia (SBC). Especialista em Terapia Intensiva pela Associação de Medicina Intensiva Brasileira (AMIB).

Maurício Ibrahim Scanavacca
Livre-docente da Faculdade de Medicina da Universidade de São Paulo (FMUSP). Diretor da Unidade de Arritmias do InCor-HCFMUSP. Coordenador do Setor de Arritmias Cardíacas do Hospital Sírio-Libanês.

Mirian de Freitas Dal Ben Corradi
Médica pela Universidade Federal de Minas Gerais (UFMG). Infectologista, Mestre e Doutora pela Faculdade de Medicina da Universidade de São Paulo (FMUSP). Médica Infectologista Clínica e Médica do Controle de Infecção Hospitalar do Hospital Sírio-Libanês.

Nilda Rosa de Oliveira Prado
Gerente de Enfermagem de Áreas Críticas do Hospital Sírio-Libanês (HSL). Especialista em Terapia Intensiva pela Unifesp). Especialista em Melhoria Contínua pelo Institute for Healthcare Improvement (IHI).

Octacílio Martins Junior
Doutor em Cirurgia pela Faculdade de Medicina da Universidade de São Paulo (FMUSP). Médico Assistente do Serviço de Cirurgia de Emergência da Divisão de Clínica Cirúrgica III do HCFMUSP. Médico do Pronto Atendimento do Hospital Sírio-Libanês. Membro Titular do Colégio Brasileiro de Cirurgiões. Membro Emérito da Sociedade Brasileira de Atendimento Integrado ao Traumatizado (SBAIT). *Fellow of American College of Surgeons* (FACS). Instrutor dos cursos *Advanced Trauma Life Support*® (ATLS®), *Advanced Trauma Operative Management* (ATOM), *Disaster Management and Emergency Preparedness Course* (DMEP), *Trauma Evaluation and Management* (TEAM) do Comitê de Trauma do American College of Surgeons, Capítulo do Brasil. *International Trauma Fellow – Division of Trauma and Critical Care, Department of Surgery University of Tennessee Medical Center, Knoxville, U.S.A.*

Patrícia Nery
Doutora em Ciências Médicas pela Disciplina de Pneumologia e Cardiologia na Faculdade de Medicina da Universidade de São Paulo (FMUSP). Graduação em Fisioterapia pela USP. Atuou como fisioterapeuta sênior da Unidade de Terapia Intensiva do Hospital Sírio-Libanês e Preceptora da Residência em Doentes Críticos na mesma instituição de 1999 a 2022. Pesquisadora em Integração de Dados no Projeto UTI - Conectada.

Paula Cristina Breda Colpani
Médica diarista da UTI Respiratória do Hospital São Luiz Jabaquara. Médica plantonista da UTI Respiratória do InCor-HCFMUSP. Especialista em Terapia Intensiva pela Associação de Terapia Intensiva Brasileira (AMIB). Especialista em Insuficiência Respiratória e Ventilação Mecânica pelo InCor-HCFMUSP.

Paulo Cesar Ayroza Galvão
Doutor em Nefrologia pela Disciplina de Nefrologia da USP. Médico do Núcleo de Nefrologia do Hospital Sírio-Libanês.

Paulo César Ribeiro
Gerente Médico da Equipe Multidisciplinar de Terapia Nutricional do Hospital Sírio-Libanês (EMTN/HSL). Especialista em Medicina Intensiva pela Associação de Medicina Intensiva Brasileira (AMIB). Especialista em Terapia Nutricional Enteral e Parenteral pela Sociedade Brasileira de Nutrição Parenteral e Enteral (SBNPE). Mestre em Cirurgia pela Faculdade de Ciências Médicas da Santa Casa de São Paulo.

Pedro Averbach
Médico e Coloproctologista pela Faculdade de Medicina da Universidade de São Paulo (FMUSP). Membro do corpo clínico do Hospital Sírio-Libanês. Fundador da ONG Zoé.

Pedro de Azevedo Nunes
Graduação em Medicina pela Faculdade de Medicina da Universidade de São Paulo (FMUSP). Residência em Clínica Médica pelo HCFMUSP e Residência em Cardiologia pelo InCor-HCFMUSP. Médico do Pronto Atendimento Cardiológico do Hospital Sírio-Libanês. Mestre em Filosofia pela PUC-SP.

Pedro Paulo Marino Rodrigues Ayres
Médico Sênior da UTI do Hospital Sírio-Libanês. Graduado pela Faculdade de Medicina da Universidade de São Paulo (FMUSP). Especialista em Pneumologia pela SBPT. Especialista em Terapia Intensiva pela AMIB. Ministra cursos sobre comunicação, liderança, trabalho em equipe e segurança operacional.

Rafael Adailton dos Santos Junior
Médico Gaduado pela Universidade Tiradentes, Aracaju/SE. Residência Médica em Cirurgia pelo HCFMUSP. Médico-residente da Disciplina de Cirurgia Plástica e Queimaduras do HCFMUSP.

Rafael Hortêncio Melo
Referência Técnica da UTI do Hospital Gilson de Cássia Marques de Carvalho, Einstein Hospital Israelita. MBA Gestão em Saúde – Hcor Academy. Certificado em Cardiac POCUS pela Pocus Certification Academy. Medicina Intensiva – Hospital Sírio-Libanês e AMI.

Raul Cutait
Cirurgião do Aparelho Digestivo e Coloproctologista. Professor Associado do Departamento de Cirurgia da Faculdade de Medicina da Universidade de São Paulo (FMUSP). Membro da Academia Nacional de Medicina. Cirurgião do Hospital Sírio-Libanês.

Reinaldo Tovo Filho
Coordenador do Núcleo de Dermatologia do Hospital Sírio-Libanês.

Renata Desordi Lobo
Enfermeira Sênior da Comissão de Controle de Infecção Hospitalar do Hospital Sírio-Libanês. Docente do Mestrado em IRAS na FMUSP. Doutora em Ciências pela Faculdade de Medicina da Universidade de São Paulo (FMUSP). Especialista em Controle de IRAS pelo HCFMUSP.

Renata Rego Lins Fumis
Psicóloga. Especialista em Psico-Oncologia, Mestre e Doutora pelo Hospital A.C. Camargo Cancer Center. Pós-doutorado em Oncologia pela Faculdade de Medicina do ABC (FMABC) e Pós-doutorado pelo Hospital Sírio-Libanês. Pesquisadora Clínica das Unidades Críticas do Hospital Sírio-Libanês e Docente da Pós-graduação do Instituto Sírio-Libanês de Ensino e Pesquisa.

Renato Leal Varjão
Médico Cirurgião Cardiovascular. *Fellow* em Cirurgia da Aorta do Núcleo Cirúrgico de Miocardiopatias e de Doenças da Aorta do InCor-HCFMUSP.

Ricardo Antônio Bonifácio de Moura
Infectologista pelo Hospital Universitário Oswaldo Cruz – PE. Intensivista pelo Hospital Sírio-Libanês. Médico Infectologista e Intensivista no Hospital Sírio-Libanês. Médico diarista da teleUTI do HCFMUSP. MBA pela Escola Superior de Agricultura Luiz de Queiroz da USP. MBA em Gestão de Saúde no HCFMUSP. *Teaching Assistant* Harvard Medical School - Boston, MA, EUA.

Ricardo Ribeiro Dias
Livre-docente e Responsável pelo Núcleo Cirúrgico de Miocardiopatias e de Doenças da Aorta do InCor-HCFMUSP.

Roberta Saretta
Doutoranda pela Faculdade de Medicina da Universidade de São Paulo (FMUSP). Médica Cardiologista pelo InCor-HCFMUSP. Gerente Médica do Centro de Cardiologia do Hospital Sírio-Libanês.

Roberto Kalil Filho
Professor Titular da Disciplina de Cardiologia do Departamento de Cardiopneumologia da Faculdade de Medicina da Universidade de São Paulo (FMUSP). Diretor Geral do Centro de Cardiologia do Hospital Sírio-Libanês. No InCor-HCFMUSP, desempenha as seguintes funções: Diretor da Divisão de Cardiologia Clínica, Vice-Chefe do Departamento de Cardiopneumologia da FMUSP e Presidente do Conselho Diretor.

Roberto Rasslan
Doutorado em Medicina (Clínica Cirúrgica) pela Faculdade de Medicina da Universidade de São Paulo (FMUSP). Professor Colaborador da Disciplina de Cirurgia Geral e Trauma do Departamento de Cirurgia da FMUSP. Membro Titular do Colégio Brasileiro de Cirurgiões. Fellow do American College of Surgeons.

Rodrigo Melo Kulchetscki
Médico Assistente do Laboratório de Eletrofisiologia Invasiva do InCor-HCFMUSP. Doutorando em Cardiologia pelo InCor-HCFMUSP. Especialista em Arritmia Clínica, Eletrofisiologia Invasiva e Estimulação Cardíaca Artificial pelo InCor-HCFMUSP e SOBRAC (Sociedade Brasileira de Arritmias Cardíacas).

Roger Schmidt Brock
Médico Neurocirurgião pela Faculdade de Medicina da Universidade de São Paulo (FMUSP). Doutor em Ciências da Saúde pela FMUSP. Coordenador do Grupo de Patologias da Coluna e da Medula Espinhal da Divisão de Neurocirurgia do Departamento de Neurologia da FMUSP. Cocoordenador do Núcleo de Patologias da Coluna do Hospital Sírio-libanês. Membro da equipe DFVNeuro.

Rosa Maria Moysés
Nefrologista, Livre-docente pela Faculdade de Medicina da Universidade de São Paulo (FMUSP). Coordenadora do Laboratório de Investigação Médica de Fisiopatologia Renal (LIM16) do HC-FMUSP e do Núcleo de Nefrologia do Hospital Sírio-Libanês. Bolsista de Produtividade em Pesquisa B do CNPq. Médica do corpo clínico do Hospital Sírio-Libanês.

Sávia Christina Pereira Bueno
Doutorado em Ciências (Programa de Cirurgia Torácica e Cardiovascular) pela Faculdade de Medicina da Universidade de São Paulo (FMUSP). Médica Assistente da Divisão de Cardiologia Clínica, na Unidade Clínica de Arritmias do InCor-HCFMUSP. Professora Colaboradora da FMUSP.

Silmara da Costa Pereira Cestari
Coordenadora Cientifica do Núcleo de Dermatologia.

Silvia Moreira Ayub Ferreira
Livre-docente pela Faculdade de Medicina da Universidade de São Paulo (FMUSP). Coordenadora do Programa de Transplante Cardíaco e Assistência Circulatória Mecânica

do Hospital Sírio-Libanês. Médica Assistente da Unidade de Insuficiência Cardíaca do InCor-HCFMUSP.

Silvia Stahl Merlin

Médica Psiquiatra e Neurologista pela Universidade Estadual de Campinas (Unicamp). Doutora em Ciências pela Faculdade de Medicina da Universidade de São Paulo (FMUSP). Coordenadora da Unidade de Emergências Psiquiátricas e Interconsulta do Instituto de Psiquiatria do HCFMUSP.

Suellen Rodrigues Rangel Siqueira

Cardiologista pelo Instituto Nacional de Cardiologia (RJ). Especialista em Insuficiência Cardíaca Avançada e Transplante Cardíaco pelo InCor-HCFMUSP. MBA em Gestão de Saúde pela Fundação Getulio Vargas (FGV). Médica Assistente do Núcleo de Cardiologia e da Unidade Coronariana do Hospital Sírio-Libanês.

Talia Falcão Dalçóquio

Coordenadora de Pacientes Externos do Hospital Sírio-Libanês. Doutorado em Ciências pela Faculdade de Medicina da Universidade de São Paulo (FMUSP). Especialista em Cardiologista pela Sociedade Brasileira de Cardiologia (SBC) e Intensivista pela Associação de Medicina Intensiva Brasileira (AMIB).

Tan Chen Wu

Médica Assistente da Unidade de Arritmia e do *Tilt Test* do InCor-HCFMUSP. Médica do Setor de Arritmia, Avaliação Autonômica e Eletrofisiologia do Hospital Sírio-Libanês. Doutora em Cardiologia pela Faculdade de Medicina da Universidade de São Paulo (FMUSP).

Tarso Adoni

Neurologista, Coordenador da Residência Médica em Neurologia do Hospital Sírio-Libanês. Doutor em Ciências pela Faculdade de Medicina da Universidade de São Paulo (FMUSP). Especialista em Neurologia pela Academia Brasileira de Neurologia. Assistente-Doutor do Departamento de Neurologia do HCFMUSP.

Tarso Augusto Duenhas Accorsi

Médico do Núcleo de Cardiopatia Estrutural e da Unidade Clínica de Valvopatias do InCor-HCFMUSP. Doutor em Cardiologia pela Faculdade de Medicina da Universidade de São Paulo (FMUSP). Cardiologista pelo InCor-HCFMUSP. Especialista em Cardiologia pela Sociedade Brasileira de Cardiologia (SBC). Clínica Médica pelo HCFMUSP. Especialista em Clínica Médica pela Associação Médica Brasileira (AMB).

Telma Christina do Campo Mazzetto

Enfermeira Especialista em Acessos Vasculares do Hospital Sírio-Libanês. Coordenadora do Comitê de Acessos Vasculares do Hospital Sírio-Libanês. Mestre em Ciências da Saúde pelo Instituto de Ensino e Pesquisa (IEP) do Hospital Sírio-Libanês. Especialista em Enfermagem em Cardiologia e Auditoria de Contas Hospitalares pela Universidade Federal de São Paulo (Unifesp).

Thaís Gregol

Médica Assistente na UTI Respiratória do InCor-HCFMUSP. Diarista da UTI Respiratória da Rede D'Or São Paulo. Especialização em Insuficiência Respiratória e Ventilação Mecânica pelo InCor-HCFMUSP. Residência em Pneumologia pelo IAMSPE-SP.

Thiago Henrique dos Santos Silva

Especialista em Terapia Intensiva pela AMIB. Especialista em Neurointensivismo pelo IEP Sírio-Libanês. Especialista em Neurossonologia pelo HCFMUSP e Academia Brasileira de Neurologia. Médico diarista das Unidades Críticas do Hospital Sírio-Libanês.

Vagner Birk Jeismann

Doutorado pelo Departamento de Gastroenterologia da Faculdade de Medicina da Universidade de São Paulo (FMUSP). Médico Assistente do Serviço de Cirurgia do Fígado do HCFMUSP. Especialista em Cirurgia do Aparelho Digestivo pelo HCFMUSP.

Valéria Paes Lima

Médica Infectologista.

Victória Dias Costa

Médica Intensivista pelo Hospital Sírio-Libanês. Especialista em Terapia Intensiva pela Associação de Medicina Intensiva Brasileira (AMIB).

Walterney Amancio Filho

Médico Neurocirurgião pelo Hospital Regional de Presidente Prudente, SP. Membro Titular da Sociedade Brasileira de Neurocirurgia. Especialista em Cirurgia da Coluna Vertebral pelo HCFMUSP.

Yuri de Albuquerque Pessoa dos Santos

Médico Intensivista do Hospital Sírio-Libanês. Residência em Medicina Intensiva pelo HCFMUSP. Residência em Clínica Médica pela UERJ e ano complementar pela UFRJ. Titulado em Terapia Intensiva pela AMIB ECMO Especialista pela ELSO. Doutorando em Ciências Médicas pela FMUSP.

Sumário

Seção 3 – Insuficiência respiratória e ventilação mecânica

Seção 4 – Hemodinâmica

Seção 5 – Sistema cardiovascular

Seção 6 – Sistema gastrointestinal

Seção 7 – Sistema renal e metabólico

Seção 8 – Trauma

Seção 9 – Neurointensivismo

Seção 10 – Infecção/sepse

Apresentação

A terceira edição de *Paciente crítico: diagnóstico e tratamento* representa um marco na consolidação do conhecimento em medicina intensiva no Brasil. Atualizada, ampliada e cuidadosamente revisada, esta obra reflete os avanços científicos e as transformações práticas que moldaram o cuidado ao paciente crítico nos últimos anos.

Com a colaboração de especialistas renomados em diversas áreas da terapia intensiva, o livro mantém seu compromisso com a excelência clínica, oferecendo conteúdo baseado em evidências, casos reais e diretrizes atualizadas. Nesta nova edição, o leitor encontrará capítulos inéditos, abordagens multidisciplinares e uma atenção especial às tecnologias emergentes, à humanização do cuidado e à segurança do paciente.

Mais do que um manual técnico, esta obra é um instrumento de formação, reflexão e aprimoramento contínuo para médicos, residentes, enfermeiros e demais profissionais que atuam na linha de frente do cuidado intensivo. ao reunir teoria e prática com profundidade e clareza, *Paciente crítico* reafirma seu papel como referência essencial na literatura médica.

Os Editores

Prefácio

Desde sua primeira edição em 2007, que se tornou uma referência no assunto, e a segunda edição lançada em 2012, este livro tem sido um guia essencial para médicos que atuam em unidades de terapia intensiva e pronto atendimento e para a formação de residentes de diversas especialidades.

Esta nova edição mantém o formato original, compilando os mais diversos temas relacionados ao paciente grave, com foco no diagnóstico e no tratamento. Buscamos atualizar e reorganizar o conteúdo, incorporando as diretrizes e *guidelines* mais recentes dos últimos cinco anos, além de algoritmos atualizados.

A obra abordará os cuidados gerais e tratamentos para pacientes em UTI, unidade coronariana e pronto atendimento e contará com a colaboração de diversos autores, incluindo chefes de seção, para garantir a abrangência e relevância dos temas.

Mantendo nosso compromisso em ser uma referência para o Hospital Sírio-Libanês e para a comunidade médica em geral, esta edição apresenta, além de conteúdo com foco em diagnóstico e tratamento, capítulos que tratam da organização e da gestão dessas unidades. Todo o livro será ilustrado com a presença de algoritmos e fotos.

Agradecemos a todos os colaboradores e à Editora Manole, por tornarem esta nova edição possível. Esperamos que *Paciente crítico: diagnóstico e tratamento*, 3ª edição, continue a ser uma ferramenta valiosa para aprimorar o cuidado e a gestão de pacientes críticos.

Denise Alves da Silva Jafet
Presidente da Diretoria de Senhoras da Sociedade Beneficente de Senhoras Hospital Sírio-Libanês

Fabio Marcel Fossen
Diretor Executivo Geral

Fernando Ganem
Diretor Médico Geral

Prefácio da 2ª edição

A primeira edição deste livro foi amplamente aceita e utilizada tanto na formação de novos intensivistas, como também no aprimoramento de médicos que atuam nessa área. Porém, na terapia intensiva, o desenvolvimento é contínuo e todos os dias temos novas agregações, daí estarmos reunindo, em um novo esforço, uma segunda edição.

O Hospital Sírio-Libanês (HSL) e seu corpo de médicos sentem-se mais uma vez honrados em oferecer aos médicos de nosso país a renovação de uma obra que tem imenso potencial de contribuir para a melhoria da prática médica e, com isso, ajudar muitos pacientes a serem mais bem tratados.

Esta publicação reflete o esforço do HSL e de seu corpo clínico em demonstrar à sociedade seu compromisso com os valores de nossa organização e com um estilo de construção de um grande hospital que é cada vez mais singular.

Os profissionais e o hospital são cada vez mais parceiros, constituem um único corpo com objetivos comuns – prestar uma atenção à saúde de nossos clientes cada vez mais segura e eficaz. E a construção deste caminho é continuamente balizada pelos nossos valores:

- Conhecimento: toda ação voltada para a atenção, a gestão e a busca de melhores resultados deve ser apoiada em sólidos conhecimentos. A busca da melhor evidência e da melhor técnica somente é alcançada no ambiente dirigido pelo conhecimento. Isso implica a constante busca do melhor conhecimento e o processo de gestão e disseminação constante desse conhecimento. E tem de ser tarefa contínua e necessariamente coletiva.
- Pioneirismo: quase como consequência do anterior, surge o caminhar na fronteira sempre disposto a entregar o que de melhor e mais inovador existe para a atenção aos nossos clientes. É certamente consequência da busca do conhecimento, mas insere um elemento a mais, que é a disposição para inovar e correr riscos. Aqui, existe um importante componente que é o espírito desbravador, aquele que serve de farol para a sociedade na demonstração das melhores práticas.
- Excelência: também decorre das anteriores, mas agrega a sua própria marca. A excelência é fruto da perseverança, pois enquanto o inovar exige mudar, ela implica o compromisso pelo melhor caminho a ser continuamente trilhado. Os protocolos de atenção são o caminho da excelência – o melhor caminho apontado pelo conhecimento do estado da arte a ser continuamente trilhado. A excelência é um grande desafio em instituições que tenham a marca da contemporaneidade de um hospital como o HSL, pois o ambiente que se questiona para continuamente melhorar, dialeticamente, fica preso no espaço da melhor prática!
- Filantropia: amiga do homem. Este é um valor primevo. Nasceu com o hospital, e nossas mantenedoras deixam claro sempre que, se não for para ser filantrópico, não deve existir. Nas palavras de dona Adma Jafet, a fundadora, a ação de criar o hospital é a forma de retribuir aos brasileiros a nossa acolhida. O tempo mudou e a forma de exercer a filantropia, também. De atender os despossuídos, em tempos de SUS e de universalização, a filantropia se realiza pelas ações de apoio à implantação do sistema de atenção público de saúde por meio de projetos educacionais, de apoio à gestão e de assistência a áreas de alta complexidade, financiados pela renúncia fiscal à qual o hospital faz jus pela parceria que cumpre junto ao sistema público de saúde.
- Calor humano: todo esse caminho traçado pela instituição e por seus médicos e colaboradores tem como objetivo o cuidar de pessoas. Com dor, fragilizadas,

necessitadas de toda nossa tecnologia e de todo nosso amor. Temos que lhes dar solidariedade percebida, por isso resolvemos que o nome disso seria calor humano – toque, pele na pele. Apoio e compreensão. Todos os nossos colaboradores são continuamente levados a ter um comportamento de transferir calor aos que têm o frio da doença.

É esse conjunto de valores que leva a um clima de cooperação, de engajamento de nossos colaboradores na construção de um hospital que se supera todos os dias – consegue ser melhor para os que dele necessitam. E ademais para construir um espaço de trabalho que orgulha e que permite que todos possam ao final do dia dizer: "fiz a minha parte para ter um mundo melhor".

Portanto, a nossa linha editorial tem como objetivo levar aos profissionais de saúde os nossos melhores resultados, que são frutos da aplicação de nossos valores. Queremos difundir nossas melhores práticas e também submetê-las à crítica, para que daí consigamos melhorá-las.

Caro leitor, fique com a segunda edição deste livro. Esperamos que a sua leitura o ajude na sua prática médica.

Gonzalo Vecina Neto
Superintendente Corporativo do Hospital Sírio-Libanês
Professor-Assistente da Faculdade de Saúde Pública da USP

Paulo Chap Chap
Superintendente de Estratégia Corporativa do Hospital Sírio-Libanês

Prefácio da 1ª edição

Afinal, o que é um livro? Se procurarmos o significado dessa palavra, encontraremos uma série de interpretações. Parece óbvio, entretanto, que o livro é um instrumento de comunicação cuja função primordial é a de permitir a divulgação de uma mensagem que seja, ao mesmo tempo, consistente e duradoura. Seja ele apresentado sob a forma de um papiro, como o era no antigo Egito, seja sob a forma de pergaminho ou de folhas de papel manuscritas ou impressas, o livro sempre foi responsável por verdadeiras revoluções no pensamento e na transmissão de conhecimentos. De fato, com a finalidade de anunciar, expor, transmitir e preservar conhecimentos, o livro transcende os limites do espaço e do tempo e garante a disseminação de ideias em todas as sociedades. Pois bem, este livro é exemplo ilustrativo de uma obra que representará um marco na história dos cuidados ao paciente crítico. Ele reúne a experiência acumulada de anos de trabalho e de dedicação, aprimorada progressivamente e transmitida de geração a geração em uma instituição que foi uma das pioneiras no cuidado ao paciente crítico no Brasil.

Fundada em 1971, a unidade de terapia intensiva (UTI) do Hospital Sírio-Libanês (HSL) foi o berço de unidades congêneres em outras instituições. Antes mesmo que a medicina intensiva fosse consagrada como especialidade, o grupo de profissionais que atendia os pacientes internados na UTI do HSL dedicava-se à tarefa de diagnosticar e interpretar as peculiaridades do paciente crítico, fosse ele vítima de doenças clínicas ou cirúrgicas. Tudo era feito para evitar iatrogenias, para diagnosticar precocemente possíveis complicações e corrigi-las sem demora, para resgatar o paciente de situações de risco e para preservar sua vida, mesmo que ele viesse a apresentar uma evolução desfavorável. Já naquela época percebia-se que, não raramente, os investimentos terapêuticos resultavam no surgimento de situações clínicas mal compreendidas que, se não resolvidas rapidamente, progrediam exigindo medidas diagnósticas e terapêuticas cada vez mais sofisticadas e cada vez menos resolutivas.

Quem viveu a UTI em seus primórdios assistiu à criação de uma nova espécie humana, o "*Homo sapiens intensivensis*", ser que apresentava uma fisiologia própria, que era vítima de doenças desconhecidas até então e que representava, sob todos os aspectos, um desafio quase que insuperável. A situação não se modificou nos dias atuais; talvez tenha se agravado.

De fato, ao lado de uma progressiva, mas inexorável, mudança do perfil da população assistida, que é cada vez mais frequentemente integrada por idosos, portadores de múltiplas comorbidades ou jovens vítimas de lesões traumáticas graves, os próprios avanços terapêuticos resultam em quadros clínicos complexos e mal compreendidos. Tenta-se reconhecer tais situações. Elas são nomeadas de forma descritiva, insuficiência de múltiplos órgãos e sistemas (IMOS), síndrome da resposta inflamatória sistêmica (SRIS), p. ex., o que não significa que elas tenham seu perfil etiopatogênico e fisiopatológico claramente definido, muito menos sua abordagem terapêutica. Adotam-se medidas de suporte que, quando indicadas e aplicadas de forma racional e sem perda de tempo, podem resultar na recuperação do doente; mas, por outro lado, se aplicadas tardiamente ou de forma equivocada, nada mais fazem do que prolongar a agonia e resultar em indescritível sofrimento para o paciente e para a família, além de determinar custos extremamente elevados à sociedade, exigindo, não raramente, a tomada de decisões difíceis, ainda que respaldadas na observância aos princípios da bioética.

Dentro desse panorama seguramente complexo, este livro aborda temas de interesse tanto para o intensivista como, e principalmente, para o clínico e para o cirurgião, incentivando a abordagem integrada do paciente crítico e seu atendimento de acordo com protocolos e diretrizes consistentes, sempre que possível baseados em evidências. É dividido em treze seções, onze delas voltadas para temas essencialmente clínicos e assistenciais (cuidados gerais, sistema respiratório e ventilação mecânica, sistema cardiovascular e hemodinâmica, sistema gastrointestinal, sistema renal e hidroeletrolítico, sistema endocrinometabólico, trauma, sistema neurológico muscular e neurointensivismo, cuidados perioperatórios, sepse e infecção, oncologia e imunologia), uma direcionada para a execução de procedimentos práticos e uma para aspectos organizacionais. Termina com dois apêndices, um que analisa doses e efeitos dos principais medicamentos e outro que focaliza valores laboratoriais de referência. Escrevem os capítulos deste livro profissionais que participam das atividades nos mais diversos serviços do HSL. Entre elas, destacam-se as unidades de pacientes críticos (UTI, unidade coronária), a anestesia e o pronto-atendimento. Cabe, ainda, ressaltar a presença de outros profissionais de saúde, destacadamente de enfermeiras.

Os capítulos foram elaborados com o intuito de atualizar médicos não especialistas nas diferentes áreas abordadas, oferecendo-lhes um texto objetivo e de leitura fácil, que lhes permita estabelecer condutas objetivas, usando criteriosamente os avanços tecnológicos, mas sem sucumbir inocentemente a eles. Tal meta é particularmente importante em um momento em que uma verdadeira avalanche de conhecimentos e de avanços tecnológicos vem transformando a prática médica. Quando tais avanços são usados de forma indiscriminada, o resultado final é uma relação custo-benefício totalmente desfavorável. De fato, nada existe que possa substituir uma prática profissional baseada no conhecimento atualizado e na análise crítica das propostas apresentadas. Por estes motivos, e por ter participado durante mais de uma década das atividades da UTI do HSL, sinto-me extremamente satisfeito por poder prefaciar esta obra.

Dario Birolini
Diretor Clínico do Hospital Sírio-Libanês

Seção 1

Gestão e organização

Fernando José da Silva Ramos
Laerte Pastore Jr.
Eduardo Lyra de Queiroz

1

Organização e gestão dos cuidados aos pacientes críticos

Eduardo Lyra de Queiroz
Fernando José da Silva Ramos
Laerte Pastore Jr.

SUMÁRIO

INTRODUÇÃO

As unidades de terapia intensiva (UTI) surgiram na década de 1950 durante a epidemia de poliomielite, que assolou a Europa e a América do Norte após a Segunda Guerra Mundial. Muitos desses pacientes com poliomielite desenvolviam insuficiência respiratória ventilatória em decorrência da paralisia dos músculos respiratórios, necessitando de ventiladores de pressão negativa ("Pulmões de Aço"). Houve, assim, a necessidade de agrupar esses pacientes em uma mesma área dos hospitais para que fossem cuidados por médicos e enfermeiros devidamente treinados para lhes dar assistência. Esse princípio de otimizar e racionalizar recursos, agrupando em um mesmo espaço físico profissionais de saúde especializados e tecnologia para cuidar dos pacientes graves, é o que caracteriza as UTI até os dias de hoje.

A UTI do Hospital Sírio-Libanês foi criada em 1971, tendo sido uma das primeiras do país. Surgiu a partir da necessidade de organizar uma unidade para cuidar de pacientes graves, especialmente em pós-operatório de cirurgias de grande porte. Como na época não havia ainda médicos com formação em terapia intensiva, alguns cirurgiões operavam os pacientes e depois cuidavam deles na recém-inaugurada UTI. Nestes mais de 50 anos a terapia intensiva cresceu como ciência e como especialidade, tornando-se uma das áreas mais complexas dos hospitais, havendo também grandes avanços tecnológicos e em relação à organização, qualidade e segurança, humanização e preocupação com os profissionais de saúde envolvidos na área.

Houve também grande progresso com relação à importância, participação e especialização de profissionais de enfermagem, fisioterapia, nutrição, farmácia, fonoaudiologia e psicologia, entre outros, tornando-se uma área em que o trabalho multidisciplinar é um dos pilares fundamentais para o cuidado e a obtenção de bons resultados. Com o Hospital Sírio-Libanês não foi diferente: as áreas de cuidado a pacientes críticos, incluindo a UTI, expandiram-se e se especializaram, tornando o Hospital uma das maiores referências nacionais e da América Latina no cuidado de pacientes graves e de alta complexidade.

REGULAMENTAÇÃO E NORMAS PARA FUNCIONAMENTO DAS UNIDADES DE TERAPIA INTENSIVA NO BRASIL

As unidades de terapia intensiva (UTI) e as unidades de cuidados intermediários (unidades semi-intensivas - USI) no Brasil são regulamentadas por normas técnicas e resoluções que estabelecem padrões mínimos de qualidade e segurança para seu funcionamento.

Destacam-se a seguir os principais documentos vigentes.

- Resolução da Diretoria Colegiada (RDC) n. 7, de 24 de fevereiro de 2010, emitida pela Agência Nacional de Vigilância Sanitária (Anvisa): estabelece os requisitos mínimos para o funcionamento das UTI, incluindo critérios para recursos humanos, infraestrutura e equipamentos necessários.
- Resolução CFM n. 2.156/2016: estabelece critérios de admissão e alta em UTI, visando melhorar o fluxo de atendimento médico nessas unidades.
- Resolução CFM n. 2.271/2020: define critérios para o funcionamento de UTI e unidades de cuidados intermediários no Brasil, detalhando as atribuições dos profissionais e o dimensionamento das equipes médicas conforme o nível de complexidade da assistência.
- Nota Técnica do Conselho Federal de Enfermagem (Cofen): nota técnica manifestando-se sobre a Consulta Pública n. 753/2019 da Anvisa, referente à alteração da RDC n. 7/2010, destacando a importância do dimensionamento adequado e da qualificação dos profissionais de enfermagem nas UTI.
- Portaria GM/MS n. 2.862, de 29 de dezembro de 2023: atualiza as diretrizes para a organização e funcionamento das UTI em hospitais do Sistema Único de Saúde (SUS), para dispor sobre a articulação de uma linha de cuidado progressivo de acordo com a condição clínica e a complexidade do cuidado dos pacientes.

Regulamentações como essas são essenciais para garantir um mínimo de qualidade e segurança no cuidado de pacientes críticos, definindo padrões estruturais, organizacionais e assistenciais.

RECURSOS HUMANOS

A manutenção de uma equipe multidisciplinar em número e com condições técnicas adequadas é uma das principais funções dos gestores de UTI.

De acordo com a RDC n. 7 da Anvisa, para o funcionamento das UTI a equipe multiprofissional deve ser composta por:

- Equipe médica:
  - 1 médico coordenador (responsável técnico) com título de especialista em Medicina Intensiva, que pode acumular a função de diarista/rotineiro.
  - 1 médico diarista/rotineiro para cada 10 leitos nos períodos da manhã e tarde, não podendo acumular a função de plantonista.
  - 1 médico plantonista para cada 10 leitos em regime de plantão de 12 horas.
- Equipe de enfermagem: relação de 1 enfermeiro para cada 8 leitos e 1 técnico de enfermagem para cada 2 leitos.
- Outros profissionais: exigência de fisioterapeutas por no mínimo 18 horas, nutricionistas e farmacêuticos clínicos especializados.

Mais recentemente foi publicada a Portaria GM/MS n. 2.862, de 29 de dezembro de 2023. Nessa portaria as UTI foram classificadas em grau II ou III conforme sua complexidade, unidades de cuidados intermediários (UCI), unidades coronarianas, unidade de terapia intensiva de queimados, UTI pediátrica e neonatal.

O Quadro 1 apresenta as principais regulamentações relacionadas a recursos humanos em UTI e UCI adultos de acordo com a Portaria GM/MS n. 2.862.

Embora a legislação recomende o número mínimo de membros da equipe multiprofissional, cada unidade deve adequar o número de colaboradores de acordo com sua carga de trabalho e complexidade.

CUIDANDO DA EQUIPE E DE SEU DESENVOLVIMENTO

A gestão de uma UTI exige não apenas um alto nível de competência técnica, mas também uma abordagem abrangente, que valorize o bem-estar, o engajamento e o desenvolvimento contínuo da equipe. Recomenda-se o desenvolvimento de planos que abordem os principais desafios e realizem ações práticas para melhorar as condições de trabalho, integrar novos membros, promover a educação médica contínua e oferecer suporte emocional aos profissionais.

Para avaliar as condições de trabalho e a dinâmica da equipe, é essencial realizar:

- Pesquisas e entrevistas: coletar informações sobre satisfação no trabalho, carga de trabalho, níveis de estresse e desafios enfrentados por meio de pesquisas anônimas e entrevistas estruturadas.
- Observação direta: acompanhar as rotinas diárias e situações de alta pressão para identificar problemas sistêmicos e oportunidades de melhoria.
- Canal de *feedback* contínuo: criar um meio eficiente, como uma caixa de sugestões ou encontros regula-

QUADRO 1 Recomendações de recursos humanos

Profissional	Recomendações
1 coordenador médico (responsável técnico)	Título de especialista, mínimo 4 horas diárias, pode acumular a função de diarista
1 médico diarista (rotina) para cada 10 leitos	Título de especialista, mínimo 4 horas diárias. Não pode acumular a função de plantonista
1 médico plantonista para cada 10 leitos	Certificações de suporte avançado de vida. Trabalho por turno. Se UTI complexidade III, exige-se que 50% da equipe de plantonistas tenham título de especialista
1 enfermeiro coordenador	Título de especialista, mínimo 4 horas diárias, pode acumular a função de enfermeiro diarista
1 enfermeiro diarista (rotina) para cada 10 leitos	Título de especialista, mínimo 4 horas diárias
1 enfermeiro plantonista para cada 10 leitos Se UTI complexidade III, enfermeiro para cada 5 leitos	Trabalho por turno
1 fisioterapeuta responsável técnico	Mínimo 6 horas e 2 anos de experiência de UTI
1 fisioterapeuta plantonista para cada 10 leitos	Exclusivo em pelo menos 3 turnos e perfazendo a carga horária mínima de 18 horas
1 fonoaudiólogo para a unidade	Sem recomendação adicional
1 psicólogo para a unidade	Sem recomendação adicional
1 técnico de enfermagem para cada 2 leitos	Em cada turno
1 auxiliar administrativo da unidade	Sem recomendação adicional
Funcionários de limpeza	Em cada turno

res, para capturar percepções e ideias da equipe em tempo real.

A integração de novos profissionais deve ser estruturada para garantir uma transição suave. Deve ser realizada a apresentação das políticas institucionais, protocolos da UTI, dinâmica da equipe e cultura organizacional. Um programa de mentoria para acompanhar novos membros nos primeiros 3 a 6 meses pode facilitar a adaptação e a retenção de novos colaboradores.

A atualização técnica e científica é fundamental em uma área tão dinâmica como a medicina intensiva. A realização de reuniões científicas, treinamento com simulação e reuniões para monitoramento de indicadores com estabelecimento de métricas, taxas de infecções, mortalidade e adesão a protocolos, ajuda a equipe a manter-se atualizada.

Oportunidades de crescimento profissional são essenciais para atrair e reter talentos. Entre as principais estratégias, tem-se:

- *Feedback* individualizado: realização de reuniões regulares para discutir interesses, ambições e áreas de interesse de cada membro da equipe.
- Plano de desenvolvimento individual: criação de programas personalizados para explorar áreas como pesquisa acadêmica, gestão, qualidade e segurança.
- Opções de carreira em "Y": estruturar caminhos de desenvolvimento em áreas específicas, como ensino, pesquisa, liderança ou gestão.

A UTI apresenta alta carga emocional no trabalho. Diversos estudos mostram que profissionais de terapia intensiva apresentam alta prevalência de síndrome de *burnout*. Dessa forma, medidas que visem garantir a saúde mental e a segurança psicológica nesse ambiente tão complexo são fundamentais. A avaliação frequente do bem-estar emocional e a pesquisa de engajamento podem auxiliar gestores no desenvolvimento de ações para minimizar o estresse. Disponibilizar acompanhamento psicológico, grupos de apoio e treinamento em habilidades não técnicas como resiliência, comunicação e negociação pode ser útil. Implementar medidas como pausas programadas, espaços de descompressão e reconhecimento público por desempenho também pode ajudar no engajamento e reduzir a síndrome de *burnout*.

EQUIPAMENTOS E MATERIAIS

No planejamento de uma UTI, a previsão de equipamentos e materiais segue requisitos estabelecidos pela Anvisa (RDC n. 7), de acordo com a complexidade e o dimensionamento do serviço. Além disso, sejam esses recursos nacionais ou importados, devem estar regularizados junto à Anvisa, de acordo com a legislação vigente. O fornecimento de equipamentos médico-hospitalares pode ser terceirizado, porém é necessário contrato formal entre o hospital e a empresa contratante. Todos os materiais e equipamentos precisam ter manuais de instrução referentes a sua utilização disponíveis na unidade e plano de manutenção preventiva e corretiva de acordo com as especificações previstas pelo fabricante ou pelo serviço de engenharia clínica da instituição e o calendário e registros correspondentes.

O Quadro 2 mostra a lista de equipamentos e materiais mínima estipulada pela legislação, entretanto a recomendação da quantidade deve levar em conta o perfil de pacientes e a complexidade, podendo ser aumentada de acordo com a demanda, devendo ser padronizada pela unidade e estar de acordo com a faixa etária e o biotipo dos pacientes (lâminas de laringoscópio, tubos endotraqueais de tamanhos adequados, por exemplo).

QUADRO 2 Equipamentos e materiais: mínimo estipulado pela legislação

Equipamentos e materiais	Quantidade
Cama hospitalar com ajuste de posição, grades laterais e rodízios	1 por leito
Equipamento para ressuscitação manual do tipo balão autoinflável, com reservatório e máscara facial	1 por leito, com reserva operacional de 1 para cada 2 leitos
Estetoscópio	1 por leito
Oftalmoscópio e otoscópio	Cada UTI adulto
Conjunto para nebulização	1 por leito
Equipamentos para infusão contínua e controlada de fluidos	4 por leito, com reserva operacional de 1 equipamento para cada 3 leitos
Fita métrica	1 por leito
Aparelho para monitorização contínua (frequência respiratória, oximetria de pulso, frequência cardíaca, cardioscopia, temperatura, pressão arterial não invasiva)	1 por leito
Ventilador pulmonar mecânico microprocessado	1 para cada 2 leitos, com reserva operacional de 1 equipamento para cada 5 leitos, com no mínimo 2 circuitos completos por aparelho
Equipamento para ventilação pulmonar mecânica não invasiva	1 para cada 10 leitos, quando o ventilador pulmonar mecânico microprocessado não possuir recursos para realizar a modalidade de ventilação não invasiva
Materiais de interface facial para ventilação pulmonar não invasiva para cada 5 leitos	1 conjunto para cada 5 leitos

(continua)

QUADRO 2 Equipamentos e materiais: mínimo estipulado pela legislação (*continuação*)

Equipamentos e materiais	Quantidade
Máscara facial que permite diferentes concentrações de oxigênio	1 equipamento para cada 5 leitos, com reserva operacional de 1 equipamento para cada 10 leitos
Materiais para aspiração traqueal em sistemas aberto e fechado	Cada UTI adulto
Aspirador a vácuo portátil	Cada UTI adulto
Equipamento para mensurar pressão de balonete de tubo/ cânula endotraqueal	Cada UTI adulto
Ventilômetro portátil	Cada UTI adulto
Capnógrafo	1 para cada 10 leitos
Materiais para monitorização de pressão venosa central	Cada UTI adulto
Materiais e equipamento para monitorização de pressão arterial invasiva	1 equipamento para cada 5 leitos, com reserva operacional de 1 equipamento para cada 10 leitos
Monitor de débito cardíaco	Cada UTI adulto
Eletrocardiógrafo portátil	1 equipamento para cada 10 leitos
Kit ("carrinho") contendo medicamentos e materiais para atendimento às emergências	1 para cada 5 leitos ou fração
Equipamento desfibrilador e cardioversor, com bateria	1 para cada 5 leitos
Marca-passo cardíaco temporário, eletrodos e gerador	1 equipamento para cada 10 leitos
Equipamento para aferição de glicemia capilar, específico para uso hospitalar	1 para cada 5 leitos
Materiais para curativos	Cada UTI adulto
Materiais para cateterismo vesical de demora em sistema fechado	Cada UTI adulto
Materiais para acesso venoso profundo	Cada UTI adulto
Materiais para flebotomia	Cada UTI adulto
Materiais para traqueostomia	Cada UTI adulto
Materiais para drenagem torácica em sistema fechado	Cada UTI adulto
Materiais para punção pericárdica	Cada UTI adulto
Materiais para punção lombar	Cada UTI adulto
Materiais para drenagem liquórica em sistema fechado	Cada UTI adulto
Foco auxiliar portátil e aspirador cirúrgico portátil	Cada UTI adulto

(continua)

QUADRO 2 Equipamentos e materiais: mínimo estipulado pela legislação (*continuação*)

Equipamentos e materiais	Quantidade
Negatoscópio	Cada UTI adulto
Dispositivo para elevar, transpor e pesar o paciente	Cada UTI adulto
Poltrona com revestimento impermeável, destinada à assistência aos pacientes	1 para cada 5 leitos ou fração
Maca para transporte, com grades laterais, suporte para soluções parenterais e suporte para cilindro de oxigênio	1 para cada 10 leitos ou fração
Equipamento(s) para monitorização contínua de múltiplos parâmetros (oximetria de pulso, pressão arterial não invasiva; cardioscopia; frequência respiratória) específico(s) para transporte	1 para cada 10 leitos ou fração
Ventilador mecânico específico para transporte, com bateria	1 (para cada 10 leitos ou fração
Kit ("maleta") para acompanhar o transporte de pacientes graves, contendo medicamentos e materiais para atendimento às emergências	Cada UTI adulto
Cilindro transportável de oxigênio	Cada UTI adulto
Refrigerador com temperatura interna de 2 a 8 °C, de uso exclusivo para guarda de medicamentos, com monitorização e registro de temperatura	Cada UTI adulto

QUALIDADE E ACREDITAÇÃO EM UNIDADES DE TERAPIA INTENSIVA

A qualidade assistencial em UTI é um dos principais pilares da segurança do paciente e da eficiência hospitalar. A crescente complexidade dos cuidados intensivos exige a adoção de padrões rigorosos de qualidade e segurança, tornando a acreditação hospitalar um mecanismo essencial para garantir melhores desfechos clínicos.

Qualidade em unidades de terapia intensiva

De acordo com a Organização Mundial da Saúde (OMS), qualidade é definida como um conjunto de atributos que inclui alto nível de excelência profissional, uso eficiente de recursos, mínimos riscos aos pacientes e alto grau de satisfação por parte dos usuários.

A qualidade em UTI pode ser definida como a prestação de cuidados seguros, eficazes, centrados no paciente, eficientes, oportunos e equitativos. De acordo com o Institute of Medicine (IOM), essas são as seis dimensões fundamentais para um serviço de saúde de alta qualidade. Na prática, isso significa garantir o acesso a protocolos baseados em evidência, treinamento contínuo da equipe, uso de tecnologias de monitorização avançadas e integração interdisciplinar.

A avaliação do desempenho dos serviços de saúde e especialmente das UTI pode ser realizada com base em indicadores de qualidade. De acordo com Donabedian, os indicadores de qualidade em saúde podem ser divididos em três grandes áreas, denominadas indicadores de estrutura, indicadores de processo e indicadores de desfecho.

A estrutura denota as condições para que o cuidado ocorra. Esses indicadores são os mais objetivos e referem-se às características organizacionais, equipamentos, materiais e recursos humanos. Os indicadores de processos envolvem todos os procedimentos utilizados para a prestação de serviços. O processo tem seu foco na descrição do trabalho, na execução de procedimentos e protocolos. O desfecho envolve o efeito final do cuidado sobre a saúde do paciente ou população específica. Alguns dos principais exemplos de indicadores são apresentados no Quadro 3.

Não existe um consenso sobre quais indicadores devem ser monitorados em UTI. A Sociedade Europeia de Medicina Intensiva publicou em 2012 recomendações da monitorização de oito indicadores, envolvendo domínios de estrutura, processo e desfecho. No Brasil, a Portaria GM/MS n. 2.862/2023 recomenda que sejam monitorados no mínimo os seguintes indicadores:

- Taxa de ocupação.
- Taxa de mortalidade.
- Média de permanência.
- Taxa de reinternação em 24 horas.
- Incidência de pneumonia associada à ventilação mecânica.
- Incidência de infecção primária de corrente sanguínea relacionada a cateter venoso central.
- Taxa de uso de cateter venoso central.
- Incidência de infecção de trato urinário relacionada a cateter vesical.

Acreditação hospitalar

A acreditação hospitalar é um processo de avaliação externa que certifica que uma instituição de saúde cumpre padrões predefinidos de qualidade e segurança. No Brasil, as principais entidades acreditadoras incluem a Joint Commission International (JCI), a National Integrated Accreditation for Healthcare Organizations (NIAHO), a Quality Global Alliance (QGA) e a Organização Nacional de Acreditação (ONA).

QUADRO 3 Indicadores de qualidade em unidade de terapia intensiva

Categoria	Indicador	Vantagens	Limitações
Desfechos	Mortalidade ajustada	Fácil de medir e clinicamente relevante	▪ Necessita de ajuste de risco com escores de gravidade bem calibrados ▪ Indicador direto do resultado clínico
	Tempo de permanência	▪ Fácil de medir e clinicamente relevante ▪ Estimativa do uso de recursos	▪ Pode ser influenciado por fatores estruturais (p. ex., disponibilidade de leitos) ▪ Pode ser artificialmente reduzido por transferências
	Readmissões não planejadas	▪ Indicador indireto da qualidade do processo dentro e fora da UTI ▪ Fácil de medir e clinicamente relevante	Influenciado pela estrutura (p. ex., UCI) e políticas locais
	Complicações adquiridas na UTI	▪ Indicadores de qualidade do cuidado ▪ Existem definições validadas e recomendadas, frequentemente modificáveis/preveníveis	▪ Influenciadas pelo perfil dos pacientes (*case-mix*) ▪ Frequentemente subnotificadas; requerem definições estáveis
Processos	Adesão às melhores práticas	▪ Estimativas confiáveis de qualidade do cuidado, baseados em literatura baseada em evidência ▪ Útil para ciclos de auditoria e *feedback*	▪ Nível de evidência varia conforme a medida ▪ Impacto em desfechos é variável e subnotificado
Estrutura e organização da UTI	Perfil da equipe	▪ Potencialmente associados a desfechos ▪ Fácil de medir e comparar	Devem ser ajustados para risco e carga de trabalho
	Estrutura da UTI	Pode ser medida em países com requisitos nacionais para cuidados intensivos	Variações amplas nos padrões nacionais e na definição de um leito de UTI

UCI: unidade de cuidados intermediários; UTI: unidade de terapia intensiva.

Os benefícios da acreditação dos serviços de saúde incluem:

- Melhoria contínua da qualidade: a implementação de protocolos baseados em evidência melhora a segurança e a eficiência do atendimento.
- Redução de eventos adversos: a padronização dos processos reduz infecções hospitalares, erros de medicação e complicações.
- Maior engajamento da equipe: programas de educação continuada e auditorias frequentes aumentam a adesão aos protocolos institucionais.
- Confiança da sociedade: hospitais acreditados são percebidos como instituições de alta qualidade pelos pacientes, familiares e fontes pagadoras.

Hussein et al. recentemente publicaram uma revisão sistemática mostrando que hospitais com acreditação apresentam melhora na *performance* e na segurança do paciente.

No entanto, os impactos específicos da acreditação em pacientes críticos são variados e dependem de vários fatores, incluindo o contexto do sistema de saúde e o tipo de acreditação. De acordo com um estudo observacional realizado nos EUA, a acreditação hospitalar não foi associada a uma redução significativa na mortalidade em 30 dias, mas foi ligeiramente associada a taxas de readmissão reduzidas para condições médicas comuns. Esse estudo sugere que, embora a acreditação possa ter algum impacto positivo em certos desfechos, como readmissões, seu efeito sobre a mortalidade não é claro.

Em um contexto de trauma, um estudo canadense utilizando uma análise de séries temporais não encontrou associação clara entre a acreditação de centros de trauma e os desfechos dos pacientes, como mortalidade e complicações, embora tenha havido variações entre os centros. Isso indica que a acreditação pode ter efeitos heterogêneos dependendo do desempenho prévio dos centros.

Lee et al. mostraram que a acreditação estava associada a uma mortalidade significativamente menor em 30 dias para pacientes com infarto agudo do miocárdio, mas não houve diferença significativa nas taxas de readmissão ou no tempo de internação.

Portanto, enquanto a acreditação hospitalar pode ter alguns benefícios em termos de desfechos clínicos, como redução de mortalidade em certas condições e diminuição de readmissões, os resultados são inconsistentes e podem variar dependendo do contexto e da implementação específica da acreditação. No entanto, alguns estudos apontam que fatores organizacionais e intervenções de melhoria de qualidade em UTI podem indiretamente influenciar a mortalidade.

Cavalcanti et al. investigaram uma intervenção de melhoria de qualidade em UTI brasileiras, mas não encontraram redução significativa na mortalidade hospitalar. Outro estudo, o *Orchestra*, analisou características organizacionais em UTI brasileiras e identificou que a implementação de protocolos estava associada a uma redução na mortalidade hospitalar. Esses achados sugerem que, embora a acreditação hospitalar em si não tenha sido diretamente estudada, fatores organizacionais e intervenções de qualidade podem impactar os desfechos em UTI.

Apesar dos benefícios, a implementação de padrões de qualidade em UTI enfrenta diversos desafios, incluindo:

- Cultura organizacional: a mudança para um modelo de melhoria contínua requer o comprometimento da liderança e de toda a equipe.
- Recursos financeiros: a obtenção da certificação pode demandar investimentos significativos em infraestrutura, treinamentos e sistemas de monitorização.
- Carga de trabalho: a elaboração e a revisão contínua de protocolos podem gerar sobrecarga para os profissionais de saúde.
- Engajamento dos profissionais: a resistência à mudança é um obstáculo comum na implementação de melhorias na assistência.

A qualidade assistencial e a acreditação hospitalar desempenham um papel crucial na otimização dos cuidados intensivos. Embora a adoção de padrões de qualidade e certificação imponha desafios, os benefícios superam as dificuldades, promovendo melhora na qualidade e maior segurança para os pacientes. Assim, a busca pela excelência assistencial deve ser contínua, garantindo que os cuidados prestados sejam cada vez mais seguros, eficientes e humanizados.

AVALIAÇÃO DE DESEMPENHO E COMPARAÇÃO ENTRE UNIDADES DE TERAPIA INTENSIVA

A qualidade das UTI pode ser avaliada com base em vários indicadores, como discutido anteriormente, mas além da qualidade é importante avaliar o desempenho das UTI e compará-las com outras unidades. Essa comparação (*benchmarking*) pode ser feita com outras unidades do mesmo hospital, de uma rede de serviços, do município, do estado, do país, com UTI públicas, UTI privadas, UTI acreditadas etc. Dessa forma se pode avaliar a eficiência de determinada UTI e buscar sempre melhorá-la. A seguir, será discutido como avaliar a eficiência e o desempenho das UTI e como compará-los.

Avaliação de desempenho

Uma UTI eficiente pode ser definida como aquela que produz melhores resultados com menor uso de recursos.

Os resultados podem ser avaliados por vários indicadores, mas o principal deles é a taxa de mortalidade padronizada (TMP ou SMR, do inglês *standard mortality ratio*). A TMP é o resultado da razão entre a mortalidade obtida e a esperada em determinada UTI. A mortalidade esperada é gerada a partir da gravidade atribuída a um grupo de pacientes pelo escore SAPS 3. Uma TMP menor que 1 indica que a mortalidade observada foi menor que a esperada para a gravidade daquele grupo de pacientes da UTI. Quanto menor a TMP, maior é a eficácia clínica da UTI. A TMP é o indicador de qualidade e desempenho globalmente mais utilizado.

Com relação ao uso de recursos, o indicador mais utilizado é a taxa de utilização de recursos padronizada (TURP). A TURP pode ser estimada a partir da razão do tempo de internação observado (em dias) para todos os pacientes da UTI e o tempo de internação ajustado pela gravidade pelo SAPS 3. Dessa forma, uma TURP maior que 1 pode ser interpretada como o uso de recursos maior que o esperado para aquela UTI (considerando apenas o número de pacientes que sobrevivem à internação). Uma TURP menor ou igual a 1 indica que o uso de recursos foi de acordo com o esperado para aquela gravidade dos pacientes, ou seja, é uma UTI eficiente no uso de recursos.

A TMP e a TURP servem também como forma de acompanhamento do desempenho de uma UTI ao longo do tempo e para comparação de desempenho entre UTI (*benchmarking*).

Comparação entre unidades de terapia intensiva

A comparação entre UTI tem por objetivos a caracterização do perfil epidemiológico das diversas unidades, permitindo compartilhar informações, estimular o uso de indicadores de qualidade e desempenho e buscar melhorias contínuas.

Existem plataformas de registro eletrônico de dados e registros nacionais e internacionais que permitem esse compartilhamento de informações e análises comparativas. No Brasil, existe um Registro Nacional de Terapias

Intensiva por intermédio do projeto UTIs Brasileiras (www.utisbrasileiras.com), uma parceria entre a Associação de Medicina Intensiva Brasileira (Amib) e a plataforma de registros eletrônicos Epimed Solutions. Nessa plataforma é possível verificar a distribuição das UTI pelo país e suas regiões, acompanhar dados epidemiológicos, resultados, indicadores, o uso de recursos etc., entre UTI do Brasil, do sistema privado e público. As Figuras 1 e 2 apresentam exemplos de registros desse projeto, com gráficos mostrando a evolução da TMP e da TURP ao longo dos anos, nas UTI que fazem parte desse registro.

MATRIZ DE EFICIÊNCIA

Outra forma de comparação e avaliação de desempenho é com base na matriz de eficiência, que explora a relação entre TURP e TMP. Na matriz de eficiência a TMP é representada no eixo das abscissas (eixo X) e a TURP é representada no eixo das ordenadas (eixo Y). A matriz é dividida em quatro quadrantes utilizando como pontos de referência os valores das medianas da TMP e TURP das UTI que fazem parte do sistema.

Com base na posição da UTI na matriz, têm-se quatro classificações:

1. UTI mais eficientes: são UTI que, quando comparadas com as demais unidades, apresentam boas *performances* clínica (TMP menores do que o valor da mediana) e na utilização de recursos (TURP menores do que o valor da mediana). Essas UTI estão apresentadas no quadrante inferior esquerdo.
2. UTI menos eficientes: são UTI que, quando comparadas com as demais unidades, apresentam más *performances* clínicas (TMP maiores do que o valor da mediana) e na utilização de recursos (TURP maiores do que o valor da mediana). Essas UTI estão apresentadas no quadrante superior direito.
3. UTI com uso desproporcionalmente maior de recursos em relação ao resultado clínico: são UTI que, quando comparadas com as demais unidades, apresentam uma boa *performance* clínica (TMP menores do que o valor da mediana), mas à custa de maior utilização de recursos (TURP maiores do que o valor da mediana). Essas UTI estão apresentadas no quadrante superior esquerdo. Nessas UTI deve-se, por exemplo, priorizar a implementação e a adesão de protocolos clínicos que melhorem o processo de cuidado, reduzam o tempo de internação na UTI e previnam a ocorrência de eventos adversos (protocolos de sedação, desmame ventilatório e de prevenção

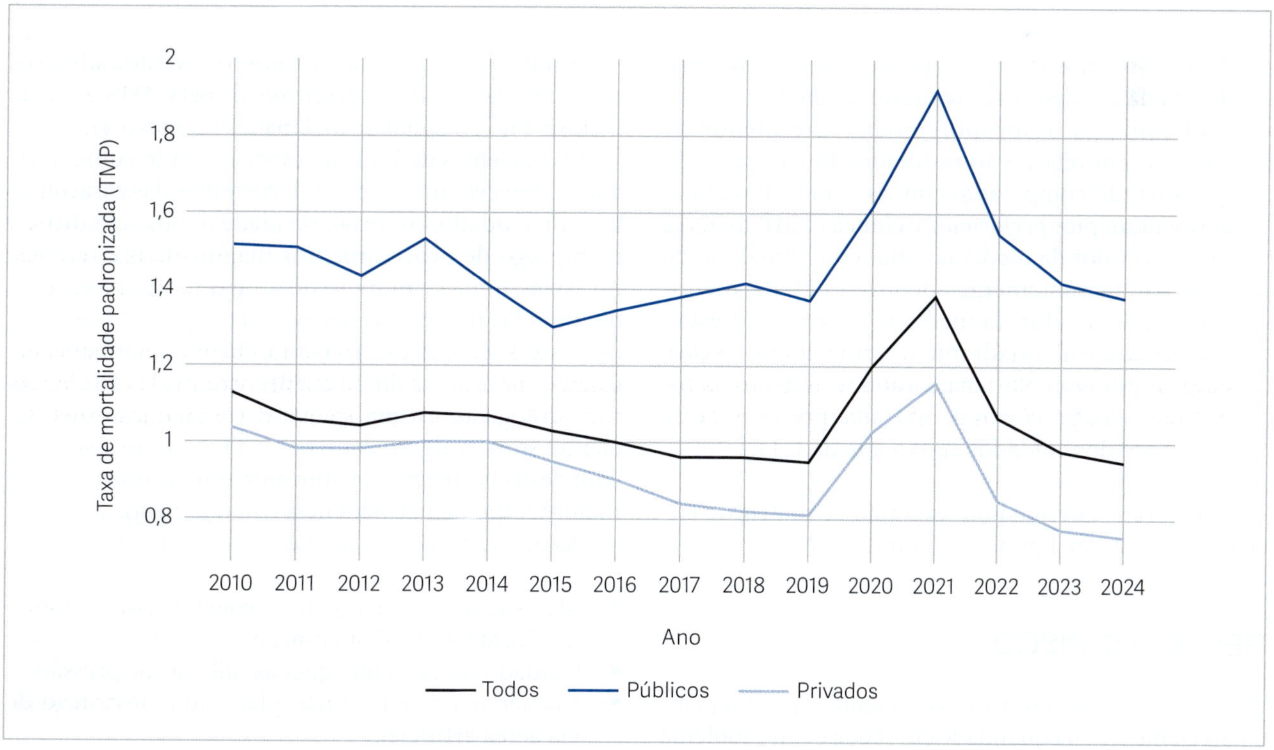

FIGURA 1 Evolução da TMP de 2010 a 2024. Notar a piora da mortalidade durante do período da pandemia com elevação da TMP.

TMP: taxa de mortalidade padronizada.

Fonte: UTIs brasileiras (2025).

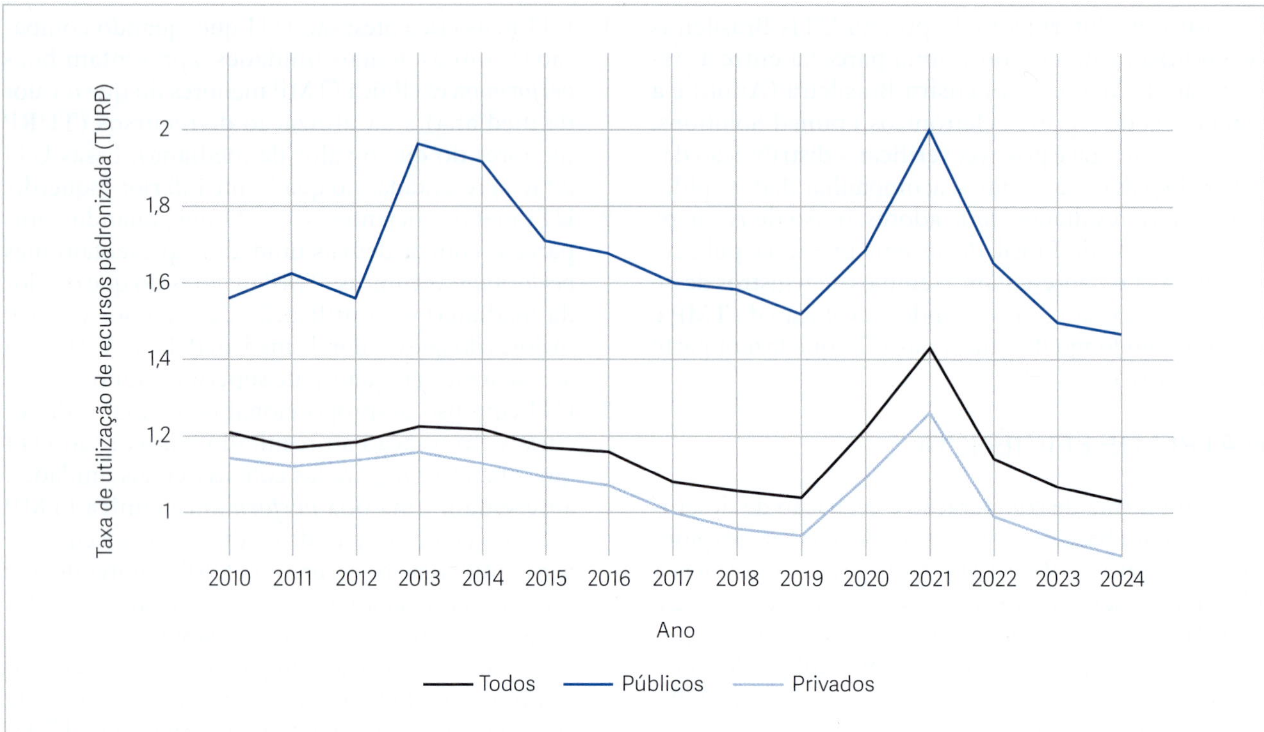

FIGURA 2 Evolução da TURP de 2010 a 2024. Notar o aumento da TURP durante o período da pandemia, com aumento do consumo de recursos necessários e redução da eficiência das UTI.

TURP: taxa de utilização de recursos padronizada.

Fonte: UTIs brasileiras (2025).

de infecções nosocomiais, por exemplo). O processo de alta da UTI pode ser revisado também.

4. UTI com uso desproporcionalmente menor de recursos em relação ao resultado clínico: são UTI que, quando comparadas com as demais unidades, apresentam pior *performance* clínica (TMP maiores do que o valor da mediana), mas com utilização de recursos aparentemente adequada (TURP menores do que o valor da mediana). Essas UTI estão apresentadas no quadrante inferior direito. Nelas, deve-se, por exemplo, ter atenção à revisão dos óbitos precoces, nos processos de alta (altas precoces?) e na qualidade dos cuidados após a alta da UTI.

A Figura 3 apresenta um exemplo de matriz de eficiência do sistema Epimed Monitor.

GESTÃO DE RISCO

A segurança no cuidado ao paciente é um dos principais elementos na qualidade em saúde e um problema mundial de saúde pública. Estima-se que 4 em cada 10 pacientes sofra evento adverso com dano em diferentes níveis de cuidado e que 12% desses resultem em danos permanentes ou morte.

A metodologia de classificação de eventos adversos em saúde mais usada é a desenvolvida pela OMS, adotada inclusive no Hospital Sírio-Libanês (Quadro 4).

Os pacientes de UTI são especialmente vulneráveis a sofrerem eventos adversos decorrentes das características do cuidado, como: a gravidade de suas condições, o emprego de procedimentos diagnósticos e terapias invasivas, o maior número de drogas usadas, o excesso de tomadas de decisão necessárias, aspectos humanos (estresse, sobrecarga de trabalho, *burnout*). Embora haja grande variação na literatura decorrente das diferenças metodológicas, estima-se que entre 20 e 25% dos pacientes sofrem algum dano nas UTI, estando associado com desfechos negativos com aumento da mortalidade, maior tempo de permanência e maior custo.

As ocorrências mais frequentes são as relacionadas a:

- Medicações: droga ou dose errada, via de administração, atraso na dispensação.
- Cuidado do paciente: quedas, úlceras de pressão.
- Via aérea: extubação não planejada, obstrução de via aérea artificial.
- Cateteres, drenos: remoção acidental, desconexão.
- Equipamentos: falhas em bombas de infusão, máquinas de hemodiálise, ventiladores mecânicos, fornecimento de oxigênio.

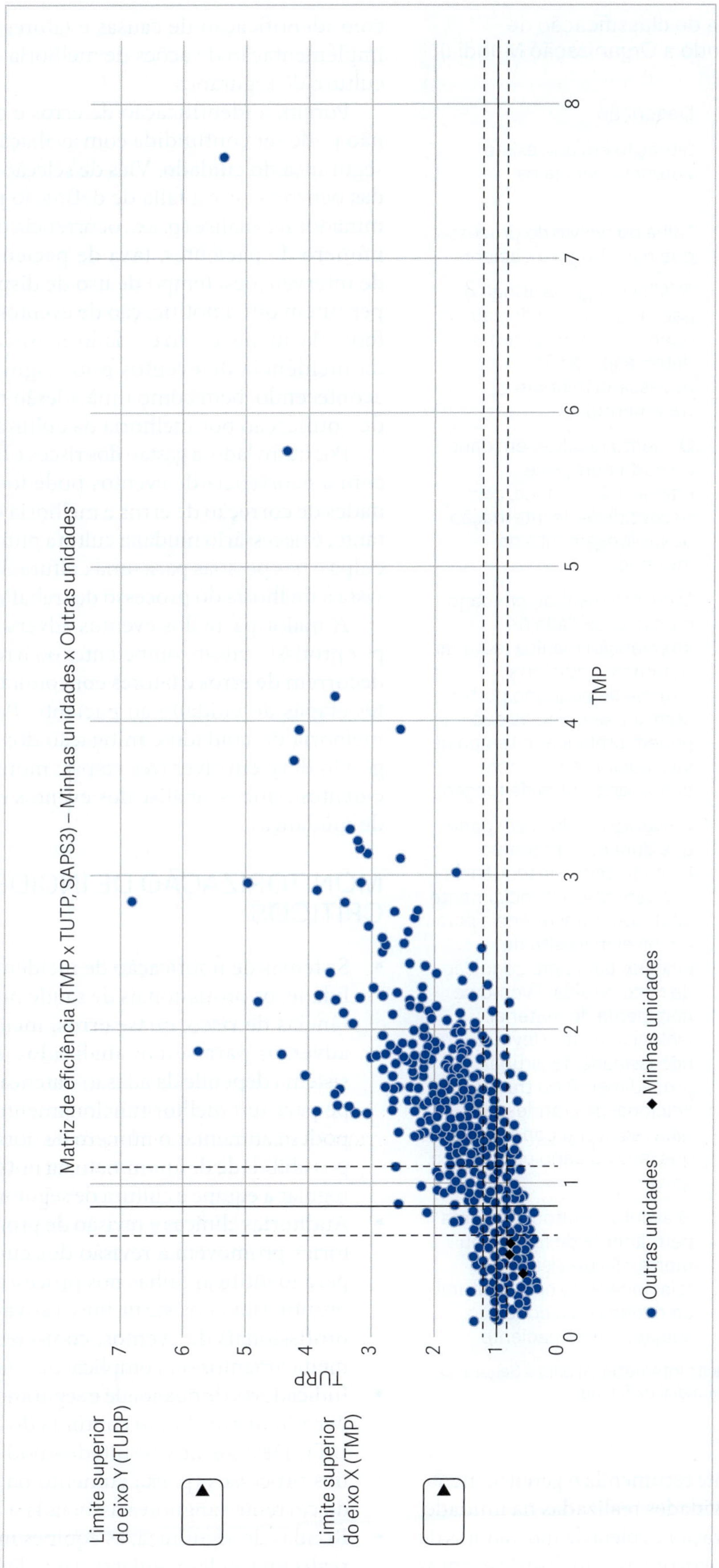

FIGURA 3 Matriz de Eficiência.
Fonte: Epimed (2025).

QUADRO 4 Metodologia de classificação de eventos adversos segundo a Organização Mundial da Saúde

Ocorrência	Dano	Descrição
Circunstância de risco	Nenhum	Situação em que existe potencial para falha
Quase erro	Nenhum	Falha ou desvio do processo que não atingiu o paciente
Incidente	Nenhum	A falha chegou a atingir o paciente, porém não causou danos (nenhum sintoma detectado, não foi necessário nenhum tratamento)
Evento adverso	Leve	O evento resultou em dano de curta duração e intervenção mínima, sem necessidade de internação ou prolongamento da internação
	Moderado	O evento resultou em dano com necessidade de intervenção médica (suturas, tratamento adicional, cirurgia de pequeno porte), com consequências que podem prolongar o tempo de internação sem ou com perda temporária de função
	Grave	O evento resultou em dano que dura por um tempo limitado sem consequência permanente, potencialmente fatal, com transferência para um nível mais alto de cuidado para uma condição de risco de vida. Evento de com perda de material biológico ou que levou à necessidade de cirurgia, procedimento ou tratamento adicional de grande porte para resolver a condição; ou que levou a dano psicológico grave
	Catastrófico	O evento resultou em perda permanente de função ou morte não prevista e não relacionada ao curso natural da doença ou à condição subjacente do paciente

Fonte: adaptada da Classificação Internacional para a Segurança do Paciente da Organização Mundial da Saúde.

Nossa legislação vigente recomenda o gerenciamento de riscos inerentes às atividades realizadas na unidade, que consiste na monitorização e coleta de indicadores de qualidade e segurança e ocorrências, análise de eventos com identificação de causas e fatores predisponentes, implementação de ações de melhoria e fomentação de cultura de segurança.

Porém, a identificação de erros e eventos adversos não pode ser confundida com avaliação de qualidade e segurança do cuidado. Viés de seleção na identificação das ocorrências e a falta de definição precisa do denominador de análise (p. ex., ocorrência de um evento por número de pacientes, taxa de pacientes-dia, número de intervenções, tempo de uso de dispositivo etc.) não permitem que a notificação de eventos reflita uma melhora da qualidade do cuidado em saúde. Um aumento da incidência de eventos pode significar mais erros acontecendo, bem como uma adesão maior ao sistema de notificação por melhoria da cultura de segurança.

Por outro lado, a gestão dos riscos e fatores envolvidos com a ocorrência de eventos pode fornecer oportunidades de correção de erros e melhoria do cuidado. Para tanto, é necessário mudar a cultura punitivista focada na culpa e nas pessoas para uma cultura de segurança com vista à melhoria do processo de trabalho e dos sistemas.

A maior parte dos eventos adversos não é causada por profissionais incompetentes ou irresponsáveis. Eles decorrem de erros e fatores concomitantes em diferentes etapas do cuidado ao paciente. Para caminhar na melhoria do cuidado e mitigação dos riscos, uma boa gestão deve envolver três etapas: monitorização de incidentes críticos, análise dos eventos e implementação de mudanças.

MONITORIZAÇÃO DE INCIDENTES CRÍTICOS

- Sistemas de notificação de incidentes: nessa modalidade, os profissionais de saúde notificam circunstâncias de risco, quase erros, incidentes e eventos adversos para serem analisados. Entretanto, esse sistema depende da adesão e atenção de toda a equipe para um melhor funcionamento. Alguns fatores podem aumentar o número de notificações, como a possibilidade de anonimato na notificação, *feedback* regular à equipe e cultura de segurança institucional.
- Auditorias clínicas e revisão de prontuários: as auditorias promovem a revisão dos cuidados prestados para identificar falhas nos processos, e a revisão de prontuários consiste na busca ativa em registros dos profissionais de eventos, como reações adversas a medicamentos ou complicações inesperadas.
- Indicadores de qualidade e segurança: os indicadores permitem a avaliação contínua do desempenho das UTI. Desvios nos resultados podem indicar falha nos processos (p. ex., aumento na taxa de infecção de corrente sanguínea associada a cateteres).
- Rondas de segurança: as equipes multiprofissionais realizam rondas regulares para identificar riscos em

tempo real e corrigir problemas antes que se tornem eventos adversos (p. ex., técnica inadequada de higiene das mãos).

Análise dos eventos

Os eventos identificados devem ser analisados pela gerência de risco ou por outro setor definido pela instituição. Os eventos podem ser caracterizados por tipo de ocorrência (medicações, dispositivos, hemoderivados etc.) ou de fatores contribuintes (falhas de comunicação, infraestrutura, aspectos humanos etc.). Também podem ser classificados com base em matriz de frequência e gravidade (Tabela 1).

A análise de causa-raiz dos eventos pode ser feita levantando a sequência de eventos que levaram ao incidente, identificando fatores contribuintes. Nessa etapa pode-se empregar diversas ferramentas de qualidade (diagrama de Ishikawa, 5 porquês etc.).

Implementação de mudanças

Uma vez identificada a causa-raiz e fatores contribuintes do incidente, podem ser implantados planos de ação de melhoria. É importante que esses planos estejam delineados de modo a ter um bom gerenciamento, com identificação do responsável, prazos de implementação e monitorização.

PLANOS DE CONTINGÊNCIA E RESPOSTA A EMERGÊNCIAS

A pandemia da covid-19 afetou mais de 110 milhões de pessoas, causou a morte de cerca de 2,4 milhões e colocou à prova os diversos sistemas de saúde em todo mundo. Em especial, sobrecarregou as UTI e obrigou à abertura de novos leitos, à necessidade de recrutamento de profissionais e à disponibilização de equipamentos e insumos. A capacidade de responder a eventos desse tipo mostra-se fundamental nos dias atuais, com risco de novas emergências globais, como pandemias, desastres naturais, guerras, conflitos e atentados. Nossa legislação recomenda que as instituições de saúde desenvolvam planos de contingência para cenários de elevada demanda com ampliação temporária da capacidade de atendimento.

Análise de riscos e capacidade

- Mapeamento de riscos: o primeiro passo é identificar cenários que podem causar alta demanda (p. ex., pandemias, acidentes em massa, surtos de doenças sazonais), analisando o contexto da região e do hospital.
- Capacidade instalada: determinar o número de leitos regulares e sua capacidade de ampliação, buscando leitos que possam ser temporariamente convertidos em leitos de UTI (p. ex., sala de recuperação ou centro cirúrgico), detalhar os equipamentos e recursos humanos disponíveis.

Dimensionamento de recursos humanos

- Revisão da equipe atual: verificar a quantidade e a qualificação de médicos, enfermeiros, fisioterapeutas e outros profissionais.
- Treinamento e recrutamento: treinar pessoal de outras áreas para atuar em UTI durante situações de emergência e criar listas de profissionais de saúde disponíveis para contratação temporária.
- Plano de escala: desenvolver escalas de trabalho rotativas e prever a possibilidade de horas extras.

Gestão de insumos e equipamentos

- Estoque de insumos críticos: manter estoques mínimos de medicamentos essenciais (sedativos, drogas vasoativas, analgésicos) e materiais de consumo (seringas, filtros, luvas) e máscaras.

TABELA 1 Classificação de risco: produto frequência x consequência

			Frequência				
			1 Raro	2 Improvável	3 Possível	4 Provável	5 Quase certo
Consequência	1	Desprezível	1	2	3	4	5
	2	Menor	2	4	6	8	10
	3	Moderada	3	6	9	12	15
	4	Maior	4	8	12	16	20
	5	Catastrófica	5	10	15	20	25

Baixo (de 1 a 5 pontos), médio (de 6 a 14 pontos), alto (de 15 a 25 pontos).

- Contratos emergenciais: estabelecer contratos com fornecedores para reposição rápida de insumos e equipamentos.
- Inventário regular: manter atualizados inventários para garantir a disponibilidade dos recursos para ao menos 30 dias.

Ampliação de leitos

- Espaços temporários: planejar a utilização de outras áreas do hospital como leitos adicionais.
- Classificação de pacientes: utilizar protocolos de triagem para alocar pacientes com menor complexidade em áreas intermediárias, reservando a UTI para casos mais graves.
- Parcerias: estabelecer acordos com outras instituições para transferência de pacientes, se necessário.

Protocolos operacionais

- Critérios de admissão e alta: desenvolver protocolos baseados na gravidade e necessidade de cuidados intensivos.
- Plano de referência e contrarreferência: defina fluxos claros para transferências internas e externas.
- Comunicação e coordenação: desenvolver canais de comunicação eficazes entre as equipes.

Estratégias de mitigação

- Telemedicina: utilizar para suporte remoto de especialistas.
- Redução de procedimentos não emergenciais: reavaliar cirurgias e procedimentos eletivos para liberar capacidade.
- Gestão de internações: revisar protocolos para reduzir o tempo médio de internação na UTI e no hospital.

Treinamento e simulações

- Simulações regulares: fazer treinamentos simulados para preparar a equipe para alta demanda.
- Capacitação contínua: promover atualizações constantes sobre protocolos de emergência e segurança do paciente.

CONSIDERAÇÕES FINAIS

Atualmente as UTI são muito mais do que um lugar onde se agrupam os pacientes mais graves do hospital; elas são um sistema adaptativo complexo no qual os inúmeros membros das equipes multiprofissionais interagem para torná-la muito maior do que a soma de suas partes. Além disso, existe hoje uma base de evidências crescente demonstrando que a organização e a gestão das UTI e de pacientes críticos é um determinante fundamental dos resultados obtidos, tornando-se assim uma ciência à parte no cuidado desses pacientes.

PONTOS-CHAVE

1. Existem regulamentações e normas referentes a requisitos mínimos de infraestrutura, equipamentos, materiais e profissionais que regem o funcionamento das UTI no Brasil.
2. Indicadores de qualidade envolvendo estrutura, processos e resultados devem ser monitorados e são fundamentais na gestão do cuidado aos pacientes críticos.
3. Existe um conjunto mínimo de indicadores que devem ser monitorados e reportados à Anvisa.
4. Os processos de acreditação hospitalar são importantes na padronização dos cuidados e na busca por melhoria contínua dos processos de qualidade e segurança do cuidado aos pacientes críticos.
5. Indicadores de desempenho são importantes na monitorização das unidades e na busca por melhoria contínua.
6. O Registro Nacional de Terapia Intensiva no Brasil permite caracterizar o perfil epidemiológico das UTI brasileiras, compartilhar informações que possam ser úteis para orientar políticas de saúde e estratégias para melhorar o cuidado dos pacientes críticos no país, e estimula o uso de indicadores de qualidade e desempenho na gestão das UTI.
7. O cuidado com os profissionais que trabalham nas UTI é parte essencial da gestão. Deve-se ter programas de educação continuada e desenvolvimento, programas de integração a novos profissionais, programas de suporte emocional e segurança psicológica, entre outras medidas que visem reduzir a sobrecarga desses profissionais e a síndrome de *burnout* e aumentem o engajamento.
8. Recomenda-se que as instituições tenham gestão de risco com monitorização e coleta de indicadores de qualidade e segurança, ocorrências, análise de eventos com identificação de causas e fatores predisponentes, implementação de ações de melhoria e fomentação de cultura de segurança.
9. Recomenda-se que as instituições de saúde desenvolvam planos de contingência para cenários de elevada demanda com ampliação temporária da capacidade de atendimento em situações como pandemias, desastres naturais, guerras, conflitos e atentados.

BIBLIOGRAFIA

1. Agência Nacional de Vigilância Sanitária (Anvisa). Resolução n. 7/2010. Dispõe sobre os requisitos mínimos para funcionamento de Unidades de Terapia Intensiva e dá outras providências. Disponível em: https://bvsms.saude.gov.br/bvs/saudelegis/anvisa/2010/res0007_24_02_2010.html#:~:text=Disp%C3%B5e%20sobre%20os%20requisitos%20m%C3%ADnimos,o%20inciso%20IV%20do%20Art.l. Acesso em: 23 abr. 2025.
2. Arabi YM, Azoulay E, Al-Dorzi HM, Phua J, Salluh J, Binnie A, et al. How the covid-19 pandemic will change the future of critical care. Intensive Care Med. 2021;47(3):282-91.
3. Aziz S, Arabi YM, Alhazzani W, Evans L, Citerio G, Fischkoff K, et al. Managing ICU surge during the covid-19 crisis: rapid guidelines. Intensive Care Med. 2020;46(7):1303-25.
4. Batomen B, Moore L, Strumpf E, Champion H, Nandi A. Impact of trauma centre accreditation on mortality and complications in a Canadian trauma system: an interrupted time series analysis. BMJ Qual Saf. 2021;30(11):853-66.
5. Burrell AJC, Udy A, Straney L, Huckson S, Chavan S, Saethern J, et al. "The ICU efficiency plot": a novel graphical measure of ICU performance in Australia and New Zealand. Crit Care Resusc. 2023;23(2):128-31.
6. Carenzo L, Costantini E, Cecconi M. Clinical governance in intensive care medicine. Intensive Care Med. 2024 Dec;50(12):2154-7.
7. da Silva Ramos FJ, Freitas FGR, Pacheco ESP, Salluh JIF, Machado FR. Top five priorities for a new ICU director during the first year. ICU Management & Practice. 2021;21(2).
8. da Silva Ramos FJ, Salluh J. Data-driven management in intensive care units. ICU Management & Practice. 2019;19(1).
9. Donovan AL, Aldrich JM, Gross AK, Barchas DM, Thornton KC, Schell-Chaple HM, et al. University of California, San Francisco Critical Care Innovations Group. Interprofessional Care and Teamwork in the ICU. Crit Care Med. 2018;46(6):980-90.
10. Epimed. Home page. 2025. Disponível em: https://www.epimedmonitor.com. Acesso em: 23 abr. 2025.
11. Frey B, Schwappach D. Critical incident monitoring in paediatric and adult critical care: from reporting to improved patient outcomes? Curr Opin Crit Care. 2010;16(6):649-53.
12. Fumis RRL, Costa ELV, Dal'Col SVC, Azevedo LCP, Pastore Junior L. Burnout syndrome in intensive care physicians in time of the covid-19: a cross-sectional study. BMJ Open. 2022;12(4):e057272.
13. Hussein M, Pavlova M, Ghalwash M, Groot W. The impact of hospital accreditation on quality of healthcare: a systematic literature review. BMC Health Services Research. 2021;21:1057.
14. Institute of Medicine (IOM). Committee on Quality of Health Care in America. Crossing the quality chasm: a new health system for the 21st Century. Washington, DC: National Academy Press; 2001.
15. Lam MB, Figueroa JF, Feyman Y, Reimold KE, Orav EJ, Jha AK. Association between patient outcomes and accreditation in US hospitals: observational study. BMJ. 2018;363:k4011.
16. Lee BY, Chun YJ, Lee YH. Comparison of major clinical outcomes between accredited and nonaccredited hospitals for inpatient care of acute myocardial infarction. Int J Environ Res Public Health. 2021;18(6):3019.
17. Lima VLMB, Ramos FJDS, Suher PH, Souza MA, Zampieri FG, Machado FR, et al. Prevalence and risk factors of burnout syndrome among intensive care unit members during the second wave of covid-19: a single-center study. Einstein (Sao Paulo). 2024;22:eAO0271.
18. Ministério da Saúde. Portaria GM/MS n. 2862, de 29 de dezembro de 2023. Altera a Portaria de Consolidação GM/MS n. 3, de 28 de setembro de 2017, para dispor sobre as Unidades de Terapia Intensiva – UTI e as Unidades de Cuidado Intermediário – UCI, destinadas ao cuidado progressivo do paciente crítico, grave ou de alto risco ou moderado no âmbito do Sistema Único de Saúde – SUS. Disponível em: https://www.in.gov.br/web/dou/-/portaria-gm/ms-n-2.862-de-29-de-dezembro-de-2023-534992967. Acesso em: 23 abr. 2025.
19. Pronovost PJ, Thompson DA, Holzmueller CG, Lubomski LH, Morlock LL. Defining and measuring patient safety. Crit Care Clin. 2005;21(1):1-19.
20. Rhodes A, Moreno RP, Azoulay E, Capuzzo M, et al.; Task Force on Safety and Quality of European Society of Intensive Care Medicine (ESICM). Prospectively defined indicators to improve the safety and quality of care for critically ill patients: a report from the Task Force on Safety and Quality of the European Society of Intensive Care Medicine (ESICM). Intensive Care Med. 2012;38(4):598-605.
21. Rothen HU, Stricker K, Einfalt J, Bauer P, Metnitz PG, Moreno RP, et al. Variability in outcome and resource use in intensive care units. Intensive Care Med. 2007;33(8):1329-36.
22. Soares M, Bozza FA, Angus DC, Japiassu AM, Viana WN, Costa R, et al. Organization characteristics, outcomes, and resource use in 78 Brazilian intensive care units: the Orchestra study. Intensive Care Med (2015); 41:2149-60.
23. UTIs brasileiras. 31/3/2025. Disponível em: https//www.utisbrasileiras.com. Acesso em: 23 mar. 2025.
24. World Health Organization (WHO). Global Patient Safety Report 2024. Geneva; 2024.
25. World Health Organization, WHO Patient Safety. Conceptual framework for the international classification for patient safety version 1.1: final technical report January 2009. 2010.

2

Segurança do paciente e comunicação efetiva

Daiane Fiuza Valentini
Daniel Angelin Matias
Pedro Paulo Marino Rodrigues Ayres

SUMÁRIO

INTRODUÇÃO

A discussão sobre segurança do paciente na área da saúde teve início em 1999 por meio de um documento publicado pela Academia Americana de Medicina intitulado *To err is human* ("Errar é humano"). O problema na época documentado pela publicação evidenciava que os erros médico-assistenciais eram responsáveis por 770 mil eventos adversos graves por ano, determinando um prejuízo bilionário. No início dos anos 2000, esses erros representavam a oitava causa de morte nos EUA.

Ao longo dos anos subsequentes, em virtude de uma série de fatores organizacionais, governamentais e individuais, como a própria formação dos profissionais de saúde, o erro médico-assistencial tornou-se a terceira causa de morte nos EUA. Em 2016, uma publicação no *British Medical Journal* demonstrou que apenas doenças cardiovasculares e cânceres eram mais letais do que os erros médico-assistenciais naquele país.

No Brasil, o cenário não é diferente. Um grupo de Minas Gerais publicou um estudo em que os erros médico-assistenciais estão entre as cinco maiores causas de morte no país. Em outro estudo, a revista *The Lancet* apontou uma estimativa de que no Brasil os pacientes morram três vezes mais por falta de qualidade do sistema de saúde do que por falta de acesso ao serviço de saúde.

Diante de um quadro alarmante como esse e de causas sabidamente multifatoriais, uma das saídas é aprender com instituições que passaram por problemas semelhantes e conseguiram superar esses obstáculos.

DA AVIAÇÃO PARA A MEDICINA

Organizações de alta confiabilidade, como usinas nucleares e a aviação civil, incorporaram a cultura de segurança em suas práticas ao longo das últimas décadas, tornando-se referência por atingirem taxas de erros fatais próximas a zero. Entre suas principais características estão a cultura justa, o aprendizado contínuo com os erros, a resiliência diante de mudanças abruptas e o aprimoramento constante da *performance* humana.

No caso da aviação civil, em que se discute segurança operacional desde a década de 1970, diagnosticaram que a maior parte dos erros fatais era proveniente de falhas humanas. Diante disso, ao longo das últimas décadas, uma série de políticas de segurança foi colocada em prática em conjunto com um treinamento contínuo de habilidades comportamentais que foram extremamente efetivas na mitigação de acidentes aéreos graves.

É possível traçar um paralelo entre essas organizações e os hospitais. A literatura mostra que os hospitais apresentam estruturas complexas. Uma unidade de terapia intensiva (UTI), por exemplo, é considerada um ambiente hostil, com elevado estresse físico e psíquico, excesso de tarefas e onde a equipe profissional toma diversas decisões continuamente. Estudos mostram que uma UTI pode gerar mais de 50 mil dados em um período de 24 horas. E uma equipe inserida nesse ambiente toma cerca de 3 decisões a cada 10 minutos, somando um total de 432 decisões em 24 horas. Fatores humanos, ergonomia e tecnologia devem ser considerados para que a *performance* da equipe seja a melhor possível e, consequentemente, para que as melhores decisões sejam tomadas.

Dados da Joint Commission International (JCI) mostram que a maior parte dos erros médico-assistenciais fatais é multifatorial e proveniente de fatores humanos, liderança inadequada e falha de comunicação. Comunicação ineficaz é uma das maiores causas raízes de eventos sentinelas (eventos adversos graves que podem determinar um óbito ou dano permanente no paciente).

Portanto, como um dos caminhos para que os hospitais atinjam o nível de organizações de alta confiabilidade, ênfase deve ser dada aos fatores humanos, à ergonomia e à cultura de segurança. Devem ser desenvolvidos fatores individuais, relacionados à equipe e institucionais que promovam cultura de segurança.

Uma das consequências geradas pelos ambientes de UTI e prontos atendimentos sobre os profissionais de saúde é a síndrome de *burnout*, um problema grave e cada vez mais frequente. O ambiente pode determinar o adoecimento desses profissionais e deve ser monitorado e melhorado. Em metanálises recentes, pode-se avaliar o impacto negativo da síndrome de *burnout* na qualidade do cuidado, na segurança dos pacientes e na satisfação destes.

Diante desse cenário, o profissional de saúde inserido na UTI deve estar apto a enfrentar os desafios inerentes a esse ambiente. Habilidades técnicas e comportamentais devem ser continuamente treinadas. Carga de trabalho, cansaço, sofrimento psíquico e cuidados com a saúde física devem ser monitorados para manter o indivíduo apto e protegido de doenças psíquicas que possam impactar diretamente a *performance* e os resultados. Ergonomia, que é a interação do profissional com o ambiente de trabalho, tem sido cada vez mais discutida nos hospitais.

Com o objetivo de guiar a implementação da cultura de segurança, a Organização Mundial da Saúde (OMS) desenvolveu o *Global Patient Safety Action Plan 2021-2030*, um plano de ação baseado em sete princípios e que envolve indivíduos, instituições e governos em um esforço conjunto para a melhoria contínua da segurança do paciente (Quadro 1).

QUADRO 1 Sete princípios que guiam a implementação da cultura de segurança

Engajar pacientes e familiares como parceiros para um cuidado seguro
Alcançar resultados por meio do trabalho em equipe
Analisar dados e compartilhá-los para gerar conhecimento
Transformar evidências em planos de ação com medidas mensuráveis
Basear políticas e ações na natureza do ambiente de trabalho
Aliar conhecimento científico e experiência do paciente para melhorar a segurança
Incutir uma cultura de segurança no projeto e na entrega de cuidados de saúde

Fonte: WHO (2021).

ESTRATÉGIAS PARA ESTABELECER UMA CULTURA DE SEGURANÇA

Uma cultura de segurança envolve a formação de equipes de alta *performance*, com alto nível técnico e habilidades comportamentais bem desenvolvidas. Liderança adaptativa, comunicação eficaz, dimensionamento adequado da equipe e adaptação às mudanças dinâmicas de um ambiente estressante como o da UTI são características fundamentais que devem ser desenvolvidas nos times que estão inseridos nesse ambiente.

Existem treinamentos de habilidades comportamentais que podem (e devem) ser realizados pelas equipes de saúde. Dois deles, bem reconhecidos mundialmente, são o *Health Crew Resource Management* (HCRM), trazido da aviação civil, e o *TeamSTEPPS*®, ambos com foco na melhoria da comunicação, do trabalho em equipe e da segurança do paciente. O Quadro 2 apresenta estratégias e habilidades desenvolvidas por esses treinamentos. Tais estratégias são parte das mais de 50 mencionadas em artigo de revisão que as mapeou para fortalecimento da cultura de segurança.

Além disso, diversos grupos têm criado questionários e ferramentas para a avaliação da satisfação e segurança dos pacientes. Os dados são diversos e adaptados ao público e à cultura local, o que demostra um avanço quanto à discussão do tema, ao mesmo tempo que um desafio para sua análise.

Para a realidade brasileira, por exemplo, tem sido validado o *Hospital Survey on Patient Safety Culture*, um instrumento que avalia a percepção de quem atua em hospitais em relação às características da cultura de segurança.

COMUNICAÇÃO EFETIVA COM PACIENTES E FAMILIARES

Um dos grandes desafios da prática médica na era da informação é conciliar a imensa quantidade de dados científicos disponíveis com a diversidade de valores e crenças dos pacientes. Esse cenário exige que os profis-

QUADRO 2 Estratégias e habilidades para desenvolver uma cultura de segurança

Desenvolvendo a cultura de segurança no dia a dia

- Segurança psicológica: criar um ambiente onde os profissionais possam relatar erros sem medo de punição, favorecendo o aprendizado organizacional
- Notificação de eventos adversos: estabelecer um sistema eficiente de registro e análise de erros, garantindo a implementação de barreiras de proteção
- Reuniões de segurança (*safety huddles*): no início dos turnos, reunir a equipe para discutir riscos e alinhar estratégias para intercorrências
- *Time-out*: praticar a pausa antes de procedimentos para garantir a segurança do paciente e a clareza das etapas a serem seguidas
- Pacotes de medidas preventivas: monitorar e aplicar ações para reduzir eventos adversos como infecções associadas a dispositivos invasivos, lesões por pressão, PAV

Comunicação efetiva para redução de erros

- Comunicação em alça fechada: sempre repetir e confirmar instruções para evitar mal-entendidos
- *Debriefing* pós-evento: após situações críticas, realizar reuniões para analisar o que ocorreu e como melhorar o processo
- Discussões multidisciplinares diárias: as visitas multiprofissionais são fundamentais para alinhar condutas e garantir um plano terapêutico coeso
- Conferências com familiares: realizar reuniões frequentes para discutir objetivos de cuidado, prevenindo conflitos e fortalecendo a relação entre equipe e familiares

Formação e manutenção de equipes de alta *performance*

- Treinar continuamente habilidades comportamentais: basear-se em programas como o *Health Crew Resource Management* (HCRM) e o *TeamSTEPPS*®
- Liderança adaptativa: líderes devem motivar, direcionar e apoiar a equipe, garantindo um ambiente organizado e eficiente
- Gerenciamento de carga de trabalho e saúde mental: monitorar a carga horária, promover escalas justas e oferecer suporte psicológico são medidas fundamentais

Aplicando a segurança ao cuidado direto do paciente

- Incentivar a participação dos pacientes: estimular que relatem dúvidas, verifiquem medicações e participem das decisões terapêuticas
- Políticas de *disclosure*: em casos de eventos adversos, manter a transparência com pacientes e familiares, demonstrando compromisso com a melhoria contínua
- Comitês de bioética e segunda opinião: criar instâncias formais para discutir casos complexos e auxiliar na tomada de decisão, reduzindo desgastes e conflitos

Compromisso institucional com a melhoria contínua

- Garantir o dimensionamento adequado da equipe: profissionais sobrecarregados cometem mais erros; a alocação estratégica de pessoal reduz riscos
- Implementar auditorias internas: monitorar continuamente a adesão às práticas de segurança e fornecer *feedbacks* estruturados
- Adotar indicadores de qualidade: utilizar métricas como taxas de infecção, mortalidade evitável e tempo de internação para avaliar o impacto das ações adotadas

PAV: pneumonia associada à ventilação mecânica.

sionais de saúde desenvolvam novas habilidades para compreender e respeitar tais diferenças.

Na tentativa de se protegerem e de "preservar" a autonomia dos pacientes, alguns médicos evitam a responsabilidade da tomada de decisão e a delegam aos pacientes e seus familiares/substitutos. No entanto, essa autonomia delegada pode ser prejudicial, pois priva o paciente do suporte profissional necessário para tomar decisões bem-informadas, especialmente em situações críticas. O modelo ético principialista, fundamentado nos princípios de beneficência, não maleficência, autonomia e justiça, pode, inadvertidamente, reforçar essa tendência. Assim, médicos frequentemente se veem presos a falsas dicotomias, como se a escolha se resumisse a favorecer a autonomia ou a beneficência, sem considerar abordagens mais integrativas.

Esse dilema reflete em cenários comuns na prática médica, como o desacordo entre intensivistas e oncologistas sobre a admissão de um paciente com câncer avançado na UTI. O intensivista, preocupado com a alta mortalidade, pode ser contrário à internação, enquanto o oncologista, motivado pelo desejo de evitar o desfecho iminente, pode defendê-la. Muitas vezes, a equipe médica encara essa situação como um embate entre autonomia e beneficência, buscando definir qual princípio deve prevalecer. Em alguns casos, os médicos evitam essa discussão difícil e delegam a decisão ao paciente/substituto, muitas vezes simplesmente perguntando "o que você gostaria que fizéssemos?", apesar da falta de conhecimento do paciente/substituto sobre os riscos e benefícios envolvendo cada escolha.

Com o objetivo de organizar e otimizar o processo de tomada de decisão (PTD) em questões difíceis envolvendo pacientes graves, Forte et al. (2018) propuseram uma ferramenta prática que combina bioética, medicina baseada em evidências (MBE) e cuidado centrado no paciente. Essa abordagem organiza o processo decisório em quatro etapas, cada uma com um foco específico, um objetivo claro e um princípio ético distinto, mas interdependentes (Quadros 3, 4 e 5).

Na prática, as etapas do processo decisório nem sempre são bem delimitadas, o que pode gerar falhas de comunicação e conflitos. Ao estruturar cada fase com um objetivo claro, a ferramenta propõe uma mudança da abordagem: em vez de focar posições opostas (como admitir ou não um paciente na UTI, ou priorizar autonomia ou beneficência), a discussão passa a considerar os interesses e valores envolvidos, favorecendo decisões melhores.

Por exemplo, um oncologista que acompanha o paciente há mais tempo pode ter um viés otimista em relação ao prognóstico. A primeira etapa da ferramenta ajuda a mitigar esse viés ao concentrar-se exclusivamente na acurácia prognóstica, com base em dados objetivos. Na segunda etapa, o intensivista pode explorar a biografia e os valores do paciente, compreendendo suas preferências e preocupações. Em seguida, combinando a MBE com os valores identificados, a equipe pode classificar as opções terapêuticas em aceitáveis, recomendadas, potencialmente inapropriadas ou cientificamente inaceitáveis.

Ao ampliar as possibilidades para além da simples escolha entre "sim" ou "não", o paciente ou seu representante pode ser envolvido na definição de um objetivo de cuidado (ODC) consensual e, a partir daí, estabelecer o tratamento condizente com o que foi definido. Dessa forma, a tomada de decisão se torna um processo estruturado e colaborativo, garantindo que os cuidados prestados sejam coerentes com as melhores práticas médicas e os valores do paciente.

ETAPA 1: ÉTICA DA ACURÁCIA, FOCO NA DOENÇA

A busca por acurácia prognóstica é um grande desafio na medicina atual. Embora o volume de informações científicas cresça rapidamente, grande parte desse conhecimento é irrelevante ou redundante, dificultando a distinção entre dados úteis e ruídos. Esse excesso de informação pode gerar sobrecarga cognitiva, favorecendo heurísticas e vieses que comprometem a precisão das previsões clínicas.

Uma revisão sistemática publicada em 2017 mostrou que médicos frequentemente subestimam os riscos de exames e tratamentos e superestimam seus benefícios. Esse fenômeno pode levar a uma abordagem excessivamente agressiva, prolongando a vida de pacientes críticos sem real benefício, inclusive em suas últimas semanas de vida.

Um dos principais vieses que afetam a acurácia prognóstica é a negligência da taxa-base, ou seja, a tendência a ignorar dados populacionais robustos ao fazer inferências individuais. Um exemplo clássico ocorre quando a esperança de um paciente oncológico em fase terminal de sobreviver para cuidar dos filhos leva a previsões médicas otimistas e imprecisas, baseadas mais no desejo do que na realidade estatística. Ferramentas como o *Palliative Performance Index* (PPI), por exemplo, ajudariam a estimar a taxa-base nesse caso, fornecendo a informação de que a maioria dos pacientes nessa situação morreria em poucos dias.

Para aumentar a acurácia das previsões, é essencial separar fatos de crenças pessoais e minimizar a dissonância cognitiva. O primeiro passo é estabelecer a taxa-base a partir de grandes bancos de dados e escores prognósticos, ajustando posteriormente para as particularidades do paciente. Além disso, a incerteza deve ser explicitamente reconhecida e discutida, evitando o viés de confirmação. Em vez de buscar evidências que reforcem uma hipótese preconcebida, os médicos devem ativamente se questionar "Por que minha previsão pode estar errada?".

A acurácia prognóstica também depende da análise de métricas como redução de risco absoluto (RRA) e relativo (RRR), número necessário para tratar (NNT), efeitos adversos potenciais e custos do tratamento. Para reduzir incertezas, estimativas de intervalo de confiança devem ser usadas, assim como a transparência sobre as limitações da generalização dos dados. Assim, essa etapa possibilita decisões mais fundamentadas e alinhadas com a realidade clínica, evitando condutas terapêuticas baseadas em expectativas irreais.

ETAPA 2: ÉTICA DA COMPREENSÃO E DO ENTENDIMENTO, FOCO NA PESSOA

Uma avaliação precisa da doença é essencial, mas, isoladamente, não basta para garantir uma decisão adequada. Também se precisa considerar o alívio do sofrimento, e isso exige que o profissional de saúde compreenda o que o sofrimento significa para o paciente. Esse entendimento requer sensibilidade, disposição para ouvir e tolerância ao desconforto emocional, sem a necessidade imediata de solucionar o problema.

O sofrimento humano é subjetivo e permeado por fatores culturais, afetivos e memórias, tornando-se uma experiência única para cada indivíduo. Ele vai além do

QUADRO 3 Resumo da ferramenta de tomada de decisão

Etapa	Princípio ético	Foco	Objetivos	Método	Objetivos práticos
1	Acurácia	Biologia	Ser acurado no diagnóstico, prognóstico e taxas de sucesso e falha de possíveis tratamentos	MBE, raciocínio probabilístico e científico	Diagnóstico correto e a fase da doença Diagnóstico provável RRA, RRR, NTT Potenciais efeitos adversos Custos e inconveniências do tratamento
2	Compreensão	Biografia	Compreender e ser empático com o sofrimento do paciente, respeitando o outro como um fim em si mesmo. A ênfase aqui é ouvir, estar presente e aprender sobre a biografia, sem querer agir, mudar ou consertar algo	Comunicação empática	Aprender sobre a compreensão do paciente, pontos de vista, valores de vida, percepções de sofrimento e preferências de tratamento (Quadro 4)
3	Consciência situacional	Equipe de saúde	Aplicar as evidências científicas desenvolvidas em populações à situação específica do paciente, conciliando tratamentos baseados em evidências com os valores e a biografia do paciente	Julgamento clínico e comunicação eficaz da equipe	Consenso da equipe sobre: a) O tratamento aceitável baseado em evidências, levando em consideração apenas a visão científica b) O melhor tratamento recomendado, com base tanto nas evidências científicas quanto nos valores e desejos do paciente c) Os tratamentos potencialmente inapropriados, seguindo as evidências científicas e a biografia e os desejos do paciente d) Os tratamentos fúteis, considerando exclusivamente a base científica
4	Deliberação	Relação médico--paciente	Estabelecer relacionamento e construir metas consensuais de atendimento entre paciente e profissional de saúde, garantindo que os valores do paciente sejam respeitados e que práticas cientificamente aceitáveis sejam usadas	Deliberação e comunicação centrada na pessoa	Comunicação honesta e empática sobre diagnóstico, prognóstico e, então, estabelecer os ODC para o melhor e o pior cenário Após a definição do ODC, deliberar sobre os tratamentos específicos da etapa 3, chegando a um novo consenso sobre quais tratamentos podem ou não ser empregados para atingir os objetivos desejados

MBE: medicina baseada em evidências; NNT: número necessário para tratar; ODC: objetivos de cuidado; RRA: redução do risco absoluto; RRR: redução do risco relativo.
Fonte: adaptado de Forte et al. (2018).

QUADRO 4 Domínios a serem explorados para entender o paciente como uma pessoa

Identificação	Como você prefere ser chamado? De onde você é? Profissão? Casado? Filhos?
Nomeação de um substituto	Se você não fosse capaz de tomar decisões, com quem você gostaria que os médicos discutissem sua condição médica? Quem você gostaria que tomasse decisões por você?
Preferências sobre receber informação médica	Quais são suas preferências sobre receber informações médicas? Se tivéssemos más notícias, você gostaria de saber sobre elas ou deveríamos discuti-las apenas com sua família? Você é o tipo de paciente que gosta de saber todos os detalhes sobre sua doença ou prefere saber apenas o quadro geral e que eu fale sobre os detalhes com outra pessoa?
Preferências sobre participar das decisões médicas	Quais são suas preferências para participação em decisões médicas que podem envolver situações de risco de vida ou risco de incapacidade permanente?
Valores relevantes e visão de sofrimento	O que é importante para você? Como é sua vida fora do hospital? O que você espera? Quais são suas maiores preocupações agora? Qual é a parte mais difícil de estar doente para você? E para sua família? Dado o que estamos enfrentando, qual é seu principal objetivo? (Para pacientes que respondem "ser curado", depois de reconhecer a esperança, os profissionais de saúde podem perguntar "o que mais?") Outros valores relevantes que podem ser explorados: valores sobre manutenção da integridade corporal/bem-estar físico/*status* funcional/ independência/função cognitiva/autonomia e independência/engajamento social e emocional/evitar sintomas físicos onerosos A espiritualidade pode ser aprendida usando acrônimos para obter uma história espiritual (Quadro 5)
Preferências de fim de vida	Se estivesse enfrentando uma doença terminal e irreversível, como você gostaria de ser cuidado? Você preferiria ter sua vida prolongada, mesmo que isso envolvesse sofrimento e nenhuma qualidade de vida? Ou deveríamos tentar prolongar a vida enquanto alguma independência funcional for possível? Ou deveríamos deixar a natureza seguir seu curso, focando apenas o alívio do sofrimento? Deveríamos ter como foco apenas minimizar o sofrimento e a dor, mesmo que isso eventualmente possa apressar a morte?
Comentários e esclarecimento de dúvidas	Esqueci de perguntar algo importante? Você gostaria de me dizer mais alguma coisa? O que você achou dessa conversa?

Fonte: Forte et al. (2018).

QUADRO 5 Abordagem da espiritualidade

FICA	
F	Fé e crenças
I	Importância da espiritualidade na vida do paciente
C	Comunidade espiritual de apoio
A	Abordar as questões espirituais do paciente em seu cuidado
SPIRIT	
S	*Spiritual belief system* (sistema de crença espiritual)
P	*Personal spirituality* (espiritualidade pessoal)
I	*Integration with a spiritual community* (integração com uma comunidade espiritual)
R	*Ritualized practices and restrictions* (rituais e restrições)
I	*Implications for medical care* (implicações para cuidados médicos)
T	*Terminal events planning* (planejamento de eventos terminais)

Fonte: Forte et al. (2018).

corpo físico, afetando a identidade social e psicológica do paciente. Medo da morte, isolamento social e estresse financeiro, por exemplo, são aspectos frequentemente subestimados, mas que impactam profundamente a experiência de adoecimento.

Para captar essa complexidade, a comunicação empática é fundamental (ver Quadro 3). O profissional precisa conhecer a biografia do paciente e entender seus valores, que são o conjunto de objetivos, crenças e expectativas que influenciam suas decisões. A linguagem, por sua vez, não se limita às palavras – aspectos como tom, ritmo e entonação (prosódia) podem alterar significativamente o significado de uma frase. Expressões como "Você tem um problema?" podem soar como uma ameaça ou um gesto de apoio, dependendo da maneira como são ditas. Além disso, linguagem não verbal, contexto sociocultural e emoções implícitas desempenham um papel essencial na interpretação dos sentimentos e valores do paciente.

Nesta etapa, a ênfase é dada ao aprendizado e à escuta ativa, não à ação para encontrar uma solução ou resolver um problema. O desafio é compreender o paciente, ouvir e aprender sobre seu sofrimento, com uma atitude mais contemplativa, inclusive abordando sua espiritualidade (ver Quadro 4).

ETAPA 3: ÉTICA DA CONSCIÊNCIA SITUACIONAL, FOCO NA EQUIPE DE SAÚDE

A terceira etapa busca aprimorar o julgamento clínico da equipe ao integrar as informações médicas objetivas (etapa 1) com os valores do paciente (etapa 2), considerando o contexto em que ele está inserido. O objetivo é substituir reações automáticas por uma abordagem reflexiva e colaborativa, permitindo decisões mais equilibradas.

A consciência situacional envolve a compreensão do impacto das informações, eventos e ações no desfecho clínico imediato e futuro. Nesse sentido, a equipe deve conectar as probabilidades prognósticas ao que foi aprendido sobre as preferências do paciente. Por exemplo, como alinhar uma expectativa de vida reduzida com o desejo do paciente de manter sua independência? Como equilibrar benefícios terapêuticos e os fardos do tratamento? Esse tipo de reflexão é essencial para a prática da MBE e do cuidado centrado na pessoa.

No entanto, um obstáculo comum é o viés do excesso de confiança, que ocorre quando a percepção da equipe sobre a eficácia de um tratamento não corresponde à realidade clínica. O trabalho em equipe eficaz e o *feedback* contínuo ajudam a mitigar esse problema (Quadro 6).

QUADRO 6 Estratégias de trabalho em equipe para reduzir o excesso de confiança
Compartilhar abertamente pensamentos e sentimentos sobre a situação clínica
Praticar escuta ativa e aceitar *feedback* dos colegas
Utilizar assertividade e crítica construtiva, priorizando o bem-estar do paciente sobre preferências individuais
Adaptar as evidências científicas ao caso específico, considerando fatores biológicos, culturais e pessoais

Fonte: Forte et al. (2018).

Além disso, a decisão terapêutica deve ir além da dicotomia "tudo ou nada". A equipe pode categorizar as opções de tratamento conforme apresentado na Figura 1.

Essa abordagem amplia o escopo das decisões e evita práticas agressivas sem respaldo clínico. No caso de um paciente com câncer metastático, choque séptico e insuficiência respiratória, a equipe poderia propor, por exemplo:

- Admissão na UTI com suporte pleno.
- *Trial* de UTI e intubação, com transição para cuidados paliativos caso não haja melhora.
- Recomendação contra internação prolongada e traqueostomia, visando evitar sofrimento prolongado.
- Ordem de não reanimação, considerando a ausência de benefício significativo.

Dessa forma, a consciência situacional fortalece o processo decisório ao integrar evidências, preferências

Aceitável	Baseado apenas nas evidências científicas
Recomendada	Considerando tanto as evidências científicas quanto os valores do paciente
Potencialmente inapropriada	Considerando tanto as evidências científicas quanto os valores do paciente
Fútil	Baseado apenas nas evidências científicas

FIGURA 1 Categorização das opções de tratamento.
Fonte: Forte et al. (2018).

do paciente e a experiência da equipe, garantindo um cuidado mais coerente e ético.

ETAPA 4: ÉTICA DA DELIBERAÇÃO, FOCO NA RELAÇÃO PACIENTE-PROFISSIONAL DE SAÚDE

A última etapa do processo decisório enfatiza a construção de objetivos de cuidado (ODC) compartilhados, alinhando tratamentos clinicamente apropriados aos valores e preferências do paciente. Esses objetivos situam-se em um espectro entre dois extremos: de um lado, a priorização do prolongamento da vida com a minimização do sofrimento; de outro, o alívio máximo do sofrimento, sem prolongamento artificial da vida. Entre esses polos há uma ampla zona intermediária, na qual decisões personalizadas podem ser estabelecidas.

Em cenários de prognóstico muito desfavorável e alto grau de certeza, a equipe pode sugerir um plano baseado nos valores previamente expressos pelo paciente. Se, por exemplo, um paciente inconsciente com câncer avançado havia manifestado o desejo de evitar sofrimento, sua família pode ser orientada a optar por cuidados exclusivamente paliativos. Da mesma forma, em casos com bom prognóstico e alto grau de certeza, como um derrame pleural significativo, a equipe pode recomendar uma toracocentese para aliviar a dispneia.

Entretanto, na maioria das situações clínicas, há incertezas tanto sobre os benefícios e riscos das intervenções quanto sobre o impacto dessas escolhas nos valores essenciais do paciente. Por isso, a decisão deve ser construída por meio de um diálogo deliberativo, indo além de perguntas simplificadas como "Você quer ir para a UTI?". Muitas vezes, pacientes e familiares não têm conhecimento suficiente para tomar essas decisões isoladamente. O conceito de capacidade de decisão envolve não apenas expressar uma escolha, mas também compreender as informações médicas e refletir sobre as consequências de cada opção.

As melhores práticas para essa discussão incluem:

- Compartilhar prognósticos de forma clara e empática.
- Explorar os medos, expectativas e preferências do paciente.
- Compreender como ele encara perdas funcionais e possíveis compensações.
- Avaliar o papel da família no processo decisório.

Mais importante do que debater meios específicos (intubação, diálise, uso de drogas vasoativas) é discutir os fins desejados (preservação da qualidade de vida, prolongamento da vida independentemente do sofrimento, aceitação do curso natural da doença). Quando os objetivos ficam claros, a definição das intervenções torna-se mais intuitiva e coerente.

Portanto, a busca pelo consenso deve ser a principal diretriz dessa etapa. Caso uma decisão cause sofrimento intolerável ao paciente sem proporcionar benefícios significativos, os valores do indivíduo devem ser priorizados. Afinal, cuidar de uma pessoa como um todo é mais importante do que tratar apenas a doença. Quando o consenso não é alcançado, a questão pode ser escalada para o nível institucional, e um comitê de bioética pode atuar como mediador do processo decisório.

CONSIDERAÇÕES FINAIS

A exigência atual para um cuidado efetivo, centrado no paciente e em seus familiares e com poucos danos graves, requer ações em todos os níveis da organização. A cultura é praticada pelas pessoas. O estímulo e motivação de manter a instituição comprometida com a excelência no cuidado e segurança do paciente necessita do apoio de todos os envolvidos.

Formação de equipes de alta *performance* e mecanismos institucionais que monitorizam e mitigam erros estão interligados dentro de um processo de melhoria contínua. O objetivo final é o melhor cuidado para o paciente e familiares.

PONTOS-CHAVE

1. A segurança do paciente e a comunicação efetiva são fundamentais para a qualidade da assistência em saúde, especialmente em ambientes de alta complexidade, como as unidades de terapia intensiva (UTI).
2. Este capítulo explora o impacto dos erros médicos, analisando como fatores humanos, falhas de comunicação e liderança inadequada contribuem para eventos adversos.
3. Com base em experiências de organizações de alta confiabilidade, como a aviação civil, são discutidas as estratégias para fortalecer a cultura de segurança nos hospitais.
4. São apresentadas as ferramentas para aprimorar a comunicação e a tomada de decisão compartilhada, incluindo a implementação de treinamentos como *Health Crew Resource Management* (HCRM) e *TeamSTEPPS*®.
5. Também são destacadas as práticas estruturadas, como safety huddles, visitas multidisciplinares e pacotes de prevenção de eventos adversos.
6. Ressalta-se a importância do engajamento institucional, com políticas de segurança psicológica, transparência na comunicação com pacientes e familiares e comitês de suporte para decisões complexas.
7. O capítulo consolida um modelo de assistência mais seguro, eficiente e centrado no paciente.

BIBLIOGRAFIA

1. Castro GM, Buczkowski L, Hafner JM. The contribution of sociotechnical factors to health information technology-related sentinel events. Jt Comm J Qual Patient Saf. 2016;42(2):70-6.
2. Forte DN, Kawai F, Cohen C. A bioethical framework to guide the decision-making process in the care of seriously ill patients. BMC Medical Ethics. 2018;19:78.
3. Hodkinson A, Zhou A, Johnson J, Geraghty K, Riley R, Zhou A, et al. Associations of physician burnout with career engagement and quality of patient care: systematic review and meta-analysis. BMJ. 2022;378:e070442.
4. Hoffmann TC, Del Mar C. Clinicians' expectations of the benefits and harm of treatments, screening, and tests: a systematic review. JAMA Intern Med. 2017;177(3):407-19.
5. Institute of Medicine (US) Committee on Quality of Health Care in America. To err is human: building a safer health system. Washington, DC: National Academies Press; 2000.
6. Kruk ME, Gage AD, Joseph NT, Danaei G, García-Saisó S, Salomon JA. Mortality due to low-quality health systems in the universal health coverage era: a systematic analysis of amenable deaths in 137 countries. Lancet. 2018;392(10160):2203-12.
7. Lundgrén-Laine H, Kontio E, Perttila J, Korvenranta H, Forsstrom J, Salantera S. Managing daily intensive care activities: an observational study concerning ad hoc decision making of charge nurses and intensivists. Crit Care. 2011;15(4):R188.
8. Makary MA, Daniel M. Medical error: the third leading cause of death in the US. BMJ. 2016;353:i2139.
9. Nunes E, Sirtoli F, Lima E, Minarini G, Gaspar F, Lucas P, et al. Instruments for patient safety assessment: a scoping review. Healthcare. 2024;12(20):2075.
10. Pacenko CL, Figueiredo KC, Nunes E, Cruchinho P, Lucas P. Mapping strategies for strengthening safety culture: a scoping review. Healthcare. 2024;12(12):1194.
11. Parker AL. TeamSTEPPS®: an evidence-based approach to reduce clinical errors threatening safety in outpatient settings – an integrative review. J Healthc Risk Manag. 2019;38(4):19-31.
12. Sorra J, Gray L, Streagle S, Famolaro T, Yount N, Behm J. AHRQ Hospital Survey on Patient Safety Culture: user's guide. Rockville, MD: Agency for Healthcare Research and Quality; 2018 (AHRQ Publication N. 18-0036-EF).
13. Stevens EL, Hulme A, Salmon PM. The impact of power on health care team performance and patient safety: a review of the literature. Ergonomics. 2021;64(8):1072-90.
14. World Health Organization (WHO). Global Patient Safety Action Plan 2021-2030: towards eliminating avoidable harm in health care. Geneva; 2021.

3

Escores prognósticos na unidade de terapia intensiva

Maria Clara Andrade da Luz
Renata Rego Lins Fumis
Eduardo Leite Vieira Costa
Fernando José da Silva Ramos

SUMÁRIO

INTRODUÇÃO

As unidades de terapia intensiva (UTI) são locais que concentram tecnologias de monitorização e suporte de vida avançado, cruciais para reverter ou evitar condições ameaçadoras à vida. Por sua alta complexidade e custo associados, é necessário o desenvolvimento de ferramentas nas quais as UTI consigam não só medir, mas também demonstrar e comparar sua efetividade com relação aos desfechos dos pacientes.

As décadas de 1970 e 1980 foram um marco na história da medicina intensiva, pois os elevados custos para manter o cuidado intensivo eram associados a piores desfechos nos pacientes com disfunção múltipla de órgãos. Os escores prognósticos, portanto, são modelos matemáticos que combinam diversas variáveis clínicas, laboratoriais e fisiológicas para estimar a probabilidade de desfechos, como mortalidade hospitalar, tempo de internação e necessidade de suporte avançado. Esses escores são amplamente utilizados para as seguintes atividades:

- Avaliação da gravidade da doença.
- Comparação do desempenho entre UTI.
- Suporte à decisão terapêutica.
- Otimização do uso de recursos.
- Predição de mortalidade e outros desfechos clínicos.
- Estimativa da carga de trabalho.

Este capítulo comenta as principais ferramentas, seus usos, os pontos fortes e fracos dos principais escores, e como eles são desenvolvidos. Diante das principais limitações dos escores prognósticos, principalmente seu uso para tomada de decisões centradas em um único paciente, o uso de novas tecnologias para atualização e desenvolvimento desses escores prometem solucionar essas deficiências.

PRINCIPAIS ESCORES PROGNÓSTICOS E CLASSIFICAÇÕES

O APACHE (*Acute Physiology and Chronic Health Evaluation*) surgiu no início da década de 1980, sendo um marco nos escores prognósticos da terapia intensiva. Pouco tempo depois, o MPM (*Mortality Probability Model*) foi desenvolvido, e em seguida o SAPS (*Simplified Acute Physiology Score*), sendo os três os principais escores prognósticos usados ainda hoje na terapia intensiva.

Enquanto APACHE, MPM e SAPS são escores de gravidade geral, ou seja, avaliam o risco de mortalidade e a gravidade global da doença, há outros tipos de escores utilizados na terapia intensiva:

- Escores de disfunção orgânica, dinâmicos como o SOFA (*Sequential Organ Failure Assessment*), desenvolvido para definir o grau de disfunção orgânica, e para estratificação de risco em pacientes com sepse. Sua aplicação diária monitora a resposta ao tratamento e o grau de disfunção ao longo do tempo de internação.
- Escores específicos, direcionados a um órgão ou doença específica, como o MELD (*Model for End-Stage Liver Disease*), que estratifica o risco de pacientes cirróticos, e é utilizado para listar os pacientes para o transplante de fígado.
- Escores de carga de trabalho, como o TISS (*Therapeutic Intervention Scoring System*) e o NAS (*Nursing Activities Score*), usado principalmente pelos profissionais de enfermagem, mensura a carga de trabalho e a gravidade dos pacientes da terapia intensiva.

APACHE

O APACHE apresenta as versões I, II, III e IV, e tem como objetivo avaliar a gravidade da doença e predizer a mortalidade hospitalar. Entre os componentes do escore estão incluídos: idade e suas comorbidades, tipo de admissão e variáveis fisiológicas (p. ex., frequência cardíaca, temperatura, pH, creatinina). Ele apresenta boa validação em diferentes contextos clínicos, contudo requer muitas variáveis para ser calculado. A versão mais atual, o APACHE IV, utiliza como base as equações de sua versão anterior, porém remodeladas e mais complexas, e novas variáveis, por exemplo, a impossibilidade de acessar a escala de coma de Glasgow do paciente em razão de sedação ou paralisia. No total, ele conta com 142 variáveis, que devem ser avaliadas nas primeiras 24 horas após a admissão do paciente.

SAPS

O SAPS apresenta as versões I, II e III. Tem como objetivo predizer a mortalidade dos pacientes com base nos dados da primeira hora de internação na UTI. Envolve a avaliação de variáveis fisiológicas, diagnóstico principal e tipo de admissão. A coleta dos dados é mais simples quando comparado ao APACHE, contudo sua principal limitação é a variação do desempenho em populações específicas. O SAPS 3 é sua versão mais recente, e tem como base dados coletados em uma coorte prospectiva em 2002, multicêntrica e multinacional. Uma das principais modificações são as equações customizadas para diferentes regiões, como Europa, Ásia e América do Sul, com o objetivo de melhorar sua acurácia como preditor prognóstico e de mortalidade.

MPM

O MPM pode ser realizado em diferentes momentos desde a admissão do paciente na UTI: MPM0 (momento da admissão), 24 horas (MPM24) e 48 horas após a internação (MPM48). Envolve coleta de dados clínicos e laboratoriais, além de informações relativas à admissão na UTI. A versão mais atualizada desse escore é o MPM0-III, que apresenta cerca de 17 variáveis para seu cálculo. Ele consegue prever com maior acurácia os desfechos dos pacientes na UTI, sem superestimar a mortalidade quando comparado com a versão anterior, o MPM0-II.

O Quadro 1 apresenta as principais características dos escores prognósticos.

QUADRO 1 Principais características dos escores prognósticos de mortalidade

	APACHE IV	SAPS 3	MPMO III
População do estudo	110.558	16.784	124.855
Período do estudo	Janeiro de 2002 a dezembro de 2003	Outubro a dezembro de 2002	Outubro de 2001 a março de 2004
Regiões geográficas	EUA	35 países, 5 continentes	EUA
Número de UTI	104	303	135
Número de hospitais	45	281	98
Número de variáveis do modelo	142	20	16
Momento de coleta dos dados	Primeiras 24 horas após admissão na UTI	Primeira hora após admissão na UTI	Primeira hora após admissão na UTI

APACHE: *Acute Physiology and Chronic Health Evaluation*; MPM: *Mortality Probability Model*; SAPS: *Simplified Acute Physiology Score*.
Fonte: Keegan e Soares (2016).

PRINCIPAIS ESCORES DE DISFUNÇÃO ORGÂNICA NA UTI

SOFA

O escore SOFA tem como objetivo a avaliação da disfunção orgânica do paciente ao longo de sua internação. Ele classifica e pontua as disfunções orgânicas presentes em 6 órgãos e sistemas: neurológico, cardiovascular, respiratório, gastrointestinal, renal e hematológico. O SOFA foi desenvolvido como escore de disfunção orgânica específico para pacientes com sepse. Em 2016, passou a ser utilizado como marcador de disfunção orgânica para diagnóstico de sepse de acordo com o Sepse 3,0. Atualmente, é utilizado como escore de disfunção orgânica para pacientes com diversos diagnósticos além de sepse. Apesar de não ser originalmente um escore desenvolvido para predizer a mortalidade dos pacientes, pacientes com escore SOFA absoluto alto e com aumentos do escore nas primeiras 48 horas na UTI, indica uma taxa de mortalidade de pelo menos 50%. O Quadro 2 apresenta o escore SOFA.

LODS

O LODS (*Logistic Organ Dysfunction System*) é utilizado de forma semelhante ao SOFA para avaliar falência orgânica progressiva. Avalia os sistemas neurológico, cardiovascular, respiratório, hepático, renal e hematológico.

NEWS

O NEWS (*National Early Warning Score*) é um escore desenvolvido para ser utilizado em pacientes fora da UTI, como alerta de gravidade e identificação precoce de deterioração clínica. Sua implementação é mais comum para o acionamento de time de resposta rápida em enfermarias e outros locais do hospital. Apresenta a simplicidade de basear-se em critérios clínicos como frequência cardíaca, frequência respiratória, pressão arterial sistêmica, temperatura e nível de consciência.

PRINCIPAIS ESCORES DE CARGA DE TRABALHO NA UTI

NAS

O NAS (*Nursing Activities Score*) avalia a carga de trabalho da enfermagem com base no tempo gasto em suas atividades, sem considerar a gravidade da doença do paciente. Seus itens abrangem desde atividades básicas da enfermagem até suporte ventilatório, cardiovascular, renal, neurológico, metabólico e intervenções específicas, nas quais os pacientes demandam. O escore tem pontuação de 0 a 100% ou mais, quando, por exemplo, mais de um profissional de enfermagem é necessário para o cuidado do paciente em determinado dia. O NAS é um escore bastante útil para dimensionamento da equipe de enfermagem.

QUADRO 2 Critérios para o cálculo do escore SOFA

	0	1	2	3	4
Cardiovascular PAM (pressão arterial média) ou uso de vasopressores	PAM > 70	PAM < 70	Dopamina ≤ 5 mcg/kg/min ou dobutamina (qualquer dose)	Dopamina > 5 mcg/kg/min ou epinefrina ≤ 0,1 mcg/kg/min ou norepinefrina ≤ 0,1 mcg/kg/min	Dopamina > 15 mcg/kg/min ou epinefrina > 0,1 mcg/kg/min ou norepinefrina > 0,1 mcg/kg/min
Coagulação Plaquetas (x 10^3/mL)	> 150	< 150	< 100	≤ 50	< 20
Hepático Bilirrubinas totais (mg/dL)	< 1,2	1,2-1,9	2-5,9	6-11,9	> 12
Neurológico Escala de Coma de Glasgow	15	14-13	12-10	9-6	< 6
Renal Creatinina (mg/dL), débito urinário	< 1,2	1,2-1,9	2-3,4	3,5-4,9 ou débito urinário < 500 mL/dia	> 5 ou débito urinário < 200 mL/dia
Respiratório PaO_2/FiO_2 (mmHg)	> 400	< 400	< 300	< 200 com suporte ventilatório	< 100 com suporte ventilatório

SOFA: *Sequential Organ Failure Assessment*.
Fonte: Lambden et al. (2019).

TISS-28

O TISS (*Therapeutic Intervention Scoring System*) foi amplamente usado como instrumento de avaliação da atividade da enfermagem na terapia intensiva desde seu surgimento, em 1974. Criado também para avaliação de gravidade da doença, o TISS é usado quase exclusivamente para quantificação da utilização de recursos, e da carga de trabalho da enfermagem na UTI atualmente. Em 1996, uma versão simplificada do TISS foi publicada (TISS-28), com 7 categorias de intervenções terapêuticas: atividades básicas de enfermagem; suporte ventilatório, cardiovascular, renal, neurológico e metabólico; e intervenções específicas requeridas pelos pacientes. Cada ponto do TISS-28 consome 10,6 minutos do tempo de trabalho de um profissional da equipe de enfermagem na assistência ao doente crítico.

NEMS

O escore NEMS (*Nine Equivalents of Nursing Manpower Use Score*) foi desenvolvido e validado pela Foundation for Research on Intensive Care in Europe (Frice), que utilizou o TISS-28 como base. Além de ser um escore para a carga de trabalho da enfermagem na UTI, ele também se correlaciona com a gravidade da doença do paciente. Atualmente, também é usado para estudos multicêntricos em UTI, além de gestão e comparação da carga de trabalho nas unidades de terapia intensiva. O NEMS é composto por 9 itens com grande influência na carga de trabalho da enfermagem: monitorização básica, medicações intravenosas (excluindo drogas vasoativas), ventilação mecânica assistida, suporte ventilatório (modos espontâneos), uso de uma droga vasoativa, uso de mais de uma droga vasoativa, terapia substitutiva renal de qualquer tipo, intervenções específicas na UTI, e intervenções específicas além da UTI (intervenção cirúrgica, ou diagnóstica).

PRINCIPAIS USOS DOS ESCORES PROGNÓSTICOS

Os escores prognósticos apresentam diversas aplicações clínicas, sendo as principais:

- Predição de mortalidade: os escores APACHE, SAPS e MPM são amplamente utilizados para estimar a mortalidade na UTI e a mortalidade hospitalar de pacientes críticos. Esses escores são usados como base para o cálculo da taxa de mortalidade padronizada, que é um dos principais indicadores de eficiência nas UTI. Em alguns países, esse indicador é de reporte obrigatório.
- *Benchmarking* e avaliação de desempenho: os escores ajudam na comparação entre diferentes unidades de terapia intensiva, permitindo assim a avaliação da qualidade assistencial e alocação eficiente de recursos.
- Decisão terapêutica e estratégias de cuidados: em situações específicas, os escores podem auxiliar a equipe na decisão de intervenções terapêuticas de acordo com a gravidade do paciente, assim como na comunicação do prognóstico com a família.
- Pesquisa clínica: escores prognósticos são utilizados para avaliar a gravidade de doenças, e interpretar o sucesso de intervenções.

VALIDAÇÃO E CALIBRAÇÃO DE ESCORES PROGNÓSTICOS EM UTI

Para que os escores prognósticos sejam confiáveis e aplicáveis em diferentes populações, são essenciais sua validação e calibração adequadas.

A validação dos escores envolve a avaliação de sua capacidade preditiva em diferentes populações e contextos clínicos. O processo de validação pode ser dividido em validação interna e externa. A validação interna é realizada dentro da mesma população na qual o escore foi desenvolvido, e tem o objetivo de avaliar se o modelo mantém boa capacidade preditiva. A validação externa é realizada em uma população diferente da qual o escore foi desenvolvido, e tem o objetivo de avaliar sua generalização em diferentes países e populações. Adicionalmente, os escores podem necessitar de validação temporal, que tem o objetivo de testar sua *performance* ao longo do tempo, e avaliar se são necessárias atualizações ou mesmo alterações de parâmetros.

A calibração, no entanto, trata da concordância entre as probabilidades preditas pelo escore e os desfechos observados. Objetivamente, a calibração avalia se o escore está subestimando ou superestimando a gravidade da doença. Uma maneira de avaliar a calibração é a análise gráfica (Figura 1). A análise do gráfico de calibração compara a mortalidade prevista pelo escore com a mortalidade real. Idealmente, os pontos devem ficar próximos à diagonal de identidade (linha de 45°). Outra forma de avaliar a calibração é utilizando o teste estatístico de Hosmer-Lemeshow, que compara as proporções esperadas e as proporções observadas de desfechos diferentes de subgrupos de risco.

A discriminação do escore prognóstico, por sua vez, mede sua capacidade em diferenciar os pacientes que terão ou não o desfecho previsto. É avaliado com base na área sob a curva (AUC) do gráfico (Figura 2). Uma AUC = 1 representa uma discriminação perfeita, AUC > 0,8 mostra boa discriminação, e AUC 0,5 indica que o modelo não discrimina adequadamente.

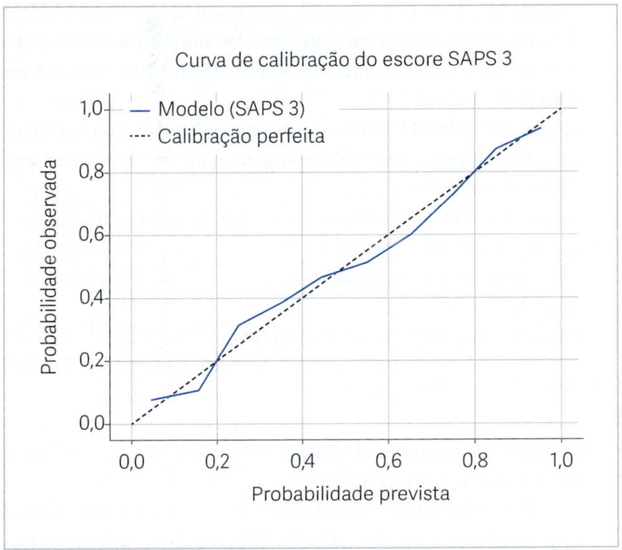

FIGURA 1 Modelo de calibração do escore prognóstico SAPS 3. Neste exemplo o modelo tem uma calibração ótima, bem próxima à linha de referência.

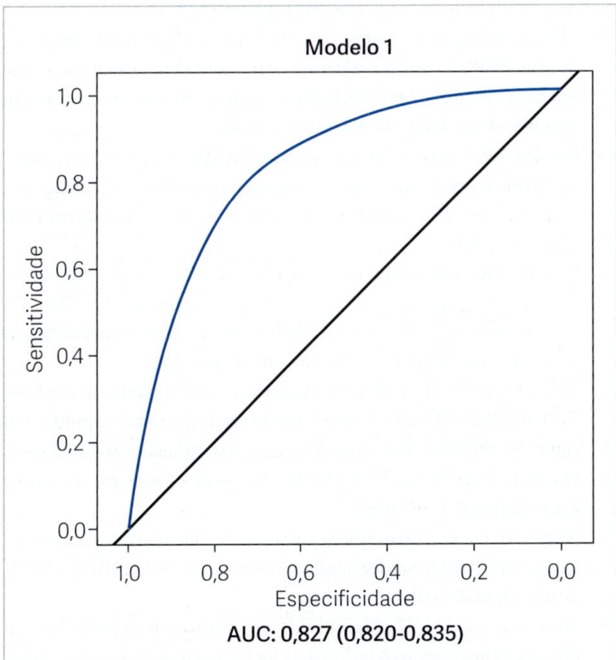

FIGURA 2 Curva AUC para discriminação de um modelo de escore prognóstico.

AUC: área sob a curva (do inglês, *area under the curve*).

CONSIDERAÇÕES FINAIS

Apesar de apresentarem grande utilidade e diferentes aplicações, os escores prognósticos foram desenvolvidos em populações específicas, e apresentam limitações para seu uso universal. Um exemplo de limitação do uso de escores prognósticos em populações específicas é evidenciado em um estudo realizado no Terceiro Hospital Universitário de Pequim, no qual a equação customizada para a Australásia do SAPS 3 foi comparada com o APACHE II para predizer o prognóstico clínico e a mortalidade hospitalar dos pacientes na UTI, no período de janeiro de 2013 a dezembro de 2015. Apesar de boa discriminação, o SAPS3 não apresentou uma boa calibração para predizer a mortalidade hospitalar nesse estudo.

Algumas localidades desenvolveram seus próprios escores prognósticos com o objetivo de aumentar a acurácia ao estimar o prognóstico de seus pacientes, assim como promover comparações locais. Alguns exemplos são o *Intensive Care National Audit & Research Centre* (ICNARC), desenvolvido no Reino Unido, e o *Australian and New Zeland Risk of Death* (ANZROD), desenvolvido e utilizado na Austrália e na Nova Zelândia.

Os escores prognósticos e de gravidade de doenças existem há décadas, e essas ferramentas necessitam de ajustes ao longo dos anos, pois o desenvolvimento constante da medicina, novos tratamentos e tecnologias podem alterar os desfechos de diferentes condições clínicas. Além disso, cada paciente apresenta particularidades que nem sempre os escores conseguem captar, o que limita a aplicação para uso prognóstico individual – por exemplo, limitação de suporte de vida. A resposta para uma melhor acurácia para calcular o prognóstico individual pode estar mais próxima do que se imaginava com o desenvolvimento da inteligência artificial e do *machine learning*.

Atualmente, testemunhamos o nascimento e a popularização de ferramentas que utilizam algoritmos de inteligência artificial e *machine learning*, inclusive dentro da prática médica, portanto é natural imaginar que ferramentas baseadas nessas tecnologias serão o futuro dos escores prognósticos como conhecemos, inclusive com aplicação individual mais acurada, de modo a tornar a medicina intensiva mais personalizada e a facilitar a tomada de decisão à beira-leito.

PONTOS-CHAVE

1. Escores prognósticos em UTI: são modelos matemáticos que combinam variáveis clínicas, laboratoriais e fisiológicas para estimar a probabilidade de desfechos como mortalidade, tempo de internação e necessidade de suporte avançado.
2. São usados para avaliar a gravidade da doença, comparar o desempenho entre UTI, apoiar decisões terapêuticas, otimizar recursos, predizer mortalidade e estimar a carga de trabalho.
   Escores prognósticos mais utilizados em UTI:
   - Gravidade geral: APACHE (*Acute Physiology and Chronic Health Evaluation*), MPM (*Mortality Probability Model*), SAPS (*Simplified Acute Physiology Score*).
   - Disfunção orgânica na UTI: SOFA (*Sequential Organ Failure Assessment*), LODS (*Logistic Organ Dysfunction System*) e NEWS (*national early warning score*).
   - Carga de trabalho na UTI: NAS (*Nursing Activities Score*), TISS-28 (*Therapeutic Intervention Scoring System*), NEMS (*Nine Equivalents of Nursing Manpower Use Score*).
3. Uso e limitações dos escores prognósticos: são importantes para predição de mortalidade, *benchmarking*, avaliação de desempenho, decisão terapêutica e pesquisa clínica. No entanto, foram desenvolvidos em populações específicas e apresentam limitações para uso universal e individualizado, devendo ser usados com de maneira criteriosa em sua interpretação.
4. Validação e calibração de escores prognósticos são essenciais para o uso e confiabilidade.
5. Futuro dos escores prognósticos: o desenvolvimento constante da medicina e novas tecnologias, como inteligência artificial e *machine learning*, prometem solucionar as deficiências atuais dos escores, tornando a medicina intensiva mais personalizada.

BIBLIOGRAFIA

1. Chan T, Bleszynski MS, Buczkowski AK. Evaluation of APACHE-IV predictive scoring in surgical abdominal sepsis: a retrospective cohort study. J Clin Diagn Res. 2016;10(3):PC16-8.
2. Ferreira FL. Serial evaluation of the SOFA score to predict outcome in critically ill patients. JAMA. 2001;286(14):1754.
3. Harrison DA,Parry GJ, Carpenter JR, Short A, Rowan K. A new risk prediction model for critical care: the Intensive Care National Audit & Research Centre (Icnarc) model. Crit Care Med. 2007;35(4):1091-8.
4. Higgins TL, Teres D, Copes WS, Nathanson BH, Stark M, Kramer AA. Assessing contemporary intensive care unit outcome: an updated Mortality Probability Admission Model (MPM0-III). Critical Care Med. 2007;35(3):827-85.
5. Higgins TL, Teres D, Nathanson B. Outcome prediction in critical care: the Mortality Probability Models. Current Opin Crit Care. 2008;14(5):498-505.
6. Junger A, Hartman B, Klasen J, Brenck F, Rohrig R, Hempelmann G. Impact of different sampling strategies on score results of the Nine Equivalents of Nursing Manpower Use Score (NEMS). Methods Inf Med. 2007;46(4):410-5.
7. Keegan MT, Soares M. What every intensivist should know about prognostic scoring systems and risk-adjusted mortality. Rev Bras Ter Intensiva. 2016;28(3):264-9.
8. Lambden S, Laterre PF, Levy MM, Francois B. The SOFA Score: development, utility and challenges of accurate assessment in clinical trials. Crit Care. 2019;23(1):374.
9. Le Gall JR. The logistic organ dysfunction system: a new way to assess organ dysfunction in the intensive care unit. ICU Scoring Group. JAMA. 1996;276(10):802-10.
10. Ma QB, Fu YW, Feng L, Zhai QR, Liang Y, Wu M, et al. Performance of Simplified Acute Physiology Score 3 in predicting hospital mortality in emergency intensive care unit. Chin Med J. 2017;130(13):1544-51.
11. Mazumder NR, Fontana RJ. Meld 3.0 in advanced chronic liver disease. Annual Review of Medicine. 2024 Jan 29;75:233-45.
12. Metnitz PGH, Moreno RP, Almeida E, Jordan B, Bauer P, Abizanda R, et al. SAPS 3 – from evaluation of the patient to evaluation of the intensive care unit. Part 1: Objectives, methods and cohort description. Intensive Care Med. 2005;31(10):1336-44.
13. Padilha KG, Sousa RMC, Miyadahira AMK, Cruz DALM, Vattimo MFF, Kimura M, et al. Therapeutic intervention scoring system-28 (TISS-28): diretrizes para aplicação. Rev Esc Enferm USP. 2005;39:229-33.
14. Panuto MR, Guirardello EB. Carga de trabalho de enfermagem em unidade de terapia intensiva de um hospital de ensino. Acta Paulista de Enfermagem. 2012;1:96-101. Disponível em: https://ouci.dntb.gov.ua/en/works/7WpgOb54/. Acesso em: 30 jan. 2025.
15. Pilcher DV, Paul E, Bailey M, Huckson S. The Australian and New Zealand Risk of Death (Anzrod) model: getting mortality prediction right for intensive care units. Crit Care and Resusc. 2014;16(1):3-4.
16. Quintairos A, Pilcher D, Salluh JIF. ICU scoring systems. Intensive Care Med. 2023;49(2):223-5.
17. Singer M, Deutschman CS, Seymour CW. The Third International Consensus Definitions for Sepsis and Septic Shock (Sepsis-3). JAMA. 2016;315(8):801-10.
18. Weissman GE, Liu VX. Algorithmic prognostication in critical care: a promising but unproven technology for supporting difficult decisions. Current Opin Crit Care. 2021;27(5):500-5.
19. Williams B. The National Early Warning Score: from concept to NHS implementation. Clin Med. 2022;22(6):499-505.

4

Transporte do paciente crítico

Yuri de Albuquerque Pessoa dos Santos

SUMÁRIO

INTRODUÇÃO

O transporte de pacientes gravemente enfermos remonta às guerras napoleônicas, com a invenção da "ambulância volante" pelo Barão Dominique Larrey, destinada a transportar rapidamente os soldados feridos até o cirurgião. Na era moderna, a primeira descrição do transporte com suporte contínuo de terapia intensiva pode ser atribuída à descrição feita por Pantridge e Geddes, em 1967, na revista *The Lancet*, sobre o transporte bem-sucedido de mais de 300 pacientes com infarto do miocárdio para o hospital por meio de uma unidade móvel de terapia intensiva, com uma alta taxa de sucesso na ressuscitação.

O transporte de pacientes críticos, seja intra-hospitalar ou inter-hospitalar, representa uma etapa essencial na assistência a esses indivíduos. No entanto, pela gravidade do quadro clínico, esses pacientes apresentam um estado fisiológico dinâmico e frequentemente instável, tornando o transporte um momento de risco potencial, capaz de agravar a instabilidade já existente e de resultar em efeitos adversos.

Nesse contexto, a implementação de protocolos institucionais bem estabelecidos é fundamental para mitigar riscos e garantir a segurança do paciente durante o transporte. Além disso, a decisão de realizar o transporte deve ser cuidadosamente planejada e pautada em uma avaliação criteriosa da relação risco-benefício do transporte, assegurando que a equipe e os equipamentos adequados estejam disponíveis para atender às necessidades do paciente ao longo do percurso.

TIPOS DE TRANSPORTE

Classificação segundo a localização

- Transporte intra-hospitalar: realizado dentro da unidade hospitalar para exames diagnósticos (p. ex., tomografia computadorizada e ressonância magnética), procedimentos terapêuticos (p. ex., cirurgias ou arteriografias) ou transferências entre unidades de terapia intensiva (UTI).
- Transporte extra-hospitalar: ocorre quando o paciente precisa ser transferido para outra instituição que disponha de maiores recursos humanos, diagnósticos ou terapêuticos, não disponíveis no local onde se encontra.

Classificação segundo o plano de cuidados

- Transporte primário: transporte do paciente do local do trauma ou do domicílio até o hospital de referência mais próximo.
- Transporte secundário: transporte do paciente de qualquer unidade hospitalar (pronto-socorro, en-

fermaria, radiologia, UTI ou centro cirúrgico) para outra unidade hospitalar.

Classificação segundo a gravidade

- Transporte de emergência: deve ser realizado com prioridade absoluta, pois qualquer atraso pode representar um risco iminente de morte. Exemplos incluem trombólise no acidente vascular cerebral (AVC), angioplastia percutânea no infarto agudo do miocárdio (IAM), politrauma e craniectomia descompressiva por hematoma subdural agudo.
- Transporte de urgência: direcionado a pacientes com risco potencial de vida, mas cuja assistência diagnóstica e terapêutica pode ser iniciada em minutos ou horas. Exemplos incluem a transferência para uma unidade neurocrítica no AVC ou para uma unidade coronariana no IAM.
- Transporte eletivo: realizado quando não há necessidade de intervenção imediata, permitindo que o transporte seja planejado conforme a disponibilidade de recursos e logística, por exemplo, para realização de exames diagnósticos.

Classificação segundo o meio de transporte

- Aéreo: realizado por avião ou helicóptero, geralmente utilizado para longas distâncias ou locais de difícil acesso.
- Terrestre: realizado por ambulâncias, sendo o meio mais comum para transporte extra-hospitalar.
- Aquaviário: utilizado em regiões onde a geografia impõe limitações ao transporte terrestre, como em comunidades ribeirinhas, podendo ser feito por barcos ou lanchas.

IMPACTO FISIOLÓGICO DO TRANSPORTE

O transporte de pacientes críticos afeta sua condição clínica por meio de dois mecanismos principais. Por um lado, o movimento do paciente durante o transporte, incluindo acelerações, desacelerações, mudanças de postura e transferências entre superfícies, pode causar repercussões hemodinâmicas, respiratórias, neurológicas, psicológicas e álgicas.

Por outro lado, a mudança de ambiente em relação à unidade de origem, as trocas de equipamentos (como ventiladores), o ruído, a rigidez da maca e o próprio procedimento representam fontes adicionais de desconforto e aumentam o estresse fisiológico nos pacientes críticos. Esses dois fatores devem ser antecipados e gerenciados com rigor antes e durante o transporte (por meio da estabilização prévia do paciente e da antecipação de medidas como a sedação), visando minimizar o risco de deterioração fisiológica e aumentando a segurança do paciente.

FATORES DE RISCO RELACIONADOS AO TRANSPORTE

Para uma avaliação eficaz do risco durante o transporte, é essencial considerar os fatores que podem contribuir para eventos adversos. Esses fatores podem ser classificados em quatro categorias principais: relacionados ao paciente, organizacionais, técnicos e humanos.

1. Fatores relacionados ao paciente:
   - Instabilidade clínica preexistente.
   - Gravidade da condição avaliada por escores como SOFA e Apache II.
   - Uso de drogas vasoativas, fração inspirada de oxigênio elevada, arritmias, necessidade de pressão positiva expiratória final (PEEP) elevada e múltiplas infusões.
2. Fatores técnicos (equipamentos):
   - Falhas em ventiladores portáteis, alarmes inoportunos e desconexões de circuitos.
   - Número excessivo de bombas de infusão e falhas elétricas.
   - Problemas de oxigenação causados por equipamentos inadequados.
3. Fatores humanos (equipe de transporte):
   - Falta de experiência ou treinamento inadequado da equipe.
   - Deficiências na comunicação entre a equipe de transporte e as unidades de origem e destino.
   - Falhas na supervisão durante o transporte.
4. Fatores organizacionais:
   - Transporte não planejado ou realizado em situações de emergência.
   - Tempo prolongado de espera ou de transporte.
   - Falta de protocolos padronizados e *checklists* específicos.

Embora diversos fatores de risco relacionados a equipamentos e à gestão humana tenham sido identificados, o surgimento de eventos adversos geralmente resulta da interação de múltiplos fatores A identificação e o gerenciamento desses fatores de risco são cruciais para minimizar a ocorrência de eventos adversos e garantir a segurança do paciente durante o transporte intra-hospitalar.

EVENTOS ADVERSOS NO TRANSPORTE

Podem-se classificar os eventos adversos (EA) em mínimos ou graves, dependendo do impacto sobre o estado clínico do paciente.

- EA mínimos:
  - Declínio fisiológico superior a 20% em relação ao estado clínico pré-transporte.
  - Problemas relacionados ao equipamento sem risco imediato à vida.
  - Pequenas desconexões de monitorização ou alarmes inoportunos.
- EA graves:
  - Situações que colocam a vida do paciente em risco imediato.
  - Hipotensão grave, arritmias cardíacas, parada cardiorrespiratória.
  - Hipóxia grave, extubação acidental, pneumotórax ou descompensação hemodinâmica.
  - Necessidade de intervenção terapêutica urgente.

Estudos mostram que a incidência global de EA pode chegar a 68%; a de eventos graves varia entre 4,2 e 8,9%. A parada cardíaca durante o transporte tem uma incidência entre 0,34 e 1,6%.

A implementação de *checklists* tem se mostrado eficaz na redução de eventos adversos, assegurando que equipamentos e medicamentos estejam devidamente preparados antes da transferência. Os riscos relacionados ao transporte intra-hospitalar podem ser minimizados por meio do fortalecimento de uma cultura de segurança unificada, baseada na padronização de procedimentos. Além disso, a análise retrospectiva dos eventos adversos é fundamental para aprimorar processos e diminuir sua incidência.

FASES DO TRANSPORTE

O transporte seguro de um paciente crítico pode ser dividido em três fases:

1. Preparação: consiste na decisão pelo transporte, com uma avaliação criteriosa da relação risco/benefício e um planejamento detalhado para minimizar os riscos durante o trajeto. Inclui a avaliação clínica do paciente, o planejamento da rota, a checagem dos equipamentos necessários e a comunicação prévia com a equipe receptora. É fundamental que, antes da movimentação do paciente, sejam verificadas a estabilidade hemodinâmica, a necessidade de sedação adequada e a disponibilidade de equipamentos de suporte.
2. Transferência: consiste na transferência física do paciente, com monitorização contínua dos sinais vitais e acompanhamento da estabilidade clínica durante todo o trajeto, além da gestão imediata de possíveis intercorrências.
3. Pós-transferência: envolve a realização de uma passagem de plantão estruturada para a equipe receptora, a conferência de dispositivos e equipamentos utilizados, além da revisão completa da documentação do paciente, garantindo a continuidade segura do cuidado.

Preparação

Antes da transferência de um paciente crítico, um profissional sênior deve realizar e documentar uma avaliação de risco detalhada, considerando diversos fatores de risco para a ocorrência de efeitos adversos que influenciam a decisão de transportar (Quadro 1) e um planejamento detalhado para minimizar os riscos durante o trajeto. Essa avaliação permite antecipar possíveis complicações e determinar a equipe mais adequada para acompanhar o paciente, garantindo que seus membros tenham as competências necessárias para lidar com eventuais intercorrências.

QUADRO 1 Fatores avaliados na fase preparatória
Indicação do transporte
Gravidade do paciente
Condições próprias do meio de transporte, como equipe, materiais e equipamentos
Distância a ser percorrida e tempo gasto no transporte
Condições geográficas, meteorológicas e de tráfego
Disponibilidade de recursos no local de origem
Disponibilidade de recursos no local de destino
Possibilidade de complicações durante o transporte

A estabilização clínica prévia é essencial para minimizar distúrbios fisiológicos decorrentes do deslocamento e reduzir o risco de deterioração ao longo do trajeto. Isso inclui a otimização de parâmetros hemodinâmicos, respiratórios e metabólicos, assegurando que o paciente esteja nas melhores condições possíveis para a transferência.

O uso de *checklists* estruturados (Quadro 2) é fundamental para evitar omissões críticas e garantir que todas as etapas preparatórias sejam concluídas de maneira rigorosa. Esses protocolos sistemáticos promovem um transporte mais seguro, eficiente e organizado.

Transferência

Esta fase tem como objetivo manter as condições fisiológicas do paciente por meio da monitorização contínua dos sinais vitais. A monitorização durante o transporte é essencial para a identificação precoce de complicações. Os principais parâmetros que devem ser continuamente avaliados incluem:

- Pressão arterial (invasiva ou não invasiva) e doses de drogas vasoativas.

QUADRO 2 Aspectos essenciais a serem conferidos no *checklist* de transporte
Verificação da estabilidade hemodinâmica e respiratória do paciente
Avaliação da necessidade de sedação e analgesia adequadas
Conferência dos dispositivos invasivos (tubos, cateteres, drenos)
Disponibilidade de equipamentos de ventilação mecânica e oxigenação
Revisão dos medicamentos e soluções em infusão contínua
Comunicação com a equipe receptora para alinhamento de informações
Teste funcional de monitores portáteis e outros equipamentos

QUADRO 3 Conteúdo da maleta de transporte do Hospital Sírio-Libanês	
Dispositivos e medicações	
Laringoscópio	Adrenalina (1 mg/mL)
Lâminas curvas ns. 3 e 4	Atropina (0,25 mg/mL)
Tubo orotraqueal (TOT) ns. 7.0, 7.5, 8.0 e 8.5	Amiodarona (50 mg/mL)
Fio guia 14 Fr	Lidocaína 2% sem vaso
Cânula de Guedel ns. 3 e 4	Suxametônio
Máscara laríngea ns. 3 e 4	Midazolam (5 mg/mL)
Bolsa valva máscara	Água destilada (10 mL)
Sonda nasogástrica n. 14	Jelco ns. 22 e 20
Sonda de aspiração n. 10	Seringa 5, 10 e 20 mL
Seringa (20 m bico)	Tegaderm
Luvas estéreis médias	Eletrodo adulto

- Frequência cardíaca e ritmo pelo cardioscopia.
- Saturação de oxigênio pelo oxímetro e fração inspirada de oxigênio no ventilador mecânico.
- Capnografia para pacientes intubados.
- Estado neurológico, nível de consciência e dose de medicações utilizadas na sedação.

Em pacientes intubados, é essencial verificar o posicionamento e a fixação da cânula, os parâmetros e alarmes do ventilador mecânico e a autonomia do cilindro de oxigênio portátil. Dispositivos de monitorização e bombas infusoras devem ter a carga e a alimentação das baterias conferidas para evitar falhas.

A maleta de transferência, com itens essenciais para suporte à vida, é indispensável no transporte. Apesar dos benefícios da padronização, ainda há variações em conteúdo e *design* entre hospitais da mesma rede. O Quadro 3 apresenta o conteúdo institucional, ajustável conforme a demanda do transporte.

Pós-transferência

A transferência de informações entre equipes é um dos momentos mais críticos no transporte de pacientes. Estudos indicam que falhas de comunicação estão envolvidas em até 70% dos eventos sentinela em hospitais. Para reduzir esse risco e garantir a continuidade do cuidado, é essencial adotar estratégias como:

- Uso de *checklists* padronizados para garantir que todas as informações relevantes sejam transmitidas.
- Relato estruturado dos eventos ocorridos durante o transporte, permitindo que a equipe receba um panorama completo da condição do paciente.
- Confirmação de dados críticos, como drogas infundidas, parâmetros ventilatórios e *status* hemodinâmico.

A padronização na passagem de plantão é uma medida eficaz para reduzir erros e melhorar a segurança do paciente durante a transição dos cuidados.

SITUAÇÕES ESPECIAIS

Manejo do dreno torácico

A inserção de um dreno torácico antes do transporte é indicada em casos de pneumotórax confirmado ou suspeito em pacientes críticos, visando prevenir complicações durante o deslocamento. A decisão sobre o uso de sistema de aspiração contínua deve ser cuidadosamente avaliada, levando em consideração fatores como a indicação do dreno, o tipo de sistema de drenagem utilizado, o nível atual de aspiração e o volume de drenagem registrado. Essa conduta deve ser discutida previamente com a equipe de cirurgia torácica para alinhamento do plano de cuidados.

É fundamental destacar que os drenos torácicos não devem ser pinçados rotineiramente, pois essa prática pode levar ao comprometimento respiratório e hemodinâmico em caso de reacúmulo de ar ou líquido no espaço pleural durante o transporte, porém devem ser transportados abaixo do nível do paciente se não houver sistema de drenagem unidirecional.

Manejo da derivação ventricular externa

O transporte de pacientes com derivação ventricular externo (DVE) exige atenção especial e uma equipe capacitada para o correto manejo do dispositivo. A decisão de pinçar a DVE durante o trajeto, frequentemente adotada para evitar drenagem excessiva de líquido cerebrospinal, deve ser avaliada caso a caso em conjunto com a equipe da neurocirurgia.

Mudanças na posição do paciente, na altura do dreno ou pinçamento inadequado podem gerar complicações graves, como drenagem excessiva ou aumento da pressão intracraniana. Por isso, é essencial garantir que a DVE esteja bem fixada, sem tensão, e acompanhe o paciente de maneira segura durante o transporte. Outro ponto importante é verificar o volume de líquido cefalorraquidiano (LCR) no coletor antes e após o transporte.

CONSIDERAÇÕES FINAIS

O transporte de pacientes críticos é um processo de alto risco que exige planejamento, treinamento da equipe e monitorização rigorosa para prevenir eventos adversos. A adoção de *checklists*, comunicação eficiente e uso adequado de equipamentos são fatores-chave para garantir um transporte seguro e eficaz. Além disso, a capacitação contínua da equipe envolvida no transporte é fundamental para manter um alto nível de segurança e eficácia no processo.

PONTOS-CHAVE

1. O transporte de pacientes críticos é um processo de alto risco, exigindo planejamento meticuloso e equipes altamente treinadas para garantir a segurança do paciente.
2. Pode ser classificado de acordo com a localização (intra ou extra-hospitalar), considerando também a gravidade do paciente, o plano de cuidados e o meio de transporte utilizado.
3. Os fatores de risco para eventos adversos durante o transporte se dividem em quatro categorias principais: relacionados ao paciente, organizacionais, técnicos e humanos.
4. A avaliação criteriosa sobre a necessidade do transporte, aliada a um planejamento prévio detalhado, é fundamental para minimizar riscos e reduzir a chance de complicações.
5. O processo de transporte é estruturado em três fases: preparatória, transferência e pós-transferência.
6. A monitorização contínua durante todas as etapas do transporte é essencial para a detecção precoce de instabilidades e a prevenção de complicações graves.
7. A utilização de *checklists* padronizados contribui para a segurança do processo, reduzindo erros e a incidência de eventos adversos.

BIBLIOGRAFIA

1. Agizew TB, Ashagrie HE, Kassahun HG, Temesgen MM. Evidence-based guideline on critical patient transport and handover to ICU. Anesthesiol Res Pract. 2021;2021:6618709.
2. Blakeman TC, Branson RD. Inter- and intra-hospital transport of the critically ill. Respir Care. 2013;58(6):1008-23.
3. Brunsveld-Reinders AH, Arbous MS, Kuiper SG, de Jonge E. A comprehensive method to develop a checklist to increase safety of intra-hospital transport of critically ill patients. Crit Care. 2015;19(1):214.
4. Droogh JM, Smit M, Absalom AR, Ligtenberg JJ, Zijlstra JG. Transferring the critically ill patient: are we there yet? Crit Care. 2015;19(1):62.
5. Fanara B, Manzon C, Barbot O, Desmettre T, Capellier G. Recommendations for the intra-hospital transport of critically ill patients. Crit Care. 2010;14(3):R87.
6. Lele AV, Hoefnagel AL, Schloemerkemper N, Wyler DA, Chaikittisilpa N, Vavilala MS, et al. Perioperative Management of adult patients with external ventricular and lumbar drains: guidelines from the Society for Neuroscience in Anesthesiology and Critical Care. J Neurosurg Anesthesiol. 2017;29(3):191-210.
7. Murata M, Nakagawa N, Kawasaki T, Yasuo S, Yoshida T, Ando K, et al. Adverse events during intrahospital transport of critically ill patients: A systematic review and meta-analysis. Am J Emerg Med. 2022;52:13-9.
8. Pantridge JF, Geddes JS. A mobile intensive-care unit in the management of myocardial infarction. Lancet. 1967;2(7510):271-3.
9. Van Zwanenberg G, Dransfield M, Juneja R, Network afNWLCC. A consensus to determine the ideal critical care transfer bag. J Intensive Care Soc. 2016;17(4):332-40.
10. Warren J, Fromm RE, Orr RA, Rotello LC, Horst HM, Medicine ACoCC. Guidelines for the inter- and intrahospital transport of critically ill patients. Crit Care Med. 2004;32(1):256-62.
11. Williams P, Karuppiah S, Greentree K, Darvall J. A checklist for intrahospital transport of critically ill patients improves compliance with transportation safety guidelines. Aust Crit Care. 2020;33(1):20-4.
12. Zisis C, Tsirgogianni K, Lazaridis G, Lampaki S, Baka S, Mpoukovinas I, et al. Chest drainage systems in use. Ann Transl Med. 2015;3(3):43.

5

Humanização na unidade de terapia intensiva

Daniela Bulhões Vieira Nunes
Juliana dos Santos Batista
Pedro Paulo Marino Rodrigues Ayres

Nenhum ser humano é igual a qualquer outro ser humano
Cada ser humano é um estranho ímpar.
Carlos Drummond de Andrade

SUMÁRIO

INTRODUÇÃO

O conceito de unidade de terapia intensiva (UTI) se inicia em meados do século XIX durante a Guerra da Crimeia. Florence Nightingale, considerada a fundadora da enfermagem moderna, organizou feridos da batalha em diferentes grupos de gravidade. Essa divisão evidenciou que monitorizar de perto pacientes com maior gravidade era benéfico e poderia impactar a sobrevida.

No início do século XX as UTI foram criadas como locais para monitorização de pacientes em pós-operatório de alto risco, principalmente neurocirurgias. Ao longo desse século, pelos avanços na tecnologia dos hospitais e na especialização dos profissionais de saúde, as UTI se tornaram o local da monitorização dos pacientes críticos, ou seja, aqueles que apresentam ou podem apresentar deterioração clínica e risco de morte. Portadores de doenças graves agudas e pacientes em pós-operatório de alto risco representam a maior parte desses pacientes considerados críticos.

Dentro desse cenário, a UTI de hoje é um local extremamente tecnológico, equipado com monitores e aparelhos que podem substituir órgãos vitais como ventiladores mecânicos e máquinas de diálise. A temperatura ambiente é baixa a fim de evitar proliferação bacteriana e assim reduzir o risco de infecção hospitalar. O barulho é costumeiramente constante em razão dos alarmes dos monitores e da atividade intensiva da equipe que está inserida nesse local, que trabalha diariamente em turnos para cobrir os cuidados desses pacientes durante 24 horas.[1]

O paciente inserido nesse ambiente está extremamente vulnerável física e psiquicamente pela condição de saúde que determinou sua internação na UTI. A rotina de monitorização com cateteres e sondas, fios dos monitores que capturam os sinais vitais segundo a segundo, coleta frequente de exames de sangue e realização de exames radiológicos costuma ser bastante exaustiva e perene. O ciclo sono-vigília não costuma ser respeitado, o que acrescenta cansaço ao paciente. As vestimentas são poucas exatamente para facilitar o acesso dos profissionais de saúde ao corpo para exames frequentes, determinando a perda completa da privacidade. Trocas e banhos no leito, eliminações fisiológicas nas fraldas pela gravidade do caso restringindo a saída do paciente do leito, procedimentos invasivos muitas vezes dolorosos, além do risco de morte constante, são características que podem trazer ao paciente um sofrimento muito além do tolerável. Por todos esses fatores expostos, as UTI são locais que imprimem incertezas e angústias aos pacientes e familiares.[1]

Não à toa a literatura mostra que muitos pacientes e familiares que passam pela UTI apresentam um risco elevado de desenvolver quadros psicopatológicos como depressão, ansiedade e estresse pós-traumático.[2]

Cuidar de pacientes críticos é de extrema responsabilidade, e nas últimas décadas a tecnologia, a busca pelo conhecimento e a especialização técnica implementaram melhorias consideráveis, impactando na queda da mortalidade desses pacientes.

Em contrapartida, é possível que nesse processo o lado humano esteja sendo negligenciado por toda a pressão que esse incremento tecnológico traz para os profissionais que trabalham na terapia intensiva. Muitos deles podem não tolerar a carga de trabalho, podem estar dimensionados inadequadamente para o trabalho exigido e muitos vivenciam problemas psicológicos que esse ambiente dinâmico e de extremo estresse favorece.[3]

Diante disso, nos últimos anos a discussão sobre como humanizar, tornar humano, tornar benevolente – esse ambiente ambivalente, que carrega ao mesmo tempo a esperança da recuperação e a sombra da morte – vem aumentando e ganhou força com a Política Nacional de Humanização (PNH). Essa política tem como pilares o respeito a valores de autonomia, protagonismo dos sujeitos, solidariedade dos vínculos estabelecidos, direito dos usuários, participação coletiva na gestão e no compromisso com ambiência e melhores condições de trabalho e atendimento, promovendo novas práticas por meio de processos dialógicos e reflexivos.[4]

A humanização na UTI envolve medidas no ambiente físico, no cuidado aos pacientes e familiares e nas relações entre eles e a equipe de saúde, contemplando espaços de cuidado que considerem as diversas subjetividades (pacientes, familiares e profissionais de saúde).[5]

No entanto, cabe lembrar que o cuidado humanizado, feito por ações humanizadas, é realizado pelos sujeitos que compõem esse cenário. Vai além de atitudes bondosas ou hotelaria confortável e se caracteriza por um processo dinâmico, abrangente e complexo, que envolve diferentes agentes inseridos no cuidar direta ou indiretamente.[6] Dessa forma, é condição essencial entender as complexidades e as condições de cada UTI, lembrando que elas se localizam em dispositivos institucionais de variados valores e culturas.

MORTE DIGNA E HUMANIZADA EM UNIDADE DE TERAPIA INTENSIVA

Se quiseres poder suportar a vida, fica pronto para aceitar a morte.
Sigmund Freud

Ao longo das últimas décadas, há uma discussão e um esforço para fazer do tempo de permanência na UTI um momento de reconexão do paciente e seus familiares com seus valores e espiritualidade. Cada paciente com a própria família tem sua história, peculiaridades, valores e conflitos próprios que se exacerbam perante a iminência da morte. A proximidade da finitude exige um desfecho, e muitas vezes pacientes e familiares são expostos a esse cenário sem o cuidado devido. Cansaço, revolta por quebra das expectativas, estresse, frustração com a má evolução de um caso e conflitos são frequentes, sobretudo quando não há entendimento ou aceitação da fase em que o paciente terminal se encontra.

O preparo de uma equipe intensiva multidisciplinar deve abranger a formação para o cuidado desses pacientes. Na cultura latino-americana a morte ainda é vista como um tabu, e a falta de discussão sobre o tema dificulta o cuidado dos pacientes que evoluem para a fase terminal.

No Brasil muitos pacientes ainda falecem em UTI, e apenas 3 em cada 10 dos que sobrevivem retornam para casa economicamente ativos após internação em terapia intensiva.[7] Logo, o lidar com a morte e a fase de fim de vida é muito frequente no ambiente de terapia intensiva.

Todo e qualquer paciente com doença grave que ameace a vida tem indicação de receber cuidados paliativos por uma equipe multidisciplinar treinada para fazer esse cuidado holístico. Cada pessoa exposta a esse tipo de situação tem suas preocupações e angústias, de ordem física, psíquica, social e espiritual. De acordo com a doença e a fase de vida em que essa pessoa está inserida, as demandas são variáveis, portanto a equipe e o hospital devem estar preparados para atender a essas demandas.

Apesar de os cuidados paliativos serem considerados um tipo de especialização, a formação médica e de uma equipe de UTI deve contemplar cuidados paliativos na grade curricular. O objetivo é melhorar a qualidade de vida e minimizar o sofrimento.

Há locais que contam com uma equipe multidisciplinar especializada em cuidado paliativo que, por todos esses aspectos, deve ser integrada à equipe assistencial da UTI a qualquer momento do tratamento, idealmente desde o diagnóstico da doença potencialmente ameaçadora à vida, auxiliando no controle de sintomas, na tomada de decisões, na resolução de conflitos e na comunicação eficaz entre o paciente, familiares, cuidadores e profissionais de saúde. Assim, quanto mais precocemente o cuidado paliativo for inserido no tratamento, maior será o vínculo formado com os paciente e familiares.[8]

Importante lembrar que cuidados paliativos não excluem a terapêutica para a reversibilidade da doença, e são sempre associados ao cuidado integral. Entretanto, conforme a doença progride e os tratamentos preconizados não trazem mais a reversibilidade do quadro clínico ou os riscos se tornam maiores que os benefícios, o cuidado paliativo vai ganhando o protagonismo, objetivando qualidade de vida e conforto, respeitando os valores do paciente e promovendo a dignidade.

Deve-se sempre reforçar que a abordagem paliativa não se restringe ao doente oncológico não mais responsivo à quimioterapia. Outras doenças frequentes na UTI e que demandam cuidado paliativo, em adultos e crianças, são doenças neurológicas degenerativas, síndrome da imunodeficiência adquirida (aids), doença pulmonar obstrutiva crônica, doenças cardiovasculares e pacientes crítico-crônicos.

É fundamental que uma equipe de psicologia esteja sempre integrada aos cuidados, já que a fase final de vida exige desfechos, acolhimento e apoio ao luto.

Vale destacar que ter confiança na equipe médica que faz os cuidados, saber de maneira honesta sobre a doença e o comportamento esperado na evolução, não ser mantido vivo por dispositivos invasivos que não alterem a sobrevida e completar tarefas que auxiliem no preparo do legado do paciente são aspectos importantes para pacientes e familiares diante da fase de fim de vida.[9]

A morte digna, aquela que respeita ou reestabelece a dignidade do paciente e seu familiar, é por si só uma morte que se pode considerar humanizada, e o exercício diário da assistência a pacientes graves com chances de falecer prevê questionamento diário sobre a maneira como todos estão cuidando nesse momento de vulnerabilidade.

Proporcionar dignidade é respeitar os valores pessoais e familiares, além de debruçar-se na tarefa de identificar as necessidades de cada paciente e/ou família de maneira proativa. As necessidades em face da morte são subjetivas, mas também são práticas, portanto não há cuidado humanizado diante da morte sem respeito à subjetividade de cada um e sem capacitação em equipe para ajudar com as tarefas práticas que o momento exige.

Dessa forma, é muito importante atentar a questões físicas, psíquicas, sociais e espirituais, antes e após a morte na UTI.

Antes, é possível conhecer as crenças dos envolvidos e se há necessidades específicas para rituais de despedida. Muitos rituais, religiosos ou não, podem ser realizados nesse ambiente, por exemplo:[8]

- Flexibilizar horários para permanência da família junto ao paciente.
- Permitir que a família ajude em alguns cuidados pela última vez.
- Permitir a presença de representantes religiosos para uma benção final.
- Cuidar de maneira particular do corpo a partir da necessidade religiosa em questão e permitir que a família veja o corpo na UTI sempre que possível – lembrando que os necrotérios/morgues são locais impessoais, frios e que geralmente não contam com suporte e acolhimento da equipe.
- Autorizar a família a trazer objetos significativos e que representem o processo de cuidado e de despedida.
- Viabilizar a visita de despedida de crianças quando for pertinente e com os devidos cuidados.
- Garantir que o paciente tenha sua autonomia respeitada e que possa sanar suas dúvidas quantas vezes forem necessárias, uma vez que se encontra em processo elaborativo sobre a perda da própria saúde e da própria vida.

Após o falecimento, contar com uma estrutura organizada de orientações sobre os processos burocráticos pode diminuir o estresse da família, que muitas vezes não sabe por onde começar e se encontra em intenso sofrimento, com mais dificuldade para atitudes mais ativas.

Ajudar o familiar a acionar outras figuras de suporte, caso esteja sozinho no momento, e garantir certa privacidade também são cuidados muito importantes.

INCLUSÃO, ATIVAÇÃO E CUIDADO ÀS FAMÍLIAS

Dentro desse ambiente, considerado hostil e assustador para quem está sendo cuidado em estado grave, estão inseridos também os familiares e entes queridos desses pacientes. Além de sua inserção, a partir da autorização de entrada, é preciso pensar em inclusão, ativação e cuidados dirigidos às famílias, uma vez que os benefícios desses três pontos são extensamente sabidos.

O ponto de partida passa por considerar os diferentes arranjos familiares (famílias tradicionais e/ou matrimoniais, hétero ou homoafetivas, monoparentais, multiespécie, informais, compostas), suas respectivas crenças, histórias, aspectos culturais e características específicas de cada subsistema familiar.

Uma vez que é admitido na UTI, é muito importante que o paciente, caso esteja interagindo, e familiares saibam um pouco sobre as regras e rotinas desse ambiente. Quem são os profissionais de referência no cuidado, como funcionam as visitas, as rotinas de trabalho, o ambiente e o dinamismo do funcionamento, o que se espera do familiar que fica à beira do leito; as políticas sobre visitação e planos de comunicação em caso de intercorrência devem ser introduzidas o quanto antes. Explicar o funcionamento desse ambiente, geralmente hostil aos pacientes e familiares, traz certa previsibilidade e segurança, prevenindo conflitos e reclamações que podem impactar a condução clínica.[10]

A política de visitação costuma ser extremamente restrita por falta de estrutura física e até mesmo pelos riscos de contaminação, portanto o modelo de visita aberta ainda é realidade na minoria das instituições do Brasil, sendo necessário estimular alternativas de visitas estendidas para tentar aproximar os familiares do cuidado prestado ao paciente crítico.

Visitas planejadas para que os familiares sejam acolhidos e comunicados são fundamentais. Antes de entrarem no local onde o ente querido está sendo atendido, é de boa prática abordar o familiar e explicar o que ele irá encontrar uma vez dentro da UTI. Manter o paciente asseado e devidamente coberto, manter o local limpo e organizado antes das visitas traz segurança às pessoas que chegam para ver seu ente querido.

É importante oferecer condições para que os visitantes e acompanhantes se sintam seguros, amparados e pertencentes àquele ambiente onde nada parece familiar, mas é o ambiente onde depositam todas as expectativas de melhora. A clareza da equipe sobre a exposição do familiar ao sofrimento e as possíveis consequências emocionais possibilitam que o acolhimento e a comunicação empática sejam motores do cuidado em um ambiente de criticidade.

Outra estratégia facilitadora para a ativação da família é a inclusão na visita multiprofissional diária, na qual poderão sanar dúvidas, conhecer o plano de cuidado, o que se espera da evolução do paciente ao longo do dia e possibilidades de participação no cuidado ao paciente.

Conferências a cada 3 a 5 dias com a equipe médica responsável para alinhar expectativas de cuidado, escutar ativamente as angústias e preocupações, falar sobre prognóstico e possibilidades terapêuticas também é uma estratégia importante para evitar conflitos que possam impactar a condução de pacientes críticos, principalmente para aqueles que permanecem por mais tempo internados na UTI.[11]

Decisões compartilhadas devem ser estimuladas desde que os pacientes e familiares estejam amparados e municiados de informações que possam empoderá-los nas tomadas de decisão. Decisões médicas não devem ser repassadas a familiares e pacientes vulneráveis, que não têm condições psíquicas e técnicas para tomá-las. Por isso é tão importante, além de a equipe intensiva saber sobre os aspectos técnicos da doença, conhecer os valores dos pacientes para que os objetivos de cuidado sejam personalizados e precisos.

O paciente crítico costuma ser dinâmico, e riscos de deterioração clínica devem ser mapeados para que a equipe esteja pronta para se adaptar aos cenários previstos. Nesses encontros diários, escutar ativamente pacientes e familiares, acolhendo as angústias e dirimindo as dúvidas, reforça vínculos, auxilia na mitigação de riscos que possam a vir acontecer e assegura pacientes e familiares sobre o compromisso da equipe com o melhor cuidado. Escutar ativamente reduz conflitos e dá espaço às diferentes formas de expressão de sofrimento dos familiares.

Um familiar preparado e devidamente ativado no cuidado pode inclusive impactar a evolução clínica de um paciente crítico e no manejo do *delirium*. Muitos pacientes que passam pela UTI apresentam *delirium*, doença que cursa com flutuação do nível de consciência, confusão mental e muitas vezes comportamentos agressivos. Além da causa clínica que determina a doença, o ambiente fechado, muitas vezes sem janela, dificultando a orientação do paciente no tempo e no espaço, contribui para o desenvolvimento dessa doença. Ter ao lado uma pessoa conhecida pode prevenir que o paciente evolua com ela. Porém, é muito importante a comunicação com o familiar para que ele saiba como reagir em caso de agitação perigosa ou como estar preparado para auxiliar na prevenção desse quadro dramático. A literatura evidencia que a presença da família ativada pode prevenir essa doença tão dura para pacientes, equipe e familiares.[12]

Nos casos em que os pacientes prolongam a internação na UTI, é muito importante alinhar as expectativas que a equipe tem com relação à evolução do paciente junto aos familiares. O dinamismo e a criticidade reforçam que a UTI humanizada é um lugar em que as famílias e cuidadores fazem parte do cuidado, mesmo quando estão no ambiente por poucos momentos no dia.

PRÁTICAS POSSÍVEIS NA UNIDADE DE TERAPIA INTENSIVA

Na prática, muitas são as possibilidades de tornar o ambiente da UTI menos inóspito e mais humanizado. A seguir, serão apresentados exemplos práticos que incluem três pilares fundamentais: o cuidado com a equipe, o cuidado com os processos e o cuidado com o ambiente.

Cuidados com a equipe

Para implantar práticas na UTI, é necessário que a equipe participe de forma ativa, e para isso o cuidado com quem cuida é condição imprescindível. A equipe também está exposta a cobranças, estresse, altas expectativas e sofrimento, necessitando de atenção. Para tanto, é importante:

- Oferta de um ambiente seguro, em que o profissional se sinta ouvido, respeitado e valorizado.
- Possibilidade de participação nos processos de cuidado e melhorias.
- Educação continuada que favoreça o conhecimento sobre temáticas de humanização, saúde mental, luto e enfrentamento emocional em situações de crise.
- Espaços de discussão de caso, que incluam a expressão de sentimentos.
- Dúvidas e desconfortos, bem como o acolhimento ao luto do profissional de saúde.
- Formas de organização de trabalho (escalas, folga, carga horária) adequadas.
- Espaços para descompressão, com práticas alternativas como relaxamento, respiração e *mindfulness*.
- Cultura organizacional que valorize o cuidado com a saúde mental do profissional.
- Boa comunicação entre os membros da equipe. É muito importante para o profissional de saúde que trabalha na UTI treinar, além dos aspectos técnicos, aspectos comportamentais e atitudes que melhorem o trabalho em equipe e a comunicação com os pacientes e os entes queridos.

- Políticas que atentem aos fatores humanos e ergonomia devem ser estimuladas e implementadas para potencializar a *performance* da equipe.

A interação entre os integrantes da equipe intensiva deve ser sempre harmoniosa e respeitosa visando ao trabalho em equipe efetivo, já que diversas tarefas são concomitantes e dinâmicas ao longo dos turnos de trabalho. A liderança adaptativa deve ser sempre estimulada para adequar a equipe às demandas dinâmicas da UTI.

Uma equipe unida, com discurso coerente e planos bem definidos se sentirá mais estimulada e trará ao familiar e ao paciente a sensação de organização, apoio e segurança ao longo da internação.

Cuidados com o ambiente

A atenção ao espaço e a seus potenciais estressores é fundamental; então, sempre que possível devem-se priorizar aspectos como:

- Oferecer mais privacidade ao paciente e família na unidade.
- Gestão dos ruídos (de aparelhos e de pessoas).
- Ambiente claro, que promova sensação de tranquilidade e, quando possível, que permita iluminação natural.
- Relógio ao alcance do paciente.
- Manter a limpeza (o ambiente da UTI é dinâmico e procedimentos são frequentes, portanto a limpeza após os procedimentos e o preparo do paciente antes da visita de um ente querido são fundamentais para trazer segurança e acolhimento ao paciente e familiares).

Cuidados em processos assistenciais

São inúmeras as práticas assistenciais que podem promover a sensação de cuidado e acolhimento ao paciente e ao familiar, e dependerão também dos recursos financeiros e humanos de cada UTI. A seguir são apresentadas algumas sugestões de processos assistenciais que têm o objetivo de minimizar o sofrimento de pacientes e familiares.

- Dispor de cuidado psicológico, espiritual e social.
- Recursos para oferta de comunicação alternativa quando o paciente apresentar alguma vulnerabilidade comunicativa (p. ex., pranchas de comunicação, quadros brancos, *tablets* com aplicativos de comunicação).
- Ações que auxiliem na higiene do sono.
- Oferecer modalidades de visitação mais flexíveis (diferentes possibilidades de horários, visita estendida e até mesmo visita aberta, quando possível).
- Ações que permitam a inclusão de registros biográficos do paciente, por exemplo, murais com informações, fotos e recados (buscar incluir e ativar a família nesse processo).[13]
- Fluxo para visitação de crianças que incluam cuidado psicológico ao núcleo familiar.
- Diário de UTI para pacientes graves.
- Envio de carta de condolências.
- Ações com música para pacientes, familiares e colaboradores.
- Visitação de *pets*, observando as diretrizes de cuidado estabelecidas por cada instituição.

Além das possibilidades elencadas, há atitudes que favorecem um cuidado humanizado em UTI, por exemplo:

- Ser gentil e cortês com o paciente, família e colegas de equipe.
- Ser paciente e empático.
- Comemorar os ganhos do paciente e conseguir acolher suas emoções e sofrimento.
- Ter disponibilidade para ajudar e dar devolutivas sobre horários e previsões.
- Explicar qual cuidado será feito e pedir licença para fazê-lo.
- Empenhar-se em ajudar no alívio da dor.
- Comunicar-se verbal e não verbalmente de modo a validar o sofrimento e o tempo do outro.

Da mesma forma, algumas atitudes podem ser sentidas como desumanizadas e precisam ser evitadas, por exemplo:

- Visitas médicas rápidas e com baixa disponibilidade e interesse para compreender as necessidades do paciente e da família.
- Uso de linguagem técnica e jargões.
- Explicações pouco claras.
- Pouco envolvimento empático e afetivo com a dor do outro.
- Falta de interesse pela história biográfica do paciente.
- Abordagens e cuidados em horários que interfiram no sono e no bem-estar quando há possibilidade de remanejamento.
- Ausência de espaços de privacidade para o paciente e a família.
- Poucas explicações sobre o ambiente e rotinas.
- Não pedir permissão antes de tocar no corpo do paciente para realizar algum cuidado.[14]

CONSIDERAÇÕES FINAIS

Vive-se em uma época em que a tecnologia tem revolucionado diariamente as relações humanas, o trabalho e o modo de vida das pessoas. Na área da saúde não é diferente. Ferramentas diagnósticas, monitorização avançada e terapias moleculares por certo contribuíram e contribuem para o aumento da expectativa de vida e da esperança para os pacientes que sofrem de doenças graves.

O sofrimento humano é uma realidade no ambiente da terapia intensiva, e de acordo com as particularidades do caso esse sofrimento pode se tornar intolerável. Portanto, a humanização, como explorado neste capítulo, é um aspecto de máxima relevância no cuidado em UTI, não devendo ser reduzida a práticas isoladas que não considerem sua seriedade e relevância no cuidado assistencial de excelência ou a facilidades ambientais e de hotelaria.

A UTI nos provoca e nos convoca diariamente a refletir sobre o resgate dos aspectos humanos no ambiente hospitalar e que coloquem em evidência boas práticas de comunicação, respeito às diferentes subjetividades e necessidades a fim de se promover um ambiente menos hostil e mais acolhedor em todos os sentidos.

PONTOS-CHAVE

1. Inclusão e orientação da família. Famílias devem ser acolhidas e informadas desde o início da internação. Explicar rotinas, regras e expectativas da UTI reduz conflitos e aumenta a segurança emocional.
2. Comunicação empática e constante. Visitas multiprofissionais e escuta ativa fortalecem a confiança entre equipe e familiares. Alinhar expectativas e envolver a família no cuidado evita decisões solitárias e desgastes.
3. Valorização da equipe de saúde. Cuidar de quem cuida é essencial para um ambiente saudável. Oferecer suporte emocional, organização adequada do trabalho e educação contínua favorece o bem-estar.
4. Humanização do ambiente e dos processos. Ambientes limpos, silenciosos e com luz natural reduzem o estresse. Processos como visitas flexíveis, apoio psicológico e ações simbólicas fortalecem vínculos e o cuidado integral.

REFERÊNCIAS BIBLIOGRÁFICAS

1. Donchin Y, Sagull FJ. The hostile environment of the intensive care medicine. Curr Opin Crit Care. 2002;8(4):316-20.
2. Shirazaki K, Hifumi T, Nakanishi N, Nosaka N, Miyamoto K, Komachi MH, et al. Postintensive care syndrome family: a comprehensive review. Acute Med Surg. 2024;11(1):e939.
3. Quesada-Puga C, Izquierdo-Espin FJ, Membrive-Jiménez MJ, Aguayo-Estremera R, Cañadas-De La Fuente G, Romero-Béjar JL, et al. Job satisfaction and burnout syndrome among intensive-care unit nurses: a systematic review and meta-analysis. Intensive Crit Care Nurs. 2024;82:103660.
4. Ministério da Saúde. Secretaria de Atenção à Saúde. Departamento de ações programáticas e estratégicas. Atenção hospitalar. Brasília, 2011. (Série B, Textos Básicos de Saúde) (Cadernos HumanizaSUS, v.3.)
5. Monteiro MC. A morte e o morrer em UTI-família e equipe médica em cena. Curitiba: Appris; 2017.
6. Oliveira ACS, Assunção WBB, Reis MMC, Miranda DC, Cantarino IN. Humanização em unidade de terapia intensiva: cuidados da equipe multiprofissional ao paciente e familiares. Rease. 2023;9(9):649-60.
7. Mattioni MF, Dietrich C, Sganzerla D, Rosa RG, Teixeira C. Return to work after discharge from the intensive care unit: a Brazilian multicenter cohort. Rev Bras Ter Intensiva. 2022;34(4):492-8.
8. Kesecioglu J, Rusinova K, Alampi D, Arambi YM, Benbenishty J, Benoit D, et al. European Society of Intensive Care Medicine guidelines on end of life and palliative care in the intensive care unit. Intensive Care Med 2024;50(11):1740-66.
9. Heyland DK, Dodek P, Rocker G, Groll D, Gafni A, Pichora D, et al. What matters most in end-of-life: perceptions of seriously ill patients and their family members. CMAJ. 2006 Feb 28;174(5):627-33.
10. van Mol MM, Boeter TG, Verharen L, Kompanje EJ, Bakker J, Nijkamp MD. Patient- and family-centred care in the intensive care unit: a challenge in the daily practice of healthcare professionals. J Clin Nurs. 2017 Oct;26(19-20):3212-23.
11. Brekelmans ACM, Ramnarain D, Pouwels S. Bereavement support programs in the intensive care unit: a systematic review. J Pain Symptom Manage. 2022;64(3):e149-e157.
12. Li J, Fan Y, Luo R, Wang Y, Yin N, Qi W, et al. Family involvement in preventing delirium in critically ill patients: a systematic review and meta-analysis. Int J Nurs Stud. 2025;161:104937.
13. Ahmad SR, Rhudy L, Fogelson LA, LeMahieu AM, Barwise AK, Gajic O, et al. Humanizing the intensive care unit: perspectives of patients and families on the get to know me board. J Patient Exp. 2023;10:23743735231201228.
14. Paul G, Mahajan RK, Gautam PL, Kaur G, Paul SS, Paul B. Voices from the ICU: perspectives on humanization in critical care settings. Indian J Crit Care Med. 2024;28(10):923-9.

6

Assistência multidisciplinar do paciente crítico

Nilda Rosa Prado
Clara Esther Maciel dos Santos
Daniel Oliveira Silva
Ana Lígia Vasconcellos

SUMÁRIO

PARTE I – ASSISTÊNCIA DE ENFERMAGEM

A unidade de terapia intensiva (UTI) configura-se como um ambiente de alta complexidade, onde a vida se encontra em um delicado equilíbrio. Nesse cenário, a atuação da equipe multidisciplinar transcende a mera execução de procedimentos técnicos, emergindo como um pilar fundamental para a promoção de um cuidado integral ao paciente crítico. Uma abordagem holística que enfatiza a interconexão e a influência recíproca entre os diferentes componentes de um sistema reconhece que o todo é mais do que a soma das partes, é a base para uma boa relação multidisciplinar dentro da unidade de terapia intensiva.[1]

O modelo de atenção à saúde, hoje, baseia-se fortemente no trabalho multidisciplinar, e as habilidades de trabalho em equipe atualmente são integradas desde cedo na formação dos profissionais.[2]

Quebrar barreiras que dificultam a prestação de cuidados seguros e eficazes é uma das maiores demandas da força de trabalho multidisciplinar dentro de uma UTI. Barreiras essas que incluem:

- Diversidade e comunicação: o desafio de conceitos e barreiras linguísticas. Utilização de terminologia da saúde, abreviações. Isso pode levar a mal-entendidos que afetam o cuidado direto ao paciente.
- Sub-representação e informação: quando certas disciplinas estão sub-representadas em uma equipe, o fluxo de informação pode ser inadequado ou distorcido. Isso pode comprometer os objetivos do tratamento, já que nem todas as perspectivas multidisciplinares são consideradas.
- Dinâmicas interpessoais: as relações dentro das equipes são complexas. Diferentes pontos de vista sobre o cuidado, estruturas hierárquicas persistentes e desequilíbrios de poder (reais ou percebidos) podem criar atritos e dificultar a colaboração.
- Barreiras organizacionais: ausência de mão de obra qualificada, sucateamento da educação acadêmica,

escassez de recursos e sobrecarga do serviço de saúde intensificam essas dificuldades, tornando quase impossível manter equipes multidisciplinares ideais.

O estudo de Zajac et al.[3] reforça que o problema não está na dedicação ou na intenção dos profissionais, mas sim nas estruturas e processos que impedem que essa dedicação se materialize em um cuidado contínuo e seguro. Essas barreiras podem criar um ambiente no qual as falhas de comunicação se tornam frequentes e a qualidade do cuidado sofre, impactando negativamente a saúde e a recuperação dos pacientes. Isso ressalta a importância de olhar para além do desempenho individual e focar em melhorar os sistemas e as dinâmicas de equipe, garantindo que a comunicação flua e que a colaboração seja eficaz. Somente assim a paixão dos profissionais poderá ser plenamente traduzida em excelentes resultados para os pacientes.

O caminho a seguir

Para superar esses obstáculos, é crucial investir em:

- Melhor coordenação: estabelecer processos claros para o trabalho conjunto. Compartilhamento eficaz de informações: garantir que os dados relevantes cheguem a quem precisa, na hora certa.
- Plataformas de comunicação: utilizar ferramentas que facilitam e padronizam a troca de informações.
- Trabalho colaborativo: promover uma cultura na qual a cooperação seja a norma, e não a exceção.

Devem-se enfatizar também os *rounds* multidisciplinares à beira-leito com o uso de *checklists* no cenário da terapia intensiva, importantes ferramentas a serem utilizadas na UTI. A evidência demonstra que essa prática realmente leva à redução de indicadores de saúde adversos em pacientes críticos e é considerada vital para a segurança e a qualidade do cuidado.[4]

Em última análise, construir e manter equipes multidisciplinares eficazes não é apenas um ideal, mas uma necessidade urgente para a segurança do paciente e a qualidade dos cuidados em um sistema de saúde cada vez mais complexo.

O papel multifacetado do enfermeiro em UTI

Camelo[5] explora a relevância das competências profissionais dos enfermeiros, com foco especial naqueles que atuam em UTI. Destaca-se que o ambiente hospitalar moderno, com pacientes em estados críticos e avanços tecnológicos, exige que os enfermeiros desenvolvam novas habilidades para oferecer um cuidado seguro e eficaz.

A enfermagem, como a maior força de trabalho nas instituições de saúde, impacta diretamente a qualidade e o custo da assistência. Em UTI, os enfermeiros não apenas prestam cuidados diretos a pacientes graves, mas também são responsáveis pela organização e coordenação dos serviços. Sua atuação abrange tanto o processo de cuidar (observação, planejamento, implementação e avaliação da assistência) quanto o processo de gerenciar (organização, qualificação da equipe e gestão de recursos).

Competências essenciais identificadas:

- Gerenciamento do cuidado: capacidade de planejar, organizar e supervisionar a assistência de enfermagem, seguindo as diretrizes legais.
- Cuidado de alta complexidade: habilidade para implementar intervenções diretas em pacientes críticos, exigindo conhecimento científico e tomada de decisões rápidas.
- Tomada de decisão: essencial para coordenar o cuidado e otimizar recursos, baseada em análise crítica e experiência.
- Liderança: fundamental para guiar a equipe, promover o trabalho colaborativo e adaptar o estilo de liderança às situações.
- Comunicação: habilidade crucial para interações eficazes com a equipe, pacientes e familiares, garantindo clareza e suporte.
- Educação continuada/permanente: disposição para buscar aprimoramento constante e promover o desenvolvimento de toda a equipe.
- Gerenciamento de recursos humanos: capacidade de dimensionar a equipe, garantir seu provimento e otimizar o desempenho.
- Gerenciamento de recursos materiais: administração do fluxo de materiais e equipamentos para assegurar a disponibilidade e o uso adequado, especialmente em ambientes de alta tecnologia.

A identificação dessas competências é vital para traçar o perfil ideal do enfermeiro de UTI e para que gestores e instituições desenvolvam estratégias que melhorem a coordenação, o compartilhamento de informações e o trabalho colaborativo. Aprimorar esses aspectos é fundamental para superar os desafios e garantir a excelência na assistência à saúde, ao mesmo tempo em que fortalece a cultura organizacional de qualidade e segurança.

Segundo Ghattas et al.,[6] é necessário promover uma cultura de trabalho em equipe e cooperação entre enfermeiros, médicos e demais profissionais que atuam na terapia intensiva, assim como promover processos nos quais a comunicação eficaz e as habilidades interpessoais sejam soberanas para a prestação de um cuidado de excelência.

Continuidade do cuidado: o elo vital na trajetória do paciente crítico

A natureza dinâmica e complexa do estado de saúde do paciente crítico exige vigilância constante e uma comunicação eficaz entre os membros da equipe. A presença contínua da enfermagem ao leito do paciente estabelece um elo vital na cadeia de cuidados. Por meio da observação sistemática e da monitorização contínua dos sinais vitais, das respostas terapêuticas e de quaisquer alterações clínicas, o enfermeiro é capaz de identificar precocemente potenciais complicações e intervir de forma oportuna. Essa vigilância ininterrupta, aliada a um registro preciso e detalhado das informações, garante a continuidade do cuidado ao longo dos diferentes turnos e entre os diversos profissionais envolvidos.

A transição de informações claras e concisas durante a passagem de plantão, por exemplo, é um momento crucial para evitar lacunas e garantir a segurança do paciente. A literatura enfatiza o papel da enfermagem como integradora do cuidado, assegurando que todas as informações relevantes sejam compartilhadas e utilizadas para otimizar a assistência.

Segurança do paciente: a enfermagem na linha de frente da prevenção

A segurança do paciente é um imperativo ético e um componente central da prática da enfermagem em terapia intensiva. O enfermeiro intensivista atua na linha de frente da prevenção de eventos adversos, implementando rigorosamente protocolos estabelecidos para minimizar riscos como infecções relacionadas a cateteres, lesões por pressão, quedas e erros de medicação. A utilização de equipamentos de proteção individual (EPI), a adesão a práticas de higiene das mãos e a verificação dupla de medicamentos são exemplos de medidas rotineiras que demonstram o compromisso da enfermagem com a segurança. Além disso, o enfermeiro desempenha um papel ativo na identificação precoce de riscos potenciais e na comunicação imediata de qualquer intercorrência à equipe multidisciplinar. A cultura de segurança promovida pela enfermagem na UTI envolve a notificação de eventos adversos e quase erros, a análise crítica das ocorrências e a implementação de barreiras para evitar sua recorrência. Normativas e recomendações de órgãos reguladores reforçam a importância do papel da enfermagem na construção de um ambiente de cuidado seguro.

Recuperação: o papel ativo da enfermagem no restabelecimento da saúde

A enfermagem desempenha papel ativo e multifacetado no processo de recuperação do paciente crítico. A administração precisa e no horário correto da terapêutica medicamentosa, a realização de procedimentos como curativos complexos, aspiração de vias aéreas e mobilização precoce são intervenções diretas que contribuem para o restabelecimento das funções orgânicas. Além disso, o suporte emocional oferecido pela enfermagem é fundamental para fortalecer o paciente em sua jornada de recuperação. O encorajamento, a escuta ativa e a criação de um ambiente terapêutico podem influenciar positivamente o enfrentamento da doença e a adesão ao tratamento. A enfermagem também atua na educação do paciente e de seus familiares, preparando-os para a transição a outros níveis de cuidado e para a continuidade do tratamento em domicílio. Estudos sobre reabilitação em UTI destacam a importância da atuação da enfermagem como elo entre o período crítico e a retomada da vida.

Qualidade de vida: o compromisso da enfermagem com o bem-estar do paciente

Mesmo no contexto desafiador da UTI, a enfermagem mantém o compromisso de proporcionar ao paciente a melhor qualidade de vida possível dentro de suas limitações. Isso envolve o alívio da dor e de outros sintomas desconfortáveis, a promoção do conforto físico e psicológico e o respeito a seus desejos e valores. A comunicação aberta e honesta com o paciente e sua família sobre o prognóstico e as opções de tratamento é essencial para garantir que suas decisões sejam respeitadas. Em situações de terminalidade, a enfermagem assume um papel ainda mais crucial, oferecendo cuidados paliativos que visam aliviar o sofrimento e proporcionar qualidade de vida. A atenção às necessidades espirituais do paciente, quando manifestadas, também faz parte do cuidado integral. A literatura sobre cuidados paliativos e qualidade de vida em UTI reforça a importância de uma abordagem centrada no paciente, que valorize sua autonomia e busque preservar sua qualidade de vida em todas as fases da doença.

Modelo assistencial

O Hospital Sírio-Libanês adota o cuidado centrado na pessoa como modelo assistencial. Essa abordagem coloca o paciente e a maneira como o cuidado é prestado no centro da assistência, diferenciando-se por reconhecer a pessoa em sua totalidade, incluindo seu contexto, individualidade, preferências e crenças, além de envolver familiares, cuidadores e ações de prevenção e promoção da saúde.

Guiado por quatro princípios – prática personalizada, coordenada, capacitadora e compassiva –, o cuidado centrado na pessoa apoia o autocuidado, a tomada de decisão compartilhada e o planejamento colaborativo. Seu conceito enfatiza a singularidade do indivíduo, suas vontades, necessidades e desejos, promovendo uma relação de parceria entre profissionais e pacientes para facilitar a troca de informações e a decisão conjunta.

A prática envolve a interação de atributos profissionais (comunicação, respeito, empatia) e um ambiente que permite engajamento, informação e escuta. O modelo confere poder ao paciente sobre o próprio cuidado, buscando um equilíbrio entre o respeito a suas decisões e a individualização da assistência, com compartilhamento de conhecimento e manutenção da autonomia. A organização deve proporcionar ambiente e tempo para a prática efetiva do cuidado centrado na pessoa.

O modelo do Sírio-Libanês se fundamenta na teoria do cuidado humano de Jean Watson e no cuidado baseado em relacionamento. A teoria de Watson enfatiza o relacionamento transpessoal, a qualidade de vida, a cura interior, o significado subjetivo, a dignidade humana e a experiência do paciente, com foco em valores humanísticos como amor, bondade e empatia. A interação profissional-paciente é vista como transformadora para ambos.

O cuidado baseado em relacionamento se ancora em três relações vitais: profissional-paciente/família, profissional consigo mesmo (autocuidado) e entre profissionais (interdisciplinaridade).

Adicionalmente, utiliza os princípios da teoria de Kristen Swanson, que destaca a conexão humana autêntica, a qualidade das relações, a centralidade da relação terapêutica, a importância do autocuidado, a liderança como modelo, ambientes de trabalho saudáveis, a valorização de cada membro da organização, o empoderamento e a influência da cultura nas relações. Essa teoria propõe sete dimensões envolvendo paciente e família para um cuidado e ambiente de recuperação eficazes, liderança engajadora, trabalho em equipe colaborativo, prática profissional autônoma e responsável, cuidado centrado no paciente, gestão adequada de recursos e foco em resultados em saúde.

A prática baseada em evidências (PBE) é um pilar essencial, definido como a integração das melhores evidências de pesquisa, o contexto do atendimento, os valores e preferências do paciente e a *expertise* clínica do profissional. O Hospital Sírio-Libanês utiliza o modelo de implementação de evidências da JBI (uma organização global que promove e apoia decisões baseadas em evidências que melhoram a saúde e a prestação de serviços de saúde), que abrange a geração, síntese, transferência e utilização de evidências, visando à melhoria da saúde global. O modelo considera a viabilidade, adequação, significado e eficácia das evidências, sustentado por cultura, capacidade, comunicação e colaboração.

A gestão participativa ou liderança colaborativa é um estilo de liderança distribuída que valoriza a inteligência, criatividade e competência coletivas. O líder atua como guia no processo de tomada de decisão, que é aberto e realizado pelo grupo. A sinergia gerada pela contribuição de diferentes habilidades e conhecimentos leva a melhores resultados. Benefícios incluem maior suporte e confiança das partes interessadas e maior senso de responsabilidade. Componentes-chave incluem a "liderança de dentro para fora", relacionamentos autênticos e o compromisso com o todo. Práticas importantes envolvem a criação de propósitos compartilhados e a elaboração de acordos de trabalho para uma colaboração de alta qualidade.

Fluxo de informações e cuidado centrado no paciente na UTI do Hospital Sírio-Libanês

Na complexa dinâmica da UTI do Hospital Sírio-Libanês, a comunicação eficaz entre a equipe multiprofissional emerge como pilar fundamental para a segurança do paciente e a excelência do cuidado. Em um ambiente onde cada segundo e cada detalhe podem ser cruciais, a troca fluida e precisa de informações não é apenas desejável, mas um imperativo clínico. Essa comunicação estruturada, guiada por metas do cuidado do paciente crítico, garante que o conhecimento e questões sobre a clínica do paciente não se fragmentem, permitindo uma abordagem terapêutica verdadeiramente individualizada e holística.

Para assegurar essa sinergia informacional, a UTI do Sírio-Libanês implementa dois momentos estratégicos de comunicação: o *round* multiprofissional e a definição de metas à beira-leito.[4]

O *round* multiprofissional, realizado como um ritual de passagem que precede o início de cada plantão, configura-se como um fórum essencial para a organização e o alinhamento das informações da unidade como um todo. Nessa reunião, a equipe faz a revisão do panorama geral dos pacientes internados. Guiado por um *checklist* de perguntas direcionadas, esse momento permite a identificação precoce de potenciais desafios, a discussão de estratégias de manejo em nível macro e a garantia de que todos os membros da equipe iniciem seus trabalhos com uma compreensão compartilhada do cenário da UTI.

A padronização por meio do *checklist* assegura que nenhum aspecto crítico seja negligenciado, promovendo uma visão sistêmica e proativa do cuidado. Com esse método é possível reduzir a mortalidade em pacientes críticos, segundo Kim et al.[7] Essa troca de informações e o planejamento conjunto do cuidado contribuem para a redução da mortalidade de várias formas.

As rondas multidisciplinares em UTI são momentos cruciais de convergência de diferentes perspectivas e conhecimentos. Durante essas discussões diárias, profissionais como médicos intensivistas, enfermeiros, fisioterapeutas, nutricionistas, farmacêuticos, psicólogos e assistentes sociais revisam o quadro clínico de cada paciente e colocam sua perspectiva de acordo com sua especialidade.

O segundo momento crucial é a definição das metas do cuidado à beira-leito. Essa prática consiste em uma visita multiprofissional individualizada a cada paciente, na qual a equipe se reúne diretamente em seu leito. Novamente, um *checklist* estruturado serve como guia para a discussão aprofundada das necessidades específicas daquele paciente. Durante essa interação, são revisados o quadro clínico atual, a resposta aos tratamentos implementados, os objetivos terapêuticos de curto prazo e as diretrizes para o cuidado nas próximas horas. A presença de todos os profissionais envolvidos promove uma troca rica de perspectivas, permitindo a construção de um plano de cuidados coeso e alinhado às particularidades de cada indivíduo. Essa abordagem centrada no paciente e realizada em seu ambiente imediato, reforça a humanização do cuidado e a corresponsabilidade da equipe.

Conclusão

A atuação da enfermagem na UTI revela-se, portanto, como um elemento insubstituível na garantia de um cuidado integral ao paciente crítico. A identificação de competências do enfermeiro intensivista se faz necessária visando garantir a excelência do cuidado ao paciente crítico. Entretanto, essas competências vão além da *expertise* técnica e do manejo de tecnologias complexas: o enfermeiro intensivista personifica a essência do cuidado humano, oferecendo suporte físico, emocional, social e espiritual ao paciente e a sua família em um dos momentos mais desafiadores de suas vidas. A capacidade de individualizar o cuidado, garantir a continuidade da assistência, promover a segurança, contribuir ativamente para a recuperação e buscar a melhor qualidade de vida possível demonstra o papel central e a complexidade da prática da enfermagem na UTI.

Investir no desenvolvimento profissional, na valorização e no reconhecimento da equipe de enfermagem é, portanto, fundamental para aprimorar a qualidade da assistência e garantir o bem-estar dos pacientes críticos.

PARTE II – ASSISTÊNCIA FISIOTERAPÊUTICA

A admissão em uma UTI representa um momento crítico na trajetória de um paciente. Embora essencial para o suporte de vida e o tratamento de condições agudas graves, o ambiente da UTI e o próprio estado clínico do paciente podem desencadear uma cascata de complicações que afetam tanto o corpo quanto a mente.

Entre as complicações físicas, destacam-se a atrofia muscular, a redução da força muscular e a diminuição da funcionalidade. No âmbito psicológico, o paciente pode desenvolver quadros de *delirium* e a síndrome pós-UTI.

Essas complicações são, em sua maioria, multifatoriais, sendo influenciadas por uma combinação de fatores. A própria condição clínica subjacente ao paciente, o uso de dispositivos invasivos, a realização de procedimentos complexos, o imobilismo imposto pela gravidade do quadro clínico, a nutrição inadequada, o manejo ineficiente da dor e a falta de higiene do sono são alguns dos elementos que contribuem para o desenvolvimento dessas complicações.

A condição clínica dos pacientes críticos e as suas complicações na UTI representam um desafio complexo que exige abordagem proativa e coordenada de equipe multidisciplinar. A compreensão dos fatores de risco, dos mecanismos subjacentes e das estratégias de prevenção e manejo é essencial para melhorar os desfechos e a qualidade de vida dos pacientes que sobrevivem a essa experiência.

Fraqueza adquirida na UTI

A fraqueza muscular adquirida na UTI (Fauti) tem como principal base fisiopatológica a polineuromiopatia do doente crítico, uma condição frequentemente observada em pacientes graves internados em terapia intensiva. Essa síndrome resulta da combinação entre inflamação muscular sistêmica e disfunção neuromuscular periférica, levando à perda significativa de força e à limitação funcional.

A imobilização prolongada, comum nesses pacientes em razão de sedação, ventilação mecânica e instabilidade clínica, desencadeia um estado de inatividade muscular. Quando associada a condições como sepse e síndrome da resposta inflamatória sistêmica (SIRS), essa inatividade contribui para uma cascata de eventos que desequilibram o balanço entre catabolismo e anabolismo. Entre os principais mecanismos envolvidos estão o aumento da liberação de hormônios catabólicos (como catecolaminas e glicocorticoides) e a elevação da secreção de citocinas pró-inflamatórias. Esse ambiente favorece a proteólise muscular, a resistência ao estímulo anabólico e, consequentemente, a atrofia muscular progressiva (o Quadro 1 lista os fatores de risco modificáveis e não modificáveis para Fauti).

Além desses fatores, o paciente crítico pode desenvolver perda de excitabilidade muscular decorrente de degeneração axonal. Embora os mecanismos exatos ainda não estejam totalmente esclarecidos, há evidências de que o aumento da permeabilidade vascular (típico da resposta inflamatória sistêmica) permite a penetração de toxinas nas terminações nervosas. O edema intraneural pode comprometer a transmissão dos impulsos nervosos, agravando a disfunção neuromuscular. Adicionalmente, a disfunção mitocondrial e os efeitos deletérios da hiperglicemia sustentada também desempenham papéis importantes na lesão nervosa e muscular.

Esses processos combinados – inflamação muscular, disfunção axonal, alterações metabólicas e inatividade –

QUADRO 1 Fatores de risco para desenvolvimento de Fauti

Fatores modificáveis	Fatores não modificáveis
Imobilização prolongada	Idade avançada
Sedação profunda	Comorbidades preexistentes
Uso excessivo de bloqueadores neuromusculares	Gravidade da doença crítica
Hiperglicemia não controlada	Ventilação mecânica prolongada
Nutrição inadequada	*Status* funcional prévio
Infecções nosocomiais	Sepse ou SIRS
Drogas vasoativas	
Corticosteroides	

Fauti: fraqueza muscular adquirida na unidade de terapia intensiva; SIRS: síndrome da resposta inflamatória sistêmica.

fundamentam o desenvolvimento da polineuromiopatia do doente crítico e explicam a origem fisiopatológica da Fauti, uma das principais causas da perda da capacidade funcional do paciente.

O diagnóstico clínico da Fauti é realizado por meio da avaliação da força muscular utilizando a escala *Medical Research Council* (MRC), sendo considerada positiva quando a pontuação total é inferior a 48 pontos. Estima-se que aproximadamente 40% dos pacientes críticos desenvolvam essa condição. A Fauti está associada a desfechos clínicos adversos, como aumento do tempo de ventilação mecânica, prolongamento da permanência na UTI e no hospital, além de maior mortalidade. Ainda, mesmo após anos da alta hospitalar, muitos sobreviventes apresentam limitações funcionais significativas, frequentemente associadas à síndrome pós-UTI (um conjunto de disfunções físicas, cognitivas e psicológicas persistentes), o que contribui para a redução da qualidade de vida a longo prazo.

Avaliação da força muscular pelo MRC

A avaliação da força muscular pelo escore do MRC envolve a análise de seis grupos musculares principais: abdutores dos ombros, flexores dos cotovelos, extensores dos punhos, flexores dos quadris, extensores dos joelhos e dorsiflexores dos tornozelos. Cada grupo é avaliado bilateralmente, com pontuação de 0 a 5 para cada membro, totalizando um escore máximo de 60 pontos. Pacientes com escore inferior a 48 pontos são diagnosticados com Fauti, sendo considerada grave quando o escore é inferior a 36. Uma limitação importante desse método é a necessidade de o paciente estar desperto, alerta e colaborativo, o que nem sempre é possível na fase aguda do cuidado intensivo.

Dinamometria de preensão palmar como indicador de fraqueza muscular

A avaliação da força de preensão palmar, realizada de forma simples, rápida e não invasiva por meio de um dinamômetro portátil, constitui uma estratégia adicional eficaz para a detecção da fraqueza muscular em pacientes críticos. A dinamometria manual apresenta boa confiabilidade tanto interexaminador quanto em testes repetidos, sendo considerada ferramenta prática para uso à beira-leito. Reduções nos valores de força de preensão têm sido sistematicamente associadas a desfechos clínicos adversos, incluindo maior tempo de internação, dificuldade no desmame da ventilação mecânica e aumento da mortalidade. Na literatura, os valores de corte propostos para o diagnóstico de Fauti são inferiores a 11 kg para homens e 7 kg para mulheres.

Assim, a dinamometria da preensão palmar pode servir como um teste de triagem inicial para identificar pacientes com risco aumentado de desenvolver ou que já apresentam Fauti, auxiliando na implementação de intervenções precoces.

Ultrassonografia muscular

Outra abordagem promissora para a avaliação da função física e a detecção precoce de alterações musculares em pacientes críticos é o uso da ultrassonografia para análise dos músculos reto femoral e vasto intermédio. Diferentemente de métodos como a escala MRC e a dinamometria, a ultrassonografia não exige que o paciente esteja acordado e cooperativo, o que a torna especialmente útil em contextos de sedação ou rebaixamento do nível de consciência. Estudos recentes demonstram excelente confiabilidade inter e intraexaminador na mensuração da espessura e da ecogenicidade muscular por esse método, conferindo maior segurança e reprodutibilidade aos achados. Alterações estruturais e qualitativas identificadas, como a redução da espessura muscular e o aumento da ecogenicidade, indicativo de infiltração por tecido não contrátil, como gordura e fibrose, estão associadas de forma precoce à piora da capacidade funcional, maior risco de falência orgânica e aumento da mortalidade.

Em um estudo recente envolvendo pacientes com covid-19, observou-se redução diária aproximada de 3,7% na área de secção transversal do reto femoral e de 2,1% na espessura do compartimento anterior do quadríceps (reto femoral e vasto intermédio), evidenciando a rápida perda muscular nesses pacientes.

Avaliação da capacidade funcional na UTI

Além da avaliação de força e massa muscular, é fundamental considerar o nível de mobilidade e a capacidade funcional dos pacientes críticos no ambiente da terapia intensiva. Esses parâmetros são essenciais para compreender o estado funcional global, guiar o planejamento terapêutico individualizado e monitorar a recuperação ao longo do tempo. Para isso, diversas escalas validadas têm sido amplamente utilizadas com boa aplicabilidade clínica. Dentre elas, destacam-se a escala de mobilidade na UTI (IMS - *ICU Mobility Scale*), a escala de estado funcional na UTI (FSS-ICU - *Functional Status Score for the ICU*) e a Classificação Internacional de Funcionalidade, Incapacidade e Saúde (CIF), proposta pela Organização Mundial da Saúde (OMS).

Escala de mobilidade na UTI

A IMS é uma ferramenta simples, objetiva e rápida que avalia o maior nível de mobilidade alcançado pelo paciente durante o turno clínico, em uma escala de 0 a 10 pontos. O escore varia desde o estado completamente imóvel (0) até a deambulação independente (10). Essa escala permite o monitoramento diário da progressão funcional do paciente e auxilia a equipe multidisciplinar na definição de metas terapêuticas realistas e seguras de mobilização precoce.

Escala de estado funcional na UTI

A FSS-ICU avalia a capacidade funcional de pacientes críticos por meio da análise de cinco tarefas motoras: rolar na cama, transferir-se da posição supina para a sentada, sentar-se à beira do leito, transferir-se para a posição de pé e caminhar. Cada tarefa é pontuada de 0 (incapaz de realizar) a 7 (independente), totalizando até 35 pontos, sendo que escores mais elevados indicam maior independência funcional. A FSS-ICU é sensível para detectar mudanças no estado funcional durante a internação e se correlaciona com o tempo de internação e os desfechos clínicos.

Classificação Internacional de Funcionalidade, Incapacidade e Saúde

A CIF é um modelo biopsicossocial desenvolvido pela OMS que classifica a funcionalidade e a incapacidade com base em componentes como funções corporais, estruturas do corpo, atividades e participação, além de fatores ambientais. Dentro da CIF, a função muscular (código b730) e a mobilidade (código d4) são domínios especialmente relevantes no contexto da UTI, permitindo uma abordagem mais ampla e padronizada da condição funcional do paciente crítico.

Reabilitação precoce na UTI

Uma série de medidas deve ser adotada para prevenir a baixa mobilidade, a Fauti e, consequentemente, a perda de capacidade funcional. A avaliação da força muscular, da mobilidade e da funcionalidade deve ser realizada já na admissão do paciente na UTI. Essa abordagem precoce permite o estabelecimento de metas e objetivos terapêuticos em curto, médio e longo prazos, bem como o planejamento de condutas individualizadas (Figura 1). Reavaliações periódicas são igualmente essenciais para ajustar os objetivos conforme a evolução clínica do paciente.

Entre as estratégias mais relevantes para a prevenção da Fauti, destaca-se a implementação do *bundle* ABCDEF (Figura 2), um conjunto de intervenções integradas que contribui significativamente para a preservação ou recuperação do *status* funcional dos pacientes durante a internação e até a alta da UTI.

A mobilização precoce é um dos pilares desse cuidado e deve ser iniciada assim que a condição clínica do paciente permitir. O reconhecimento das barreiras, sejam elas modificáveis ou não, à mobilização precoce é fundamental para que as intervenções sejam otimizadas e iniciadas o quanto antes (Quadro 2).

Para a definição de condutas seguras e eficazes, é imprescindível avaliar o nível de consciência e cooperação do paciente, sua estabilidade clínica, força muscular, mobilidade atual e eventuais contraindicações à verticalização ou à retirada do leito. Com base nesses dados, deve-se traçar um plano de mobilização progressiva, adaptado às necessidades e à capacidade funcional do paciente, visando sempre à sua recuperação integral (Figura 3).

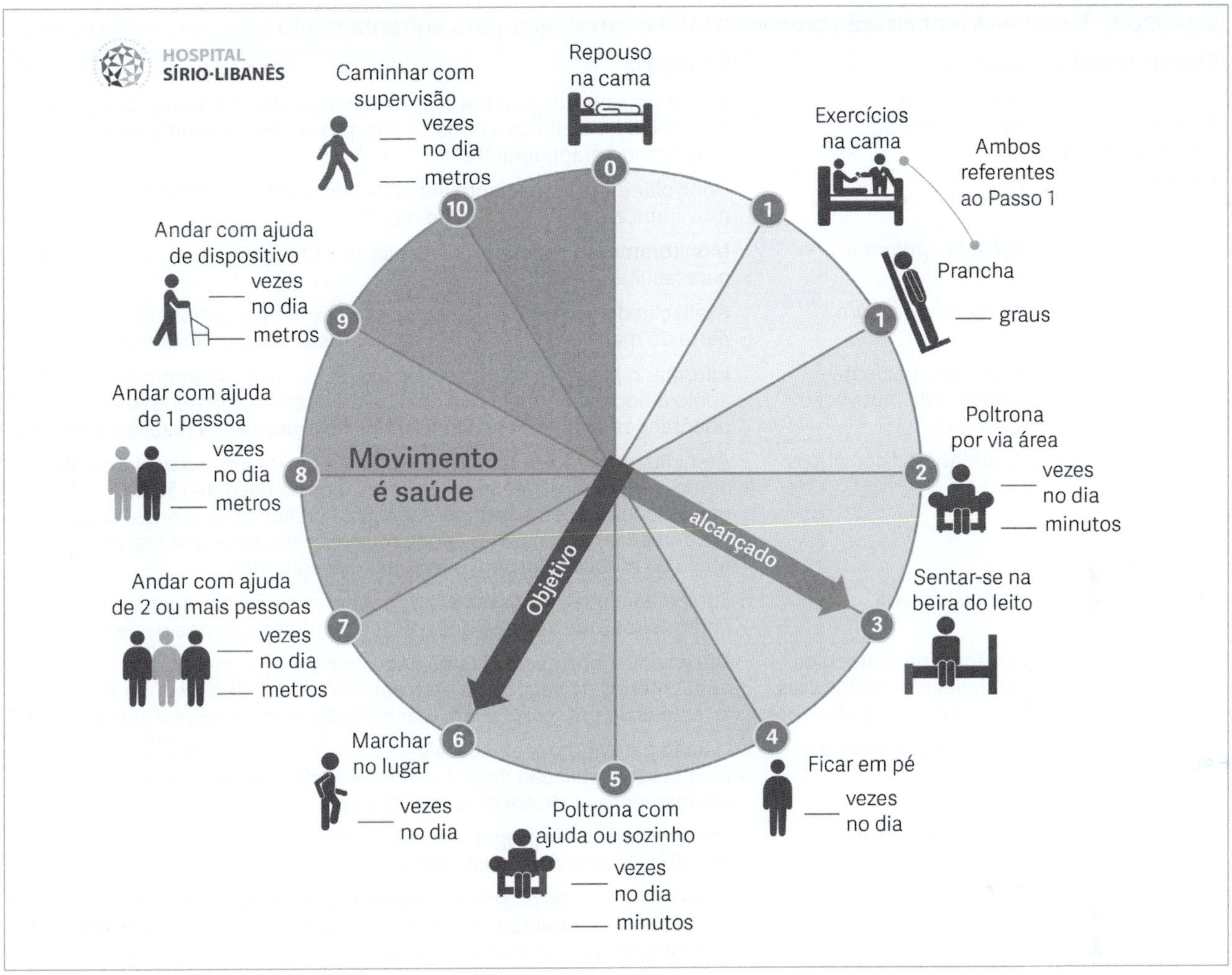

FIGURA 1 Relógio da mobilidade adaptado da escala de mobilidade da UTI.

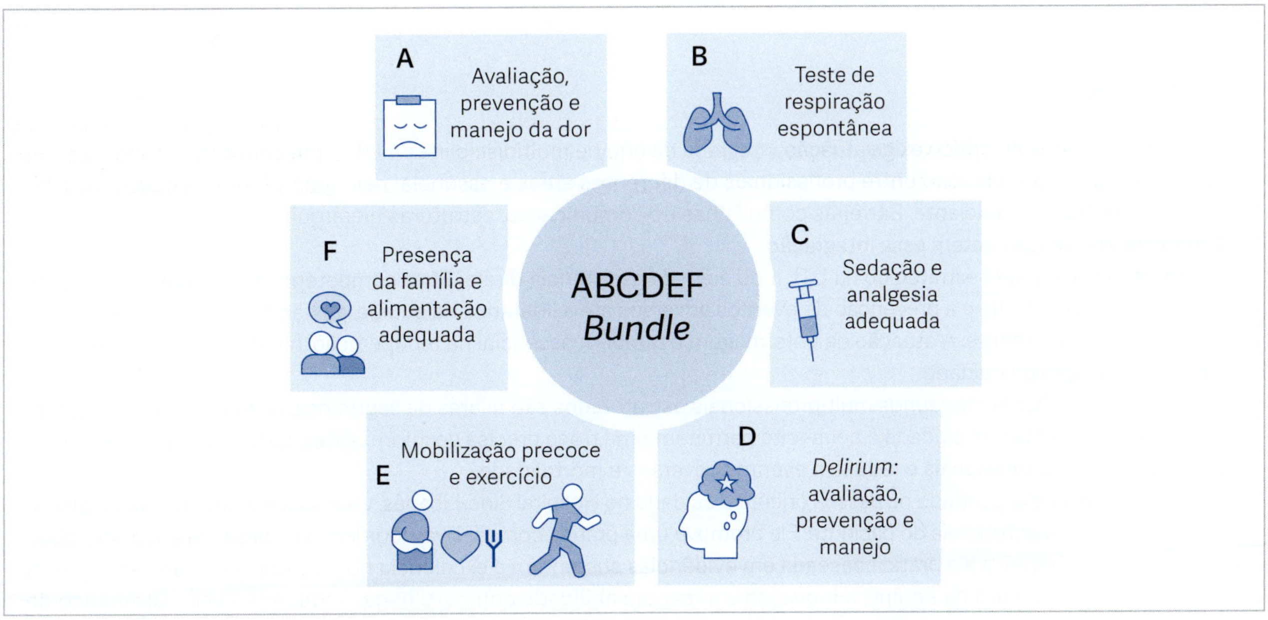

FIGURA 2 Sugestão de *bundle* para implementação na UTI.

QUADRO 2 Barreiras à mobilização precoce na UTI e estratégias para enfrentamento

Tipo de barreira	Exemplos	Estratégia
Barreiras relacionadas ao paciente	Instabilidade hemodinâmica	Seguir uma abordagem em etapas, começando com avaliações básicas de estabilidade clínica e consciência, passando por exercícios no leito e progredindo gradualmente
	Dor	Controlar a dor do paciente antes de iniciar qualquer tipo de movimentação ou mobilização na UTI
	Sedação profunda	Monitoramento constante do paciente e utilização de sedação reduzida para facilitar a mobilização precoce
	Agitação e *delirium*	Avaliação do paciente e do uso de medicamentos antipsicóticos como parte do manejo de condições psiquiátricas ou comportamentais
	Recusa do paciente e ausência de motivação	Informar o paciente sobre seu estado de saúde e tratamentos, oferecer apoio emocional ou motivacional para o acompanhamento das orientações, além de engajar a família no processo da reabilitação
	Aparelhos e dispositivos	Atenção redobrada com os dispositivos portáteis que o paciente utiliza, como o ventilador mecânico. Evitar o risco de desconexão de medicações de uso contínuo. Atenção à presença de drenos. O trabalho em equipe interdisciplinar é fundamental para planejar e realizar cada etapa da mobilização com o máximo de segurança
Barreiras estruturais	Equipe limitada	Equipe adicional. Profissionais de saúde, como fisioterapeutas e enfermeiros, que são responsáveis pela mobilização dos pacientes
	Ausência de protocolos estabelecidos e diretrizes clínicas pouco abrangentes	Desenvolver protocolos claros para a mobilização precoce, com critérios de segurança bem definidos, a fim de assegurar que todas as etapas do processo sejam realizadas de forma segura e eficaz
	Falta de equipamentos	Gestão para abordar a necessidade de treinamento adequado, análise financeira e avaliação dos benefícios econômicos ao utilizar equipamentos e protocolos específicos
Barreiras culturais	Falta de cultura de mobilização	Implementação de programas que incentivem e promovam a mobilização precoce de pacientes
	Mobilização precoce como não prioridade	Implementação de programas de educação interprofissional para mudar essa mentalidade e promover a mobilização precoce como prática integrada ao cuidado diário
Barreiras por processos institucionais ou operacionais	Escassez de coordenação e planejamento adequados	Implementar triagem contínua, coordenação entre as equipes de saúde e planejamento adequado para otimizar o cuidado
	Riscos ocupacionais para os profissionais	Fornecer treinamento adequado, garantir o uso de equipamentos corretos e contar com equipe especializada

PONTOS-CHAVE

1. O cuidado ao paciente crítico exige atuação integrada da equipe multidisciplinar. A UTI é um ambiente de alta complexidade em que a colaboração entre profissionais de diferentes áreas é essencial para garantir um cuidado holístico, seguro e centrado no paciente. Barreiras como falhas de comunicação, estruturas hierárquicas rígidas e carências organizacionais comprometem essa integração.
2. O enfermeiro tem papel estratégico na UTI, indo além da assistência direta. Suas competências abrangem desde a vigilância clínica contínua e a prevenção de eventos adversos até a liderança da equipe, gestão de recursos e promoção da educação permanente. A atuação da enfermagem é também essencial na recuperação, na promoção do bem-estar e na humanização do cuidado.
3. A comunicação eficaz e os *rounds* multiprofissionais estruturados são pilares da segurança. A utilização de *checklists* e a definição de metas de cuidado à beira-leito permitem uma troca precisa de informações, fortalecem a corresponsabilidade entre os profissionais e reduzem eventos adversos e mortalidade.
4. O modelo assistencial centrado na pessoa orienta o cuidado no Hospital Sírio-Libanês, valoriza a empatia, o relacionamento interpessoal e a autonomia do paciente. Ele promove uma prática compassiva, coordenada e baseada em evidências.
5. A liderança colaborativa e a prática baseada em evidências sustentam a excelência no cuidado. A gestão participativa estimula o engajamento da equipe, a inovação e a responsabilidade compartilhada, enquanto o uso sistemático de evidências contribui para decisões clínicas mais seguras e eficazes.

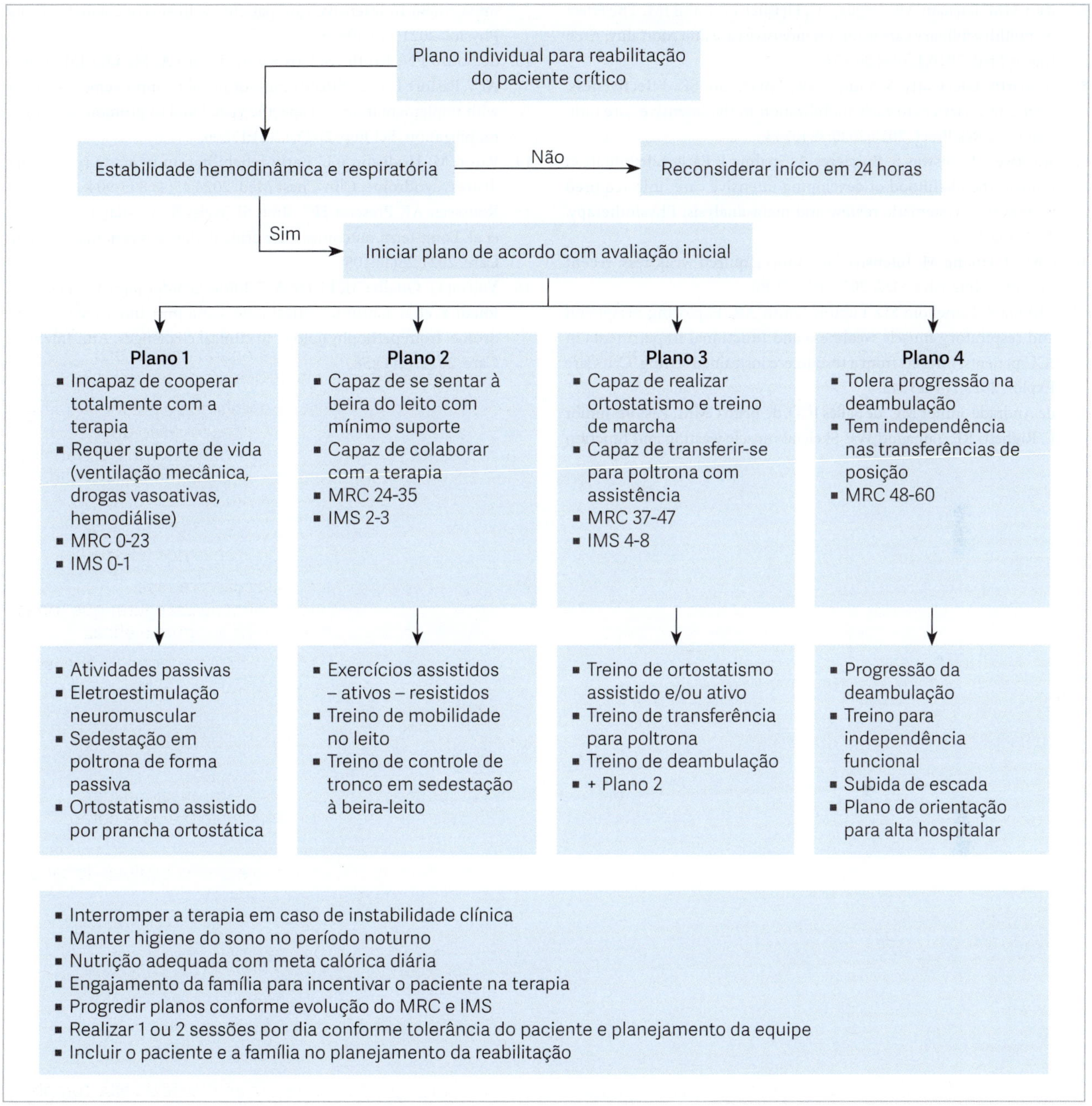

FIGURA 3 Fluxograma para plano individual de reabilitação do paciente crítico.
ISC: *ICU Mobility Scale*; MRC: escala *Medical Research Council*.

REFERÊNCIAS BIBLIOGRÁFICAS

1. Mesquita SN. Multiprofessional team performance in the intensive care unit: challenges and perspectives. Aust J Basic Appl Sci. 2023;17(11):1-7.
2. Dawe J, Cronshaw H, Frerk C. Learning from the multidisciplinary team: advancing patient care through collaboration. Br J Hosp Med (Lond). 2024;85(5):1-4.
3. Zajac S, Woods A, Tannenbaum S, Salas E, Holladay CL. Overcoming challenges to teamwork in healthcare: a team effectiveness framework and evidence-based guidance. Front Commun. 2021;6:606445.
4. Maran E, Matsuda LM, Cavalcanti AB, Magalhães AMM, Marcon SS, Haddad MCFL, et al. Effects of multidisciplinary rounds and checklist in an intensive care unit: a mixed methods study. Rev Bras Enferm. 2022;75(3):e20210934.
5. Camelo SHH. Competência profissional do enfermeiro para atuar em unidades de terapia intensiva: uma revisão integrativa. Rev Latino-Am Enfermagem. 2012;20(1):192-200.
6. Ghattas AHS, Abdou HA. Challenges and best practices for moving forward in interprofessional collaboration in critical care units: nurses' perspectives. BMC Nursing. 2025;24(1):317.

7. Kim MM, Barnato AE, Angus DC, Fleisher LF, Kahn JM. The effect of multidisciplinary care teams on intensive care unit mortality. Arch Intern Med. 2010;170(4):369-76.
8. Alaparthi GK, Gatty A, Samuel SR, Amaravadi SK. Effectiveness, safety, and barriers to early mobilization in the intensive care unit. Crit Care Res Pract. 2020;2020:7840743.
9. Anekwe DE, Biswas S, Bussières A, Spahija J. Early rehabilitation reduces the likelihood of developing intensive care unit-acquired weakness: a systematic review and meta-analysis. Physiotherapy. 2020;107:1-10.
10. Chen J, Huang M. Intensive care unit-acquired weakness: recent insights. J Intensive Med. 2023;4(1):73-80.
11. Chhiba S, Hanekom SD, Lupton-Smith AR. Exploring peripheral and respiratory muscle weakness and functional impairments in ICU patients: insights from a resource-constrained setting. Crit Care Explor. 2025;7(4):e1245.
12. de Andrade-Junior MC, de Salles ICD, de Brito CMM, Pastore-Junior L, Righetti RF, Yamaguti WP. Skeletal muscle wasting and function impairment in intensive care patients with severe covid-19. Front Physiol. 2021;12:640973.
13. de Souza PN, Kroth JB, Dos Santos Ligero A, Mendes JM, Maida ALV, Pastore L, et al. Effectiveness of a quality improvement strategy with implementation of a specific visual tool to promote ICU early mobilization. Sci Rep. 2022;12(1):17206.
14. Paton M, Hodgson CL. Early rehabilitation in acute respiratory distress syndrome. Clin Chest Med. 2024;45(4):895-904.
15. Rousseau AF, Prescott HC, Brett SJ, Weiss B, Azoulay E, Creteur J, et al. Long-term outcomes after critical illness: recent insights. Crit Care. 2021;25(1):108.
16. Voiriot G, Oualha M, Pierre A, Salmon-Gandonnière C, Gaudet A, Jouan Y, et al. Chronic critical illness and post-intensive care syndrome: from pathophysiology to clinical challenges. Ann Intensive Care. 2022;12(1):58.

Seção 2

Cuidados gerais

Felipe Duarte Silva
Christian Valle Morinaga
Laerte Pastore Jr.

7

O papel do time de resposta rápida

Jacob Sessim Filho

SUMÁRIO

INTRODUÇÃO

No início dos anos 1990, um estudo conduzido por Daffurn et al.[1] reportou uma taxa de mortalidade pós-parada cardiorrespiratória (PCR) de 71% nas enfermarias e de 64% no departamento de emergência do Hospital de Liverpool, na Austrália. Objetivando detectar precocemente pacientes com deterioração clínica aguda de modo a possibilitar uma intervenção clínica precoce e, com isso, prevenir a ocorrência de PCR, foi criado um time de emergências médicas visando substituir o time de parada cardíaca existente. Essa parece ser uma das primeiras descrições documentadas na literatura médica sobre a implantação de um time de resposta rápida (TRR) explicitamente com o objetivo de reduzir a taxa de mortalidade hospitalar.

Na década seguinte, Buist et al.[2] identificaram que aproximadamente 9% das admissões hospitalares apresentavam algum grau de deterioração clínica que preenchia critérios para o acionamento de um TRR. Eles também observaram que as admissões com esses critérios apresentavam uma taxa de mortalidade hospitalar sete vezes maior quando comparada com as admissões que não preenchiam esses critérios.

Estudos demonstram que alterações clínicas à beira-leito e alterações laboratoriais ocorrem 6 a 12 horas antes de os pacientes apresentarem uma deterioração clínica aguda no ambiente hospitalar.[3-5] Um hospital de alta *performance* no atendimento a pacientes com intercorrências hospitalares deve ter um sistema de resposta rápida (SRR) capaz de identificar esses sinais e sintomas rapidamente. Isso cria uma janela de oportunidade para a realização de um atendimento precoce pelo TRR da instituição aos pacientes com deterioração clínica aguda. Trabalhos demonstram que hospitais que tiveram sucesso na implantação de seus TRR observaram redução significativa no número de PCR fora de unidades críticas e na taxa de mortalidade intra-hospitalar.

DEFINIÇÕES

Por definição, o termo "time de resposta rápida" (TRR) se refere a uma equipe multiprofissional formada por médicos, enfermeiros e/ou fisioterapeutas respiratórios. Esse time deve receber treinamento para a realização de atendimentos de pacientes em situações de urgência e emergência. Treinamentos de suporte avançado de vida em cardiologia (SAVC), também conhecidos pela sigla ACLS® (*Advanced Cardiovascular Life Support®*), são baseados nas últimas diretrizes de atendimento no assunto e servem como ótimo norteador de atendimento para esses times. Todavia, treinamentos e simulados realizados nas unidades de trabalho dessas equipes com os equipamentos disponibilizados pela instituição para esses atendimentos são de grande importância para a manutenção tanto da destreza quanto da rapidez desses atendimentos, garantindo a alta *performance* desses times.

Em contrapartida, o termo "sistema de resposta rápida" (SRR) se refere a uma rede de segurança para pacientes internados. Esse sistema deve atuar na criação e revisão de critérios de identificação de piora clínica (critérios de acionamento), criação e treinamento do TRR responsável pelo rápido e sistemático atendimento desses pacientes, avaliação e acompanhamento dos indicadores de qualidade de atendimento, administração e governança hospitalar, dentre outros aspectos[5] (Figura 1).

EVIDÊNCIAS CIENTÍFICAS NO ASSUNTO

Impactos clínicos dos TRR

Diversos estudos, predominantemente observacionais e de centro único, demonstraram que a implementação de TRR está associada à redução da incidência de PCR fora de unidades de terapia intensiva (UTI) e/ou da taxa de mortalidade hospitalar.[6-16] Entretanto, o único ensaio clínico, multicêntrico, randomizado e controlado nessa tema, o *Medical Early Response Intervention and Therapy* (MERIT), publicado em 2005, não demonstrou esse benefício.[17] Acredita-se que a taxa de mortalidade abaixo do esperado e as baixas taxas de acionamento no grupo intervenção possam ter deixado o MERIT sem poder estatístico com relação a seu desfecho primário.[18]

Outros estudos analisam os impactos do modo de implantação de TRR ou de revisão dos SRR. Um estudo conduzido por Nallamothu BK et al.[19] observou que hospitais com equipes de ressuscitação compostas por profissionais com dedicação exclusiva tinham taxas de sobrevida a PCR intra-hospitalar mais altas que os hospitais com profissionais sem dedicação exclusiva.

Um estudo conduzido por Factora et al.[16] examinou os efeitos do estabelecimento de um TRR em 2009, a transição de sua liderança para uma equipe de anestesistas em 2012 e outras modificações no SRR na mortalidade hospitalar na Cleveland Clinic. Sua análise incluiu dados de internação hospitalar de pacientes de 1º de março de 2005 a 31 de dezembro de 2018, abrangendo um total de 628.533 hospitalizações. Nesse estudo, os pesquisadores observaram redução significativa na taxa de mortalidade intra-hospitalar após as intervenções. Isso os levou a concluir que a implementação do TRR se associou à redução na mortalidade intra-hospitalar naquela instituição, todavia o impacto nesse desfecho levou anos para poder ser observado.

Dessa forma, nos últimos anos, a Joint Commission International (JCI) passou a recomendar que todos os hospitais nos EUA estabelecessem um SRR como parte do *National Patient Safety Goals* de 2008.[20] Nesse mesmo sentido, a American Heart Association (AHA), em suas últimas duas diretrizes de ressuscitação cardiopulmonar, publicadas em 2015[21] e 2020,[22] reiterou a importância dos SRR, especialmente para prevenção de PCR intra-hospitalar em enfermarias gerais (recomendação 2a e nível de evidência C).

Impactos financeiros dos TRR

Além dos aspectos clínicos da implantação de TRR, há poucos estudos publicados analisando os impactos

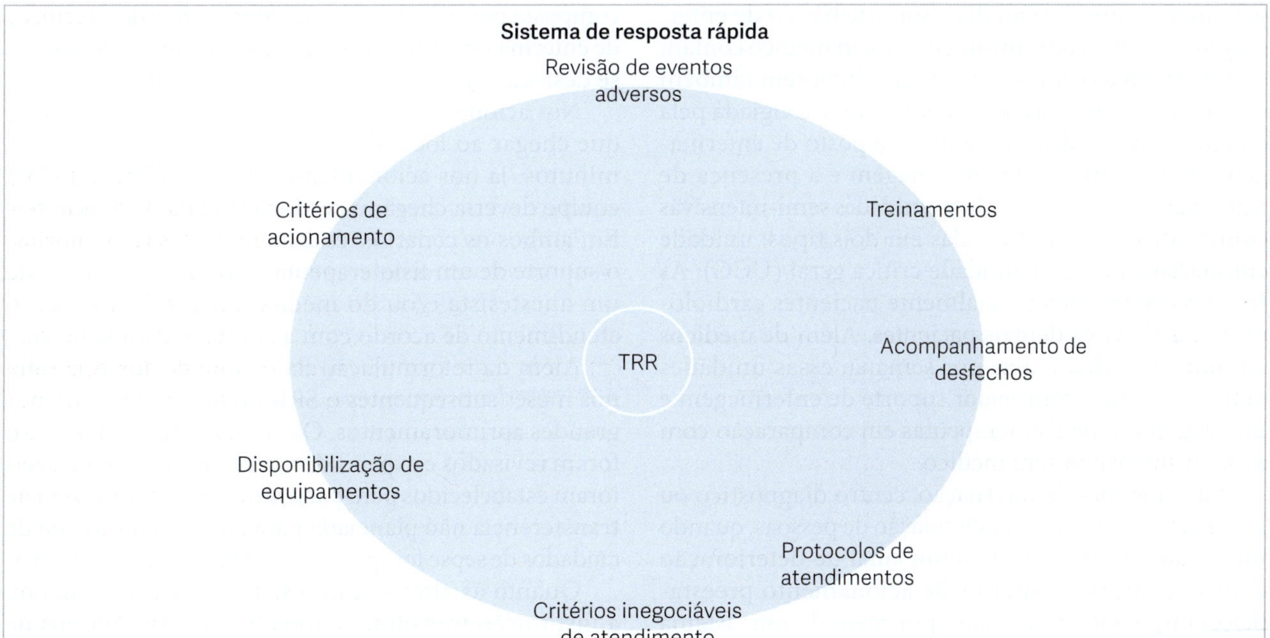

FIGURA 1 Diferenciação entre um TRR e um SRR.
SRR: sistema de resposta rápida; TRR: time de resposta rápida.

nos custos de internação. Um estudo holandês revelou que a implantação de um TRR levou ao aumento no número de transferências não planejadas para UTI (2,5 para 4,2%), o que poderia estar associado ao aumento nos custos de internação.[23] Esse mesmo trabalho avaliou, em um cenário hipotético, se a transferência precoce de pacientes para a UTI e, por conseguinte, com menor gravidade poderia impactar nos custos de internação. O estudo estimou que, se houvesse redução no valor médio do escore APACHE II desses pacientes de 17,6 para 14, haveria redução de 69% nos custos de internação, mesmo levando em conta o aumento no número de dias de internação em UTI e o aumento de demanda da equipe multiprofissional na realização desses atendimentos.

EXPERIÊNCIA DO HOSPITAL SÍRIO-LIBANÊS NA IMPLANTAÇÃO DO SEU TRR

O Hospital Sírio-Libanês (HSL) é um hospital geral, privado, filantrópico e quaternário em atividade desde 1965 na cidade de São Paulo. Atualmente, o hospital conta com aproximadamente 486 leitos operacionais, sendo cerca de 54 leitos de UTI adulto e 6 leitos de UTI pediátrica, atuando com grande foco nas áreas de oncologia, cardiologia e cirurgia. Além dos leitos de UTI, o hospital conta com outros 3 tipos de unidades: unidade de internação (UI), semi-intensiva sem médico e semi-intensiva com médico de plantão 24 horas por dia, 7 dias por semana.

Os leitos de UI são os leitos de menor complexidade da instituição onde os pacientes recebem visita médica, pelo menos, uma vez ao dia e suporte básico de enfermagem. Os leitos de semi-intensiva sem médico contam com as mesmas características das UI, porém também contam com monitorização por telemetria vigiada pela equipe por meio de uma central no posto de enfermagem, maior suporte de enfermagem e a presença de fisioterapeuta na unidade. Já as unidades semi-intensivas com médico são subdivididas em dois tipos: unidade coronariana (UCO) e unidade crítica geral (UCG). As UCO recebem preferencialmente pacientes cardiológicos e a UCG os demais pacientes. Além de médicos 24 horas por dia, 7 dias por semana, essas unidades também contam com maior suporte de enfermagem e maior número de fisioterapeutas em comparação com as semi-intensivas sem médico.

Nas unidades de internação, centro diagnóstico ou nas áreas de convivência e circulação de pessoas, quando um colaborador detecta algum sinal de deterioração clínica, conforme critérios de acionamento preestabelecidos, o TRR é acionado por meio de um sistema eletrônico, que envia um alerta para o *pager* do médico de plantão. Já nas unidades fechadas, como nas unidades de críticas (UTI, UCO e UCG), no centro cirúrgico e no pronto atendimento, o médico plantonista da unidade é acionado nos casos de piora clínica dos pacientes, ficando o TRR disponível para situações de contingência.

Sobre a implantação do TRR

Inicialmente, o TRR era liderado por médicos de plantão nas UTI, unidades semi-intensivas ou do pronto atendimento que eram acionados para se deslocar de suas unidades e realizar os atendimentos nas unidades de internação sem médico e nas unidades diagnósticas.

Objetivando as melhores práticas em saúde e a maior segurança dos pacientes, em 1º de junho de 2014 esse SRR passou por uma grande reformulação. A liderança do TRR passou para uma equipe médica com dedicação exclusiva, operando ininterruptamente 24 horas por dia, 7 dias por semana, conhecida como a equipe médica de hospitalistas. Essa equipe era composta por médicos com no mínimo 3 anos de experiência clínica após a conclusão do curso de medicina, com pelo menos uma residência médica concluída e experiência em atendimento médico de urgência e emergência. As especialidades da equipe abrangiam desde cardiologia, geriatria, infectologia e medicina interna.

Depois da reestruturação, durante os atendimentos de urgência (código vermelho), o TRR passou a ser liderado por um dos médicos hospitalistas, que realizava os atendimentos com o apoio da equipe de enfermagem da unidade, incluindo pelo menos um enfermeiro e um técnico de enfermagem. Já durante os atendimentos de emergência (código azul), essa mesma equipe recebe o apoio da equipe de enfermagem da sala de emergência, composta por pelo menos um enfermeiro e dois técnicos de enfermagem, e por um fisioterapeuta respiratório, que se deslocavam para o local de acionamento.

Nos acionamentos de urgência, o TRR passou a ter que chegar ao local de acionamento em menos de 5 minutos. Já nos acionamentos de emergência, toda a equipe deveria chegar à cena em menos de 3 minutos. Em ambos os cenários, essa equipe poderia requisitar o suporte de um fisioterapeuta respiratório da UTI, de um anestesista e/ou do médico-cirurgião do pronto atendimento de acordo com a complexidade do caso.

Além da reformulação da equipe de atendimento, nos meses subsequentes o SRR do hospital passou por grandes aprimoramentos. Os critérios de acionamento foram revisados e expandidos, critérios não negociáveis foram estabelecidos para pacientes que necessitassem de transferência não planejada para a UTI, o protocolo de cuidados de sepse foi aprimorado, entre outras melhorias.

Quanto às alterações no sistema de acionamento, a instituição transitou de uma lista de 16 critérios de acionamento de parâmetro único para uma lista mais abrangente, com 37 critérios de acionamento de parâmetro único somados a um escore de ponderação agregada.

A lista inicial, que envolvia 6 critérios de emergência e 10 critérios de urgência, foi expandida para incluir 31 critérios de acionamento de urgência, mantendo os 6 critérios originais de acionamento de emergência. Em relação ao escore de ponderação agregada, o prontuário eletrônico dos pacientes passou a calcular automaticamente o *Modified Early Warning Score* (MEWS)[24] cada vez que um novo sinal vital era inserido em sistema. Quando o escore MEWS de um paciente atingia 4 pontos ou mais, o painel da unidade passou a exibir um alerta para o enfermeiro, que então era obrigado a reavaliar os sinais vitais e acionar o TRR, se os valores estivessem corretos. Os critérios revisados de acionamento estão listados no Quadro 1.

O objetivo principal da atuação do TRR em nossa instituição passou a ser a realização de uma rápida e sistemática intervenção nos pacientes com piora clínica aguda. Entre as principais medidas adotadas está a rápida estabilização clínica do paciente, a realização de exames de urgência, a troca ou introdução de antibióticos quando necessário, além da transferência do paciente para leito de UTI quando indicado. Até que o leito de UTI fosse

QUADRO 1 Critérios de acionamento do TRR para todos os pacientes com 16 anos ou mais que não estejam em atendimento nas unidades críticas, no pronto atendimento ou no centro cirúrgico do Hospital Sírio--Libanês

Critérios de emergência (código azul)

- Parada cardiorrespiratória
- Perda de consciência
- Convulsão generalizada
- Saturação de oxigênio (SaO_2) ≤ 85% após suplementação de oxigênio
- Pressão arterial sistólica (PAS) < 70 mmHg
- Frequência cardíaca (FC) > 150 bpm ou < 40 bpm com sinais de comprometimento hemodinâmico

Critérios de urgência (código vermelho)

- Convulsão focal
- Sinais de *delirium*: agitação psicomotora, confusão mental e/ou sonolência agudas
- Suspeita de acidente vascular cerebral:
  - Perda súbita da força muscular ou formigamento de um lado do corpo
  - Dificuldade súbita para falar ou compreender
  - Perda visual súbita
  - Tontura ou desequilíbrio súbitos
  - Cefaleia súbita e intensa
- Suspeita de infarto agudo do miocárdio:
  - Dor torácica
  - Resultado crítico de enzima cardíaca
- Arritmias cardíacas agudas:
  - FC entre 120 e 150 bpm
  - FC entre 40 e 50 bpm
- PAS ≥ 200 mmHg associada a sintomas (cefaleia, náuseas ou vômitos)
- PAS < 90 mmHg, pressão arterial média < 65 mmHg ou queda na PAS basal ≥ 40 mmHg associado a sinais de baixo débito:
  - Perfusão periférica lentificada, palidez cutânea ou sudorese
- Potássio sérico ≥ 6 mEq/L (exceto no serviço de diálise)
- Dispneia intensa com frequência respiratória (FR) ≥ 30 irpm e/ou uso de musculatura acessória
- SaO_2 entre 86 e 90%
- Sangramento agudo intenso e/ou com sinais de baixo débito ou Hb ≤ 7 g/dL (sem antecedente de anemia)
- Glicemia capilar ≤ 50 mg/dL, se refratária às medidas do protocolo institucional
- Queda sem perda de consciência
- Reação adversa medicamentosa moderada ou grave (prurido intenso, sintomas respiratórios ou hipotensão, desde que não compatíveis com critérios de código azul)
- Dor súbita e intensa
- Escore MEWS ≥ 4
- Sinais de sepse (infecção possível mais pelo menos 2 critérios a seguir)
  - FC > 90 bpm
  - Tax > 38 °C ou < 36 °C
  - FR > 20 irpm
  - Leucometria > 12.000 cels/mm^3 ou < 4.000 cels/mm^3
  - Oligúria (< 0,5 mL/kg/h nas últimas 2 horas)
  - PAS < 100 mmHg
  - SaO_2 < 90%
- Algum membro da equipe multidisciplinar seriamente preocupado com o paciente

disponibilizado, o TRR passou a iniciar o cuidado intensivo do paciente no leito da unidade de internação onde o paciente se encontrava. Nesses casos, podia-se iniciar monitorização cardíaca contínua, realizar a passagem de acesso central, iniciar uso de drogas vasoativas, dispor de fisioterapeuta respiratória e iniciar suporte ventilatório, incluindo suporte avançado, quando necessário.

Resultados

Com o objetivo de analisar os impactos da reestruturação do SRR de nossa instituição, recentemente conduzimos uma coorte retrospectiva de pacientes adultos que apresentaram deterioração clínica aguda, necessitando de transferência para a UTI. Os pacientes foram incluídos consecutivamente de 1º de maio de 2012 a 30 de junho de 2016. O desfecho primário analisado foi a mortalidade hospitalar, com desfechos secundários incluindo mortalidade na UTI, tempo de permanência hospitalar e na UTI, taxa de readmissão na UTI dentro de 48 horas e o total de gastos hospitalares por paciente. Os pacientes foram pareados por escore de propensão na proporção de 1:1.

Esse estudo incluiu 977 pacientes consecutivos divididos em dois grupos: o grupo PRÉ, composto de pacientes transferidos para a UTI antes da revisão do SRR da instituição, em 1º de junho de 2014, e o grupo PÓS, composto pelos pacientes transferidos para a UTI após essa data. Com isso, o grupo PRÉ era composto por 470 pacientes e o grupo PÓS, por 507. Após o pareamento por escore de propensão, foram identificados 343 pares (totalizando 686 pacientes). As análises revelaram reduções na taxa de mortalidade hospitalar (34,7% PRE *vs.* 22,7% PÓS; *odds ratio* 0,590 [IC95%: 0,254, 0,927], P < 0,001) e na taxa de mortalidade na UTI (19,5% PRE *vs.* 12,8% PÓS; *odds ratio* 0,501 [IC95%: 0,087, 0,915]; P = 0,022). Também foram observadas diminuições no tempo de internação hospitalar e na UTI, e no uso de medidas de suporte na UTI.

Nesse estudo, a reestruturação do SRR também se associou a transferências mais precoces de pacientes para um leito de UTI, evidenciado por uma redução na mediana de dias de hospitalização antes da transferência para a UTI no grupo PÓS. Uma transferência mais precoce para a UTI pode estar associada à admissão de um paciente estabilizado precocemente na unidade de origem, dessa forma necessitando de menos medidas de suporte na UTI, o que reduz tanto a permanência em um leito de terapia intensiva quanto o tempo total de internação. Além disso, o suporte clínico precoce também pode ter contribuído para aumento na sobrevida desses pacientes.

Com relação às análises financeiras, observamos uma redução de 23,20% nas medianas do valor final cobrado pela internação desses pacientes deflacionado pelo IPCA no grupo PÓS em comparação com o grupo PRÉ (p < 0,001) após o pareamento pelo escores de propensão. Somando todos os gastos hospitalares deflacionados pelo IPCA após pareamento por escore de propensão, observamos uma redução total de R$ 55.428.060,60 após a intervenção (Figura 2). Esse montante equivaleria a uma economia média por paciente no grupo PÓS de R$ 161.597,84. Acreditamos que a redução na necessidade de medidas de suporte na UTI, a redução no tempo de internação em leito de terapia intensiva e no número de dias de internação hospitalar no grupo PÓS possam ter determinado a queda nos custos de internação desses pacientes.

No momento da conclusão deste capítulo, os dados desse estudo encontram-se em revisão para publicação científica. Todavia, em função da robustez de seus resultados, acreditamos que a reestruturação do SRR em nossa instituição proporcionou reduções tanto na mortalidade intra-hospitalar quanto nos valores gastos nas internações desses pacientes.

Dessa forma, na experiência do Hospital Sírio-Libanês, acreditamos que o papel do TRR seja de melhorar os desfechos clínicos dos pacientes em geral com grande ênfase na redução da mortalidade intra-hospitalar. Surpreendentemente, observamos que, oferecendo mais qualidade em nosso cuidado, acabamos reduzindo os custos em saúde e, com isso, geramos mais valor em saúde a nossos pacientes.

PONTOS-CHAVE

1. Por definição, o termo TRR se refere a uma equipe multiprofissional formada por médicos, enfermeiros e/ou fisioterapeutas respiratórios.
2. O termo sistema de resposta rápida (SRR) se refere à rede de segurança para pacientes internados. Esse sistema deve atuar na criação e revisão de critérios de identificação de piora clínica (critérios de acionamento), criação e treinamento do TRR responsável pelo rápido e sistemático atendimento desses pacientes, avaliação e acompanhamento dos indicadores de qualidade do atendimento desses pacientes, administração e governança hospitalar, entre outros aspectos.
3. Diversos estudos, predominantemente observacionais e de centro único, demonstraram que a implementação de TRR está associada à redução de incidência de PCR fora de unidades de terapia intensiva e/ou da taxa de mortalidade hospitalar.[6-16] Entretanto, o único ensaio clínico, multicêntrico, randomizado e controlado nessa tema, o *Medical Early Response Intervention and Therapy* (MERIT), publicado em 2005, não demonstrou esse benefício.[17]

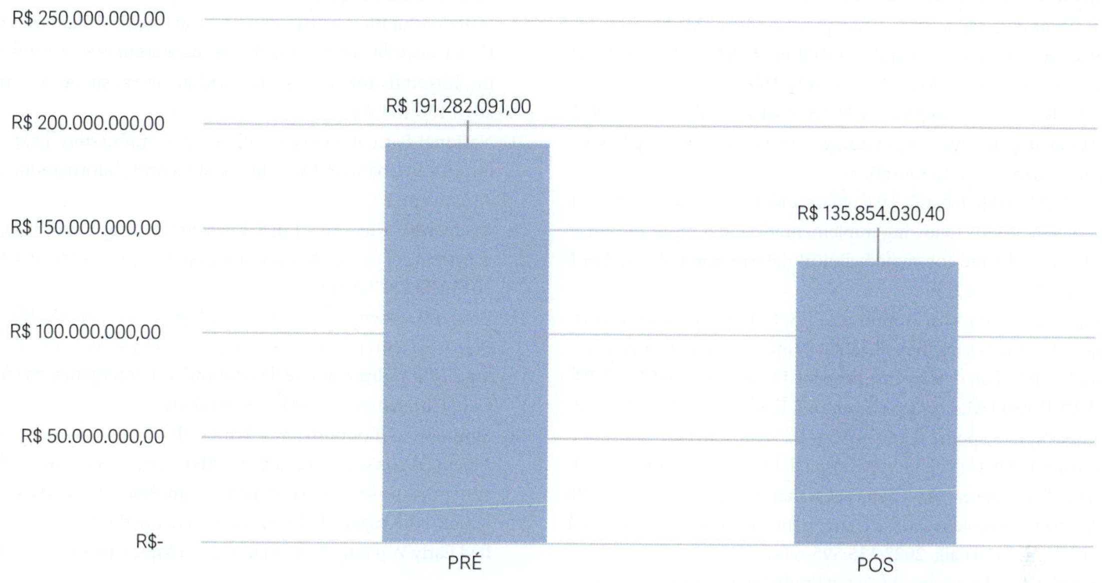

FIGURA 2 Somatório do total de gastos hospitalares deflacionados pelo IPCA após pareamento por escore de propensão de todos os pacientes de cada grupo.

IPCA: Índice Nacional de Preços ao Consumidor.

4. Apesar disso, nos últimos anos a JCI passou a recomendar que todos os hospitais nos EUA estabelecessem um SRR como parte do *National Patient Safety Goals* de 2008.[20] Nesse mesmo sentido, a AHA, em suas últimas duas diretrizes de ressuscitação cardiopulmonar publicadas em 2015[21] e 2020,[22] reiterou a importância dos SRR, especialmente para prevenção de PCR intra-hospitalar em enfermarias gerais (recomendação 2a e nível de evidência C).
5. Em junho de 2014, o SRR do Hospital Sírio-Libanês passou por grande reestruturação. Entre as principais medidas estão a mudança da liderança de seu TRR para uma equipe de médicos clínicos com dedicação exclusiva e a ampliação dos critérios de acionamento. Recentemente, foi realizada a análise dos dados de atendimento dos pacientes transferidos para a UTI antes e depois dessa reestruturação. Os dados evidenciaram uma redução significativa na taxa de mortalidade intra-hospitalar nos pacientes atendidos após a reestruturação do SRR da instituição. As análises financeiras dessas internações também revelaram redução significativa nos gastos hospitalares desses pacientes.
6. Com isso, na experiência do Hospital Sírio-Libanês, o TRR tem um papel crucial na melhora dos desfechos clínicos de seus pacientes. Além disso, observou-se que a intervenção precoce e sistemática do TRR em pacientes com deterioração clínica aguda determina redução significativa nos gastos hospitalares desses pacientes.

REFERÊNCIAS BIBLIOGRÁFICAS

1. Daffurn K, Lee A, Hillman KM, Bishop GF, Bauman, A. Do nurses know when to summon emergency assistance? Intensive Crit Care Nurs. 1994;10:115-20.
2. Buist M, Bernard S, Nguyen TV, Moore G, Anderson J. Association between clinically abnormal observations and subsequent in-hospital mortality: a prospective study. Resuscitation. 2004;62:137-41.
3. Jones D, Mitchell I, Hillman K, Story D. Defining clinical deterioration. Resuscitation. 2013;84:1029-34.
4. Andersen LW, Kim WY, Chase M, Berg KM, Mortensen SJ, Moskowitz A, et al. The prevalence and significance of abnormal vital signs prior to in-hospital cardiac arrest. Resuscitation. 2016;98:112-7.
5. DeVita MA, Bellomo R, Hillman K, Kellum J, Rotondi A, Teres D, et al. Findings of the First Consensus Conference on Medical Emergency Teams. Crit Care Med. 2006;34(9):2463-78.
6. Bellomo R, Goldsmith D, Uchino S, Buckmaster J, Hart GK, Opdam H, et al. A prospective before-and-after trial of a medical emergency team. Med J Aust. 2003;179:283-87.
7. Priestley G, Watson W, Rashidian A, Mozley C, Russell D, Wilson J, et al. Introducing critical care outreach: a ward-randomised trial of phased introduction in a general hospital. Intensive Care Med. 2004;30:1398-404.
8. Bellomo R, Goldsmith D, Uchino S, Buckmaster J, Hart G, Opdam H, et al. Prospective controlled trial of effect of medical emergency team on postoperative morbidity and mortality rates. Crit Care Med. 2004;32(4):916-21.
9. Rocha HAL, Alcântara ACC, Rocha SGMO, Toscano CM. Efetividade do uso de times de resposta rápida para reduzir a ocorrência de parada cardíaca e mortalidade hospitalar: uma revisão sistemática e metanálise. Rev Bras Ter Intensiva. 2018;30:366-75.

10. Maharaj R, Raffaele I, Wendon J. Rapid response systems: a systematic review and meta-analysis. Crit Care. 2015;19:254.
11. Jung B, Daurat A, De Jong A, Chanques G, Mahul M, Monnin M, et al. Rapid response team and hospital mortality in hospitalized patients. Intensive Care Med. 2016;42:494-504.
12. Evans RS, Kuttler KG, Simpson KJ, Howe S, Crossno PF, Johnson KV, et al. Automated detection of physiologic deterioration in hospitalized patients. JAMA. 2014;22:350-60.
13. Kollef MH, Heard K, Chen Y, Lu C, Martin N, Bailey T. Mortality and length of stay trends following implementation of a rapid response system and real-time automated clinical deterioration alerts. Am J Med Qual. 2015;32:12-8.
14. Foraida MI, DeVita MA, Braithwaite RS, Stuart SA, Brooks MM, Simmons RL. Improving the utilization of medical crisis teams (Condition C) at an urban tertiary care hospital. J Crit Care. 2003;18:87-94.
15. Sharek PJ, Parast LM, Leong K, Coombs J, Earnest K, Sullivan J, et al. Effect of a rapid response team on hospital-wide mortality and code rates outside the ICU in a children's hospital. JAMA. 2007;298:2267-74.
16. Factora F, Maheshweari K, Khana S, Chahar P, Ritchey M, O'Hara Jr J, et al. Effect of a rapid response team on the incidence of in-hospital mortality. Anesth Analg. 2022;135:595-604.
17. Hillman K, Chen J, Cretikos M; Merit Study Investigators. Introduction of the medical emergency team (MET) system: a cluster-randomised controlled trial. Lancet. 2005;365:2091-7.
18. Lyons PG, Edelson DP, Churpek MM. Rapid response systems. Resuscitation. 2018;128:191-7.
19. Nallamothu BK, Guetterman TC, Harrod M, Kellenberg JE, Lehrich JL, Kronick SL, et al. How Do resuscitation teams at top-performing hospitals for in-hospital cardiac arrest succeed? Circulation. 2018;138:154-63.
20. National Patient Safety Goals® Joint Commission. Disponível em: http://www.jointcommission.org/standards_information/npsgs.aspx. Acesso em: 23 abr. 2025.
21. Kronick SL, Kurz MC, Lin S, Edelson DP, Berg RA, Billi JE, et al. Part 4: Systems of care and continuous quality improvement. Circulation. 2015;132:S397-S413.
22. Berg KM, Cheng A, Panchal AR, Topjian AA, Aziz K, Bhanji F, et al. Part 7: Systems of Care: 2020 American Heart Association Guidelines for cardiopulmonary resuscitation and emergency cardiovascular Care Circulation. 2020;142:S580-S604.
23. Simmes F, Schoonhoven L, Mintjes J, Adang E, van der Hoeven JG. Financial consequences of the implementation of a rapid response system on a surgical ward. J Eval Clin Pract. 2014;20:342-7.
24. Subbe CP, Kruger M, Rutherford P, Gemmel L. Validation of a modified Early Warning Score in medical admissions. QJM. 2001;94:521-6.

8

Ultrassonografia e ecocardiograma *point-of-care* na unidade de terapia intensiva

Luísa Tajra Carvalho
Yuri de Albuquerque Pessoa dos Santos
Maurício Henrique Claro dos Santos

SUMÁRIO

INTRODUÇÃO

Nas últimas duas décadas, observou-se verdadeira revolução nas unidades de terapia intensiva (UTI); aparelhos de ultrassonografia, antes restritos aos centros de diagnósticos por imagem, ou presentes nas UTI apenas nas mãos de médicos radiologistas, tornaram-se tecnologia ubíqua no cuidado do paciente crítico.

Em virtude das várias características, que vão de encontro às necessidades de cuidado do paciente criticamente doente, como ser realizada à beira-leito, agilidade diagnóstica com aquisição e interpretação de imagem de maneira simultânea, possibilidade de monitorar a terapia instituída pela repetição frequente de exames e ausência de radiação ionizante, a ultrassonografia tornou-se ferramenta não invasiva que permite ao médico intensivista mapear o paciente crítico da cabeça aos pés.

O conceito de ultrassonografia *point-of-care*, direcionada à avaliação de questões específicas, expandiu-se além do protocolo FAST (*Focused Assessment with Sonography for Trauma*), utilizado no atendimento inicial de pacientes politraumatizados com o intuito de detectar líquido livre na cavidade peritoneal, e novos protocolos de atendimento, voltados para questões específicas da terapia intensiva foram desenvolvidos. Concomitantemente, sociedades internacionais de terapia intensiva definiram habilidades básicas em ultrassonografia a serem adquiridas por todo médico intensivista.[1]

Atualmente, a ultrassonografia *point-of-care* vem sendo utilizada nas UTI com diferentes propósitos:

- Auxiliar a realização de procedimentos invasivos, como inserção de cateteres venosos e arteriais, sondas e drenos.
- Diagnóstico diferencial, monitorização e manejo do choque.
- Diagnóstico diferencial e manejo da insuficiência respiratória aguda.
- Monitorização da hemodinâmica encefálica e manejo do doente neurocrítico.
- Auxílio no desmame à ventilação mecânica, entre outros.

Obviamente, a aquisição dessas habilidades requer curvas de aprendizado que precisam ser respeitadas, e a avaliação complementar do exame ultrassonográfico convencional jamais pode ser dispensada para responder a questões que fogem da atuação do intensivista, ou quando a ultrassonografia *point-of-care* suscita dúvidas diagnósticas.

Neste capítulo, serão abordadas duas áreas de enfoque da ultrassonografia *point-of-care*:

1. O uso do ecocardiograma no diagnóstico diferencial do choque e manejo hemodinâmico.
2. O uso da ultrassonografia pleuropulmonar no diagnóstico diferencial da insuficiência respiratória aguda.

ECOCARDIOGRAMA *POINT-OF-CARE*

A ecocardiografia *point-of-care* tem como principal objetivo o diagnóstico diferencial e o manejo do choque; e, diferentemente da ecocardiografia tradicional, caracteriza-se pela análise direcionada, muitas vezes baseadas em dados qualitativos ou semiquantitativos, e pela necessidade de repetição de exames para a monitorização da terapêutica instituída.

As principais situações clínicas cursando com instabilidade hemodinâmica avaliadas pela ecocardiografia *point-of-care* são tamponamento cardíaco, *cor pulmonale* agudo, hipovolemia e disfunção sistólica importante do ventrículo esquerdo (VE). Situações específicas como disfunções valvares, dissecção aguda da aorta, alterações da contratilidade segmentar, complicações mecânicas do infarto agudo do miocárdio, entre outras, requerem uma análise mais sofisticada pelo exame ecocardiográfico tradicional.

Nessa seção, serão abordados os principais achados ecocardiográficos voltados para o diagnóstico de tamponamento cardíaco, análise das funções ventriculares direita e esquerda e avaliação da responsividade volêmica.

Tamponamento cardíaco

O choque obstrutivo por tamponamento cardíaco é uma condição hemodinâmica que demanda grande agilidade, e o diagnóstico adequado e a brevidade da instituição terapêutica podem reverter de forma rápida o colapso cardiovascular iminente. Nesse sentido, o ecodopplercardiograma é uma ferramenta fundamental, pois permite o diagnóstico preciso de forma rápida e não invasiva, e pode auxiliar na punção pericárdica à beira-leito, nos casos que exigem intervenção imediata. A seguir serão descritos os achados ecocardiográficos que permitem o diagnóstico de tamponamento cardíaco, que deve ser definido sempre levando em consideração o quadro clínico e a condição hemodinâmica do paciente.

Presença de derrame pericárdico

A presença de derrame pericárdico é uma condição necessária, mas não suficiente para o diagnóstico de tamponamento cardíaco. Quando o acúmulo de líquido no espaço pericárdico ultrapassa o limite de distensão pericárdica, mesmo com pequenos acréscimos de volume ocorre um aumento progressivo das pressões intrapericárdicas, que levará ao colapso das câmaras cardíacas. O limite de distensão pericárdica é atingido muito mais em função do tempo de acúmulo que do volume de líquido pericárdico; dessa maneira derrames de formação rápida, embora de pequenos volumes, como nos casos de trauma torácico ou pós-operatório de cirúrgica cardíaca, podem levar ao quadro de tamponamento, ao passo que derrames de grande volume, mas de desenvolvimento insidioso, podem estar presentes sem levar à restrição de câmaras cardíacas.

Ecocardiograficamente, o derrame pericárdico é identificado com uma imagem anecogênica ao redor do coração na imagem bidimensional (Figura 1). Derrames de grande magnitude são vistos em diferentes janelas, dispondo-se circunferencialmente; derrames menores podem apresentar visualização mais limitada, localizando-se posteriormente à parede inferior em um corte paraesternal longitudinal. Além disso, derrames hemorrágicos e com coágulos podem ter distribuição atípica comprimindo de maneira isolada uma única câmara cardíaca. A visualização, nessas circunstâncias, só é possível muitas vezes por meio do exame transesofágico.

Compressão de câmaras cardíacas durante parte do ciclo cardíaco

A compressão das cavidades miocárdicas acontece quando as pressões intrapericárdicas ultrapassam as pressões intracavitárias. O colapso atrial direito (AD) (Figura 2) ocorre mais precocemente e apresenta sensibilidade de 90% para o diagnóstico de tamponamento cardíaco, porém com especificidade de 68 a 82%. Há aumento da especificidade para o diagnóstico quando a compressão do átrio direito persiste por mais de um terço do ciclo cardíaco.

A compressão do ventrículo direito (VD) acontece posteriormente à atrial e coincide com a piora hemodinâmica e com acentuada diminuição da pressão arterial. O colapso ventricular direito (Figura 3) ocorre

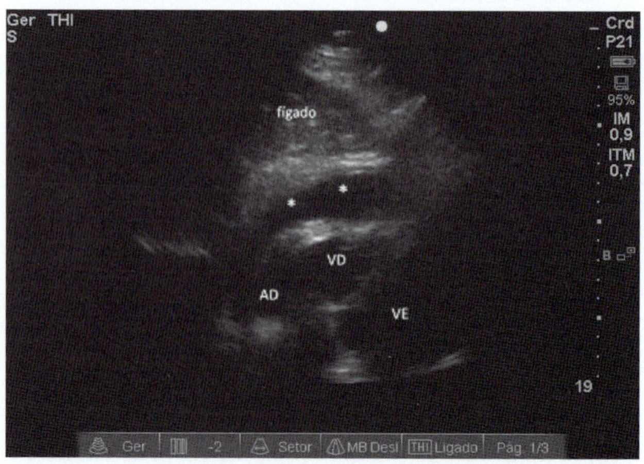

FIGURA 1 Corte subcostal, evidenciando derrame pericárdico circunferencial (asteriscos). Observar o contraste de ecogenicidade entre a lâmina de derrame e o tecido hepático. AD: átrio direito; VD: ventrículo direito; VE: ventrículo esquerdo.

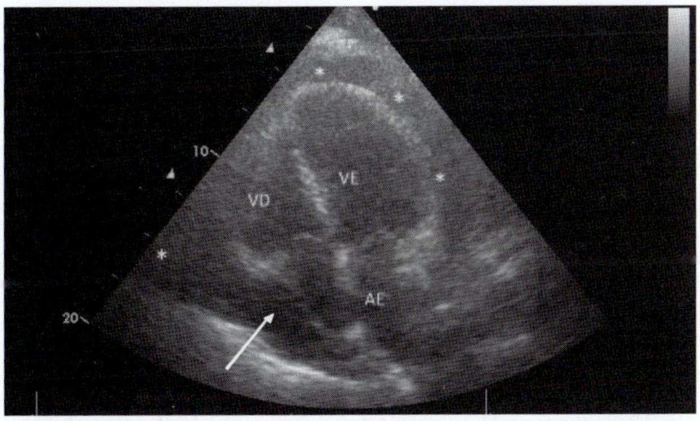

FIGURA 2 Corte apical de quatro câmaras com grande derrame pericárdico circunferencial e compressão da parede do átrio direito (seta).

AE: átrio esquerdo; VD: ventrículo direito; VE: ventrículo esquerdo.

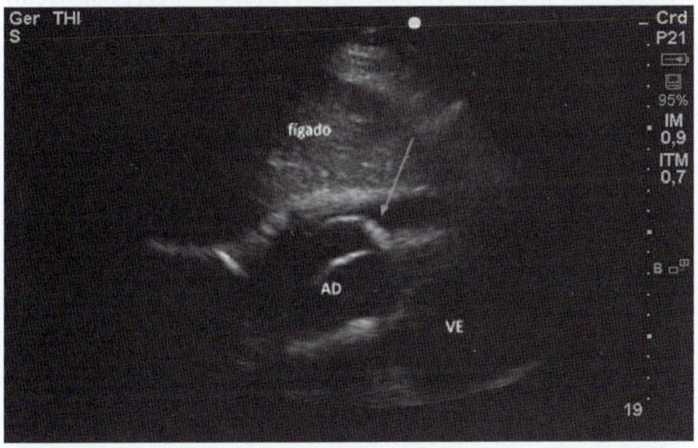

FIGURA 3 Corte subcostal mostrando a presença de derrame pericárdico com restrição diastólica e compressão da parede livre do ventrículo direito (seta). Observar a presença de cateter central no interior do átrio direito (AD).

no início da diástole e tem sensibilidade de 60 a 90% e especificidade de 85 a 100% para o diagnóstico de tamponamento cardíaco.[2]

Dilatação e perda de variabilidade da veia cava inferior

Com a transmissão das pressões pericárdicas às câmaras cardíacas ocorre a redução do retorno venoso, que pode ser evidenciado de maneira indireta pela dilatação e perda da variabilidade respiratória da veia cava inferior (VCI) (Figura 4). Apesar de não ser um sinal específico, pois ocorre em magnitude de situações hemodinâmicas que levam à redução do retorno venoso; apresenta, em contrapartida, alta sensibilidade, tendo, portanto, alto valor preditivo negativo. Ou seja, a presença de uma VCI com diâmetro e colapsabilidade normais aponta contra o diagnóstico de tamponamento cardíaco.

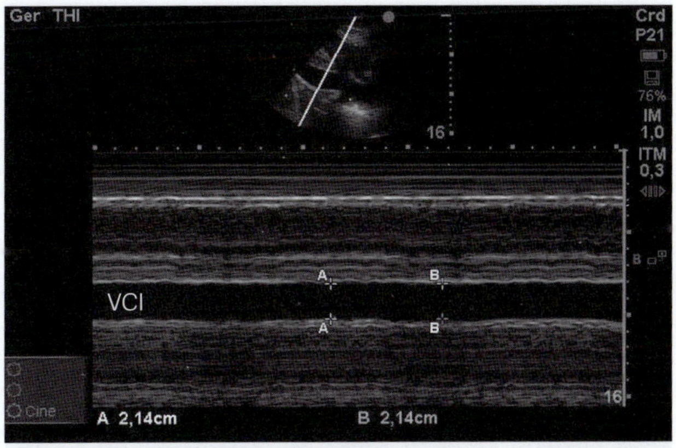

FIGURA 4 Imagem em modo M da VCI obtida por meio da imagem bidimensional subcostal. Observar a VCI com aumento de seus diâmetros (21,4 mm) e perda da variabilidade respiratória.

VCI: veia cava inferior.

Variabilidade no pico da velocidade dos fluxos transvalvares

Os ventrículos apresentam um mecanismo de interdependência em paralelo durante o ciclo respiratório em ventilação espontânea, pelo qual durante a inspiração, com o consequente aumento do retorno venoso para as câmaras direitas, ocorre aumento do volume diastólico final do VD e leve desvio do septo interventricular em direção ao VE; e na fase expiratória com a diminuição do retorno venoso ocorre o inverso, com o retorno do septo interventricular em direção ao VE.

Em um paciente em tamponamento cardíaco, pela restrição diastólica com consequente limitação ao aumento do volume diastólico final do VD durante o aumento do retorno venoso, acentua-se a movimentação do septo interventricular em direção ao VE durante a inspiração.

Essa exacerbação da interdependência ventricular em paralelo pode ser detectada pelo ecodopplercardiograma, por meio da análise das velocidades dos fluxos transvalvares, com o Doppler pulsátil colocado no ponto de abertura das valvas atrioventriculares em um corte apical de quatro câmaras (Figura 5). Durante a inspiração, com o aumento do retorno venoso para as câmaras direitas e acentuado desvio do septo interventricular em direção ao VE ocorre aumento na velocidade de fluxo trasntricuspídeo e diminuição na velocidade do fluxo transmitral; na expiração ocorre o inverso. Uma variabilidade, durante o ciclo respiratório, na velocidade máxima da onda E no fluxo transtricúspide maior que 40% e no fluxo transmitral maior que 25% está associada ao tamponamento cardíaco com sensibilidade de 75% e especificidade de 91%. Ressalte-se que as alterações

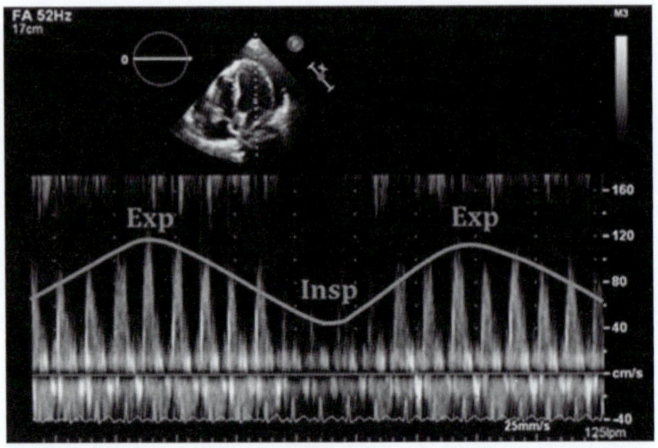

FIGURA 5 Doppler pulsátil da velocidade de fluxo transmitral mostrando acentuada variabilidade no pico da velocidade com o ciclo respiratório.

Fonte: adaptada de Pérez-Casares et al.[4]

descritas não são validadas para pacientes em ventilação mecânica com pressão positiva.[3,4]

Avaliação da função ventricular direita e estimativas de pressão da artéria pulmonar

A disfunção do VD está associada a vários cenários clínicos frequentemente encontrados pelo intensivista, incluindo *cor pulmonale* agudo, secundário a tromboembolismo pulmonar ou síndrome da angústia respiratória aguda; disfunção aguda do VD relacionada a sepse, miocardite e infarto agudo do miocárdio. Além disso, a avaliação da função cardíaca direita é essencial para avaliar a capacidade de resposta à pré-carga de um indivíduo. A ultrassonografia *point-of-care* é o recurso propedêutico mais utilizado no ambiente da UTI para avaliação da função dessa câmara. A ecocardiografia pode avaliar de forma não invasiva a pré-carga, a contratilidade e a pós-carga do VD; auxiliar na diferenciação de causas de disfunção agudas *versus* crônicas; determinar se a falência é biventricular ou isolada de VD e mesmo sugerir etiologias específicas para o quadro clínico do paciente.

Em geral, nos casos de disfunção de VD, a ecocardiografia à beira do leito mostrará câmaras cardíacas direitas dilatadas e índices deprimidos de função sistólica, mais frequentemente na presença de pressões arteriais pulmonares (PAP) aumentadas.[5]

Sinais indiretos de *cor pulmonale* agudo

Em uma análise mais básica é possível reconhecer dois sinais indiretos de *cor pulmonale* agudo: a dilatação do VD e a movimentação paradoxal do septo interventricular. Normalmente o VD apresenta dimensões menores que o VE, com a área diastólica final do VD menor que 2/3 da área diastólica final do VE (proporção aproximada de 0,6 VD:VE).[6] Essa comparação é feita em um corte apical de quatro câmaras, no qual a relação de áreas VD/VE entre 0,6 e 1 indica dilatação moderada e a relação maior que 1, dilatação grave de VD (Figura 6).[6]

Na sobrecarga pressórica do VD, ocorre o movimento paradoxal do septo em direção ao VE durante a sístole, em virtude de sua contração sistólica prolongada contra um VE subpreenchido e já em processo de relaxamento. Quanto maior a diferença de pressão, mais exagerado o desvio septal. Esse fenômeno é mais bem evidenciado no final da sístole com um VE em forma de D na janela paraesternal eixo curto na altura dos músculos papilares. De forma objetiva, é possível realizar o cálculo do índice de excentricidade do VE para aumentar a precisão acerca da presença de retificação de septo. Esse cálculo compara os dois diâmetros perpendiculares do VE (anteroposterior e septolateral). Um índice > 1 sugere sobrecarga pressórica ou volumétrica e denota retificação de septo[8] (Figura 7).

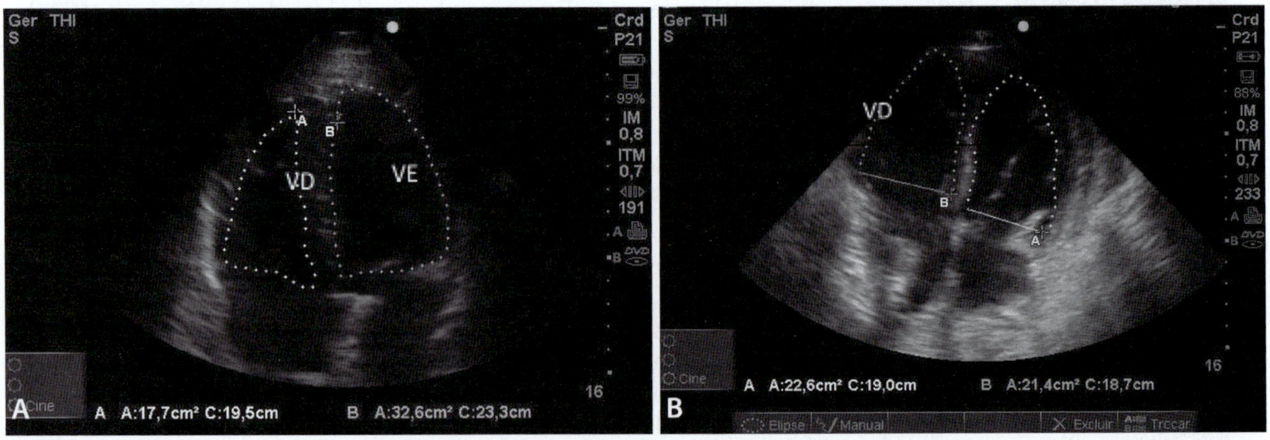

FIGURA 6 Corte apical de quatro câmaras mostrando a relação das dimensões entre o VD e o VE. A: relações de dimensões normais (VD/VE < 0,6), com o VD mantendo um formato triangular; B: aumento importante das dimensões do VD com sua área diastólica final maior que a da VE.

VD: ventrículo direito; VE: ventrículo esquerdo.

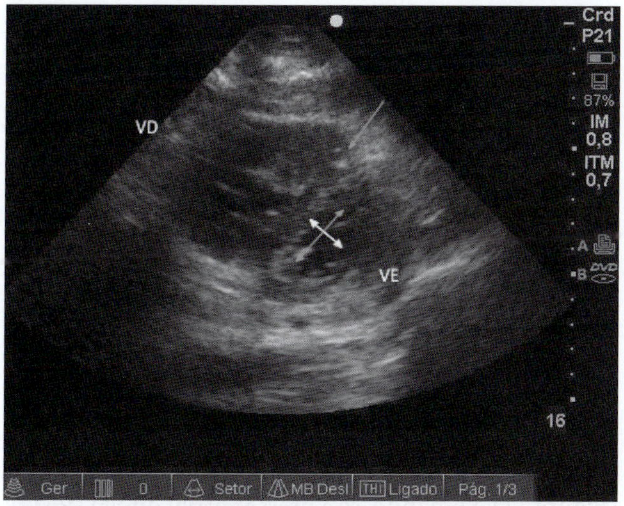

FIGURA 7 Corte paraesternal eixo curto mostrando o desvio do septo interventricular (seta superior) em direção ao VE, que fica com o formato da letra "D". Ocorre redução do diâmetro septolateral (dupla seta branca) em relação ao diâmetro anteroposterior, configurando um índice de excentricidade > 1.

Excursão sistólica do plano do anel tricúspide

A parede livre do VD consiste predominantemente em fibras miocárdicas longitudinais e oblíquas com encurtamento longitudinal em forma de pistão constituindo quase 80% da função sistólica global do VD. A excursão sistólica do plano anular tricúspide (TAPSE) avalia esse encurtamento longitudinal medindo o deslocamento da parede lateral do ventrículo direito em direção ao ápice.[8]

Na janela apical quatro câmaras, o cursor do modo M é posicionado no anel lateral da válvula tricúspide. A excursão sistólica do anel tricúspide lateral é então medida do mais baixo ponto (diástole final) até o mais alto ponto (fim da sístole) da imagem congelada (Figura 8). O valor de referência para inferir função sistólica normal é TAPSE ≥ 17 mm.[8]

Variação fracional da área (FAC – *fractional area change*)

A percentagem de variação fracional da área (FAC) do VD, definida como (área diastólica final do VD – área sistólica final do VD)/área diastólica final do VD) × 100, é uma medida da função sistólica do VD que tem demonstrado boa correlação com a fração de ejeção do VD avaliado pela ressonância magnética cardíaca.[9]

A FAC é obtida pelo desenho das bordas endocárdicas do VD na sístole e na diástole a partir do anel, ao longo da parede livre até o ápex, e então de volta ao anel, ao longo do septo ventricular (Figura 9). Valores inferiores a 35% sugerem disfunção sistólica de VD.

Doppler tecidual – onda S' de VD

O Doppler tecidual avalia as velocidades de movimento tecidual, concentrando-se em sinais de alta amplitude e baixa velocidade. A velocidade sistólica do plano anular tricúspide (TAPSV, também conhecida como S' de VD) mede a velocidade do anel tricúspide durante a sístole. A medida de S' é obtida posicionando o volume de amostra do Doppler tecidual (TDI) na junção da parede livre do VD e o local de inserção

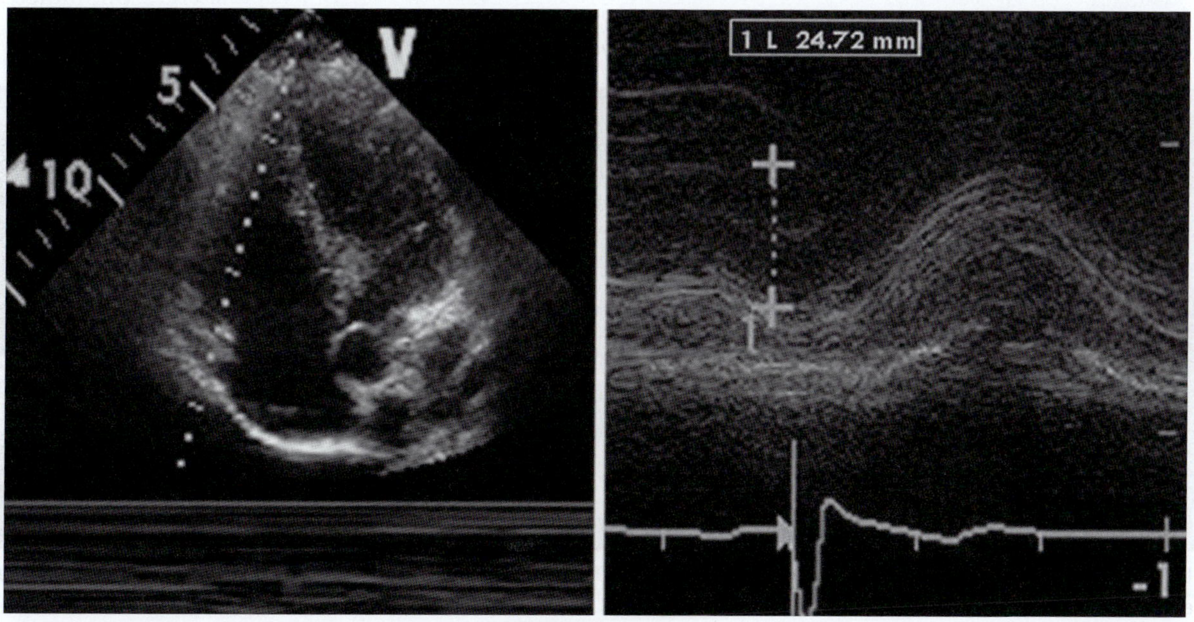

FIGURA 8 Medida da excursão sistólica do plano do anel valvar tricúspide.
Fonte: adaptada de Rudski e Lai.[9]

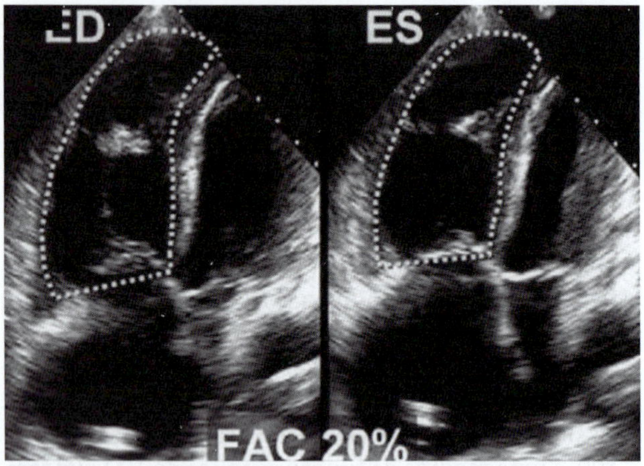

FIGURA 9 Corte apical de quatro câmaras com tracejo das bordas endocárdicas, ao final da diástole (à esquerda), e da sístole (à direita), para cálculo da variação fracional da área (FAC), nesse caso no valor de 20%.

Fonte: adaptada de Rudski e Lai.[9]

do folheto da válvula tricúspide, semelhante ao ponto onde o TAPSE é medido (Figura 10). A medida de S' se correlaciona bem com a função do VD. Um corte de 9,5 e 10 cm/s determina uma fração de ejeção do VD e FAC do VD de 40 e 50%, respectivamente com alta especificidade, independentemente da presença de hipertensão pulmonar.[8]

Estimativa da pressão de artéria pulmonar

A avaliação das pressões de artéria pulmonar é essencial para a propedêutica diagnóstica e a orientação do melhor curso de tratamento desses pacientes.

No infarto de VD, uma característica distintiva fundamental é que a pressão sistólica do VD, juntamente com índices ecocardiográficos relacionados, como a velocidade do jato de regurgitação tricúspide, não está significativamente elevada. Portanto, a avaliação ecocardiográfica é essencial para distinguir VD isquêmico de outras causas de disfunção aguda dessa câmara.

A estimativa da pressão sistólica da artéria pulmonar (PSAP) é obtida na janela apical de quatro câmaras. O Doppler colorido é colocado sobre a válvula tricúspide para identificar o jato regurgitativo. A velocidade máxima do jato sistólico regurgitativo é medida com Doppler de onda contínua (CW). Esse valor é automaticamente convertido, pela equação de Bernoulli modificada, no gradiente pressórico entre o VD e o átrio direito (AD) (Figura 11). Somando-se a pressão atrial direita (PAD), estimada pela medição da veia cava inferior (Tabela 1), ao gradiente de pressão entre o VD e o AD obtém-se a PSAP, cujo valor normal é inferior a 35 mmHg.

Equação de Bernoulli: $GP = 4 \times V^2$

Em que GP: gradiente pressórico; V^2: quadrado da velocidade máxima do refluxo tricúspide.

$PSAP = 4 \times V^2 + PAD$

Avaliação da função sistólica do ventrículo esquerdo

A avaliação da função sistólica ventricular esquerda é de fundamental importância no doente crítico hemodinamicamente instável, pois seu diagnóstico pode levar

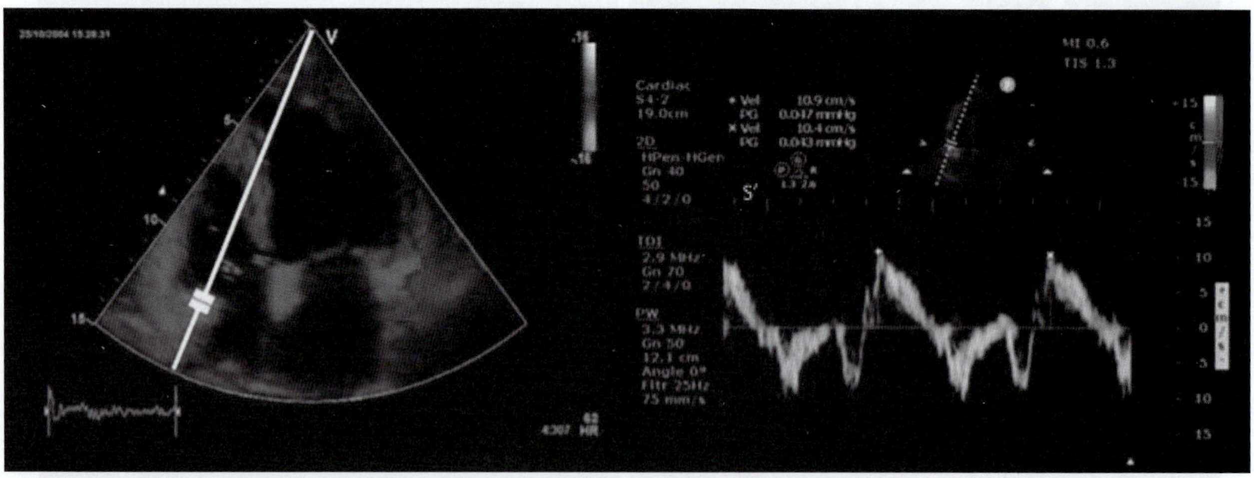

FIGURA 10 Doppler tecidual para cálculo da onda S' do VD. O volume da amostra é colocado no nível do anel tricúspide na parede livre do VD.

VD: ventrículo direito.

Fonte: adaptada de Hockstein et al.[8]

(Veja imagem colorida no encarte no final do livro.)

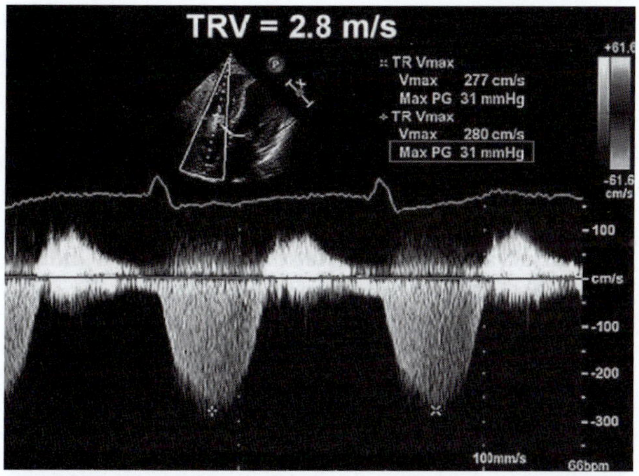

FIGURA 11 Medida da pressão arterial pulmonar (PSAP) por meio do ecodopplercardiograma. Registro espectral pelo Doppler contínuo da insuficiência tricúspide, com conversão automática do pico da velocidade do fluxo da regurgitação tricúspide, nesse caso de 2,8 m/s, em gradiente pressórico entre o VD e o AD, no valor de 31 mmHg, pela equação de Bernoulli modificada. A PSAP é calculada somando-se a pressão estimada do AD (PAD) ao pico do gradiente pressórico obtido.

AD: átrio direito; VD: ventrículo direito.

(Veja imagem colorida no encarte no final do livro.)

TABELA 1 Estimativa da pressão atrial direita (PAD) pela análise ultrassonográfica da veia cava inferior (VCI)

Tamanho VCI (cm)	Variação com a respiração (%)	PAD (mmHg)
< 1,5	> 50%	0-5
1,5-2,5	> 50%	5-10
1,5-2,5	< 50%	10-15
> 2,5	< 50%	15-20
> 2,5	Sem variação	> 20

a mudanças no manejo hemodinâmico. Além disso, a ocorrência de disfunção ventricular transitória está associada a diversas doenças em terapia intensiva. Dados recentes indicam que a incidência de hipocinesia global associada à disfunção sistólica do ventrículo esquerdo pode acometer até 60% dos pacientes em choque séptico sem antecedente de doença cardíaca prévia.[10]

A avaliação da função sistólica do VE em terapia intensiva tem como objetivo a detecção de uma eventual alteração da contratilidade miocárdica, que é uma propriedade intrínseca do músculo cardíaco independentemente das condições hemodinâmicas como pré-carga e pós-carga. No entanto, deve-se ter em mente que a maioria dos índices ecocardiográficos comumente utilizados na avaliação da função sistólica global do VE é dependente de suas condições de carga, não refletindo exclusivamente a contratilidade ou o inotropismo ventricular.

A seguir, serão descritos os principais parâmetros ecocardiográficos utilizados em terapia intensiva na avaliação da função sistólica global do VE.

Avaliação subjetiva

A avaliação global da função sistólica do VE pode ser estimada visualmente de maneira subjetiva. Esse método é particularmente útil nas situações em que não há uma janela ecocardiográfica adequada, sobretudo com dificuldade de visualização da borda endocárdica. De forma prática a fração de ejeção pode ser estimada subjetivamente visualizando-se o tamanho das cavidades cardíacas e o quanto as paredes miocárdicas se aproximam do centro da cavidade ventricular. Essa avaliação exige certa experiência e deve ser visualizado o maior número possível de cortes ecocardiográficos, categorizando a função ventricular como normal, diminuída de forma leve a moderada, ou diminuída de forma grave.

A avaliação subjetiva conhecida por *eyeballing*, termo da língua inglesa que traduzido livremente significa "mensurar com o olhar", deve incluir:

- Observação do adequado espessamento (normal > 30%) e contração das paredes musculares – parâmetro mais bem avaliado nas janelas paraesternais eixo longo e eixo curto.
- Contração de todas as paredes de forma homogênea – parâmetro mais bem avaliado na janela paraesternal eixo curto ao nível dos músculos papilares.
- Ampla movimentação do ângulo da mitral na longitudinal – mais bem avaliado no eixo apical.
- Observação de mudança clara de volume da câmara quando se compara sístole e diástole (janelas apical e eixo curto).

Em pacientes com choque séptico, a classificação semiquantitativa categorizando a função ventricular em normal, moderadamente deprimida e gravemente reduzida classificou corretamente os pacientes em comparação com medições objetivas da fração de ejeção do VE.[6]

Distância E-septo (EPSS: *E-point septal separation*)

Uma análise semiquantitativa da função ventricular esquerda também é possível pela avaliação da distância entre o folheto anterior da valva mitral e o septo interventricular. Quando a contratilidade está reduzida, o VE falha em se esvaziar adequadamente; desse modo, a diferença de pressão entre o átrio e o ventrículo durante a diástole é menor, provocando menor abertura da valva mitral. É útil pensar que a própria pressão elevada no ventrículo se opõe à ampla abertura dos folhetos dessa valva, de modo que o folheto anterior da valva mitral não se aproxima do septo interventricular. A menor distância entre o folheto da valva anterior mitral e o septo interventricular é chamada distância E-septo.

Essa avaliação deve ser feita na janela paraesternal eixo longo por meio da aplicação do modo M em um eixo perpendicular ao do coração tocando a ponta do folheto anterior da valva mitral; obtém-se dessa maneira a reprodução do movimento do folheto anterior da mitral durante a fase de enchimento rápido e contração atrial (E e A, respectivamente). A distância entre o folheto anterior da mitral, na onda E, e o septo interventricular é inferior a 8 mm em condições de contratilidade normal (Figura 12).

Esse método tem limitações, não sendo indicada sua utilização nos casos de hipertrofia de septo interventricular, hipertrofia grave de VE e disfunção segmentar. Além disso, processos patológicos valvares tais como estenose mitral, calcificação de ânulo mitral e insuficiência aórtica moderada a grave produzirão um aumento da distância E-septo, com subestimação da função ventricular.[11]

Variação fracional da área (FAC – *fractional area change*)

De maneira semelhante ao VD, também é possível calcular a variação fracional da área para o VE. Esse parâmetro é calculado por meio das medidas das áreas diastólica final (ADF) e sistólica final (ASF) do ventrículo esquerdo por um corte paraesternal transversal, na altura dos músculos papilares, por meio do modo bidimensional. Esse corte tem a vantagem de visualizar as paredes ventriculares dos três territórios coronarianos. Por meio do contorno manual da borda endocárdica ao final da diástole e sístole do ventrículo esquerdo, e com a inclusão dos músculos papilares dentro da cavidade ventricular, são obtidas respectivamente a ADF e a ASF (Figura 13).

A FAC é dada pela fórmula a seguir:

FAC = ADF – ASF/ADF, expressa em percentagem

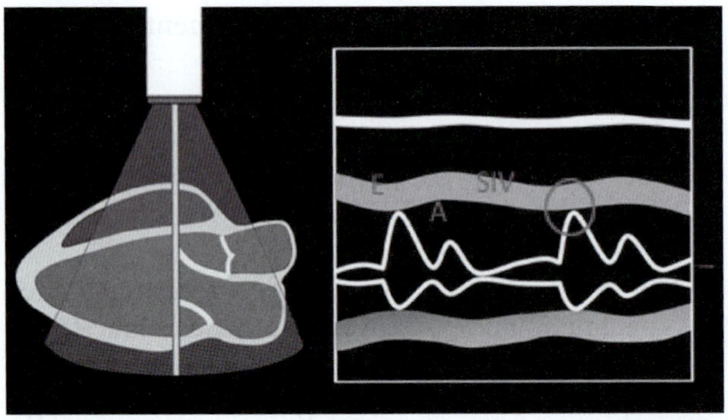

Distância E-septo	
< 8 mm	FE > 55%
8-18 mm	FE ~ 30-50%
> 18 mm	FE < 30%

FIGURA 12 Análise da distância E-septo, por meio da obtenção do registro de movimentação do folheto anterior da mitral em modo M, em corte paraesternal eixo longo. O círculo destaca o local da medição da distância E-septo. A tabela mostra como esse valor pode ser utilizado na estimativa semiquantitativa da função ventricular esquerda.

FE: fração de ejeção; SIV: septo interventricular.

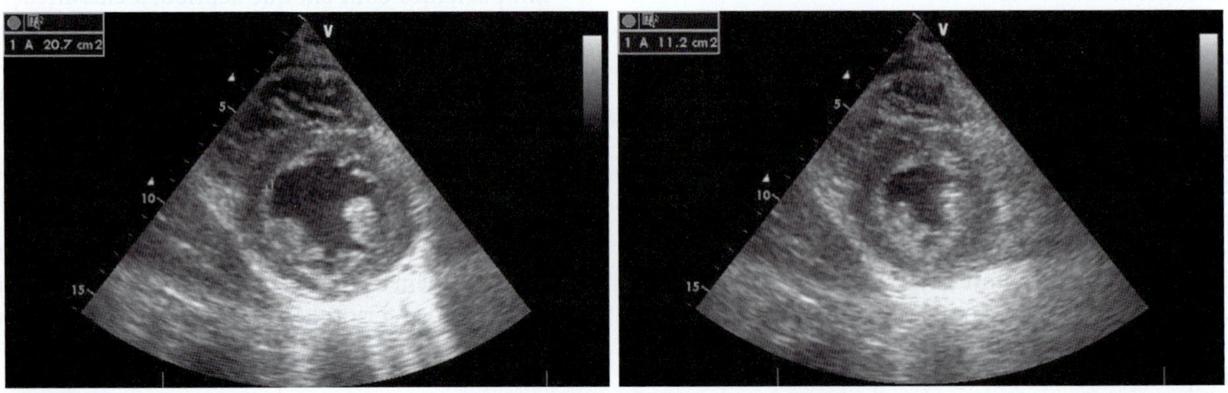

FIGURA 13 Em um corte paraesternal transversal, é possível a obtenção das medidas da área diastólica final (esquerda) e da área sistólica final (direita) do VE, com valores de 20,7 e 11,2 cm², respectivamente. O cálculo da FAC é igual a 46%.

FAC: variação fracional da área; VE: ventrículo esquerdo.

Os valores normais da FAC estão entre 35 e 65%,[12] e esse parâmetro não deve ser utilizado em casos de alterações importantes da contratilidade segmentar. Em pacientes em choque séptico com depressão miocárdica, existe boa correlação entre a função ventricular obtida pela fração de ejeção pelo método de Simpson modificado e pela FAC, com a vantagem de esta última ser obtida mais facilmente,[1] podendo ser utilizada, portanto, quando a fração de ejeção do VE pelo método de Simpson não pode ser calculada em razão da obtenção de janelas subótimas nos planos de duas e quatro câmaras.

Fração de ejeção

A fração de ejeção é o parâmetro ecocardiográfico mais utilizado na estimativa da função ventricular esquerda, sendo calculada pela seguinte fórmula:

> Fração de ejeção = VDF – VSF/VDF, expressa em porcentagem
>
> Em que VDF = volume diastólico final; VSF = volume sistólico final.

O valor normal da fração de ejeção é entre 55 e 75%;[9] a alteração da função ventricular é considerada 'moderada' quando o valor se encontra entre 30 e 45% e 'importante' quando abaixo de 30%.[13]

Há vários métodos utilizados na estimativa dos volumes ventriculares. Pelo método de Teicholz, os volumes diastólico e sistólico final são obtidos com base nas medições dos diâmetros ventriculares obtidos em modo M. Por meio de um corte paraesternal longitudinal ou transversal e com a utilização do modo M são obtidas as medidas dos diâmetros sistólico final e diastólico final do VE (Figura 14). A linha do modo M deve ser perpendicular ao maior eixo ventricular e passar abaixo dos folhetos da valva mitral. De maneira automática o *software* converte as medidas de diâmetros em volumes pela seguinte fórmula:

> $\text{Volume} = 7 \times D^3/2{,}4 + D$
>
> Em que D representa o diâmetro ventricular ao final da diástole ou da sístole

Esse parâmetro não deve ser utilizado na presença de alterações da contratilidade segmentar ou da forma do ventrículo esquerdo.

A forma mais precisa de estimação dos volumes ventriculares pelo ecocardiograma é o método de Simpson ou método de discos. Por meio do corte apical de quatro câmeras, é traçada manualmente a borda endocárdica ao final da sístole e diástole e automaticamente a cavidade

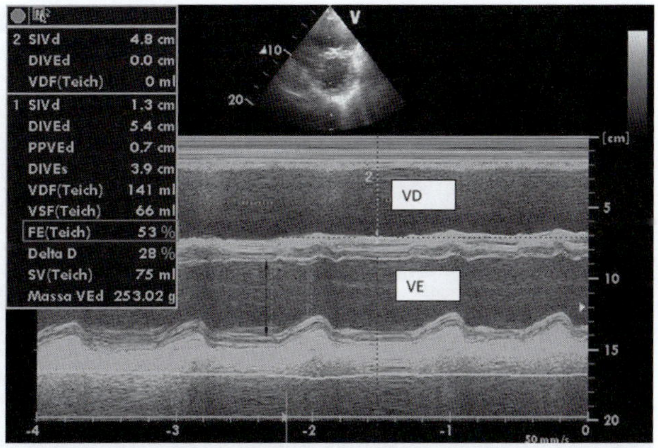

FIGURA 14 Cálculo da fração de ejeção pelo método de Teicholz. Pela ecocardiografia em modo M, por um corte paraesternal, são obtidas as medidas do diâmetro diastólico final (dupla seta esquerda) e do diâmetro sistólico final (dupla seta direita). Com a medida dos diâmetros ventriculares, o aparelho calcula automaticamente a fração de ejeção pelo método de Teicholz, aqui estimada em 53%.

VD: ventrículo direito; VE: ventrículo esquerdo.

ventricular é dividida em uma série de discos empilhados com espessura conhecida. A soma dos volumes de cada disco, também feita de forma automatizada pelo ecocardiograma, leva à estimativa dos volumes ventriculares em cada situação (Figura 15). O mesmo procedimento é realizado no corte apical de duas câmaras. Após as estimativas dos volumes finais diastólico e sistólico em cada plano ortogonal é calculada a fração de ejeção. Esse parâmetro permite a estimativa da função ventricular mesmo na presença de alterações da contratilidade segmentar ou de alterações na geometria ventricular. Na maior parte das situações clínicas a utilização do método de Simpson modificado sobre um único corte ecocardiográfico, o apical de quatro câmaras é suficiente.[14] O Quadro 1 descreve os principais passos para o cálculo da fração de ejeção pelo método de Simpson modificado.

Derivada do aumento da pressão em função do tempo (dP/dt)

A capacidade do ventrículo de gerar um aumento de pressão é um reflexo de sua contratilidade. O registro em Doppler contínuo do jato de uma insuficiência mitral permite avaliar a derivada em função do tempo do gradiente de pressão gerado pelo ventrículo esquerdo (dP/dt). A velocidade de um jato de insuficiência mitral depende do gradiente de pressão entre o ventrículo e o átrio esquerdos. Analisando a velocidade do jato de insuficiência mitral, com base em seu registro em Doppler contínuo é possível calcular o aumento de pressão gerado pelo VE em função do tempo. Na prática o gradiente de pressão entre os pontos de 1 e 3 m/s no jato de regurgitação mitral é de 32 mmHg. Portanto, o

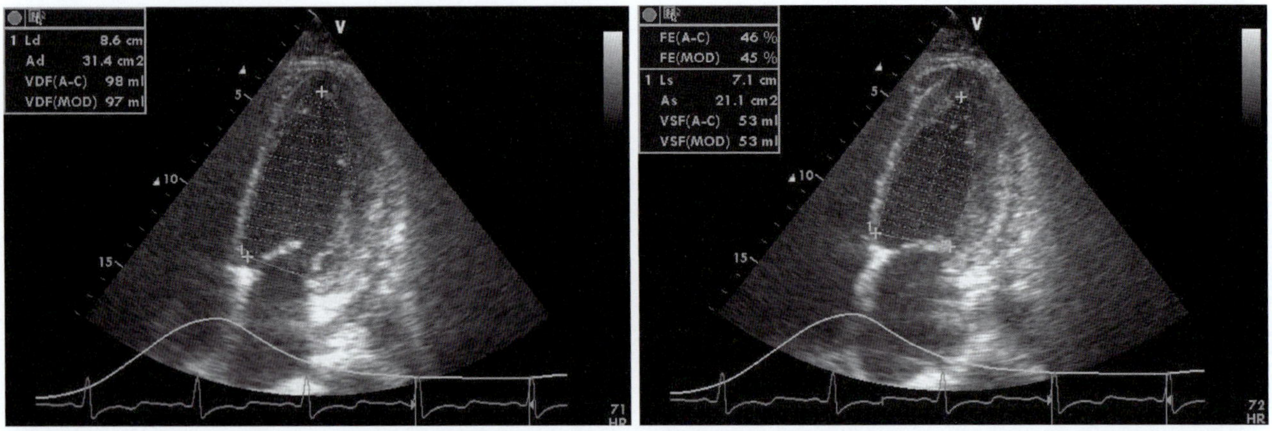

FIGURA 15 Cálculo da fração de ejeção pelo método de Simpson modificado. Por meio de um corte apical quatro câmaras é possível estimar os volumes ventriculares ao final da diástole (esquerda) e ao final da sístole (direita), delimitando manualmente a borda endocárdica. Nesse caso, os volumes diastólico final e sistólico final obtidos foram de 98 e 53 mL, respectivamente, determinando uma fração de ejeção de 46%.

QUADRO 1 Etapas para a medida da fração de ejeção do ventrículo esquerdo pelo método de Simpson modificado

1 Obter um corte apical de quatro câmaras. Não incluir a valva aórtica dentro do plano de corte.
2 Visualizar a borda endocárdica durante todo o ciclo cardíaco e respiratório. Cuidado com a perda da visualização da parede lateral ao final da inspiração.
3 Traçar manualmente os contornos da borda endocárdica do ventrículo esquerdo ao final da diástole e da sístole. A utilização do sinal do eletrocardiograma acoplado à tela do ecocardiograma ajuda a identificar o final da diástole (pico da onda R) e da sístole (final da onda T).
4 Na presença de alteração da contratilidade segmentar ou alteração geométrica do ventrículo esquerdo (p. ex., aneurisma), refazer as medidas no plano apical de 2 cavidades.

aumento da pressão em função do tempo gerado pelo VE será de 32 dividido pelo tempo necessário para a velocidade do jato de regurgitação mitral subir de 1 para 3 m/s (Figura 16). Portanto, o dP/dt poderá ser calculado pela seguinte fórmula:

$$dP/dt = 32\ mmHg/t\ (s),\ \text{expresso em}\ mmHg/s$$

Em que t é o tempo necessário para o jato de insuficiência mitral aumentar sua velocidade de 1 m/s para 3 m/s

Esse é um parâmetro independente da pós-carga ventricular, e seus valores normais situam-se entre 1.000 e 1.200 mmHg/s.[14] A principal limitação desse método consiste na necessidade da presença de um fluxo de regurgitação mitral; além disso, na presença de jatos regurgitativos mitrais excêntricos, o alinhamento do cursor com a direção do jato é problemático, e deve-se ter cautela em sua interpretação.

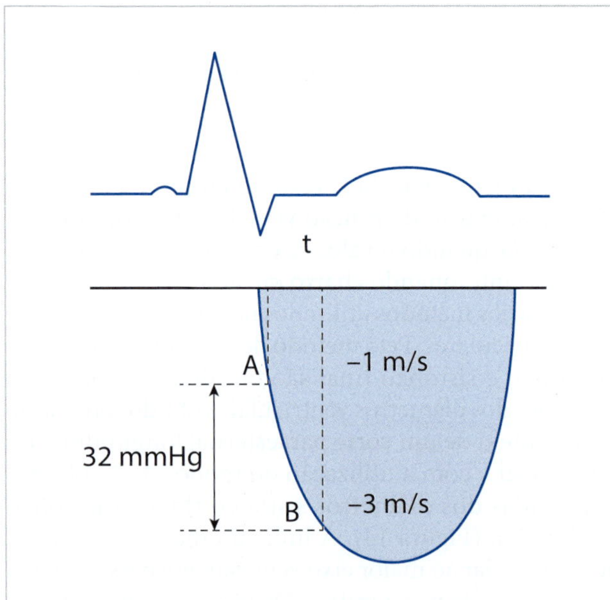

FIGURA 16 Representação gráfica do registro de refluxo valvar mitral por meio do Doppler contínuo. O ponto A representa o momento em que a velocidade do fluxo de regurgitação mitral é de 1 m/s, e o ponto B, o momento em que a velocidade é de 3 m/s. O gradiente de pressão entre esse dois pontos é de 32 mmHg; portanto, o dP/dt será 32/t, em que t é o tempo necessário para o aumento de velocidade do fluxo de regurgitação mitral de 1 m/s para 3m/s.

Doppler tecidual

A avaliação das velocidades de contração e relaxamento ventricular pode ser feita pelo Doppler tecidual.

Por meio de um corte apical quatro câmaras e com o posicionamento do Doppler tecidual na parede lateral do anel mitral é possível a análise das velocidades de contração e relaxamento do ventrículo esquerdo com o registro de três ondas: uma onda de contração sistólica denominada S'; e duas ondas de relaxamento, as ondas E' e A' (Figura 17). Uma velocidade da onda S' menor que 9 cm/s está associada à diminuição da função ventricular. Esse é um método bastante reprodutível e de obtenção relativamente fácil, podendo ser utilizado nos casos em que a determinação da função ventricular por outros métodos não é possível em razão da imagem inadequada da borda endocárdica. Porém, também é um método sujeito à influência das condições hemodinâmicas do VE, que deve ser evitado nos casos de alteração de contratilidade segmentar.[15]

Vale a pena destacar que existem outros métodos de análise da função ventricular do ventrículo esquerdo, alguns inclusive independentes da situação hemodinâmica, porém por sua complexidade são pouco utilizados no cotidiano das UTI. A Tabela 2 resume os principais índices de função ventricular discutidos.

TABELA 2 Principais parâmetros ecocardiográficos utilizados na análise da função sistólica do ventrículo esquerdo

Método ecocardiográfico	Fórmula	Valores normais
E-septo	–	< 8 mm
FAC	ADF – ASF/ADF	35-65%
Fração de ejeção	VDF – VSF/VDF	55-75%
dP/dt	dP/dt = 32/t	1.000-1.200 mmHg/s
S'	–	> 9 cm/s

ADF: área diastólica final; ASF: área sistólica final; dP/dt: derivada do aumento da pressão em função do tempo; FAC: variação fracional da área; VDF: volume diastólico final; VSF: volume sistólico final.

Cálculo do débito cardíaco e avaliação da responsividade volêmica

A administração de fluidos, com o objetivo de aumentar o débito cardíaco e otimizar a perfusão orgânica,

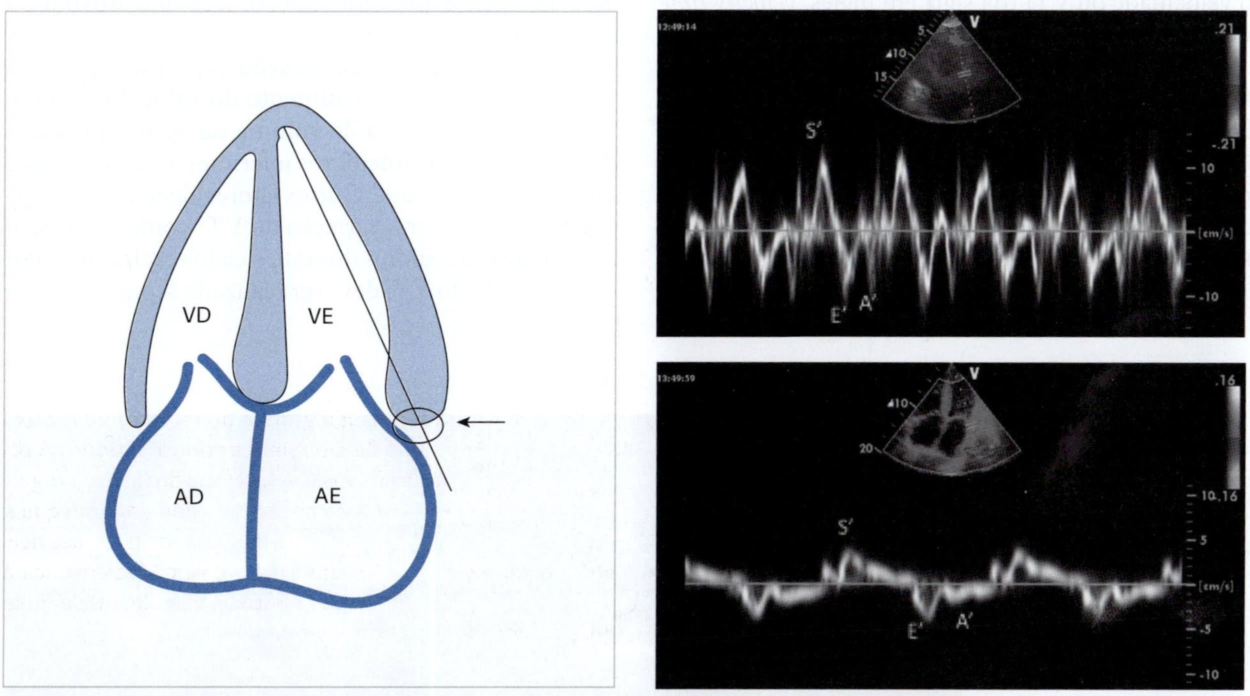

FIGURA 17 Por meio de um corte apical de quatro câmaras, com o Doppler tecidual na parede lateral do anel mitral (esquerda), é possível o registro da onda de contração S' e das ondas de relaxamento, E' e A' do miocárdio. À direita, em cima, uma onda S' com amplitude normal (> 9 cm/s); à direita, embaixo, uma onda S' com diminuição importante de sua amplitude em um paciente com diminuição da função sistólica do VE.

AD: átrio direito; AE: átrio esquerdo; VD: ventrículo direito; VE: ventrículo esquerdo.

(Veja imagem colorida no encarte no final do livro.)

é uma medida terapêutica constante no cotidiano do intensivista. No entanto, a prevalência de fluidorresponsividade na terapia intensiva, ou seja, quais pacientes apresentarão um incremento do débito cardíaco em pelo menos 10% com o aumento da pré-carga, gira ao redor de 50%. Portanto, a identificação correta desses pacientes é de fundamental importância, pois a realização de expansão volêmica de forma incorreta, além de não ser benéfica, pode agravar disfunções orgânicas decorrentes da sobrecarga volêmica. O ecocardiograma, usado como ferramenta de monitorização hemodinâmica, permite, além do cálculo do valor absoluto do débito cardíaco, utilizar índices úteis para a identificação dos pacientes fluidorresponsivos, que serão abordados nas seções a seguir.

Cálculo do débito cardíaco

O valor absoluto do débito cardíaco pode ser estimado pelo ecocardiograma seguindo alguns passos (Figura 18).

Primeiramente é necessário calcular o diâmetro da via de saída do VE, através de um corte paraesternal longitudinal. Com as cúspides aórticas abertas, mede-se a distância ponto de inserção de uma cúspide a outra.

Posteriormente é preciso determinar a integral tempo velocidade ou VTI (da sigla em inglês, *velocity time integral*) do fluxo na via de saída do VE. Colocando o volume amostral do Doppler pulsátil anteriormente à válvula aórtica, em um corte apical de cinco câmaras, obtém-se o registro da velocidade de fluxo em função do tempo na via de saída do VE. O envelopamento desse registro permite o cálculo do VTI, de maneira automática pelo aparelho, em centímetro, que deve ser interpretado como a distância que a coluna de sangue é deslocada na aorta durante cada sístole.

Dessa maneira tem-se uma figura geométrica cilíndrica cujo volume será calculado pela área da base, onde o diâmetro corresponde ao da via de saída do VE, multiplicada pela altura, que equivale ao VTI. O resultado representa o volume sistólico durante cada sístole.

$$VS = \pi D^2/4 \times VTI$$

Em que VS: volume sistólico; D: diâmetro da via de saída do VE.

Finalmente, para obter o valor do débito cardíaco basta multiplicar o VS encontrado pela frequência cardíaca.

VTI

O VTI é uma medida com grande utilidade na avaliação de fluidorresponsividade. Considerando que a identificação de pacientes com dependência de pré-carga demanda um incremento do volume sistólico ou do débito cardíaco de pelo menos 10%, e que a parte variável da fórmula do volume sistólico, $VS = \pi D^2/4 \times VTI$, é dada apenas pelo VTI, já que a área da via de saída tem um valor fixo, para a identificação de fluidorresponsividade basta apenas calcular a variação do VTI, antes e após uma intervenção que provoque a mudança da pré-carga.

Em pacientes em ventilação espontânea ou em ventilação mecânica, o aumento do valor do VTI em 10%, após uma prova de volume ou após a prova de elevação passiva de membros inferiores, está associada à fluidorresponsividade. Outros fatores além da pré-carga podem influenciar a variação do VTI como a variação normal de seus valores durante o ciclo respiratório. Por isso o cálculo do VTI deve ser realizado sempre durante

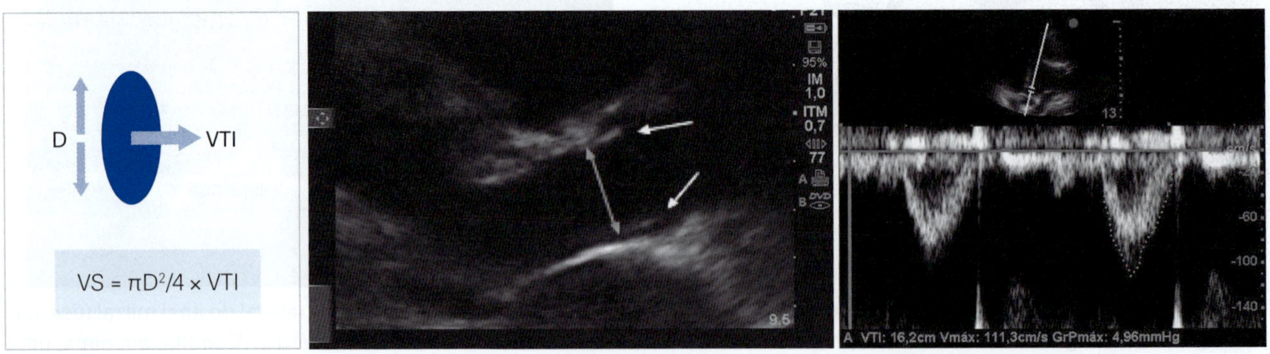

FIGURA 18 À esquerda, representação esquemática do cálculo do VS, de maneira semelhante ao volume de uma figura cilíndrica, no qual o diâmetro da base é igual ao diâmetro da via de saída do VE, e a altura, igual ao VTI. Ao centro, a medida do diâmetro da via de saída de VE, com imagem em *zoom* em um corte paraesternal eixo longo. As setas menores à direita indicam as cúspides aórticas em posição aberta, e a dupla seta indica o local adequado da medida do diâmetro, na inserção das cúspides. À direita, a medida do VTI com base no registro da velocidade do fluxo com o Doppler pulsado na via de saída do VE.
VE: ventrículo esquerdo; VS: volume sistólico; VTI: integral tempo velocidade.

a expiração. Além disso, pacientes com arritmias arrítmicas podem apresentar variações do VTI decorrentes apenas da variabilidade da frequência cardíaca.

Em pacientes em ventilação mecânica controlada, por causa da elevação das pressões intratorácicas, ocorre a redução do retorno venoso durante a inspiração, provocando variações cíclicas no VTI ou, simplesmente, no valor máximo da velocidade de fluxo (Vmáx) na via de saída do VE (Figura 19). Essas variações serão maiores quanto mais hipovolêmico estiver o paciente.

A variabilidade do VTI ou a da Vmáx podem ser calculadas para a identificação de pacientes fluidorresponsivos pelas seguintes fórmulas:

$$\text{Variação Vmáx} = \frac{\text{Vmáx inspiração} - \text{Vmáx expiração}}{\text{Média das velocidades máximas}} > 12\%$$

Ou:

$$\text{Variação VTI} = \frac{\underset{\text{inspiração}}{\text{VTI máximo}} - \underset{\text{na expiração}}{\text{VTI mínimo}}}{\text{Média dos VTI máximo e mínimo}} > 20\%$$

Valores na variabilidade de Vmáx ou do VTI maiores que 12 e 20%, respectivamente, indicam dependência da pré-carga. Além da ventilação mecânica controlada, a necessidade de ritmo sinusal e volume corrente maior que 8 mL/kg são necessários para o cálculo da variabilidade do VTI ou da Vmáx.[16,17]

Veia cava inferior (VCI)

A imagem da VCI pelo ecocardiograma é feita pelo corte subcostal, rodando o transdutor em 90° no sentido anti-horário e obtendo um corte longitudinal do vaso em sua porção extratorácica.

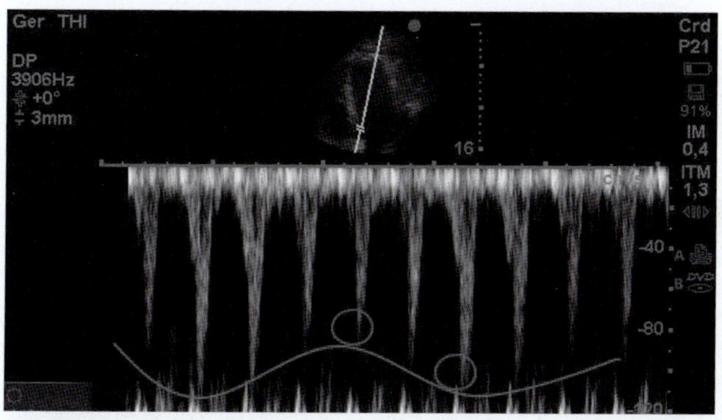

FIGURA 19 Registro com Doppler pulsátil da velocidade de fluxo na via de saída do VE em um corte apical de cinco câmaras. A linha inferior destaca a variação do valor máximo da velocidade de fluxo com a variação do ciclo respiratório. Os círculos indicam o ponto no qual o valor máximo da velocidade de fluxo deve ser mensurado.

Fonte: adaptada de Santos.[3]

Durante o ciclo respiratório, em decorrência das variações das pressões intratorácicas, ocorrem variações cíclicas nos diâmetros da VCI, e, quanto maior essa variabilidade, maior a probabilidade de o paciente ser fluidorresponsivo.

Em pacientes em ventilação espontânea, durante a inspiração ocorre o aumento do retorno venoso, em decorrência da pressão intratorácica negativa, com tendência ao colapso da VCI. Essa variabilidade pode ser calculada pelo índice de colapsabilidade (IC – VCI) da VCI (fórmula a seguir), e valores maiores que 40% apontam a favor de responsividade volêmica com sensibilidade de 70% e especificidade de 80%; entretanto, valores menores que 40% não podem excluir a dependência de pré-carga de maneira acurada. Assim, em pacientes em respiração espontânea a variabilidade dos diâmetros da VCI deve ser utilizada de maneira cautelosa e, preferencialmente, não deve ser o único índice utilizado na predição de fluidorresponsividade.[18]

$$\text{IC} - \text{VCI} = \frac{\underset{\text{expiração}}{\text{diâmetro máximo}} - \underset{\text{inspiração}}{\text{diâmetro mínimo}}}{\text{diâmetro máximo expiração}} > 40\%$$

Em pacientes em ventilação mecânica controlada, com o aumento da pressão intratorácica durante a inspiração, ocorre a tendência ao aumento de seu diâmetro. Essa variabilidade pode ser calculada pelo índice de distensibilidade (fórmula a seguir) da VCI (ID – VCI). Valores maiores que 18% indicam a dependência da pré-carga com boa acurácia, no entanto esse índice apresenta limitações para seu uso como a necessidade de ventilação mecânica controlada, ausência de esforço respiratório do paciente, volume corrente ao redor de 8 mL/kg e pressão expiratória final ao redor de 5 cm H_2O.[19] Ademais outros fatores, como hipertensão pulmonar, hipertensão intra-abdominal e uso de vasopressores em altas doses, podem alterar a complacência da VCI e limitar seu uso.

$$\text{IC} - \text{VCI} = \frac{\underset{\text{inspiração}}{\text{diâmetro máximo}} - \underset{\text{expiração}}{\text{diâmetro mínimo}}}{\text{diâmetro mínimo expiração}} > 18\%$$

ULTRASSONOGRAFIA DO TÓRAX

A ultrassonografia do tórax, também conhecida como LUS (*lung ultrasound*), tem ganhado destaque nas últimas décadas como ferramenta diagnóstica essencial em pacientes críticos, especialmente em UTI. Sua principal vantagem é a possibilidade de realizar um diagnóstico rápido, não invasivo e com alta acurácia, sendo de grande utilidade para a avaliação de pacientes com insuficiência respiratória aguda, pneumotórax, doenças pulmonares intersticiais e alveolares, além de derrames pleurais. Com a evolução da tecnologia e o aumento da aplicabilidade, o uso da ultrassonografia pulmonar tem-se expandido, mostrando-se opção eficaz e acurada perante outras técnicas tradicionais como radiografia e tomografia computadorizada (Tabela 3).[20-22]

TABELA 3 Acurácia da ultrassonografia pulmonar em comparação à tomografia computadorizada em pacientes críticos

Diagnóstico ultrassonográfico	Sensibilidade	Especificidade
Consolidação alveolar	90%	98%
Derrame pleural	94%	97%
Síndrome intersticial	100%	100%
Pneumotórax	100%	96%
Pneumotórax oculto	79%	100%

Técnica

A ultrassonografia torácica deve ser realizada com o transdutor convexo, posicionado a 90º em relação à caixa torácica (Figura 20). O marcador deve ser direcionado para a direita do paciente (quando o transdutor está na posição transversal) ou para a região cefálica do paciente (quando o transdutor está na posição longitudinal). A profundidade da imagem deve ser ajustada entre 10 e 15 cm. Quando disponível, deve-se selecionar o *preset* de exame pulmonar ou, nos aparelhos sem essa opção, o *preset* abdominal. Para complementar a avaliação pleural, pode-se utilizar o transdutor linear de alta frequência, principalmente para avaliação de deslizamento pleural, se necessário.

A avaliação torácica deve ser realizada de forma sistemática, dividindo o tórax com base nos marcos anatômicos apresentados na Figura 21. Essa divisão resulta em seis zonas em cada hemitórax: anterior (superior e inferior), lateral (superior e inferior) e posterior (superior e inferior).

Sinais básicos da ultrassonografia pulmonar

No tórax, o ar e a água se misturam, o que explica os sinais observados na ultrassonografia pulmonar. Pela diferença de impedância acústica entre o ar presente nos pulmões e os tecidos superficiais, o ultrassom não consegue penetrar nos pulmões, gerando artefatos a partir da pleura. Uma característica peculiar dos achados na ultrassonografia pulmonar é que eles são compostos, predominantemente, por artefatos (normais e patológicos), como as linhas A e B, e por imagens reais, como a consolidação e o derrame pleural, estas últimas sempre patológicas e visíveis apenas na ausência de interposição de ar.[23,24] Entre os artefatos mais comuns, destacam-se os apresentados a seguir.

Deslizamento pleural

O deslizamento pleural ou *lung sliding* refere-se ao movimento entre as pleuras parietal e visceral durante a respiração. A linha pleural, hiperecogênica, localiza-se cerca de 0,5 cm abaixo dos arcos costais. Sua visualização depende de duas condições (Figura 22): as pleuras parietal e visceral devem estar justapostas; deve ocorrer o deslizamento entre elas. Condições que separem as

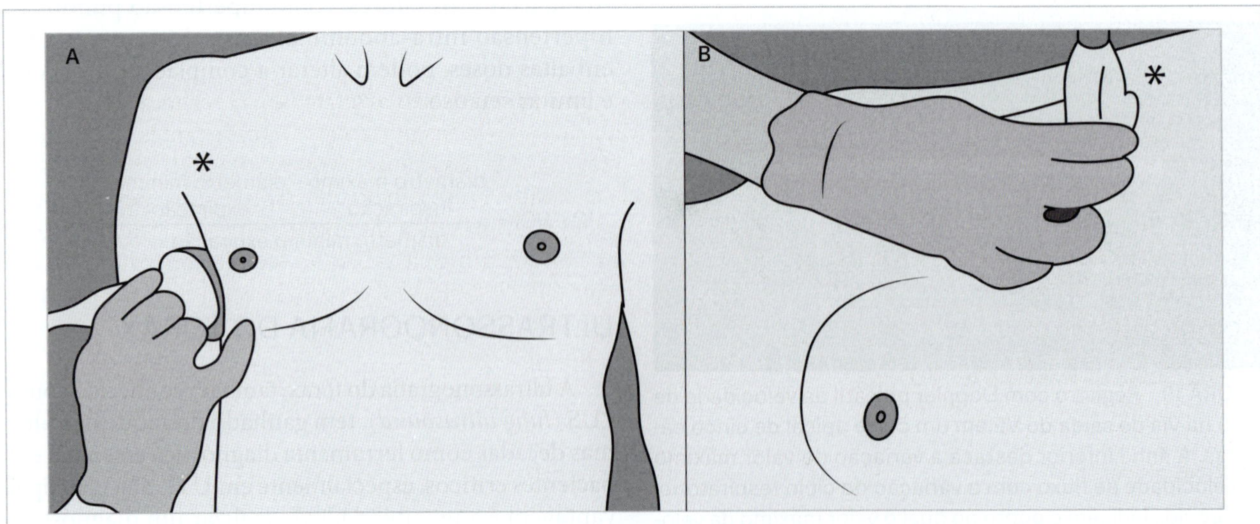

FIGURA 20 Posicionamento do transdutor no tórax. A: longitudinal; B: oblíquo ou transversal. Os asteriscos indicam a direção do marcador (índice).

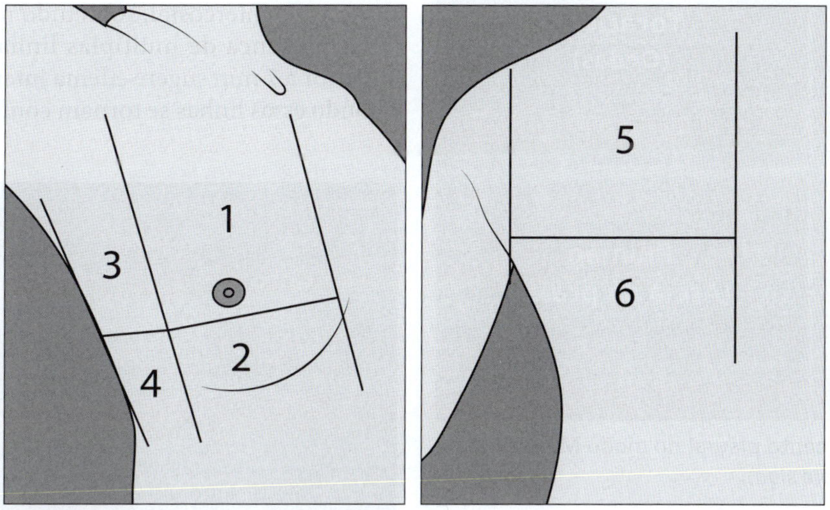

FIGURA 21 Divisão dos hemitórax em seis zonas, com base nos marcos anatômicos: linha paraesternal, linha axilar anterior, linha axilar posterior, linha paravertebral e o 5º espaço intercostal, que segmenta cada região em superior e inferior. As zonas são organizadas da seguinte forma: duas anteriores (1-2), entre a linha paraesternal e a linha axilar anterior; duas laterais (3-4), entre a linha axilar anterior e a linha axilar posterior; e duas posteriores, entre a linha axilar posterior e a linha paravertebral.

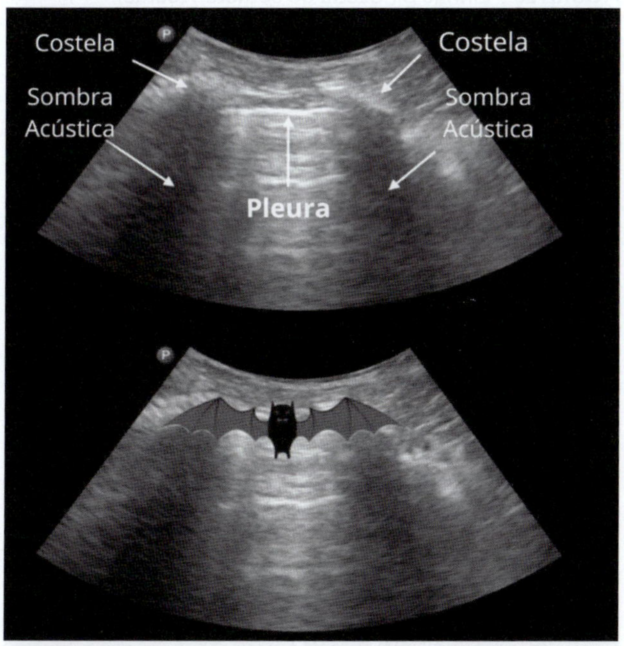

FIGURA 22 Sinal do morcego (*bat sign*), destacando a pleura como estrutura central, com as costelas e suas sombras acústicas visíveis nas laterais.

pleuras ou alterem esse deslizamento podem abolir o deslizamento pleural. No modo M, o deslizamento pleural é evidenciado pelo "sinal da praia", em que as camadas acima da linha pleural aparecem como linhas horizontais paralelas, e o movimento das pleuras gera um artefato granulado abaixo da linha (Figura 23). A utilização de um transdutor de maior frequência e menor profundidade pode facilitar sua visualização.

Linhas A

As linhas A são artefatos de reverberação, constituídos por linhas horizontais equidistantes, originadas pela reflexão da linha pleural. Essa equidistância ocorre em razão da reflexão do ultrassom entre a pele e a linha pleural. A presença de linhas A indica uma alta razão entre o volume de gás e o volume abaixo da pleura parietal, podendo estar associada ao pulmão normal, hiperinflação ou pneumotórax. O pulmão normal é representado pela presença de linhas A associada ao deslizamento pleural (Figura 24).

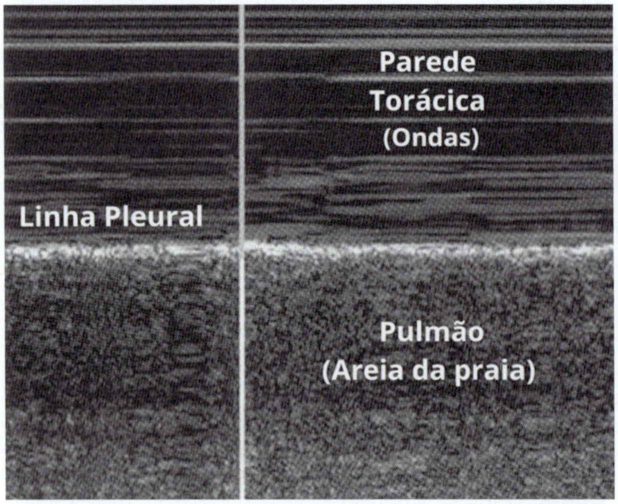

FIGURA 23 Deslizamento pleural no modo M ou sinal da areia da praia (*seashore sign*).

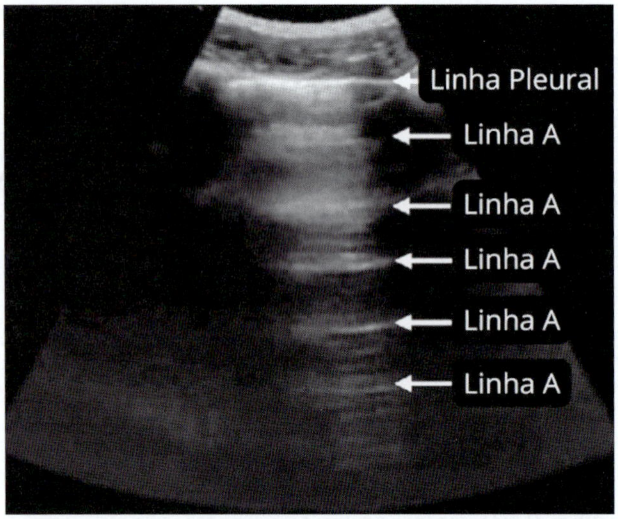

FIGURA 24 Linhas A na ultrassonografia pulmonar (setas).

Linhas B

As linhas B são artefatos de reverberação formados pela passagem das ondas de ultrassom através da interface ar-líquido em tecidos pulmonares alterados, característicos das síndromes interstício-alveolares. Elas representam, principalmente, o preenchimento dos septos interlobulares por água pulmonar extravascular, líquido inflamatório ou fibrose. As linhas B são verticais, hiperecoicas e bem definidas, originando-se da linha pleural e se estendendo até o final da imagem, acompanhando as incursões respiratórias e sobrepondo-se às linhas A. O número e a densidade das linhas B são dinâmicos, aumentam à medida que a aeração pulmonar diminui e diminuem com a melhora da aeração, podendo ser utilizadas para monitorar a evolução do paciente e a resposta ao tratamento (Figura 25). Lembrando que as linhas B nem sempre são patológicas e podem ser observadas em indivíduos normais em até duas linhas por espaço intercostal, sobretudo nas bases.

A presença de múltiplas linhas B com distância superior a 7 mm sugere edema intersticial. No entanto, quando essas linhas se tornam confluentes (Figura 26),

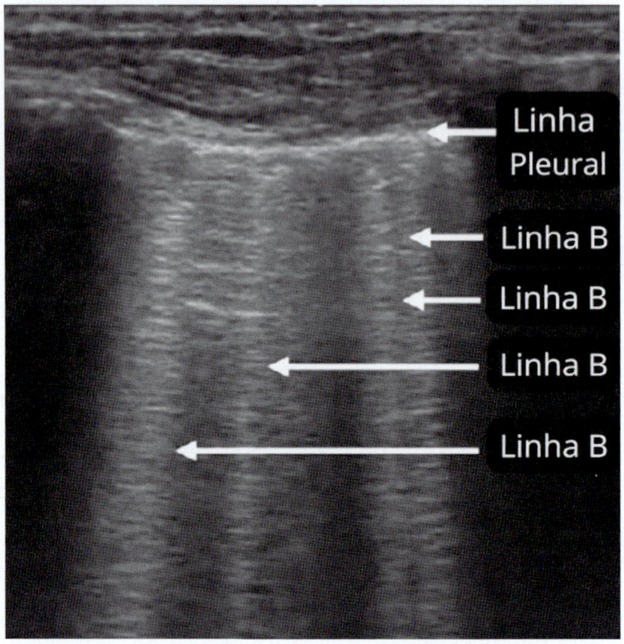

FIGURA 25 Linhas B ("cauda de cometa") (setas).

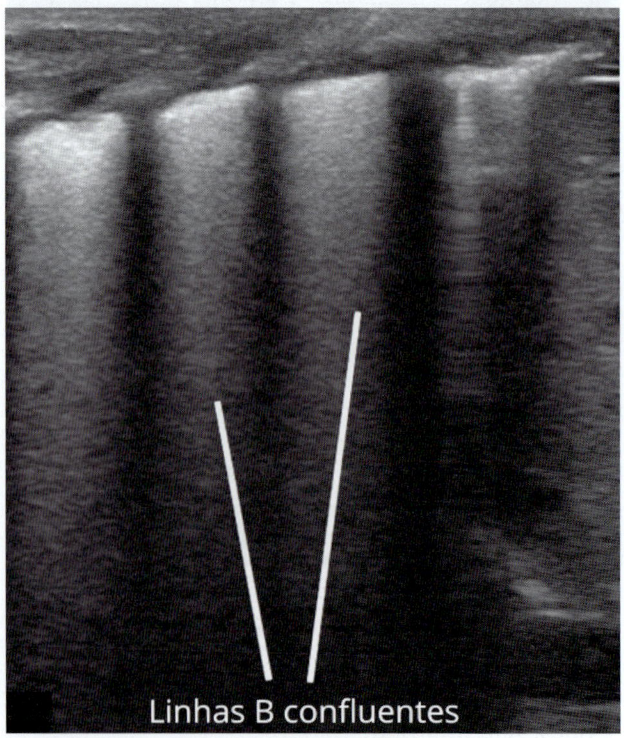

FIGURA 26 Linhas B confluentes (traços).

distância menor que 3 mm, sugerem edema alveolar, o que corresponde à imagem em vidro fosco na tomografia computadorizada de tórax.

Diagnóstico da insuficiência respiratória aguda

O diagnóstico da insuficiência respiratória aguda pode ser desafiador em razão da diversidade de causas possíveis, incluindo pneumonia, atelectasia, pneumotórax e edema pulmonar. A ultrassonografia do tórax tem um papel fundamental na diferenciação dessas condições, principalmente quando utilizada de forma associada a protocolos como o BLUE (*Bedside Lung Ultrasound in Emergency*), que combinam sinais ultrassonográficos no diagnóstico da insuficiência respiratória aguda.[21,25] De forma geral, podem-se definir os sinais ultrassonográficos de cada condições conforme apresentado a seguir.

Pneumotórax

A ultrassonografia torácica se mostra superior à radiografia de tórax na detecção de pneumotórax. Enquanto a ultrassonografia apresenta sensibilidade de 78,6% e especificidade de 98,4%, a radiografia tem sensibilidade inferior de 39,8%, mas mantém especificidade superior de 99,3%.[26]

O pneumotórax é identificado na ultrassonografia pela presença de linhas A, mas sem o deslizamento pleural, uma vez que as pleuras não estão justapostas. No entanto, é importante ressaltar que a ausência de deslizamento pleural não significa, por si só, a presença de pneumotórax, podendo ocorrer em outras condições, como intubação seletiva, atelectasia, pleurodese, ventilação com volumes correntes baixos ou hiperinflação pulmonar. No modo M, a ausência de deslizamento pleural é evidenciada pelo sinal da estratosfera ou do código de barras em que não há movimentação das estruturas abaixo do transdutor, resultando em linhas retas que, em conjunto, formam o sinal característico (Figura 27).

Além do deslizamento pleural, outros sinais que excluem a presença de pneumotórax na região de interesse são as linhas B e o pulso pulmonar (*lung pulse*), pois indicam que as pleuras estão justapostas. Esses sinais refletem a justaposição das pleuras, descartando a possibilidade de pneumotórax naquele local.

O ponto pulmonar (*lung point*) é um sinal altamente específico (próximo a 100%), porém com baixa sensibilidade (60%). Representando a zona de interface entre o pulmão normal e o início do pneumotórax, pode ser visualizado na imagem bidimensional como a área de interseção entre uma região com deslizamento pleural e outra sem deslizamento, sendo também visualizado no modo M (Figura 28).

FIGURA 27 Sinal da estratosfera ou do código de barras no modo M demonstrando ausência de deslizamento pleural na região analisada.

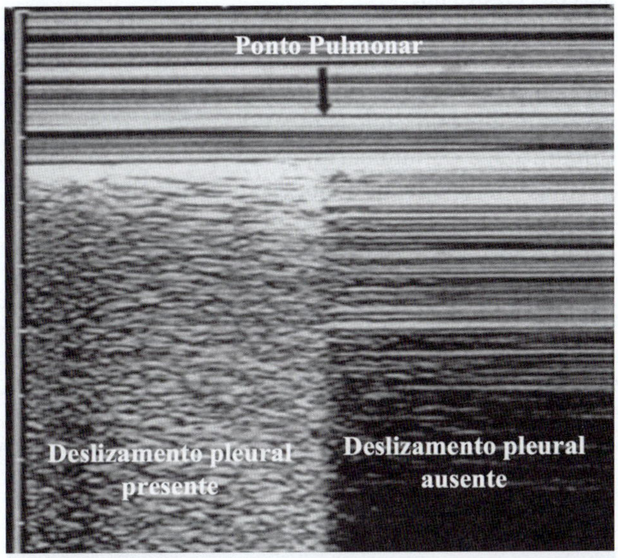

FIGURA 28 Ponto pulmonar (*lung point*) no modo M (seta), sinal específico de pneumotórax.

Síndromes interstício-alveolares

A presença bilateral de linhas B pode indicar perda parcial da aeração pulmonar, mas não é suficiente para determinar uma doença específica, funcionando mais como um sinal sindrômico do que etiológico. Quando as linhas B estão presentes em múltiplas zonas pulmonares, elas caracterizam as síndromes interstício-alveolares, que incluem condições como pneumonia, síndrome do desconforto respiratório agudo (SDRA), congestão pulmonar e fibrose intersticial. Dentro desse grupo, é possível diferenciar o edema pulmonar inflamatório do edema hidrostático com base nas características clínicas e nos achados de imagem.

Na congestão, as linhas B se distribuem de forma simétrica, gravitacional, e são frequentemente associadas a derrame pleural. Em contraste, nas pneumonias e na SDRA, a distribuição das linhas B é heterogênea, com áreas normais intercaladas. Nesses casos, podem ser observadas, além do espessamento pleural, consolidações subpleurais (Figura 29), que são pequenas irregularidades pleurais de até 5 mm, indicativas de alterações inflamatórias pulmonares. O deslizamento pleural é geralmente presente na congestão, mas pode estar reduzido ou ausente nas pneumonias e na SDRA.[27]

Consolidações

O preenchimento ou colapso alveolar resulta em consolidação pulmonar, caracterizada pela perda completa da aeração alveolar, com ecogenicidade semelhante à de órgãos sólidos (hipoecogênica). O ar nas pequenas vias aéreas no interior da consolidação é representado na ultrassonografia como imagens hiperecogênicas puntiformes ou lineares, conhecidas como broncogramas aéreos (Figura 30).

Esses broncogramas podem ser estáticos ou dinâmicos. Nos estáticos, o conteúdo não se comunica com a via aérea proximal, portanto não há movimento dos broncogramas durante as incursões respiratórios. Nos dinâmicos, a comunicação com a via aérea proximal permite o movimento do ar, criando um efeito de pistão, com movimentação dos broncogramas durante a respiração.[28]

De forma geral, a presença de broncogramas estáticos em uma consolidação sugere atelectasia, enquanto broncogramas dinâmicos são mais indicativos de pneumonia. O Doppler colorido pode auxiliar na diferenciação, pois a pneumonia apresenta *shunt* e vascularização, enquanto a atelectasia, em razão da compressão dos vasos, não mostra vascularização.[20,23,24]

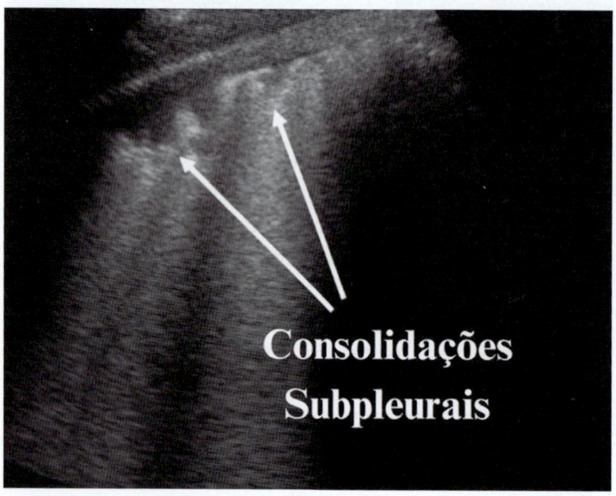

FIGURA 29 Consolidações subpleurais (setas).

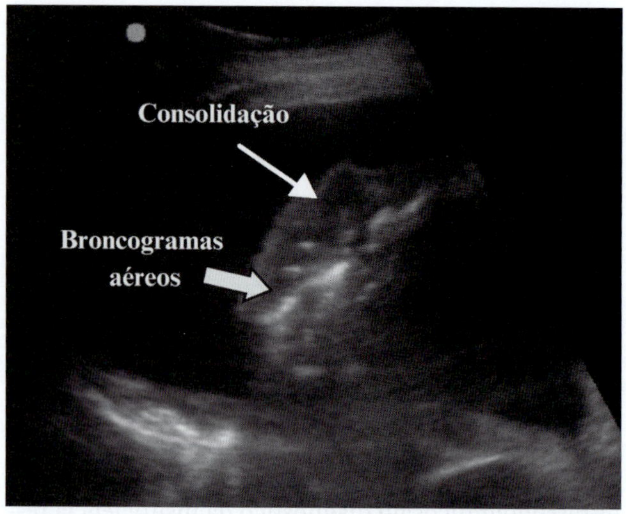

FIGURA 30 Consolidação (seta superior) com broncogramas aéreos (seta inferior).

Derrame pleural

O derrame pleural é uma das condições mais facilmente diagnosticadas pela ultrassonografia do tórax. A técnica tem sensibilidade superior à radiografia na detecção de volumes pequenos de líquido pleural e pode ser utilizada para monitorar a evolução do derrame e orientar a decisão quanto à necessidade de drenagem.

O derrame pleural é caracterizado na ultrassonografia por uma imagem anecoica ou hipoecoica entre as pleuras visceral e parietal. Embora a natureza do derrame pleural não possa ser avaliada com precisão apenas pela ultrassonografia, alguns padrões ultrassonográficos são sugestivos. Transudatos são sempre anecoicos, enquanto exsudatos podem ser anecoicos, mas derrames complexos, representados por debris, líquidos heterogêneos e áreas ecoicas, indicam a presença de exsudatos. A septação é um sinal típico de exsudato complicado.

Existem diversos métodos para determinar o volume de derrame pleural por ultrassom, sendo o método de Balik um dos mais utilizados. Nesse método, o volume estimado é calculado multiplicando-se a distância entre as pleuras na linha axilar posterior durante a expiração por 20. Além disso, em posição supina, uma distância interpleural na base do pulmão, definida como a distância entre o pulmão e a parede torácica posterior, ≥ 50 mm é altamente preditiva de um derrame pleural ≥ 500 mL, enquanto uma distância ≤ 20 mm sugere um volume ≤ 500 mL.[29]

CONSIDERAÇÕES FINAIS

A mudança de paradigmas introduzida pela ultrassonografia *point-of-care* no cotidiano do médico intensivista tem o potencial, de maneira totalmente não invasiva, de antecipar o diagnóstico de doenças potencialmente fatais, redirecionar e monitorar a resposta à terapêutica instituída.

A ecocardiografia para avaliação hemodinâmica pode estabelecer o diagnóstico diferencial das causas de instabilidade hemodinâmica, avaliar a necessidade de expansão volêmica, guiar o uso de drogas vasoativas e, inclusive, definir a necessidade de procedimentos terapêuticos invasivos (Figura 31).

A ultrassonografia pleuropulmonar, por sua vez, pode auxiliar ao longo de todo o manejo da insuficiência respiratória aguda: diagnóstico da causa provável (Figura 32), otimização do manejo ventilatório e avaliação de sucesso durante o desmame da ventilação mecânica.

Por todos os potenciais benefícios, é necessário que todo médico com atuação em emergência e terapia intensiva esteja apto a utilizar a ultrassonografia *point-of-care*, ampliando e aprofundando constantemente a aplicação dessa tecnologia no manejo do paciente crítico.

PONTOS-CHAVE

- Ultrassonografia *point-of-care* (POCUS) possibilita diagnóstico rápido e monitoramento à beira-leito, sem radiação.
- Ecocardiograma POCUS é útil no diagnóstico e manejo do choque, especialmente em casos como tamponamento cardíaco, hipovolemia e disfunção ventricular.
- Avaliação da função ventricular direita e esquerda pode orientar condutas hemodinâmicas, inclusive decisões sobre volume e uso de vasopressores.
- Ultrassonografia pulmonar auxilia no diagnóstico de insuficiência respiratória aguda, diferenciando causas como pneumotórax, edema pulmonar e pneumonia.
- Todo intensivista deve dominar a ultrassonografia *point-of-care*, ampliando sua aplicação para garantir segurança e efetividade no cuidado ao paciente crítico.

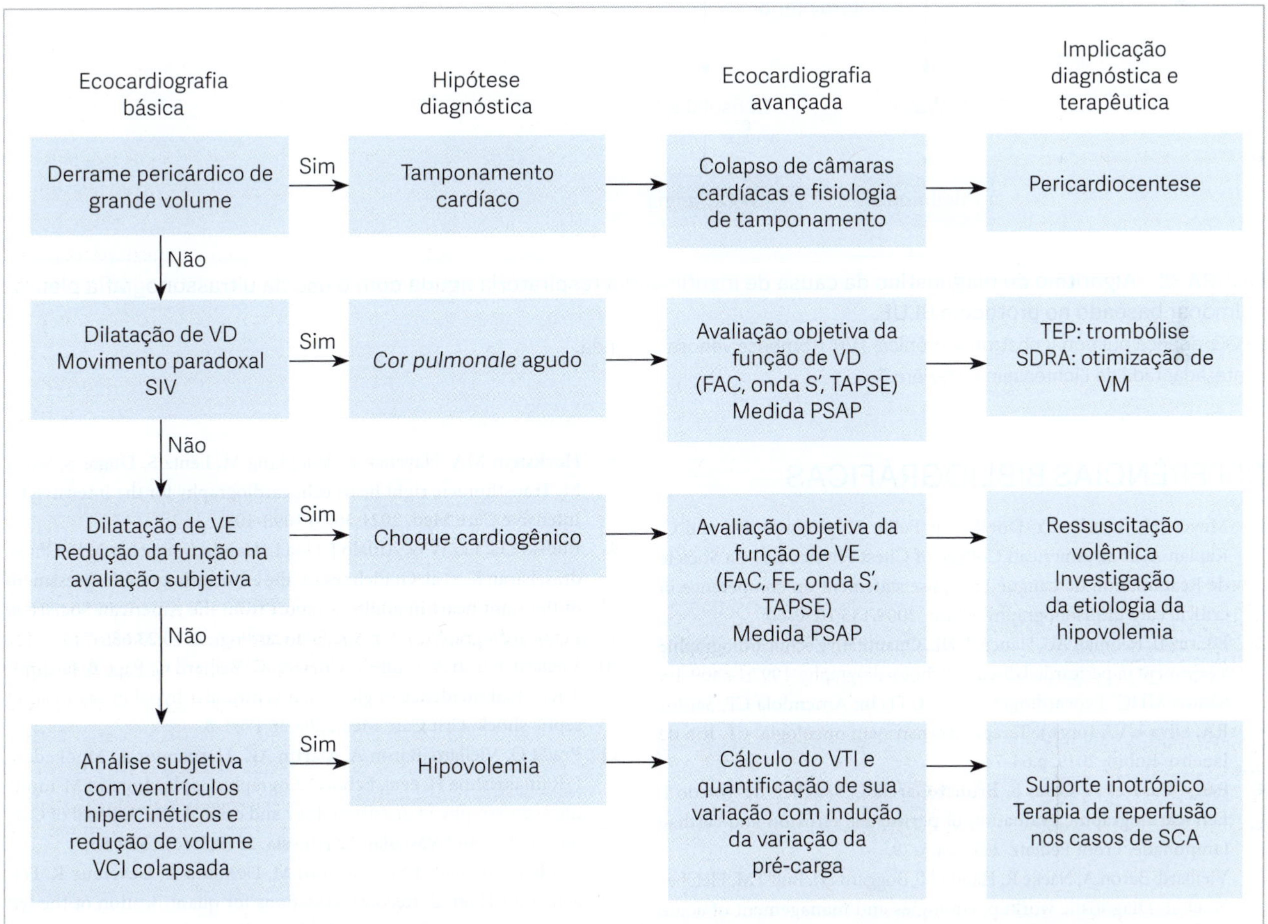

FIGURA 31 Algoritmo de uso do ecocardiograma no diagnóstico e manejo da instabilidade hemodinâmica. É possível gerar uma hipótese diagnóstica após um exame ecocardiográfico básico, que idealmente deverá ser complementado por uma análise mais aprofundada, levando a possíveis implicações diagnósticas e terapêuticas.

FAC: variação fracional da área; FE: fração de ejeção; PSAP: pressão sistólica de artéria pulmonar; SCA: síndrome coronariana aguda; SDRA: síndrome do desconforto respiratório agudo; SIV: septo interventricular; TAPSE: excursão sistólica do plano do anel tricúspide; TEP: tromboembolismo pulmonar; VCI: veia cava inferior; VD: ventrículo direito; VE: ventrículo esquerdo: VM: ventilação mecânica; VTI: integral tempo velocidade.

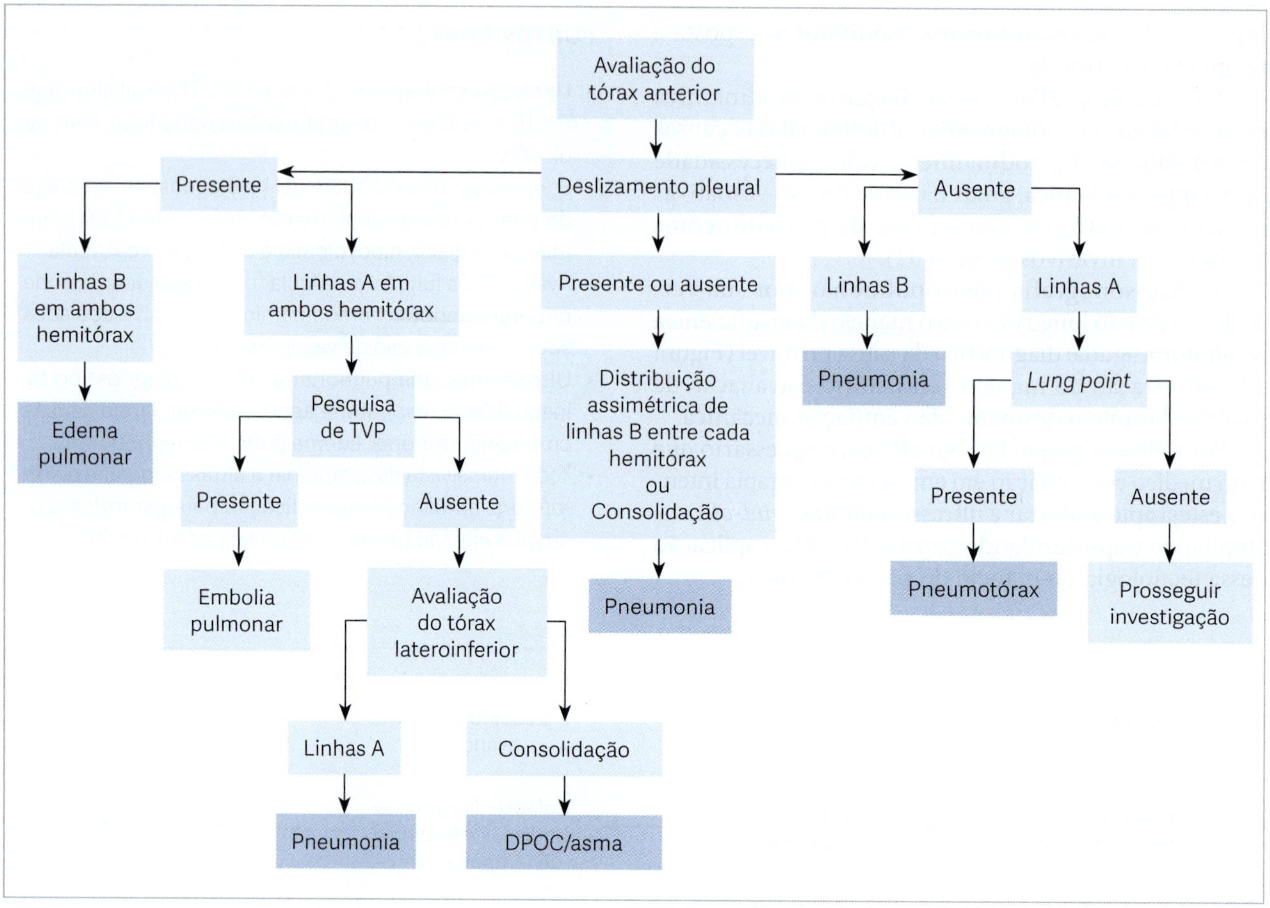

FIGURA 32 Algoritmo do diagnóstico da causa de insuficiência respiratória aguda com o uso da ultrassonografia pleuropulmonar baseado no protocolo BLUE.

DPOC: doença pulmonar obstrutiva crônica; TVP: trombose venosa profunda.

Fonte: adaptada de Lichtensein e Mezière.[21]

REFERÊNCIAS BIBLIOGRÁFICAS

1. Mayo PH, Beaulieu Y, Doelken P, Feller-Kopman D, Harrod C, Kaplan A, et al. American College of Chest Physicians / La Société de Réanimation de Langue Française statement on competence in critical care ultrasonography. Chest. 2009;135:1050-60.
2. D'Cruz II, Rehman AU, Hancock HL. Quantitative echocardiographic assessment in pericardial disease. Echocardiography. 1997;14:409-10.
3. Santos MHC. Ecocardiograma em UTI. In: Amendola CP, Santos RA, Silva UVA (orgs.). Terapia intensiva em oncologia. v.1. Rio de Janeiro: Rubio; 2019. p.64-74.
4. Pérez-Casares A, Cesar S, Brunet-Garcia L, Sanchez-de-Toledo J. Echocardiographic evaluation of pericardial effusion and cardiac tamponade. Front Pediatr. 2017;24:5-79.
5. Vieillard-Baron A, Naeije R, Haddad F, Boggard HJ, Bull TM, Fletcher N, et al. Diagnostic workup, etiologies and management of acute right ventricle failure: a state-of-the-art paper. Intensive Care Med. 2018;44(6):774-90.
6. Melamed R, Sprenkle M, Ulstad VK, Herzog CA, Leatherman JW. Assessment of left ventricular function by intensivists using handheld echocardiography. Chest. 2009;135:1416-20.
7. Krishnan S, Schmidt GA. Acute right ventricular dysfunction: real-time management with echocardiography. Chest. 2015;147(3):835-46.
8. Hockstein MA, Haycock K, Wiepking M, Lentz S, Dugar S, Siuba M. Transthoracic right heart echocardiography for the intensivist. J Intensive Care Med. 2021;36(9):1098-109.
9. Rudski LG, Lai WW, Afilalo J, Hua L, Handschumacher MD, Chandrasekaran K, et al. Guidelines for the echocardiographic assessment of the right heart in adults: a report from the American Society of Echocardiography. J Am Soc Echocardiogr. 2010;23:685-713.
10. Viellard-Baron A, Caille V, Charron C, Belliard G, Page B, Jardin F. The actual incidence of global left ventricular hypokinesia in adult septic shock. Crit Care Med 2008;36:1701-6.
11. Prada G, Viellard-Baron A, Martin AK, Hernandez A, Mookadam F, Ramakrishna H, et al. Echocardiographic applications of M-mode ultrasonography in anesthesiology and critical care. Journal of Cardiothoracic and Vascular Anesthesia. 2019;33(6):1559-83.
12. Schiller NB, Shah PM, Crawford M, DeMaria A, Devereux R, Feigenbaum H, et al. Recommendations for quantification of the left ventricle by two-dimensional echocardiography. American Society of Echocardiography Committee on Standards, Subcommitte on Quantification of Two-Dimensional Echocardiograms. J Am Soc Echocardiogr. 1989;2:358-67.
13. Lang RM, Bierig M, Devereux RB, Flachskampf FA, Foster E, Pellikka PA, et al. Recommendations for chamber quantification. Eur J Echocardiography. 2006;7:79-108.

14. Goarin JP, Feissel M. Évaluation de la fonction systolique du ventricule gauche. In: Vignon P, Goarin JP (eds.). Échocardiographie Doppler en reanimation, anesthesia et medicine d'urgence. Paris: Elsevier; 2002. p.102-27.
15. Vieillard-Baron A, Vignon P. Quantification de la fonction pompe ventriculaire. In: Vignon P, Cholley B, Slama M, Vieillard-Baron A (eds.). Échocardiographie Doppler chez le patient en état critique: un outil de diagnostic et de monitorage. Paris: Elsevier; 2008. p. 77-96.
16. Slama M, Masson H, Teboul JL, Arnout M-L, Susic D, Frolich E, et al. Respiratory variations of aortic VTI: a new index of hypovolemia and fluid responsiveness. Am J Physiol Heart Circ Physiol. 2002;283:H1729-33.
17. Feissel M, Michard F, Mangin I, Ruyer O, Faller JP, Teboul JL. Respiratory changes in aortic blood velocity as an indicator of fluid responsiveness in ventilated patients with septic shock. Chest. 2001;119:867-73.
18. Muller L, Bobbia X, Toumi M, Louart G, Molinri N, Ragonnet B, et al. Respiratory variations of inferior vena cava diameter to predict fluid responsiveness in spontaneously breathing patients with acute circulatory failure: need for a cautious use. Crit Care. 2012;16(5):R188.
19. Feissel M, Michard F, Faller JP, Teboul JL. The respiratory variation in inferior vena cava diameter as a guide to fluid therapy. Intensive Care Med. 2004;30:1834-7.
20. Lichtenstein D. Lung ultrasound in the critically ill. Ann Intensive Care. 2014;4:1.
21. Lichtenstein DA, Mezière GA. The Blue-protocol and Falls-protocol: two applications of lung ultrasound in the critically ill. Chest. 2015;147(6):1659-70.
22. Lichtenstein D. Lung ultrasound in the critically ill. Curr Opin Crit Care. 2014;20(3):315-22.
23. Mojoli F, Bouhemad B, Mongodi S, Lichtenstein D. Lung ultrasound for critically ill patients. Am J Respir Crit Care Med. 2019;199(6):701-14.
24. Mayo PH, Copetti R, Feller-Kopman D, Mathis G, Maury E, Mongodi S, et al. Thoracic ultrasonography: a narrative review. Intensive Care Med. 2019;45(9):1200-11.
25. Lichtenstein DA, Mezière GA. Relevance of lung ultrasound in the diagnosis of acute respiratory failure: the Blue protocol. Chest. 2008;134(1):117-25.
26. Lichtenstein D. The role of lung ultrasound in the diagnosis of pneumothorax. Chest. 2015;147(6):1726-36.
27. Volpicelli G, Mussa A, Garofalo G, Cardinale L, Casoli G, Perotto F, et al. Bedside lung ultrasound in the assessment of alveolar-interstitial syndrome. Am J Emerg Med. 2006;24(6):689-96.
28. Lichtenstein D, Mezière G, Seitz J. The dynamic air bronchogram: a lung ultrasound sign of alveolar consolidation ruling out atelectasis. Chest. 2009;135(6):1421-5.
29. Balik M, Plasil P, Waldauf P, Pazout J, Fric M, Otahal M, et al. Ultrasound estimation of volume of pleural fluid in mechanically ventilated patients. Intensive Care Med. 2006;32(2):318.

9

Acessos vasculares

André Echaime Vallentsits Estenssoro
Talia Falcão Dalçóquio
Telma Christina do Campo Mazzetto

SUMÁRIO

DEFINIÇÃO E CLASSIFICAÇÃO

São dispositivos utilizados para acessar a corrente sanguínea em leitos arteriais ou venosos.

Os cateteres arteriais geralmente são utilizados para monitorização hemodinâmica (p. ex., cateter de pressão arterial invasiva e cateter de artéria pulmonar) ou suporte hemodinâmico (p. ex., balão intra-aórtica e cânulas arteriais dos dispositivos de assistência ventricular).

Os acessos venosos são classificados como periféricos ou centrais com base na posição da ponta do cateter. Se a extremidade distal do cateter estiver na veia cava superior, na veia cava inferior ou no átrio direito, deve ser considerado como cateter venoso central (CVC); se não estiver nessas localizações, deve ser classificado como cateter venoso periférico (CVP). Os acessos venosos também podem ser utilizados para monitorização (p. ex., pressão venosa periférica) e suporte hemodinâmico (p. ex., cânulas venosas dos dispositivos de assistência ventricular), além de infusão de soluções (medicamentos, reposições volêmicas, eletrólitos, hemoderivados, nutrição parenteral) e de realização de terapias como hemodiálise e plasmaférese. O enfoque deste capítulo será em acessos venosos mais utilizados na prática clínica.

ESCOLHA DO CATETER VENOSO

O tipo apropriado de dispositivo de acesso vascular, periférico ou central, é selecionado com base no regime de tratamento endovenoso, incluindo a duração prevista, características da droga, idade do paciente, comorbidades, histórico de terapia intravenosa, preferências do paciente, localização final da ponta do cateter e recursos disponíveis para cuidar do dispositivo.

O dispositivo de acesso vascular ideal deve ser menos invasivo, com o menor número de lúmens necessário para a terapêutica selecionada. A preservação da rede venosa do paciente deve ser priorizada.

A escala A-DIVA (*Adult Difficult IntraVenous Vascular Access*) foi criada para identificar pacientes com dificuldade de acesso venoso periférico por meio de cinco variáveis: histórico de canulação intravenosa difícil, acesso intravenoso difícil conforme esperado pelo médico, incapacidade de detectar veia dilatada pela palpação e/ou visualização da extremidade e diâmetro da veia selecionada menor de 3 mm. Uma pontuação mais alta na escala A-DIVA indica maior risco de acesso difícil, o que poderá indicar, por exemplo, atuação de equipe especializada e/ou uso de dispositivo, como ultrassonografia, para guiar a punção periférica ou se considerar um acesso central.

CATETER VENOSO PERIFÉRICO

O cateter venoso periférico (CVP) é o principal dispositivo invasivo presente no tratamento de pacientes hospitalizados. Utilizados para infusão de medicações, transfusão sanguínea, infusão de contraste para estudos radiológicos ou nutrição parenteral de baixa osmolaridade, são inseridos nas veias da periferia, incluindo todas as extremidades, dando-se preferência às veias superficiais dos membros superiores localizadas no antebraço com preservação do punho. As principais recomendações e cuidados a serem observados na canulação periférica estão listadas no Quadro 1.

QUADRO 1 Recomendação para canulação venosa periférica
Utilizar menor diâmetro de cânula
Preferir dispositivos com protetores de agulhas para reduzir o risco de acidentes perfurocortantes
Não infundir soluções de alta osmolalidade (> 500 mOsm) ou pH baixo (< 5) ou alto (> 9)
Utilizar para administrar vasopressores/inotrópicos somente enquanto não houver acesso central disponível e pelo menor tempo possível. A segurança da administração periférica de vasopressores/inotrópicos é controversa e provavelmente depende do tamanho e fluxo sanguíneo da veia, da taxa de infusão, do efeito individual do medicamento e da diluição
Evitar a punção de membros com linfedema, para reduzir o risco de infecção local
Utilizar, se disponíveis, dispositivos de transiluminação, ultrassom e infravermelho para auxiliar na punção
Não realizar trocas de rotina (preventivas) das cânulas periféricas entre 72 e 96 horas
Lavar (*flush*) as cânulas sempre após o uso

Em relação aos CVC, esse tipo de acesso apresenta vantagens por ser menos invasivo, oferecendo maior facilidade de implante, ampla disponibilidade, menor custo e menor incidência de complicações. Podem ser categorizados em (Quadro 2):

- CVP curto (< 6 cm): cateter sob agulha com um estilete de metal oco posicionada dentro do cateter.
- CVP longo (6 a 15 cm): inserido em veias superficiais ou profundas por meio de técnica tradicional (cateter sobre a agulha) ou técnica de Seldinger. Indicado quando as veias superficiais não são visíveis ou palpáveis, sendo geralmente inserido com auxílio de ultrassonografia.
- CVP de linha média ou *midline* (> 15 cm): inserido em veias dos membros superiores, mais comumente na veia braquial ou basílica e com a ponta na veia axilar ou subclávia, tem maior comprimento que os demais cateteres periféricos. A punção deve ser guiada por ultrassonografia. Assim como os CVP convencionais, as soluções reservadas para uso central não podem ser infundidas pelo cateter *midline*. Suas principais vantagens em relação ao periférico convencional são o maior tempo de duração e menor taxa de perdas. Já em relação ao cateter central, o cateter *midline* apresenta menor taxa de infecção, porém maior taxa de complicações mecânicas, como trombose. A escolha de cateteres de menor diâmetro, no entanto, pode reduzir a incidência de trombose associada ao cateter.

Dessa forma, na escolha entre CVP curto, CVP longo ou *midline* o tempo previsto de terapia deve ser levado em conta: em geral, indica-se o *midline* ou CVP longo quando a duração prevista seja maior que 5 e menor que 14 dias, porém em algumas situações, com rede venosa compatível, preferência do paciente, experiência do serviço, pode-se considerar o uso do *midline* por mais tempo.

Ainda há dispositivos de punção periférica metálicos e não flexíveis de curtíssima duração (p. ex., escalpe, *Butterfly*), reservados para coleta de sangue ou infusões em bólus. Além disso, a canulação periférica também

QUADRO 2 Acesso venoso periférico para tratamento intravenoso

	CVP curto	CVP longo	*Midline*
Comprimento	3-6 cm	4-15 cm	> 15 cm
Material	Teflon	Poliuretano	Poliuretano
Inserção	Palpação e visualização	Guiado por ultrassom	Guiado por ultrassonografia
Técnica	Direta	Seldinger simples Seldinger acelerada	Seldinger modificada
Duração máxima	Poucos dias	1-2 semanas	Meses
Alto poder de infusão	Sim	Sim	Não
Uso fora do hospital	Não	Por períodos curtos	Sim

CVP: cateter venoso periférico.

pode ser realizada por dissecção, reservada a pacientes críticos, grandes queimados ou em parada cardiorrespiratória quando não for possível ser obtida por punção.

CATETER VENOSO CENTRAL

O cateter venoso central (CVC) é o principal acesso utilizado no paciente crítico. No Brasil, a taxa de utilização de cateter central nas unidades de terapia intensiva (UTI) é de cerca de 50% nas UTI adultos e de 30 e 40% nas UTI neonatais e pediátricas, respectivamente. As indicações de uso dos cateteres centrais estão resumidas no Quadro 3.

QUADRO 3 Principais indicações de cateteres centrais
Monitorização da pressão venosa central
Necessidade de ressuscitação volêmica com grandes volumes
Nutrição parenteral
Administração de medicamentos vesicantes, como soluções com pH baixo (< 5) ou alto (> 9) ou osmolaridade elevada (> 600 mOsm/L), ou qualquer outra solução com potencial irritante para a parede do vaso
Passagem de marca-passo transvenoso
Hemodiálise
Impossibilidade de canulação periférica
Circulação extracorpórea

Os CVC mais utilizados na prática clínica são os não tunelizados, habitualmente confeccionados em poliuretano ou silicone com um ou mais lúmens e que podem ser inseridos diretamente em vaso central (p. ex., cateter duplo-lúmen, cateter triplo-lúmen, cateter de Shilley®) ou em vaso periférico, dispositivo conhecido como cateter central de inserção periférica (*Peripherally Inserted Central Catheter* – PICC). Enquanto o PICC pode ser de curta ou longa permanência, os cateteres não tunelizados de inserção central devem ser utilizados por curtos períodos.

Já os CVC tunelizados são dispositivos de longa permanência que podem ser semi ou totalmente implantáveis. Os semi-implantados caracterizam-se pela confecção de túnel subcutâneo entre o orifício de inserção na veia e o orifício de exteriorização na pele, com *cuff* de Dacron® no meio trajeto, de forma a promover reação fibrosa local e consequente fixação do dispositivo e diminuição risco de infecção. Os CVC tunelizados totalmente implantáveis são os que, além do túnel, têm um reservatório implantado no subcutâneo, sem nenhum ponto de exteriorização do dispositivo. A classificação dos CVC está ilustrada na Figura 1.

A escolha do material do cateter e o tipo de implantação variam de acordo com as características e necessidades de cada paciente, em função da terapêutica a ser implantada. Não há consenso quanto ao tempo ideal de uso para dispositivos de curta permanência. Em geral, para pacientes que necessitarão de acesso venoso por mais de 30 dias, deve-se, desde o início, considerar o implante de dispositivos de longa permanência (PICC ou cateteres tunelizados).

CVC de inserção central (CVC convencional)

Os cateteres venosos centrais não tunelizados, mais frequentes na prática clínica, são geralmente de poliuretano, com comprimento variando de 15 a 30 cm e diâmetro de 4 a 9 Fr (1 French = 0,33 mm) ou com diâmetros maiores, permitindo fluxo mais elevado, utilizados para hemodiálise. Podem ter múltiplos lúmens e ser implantados à beira-leito.

Os principais sítios de punção para inserção central são: veias jugular interna, subclávia, femoral, nessa ordem, devido às vantagens e desvantagens descritas no Quadro 4. Há outros acessos alternativos, entre eles: jugular externa, cava inferior, veias hepáticas, intercostais, além dos acessos cirúrgicos abertos para todas as veias já descritas e cava superior, ázigos e átrio direito. Dá-se preferência aos sítios supradiafragmáticos e, entre estes, ao lado direito, devido à cúpula pulmonar mais baixa, com menor risco de pneumotórax, trajeto mais curto e retilíneo da veia, calibre do vaso discretamente maior e pelo menor risco de quilotórax, secundário à lesão de vasos que fazem a drenagem linfática, que à esquerda é feita pelo ducto torácico, que desemboca na veia subclávia, e é mais calibroso do que à direita.

A punção da veia jugular interna para inserção do cateter central deve ser rotineiramente guiada por ultrassonografia. Em outros sítios de punção, é altamente recomendável que também se utilize a ultrassonografia, porém as evidências são menos robustas do que na punção da veia jugular interna.

CVC de inserção periférica (PICC)

Diferentemente das vias de inserção central, o PICC tem como principais sítios de punção as veias basílica, cefálica, braquial ou cubital medial. Mais comumente, a veia de escolha é a basílica direita, devido a seu maior diâmetro, posição mais superficial e trajeto mais retilíneo. A segunda opção mais frequente é a veia cubital medial, que desemboca na basílica. Porém, em razão de sua localização na fossa antecubital, está exposta à flexão constante do cotovelo, o que aumenta o risco de tromboflebite mecânica.

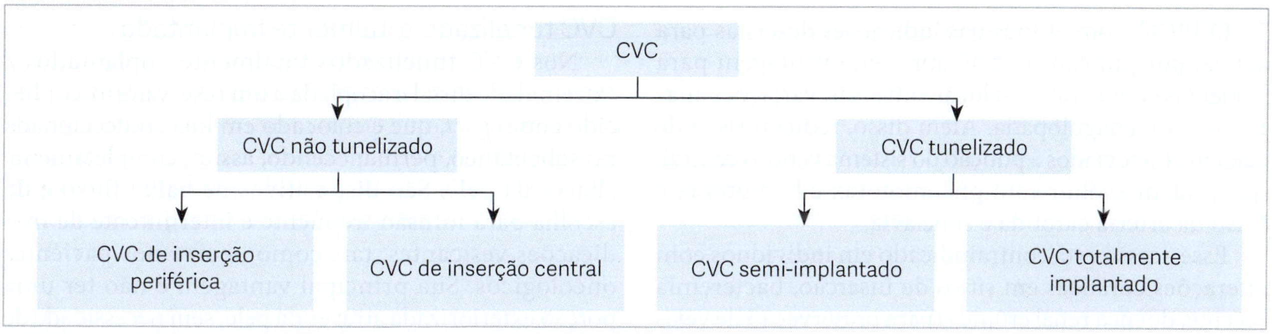

FIGURA 1 Classificação de cateteres venosos centrais (CVC).

QUADRO 4 Vantagens e desvantagens de cada sítio de punção para acesso venoso central e características da técnica de punção

Sítio de punção	Vantagens	Desvantagens	Técnica de punção
Veia jugular interna	▪ Menor risco de pneumotórax ▪ Possibilidade de compressão em caso de punção acidental de artéria ▪ Possibilidade de punção em caso de discrasias sanguíneas moderadas	▪ Risco de punção inadvertida de carótida ▪ Maior dificuldade de cuidados com curativos ▪ Maior risco de quilotórax à esquerda ▪ Difícil identificação anatômica em pacientes obesos e edemaciados ▪ Veia propensa a colapsar em estados hipovolêmicos ▪ Difícil acesso emergencial quando via aérea está sendo estabelecida ▪ Proximidade do óstio de inserção do cateter com o de eventual traqueostomia, com risco de infecção	▪ Paciente em decúbito dorsal horizontal, em posição de Trendelemburg, com a cabeça rodada para o lado oposto ao da punção. Deve-se utilizar ultrassonografia para guiar a punção de forma rotineira ▪ Geralmente o local de inserção da agulha se localiza no ápice do triângulo formado pelas cabeças do músculo esternocleidomastóideo, situado aproximadamente 5 cm acima da clavícula. A agulha deve ser introduzida em posição lateral à pulsação da carótida a 30 graus com a pele e direcionada lateralmente para o mamilo ipsilateral
Veia subclávia	▪ Fácil curativo e fixação ▪ Local de inserção acessível durante o estabelecimento da via aérea ▪ Melhor identificação anatômica em pacientes obesos ▪ Não colaba em estados hipovolêmicos ▪ Menor risco de infecção em relação ao sítio jugular e femoral	▪ Maior risco de pneumotórax ▪ Dificuldade de compressão em caso de punção arterial acidental ▪ Trajeto mais longo da pele até o vaso	▪ Paciente em decúbito dorsal horizontal, em posição de Trendelemburg, com a cabeça rodada para o lado oposto ao da punção, braços estendidos ao longo do corpo. O ponto de punção localiza-se na junção dos terços médio e medial da clavícula, aproximadamente 1 cm abaixo do seu bordo inferior ▪ Mantém-se a agulha na direção da fúrcula para facilitar o deslizamento abaixo do osso e minimizar o risco de punção pleural
Veia femoral comum	▪ Não interfere em manobras de ressuscitação cardiopulmonar ▪ Não interfere em estabilização cervical ▪ Não interfere em intubação orotraqueal ▪ Sem risco de pneumotórax ▪ Facilmente compressível em casos de punção arterial acidental	▪ Circulação de drogas mais demorada durante RCP ▪ Risco de trombose iliofemoral ▪ Maior risco de infecção	▪ Paciente em decúbito dorsal, perna rodada lateralmente. A artéria femoral orienta o acesso. O sítio de punção é 1-2 cm inferior ao ligamento inguinal, onde a veia femoral comum fica superficial e medial à artéria. Orientar a agulha com o bisel voltado para cima e introduzi-la a 20 ou 30 graus com a pele. O vaso normalmente é atingido dentro de 2-4 cm, mas pode ser mais profundo em pacientes obesos ou edemaciados

RCP: ressuscitação cardiopulmonar.

O PICC, com as mesmas indicações descritas para acesso por punção central, apresenta vantagem para pacientes com condições locais adversas, variações anatômicas ou coagulopatia. Além disso, reduz o risco de acidentes associados à punção do sistema venoso central, que podem evoluir com pneumotórax e hemotórax e lesão da artéria carótida e subclávia.

Esse acesso está contraindicado em indivíduos com alterações cutâneas em sítios de inserção, bacteremia recente, doença renal crônica (para preservação de veias potencialmente necessárias à confecção de acesso para hemodiálise), ressecção linfonodal ipsilateral associada ou não à mastectomia, que necessitem de muletas ou tenham vasos de pequeno diâmetro (< 3-4 mm).

CVC tunelizado

São cateteres com trajeto subcutâneo, no qual ocorre sua fixação, proporcionando barreira mecânica contra migração de microrganismos, a partir do orifício de exteriorização do cateter.

Da mesma forma que para os cateteres de curta permanência, as vias de inserção mais comumente utilizadas são as veias jugular interna, subclávia, braquiocefálica e jugular externa. Porém, a depender das condições anatômicas e clínicas do paciente, também podem ser utilizadas as veias cefálica e basílica, nos membros superiores, e femoral e safena magna, nos membros inferiores.

Podem ser inseridos por dissecção ou punção da veia, utilizando-se parâmetros anatômicos, mas preferencialmente guiada por ultrassom. O implante deve ser realizado em ambiente apropriado, como centro cirúrgico ou suíte vascular, com técnica rigorosamente asséptica, onde a inserção e o adequado posicionamento do cateter podem ser acompanhados por meio de fluoroscopia intraoperatória. O acompanhamento pelo médico anestesiologista permite procedimento mais confortável e seguro.

CVC tunelizado parcialmente implantado

Há diversos cateteres tunelizados como cateter de Broviac® (monolúmen), cateter de Hickman® (duplo lúmen) e cateteres permanentes para diálise (mais calibrosos). Têm sua principal indicação para pacientes submetidos a tratamentos de longa duração, com necessidade de infusão de grandes volumes, quimioterápicos, antibióticos, nutrientes, hemoderivados e de coleta frequente de amostras sanguíneas, minimizando múltiplas punções periféricas. São frequentemente utilizados para transplante de medula óssea e, dependendo do diâmetro, plasmaférese e coleta de células-tronco periféricas.

CVC tunelizado totalmente implantado

Nos CVC tunelizados totalmente implantados a extremidade distal é acoplada a um reservatório, conhecido como *port*, que é colocado em loja confeccionada no subcutâneo, permanecendo, assim, completamente abaixo da pele. São dispositivos de baixo fluxo e de escolha para infusão frequente e intermitente de medicações vesicantes, tais como ocorre nos pacientes oncológicos. Sua principal vantagem é não ter uma porção exteriorizada através da pele, sem necessidade de curativos, reduzindo o risco de infecção e aumentando sua durabilidade e conforto, além de ser mais aceito do ponto de vista estético.

O cateter pode ser composto de poliuretano ou de silicone, e o reservatório, de polissulfona ou titânio. Este pode ter uma ou duas câmaras, com membrana central de silicone na face anterior, que é puncionada transdérmica, utilizando-se agulha específica, para evitar dano ao material. Deve permanecer abaixo de uma espessura mínima de tecido subcutâneo e fixado a plano profundo em pelo menos dois pontos, para evitar sua rotação. Pode ter válvula, localizada no reservatório ou na extremidade intravenosa do cateter, a fim de impedir refluxo em seu interior, diminuindo manipulação para manutenção, e consequente infecção, e a formação de trombos, e consequente oclusão do dispositivo. Preferencialmente, implanta-se a câmara no tórax anterior, lateral ao esterno, sobre o gradeado costal. Quando necessário, pode ser inserida nos membros superiores, inferiores e abdome, sempre sobre uma superfície rígida, para facilitar sua identificação e punção.

Além da infusão de quimioterapia, outros usos menos frequentes são necessidade frequente de transfusão de hemoderivados, infusão de contraste para realização de exames, coleta de amostra sanguínea ou outras situações de acesso venoso repetido.

PRINCIPAIS COMPLICAÇÕES ASSOCIADAS AOS CATETERES VENOSOS

Flebite, trombose e infecção relacionadas a cateter, oclusão de cateter, além de migração e fratura do dispositivo, são complicações frequentemente observadas nos cateteres venosos.

Flebite

Ocorre quando há algum dano no endotélio da veia periférica levando à formação de trombo com inflamação da túnica média da veia manifestado por edema, eritema, cordão venoso palpável, exsudação ou secreção purulenta, calor e dor local. A flebite, ou tromboflebite, é associada ao uso de cateteres venosos inseridos em veias periféricas (CVP curto, CVP longo, *midline* ou PICC), e as principais causas são:

- Química: causada por infusão de substâncias irritantes (p. ex., amiodarona, norepinefrina, levetiracetam, solução de glicose > 10%, quimioterápicos, antibióticos, dobutamina, cloreto de potássio).
- Mecânica: causada por cateteres com diâmetro elevado em relação à veia, inserção em área de flexão, ângulo de inserção e posição da ponta do cateter ou fixação inadequada, trauma de inserção, ou material e rigidez do cateter.
- Infecciosa: causada por contaminação bacteriana via contaminação extraluminal (antissepsia inadequada da pele e contaminação durante a inserção), contaminação intraluminal por meio do conector ou decorrente de fluidos/medicamentos contaminados e disseminação hematogênica causada por infecção em outra parte do corpo.
- Pós-infusão: a inflamação aparece 48 a 96 horas após a remoção do cateter por qualquer um dos fatores anteriores.

Os sinais de flebite devem ser cuidadosamente monitorados pela equipe assistencial, que também deve orientar o paciente a reportar sinais e sintomas precocemente. Recomenda-se a substituição do cateter venoso sempre que houver a suspeita de flebite, e não existe evidência clara de que os cateteres periféricos devem ser substituídos periodicamente com o intuito de prevenir flebite.

Trombose associada a cateter

Ocorre em resposta a lesão na parede vascular e reação inflamatória com a consequente formação de trombo obstruindo a luz do vaso. É subdividida em trombose venosa superficial (TVS) ou trombose venosa profunda (TVP).

A TVS ocorre quando se evidencia material ecogênico na luz de veias superficiais ou periféricas. A TVS pode estar associada a inflamação local, quando se denomina flebite ou tromboflebite (ver seção anterior). Apesar de a maioria dos casos de TVS (ou tromboflebite) se resolver com a retirada do cateter, é importante ressaltar que em casos de maior risco, como pacientes com trombofilias ou com TVS extensa próxima ao sistema venoso profundo, deve-se considerar anticoagulação para reduzir o risco de eventos de tromboembolismo venoso (TEV).

A TVP é uma das principais complicações relacionadas à CVC. A presença de CVC é responsável por quase 70% dos casos de TVP em membros superiores e cerca de 10% das TVP em membros inferiores. Os principais fatores de risco de TVP relacionados aos pacientes são obesidade, imobilidade, pós-operatório, instabilidade hemodinâmica, terapia hormonal e neoplasia com uso de agentes quimioterápicos. Além disso, fatores relacionados ao próprio cateter podem aumentar o risco como cateter muito calibroso em relação ao diâmetro da veia, várias tentativas de punção, mais de um dispositivo inserido na veia, tempo prolongado de uso, entre outros. A escolha do cateter também é relevante, uma vez que o uso de PICC pode se associar a maior risco de TVP em relação ao CVC convencional. Importante salientar que mesmo com uso do PICC é possível haver baixa incidência de TVP se os cuidados como a técnica adequada de punção e equipe treinada forem tomados.

Em geral, quando há TVP, deve-se iniciar anticoagulação plena e o cateter pode ser mantido enquanto estiver funcionante. Reserva-se sua retirada a pacientes muito sintomáticos ou quando há mau funcionamento do cateter, a despeito das medidas terapêuticas. Essa conduta conservadora encontra respaldo no fato de que a troca de sítio do dispositivo não trata a trombose, além de expor o paciente ao mesmo risco em outro sítio.

Infecção relacionada a cateter

A infecção relacionada a cateter pode ocorrer em seu orifício de exteriorização, em sua porção intravenosa ou no túnel ou loja subcutânea, quando existirem. As manifestações podem ser locais ou sistêmicas, com infecção de corrente sanguínea (ICS).

Nas infecções locais, sinais flogísticos podem ocorrer no orifício de exteriorização até 2 cm do cateter, devendo ser tratadas com antibioticoterapia, por vezes tópica. Para os parcial ou totalmente implantáveis, quando esses sinais se estenderem ao longo do túnel, acima do *cuff*, ou na loja subcutânea, respectivamente, não respondem apenas a antibióticos e o cateter deve ser removido; já os cateteres periféricos com sinais de infecção devem ser sempre removidos.

As ICS relacionadas a cateter são em grande maioria associadas a CVC. Para o diagnóstico de ICS relacionada a cateter, consultar o Capítulo "Infecção de corrente sanguínea relacionada a cateter venoso central".

Em geral, o tratamento de ICS relacionado a cateter envolve início de antimicrobiano e a retirada do cateter. Em alguns casos, em que o cateter não pode ser removido sem risco ao paciente se este não apresentar sinais de gravidade (instabilidade hemodinâmica, neutropenia, imunossupressão, outros dispositivos intravasculares, como marca-passo, próteses valvares ou vasculares e supuração ou eritema no sítio de punção), pode-se tentar a conduta conservadora inicial.

Quando há indicação de retirada do cateter, implante de novo dispositivo de longa permanência deve ser realizado apenas após 48 horas e na ausência de febre, independentemente da negativação de culturas.

Na impossibilidade de aguardar esse intervalo ou na vigência de febre ou bacteriemia, deve ser implantado um dispositivo de curta permanência, se possível periférico.

Com relação ao PICC, o uso prolongado e em ambiente não hospitalar implica atenção especial a sua manutenção, por risco de infecção significativamente maior do que dos cateteres de inserção central, em especial nos pacientes oncológicos, devido à imunossupressão. Em contrapartida, em pacientes internados, não se observou diferença estatística na taxa de infecção do PICC em relação aos CVC de inserção central.

Mau funcionamento e oclusão de acessos vasculares

A oclusão do lúmen pode ser secundária a coágulos sanguíneos ou precipitação de medicamentos. A principal medida para minimizar o risco de oclusão dos cateteres é a adequada lavagem (*flush*) com solução salina antes e após cada infusão com volume que seja pelo menos duas vezes o volume do preenchimento do cateter e sua extensão. Também é importante verificar a compatibilidade de medicamentos infundidos simultaneamente para evitar precipitação e obstrução do lúmen.

Há suspeita de oclusão trombótica quando existe sangue visível no cateter, fluxo lento ou dificuldade de aspirar sangue. Pode ocorrer oclusão intraluminal por deposição de fibrina ou coágulo ou extraluminal quando se forma uma bainha de fibrina em torno do cateter ou um trombo mural na luz do vaso. Já a oclusão química deve ser considerada quando soluções incompatíveis foram administradas ou algum precipitado visível for encontrado no cateter.

Em geral, os cateteres periféricos com mau funcionamento ou oclusão que não tenham o fluxo reestabelecido com *flush* e nos quais nenhuma causa mecânica foi identificada devem ser substituídos. Já nos cateteres venosos centrais, além dessas medidas iniciais pode-se tentar outras ações para reestabelecimento do cateter. Primeiramente, devem-se avaliar causas mecânicas com radiografia de tórax, para examinar o trajeto e a posição da extremidade do cateter, sua angulação e possíveis dobras ou fraturas. Esta é mais frequente no local de fixação, no espaço costoclavicular, por pinçamento, ou em locais de curvas mais anguladas. Nos totalmente implantáveis, o local mais frequente é pouco acima da conexão entre o cateter e o reservatório, provavelmente por ser o ponto de maior pressão, durante a infusão de fluido. Em seguida, não se encontrando complicações mecânicas pela radiografia, deve-se tentar desobstruir com uso de bloqueio com agentes trombolíticos.

A Figura 2 apresenta a rotina para desobstrução do cateter central no Hospital Sírio-Libanês. Importante ressaltar que, nos casos de insucesso na administração de trombolíticos ou na suspeita de obstrução química, outros agentes podem ser utilizados, como álcool etílico 70% efetivo na desobstrução por lipídios utilizados na nutrição parenteral, por exemplo. Nesses casos, é imprescindível verificar a compatibilidade do agente com o material dos cateteres.

PONTOS-CHAVE

1. Acessos vasculares são essenciais no tratamento de pacientes críticos, tanto para infusão de soluções quanto para monitorização e suporte hemodinâmicos, e também para realização de terapias com diálise e aférese.
2. O dispositivo de acesso vascular ideal deve ser menos invasivo, com o menor número de lúmens necessário para a terapêutica selecionada.
3. A seleção deve ser individualizada, baseada principalmente no regime e duração do tratamento e características da solução a ser infundida, além de se considerarem fatores de risco e preferências do paciente.
4. Os cateteres venosos podem ser periféricos (curto, longo e *midline*) e centrais, tunelizados ou não tunelizados.
5. As complicações mais comuns incluem flebite, trombose, infecção, oclusão, migração e fratura do cateter.

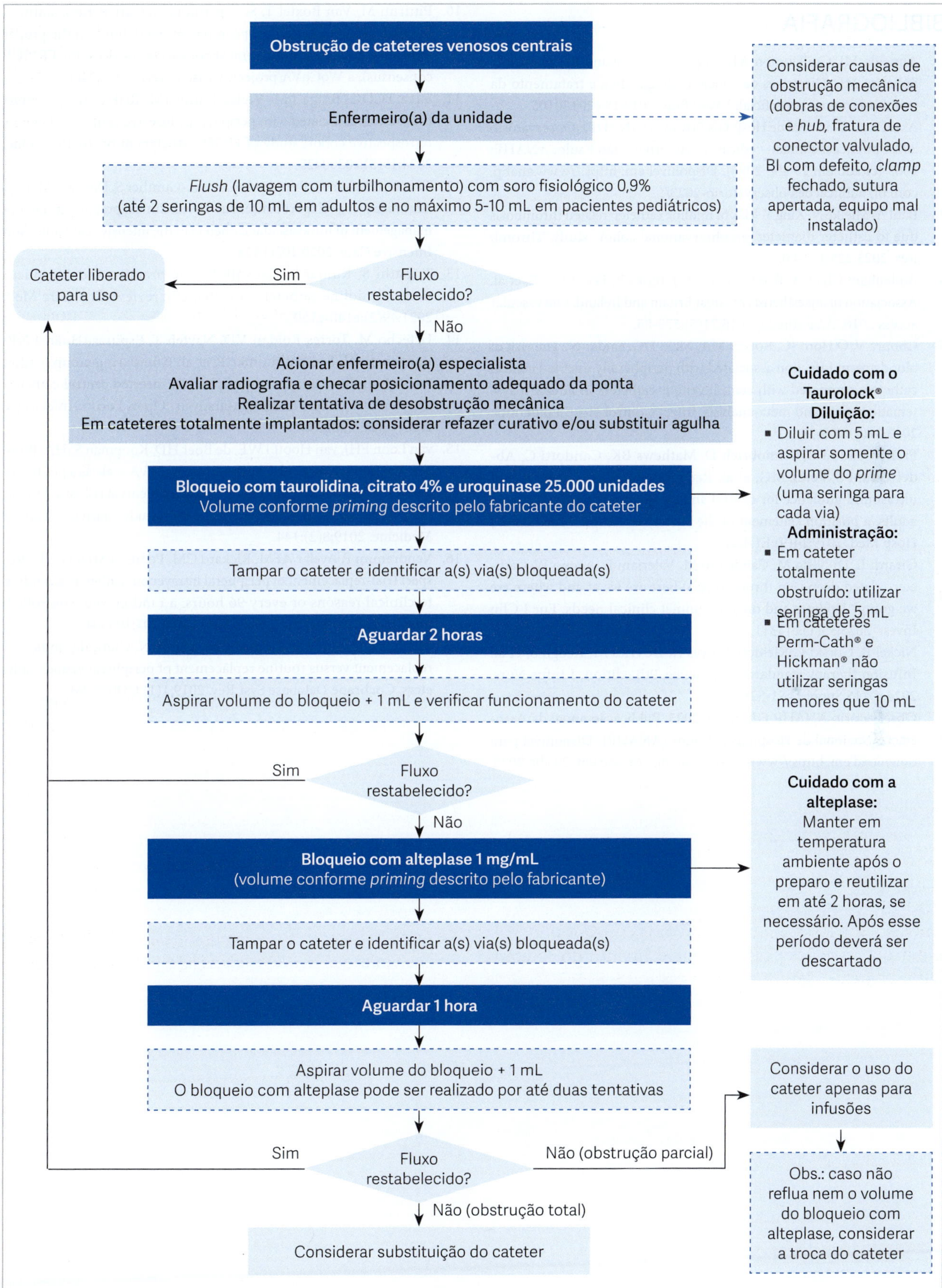

FIGURA 2 Fluxograma: desobstrução de cateter venoso central.

BI: bomba de infusão.

BIBLIOGRAFIA

1. Almeida MJ, Guillaumon AT, Miquelin D, Joviliano EE, Hafner L, Sobreira ML. Diretrizes de conceito, diagnóstico e tratamento da trombose venosa superficial. J Vasc Bras. 2019;18:e20180105.
2. Associação Nacional de Hospitais Privados (ANAHP). Observatório 2023: publicação anual – edição 15 [Internet]. São Paulo: ANAHP; 2003 [citado em 29 abr. 2025]. Disponível em: https://www.anahp.com.br/publicacoes/observatorio-2023/.
3. Bahl A, Mielke N, Xing Y. Risk of midline catheter-related thrombosis due to catheter diameter: an observational cohort study. Thromb Res. 2023;228:172-80.
4. Bodenham Chair A, Babu S, Bennett J, Binks R, Fee P, Fox B, et al. Association of anaesthetists of Great Britain and Ireland: safe vascular access 2016. Anaesthesia. 2016;71(5):573-85.
5. Chopra V, O'Horo JC, Rogers MA, Maki DG, Safdar N. The risk of bloodstream infection associated with peripherally inserted central catheters compared with central venous catheters in adults: a systematic review and meta-analysis. Infect Control Hosp Epidemiol. 2013;34(9):908-18.
6. Franco-Sadud R, Schnobrich D, Mathews BK, Candotti C, Abdel-Ghani S, Perez MG, et al. Recommendations on the use of ultrasound guidance for central and peripheral vascular access in adults: a position statement of the Society of Hospital Medicine. J Hosp Med. 2019;14(9):E1-E22.
7. Girardi L, Di Nisio M, Candeloro M, Valeriani E, Ageno W. Catheter-related deep vein thrombosis: Where are we at and where are we going? Updates and ongoing unmet clinical needs. Eur J Clin Invest. 2025;55(1):e14311.
8. Nickel B, Gorski L, Kleidon T, Kyes A, DeVries M, Keogh S, et al. Infusion therapy standards of practice, 9th edition. J Infus Nurs. 2024;47(1S Suppl 1):S1-S285.
9. Observatório ANAHP Edição 15, 2023. Publicação anual da Associação Nacional de Hospitais Privados (ANAHP). Disponível para download em: https://www.anahp.com.br/. Acesso em: 29 abr. 2025.
10. Pittiruti M, Van Boxtel T, Scoppettuolo G, Carr P, Konstantinou E, Ortiz Miluy G, et al. European recommendations on the proper indication and use of peripheral venous access devices (the ERPIUP consensus): a WoCoVA project. J Vasc Access. 2023;24(1):165-82.
11. Silva TCDC, Braga LM, Vieira Junior JM. Risk of deep venous thrombosis associated with peripherally inserted central catheter: A retrospective cohort study of 11.588 catheters in Brazil. PLoS One. 2024;19(5):e0300425.
12. Timsit JF, Baleine J, Bernard L, Calvino-Gunther S, Darmon M, Dellamonica J, et al. Expert consensus-based clinical practice guidelines management of intravascular catheters in the intensive care unit. Ann Intensive Care. 2020;10(1):118.
13. Tripathi S, Kumar S, Kaushik S. The practice and complications of midline catheters: a systematic review. Crit Care Med. 2021;49(2):e140-e150.
14. Urtecho M, Torres Roldan VD, Nayfeh T, Espinoza Suarez NR, Ranganath N, Sampathkumar P, et al. Comparing complication rates of midline catheter vs peripherally inserted central catheter: a systematic review and meta-analysis. Open Forum Infect Dis. 2023;10(2):ofad024.
15. van Loon FHJ, van Hooff LWE, de Boer HD, Koopman SSHA, Buise MP, Korsten HHM, et al. The modified A-DIVA scale as a predictive tool for prospective identification of adult patients at risk of a difficult intravenous access: a multicenter validation study. Journal of Clinical Medicine. 2019;8(2):144.
16. Vendramim P, Avelar AFM, Rickard CM, Pedreira MDLG. The Respect trial-replacement of peripheral intravenous catheters according to clinical reasons or every 96 hours: a randomized, controlled, non-inferiority trial. Int J Nurs Stud. 2020;107:103504.
17. Webster J, Osborne S, Rickard CM, Marsh N. Clinically-indicated replacement versus routine replacement of peripheral venous catheters. Cochrane Database Syst Rev. 2019;1(1):CD007798.

10

Via aérea difícil

Bárbara Camarço do Lago Arcoverde
Luísa Tajra Carvalho

"Não é plástico na traqueia que é crítico, mas sim oxigenação, ventilação e evitar a êmese."
R. Levitan

SUMÁRIO

INTRODUÇÃO

A intubação orotraqueal (IOT) é um procedimento frequente nas unidades de terapia intensiva (UTI) e está indicada quando o paciente tem dificuldade em garantir a perviedade das vias aéreas ou apresenta alterações na oxigenação ou ventilação. As indicações clássicas são insuficiência respiratória, choque ou alteração de nível de consciência.

É denominado via aérea difícil (VAD) quando ocorre uma falha ou dificuldade em estabelecer uma via aérea. Apesar de não haver definição padronizada, a VAD pode ocorrer em qualquer etapa do processo, como durante a ventilação com bolsa-válvula-máscara (BVM), a visualização com laringoscopia, a passagem do tubo endotraqueal ou dispositivos supraglóticos (DSG) e durante o acesso cirúrgico, quando necessário.

É considerado um cenário complexo, que envolve características anatômicas do paciente, condição clínica e experiência do operador. A prevalência de VAD é baixa, mas quando presente pode resultar em desfechos catastróficos. Grande estudo realizado no Reino Unido demonstrou que a maioria das complicações relacionadas ao manejo de via aérea ocorreu na UTI, sendo 60% resultante em dano neurológico e óbito.

A chave para o manejo seguro de uma via aérea é utilizar uma abordagem protocolizada, incluindo suspeitar de uma VAD, e preparar-se antecipadamente com ferramentas disponíveis e plano bem estabelecido, como será visto a seguir.

ESCOLHA DO MATERIAL

O uso da ferramenta correta durante a IOT é essencial para seu sucesso.

Nas últimas décadas, a tecnologia empregada nos acessórios de via aérea tem facilitado o manejo e incrementado a segurança para o procedimento.

Laringoscópios

Quando se trata de laringoscopia, existem dois momentos de possível dificuldade: na visualização da glote e na progressão do tubo endotraqueal (TOT).

Atualmente, existem dois tipos de equipamentos. Os laringoscópios diretos e os videolaringoscópios. Com os laringoscópios diretos, a visualização da glote ocorre de forma direta, sem auxílio de vídeo. Podem ser utilizadas as lâminas de Miller (reta), mais empregadas em pacientes pediátricos, ou Macintosh (curva).

Já durante o uso dos videolaringoscópios, há uma câmera na extremidade da lâmina e a visualização é feita *por intermédio* de uma tela de vídeo. Há disponibilidade de lâminas hiperanguladas (HA-VL) com angulação de 60 a 90º, lâminas com geometria semelhante à Macintosh (Mac-VL) com angulação de 30º e as intermediárias.

É importante destacar que, quando utilizadas as lâminas hiperanguladas ou intermediárias, apesar de otimizarem a visualização, podem aumentar a dificuldade na progressão do TOT, sendo recomendado o uso adjunto de um fio-guia ou bougie, além de uma estratégia de visão subótima das estruturas glóticas.

Há mais de uma década são estudados os benefícios no uso da videolaringoscopia (VL) comparado à laringoscopia direta (DL).

Revisão sistemática e metanálise publicada em 2022 favorece a VL, independentemente da lâmina utilizada, em relação à laringoscopia direta no sucesso de IOT na primeira tentativa e na visualização da glote em todos os subgrupos estudados.

Em estudo recente no qual foram incluídos pacientes sabidamente com VAD, em pós-operatório de cirurgias de cabeça e pescoço ou bucomaxilofacial, a lâmina hiperangulada (HA-VL) mostrou-se superior à Mac-VL no tempo para IOT e no sucesso de intubação em primeira tentativa. Não houve diferença significativa entre os grupos no tempo para IOT em pacientes que tiveram sucesso na primeira tentativa, demonstrando que a HA-VL é benéfica especialmente em casos mais difíceis.

Bougie

O introdutor de tubo traqueal, conhecido como bougie, é um acessório simples e barato que pode auxiliar no sucesso da IOT, aumentando a taxa de sucesso na primeira tentativa.

Quando comparado com o procedimento realizado com apenas fio-guia em paciente com pelo menos um preditor de VAD, o bougie mostrou-se superior, garantindo menor tempo para IOT e menores taxas de complicações.

ABORDAGEM INTEGRATIVA DO MANEJO DA VIA AÉREA

- Avaliação da potencial dificuldade anatômica e fisiológica.
- Preparação para a dificuldade.
- Reconhecer e manejar a falha.

Avaliação da potencial dificuldade anatômica

A VAD pode ser anatômica ou fisiologicamente difícil, e é importante estar preparado para ambas as situações, as quais por vezes podem se sobrepor na UTI.

Alterações anatômicas podem impactar o manejo da via aérea em cinco aspectos, principalmente:

1. Laringoscopia difícil.
2. Intubação difícil.
3. Ventilação com dispositivo BVM difícil.
4. Dificuldade na introdução de DSG.
5. Dificuldade na realização da via aérea cirúrgica.

De forma geral, os preditores de VAD apresentam maior especificidade que sensibilidade e nenhum deles isoladamente tem alto valor preditivo negativo. Isso significa que a avaliação sistemática anterior ao manejo de uma via aérea é crucial, sendo importante reforçar, no entanto, que os falsos-negativos existem, sendo prudente que sempre se esteja preparado para uma via aérea difícil, independentemente da presença de preditores previamente identificáveis.

Laringoscopia difícil

A laringoscopia difícil está ligada a uma visualização pobre das estruturas glóticas. A dificuldade na laringoscopia pode ser quantificada pela escala de Comarck Lohane, na qual a classificação 2b/3a é considerada VAD e 3b/4 é considerada via aérea falha.

O mnemônico LEMON auxilia a recordar características dos pacientes que costumam estar associadas à dificuldade de realizar laringoscopia (Quadro 1).

QUADRO 1 LEMON: Avaliação sistemática da laringoscopia difícil

L	*Look externally* Apenas com ectoscopia é possível prever uma VAD
E	*Evaluate* – Avaliar – os critérios 3-3-2 (Figura 1) Avaliar se a abertura oral é maior que 3 cm – julga a facilidade de inserir uma lâmina de laringoscópio sem dificuldade Avaliar se a distância mento-hióidea é maior que 3 cm – julga a possibilidade de deslocar a língua para o espaço mandibular – a língua pode ser um grande obstáculo para a adequada visualização das estruturas glóticas Avaliar se a distância tireo-hióidea é de aproximadamente 2 cm. A cartilagem tireóidea marca a posição da glote, e essa será a distância da base da língua do paciente para a glote. Distâncias maiores podem significar dificuldade em visualizar qualquer estrutura glótica durante a laringoscopia. Distâncias menores podem significar vias aéreas muito anteriorizadas
M	*Mallampatti* A classificação mais usada para realizar predição de via aérea anatomicamente difícil. Avalia o quanto as estruturas posteriores da orofaringe são visíveis com a boca aberta e a língua totalmente exteriorizada. Deve idealmente ser realizada com o paciente sentado de frente para o examinador – o que subentende pacientes menos graves. Classes 3 e 4 mostram-se mais problemáticas

(continua)

QUADRO 1 LEMON: Avaliação sistemática da laringoscopia difícil (*continuação*)

O	*Obesity/Obstruction* A obesidade está associada a diversas modificações da anatomia normal da via aérea e costuma incorrer em laringoscopias mais desafiadoras. A obstrução das vias aéreas superiores pode ser grave o suficiente para gerar a demanda por via aérea cirúrgica. Dentro dessa categoria, destacam-se pacientes com macroglossia e edema de glote
N	*Neck mobility* A mobilidade cervical reduzida gera prejuízo no alinhamento dos ângulos necessário para a correta visualização das estruturas glóticas. Pacientes com artrodese de coluna cervical são um exemplo

VAD: via aérea difícil.

Outros preditores de laringoscopia difícil documentados na literatura: distância tireo-mento < 6 cm, radiação cervical prévia, teste de mordida do lábio superior de grau elevado, aumento da circunferência cervical, história de VAD e ausência de bloqueador neuromuscular.

Intubação difícil

O escore MACOCHA (Quadro 2) foi desenvolvido e validado para a população de pacientes da UTI e leva em conta anormalidades fisiológicas (hipoxemia), mas não foi validado para VL. Acima de 8 pontos no escore, infere-se alto risco para uma VAD.

QUADRO 2 Escore MACOCHA: predição de intubação difícil em pacientes críticos

Fatores	Pontos
Fatores relacionados ao paciente	
Mallampati III ou IV	5
SAHOS	2
Redução da mobilidade cervical	1
Abertura oral < 3 cm	1
Fatores relacionados à doença	
Coma	1
Hipoxemia grave (< 80%)	1
Fatores relacionados ao operador	
Não anestesiologista	1
TOTAL	12

Outro escore utilizado na avaliação de dificuldade de intubação é o Wilson Score, que inclui as seguintes variáveis: peso, mobilidade cervical, retrognatia, proeminência de incisivos e mobilidade de mandíbula.

Ventilação bolsa-válvula-máscara difícil

Os preditores descritos para ventilação BVM são: idade maior que 45 anos, índice de massa corporal (IMC) > 34, sexo masculino, história de ronco ou apneia do sono, presença de barba, radiação cervical, pescoço curto ou largo, ausência de dentes, redução de protrusão

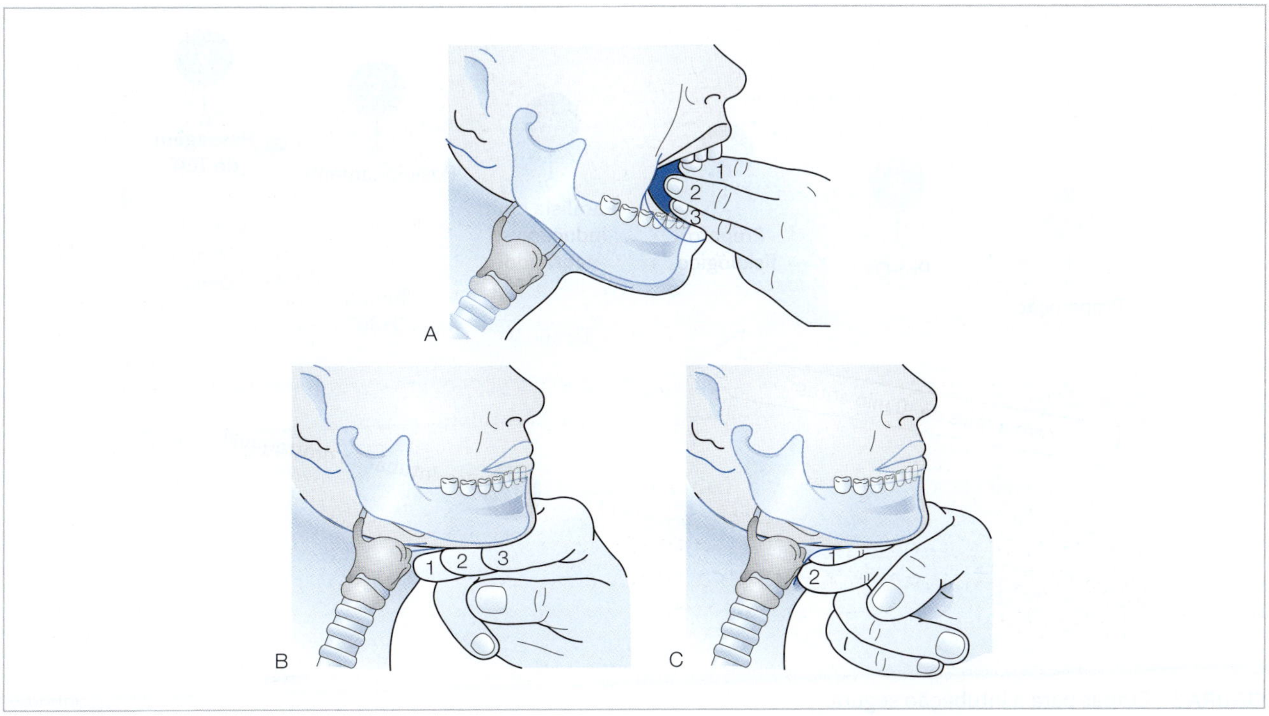

FIGURA 1 Regra 3-3-2.

mandibular, ausência de bloqueador neuromuscular e Malampatti III ou IV. O mnemônico ROMAN inclui alguns desses parâmetros e facilita a memorização.

Introdução de dispositivos supraglóticos difícil

Os preditores descritos para dificuldade na inserção de DSG são: ausência de dentes, distância interincisivos reduzida, Malampatti III ou IV, mobilidade cervical reduzida, obesidade, ausência de bloqueador neuromuscular, paciente em posição diferente de supina, tentativas múltiplas de intubação. Para essa avaliação, o mnemônico RODS pode ser útil.

VIA AÉREA CIRÚRGICA DIFÍCIL

Os preditores descritos para dificuldade para via aérea cirúrgica são: alterações que dificultem a identificação de estruturas anatômicas (p. ex., obesidade, tumores, enfisema subcutâneo), radiação cervical, alterações anatômicas como desvio de laringe, redução na mobilidade cervical, sexo feminino. Algumas dessas alterações são descritas no mnemônico SMART.

Preparação para a dificuldade

Para fins educativos, a IOT será tratada observando a sequência dos 7 Ps (Figura 2). É preciso chamar a atenção para o fato de que nem todos os pacientes passarão pela etapa paralisia com indução, visto que existem pacientes com indicação de intubação acordado (*vide* tópico a seguir). Optou-se por essa abordagem por ser a mais frequente no dia a dia e pelo ganho cognitivo em raciocinar sobre uma abordagem sequencial.

Além disso, neste capítulo, quando o texto menciona oxigenação, relaciona-se a melhora específica da oxigenação, o que, no universo do manejo da via aérea, refere-se a fornecer oxigênio a 100% e a reduzir *shunt* pulmonar (recrutar alvéolos). Ao se referir à eliminação efetiva de CO_2, será utilizado o termo ventilação, que faz menção ao processo de reciclagem do ar alveolar rico em CO_2 pelo ar atmosférico pobre em CO_2. No universo do manejo da via aérea, isso é alcançado com a manutenção de frequência respiratória (nativa ou não do paciente) e volume corrente suficiente (seja por meio do trabalho da musculatura respiratória do paciente ou do uso de dispositivos como BVM e ventiladores mecânicos).

Preparação

Nesta etapa estão inclusos desde a notificação do paciente/família, organização de cenário, a prescrição das medicações e organização de todos os outros componentes que possam vir a ser necessários para adequada oxigenação e ventilação do paciente até se obter uma via aérea definitiva. São apresentados no Quadro 3.

Pré-oxigenação (Pré-Ox)

As ações de pré-oxigenação resultarão em tempo de apneia livre de dessaturação para que o operador proceda com a intubação sem o advento de hipoxemia grave.

Essa etapa, idealmente, nunca deve ser pulada.

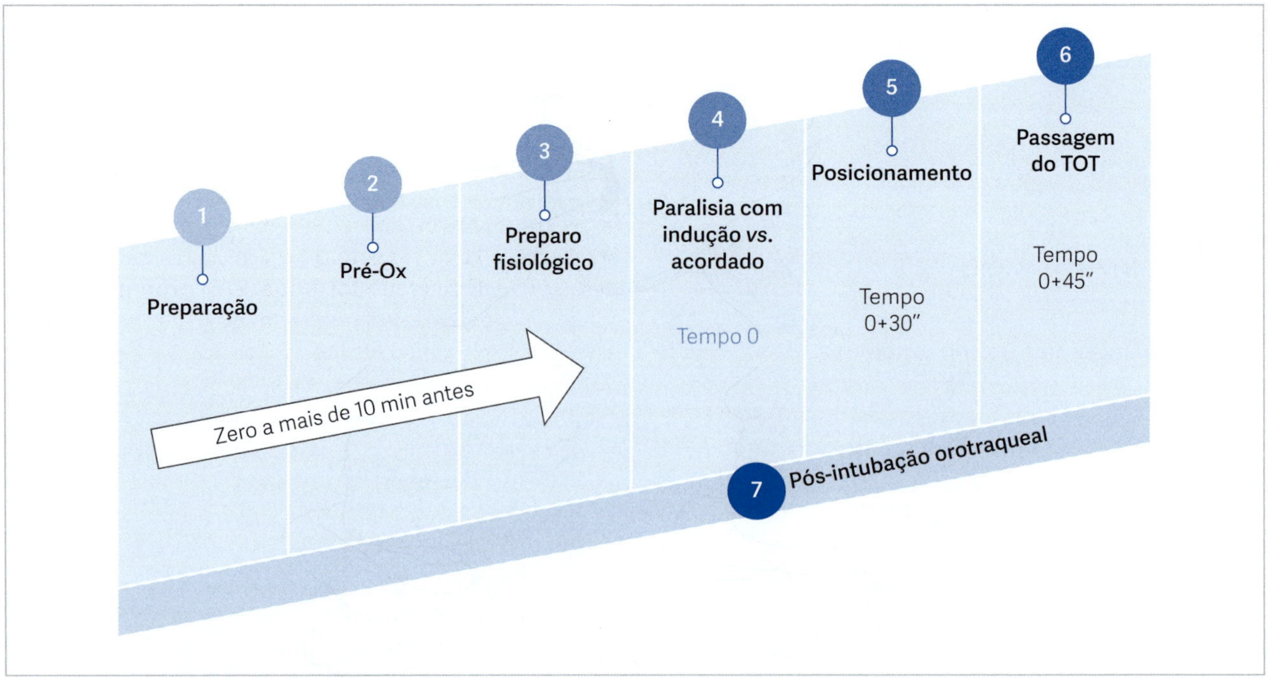

FIGURA 2 Etapas para a intubação segura.
Pré-Ox: pré-oxigenação; TOT: tubo endotraqueal.

QUADRO 3 *Checklist* de preparação para intubação orotraqueal segura

Informar paciente/família
Monitorização com cardioscopia e oximetria contínuos
Automatizar a aferição de pressão arterial a cada 3 minutos (se método oscilométrico)
Obter 2 acessos calibrosos e testá-los
Verificar a presença de prótese dentária e retirá-la
Avaliar preditores de via aérea anatomicamente e fisiologicamente difíceis
Disponibilizar coxim adequado
Prescrever a sedação da indução e nomear as seringas
Prescrever e preparar sedação do pós-IOT
Deixar vasopressor preparado em pacientes com elevado risco de hipotensão peri-intubação
Organizar e testar todos os equipamentos, incluindo materiais dos planos A, B e C: ▪ Testar laringoscópio ou videolaringoscópio, posicionar o fio-guia no interior do TOT, disponibilizar material de fixação do tubo ▪ Testar TOT (disponibilizar pelo menos dois tamanhos no beira-leito). Solicitar cânula orofaríngea adequada. Disponibilizar lidocaína *spray* para aplicação no TOT ▪ Disponibilizar sonda de aspiração ▪ Disponibilizar capnógrafo, se possível ▪ Testar dispositivo BVM e conectá-lo a fonte de oxigênio a 15 L/min ▪ Manter um bougie próximo/separar um dispositivo supraglótico adequado para o tamanho do paciente ▪ Testar ventilador mecânico e fonte de oxigênio ▪ Checar anatomia cervical e localizar membrana cricotireóidea para o caso de falha de via aérea, bem como disponibilizar material para cricotireoidostomia
Manter o carrinho de emergência próximo
Traçar planos A/B/C
Repassar o plano com sua equipe
Idealmente ter dois profissionais médicos na cena
Em caso de VAD, não abrir mão do segundo profissional ou acionar código de via aérea difícil, se disponível

BVM: bolsa-valva-máscara; IOT: intubação orotraqueal; TOT: tubo orotraqueal; VAD: via aérea difícil.

Para alcançar um tempo de apneia seguro, serão necessários basicamente três elementos:

- Um reservatório do qual será extraído oxigênio durante a apneia (capacidade residual funcional – CRF).
- Otimização de oxigênio nesse reservatório (denitrogenação).
- Disponibilidade desse reservatório em ressaturar a hemoglobina (minimização de *shunt*).

> Sempre pré-oxigenar o paciente com cabeceira elevada – para recrutamento de bases e aumento de CRF.

QUADRO 4 Estratégias para otimização da pré-oxigenação

Fator limitante	Estratégia
Otimização da capacidade residual funcional (CRF)	Durante a pré-oxigenação, posicione o paciente em posição quase sentado (pelo menos cabeceira a 30º) Recrute qualquer área recrutável (Bipap)
Máxima denitrogenação	Forneça O_2 a 100% Mantenha a fonte de oxigênio locada até o paciente estar apneico Realize oxigenação apneica nos pacientes de elevado risco de hipoxemia peri-intubação. Ventile pacientes de baixo risco de aspiração com dispositivo BVM entre indução e laringoscopia
Minimizar *shunt* pulmonar	Reduza o trabalho respiratório e realize recrutamento alveolar com pressão positiva Estimule a diurese em pacientes com edema pulmonar

Bipap: *bilevel positive airway pressure;* BVM: bolsa-valva-máscara.

> A denitrogenação deve ser realizada ofertando O_2 a 100% por 3 minutos ou 8 inspirações na capacidade vital.

A escolha do método preferencial para pré-oxigenar os pacientes na UTI permanece uma discussão em aberto. Um ensaio clínico randomizado (RCT) recente comparou uma estratégia de Pré-Ox com ventilação não invasiva *versus* máscara de O_2 para pacientes adultos submetidos a IOT em departamentos de emergência e UTI americanas; mais pacientes do grupo oxigenação por máscara desenvolveram hipoxemia (SpO_2 < 85%), [9,1 *vs.* 18,5% a favor do grupo de ventilação não invasiva, p < 0,001]. Esse efeito foi ainda mais pronunciado em pacientes obesos. Esses resultados estão alinhados com a hipótese gerada pelo estudo FLORALI-2, cujos achados sugeriram que pré-Ox com VNI foi superior a CNAF em pacientes com hipoxemia grave a moderada (PF < 200).

Acerca do uso de ventilações de resgate com Ambu® no período de apneia, entre indução e laringoscopia, recentemente foi publicado um RCT com cerca de 400 pacientes que demonstrou um número necessário para tratar (NNT) de 9 para evitar hipoxemia grave (SpO_2 < 80%) no grupo que recebeu ventilações de resgate com Ambu®, aparentemente sem aumentar o número de eventos de broncoaspiração [incidência de SpO_2 < 80% 10,9% *vs.* 22,8%]. É preciso destacar, no entanto, que pacientes julgados como de elevado risco para broncoaspiração foram excluídos do estudo (Tabela 1).

Preparo fisiológico

A via aérea anatomicamente difícil foi abordada anteriormente, sendo importante destacar os fatores fisiológicos associados com desfechos negativos no período peri-intubação.

São eles: hipoxemia grave, hipotensão, disfunção de ventrículo direito (VD) e acidose grave.

Hipoxemia grave

Em pacientes críticos, a dessaturação é um evento muito comum e de grande impacto para a segurança do paciente, acarretando aumento de quatro vezes no risco de parada cardíaca em comparação com pacientes sem dessaturação, cabendo ao operador tentar corrigir e prevenir a hipoxemia com pré-oxigenação e preparação adequadas. A IOT em sequência atrasada é opção interessante para pacientes que não toleram o processo de pré-Ox.

Nos pacientes gravemente hipoxêmicos, pode-se lançar mão de estratégias específicas para evitar eventos adversos, tais como pré-oxigenação com VNI, oxigenação apneica, ventilações de resgate entre indução e laringoscopia, utilização do operador mais experiente para o procedimento e evitar a retirada do *drive* respiratório – IOT em paciente acordado (Quadro 5).

QUADRO 5 Estratégias para intubação de pacientes gravemente hipoxêmicos

Utilizar videolaringoscópio, se disponível
Pré-Ox com O_2 100% → Bipap + PEEP
Posicionamento sentado durante Pré-Ox
Utilizar oxigenação apneica
Ventilação de resgate gentil entre indução e laringoscopia nos pacientes de baixo risco de aspiração
Operador experiente
Intubação de sequência atrasada, se necessário, para garantir pré-oxigenação
Se julgar que não terá tempo seguro de apneia → avaliar manter *drive* durante a intubação – intubação acordado

Bipap: *bilevel positive airway pressure*; PEEP: pressão expiratória final positiva.

Oxigenação apneica

A interface escolhida para a oxigenação apneica deve ser preferencialmente o CNAF (cateter nasal de alto fluxo), mantido durante toda a peri-intubação em fluxo e fração inspirada de oxigênio (FiO_2) máximos. Em casos de sua indisponibilidade, uma opção é lançar mão do cateter nasal de baixo fluxo a 15 L/min.

Racional: cerca de 200 a 250 mL de oxigênio passarão dos alvéolos para a corrente sanguínea por minuto. No entanto, apenas cerca de 8 a 20 mL/min de dióxido de carbono se movem para os alvéolos durante a apneia, com o restante sendo tamponado na corrente sanguínea devido à alta solubilidade do CO_2 em água. Isso faz com que a pressão resultante nos alvéolos se torne subatmosférica, com gradiente negativo de até 20 cmH_2O, gerando um fluxo de massa de gás da faringe para os alvéolos, desde que haja permeabilidade das vias aéreas, ausência de colapso de pequenas vias aéreas e que sejam mantidas elevadas pressões alveolares de oxigênio.

Assim, entre o período de administração do sedativo e o início da paralisia (período apneico), a permeabilidade das vias aéreas deve ser mantida com manobras de abertura de via aérea (*jaw thrust* ou cânula orofaríngea) para que a oxigenação apneica seja eficaz. Em pacientes com alta probabilidade de dessaturação, a ventilação BVM é mais apropriada durante o período apneico.

A interpretação de muitos estudos realizados nesse campo se mostra difícil porque a pré-oxigenação e a oxigenação apneica são frequentemente avaliadas concomitantemente. As evidências ainda são controversas acerca do benefício da oxigenação apneica na peri-intubação, com alguns trabalhos negativos e outros sugerindo benefício. Apesar das controvérsias, um *guideline* recente sugeriu que, em casos de pacientes pré-oxigenados com cânula de alto fluxo, esta deve ser mantida durante o período de apneia e tentativa de intubação.

TABELA 1 Técnicas para ofertar O_2 a 100% durante a pré-oxigenação

Sistema	Fluxo de O_2 (L/min)	FiO_2 aproximada (%)
Máscara não reinalante	≥ 40 L/min	100%
Máscara simples	≥ 40 L/min	70-90%
Dispositivo BVM com válvula unidirecional e sem vazamento	15 L	100%
Cateter nasal de alto fluxo	40-60 L	100%
Bipap	> 50 L/min	100%

Bipap: *bilevel positive airway pressure*; BVM: bolsa-valva-máscara; FiO_2: fração inspirada de oxigênio.
Fonte: adaptada de Brown (2023).

Hipotensão

O colapso cardiovascular peri-intubação está associado a piores desfechos incluindo aumento de risco de parada cardiorrespiratória e de mortalidade em 28 dias.

Uma avaliação breve do *status* hemodinâmico do paciente deve ser realizada antes do início do procedimento, com avaliação de fluido-responsividade, se aplicável, e avaliação de função biventricular. As medidas de ressuscitação cardiovascular devem ser realizadas previamente ao início da indução com drogas anestésicas, dado que estas, em conjunto com a transição para regime de pressão positiva, resultarão em redução de retorno venoso e consequentemente de débito cardíaco e pressão arterial.

Nos pacientes julgados como de elevado risco para hipotensão, é interessante deixar o vasopressor pronto, preparado e conectado em bomba de infusão para o caso de se fazer necessário. Em casos de bradicardia e status pré-PCR, pode-se lançar mão da chamada *push*-dose Epi (dose de ataque de adrenalina), que corresponde a uma solução centesimal de epinefrina (10 mcg/mL) a ser infundida em pequenas alíquotas de 10-20 mcg/dose via seringa + *flush* com solução fisiológica.

A infusão profilática de cristaloides sem administração sistemática de vasopressores pré-indução foi avaliada prospectivamente e não diminuiu a incidência de colapso cardiovascular durante a intubação traqueal. Assim, avaliação hemodinâmica individualizada deve ser a conduta preferencial.

Nos pacientes com hemodinâmica comprometida, é preferível o uso de medicações cardioestáveis para a indução, como ketamina e etomidato; além disso, deve-se reduzir a sobrecarga sobre o VD (ventilação gentil) e resolver causas potencialmente reversíveis de colapso como tamponamento e pneumotórax antes da intubação.

Em casos de pacientes gravemente hipotensos, a intubação com o paciente acordado surge como alternativa interessante pois o isenta de receber medicações indutoras anestésicas que resultarão em redução aguda do retorno venoso. Nesses casos deve-se realizar transição lenta para pressão positiva com aumento gradual das pressões pulmonares.

Disfunção de ventrículo direito/*cor pulmonale*

O *cor pulmonale* é um estado de falência ventricular direita causado pela elevação aguda da pressão da artéria pulmonar e é uma causa relativamente frequente de instabilidade hemodinâmica na UTI. Este cursa com aumento de pós-carga ventricular, disfunção sistólica e diastólica de VD com dilatação de câmaras direitas e interdependência ventricular negativa (redução de volume sistólico de ventrículo esquerdo, com redução de débito cardíaco e instabilidade pressórica). Esses pacientes dificilmente serão fluido-responsivos, e reposições volêmicas sem critério podem piorar a *performance* cardíaca.

Pacientes com disfunção de VD estão em elevado risco de descompensação durante a intubação. O VD tem pouca reserva para superar o aumento da pós-carga. Conforme a dilatação, a tensão de parede e o fluxo regurgitante por meio da válvula tricúspide pioram, ocorre desvio do septo interventricular para a esquerda, prejuízo do enchimento ventricular esquerdo, redução de débito cardíaco e de pressão arterial sistêmica, culminando em uma espiral de isquemia e disfunção adicional de VD. O débito cardíaco é mantido apenas pela taquicardia neste ponto, e qualquer aumento adicional na pós-carga do VD, ou sobrecarga de fluidos sobre o VD, pode desestabilizar os processos adaptativos e resultar em parada cardíaca.

Em virtude disso, o rastreio e o diagnóstico dessa condição antes do procedimento de intubação tornam-se imprescindíveis, dado que esses pacientes deverão passar por um manejo particular de ressuscitação hemodinâmica e de cuidados peri-intubação. O ecocardiograma *point-of-care* é a ferramenta mais disponível para o diagnóstico de disfunção de VD e hipertensão pulmonar na UTI.

O manejo peri-intubação desses pacientes é delicado, e sempre que possível a intubação deve ser evitada. Pelo elevado risco de colapso hemodinâmico, o vasopressor sempre deve estar preparado no leito. O VD costuma ser perfundido durante a sístole e a diástole, portanto, para manter gradiente de perfusão na coronária direita, a pressão arterial média deve estar adequada, de preferência com pressão arterial média superior à pressão de artéria pulmonar média.

Após a intubação, uma ventilação protetora com foco no VD deve ser instituída. Seus pilares consistem em reduzir o estresse pulmonar pela limitação da pressão de platô e *driving pressure*, melhora da oxigenação para reverter a vasoconstrição pulmonar hipóxica e redução da hipercapnia, fatores estes responsáveis por elevações adicionais nas pressões de artéria pulmonar. A escolha da pressão expiratória final positiva (PEEP) deve ser cautelosa, dado que o aumento de volumes pulmonares pode contribuir para o aumento da resistência vascular pulmonar e consequentemente da pós-carga de VD, com redução do débito cardíaco. Contrapõe-se a isso o fato de que a titulação gentil de PEEP poderá promover recrutamento alveolar e reduzir a hipoxemia, um fator implicado em aumentos de resistência vascular pulmonar e da pós-carga de VD. Assim, parece razoável afirmar que a melhor PEEP deverá ser a capaz de produzir melhor relação P/F sem redução de complacência pulmonar, sem redução de débito cardíaco e sem aumento da dilatação de VD pelo ecocardiograma torácico (Ecott).

Além disso, é preciso buscar corrigir quaisquer fatores que contribuam para o aumento de resistência pulmonar (elevados volumes pulmonares, acidose, hipoxemia e hipercapnia).

Outra estratégia possível é o uso de vasodilatadores pulmonares (óxido nítrico inalatório) durante a ventilação mecânica de modo a reduzir a resistência vascular pulmonar.

Em casos extremos de disfunção de VD, a intubação com o paciente acordado pode ser a estratégia mais segura, quando factível. Para o manejo hemodinâmico desses casos, além do vasopressor poderá ser necessário associar inotrópico ou mesmo instalação de circuito de oxigenação extracorpórea do tipo ECMO-VA.

Manejo da acidose grave

Acidose metabólica grave (p. ex., cetoacidose diabética, toxicidade de salicilato ou metformina e acidose láctica grave) aumenta o risco de colapso hemodinâmico peri-intubação dada a irrevogável redução do pH com a interrupção da ventilação compensatória durante a intubação e/ou instalação de ventilação alveolar incompatível com a demanda do paciente no pós-IOT.

Nesses pacientes, é importante atentar a alguns fatores antes de proceder à IOT. Seguindo os preceitos já abordados para os pacientes com outros marcadores de fisiologia difícil, a tentativa de compensação antes de proceder para a IOT é desejável. Acidose profunda pode ter efeitos inotrópicos negativos no coração, piorar estados de choque e instigar disritmias ventriculares.

Antes da intubação, a pré-oxigenação com VNI permitirá uma redução no trabalho respiratório e fornecerá uma estimativa da necessidade de ventilação-minuto para manter a estabilidade diante do estado profundamente acidêmico. Se a necessidade de ventilação-minuto for maior do que pode ser alcançada com segurança em um paciente com respiração passiva, então se deve considerar evitar a intubação de sequência rápida e especialmente bloqueadores de ação prolongada. Uma estratégia de intubação com o paciente acordado e com respiração espontânea pode ser a opção de escolha para gerenciar com segurança essas vias aéreas. Além disso, administração de bicarbonato de sódio endovenoso (EV) pré-intubação para mitigar os efeitos da acidemia é recomendável.

Paralisia com indução

Todos os agentes de indução usados para intubação em sequência rápida (ISR) têm consequências hemodinâmicas desfavoráveis (Tabela 2). Nas doses necessárias para ISR, propofol e midazolam resultam em venodilatação, reduzindo tanto pré-carga quanto pressão arterial. Etomidato é considerado um fármaco hemodinamicamente neutro, mas evidências recentes mostram que reduz a elastância arterial, e consequente hipotensão. Além disso, seu impacto na supressão adrenal ainda permanece pouco claro. A ketamina tem efeitos simpatomiméticos indiretos, no entanto é um depressor miocárdico direto.

O uso de pré-medicação com drogas como fentanil tem o racional de inibir a resposta simpática excessiva desencadeada pela laringoscopia. Seu uso de rotina vem sendo colocado em xeque recentemente em virtude de sua contribuição para colapso hemodinâmico na peri-intubação. Assim, a pré-medicação com fentanil, se indicada, deve ser realizada em pacientes com excesso de estimulação simpática (p. ex., edema agudo de pulmão hipertensivo) ou elevado risco para hipertensão intracraniana, e deve ser administrada 3 minutos antes das demais medicações da sequência rápida.

Os pacientes críticos devem receber, de preferência, drogas cardioestáveis e de rápido e previsível início de ação para a indução anestésica peri-intubação. Os pacientes criticamente enfermos apresentam fisiologia alterada, diferindo bastante dos pacientes intubados eletivamente no centro cirúrgico. A indução anestésica procedural na UTI pressupõe cuidados e ponderações específicas. As duas drogas indicadas pela maioria da literatura são o etomidato e a ketamina.

A ketamina é um derivado da fenciclidina que proporciona analgesia, anestesia e amnésia significativas, com efeito mínimo no *drive* respiratório e que tem rápido início de ação e curta duração; além disso, estimula a liberação de catecolaminas, ativando o sistema nervoso simpático com aumento de frequência cardíaca e de pressão arterial (PA) em pacientes que não apresentam depleção de catecolaminas secundárias às demandas de sua doença subjacente.

O etomidato é um fármaco hipnótico sem propriedades analgésicas, cardioestável, de rápido e previsível início de ação e com perfil hemodinâmico favorável para perfusão cerebral. Trata-se de boa opção para uso na indução peri-intubação, porém é preciso salientar que estudos recentes têm questionado seu perfil de segurança, com alguns trabalhos demonstrando aumento de mortalidade quando comparado à ketamina,

TABELA 2 Fármacos utilizados na indução anestésica

Medicação	Início de ação	Duração	Dose sugerida
Etomidato	15-45 s	3-5 min	0,3 mg/kg
Ketamina	45-60 s	5-15 min	1,5-2 mg/kg
Succinilcolina	45-60 s	5-15 min	1,5 mg/kg
Rocurônio	45-60 s	35-70 min	1,5 mg/kg

provavelmente por seu efeito de supressão adrenal, ainda que seja necessário um corpo maior de literatura para confirmar esses achados.

O uso de propofol como sedativo pré-intubação orotraqueal não deve ser realizado de rotina, dados seus efeitos cardiodepressores. No estudo Intube, o uso de propofol na indução de pacientes com instabilidade hemodinâmica esteve associado a maior colapso hemodinâmico quando comparado ao etomidato, e essas complicações hemodinâmicas foram associadas a aumento de risco de morte. Caso se deseje fazer uso dessa droga nesse contexto, talvez a melhor opção seja a de utilização combinada à ketamina ("ketofol") para reduzir a dose total aplicada de propofol e seu impacto hemodinâmico, além de evitar seu uso em pacientes hemodinamicamente instáveis.

Acerca do midazolam, não se indica esse fármaco de rotina no contexto do peri-intubação pela imprevisibilidade de seu início de ação, que pode ser de 2 a 5 minutos. Uma vez que a rotina na UTI é a de realizar a ISR, o sedativo será imediatamente seguido do bloqueador neuromuscular. Dado que o midazolam pode ter um início de ação mais retardado, não parece garantido que será alcançada a inconsciência antes da administração do curare; além disso, este é um potente venodilatador nas doses de ISR contribuindo para hipotensão.

Importante: caso se opte pela combinação ketamina + BNM, sugere-se administrar 2 a 5 mg de midazolam ou dose baixa de propofol (2 a 3 mg) antes da administração da ketamina para evitar os fenômenos adversos neuropsiquiátricos como sonhos vívidos, confusão mental e psicose.

Idealmente, todos os pacientes devem ser intubados com o uso de bloqueadores neuromusculares, visto que essas medicações aumentam as taxas de intubação na primeira tentativa. O bloqueador neuromuscular cria condições ótimas para intubação oral por laringoscopia, inserção de vias aéreas supraglóticas e ventilação por máscara. Também elimina o risco de vômito, um risco significativo no manejo de vias aéreas de pacientes críticos. Fogem a essa regra pacientes candidatos a intubação acordado, ou seja, situações de provável "não intubo, não ventilo" (vide seção específica). Os bloqueadores neuromusculares usualmente utilizados são a succinilcolina e o rocurônio, dado seu rápido início de ação.

Vários estudos compararam suxametônio com rocurônio para indução de sequência rápida, e, embora alguns trabalhos tenham mostrado melhores condições de intubação com suxametônio, outros sugerem que com doses de rocurônio superiores a 1,2 mg/kg a velocidade de início e as condições de intubação são comparáveis. Uma sugestão é preferir o rocurônio pelo perfil favorável de segurança (não tem contraindicações exceto reação alérgica prévia) e pela possibilidade de manter seu efeito por até 40 minutos, permitindo realizar o cálculo da mecânica respiratória dos pacientes e ajustes gerais do cuidado pós-IOT. Além disso, este tem antídoto específico (sugamadex). A succinilcolina é contraindicada em um número de pacientes e deve ser evitada nessas subpopulações (Quadro 6).

QUADRO 6 Contraindicações ao uso de succinilcolina em pacientes submetidos à indução em sequência rápida
História de hipertermia maligna
Hipercalemia
Lesão do primeiro ou segundo neurônio motor
Miopatias
Grande queimado > 24 horas
Imobilismo prolongado

Estudos recentes sugerem que doses mais elevadas de rocurônio têm associação com maior sucesso na intubação em primeira tentativa, de modo que especialistas têm dado preferência a iniciar com doses de pelo menos 1,5 mg/kg da droga.

Posicionamento na intubação orotraqueal

O posicionamento ideal do paciente para laringoscopia é a posição olfativa, que promove o alinhamento dos ângulos laríngeo, faríngeo e oral, contribuindo para uma visão mais clara das estruturas glóticas no ato da laringoscopia. Isso normalmente é obtido alinhando o tragus do paciente com seu esterno no plano horizontal, flexionando a parte inferior do pescoço e estendendo a cabeça.

O coxim em geral deve ser posicionado na região suboccipital, com a grande exceção sendo os obesos (Figura 3) e as crianças.

Passagem do tubo orotraqueal com confirmação

Uma vez que a intubação traqueal tenha sido alcançada, o adequado posicionamento do tubo na traqueia deve ser confirmado. Isso deve incluir confirmação visual de que o tubo está entre as cordas vocais, expansão e ausculta torácica bilateral e capnografia. A capnografia contínua em forma de onda é o padrão-ouro para confirmar o adequado posicionamento do tubo e idealmente deve estar presente em todos os cenários de manejo de vias aéreas.

Técnicas de checagem de adequado posicionamento do tubo orotraqueal com ultrassonografia de vias aéreas estão sendo aperfeiçoadas, com resultados promissores, mas dependem de treinamento adequado.

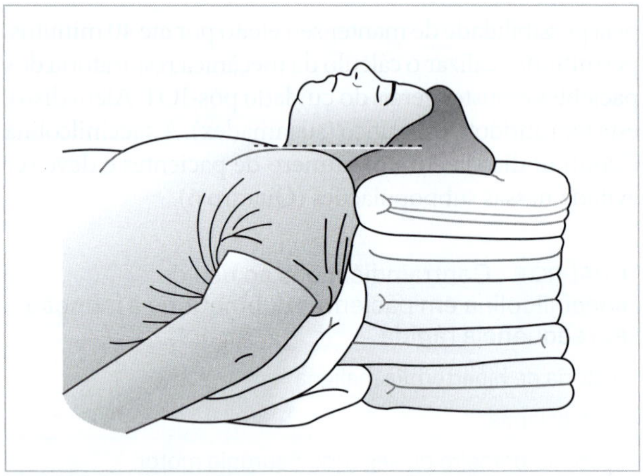

FIGURA 3 Em pacientes com obesidade mórbida, a posição em rampa alinhando o tragus com esterno melhora a visualização das estruturas glóticas.

Intubação do paciente acordado

Os métodos de intubação com o paciente acordado têm como objetivo manter o *drive* ventilatório durante o procedimento e reduzir as consequências fisiológicas da indução. Essas técnicas utilizam principalmente anestesia local para facilitar a instrumentação das vias aéreas, por meio da atenuação do ramo aferente dos reflexos protetores das vias aéreas e da sedação procedural titulada para tornar o paciente cooperativo. Geralmente, a anestesia local é o componente mais importante e é a primeira a ser otimizada para limitar os potenciais efeitos adversos da sedação sistêmica.

O paciente estará suficientemente consciente para manter uma via aérea patente sem assistência, manterá troca gasosa adequada por ventilação espontânea e protegerá sua via aérea contra a aspiração de conteúdo gástrico ou outro material estranho. A intubação traqueal do paciente acordado pode ocorrer pelas vias nasal, oral ou cirúrgica.

Foge ao escopo deste capítulo a descrição minuciosa da técnica. Serão discutidas suas indicações.

A intubação do paciente acordado se apresenta como a opção mais segura em situações em que dificuldade anatômica é prevista, especialmente se em mais de um domínio (p. ex., dificuldade prevista em laringoscopia + ventilação com dispositivo BVM + passagem de DSG).

A outra indicação de intubação do paciente acordado é fisiologicamente muito desfavorável. Se o paciente provavelmente não tiver tempo de apneia seguro, o ideal será não proceder com a indução anestésica e proceder com intubação acordado. Dando como exemplo a hipoxemia grave, em geral definida como $SpO_2 < 80\%$, sabe-se que sua ocorrência na peri-intubação aumenta o risco de parada cardiorrespiratória (PCR) em até 4 vezes e coortes mostram que pacientes que sofrem PCR peri-intubação apresentam mortalidade hospitalar em 28 dias de até 73%. Casos como estes fazem ponderar se o mais seguro não seria manter o *drive* do paciente e intubá-lo acordado, reduzindo o risco de agravamento da hipoxemia e evolução para um possível desfecho desfavorável (Figuras 4 e 5).

> Pense em intubação acordado sempre que acreditar que a indução anestésica irá gerar uma situação de falha de via aérea ou instabilidade grave (p. ex., situações "não intubo, não ventilo"). Essa estratégia, no entanto, demanda que os pacientes estejam cooperativos e que haja tempo hábil para sua preparação e execução.

Reconhecimento e manejo da falha

Conforme o conceito definido anteriormente, via aérea falha é o insucesso em manter saturação de oxigênio aceitável durante ou após qualquer tentativa de laringoscopia ou quando três ou mais tentativas de intubação orotraqueal são fracassadas se realizadas por um operador experiente em condições ideais mesmo com saturação de oxigênio adequada.

Seu pronto reconhecimento é um dos fatores mais importantes para o manejo adequado das vias aéreas. O objetivo último do operador das vias aéreas não deve ser intubar o paciente a qualquer custo, e sim garantir oxigenação e ventilação adequados durante toda a assistência.

Uma vez atestada a via aérea falha, é preciso recorrer a seu plano mental preestabelecido que pode ser desde a troca de tipo de laringoscópio, o uso de bougie, o uso de DSG de segunda geração ou até mesmo a cricotireoidostomia de modo a garantir a oxigenação e a ventilação o mais precoce possível e prevenir colapso cardiorrespiratório. Antes de iniciar qualquer atendimento de suporte para via aérea é imprescindível traçar planos A, B e C com base nas características anatômicas e fisiológicas de seu paciente, de modo que o plano B tente consertar o que possivelmente deu errado no plano A e assim por diante (Figuras 6 e 7).

Via aérea cirúrgica

A via aérea cirúrgica é a medida de resgate no manejo da via aérea difícil, quando as demais ferramentas menos invasivas não foram eficazes ou quando foi reconhecida uma VAD antecipadamente. Apesar de raro, é indicada especialmente em cenário de "não intubo, não ventilo", tratando-se de emergência.

A principal via em um cenário de emergência é a cricotireoidostomia, podendo ser realizada por três diferentes técnicas: aberta, percutânea ou por punção. As duas últimas são mais utilizadas por não cirurgiões por serem mais simples e rápidas.

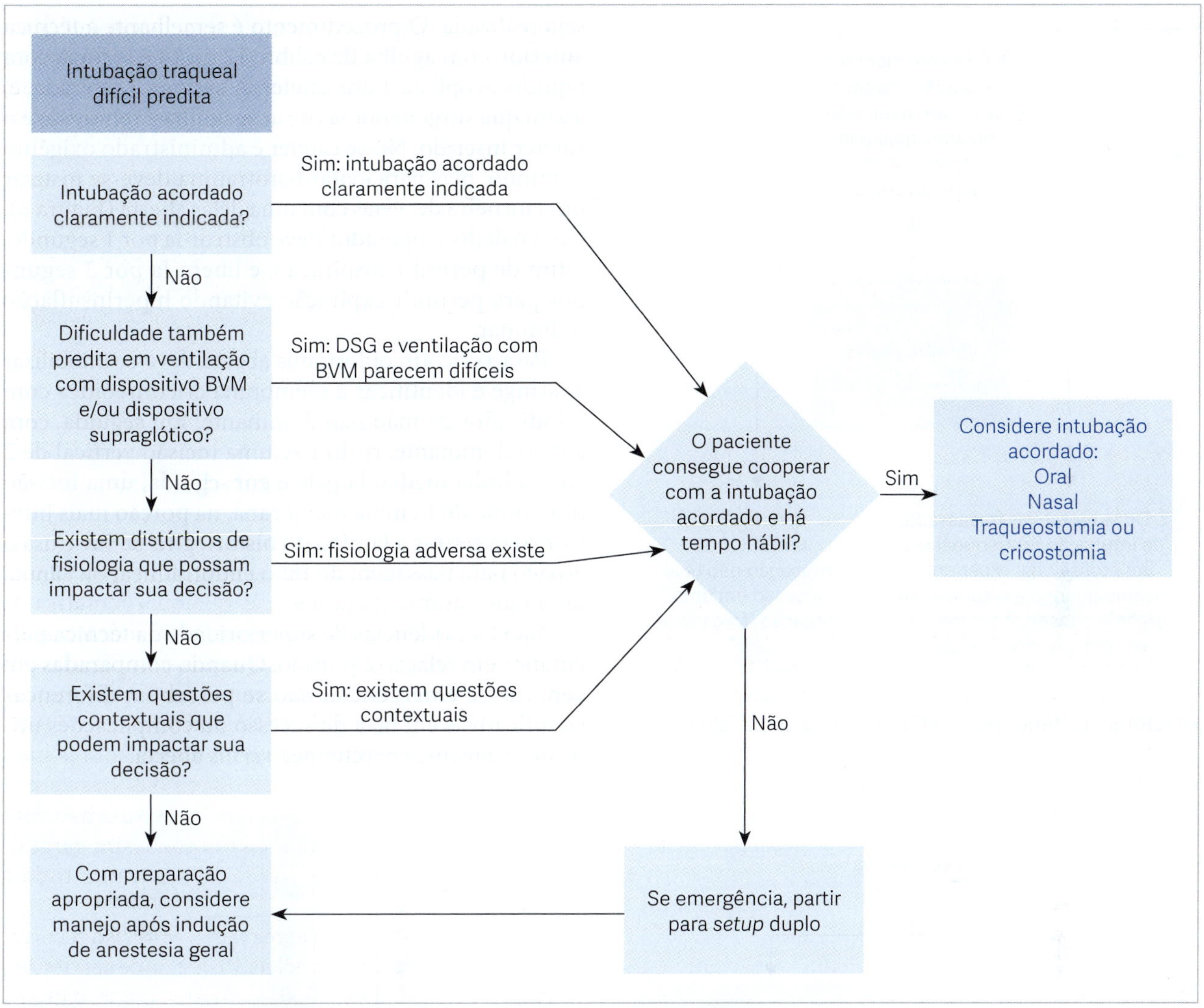

FIGURA 4 **Exemplo de situação com intubação orotraqueal acordado claramente indicada: paciente com limitação extrema de abertura oral, deformidade fixa em flexão cervical ou macroglossia importante. Exemplo de questões contextuais: ausência de materiais (p. ex., videolaringoscópio) ou time inexperiente com via aérea difícil.**

BVM: bolsa-valva-máscara; DSG: dispositivo supraglótico.

Fonte: adaptada de Law (2021).

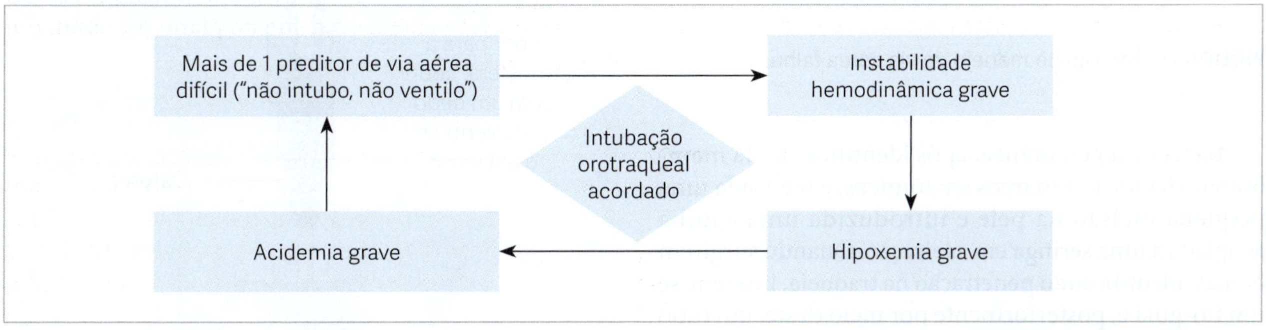

FIGURA 5 ***Setup* duplo: em situações nas quais a intubação do paciente acordado seria a melhor opção, porém não há tempo hábil ou o paciente não se encontra cooperativo, o ideal é optar pelo *setup* duplo. Este corresponde a proceder com a indução anestésica e tentativa de laringoscopia, porém com marcação prévia da membrana cricotireóidea (pode-se utilizar ultrassonografia, se disponível) e um segundo operador disponível para realizar a cricotireoidostomia assim que declarada a falha de via aérea.**

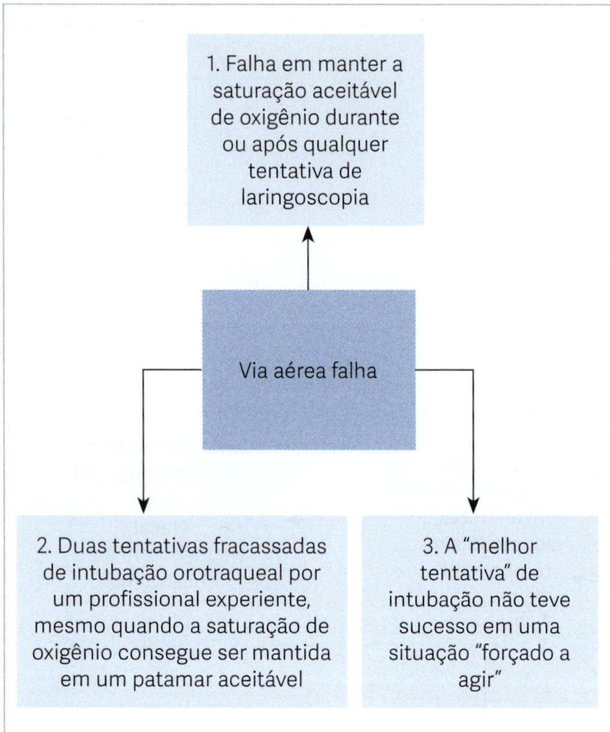

FIGURA 6 Critérios para definição de via aérea falha.

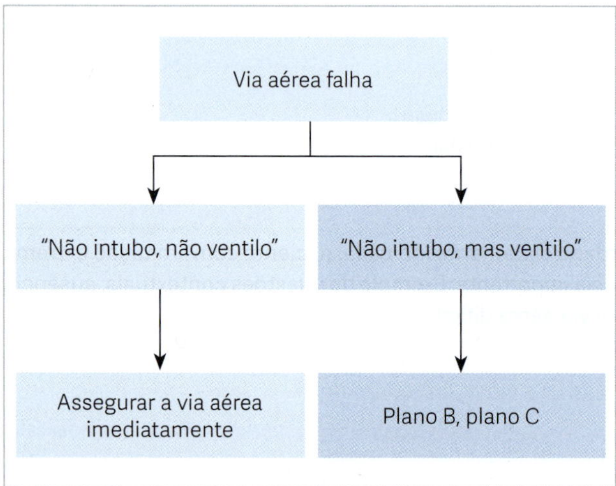

FIGURA 7 Decisão no manejo da via aérea falha.

Na técnica percutânea, após identificação da membrana cricoide por marcos anatômicos, é realizada uma pequena incisão na pele e introduzida uma agulha acoplada a uma seringa em aspiração. Quando surgirem bolhas, identificando penetração na traqueia, inserem-se um fio-guia e, posteriormente por meio deste, um tubo endotraqueal (p. ex., *quicktrach*). Há ainda *kits* com o tubo já acoplado no dispositivo da agulha, sem necessidade de fio-guia e reduzindo o tempo do procedimento.

A técnica por punção é ainda mais simples, mas trata-se de opção temporária até que uma via definitiva seja realizada. O procedimento é semelhante à técnica anterior, com agulha de calibre 12 ou 14 e seringa com líquido, acoplada a um cateter. A seringa é aspirada, e, assim que surgem bolhas de ar, a agulha é removida e o cateter inserido. Nesse cateter é administrado oxigênio contínuo, mas para evitar barotrauma deve-se instalar uma torneira de 3 vias com uma delas aberta (Figura 8). Com o dedo, o operador deve obstruí-la por 1 segundo, a fim de permitir inspiração, e liberá-la por 3 segundos para permitir expiração evitando hiperinsuflação pulmonar.

Para a cricotireoidostomia aberta, deve-se imobilizar a laringe e identificar a membrana cricotireóidea com o indicador da mão não dominante. Em seguida, com a mão dominante, realiza-se uma incisão vertical de 2 cm na linha média da pele e em seguida, uma incisão horizontal de 1 cm na membrana, na porção mais inferior. Sem retirar a lâmina do bisturi, gira-se 90° e usa o espaço para passagem do tubo endotraqueal ou cânula de traqueostomia (Figura 9).

Não há evidências de superioridade da técnica percutânea em relação à punção. Quando comparadas em cenário de emergência, não se percebem diferenças significativas em taxa de sucesso ou complicações utilizando a técnica percutânea *versus* aberta.

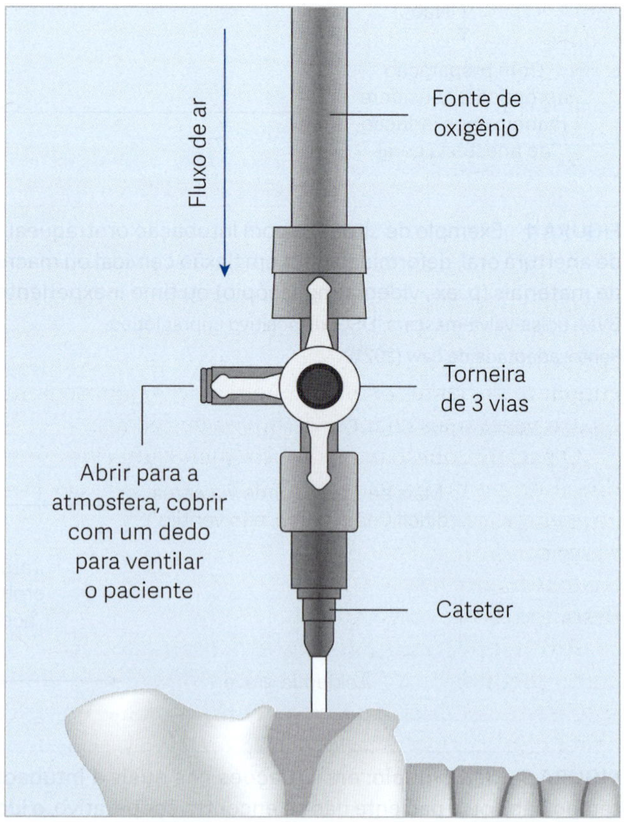

FIGURA 8 Demonstração do uso de cricotireoidostomia por punção.
Fonte: adaptada de Bribriesko (2018).

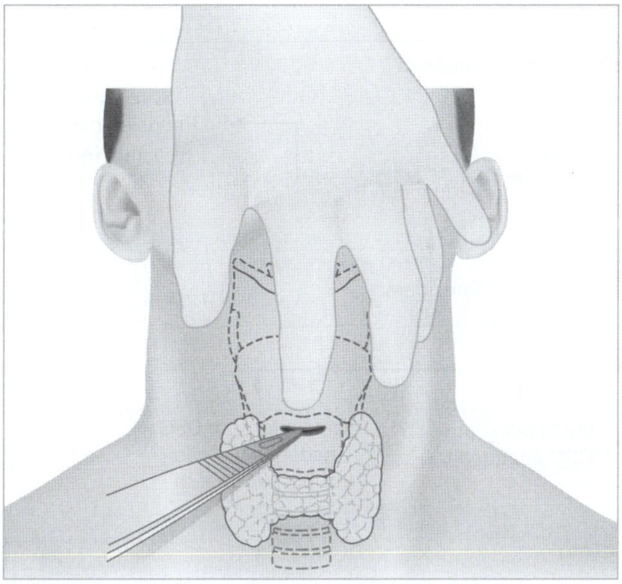

FIGURA 9 Técnica de cricotireoidostomia aberta.
Fonte: adaptada de Brown (2023).

Assim, o mais importante é que seja escolhida a técnica em que o operador tenha mais experiência e para a qual o time esteja treinado.

O uso da ultrassonografia *point-of-care* vem crescendo e pode auxiliar na identificação de estruturas, reduzindo complicações como lesões vasculares e guiar o procedimento durante a técnica de Seldinger. Apesar de ainda não haver fortes evidências em seu uso nesse cenário, é mais uma ferramenta promissora no manejo de via aérea difícil.

Via aérea no paciente obeso

A Organização Mundial da Saúde (OMS) define obesidade como IMC acima de 30 kg/m^2. Pacientes com IMC acima de 30 têm duas vezes mais chances de apresentarem complicações graves durante a intubação, enquanto pacientes com IMC acima de 40 apresentam quatro vezes mais chances de piores desfechos.

O paciente obeso tem potencialmente uma via aérea difícil do ponto de vista anatômico e fisiológico. Por inúmeras variações anatômicas e fisiológicas relacionadas a essa condição, há baixa capacidade residual funcional e consequente baixa tolerância à apneia, com rápida dessaturação de oxigênio.

Em relação à laringoscopia, a obesidade isolada como preditor de VAD ainda é conflitante. Porém, o IMC alto é associado à maior dificuldade para ventilação com bolsa-válvula-máscara e frequentemente à apneia obstrutiva do sono e a histórico de roncos, que também são preditores isolados de ventilação difícil.

Além disso, esses pacientes geralmente têm diâmetro cervical maior (acima de 40 a 50 cm), parâmetro associado a laringoscopia e intubação difícil. Alguns estudos ainda associam obesidade e diâmetro cervical à dificuldade na introdução de DSG e de identificação de pontos anatômicos na confecção de via aérea cirúrgica.

Para o manejo da via aérea de um obeso, são necessários planejamento e organização prévia da equipe, incluindo alguns pontos cruciais:

- A intubação acordada deve ser sempre considerada.
- Independentemente do método utilizado, o posicionamento correto é fundamental, a fim de alinhar o tragus e o esterno do paciente.
- A pré-oxigenação adequada é de suma importância, e a oxigenação apneica é recomendada.
- Pela baixa tolerância à apneia, é indicado o uso de videolaringoscópio com o objetivo de aumentar a taxa de sucesso do procedimento na primeira tentativa.

CONSIDERAÇÕES FINAIS

A abordagem da via aérea difícil exige planejamento cuidadoso, conhecimento técnico e julgamento clínico. A identificação prévia de fatores de risco e a aplicação de protocolos estruturados reduzem complicações graves. Recursos como videolaringoscópio, bougie e pré-oxigenação adequada são aliadas essenciais. O manejo bem-sucedido da VAD é, antes de tudo, uma questão de preparo e trabalho em equipe (Figuras 10 e 11).

PONTOS-CHAVE

1. VAD ocorre quando há dificuldade ou falha em estabelecer uma via aérea, podendo resultar em desfechos catastróficos.
2. É essencial a abordagem sistematizada, com preparação antecipada e plano bem estabelecido.
3. O uso da videolaringoscopia melhora a visualização da glote e aumenta o sucesso na intubação na primeira tentativa.
4. Bougie é um acessório simples que aumenta a taxa de sucesso na intubação.
5. Pré-oxigenação é essencial, pois reduz o risco de hipoxemia e aumenta o tempo de apneia seguro.
6. Deve ser realizada a avaliação sistemática da dificuldade anatômica e fisiológica.
7. Intubação acordada é indicada em casos de dificuldade anatômica ou fisiológica extrema.
8. São fundamentais o reconhecimento e o manejo da falha de estabelecimento da via aérea, e planos alternativos devem ser traçados previamente para garantir oxigenação e ventilação.
9. Planejamento, conhecimento técnico e trabalho em equipe são essenciais para o manejo seguro da VAD.

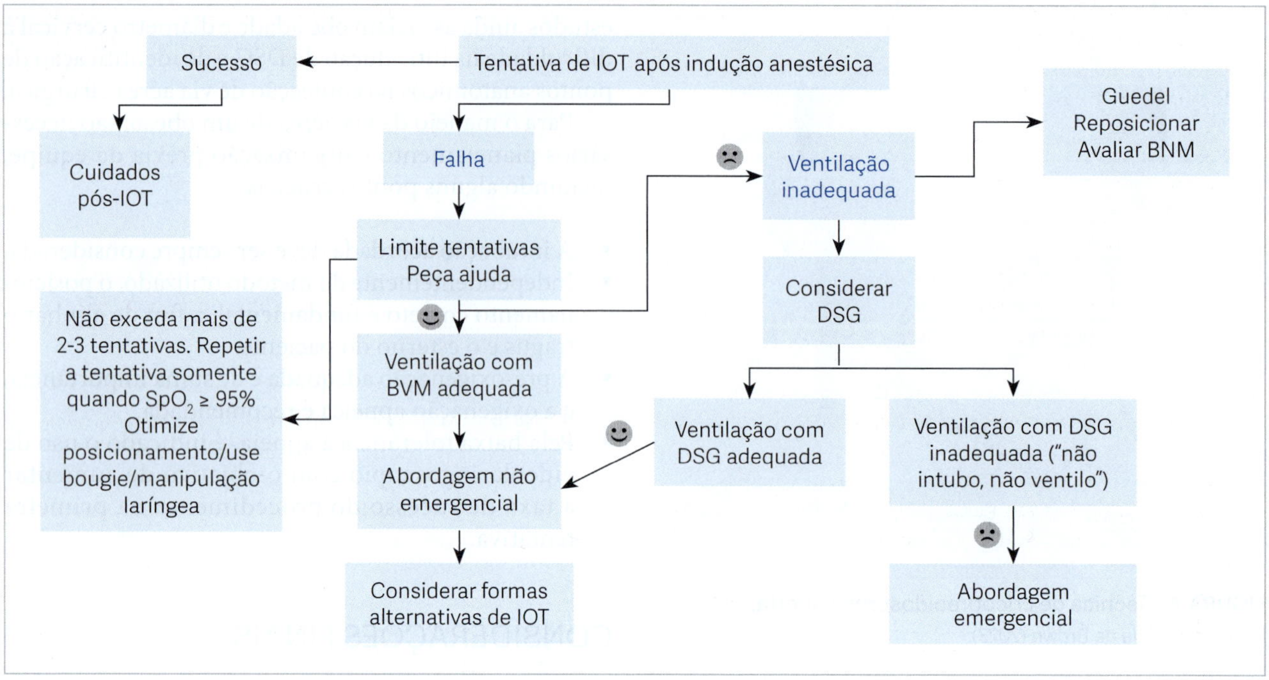

FIGURA 10 Fluxograma para tentativa de intubação orotraqueal e planos alternativos.
BVM: bomba-valva-máscara; DSG: dispositivo supraglótico; IOT: intubação orotraqueal.

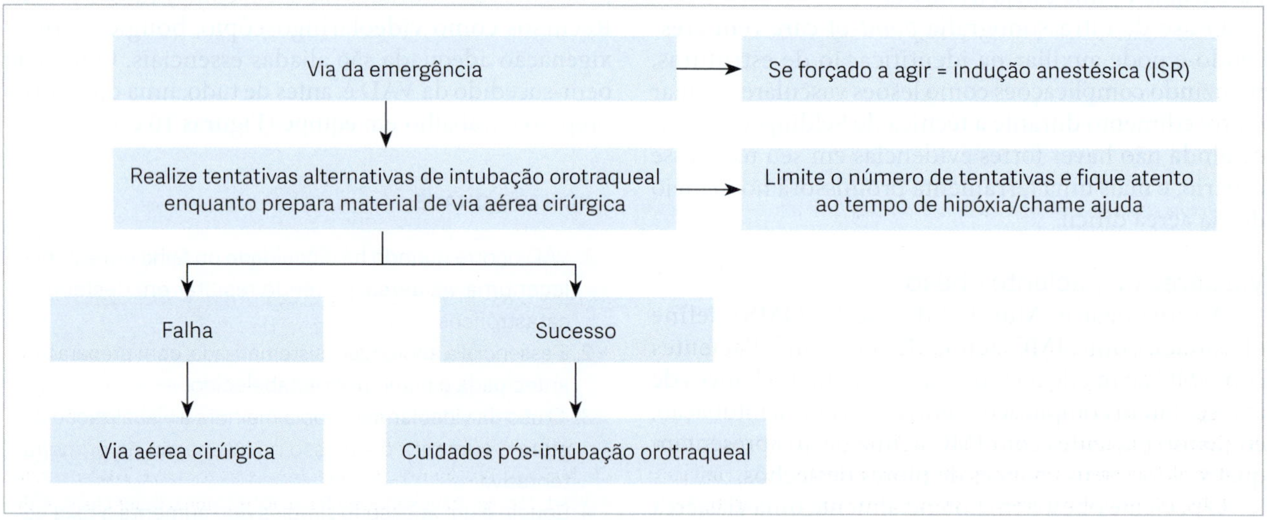

FIGURA 11 Conduta na via aérea emergencial após indução anestésica.

BIBLIOGRAFIA

1. Acquisto NM, Mosier JM, Bittner EA, Patanwala AE, Hirsch KG, Hargwood P, et al. Society of Critical Care Medicine Clinical Practice guidelines for rapid sequence intubation in the critically ill adult patient. Crit Care Med. 2023;51(10):1411-30.
2. Arrigo M, Price S, Harjola VP, Huber LC, Schaubroeck HAI, Vieillard-Baron A, et al. Diagnosis and treatment of right ventricular failure secondary to acutely increased right ventricular afterload (acute cor pulmonale): a clinical consensus statement of the Association for Acute CardioVascular Care of the European Society of Cardiology. Eur Heart J Acute Cardiovasc Care. 2024;13(3):304-12.
3. Binks MJ, Holyoak RS, Melhuish TM, Vlok R, Hodge A, Ryan T, et al. Apnoeic oxygenation during intubation in the intensive care unit: a systematic review and meta-analysis. Heart Lung. 2017;46(6):452-7.
4. Bribriesco A, Patterson GA. Cricothyroid approach for emergency access to the airway. Thorac Surg Clin. 2018;28(3):435-40.
5. Bruder EA, Ball IM, Ridi S, Pickett W, Hohl C. Single induction dose of etomidate versus other induction agents for endotracheal intubation in critically ill patients. Cochrane Database Syst Rev. 2015;1(1):CD010225.
6. Brown III CJS. The Walls manual of emergency airway management. 6th ed. Philadelphia: Wolters Kluwer; 2023.
7. Casey JD, Janz DR, Russell DW, Vonderhaar DJ, Joffe AM, Dischert KM, et al.; PreVent Investigators and the Pragmatic Critical Care

Research Group. Bag-mask ventilation during tracheal intubation of critically ill adults. N Engl J Med. 2019;380(9):811-21.

8. Collins JS, Lemmens HJ, Brodsky JB, Brock-Utne JG, Levitan RM. Laryngoscopy and morbid obesity: a comparison of the "sniff" and "ramped" positions. Obes Surg. 2004;14(9):1171-5.
9. Cook TM, Woodall N, Frerk C; Fourth National Audit Project. Major complications of airway management in the United Kingdom. Br J Anaesth. 2011;106(5):617-31.
10. De Jong A, Molinari N, Terzi N, Mongardon N, Arnal JM, Guitton C, et al.; AzuRéa Network for the Frida-Réa Study Group. Early identification of patients at risk for difficult intubation in the intensive care unit: development and validation of the Macocha score in a multicenter cohort study. Am J Respir Crit Care Med. 2013;187(8):832-9
11. De Jong A, Myatra SN, Roca O, Jaber S. How to improve intubation in the intensive care unit: update on knowledge and devices. Intensive Care Med. 2022;48(10):1287-98.
12. De Jong A, Rolle A, Molinari N, Paugam-Burtz C, Constantin JM, Lefrant JY, et al. Cardiac arrest and mortality related to intubation procedure in critically ill adult patients: a multicenter cohort study. Crit Care Med. 2018;46(4):532-39.
13. Detsky ME, Jivraj N, Adhikari NK, Friedrich JO, Pinto R, Simel DL, et al. Will this patient be difficult to intubate? The rational clinical examination systematic review. JAMA. 2019;321(5):493-503.
14. Driver BE, Prekker ME, Klein LR, Reardon RF, Miner JR, Fagerstrom ET, et al. Effect of use of a bougie vs endotracheal tube and stylet on first-attempt intubation success among patients with difficult airways undergoing emergency intubation: a randomized clinical trial. JAMA. 2018;319(21):2179-89.
15. de Vroomen M, Cardozo RH, Steendijk P, van Bel F, Baan J. Improved contractile performance of right ventricle in response to increased RV afterload in newborn lamb. Am J Physiol Heart Circ Physiol. 2000;278(1):H100-H105.
16. Frat JP, Ricard JD, Quenot JP, Pichon N, Demoule A, Forel JM, et al.; REVA network. Non-invasive ventilation versus high-flow nasal cannula oxygen therapy with apnoeic oxygenation for preoxygenation before intubation of patients with acute hypoxaemic respiratory failure: a randomised, multicentre, open-label trial. Lancet Respir Med. 2019;7(4):303-12.
17. Frerk C, Mitchell VS, McNarry AF, Mendonca C, Bhagrath R, Patel A; Difficult Airway Society intubation guidelines working group. Difficult Airway Society 2015 guidelines for management of unanticipated difficult intubation in adults. Brit J Anaesth. 2015;15(6):827-48.
18. George N, Consunji G, Storkersen J, Dong F, Archambeau B, Vara R, et al. Comparison of emergency airway management techniques in the performance of emergent cricothyrotomy. Int J Emerg Med. 2022;15(1):24.
19. Gibbs KW, Semler MW, Driver BE, Seitz KP, Stempek SB, Taylor C, et al.; PREOXI Investigators and the Pragmatic Critical Care Research Group. Noninvasive ventilation for preoxygenation during emergency intubation. N Engl J Med. 2024;390(23):2165-77.
20. Hansel J, Rogers AM, Lewis SR, Cook TM, Smith AF. Videolaryngoscopy versus direct laryngoscopy for adults undergoing tracheal intubation: a Cochrane systematic review and metaanalysis update. Br J Anaesth. 2022;129(4):612-23.
21. Janz DR, Casey JD, Semler MW, Russell DW, Dargin J, Vonderhaar DJ, et al.; PrePARE Investigators; Pragmatic Critical Care Research Group. Effect of a fluid bolus on cardiovascular collapse among critically ill adults undergoing tracheal intubation (PrePARE): a randomised controlled trial. Lancet. 2019;7(12):1039-47.
22. Köhl V, Wünsch VA, Müller MC, Sasu PB, Dohrmann T, Peters T, et al. Hyperangulated vs. Macintosh videolaryngoscopy in adults with anticipated difficult airway management: a randomised controlled trial. Anaesthesia. 2024;79:957-66.
23. Kornas RL, Owyang CG, Sakles JC, Foley LJ, Mosier JM; Society for Airway Management's Special Projects Committee. Evaluation and management of the physiologically difficult airway: consensus recommendations from Society for Airway Management. Anesth Analg. 2021;132(2):395-405.
24. Koroki T, Kotani Y, Yaguchi T, Shibata T, Fujii M, Fresilli S, et al. Ketamine versus etomidate as an induction agent for tracheal intubation in critically ill adults: a Bayesian meta-analysis. Crit Care. 2024;28(1):48.
25. Law JA, Duggan LV, Asselin M, Baker P, Crosby E, Downey A, et al.; Canadian Airway Focus Group. Canadian Airway Focus Group. Canadian Airway Focus Group updated consensus-based recommendations for management of the difficult airway: part 1. Difficult airway management encountered in an unconscious patient. Can J Anaesth. 2021;68(9):1373-404.
26. Law JA, Duggan LV, Asselin M, Baker P, Crosby E, Downey A, et al.; Canadian Airway Focus Group. Canadian Airway Focus Group updated consensus-based recommendations for management of the difficult airway: part 2. Planning and implementing safe management of the patient with an anticipated difficult airway. Can J Anaesth. 2021;68(9):1405-36.
27. Levin NM, Fix ML, April MD, Arana AA, Brown CA 3rd; NEAR Investigators. The association of rocuronium dosing and first-attempt intubation success in adult emergency department patients. CJEM. 2021;23(4):518-27.
28. Lin J, Bellinger R, Shedd A, Wolfshohl J, Walker J, Healy J, et al. Point-of-care ultrasound in airway evaluation and management: a comprehensive review. Diagnostics. 2023;13:1541.
29. Luecke T, Pelosi P. Clinical review: positive end-expiratory pressure and cardiac output. Crit Care. 2005:9(6):607-21.
30. Mosier MJ. Physiologically difficult airway in critically ill patients: winning the race between haemoglobin desaturation and tracheal intubation. Br J Anaesth. 2020;125(1):e1-e4.
31. Magnusson L, Spahn DR. New concepts of atelectasis during general anaesthesia. Br J Anaesth. 2003;91(1):61-72.
32. Matchett G, Gasanova I, Riccio CA, Nasir D, Sunna MC, et al.; EvK Clinical Trial Collaborators. Etomidate versus ketamine for emergency endotracheal intubation: a randomized clinical trial. Intensive Care Med. 2022;48(1):78-91.
33. McGuire WC, Sullivan L, Odish MF, Desai B, Morris TA, Fernandes TM. Management strategies for acute pulmonary embolism in the ICU. Chest. 2024;166(6):1532-45.
34. Mosier JM, Sakles JC, Stolz U, Hypes CD, Chopra H, Malo J, et al. Neuromuscular blockade improves first-attempt success for intubation in the intensive care unit: a propensity matched analysis. Ann Am Thorac Soc. 2015;12(5):734-41.
35. Mosier JM, Sakles JC, Law JA, Brown CA 3rd, Brindley PG. Tracheal intubation in the critically ill: where we came from and where we should go. Am J Resp Crit Care Med. 2020;201(7):775-88.
36. Natt B, Mosier J. Airway management in the critically ill patient. Curr Anesthesiol Rep. 2021;11(2):116-27.
37. Natt BS, Malo J, Hypes CD, Sakles JC, Mosier JM. Strategies to improve first attempt success at intubation in critically ill patients. Br J Anaesth. 2016;117(Suppl 1):i60-i68.

38. Paternot A, Repessé X, Vieillard-Baron A. Rationale and description of right ventricle-protective ventilation in ARDS. Resp Care. 2016;61(10):1391-6.
39. Rochwerg B, Einav S, Chaudhuri D, Mancebo J, Mauri T, Helviz Y, et al. The role for high flow nasal cannula as a respiratory support strategy in adults: a clinical practice guideline. Intensive Care Med. 2020;46(12):2226-37.
40. Roth D, Pace NL, Lee A, Hovhannisyan K, Warenits AM, Arrich J, et al. Airway physical examination tests for detection of difficult airway management in apparently normal adult patients. Cochrane Database Syst Rev. 2018;5(5):CD008874.
41. Russell DW, Casey JD, Gibbs KW, Ghamande S, Dargin JM, Vonderhaar DJ, et al.; PREPARE II Investigators and the Pragmatic Critical Care Research Group. Effect of fluid bolus administration on cardiovascular collapse among critically ill patients undergoing tracheal intubation: a randomized clinical trial. JAMA. 2022;328(3):270-9.
42. Russotto V, Myatra SN, Laffey JG, Tassistro E, Antolini L, Bauer P, et al.; INTUBE Study Investigators. Intubation practices and adverse peri-intubation events in critically ill patients from 29 countries. JAMA. 2021;325(12):1164-72.
43. Russotto V, Tassistro E, Myatra SN, Parotto M, Antolini L, Bauer P, et al. Peri-intubation Cardiovascular collapse in patients who are critically ill: insights from the Intube Study. Am J Respir Crit Care Med. 2022;206(4):449-58.
44. Sakles JC, Pacheco GS, Kovacs G, Mosier JM. The difficult airway refocused. Brit J Anaesth. 2020;125(1):e18-e21.
45. Semler MW, Janz DR, Lentz RJ, Matthews DT, Norman BC, Assad TR, et al. Randomized trial of apneic oxygenation during endotracheal intubation of the critically ill. Am J Resp Crit Care Med. 2016;193(3):273-80.
46. Vaughan EM, Seitz KP, Janz DR, Russell DW, Dargin J, Vonderhaar DJ, et al. Bag-mask ventilation versus apneic oxygenation during tracheal intubation in critically ill adults: a secondary analysis of 2 randomized trials. J Intensive Care Med. 2022;37(7):899-907.
47. Ventetuolo CE, Klinger JR. Management of acute right ventricular failure in the intensive care unit. Ann Am Thorac Soc. 2014;11(5):811-22.
48. Vieillard-Baron A, Naeije R, Haddad F, Bogaard HJ, Bull TM, Fletcher N, et al. Diagnostic workup, etiologies and management of acute right ventricle failure: a state-of-the-art paper. Intensive Care Med. 2018;44(6):774-90.
49. Weingart SD, Trueger NS, Wong N, Scofi J, Singh N, Rudolph SS. Delayed sequence intubation: a prospective observational study. Ann Emerg Med. 2015;65(4):349-55.

11

Analgesia, sedação e bloqueador neuromuscular

Bárbara Camarço do Lago Arcoverde
Felipe Camillo Teixeira
Fernando José da Silva Ramos
Lucas Antonio Peron

SUMÁRIO

INTRODUÇÃO

A internação em unidade de terapia intensiva (UTI) frequentemente é acompanhada por sofrimento em diversos aspectos que afetam cada paciente de forma única. No planejamento terapêutico, devem-se estipular maneiras de identificar e minimizar esses danos. Sistematização na avaliação da dor, sedação e agitação com base em escalas validadas permitem uma tomada de conduta assertiva.

Identificar e tratar a dor é pilar para o controle da agitação e pode, em diversas situações, minimizar ou mesmo tornar a sedação desnecessária. Ferramentas não farmacológicas também contribuem para o manejo do excesso de estímulos na UTI. A escuta compreensiva e a comunicação contínua da equipe com o paciente também diminuem a necessidade de sedação e podem diminuir o tempo de ventilação e a permanência em UTI.

Quando necessário, deve-se novamente traçar uma meta na escala para o controle da agitação. Hoje, somente algumas condições se beneficiam de sedações profundas contínuas, como hipertensão intracraniana, estado de mal epiléptico e síndrome do desconforto respiratório agudo (SDRA) grave. Em todos outros casos, a exposição do paciente aos sedativos deve ser minimizada de modo a reduzir seus efeitos deletérios.

ANALGESIA DE PACIENTES CRÍTICOS

O doente crítico tem diversas origens para a dor que devem ser avaliadas e abordadas individualmente. A característica e o tipo da dor (p. ex., aguda, subaguda, crônica, lancinante, neuropática) devem ser diferenciados e avaliados de maneira sistemática. Conforme a evolução da doença, outros fatores se tornam também importantes, como imobilismo, componente neuropático, hiperalgesia induzida por opioides e sua taquifilaxia.

Avaliando a analgesia na UTI

A avaliação da dor por parâmetros fisiológicos como pressão arterial, frequência cardíaca ou respiratória apresenta muito baixa especificidade ou mesmo sensibilidade em cenário de UTI, sendo fundamental a análise por escalas reprodutíveis e validadas cientificamente.

Em pacientes acordados e cooperativos, deve ser adaptada ao nível de compreensão uma das escalas validadas como visual numérica e analógica. A correta aplicação da escala envolve orientações básicas ao paciente, como zero ser ausência de dor e dez a pior dor possível, reafirmando que mesmo valores intermediários serão validados e tratados, evitando por exemplo a superestimação da dor.

Pacientes sedados, não cooperativos ou mesmo demenciados podem ter sua dor caracterizada pela *Behavior Pain Scale* (BPS) ou pela *Critical Care Pain Observation Tool* (CPOT), que avaliam expressão facial, postura corporal e sincronia ventilatória. Uma versão para pacientes não intubados do BPS (BPSNI) também está validada.

Analgésicos mais utilizados na UTI

O conceito ideal de analgesia em pacientes críticos é o multimodal, garantindo múltiplas abordagens para o controle álgico. Historicamente, o controle da dor em pacientes críticas baseia-se em opioides, no entanto, hoje se somam evidências quanto a seus efeitos deletérios, como aumento de *delirium* e fraqueza muscular, o que novamente traz a individualização para a menor dose necessária a cada paciente. O Quadro 1 apresenta as principais medicações utilizadas em pacientes críticos.

Sedativos mais utilizados em UTI

Diante de situações de agitação, necessidade de procedimentos invasivos, ou em pacientes instáveis, hipertensão intracraniana e em uso de ventilação mecânica protetora, o uso de sedativos pode ser utilizado. O objetivo de realizar sedação é a redução do nível de consciência para reduzir estresse e ansiedade de pacientes.

De maneira semelhante à analgesia, existem as medicações intermitentes e contínuas, visando sempre ao uso na menor dose total diária. Apesar de nenhum agente ser superior ao outro, evitam-se benzodiazepínicos, pois estes se relacionam mais com *delirium*, taquifilaxia e possível aumento do tempo de ventilação mecânica. Nesse contexto, o uso de benzodiazepínicos tem sido cada vez mais restrito a situações específicas, como necessidade de amnésia para procedimentos, convulsões, abstinência alcoólica, agitação intratável e doenças cerebrais graves. Quando comparados com sedativos não benzodiazepínicos, o uso contínuo de benzodiazepínicos tem sido associado

QUADRO 1 Analgésicos mais utilizados em UTI

Droga	Mecanismo de ação	Tempo de ação	Duração do efeito	Posologia	Comentários
Dipirona	Fraca inibição COX1 e 2 periférica, mais intensa COX 3 central. Outros possíveis mecanismos não completamente elucidados	30 minutos	4-6 horas	1-2 g a cada 4 ou 6 horas Possível até 30 mg/kg/dose	▪ Boa ação antitérmica ▪ Raros casos de agranulocitose ▪ Sem necessidade de ajuste
Paracetamol	Inibição central da COX	30 minutos	4 horas	750 mg a cada 4 horas. Dose máxima 4 g/dia	▪ Excreção hepática, podendo causar insuficiência hepática ▪ Hepatopatas não ultrapassar 2 g/dia ▪ Recentemente também disponível EV
Cetoprofeno	Inibição não seletiva da COX	5 minutos	8-12 horas	100 mg a cada 12 ou 8 horas	▪ Potencialmente inadequado em cenários de UTI pelo aumento no risco de sangramento, principalmente de TGI, e interferir na função renal ▪ Ponderar uso breve em situações de pós-operatório sem complicações em doentes de baixo risco
Tramadol	Serotoninérgico/ noradrenérgico e agonismo receptores Mu	EV 30 minutos VO 1 hora	6 horas	50-100 mg a cada 6 horas	▪ Mais associado a náuseas, principalmente com infusões rápidas ▪ Mais bem tolerado VO ▪ Excreção hepática e renal, nesses casos, reduzir a dose pela metade

(continua)

QUADRO 1 Analgésicos mais utilizados em UTI (*continuação*)

Droga	Mecanismo de ação	Tempo de ação	Duração do efeito	Posologia	Comentários
Morfina	Agonismo receptores Mu	5 minutos EV 30-60 minutos VO	4 horas	Inicialmente entre 1-2 mg a cada 4 horas, titular conforme necessário. BIC: iniciar com a dose previamente usada pelo paciente ao longo do dia/24 horas, ou 0,5 mg/hora inicialmente	▪ Potencialmente libera histamina, que pode gerar hipotensão e prurido ▪ Pode também ser usado via epidural ▪ O uso EV intermitente pode gerar flutuações significativas no nível sérico ▪ Excreção renal, reduzir dose em nefropatas
Fentanil	Agonismo receptor Mu	1-2 minutos	1-2 horas	Intermitente entre 25-100 mcg BIC: 25-300 mcg/hora	▪ 100 vezes a potência da morfina ▪ Sem liberação de histamina ▪ Alto potencial de dependência ▪ Infusões rápidas são associadas à rigidez torácica ▪ Metabolização hepática
Remifentanil	Agonismo receptor Mu	1-5 minutos	< 5 minutos	BIC: 0,1-0,2 mcg/kg/minuto	▪ Metabolizado por esterases plasmáticas, o que possibilita rápida recuperação ▪ Custo elevado
Metadona	Agonismo receptor Mu, antagonismo NMDA, noradrenérgico	EV 5 minutos VO 30-60 minutos	8-40 horas	2,5-10 mg a cada 8 horas	▪ Reduz hiperalgesia associada aos opioides ▪ Usado no tratamento da dependência ▪ São obtidos efeitos imediatos com a dose e após 3 a 5 dias somam-se efeitos de outras vias ▪ Metabolização hepática
Gabapentina	Bloqueio subunidade alfa-2-delta-1 dos canais de Ca	Variável, dias a semanas	8 horas	100-1.200 mg a cada 8 horas	▪ Útil para componentes neuropáticos das dores ▪ Pode causar sedação e ataxia ▪ Absorção inversamente proporcional à dose ▪ Eliminação renal
Pregabalina	Bloqueio subunidade alfa-2-delta-1 dos canais de Ca	Variável, horas a dias	12 horas	75-300 mg a cada 12 horas	▪ Menos interações farmacológicas, efeito mais rápido e melhor biodisponibilidade ▪ Eliminação renal

BIC: bomba de infusão contínua; EV: endovenoso; NMDA: N-metil-D-aspartato; VO: via oral; TGI: trato gastrointestinal.

a maior tempo de ventilação mecânica e permanência na UTI. Além disso, o tratamento prolongado com benzodiazepínicos pode resultar em dependência física, e a descontinuação abrupta pode precipitar síndrome de abstinência.

Preferencialmente, deve-se usar propofol ou dexmedetomidina como as drogas de primeira linha. Mais recentemente, um estudo randomizou 4 mil pacientes e avaliou o uso de dexmedetomidina *vs*. grupo-controle (propofol, midazolam ou outros sedativos) e não encontrou diferença entre os dias livres de coma e *delirium*, mortalidade em 90 e 180 dias. O grupo dexmedetomidina apresentou maior incidência de eventos adversos, como hipotensão e bradicardia.

O Quadro 2 apresenta o perfil de cada droga e suas respectivas vantagens e desvantagens.

QUADRO 2 Sedativos utilizados em pacientes críticos

Droga	Mecanismo de ação	Tempo de ação	Duração do efeito	Posologia	Comentários
Propofol	Gabaérgico	< 1 minuto	3-10 minutos uso recente 1 a 3 dias em caso de uso prolongado	5-50 mcg/kg/minuto	▪ Permite rápida titulação da sedação ▪ Diminui pressão intracraniana e metabolismo cerebral ▪ Pode provocar hipotensão e redução da contratilidade miocárdica ▪ Necessário atenção à síndrome de infusão do propofol
Midazolam	Gabaérgico	2-5 minutos	30 minutos	0,02-0,1 mg/kg/hora	▪ Destaca-se pelo poder amnésico ▪ Interações medicamentosas com CYP3A4, duração prolongada em insuficiência hepática e/ou renal, pode-se prolongar também em obesos ▪ Pode aumentar a incidência de *delirium*
Dextrocetamina	Antagonismo NMDA	< 1 minuto	10-15 minutos	0,05-0,4 mg/kg/hora Bólus 0,25-0,5 mg/kg	▪ Produz dissociação ▪ Em doses subanestésicas, bom potencial analgésico ▪ Não altera *drive* respiratório e reflexos protetivos ▪ Menor interferência pressórica, aumenta tônus simpático ▪ Eficaz na taquifilaxia de opioide ▪ Metabolismo hepático complexo, acumulando na insuficiência hepática e renal ▪ Pode aumentar salivação e broncorreia
Dexmedetomidina	Agonismo alfa-2 central	5-10 minutos se bólus 15 minutos sem bólus	60-120 minutos	0,2-1,5 mcg/kg/hora	▪ Facilita sedações leves em doentes ventilados ou controle de agitação em doentes sem ventilação ▪ Potencial analgésico leve ▪ Pode provocar bradicardia e hipotensão, que persistem mesmo após sua interrupção ▪ Menos vinculado a *delirium*
Clonidina	Agonismo alfa-2	15 minutos	60-240 minutos	0,2-4 mcg/kg/hora EV 0,1- 0,3 mg a cada 8 horas VO	▪ Similar à dexmedetomidina, porém com maior potencial para instabilidade hemodinâmica, reduzindo o tônus simpático ▪ Seu uso oral pode facilitar desmame da sedação EV, muita atenção em seu uso concomitante oral e EV ▪ Pode reduzir hiperalgesia induzida por opioide
Diazepam	Gabaérgico	< 1 minuto	20-60 minutos	0,03-0,1 mg/kg a cada 0,5-6 horas	▪ Inadequado para uso em infusão contínua ▪ Propriedades miorrelaxantes, ansiolítico ▪ Interação com CYP3A4 e 2C19 ▪ Pode aumentar a incidência de *delirium*

EV: endovenoso; NMDA: N-metil-D-aspartato; VO: via oral.

Avaliação do grau de sedação em UTI

A escala mais utilizada para avaliação da sedação é a *Richmond Analgesia and Sedation Scale* (RASS), que propõe o exame em 3 etapas (Quadro 3):

1. Observação passiva.
2. Chamada verbal pelo nome do paciente, que pode ser repetida em tom mais elevado.
3. Chamada física em esterno ou glabela.

Alguns cenários na UTI podem dificultar o uso da escala RASS, por exemplo, o uso de bloqueador neuromuscular (BNM) contínuo. Ademais, a titulação da dose do sedativo menor possível para esse alvo pode tornar-se insegura em alguns contextos, e o uso de dispositivos de monitorização pode auxiliar um uso mais racional, e potencialmente em menor quantidade, de sedativos.

Nessa demanda, monitores eletroencefalográficos surgem como alternativa, principalmente os processados, que traduzem a predominância de padrões eletroencefalográficos específicos em uma escala própria. No Brasil atualmente dispomos de dois modelos: o índice biespectral (BIS) (BIS™, Medtronic, Minneapolis, USA) e o *Patient State Index* (PSI) (Sedline, Masimo Corporation, Irvine, USA).

Em pacientes sob uso de BNM recomendam-se valores de BIS entre 30 e 50 e entre 25 e 50 para o PSI. Deve-se atentar a possíveis fatores confundidores da análise, por exemplo, contrações musculares e outras entidades presentes na UTI, como eventos convulsivos, hipotermia, hipoglicemia, hipoperfusão grave e mesmo morte encefálica.

QUADRO 3 Escala Richmond (*Analgesia Sedation Scale*)

Valor	Estado	Descrição
4	Combativo	Violento, perigoso
3	Muito agitado	Agressivo, remoção de dispositivos
2	Agitado	Movimentos frequentes
1	Inquieto	Ansioso, mas sem movimentos agressivos
0	Alerta e calmo	
–1	Sonolento	Desperta à voz por > 10 segundos
–2	Sedação leve	Desperta à voz por < 10 segundos
–3	Sedação moderada	Apenas movimenta/abre os olhos à voz
–4	Sedação profunda	Abre os olhos apenas ao estímulo físico
–5	Incapaz de despertar	Não responde à voz ou estímulo físico

BLOQUEADORES NEUROMUSCULARES

O uso de BNM em UTI apresenta indicações restritas e demanda conhecimento adequado de intensivistas. As principais indicações atuais são durante a intubação orotraqueal (ITO) em sequência rápida e como auxílio na ventilação mecânica protetora em pacientes com SDRA moderada a grave. Importante enfatizar que o BNM em pacientes com SDRA deve ser utilizado para garantir uma ventilação mecânica protetora e reduzir assincronias; essas drogas não têm efeitos em relação à correção da hipoxemia diretamente. Os estudos ACCURASYS e ROSE demonstraram esses conceitos.

O uso indiscriminado e em doses excessivas está relacionado com complicações importantes em pacientes críticos, sendo a principal a neuromiopatia adquirida na UTI. Diante do uso de BNM é fundamental garantir sedação e analgesia adequadas para evitar sofrimento aos pacientes.

Agentes mais utilizados em pacientes críticos

Os BNM causam relaxamento de músculo esquelético, bloqueando a transmissão de impulsos na junção neuromuscular. Basicamente, essas drogas são classificadas em despolarizantes (succinilcolina) e não despolarizantes. As drogas não despolarizantes são ainda subdivididas em benzilquinolínicas (atracúrio, cisatracúrio e outros) e aminoesteroidais (rocurônio, pancurônio e vecurônio). A escolha de cada uma dessas drogas depende da indicação, comorbidades e interações medicamentosas.

O Quadro 4 apresenta os principais BNM disponíveis.

Cabe ressaltar que alguns BNM contêm agentes reversores. O neostigmine antagoniza a ação de BNM, prevenindo a ação da enzima acetilcolinesterase. O neostigmine pode ser usado para reverter dose leve de BNM. O sugamadex antagoniza especificamente o rocurônio e o vecurônio. Essa droga tem a capacidade de reverter inclusive o bloqueio profundo.

Como monitorizar pacientes em uso de bloqueadores neuromusculares

O grau de bloqueio de acordo com a dose de BNM pode ser realizado por diversos métodos, porém o mais disponível em UTI é o *train-of-four* (TOF). Nesse dispositivo a mensuração mais comum é de estímulo do nervo ulnar. São realizados 4 estímulos elétricos à frequência de 2 H, avaliando-se a resposta com contrações musculares *twitches*. Pode ser avaliada a razão do TOF (TOFr) ou a contagem do TOF (TOFc). A TOFr é uma medida do grau de bloqueio muscular calculada com base na comparação entre a amplitude da quarta resposta

QUADRO 4 Principais agentes bloqueadores neuromusculares usados em UTI

Agente	Início de ação	Dose contínua	Duração clínica	Notas
Succinilcolina	30-60 segundos	Não utilizar	12-15 minutos	▪ Aumento transitório de K ▪ Usado em ISR
Rocurônio	1,5-3 minutos	5-12 mcg/kg/minuto	20-70 minutos	▪ Usado em ISR ▪ Eliminação hepática 90% e renal 10%
Cisatracúrio	4-7 minutos	1-3 mcg/kg/minuto	35-50 minutos	▪ Eliminação Hofmann
Atracúrio	3-5 minutos	10-20 mcg/kg/minuto	30-45 minutos	▪ Metabolização esterase e Hofmann ▪ Liberação de histamina

ISR: intubação em sequência rápida; K: potássio.

e a da primeira resposta *twitch*. Já o TOFc se refere ao número de *twitches* que ocorrem após a estimulação TOF. Conforme o bloqueio se aprofunda, o número de *twitches* diminui, e eles podem até desaparecer. O Quadro 5 apresenta a interpretação do TOF. O ideal é manter o TOF entre 1 e 3 com a menor dose possível de BNM.

QUADRO 5 Classificação do grau de bloqueio neuromuscular

Train-of-four		
TOF 4 / 4	5% bloqueio	Superficial
TOF 3 / 4	65-75% bloqueio	Moderado
TOF 2 / 4	85% bloqueio	Moderado
TOF 1 / 4	95% bloqueio	Moderado
TOF 0 / 4	100% bloqueio	Profundo

ESTRATÉGIAS DE ANALGESIA E SEDAÇÃO EM UTI

Nas últimas duas décadas, importantes paradigmas na condução da sedação de pacientes críticos, especialmente nos submetidos a ventilação mecânica, têm sido modificados. Kress et al. introduziram o conceito de interrupção diária da sedação (IDS). Nesse importante estudo, os autores demonstraram que a prática de IDS estava relacionada a menor tempo de ventilação mecânica e ao tempo de permanência na UTI. Outros benefícios da prática de IDS foram a redução de exames complementares para investigação neurológica comparado ao grupo controle e a ausência de aumento do número de eventos adversos como extubação acidental. O mesmo grupo demonstrou que a prática de IDS apresentava tendência de redução de estresse pós-traumático.

Nos anos seguintes, foi introduzido o conceito de sedação guiada por metas (SGM). Nessa estratégia é definida uma meta de sedação e usualmente a equipe de enfermagem tem autonomia na titulação das drogas para que seja atingida a meta de sedação estabelecida. O objetivo é manter o paciente com uso da menor dose possível de sedativos e atingir um nível de sedação leve.

A definição exata de sedação leve ainda é questão de debate, mas usualmente é definida com base na escala RASS como –1 a +1, sedação moderada como RASS –2 a –3 e sedação profunda como RASS –4 a –5.

A prática de manter pacientes com sedação leve e uma estratégia SGM tem demonstrado benefícios em redução no tempo de ventilação mecânica, redução da permanência na UTI e tempo de permanência hospitalar. Strom et al. demonstraram que é possível manter uma estratégia que priorize a analgesia, sem necessidade de sedativos em infusão contínua e apenas com o uso de opioides (morfina) e haloperidol para controle de agitação. Uma crítica a esse estudo é relacionada à característica organizacional da UTI, que apresentava relação de 1 enfermeiro para cada paciente, o que é prática inviável na maioria das UTI do mundo.

Uma terceira estratégia de manejo de sedação é a combinação de SGM + IDS. Metah et al., em estudo randomizado controlado com 430 pacientes sob ventilação mecânica, mostraram que a combinação das duas estratégias não mostrou benefícios adicionais. Além disso, uma metanálise não demonstrou diferença entre a estratégia de SGM e IDS. No entanto, alguns estudos apontam que a estratégia de IDS está relacionada a maior uso de sedativos, expondo os pacientes aos efeitos indesejáveis de tais medicações.

Shehabi et al. demonstraram que a intensidade dos níveis de sedação durante as primeiras 48 horas de internação estava relacionada à mortalidade em 180 dias, tempo de ventilação mecânica e *delirium*. Para cada aumento de 1 ponto na intensidade da sedação, ocorria um aumento de 30% no risco predito de morte, 25% do risco de *delirium* e aumento no tempo de extubação em 24 horas. O Quadro 4 lista outros problemas relacionados a níveis de sedação profunda.

Mais recentemente, Olsen et al. publicaram um estudo clínico que comparou a estratégia de não sedação a uma estratégia de sedação leve. O grupo sem sedação contínua recebia doses intermitentes de morfina para conforto, e o grupo sedação leve tinha como meta uma escala de RASS de −2 a −3. Não houve diferença entre a mortalidade dos grupos em 90 dias, assim como não houve diferença entre os dias livres de ventilação mecânica e os dias livres de UTI.

Diante das evidências de que níveis de sedação moderada a profunda têm impacto negativo em desfechos, a recomendação mais adequada é a de seguir com a estratégia SGM com o objetivo de manter um alvo de sedação mínimo.

A definição de sedação leve não é ponto pacífico na literatura; estudos iniciais a definiam como RASS −2 a +1, porém mais recentemente a sedação leve tem sido definida como RASS −1 a +1. A diretriz americana para prevenção e manejo da dor, agitação/sedação, *delirium*, imobilismo e disrupção do sono recomenda que seja utilizada uma estratégia de sedação com o objetivo de garantir um despertar fácil.

A implementação do *bundle* ABCDE resume as melhores práticas atuais para estratégias de analgesia e sedação de pacientes críticos e envolve medidas para garantir analgesia e teste de despertar diário e redução do uso de sedativos (A), teste de ventilação espontânea (B), coordenação de A + B e escolha de sedativos, evitando drogas inadequadas (C), avaliação e tratamento do *delirium* (D) e mobilização precoce para evitar a fraqueza adquirida na UTI (E).

ANESTÉSICOS VOLÁTEIS NA UTI

Os anestésicos voláteis (AV) têm sido utilizados há mais de um século para a realização de anestesia geral. Esses fármacos encontram-se em estado líquido e necessitam de vaporizadores específicos para serem transformados em gás inalável por seus elevados pontos de ebulição. Com o desenvolvimento de tecnologias como os vaporizadores compactos Sedaconda ACD® e Mirus®, adaptáveis a ventiladores mecânicos comumente usados em UTI, a administração de AV como opção de sedativos tornou-se mais acessível e prática, incluindo seu uso no Brasil.

Diante das limitações e efeitos colaterais associados aos benzodiazepínicos, surgem alternativas que priorizam fármacos não benzodiazepínicos. No entanto, as diretrizes atuais de sedação em UTI permanecem centradas em medicamentos intravenosos, sem recomendações específicas para o uso de AV como agentes sedativos, apesar de seu uso estar documentado há mais de três décadas, especialmente na Europa.

Mecanismos de ação dos anestésicos voláteis

Os principais AV utilizados na UTI são o sevoflurano e o isoflurano. Embora seus mecanismos de ação não sejam totalmente elucidados, a teoria moderna sugere uma interação complexa com proteínas das membranas neuronais pré e pós-sinápticas, além de tecidos não neuronais. Esses agentes modulam canais iônicos de sódio e cálcio dependentes de voltagem, reduzindo a liberação de neurotransmissores e a excitação neuronal pré-sináptica. Também aumentam a atividade de canais inibitórios mediados por receptores GABA e glicina, ao mesmo tempo que inibem canais excitatórios associados a receptores como acetilcolina nicotínica, serotonina tipo 3 (5HT3), glutamato e N-metil-D-aspartato (NMDA).

Esses fármacos são absorvidos nos alvéolos pulmonares e distribuem-se sistemicamente, incluindo o sistema nervoso central. O equilíbrio entre a fração alveolar (FA) e a fração inspirada (FI), representado pela razão FA/FI, é um parâmetro crucial para monitorar a concentração efetiva de AV nos órgãos-alvo. Essa relação pode ser influenciada por fatores como ventilação alveolar, débito cardíaco e fluxo sanguíneo tissular. A fração expirada no final da expiração (FEt) é um indicador fidedigno da concentração anestésica cerebral, permitindo ajuste fino da dosagem e é utilizada para monitorização em UTI.

Uma vantagem relevante dos AV é seu metabolismo predominantemente pulmonar, com taxas hepáticas insignificantes (~5% para sevoflurano e 0,2% para isoflurano), resultando em uma produção mínima de metabólitos. Isso é particularmente benéfico em pacientes criticamente doentes, que frequentemente apresentam disfunções hepáticas e renais, limitando a depuração de sedativos intravenosos.

Potência e monitorização

A potência dos AV é avaliada pela concentração alveolar mínima (CAM), que corresponde à menor concentração do anestésico inalado capaz de impedir a resposta motora à incisão cutânea em 50% dos pacientes. Na UTI, a monitorização baseia-se na FEt, que reflete diretamente o efeito sedativo. Para alcançar um índice RASS entre −1 e −4, é recomendada uma FEt entre 0,4 e 0,7, dependendo do objetivo de sedação.

A Figura 1 apresenta uma sugestão de montagem do dispositivo.

Indicações e benefícios

Os AV apresentam diversas indicações na UTI:

- Broncoespasmo grave: decorrente de suas propriedades broncodilatadoras.
- Sedação complexa: especialmente em pacientes que requerem minimização de benzodiazepínicos e propofol.
- Pós-operatório imediato: para sedação de curta duração com previsão de despertar precoce.

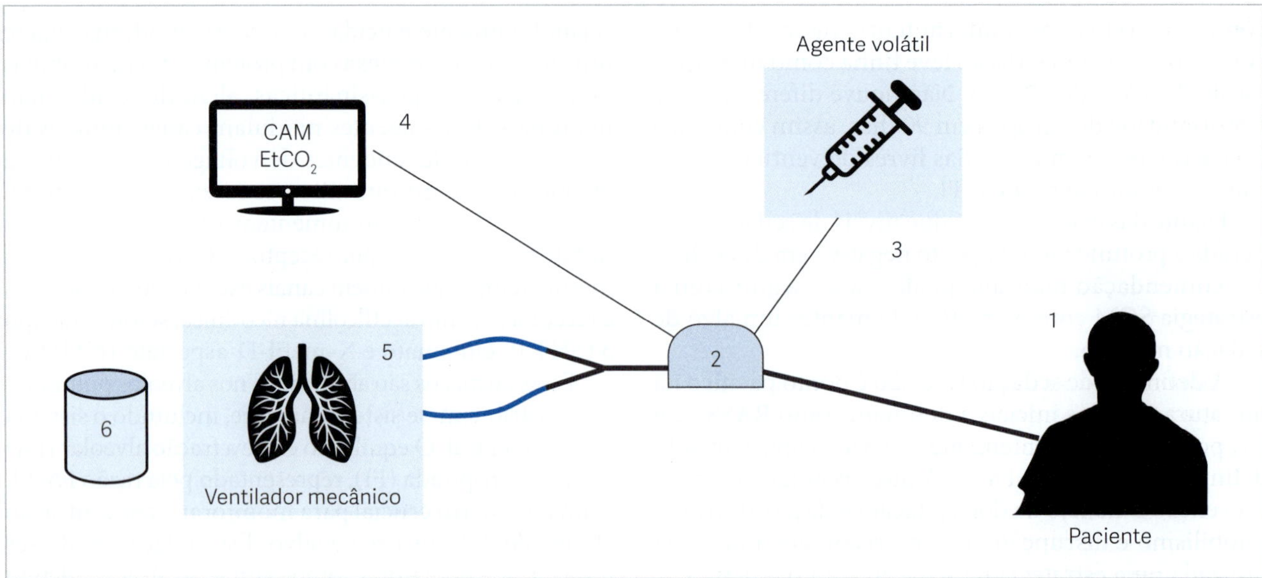

FIGURA 1 Exemplo de montagem e disposição do equipamento para sedação inalatória com agentes voláteis. 1: cânula orotraqueal. 2: dispositivo vaporizador do agente volátil. 3: bomba de infusão. 4: monitor de gases. 5: ventilador mecânico. 6: filtro de carvão ativado. O agente volátil (3) é infundido até o dispositivo vaporizador (2). A linha 4 é conectada entre o dispositivo de vaporização e o monitor de gases. O dispositivo vaporizador (2) deve ser instalado entre a cânula orotraqueal (1) e o circuito do ventilador mecânico (5). Não deve ser colocado filtro umidificador, pois o dispositivo já tem essa função. O filtro de carvão ativado deve ser colocado na via de saída do ventilador mecânico.

CAM: concentração alveolar mínima; $EtCO_2$ = pressão parcial de CO_2 no final da expiração.

- Estado de mal epiléptico super-refratário.

Os benefícios incluem:

- Redução no consumo de opioides.
- Menor tempo de ventilação mecânica.
- Despertar mais rápido e previsível.
- Possível melhora na oxigenação de pacientes com SDRA.

Estudos clínicos como o de Mesnil et al. mostraram que o sevoflurano, comparado ao propofol e ao midazolam, promove tempo mais curto de extubação e aparente redução no consumo de opioides. Em outro estudo, realizado em pacientes com SDRA, o uso do sevoflurano por 48 horas foi associado a melhora na relação PaO_2/FiO_2 e redução de biomarcadores de lesão epitelial pulmonar. Mais recentemente, Meiser et al. demonstraram benefício do isoflurano comparado ao propofol, em relação ao tempo de despertar, extubação e consumo de opioides.

Contraindicações e segurança ocupacional

As principais contraindicações ao uso de AV incluem:

- Histórico pessoal ou familiar de hipertermia maligna.
- Hipertensão intracraniana suspeita ou confirmada, em razão do potencial aumento da pressão intracraniana.
- Instabilidade hemodinâmica grave.
- Necessidade frequente de aspiração pulmonar por secreção abundante.

Embora rara, a hipertermia maligna requer descontinuação imediata do AV e tratamento com dantrolene. Diferenciar esse quadro de outras condições que cursem com febre elevada e acidose pode ser desafiador.

Quanto à segurança ocupacional, estudos demonstram que, com equipamentos adequados, como o Sedaconda ADC®, os níveis de exposição ocupacional são seguros para a equipe.

O uso de anestésicos voláteis na UTI representa uma alternativa promissora para a sedação de pacientes críticos, proporcionando vantagens clínicas relevantes em cenários específicos. No entanto, é fundamental que sua aplicação seja respaldada por infraestrutura adequada e por profissionais capacitados. Mais estudos são necessários para consolidar seu papel nas diretrizes futuras de sedação em terapia intensiva.

CONSIDERAÇÕES FINAIS

A prática de analgesia e sedação em UTI tem evoluído nas últimas duas décadas com a priorização de analgesia, estratégias de sedação leve e uso restrito de BNM. Dentro do contexto de cada paciente, deve-se evitar o uso de benzodiazepínicos e opioides em excesso. É preciso estabelecer uma estratégia de sedação, interrupção diária ou sedação guiada por metas para cada paciente.

PONTOS-CHAVE

1. Utilizar escalas validadas de avaliação de analgesia e sedação.
2. Treinar a equipe multidisciplinar em analgesia e sedação.
3. Sempre priorizar uso de analgésicos, de preferência realizando analgesia multimodal.
4. Evitar o uso de benzodiazepínicos sempre que possível.
5. Estabelecer uma estratégia de analgesia e sedação para cada paciente.
6. Usar racionalmente bloqueadores neuromusculares sempre que possível, com a menor dose e pelo menor tempo.

BIBLIOGRAFIA

1. Chanques G, Constantin JM, Devlin JW, Ely EW, Fraser GL, Gelinas C, et al. Analgesia and sedation in patients with ARDS. Intensive Care Med. 2020;46(12):2342-56.
2. Chanques G, Payen JF, Mercier G, de Lattre S, Viel E, Jung B, et al. Assessing pain in non-intubated critically ill patients unable to self-report: an adaptation of the Behavioral Pain Scale. Intensive Care Med. 2009;35(12):2060-7.
3. Devlin JW, Skrobik Y, Gelinas C, Needham DM, Slooter AJC, Pandharipande PP, et al. Clinical practice guidelines for the prevention and management of pain, agitation/sedation, delirium, immobility, and sleep disruption in adult patients in the ICU. Crit Care Med. 2018;46(9):e825-e73.
4. Gelinas C, Fillion L, Puntillo KA, Viens C, Fortier M. Validation of the critical-care pain observation tool in adult patients. Am J Crit Care. 2006;15(4):420-7.
5. Jerath A, Panckhurst J, Parotto M, Lightfoot N, Wasowicz M, Ferguson ND, et al. Safety and efficacy of volatile anesthetic agents compared with standard intravenous midazolam/propofol sedation in ventilated critical care patients: a meta-analysis and systematic review of prospective trials. Anesth Analg. 2017;124(4):1190-9.
6. Jerath A, Parotto M, Wasowicz M, Ferguson ND. volatile anesthetics: is a new player emerging in critical care sedation? Am J Respir Crit Care Med. 2016;193(11):1202-12.
7. Kim HYL, Lee JE, Kim HY, Kim J. Volatile sedation in the intensive care unit: a systematic review and meta-analysis. Medicine (Baltimore). 2017;96(49):14.
8. Kress JP, Gehlbach B, Lacy M, Pliskin N, Pohlman AS, Hall JB. The long-term psychological effects of daily sedative interruption on critically ill patients. Am J Respir Crit Care Med. 2003;168(12):1457-61.
9. Kress JP, Pohlman AS, O'Connor MF, Hall JB. Daily interruption of sedative infusions in critically ill patients undergoing mechanical ventilation. N Engl J Med. 2000;342(20):1471-7.
10. Landoni G, Pasin L, Cabrini L, Scandroglio AM, Baiardo Redaelli M, Votta CD, et al. Volatile agents in medical and surgical intensive care units: a meta-analysis of randomized clinical trials. J Cardiothorac Vasc Anesth. 2016;30(4):1005-14.
11. Marra A, Ely EW, Pandharipande PP, Patel MB. The ABCDEF bundle in critical care. Crit Care Clin. 2017;33(2):225-43.
12. Mehta S, Burry L, Cook D, Fergusson D, Steinberg M, Granton J, et al. Daily sedation interruption in mechanically ventilated critically ill patients cared for with a sedation protocol: a randomized controlled trial. JAMA. 2012;308(19):1985-92.
13. Meiser A, Volk T, Wallenborn J, Guenther U, Becher T, Bracht H, et al. Inhaled isoflurane via the anaesthetic conserving device versus propofol for sedation of invasively ventilated patients in intensive care units in Germany and Slovenia: an open-label, phase 3, randomised controlled, non-inferiority trial. Lancet Respir Med. 2021;9(11):1231-40.
14. Mesnil M, Capdevila X, Bringuier S, Trine PO, Falquet Y, Charbit J, et al. Long-term sedation in intensive care unit: a randomized comparison between inhaled sevoflurane and intravenous propofol or midazolam. Intensive Care Med. 2011;37(6):933-41.
15. Nassar APJ, Park M. Sedation protocols versus daily sedation interruption: a systematic review and meta-analysis. Rev Bras Ter Intensiva. 2016;28(4):444-51.
16. National Heart L, Blood Institute PCTN, Moss M, Huang DT, Brower RG, Ferguson ND, et al. Early neuromuscular blockade in the acute respiratory distress syndrome. N Engl J Med. 2019;380(21):1997-2008.
17. Olsen HT, Nedergaard HK, Strom T, Oxlund J, Wian KA, Ytrebo LM, et al. Nonsedation or light sedation in critically ill, mechanically ventilated patients. N Engl J Med. 2020;382(12):1103-11.
18. Papazian L, Forel JM, Gacouin A, Penot-Ragon C, Perrin G, Loundou A, et al. Neuromuscular blockers in early acute respiratory distress syndrome. N Engl J Med. 2010;363(12):1107-16.
19. Ramos F, Santos M, Pastore LJ. Sedation with volatile anesthetics in the intensive care unit: a new option with old agents. Crit Care Sci. 2023;35(1):100-1.
20. Renew JR, Ratzlaff R, Hernandez-Torres V, Brull SJ, Prielipp RC. Neuromuscular blockade management in the critically Ill patient. J Intensive Care. 2020;8:37.
21. Roberts DJ, Haroon B, Hall RI. Sedation for critically ill or injured adults in the intensive care unit: a shifting paradigm. Drugs. 2012;72(14):1881-916.
22. Sessler CN, Gosnell MS, Grap MJ, Brophy GM, O'Neal PV, Keane KA, et al. The Richmond Agitation-Sedation Scale: validity and reliability in adult intensive care unit patients. Am J Respir Crit Care Med. 2002;166(10):1338-44.
23. Shehabi Y, Bellomo R, Kadiman S, Ti LK, Howe B, Reade MC, et al. Sedation intensity in the first 48 hours of mechanical ventilation and 180-day mortality: a multinational prospective longitudinal cohort study. Crit Care Med. 2018;46(6):850-9.
24. Shehabi Y, Howe BD, Bellomo R, Arabi YM, Bailey M, Bass FE, et al. early sedation with dexmedetomidine in critically ill patients. N Engl J Med. 2019;380(26):2506-17.
25. Strom T, Martinussen T, Toft P. A protocol of no sedation for critically ill patients receiving mechanical ventilation: a randomised trial. Lancet. 2010;375(9713):475-80.
26. Yousefi-Banaem H, Goharani R, Hajiesmaeili M, Tafrishinejad A, Zangi M, Amirdosara M, et al. A review of bispectral index utility in neurocritical care patients. Arch Neurosci. 2020;7(3):e96490.

12

Profilaxia de tromboembolismo venoso no paciente crítico

Carolina Kassab Wroclawski

SUMÁRIO

INTRODUÇÃO

Pacientes internados em unidade de terapia intensiva (UTI) têm risco aumentado de tromboembolismo venoso (TEV). O risco é decorrente de múltiplos fatores, relacionados tanto à hospitalização quanto à gravidade do quadro. A existência de comorbidades graves eleva o risco de sangramento nesses pacientes, portanto o paciente crítico deve ser alvo de atenção não somente pelo alto risco tromboembólico, mas também em função do risco hemorrágico.

A definição de conduta pode ser mais complexa e difícil e deve envolver também considerações específicas, em razão da multiplicidade de variáveis que podem influenciar na decisão a respeito da profilaxia.

DEFINIÇÃO E INCIDÊNCIA

O tromboembolismo venoso (TEV) é uma condição na qual os fatores de coagulação são ativados de forma desordenada, obstruindo um vaso e, consequentemente, seu fluxo sanguíneo. Suas manifestações principais são a trombose venosa profunda (TVP) e a embolia pulmonar (EP), englobando também a trombose relacionada a cateteres. O quadro clínico depende do local acometido e pode variar de dor e edema em membro inferior, no caso da TVP de coxa e perna, ou dor torácica e dispneia, como no caso da embolia pulmonar (EP), que em geral ocorre quando um fragmento do trombo se desprende e migra para os pulmões, ocluindo uma artéria pulmonar. Geralmente a gravidade do quadro está relacionada ao tamanho e à localização do trombo e à celeridade do diagnóstico e instituição de tratamento adequado.

Pacientes críticos internados em UTI apresentam risco aumentado de TEV, atribuível tanto a fatores associados à hospitalização em geral como à imobilidade aguda, quanto a fatores particulares de internação em UTI, tais como gravidade da doença, inflamação, sedação, cateteres venosos permanentes, pós-operatório imediato, neoplasias avançadas etc.

A incidência de TEV entre pacientes críticos varia substancialmente a depender da população estudada e das condições clínicas subjacentes, variando de 10%, com base em achados clínicos, a mais de 90%, quando examinados por meio de estudos de autópsia. As taxas são mais altas em populações específicas, como a de pacientes submetidos a grandes cirurgias, que sofreram traumas, e foram especialmente marcantes nos pacientes acometidos pelo coronavírus na pandemia de covid-19. A mortalidade resultante de EP entre pacientes de UTI foi estimada em até 12%, portanto médicos que cuidam de pacientes graves devem ter baixo limiar de suspeição para eventos tromboembólicos.

DIAGNÓSTICO DE TROMBOEMBOLISMO VENOSO EM UTI

O diagnóstico de TEV no paciente crítico pode ser bastante desafiador. A sedação e eventualmente a confusão mental que pode acometer esses pacientes muitas vezes impedem que haja queixas objetivas, restando ao médico o exame físico e exames subsidiários. Entretanto, mesmo o exame físico pode não ser esclarecedor, pois não é raro que haja edema de membros, empastamento e alterações à ausculta cardiopulmonar que podem inferir uma série de outras causas que não o TEV. O D-dímero também não é um exame laboratorial fidedigno nesse cenário, pois, por sua elevada sensibilidade, pode estar alterado em inúmeras situações inerentes ao paciente grave.

Os exames padrão-ouro para o diagnóstico são a ultrassonografia Doppler e as angiotomografias direcionadas ao órgão suspeito. Entretanto, não há evidência que corrobore o uso dessas ferramentas como rotina de *screening* em unidades críticas.

ESCORES DE AVALIAÇÃO DE RISCO TROMBÓTICO

Existem diversos escores validados para avaliação de risco de TEV em pacientes cirúrgicos, pacientes clínicos e pacientes com câncer. Em UTI, são atendidos pacientes de todas as situações anteriormente citadas, além de gestantes e puérperas, pacientes em sepse grave e coagulação intravascular disseminada (CIVD) e uma infinidade de outras situações críticas. Não há escore validado que abranja todas as categorias de pacientes críticos, porém o imobilismo agudo associado à internação em UTI já pontua como alto risco, além de outras condições associadas comumente encontradas em pacientes graves, conforme ilustra o Quadro 1.

QUADRO 1 Condições de risco adicional para o desenvolvimento de TEV

Idade ≥ 55 anos: sistema do Hospital Sírio-Libanês preenche automaticamente
Obesidade (IMC ≥ 30 kg/m^2): preenchimento automático pelo sistema
Abortamento recorrente (3 ou mais perdas gestacionais antes das 20 semanas ou feto com peso inferior a 500 g)
Acidente vascular cerebral isquêmico ou hemorrágico
Uso de anticoncepcional hormonal
Câncer: neoplasia atual/ativa. Câncer no passado, tratado e curado, não deve ser considerado
Cateter venoso central: cateteres centrais por acesso central ou periférico (PICC) ou cateteres centrais de longa permanência (p. ex., *porth-a-cath*)
Doença inflamatória intestinal: doença de Crohn, retocolite ulcerativa
Doença pulmonar obstrutiva crônica: enfisema
Doença reumatológica ativa: lúpus eritematoso sistêmico, artrite reumatoide em atividade, espondilite anquilosante, esclerodermia etc.
Infarto agudo do miocárdio atual: atenção à possibilidade de o paciente estar sob anticoagulação
Infecção: ativa, de caráter sistêmico
Insuficiência arterial periférica
Insuficiência cardíaca classe funcional III ou IV
Insuficiência respiratória aguda
Internação em unidade de terapia intensiva
Paresia (fraqueza) ou paralisia de membros inferiores: aguda. Perdas crônicas de mobilidade, p. ex., em pacientes paraplégicos não são consideradas imobilismo para efeitos de risco de desenvolvimento de TEV, desde que esses pacientes não tenham evento agudo de risco
Puerpério (até 6 semanas)
Quimioterapia atual
Reposição hormonal
Síndrome nefrótica
Tabagismo atual
Politrauma
TEV prévio: tromboses venosas profundas e tromboembolismo pulmonar
Trombofilias e antecedente familiar de trombose
Insuficiência venosa periférica

IMC: índice de massa corporal; TEV: tromboembolismo venoso.
Fonte: adaptado de Protocolo TEV Sírio-Libanês – Documentação Operacional.

PROFILAXIA DE TROMBOEMBOLISMO VENOSO NO PACIENTE CRÍTICO

Apesar do grande impacto clínico, o risco de TEV em pacientes internados em unidades críticas ainda não é bem caracterizado. A literatura carece de estudos clínicos robustos e evidências de alta qualidade comparando estratégias de profilaxia de TEV farmacológicas e mecânicas nesse espectro de doentes.

A tromboprofilaxia, seja farmacológica, mecânica ou ambas, é preconizada tanto para os pacientes cirúrgicos quanto para pacientes clínicos internados em UTI, e deve ser preferencialmente administrada nas primeiras 24 horas após a admissão, pois sua omissão foi associada a maior mortalidade. Análise retrospectiva recente de mais de 1,4 milhão de doentes críticos mostrou que 4% dos pacientes não receberam nenhuma forma de tromboprofilaxia nas primeiras 24 horas após a admissão na UTI sem razão óbvia. Associada a esse fato, a frequente interrupção das medicações antitrombóticas na UTI decorrente de complicações ou procedimentos invasivos leva à tromboprofilaxia menos eficaz e a maior risco de TEV nesses pacientes.

Ainda assim, permanece um grau de incerteza sobre quais agentes ou qual combinação de agentes são melhores na prevenção de TEV nos pacientes graves, e existe uma variação substancial na prática.

A utilização de heparina é o método mais eficiente para prevenção do TEV, e a heparina de baixo peso molecular (HBPM) parece ser mais eficiente do que a heparina não fracionada (HNF), além de proporcionar maior comodidade posológica e menor risco de ocorrência de trombocitopenia induzida por heparina (TIH).

O estudo PROTECT foi o maior estudo randomizado controlado (RCT) que comparou HBPM (dalteparina, 5.000 UI/dia) e HNF (5.000 UI/12 horas) em mais de 3.500 pacientes graves, dos quais 90% estavam em ventilação mecânica, porém os pacientes com risco elevado de sangramento foram excluídos. A dalteparina não diminuiu a taxa de trombose venosa profunda proximal (TVP) em comparação à HNF, mas a taxa de EP foi significativamente menor com a dalteparina (1,3% *vs.* 2,3%), sem diferença em hemorragia maior ou óbito hospitalar. Além disso, a HBPM foi mais eficaz do que a heparina em baixas doses na prevenção de TEV após trauma grave.

Uma revisão sistemática recente que incluiu 13 ensaios clínicos randomizados (ECR) com quase 10 mil pacientes mostrou com nível de certeza moderado que a HBPM reduz a taxa de TVP em comparação com a HNF e com nível de certeza maior que houve redução da taxa de TVP em comparação com controles, enquanto a HNF pode reduzir a TVP em comparação com controles. Nessa metanálise, o efeito da HBPM em comparação com a HNF no TEP é incerto, em razão de má qualidade da evidência.

As diretrizes europeias e americanas recomendam profilaxia farmacológica com HBPM em vez de HNF em pacientes críticos (grau 1B). Para pacientes com insuficiência renal grave, as diretrizes sugerem o uso de HNF (grau 2C), dalteparina (grau 2B) ou doses reduzidas de enoxaparina (grau 2C), além de monitoramento da atividade anti-Xa (grau 2C). As diretrizes também sugerem nenhuma profilaxia ou o uso de compressão pneumática intermitente (CPI) em pacientes com contagem de plaquetas inferior a $50.000/mm^3$ ou alto risco de sangramento (grau 2C) e o uso cuidadoso de profilaxia farmacológica em pacientes com insuficiência hepática grave (Figura 1).

Cabe ressaltar que o monitoramento da atividade anti-Xa não deve ser feito rotineiramente para pacientes recebendo doses de anticoagulação profilática, mas pode ser utilizado no contexto de insuficiência renal, em

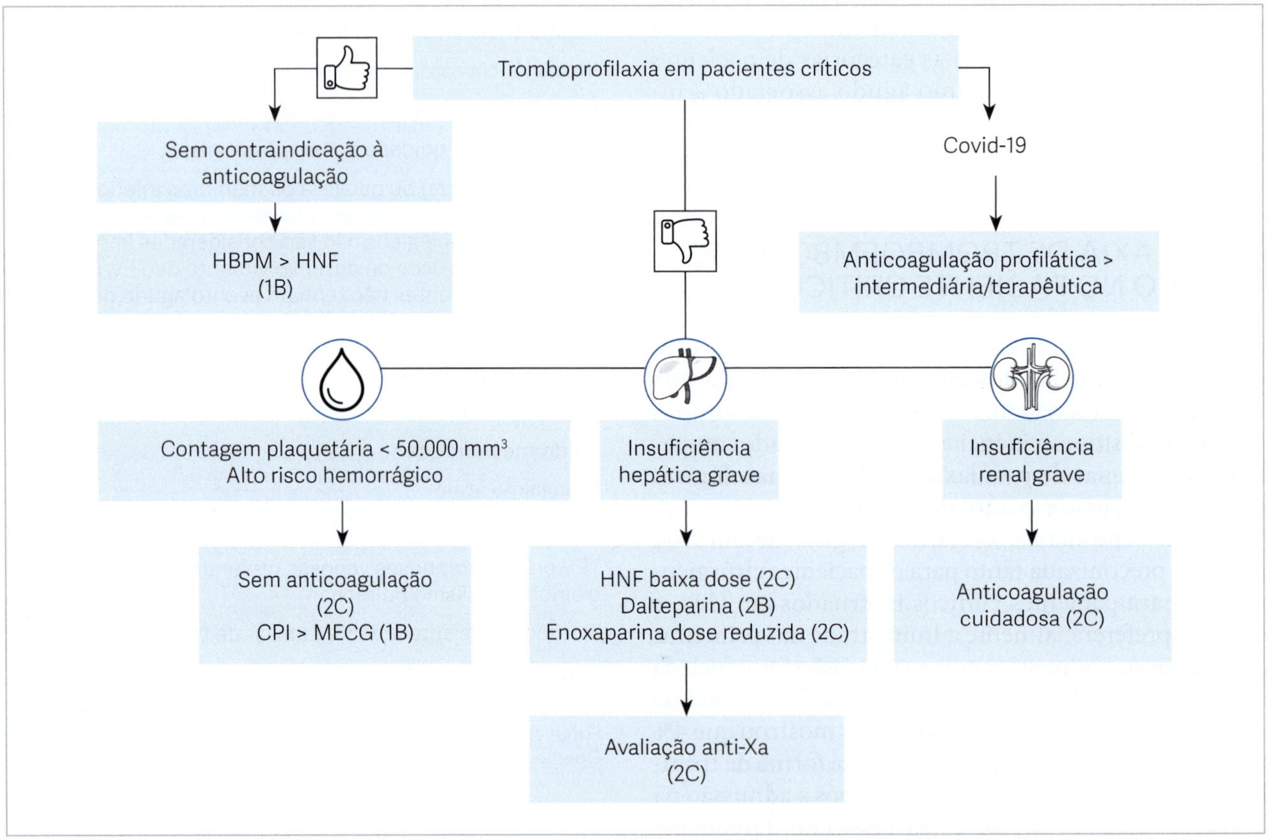

FIGURA 1 Tromboprofilaxia em pacientes críticos.

CPI: compressor pneumático intermitente; HBPM: heparina de baixo peso molecular; HNF: heparina não fracionada; MECG: meia elástica de compressão gradual.

Fonte: adaptada de Helms et al. (2023).

gestantes e em pacientes obesos com índice de massa corporal (IMC) > 30.

Dispositivos mecânicos como meia elástica de compressão gradual (MECG), compressor pneumático intermitente (CPI) e bomba plantar (BP) são sugeridos para pacientes que apresentam contraindicações para agentes medicamentosos, como aqueles com alto risco de sangramento, embora o lugar da tromboprofilaxia mecânica ainda seja debatido. O CPI parece ser superior à MECG e à bomba plantar. Embora o risco de efeitos adversos relacionados à profilaxia mecânica seja baixo, não há dados conclusivos sobre custo- efetividade desses dispositivos.

Outras medidas não farmacológicas também têm sua importância: revisão sistemática de ensaios clínicos randomizados (RCT) demonstrou que a mobilização precoce em pacientes gravemente doentes foi associada a redução significativa na TVP. Evitar o uso desnecessário de cateteres venosos centrais, especialmente na veia femoral, é um aspecto importante da estratégia preventiva. A passagem de acesso venoso em veia subclávia em comparação à femoral foi associada a redução significativa na trombose relacionada ao cateter documentada por exame ultrassonográfico.

PROTOCOLO PROPOSTO PELA UTI DO HOSPITAL SÍRIO-LIBANÊS PARA PROFILAXIA DE TEV EM PACIENTES CRÍTICOS

Pacientes internados nas unidades críticas do Hospital Sírio-Libanês devem ter sua avaliação de TEV realizada até 24 horas da admissão pelo médico intensivista. Todo paciente adulto internado nas unidades críticas (UCO, UCG, UAIC, UTI Geral e Cardiológica) deve ser considerado como tendo mobilidade reduzida. Isso será sinalizado no sistema de avaliação de risco de TEV institucional para os pacientes, e está condicionado à unidade de internação. Caso julgue que o paciente não tem mobilidade reduzida (o que é raro em pacientes em UTI), cabe ao profissional desabilitar essa sinalização. Uma vez constatado o imobilismo agudo, deve-se partir para a análise dos riscos adicionais.

Em paralelo, é preciso avaliar o risco hemorrágico (Quadro 2) e as contraindicações absolutas e relativas para a prescrição de profilaxia medicamentosa e sinalizadas também na aba do prontuário que recomenda o protocolo TEV.

As reavaliações diárias são realizadas pelo enfermeiro responsável pelo paciente e, em caso de mudança de avaliação, sinalizadas à equipe assistente.

A equipe de farmácia clínica avalia os casos de não adesão, acionando a equipe médica, se necessário.

QUADRO 2 Avaliação de risco hemorrágico

Contraindicações absolutas	Contraindicações relativas
Em uso de anticoagulação dose plena	Cirurgia intracraniana ou ocular recente
Hipersensibilidade/ alergia às heparinas	Coleta de liquor nas últimas 24 horas
Trombocitemia induzida por heparina (TIH) suspeita ou documentada. Atenção: não se aplica às plaquetopenias em geral	Diátese hemorrágica Plaquetas entre 50 mil e 100 mil contraindicação relativa, e < 50 mil ponderar risco-benefício Coagulograma: observar valores de TP/INR > 1,5 e TTPA-R > 1,5
Sangramentos ativos	Hipertensão arterial não controlada (> 180 × 110 mmHg)
	Insuficiência renal

CONSIDERAÇÕES FINAIS

A profilaxia do TEV em pacientes críticos é um componente essencial da assistência intensiva e deve ser iniciada precocemente sempre que possível. A escolha entre métodos farmacológicos e mecânicos deve considerar o risco trombótico e hemorrágico de forma individualizada. A enoxaparina destaca-se como opção preferencial, salvo contraindicações. A vigilância clínica contínua e a reavaliação diária são fundamentais para garantir eficácia e segurança do cuidado.

PONTOS-CHAVE

1. O TEV, principalmente na forma de embolia pulmonar, é uma causa importante de morbimortalidade em pacientes críticos.
2. Pacientes internados em UTI devem ser avaliados quanto ao risco tromboembólico e hemorrágico logo à admissão.
3. Caso não haja contraindicação, deve ser iniciada profilaxia farmacológica, preferencialmente com enoxaparina na dose de 40 mg/dia.
4. Os pacientes que apresentarem contraindicação à profilaxia farmacológica podem se beneficiar de profilaxia mecânica, preferencialmente com CPI, e devem ter seu risco hemorrágico reavaliado diariamente. Medidas não farmacológicas, como o estímulo à deambulação precoce e evitar implante de acesso venoso profundo femoral, também têm seu papel na prevenção de eventos tromboembólicos.

5. Se a condição de risco hemorrágico for uma contraindicação temporária, assim que cessada deve ser instituída a profilaxia medicamentosa. Da mesma forma, se o paciente apresentar hemorragia maior, queda da contagem plaquetária ou necessidade de cirurgia iminente, deve-se suspender a heparina profilática.

BIBLIOGRAFIA

1. Alhazzani W, Lim W, Jaeschke RZ, Murad MH, Cade J, Cook DJ. Heparin thromboprophylaxis in medical-surgical critically ill patients: a systematic review and meta-analysis of randomized trials. Crit Care Med. 2013;41:2088-98.
2. Carini FC, Angriman F, Scales DC, Munchi L, Burry LD, Sibai H, et al. Venous thromboembolism in critically ill adult patients with hematologic malignancy: a population-based cohort study. Intensive Care Med. 2024;50(2):222-33.
3. Fernando SM, Tran A, Cheng W, Sadeghirad B, Arabi YM, Cook DJ, et al. VTE prophylaxis in critically ill adults: a systematic review and network meta-analysis. Chest. 2022;161(2):418-28.
4. Gao X, Zeng L, Wang H, Zeng S, Tiam J, Chen L, et al. Prevalence of venous thromboembolism in intensive care units: a meta-analysis. J Clin Med. 2022;11(22):6691.
5. Geerts W, Selby R. Prevention of venous thromboembolism in the ICU. Chest. 2003;124(6 Suppl):357s-363s.
6. Group PIftCCCT. Dalteparin versus unfractionated heparin in critically ill patients. N Engl J Med. 2011;364:1305-14.
7. Hirsch DR, Ingenito EP, Goldhaber SZ. Prevalence of deep venous thrombosis among patients in medical intensive care. JAMA. 1995;274(4):335-7.
8. Helms J, Middeldorp S, Spyropoulos AC. Thromboprophylaxis in critical care. Intensive Care Med. 2023;49:75-8.
9. Kearon C, Akl EA, Comerota AJ, Prandoni P, Bounameaux H, Goldhaber SZ, et al. Antithrombotic therapy for VTE disease: Antithrombotic therapy and prevention of thrombosis, 9th ed: American College of Chest Physicians evidence-based clinical practice guidelines. Chest. 2012;141(2 Suppl):e419S-e496S.
10. Khan F, Tritschler T, Kahn SR, Rodger MA. Venous thromboembolism. Lancet. 2021;398(10294):64-77.
11. Millington SJ, Aissaoui N, Bowcock E, Brodie D, Burne KEA, Douflé G, et al. High and intermediate risk pulmonary embolism in the ICU. Intensive Care Med. 2024;50(2):195-208.
12. Minet C, Potton L, Bonadona A, Hamidfar-Roy R, Somohano CA, Lugosi M, et al. Venous thromboembolism in the ICU: main characteristics, diagnosis and thromboprophylaxis. Crit Care. 2015;19(1):287.
13. Perkins GD, McAuley DF, Davies S, Gao F. Discrepancies between clinical and postmortem diagnoses in critically ill patients: an observational study. Crit Care. 2003;7(6):R129-R132.
14. Qaseem A, Chou R, Humphrey LL, Starkey M, Shekelle P; Clinical Guidelines Committee of the American College of Physicians. Venous thromboembolism prophylaxis in hospitalized patients: a clinical practice guideline from the American College of Physicians. Ann Intern Med. 2011;155(9):625-32.
15. Schünemann HJ, Cushman M, Burnett AE, Kahn SR, Beyer-Westendorf J, Spencer FA, et al. American Society of Hematology 2018 guidelines for management of venous thromboembolism: prophylaxis for hospitalized and nonhospitalized medical patients. Blood Adv. 2018;2(22):3198-225.
16. Wu C, Liu Y, Cai X, Zhang W, Li Y, Fu C, et al. Prevalence of venous thromboembolism in critically ill patients with Coronavirus disease 2019: a meta-analysis. Front Med. 2021;8:603558.

13

Hiperglicemia hospitalar em pacientes críticos

Denise Duarte Iezzi
Alexandre Câmara

SUMÁRIO

CONCEITO E INCIDÊNCIA DE HIPERGLICEMIA EM TERAPIA INTENSIVA

A hiperglicemia hospitalar em pacientes críticos é uma condição comum e complexa que requer abordagem cuidadosa e personalizada, em razão da sua alta prevalência e dos riscos associados de complicações graves. Ela é definida como concentração de glicose no sangue superior a 140 mg/dL e é, frequentemente, observada em pacientes hospitalizados, independentemente de diagnóstico prévio de diabetes.

Pacientes críticos são aqueles gravemente doentes que requerem cuidados intensivos em decorrência de condições potencialmente fatais que afetam múltiplos sistemas orgânicos, como:

- Choque de qualquer etiologia com o uso de dose de noradrenalina maior que 0,3 mcg/kg/minuto.
- Insuficiência renal aguda com necessidade de diálise.
- Insuficiência respiratória aguda com necessidade de ventilação mecânica.
- Doenças que levam à disfunção orgânica grave (p. ex., infarto agudo do miocárdio e acidente vascular cerebral).
- Perioperatório de cirurgias de grande porte que necessitam de internação em unidade de terapia intensiva (acima de 4 horas ou com algum dos critérios acima no intra ou pós-operatório).

Nessas situações, a hiperglicemia pode ser precipitada por fatores como estresse metabólico, infecções, uso de medicamentos (p. ex., corticosteroides) e nutrição parenteral.

Existem três categorias de pacientes com hiperglicemia em unidades de terapia intensiva (UTI):

1. Pacientes sem história prévia de diabetes *mellitus* (DM): desenvolvem hiperglicemia em razão de estresse fisiológico, terapias médicas ou nutrição parenteral.
2. Pacientes com DM preexistente: pacientes que já têm diabetes e são internados na UTI por comorbidades que se agravam ou se tornam críticos durante a hospitalização.
3. Pacientes com DM e complicações agudas relacionadas à internação: inclui casos de cetoacidose diabética e síndrome hiperosmolar não cetótica, condições graves que frequentemente resultam na admissão em UTI.

A incidência exata de hiperglicemia em UTI varia entre diferentes centros e é influenciada por fatores como a prevalência de diabetes na região, a faixa etária dos pacientes e as doenças específicas tratadas (p. ex., casos cirúrgicos ou coronários). De modo geral, a hiperglicemia é extremamente prevalente em UTI, com estimativas variando de 30 a 80%. Isso é esperado, dado que a incidência de diabetes nos EUA é de 2 a 3% ao ano, e a prevalência mundial de diabetes é de aproximadamente 100 milhões de pessoas, sendo que 50% desconhecem seu diagnóstico. As condições associadas a doenças críticas frequentemente acarretam hiperglicemia.

Além disso, o DM tipo 2 (DM2) representa 90 a 95% dos casos de DM na população geral e está frequentemente associado a comorbidades que podem levar os pacientes à necessidade de cuidados intensivos. Entre essas comorbidades estão a doença coronária aterosclerótica (de duas a cinco vezes mais frequente em diabéticos), infecções (p. ex., pé diabético, infecções de partes moles, broncopneumonia e infecção urinária), aneurisma de aorta e insuficiência vascular periférica. Estudos apontam que a prevalência de DM em UTI varia entre 20 e 30%, enquanto a prevalência de hiperglicemia pode alcançar 70 a 80%.

FISIOPATOLOGIA DA HIPERGLICEMIA NO PACIENTE INTENSIVO

A hiperglicemia se desenvolve por três processos principais:

1. Aumento da gliconeogênese.
2. Glicogenólise acelerada.
3. Redução da utilização de glicose pelos tecidos periféricos.

Do ponto de vista quantitativo, o aumento inadequado da produção hepática de glicose representa a principal perturbação patogênica. Esse aumento resulta da alta disponibilidade de precursores para gliconeogênese, incluindo:

- Os aminoácidos alanina e glutamina, como resultado da proteólise acelerada e da diminuição da síntese proteica.
- Lactato, pelo aumento da glicogenólise muscular.
- Glicerol decorrente do aumento da lipólise e da maior atividade das enzimas relacionadas à gliconeogênese (fosfoenol piruvato carboxiquinase, frutose-1,6-bisfosfatase e piruvato carboxilase).

Os hormônios contrarreguladores (glucagon, cortisol, catecolaminas e hormônio do crescimento) desempenham papel importante na regulação da produção e utilização de glicose. O glucagon é o hormônio mais importante na glicogenólise, regulando a produção hepática de glicose tanto no estado normal quanto em estados de hiperglicemia. Durante o estresse, a concentração excessiva de hormônios contrarreguladores resulta em alterações no metabolismo dos carboidratos, induzindo resistência à insulina, aumentando a produção hepática de glicose e reduzindo a utilização periférica de glicose.

Além disso, os pacientes críticos com sepse, idosos, em pós-operatório, dor intensa, hipoxemia, hipercapnia e acidose desencadeiam uma resposta neuroendócrina que resulta em uma resposta adrenérgica, levando ao aumento da gliconeogênese e acelerando o processo de glicogenólise por meio da elevação na secreção de glucagon e da inibição da liberação de insulina pelas células beta do pâncreas.

O desenvolvimento de hiperglicemia resulta em um estado inflamatório caracterizado pela elevação de citocinas pró-inflamatórias e pelo aumento dos marcadores de estresse oxidativo. Os níveis circulantes de fator de necrose tumoral-alfa (TNF-alfa), interleucina (IL)-6, IL1-beta, IL-8 e proteína C-reativa são significativamente aumentados de duas a quatro vezes na admissão em pessoas com hiperglicemia grave em comparação com os sujeitos de controle, e os níveis retornam ao normal após o tratamento com insulina e a resolução das crises hiperglicêmicas. Concentrações elevadas de TNF-alfa levam à resistência à insulina no nível do receptor de insulina e por meio da alteração da regulação da via de sinalização da insulina. Evidências crescentes indicam que, durante estados de estresse agudo, as concentrações aumentadas dessas citocinas inflamatórias podem aumentar a resistência à insulina, interferindo na sinalização da insulina.

A hiperglicemia grave também resulta em efeitos deletérios, como comprometimento da função dos granulócitos, níveis elevados de ácidos graxos livres circulantes e superprodução de citocinas pró-inflamatórias e espécies reativas de oxigênio (ROS), que podem causar danos celulares diretos e disfunção vascular e imunológica (Figura 1).

A hiperglicemia está fortemente associada a desfechos clínicos negativos, como mortalidade, infecções e complicações hospitalares, tanto em pessoas com quanto sem diabetes. A associação entre hiperglicemia e maus resultados é particularmente evidente em pacientes criticamente doentes, nos quais a hiperglicemia é um fator de risco independente para mortalidade e complicações:

- Risco de infecção: a hiperglicemia não tratada aumenta significativamente o risco de infecções hospitalares, com pacientes hiperglicêmicos enfrentando risco até seis vezes maior de desenvolver complicações infecciosas.
- Impacto em condições agudas: nos pacientes que sofrem de infarto agudo do miocárdio (IAM) ou acidente vascular cerebral (AVC), a hiperglicemia pode comprometer a recuperação funcional e exacerbar a morbidade associada.

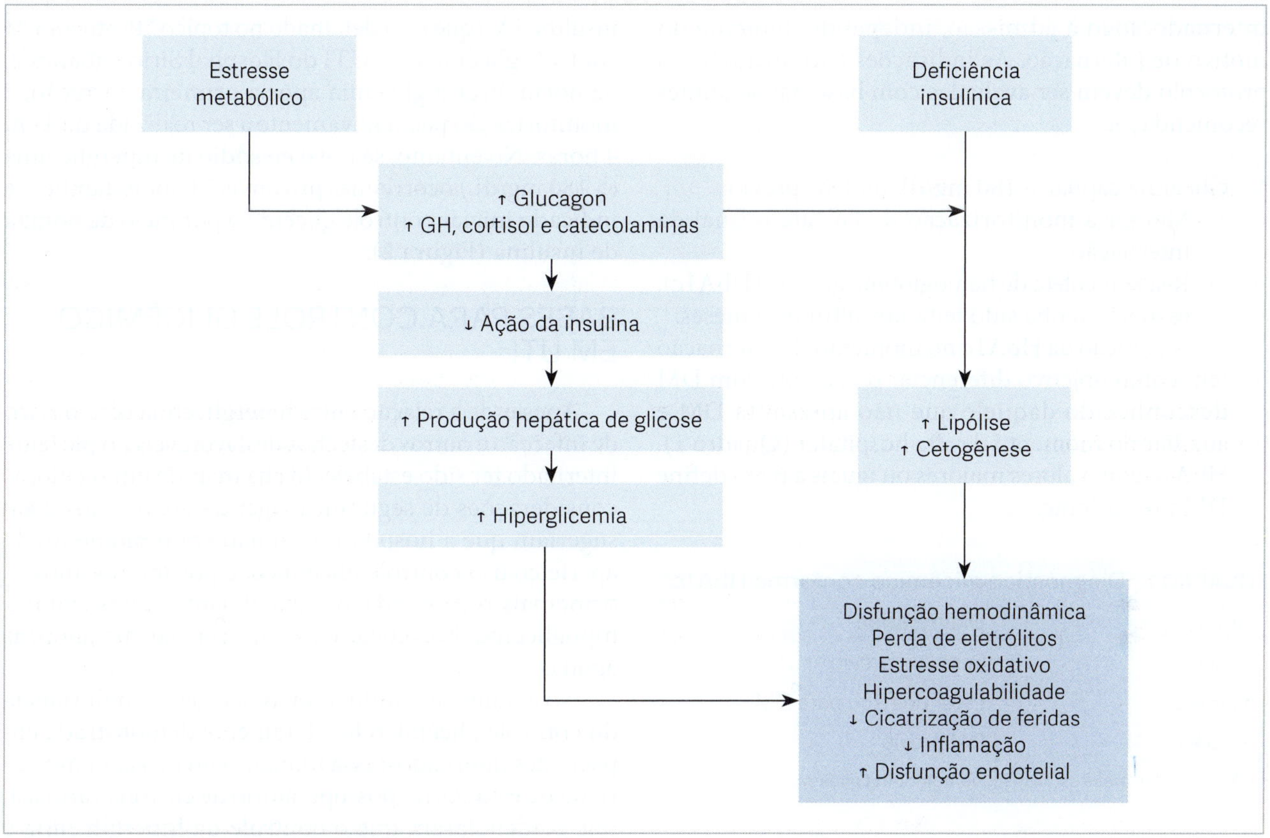

FIGURA 1 Fisiopatologia da hiperglicemia hospitalar.
Fonte: Câmara-de-Souza (2022).

- Hiperglicemia hospitalar (HH) em pacientes com AVC está relacionada a piores desfechos em termos de mortalidade e recuperação funcional, especialmente em indivíduos não diabéticos, destacando o impacto negativo da glicemia elevada na morbidade neurológica.
- Eventos trombóticos: a hiperglicemia está associada a estado de hipercoagulação, elevando o risco de eventos trombóticos. As anormalidades induzidas pela hiperglicemia no sistema de coagulação são multifacetadas e contribuem para um estado pró-trombótico, caracterizado por:
  - Aumento da atividade do inibidor do ativador do plasminogênio tipo 1 (PAI-1).
  - Aumento da biossíntese de tromboxano, levando a maior atividade plaquetária.
  - Elevação nos níveis de interleucina 6 (IL-6), resultando em aumento nos níveis plasmáticos de fibrinogênio.
- Desfechos cirúrgicos: em pacientes cirúrgicos, glicemia elevada no pós-operatório (acima de 220 mg/dL) está ligada a aumento acentuado no risco de infecções pós-operatórias graves, incluindo sepse, pneumonia e infecção de feridas.

A hiperglicemia induzida pelo estresse, frequentemente observada em pacientes sem diagnóstico prévio de diabetes, está associada a piores desfechos em comparação com aqueles com diabetes conhecido. Essa condição pode ser um marcador geral da gravidade da doença. Estudos mostram que a hiperglicemia está associada a estadias hospitalares prolongadas, maior mortalidade em 90 dias e maiores taxas de complicações, especialmente em pacientes sépticos.

DIAGNÓSTICO DE HIPERGLICEMIA EM UTI

Na UTI, o reconhecimento da hiperglicemia hospitalar e a identificação correta do tipo de hiperglicemia são essenciais para orientar a terapia glicêmica e para o planejamento do acompanhamento pós-alta. Isso inclui a consideração de intervenções dietéticas, ajustes de medicação e estratégias de manejo a longo prazo para otimizar o controle glicêmico e prevenir complicações.

A hiperglicemia hospitalar é definida como concentração de glicose no sangue superior a 140 mg/dL. O diagnóstico precoce é fundamental, por isso se recomenda realizar glicemia capilar (GC) em todo paciente internado, logo à admissão, independentemente do motivo de internação. As indicações para inclusão no protocolo devem ser avaliadas com base nas seguintes recomendações:

1. Glicemia capilar > 180 mg/dL ou DM prévio:
   - Manter a monitorização da GC até o final da internação.
   - Realizar coleta de hemoglobina glicada (HbA1c), caso não tenha sido feita nos últimos 3 meses.

   A aferição da HbA1c no momento da internação tem como objetivo diferenciar o paciente com DM desconhecido daquele que não apresenta DM e auxiliar no momento da alta hospitalar (Quadro 1). HbA1c com valores maiores ou iguais a 6,5% define DM preexistente.

QUADRO 1 Diagnóstico glicêmico conforme HbA1c

HbA1c	Diagnóstico
< 5,7%	Sem DM prévio
5,7-6,4%	Fator de risco para DM
≥ 6,5%	DM prévio

DM: diabetes *mellitus*; HbA1c: hemoglobina glicada.

2. Glicemia capilar entre 140 mg/dL e 180 mg/dL e/ou presença de fatores de risco:
   - Manter a monitorização-padrão da GC até o dia seguinte. Caso confirmada hiperglicemia hospitalar, manter esquema de monitoração até o final da internação e realizar coleta de HbA1c (caso não tenha sido feita nos últimos 3 meses).
   - Caso não apresente nenhuma medida de GC > 140 mg/dL nas primeiras 24 horas, não se pode confirmar o diagnóstico de hiperglicemia hospitalar e o paciente não deverá seguir com monitoração.
3. Glicemia capilar < 140 mg/dL e ausência de fatores de risco:
   - Paciente não tem diagnóstico de HH e não requer monitoração glicêmica adicional. Caso haja mudança no *status* clínico ou inclusão de fatores de risco [uso de corticoide sistêmico (> 7,5 mg equivalente a prednisona por dia), uso de drogas vasoativas, nutrição enteral, nutrição parenteral], deverá ser reavaliado.

No Hospital Sírio-Libanês, a monitorização recomendada inicialmente é por meio da glicemia capilar de 4 em 4 horas. Se identificada alguma medida acima de 180 mg/dL, é realizada a correção com aplicação de insulina por via endovenosa (EV) em bólus, e nova glicemia capilar é realizada após 24 horas. Se se mantiver acima de 180 mg/dL, é iniciado o protocolo com bomba de insulina EV (que será detalhado no tópico "Protocolo de controle glicêmico da UTI do Hospital Sírio-Libanês"). Se normalizar a glicemia após a primeira correção, a monitorização passa novamente a ser realizada de 4 em 4 horas. No entanto, se novo episódio de hiperglicemia (> 180 mg/dL) ocorrer nas próximas 24 horas, também é indicado iniciar controle glicêmico por meio de bomba de insulina (Figura 2).

BASES PARA CONTROLE GLICÊMICO EM UTI

Apesar de a relação entre hiperglicemia com o risco de infecção e outros desfechos desfavoráveis no paciente internado ter sido estabelecida há mais de um século, as considerações de segurança vigentes até os anos 2000 sugeriam que a hospitalização não era o momento de aperfeiçoar o controle glicêmico, e por muitos anos as principais recomendações envolviam apenas evitar a hipoglicemia hospitalar e as emergências metabólicas agudas.

No entanto, nas últimas duas décadas, a importância do controle glicêmico foi claramente demonstrada em pacientes internados; essa mudança no pensamento derivou de estudos no pós-operatório de cirurgia cardíaca, que evidenciaram que o controle da hiperglicemia é capaz de reduzir as complicações hospitalares.

O marco dessa revolução foi o *Leuven trial*, estudo no qual Van den Berghe et al. demonstraram que um regime intensivo de insulina intravenosa (IV) com o objetivo de atingir uma faixa de glicemia entre 80 e 110 mg/dL reduziu a mortalidade em 40% em pacientes críticos com cirurgia recente, quando comparado à abordagem conservadora, que visava a um alvo glicêmico de 180 a 215 mg/dL. No entanto, outros estudos randomizados publicados até 2009, como *Efficacy of volume substitution and insulin therapy in sepsis* (VISEP), não conseguiram reproduzir os dados do estudo de *Leuven*, falhando em demonstrar os benefícios do controle glicêmico intensivo.

Somente após os resultados do estudo *Normoglycemia in intensive care evaluation and surviving using glucose algorithm regulation* (NICE-SUGAR), publicados em 2009, foi reconsiderada a faixa-alvo ideal para redução da glicose em doenças críticas. Esse ensaio clínico avaliou uma meta "intermediária" de glicemia entre 140 e 180 mg/dL, comparando-a com a faixa-alvo de controle intensivo (81 a 108 mg/dL), e mostrou que a intensificação do controle não resultou em benefícios clínicos: os pacientes desde grupo tiveram mortalidade discretamente maior (27,5% *vs.* 25%), sem vantagem significativa em comparação com o grupo com alvo "intermediário".

Com base nesses resultados, a maior parte das atuais diretrizes hospitalares recomenda que o tratamento seja iniciado em situações de glicemia acima de 180 mg/dL.

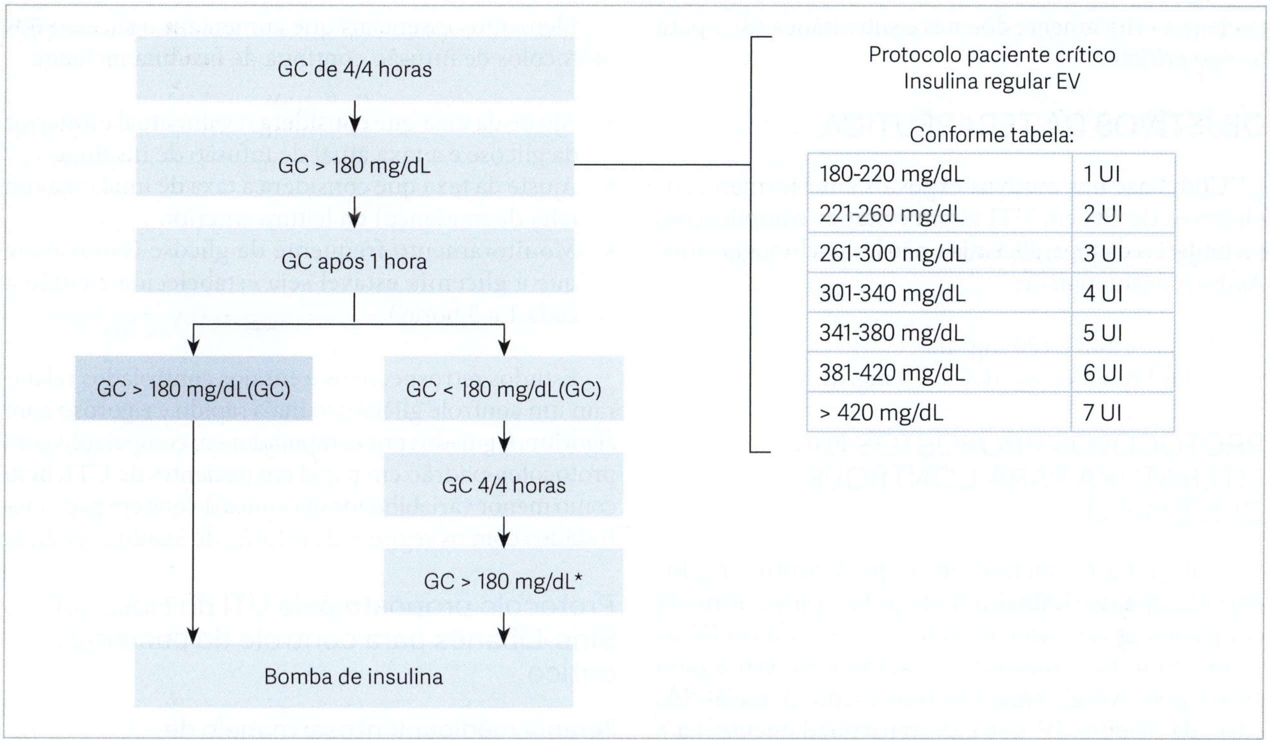

FIGURA 2 Monitorização inicial do paciente com risco ou diagnóstico de hiperglicemia hospitalar.

* Em 24 horas.

GC: glicemia capilar.

Mas os alvos glicêmicos não são homogêneos – o Quadro 2 descreve as recomendações das principais sociedades.

De forma geral, é bem estabelecido que, para atingir as metas propostas com segurança, a administração de insulina é a estratégia ideal: infusão IV contínua para

QUADRO 2 Resumo das recomendações sobre os alvos glicêmicos das principais diretrizes para o tratamento da hiperglicemia no hospital

Diretriz	Alvos glicêmicos
SBD	Meta glicêmica entre 140-180 mg/dL para a maioria dos pacientes críticos e não críticos
ADA/AACE	▪ Meta de glicemia pré-refeição < 140 mg/dL e glicemia aleatória < 180 mg/dL ▪ Um alvo mais baixo (110-140 mg/dL) pode ser apropriado para indivíduos sem risco significativo de hipoglicemia ▪ Para pacientes com doença terminal e/ou com expectativa de vida limitada ou com alto risco de hipoglicemia: é sugerido glicemia menor que 180-200 mg/dL ▪ Ajustar a terapia quando glicose < 100 mg/dL, a fim de evitar hipoglicemia
Endocrine Society	▪ Faixa-alvo de glicemia entre 100-180 mg/dL
JBDSIC	▪ Alvo para maioria das situações entre 108-180 mg/dL ▪ Intervalo aceitável entre 72-216 mg/dL
CCS	▪ Iniciar insulinoterapia se glicemia ≥ 150 mg/dL com o objetivo de manter glicose < 150 mg/dL para a maioria dos pacientes críticos ▪ Evitar glicemia > 180 mg/dL e < 100 mg/dL
ACP	Glicemia entre 140-200 mg/dL

AACE: American Association of Clinical Endocrinology; ACP: American College of Physicians; ADA: American Diabetes Association; CCS: Critical Care Society; JBDSIC: Joint British Diabetes Society for Inpatient Care; SBD: Sociedade Brasileira de Diabetes.

pacientes criticamente doentes e subcutânea (SC) para os não críticos.

OBJETIVOS DA TERAPÊUTICA

Com base nos motivos expostos anteriormente, os objetivos do CG em UTI visam evitar as complicações secundárias da hiperglicemia e não levar à hipoglicemia. Assim, consideram-se:

- GC entre 140 e 180 mg/dL.
- Evitar hipoglicemia (GC < 70 mg/dL).

PROTOCOLOS PROPOSTOS NA LITERATURA PARA CONTROLE GLICÊMICO

A insulina é a melhor opção para controlar a hiperglicemia no ambiente hospitalar, especialmente em pacientes criticamente enfermos. A infusão IV de insulina em taxa variável é o método preferido para alcançar o alvo glicêmico recomendado. A meia-vida curta da insulina IV, que é de aproximadamente 4 a 6 minutos, a torna ideal para esse cenário em razão de sua flexibilidade diante de mudanças inesperadas na saúde, medicações e nutrição do paciente.

Quando um paciente é identificado com hiperglicemia (glicemia ≥ 180 mg/dL), uma infusão IV de insulina em taxa variável deve ser iniciada para manter os níveis de glicose no sangue abaixo de 180 mg/dL. Diversos protocolos de infusão IV mostraram-se eficazes em alcançar o controle glicêmico com baixa taxa de eventos hipoglicêmicos, além de melhorar os desfechos hospitalares. Um protocolo adequado deve permitir alvos glicêmicos flexíveis, modificados com base na situação clínica do paciente. Além disso, deve conter instruções claras sobre o limiar de glicose para iniciar a infusão de insulina e a taxa inicial de infusão. Os fluidos apropriados também devem ser prescritos. O protocolo deve ser validado para evitar hiperglicemia se ajustado muito lentamente e hipoglicemia se ajustado muito rapidamente. A administração precisa de insulina requer bomba de infusão confiável, capaz de fornecer a dose de insulina em incrementos de 0,1 unidade por hora.

Não existe nenhum protocolo único ideal para o manejo da hiperglicemia em pacientes criticamente enfermos. Além disso, não há evidências claras que demonstrem o benefício de um protocolo ou algoritmo sobre outro. A implementação de qualquer um dos algoritmos requer acompanhamento próximo pela equipe de enfermagem e está sujeita a erros humanos. Protocolos eletrônicos foram desenvolvidos por algumas instituições para evitar erros na dosagem, sendo considerados mais seguros em razão da redução do risco de erro humano.

Elementos essenciais que aumentam o sucesso dos protocolos de infusão contínua de insulina incluem:

- Ajuste da taxa que considera o valor atual e anterior da glicose e a taxa atual de infusão de insulina.
- Ajuste da taxa que considera a taxa de mudança (ou falta de mudança) da leitura anterior.
- Monitoramento frequente da glicose (horário até que a glicemia estável seja estabelecida e então a cada 1 a 3 horas).

Estudos retrospectivos e ensaios controlados relataram um controle glicêmico mais rápido e rigoroso com algoritmos guiados por computador em comparação com protocolos-padrão em papel em pacientes de UTI, bem como menor variabilidade glicêmica do que em pacientes tratados com os regimes de infusão de insulina-padrão.

Protocolo proposto pela UTI do Hospital Sírio-Libanês para controle do paciente crítico

Terapia medicamentosa: manejo de antidiabéticos orais e insulinoterapia endovenosa

Recomenda-se suspender todos os antidiabéticos orais e demais medicações parenterais para o DM e manter controle com insulinoterapia endovenosa conforme protocolo.

É indicado o uso preferencial de bomba de infusão EV de insulina, por ser o método mais seguro, promover rápido controle e ter titulação mais fácil.

O protocolo definido para ajuste de infusão de insulina é o InsulinAPP®*, que ajusta a necessidade de insulina a cada hora com base na estimativa da resistência insulínica do paciente, que é calculada de acordo com a variação glicêmica identificada durante a infusão. Dessa forma, com base no nível de glicose capilar e na variação horária identificada, o sistema informará a próxima velocidade de infusão de insulina necessária. O sistema continua recomendando a taxa de infusão IV de insulina até que seja descontinuado pelo prestador de cuidados de saúde.

Se houver interrupção maior que 60 minutos e permanecer a indicação de insulinoterapia EV, deve-se reiniciar o protocolo, recalculando a velocidade de infusão como a primeira avaliação do paciente.

A critério da equipe assistente, nos pacientes com alto risco de hipoglicemia (disfunção renal com necessidade de diálise; insuficiência hepática – CHILD C ou IMC < 18,5 kg/m^2) poderá ser pausada a infusão de insulino-

---

* Disponível em: https://www.insulinapp-uti.com.br (acesso em jul. 2025).

terapia EV quando glicemia < 140 mg/dL, devendo-se manter a monitorização de 2/2 horas e reiniciando o protocolo caso apresente nova hiperglicemia.

Diluição, preparo e cuidados com a solução:

- Diluição-padrão para 100 mL de solução a 1 UI/mL:
  - 100 UI insulina regular (1 mL, 100 UI/mL).
  - + 99 mL soro fisiológico 0,9%.
- Desprezar 20 mL iniciais da solução (se equipo e *bag* não forem de baixa adsorção).
- Trocar solução a cada 24 horas.

Aporte calórico

Paciente em jejum deverá receber, no mínimo, durante a infusão:

- Soro glicosado 50%, endovenoso, 250 mL/24 horas.
- Soro glicosado 10%, endovenoso, 1.000 mL/24 horas.
- Soro glicosado 5%, endovenoso, 2.000 mL/24 horas.

Se o paciente estiver recebendo aporte calórico de dieta oral, enteral ou parenteral com mais de 400 kcal/dia, não precisará de aporte com soro glicosado.

Caso esteja com dieta enteral ou parenteral, a infusão deve ser contínua durante as 24 horas. Se necessitar de pausa menor que 1 hora e a glicemia estiver menor 180 mg/dL, a infusão de insulina deve ser desligada. Em quaisquer outras situações de pausa programada, sugere-se manter insulinoterapia e iniciar aporte calórico com soro glicosado.

Monitorização

- Se GC fora do alvo: glicemia capilar de 1/1 hora.
- Se GC dentro do alvo: glicemia capilar de 2/2 horas.

Critérios de desligamento de bomba

Pacientes clinicamente estáveis (ou com baixas doses de vasopressores, p. ex., noradrenalina inferior a 0,3 mcg/kg/minuto), associado a:

- Glicemia na meta.
- Sem previsão de interrupção da dieta.

Caso sejam atendidos todos os critérios, deve-se iniciar insulina no esquema basal-bólus e, no mínimo após 2 horas da aplicação da insulina subcutânea – idealmente após 12 horas –, deve-se proceder ao desligamento da bomba de insulina, seguindo o protocolo de transição de insulina EV para SC.

Protocolo de transição de insulina endovenosa para subcutânea

A terapia de insulina subcutânea é estabelecida com base na dieta prescrita ao paciente, e, a depender da necessidade, pode consistir nos seguintes componentes:

- Insulina basal (B) administrada como insulina Glargina U100 1 vez ao dia;
- Insulina prandial/alimentar (A) e de correção (C) administrada como insulina de ação ultrarrápida (Lispro®), imediatamente antes das principais refeições/alimentar: antes do café da manhã, almoço e jantar, ou seis vezes ao dia (a cada 4 horas), se jejum, parenteral ou com alimentação enteral.

No protocolo para insulina SC a ser prescrita no período de transição será levado em consideração a quantidade de insulina recebida nas últimas 6 horas, multiplicado por 4, a fim de estimar a insulina necessária em 24 horas. Para minimizar o risco de hipoglicemia, será definido 60% do valor calculado como dose total diária (DTD) de insulina, estabelecendo a dose máxima em 0,35 UI/kg, recebendo metade da DTD como insulina basal e 50% como insulina prandial ou alimentar (caso esteja recebendo aporte nutricional – dieta oral, enteral ou parenteral).

Se a dose estimada para transição for menor que 0,11 UI/kg, pode ser dispensada a terapia de insulina SC para transição.

Em pacientes que ficaram pouco tempo em bomba de insulina, é factível aplicar 0,1 a 0,2 UI/kg, SC, de insulina regular antes do desligamento.

Após ser administrada há mais de 2 horas (idealmente há mais de 12 horas) a insulina basal lenta ou ultralenta [Glargina U100 (Lantus®, Basaglar®) Detemir (Levemir®) Degludeca (Tresiba®); Glargina U300 (Toujeo®)] poderá ser desligada a bomba de insulina EV.

Para auxiliar o cálculo da dose de insulina após desligamento da bomba de insulina e para os pacientes que permanecerem internados, sugere-se o uso do protocolo de controle glicêmico da Faculdade de Medicina da Universidade de São Paulo, o InsulinAPP®, mencionado anteriormente.

Indicadores

- Mediana de tempo para atingimento da glicemia capilar-alvo (< 180 mg/dL) em pacientes críticos em uso de bomba de insulina para manejo glicêmico conforme o protocolo:
  - Cálculo: mediana de tempo para atingimento da glicemia capilar-alvo.
  - Referência: 6 horas.
- Episódios de hipoglicemia-hora em pacientes críticos com o uso de bomba de insulina para manejo glicêmico conforme protocolo:
  - Cálculo: número de episódios de hipoglicemia (glicemia capilar < 70 mg/dL) e hipoglicemias graves (glicemia capilar < 50 mg/dL) nos pacientes em uso de bomba de infusão contínua para manejo glicêmico inseridos no protocolo ÷ somatória do número total de horas de uso de bomba de insulina de todos os pacientes.

- Metas:
  i. Hipoglicemia: menos de 2 episódios de hipoglicemia em 100 horas.
  ii. Hipoglicemia grave: menos que 2 hipoglicemias graves em cada mil horas de utilização da bomba de insulina.

COMPLICAÇÕES DO CONTROLE GLICÊMICO INTENSIVO

Hipoglicemia

Como era de esperar, maior risco de hipoglicemia tem sido observado quando se busca a normoglicemia durante a doença crítica. Essa é uma preocupação significativa, pois a hipoglicemia está associada a maior risco de mortalidade. Embora essa associação não prove causalidade, é evidente que se deve tomar o máximo cuidado para evitar a hipoglicemia. No entanto, um episódio breve de hipoglicemia induzida por insulina pode meramente identificar os pacientes mais graves, com menor reserva nutricional, intrinsecamente em maior risco de morrer, em vez de representar um risco por si só.

É importante notar que insuficiências hepática e renal, que implicam maior gravidade da doença, aumentam a suscetibilidade ao desenvolvimento de hipoglicemia. A maior frequência de hipoglicemia nos pacientes mais gravemente enfermos é ainda corroborada pelo aumento dos marcadores de dano neurológico em pacientes criticamente doentes antes mesmo do episódio hipoglicêmico.

Pacientes em pós-operatório de pancreatectomia total ou hepatectomia extensa com a chamada síndrome de *small for size* que cursam com insuficiência hepática e insuficiência renal com clearance < 10 mL/minuto, estão propensos a alta variabilidade glicêmica na UTI e devem ser avaliados criteriosamente porque podem apresentar flutuações que vão de hiperglicemias importantes para hipoglicemia, e esse achado foi associado a piores desfechos.

Hipocalemia

Pacientes com hiperglicemia grave podem desenvolver diurese osmótica, resultando em perda renal de potássio. Além disso, a correção da acidose e o uso de insulina podem levar à movimentação de potássio para dentro das células, resultando em hipocalemia significativa. Portanto, é essencial monitorar frequentemente os níveis plasmáticos de potássio durante o tratamento intensivo da glicemia.

Edema

A insulina promove a reabsorção de sódio no túbulo proximal dos rins e reduz a excreção renal de água livre. Em pacientes críticos, que geralmente apresentam resistência à insulina, doses elevadas de insulina utilizadas no controle glicêmico intensivo (CGI) podem contribuir para a anasarca, uma condição de edema generalizado que esses pacientes frequentemente já apresentam.

CONSIDERAÇÕES FINAIS

A hiperglicemia hospitalar em pacientes críticos é um marcador de gravidade e fator independente de pior prognóstico. Seu manejo exige monitoramento rigoroso e tratamento com insulinoterapia intravenosa, seguindo protocolos validados que priorizem segurança e eficácia. A manutenção de metas glicêmicas adequadas está associada à redução de infecções, complicações hospitalares e mortalidade. Assim, o controle glicêmico constitui componente essencial da terapêutica intensiva.

PONTOS-CHAVE

1. O controle glicêmico intensivo (CGI) em pacientes críticos é uma estratégia vital no manejo da hiperglicemia, proporcionando diversos benefícios clínicos significativos. A administração de insulina IV em taxa variável é o método preferido, permitindo ajustes rápidos e precisos nos níveis de glicose sanguínea, essencial para responder às mudanças rápidas no estado clínico dos pacientes críticos. A manutenção da normoglicemia com base no CGI pode levar a melhores desfechos clínicos, incluindo a redução de infecções, complicações hospitalares e mortalidade.
2. Os protocolos de CGI, especialmente aqueles baseados em algoritmos computadorizados, têm demonstrado ser altamente eficazes em alcançar um controle glicêmico rigoroso, reduzindo a variabilidade glicêmica e minimizando eventos de hipoglicemia. Esses protocolos automatizados não apenas melhoram a precisão na administração de insulina, mas também reduzem significativamente o risco de erro humano, aumentando a segurança do tratamento.
3. Apesar das complicações potenciais, como a hipoglicemia e a hipocalemia, a vigilância constante e o manejo adequado dessas condições podem mitigar esses riscos. A correção rápida e precisa da hipoglicemia, sem causar hiperglicemia, é crucial para evitar danos neurológicos e outros efeitos adversos. Estudos mostram que, quando bem gerenciado, o CGI pode melhorar significativamente os desfechos clínicos sem comprometer a segurança do paciente.
4. Em resumo, enquanto o CGI exige implementação cuidadosa e monitoramento constante, seus benefícios no manejo da hiperglicemia em pacientes críticos superam os riscos. A abordagem permite otimizar o controle glicêmico, resultando em melhores desfechos clínicos e em redução das complicações associadas à hiperglicemia, consolidando o CGI como prática essencial no cuidado intensivo.

BIBLIOGRAFIA

1. American Diabetes Association Professional Practice Committee. Diabetes care in the hospital: standards of medical care in diabetes. Diabetes Care. 2022;45(Suppl 1):244-53.
2. Câmara de Souza AB, Toyoshima MT. Digital insulin therapy protocol in the postoperative period of coronary artery bypass graft surgery: a prospective randomized study. Diabetes. 2021;70(Suppl 1):196-OR.
3. Câmara de Souza AB, Toyoshima MTK, Souza FS de, Seraphim CE, Carvalho JR de, Cukier PK, et al. InsulinAPP – aplicativo para auxílio do controle glicêmico em pacientes não críticos: avaliação de eficácia dessa nova ferramenta nas enfermarias do Hospital das Clínicas da Faculdade de Medicina da USP-SP. Arquivos Brasileiros de Endocrinologia e Metabologia. 2016;60(Suppl 4):6.
4. Câmara de Souza AB. Uso de software InsulinAPP para controle glicêmico de pacientes não críticos com hiperglicemia hospitalar e sua relação com desfechosclínicos [tese]. São Paulo: Faculdade de Medicina da Universidade de São Paulo; 2022.
5. Ceriello A, Monnier L, Owens D. Glycaemic variability in diabetes: clinical and therapeutic implications. Lancet Diabetes Endocrinol. 2019;7(3):221-30.
6. Di Luzio R, Dusi R, Mazzotti A, Petroni ML, Marchesini G, Bianchi G. Stress hyperglycemia and complications following traumatic injuries in individuals with/without diabetes: the case of orthopedic surgery. Diabetes Metab Syndr Obes. 2020;13:9-17.
7. Jones JML, Feitosa ACR. Estudo de validação de aplicativo para insulinização de pacientes com diabetes hospitalizados: insulinapp [dissertação]. Salvador: Escola Bahiana de Medicina e Saúde Pública; 2020.
8. Korytkowski MT, Muniyappa R, Antinori-Lent K, Donihi AC, Drincic AT, Hirsch IB, et al. Management of hyperglycemia in hospitalized adult patients in non-critical care settings: an Endocrine Society clinical practice guideline. J Clin Endocrinol Metab. 2022;107(8):2101-28.
9. Mendes TB, Câmara-de-Souza AB, Halpern B. Hospital management of hyperglycemia in the context of covid-19: evidence-based clinical considerations. Diabetol Metab Syndr. 2022;14(1):37.
10. Mendez CE, Walker RJ, Dawson AZ, Lu K, Egede LE. Using a diabetes risk score to identify patients without diabetes at risk for new hyperglycemia in the hospital. Endocrine Practice. 2021;27(8):807-12.
11. Mitsuyama Y, Shimizu K, Komukai S, Hirayama A, Takegawa R, Ebihara T, et al. Sepsis associated hypoglycemia on admission is associated with increased mortality in intensive care unit patients. Acute Med Surg. 2022;9(1):e718.
12. Molitch ME. Hyperglycaemia management in non-critical care settings: guidelines in focus. Lancet Diabetes Endocrinol. 2022;10(9): 614-6.
13. Mongkolpun W, Provenzano B, Preiser JC. Updates in glycemic management in the hospital. Curr Diab Rep. 2019;19(11):133.
14. Montanier N, Bernard L, Lambert C, Pereira B, Desbiez F, Terral D, et al. Prospective evaluation of a dynamic insulin infusion algorithm for non critically-ill diabetic patients: a before-after study. PLoS One. 2019;14(1):e0211425.
15. Naderi-Behdani F, Heydari F, Ala S, Moradi S, Abediankenari S, Asgarirad H, et al. Effect of melatonin on stress-induced hyperglycemia and insulin resistance in critically-ill patients: a randomized double-blind, placebo-controlled clinical trial. Caspian J Intern Med. 2022;13(1):51-60.
16. Pasquel FJ, Lansang MC, Dhatariya K, Umpierrez GE. Management of diabetes and hyperglycaemia in the hospital. Lancet Diabetes Endocrinol. 2021;9(3):174-88.
17. Pasquel FJ, Lansang MC, Khowaja A, Urrutia MA, Cardona S, Albury B, et al. A randomized controlled trial comparing glargine U300 and Glargine U100 for the inpatient management of medicine and surgery patients with type 2 diabetes: glargine U300 hospital trial. Diabetes Care. 2020;43(6):1242-8.
18. Ram E, Sternik L, Klempfner R, Iakobishvili Z, Fisman EZ, Tenenbaum A, et al. Type 2 diabetes mellitus increases the mortality risk after acute coronary syndrome treated with coronary artery bypass surgery. Cardiovasc Diabetol. 2020;19(1):86.
19. Shanks AM, Woodrum DT, Kumar SS, Campbell DA, Kheterpal S. Intraoperative hyperglycemia is independently associated with infectious complications after non-cardiac surgery. BMC Anesthesiol. 2018;18(1):90.
20. Sociedade Brasileira de Diabetes (SBD). Diretrizes da Sociedade Brasileira de Diabetes 2019-2020. São Paulo: Clannad; 2019. Parte 10, O paciente hospitalizado; p. 437-65.
21. Vedantam D, Poman DS, Motwani L, Asif N, Patel A, Anne KK. Stress-induced hyperglycemia: consequences and management. Cureus. 2022;14(7):e26714.
22. Ylikoski M, Immonen H, Tiihonen R, Kauppi MJ, Huhtala H, Jokinen JJ, et al. Glucose management team significantly improves glycaemic care and commitment to in-hospital guidelines within arthroplastic patients. Acta Anaesthesiol Scand. 2022;66(3):326-36.

14

Doença crítica crônica e síndrome pós-cuidados intensivos

Daniel Angelin Matias
Eduardo Lyra de Queiroz
Renata Rego Lins Fumis

SUMÁRIO

INTRODUÇÃO

Os avanços tecnológicos na medicina intensiva permitiram a sobrevivência de pacientes que anteriormente sucumbiriam a condições críticas agudas. Entretanto, para parcela considerável desses indivíduos, o aumento da sobrevida se deu às custas de perda significativa da funcionalidade e qualidade de vida, caracterizadas por dependência contínua de suportes orgânicos artificiais em unidades de terapia intensiva (UTI), internações hospitalares prolongadas, sofrimento intenso, altas taxas de mortalidade e consumo substancial de recursos. Essa condição clínica passou as ser denominada doença crítica crônica (DCC) e foi conceituada pela primeira vez em 1985 por Girard e Raffin.

Pode-se dizer que o paciente com DCC é aquele que sobreviveu ao episódio inicial da doença crítica aguda, mas se manteve dependente de cuidados intensivos, sem morrer nem se recuperar. São pacientes com maior risco de complicações infecciosas, desnutrição, fraqueza muscular adquirida e evolução para a síndrome pós-cuidados intensivos (ou PICS, do inglês *post-intensive care syndrome*).

A PICS, portanto, representa o estado de saúde causado pela estadia na UTI após a alta hospitalar, com impactos negativos nos domínios físico, cognitivo e psicológico do paciente. A PICS-F se refere aos impactos psicológicos gerados nos familiares e cuidadores de pacientes críticos.

Desde já, é importante que fique claro que a DCC e a PICS não são sinônimos, como muitos equivocadamente acreditam. Porém, elas podem coexistir.

DOENÇA CRÍTICA CRÔNICA

Definição

Não há nenhuma definição consensual de DCC (Quadro 1), o que prejudica uma avaliação mais fidedigna dessa condição e sua comparação entre os diversos estudos sobre o tema. De forma geral, a DCC está associada a um tempo prolongado de ventilação mecânica (VM) e/ou uso de traqueostomia.

Em 2015, o estudo ProVent introduziu nova definição do paciente crítico crônico, tratando-se daquele que passou pelo menos 8 dias em uma UTI somado a uma das 6 condições clínicas de elegibilidade:

1. VM ≥ 96 horas em episódio único.
2. Traqueostomia.
3. Sepse ou outras infecções graves.

QUADRO 1 Definições relacionadas a tempo e a outros fenômenos na doença crítica crônica

Ano	Autor	Definição
2015	Kahn et al.	8 dias ou mais na UTI com uma ou mais de 6 condições: VM, traqueostomia, AVC, trauma craniano, sepse e lesão grave
2013	Loss et al.	21 dias sob VM ou traqueostomia
2012	Carson et al.	21 dias sob VM por pelo menos 6 horas ao dia
2011	Boniatti et al.	21 dias sob VM ou traqueostomia
2008	Zilberberg et al.	96 horas ou mais sob VM
2007	Scheinhorm et al.	VM prolongada por insuficiência respiratória
2005	MacIntyre et al.	21 dias sob VM por pelo menos 6 horas ao dia
2005	Daly et al.	72 horas ou mais sob VM
2004	Nelson et al.	Dependência prolongada de suporte ventilatório ou traqueostomia associado a alterações metabólicas, neuroendócrinas, neuropsiquiátricas e imunológicas
2002	Nierman	Sobreviventes de doença crítica que apresentam comprometimento funcional significativo e dependência de cuidados intensivos de enfermagem e tecnologia avançada
2002	Carson e Bach	21 dias ou mais de cuidados contínuos e dependência de VM na UTI
2000	Nasraway et al.	Pacientes com doenças graves prévias ou complicações durante permanência na UTI, frequentemente dependentes de VM ou terapia de substituição renal
1997	Douglas et al.	Pacientes com necessidade de cuidados intensivos de enfermagem e tempo de permanência de 2 semanas ou mais na UTI
1985	Girard e Raffin	Pacientes que não sobrevivem apesar de suporte extraordinário à vida por semanas ou meses

AVC: acidente vascular cerebral; VM: ventilação mecânica.
Fonte: adaptado de Wiencek et al. (2010).

4. Feridas extensas.
5. Acidente vascular cerebral (AVC).
6. Traumatismo cranioencefálico (TCE).

O momento de transição da doença crítica aguda para a DCC é multifatorial e inclui eventos relacionados à gravidade da doença aguda, às comorbidades preexistentes e à fragilidade. Um estudo realizado na população australiana e neozelandesa procurou determinar qual seria esse momento exato. Considerou-se o início da DCC o momento em que o diagnóstico e a gravidade da doença na chegada à UTI não prediziam mais tão bem os desfechos clínicos quanto as características dos pacientes previamente à admissão na UTI. Em média, o momento de transição da doença crítica aguda para a DCC ocorreu após o 10º dia de internação na UTI (Figura 1), variando entre o 7º e o 22º dias entre os 7 subgrupos analisados.

Epidemiologia

Por conta da ausência de consenso em sua definição, os dados estatísticos sobre a DCC são muito variáveis, pois dependem do critério utilizado em cada estudo.

Tomando como referência a metanálise mais recente sobre o tema, publicada em 2024, a prevalência de DCC é de 17%. A média de idade dos pacientes nesse estudo foi de 62 anos, com Apache II médio de 18 (mortalidade de 25% na UTI). As prevalências estimadas nos pacientes com sepse, trauma e covid-19 foram de 28% (22 a 34%), 24% (15 a 33%) e 35% (20 a 50%), respectivamente.

Os principais fatores de risco associados à DCC foram: idade avançada, gravidade da doença aguda, uso de VM, sepse e suporte orgânico.

Fisiopatologia

A fisiopatologia da DCC é extremamente complexa e envolve um estado persistente de inflamação, imunossupressão adaptativa e catabolismo proteico, também denominado PIICS (do inglês *persistent inflammation, immunosuppression and catabolism syndrome*). Não confundir com o termo PICS (do inglês *post-intensive care syndrome*, que será abordado mais adiante neste capítulo).

Na fase aguda da doença crítica, especialmente na sepse, a liberação de citocinas e a tempestade adrenérgica desencadeiam uma rápida mobilização de células mie-

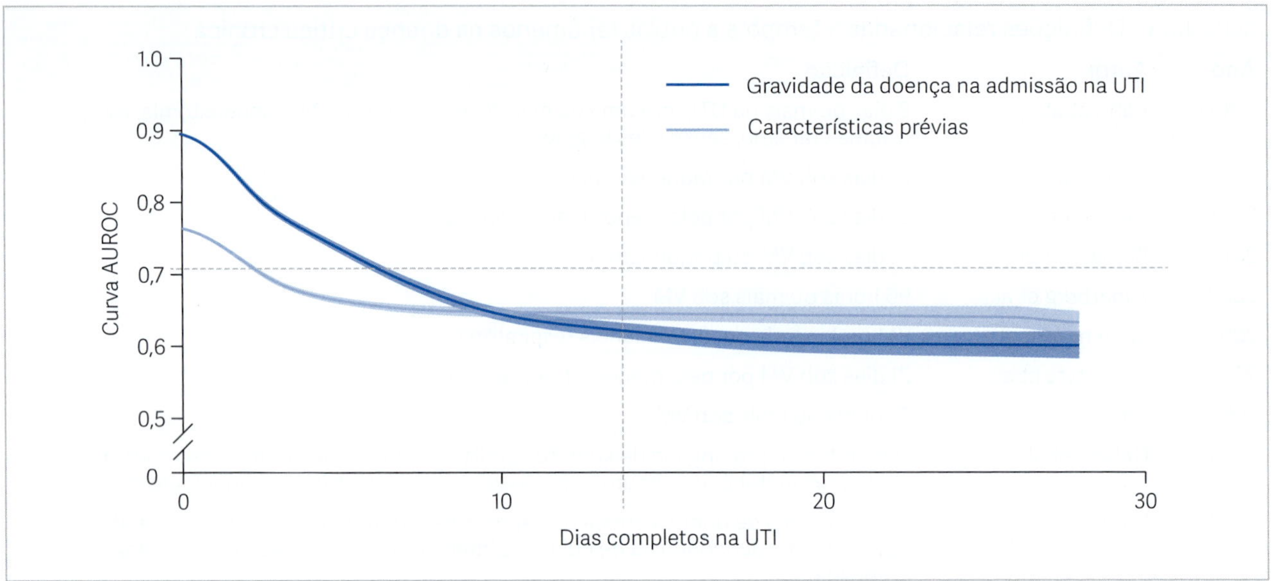

FIGURA 1 Predição da gravidade da doença na admissão na UTI e características clínicas prévias para mortalidade hospitalar.
Fonte: adaptada de Iwashyna et al. (2016).

loides inatas do baço e da medula óssea. Essa liberação de monócitos e neutrófilos funcionais, porém imaturos, chamados células supressoras derivadas de mieloides (MDSC, do inglês *myeloid-derived supressive cells*), visa ao mesmo tempo combater o patógeno invasor e iniciar a resolução da inflamação.

Os neutrófilos MDSC circulantes apresentam capacidade efetora reduzida e exibem propriedades imunossupressoras. Já os monócitos MDSC produzem uma quantidade enorme de IL-10, que causa a desativação de células inatas e imunes e redução da capacidade de apresentação de antígenos, uma condição fortemente associada a infecções nosocomiais e mortalidade. Quanto aos linfócitos, ocorre tanto redução (linfopenia) quanto disfunção, com diminuição da habilidade de expressar receptores de citocinas. A persistência de um baixo grau de inflamação secundária a lesão tecidual prolongada pode perpetuar esse fenômeno e, paradoxalmente, causar imunossupressão.

A disbiose intestinal, comum nesses pacientes, pode perpetuar a inflamação sistêmica e comprometer a barreira gastrointestinal, exacerbando ainda mais a resposta inflamatória e contribuindo para a má-absorção de nutrientes e a desnutrição.

A associação de inflamação sistêmica persistente, hipoperfusão tecidual e lesões orgânicas primárias contribui para a disfunção de múltiplos órgãos, que muitas vezes se torna crônica e irreversível.

Durante a doença crítica aguda, há aumento da produção de hormônios contrarreguladores, como cortisol, adrenalina e noradrenalina. Consequentemente, ocorre aumento da resistência insulínica, levando a um estado de catabolismo, com destruição muscular, perda tecidual generalizada, polineuropatia e miopatia. Tais fatores, associados à desnutrição, sedação contínua, uso de bloqueador neuromuscular e imobilismo, são responsáveis pela fraqueza adquirida na UTI, um dos marcos da DCC, resultando em perda significativa de massa e força musculares e prejudicando a capacidade funcional e a reabilitação. Além disso, o estímulo do sistema renina-angiotensina-aldosterona (SRAA) provoca retenção hídrica e contração vascular, gerando fragilidade cutânea e desencadeando úlceras de decúbito (Figura 2).

A compreensão da fisiopatologia e dos aspectos clínicos dos pacientes críticos crônicos é essencial para guiar estratégias de manejo e intervenções terapêuticas. Reconhecer os impactos da permanência prolongada na UTI, bem como as alterações metabólicas e inflamatórias crônicas, permite um cuidado mais individualizado, com foco na prevenção de complicações secundárias e na promoção de uma recuperação funcional otimizada.

Quadro clínico e complicações

O paciente com DCC é aquele que, apesar de ter sobrevivido à doença crítica aguda, mantém-se dependente dos recursos da UTI, pois, para manter-se vivo, necessita de suporte orgânico por período prolongado, como uso de drogas vasoativas, hemodiálise, suplementação de oxigênio, via alternativa de dieta, entre outros.

Um dos marcos da DCC é a fraqueza adquirida na UTI, frequentemente manifestada como tetraparesia do doente crítico. O imobilismo é tanto causa como consequência dessa condição, tornando-se um ciclo vicioso que necessita ser quebrado. A fraqueza também atinge a musculatura diafragmática, manifestada como dificuldade de desmame ventilatório. A musculatura

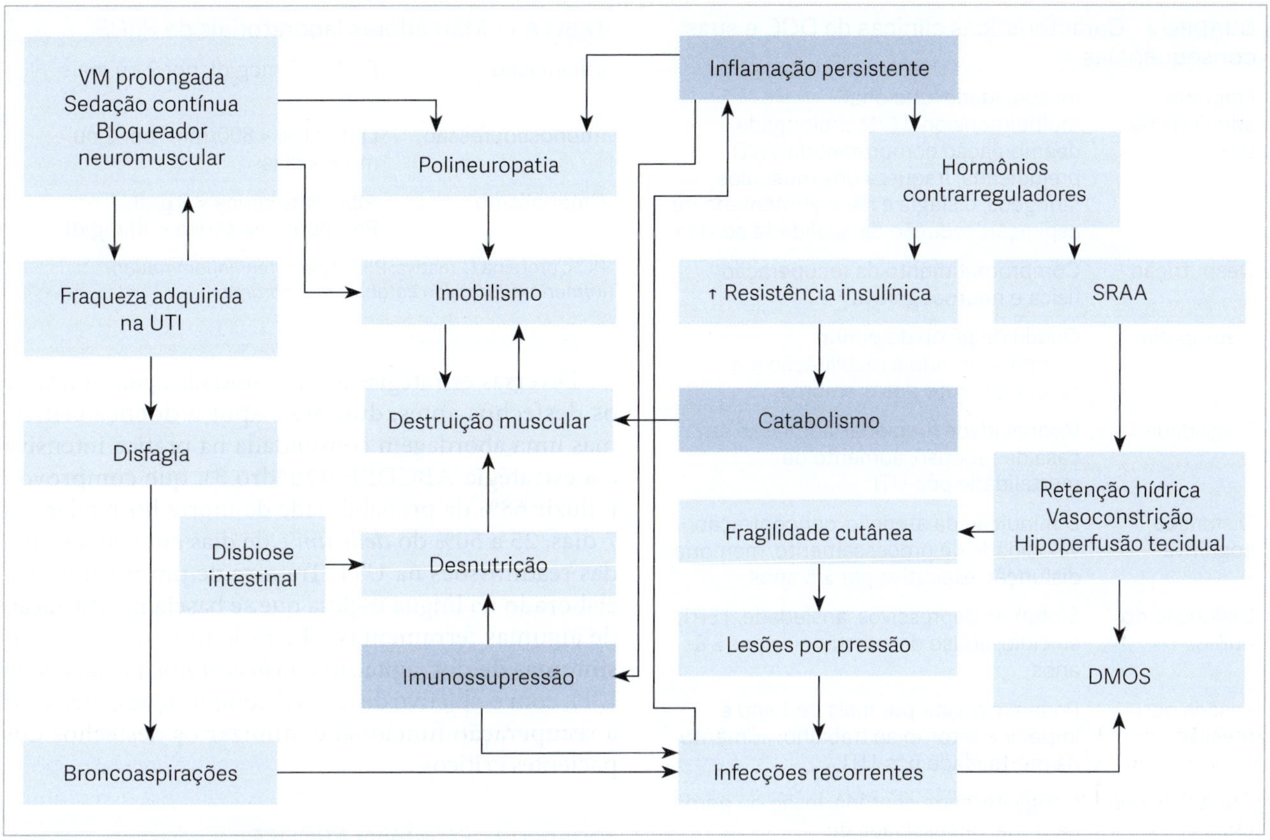

FIGURA 2 Fisiopatologia da doença crítica crônica.
DMOS: disfunção de múltiplos órgãos e sistemas; SRAA: síndrome renina-angiotensina-aldosterona; VM: ventilação mecânica.

responsável pela deglutição é igualmente afetada, causando disfagia e risco aumentado de broncoaspirações e, consequentemente, pneumonias de repetição. O imobilismo, a desnutrição e o edema generalizado característicos desses pacientes aumentam o risco de lesões por pressão e as complicações relacionadas a elas, como úlceras infectadas e osteomielite.

Outra marcante característica é o *delirium* prolongado, responsável pela disfunção cognitiva global presente nos pacientes com DCC meses após o insulto agudo inicial. Em um estudo envolvendo 821 pacientes internados na UTI com falência respiratória ou choque, 74% desenvolveram *delirium* ao longo da internação hospitalar. Após 3 meses da admissão na UTI, 40% dos pacientes apresentavam escores de cognição global semelhantes a pacientes com TCE moderado e 26% semelhantes a pacientes com doença de Alzheimer leve. Após 12 meses, as porcentagens foram de 34 e 24%, respectivamente. Duração prolongada do *delirium* foi um fator independentemente associado a pior cognição global e função executiva em 3 e 12 meses.

O Quadro 2 sintetiza as principais características do paciente com DCC e suas consequências.

Exames subsidiários

Considerando que a fisiopatologia da DCC envolve um quadro de inflamação, imunossupressão e catabolismo persistentes (PIICS), existem alguns marcadores laboratoriais para identificar essa síndrome, conforme mostra a Tabela 1.

Prevenção e tratamento

Não existe um tratamento específico para a DCC. O que se deve fazer é otimizar os cuidados da doença crítica aguda desde o início de sua instalação e iniciar o processo de reabilitação assim que o paciente tiver se recuperado, ao menos parcialmente, do insulto inicial, quando o período de maior gravidade já tiver passado.

Portanto, o espectro da doença crítica exige um plano de cuidados multidisciplinar contínuo e personalizado a cada etapa de evolução clínica do paciente, incluindo suporte nutricional, monitoramento e reabilitação. Os pacientes chegam à UTI com diferentes condições de saúde, estado nutricional e reserva orgânica funcional, o que torna essencial um manejo individualizado em cada etapa do tratamento.

QUADRO 2 Características clínicas da DCC e suas consequências

Fraqueza adquirida na UTI	Incapacidade funcional multidimensional (VM prolongada, deambulação comprometida, AVD prejudicada, fraqueza dos músculos faríngeos, disfagia e risco aumentado de aspiração, redução da qualidade de vida
Desnutrição	Comprometimento da recuperação física e neurocognitiva
Neuropatia	Queda do pé ou do punho, comprometendo a reabilitação e o funcionamento dos membros.
Fragilidade	Incapacidade funcional, admissão em casa de repouso, aumento da mortalidade pós-UTI
Disfunção cognitiva	Diminuição da atenção, concentração, velocidade de processamento, memória, disfunção executiva por ≥ 5 anos
Disfunção do humor	Sintomas depressivos, ansiedade, TEPT, suicídio, abuso de substâncias por ≥ 8 anos
Lesões por pressão	Podem persistir por mais de 1 ano e impedir o retorno ao trabalho; aumento da mortalidade pós-UTI
Complicações orais	Gengivite, cárie dentária, lesão ou perda dentária, necessidade de acompanhamento odontológico de longo prazo
Endocrinopatias	Alteração das funções da tireoide, das adrenais e do eixo hipotálamo-hipófise, interrompendo a homeostase endócrina e a função sexual
Desordens musculoesqueléticas	Rigidez articular, contraturas, ossificação heterotópica, imobilismo
Alterações na aparência	Alopecia, cicatrizes e desfiguração, complicando a reinserção social
Alteração do paladar	Dificuldade com alimentação e nutrição
Alterações na visão e audição	Atrasos na recuperação e no retorno ao lar e ao trabalho
Trauma relacionado a procedimento	Lesão retal e uretral, disfunção das cordas vocais com alteração da fonação, estenose traqueal
Disfunção renal	Comprometimento crônico da TFG, necessidade de TSR, comprometimento da qualidade de vida relacionada à saúde e aumento do uso de cuidados de saúde e mortalidade em 1 ano
Infecções de repetição	Piora das disfunções orgânicas e infecções por organismos multirresistentes

AVD: atividade de vida diária; TEPT: transtorno de estresse pós-traumático; TFG: taxa de filtração glomerular; TSR: terapia de substituição renal; VM: ventilação mecânica.
Fonte: adaptado de Herridge e Azoulay (2023).

TABELA 1 Marcadores laboratoriais da PIICS

Inflamação	PCR > 50 mcg/dL por 2 ou mais dias
Imunossupressão	Linfócitos < 800/mm³ por 2 ou menos dias
Catabolismo	Albumina sérica < 3 g/dL Pré-albumina sérica < 10 mg/dL

PCR: proteína C-reativa; PIICS: *persistent inflammation-immunossupression catabolism syndrome.*

Diversas estratégias foram estudadas para otimizar os desfechos antes, durante e após a doença crítica, mas uma abordagem consolidada na prática intensiva é a estratégia ABCDEF (Quadro 3), que comprovou reduzir 68% da probabilidade de morte hospitalar em 7 dias, 25 a 50% do *delirium* e de dias em coma e 50% das readmissões na UTI. Trata-se de um mnemônico elaborado na língua inglesa que se baseia na utilização de algumas ferramentas à beira-leito para monitorar sintomas de dor, agitação e *delirium* nos pacientes da UTI, com o objetivo de reduzir complicações, melhorar a recuperação funcional e otimizar os desfechos dos pacientes críticos.

QUADRO 3 Estratégia ABCDEF

Sintomas	Monitorização	Cuidados
Dor	CPOT Escala Visual Numérica Escala de Dor Comportamental	A: avaliação, prevenção e controle da dor B: testes diários de despertar e respiração espontânea C: escolha adequada de analgesia e sedação D: avaliação, prevenção e manejo do *delirium* E: mobilização e reabilitação física precoces F: envolvimento e empoderamento da família
Agitação	RASS SAS	
Delirium	CAM-ICU ICDSC	

CAM-ICU: *Confusion Assessment Method of the Intensive Care Unit*; CPOT: *Critical-care Pain Observation Tool*; ICDSC: *Intensive Care Delirium Screening Checklist*; RASS: *Richmond Agitation-Sedation Scale*; SAS: *Sedation-Agitation Scale*.
Fonte: adaptado de Ely (2017).

Prognóstico

Os dados prognósticos sobre a DCC são muito variáveis, a depender do critério utilizado como definição. O Quadro 4 traz os dados prognósticos da metanálise mais recente sobre o tema.

A maioria dos pacientes que não conseguem atingir a independência da VM em 60 dias não o fará mais tarde. A necessidade de VM por "apenas" 96 horas já

QUADRO 4 Dados prognósticos dos pacientes com doença crítica crônica

Mortalidade hospitalar	27% (26-29%)
Mortalidade em 1 ano	45% (32-58%)
Tempo de internação na UTI	21 dias
Tempo de internação hospitalar	43 dias
Tempo de ventilação mecânica	20 dias
Alta hospitalar	24% para casa 16% para outros hospitais 42% para centros de reabilitação
Funcionalidade em 1 ano	Extremamente prejudicada

está associada a maior mortalidade em 1 ano e menor qualidade de vida.

Quanto à funcionalidade, mais de 80% dos pacientes com DCC são funcionais até a admissão na UTI. Porém, 32 a 75% tornam-se dependentes para as atividades básicas de vida diárias (ABVD) por até 3 meses e 50% estão dependentes em 1 ano.

Diante da alta probabilidade de óbito e/ou perda significativa da funcionalidade e qualidade de vida dos pacientes com DCC, o fornecimento de informações claras sobre o prognóstico de sobrevida e funcionalidade é fundamental para a comunicação eficaz com os pacientes e seus familiares. Isso permite alinhar os objetivos de cuidado com a história de vida, os valores e as preferências do paciente, possibilitando, quando apropriado, a transição para cuidados paliativos e o manejo adequado no fim da vida. No entanto, em razão da gravidade e da evolução prolongada da disfunção cognitiva nesses pacientes, frequentemente há desafios na condução dessas discussões, especialmente quando envolve a decisão de limitar ou suspender medidas de suporte artificial à vida.

SÍNDROME PÓS-CUIDADOS INTENSIVOS (PICS)

Definição e abrangência

Os avanços na medicina intensiva nas últimas décadas resultaram em melhora significativa da sobrevida de pacientes internados em UTI. Porém, entre os sobreviventes, o prognóstico a longo prazo e a perda de qualidade de vida persiste sendo um desafio, representado pela incidência ou agravamento de distúrbios físicos, cognitivos e psicológicos. O conjunto dessas alterações caracteriza a síndrome pós-cuidados intensivos (PICS, do inglês *post-intensive care syndrome*). Em paralelo, a PICS-F refere-se às repercussões emocionais e psicológicas vivenciadas pelos familiares desses pacientes, frequentemente ligadas ao estresse associado ao período de internação e às exigências do cuidado após a alta (Figura 3).

Essas condições são de grande relevância por seu impacto negativo na qualidade de vida, na funcionalidade a longo prazo e no retorno às atividades diárias, tanto para pacientes quanto para seus cuidadores. Reconhecer e abordar a PICS e a PICS-F é essencial para reduzir os danos a longo prazo e promover uma recuperação mais holística.

Epidemiologia

A prevalência da PICS relatada nos sobreviventes da UTI varia consideravelmente, dependendo da população estudada e dos critérios avaliados. Entretanto, estima-se que 30 a 80% dos pacientes apresentam alguns dos sintomas de um dos domínios da PICS. Em um estudo observacional de 2018 nos EUA com pacientes críticos que sobreviveram à UTI, 64% tinham pelo menos alguma disfunção nos domínios físico, cognitivo ou psicológico em 3 meses e 56% em 12 meses.

Os fatores de risco para desenvolvimento da PICS podem ser agrupados em condições preexistentes e aquelas relacionadas à UTI (Quadro 5). Considerando os domínios da PICS, a disfunção física está associada à gravidade da condição crítica (OR 2,54), à idade (OR 2,19), ao sexo feminino (OR 1,36) e ao *delirium* (OR 1,32). Os fatores de risco associados à disfunção psicológica são distúrbios psiquiátricos prévios (OR 9,45), experiência traumática na UTI (OR 2,59), sexo feminino (OR 3,37) e idade (OR 1,05). Para as disfunções cognitivas, o fator de risco mais associado foi o *delirium* (OR 2,85).

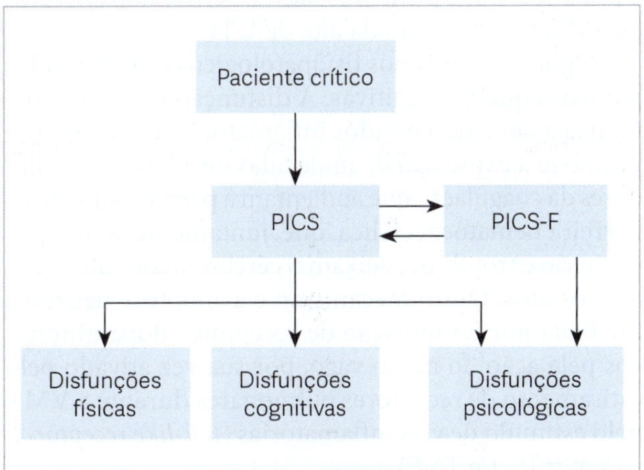

FIGURA 3 Esquema conceitual da PICS e PICS-F.
PICS: *post-intensive care syndrome*; PICS-F: PICS *family*.

QUADRO 5 Fatores de risco para PICS

Condições preexistentes	
Demográficos	idade, sexo, *status* socioeconômico, suporte social, uso de álcool ou tabaco, atividade física
Personalidade	percepção da condição de saúde, capacidade de enfrentamento, *mindfulness*, ansiedade
Comorbidades	IMC, acuidades auditiva e visual, admissões prévias em UTI, fragilidade, distúrbios psiquiátricos, distúrbios cognitivos
Terapia intensiva	
Admissão	admissão de emergência, tempo de permanência na UTI, tipo de UTI
Tratamento	VM, sepse, choque, SDRA, hemodiálise, sedativos, bloqueadores neuromusculares, disglicemia
Experiência	*delirium*, dor, restrição física, cultura da UTI

IMC: índice de massa corporal; PICS: *post-intensive care syndrome*; SDRA: síndrome do desconforto respiratório agudo; VM: ventilação mecânica.

Quadro clínico

A apresentação clínica da PICS é bastante variada e envolve os 3 domínios (físico, cognitivo e psicológico). Os sinais e sintomas surgem ou pioram após a doença crítica e a internação na UTI. Apesar de os trabalhos clínicos frequentemente abordarem os comprometimentos de cada domínio da forma isolada, a disfunção de um dos domínios está associada a disfunção nos outros dois.

Disfunção cognitiva

As alterações cognitivas descritas na PICS variam desde déficits discretos até a incapacidade de executar atividades diárias. A prevalência dessas alterações varia de 30 a 40% nos 3 primeiros meses, persistindo em cerca de 30% após 12 meses da alta da UTI.

Alguns mecanismos fisiopatológicos são apontados para as sequelas cognitivas. A disfunção endotelial sistêmica associada a estados inflamatórios como a sepse promove a expressão de moléculas de adesão e mediadores da coagulação que aumentam a permeabilidade da barreira hematoencefálica, que, juntamente com hipoperfusão e trombose, deixam o cérebro mais vulnerável aos insultos. Outro mecanismo é a apoptose neuronal mediada por estimulação de receptores dopaminérgicos pela ação do nervo vago, por sua vez ativado pelo estiramento de receptores pulmonares durante a VM e pelo estímulo de vias inflamatórias (*toll-like receptor-4,* receptor IL-1 e TNF).

As áreas da cognição mais frequentemente afetadas pela PICS são:

- Memória.
- Atenção.
- Função executiva.
- Linguagem.
- Habilidades visoespaciais.

Essas alterações podem afetar profundamente os pacientes, implicando perdas substanciais de qualidade de vida, comprometimento social e profissional.

Disfunção psicológica

As manifestações psicológicas na PICS incluem principalmente ansiedade, depressão e transtorno de estresse pós-traumático (TEPT). A ansiedade é o transtorno mais frequente, podendo ocorrer em 45 a 70% dos pacientes, seguida da depressão (30 a 40%) e do TEPT (10 a 20%). Alguns estudos reportam prevalência elevada de transtornos psiquiátricos até 5 anos após internação em UTI por síndrome do desconforto respiratório agudo (SDRA). Também são relatadas taxas mais elevadas de suicídio em pacientes com PICS.

Os mecanismos fisiopatológicos sugeridos para as alterações psicológicas pós-UTI estão relacionados ao *delirium*, principal fator de risco associado às disfunções nesse campo. Ocorre redução da atividade colinérgica central, aumento das atividades dopaminérgica e inflamatória no sistema nervoso central, hipoxemia, hipoperfusão cerebral, hipo e hipernatremia, hipoglicemia, níveis aumentados de cortisol no estresse e alterações do ritmo circadiano.

Os sintomas mais comuns incluem:

- Ansiedade: irritabilidade, preocupação, apreensão e medo excessivos.
- Depressão: apatia, pessimismo, fadiga, perda de apetite, insônia e desesperança.
- TEPT: rememoração de eventos com alucinações e ilusões, estado hiperalerta.

Disfunção física

As alterações físicas associadas à PICS incluem: fraqueza muscular adquirida na UTI, redução da mobilidade articular, alterações na deglutição, alterações na função pulmonar e distúrbios do sono. Também podem estar presentes fadiga, redução de massa óssea, fraturas por fragilidade, redução da capacidade das atividades diárias e dor crônica. Essas alterações persistem na maior parte dos pacientes por pelo menos 12 meses após a alta da UTI.

A fraqueza muscular adquirida na UTI é a manifestação mais comum, com prevalência estimada entre 25 e 40% dos pacientes sobreviventes à internação na UTI. Os sintomas mais comuns são fraqueza muscular simétrica difusa (caracteristicamente acometendo regiões proximais dos membros), redução do tônus muscular, atrofia e redução dos reflexos profundos. Pode ser classificada em polineuropatia (a mais comum), miopatia ou a combinação de ambas, a polineuromiopatia.

A redução da função pulmonar está associada a sequelas de lesão pulmonar induzida pela ventilação (VILI, do inglês *ventilator-induced lung injury*), com padrão de restrição e alteração da difusão, além de fraqueza da musculatura respiratória.

A prevalência de distúrbios do sono varia de 10 a 60% dos pacientes após 6 meses da alta e está associada à piora de função cognitiva, depressão, ansiedade e redução da qualidade de vida.

A persistência de dor crônica em pacientes com PICS é elevada (entre 45 e 75% dos pacientes em 6 meses) e considerada importante em 30% dos pacientes.

Avaliação e diagnóstico

O diagnóstico de PICS é desafiador pela variedade da apresentação clínica e evolução temporal. Embora esteja associada por definição ao paciente crítico, muitas vezes os sintomas só se tornam mais evidentes semanas ou meses após a alta da terapia intensiva, sendo de grande importância o reconhecimento da PICS pelas diversas especialidades.

É recomendado o rastreio da PICS a partir de 2 a 4 semanas da alta da terapia intensiva e reavaliação em 3, 6 e 12 meses. O diagnóstico se baseia na história clínica, exame físico, uso de questionários validados para identificação de componentes da PICS (Quadro 6) e, ocasionalmente, alguns exames.

QUADRO 6 Escalas recomendadas para avaliação dos componentes da PICS

Domínio da PICS	Escalas
Físico	TC6M (teste de caminhada de 6 minutos) Índice de Barthel EuroQoL-5D-5L
Cognitivo	MoCA (*Montreal Cognitive Assessment*) Mini-Mental (MMSE – *Mini-Mental State Examination*)
Psicológico	HADS (*Hospital Anxiety and Depression Scale*) IES-R (*Impact of Events Scale Revisited*)

PICS: *post-intensive care syndrome.*

Os pacientes que recebem alta da UTI devem ter na anamnese perguntas sobre as alterações esperadas na PICS. É importante questionar sobre déficits de memória, dificuldade de atenção ou concentração, capacidade de cumprir ordens executivas e sintomas relacionados a depressão, ansiedade ou TEPT. Também é fundamental a abordagem sobre queixas funcionais, como mobilidade e capacidade de executar atividades da vida diária, força, cansaço, dores musculares, qualidade de sono e apetite.

Nos casos suspeitos de fraqueza muscular adquirida na UTI e tendo em vista que esses pacientes são incapazes de realizar o teste de caminhada de 6 minutos (TC6M), sugere-se o teste do degrau de 6 minutos (TD6). O Índice de Barthel é uma escala empregada para avaliar a capacidade de executar atividades diárias, que se correlaciona com a perda funcional. Outra escala recomendada que avalia a qualidade de vida e funcionalidade é o Euro-QoL-5D-5L.

Na avaliação de alterações no domínio cognitivo, recomenda-se a aplicação das escalas MoCA (*Montreal Cognitive Assessment*) e Mini-Mental (MMSE – *Mini-Mental State Examination*). O MoCA é mais indicado, pois avalia habilidades da função executiva, sendo mais sensível para disfunções cognitivas leves.

Recomendam-se as escalas HADS (do inglês *Hospital Anxiety and Depression Scale*) para transtornos depressivos e de ansiedade e IES-R (do inglês *Impact of Events Scale Revisited*) para TEPT.

Prevenção da PICS

Assim como para a DCC, a estratégia ABCDEF também é recomendada na prevenção da PICS nos pacientes internados em terapia intensiva.

PICS-F

As famílias dos pacientes críticos crônicos vivenciam, indiretamente, episódios recorrentes da doença aguda do paciente, aumentando suas percepções de estresse e, ao longo do tempo, esgotando sua capacidade de empregar estratégias de sobrevivência eficazes. O estado prolongado da doença crítica inicia uma série de preocupações, como mudança de papéis, problemas financeiros e interrupção nas atividades diárias ou horários de trabalho da família. Trata-se de evento estressante que contribui para a instabilidade da estrutura familiar.

Os cuidadores frequentemente experimentam altos níveis de estresse, ansiedade, depressão e TEPT, agravados pela necessidade de suporte contínuo ao paciente e pelas mudanças em suas próprias rotinas.

Prevalência e fatores de risco

A PICS-F é um fenômeno altamente frequente, que pode ser agravado por diversos fatores de risco. Atenção especial deve ser dada aos familiares de pacientes mais jovens, com pior prognóstico e com os seguintes fatores de risco relacionados: sexo feminino, ser cônjuge e história de transtornos mentais. A equipe médica desempenha papel na prevenção do desenvolvimento de PICS-F, não apenas pela manutenção de uma comunicação adequada, mas também pela identificação precoce de familiares propensos à PICS-F.

As experiências dos pacientes na UTI, quando negativas, têm forte impacto na ansiedade, TEPT e função cognitiva. Além disso, idade avançada, sexo feminino, história de doença mental, gravidade da doença, experiência ruim do paciente na UTI (incluindo memórias negativas da UTI) e *delirium* são fatores associados a problemas físicos, mentais e/ou deficiências cognitivas.

A PICS-F é amplamente prevalente, afetando entre 20 e 60% dos familiares, especialmente aqueles que desempenham o papel de cuidadores primários. Existem fatores de risco relacionados ao paciente, aos familiares e à equipe de saúde (Quadro 7).

QUADRO 7 Fatores de risco associados ao desenvolvimento de PICS-F

Relacionados ao paciente	
Morte	
Pior condição durante a internação na UTI	
Idade mais jovem	
Idade mais avançada (para sobrecarga do cuidador)	
Menor nível de atividade antes ou depois da internação na UTI	
Residência em instituição após internação na UTI por doença crônica prévia	
Transtornos mentais antes ou depois da internação na UTI	
Paciente sofria de covid-19	
Relacionados a familiares	
Sexo feminino	Nível de escolaridade mais baixo
Transtornos mentais durante a internação do paciente na UTI	Ateísmo
História de transtornos mentais	Não estar coberto por um sistema de assistência médica
Idade mais jovem	Nível mais baixo de apoio social
Pior situação econômica	Morar sozinho
Ser filho do paciente	Morar/conviver com o paciente
Ser pais do paciente	Ser o representante de decisões tomadas
Mais horas gastas diariamente ajudando o paciente	Menos esperança de que a situação melhore
Presença de estressores adicionais	Falta de experiência anterior em UTI
Nível superior de educação	
Relacionados à equipe médica	
Menor satisfação com comunicação e cuidado	
Medidas terapêuticas percebidas como insuficientes	

PICS-F: *post-intensive care syndrome family*.

Estratégias de prevenção

Aprimorar a comunicação para estabelecer confiança e dar apoio psicossocial a familiares de pessoas gravemente enfermas é tarefa fundamental na prevenção da PICS-F. Algumas práticas recomendadas são:

- Incorporar a visão de que as famílias são sistemas úteis e que podem trazer forças e recursos para a situação clínica.
- Reservar um tempo para se envolver e avaliar a dinâmica, as necessidades, os padrões e os recursos de cada família.
- Avaliar o sistema familiar para determinar o nível de envolvimento desejado no processo de atendimento ao paciente.
- Estabelecer um relacionamento recíproco e/ou parceiro com a família.

ASPECTOS ÉTICOS E DECISÕES DE CUIDADOS PROLONGADOS

O manejo de pacientes críticos crônicos levanta importantes questões éticas, muitas vezes envolvendo decisões complexas sobre a continuidade ou suspensão de intervenções prolongadas. Dilemas éticos incluem a determinação de futilidade terapêutica, o alinhamento com os desejos previamente expressos pelo paciente (testamentos vitais ou diretivas antecipadas de vontade) e o equilíbrio entre prolongar a vida e evitar o sofrimento desnecessário. A comunicação transparente e compassiva entre equipes de saúde, pacientes (quando possível) e familiares é essencial para garantir que as decisões respeitem a autonomia do paciente e os valores culturais, espirituais e individuais envolvidos. Além disso, é crucial a implementação de estratégias interdisciplinares que integrem a ética clínica, os princípios de beneficência e não maleficência e o cuidado centrado na pessoa para lidar com as dificuldades emocionais, sociais e morais inerentes a esses casos.

Essa abordagem ética reforça a necessidade de integrar cuidados paliativos no planejamento terapêutico, mesmo em ambientes de cuidados prolongados, para garantir qualidade de vida e dignidade nos momentos mais críticos da jornada do paciente.

CONSIDERAÇÕES FINAIS

Compreender e melhorar o cuidado aos pacientes críticos crônicos exige um esforço colaborativo entre clínicos, pesquisadores e formuladores de políticas de saúde. Investimentos em pesquisa e inovação podem transformar o panorama atual, promovendo cuidados mais integrados, humanizados e baseados em evidências.

PONTOS-CHAVE

1. Compreender os conceitos de DCC e de PICS.
2. Identificar a diferença entre as duas condições.
3. Conhecer as prevalências de ambas as condições nos dias atuais e os impactos negativos gerados para o paciente, seus familiares, os profissionais de saúde e o sistema de saúde.
4. Informar-se sobre as intervenções que devem ser instituídas para minimizar seus impactos.

BIBLIOGRAFIA

1. Carson SS, Cox CE. Definitions and epidemiology of the chronically critically ill. Crit Care Clin. 2012;33(3):557-65.
2. Cox CE, Martinu T, Sathy SJ, Clay AS, Chia J, Gray AL, et al. Expectations and outcomes of prolonged mechanical ventilation. Crit Care Med. 2009;37(11):2888-94.
3. Ely EW. The ABCDEF bundle: science and philosophy of how ICU liberation serves patients and families. Crit Care Med. 2017;45(2):321-30.
4. Frost DW, et al. Life-sustaining treatments: what's futile, what's not? Am J Respir Crit Care Med. 2011;183(11):1318-25.
5. Fumis RRL, Ferraz AB, de Castro I, Barros de Oliveira HS, Moock M, Junior JMV. Mental health and quality of life outcomes in family members of patients with chronic critical illness admitted to the intensive care units of two Brazilian hospitals serving the extremes of the socioeconomic spectrum. PLoS One. 2019;14(9):e0221218.
6. Gao S, Liang X, Pan Z, Zhang X, Zhang L. Effect size estimates of risk factors for post-intensive care syndrome: a systematic review and meta-analysis. Intensive Crit Care Nurs. 2024;87:103888.
7. Girard K, Raffin TA. The chronically critically ill: to save or let die? Respir Care. 1985;30:339-47.
8. He X, Song Y, Cao Y, Miao L, Zhu B. Post intensive care syndrome: a review of clinical symptoms, evaluation, intervention. Heliyon. 2024;10(10):e31278.
9. Herridge MS, Azoulay E. Outcomes after critical illness. N Engl J Med. 2023;388(10):913-24.
10. Hickman RL Jr., Douglas SL. Impact of chronic critical illness on the psychological outcomes of family members. AACN Adv Crit Care. 2010;21:80-91.
11. Hiser SL, Fatima A, Ali M, Needham DM. Post-intensive care syndrome (PICS): recent updates. J Intensive Care. 2023;11(1):23.
12. Inoue S, Nakanishi N, Amaya F, Fujinami Y, Hatakeyama J, Hifumi T, et al. Post-intensive care syndrome: recent advances and future directions. Acute Med Surg. 2024;11(1):e929.
13. Iwashyna TJ, Hodgson CL, Pilcher D, Bailey M, van Lint A, Chavan S, et al. Timing of onset and burden of persistent critical illness in Australia and New Zealand: a retrospective, population-based, observational study. Lancet Respir Med. 2016;4(7):566-73.
14. Kahn JM, Le T, Angus DC, Cox CE, Hough CL, White DB, et al. The epidemiology of chronic critical illness in the United States. Crit Care Med. 2015;43:282-7.
15. Likhvantsev VV, Berikashvili LB, Yadgarov MY, Yakovlev AA, Kuzovlev AN. The tri-steps model of critical conditions in intensive care: introducing a new paradigm for chronic critical illness. J Clin Med. 2024;13(13):3683.
16. Marra A, Pandharipande PP, Girard TD, Patel MB, Hughes CG, Jackson JC, et al. Co-occurrence of post-intensive care syndrome problems among 406 survivors of critical illness. Crit Care Med. 2018;46(9):1393-401.
17. Nelson JE, Cox CE, Hope AA, Carson SS. Chronic critical illness. Am J Respir Crit Care Med. 2010;182:446-54.
18. Ohbe H, Satoh K, Totoki T, Tanikawa A, Shirasaki K, Kuribayashi Y, et al. Definitions, epidemiology, and outcomes of persistent/chronic critical illness: a scoping review for translation to clinical practice. Crit Care. 2024;28:435.
19. Pandharipande PP, Girard TD, Jackson JC, Morandi A, Thompson JL, Pun BT, et al. Long-term cognitive impairment after critical illness. N Engl J Med. 2013;369:1306-16.
20. Parfenov AL, Razzhivin VP, Petrova MV. Chronic critical illness: current aspects of the problem (review). Sovrem Tekhnologii Med. 2022;14(3):70-81.
21. Putowski Z, Rachfalska N, Majewska K, Megger K, Krzych Ł. Identification of risk factors for post-intensive care syndrome in family members (PICS-F) among adult patients: a systematic review. Anaesthesiol Intensive Ther. 2023;55(3):168-78.
22. Roccasecca Sampaio Gaia V, Costa ELV, Yamaguti WP, Francisco DS, Fumis RRL. Functional recovery of chronically critically ill patients in the first days after discharge from the intensive care unit: feasibility of the 6-minute step test. PLoS One. 2023;18(11):e0293747.
23. Sakusic A, Gajic O. Chronic critical illness: unintended consequence of intensive care medicine. Lancet Respir Med. 2016;4(7):531-2.
24. Truog RD, Campbell ML, Curtis JR, Haas CE, Luce JM, Rubenfeld GD, et al. Recommendations for end-of-life care in the intensive care unit: a consensus statement by the American College of Critical Care Medicine. Crit Care Med. 2008;36(3):953-63.
25. Voiriot G, Oualha M, Pierre A, Salmon-Gandonnière C, Gaudet A, Jouan Y, et al. Chronic critical illness and post-intensive care syndrome: from pathophysiology to clinical challenges. Ann Intensive Care. 2022;12(1):58.
26. Wiencek C, Winkelman C. Chronic critical illness: prevalence, profile, and pathophysiology. AACN Adv Crit Care. 2010;21(1):44-61; quiz 63.

15

Anestesia e cuidados perioperatórios no paciente crítico e cirúrgico de alto risco

Claudia Marquez Simões

SUMÁRIO

INTRODUÇÃO

Para iniciar este capítulo, é importante trazer à tona uma das mais difíceis questões do cuidado perioperatório: definir quem é um paciente de alto risco no contexto cirúrgico é tarefa complexa, pois envolve a consideração de múltiplos fatores clínicos, funcionais, cirúrgicos e laboratoriais que, isoladamente, têm limitações prognósticas. Embora existam ferramentas consolidadas, como o índice de risco cardíaco revisado (RCRI), a classificação ASA (American Society of Anesthesiologist) e inúmeras calculadoras de risco disponíveis *online*, elas oferecem apenas uma estimativa moderada do risco, além de não contemplarem adequadamente todas as possíveis complicações pós-operatórias.

A subjetividade na avaliação da capacidade funcional, a variabilidade entre avaliadores e a dificuldade de acesso a exames especializados ou biomarcadores como troponinas e peptídeos natriuréticos também tornam a definição mais desafiadora. Além disso, o momento da avaliação é crucial: muitas informações relevantes sobre o risco só se tornam disponíveis durante ou após a cirurgia, o que limita a capacidade de agir preventivamente.

AVALIAÇÃO PRÉ-OPERATÓRIA E OTIMIZAÇÃO

A avaliação pré-operatória é um momento crítico para identificar os potenciais riscos, pois muitas vezes essa identificação pode direcionar ou até mesmo modificar a conduta cirúrgica proposta. Os *guidelines* de avaliação pré-operatória têm se aprofundado e trazido para foco avaliações funcionais, além de minimizar exames adicionais desnecessários. Pacientes de alto risco com baixa capacidade funcional (< 4 MET) devem ter indicação de exames complementares (como teste ergométrico ou imagem de estresse) apenas se os resultados impactarem a conduta perioperatória, como a decisão de adiar ou modificar o procedimento. As diretrizes canadenses e europeias têm sido cada vez mais restritivas quanto ao uso rotineiro de testes de estresse, priorizando a relação custo-benefício e sua utilidade clínica.[1-3]

Nos pacientes idosos, especialmente de alto risco, há uma tendência clara a incorporar avaliações de fragilidade, cognição, funcionalidade e avaliação de uso de polifarmácia, além da avaliação cardiopulmonar tradicional. Ferramentas de triagem, como o Mini-Cog e escalas de fragilidade são recomendadas para identificar fatores de risco e orientar intervenções como pré-habilitação, ajuste de medicações e prevenção de *delirium*.[4]

A pré-habilitação, embora ainda baseada em evidências limitadas, desponta como estratégia promissora que contempla intervenções voltadas à melhoria da condição clínica geral antes do procedimento cirúrgico, como programas de reabilitação física, cessação do tabagismo, suporte nutricional e psicológico. Já a otimização pré-operatória é uma prática consolidada e fortemente recomendada, especialmente quando há tempo hábil para intervir. Ela consiste no ajuste criterioso de medicamentos cardiovasculares como betabloqueadores, estatinas e inibidores da enzima conversora de angiotensina, no controle rigoroso de fatores de risco como hipertensão e diabetes, e na avaliação da capacidade funcional do paciente. Essas medidas visam reduzir a incidência de complicações cardíacas no perioperatório, contribuindo para melhores desfechos clínicos.[3]

Novos riscos que ainda não estão contemplados nas diretrizes mais conhecidas de avaliações pré-operatórias começam a surgir com novas classes de medicamentos. O uso de análogos do peptídeo-1 semelhante ao glucagon (GLP-1) tem sido objeto de crescente atenção, com um enorme aumento das prescrições tanto para pacientes portadores de diabetes como de obesidade. Os principais riscos perioperatórios associados a esses agentes concentram-se em dois aspectos: efeitos gastrointestinais (principalmente o retardo do esvaziamento gástrico) e as potenciais complicações respiratórias, sobretudo aspiração pulmonar durante anestesia geral e/ou sedação.

Essa nova classe de medicamentos tem sido amplamente estudada, e a literatura mostra que eles podem retardar o esvaziamento gástrico, o que pode agregar risco de aspiração pulmonar durante anestesia geral ou sedação profunda, mesmo em pacientes que cumpriram adequadamente o jejum pré-operatório. Essa possibilidade levou algumas sociedades de anestesiologia a recomendar a suspensão desses medicamentos antes de cirurgias eletivas, mas não há um consenso sobre o tempo de suspensão.

Entre os grandes estudos de coorte e análises mais robustas, não se encontra aumento estatisticamente significativo no risco de aspiração associado ao uso desses agentes. A incidência absoluta é baixa, e até o momento, não há relação causal bem estabelecida. Os dados disponíveis não sugerem maior risco de complicações cirúrgicas graves como infecção, tromboembolismo, insuficiência orgânica ou mortalidade. Diante disso, as diretrizes mais atuais reforçam a importância da avaliação individualizada do risco de aspiração, levando em conta o tipo e a urgência da cirurgia, comorbidades e o motivo do uso do GLP-1.

Recomenda-se suspender a medicação no dia do procedimento quando se trata de formulações diárias, e com pelo menos 7 dias de antecedência para as versões semanais, especialmente em cirurgias eletivas com anestesia geral nas recomendações mais liberais e 21 dias antes pelas diretrizes mais conservadoras.[5,6] Nos casos em que há maior risco ou dúvida ou ainda sintomas de plenitude gástrica ou náuseas, deve-se considerar a ultrassonografia gástrica *point-of-care* no pré-operatório e adaptar a técnica anestésica, utilizando técnicas recomendadas para pacientes de estômago cheio.

MANEJO INTRAOPERATÓRIO

A hipotensão intraoperatória está associada a uma série de desfechos adversos significativos, incluindo lesão renal aguda, infarto do miocárdio, acidente vascular cerebral, disfunção cognitiva pós-operatória e aumento da mortalidade. Estudos demonstram que tanto a gravidade quanto a duração da hipotensão se correlacionam diretamente com o risco dessas complicações, especialmente em pacientes idosos ou com múltiplas comorbidades. A hipotensão sustentada compromete a perfusão tecidual, levando à hipóxia e à disfunção de órgãos vitais. Além disso, restrição hídrica excessiva e uso de vasopressores podem agravar o quadro, contribuindo para aumento de morbidade e prolongamento da internação hospitalar. Por isso, a detecção precoce e o manejo individualizado da instabilidade hemodinâmica são fundamentais para prevenir complicações e melhorar os desfechos clínicos no perioperatório.[7]

A otimização de metas foi criada há alguns anos por Rivers focando a redução de morbidade de pacientes sépticos, mas rapidamente esse conceito foi aplicado ao intraoperatório para pacientes de alto risco. Os objetivos têm sido constantemente discutidos e revisados, principalmente para o contexto intraoperatório, no qual o metabolismo do paciente está reduzido pelo efeito dos agentes anestésicos e há a oportunidade de conseguir oferta otimizada da entrega de oxigênio, buscando evitar sofrimento tecidual e assim reduzir o risco de disfunções orgânicas (Quadro 1).

Recentemente tem-se discutido a evolução do conceito de terapia guiada por objetivos (GDT) para um conceito mais aprimorado e não tão focado no uso de fluidos, que é a terapia hemodinâmica guiada por metas (GDHT).

A GDHT vai além da fluidoterapia e inclui otimização de toda a dinâmica cardiovascular, englobando manejo da pré-carga (com fluidos), contratilidade (com inotrópicos) e pós-carga (com vasopressores). O objetivo é manter adequada perfusão tecidual e estabilidade hemodinâmica por meio de intervenções direcionadas a múltiplos determinantes do débito cardíaco, conforme descrito no Quadro 2.

A monitorização é ferramenta essencial para conseguir adequado manejo intraoperatório e otimização. A decisão sobre as técnicas de monitorização e invasão deve ser orientada por uma combinação de fatores: fatores de risco clínicos dos pacientes no pré-operatório associados ao risco cirúrgico e fatores inerentes a essa intervenção. Nesse sentido, a Sociedade de Anestesiologia do Estado de São Paulo (SAESP) publicou o consenso brasileiro sobre terapia hemodinâmica

QUADRO 1 Parâmetros, limiares e principais intervenções na GDT intraoperatória

Determinante do débito cardíaco	Medidas hemodinâmicas para avaliação	Limite para intervenção	Intervenção	Exemplo de intervenção	Avaliação da resposta
Pré-carga	SV, SVI, SVV, PPV	↓ SV/SVI ↑ SVV (≥ 13%) ↑ PPV (≥ 12%)	Bólus de fluido	200-250 mL cristaloide ou coloide	↑ SV em 10% ↓ SVV ↓ PPV
Contratilidade	CI	↓ CI (< 2,5 L/min)	Inotrópico	Efedrina ou cálcio	↑ CI
Pós-carga	SVR, SVRI	↓ SVR/SVRI	Vasopressor	Fenilefrina ou noradrenalina	↑ SVR/SVRI

CI (*cardiac index*): índice cardíaco; GDT: terapia guiada por objetivos; PPV (*pulse pressure variation*): variação da pressão de pulso; SV (*stroke volume*): volume; SVI (*stroke volume index*): índice de volume sistólico; SVR (*systemic vascular resistance*): resistência vascular sistêmica; SVRI (*systemic vascular resistance index*): índice de resistência vascular sistêmica; SVV (*stroke volume variation*): variação do volume sistólico.

QUADRO 2 Diferenças entre terapia guiada por metas e terapia hemodinâmica guiada por metas

Característica	GDT	GDHT
Escopo	Restrito à fluidoterapia	Abrange fluidos, inotrópicos e vasopressores
Parâmetros utilizados	SVV, PPV, SV	SV, CI, SVR, MAP, SVV, PPV etc.
Objetivo final	Otimizar volemia	Otimizar perfusão e estabilidade hemodinâmica
Aplicação clínica inicial	ERAS e cirurgias com risco de hipovolemia	Cirurgias de maior risco hemodinâmico

CI (*cardiac index*): índice cardíaco; ERAS (*enhanced recovery after surgery*): programas de recuperação acelerada após cirurgia; GDT: terapia guiada por metas; GDHT: terapia hemodinâmica guiada por metas; PPV (*pulse pressure variation*): variação da pressão de pulso; SV (*stroke volume*): volume; SVR (*systemic vascular resistance*): resistência vascular sistêmica; SVV (*stroke volume variation*): variação do volume sistólico.

perioperatória guiada por objetivos em pacientes submetidos a cirurgias não cardíacas. Esse documento traz a ideia de escalonar o nível de monitorização e individualizar o cuidado de cada paciente, considerando riscos variados (Figura 1).[8]

Durante o período intraoperatório é importante entender a fisiopatologia da hipotensão quando ela acontece. Muitos fatores podem estar envolvidos, e essa compreensão é essencial para orientar a tomada de decisão intraoperatória, que pode ser determinante para a evolução do paciente.[3] Por exemplo, corrigir a hipotensão induzida pelos agentes e técnicas anestésicas exclusivamente pode levar a uma sobrecarga hídrica que, por sua vez, pode vir a ser deletéria em muitos casos, podendo inclusive aumentar a mortalidade perioperatória. Portanto, é essencial entender o que está acontecendo com o paciente para conseguir otimizá-lo e corrigir as alterações que podem estar sendo causadas por inúmeras situações durante uma cirurgia: desde os próprios agentes anestésicos, sangramento, posicionamento etc. A Figura 2 exemplifica alguns dos motivos subjacentes que podem levar a hipotensão intraoperatória e podem ocasionar diferentes condutas.

A monitorização hemodinâmica evoluiu bastante, de modo que, para muitas situações, consegue-se ter a adequada avaliação de parâmetros avançados, como débito cardíaco e critérios de responsividade volêmica de maneira não invasiva ou minimamente invasiva.

Entre os métodos minimamente invasivos mais recomendados estão a análise da onda de pressão arterial (FloTrac®/Vigileo®, LiDCO®, ProAQT®) e a Doppler esofágica, que apresentam boas evidências em protocolos de otimização hemodinâmica perioperatória, especialmente em cirurgias abdominais de grande porte. Técnicas completamente não invasivas, como as baseadas em *cuff* digital (ClearSight®, CNAP®), bioimpedância torácica (NICOM®) e ecocardiografia transtorácica, também têm sido destacadas por sua facilidade de uso e segurança, embora apresentem limitações em certos contextos clínicos, como durante cirurgias com eletrocautério ou em pacientes em choque séptico grave.[9]

A implementação bem-sucedida dessas tecnologias depende da adesão rigorosa a protocolos clínicos padronizados, com treinamento adequado das equipes. Por isso, é recomendada uma abordagem gradual e modular, na qual o método de monitorização escolhido

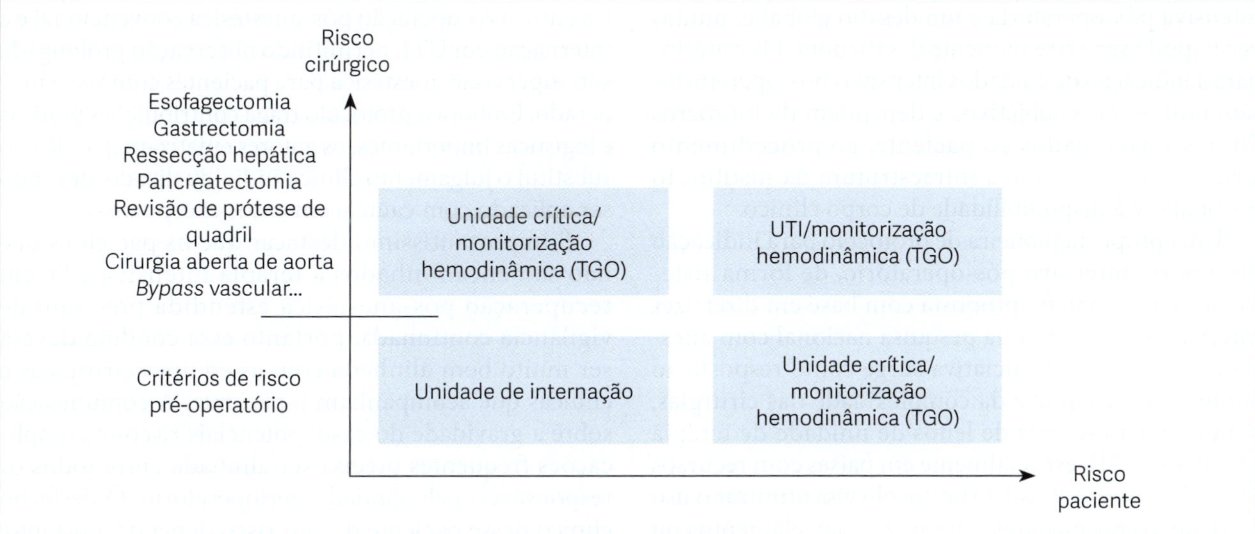

FIGURA 1 Matriz para orientar a monitorização de pacientes de alto risco.

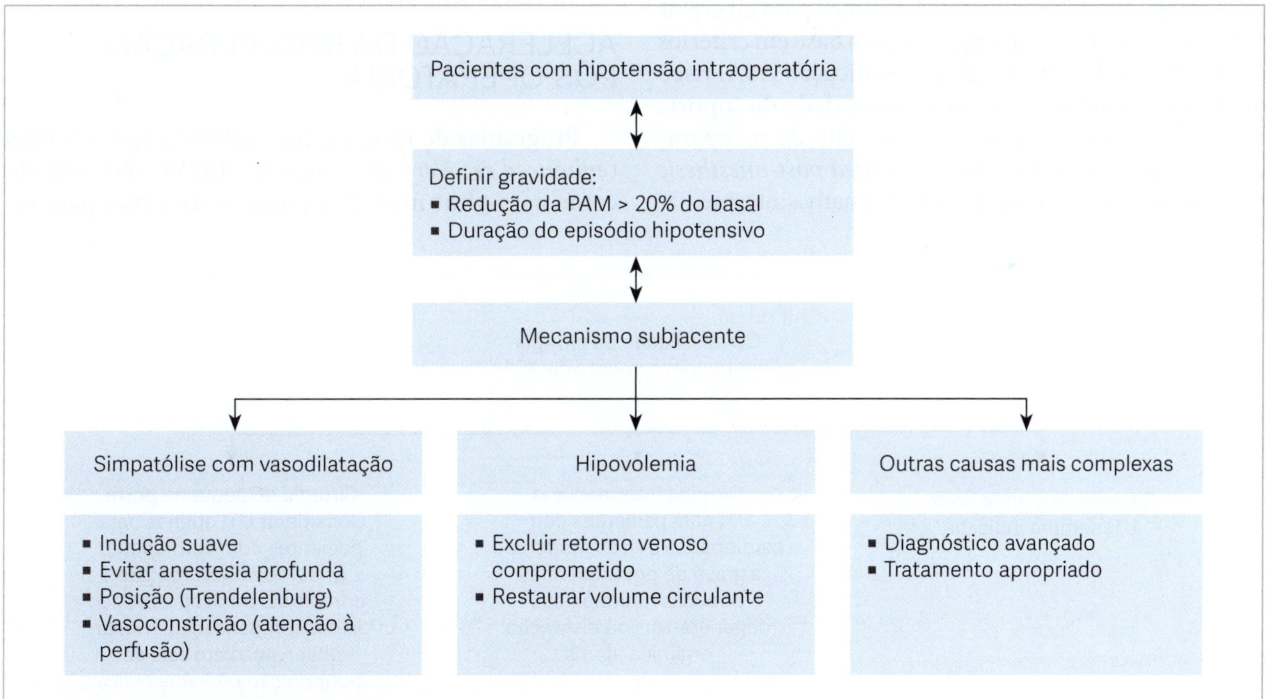

FIGURA 2 Abordagem fisiopatológica da hipotensão intraoperatória.
PAM: pressão arterial média.

seja proporcional à gravidade clínica do paciente e ao risco do procedimento cirúrgico. A adoção de técnicas menos invasivas tem potencial não apenas de melhorar os resultados clínicos em pacientes de alto risco, mas também de promover a utilização mais racional e eficiente dos recursos hospitalares, justificando fortemente sua incorporação à prática clínica diária.

PÓS-OPERATÓRIO

Uma vez que o adequado manejo intraoperatório foi realizado, outro ponto importantíssimo que pode determinar o resultado e influenciar o desfecho pós-operatório em pacientes de alto risco é o nível de cuidado pós-operatório. A disponibilidade de leitos de terapia intensiva pós-operatória é um desafio global e, muitas vezes, pode ser extremamente desafiadora. Os critérios para a indicação de cuidados intensivos pós-operatórios são muitas vezes subjetivos e dependem de inúmeros fatores relacionados ao paciente, ao procedimento cirúrgico e até mesmo à infraestrutura da instituição hospitalar e à disponibilidade de corpo clínico.

Uma proposta pioneira de protocolo para indicação de suporte intensivo pós-operatório, de forma sistemática e racional, foi proposta com base em diretrizes internacionais e em uma pesquisa nacional com anestesiologistas.[10] Essa iniciativa surge como resposta ao aumento do volume e da complexidade das cirurgias, bem como à escassez de leitos de unidade de terapia intensiva (UTI), especialmente em países com recursos limitados como o Brasil. O protocolo visa otimizar o uso de recursos hospitalares, minimizar cancelamentos ou adiamentos cirúrgicos e garantir que pacientes com risco aumentado de disfunção orgânica sejam adequadamente monitorados no ambiente intensivo.

A proposta inclui algoritmos distintos para cirurgias eletivas e de urgência/emergência, com base em critérios como complexidade cirúrgica, classificação ASA, risco de disfunção orgânica aguda e necessidade de suporte avançado. Também introduz o conceito de recuperação pós-anestésica estendida (*extended post-anesthesic recovery* – e-PAR), que representa alternativa intermediária entre a recuperação pós-anestésica convencional e a internação em UTI, permitindo observação prolongada sob supervisão anestésica para pacientes com risco moderado. Embora o protocolo traga contribuições práticas e logísticas importantes, os autores enfatizam que ele não substitui o julgamento clínico individualizado, devendo ser aplicado com cautela em casos excepcionais.

É importantíssimo destacar que os pacientes que não são encaminhados a terapia intensiva e fazem recuperação pós-anestésica estendida precisam de vigilância continuada, portanto essa conduta deverá ser muito bem alinhada com as equipes cirúrgicas e clínicas que acompanham o paciente. A comunicação sobre a gravidade do caso, potenciais riscos e complicações frequentes precisa ser alinhada entre todos os responsáveis pelo cuidado perioperatório. O desfecho clínico desse paciente de alto risco depende, portanto, de condutas acertadas, mas também de boa vigilância e comunicação entre os times responsáveis por todas as fases do perioperatório (Figura 3).

ACELERAÇÃO DA RECUPERAÇÃO PÓS-OPERATÓRIA

Programas de recuperação acelerada após cirurgia (*enhanced recovery after surgery* –ERAS) têm surgido como caminhos multidisciplinares eficientes para re-

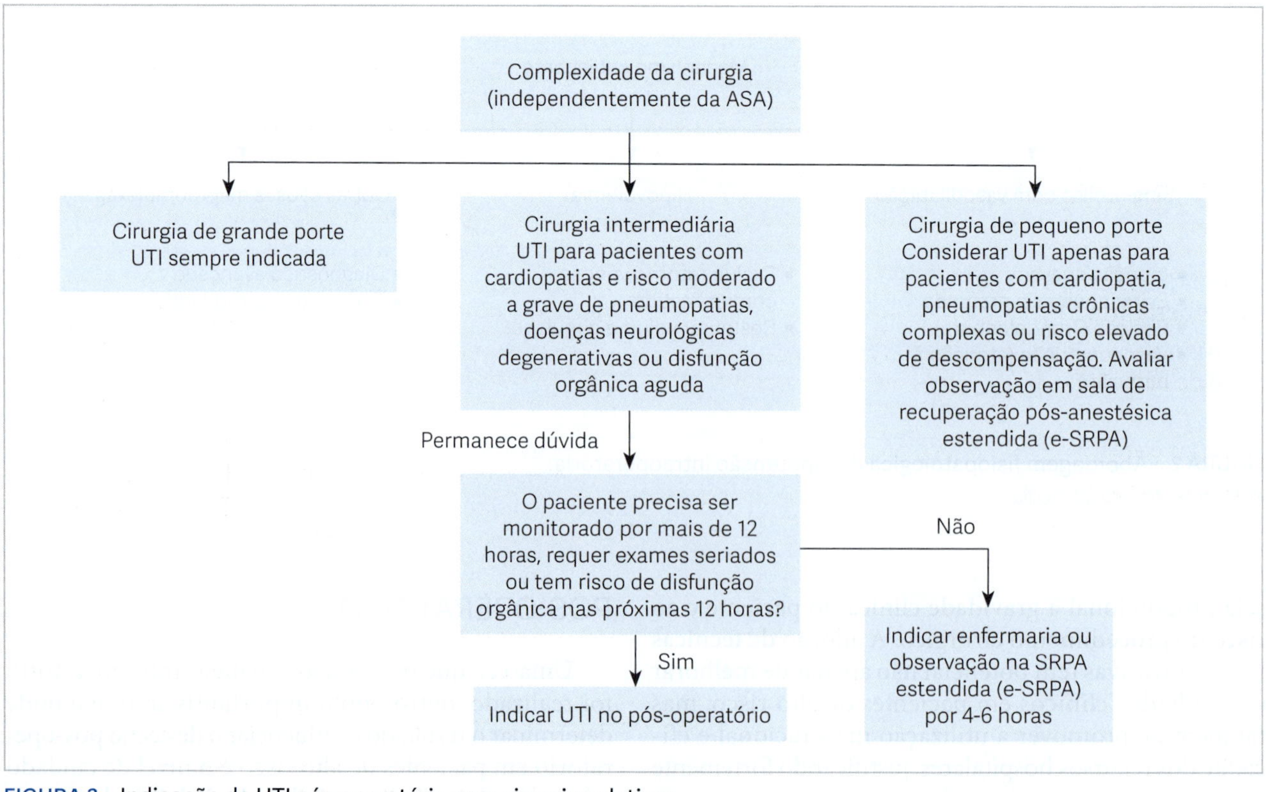

FIGURA 3 Indicação de UTI pós-operatória para cirurgias eletivas.
ASA: American Society of Anesthesiologist; UTI: unidade de terapia intensiva.

duzir o estresse fisiológico e melhorar os resultados clínicos. As iniciativas de aceleração da recuperação pós-operatória têm demonstrado significativa eficácia na melhoria dos desfechos clínicos em pacientes submetidos a diferentes tipos de cirurgias, sobretudo em grupos considerados de alto risco. Essas iniciativas envolvem protocolos multidisciplinares que abrangem desde a fase pré-operatória até o período pós-operatório, incluindo estratégias como nutrição adequada, manejo multimodal da dor, mobilização precoce e redução do uso de sondas e drenos, visando minimizar o estresse cirúrgico e acelerar a recuperação funcional.

Uma metanálise abrangendo 74 estudos clínicos randomizados com mais de 9 mil pacientes mostrou que a implementação de protocolos ERAS reduziu significativamente o tempo de internação hospitalar em cerca de 1,9 dia e diminuiu substancialmente a ocorrência de complicações pós-operatórias.[11] Esses benefícios são especialmente relevantes em pacientes de alto risco, como idosos ou aqueles com múltiplas comorbidades, que tradicionalmente têm maior propensão a complicações, períodos mais prolongados de internação e maior mortalidade associada à cirurgia.

O sucesso desses programas depende fortemente do nível de adesão aos protocolos estabelecidos. Estratégias para melhorar essa adesão incluem treinamento das equipes, auditoria constante e *feedback*, além de envolvimento direto dos profissionais de saúde na construção e implementação das diretrizes. A implementação adequada das iniciativas de aceleração da recuperação pós-operatória não apenas melhora os resultados clínicos individuais, mas também reduz os custos de saúde, ao prevenir complicações e diminuir o tempo necessário de hospitalização, possibilitando a utilização mais eficiente dos recursos hospitalares.

QUADRO 3 Tempos recomendados de jejum pré-operatório

Tipo de ingestão	Tempo mínimo de jejum pré-operatório recomendado
Líquidos claros*	2 horas
Leite materno	4 horas
Leite artificial ou fórmula	6 horas
Leite de vaca/desnatado	6 horas
Refeição leve**	6 horas
Refeição pesada***	8 horas

* Líquidos claros: água, chá, café sem leite, sucos coados, bebidas isotônicas.
** Refeição leve: torradas, bolachas, pequena quantidade de gordura.
*** Refeição pesada: alimentos com carne, frituras, grande quantidade de gordura e fibras.

A abreviação do jejum pré-operatório representa uma das principais estratégias das iniciativas de aceleração da recuperação pós-operatória, especialmente em pacientes de alto risco. Ao permitir a ingestão de líquidos claros até poucas horas antes do procedimento, e de uma refeição leve até a noite anterior à cirurgia, essa medida contribui para a redução do estresse metabólico, minimiza a resistência insulínica induzida pelo jejum prolongado e favorece a manutenção do estado nutricional do paciente. A flexibilização do jejum está associada à menor incidência de desconforto, hipoglicemia, náuseas e vômitos no pós-operatório, além de possibilitar uma recuperação funcional mais rápida e segura. Assim, a abreviação do jejum é um pilar fundamental dos protocolos, promovendo benefícios clínicos, maior satisfação do paciente e redução de complicações, sem aumentar o risco de aspiração pulmonar quando adequadamente aplicada.

Diante de todos os pontos expostos, as iniciativas representam uma abordagem essencial e altamente recomendada para o manejo cirúrgico perioperatório, devendo ser amplamente adotadas e aprimoradas, particularmente em pacientes cirúrgicos considerados de alto risco, para maximizar resultados clínicos favoráveis e garantir segurança e eficiência no cuidado cirúrgico.

CONSIDERAÇÕES FINAIS

O cuidado perioperatório do paciente crítico e cirúrgico de alto risco representa um dos maiores desafios da anestesiologia e terapia intensiva atualmente, exigindo abordagem multidisciplinar, individualizada e baseada nas melhores evidências científicas. A avaliação criteriosa do risco, a otimização pré-operatória, o manejo hemodinâmico intraoperatório e o planejamento do cuidado pós-operatório são etapas que, quando integradas a protocolos bem estruturados, podem reduzir significativamente complicações e mortalidade.

O avanço das tecnologias de monitorização minimamente invasivas, associado à implementação de programas de aceleração da recuperação pós-operatória (ERAS), contribui para melhores desfechos, sobretudo nos pacientes mais vulneráveis. Estratégias como a pré-habilitação, a abreviação do jejum, o manejo multimodal da dor e a vigilância intensiva no pós-operatório devem ser amplamente adotadas e adaptadas à realidade de cada instituição.

Por fim, reforça-se que a comunicação efetiva entre as equipes, o uso racional de recursos e a constante atualização profissional são fundamentais para garantir segurança, eficiência e humanização no cuidado ao paciente de alto risco cirúrgico, promovendo uma recuperação mais rápida e sustentável.

PONTOS-CHAVE

1. Paciente cirúrgico de alto risco exige avaliação multifatorial. A definição de risco envolve fatores clínicos, funcionais, cirúrgicos e laboratoriais, sendo limitada por variabilidade entre avaliadores e acesso a exames especializados.
2. A avaliação pré-operatória deve ser individualizada e abrangente. Ferramentas como escalas de fragilidade e testes cognitivos são especialmente relevantes em idosos e auxiliam na identificação de riscos não captados por métodos tradicionais.
3. A monitorização intraoperatória é essencial para prevenir complicações. A detecção precoce de instabilidades hemodinâmicas, como hipotensão, pode reduzir lesão de órgãos e mortalidade, sendo favorecida por tecnologias minimamente invasivas.
4. O planejamento do pós-operatório influencia diretamente os desfechos. Estratégias como observação estendida, protocolos ERAS e boa comunicação entre as equipes são fundamentais para o cuidado seguro e eficiente de pacientes de alto risco.

REFERÊNCIAS BIBLIOGRÁFICAS

1. Raslau D, Bierle DM, Stephenson CR, Mikhail MA, Kebede EB, Mauck KF. Preoperative Cardiac risk assessment. Mayo Clin Proc. 2020;95(5):1064-79.
2. Smilowitz NR, Berger JS. Perioperative cardiovascular risk assessment and management for noncardiac surgery: a review. JAMA. 2020;324(3):279-90.
3. Halvorsen S, Mehilli J, Cassese S, Hall TS, Abdelhamid M, Barbato E, et al. 2022 ESC guidelines on cardiovascular assessment and management of patients undergoing non-cardiac surgery. Eur Heart J. 2022;43(39):3826-924.
4. Zietlow KE, Wong S, Heflin MT, McDonald SR, Sickeler R, Devinney M, et al. Geriatric preoperative optimization: a review. Am J Med. 2022;135(1):39-48.
5. Marino EC, Negretto L, Ribeiro RS, Momesso D, Feitosa ACR, Bertoluci M. Rastreio e controle da hiperglicemia no perioperatório. In: Diretriz da Sociedade Brasileira de Diabetes. Conectando Pessoas; 2023 [acesso em 29 jun. 2025]. Disponível em: https://diretriz.diabetes.org.br/rastreio-e-controle-da-hiperglicemia-no-perioperatorio/.
6. Sen S, Pai SL, Harbell MW. Navigating the clinical benefits, risks, and emerging controversies with glucagon-like peptide-1 receptor agonists. Curr Opin Anestesiol. 2025;38(4):533-9.
7. Yerdon A, Taylor K, Woodfin K, Richey R, McMullan S, Chappell D. Goal-directed therapy: what is the goal again? Perioper Med. 2025;14(1):57.
8. Silva ED, Perrino AC, Teruya A, Sweitzer BJ, Gatto CST, Simões CM, et al. Consenso Brasileiro sobre terapia hemodinâmica perioperatória guiada por objetivos em pacientes submetidos a cirurgias não cardíacas: estratégia de gerenciamento de fluidos – produzido pela Sociedade de Anestesiologia do Estado de São Paulo (SAESP). Braz J Anesthesiol. 2016;66(6):557-71.
9. Renner J, Grünewald M, Bein B. Monitoring high-risk patients: minimally invasive and non-invasive possibilities. Best Pract Res Clin Anaesthesiol. 2016;30(2):201-16.
10. Rodrigues RDR, Malbouisson LMS, Quintão VC, Goldgraber T, Simões CM, Galas FRBG, et al. First proposed guideline for the allocation of surgical patients in an intensive care unit. Perioper Anesth Rep. 2023;1:e000523.
11. Sauro KM, Smith C, Ibadin S, Thomas A, Ganshorn H, Bakunda L, et al. Enhanced recovery after surgery guidelines and hospital length of stay, readmission, complications, and mortality: a meta-analysis of randomized clinical trials. JAMA Netw Open. 2024;7(6):e2417310.

16

Analgesia pós-operatória

Christiane Pellegrino Rosa
João Valverde Filho

SUMÁRIO

INTRODUÇÃO

A International Association for the Study of Pain (IASP) define dor como experiência sensorial ou emocional desagradável, associada à lesão tecidual presente, potencial ou descrita como tal. Essa definição refere-se à dor aguda, crônica e decorrente dos diferentes tipos de dores e sintomas, como dor inflamatória, neuropática ou nociplástica.

A expressão da dor é influenciada por fatores como personalidade, aspectos culturais, familiares e espirituais. Esses fatores tornam o manejo da dor de difícil controle, especialmente em ambiente de unidade de terapia intensiva (UTI), decisivos para prevenção do sofrimento e cronificação da dor.

O diagnóstico correto e o tratamento eficaz da dor aguda pós-operatória em unidades de cuidados intensivos são cruciais para acelerar a recuperação dos pacientes e minimizar complicações. A dor não controlada pode levar a consequências clínicas e psicológicas significativas, incluindo a transição para dor crônica e a dependência de opioides e outros fármacos.[1]

A dor pós-operatória aguda é comum, e diversos estudos estimam que 80% dos pacientes cirúrgicos apresentam dor aguda de qualquer intensidade, porém 20% deles relatam dor intensa, e invariavelmente o tratamento é subdimensionado, provocando gestão inadequada da dor e ocasionando intervenções de ventilação mecânica prolongada, capacidade reduzida de reabilitação e sequelas psicológicas a longo prazo.

A associação de sedação e analgesia pode ser benéfica em pacientes submetidos à prótese ventilatória e permanência prolongada em ambiente de terapia intensiva.[2]

Apesar dos avanços no manejo da dor aguda e da estruturação dos serviços de tratamento da dor, muitos indivíduos ainda experimentam dor durante o período de internação hospitalar. Estudo de Warfield envolvendo 500 indivíduos candidatos à cirurgia demonstrou que a dor no período pós-operatório foi o principal temor de 56% dos pacientes, e 77% reportaram dor nesse período.[3]

O controle da dor no período pós-operatório vem-se tornando parte fundamental dos cuidados durante a hospitalização, minimizando o tempo de permanência hospitalar, auxiliando a recuperação e a funcionalidade e diminuindo, assim, os custos hospitalares.[4]

FISIOPATOLOGIA DA DOR AGUDA

O procedimento cirúrgico e a dor provocam respostas endócrinas com aumento da secreção de cortisol, catecolaminas e outros hormônios, que são causas importantes do aumento da frequência cardíaca, hipertensão arterial sistêmica, redução do fluxo sanguíneo regional, alterações da resposta imunológica, hiperglicemia, lipólise e balanço nitrogenado negativo. A resposta ao estresse desempenha papel importante na morbidade e na mortalidade durante o período pós-operatório.[5]

A dor aguda é quase sempre de origem nociceptiva e inflamatória. Esta tem a função de detectar, localizar e limitar a lesão tecidual. A dor pós-operatória é uma apresentação comum de dor aguda, sendo geralmente autolimitada, ou de resolução em dias ou semanas com tratamento adequado. Quando a dor persiste por tempo prolongado, além do curso normal da doença, passa a ser denominada dor crônica e geralmente tem difícil controle com medidas convencionais.[6]

Vias de condução da dor

A sensação de dor caracteriza-se por sensação protopática, transmitida por intermédio de receptores com alto limiar de ativação e conduzida por fibras finas e mielinizadas (A-delta) e fibras não mielinizadas (fibras C). O estímulo doloroso é conduzido da periferia ao córtex cerebral através de três vias condutoras da dor.

Os neurônios aferentes de primeira ordem estão localizados no gânglio da raiz dorsal da medula espinal, localizado no forame vertebral de cada nível da medula. A maioria desses neurônios apresenta um único axônio, que bifurca, enviando terminações aos tecidos periféricos e terminações para o corno posterior da medula espinal (via raiz dorsal, em cada nível cervical, de nociceptores periféricos, redução da tensão de oxigênio local, redução do pH e elevação do lactato). A hipóxia tecidual ocorre por redução do aporte de oxigênio local por lesão vascular, coagulação, edema, consumo de oxigênio por metabolismo ativo e redução do limiar de excitação neuronal.[6]

Uma vez no corno posterior da medula espinhal (CPME), os neurônios primários realizam sinapse não só com neurônios secundários, mas também com interneurônios e neurônios motores do corno anterior da medula.[7,8]

À medida que fibras aferentes alcançam a medula espinal, elas se dividem de acordo com o tamanho; fibras mielinizadas se tornam mediais, e fibras não mielinizadas finas tornam-se laterais. As fibras podem ainda ascender ou descender um a três segmentos na medula através do trato de Lissauer antes de realizar sinapse com os neurônios de segunda ordem na substância cinzenta do corno dorsal ipsilateral.[7,8]

A substância cinzenta medular divide-se em 10 lâminas de Rexed. As 6 primeiras lâminas formam o corno posterior da medula espinal (CPME) e recebem as aferências neurais, representando o principal sítio de modulação da dor.[7,8]

Os neurônios de segunda ordem podem ser nociceptivos ou polimodais, isto é, recebem também aferências não nociceptivas provenientes das fibras A-delta, A-beta e C. Os neurônios polimodais são os mais prevalentes no CPME, sendo mais abundantes na lâmina V. Esses neurônios não apresentam atividade espontânea a não ser que se tornem sensibilizados mediante estimulação repetitiva, quando então passam a apresentar atividade espontânea e despolarizam prolongadamente os neurônios do CPME, mesmo com estímulos de mesma intensidade, fenômeno conhecido como *wind-up*.[7,8]

A maioria das fibras nociceptivas C envia colaterais ou realiza sinapse com neurônios de segunda ordem nas lâminas I e II e em menor proporção na lâmina V. Em contraste, fibras nociceptivas A-delta realizam sinapse principalmente nas lâminas I, V e X. A lâmina I responde a estímulos nociceptivos provenientes de tecidos cutâneos ou somáticos profundos. A lâmina II (substância gelatinosa), rica em interneurônios, tem papel importante no processamento e modulação dos impulsos nociceptivos oriundos de nociceptores cutâneos. As lâminas III e IV recebem principalmente impulsos não nociceptivos. As lâminas VIII e IX formam o corno anterior da medula (motor). A lâmina VII (coluna intermédio-lateral) contém corpos celulares dos neurônios simpáticos pré-ganglionares.[7,8]

Aferências viscerais terminam na lâmina V e em menor proporção na lâmina I. Essas duas lâminas representam pontos de convergência central entre estímulos viscerais e somáticos. A lâmina V responde tanto a estímulos nociceptivos quanto não nociceptivos, e recebe tanto aferências somáticas quanto viscerais. Esse fenômeno de convergência é responsável pelo quadro de dor relatada. Comparadas às fibras nociceptivas, as fibras viscerais são menos abundantes, largamente distribuídas e proporcionalmente ativam maior número de neurônios, não apresentando organização somatotópica.[7,8]

Os axônios dos neurônios de segunda ordem cruzam a linha média próximo a seu nível de origem, formando o trato espinotalâmico, que ascende do lado contralateral e envia aferências ao tálamo, formação reticular ascendente e núcleo da rafe magna, substância periaquedutal cinzenta. O trato espinotalâmico é considerado a principal via de condução da dor, localizado anterolateralmente na substância branca medular. Esse trato divide-se em lateral (neoespinotalâmico) e medial (paleoespinotalâmico); o lateral carrega informações discriminativas da dor, como localização, intensidade e duração, enquanto o medial é responsável por mediar percepções emocionais e autonômicas relacionadas à dor.[7,8]

As fibras condutoras da dor ascendem difusamente, ipsilateral e contralateralmente, o que explica a persistência da dor em alguns pacientes mesmo após ablação do trato espinotalâmico contralateral.[7,8]

Neurônios de terceira ordem localizam-se no tálamo e enviam fibras para áreas somatossensoriais nas áreas I e II do giro pós-central do córtex parietal e parede superior da fissura lateral. Enquanto a maioria dos neurônios do núcleo talâmico lateral projeta-se no córtex somatossensorial, neurônios provenientes do núcleo medial e intralaminar projetam-se no giro do cíngulo anterior e medeiam o sofrimento e os componentes emocionais relacionados à dor.[7,8]

Nociceptores

Os nociceptores são terminações nervosas livres localizadas nas extremidades das fibras amielínicas C ou mielinizadas tipo A-delta e reagem a estímulos químicos (ácidos, capsaicina, bradicinina e outras substâncias inflamatórias), mecânicos (pressão) ou térmicos (calor, frio) intensos, normalmente apresentando alto limiar de ativação.

Vários tipos de nociceptores são descritos, como mecanoceptores, nociceptores silenciosos (ativados na presença de inflamação) e nociceptores polimodais. Estes últimos são os mais prevalentes, respondendo a extremos de temperatura, pressão excessiva e substâncias algiogênicas como bradicinina, histamina, serotonina, H^+, K^+, prostaglandinas (principalmente PGE2), AMPc, substância P, fator de crescimento nervoso e outras.[7,9]

Os nociceptores localizam-se tanto em tecidos somáticos quanto viscerais. Nociceptores somáticos profundos são menos sensíveis aos estímulos nociceptivos, mas facilmente sensibilizados na presença de inflamação. Órgãos viscerais contêm principalmente nociceptores silenciosos.

Modulação da dor

A modulação da dor ocorre perifericamente no nociceptor, na medula espinal ou nas estruturas supraespinais, suprimindo ou intensificando a dor.

Perifericamente, nociceptores e seus neurônios expressam sensibilização após estímulos repetitivos, que se manifestam como respostas aumentadas aos estímulos inflamatórios, ou, ainda, responsividade aos estímulos não dolorosos.

A sensibilização dos nociceptores resulta em redução do limiar da dor, aumento da resposta aos estímulos de mesma frequência, decréscimo na latência da resposta e resposta mantida mesmo após a cessação dos estímulos.

A hiperalgesia primária é mediada pela liberação de substâncias algiogênicas provenientes da lesão tecidual. A bradicinina ativa unidades periféricas do sistema nervoso simpático, que libera prostaglandinas e noradrenalina nos tecidos, sensibilizando os nociceptores aos movimentos e a deformação mecânica. A substância P, a neurocinina A e o peptídeo[7,8] geneticamente relacionado ao cálcio (PGRC), entre outros, são liberados durante a deflagração dos potenciais de ação, atraindo elementos celulares envolvidos no processo inflamatório (neutrófilos, basófilos, linfócitos, macrófagos) e gerando vasodilatação e instalação de processo inflamatório de origem neurogênica (hiperalgesia secundária) que também sensibiliza os receptores.[7]

Modulação central

Os mecanismos que explicam a sensibilização central na medula espinal incluem o fenômeno de *wind-up* e sensibilização de neurônios de segunda ordem. Neurônios polimodais aumentam sua frequência e a duração de disparos com o mesmo estímulo repetitivo, mesmo após a cessação dos estímulos aferentes.[7]

Os campos receptivos dos neurônios expandem-se em virtude da maior efetividade das sinapses, acarretando ampliação da área de dor, e neurônios adjacentes passam a responder a estímulos, nociceptivos ou não.

Além disso, há ainda hiperexcitabilidade, fenômeno observado ipsilateral e contralateralmente.

Mediadores da sensibilização central incluem substância P, PGRC, colecistocinina, glutamato, aspartato, entre outros. Essas substâncias desencadeiam alterações na excitabilidade da membrana, pela interação com receptores acoplados à proteína G, ativando o segundo mensageiro no meio intracelular e acarretando a fosforilação de substratos proteicos.

Os receptores N-metil-D-aspartato (NMDA) são ativados por aminoácidos (glutamato e aspartato) e têm papel importante na sensibilização central. A ativação dos receptores NMDA provoca aumento na concentração intracelular de cálcio nos neurônios espinais e ativa a fosfolipase, induzindo a formação de prostaglandinas, óxido nítrico e facilitando assim a liberação de aminoácidos excitatórios na medula espinal.[7]

A transmissão nociceptiva pode ser inibida na medula por meio de atividade medular ou de atividade supraespinal descendente. Glicina e ácido gama-aminobutírico são aminoácidos com função inibitória, com papel importante na inibição da dor segmentar na medula. A inibição desses aminoácidos resulta em alteração da ação de neurônios polimodais, produzindo hiperestesia e alodinia.

No nível supraespinal, a modulação da dor origina-se da substância cinzenta periaquedutal, formação reticular e núcleos da rafe magna. O efeito antinociceptivo é mediado por receptores alfa-2-adrenérgicos, serotoninérgicos e opiáceos. As vias inibitórias adrenérgicas originam-se da substância cinzenta periaquedutal e da formação reticular. A norepinefrina modula sua ação por ativação dos receptores alfa-2 pré e pós-sinápticos.

A dor, portanto, pode ser gerada por excesso de estímulos nociceptivos ou por comprometimento dos mecanismos modulatórios ou da integridade das unidades nociceptivas ou supressoras de dor. Em muitas situações, há participação de mecanismos nociceptivos e neuropáticos em sua gênese.[7,8]

FÁRMACOS PARA ANALGESIA

Fármacos analgésicos podem ser divididos em opioides, analgésicos simples, anestésicos locais e sistêmicos. Os opioides podem ser naturais, semissintéticos ou sintéticos, e suas atividades estão relacionadas à afinidade com o receptor, agindo como agonistas, antagonistas ou agonista-antagonistas.

Os agentes não opioides (anestésicos locais, anti-inflamatórios, analgésicos simples, antagonistas de NMDA) são administrados no tratamento de dores leve a moderada, ou associados aos opioides para o alívio de dores de difícil controle ou dor forte.

Opioides

Os opioides são utilizados no tratamento de dores moderada a intensa. O efeito analgésico ocorre pela interação do opioide com receptores específicos. Os opioides endógenos formam uma parte do sistema analgésico que modula a nocicepção e incluem encefalinas e endorfinas, sendo a betaendorfina o opioide endógeno mais potente.[5]

Os receptores opioides são classificados em mu (mu_1 e mu_2), delta, kappa e sigma. Os receptores mu modulam a analgesia supraespinal, euforia, depressão respiratória e dependência física, e mu_1, responsável pelos efeitos analgésicos e mu_2, responsável pelos demais efeitos. Todos os opioides apresentam ação em ambos os receptores.[8]

Kappa, delta e sigma localizam-se na medula espinal. O receptor kappa modula analgesia, miose e sedação. Delta modula disforia, alucinação e estimulação dos centros respiratórios e vasomotores (efeitos psicomiméticos), enquanto sigma modula disforia, alucinações e estimulação dos centros respiratório e vasomotor.

A ligação dos opioides aos receptores específicos produz potências analgésicas que podem variar de fraca a intensa. De acordo com sua ação no receptor, os opioides podem ser classificados em:

- Agonista puro (morfina, fentanil, alfentanil, sufentanil, meperidina, entre outros).
- Agonista-antagonista (nalbufina, buprenorfina).
- Antagonista (naloxona).

O uso dos diferentes opioides por tempo prolongado produz tolerância e efeito cruzado com demais opioides.[8]

As principais ações dos opioides incluem:

- Analgesia: analgésicos opioides agonistas puros são desprovidos de dose-teto, por isso os incrementos das doses podem produzir maior alívio das dores. Efeitos analgésicos semelhantes podem ser obtidos com todos os agonistas opioides, mesmo após a troca da via da administração (discutido adiante). Porém, em razão das diferenças farmacodinâmicas e farmacocinéticas, as potências dos opioides podem variar entre si. Didaticamente, os opioides são divididos de acordo com a potência analgésica em fracos (p. ex., codeína) e potentes (morfina, fentanil). Os fracos podem ser administrados em doses equianalgésicas.[5] Tabelas de conversão são guias que fornecem doses equianalgésicas, para a rotação de opioide com o objetivo de otimizar a dose e a via de administração (discutido adiante).
- Depressão respiratória: todos os opioides agonistas mu têm efeito direto nos centros respiratórios da ponte e bulbo, sendo o principal efeito a inibição da resposta do centro respiratório ao aumento na tensão de pCO_2 (desvio da curva de CO_2 para a direita). Ocorre redução da frequência respiratória, do volume corrente e, consequentemente, do volume-minuto.[8]
  - Depressão respiratória pode ocorrer quando doses excessivas de opioides são administradas. A dor é um potente estimulante do centro respiratório, o que pode explicar a baixa incidência de depressão respiratória em pacientes com controle da dor sem a administração regular horária do opioide, às custas de demanda.[10]
  - Pacientes que dependem da musculatura intercostal, como portadores de doença pulmonar obstrutiva crônica (DPOC), obesos mórbidos, síndrome da apneia do sono ou pós-operatório de grandes cirurgias abdominais, podem comprometer a função pulmonar pelo uso inadequado dos opioides.[10]
  - Há ainda risco aumentado de depressão respiratória em pacientes idosos e usuários crônicos de opioides, nos quais a cirurgia eliminou abruptamente o estímulo doloroso. O uso de PCA (bólus) reduz esse risco.
  - O tratamento da depressão respiratória inclui a suspensão da administração de opioides e, eventualmente, administração de naloxona por via venosa para reversão completa ou parcial com vigilância para evitar a recorrência de depressão respiratória em razão dos diferentes opioides de ação curta ou prolongada.
- Supressão da tosse: todos os opioides deprimem a tosse mediante efeito direto no tronco cerebral, sendo a codeína o opioide mais utilizado para essa finalidade. A supressão da tosse pode produzir efeitos deletérios, já que há diminuição da eliminação de secreções. Todos os opioides devem ser evitados du-

rante a crise asmática em razão da possível liberação de histamina, depressão respiratória e diminuição das secreções, uma combinação de efeitos potencialmente catastrófica.[5]

- Náusea e vômito: efeito colateral comum a todos os opioides. Estão envolvidos mecanismos centrais e periféricos. Os opioides estimulam a zona de gatilho quimiorreceptora, com provável efeito agonista dopaminérgico, além de sensibilizar o sistema vestibular.[5]
- Obstipação intestinal: opioides reduzem a motilidade intestinal e aumentam o tempo de esvaziamento gástrico. Não há desenvolvimento de tolerância aos efeitos obstipantes com o uso crônico. Medidas para evitar a obstipação devem ser adotadas no início da terapia, principalmente nos idosos e nos pacientes com disfunção abdominal, com risco grave de vômito e aspiração brônquica. Reposição hídrica adequada, dieta apropriada e laxativos estão indicados.[5]
- Retenção urinária: opioides administrados por qualquer via podem aumentar o tônus da musculatura lisa vesical, provocando espasmo esfincteriano e retenção urinária. Efeito mais proeminente ocorre em idosos recebendo analgesia por via espinal. Cateterização vesical pode ser necessária para o tratamento sintomático a curto prazo.[5]
- Alterações cardiovasculares: a terapia com opioides geralmente cursa com estabilidade miocárdica e cardiovascular, podendo eventualmente cursar com redução da resistência vascular periférica, além dos efeitos inotrópicos e cronotrópicos. Com exceção da meperidina, os opioides não deprimem a contratilidade miocárdica em doses clínicas. Os efeitos inotrópicos da meperidina podem ser vistos mesmo em doses baixas (2 mg/kg).[10]
- Os opioides promovem bradicardia dose-dependente mediante estimulação central do nervo vago. A atropina é capaz de antagonizar esse efeito. Em virtude de sua estrutura semelhante à da atropina, os pacientes podem apresentar taquicardia durante o uso de meperidina.
- Liberação de histamina e consequente vasodilatação periférica ocorre com a administração de vários opioides, como morfina, codeína e meperidina. Esse efeito é parcialmente revertido pela administração de anti-histamínicos e completamente revertido pela administração de naloxona. Alguns opioides, como fentanil e sufentanil, cursam com menor liberação de histamina.[5]
- Mioclonia: opioides podem causar mioclonia, principalmente quando administrados em altas doses, sendo esse efeito mais pronunciado com o uso de meperidina. Embora os mecanismos desencadeantes não estejam claramente definidos, a administração de benzodiazepínicos ou barbitúricos é útil no tratamento.[5]
- Prurido: mais comum após a administração espinal de opioides, usualmente limitado a face e dorso. Mecanismos centrais não bem definidos estão envolvidos, e o tratamento envolve a administração de pequenas doses de nalbufina ou naloxona.[5]

Agonistas opioides clássicos

Morfina é a referência para a classificação da potência dos demais analgésicos opioides (Tabela 1). É relativamente hidrofílica comparada aos demais opioides, apresentando início de ação lento, em função da demora para atravessar a barreira hematoencefálica. Os efeitos clínicos adversos de todos os agonistas opioides são comparáveis aos da morfina, que tem ação predominantemente nos receptores mu. A morfina é metabolizada no fígado e possivelmente nos rins e no cérebro. Os compostos da degradação, 3-glucuronídeo e 6-glucoronídeo são responsáveis respectivamente pelos efeitos colaterais e efeitos analgésicos potentes.

Esses metabólitos têm excreção renal, devendo-se ter cuidado especial em pacientes com disfunção renal. Morfina não é removida por hemodiálise. Nota-se inibição da excreção de água e eletrólitos após a administração de morfina, possivelmente pelo aumento na secreção de ADH. Morfina pode promover liberação de histamina e consequente broncoconstrição e/ou prurido.

Os efeitos adversos associados ao uso da morfina são comuns a todos os opioides. Tolerância e dependência física se desenvolvem quando a administração de morfina se prolonga por semanas ou meses.[3,10]

Fentanil

Composto sintético cerca de 100 vezes mais potente que a morfina. Tem rápido início de ação e curta duração, além de fraca liberação histamínica. Sua alta lipossolubilidade faz com que seja boa opção para administração transdérmica.[8,11]

Alfentanil

É 10 vezes menos potente que o fentanil, porém apresenta curta duração de ação. Mais de 90% do fármaco é metabolização por via hepática, produzindo ação prolongada em pacientes com insuficiência hepática. O *clearance* de alfentanil não estará alterado no doente com disfunção renal.[5]

Remifentanil

Opioide sintético com farmacocinética única: meia-vida de 10 a 20 minutos, com término de ação previsível, mesmo após infusão prolongada. É metabolizado pelas estearases plasmáticas e tissulares. Apesar de apropriado para uso em UTI, não é utilizado para analgesia pós-operatória por sua ação potente e depressora.[8]

Meperidina

Não apresenta benefícios se comparada ao fentanil ou morfina, e seu uso é cada vez mais restrito, tendo sido sugerida a retirada do mercado por diversas razões.[1] Sua duração de ação é maior que a do fentanil e é menos potente que a morfina. Seu metabólito normeperidina apresenta atividade excitatória no sistema nervoso central, além da meia-vida de eliminação longa, e é encontrado na urina por vários dias após sua administração. Sua toxicidade se manifesta por meio de tremores, mioclonias e convulsões.[8] A administração repetitiva pode levar a acúmulo sistêmico, especialmente em idosos e indivíduos com insuficiência renal. Não é removida por meio de hemodiálise. A meperidina tem propriedades anticolinérgicas, além de estar associada a efeito inotrópico negativo, mesmo em baixas doses.[1]

Metadona

Opioide sintético mais potente que a morfina, mas que produz menos sedação, tolerância e dependência que qualquer outro opioide. Tem longa duração de ação por causa de sua meia-vida longa, variando de 13 a 100 horas, o que torna a administração do fármaco ideal para administração a longo prazo. Porém, para atingir seu efeito terapêutico demora de 2 a 3 dias, o que a torna inconveniente para uso no período pós-operatório.[8]

Codeína

Opioide fraco, com sua baixa potência, tem ação limitada em dores intensas, mesmo em altas doses. É um excelente antitussígeno se doses de 60 mg ou maiores são utilizadas.[5]

Oxicodona

Cerca de 10 vezes mais potente que a codeína, também provoca menos efeitos colaterais que a morfina. Usada no tratamento da dor moderada a intensa, com administração via oral que facilita a substituição de opioides endovenosos, sendo boa opção no tratamento da dor pós-operatória. No Brasil, é encontrada apenas a apresentação de longa duração (Tabela 2).[5,11]

Outros agonistas opioides de ação central

Tramadol

Analgésico sintético de ação central com afinidade aos receptores opioides (predominantemente mu), 10 vezes menos potente que a codeína. Suas propriedades analgésicas devem-se não só à ligação a receptores opioides como também à inibição da recaptura de serotonina e norepinefrina, aumentando a liberação de serotonina e potencializando a inibição das vias descendentes inibitórias da dor. Com menor interação sobre os receptores mu, provoca menos tolerância, dependência física ou abuso. Seu uso pós-operatório provoca menos depressão respiratória e sedação que a morfina, com incidência semelhante relacionada a náusea e vômito.[8]

Tapentadol

O tapentadol é um analgésico de ação central que combina dois mecanismos distintos: ativação dos receptores mu-opioides (mu) e inibição da recaptação de noradrenalina.[12]

Sua afinidade pelo receptor mu-opioide é considerada moderada, sendo 44 a 50 vezes menor do que a da morfina.[13]

Além disso, a inibição da recaptação de noradrenalina promove aumento dos níveis desse neurotransmissor na medula espinal, potencializando a via descendente inibitória da dor. Esse mecanismo adicional torna o tapentadol eficaz no alívio da dor neuropática[12] e em diversos modelos de dor crônica e aguda.[14]

Em relação à equivalência analgésica, a taxa estimada de conversão entre o tapentadol e outros opioides, expressa em equivalentes de morfina oral, é de 1:3,3.[15] Assim, 25 mg de tapentadol oral correspondem aproximadamente a 10 mg de morfina oral,[16] o que reforça sua potência no controle da dor com um perfil de efeitos adversos mais favorável.

No Brasil, o tapentadol está disponível apenas na formulação de liberação prolongada (LP), que permite a administração a cada 12 horas. O tapentadol atinge concentrações séricas máximas 3 a 6 horas após a administração do comprimido LP.[17]

O tapentadol tem baixo potencial para interações farmacocinéticas medicamentosas.[18]

Opioide agonista-antagonista

Buprenorfina: opioide agonista-antagonista (agonista mu e antagonista kappa), cerca de 30 vezes mais potente que a morfina. Atinge seu efeito analgésico cerca de 45 a 60 minutos após administração parenteral, com duração aproximada de 8 horas de analgesia. Os efeitos adversos são semelhantes aos da morfina, causando, porém, menos euforia e maior grau de sedação. A naloxona é ineficaz em reverter depressão respiratória grave após o uso de buprenorfina.[5]

Nalbufina: antagonista no receptor mu e agonista no receptor kappa, com potência analgésica menor se comparada aos demais opioides. Efeitos adversos decorrentes da atividade no receptor kappa incluem sedação e disforia. O fármaco vem sendo utilizado no tratamento de prurido decorrente da administração de morfina.[5]

TABELA 1 Agonistas opioides: doses equianalgésicas

Drogas	Dose equianalgésica a 10 mg de morfina		Meia-vida (horas)	Duração da ação (horas)
	IM	VO		
Codeína	130	200	2-3	2-4
Meperidina	75	300	2-3	2-4
Oxicodona	15	30	2-3	2-4
Morfina	10	30	2-3	3-4
Metadona	10	20	15-190	4-8
Fentanil TD	–	–	–	48-72

IM: intramuscular; VO: via oral.

TABELA 2 Fatores de conversão de opioides baseado em doses de oxicodona*

Opioide anterior	Dose IV	Parenteral SC	Dose oral
Oxicodona comprimidos	–	–	1
Buprenorfina	75	–	37,50
Levorfanol	15	–	7,50
Hidromorfona	20	–	4
Metadona	3	–	1,50
Hidrocodona	–	–	0,90
Morfina	1,50	0,75	0,50
Codeína	–	–	0,15
Meperidina	0,15	0,15	0,10
Nalbufina	1,50	1,50	–
Butorfanol	15	–	–

* Calculados por: fator X mg/dia do opioide anterior = mg/dia oxicodona oral.
IV: intravenoso; SC: subcutâneo.

Antagonistas opioides

Naloxona: antagonista opioide puro, utilizado principalmente na reversão de depressão respiratória. Provoca estímulo do sistema nervoso simpático, com taquicardia, hipertensão, edema pulmonar e arritmias cardíacas (incluindo fibrilação ventricular). Náuseas e vômitos podem ocorrer com a reversão da analgesia, efeito relacionado à dose e à velocidade de administração. Em razão de sua curta duração de ação, que varia de 30 a 45 minutos, doses adicionais podem ser necessárias no tratamento de depressão respiratória, por meio de infusão contínua (5 mcg/kg/hora) ou de administração intramuscular de 2 vezes a dose inicial endovenosa utilizada (varia de 0,1 a 0,4 mg).[8]

Anti-inflamatórios não hormonais

Os anti-inflamatórios atuam inibindo a síntese de prostaglandinas pela inibição da cicloxigenase, variando de acordo com a especificidade à inibição da cicloxigenase-2. Também apresentam efeitos periféricos prostaglandina-independentes, além de efeito analgésico por ação central, segundo estudos recentes.[9]

Os anti-inflamatórios não hormonais (AINH) são eficazes no controle da dor pós-operatória e alguns tipos de dor pouco responsivas aos opioides, como dor decorrente de metástases ósseas. Apresentações injetáveis, como cetorolaco, cetoprofeno e diclofenaco, representam possibilidades de analgesia pós-operatória, sem os efeitos indesejáveis dos opioides, como depressão respiratória.

Entretanto, o uso dos AINH é limitado por seus graves e potenciais efeitos adversos, como sangramento gastrointestinal, sangramento secundário à inibição plaquetária e desenvolvimento de insuficiência renal. A disfunção renal é um fator importante principalmente em idosos, portadores de arteriosclerose, hipovolêmicos e portadores de insuficiência cardíaca congestiva.

Broncoespasmo é outro efeito adverso experimentado por 8 a 20% de indivíduos asmáticos.[9]

O uso dos AINH deve ser criterioso, com avaliação dos riscos e benefícios.

Analgésicos simples

Paracetamol injetável

O paracetamol é um dos analgésicos e antipiréticos mais utilizados no mundo, sendo amplamente empregado no tratamento da dor aguda e crônica. Sua versão endovenosa foi desenvolvida para contornar limitações da administração oral e retal, proporcionando início de ação mais rápido e previsível. Atualmente, a versão endovenosa está disponível em mais de 80 países,[19] incluindo o Brasil.

A administração endovenosa do paracetamol permite um pico plasmático rápido, geralmente dentro de 15 minutos após a infusão.[20]

A biodisponibilidade é de praticamente 100%, e a ausência do efeito de primeira passagem hepática na administração endovenosa pode resultar em menor exposição hepática ao paracetamol e em um perfil de segurança aprimorado quando comparado a doses equivalentes administradas por via oral.[21]

A administração intravenosa de analgésicos é a via preferida em situações em que o paciente não pode ingerir medicamentos por via oral, como pacientes em jejum absoluto, náusea intensa, odinofagia, disfagia, ventilação mecânica ou período pós-operatório imediato.[22]

Cetamina S+

Agente analgésico bem conhecido há mais de 30 anos, composto por mistura de dois enantiômeros, S-cetamina e R-cetamina, sendo este último responsável pelos efeitos psicomiméticos. Em baixas doses, bloqueia o receptor NMDA, localizado no corno dorsal da medula espinal, responsável pela sensibilização dolorosa, com consequente cronificação da dor. Seu uso como analgésico tem lugar em alguns tipos de dores, porém é administrado por via endovenosa (0,06 a 0,12 mg/kg/hora) para alívio da dor pós-operatória, evitando o uso de opioides e outros analgésicos.[9]

Seu uso no período pós-operatório ainda é limitado, porém há evidências de que baixas doses de cetamina produzem efeito analgésico.

Anestésicos locais

Os anestésicos locais apresentam-se eficazes no controle da dor pós-operatória, utilizados em bloqueios neurais ou infiltrações perineurais ou da ferida operatória, reduzindo o consumo dos opioides. Além dos efeitos anestésicos bem definidos, os anestésicos locais apresentam efeito anti-inflamatório de longa duração.[23]

Dificuldades em infiltrar todas as estruturas relevantes, especialmente após grandes cirurgias, limitam o uso de infiltrações peri-incisionais. A curta duração dos agentes anestésicos também é um fator limitante. O anestésico local ideal para uso pós-operatório seria aquele que promove analgesia por tempo prolongado.[1] A infiltração e a injeção dos anestésicos locais guiados por ultrassonografia modificaram a qualidade da assistência analgésica e anestésica nas últimas décadas com a associação dos cateteres para injeções prolongadas no período pós-operatório e controladas dos anestésicos locais com baixo perfil cardiotóxico.

Resultados promissores de estudos demonstram que a duração do bloqueio pode ser consideravelmente prolongada por meio da encapsulação dos anestésicos locais, especialmente a bupivacaína, em lipossomos ou polímeros biodegradáveis, criando assim um sistema de liberação controlada, capaz de prolongar o tempo de analgesia e eliminando a presença de cateteres e bombas de infusão. Outros estudos envolvem a criação de sistemas com alta viscosidade em contato com a temperatura corpórea, o que também limitaria a liberação dos anestésicos.[24]

Adjuvantes

Alfa-agonistas

Alfa-agonistas são fármacos com propriedades analgésicas, ansiolíticas, sedativas e hemodinâmicas. Tanto a clonidina quanto a dexmedetomidina são derivados imidazólicos, com atividade agonista alfa parcial, com uma seletividade alfa2:alfa1 de 1.600:1 para a dexmedetomidina e 200:1 para a clonidina. Os alfa-receptores estão alocados no sistema nervoso central, periférico e lâmina superficial da medula espinal, além de núcleos centrais com sítio de ligação para norepinefrina.

Estudos realizados com clonidina administrada peridural comprovam seu efeito analgésico, com ação sinérgica com opioides. A administração peridural de clonidina e fentanil poupa analgésico em aproximadamente 60%. A clonidina prolonga e melhora a qualidade da analgesia de anestésicos locais quando administrada intradural, peridural ou por meio de bloqueios periféricos.[9]

O efeito analgésico da administração periférica da clonidina se deve possivelmente à redução na liberação de norepinefrina nos terminais nervosos. O uso de altas doses de clonidina como analgésico é limitado por suas propriedades anestésico-sedativas em decorrência da ação no *locus ceruleus*.[8] Sedação após administração peridural reflete absorção sistêmica substancial.

O uso de alfa-agonistas como adjuvantes na analgesia peridural ou intratecal é benéfico, com ação sinérgica, diminuindo substancialmente a necessidade de drogas e reduzindo assim os efeitos adversos de cada uma.

Epinefrina

Epinefrina é uma substância alfa-agonista pouco seletiva, largamente utilizada como adjuvante na administração intratecal ou peridural de anestésicos locais, que aumenta a qualidade da analgesia e prolonga o tempo de duração da analgesia.

Atua tanto como alfa-agonista na medula espinal como produzindo vasoconstrição local no espaço peridural, diminuindo assim a absorção sistêmica de anestésicos locais e opioides. Existem considerações sobre o efeito deletério da norepinefrina sobre a circulação espinal, porém a administração de baixas doses (2 a 5 mcg/mL) tem-se mostrado segura e bem tolerada.[9]

Corticoides

O mecanismo de ação e o efeito anti-inflamatório dos glicocorticoides estão bem documentados. Demonstra-se seguro para uso em curto espaço de tempo, especialmente em indivíduos em que os AINH estão contraindicados. Seu efeito antiemético, também bem documentado, é um efeito benéfico adicional.[9]

Anticonvulsivantes

Os anticonvulsivantes disponíveis, atuam estabilizando as membranas neuronais e canais de sódio. A gabapentina é um anticonvulsivante de última geração, desenvolvido como análogo estrutural do neurotransmissor inibitório ácido gama-aminobutírico (GABA). Apesar do custo elevado, a gabapentina não causa discrasias sanguíneas, comuns à carbamazepina, por exemplo, eliminando assim a necessidade de testes sanguíneos periódicos.[5]

A gabapentina parece não bloquear os canais de sódio, e seu mecanismo de ação parece envolver efeitos em neurônios sensibilizados centralmente, como a inibição direta ou indireta da liberação de aminoácidos, bloqueio dos canais de cálcio e potencialização da atividade das vias inibitórias por meio do aumento da transmissão gabaérgica.[8]

O uso de anticonvulsivantes é bem difundido para dor crônica de origem neuropática, porém a gabapentina reduz a sensibilização central de acordo com estudos experimentais envolvendo animais após hiperalgesia induzida, provavelmente por atuação nos neurônios do corno dorsal da medula espinal. Ainda, há relatos de que a gabapentina diminui a hiperalgesia após lesão nervosa em modelos experimentais, justificando assim seu uso em alguns casos de dor aguda.[8]

AVALIAÇÃO DA DOR

Os relatos da avaliação da dor na UTI são limitados. A melhor ferramenta de avaliação é o relato do paciente, porém frequentemente o paciente está sedado, ou recebendo bloqueadores neuromusculares, tornando difícil a avaliação.[1]

Em pacientes nos quais a comunicação verbal é possível, a avaliação pode ser feita utilizando escalas analógicas (visuais ou numéricas). A escala visual analógica é frequentemente utilizada e compõe-se de uma régua com números de 0 a 10, onde zero se caracteriza por ausência de dor, e 10 pela pior dor possível. A escala numérica, semelhante, engloba números de zero a 10, onde os pacientes atribuem uma pontuação correspondente à sua dor. A escala numérica é preferível à visual na UTI, já que os pacientes podem completá-la escrevendo ou verbalizando, além de ser aplicável em várias faixas etárias.[2]

Escalas multidimensionais, como o questionário McGill de avaliação da dor, avaliam a intensidade da dor e os componentes afetivos, comportamentais. Por serem questionários longos e necessitarem da colaboração do paciente, não se aplicam à UTI.[2]

Em pacientes nos quais a comunicação não é possível, procuramos por sinais indiretos de dor, como estimulação simpática, o que nem sempre é simples, já que muitas vezes os pacientes se encontram recebendo suporte inotrópico. Ainda, têm-se utilizado escalas psicológico-comportamentais, observando-se por exemplo expressão facial, postura ou vocalização.[1]

Familiares e acompanhantes têm sido avaliados quanto à capacidade de predizer dor em pacientes não comunicativos, podendo estimar a presença ou ausência de dor em mais de 70% dos casos.

VIAS DE ADMINISTRAÇÃO

A analgesia pode ser realizada de forma sistêmica, incluindo as administrações por via oral, intramuscular, intravenosa, retal, transdérmica e subcutânea; central, quando administradas diretamente no neuroeixo; ou ainda periférica, quando envolve o bloqueio de nervos periféricos.[11]

Duas modalidades de analgesia são mais comumente utilizadas no controle da dor pós-operatória: espinal (intradural com morfina, peridural com anestésico local, opioides ou sua associação) e analgesia controlada pelo paciente (PCA). Esta seção abordará os sistemas de PCA (analgesia controlada pelo paciente), largamente utilizados na UTI para controle da dor pós-operatória, e suas principais vias de administração (venosa, peridural e perineural).

Analgesia controlada pelo paciente

Sistemas de PCA constituem aparelhos pré-programados pelo médico, permitindo que o paciente controle a própria administração do fármaco analgésico prescrito pelo médico. Quando corretamente utilizada, a PCA é uma ótima técnica, provendo requerimentos de drogas individualizados e diminuindo complicações, além de propiciar maior conforto ao paciente.[11]

Para o paciente desperto, intubado sob respiração espontânea com suporte ventilatório ou extubado, a analgesia sob demanda representa boa alternativa à infusão contínua de um fármaco analgésico. A PCA pode ser administrada por via peridural, endovenosa ou perineural. Para um resultado satisfatório, é necessário que tanto enfermagem quanto pacientes conheçam o conceito básico de PCA. Isso significa que o paciente deve ser bem orientado e encorajado sobre o uso do sistema a um sinal de desconforto.

Entre as vantagens da PCA comparada às técnicas tradicionais estão a alta qualidade de analgesia, a autonomia, a diminuição do tempo esperado pelo paciente entre a queixa de dor e a realização da medicação analgésica e a eliminação de administrações intramusculares/subcutâneas de medicação.

O agente analgésico ideal para uso na PCA deve ter rápido início de ação, alta eficácia no alívio da dor, duração de ação intermediária (otimizando o controle), além de provocar poucos efeitos adversos e ausência de tolerância.[25,26]

Uma variedade de analgésicos está disponível para o uso na PCA. A decisão de manter uma infusão contínua associada às doses de demanda deve ser individualizada.[11]

PCA venosa

A via venosa é utilizada quando se deseja um rápido controle da dor, ou, ainda, quando a via peridural ou perineural está contraindicada. Os opioides mais utilizados são a morfina ou o fentanil. O fentanil é o opioide de escolha quando há instabilidade hemodinâmica, para pacientes que manifestam sintomas de liberação histamínica com morfina.[2]

A decisão da administração em bólus ou sua associação com infusão contínua deve ser individualizada. A velocidade com a qual se obtém o efeito analgésico facilita a titulação do fármaco para atender às necessidades individuais, níveis plasmáticos mínimos adequados, abaixo dos quais não há efeito analgésico ideal.[1]

O objetivo do uso da PCA é alcançar concentração sanguínea que excede e se mantém constante acima desse nível, utilizando para tanto dose inicial elevada, que pode ser mantida ou reduzida subsequentemente mediante administração intermitente ou contínua.[11]

Após o procedimento cirúrgico, o tempo necessário para atingir níveis estáveis plasmáticos varia de 60 a 120 minutos. O tempo para administração de cada dose deve respeitar o intervalo de 10 a 20 minutos para morfina ou 3 a 6 minutos para fentanil, variando conforme o surgimento de efeitos adversos, complicações clínicas ou controle insatisfatório da dor.

A Tabela 3 apresenta sugestão de regimes de infusão.

PCA peridural

O uso de cateteres peridurais é frequente no período pós-operatório de grandes cirurgias, reduzindo complicações gastrointestinais, cardiovasculares, pulmonares e tromboembólicas na fase pós-operatória.[11]

A analgesia por via peridural tem-se mostrado superior quando comparada à utilização de opioides por via sistêmica em pacientes críticos em termos de analgesia e recuperação.[27-29]

O cateter peridural deve ser idealmente implantado próximo aos dermátomos correspondentes aos segmentos afetados. Apesar dos riscos do implante de cateteres peridurais torácicos, existem vários benefícios, como menor requerimento de drogas e bloqueio seletivo de segmentos torácicos, permitindo a mobilização do paciente e reduzindo o risco de trombose venosa ou úlceras de decúbito.[11,29]

A Tabela 3 reúne sugestões de soluções padronizadas, enquanto a Tabela 4 descreve os respectivos regimes de infusão, de acordo com protocolo utilizado em nosso serviço de terapia da dor.

As principais restrições ao uso de cateteres peridurais são: risco infeccioso e formação de hematoma.[29]

Quanto à infecção, deve-se checar diariamente eritema ou deslocamento do cateter. A presença de bacteremia contraindica a inserção de cateteres peridurais. A duração para permanência do cateter no paciente crítico é discu-

TABELA 3 Soluções padronizadas para infusão peridural e venosa

PCA venosa	PCA peridural
Solução 1: Morfina 10 mg, 3 mL SF 0,9%, 97 mL Total: 100 mL	Solução 2: Fentanil, 20 mL Levobupivacaína c/v, 25 mL SF 0,9%, 205 mL Total: 250 mL
Solução 4: Morfina 10 mg, 10 mL SF 0,9%, 90 mL Total: 100 mL	Solução 3: Morfina 10 mg, 1 mL Levobupivacaína c/v, 25 mL SF 0,9%, 224 mL Total: 250 mL

c/v : com vasoconstrictor; PCA: analgesia controlada pelo paciente; SF: soro fisiológico.

TABELA 4 Sugestão de valores de infusão para PCA

Sugestões de infusão	
Solução 1: Contínuo: 2-3 mL (0,6-0,9 mg/mL) Dose inicial: 6 mL (1,8 mg) Bólus: 5 mL (1,5 mg) Intervalo: 5-20 minutos	Solução 2: Contínuo: 4-6 mL Bólus: 4-6 mL Intervalo: 12-20 minutos Doses em 4 horas: 3-4 doses
Solução 4: De substituição para solução 1	Solução 3: De substituição para solução 2 – quando cateter posicionado fora do local adequado

tível, sendo o período de 72 horas geralmente aceitável. Em pacientes crônicos, os cateteres são mantidos por um tempo maior, porém geralmente são implantados; além disso, os pacientes geralmente não se encontram sépticos ou imunocomprometidos.[1]

A coagulação encontra-se frequentemente alterada em pacientes críticos, sendo nesses casos recomendado evitar o uso de bloqueios peridurais. Estudos recomendam que os testes de coagulação (TTPA) estejam normais e as plaquetas em número maior que 100 mil.[30]

Pacientes recebendo anticoagulação também merecem atenção e tabelas bem construídas são encontradas facilmente para consulta.[1,30]

INTERAÇÕES MEDICAMENTOSAS

Grande preocupação no tratamento ao paciente crítico, as interações medicamentosas devem ser observadas principalmente em relação à depressão respiratória e a alterações hemodinâmicas.

Os opioides, em geral, podem ter seus efeitos deletérios exacerbados se associados, principalmente, a anfetaminas, fenotiazidas, inibidores da monoamina oxidase (MAO), antidepressivos tricíclicos, benzodiazepínicos, neurolépticos e pela prática comum de associação entre diferentes opioides.[8]

A meperidina em especial associação com os inibidores da MAO pode ocasionar grave reação, caracterizada por hipertermia, hipertensão e convulsões – reação esta às vezes fatal. Quando associada à isoniazida, agrava seus efeitos adversos.[5]

Fármacos simpaticomiméticos associados aos opioides parecem ser sinérgicos em relação ao alívio da dor.

Os AINH, quando associados com diuréticos poupadores de potássio, podem aumentar o risco da ocorrência de hipercalemia. Os AINH podem, também, ser responsáveis pelo aumento das concentrações plasmáticas de lítio, digoxina e aminoglicosídeos.

Observa-se também uma interferência nas ações anti-hipertensivas dos betabloqueadores, dos diuréticos e dos inibidores da enzima conversora de angiotensina (IECA).

Há relatos do aumento do risco de hemorragia gastrointestinal quando ocorre a associação de AINH com anticoagulantes.

Os antidepressivos tricíclicos podem apresentar interações com simpaticomiméticos, apresentando comportamento imprevisto em relação a alterações hemodinâmicas. Pode ocorrer, ainda, aumento do índice de confusão mental e delírio no pós-operatório quando há associação com medicações anticolinérgicas.[5]

Quando usada como anti-hipertensivo, a clonidina pode, após ser descontinuada abruptamente, apresentar quadro de hipertensão arterial rebote se usada concomitantemente com os antidepressivos tricíclicos.[8]

Dentre os antidepressivos inibidores seletivos de recaptação de serotonina, a combinação com os inibidores da MAO parece ser uma interação bastante preocupante pelo possível desenvolvimento de uma síndrome serotoninérgica, caracterizada por ansiedade, ataxia, insônia, calafrios e agitação. A associação com lítio ou carbamazepina também pode provocar essa síndrome.

Os anticonvulsivantes podem ter suas concentrações plasmáticas elevadas por drogas como cimetidina, varfarina, eritromicina, isoniazida e salicilatos, seja pela inibição de enzimas hepáticas microssomais, seja por competição por sítios de ligação proteica.[5]

CONSIDERAÇÕES FINAIS

O manejo eficaz da dor pós-operatória é essencial para a recuperação do paciente crítico, reduzindo complicações, tempo de internação e sofrimento. A analgesia deve ser individualizada, multimodal e baseada em avaliação contínua, especialmente na UTI. A associação de opioides, fármacos adjuvantes e técnicas regionais amplia a eficácia e minimiza efeitos adversos. Protocolos bem estruturados e educação da equipe são fundamentais para garantir segurança e conforto ao paciente.

PONTOS-CHAVE

1. A dor pós-operatória mal controlada pode evoluir para dor crônica e complicações clínicas.
2. A analgesia multimodal associa diferentes mecanismos para otimizar o alívio da dor.
3. A PCA é eficaz na UTI, promovendo autonomia e melhor controle analgésico.
4. A avaliação regular da dor é essencial, mesmo em pacientes não comunicativos.

REFERÊNCIAS BIBLIOGRÁFICAS

1. Bhattacharyya A, Laycock H, Brett SJ, Beatty F, Kemp HI. Health care professionals' experiences of pain management in the intensive care unit: a qualitative study. Anaesthesia. 2024;79:611-26.
2. Hutchison RW. Challenges in acute post-operative pain management. Health Syst Pharm. 2007;64(6 Suppl 4): S2-5.
3. Ashburn MA, Ready LB. Postoperative pain. In: Loeser JD, editor. Bonica's management of pain. 3. ed. Philadelphia: Lippincott William & Wilkins; 2001. p.765-87.
4. Chin ML. Organization of an acute pain service. In: Ashburn MA, Rice LJ (eds.). The management of pain. New York: Churchill Livingstone; 1998. p.537-56.
5. Kehlet H. Postoperative pain, analgesia, and recovery-bedfellows that cannot be ignored. Pain. 2018;159 Suppl 1:S11-S16.
6. Eisenach JC, Brennan TJ. Pain after surgery. Pain. 2018;159(6):1010-11.
7. Teixeira MJ. Fisiopatologia da dor. Revista do Centro de Estudos da Dor do HC-FMUSP. 2005;1(3):5-24.
8. Loeser JD, editor. Bonica's management of pain. v.1 e 2. 3.ed. Philadelphia: Lippincott Williams & Wilkins; 2001.
9. Dahl V, Raeder JC. Non-opioid postoperative analgesia. Acta Anaesthesiol Scand. 2000;44(10):1191-203.
10. Sakata RK. Avaliação da dor. In: Cavalcanti IL, Gozzani JL, Sampaio Filho AA, Alves Neto O, Garcia JBS, editors. Dor pós-operatória. Rio de Janeiro: Sociedade Brasileira de Anestesiologia; 2004. p.143-62.
11. Valverde Filho J, Carvalho Júnior RJ. Vias e métodos de administração: vias de administração. In: Cavalcanti IL, Gozzani JL, Sampaio Filho AA, Alves Neto O, Garcia JBS, editors. Dor pós-operatória. Rio de Janeiro: Sociedade Brasileira de Anestesiologia; 2004. p.143-62.
12. Wade WE, Spruill WJ. Tapentadol hydrochloride: a centrally acting oral analgesic. Clin Ther. 2009;31:2804-18.
13. Singh DR, Nag K, Shetti AN, Krishnaveni N. Tapentadol hydrochloride: a novel analgesic. Saudi J Anaesth. 2013;7(3):322-6.
14. Schröder W, Vry JD, Tzschentke TM, Jahnel U, Christoph T. Differential contribution of opioid and noradrenergic mechanisms of tapentadol in rat models of nociceptive and neuropathic pain. Eur J Pain. 2010;14:814-21.
15. Mercadante S, Porzio G, Aielli F, Adile C, Verna L, Ficorella C, et al. Opioid switching from and to tapentadol extended release in cancer patients: conversion ratio with other opioids. Curr Med Res Opin. 2013;29(6):661-6.
16. Faculty of Pain Medicine of the Royal College of Anaesthetists. Dose equivalents and changing opioids. 2020. Disponível em: https://fpm.ac.uk/opioids-aware-structured-approach-opioid-prescribing/dose-equivalents-and-changing-opioids. Acesso em: 3 maio 2025.
17. Deeks ED. Tapentadol prolonged release: a review in pain management. Drugs. 2018;78:1805-16.
18. Hartrick CT, Rozek RJ. Tapentadol in pain management: a μ-opioid receptor agonist and noradrenaline reuptake inhibitor. CNS Drugs. 2011;25:359-70.
19. Jahr JS, Lee VK. Intravenous acetaminophen. Anesthesiol Clin. 2010;28(4):619-45.
20. Bertolini A, Ferrari A, Ottani A, Guerzoni S, Tacchi R, Leone S. Paracetamol: new vistas of an old drug. CNS Drug Rev. 2006;12:250-75.
21. Royal MA, Gosselin NH, Pan CC, Moukassi S, Breitmeyer JB. Route of administration significantly impacts hepatic acetaminophen exposure: a simulation based on a first pass model. [111th Annual Meeting of the American Society for Clinical Pharmacology and Therapeutics, PII-73]. Clin Pharmacol Ther. 2010;87:S39-65.
22. Pyati S, Gan TJ. Perioperative pain management. CNS Drugs. 2007;21:185-211.
23. Cavalcanti IL. Farmacologia: anestésicos locais. In: Cavalcanti IL, Gozzani JL, Sampaio Filho AA, Alves Neto O, Garcia JBS, editors. Dor pós-operatória. Rio de Janeiro: Sociedade Brasileira de Anestesiologia; 2004. p.39-142.
24. Pedersen JL, Lilleso J, Hammer N, Werner MU, Holte K, Lacouture PG, et al. Bupivacaine in microcapsules prolongs analgesia after subcutaneous infiltration in humans: a dose-finding study. Anesth Analg. 2004;99(3):912-8.
25. Cavalcanti IL, Gozzani JL, Sampaio Filho AA, Alves Neto O, Garcia JBS (eds.). Dor pós-operatória. Rio de Janeiro: Sociedade Brasileira de Anestesiologia; 2004.
26. Shapiro BA, Warren J, Egol NB, Greenbaum DM, Jacobi J, Nastaway SA, et al. Practice parameters for intravenous analgesia and sedation for adult patients in the intensive care unit: an executive summary. Crit Care Med. 1995;23(9):1596-600.
27. Clark F, Gilbert HC. Regional analgesia in the intensive care unit: principles and practice. Crit Care Clin. 2001;17(4):943-66.
28. Fleron MH, Weiskopf RB, Bertrand M, Mouren S, Eyraud D, Godet G, et al. A comparison of intrathecal opioid and intravenous analgesia for the incidence of cardiovascular, respiratory, and renal complications after abdominal aortic surgery. Anesth Analg. 2003;97(1):2-12.
29. Schulz-Stubner S, Boezaart A, Hata JS. Regional analgesia in the critically ill. Crit Care Med. 2005;33(6):1400-7.
30. Wu LC. Regional anesthesia and anticoagulation. J Clin Anesth. 2001;13(1):49-58.
31. Mosele B, Almeida D, Hess V. Tapentadol: what every doctor needs to know about this new drug. BrJP. 2018;1(1):72-6.

17

Controle de sintomas e cuidados no fim da vida

Ana Cristina Pugliese de Castro

SUMÁRIO

INTRODUÇÃO

A unidade de terapia intensiva (UTI) é estruturada, do ponto de vista de ambiente físico, recursos de equipamentos e logística e equipe multiprofissional especializada e capacitada, para prover as medidas de suporte avançado de vida destinadas a manejar as possíveis disfunções orgânicas que se estabelecem com base em inúmeros diagnósticos de base (sejam eles insultos agudos ou intercorrências/descompensações superpostas a doenças crônicas), que colocam em risco a vida dos pacientes. No entanto, a avaliação de prognóstico e reversibilidade no paciente crítico é altamente complexa, e, não raro, há um grau de imprevisibilidade da evolução, até mesmo naqueles pacientes que não foram, *a priori*, admitidos para realização de *trial* de UTI.

Assim, diante da evolução clínica, muitas vezes os objetivos de tratamento curativo precisam ser revistos e transicionados para cuidados paliativos, o que frequentemente envolverá a discussão sobre a adequação do suporte terapêutico, em termos de suspender (*withdrawal*) ou não escalonar (*withholding*) medidas de suporte avançado, com o objetivo de não prolongar o processo de morte.

Dessa forma, embora se considere que pacientes em fase de terminalidade, sem possibilidade de recuperação, devam ser priorizados para unidades de cuidados paliativos, ou leitos de menor complexidade em que possam receber os cuidados tipo *hospice*, muitas vezes será inevitável que tais pacientes recebam os cuidados de fim de vida dentro da terapia intensiva. Para tanto, é necessário que a equipe multiprofissional esteja familiarizada não só com as intervenções para controle de sintomas, mas também com as particularidades da assistência no final da vida, que precisa levar em consideração aspectos emocionais e afetivos do enfrentamento do luto para pacientes, famílias e equipe, e as necessidades espirituais desse momento tão delicado, assim como a criação de um ambiente que minimize o sofrimento e promova dignidade e conforto no período que antecede a morte, o que pode ser bastante desafiador dentro da estrutura da terapia intensiva.

CUIDADOS DE FIM DE VIDA – VISÃO GERAL

No Hospital Sírio-Libanês, o Protocolo de Cuidados de Fim de Vida se direciona àqueles pacientes nos quais o objetivo de cuidado definido e documentado em prontuário é o de priorizar o conforto e permitir a morte mais digna e menos sofrida possível. Intervenções modificadoras de doença não estão mais indicadas. O foco da assistência é exclusivamente o de promover a melhor qualidade de sobrevida possível, amenizar sintomas multidimensionais e permitir a evolução da doença da forma mais natural e digna possível. Em caso de piora, o paciente não será candidato a nenhuma medida que cause dor ou desconforto, incluindo medidas de suporte artificial de vida e reanimação cardiopulmonar. Considera-se suspender medicações/intervenções previamente instituídas com objetivo de controlar a doença, e que não tragam alívio de sintomas.

O embasamento ético para a instituição desse protocolo assenta-se na Resolução do Conselho Federal de Medicina (CFM) n. 1.805/06:

> "É permitido ao médico limitar ou suspender procedimentos e tratamentos que prolonguem a vida do doente, em fase terminal, de enfermidade grave e incurável, respeitada a vontade da pessoa ou de seu representante legal".

Essa resolução está também incorporada ao Código de Ética Médica, de 2019, no qual consta:

> "art. 41. É vedado ao médico abreviar a vida do paciente, ainda que a pedido deste ou de seu representante legal. Parágrafo único: Nos casos de doença incurável e terminal, deve o médico oferecer todos os cuidados paliativos disponíveis sem empreender ações diagnósticas ou terapêuticas inúteis ou obstinadas, levando sempre em consideração a vontade expressa do paciente, ou na impossibilidade, a de seu representante legal".

Reconhecer o processo de morte é tarefa muito desafiadora, especialmente em pacientes gravemente enfermos e já invadidos com medidas de suporte artificial. Pode-se definir o processo ativo de morte como a condição na qual a morte é inevitável em um curto período (dias a semanas), a despeito de todo o cuidado médico. O paciente crítico grave distingue-se dessa definição quando ainda pode, potencialmente, ter seu quadro revertido por medidas prolongadoras de vida – ou seja, é um paciente que morrerá se não receber intervenções de suporte à vida e, portanto, pode se beneficiar destas.

A identificação do processo ativo de morte é essencial para o planejamento adequado dos cuidados e alinhamento de expectativas com a família, evitando que tratamentos inadequados sejam instaurados, e que o paciente tenha seus desejos desrespeitados no final da vida. Trata-se de perceber que, a partir de determinado momento da evolução de uma doença, as disfunções são irreversíveis e tudo o que visa prolongar a vida implica prolongar sofrimento. Alguns indicadores clínicos devem ser observados por sinalizarem risco aumentado de entrar em processo ativo de morte, entre eles:

- Hospitalizações e/ou visitas ao pronto-socorro frequentes nos últimos 6 meses.
- Permanência hospitalar superior a 7 dias.
- Paciente acamado ou semicomatoso.
- Redução de ingesta oral.
- Declínio funcional sem causa reversível identificada.
- Ausência de resposta a tratamento otimizado.

A presença desses indicadores em pacientes transferidos à terapia intensiva já levanta a atenção quanto a sinais de deterioração e à necessidade de manter expectativas alinhadas com os familiares, deflagrando discussões sobre os objetivos de cuidado, nos casos em que não tenham ainda ocorrido.

Os sinais biológicos da morte próxima relacionam-se a:

- Disfunções neurológicas, como rebaixamento de nível de consciência e/ou *delirium*.
- Sintomas como anorexia, fadiga e dispneia, associada ou não a alterações do padrão respiratório.
- Presença de secreções respiratórias (*death rattle*).
- Sinais de disfunções orgânicas como oligúria/anúria, gastroparesia e hipomotilidade intestinal.
- Sinais clínicos de deterioração hemodinâmica, como hipotensão, pulso fino, extremidades frias, livedo.

Observe-se que o reconhecimento de muitos desses indícios biológicos pode ser dificultado no paciente que está submetido a suporte artificial de vida, exigindo da equipe multiprofissional raciocínio clínico agudo e visão global da trajetória da doença, do esgotamento de intervenções para manejo da condição de base, e constatação inequívoca da irreversibilidade do quadro. Nesse ponto, conhecer as alterações do tegumento relacionadas à terminalidade pode auxiliar nessa constatação: mudança de turgor e cor da pele; dor e friabilidade ao toque; e lesões classicamente preditoras da morte, como a úlcera terminal de Kennedy (úlcera de pressão tipicamente de início súbito e evolução rápida, que surge em alguns pacientes na iminência da morte; usualmente aparece em região sacrococcígea, tem formato piriforme ou de ferradura, e colorações que vão do vermelho ou amarelo ao preto). Ver os principais sinais biológicos da fase ativa de morte na seção "Protocolos institucionais".

Os momentos que precedem a morte são, para a família, cercados de medo, incertezas, angústias e outras emoções fortes, ainda que seja um óbito esperado. O paciente (quando consciente) e a família encontram-se em processo de luto, que pode ser vivenciado de maneiras muito diversas, sendo indicado o apoio do serviço de psicologia. Aspectos relativos a questões pessoais, relações familiares e espiritualidade podem emergir de forma colaborativa e pacífica, ou, eventualmente, conflituosa. É fortemente recomendado, de acordo com o já mencionado protocolo institucional, o envolvimento da equipe multiprofissional de cuidados paliativos nesses casos, para auxiliar na avaliação de necessidades e gerenciamento de demandas de forma individualizada. Em UTI que funcionam com modelo integrativo de implantação de cuidados paliativos, profissionais da própria equipe da terapia intensiva que tenham conhecimentos e treinamento podem conduzir esse processo.

Considerando que, nesse momento, o processo de tomada de decisão quanto a objetivo de cuidado e planejamento antecipado de cuidados já ocorreu, e, se pertinente, já se definiram procedimentos para adequação de suporte terapêutico (*withholding* ou *withdrawal* de medidas de suporte artificial de vida), o foco da assistência passa a ser prover as medidas de conforto, mantendo comunicação assertiva, transparente e empática com paciente e familiares, e a articulação do suporte ao processo ao luto, e às necessidades emocionais e espirituais do paciente e seus acompanhantes, de forma delicada, cuidadosa e respeitosa. Isso inclui intervenções que vão do acolhimento familiar e facilitação de ritos significativos para a elaboração de legado e luto até a flexibilização de visitas para permitir as despedidas – sempre buscando manter o equilíbrio com as necessidades dos outros pacientes internados na terapia intensiva.

Nesse período, o paciente se torna progressivamente mais "ausente" da vida. Frequentemente, perde a capacidade de comunicar-se, alimentar-se ou movimentar-se. Até mesmo a expressão facial torna-se difícil de ser interpretada, e acaba por se esvair.

É importante incentivar e apoiar a família para que participe ativamente dos cuidados, assim como orientá-la sobre os eventos biológicos, característicos do processo de morte, que devem ser esperados. Proporcionar previsibilidade reduz a ansiedade e a angústia que cercam esse período; a equipe deve estar disponível para orientar paciente, familiares e amigos, por vezes, reiterando tópicos já endereçados previamente; acolhê-los e acionar os profissionais que se encarregam de suporte psicológico, emocional, e religioso/espiritual, quando necessário.

No momento oportuno, cabe abordar a família sobre dúvidas e demandas relativas a providências para o funeral e rituais religiosos – respeitando a singularidade de cada paciente e família. É imperativo que a equipe da terapia intensiva enderece o controle de sintomas de forma impecável, conforme detalhado na seção "Controle de sintomas", e atente para a avaliação constante de necessidades e transição de prioridades nos controles, monitorização e desprescrição, que podem ser consultados na seção "Protocolos institucionais". A Figura 1 apresenta um resumo dos aspectos a serem considerados nos cuidados de fim de vida.

CONTROLE DE SINTOMAS

Dor

A dor é um sintoma prevalente na terapia intensiva, e a dor crônica agudizada pode ser um problema no fim da vida. Importa também considerar a dor total, reconhecida como multifatorial e subjetiva, e que pode se intensificar diante da finitude. Para todos os pacientes críticos, a dor deve ser avaliada, investigada e gerenciada adequadamente, mesmo naqueles que, diante da terminalidade, apresentam a avaliação da dor prejudicada.

É importante associar medidas não farmacológicas para controle álgico, como medidas fisioterápicas, assim como atentar à caracterização de síndromes dolorosas. A prescrição de analgésicos no final da vida também é norteada pela escada analgésica da Organização Mundial da Saúde (OMS), embora os opioides sejam a base do controle da dor nesse momento.

Em revisão sistemática com metanálise, Laserna et al. reportaram o uso de opioides em até 88% dos pacientes, sendo a morfina o mais frequentemente prescrito, seguida pelo sufentanil e fentanil. É comum (45 a 82%) o uso concomitante de benzodiazepínicos. Observaram, também, que as doses prescritas aumentavam progressivamente em direção ao final da vida, sendo superiores às recomendadas em alguns *guidelines*, embora haja grande variabilidade entre os estudos no tocante às doses utilizadas. Isso pode refletir o desenvolvimento de tolerância a opioides no decorrer da permanência na UTI e o ajuste de doses necessário a prover o conforto diante da retirada de suportes artificiais (*withdrawal*), que vem sendo cada vez mais frequente nesse cenário de fim de vida.

Estudos mais recentes mostram, também, uma tendência maior ao uso de fentanil em detrimento da morfina, o que pode decorrer da facilidade de titulação a partir das características farmacocinéticas e do melhor perfil de efeitos colaterais. A metadona pode, alternativamente, ser utilizada quando for necessário converter para outros opioides, ou na vigência de síndromes dolorosas específicas, como dor neuropática.

Diante da necessidade de converter opioides, seja pelo desenvolvimento de tolerância, refratariedade ou efeitos colaterais, deve-se seguir uma abordagem sistemática que considere preceitos básicos de rotação, mas as decisões de prescrição precisam sempre ser individualizadas. A associação de analgésicos não opioides, quando apropriada, pode reduzir os efeitos colaterais de opioides, como constipação, prurido, xerostomia e náuseas. No entanto, em pacientes nos quais somente a via de administração parenteral é possível, há uma limitação dos fármacos disponíveis. O uso de opioides

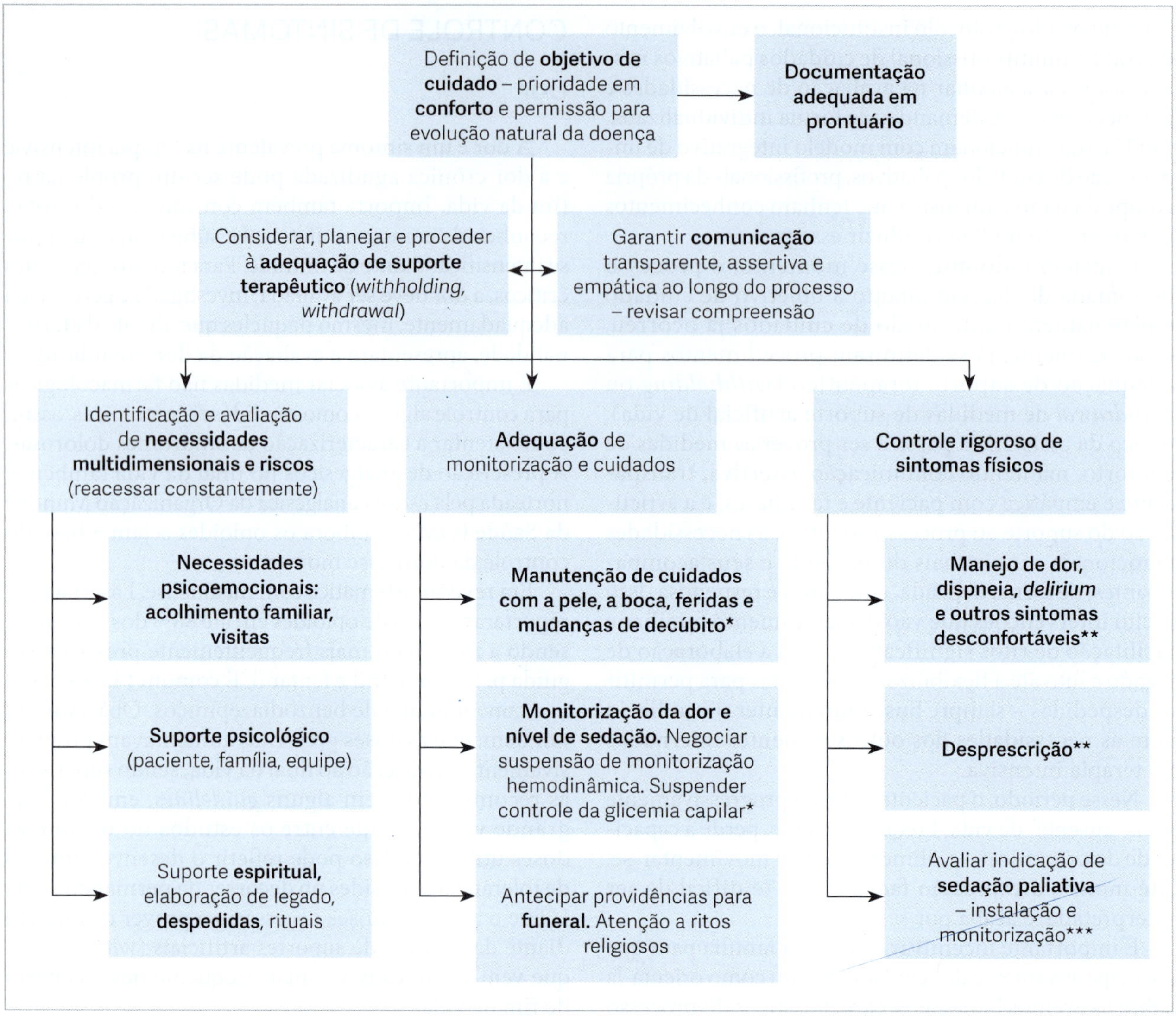

FIGURA 1 Aspectos a serem considerados nos cuidados de fim de vida.

* Ver as recomendações de cuidados e monitorização/controles na fase final de vida na seção "Protocolos institucionais".

** Ver as recomendações de prescrição e desprescrição na fase final de vida na seção "Protocolos institucionais".

*** Ver as recomendações de prescrição na seção "Protocolos institucionais".

implica o manejo de efeitos colaterais, com a prescrição preemptiva de laxativos, e antieméticos/anti-histamínicos no caso de náuseas ou prurido opioide-induzidos.

O Quadro 1 sumariza os principais opioides usados na prática, nesse contexto.

Dispneia

A dispneia é sintoma comumente experimentado em pacientes críticos, assim como em pacientes em cuidados paliativos. É altamente prevalente na fase final de vida, sendo considerada um sintoma multidimensional, que leva a intenso sofrimento físico, emocional e espiritual, tanto para o paciente quanto para familiares e cuidadores. No final da vida, é particularmente importante o manejo da dispneia refratária, que decorre de progressão da doença de base e não mais responde ao tratamento otimizado para elas.

Em que pese, no paciente crítico, ainda haver espaço para intervenções não farmacológicas que podem auxiliar no controle da dispneia, como suporte psicológico; manejo de ansiedade e depressão; terapias integrativas (em casos selecionados); e intervenções físicas, como manobras fisioterápicas, técnicas de controle de respiração, posicionamento do paciente e estratégias de uso racional de energia, para alívio de dispneia no fim de vida na terapia intensiva os principais tópicos a serem considerados serão o uso de oxigênio suplementar e ventilação não invasiva e o tratamento farmacológico.

QUADRO 1 Opioides usados em analgesia no paciente crítico em fim de vida

Opioide/via de administração	Metabolização/excreção	Duração da ação	Dose inicial*	Equivalência à morfina oral	Pontos de atenção
Tramadol VO ou IV	Hepática em muitos metabólitos/renal	6 horas	50 mg a cada 4-6 horas. Dose máxima: 400 mg/dia	30 mg morfina oral:120 mg tramadol (ou 1:10 em algumas referências)	Opioide fraco; muito nauseante; diminui limiar convulsivo. Atuação em receptor NMDA,** sendo boa opção em dor neuropática
Morfina IV ou SC	Hepática/renal	2-4 horas	2-5 mg a cada 4 horas. Associar resgates com 1/6 da dose total em 24 horas	1:3	Fácil titulação; opioide de escolha para manejo de dispneia; cuidado na disfunção renal; não tem dose-teto, mas é limitada por efeitos colaterais; deve-se ter cuidado com intoxicação. Recomenda-se administração em BIC*** ou PCA,**** se indicado
Morfina VO	Hepática/renal	2-4 horas	5-10 mg a cada 4 horas (apresentação liberação imediata). Associar resgates com 1/6 da dose total em 24 horas	1	
Metadona IV ou SC	Hepática/fecal e renal	7-59 horas	2,5-10 mg a cada 8-12 horas	Equipotência analgésica à morfina não é linear	Meia-vida longa e errática. Deve ser titulada com cautela, pelo alto risco de intoxicação. Atuação em receptor NMDA, sendo boa opção em dor neuropática. Prolongamento do QTc. Segura na disfunção renal
Metadona VO	Hepática/fecal e renal		5-10 mg a cada 12 horas		
Fentanil IV	Hepática/renal	30-60 minutos	Bólus: 50-100 mcg (0,5-2 mcg/kg/hora) a cada 1-2 horas. Infusão contínua: iniciar com 0,5 mcg/kg/hora	100:1	Seguro na disfunção renal. Fácil titulação; amplamente usado na UTI

* Para pacientes já em uso de opioide: aumentar a dose em uso em 25-50%, e titular para controle de dor.
** Receptor NMDA (N-metil-D-aspartato) faz parte do sistema glutamatérgico, sendo o glutamato o principal neurotransmissor excitatório do sistema nervoso central.
*** BIC: bomba de infusão contínua – normalmente iniciando-se com 0,5-2 mg/hora e titulando a dose para o controle de dor.
**** PCA: analgesia controlada pelo paciente, podendo ser via intravenosa ou via cateter peridural.
IV: intravenoso; QTc - Intervalo QT corrigido; SC: subcutâneo; VO: via oral.

Atualmente, a suplementação de oxigênio é recomendada para pacientes com hipoxemia significativa (SpO_2 abaixo de 90%). Pode ser ofertada por dispositivos de baixo ou alto fluxo (incluindo o cateter nasal de alto fluxo – CNAF). A aceitação por parte do paciente é de extrema importância, visando ao conforto. Estudos recentes demonstram que o CNAF se tornou uma possibilidade terapêutica válida por fornecer oxigênio umidificado e aquecido, oferecendo maior conforto e eficácia do que a oxigenoterapia convencional em pacientes com insuficiência respiratória.

A oxigenoterapia deve ser mantida desde que efetiva para diminuir a sensação de falta de ar e a ansiedade associadas à dificuldade respiratória. Esses pacientes necessitam ser avaliados de forma individualizada e constante, visto que, na fase terminal, a administração de oxigênio pode não ser apropriada, por prolongar o processo ativo de morte.

A decisão de utilizar ventilação mecânica, seja não invasiva (VNI) ou invasiva (VMI), em pacientes em fim de vida é complexa e envolve a consideração cuidadosa dos benefícios e dos impactos sobre a qualidade de sobrevida do paciente. Porém, no contexto de fim de vida em terapia intensiva, muitos pacientes já a estarão utilizando quando da transição dos cuidados para prioridade em conforto. A principal consideração ética a ser feita é que ambas as modalidades podem prolongar o sofrimento e o processo de morte, tornando pertinente a discussão de extubação paliativa em pacientes em VMI, à qual, no entanto, nem todos, mesmo em fase de terminalidade, serão elegíveis.

O uso de VNI para alívio sintomático de dispneia em fase final de doença permanece controverso. A recomendação permanece sendo a de considerar a indicação de forma individualizada e com objetivos claros – por exemplo, prolongamento de vida de curto prazo para permitir despedidas, ou necessidade de definir objetivos de cuidado que não foram discutidos tempestivamente. É imperativo, para que a VNI seja considerada, que o paciente tenha boa tolerância e que sejam estabelecidos prazos para reavaliação periódica e revisão dos objetivos. Recomenda-se que seja suspensa se houver rebaixamento do nível de consciência, ou caso não proporcione o alívio pretendido do desconforto respiratório. É ética e tecnicamente inapropriado prolongar a sobrevida em pacientes em processo ativo de morte mediante dependência de VNI em tempo integral.

Em pacientes que falecerão sob ventilação mecânica invasiva, estima-se que 30 a 50% enfrentarão desconforto respiratório, ainda que impossibilitados de expressá-lo, gerando intenso sofrimento multidimensional. Dessa forma, tais pacientes devem ser sistematicamente avaliados para dispneia oculta e/ou persistente, buscando-se o autorrelato, quando possível, ou o uso de escalas observacionais.

Nos pacientes sob VMI, além das medidas não farmacológicas e farmacológicas usuais, devem também ser consideradas estratégias de redução dos estímulos não respiratórios do *drive* ventilatório (p. ex., manejo de acidose, febre, dor, ansiedade); correção da impedância respiratória anormal (minimizando resistência das vias aéreas, maximizando complacência); e ajuste de parâmetros do ventilador quando possível (p. ex., considerar uso de pressão suporte ou aumentar fluxo inspiratório ou nível de pressão suporte).

Em relação ao manejo medicamentoso, os opioides são a única classe farmacológica com evidência científica, ainda que de nível moderado, de atuação no alívio sintomático da dispneia, corroborada pela experiência clínica. Embora o mecanismo de ação não seja totalmente claro, sabe-se que:

- Diminuem o *drive* respiratório.
- Alteram a percepção central.
- Atuam em receptores mi-opioide agonistas localizados nas paredes bronquiolares/alveolares.
- Diminuem a ansiedade.

As evidências apontam principalmente para modulação central, desconectando a percepção do desconforto. A resposta a opioides é alterada por estados emocionais e por variações individuais farmacogenéticas.

As melhores evidências disponíveis foram obtidas em indivíduos com doença pulmonar obstrutiva crônica (DPOC) tratados ambulatorialmente e referem-se ao uso de morfina oral ou parenteral em baixa dose. Admite-se, pelo presumido mecanismo de ação, que outros opioides também possam ser eficazes, sendo utilizados, na prática, o fentanil, a metadona e a buprenorfina – embora não haja evidências científicas que respaldem seu uso. São recomendadas doses menores ou iguais a 10 mg de morfina parenteral em 24 horas, em geral fracionadas a cada 4 horas (para outros opioides, utilizam-se tabelas de conversão equianalgésica). Se paciente já em uso de opioide, recomenda-se aumentar a dose em 25 a 50% da dose diária e titular para controle do sintoma.

É frequente que, no final da vida, a morfina para dispneia seja administrada em bomba de infusão contínua (BIC), permitindo nível sérico constante e minimizando escapes de crise de dispneia. Além da dose de manutenção, os pacientes devem receber prescrição de resgate para crise de dispneia com opioide de ação rápida (morfina ou fentanil), na dose de 1/6 a 1/10 da dose total em 24 horas.

Embora amplamente utilizados na terapia intensiva, os benzodiazepínicos têm baixo nível de evidência para alívio de dispneia. Mesmo assim, são muito prescritos, especialmente próximo ao final da vida e quando há componente relevante de ansiedade. O ideal é utilizar benzodiazepínicos de meia-vida ultracurta ou curta (midazolam, lorazepam, alprazolam); mas, na prática, o clonazepam na apresentação sublingual é muito usado, especialmente em pacientes que não podem deglutir.

Não há evidências que favoreçam o uso de outras classes farmacológicas. Corticosteroides são recomendados apenas em face de envolvimento importante de parênquima pulmonar (p. ex., pacientes oncológicos com linfangite carcinomatosa) ou das vias aéreas, embora estudos mais recentes questionem seu benefício.

Diante de dispneia refratária que não responda às intervenções descritas em pacientes em últimos dias de vida, cabe considerar sedação paliativa.

Hipersecreção respiratória

A hipersecreção respiratória é um sintoma frequente na fase final de vida (prevalência de 23 a 92%), especialmente em pacientes com o sensório rebaixado ou fraqueza muscular. É um preditor de proximidade da morte, geralmente a antecedendo em 24 a 48 horas. Secreções respiratórias provenientes da cavidade oral (saliva) ou originárias dos pulmões (broncorreia) podem se acumular na orofaringe, laringofaringe e brônquios, levando a piora do desconforto respiratório e respiração ruidosa (fenômeno conhecido como *death rattle* ou "ronco ou estertor da morte" ou "sororoca").

O "ronco da morte" é produzido pelo movimento oscilatório de secreções acumuladas nas vias áreas superiores durante as fases da respiração, e acredita-se que não provoque desconforto para o paciente, uma vez que, em geral, está associado à redução da consciência.

Porém, tais sons costumam ser angustiantes para a equipe e para os familiares, que não raro o entendem como sinal de "afogamento" ou "sufocamento".

Intervenções não farmacológicas simples podem melhorar o quadro, como o uso de técnicas que adéquam o posicionamento da cabeça e da via aérea, facilitando a drenagem de secreções (geralmente, lateralização da cabeça e elevação do decúbito), e os cuidados regulares com a boca, evitando que aí se acumulem secreções. Deve-se educar e tranquilizar a família, explicando as causas do ruído respiratório e assegurando que o paciente não está sofrendo ou sentindo desconforto. Na maioria dos casos, a sucção não é benéfica e pode provocar lesões e sangramentos em orofaringe/laringofaringe, mas considera-se o procedimento de aspiração gentil da orofaringe de forma individualizada em algumas situações. Recomenda-se que, nesses pacientes, a hidratação artificial seja revista e, sempre que possível, suspensa, reduzindo hipersecreção e edemas.

As evidências que apoiam intervenções farmacológicas para o excesso de secreções respiratórias são limitadas. Os medicamentos apenas reduzem a quantidade de novas secreções formadas; portanto, seu uso precisa ser ponderado em relação aos efeitos adversos e, na maioria dos casos, só será apropriado se o paciente estiver inconsciente ou semiconsciente.

O tratamento farmacológico de primeira linha é o butilbrometo de escopolamina por via subcutânea ou intravenosa, sendo a dose recomendada 20 mg a cada 4 a 6 horas, dose máxima 120 mg em 24 horas (a via transdérmica, no contexto de fim de vida, é menos indicada pelo risco de *delirium*). Outra opção de droga anticolinérgica é a atropina, sendo que a apresentação em colírio é usada pela via sublingual (na prática clínica, usa-se 1 a 2 gotas por via sublingual a cada 6 a 12 horas).

Fora do Brasil, indica-se também o brometo de glicopirrônio, porém não há no país disponibilidade comercial de apresentação adequada para esse uso. Os estudos trazem aplicações e dosagens diferentes (em alguns serviços a escopolamina é feita por via inalatória, alternativamente), mas, no geral, há registro de eficácia com diminuição da respiração ruidosa e do desconforto nos pacientes. Alguns estudos recomendam, inclusive, seu uso como medida profilática, e consideram que a introdução precoce aumenta a efetividade. Atente-se que drogas anticolinérgicas não devem ser prescritas concomitantemente a metoclopramida e similares, pois têm efeitos clínicos opostos.

Delirium

O *delirium* é manifestação amplamente reconhecida e manejada no ambiente da terapia intensiva, por sua alta prevalência. Associa-se ao aumento de tempo e custos de internações hospitalares, mortalidade durante e após a internação e maiores taxas de institucionalização. As evidências disponíveis favorecem o rastreio, a detecção precoce e medidas não farmacológicas, inclusive em caráter preventivo, paralelamente ao tratamento do(s) fator(es) precipitante(s), como medidas terapêuticas efetivas.

A despeito de intensa pesquisa e inúmeros estudos randomizados controlados realizados com diversas drogas (p. ex., agentes antipsicóticos típicos e atípicos; benzodiazepínicos; agentes alfa-2-agonistas), não há evidências que favoreçam uma terapia medicamentosa efetiva para evitar o *delirium*, ou reduzir sua duração quando já instalado. Ainda assim, muitos pacientes na terapia intensiva desenvolvem quadros de intenso sofrimento com *delirium* hiperativo ou misto, gerando uma pressão por medidas farmacológicas.

Na prática clínica, o haloperidol mantém-se como a droga mais utilizada, embora não haja evidências. Pacientes com via alternativa de alimentação por vezes recebem outros antipsicóticos, como olanzapina, quetiapina ou risperidona. De forma geral, entende-se que, em pacientes sob VMI, é razoável o uso de dexmedetomidina em detrimento de benzodiazepínicos, que sabidamente aumentam o risco de *delirium* em pacientes críticos. Lewis et al., em recente revisão sistemática e metanálise, atualizaram as recomendações para manejo de *delirium*, ansiedade e distúrbios do sono no paciente crítico, a saber:

- Não há nenhuma evidência que sustente a administração de benzodiazepínicos para tratar ansiedade.
- Não é possível fazer uma recomendação contra ou a favor do uso de antipsicóticos para tratar *delirium*. Todos os potenciais benefícios têm baixo nível de evidência, podendo ser usados sob determinadas condições.
- Recomenda-se o uso de dexmedetomidina em detrimento do propofol para sedação em pacientes mecanicamente ventilados, sob determinadas condições, com moderado nível de evidência.
- Recomenda-se intensificar os cuidados de mobilização e reabilitação, em relação aos cuidados habituais.

O *delirium* terminal é manifestação classicamente indicativa do processo ativo de morte, podendo ser de instalação mais lenta ou mais abrupta; hipoativo, hiperativo ou misto. Antecede a morte em dias a horas, e, embora as estratégias de manejo sejam as mesmas usadas para o *delirium* no paciente crítico fora de terminalidade, na iminência da morte não há perspectiva de reversão ou melhora, e evolui inevitavelmente para rebaixamento progressivo do nível de consciência, coma e morte. Nos casos de *delirium* hiperativo que cause intenso sofrimento, recomenda-se considerar a sedação paliativa, sendo um dos sintomas que mais frequentemente a indicam na terapia intensiva.

SEDAÇÃO PALIATIVA

Definição e conceito

Define-se sedação paliativa (SP) como a redução intencional e monitorada do nível de consciência visando aliviar sofrimento intolerável para o paciente, decorrente de sintomas refratários em fase final de vida, com expectativa de vida igual ou menor a 2 semanas, ou seja, diante da iminência da morte. Define-se sintoma refratário quando há ausência de tratamentos convencionais disponíveis, ou quando não há possibilidade de serem efetivos em um prazo de tempo razoável e sem efeitos colaterais inaceitáveis.

Embora a prescrição de sedativos seja um procedimento médico, a SP deve ser entendida como intervenção multidisciplinar, tendo em vista a coordenação de esforços multiprofissionais necessária ao alívio do sofrimento no final da vida. A sedação paliativa (SP), ou terapia de sedação paliativa (TSP), deve ser compreendida como o último recurso a ser empregado no controle de sintomas físicos em pacientes em fim de vida.

Indicações

A indicação da TSP se resume a ser o último recurso para controle de sintoma(s) refratário(s) que esteja(m) causando sofrimento intolerável para o paciente. Eticamente, não é apropriado indicar SP a partir de sofrimento tido como intolerável para os familiares e/ou equipe assistencial.

Embora, virtualmente, qualquer sintoma refratário possa requerer SP, os que universalmente mais frequentemente a indicam são *delirium*, dispneia e dor. É imprescindível que seja documentado, de forma objetiva, qual foi o(s) sintoma(s) que indicou a TSP.

A indicação de SP por sintomas emocionais e sofrimento existencial é complexa, embora aceita na literatura, devendo-se, nesses casos, garantir que o paciente seja avaliado por profissional de saúde mental e/ou equipe especializada de cuidados paliativos, e que a decisão seja colegiada. Na prática clínica, esse perfil de indicação é bem menos frequente em pacientes críticos.

A decisão de instalação de TSP deve ser precedida pela revisão do caso clínico e constatação inequívoca da proximidade da morte, assim como da documentação em prontuário do objetivo de cuidado de priorizar conforto em detrimento de manobras artificiais de prolongamento de vida, certificando-se que isso esteja bem compreendido pelo paciente (se consciente) e seus familiares, e em acordo com seus valores, desejos e preferências. É altamente recomendável que o consentimento informado para a TSP provenha do próprio paciente.

Aspectos técnicos

As drogas recomendadas para TSP são os benzodiazepínicos e os neurolépticos. O midazolam é considerado a droga de escolha em praticamente todos os *guidelines* disponíveis, e no caso de falha é recomendada a associação de outra droga. Fora do Brasil, a levomepromazina é indicada como segunda linha em alguns consensos (e, por vezes, como primeira linha nos casos de *delirium* refratário), porém no Brasil não há disponibilidade comercial da apresentação parenteral. A terceira linha de sedação varia bastante na literatura, sendo encontradas recomendações para propofol, fenobarbital, outros benzodiazepínicos, como diazepam, ou outros neurolépticos, como a clorpromazina. Opioides não são indicados para sedação paliativa, embora frequentemente sejam administrados em conjunto, para manejo de dor e dispneia.

As estratégias de implementação de sedação paliativa classificam-se conforme a profundidade e a temporalidade. Em termos de profundidade, pode ser superficial, moderada ou profunda. Quanto à temporalidade, pode ser intermitente, contínua ou transitória. Não raro, a sedação inicia de forma superficial e/ou intermitente, podendo progredir gradualmente para sedação contínua profunda, se assim for necessário para o conforto do paciente.

A avaliação cuidadosa e individualizada sobre qual técnica é adequada para cada paciente condiz com o princípio ético da proporcionalidade, segundo o qual os sedativos devem ser titulados à mínima dose necessária para controle dos sintomas.

Ver as recomendações para prescrição de sedação paliativa na seção "Protocolos institucionais".

Aspectos éticos

Em consonância com o embasamento ético e legal para a provisão de cuidados paliativos, é fundamental estabelecer se, do ponto de vista ético, a sedação paliativa é procedimento irrepreensível. Para tanto, a EAPC Ethical Task Force comparou eutanásia e sedação paliativa em relação a três tópicos fundamentais: intenção, processo e resultado, tornando as distinções entre ambas muito clara.

O Quadro 2 resume a comparação entre a eutanásia e a TSP. O Quadro 3 descreve situações em que o uso da sedação paliativa é considerado eticamente inadequado ou inaceitável.

QUADRO 2 Comparação entre a eutanásia e a terapia de sedação paliativa

	Terapia de sedação paliativa	Eutanásia
Intenção	Visa aliviar sofrimento insuportável decorrente de sintomas refratários	Visa abreviar a vida
Processo	Administração individualizada, titulada, proporcional e monitorada de sedativos (em geral, benzodiazepínicos) para mitigar sintomas refratários	Administração de uma dose fixa padronizada e sabidamente letal de drogas letais (em geral, barbitúricos)
Desfecho pretendido	O alívio do sofrimento diante da evolução natural da doença	A morte

QUADRO 3 Situações em que o uso de sedação paliativa é eticamente inadequado ou inaceitável

Circunstâncias clínicas inadequadas	Atribuição de refratariedade a sintomas que não receberam os tratamentos convencionais adequados
Omissão	Adiamento de TSP tecnicamente bem indicada por receio de efeitos adversos, ou por adiamento indevido do processo de comunicação e tomada de decisão
Processo inadequado	Comunicação inadequada; ausência de consentimento informado; uso de drogas inapropriadas (p. ex., sedação com opioides); monitorização inadequada; má provisão dos cuidados de fim de vida; falta de suporte à família e equipe assistencial
Abuso	Prescrição realizada com a intenção primária de apressar a morte, por meio de doses superiores às necessárias para o controle de sintomas, ou de sedação contínua profunda quando não há sintomas refratários Tais práticas são eticamente inaceitáveis e infringem o ordenamento jurídico brasileiro

TSP: terapia de sedação paliativa.
Fonte: adaptado de Castro e Borges (2023).

PROTOCOLOS INSTITUCIONAIS

Os Quadros 4 a 8 e a Figura 2 apresentam os propostos pela equipe multiprofissional de cuidados paliativos no Hospital Sírio-Libanês.

Protocolo de cuidados de fim de vida

QUADRO 4 Reconhecendo os principais sintomas característicos do processo de morte (conforme protocolo institucional)

Dor	Aumento da intensidade, frequência e/ou de sinais característicos de dor
Fadiga	Caracterizada pela sensação de cansaço desproporcional que não melhora com o repouso; diminuição das atividades basais; fraqueza; apatia; sonolência. Muitas vezes é confundida com sintomas depressivos
Inapetência	Redução da ingesta alimentar e de líquidos. O paciente relata não sentir fome, sede ou necessidade de se alimentar. Pode ocorrer perda ou incoordenação da capacidade de deglutição. São frequentes sinais e sintomas como distensão abdominal, redução da motilidade gastrointestinal, vômitos. Em pacientes em uso de dieta enteral, observa-se intolerância à dieta
Pele	Palidez, coloração amarelada ou cinzenta, translúcida e extremidades cianóticas, podendo apresentar também pele fria. Surgimento de lesões de pele como a úlcera terminal de Kennedy, a lesão tecidual de Trombley-Brennam e o sinal de Welan
Circulatório e sinais vitais	Edema, alterações de parâmetros como frequência cardíaca, respiratória, pressão arterial e temperatura corporal
Respiratório	Taquipneia ou bradipneia, dispneia, respiração de Cheyne-Stokes, broncorreia, respiração agônica (*gasping*), "sororoca" e hipóxia (verificada pela queda da saturação aferida pela oximetria de pulso)
Renal	Redução do volume, alteração do aspecto; retenção urinária
Eliminações intestinais	Perda do controle esfincteriano, diarreia ou constipação
Neurológico	Sonolência, letargia, desorientação ou confusão mental, tremores, agitação psicomotora (*delirium*), mioclonias, convulsões
Emocionais e psíquicas	Os sentimentos e as expressões de sintomas emocionais e psíquicos são individuais; cada pessoa tem sua forma de expressar e enfrentar esse momento, as manifestações são variáveis e baseadas em seu referencial pessoal, valores e experiências prévias

QUADRO 5 Recomendações relativas à prescrição médica (conforme protocolo institucional)

Medicamentos primordiais (visam ao controle de sintomas)	Analgésicos – opioides Ansiolíticos Anticolinérgicos Antieméticos Sedativos
Medicamentos primordiais (medicações de resgate)	Incluir medicamentos, se necessário, para controle de sintomas comuns que podem surgir durante o processo ativo de morte, além dos medicamentos já prescritos de horário para os sintomas presentes: ▪ Analgésicos fortes (morfina ou outro opioide forte), para crise de dor ou dispneia ▪ Escopolamina ou outro anticolinérgico, preferencialmente IV (possibilidade de propantelina transdérmico) para respiração ruidosa ▪ Antieméticos para náuseas e vômitos ▪ Antipsicóticos e/ou benzodiazepínicos, EV, para agitação/*delirium* em fim de vida ▪ Benzodiazepínicos (opção midazolam, EV, 3 mg) para agitação/sintomas refratários ▪ Caso o paciente apresente sintomas refratários, avaliar a indicação de sedação paliativa
Medicamentos de uso relativo (considerar suspensão – critério: conforme potencial auxílio no controle de sintomas)	Antidepressivos Antiarrítmicos Diuréticos Esteroides Hipoglicemiantes Hormônios Insulina
Medicamentos não primordiais (orientar suspensão)	Anti-hipertensivos Antiulcerosos Anticoagulantes Antibióticos Estatinas Vitaminas e suplementos (ferro) Laxativos Qualquer outro medicamento que não auxilie no controle de sintomas ou acarrete desconforto

EV: endovenoso; IV: intravenoso.

QUADRO 6 Recomendações para revisão de protocolos, procedimentos, cuidados, controles e monitorizações (conforme protocolo institucional)

	Controles/monitorização	Cuidados
Considerar suspender ou reduzir	▪ Glicemia capilar de horário ▪ Todas as monitorizações invasivas (PAI e outras) ▪ Monitorização de SSVV para 1 ou 2 x/dia ▪ Monitorização de saturação periférica de oxigênio ▪ Considerar desligar o monitor no box/leito ▪ Reavaliar as medidas para prevenção de TEV e modificar ou suspender a prescrição de medicamentos que podem ser dolorosos e fúteis neste momento	▪ Considerar a adequação da dieta, proporcionando prazer e segurança na alimentação e minimizando o risco de aspiração ▪ Paciente sem condições de se alimentar: manter em jejum ▪ As equipes de nutrição e de fonoaudiologia podem contribuir para essas medidas nas orientações e adaptações necessárias ▪ A introdução ou manutenção de vias alternativas de alimentação e hidratação (nutrição e hidratação enteral ou parenteral) deve ser criteriosamente avaliada, considerando sua suspensão ▪ Readequar a fisioterapia respiratória visando ao conforto do paciente e ao controle dos sintomas apresentados
Intensificar	▪ Monitorização de sintomas de desconforto físico, em especial dor e dispneia ▪ Monitorização de nível de sedação caso o paciente esteja em sedação paliativa (utiliza-se escala RASS) ▪ Monitorização de sintomas emocionais: ansiedade e medo, tanto de pacientes quanto de familiares ▪ Suporte psicológico e suporte ao luto para paciente e família ▪ Suporte à equipe assistencial ▪ Recomenda-se acionamento da equipe especializada de cuidados paliativos especialmente se houver sintomas não controlados e/ou conflitos	▪ Flexibilização e ajuste de horários e rotinas para evitar interrupção do sono no período noturno ▪ Favorecer atividades que auxiliem no conforto, como atendimento psicológico, visitas, terapia integrativa ▪ Levantar necessidades relacionadas a demandas psicossociais e de suporte especializado do serviço social ▪ Identificar familiares/acompanhantes que possam se beneficiar de suporte especializado (equipe de psicologia e/ou equipe de cuidados paliativos) no processo de luto, como crianças, idosos e pessoas vulneráveis que tenham vínculo com a pessoa que está falecendo ▪ Identificar necessidade de suporte religioso e/ou espiritual e acionamento do assistente espiritual nos casos pertinentes
Manter	▪ Avaliação e adequação às medidas para risco de queda e prevenção de lesão por pressão	▪ Manter cuidados de higiene e conforto, incluindo higiene e hidratação oral, ocular e da pele ▪ Higiene e hidratação oral periódica e adequada, assim como a oferta de pequenos goles de água (de acordo com a condição do paciente) e de gaze embebida com água fria ▪ Manter posicionamento adequado com o uso de travesseiros/coxins e elevação da cabeceira ▪ Manter cuidados com sondas, curativos e drenos conforme rotinas específicas

PAI: pressão arterial invasiva; RASS: *Richmond Agitation-Sedation Scale*; SSVV: sinais vitais; TEV: tromboembolismo venoso.

Protocolo de sedação paliativa

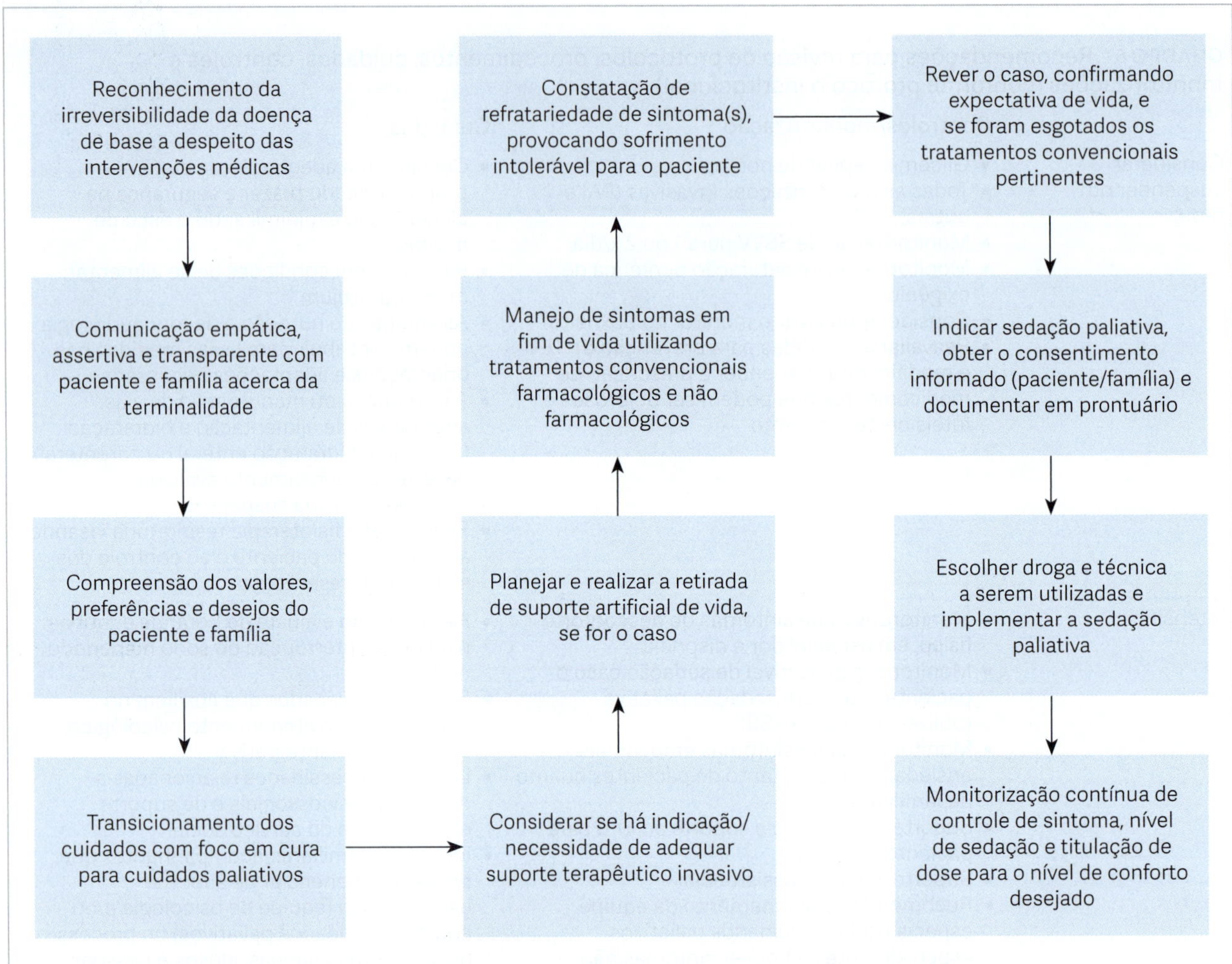

FIGURA 2 Implementação da terapia de sedação paliativa (conforme protocolo institucional).

QUADRO 7 Medicamentos usados em sedação paliativa (conforme protocolo institucional)

Droga	Apresentação/dose/técnica	Observação
Midazolam	▪ Apresentações disponíveis: 5 mg /5 mL, 15 mg/3 mL e 50 mg/10 mL ▪ Administração em bólus: 1 ampola (15 mg/3 mL) diluída para 10 mL de SF → administrar lentamente bólus de 1-5 mg (SC ou EV). O bólus pode ser repetido após 10-15 minutos em caso de agitação, ou utilizado como dose de ataque ▪ Administração em BIC: solução de midazolam com concentração 1 mg/mL: diluir 2 ampolas de midazolam 50 mg/10 mL em 80 mL de SF 0,9% ou SG 5% → iniciar com 0,25-1 mg/hora, SC ou EV. Considerar dose em bólus imediatamente antes do início da infusão contínua. Reavaliar em 30 minutos a 1 hora. Caso a meta de sedação não tenha sido alcançada, considerar nova dose em bólus seguida de aumento da dose infundida continuamente (cada aumento da ordem de 0,5 a 1 mg/hora) até obter a meta de conforto. Em caso de doses mais altas, considerar aumentar a dose de bólus de maneira proporcional à dose contínua. Faixa de dosagem usual de 0,5-5 mg/hora; alguns pacientes podem precisar de até 20 mg/hora.	1. Pode ser feito por hipodermóclise 2. Se não for atingida a meta de conforto com a dosagem máxima, considerar associar nova droga ou troca de sedativo. Nessas situações, sugere-se o acompanhamento conjunto de um profissional especializado em cuidados paliativos, medicina intensiva ou anestesiologia
Clorpromazina	▪ Em bólus: administrar lentamente bólus de 6,25-50 mg EV. Utilizar 1 x/dia ou até a cada 4 horas. Dose máxima por dia 200 mg ▪ Em BIC: solução de clorpromazina em SF 0,9% ou SG 5% com concentração 1 mg/mL → iniciar com 0,5 mg/hora EV, contínuo, aumentando escalonadamente até obter a meta de conforto ou a dose de 8 mg/hora ▪ Se não for atingida a meta de conforto com a dosagem de 5 mg/hora, considerar associar nova droga ou troca de sedativo	1. Não pode ser feita por hipodermóclise 2. Clorpromazina pode ser utilizada em associação ou isoladamente, em casos em que a sedação foi indicada por *delirium*
Haloperidol	▪ Em bólus: administrar lentamente bólus de 1-5 mg SC ou EV. Pode ser prescrito a intervalos regulares a cada 6 horas ou até a cada 12 horas, ou administrado para resgate de agitação ou confusão mental. Os resgates podem ser ACM ou SN (neste caso, especificar em prescrição situação e intervalo em que devem ser administrados)	1. Pode ser feito por hipodermóclise 2. Haloperidol pode ser utilizado em associação ou isoladamente
Fenobarbital	▪ Em bólus: iniciar doses de 2-3 mg/kg IV ou SC lento. Não exceder 60 mg/minuto ▪ Em BIC, diluir em SF 0,9%, SG 5%, SG 10% com solução contínua de 1-2 mg/kg/hora EV ou SC. Dose máxima 600 mg/dia	1. Pode ser feito por hipodermóclise 2. Fenobarbital costuma ser utilizado isoladamente quando a associação de midazolam com neuroléptico não conseguiu controlar os sintomas refratários. É considerada 3ª linha de sedação para este protocolo
Outros sedativos	Em casos específicos, poderão ser utilizados outros sedativos, como propofol, cetamina, dexmedetomidina	A administração dessas drogas só poderá ser feita em unidades críticas e supervisionada por profissional médico habilitado – intensivista, anestesista ou paliativista
Recomendação sobre o uso de opioides	Os opioides fortes, como a morfina, a hidromorfona ou o fentanil, são os melhores agentes disponíveis para aliviar dispneia e dor, mas por si próprios não são agentes indutores do sono confiáveis	**Opioides não devem ser usados para sedação paliativa.** Quando a dor ou a dispneia estão presentes ou são esperadas, a terapia com opioides deve ser continuada e adicionada em combinação com um sedativo

ACM: a critério médico; BIC: bomba de infusão contínua; EV: endovenoso; IV: intravenoso; SC: subcutâneo; SF: soro fisiológico; SG: soro glicosado; SN: se necessário.

QUADRO 8 Procedimento recomendado para revisão de prescrição em pacientes sob sedação paliativa (conforme protocolo institucional)

Dieta e hidratação
Na vigência de qualquer grau de rebaixamento de nível de consciência, recomenda-se o jejum oral. Em casos de exceção, se o nível de consciência permitir e for desejo do paciente, pode-se liberar alimentação de conforto (p. ex., dieta oral em quantidades pequenas, mediante solicitação do paciente; sugerem-se alimentos frios ou gelados, pastosos ou cremosos), com todos os cuidados necessários a essa abordagem (paciente desperto, bem-posicionado, família/paciente cientes dos riscos). Recomenda-se a suspensão de dieta enteral, podendo ser mantida em menor volume ou reduzida gradualmente. A hidratação endovenosa deve ser suspensa ou reduzida, dada a piora de sintomas respiratórios relacionada a infusões maiores do que 1.500 mL/dia. Na vigência de anasarca e hipersecreção nas vias aéreas, recomenda-se suspender a hidratação e, eventualmente, priorizar o conforto respiratório por meio de balanço hídrico negativo, associado ou não ao uso de diuréticos. É fortemente recomendável que o início da sedação paliativa seja precedido por orientação à família sobre nutrição e hidratação artificiais
Antibióticos
A princípio, recomenda-se suspensão, podendo ser flexibilizado caso a caso
Analgésicos
O tratamento da dor é prioritário, e deve ser continuado ou intensificado na fase final da vida. Opioides fortes como a morfina ou o fentanil podem ter importante papel em controlar sintomas frequentes nessa fase da vida, mesmo em pacientes sob sedação paliativa. Em caso de dúvida, sugere-se o acompanhamento conjunto por profissional especializado em cuidados paliativos ou anestesiologia
Outros medicamentos usados em fase final de vida
Considerar, conforme o quadro do paciente e os sintomas a serem paliados: escopolamina (20 mg a cada 4-8 horas), dipirona (500-2.000 mg a cada 6 horas), corticosteroides, antieméticos, anticonvulsivantes.
Outros sedativos e psicoativos
De forma geral, deve-se suspender medicações orais, o que inclui antidepressivos, medicações adjuvantes para dor, ansiolíticos, estabilizadores do humor, alguns hipnóticos e alguns neurolépticos. A redução intencional do nível de consciência dispensa a necessidade destas medicações
Medicamentos terapêuticos que auxiliem no controle dos sintomas
Como diuréticos, broncodilatadores ou anticonvulsivantes – devem ser mantidos, desde que possam ser administrados por vias IV, SC, TD, SNG/GTT ou VR

(continua)

QUADRO 8 Procedimento recomendado para revisão de prescrição em pacientes sob sedação paliativa (conforme protocolo institucional) (*continuação*)

Medicamentos fúteis em relação ao objetivo de priorização do conforto
Como anticoagulantes, antiagregantes, estatinas, hormônios tireoidianos, suplementos vitamínicos – devem ser suspensos. É fundamental esclarecer e informar a família a respeito dessa conduta

GTT: gastrostomia; IV: intravenoso; SC: subcutâneo; SNG: sonda nasogástrica; TD: transdérmico; VR: via retal.

CONSIDERAÇÕES FINAIS

O cuidado ao paciente crítico em fim de vida exige abordagem integrada, ética e compassiva, que vá além do controle rigoroso dos sintomas físicos. Reconhecer o processo ativo de morte, alinhar expectativas com a família e garantir medidas de conforto são pilares fundamentais. A atuação multiprofissional, o respeito à autonomia e a atenção às dimensões emocionais, sociais e espirituais do sofrimento promovem uma morte digna, segura e com menos sofrimento para o paciente e seus entes queridos.

PONTOS-CHAVE

- O reconhecimento da terminalidade no paciente crítico, com a discussão e definição tempestiva de objetivos do cuidado e devida documentação em prontuário, assim como o reconhecimento do processo ativo de morte, são etapas essenciais para transicionar os cuidados focados em cura/prolongamento de vida para os cuidados paliativos, permitindo a construção de um planejamento antecipado de cuidados adequados. Os cuidados de fim de vida, idealmente, devem ser precedidos pela adequação do suporte invasivo a que o paciente esteja submetido.
- Os cuidados de fim de vida na terapia intensiva constituem abordagem abrangente, multidisciplinar, para o sofrimento multidimensional, que precisa receber adaptações pertinentes ao ambiente da UTI e que permite contemplar o controle rigoroso de sintomas físicos; as necessidades psicoemocionais do paciente e família e o suporte ao processo de luto; e a flexibilização dos cuidados e das rotinas, priorizando o alívio do sofrimento, a interação com os familiares, as despedidas e as necessidades espirituais.
- Os sintomas mais frequentes no final de vida no paciente crítico são dor, dispneia, secreções respiratórias excessivas e *delirium*. A dor, comumente, necessita de opioides fortes para seu manejo, especialmente morfina e fentanil. A dispneia é altamente prevalente e pode ser aliviada pela coordenação de medidas não farmacológicas com a prescrição de opioides, classicamente em doses inferiores àquelas usadas para analgesia. A hipersecreção nas vias áreas é mais problemática em

pacientes com sensório rebaixado, e a primeira linha de tratamento são drogas anticolinérgicas. O *delirium* terminal é característico da fase ativa de morte e, quando hiperativo, pode indicar sedação paliativa.
- A terapia de sedação paliativa é considerada o último recurso para controle de sintomas físicos refratários que tragam sofrimento intolerável para o paciente. A droga de escolha é o midazolam, podendo ser considerados outros sedativos em determinadas situações. Sua implementação deve obedecer a critérios técnicos e éticos, sendo monitorada continuamente e titulada para a mínima dose necessária para controle dos sintomas.

BIBLIOGRAFIA

1. Alencar JCG, Alencar JG. Delirium. In: Ribeiro SCC (ed.). Cuidados paliativos no paciente crítico. 2.ed. Santana de Parnaíba: Manole; 2023. p.461-70.
2. Bastos FV, Paula FMO, Mota LPC. Outros sintomas respiratórios no paciente crítico em cuidados paliativos. In: Ribeiro SCC (ed.). Cuidados paliativos no paciente crítico. 2.ed. Santana de Parnaíba: Manole; 2023. p.422-8.
3. Cardoso MGM, Oliveira Jr. JM. Dor no departamento de emergência: avaliação inicial e uso de opioides. In: Ribeiro SCC (ed.). Cuidados paliativos no paciente crítico. 2.ed. Santana de Parnaíba: Manole; 2023. p.380-92.
4. Castro ACP, Borges APS. Palliative care in patients with cutaneous malignancies. In: Abdalla CMZ, Sanches JA, Munhoz RR, Belfort FA (eds.). Oncodermatology: an evidence-based, multidisciplinary approach to best practices. Cham: Springer Nature; 2023. p.621-52.
5. Castro ACP, Santana VTS. Manejo da dispneia no paciente em cuidados paliativos: avaliação e controle do sintoma. In: Academia Nacional de Cuidados Paliativos, Silva RS, Garcia JBS (orgs.). Propaliativo: Programa de Atualização em Cuidados Paliativos: Ciclo 1. Vol. 3, Sistema de Educação Continuada a Distância. Porto Alegre: Artmed Panamericana; 2024. p. 85-117.
6. Cherny NI, Esmo Guidelines Working Group. Esmo clinical practice guidelines for the management of refractory symptoms at the end of life and the use of palliative sedation. Ann Oncol. 2014;25(Suppl 3):iii143-52.
7. Cherny NI, Radbruch L; Board of the European Association for Palliative Care. European Association for Palliative Care (EAPC) recommended framework for the use of sedation in palliative care. Palliat Med. 2009;23(7):581-93.
8. Conselho Federal de Medicina (CFM). Resolução CFM n. 2.156, 17 Sep 2016. Diário Oficial da União. (Seção I, p.138-9). Disponível em: https://sistemas.cfm.org.br/normas/visualizar/resolucoes/BR/2016/2156. Acesso em: 8 jun. 2025.
9. Conselho Federal de Medicina (CFM). Resolução CFM n. 1.805, de 28 de novembro de 2006. Publicada no Diário Oficial da União (Seção I, p.169). Disponível em: https://sistemas.cfm.org.br/normas/visualizar/resolucoes/BR/2006/1805. Acesso em: 8 jun. 2025.
10. Conselho Federal de Medicina (CFM). Código de Ética Médica [Resolução n. 2.226/2019]. Brasília: CFM, 2019 [cited 8 Jun 2025]. Available at: https://portal.cfm.org.br/images/PDF/cem2019.pdf. Acesso em: 8 jun. 2025.
11. Cunha VP. Este paciente tem indicação de UTI? In: Ribeiro SCC (ed.). Cuidados paliativos no paciente crítico. 2.ed. Santana de Parnaíba: Manole; 2023. p.10-7.
12. Davis MP, Davies A, McPherson ML, Reddly AS, Paice JA, Roeland EJ, et al. Opioid conversion in adults with cancer: MASCC-ASCO-AAHPM-HPNA-NICSO guideline. Support Care Cancer. 2025;33(3):243.
13. Demoule A, Decavele M, Antonelli M, Camporota L, Abroug F, Adler D, et al. Dyspnoea in acutely ill mechanically ventilated adult patients: an ERS/ESICM statement. Intensive Care Med. 2024;50(2):159-80.
14. Durán-Crane A, Laserna A, López-Olivo MA, Cuenca JA, Díaz DP, Cardenas YR, et al. Clinical practice guidelines and consensus statements about pain management in critically ill end-of-life patients: a systematic review. Crit Care Med. 2019;47(11):1619-26.
15. Ellershaw J, Ward C. Care of the dying patient: the last hours or days of life. BMJ. 2003;326:30-4.
16. Ferris FD. Last hours of living. Clin Geriatr Med. 2004;20(4):641-67.
17. Freitas FAPS, Uchôa IS, Magalhães MAV, Nascimento STT. O uso da escopolamina para o controle da hipersecreção em pacientes em cuidados paliativos. Research, Society and Development. 2023;12(10):1-10.
18. Iwashyna TJ. Recognizing a patient is acutely dying. Ann Am Thorac Soc. 2020;17(10):1195-8.
19. Kesecioglu J, Rusinova K, Alampi D, Arabi YM, Benbenishty J, Benoit D, et al. European Society of Intensive Care Medicine guidelines on end of life and palliative care in the intensive care unit. Intensive Care Med. 2024;50:1740-66.
20. Kirk TW, Mahon MM; Palliative Sedation Task Force of the National Hospice and Palliative Care Organization Ethics Committee. National Hospice and Palliative Care Organization (NHPCO) position statement and commentary on the use of palliative sedation in imminently dying terminally ill patients. J Pain Symptom Manage. 2010;39(5):914-23.
21. Laserna A, Durán-Crane A, López-Olivo MA, Cuenca JA, Fowler C, Díaz DP, et al. Pain management during the withholding and withdrawal of life support in critically ill patients at the end-of-life: a systematic review and meta-analysis. Intensive Care Med. 2020;46(9):1671-82.
22. Lewis K, Balas MC, Stollings JL, McNett M, Girard TD, Chanques G, et al. A focused update to the clinical practice guidelines for the prevention and management of pain, anxiety, agitation/sedation, delirium, immobility, and sleep disruption in adult patients in the ICU. Crit Care Med. 2025;53(3):e711-e727.
23. Lokker ME, van der Heide A, Oldenmenger WH, van der Rijt CCD, van Zuylen L. Hydration and symptoms in the last days of life. BMJ Support Palliat Care. 2021;11:335-43.
24. Pan H, Shi W, Zhou Q, Chen G, Pan P. Palliative care in the intensive care unit: not just end-of-life care. Intensive Care Res. 2023;3:77-82.
25. Palakshappa JA, Hough CL. How we prevent and treat delirium in the ICU. Chest. 2021;160(4):1326-34.
26. Pisani L, Hill NS, Pacilli AMG, Polastri M, Nava S. Management of dyspnea in the terminally ill. Chest. 2018;154(4):925-34.
27. Ribeiro SCC, Barrioso PDC. O paciente em fase final de vida. In: Ribeiro SCC (ed.). Cuidados paliativos no paciente crítico. 2.ed. Santana de Parnaíba: Manole; 2023. p.156-65
28. Rodrigues P, Crokaert J, Gastmans C. Palliative sedation for existential suffering: a systematic review of argument-based ethics literature. J Pain Symptom Manage. 2018;55(6):1577-90.
29. Sibbald RG, Krasner DL, Lutz J. Scale: Skin changes at life's end: final consensus statement: October 1, 2009. Adv Skin Wound Care. 2010;23(5):225-36.
30. Surges SM, Garralda E, Jaspers B, Brunsch H, Rijjpstra M, Hasselaar J, et al. Review of European Guidelines on Palliative Sedation: a foundation for the updating of the European Association for Palliative Care Framework. J Palliat Med. 2022;25(11):1721-31.
31. Takagi Y, Sato J, Yamamoto Y, Matsunuma R, Watanabe H, Mori M, et al. Opioids for the management of dyspnea in cancer patients: a systematic review and meta-analysis. Int J Clin Oncol. 2023;28(8):999-1010.
32. Wood J. Cicely Saunders, "Total pain" and emotional evidence at the end of life. Med Humanit. 2022;48(4):411-20.

18

Distúrbios da coagulação e doenças hemorrágicas

Elbio Antonio D'Amico

SUMÁRIO

DOENÇAS MEDIADAS POR ANTICORPOS ANTIFATOR PLAQUETÁRIO 4 (PF4)

As doenças mediadas por anticorpos anti-PF4 correspondem a um grupo de doenças que se caracterizam pela presença de imunoglobulinas G (IgG) patogênicas dirigidas contra o PF4 e/ou complexos PF4/heparina, com capacidade de ativar continuamente plaquetas e células imunes, desencadeando um estado de hipercoagulabilidade e trombocitopenia.[1] Contudo, deve-se considerar que nem todos os anticorpos anti-PF4/heparina são capazes de ativar plaquetas, já que são encontrados em até 5% da população geral.[1]

São descritos 3 tipos de anticorpos anti-PF4, e somente 2 subtipos são patogênicos:

- Tipo 1: não patogênico e não ativador de plaquetas.
- Tipo 2: dependente de heparina e ativador de plaquetas.
- Tipo 3: não dependente de heparina e ativador de plaquetas.[2,3]

Tanto no tipo 2 como no tipo 3 a ativação plaquetária ocorre por intermédio dos receptores plaquetários FcγIIa (FcγIIaR), sendo que no tipo 2 causa a trombocitopenia induzida pela heparina clássica (cHIT) e necessita de concentrações farmacológicas de heparina, ou outro poliânion, para ser patogênico.[2,3] Por sua vez, o tipo 3 causa tromboinflamação em razão da ligação do anticorpo anti-PF4 e tem sido identificado como a causa da trombocitopenia trombótica autoimune associada à vacina (VITT).[3] Além disso, tem sido demonstrado que os anticorpos tipos 2 e 3 são identificados como causas de HIT autoimune (aHIT) e de outras doenças trombóticas.[3]

O PF4 é uma quimiocina altamente catiônica encontrada principalmente nos grânulos α plaquetários e monócitos, que é liberada com a ativação plaquetária após lesão tecidual e administração de heparina.[1,4] O PF4 é um homotetrâmero constituído por 4 subunidades idênticas com 70 aminoácidos, que formam uma estrutura globular:[1,4] dois monômeros formam um dímero, e 2 dímeros se organizam formando a estrutura globular, que em sua porção "equatorial" apresenta um anel de carga positiva, formado por regiões N-terminais catiônicas, ricas em lisina, e uma região circunferencial, rica em resíduos de lisina e arginina.[4]Dois sítios antigênicos dependentes de heparina são formados nos lados opostos ("polos") do tetrâmero de PF4.[1,4] Para a formação do tetrâmero é fundamental a ligação da heparina à região equatorial, que ao neutralizar a carga dos tetrâmeros permite essa ligação, formando o complexo PF4/heparina.[4] Isso explica a observação de que concentrações supraterapêuticas de heparina inibem a ativação mediada pelos anticorpos da HIT por promover a ruptura dos grandes complexos moleculares PF4/heparina.[4]

São doenças mediadas por anticorpos anti-PF4/heparina:

1. HIT clássica (HITc).
2. HIT autoimune (HITa) (englobando a HIT de início tardio ou com piora da trombocitopenia apesar da interrupção da heparina).
3. HIT persistente ou refratária.
4. HIT induzida por *flushes* de heparina.
5. HIT induzida pelo fondaparinux.
6. HIT grave, com múltiplas tromboses, trombose microvascular e coagulação intravascular disseminada.
7. HIT espontânea (HITsp), semelhante à HITc, que surge sem exposição à heparina ou certas medicações polianiônicas (polissulfato de pentosan, sulfato de condroitina hipersulfatado), mas geralmente após cirurgia (prótese total de joelho, cirurgias cardíaca e vascular).
8. Trombocitopenia e trombose autoimune associada à vacina (VITT), estritamente relacionada com vacinas para covid-19 baseadas em vetor adenovírus.
9. Doença semelhante à VITT, caraterizada por anticorpos anti-PF4, que podem ativar plaquetas na ausência de exposição à heparina ou vacinação recente.[1,4]

Trombocitopenia induzida pela heparina clássica (HITc)

A HITc é uma síndrome trombocitopênica associada a fármaco (heparina ou poliânions, como sulfato de condroitina supersulfatado, polissulfato de pentosan e PI-88/muparfostat) mediada por anticorpos heparina-dependentes, que se associa paradoxalmente à trombose.[4-7] Nesse contexto, a heparina não somente desencadeia a formação de anticorpos como é necessária para a progressão clínica.[4] Essa síndrome clinicopatológica deve ser diagnosticada com base em dois critérios:

1. Um ou mais eventos clínicos associados à síndrome (primariamente trombocitopenia).
2. Identificação laboratorial de uma imunoglobulina (usualmente IgG) dependente da heparina, mediante teste laboratorial sensível e específico.[7,8]

A maioria dos pacientes produz anticorpos da classe IgG contra complexos constituídos por heparina e PF4.[5] Estima-se que a HITc ocorra em 1/1.500 hospitalizações por ano, com grande variabilidade entre as populações, com maior risco em pacientes que receberam heparina não fracionada nos últimos 5 a 10 dias e com incidência de 1 a 3% após cirurgia cardíaca.[6,9] Em 50% dos casos ocorrem complicações tromboembólicas, sendo a trombose de grandes casos dos membros inferiores e o tromboembolismo pulmonar as mais frequentes, seguidas das tromboses arteriais periféricas e do acidente vascular cerebral isquêmico.[6] O infarto agudo do miocárdio é ocorrência incomum, mas são descritas as tromboses de seios venosos cerebrais e de veias esplâncnicas.[6]

Descreve-se que a tendência trombótica venosa é mais observada em populações que já apresentam esse maior risco (pacientes em período pós-operatório), enquanto um risco trombótico mais balanceado (venoso: arterial) é mais visto em pacientes com maior risco de doença arterial, como após cirurgias cardíacas ou vasculares.[4] Existem fatores de risco para a ocorrência da HIT, incluindo o tipo da heparina (heparina não fracionada bovina > heparina não fracionada porcina > heparina de baixo peso molecular > fondaparinux), o tipo de paciente (cirúrgico maior > cirúrgico menor > clínico > obstétrico/pediátrico), o sexo (mulheres > homens), dose e duração da terapia com heparina.[10] Existem ainda outros dois fatores:

1. A primeira imunização é determinada pelas características da resposta imune e desencadeada logo após a administração da heparina.
2. A ativação plaquetária e indução à trombose, isto é, a capacidade das plaquetas e do sistema de coagulação de serem ativados com determinado nível de anticorpos anti-PF4/heparina e da presença ou ausência de exposição posterior à heparina.[10]

O início da HITc caracteristicamente acontece entre o 5º e o 10º dia da administração de heparina, tanto em pacientes que recebem esse fármaco pela primeira vez como para aqueles que tiveram exposição prévia nos últimos 90 a 100 dias.[5,6] Contudo, existem exceções: caso o paciente seja submetido a procedimento cirúrgico de grande porte o período de exposição à heparina será reiniciado, mesmo se o paciente tiver sido exposto à heparina previamente.[6] Se um paciente recebeu heparina 90 dias previamente (especialmente ≤ 30 dias) ainda podem existir anticorpos anti-PF4/heparina, circulantes, e a HIT pode ter início súbito com a reexposição à heparina (HIT de início rápido). Nesses casos a HIT pode ser complicada pela presença de reação anafilactoide, que surge dentro de 30 minutos após uma dose de heparina em bólus.[6] De maneira geral, os anticorpos são tipicamente transitórios, desaparecendo em após 50 a 85 dias da exposição à heparina.[5]

Deve-se considerar que após o início do tratamento com heparina pode ocorrer a condição designada como " trombocitopenia não autoimune associada à heparina", que consiste na queda precoce da contagem plaquetária (dentro de 4 dias), usualmente sendo leve redução da contagem plaquetária, sem risco trombótico e que tipicamente cursa com recuperação da contagem plaquetária em 3 dias mesmo com a manutenção da terapia com heparina.[7] Esse quadro é atribuído à ação ativadora das plaquetas pela heparina, e esses pacientes apresentam testes negativos para a presença de anticorpos da HIT.[7]

A HIT e a VITT são exemplos de imunotrombose e tromboinflamação.[3] O PF4 é uma proteína tetramérica com carga elétrica positiva encontrada nos grânulos alfa das plaquetas e megacariócitos, e monócitos. Suas concentrações plasmáticas são baixas, mas se elevam quando o PF4 é secretado no plasma durante ativação plaquetária, como a induzida por heparina e em locais onde há lesão endotelial, como aterosclerose, trombose, cateterização e cirurgias.[8,10,11] Além disso, o PF4 se liga à célula endotelial por meio do sulfato de heparina, dele se dissociando quando há infusão de heparina.[10]

A heparina irá se ligar ao PF4 formando complexos PF4/heparina, aos quais se ligam IgM naturalmente presente e a fração C3 do complemento.[3] Esses complexos PF4/heparina/IgM/C3 ligam-se a células B por intermédio do receptor de complemento CR2 (CD21).[3] As células B também apresentam receptores para PF4, fazendo com que sejam produzidas imunoglobulinas G, que reconhecem os complexos PF4/heparina.[3,10] A porção Fc da imunoglobulina G se liga às plaquetas por meio do receptor plaquetário FcγIIa, causando agregação plaquetária forte e desencadeando a produção de tromboxano A2, a secreção dos grânulos plaquetários, a formação de micropartículas plaquetárias (com maior geração de trombina) e agregados de plaquetas.[3,10] Além de se ligar às plaquetas, a porção Fc da imunoglobulina G também se liga a monócitos e neutrófilos, com estímulo neutrofílico para a formação de NETosis (*Neutrophil Extracellular Traps*), gerando importante estado de hipercoagulabilidade.[3,10,12] O DNA liberado das NETosis amplifica a lesão imune e ativa o complemento, depositando e ativando as células endoteliais, que passam a expressar fator tecidual e a secretar fator von Willebrand.[3] O fator von Willebrand liga-se ao PF4 e aos anticorpos anti-PF4, causando maior ativação de neutrófilos e propagação da geração de trombina.[3] Esse conjunto de ativação plaquetária forte e maior geração de trombina pode explicar algumas das manifestações não usuais da HIT, como a coagulação intravascular disseminada e a gangrena venosa de extremidades.[10]

O diagnóstico de HIT apresenta muitas dificuldades, tornando frequente um maior número de falsos diagnósticos e de tratamentos, com sua potenciais complicações. Os achados clínicos característicos da HIT, com trombocitopenia e maior risco de tromboembolismo sob uso de heparina, são achados frequentes entre pacientes hospitalizados para os quais existem regularmente outras explicações possíveis.[13] Por sua vez, também o diagnóstico laboratorial tem suas deficiências. Os testes imunológicos estão amplamente disponíveis e têm alta sensibilidade, mas baixa especificidade.[13] Os testes funcionais (teste de secreção de serotonina) são mais específicos, mas realizados somente em laboratórios de referência e raramente estão disponíveis em tempo real.[13]

Visando melhorar e padronizar o diagnóstico clínico da HITc, foi proposto um escore de probabilidade de risco, o escore dos 4Ts (Quadro 1), e somente após sua avaliação se procede aos testes laboratoriais.[9,11,13] O escore dos 4Ts tem excelente sensibilidade e valor preditivo negativo > 98% em situações em que o escore é baixo, mas não em um contexto de UTI ou cirurgia com *bypass* cardiopulmonar.[11] Nas situações de escore intermediário (≥ 4) e elevado (≥ 6) dos 4Ts o valor preditivo positivo é muito menor e tem baixa especificidade.[11] Além disso, o escore 4Ts é mais difícil de calcular e apresenta maior variabilidade interindividual.[9] Por esses motivos, em 2010 foi proposto o escore *HIT Expert Probability* (HEP) (Quadro 2), que mostrou elevado grau de concordância interindividual e correlação com os testes diagnósticos de HITc,[13] porém a maioria das publicações ainda sugere a aplicação do escore dos 4Ts.

Os diagnósticos de HIT após *bypass* cardiopulmonar apresentam desafios adicionais, considerando que a incidência de HIT após esses procedimentos varia de 0,5 a 2%, mas os anticorpos anti-PF4/heparina são detectados em 20 a 50% dos pacientes.[9] A curva da contagem plaquetária pode ser útil, visto que apresenta uma curva bifásica, com queda inicial da contagem plaquetária após a cirurgia, seguida de uma recuperação e com nova queda posterior.[9] Em 2004, foi proposto o escore Lillo-Le Louët para uso exclusivo nessas situações[13] (Quadro 3).

O diagnóstico laboratorial da HIT compreende duas etapas: testes de triagem, que detectam a presença ou não dos anticorpos anti-PF4/heparina, e testes funcionais, que avaliam se esses anticorpos têm capacidade de ativar as plaquetas de maneira dependente da heparina.[9] Os testes funcionais são sensíveis, porém não específicos, e muitas vezes a presença de anticorpos anti-HIT é mais comum do que a HIT, já que uma minoria dos anticorpos anti-PF4/heparina pode induzir ativação plaquetária, agregação, produção de ativadores da coagulação (trombina) e outros pró-coagulantes (micropartículas), causando os eventos trombóticos ("modelo do *iceberg*").[1,9,11]

Por sua vez, os testes funcionais são específicos, mas com disponibilidade limitada.[9] O modelo de teste de triagem é o enzima-imunoensaio (EIA), que pesquisa a presença de anticorpos anti-PF4/heparina no soro ou no plasma. Como mencionado acima, são testes sensíveis, mas pouco específicos, com especificidade aumentada

QUADRO 1 Escore dos 4Ts para trombocitopenia induzida pela heparina

	Escore = 2	Escore = 1	Escore = 0
Trombocitopenia Comparar o valor mais alto da contagem plaquetária, dentro da curva de redução das plaquetas, com o valor mais baixo para determinar a % da queda plaquetária	▪ Redução plaquetária > 50% e um nadir ≥ 20.000/mm³ e nenhum procedimento cirúrgico nos últimos 3 dias	▪ Redução plaquetária > 50%, mas com cirurgia nos últimos 3 dias ou qualquer combinação da redução plaquetária e nadir que não se adeque nos critérios para escore 2 ou 0	▪ Redução plaquetária < 30% ▪ Qualquer redução plaquetária com nadir < 10.000/mm³
Tempo para redução das plaquetas ou trombose Dia 0 = 1º dia para a exposição mais recente à heparina	▪ Redução plaquetária 5-10 dias após o início da heparina ▪ Redução plaquetária dentro de 1 dia do início da heparina e exposição a heparina nos últimos 5-30 dias	▪ Consistente com redução plaquetária entre o 5º e o 10º dias, mas não claro (falta de contagens) ▪ Queda da contagem plaquetária no 1º dia e exposição à heparina nos últimos 31-100 dias ▪ Redução plaquetária após o 10º dia	▪ Redução plaquetária ≤ 4 dias sem exposição à heparina nos últimos 100 dias
Trombose ou outra sequela clínica	▪ Nova trombose (arterial ou venosa) confirmada ▪ Necrose de pele no local de aplicação ▪ Reação anafilactoide após bólus de heparina EV ▪ Hemorragia adrenal	▪ Tromboses venosas recorrentes em paciente recebendo tratamento anticoagulante ▪ Suspeita de trombose (ainda aguardando confirmação de imagem) ▪ Lesões eritematosas nos locais de aplicação da heparina	▪ Trombose não suspeitada
Outra causa para a trombocitopenia	▪ Nenhuma explicação alternativa para a redução evidente da contagem plaquetária	▪ Outra possível causa é evidente ▪ Sepse sem fonte microbiana comprovada ▪ Trombocitopenia associada a início de uso de ventilador	▪ Presença de possível outra causa ▪ Dentro de 72 horas de cirurgia ▪ Bacteremia/fungemia confirmada ▪ Quimioterapia ou radioterapia nos últimos 20 dias ▪ CIVD decorrente de outra causa ▪ Trombocitopenia pós-transfusional ▪ Púrpura trombocitopênica trombótica ▪ Plaquetopenia < 20.000/mm³, mas com fármaco implicado na trombocitopenia ▪ Lesões não necrotizantes nos locais de aplicação da heparina

Risco para HIT: escore ≤ 3 = baixo; escore 4-5 = intermediário; escore 6-8 = elevado.
CIVD: coagulação intravascular disseminada; EV: endovenoso.
Fonte: adaptado de Greinacher e Warketin.[3]

QUADRO 2 Escore HEP para trombocitopenia induzida pela heparina

Pontos	Característica
	Magnitude da redução plaquetária
-1	< 30%
+1	30-50%
+3	> 50%
	Nadir da contagem plaquetária
-2	≤ 20.000/mm³
+2	> 20.000/mm³
	Tempo para a redução plaquetária
	Para pacientes nos quais se suspeita de início típico de HIT
-2	Queda que começa < 4 dias após o início da heparina
+2	Queda que começa 4 dias após o início da heparina
+3	Queda que começa 5-10 dias após o início da heparina
+2	Queda que começa 11-14 dias após o início da heparina
-1	Queda que começa > 14 dias após o início da heparina
	Para pacientes com exposição à heparina nos últimos 100 dias
+2	Queda que começa < 48 horas após a reexposição à heparina
-1	Queda que começa > 48 horas após a reexposição à heparina
	Trombose
	Para pacientes nos quais se suspeita de início típico de HIT
+3	Novo tromboembolismo venoso ou tromboembolismo arterial após a exposição à heparina
+2	Progressão de tromboembolismo venoso ou tromboembolismo arterial preexistentes enquanto recebe heparina
	Para pacientes nos quais se suspeita de rápido início de HIT
+3	Novo tromboembolismo venoso ou tromboembolismo arterial após a exposição à heparina
+2	Progressão de tromboembolismo venoso ou tromboembolismo arterial preexistentes enquanto recebe heparina
	Outras causas de trombocitopenia
-1	Presença de doença trombocitopênica crônica
-2	Início recente de medicação não heparina sabidamente causadora de trombocitopenia
-2	Infecção grave
-2	CIVD grave (definida como fibrinogênio < 100 mg/dL e d-dímeros > 500 mcg/mL)
-2	Presença de dispositivo intra-arterial
-1	*Bypass* cardiopulmonar nas últimas 96 horas
+3	Nenhuma outra causa aparente
	Necrose de pele
+3	Necrose em locais de aplicação subcutânea da heparina
	Reação sistêmica aguda
+2	Reação sistêmica aguda após administração de heparina endovenosa
	Sangramento
-1	Presença de sangramentos, petéquias e equimoses extensas

HEP: *HIT Expert Probability;* HIT: trombocitopenia induzida por heparina.
Fonte: Pishko et al.[14]

QUADRO 3 Escore Lillo-Le Louët

Variáveis	Cenário clínico	Pontuação
Curso da contagem plaquetária	A contagem plaquetária se recupera após CBP, mas começa a cair novamente > 4 dias da CBP	2
	A trombocitopenia ocorre imediatamente após a CBP e persiste por > 4 dias sem recuperação	1
Tempo da CBP	≥ 5 dias	2
	< 5 dias	0
Duração da CBP	≤ 118 minutos	1
	> 118 minutos	0

CBP: *bypass* cardiopulmonar.
Probabilidade elevada de HIT ≥ 2; baixa probabilidade de HIT < 2.
Fonte: Cuker et al.[13]

quando são testes IgG-específicos.[9] Esses testes podem fornecer resultados por meio de densidade óptica (OD), que é proporcionalmente maior com o aumento da concentração de anticorpos anti-PF4/heparina.[9] Novos testes imunoenzimáticos rápidos dependentes de PF4 foram desenvolvidos, como o ensaio de quimioluminescência (CLIA), o ensaio turbidimétrico com látex (LTA), o imunoensaio de fluxo lateral e o ensaio com partícula de gel (PGA).[1] Esses testes são mais rápidos têm maior sensibilidade para HITc e HITa, mas não para HITsp e VITT.[1]

Os testes funcionais considerados padrão-ouro são o ensaio que avalia a secreção de serotonina (SRA), com marcação radioativa induzida por diferentes concentrações de heparina, e o teste de agregação plaquetária induzida pela heparina (HIPA).[1,9] Esses testes têm elevada sensibilidade (95%) e especificidade (95%) para HITc e HITa, porém baixa sensibilidade e especificidade para VITT, embora a adição de PF4 à reação provoque maior ativação plaquetária.[1] Existem outros testes funcionais, como a avaliação da ativação plaquetária induzida pela heparina, fundamentado na análise visual da turbidez da mostra, apresentando sensibilidade e especificidade semelhantes à SRA.[9] O teste de expressão da P-seletina plaquetária (PEA) por citometria de fluxo é mais simples, sendo uma opção de teste funcional que facilita o diagnóstico ou sua exclusão mais rapidamente, tendo maior sensibilidade para o diagnóstico de VITT comparado ao SRA.[1,9,11,15]

Os dois princípios fundamentais no tratamento da HITc são a suspensão da administração da heparina e o tratamento com medicação anticoagulante não heparínica.[9,11,16] A escolha desse fármaco dependerá da estabilidade clínica do paciente, da presença de isquemia grave, das funções hepática e renal, da disponibilidade medicamentosa, do custo medicamentoso, da via de administração e da capacidade de monitorização do efeito anticoagulante.[9,11,16] Em pacientes com quadro crítico, risco aumentado de sangramento, necessidade potencial de procedimentos urgentes, tromboembolismo grave (tromboembolismo pulmonar maciço, gangrena de extremidades), um anticoagulante parenteral não heparínico deve ser empregado, sendo indicados argatroban ou bivalirudina.[9,16]

Os antagonistas de vitamina K (varfarina) não podem ser empregados na HIT aguda enquanto não houver recuperação da contagem plaquetária, pelo elevado risco trombótico da associação do estado protrombótico da HIT com o estado protrombótico relacionado ao início do tratamento anticoagulante com a varfarina.[9] Como, além disso, haveria necessidade de tratamento de ponte, que seria feito com argatroban ou bivalirudina, até se atingir um RNI/INR terapêutico o risco hemorrágico é elevado.[9]

Os inibidores diretos de fator Xa (DOAC) podem ser empregados no tratamento inicial de uma suspeita de HIT, embora devam ser evitados em pacientes clinicamente instáveis ou com isquemia importante de extremidades ou órgão.[9] No contexto de trombocitopenia, a European Heart Rhythm Association sugere não usar DOAC quando a contagem plaquetária é < 20.000/mm³, usar com cautela e considerar metade da dose habitual quando a contagem plaquetária está entre 20.000/mm³ e 50.000/mm³, e usar com cuidado quando a contagem plaquetária é superior a 50.000/mm³.[17] Nos casos de HIT subaguda com contagem plaquetária normal, os DOAC podem ser usados, especialmente rivaroxabana e apixabana, visto haver poucos dados para a dabigatrana e edoxabana.[9] O fondaparinux por via subcutânea é uma opção terapêutica, mas contraindicado quando a depuração de creatinina é < 30 mL/min.[9]

A administração de doses elevadas de imunoglobulina por via endovenosa, visando inibir de maneira rápida a ativação plaquetária induzida pelos anticorpos anti-PF4/heparina, tem potencial de se tornar importante tratamento adicional para a HIT.[18] A duração do tratamento anticoagulante dependerá da presença ou ausência de evento trombótico. Nesse último caso, deverá ser mantido por 3 a 6 meses; porém, se não houver trombose, até a normalização da contagem plaquetária.[9,16] Na HIT, de maneira geral, não se indicam transfusões de plaquetas, exceto quando a trombocitopenia é grave e há manifestação hemorrágica ou se indica procedimento invasivo.[9,16]

HIT autoimunes (HITa)

A HIT autoimune corresponde a um grupo de condições em que provavelmente há uma mistura de anticorpos ativadores de plaquetas dependentes e independentes de heparina.[4] De maneira diversa dos anticorpos com reatividade dependente da heparina, os anticorpos independentes da heparina são dirigidos contra diferentes sítios antigênicos do PF4, podendo ter semelhança com os anticorpos da VITT.[4] Diferente da HITc, a HIT autoimune se associa à maior frequência de tromboses (75 a 90%), trombocitopenia mais acentuada (< 30.000/mm^3) e coagulopatias, incluindo coagulação intravascular disseminada (CIVD).[1,2] São 5 as condições associadas à HIT autoimune:

1. HIT de início tardio: tem início pelo menos 5 dias após a interrupção da heparina, apresentando-se como trombocitopenia continuada e decorrente de anticorpos anti-PF4 independentes da heparina; clinicamente se expressa com eventos de tromboembolismo venoso, tromboses venosas em sítios atípicos, incluindo veias renais e adrenais (com subsequente hemorragia adrenal), tromboses arteriais (acidente vascular cerebral isquêmico, infarto agudo do miocárdio, tromboses arteriais periféricas, microtromboses e hipofibrinogenemia).[2]
2. HIT refratária ou persistente: na HITc a contagem plaquetária se normaliza em 3 ou 4 dias (< 7 dias), mas na HIT refratária isso pode ocorrer após tempo mais prolongado (> 1 semana e até mesmo > 30 dias), e mesmo sem a presença da heparina podem ocorrer eventos trombóticos.[1,2,4]
3. HIT induzida por *flushes* de heparina: HIT desencadeada por exposição a pequenas quantidades de heparina, com desenvolvimento de anticorpos dependentes e independentes da heparina;[1,2,4] nesses casos, tem sido utilizado tratamento com altas doses de imunoglobulina e mesmo plasmaférese.[2]
4. HIT associada ao fondaparinux: é uma condição pouco comum, com ocorrência de HIT associada ao uso recente do pentassacarídeo (1 semana), que é uma opção terapêutica para a HITc.[2,4] Embora o pentassacarídeo não promova a formação de anticorpos dependentes da heparina, nessa situação demonstra-se ativação plaquetária por anticorpos independentes da heparina.[4] Trabalhos *in vitro* demonstram aumento da ativação plaquetária dependente do fondaparinux por anticorpos anti-PF4.[1]
5. HIT grave: com trombocitopenia grave e múltiplas tromboses arteriais e venosas, com ativação plaquetária independente da heparina.[1,2]

Um dos princípios fundamentais das HIT autoimunes é que os anticorpos são capazes de ativar plaquetas na ausência de heparina, o que pode ser mais bem demonstrado por meio de testes funcionais, como o ensaio de liberação de serotonina (SRA) e agregação plaquetária induzida pela heparina (HIPA).[19] Pelos ensaios imunoabsorventes ligados a enzimas habituais, não é possível distinguir a HITc das HITa exceto indiretamente, já que nas HITa as densidades ópticas (DO) são muito elevadas.[19] São descritos dois imunoensaios quimioluminescentes rápidos, sendo que um avalia a presença de anticorpos anti-PF4/heparina (HemosIL AcuStar HIT-IgG (PF4-H) e o outro anticorpos anti-PF4 (ACL AcuStar).[20] Seu uso combinado possibilita otimizar a sensibilidade diagnóstica para HIT e detectar anticorpos anti-PF4 presentes na HITa, VITT e VITT-*like*.[19]

O tratamento das HITa difere do tratamento da HITc. É aconselhável a suspensão do uso da heparina, porém sem maiores benefícios por serem anticorpos independentes da heparina.[19] Contudo, considerando a frequência da associação com CIVD, indica-se o uso de argatroban, bivaluridina, danaparoid, eventualmente fondaparinux, rivaroxabana ou apixabana.[2,19] O uso de imunoglobulina em doses elevadas por via endovenosa tem por finalidade inibir a ativação plaquetária e a hipercoagulabilidade associada.[2,19] Em pacientes refratários, está indicada a plasmaférese.[2,19]

Trombocitopenia induzida pela heparina espontânea (HITsp)

Este termo engloba síndromes nas quais ocorre forte ativação plaquetária, desencadeando trombocitopenia grave e complicações trombóticas, sem exposição recente à heparina ou a certos poliâmnios como polissulfato de pentosan (Elmiron) e sulfato de condroitina supersulfatado.[1] Já foram descritos casos de HITsp até 2 semanas após quadros de infecções de vias aéreas superiores, frequentemente complicadas com pneumonia.[1] A HITsp apresenta características clínicas e laboratoriais semelhantes à HITa (presença de anticorpos anti-PF4 em ensaios ELISA e ensaio de secreção de serotonina com anticorpos ativadores de plaquetas não dependentes da heparina), ocorrendo geralmente 5 a 10 dias após implante de prótese total de joelho ou infecções (bacterianas ou virais), com maior frequência de eventos trombóticos venosos do que os arteriais.[1] A HITsp também foi descrita após cirurgias de ombro, curetagem óssea e enxerto de fêmur.[1] Nas formas pós-infecciosas é maior a frequência de tromboses venosas cerebrais e acidente vascular cerebral isquêmico, enquanto nas formas após cirurgia ortopédica são observadas as hemorragias/necroses de suprarrenal.[1]

Nos casos de HITsp pós-cirurgia de joelho, postula-se que depois da liberação do garroteamento ocorra liberação de poliânions, que estimulam a produção de anticorpos que se ligam ao PF4 e o desencadeamento da ativação plaquetária.[1]

Nos casos pós-infecções, predominam as bactérias Gram-negativas, que apresentam estruturas com carga negativa em sua parede que podem mimetizar a heparina e induzir a produção de anticorpos anti-PF4, com estimulação forte da agregação plaquetária e hipercoagulabilidade.[1] O quadro clínico é grave, com tromboses arteriais e venosas.[1]

A presença de anticorpos anti-PF4 foi descrita em pacientes críticos com covid-19, em unidades de cuidados intensivos e sem exposição à heparina.[1] A presença desses anticorpos correlacionou-se com a gravidade da covid-19, mas não com HIT e eventos trombóticos.[1] Contudo, alguns casos de HITsp relacionados com a covid-19 foram relatados.[1]

Trombocitopenia e trombose induzida por vacina (VITT)

Em 2021, descreveu-se a trombocitopenia e a trombose associada à vacina (VITT) desencadeada por vacinas para covid-19 que tinham adenovírus como base, principalmente a ChAdOx1, mas também a vacina ad26.[2] De maneira típica, a trombocitopenia e os eventos trombóticos ocorrem 4 a 30 dias após a primeira exposição vacinal, principalmente em indivíduos jovens e sem antecedentes mórbidos,[2] sendo descritos raros os casos que aconteceram após o 2º episódio de vacinação.[21] A trombocitopenia é alteração presente em todos os pacientes, podendo preceder os eventos trombóticos, que são predominantemente venosos, correspondendo a tromboses de seios venosos cerebrais, tromboses venosas cerebrais, tromboses venosas esplâncnicas e tromboses venosas em território portal, mas também tromboses venosas profundas e embolias pulmonares;[2,21] em até 20% dos casos são descritas tromboses arteriais (infarto agudo do miocárdio e acidente vascular cerebral isquêmico).[2,21] Laboratorialmente, além da trombocitopenia, observa-se importante elevação dos d-dímeros e hipofibrinogenemia, indicativos de CIVD.[21]

Os anticorpos anti-PF4 da VITT se ligam aos sítios ligadores de heparina do PF4, sendo desconhecido qual ou quais constituintes da vacina desencadeia(am) as alterações de conformação do PF4 induzindo a reação imune.[3] Existem hipóteses de que a vacinação cause pequenas lesões na microvasculatura ou aberturas nas junções endoteliais VE-caderina por efeito do EDTA, possibilitando que componentes vacinais entrem na circulação e se liguem às plaquetas e ao PF4, liberado pelas plaquetas ativadas ou endotélio microvascular.[3] Uma vez formados os complexos, o processo prossegue como na HIT, com ativação plaquetária e geração de trombina.[3] O diagnóstico da VITT é confirmado pela detecção de anticorpos anti-PF4 por intermédio de ensaio ELISA, que tem como base a presença de PF4/poliânion e teste funcional de ativação plaquetária induzida pelo PF4 (PIPA).[1]

O tratamento deve ser iniciado com doses altas de imunoglobulina por via endovenosa, para inibir a ativação plaquetária mediada pelo FcγRIIA, e um anticoagulante não heparínico (argatroban, bivalirudina, fondaparinux ou DOAC).[21] A heparina preferencialmente não deve ser empregada, visto que alguns poucos pacientes também apresentam anticorpos dependentes da heparina.[21] Os anticoagulantes antagonistas de vitamina K não são indicados na fase aguda por induzirem a redução da proteína C, e piora de trombose microvascular, em uma doença protrombótica grave.[21] Nos pacientes com plaquetas < 30.000/mm^3 e trombose dos seios venosos cerebrais, a plasmaférese pode estar indicada.[21] A contagem plaquetária regular associada à quantificação dos d-dímeros é indicada para orientar a duração da dose terapêutica dos anticoagulantes.[21]

Trombocitopenia e trombose semelhante à induzida por vacina (VITT-*like*)

A síndrome VITT-*like* tem sido descrita em pacientes de qualquer idade, sem exposição recente à heparina ou vacinas embasadas em vetor adenoviral, embora em 56% dos casos sejam observados sinais de infecção por adenovírus nas últimas 2 semanas.[1] São pacientes que frequentemente apresentam tromboses venosas em sítios atípicos (tromboses venosas esplâncnicas e trombose de seios venosos cerebrais) ou múltiplas tromboses arteriais.[1] Também são descritas VITT-*like* em pacientes com gamopatia monoclonal de significado trombótico.[22]

COAGULAÇÃO INTRAVASCULAR DISSEMINADA

A CIVD é uma síndrome grave desencadeada por uma doença subjacente que inicia a ativação sistêmica e continuada da coagulação, resultando na formação de microtrombos em pequenos vasos sanguíneos.[23] Concomitantemente com a ativação da coagulação ocorre ativação da fibrinólise, mas com diferente intensidade de acordo com a doença de base.[23] Com a progressão dos processos, tanto os fatores hemostáticos como as plaquetas reduzem, levando à coagulopatia de consumo.[23] Como o prognóstico piora a partir do aparecimento dos sintomas clínicos (sangramentos e disfunção de órgãos), é fundamental o início precoce do tratamento, considerando a fisiopatologia da síndrome e o papel crítico da imunotrombose na disfunção de órgãos.[23,24]

A abordagem da CIVD é dependente do tratamento da doença de base, da coagulopatia predominante (trombose ou hemorragia) e de seu início (agudo ou crônico).[24] A CIVD aguda é desencadeada por anormalidades graves, como infecção/sepse, trauma e complicações obstétricas, onde as condições clínicas mudam rapidamente.[24] Por sua vez, a CIVD crônica, comumente observada nos tumores sólidos, refere-se a uma lenta e gradual ativação da coagulação.[24]

A CIVD pode ser classificada de acordo com seu fenótipo em hemorrágica e/ou trombótica, e as duas podem progredir para coagulopatia de consumo e evoluir para uma forma descompensada.[24] Com relação à fibrinólise, pode haver seu incremento, com manifestações hemorrágicas, ou sua depressão, com manifestações trombóticas.[24] O aumento da fibrinólise é decorrente do aumento da ativação da coagulação, e sua redução é decorrente da elevação do inibidor do ativador do plasminogênio tipo 1 (PAI-1) e da ativação do inibidor da fibrinólise ativável pela trombina (TAFI).[24]

Em 2001 a Internacional Society on Thrombosis and Haemostasis (ISTH) estabeleceu e publicou seus critérios diagnósticos para CIVD evidente (*overt disseminated intravascular coagulation*).[25] Porém, desde então a CIVD tem sido entendida como somente como uma doença descompensada, mas que apresenta uma fase inicial com ativação sistêmica da coagulação e, portanto, necessitando de um diagnóstico precoce.[24,26] Em 2019, a Japanese Association for Acute Medine (JAAM) propôs critérios para o diagnóstico de CIVD aguda, principalmente associada à sepse, e em 2023, tendo como base a fisiopatologia da CIVD e o papel crítico da imunotrombose na disfunção de órgãos, a ISTH recomendou os critérios para a coagulopatia associada à sepse (SIC) (Tabela 1).[24,27]

A sepse é a causa mais frequentemente associada à CIVD, sendo decorrente de uma imunotrombose não regulada, ativação da coagulação e formação de microtrombos decorrentes de resposta inicial do organismo à infecção.[24,28] A resposta sistêmica faz com ocorra maior expressão de fator tecidual nas células endoteliais e monócitos, com ativação da via extrínseca da coagulação, geração de trombina e deposição generalizada de fibrina.[28] A geração de trombina visa auxiliar a contenção dos patógenos por meio da formação da fibrina e imunomodulação, porém ela se torna prejudicial quando é desregulada, uma vez que a ativação excessiva e sistêmica da trombina não somente contribui para a formação de coágulos de fibrina como ativa receptores de proteases

TABELA 1 Escores de CIVD pela ISTH e JAAM e escore de SIC

		ISTH CIVD	JAAM CIVC	SIC
	Pontos	Variação	Variação	Variação
Plaquetas (× mm^3)	3	–	< 80.000 Redução ≥ 50 % em 24 horas	–
	2	< 50.000	–	< 100.000
	1	≥ 50.000, < 100.000	> 120.000, ≤ 80.000 Redução ≥ 30% em 24 horas	≥ 100.000 < 150.000
PDF (D-dímeros)	3	Muito elevados	≥ 25 mcg/mL	–
	2	Aumento moderado	–	–
	1	–	≥ 10 mcg/mL, < 25 mcg/mL	–
TP-R	2	≥ 6 segundos	–	> 1,4
	1	≥ 3 segundos < 6 segundos	≥ 1,2	> 1,2 ≤ 1,4
Fibrinogênio (g/mL)	1	< 100	–	–
Escore SIRS	1	–	> 3	–
Escore SOFA	2	–	–	≥ 2
	1	–	–	1
Total		≥ 5	≥ 4	≥ 4

ISTH: International Society on Thrombosis and Haemostasis; JAAM: Japanese Society on Acute Medicine; SIC: coagulopatia induzida por sepse; SOFA: avaliação sequencial da falência de órgãos (soma do SOFA respiratório, SOFA cardiovascular, SOFA hepático e SOFA renal); SIRS: síndrome da resposta inflamatória sistêmica.
Fonte: Iba et al.[24]

nas células endoteliais e imunes, amplificando a inflamação e a coagulação.[28] Forma-se então um ciclo que mantém as características do estado protrombótico da CIVD e amplifica a disfunção endotelial.[28]

O endotélio sofre ativação e disfunção secundárias à presença de interleucinas, como o fator de necrose tumoral alfa e a interleucina-6. Acontece aumento da permeabilidade endotelial por ação da citoquinas, resultando em extravasamento extravascular, edema tecidual e alteração da perfusão de órgãos.[28] O endotélio perde suas características anticoagulantes, incluindo a trombomodulina, e libera microvesículas procoagulantes, amplificando a coagulação e aumentando a geração de trombina.[28]

A imunotrombose, um mecanismo de defesa do organismo, desregula-se na sepse.[28] Os neutrófilos ativados liberam microvesículas procoagulantes e também NET (*neutrophil extracellular traps*), formados por fibras de cromatina e proteínas granulares.[28] As NET ajudam a capturar patógenos, porém servem de suporte para a agregação plaquetária e aproximação dos fatores de coagulação.[28] Dessa forma, as NET promovem a maior geração de trombina e inibem a fibrinólise por ligarem plasminogênio, com estabilização dos coágulos.[28] O sistema fibrinolítico está prejudicado na CIVD induzida pela sepse por alguns motivos: lise do plasminogênio por elastases liberadas pelas NET, e as células endoteliais ativadas liberam elevadas quantidades de PAI-1 (inibidor tecidual do plasminogênio tipo 1), que inibe o ativador tecidual do plasminogênio (tPA) e uroquinase (uPA), reduzindo a geração de plasmina.[28] O efeito combinado de coagulação exacerbada, depressão da fibrinólise e disfunção endotelial finaliza com trombose microvascular difusa, resultando em perfusão tecidual prejudicada, isquemia e falência de múltiplos órgãos.[28]

O tratamento da CIVD compreende o tratamento da doença de base e a inibição da ativação da coagulação. O tratamento da causa desencadeante, com antibioticoterapia, nos casos de sepse, e quimioterapia, nos casos de doenças neoplásicas, é fundamental.[23] O tratamento anticoagulante dependerá da fisiopatologia da CIVD.[23] As heparinas exercem sua atividade anticoagulante de maneira dependente da antitrombina, sendo ineficazes nos casos em que a atividade da antitrombina está reduzida, como na sepse, embora isso não seja consenso.[23] Em contrapartida, nos casos de CIVD associada à leucemia aguda não se observa redução da atividade da antitrombina.[23]

Uma vez que a trombomodulina recombinante tem propriedades anticoagulantes e anti-inflamatórias, espera-se que ela tenha eficácia na CIVD associada a doenças inflamatórias, além dos casos associados a neoplasias hematológicas e tumores sólidos.[29] Os inibidores sintéticos de proteases têm efeito antitrombínico independente da antitrombina. Fármacos com essa atividade incluem gabexate e nafamostat, que raramente causam sangramentos e são adequados em situações em que as heparinas são contraindicadas por causa dos riscos hemorrágicos.[23] O nafamostat tem forte atividade antifibrinolítica, mas tem hipercalemia como efeito colateral.[23] Em geral, os antifibrinolíticos são contraindicados, já que a fibrinólise é uma reação do organismo para lisar microtrombos.[23] Tratamento de reposição, com concentrados de plaquetas e plasma fresco congelado, é indicado quando há sangramentos decorrente de coagulopatia de consumo.[23]

SÍNDROME CATASTRÓFICA

A síndrome catastrófica é uma forma aguda e grave da síndrome antifosfolípide, caracterizada por início súbito de disfunção de múltiplos órgãos, usualmente decorrente de isquemia microvascular, embora possam ocorrer concomitantemente tromboses de grandes e pequenos vasos.[30] A síndrome catastrófica corresponde a menos de 1% dos casos de síndrome antifosfolípide, mas se caracteriza por rápida progressão e alta mortalidade, que oscila entre 37 e 48%.[30,31]

A síndrome catastrófica ocorre geralmente em mulheres (70% dos casos), nas primeiras 4 décadas da vida e tem como característica clínica predominante a ocorrência de múltiplos eventos trombóticos acometendo pequenos vasos, em curto período de tempo.[30,31] Essa microangiopatia trombótica pode ocorrer em todos os órgãos, mas os mais frequentemente acometidos são rins, pulmões, cérebro e coração, sendo os locais menos afetados a pele, fígado, tubo gastrointestinal, medula óssea, baço e suprarrenais.[30] Podem ocorrer sangramentos paradoxais intracranianos, pulmonares e retroperitoneais, secundários a eventos trombóticos locais.[30] Também podem ser observadas trombocitopenia, anemia hemolítica microangiopática e CIVD.[30] A maioria dos casos acontece em associação com um fator de risco, como infecção, cirurgia, trauma, doença neoplásica, uso de estrogênio, gestação, lúpus eritematoso sistêmico em atividade e interrupção de tratamento anticoagulante em pacientes com síndrome antifosfolípide.[30] Em 50% dos casos, a síndrome catastrófica é a primeira manifestação da síndrome antifosfolípide, e 28% dos casos ocorrem em pacientes já com o diagnóstico de lúpus eritematoso sistêmico.[30]

Considera-se que a síndrome catastrófica tem etiologia multifatorial, incluindo inter-relação entre fatores genéticos e ambientais.[31] Seus mecanismos fisiopatológicos são pouco conhecidos, porém, pela associação entre a síndrome catastrófica e a síndrome antifosfolípide, é sugerido que suas patogêneses se superpõem.[32]

A beta-2-glicoproteína 1 (beta-2GP1) é uma glicoproteína de adesão à membrana celular presente no plasma, que se liga a fosfolípides com carga negativa, lipoproteínas, plaquetas ativadas, células endoteliais, monócitos e trofoblastos.[33] A beta-2GP1 é considerada um anticoagulante natural por seus efeitos inibitórios na protrombinase e agregação plaquetária induzida pelo ADP.[33] A produção de anticorpos antibeta-2GP1é baseada na hipótese do "mimetismo molecular", quando a exposição a sequências de aminoácidos encontrada em vários microrganismos e alguns peptídeos derivados da betea-2GP1 precipitam a formação de anticorpos antifosfolípides antibeta-2GP1.[31,33] Infecções de pele, pulmonares, urinárias, HIV, HCV estão associadas aos anticorpos antifosfolípides.[31] Demonstra-se forte homologia entre peptídeos da beta-2GP1e diferentes patógenos como CMV, *Haemophilus influenzae*, *Neisseria gonorrhoeae* e toxoide tetânico.[31]

A fisiopatologia da síndrome catastrófica baseia-se na hipótese das duas injúrias, na qual vários eventos ocorrem sequencialmente finalizando na síndrome catastrófica.[31,32] A primeira injúria é a produção de anticorpos antibeta-2GP1 circulantes, que leva a um estado trombofílico.[31] Contudo, esses anticorpos não se ligam ao endotélio não estimulado.[31] A segunda injúria seria um estado trombofílico que complementa a primeira condição, como fator desencadeante ambiental (infecção, cirurgia), que leva à trombose.[31,32]

O diagnóstico da síndrome catastrófica baseia-se no quadro clínico, exames de imagem, exames histopatológicos e exames laboratoriais, incluindo a pesquisa dos anticorpos antifosfolípides (anticoagulante lúpico, anticorpos anticardiolipina e anticorpos antibetaglicoproteína 1).[30] Em 2003, foram propostos os critérios/classificação para o diagnóstico da síndrome catastrófica (Quadro 4).[34] A síndrome catastrófica deve ser considerada nos casos com início rápido, em menos de 1 semana, de envolvimento ≥ 3 órgãos e confirmação de isquemia de pequenos vasos ou com documentação histopatológica ou mediante exame de imagem apropriado.[30] Para a pesquisa dos anticorpos antifosfolípides deve ser realizada a pesquisa do anticoagulante lúpico, dos anticorpos anticardiolipina e dos anticorpos antibeta-2-glicoproteína 1. Deve-se considerar que o anticoagulante lúpico pode ter resultado falso-negativo na presença de tromboses agudas e resultados falso-positivos na presença de infecção, inflamação, plasmaférese e uso de tratamento anticoagulante.[30] Embora o diagnóstico confirmatório ou possível seja dependente de alguns critérios, sugere-se que o diagnóstico presuntivo seja feito e que seja iniciado tratamento empírico em paciente que apresente piora rápida.[30]

Pela falta de trabalhos clínicos prospectivos, as recomendações de tratamento da síndrome catastrófica são empíricas e têm por base a análise do registro internacional de síndromes catastróficas (CAPS) e consenso de especialistas.[32] O tratamento visa a dois pontos principais: anticoagulação terapêutica, que é crítica para tratar os eventos trombóticos, e terapias adicionais, como plasmaférese, altas doses de imunoglobulina endovenosa e/ou agentes imunomodulatórios, para reprimir as citoquinas.[32] A heparina é o tratamento anticoagulante de eleição para os pacientes com síndrome catastrófica, já que impede a formação de coágulos, limita a ativação do complemento e inibiria a ligação dos anticorpos antifosfolípides às células-alvo.[32] Na fase aguda a heparina é administrada por via endovenosa, e com a estabilização do paciente se associa à varfarina, mantendo-se a heparina até atingir RNI/INR terapêutico.[32] O tratamento imunossupressor, como a corticoterapia, tem por finalidade inibir a cascata de citoquinas, com bloqueio do fator nuclear κB, um mediador da síndrome da resposta inflamatória sistêmica (SIRS) e da trombose mediada pelos anticorpos antifosfolípides.[32] Usualmente se utiliza a pulsoterapia de metilprednisolona (1 g/dia × 3-5 dias).[32]

QUADRO 4 Critérios para classificação de síndrome catastrófica

1. Evidência de acometimento de ≥ 3 órgãos, sistemas e/ou tecidos[a]
2. Desenvolvimento das manifestações simultaneamente ou em menos de 1 semana
3. Confirmação por histopatologia da oclusão de pequenos vasos em pelo menos um órgão ou tecido[b]
4. Confirmação laboratorial da presença de anticorpos antifosfolípides, definindo o diagnóstico de síndrome antifosfolípide[c]

Síndrome catastrófica definida:
- Presença dos 4 critérios

Possível síndrome catastrófica:
- Presença dos 4 critérios, mas com envolvimentos de somente 2 órgãos, sistemas e/ou tecidos[d]
- Presença dos 4 critérios, porém sem confirmação laboratorial pelo menos após 12 semanas em decorrência do óbito do paciente previamente nunca testado para síndrome antifosfolípide antes do diagnóstico de síndrome catastrófica
- 1, 2 e 4
- 1, 3 e 4, com desenvolvimento de um 3º evento após mais de 1 semana e menos de 1 mês, apesar do tratamento anticoagulante

[a] Usualmente, evidências clínicas de oclusões vasculares, confirmadas por imagens técnicas quando apropriado; envolvimento renal definido por elevação de 50% da creatinina, hipertensão arterial > 180/100 mmHg e/ou proteinúria (> 50 mg/24 horas).
[b] Para confirmação histopatológica, devem estar presentes evidências de trombose, embora possa coexistir vasculite ocasionalmente.
[c] Se o paciente não tinha o diagnóstico prévio de síndrome antifosfolípide, a confirmação laboratorial desses anticorpos deve ser feita em 2 ou mais ocasiões com intervalo mínimo de 12 semanas (não necessariamente no momento do evento, uma vez que muitas vezes há necessidade do início rápido do tratamento).
[d] A revisão das imagens por radiologista com *expertise* na área é indicada, visto que evidências sutis do envolvimento de múltiplos órgãos podem ser observadas após a revisão das imagens.
Fonte: adaptado de Salter e Crowther;[30] Asherson et al.[34]

A plasmaférese visa à remoção de anticorpos antifosfolípides livres, imunocomplexos, citoquinas, TNF-alfa e frações do complemento. Não existe consenso entre reposição com plasma fresco congelado ou solução de albumina a 4%, embora o primeiro seja o mais empregado.[32] A combinação terapêutica mais frequente é anticoagulação, corticoterapia, plasmaférese e/ou altas doses de imunoglobulina endovenosa.[32] As altas doses de imunoglobulina atuam ao reduzir a produção/aumentar a depuração de anticorpos, supressão das citoquinas, modulação da atividade das células T e inibição da ativação do sistema complemento.[32]

Quando as altas doses de imunoglobulina são administradas em associação com a plasmaférese, sua primeira dose deve ser iniciada após a última sessão da plasmaférese.[32] A ciclofosfamida tem indicação nos casos de síndrome catastrófica associada ao lúpus eritematoso sistêmico.[32] O rituximabe é uma opção terapêutica nos casos de refratariedade ou recaídas, atuando ao reduzir o número de células B e da produção de citoquinas proinflamatórias.[32] O eculizumabe pode ser considerado em alguns pacientes com síndrome catastrófica refratária aos tratamentos prévios, especialmente se apresentam características de microangiopatia trombótica mediada pelo complemento.[35]

MICROANGIOPATIAS TROMBÓTICAS

Microangiopatia trombótica é um termo que descreve uma condição patológica na qual vasos são ocluídos por trombos risco em plaquetas, levando à trombocitopenia e à anemia hemolítica microangiopática. De acordo com a causa da microangiopatia trombótica, os trombos podem ser sistêmicos ou, mais comumente, renais, resultando na lesão dos órgãos.[36]

A apresentação clínica das microangiopatias trombóticas pode variar, sendo amplo o diagnóstico diferencial e embasado na história clínica, exame físico e exames laboratoriais.[36] A trombocitopenia é decorrente da agregação plaquetária e formação de trombos. A anemia hemolítica microangiopática é desencadeada pela fragmentação eritrocitária na microcirculação, com presença de esquizócitos no sangue periférico, elevação de desidrogenase láctica (DHL), baixa concentração de haptoglobina e presença de teste de Coombs negativo, exceto nos casos de microangiopatia trombótica pós-infecção por *Streptococcus pneumoniae.*[36] Os testes de coagulação são normais. O acometimento renal é comum nas microangiopatias trombóticas, em razão da maior sensibilidade renal à oclusão e ao dano endotelial. Manifestações extrarrenais podem ocorrer, mas nem sempre ajudam na identificação etiológica.[36]

A púrpura trombocitopênica trombótica pode ser imunológica ou congênita (PTTc). A PTTc é a forma mais comum nas crianças e corresponde a 5% dos casos nos adultos. A PTTc é decorrente de mutação recessiva no gene da ADAMTS13.[36]

A púrpura trombocitopênica trombótica imunológica (PTTi) é uma microangiopatia trombótica caracterizada pela presença de anemia hemolítica microangiopática e trombocitopenia moderada ou grave, associada à disfunção de órgãos, incluindo acometimento neurológico, cardíaco, gastrointestinal e renal.[37] A PTTi é uma emergência médica rara (incidência de 2 a 6 casos/1 milhão), potencialmente fatal, causada por deficiência grave ou ausência da metaloprotease ADAMTS13, produzida principalmente no fígado e que produz a clivagem de multímeros de muito alto peso molecular (*ultra large*) do fator von Willebrand, que ocorre quando ele é exposto a condições de elevado estresse de cisalhamento.[37-39]

Na presença da ADAMTS13, os multímeros de pesos muito elevados recentemente produzidos e secretados são clivados em multímeros de menor peso molecular que circulam em uma forma globular, mantendo ocultos os sítios ligadores de plaquetas nos domínios A1.[38] Na ausência da ADAMTS13, circulam multímeros de peso molecular muito elevado que quando se distendem, e perdem a forma globular, expõem seus domínios A1 e se tornam hiperadesivos às plaquetas, resultando em microtrombos ricos em fator von Willebrand e plaquetas que obstruem a microcirculação, levando à trombocitopenia, hemólise mecânica, tromboses microvasculares e lesões isquêmicas de órgãos, sendo os principais cérebro, coração e rins.[37,38] A deficiência leve da ADAMTS13 pode ocorrer em outras condições, como coagulação intravascular disseminada, gestação, doença neoplásica metastática, hepatopatias, sepse e síndrome hemolítico-urêmica (SHU). Contudo, na PTTi a deficiência da atividade da ADAMTS13 é grave, usualmente inferior a 10 UI/mL, o que confirma o diagnóstico de PTT, não sendo a presença da disfunção de órgãos um pré-requisito para o diagnóstico da doença.[37]

A maioria dos casos de PTT é adquirida, imunomediada, com anticorpos anti-ADAMTS13, que produz sua inibição ou maior depuração. Geralmente, a PTT imunológica é idiopática ou associada a doença autoimune, gestação, fármacos e infecções, particularmente HIV. A PTT congênita é causada por variantes recessivas bialélicas do gene da ADAMTS13.[37]

A suspeita diagnóstica de PTT é feita a partir da história clínica, exame físico e exames laboratoriais, incluindo o esfregaço de sangue periférico.[37]

No Quadro 5, estão descritos resumidamente os sinais e sintomas de apresentação aguda da PTTi.

Os sintomas neurológicos são os mais comuns, podendo ser transitórios e variar de cefaleia a crise convulsiva, parestesia e disartria; o coma é o sinal de pior prognóstico. O acometimento cardíaco geralmente é demonstrado por meio do aumento da troponina, que está elevada em 50% dos casos e indicando maior

QUADRO 5 Sinais e sintomas de apresentação da púrpura trombocitopênica trombótica imune (PTTi) aguda

Trombocitopenia	Epistaxe, equimoses, petéquias, sangramento gengival, hematúria, menorragia, sangramento gastrointestinal, hemorragia retiniana e hemoptise
Neurológicos (frequentemente transitórios e variáveis em 70-80%)	Confusão, cefaleia, parestesias, crises convulsivas, afasia, disartria, anormalidades visuais, encefalopatia, coma (10%)
Febre > 37,5°C	–
Sintomas inespecíficos	Palidez, icterícia, fadiga, artralgias, mialgias
Icterícia	Elevação das bilirrubinas indiretas (hemólise)
Alterações renais	Proteinúria, micro-hematúria
Cardíacos	Dor torácica, insuficiência cardíaca, hipotensão arterial, infarto agudo do miocárdio, parada cardíaca
Gastrointestinais	Dor abdominal, pancreatite, isquemia intestinal

Fonte: Scully et al.[37]

mortalidade; são raras as alterações eletrocardiográficas compatíveis com isquemia, que também indicam mau prognóstico. A insuficiência renal aguda, com necessidade de diálise, é rara, sugerindo a síndrome hemolítico-urêmica (SHU). Outras alterações isquêmicas podem ocorrer, como a isquemia intestinal. A trombocitopenia, decorrente de consumo, apresenta valores que oscilam entre 10.000/mm^3 e 30.000/mm^3. A lise mecânica de eritrócitos durante o fluxo por pequenos vasos parcialmente ocluídos, e com elevado estresse de cisalhamento, resulta na anemia hemolítica microangiopática, com taxas de hemoglobina entre 8 e 10 g/dL. A DHL se eleva em decorrência da associação entre hemólise e lesão tecidual. Os testes de coagulação são tipicamente normais, e os testes virais são necessários para a exclusão de HIV e hepatite virais.[37]

É difícil a diferenciação clínica e laboratorial isoladamente entre PTTi e as outras microangiopatias trombóticas. Na suspeita clínica de PTTi, deve-se iniciar tratamento com plasmaférese, com confirmação diagnóstica dependente dos testes de quantificação da ADAMTS13.[37] A quantificação da ADAMTS13 é fundamental para a confirmação diagnóstica da PTTi, e as amostras para esse teste devem ser colhidas antes do início do tratamento com plasmaférese. Os testes para quantificação da ADAMTS13 incluem a determinação da atividade, pesquisa antigênica e de anticorpos anti-ADAMTS13 (neutralizantes e não neutralizantes). A quantificação de atividade da ADAMTS13 < 10 UI/dL tem sensibilidade de 97% e especificidade de 100% para diferenciação entre a PTTi e as outras microangiopatias trombóticas. Contudo, um baixo valor de ADAMTS13 em um teste automatizado/semiquantitativo requer sua quantificação por um teste de transferência de energia de ressonância por fluorescência (FRETS).[37]

A suspeita clínica de PTTi é uma emergência médica e necessita de tratamento rápido. De modo ideal, a plasmaférese deve ser iniciada entre 4 e 8 horas da suspeita diagnóstica, visando reduzir o elevado risco de mortalidade. A plasmaférese diária reduz a mortalidade de 90 para 10 a 20% e atua removendo os autoanticorpos e repondo a ADAMTS13. As plasmaféreses diárias devem ser mantidas até a remissão clínica, definida como contagem plaquetária superior a 150.000/mm^3.

Diretrizes prévias preconizam a realização de duas plasmaféreses adicionais após a obtenção da contagem plaquetária superior a 150.000/mm^3, porém o uso do caplacizumabe permitiu a conduta atual. A transfusão de plasma somente está indicada nos casos em que há retardo na realização da plasmaférese. As transfusões plaquetárias não são indicadas por seu elevado risco de mortalidade.[37]

O caplacizumabe é um anticorpo monoclonal bivalente, com meia-vida de 24 horas e de excreção parcialmente renal, que se liga ao domínio A1 do fator von Willebrand, inibindo sua ligação ao receptor plaquetário GpIb-IX-V. Com a confirmação diagnóstica da PTTi, uma dose de 10 mg de caplacizumabe por via endovenosa deve ser administrada pré-aférese, sendo seguida de doses diárias de 10 mg por via subcutânea, por até 30 dias, até a finalização das plasmaféreses. Porém, nos casos em que após a finalização das plasmaféreses a atividade da ADAMTS13 se mantém inferior a 10 UI/dL, pode ser prolongada a administração do caplacizumabe.

O caplacizumabe reduz a duração da trombocitopenia, exacerbação, doença refratária, duração de internação, número de plasmaféreses e volume plasmático trocado; contudo, não tem ação sobre o processo autoimune subjacente. O caplacizumabe produz significante redução da atividade do fator von Willebrand e se associa a sangramentos, que raramente são graves.[37] Esse anticorpo tem sido utilizado isoladamente e em dias alternados. Em pacientes com peso inferior a 40 kg a dose do caplacizumabe deve ser de 5 mg.[37]

Existem dados limitados quanto ao uso de corticosteroides na PTTi, embora estudos iniciais tenham mostrado remissões em formas leves da doença. Doses elevadas de metilprednisolona (10 mg/kg/dia/3 dias, seguida de 2,5 mg/kg/dia) resultaram em maiores taxas de remissão do que dose mais baixas. O uso prolongado de corticosteroides deve ser evitado.[37] O uso precoce de rituximabe (375 mg/m^2) (dentro de 3 dias do diagnóstico de PTTi), associado ao tratamento-padrão, leva à normalização da atividade da ADAMTS13 e reduz o número de plasmaféreses, dias de internação em UTI, taxas de recaída e mortalidade. Devem ser feitas no mínimo 4 administrações de rituximabe, mas outras aplicações podem ser feitas se há demora na normalização da atividade da ADAMTS13.[37]

Em pacientes refratários, tratamentos imunossupressores alternativos podem ser considerados (azatioprina, vincristina, ciclofosfamida e esplenectomia).[37] Indica-se profilaxia antitrombótica nos pacientes com contagem plaquetária igual ou superior a 50.000/mm^3.[37]

A SHU é uma das microangiopatias trombóticas mais frequentes, estando associada a infecções por *Escherichia coli* produtora da toxina Shiga (STEC – *Shiga toxin producing Escherichia coli*), mas podendo também ser *Salmonella* ou *Shigella*.[37,40] A STEC-SHU ocorre principalmente em crianças com idade inferior a 5 anos e corresponde a 90% dos casos de SHU na infância.[36] A STEC-SHU usualmente é iniciada poucos dias após um quadro de gastroenterite por *Escherichia coli* produtora da toxina Shiga em geral sorotipos O157:H7 ou O104:H4, sendo a toxina Shiga fundamental na lesão das células endoteliais.[36,40]

A toxina Shiga é um citotóxico potente, que se liga à membrana celular via glicolípide Gb3, com forte expressão no endotélio glomerular. Ao se ligar à membrana celular, a toxina Shiga leva à interrupção da síntese de proteínas e à indução de apoptose das células acometidas. Essa toxina tem vários efeitos sobre a célula endotelial, sendo um deles a expressão de fator tecidual, que pode contribuir para a trombose microvascular.[40]

Inicialmente pode ser difícil a distinção entre STEC-SHU e SHU atípica (SHUa), visto que 1/3 dos pacientes com SHUa têm diarreia ou gastroenterite e aproximadamente 5% dos pacientes com STEC-SHU não têm pródromo diarreico. Desse modo, a cultura de fezes para detectar *Escherichia coli* O157:H7 e O104:H4 e PCR fecal para DNA de *Escherichia coli* produtora da toxina Shiga deveria ser realizada em todos os pacientes com SHU.[36]

A STEC-SHU é usualmente uma doença autolimitada, de modo que a maioria dos pacientes apresenta recuperação clínica após poucas semanas com reposição hídrica, diálise e transfusões de hemácias. Porém, 30% dos pacientes evoluem com complicações renais de longa duração. Embora ocorra ativação do sistema complemento, ainda é discutido o papel dos inibidores de complemento como tratamento da STEC-SHU.[36]

As características clínicas e hematológicas da SHU podem se sobrepor às da PTTi, mas raramente na SHU a atividade da ADAMTS13 é inferior a 20 UI/dL.[37] Existem várias condições que fazem diagnóstico diferencial com a SHU, como descrito no Quadro 6.

A síndrome hemolítico-urêmica atípica (SHUa) é uma microangiopatia trombótica mediada pelo complemento que tipicamente se caracteriza por anemia hemolítica microangiopática, trombocitopenia e lesão de órgão, sendo os rins os mais frequentemente acometidos, embora podendo ocorrer manifestações extrarrenais. Eventualmente a SHUa pode se apresentar com comprometimento renal isolado (38 a 45% dos casos).[41]

QUADRO 6 Diagnóstico diferencial de síndrome hemolítico-urêmica (SHU)

Infecções (diarreia presente)	Bactéria produtora de Shiga e verocitotoxina (toxina Shiga-*like*)
Anormalidades da regulação do complemento (diarreia ausente)	Anormalidades genéticas da regulação do complemento [fator H, I, MCP (CD46), fator B (CFB), C3, mutações DGKE Doenças adquiridas da regulação do complemento (anticorpo antifator H)
Outras causas secundárias de SHU	*Streptococcus pneumoniae* HIV Doença maligna Defeito do metabolismo da cobalamina Fármacos (quinina, gencitabina, bleomicina) Gestação Outras doenças autoimunes

HIV: vírus da imunodeficiência humana.
Fonte: Scully et al.[37]

A principal etiologia da SHUa é uma desregulação da via alternativa do complemento, decorrente de uma mutação genética presente em 40 a 60% dos pacientes, envolvendo um regulador dessa via do complemento como o fator H, fator I, cofator de membrana e fator B. Podem ocorrer deficiências adquiridas na forma de anticorpos que prejudicam a função FH e que são comumente associadas com deleção homozigótica no FH 1 e 3 relacionadas com o complemento (CFHR1 e CFHR3). Nessas situações admite-se a necessidade de um fator desencadeante, nem sempre demonstrado, como infecções, fármacos, gestação, malignidade, doença autoimune e transplante renal.[41]

As manifestações clínicas da SHUa são decorrentes das disfunções de órgãos secundárias a lesão endotelial e formação de microtrombos nos pequenos vasos. A lesão renal aguda está quase sempre presente, podendo variar entre os pacientes e se limitar aos rins, quando o diagnóstico é feito mediante biópsia renal. Como manifestações extrarrenais, descrevem-se acidente vascular cerebral isquêmico, crises convulsivas, hepatite, pancreatite e isquemia digital. Observa-se trombocitopenia por consumo plaquetário para a formação de microtrombos e hemólise microangiopática.[41]

A característica patológica da microangiopatia trombótica é a presença glomerular de trombos de fibrina, que se resolvem em 2 a 3 semanas. Porém, deve-se considerar que existem microangiopatias sem microtrombos evidentes, com suas caraterísticas patológicas próprias. Todos os pacientes nos quais a microangiopatia trombótica pode ser decorrente de SHUa devem ser testados para anormalidades do sistema complemento e investigados para mutações genéticas.[41] Existem 2 inibidores de C5 aprovados pela Food and Drug Administration (FDA) para tratamento da SHUa, o eculizumabe e o ravulizumabe, que levam à inibição da formação de MAC, responsável pela lesão endotelial. O ravulizumabe é um anticorpo anti-C5, desenvolvido a partir do eculizumabe, que apresenta maior meia-vida. O tratamento com inibidores de C5 deve ser iniciado precocemente visando oferecer a melhor chance de recuperação da função renal.[41] Com o uso dos inibidores de C5, deve-se ter cuidado quanto à infecção por *Neisseria miningitides* por meio de vacina e antibioticoterapia profilática.[41]

Existem várias outras microangiopatias trombóticas pós-infecciosas. A microangiopatia trombótica associada à *Shiguella dysinteriae* tipo 1 tem características semelhantes à STEC-SHU, mas apresenta diarreia mais aquosa antes de se tornar mucosa ou sanguinolenta, e com febre associada ao quadro. Após aproximadamente 7 dias da resolução do quadro diarreico desenvolve-se a microangiopatia trombótica. Menos de 10% das crianças com infecção por *Shiguella dysinteriae* tipo 1desenvolverão a SHU, que tem alta mortalidade, com os sobreviventes apresentando maior risco de desenvolver doença renal crônica.[36]

A síndrome hemolítico-urêmica pneumocócica acontece após infecções por *Streptococcus pneumoniae* acometendo pulmões (frequentemente com empiema), mas também em meninges, ouvidos e seios da face. Admite-se que a neuraminidase produzida pelo pneumococo produza clivagem de resíduos de glicoproteínas em membranas celulares endoteliais, plaquetas e eritrócitos. Com isso ocorre exposição de antígenos T crípticos que estão ligados a anticorpos IgM circulantes pré-formados, levando a agregação plaquetária, lesão endotelial e microangiopatia trombótica, com teste de Coombs positivo. É sugerido ainda que a ligação FH pode estar reduzida, levando à desregulação do sistema complemento e dano endotelial. O tratamento visa abordar a doença de base e medidas de suporte.

A plasmaférese é uma medida debatida, visto que a infusão de plasma com mais IgM anti-T irá piorar a doença.

Existem estudos mostrando bons resultados com reposição de volume por meio da infusão de albumina. A taxa de mortalidade é de 10%.[36] A infecção por HIV a SHU ocorre em 0,3% dos casos de infecção viral e seria decorrente do dano endotelial direto pelo vírus. O tratamento é de suporte com otimização do tratamento antirretroviral.[36] O vírus SARS-COV2 é descrito como potencialmente desencadeante de SHUa mediada por complemento. Na covid-19 há importante ativação do sistema complemento e importante lesão endotelial. Assim, nos indivíduos com defeito regulatório latente do sistema complemento esse estímulo é suficientemente potente para desencadear a SHUa. Nessa condição, o uso de inibidores de C5 seria o tratamento de escolha.[36]

As microangiopatias trombóticas podem se associar a outras condições não infecciosas. A gestação e o puerpério são descritos como alto risco para o desenvolvimento de TTP e SHUa, sendo que a PTT ocorre mais nos 2º e 3º trimestres gestacionais e a SHUa no puerpério.[36] A PTT gestacional é responsável por 1/3 das PTT do adulto e 1/4 delas correspondem a PTT congênita. A PTT gestacional seria consequente à elevação do fator von Willebrand durante a gestação, com consumo de ADAMTS13, que, nas mulheres com mutação genética, levaria a níveis plasmáticos suficientes reduzidos para desencadear a PTT.

As mortalidades materna e fetal são elevadas e consequentemente o tratamento com plasmaférese deve ser iniciado com urgência.[36] O risco de recorrência em gestações posteriores é elevado, sendo de 50% nas PTTi. Nessa situação, antes da gestação, deve-se ter como alvo uma boa atividade de ADAMTS13 e de baixas concentrações de anticorpos visando evitar recaídas. O rituximabe tem sido empregado com sucesso nessas situações para elevar as concentrações de ADAMTS13, porém aconselha-se a concepção após 6 meses do término desse tratamento.[36] No caso da SHUa, demonstra-se que em no mínimo 50% dessas mulheres há alguma mutação no sistema complemento.

A gestação é desencadeante da SHUa e é tratada com eculizumabe com segurança.[36] A pré-eclâmpsia, eclâmpsia e síndrome HELLP (hemólise, elevação de enzimas hepáticas e redução de plaquetas) são anormalidades gestacionais que fazem diagnóstico diferencial com PTT e SHUa. Nessas condições o dano endotelial seria decorrente da maior concentração plasmática da forma solúvel do receptor do fator de crescimento de endotélio vascular, fatores antiangiogênicos derivados do sinciciotrofoblasto e endoglina solúvel.[36] Por ação de fármacos pode ocorrer dano endotelial direto ou secundário à indução de formação de anticorpos. A quinina pode levar à produção de anticorpos, enquanto interferon, bevacizumabe, gencitabina, ciclosporina e tacrolimus podem lesar diretamente o endotélio. O tratamento é a suspensão medicamentosa e medidas de suporte.

A ticlopidina pode causar PTT associada à produção de anticorpos anti-ADAMTS13, sendo seu tratamento a suspensão da ticlopidina e as medidas para PTTi.[36] São relatados casos de microangiopatia trombótica após o transplante de órgãos sólidos, sendo sua patogênese multifatorial e decorrente da produção de anticorpos de rejeição, lesão isquêmica de reperfusão, inibidores de calcineurina e infecções, ocorrendo dano endotelial e evolução para a microangiopatia trombótica. O tratamento inclui a revisão do tratamento imunossupressor, das infecções subjacentes e o uso de inibidores do complemento se a hipótese de SHUa está presente.[36]

Após o transplante de medula óssea a ocorrência de microangiopatia trombótica é uma condição com alta taxa de mortalidade, que seria decorrente da reação enxerto *versus* hospedeiro com acometimento vascular e também da ativação do sistema complemento. Nessa situação o tratamento com eculizumabe tem sido uma opção terapêutica.[36]

A microangiopatia trombótica associada a doenças malignas seria decorrente da doença de base e dos quimioterápicos usados em seu tratamento. A doença maligna disseminada e a embolização tumoral na microcirculação poderiam ser causa direta de fragmentação eritrocitária. O tratamento compreende a suspensão dos quimioterápicos e medidas de suporte.[36]

A hipertensão grave pode se apresentar com características de microangiopatia trombótica (lesão renal aguda, anemia hemolítica microangiopática e trombocitopenia), o que pode fazer com que não seja distinguível da microangiopatia mediada pelo complemento, uma vez que a maioria desses pacientes tem hipertensão grave. A falha do controle da hipertensão e das medidas de suporte para tratar a anemia hemolítica microangiopática e a trombocitopenia resulta na indicação de plasmaférese ou eculizumabe, até que a avaliação laboratorial do complemento esteja disponível.[36]

TROMBOCITOPENIA IMUNE

A trombocitopenia imune primária do adulto (PTI) é uma doença autoimune hematológica adquirida que produz redução da contagem plaquetária no sangue periférico, aumento do risco de sangramentos mucocutâneos e hemorragias, sendo a intracraniana a complicação mais grave dessa doença.[42] São descritas duas formas de PTI:

1. Primária, que corresponde a 80% dos casos, sendo uma trombocitopenia isolada, não causada ou associada a outras doenças e caracterizada por contagem plaquetária inferior a 100.000/mm^3.
2. Secundária, que se refere a todas as outras trombocitopenias imunomediadas, incluindo doenças autoimunes (lúpus eritematoso sistêmico, doença reumatoide e outras), doenças linfoproliferativas (como leucemia linfoide crônica), induzidas por fármacos (quinidina ou linezolida) e infecções (HIV, hepatite vírus B e hepatite vírus C).[42] A incidência da PTI em adultos é de 3,3 a 3,9 casos/100.000 por ano, com pequeno predomínio no sexo feminino até os 60 anos, sendo a partir dessa idade mais comum nos homens. Tanto a apresentação clínica como a resposta terapêutica da PTI são heterogêneas.[42]

O diagnóstico de PTI é de exclusão, não havendo um teste diagnóstico definitivo para a doença.[42] Os pacientes com suspeita de PTI devem ser investigados para exclusão de uma doença subjacente, e, se nenhuma anormalidade é encontrada, e o único achado é de plaquetopenia inferior a 100.000/mm^3 isolada, é feito o diagnóstico de PTI. A realização de mielograma somente é indicada se existem sinais ou sintomas sugestivos da presença de uma doença de base.

Na PTI, autoanticorpos e possivelmente células T causam maior destruição plaquetária e supressão da produção megacariocitária que excedem a taxa de produção medular.[43] Esses autoanticorpos no soro ou medula óssea do paciente podem ser encontrados livres ou ligados a plaquetas.[42] A sensibilidade da pesquisa dos anticorpos no soro é de aproximadamente 40%, e nas plaquetas oscila entre 50 e 80%.[42] Contudo, a demonstração da presença desses anticorpos não é necessária para o diagnóstico de PTI, e a evidência da presença ou ausência desses anticorpos não tem correlação com a resposta terapêutica. Porém, em casos especiais, o teste de imobilização de anticorpos monoclonais contra antígeno plaquetário (MAIPA) pode ter alguma utilidade.[42]

Embora o diagnóstico de PTI seja de exclusão e os eventos hemorrágicos sejam pouco frequentes, alguns pacientes podem necessitar de tratamento de urgência por suas manifestações clínicas iniciais.[44] Em 2021, a International Society on Thrombosis and Haemostasis (ISTH) definiu um sangramento crítico em pacientes com PTI, implicando tratamento urgente nas situações de:

- Sangramento em local crítico, incluindo intracraniano, intraespinal, intraocular, retroperitoneal, pericárdico ou intramuscular com síndrome compartimental.
- Sangramento continuado, que causa instabilidade hemodinâmica ou comprometimento respiratório.[45]

O tratamento de urgência para um paciente com hipótese diagnóstica de PTI de início recente ou recentemente diagnosticada com sangramento crítico necessita de respostas rápidas e se limita à imunoglobulina em altas doses por via endovenosa, glicocorticoides e transfusões plaquetárias (Quadro 7).[44] Em pacientes com sangramentos críticos, empregam-se conjuntamente a imunoglobulina e os glicocorticoides, com transfusões plaquetárias de acordo com o local do sangramento.[44]

A transfusão plaquetária é o método mais rápido para e aumentar as plaquetas em níveis hemostáticos (> 20.000/mm^3), porém sua duração é curta. A contagem plaquetária 1 hora após a transfusão é útil para avaliar a necessidade de novas transfusões e também para confirmar a presença de maior destruição periférica plaquetária que ocorre na PTI. Caso o paciente não responda a 1 ou

QUADRO 7 Tratamento inicial em pacientes com PTI e sangramento crítico

Medicação	Mecanismo de ação	Início do efeito	Efeitos colaterais
Imunoglobulina EV	Interfere na opsonização de plaquetas revestidas por anticorpos pelos macrófagos	Horas	Sobrecarga de volume Cefaleia Febre
Glicocorticoides	Inibe a depuração plaquetária mediada por macrófagos Reduz a produção de IgG	Dias	Hiperglicemia Hipertensão Psicose
Transfusão de plaquetas	Fornecimento imediato de plaquetas	Imediato	Curta duração do efeito Reações transfusionais Infecção bacteriana por produtos contaminados
Ácido tranexâmico	Estabiliza coágulos hemostáticos	Imediato	Cefaleia Náusea

EV: endovenoso; IgG: imunoglobulina G; PTI: trombocitopenia imune.
Fonte: Connors e Fein.[44]

2 transfusões de concentrado de plaquetas, as transfusões adicionais têm pouca probabilidade de serem efetivas. As transfusões plaquetárias, associadas ao uso do ácido tranexâmico, são consideradas parte da estratégia de tratamento hemostático enquanto a imunoglobulina e os corticosteroides não mostraram resposta.[44]

A imunoglobulina por via endovenosa atua bloqueando a opsonização, mediada por receptores Fc de macrófagos, das plaquetas revestidas por anticorpos. Seu efeito pode ser rápido, com aumento da contagem plaquetária em até 24 horas após a administração, com aumento continuado nas 24 a 48 horas seguintes. A dose da imunoglobulina é de 400 mg/kg/dia por 5 dias ou 1 g/kg/dia por 1 ou 2 dias.[44]

Os glicocorticoides apresentam início de ação mais lento do que a imunoglobulina, sendo observado aumento da contagem plaquetária após 5 a 10 dias. Podem ser empregadas pulsoterapia com dexametasona (40 mg por dia por 4 dias), dose fixa de metilprednisolona (1 g endovenosa) e prednisona (0,5 a 2 mg/kg/dia). Em pacientes não críticos a dexametasona mostrou maior incremento da contagem plaquetária em 7 dias, porém sem diferenças após 30 dias. Nos pacientes críticos, a metilprednisolona seria mais garantida, com doses subsequentes de acordo com a resposta.[44] Em pacientes com PTI refratária, podem-se considerar esplenectomia e uso de romiplostin.[44]

COAGULOPATIAS ADQUIRIDAS

Hemofilia A adquirida

É uma doença rara, com incidência descrita de 1,6 a 6 casos por milhão por ano.[46,47] Embora com prevalência maior nos idosos (aproximadamente 70 anos), a hemofilia A adquirida pode ocorrer em qualquer idade e gênero.[46] Aproximadamente 30 a 50% dos pacientes apresentam outras doenças associadas, sendo as mais frequentes as neoplasias e as doenças autoimunes;[46] aproximadamente 5% dos casos ocorrem durante a gestação, tipicamente no período pós-parto.[46] Como a demora no diagnóstico é o único fator para pior resposta ao tratamento, o diagnóstico precoce é fundamental.[46,47]

A hemofilia A adquirida é decorrente da presença de anticorpos neutralizantes contra o fator VIII, sendo que a atividade residual do fator VIII é inferior a 1 U/dL em 50% dos casos (< 5 U/dL em 75% dos casos e < 40 U/dL em 100% dos casos).[47] Em geral os anticorpos são policlonais, dirigidos para diferentes domínios do FVIII, da subclasse IgG4, mas outras subclasses de IgG, IgM e IgA podem ocorrer em várias combinações.[47] Clinicamente, com maior frequência são observados sangramentos cutâneos e musculares profundos, sendo raras as hemartroses.[47]

Em um paciente sem antecedentes de sangramentos, a presença de manifestações hemorrágicas e prolongamento isolado do TTPA (com TP normal) é característica de hemofilia A adquirida.[47] O diagnóstico se confirma com a quantificação da atividade do fator VIII e a presença de autoanticorpos neutralizantes por meio do teste Bethesda.[47] Caso esses testes não sejam imediatamente disponíveis, o teste de mistura do TTPA ajuda a demonstrar a presença de um inibidor.[47]

Os diagnósticos diferenciais de um TTPA isoladamente prolongado incluem: deficiência de fator VIII (hemofilia A, hemofilia A adquirida, doença de von Willebrand e doença de von Willebrand adquirida), deficiência de fator IX, deficiência de fator XI, condições não associadas a sangramentos (anticoagulante lúpico, redução do fator XII, redução da precalicreína, redução do cininogênio de alto peso molecular) e anticoagulação farmacológica.[47] Na doença de von Willebrand adquirida, o teste de mistura do TTPA é normal e o fator VIII somente estará reduzido caso também ocorra redução do antígeno do fator von Willebrand.[47]

O tratamento da hemofilia A adquirida deve ser realizado em centro especializado e por profissionais com *expertise* nessa rara condição. O julgamento clínico deve orientar o tratamento das manifestações hemorrágicas.[46,47] Os sangramentos cutâneos, embora impressionantes, raramente necessitam de tratamento, porém os sangramentos musculares profundos, com potencial para lesões teciduais e síndrome compartimental, necessitam de tratamento rápido.[47]

As opções terapêuticas são os agentes de *bypass*, como o fator VII ativado recombinante, o concentrado de complexo protrombínico e, quando disponível, o fator VIII recombinante de origem porcina.[46,47] Os concentrados de FVIII são considerados uma opção secundária, já que têm baixa eficácia.[46,47] O ácido tranexâmico é útil como adjuvante nos sangramentos cutâneos e pode ser empregado isoladamente em sangramentos pequenos.[46,47]

A imunossupressão é recomendada para a erradicação dos autoanticorpos, induzindo à remissão em 60 a 80% dos pacientes.[46-48] Contudo, esse tratamento em pacientes idosos e frágeis deve ser usado com cautela, já que se associa a eventos adversos graves, de modo que registros mostram que a mortalidade por infecção excede o risco de sangramento fatal.[46,47] Quanto à imunossupressão, as possibilidades terapêuticas são os corticosteroides, rituximabe e/ou ciclofosfamida.[46,47] Foram descritos fatores prognósticos para a resposta ao tratamento com imunossupressores. Dessa maneira, a taxa de remissão parcial foi mais comum nos pacientes usando corticosteroides por tempo ≤ 21 dias quando, ao diagnóstico, a atividade de fator VIII era ≥ 1 U/dL e a concentração de inibidor < 20 UB (unidades Bethesda)/mL.[48]

Considerando os riscos associados ao tratamento imunossupressor e a observação de que o risco de manifestações hemorrágicas, muitas necessitando de tratamento, permanece elevado após a remissão da doença, foram publicados estudos usando o emicizumabe como medicação profilática, combinada ou não à imunossupressão, mostrando bons resultados.[46]

Síndrome de von Willebrand adquirida

A síndrome de von Willebrand adquirida (SVWa) é uma doença hemorrágica, caraterizada por quadros clínico e laboratorial semelhantes aos da doença de von Willebrand, porém ocorrendo mais frequentemente em adultos, sem história pessoal ou familiar de manifestações hemorrágicas.[49] No passado, era considerada uma doença rara, porém hoje sua prevalência é maior pela frequente associação com condições cardiovasculares (cardiopatias congênitas, estenose aórtica, oxigenação por membrana extracorpórea – ECM – e uso de dispositivos de assistência de ventrículo esquerdo).[46,49]

Quase a totalidade dos casos de SVWa acontece em associação com uma doença subjacente, como já mencionado, as cardiopatias, além de doenças autoimunes, doenças mieloproliferativas (trombocitemia essencial, policitemia vera, mielofibrose primária, leucemia mieloide crônica), doenças linfoproliferativas (mieloma múltiplo, leucemia linfoide crônica, macroglobulinemia de Waldenstrom, gamopatia monoclonal de significado indeterminado), tumores sólidos, doenças autoimunes e hipotireoidismo.[49] Outras condições descritas como associadas a SVWa são infecções (viral ou bacteriana), uremia, diabetes, angiodisplasia gastrointestinal e uso de fármacos, como ciprofloxacino, griseofulvina, ácido valproico e expansores de volume plasmático.[49]

Os mecanismos fisiopatológicos implicados na SVWa são vários e dependentes da doença de base. Nos pacientes com hipotireoidismo ocorre menor produção de fator von Willebrand qualitativamente normal, sendo que isso é corrigido com a administração de levotiroxina.[49] Na maioria dos outros casos, o fator von Willebrand é produzido normalmente pelos megacariócitos e células endoteliais, sendo liberados normalmente na circulação, porém:

- Nas cardiopatias ocorre proteólise dos multímeros de alto peso molecular pelo trauma mecânico ou proteólise induzida pela ADAMTS13 (*a desintegrin and metalloproteinase with a thrombospondin type 1 motif, member 13*).
- Nas discrasias de células plasmáticas e em doenças autoimunes os anticorpos circulantes são dirigidos para domínios funcionante e não funcionantes do fator von Willebrand, com os imunocomplexos formados (anticorpos/fator von Willebrand) depurados pelo sistema reticuloendotelial.[49]

Nas doenças linfoproliferativas, mieloproliferativas e tumores sólidos é descrito um mecanismo de adsorção seletiva dos multímeros de alto peso molecular nas células tumorais, levando a sua maior depuração.[49] Pode ser ainda que ocorra maior proteólise do fator von Willebrand nas doenças mieloproliferativas crônicas.[49] No caso das gamopatias monoclonais de significado indeterminado a expressão aberrante de células plasmocitárias anormais pode expressar glicoproteína Ib, com ligação seletiva às plaquetas.[49]

As principais manifestações clínicas da SVWa são sangramentos mucosos e cutâneos moderados (equimoses, epistaxes, menorragia e sangramento gastrointestinal) ou sangramento abundante após traumatismos ou cirurgias, principalmente quando é baixa a concentração plasmática do FVIII.[49] Usualmente, o sangramento gastrointestinal está associado à presença de angiodisplasia intestinal.[49]

Os sangramentos são mais graves nos pacientes que apresentam doenças linfoproliferativas, embora mortes associadas aos sangramentos sejam pouco relatadas.[49] O diagnóstico da SVWa é difícil, devendo considerar a história, o quadro clínico e os exames laboratoriais. Defeito da hemostasia primária pode ser demonstrado com base no prolongamento do tempo de sangramento ou do tempo de oclusão com PFA-100. Pode ser observado prolongamento do TTPA quando o FVIII é baixo.[49]

Frequentemente o antígeno do fator von Willebrand é normal ou pouco reduzido, contrastando com os testes que avaliam a capacidade funcional do fator von Willebrand (atividade de cofator de ristocetina e FVW:CB), que mostram redução.[49] Frequentemente os teste funcionais mostram maior redução que o teste quantitativo, fazendo que a relação atividade de cofator de ristocetina/fator von Willebrand antígeno seja inferior a 0,7, como observado na doença de von Willebrand tipo 2.[49] O perfil multimérico do fator von Willebrand é útil na diferenciação da doença de von Willebrand tipo 1.[49] Em poucos casos é possível demonstrar a presença de autoanticorpos neutralizantes (testes de mistura), mas, como sua presença se associa com manifestações hemorrágicas mais graves, sua pesquisa deve ser rotineiramente realizada.[49] Contudo, esses métodos também não permitem avaliar a presença de anticorpos sem atividade neutralizante que aumentam a depuração do fator von Willebrand.[49]

Os objetivos principais do tratamento dos pacientes com SVWa são: o controle do sangramento agudo, a profilaxia de sangramento em situações de risco e a obtenção da remissão ou cura da síndrome.[49] Se o tratamento da doença de base não é possível, a remissão parcial nem sempre melhora as manifestações hemorrágicas.[49] Para os pacientes com SVWa que serão submetidos a procedimentos invasivos, o melhor tratamento preventivo para as manifestações hemorrágicas é a abordagem da doença de base; se isso não é possível ou é lento ou não efetivo, outros tratamentos hemostáticos podem ser necessários.[46] Várias opções terapêuticas são possíveis, como DDAVP, concentrado de FVIII/fator von Willebrand e altas dose de imunoglobulina por via endovenosa, podendo ainda ser consideradas a plasmaférese e o concentrado de FVII ativado recombinante.[46] O ácido tranexâmico é útil como terapia adjuvante associadamente ao DDAVP ou concentrados de FVIII/fator von Willebrand em cirurgias ou sangramentos, particularmente em locais onde há maior atividade do sistema fibrinolítico; além disso, os antifibrinolíticos podem ser usados em sangramentos menores.[46,49] No Quadro 8, estão descritas as possibilidades de tratamento hemostático de acordo com a doença de base.

QUADRO 8 Tratamentos hemostáticos na síndrome de von Willebrand adquirida associada a diferentes doenças subjacentes

Doença subjacente	Tratamento
Cardiovascular	Concentrado de FVIII/FVW, antifibrinolíticos
Mieloproliferativa	DDAVP, concentrado de FVIII/FVW, imunoglobulina em altas doses
Autoimune	Imunoglobulina em altas doses, DDAVP, concentrado de FVIII/FVW
Linfoproliferativas	
IgG GMSI	Concentrados de FVIII/FVW, imunoglobulina em altas doses, antifibrinolíticos
IgM GMSI	Plasmaférese, DDAVP, concentrado de FVIII/FVW, antifibrinolíticos, rFVIIa, imunoglobulina em altas doses
Linfoma, mieloma múltiplo	DDAVP, concentrado de FVIII/FVW, antifibrinolíticos, rFVIIa, imunoglobulina em altas doses
Macroglobulinemia de Waldenstrom	DDAVP, concentrado de FVIII/FVW, altas doses de imunoglobulina, rFVIIa, antifibrinolíticos

FVW: fator von Willebrand; GMSI: gamopatia monoclonal de significado indeterminado; rFVIIa: concentrado de fator VII ativado recombinante.
Fonte: Tiede et al.;[46] Franchini e Mannucci.[49]

O DDAVP pode ser considerado em procedimentos invasivos de baixo risco, sendo indicado teste terapêutico prévio para avaliar resposta com 1 e 4 horas após sua administração.[46] O fator von Willebrand tem meia-vida significantemente reduzida na SVWa, necessitando de doses maiores para atingir níveis plasmáticos hemostáticos.[49] Após sua administração é indicado estudo farmacocinético visando orientar o planejamento terapêutico e manter os níveis do FVIII e do fator von Willebrand dentro do normal.[46]

No caso de cirurgia de emergência ou sangramento pós-operatório, o tratamento mais frequentemente empregado é o uso de concentrado de FVIII/fator von Willebrand.[46] Nas gamopatias monoclonais de significado indeterminado mostra-se que a imunoglobulina em altas doses resulta em maiores taxas de resposta quando é IgG em relação à IgM.[46] No caso dessa modalidade terapêutica, observa-se que a elevação do FVIII e do fator von Willebrand acontece 24 a 48 horas após a administração da imunoglobulina, podendo ter duração de 3 a 4 semanas.[46,49]

Por sua demora para ter resposta terapêutica, a imunoglobulina em altas doses não é eficaz em sangramentos agudos, e nesse ínterim deve-se administrar medicação de ação rápida, como DDAVP ou concentrado de FVIII/fator von Willebrand.[49]

CONSIDERAÇÕES FINAIS

Os distúrbios da coagulação, particularmente as síndromes trombóticas imunomediadas como a HIT, VITT e suas variantes, representam desafios diagnósticos e terapêuticos significativos, com risco elevado de morbidade e mortalidade. O reconhecimento precoce, o uso adequado de escores clínicos e a realização de testes laboratoriais específicos são fundamentais para o manejo eficaz. Além disso, as estratégias terapêuticas devem ser individualizadas, com atenção à fisiopatologia envolvida e à gravidade do quadro. Avanços no entendimento dos mecanismos imunológicos e no desenvolvimento de novos tratamentos, como os inibidores do fator Xa e as imunoglobulinas endovenosas, ampliam as possibilidades terapêuticas e contribuem para melhores desfechos clínicos.

PONTOS-CHAVE

1. Anticorpos anti-PF4 e HIT: a trombocitopenia induzida por heparina (HIT) é mediada por anticorpos anti-PF4/heparina que ativam plaquetas e pode ocorrer mesmo sem exposição recente à heparina (HIT autoimune e espontânea).
2. Diagnóstico complexo: o diagnóstico da HIT depende de escores clínicos (como 4Ts e HEP) e testes laboratoriais, sendo que os testes imunológicos têm alta sensibilidade e os testes funcionais, maior especificidade.
3. Tratamento específico: o tratamento da HIT envolve suspensão imediata da heparina e uso de anticoagulantes alternativos não heparínicos, como argatroban, bivalirudina ou DOACs, com ajustes conforme gravidade e função renal.
4. Outras síndromes trombóticas: condições como VITT, CIVD, síndrome catastrófica e microangiopatias trombóticas têm fisiopatologias distintas, mas compartilham a ativação excessiva da coagulação, exigindo reconhecimento rápido e terapias direcionadas.

REFERÊNCIAS BIBLIOGRÁFICAS

1. Napolitano A, Spiezia L, Biolo M, Radu CM, Toffanin S, Campello E, et al. Anti-platelet factor 4 antibody-mediated disorders: an updated narrative review. Semin Thromb Hemost. 2025;51(5):578-93.
2. Scully M, Lester WA. Demystifying autoimmune HIT: what it is, when to test, and how to treat. Am Soc Hematol Educ. 2024;2024(1):403-8.
3. Greinacher A, Warkentin TE. Thrombotic anti-PF4 immune disorders: HIT, VITT, and beyond. Hematology Am Soc Hematol Educ. 2023;2023(1):1-10.
4. Warkentin TE. Platelet-activating anti-PF4 disorders: an overview. Semin Hematol. 2022;59:59-71.
5. Warkentin TE, Kelton JG. Temporal aspects of heparin-induced thrombocytopenia. N Engl J Med. 2001;344:1286-92.
6. Greinacher A. Heparin-induced thrombocytopenia. N Engl J Med. 2015;373(3):252-61.
7. Warkentin TE, Chong BH, Greinacher A. Heparin-induced thrombocytopenia: Towards consensus. Thromb Haemost.1998;79:1-7.
8. Warkentin TE. HIT paradigms and paradoxes. J Thromb Haemost. 2011;9:105-17.
9. May J, Cuker A. Practical guide to the diagnosis and management of heparin-induced thrombocytopenia. Am Soc Hematol Educ. 2024;2024(1):388-95.
10. Greinacher A, Warkentin TE, Chong BH. Heparin-induced thrombocytopenia. In: Michelson AD, Cattaneo M, Frelinger AL, Newman PJ (eds.). Platelets. 4.ed. London: Academic Press; 2019. p.741-67.
11. Arepally GM, Cines DB. Pathogenesis of heparin-induced thrombocytopenia. Transl Res. 2020;225:131-40.
12. Arepally GM, Ortel TL. Vaccine-induced immune thrombotic thrombocytopenia: what we know and do not know. Blood. 2021;138(4):293-8.
13. Cuker A, Arepally G, Crowther MA, Rice L, Datko F, Hook K, et al. The HIT Expert Probability (HEP) Score: a novel pre-test probability model for heparin-induced thrombocytopenia based on broad expert opinion. J Thromb Haemost. 2010;8:2642-50.
14. Pishko AM, Fardin S, Lefler DS, Paydary K, Vega R, Arepally GM, et al. Prospective comparison of the HEP score and 4Ts score for the diagnosis of heparin-induced thrombocytopenia. Blood Adv. 2018;2(22):3155-62.
15. Warkentin TE. Laboratory diagnosis of heparin-induced thrombocytopenia. Int J Lab Hematol. 2019;41(Suppl 1):15-25.
16. Cuker A, Arepally GM, Chong BH, Cines DB, Greinacher A, Gruel Y, et al. American Society of Hematology 2018 guidelines for management of venous thromboembolism: heparin-induced thrombocytopenia. Blood Adv. 2018;2(22):3360-92.
17. Steffel J, Collins R, Antz M, Cornu P, Desteghe L, Haeusler KG, et al. 2021 European Heart Rhythm Association Practical guide on the use of non-vitamin K antagonist oral anticoagulants in patients with atrial fibrillation. Europace. 2021;23:1612-76.
18. Warkentin TE. High-dose intravenous immunoglobulin for the treatment and prevention of heparin-induced thrombocytopenia: a review. Expert Rev Hematol. 2019;12(8):685-98.
19. Warkentin TE. Autoimmune heparin-induced thrombocytopenia. J Clinic Med. 2023;12(21):6921.
20. Schönborn L, Esteban O, Wesche J, Dobosz P, Broto M, Puig SR, et al. Anti-PF4 immunothrombosis without proximate heparin or adenovirus vector vaccine exposure. Blood. 2023;142(26):2305-14.
21. Cines DB, Greinacher A. Vaccine-induced immune thrombotic thrombocytopenia. Blood. 2023;141(14):1659-65.
22. Wang JJ, Warkentin TE, Schönborn L, Wheeler MB, Geerts WH, Costedoat-Chalumeau N, et al. VITT-like monoclonal gammopathy of thrombotic significance. N Engl J Med. 2025;392(10):995-1005.
23. Yamakawa K, Okamoto K, Seki Y, Ikezoe T, Ito T, Iba T, et al.; Committee of the Clinical Practice Guidelines for Management of Disseminated Intravascular Coagulation 2024, the Japanese Society on Thrombosis and Hemostasis. Clinical practice guidelines for management of disseminated intravascular coagulation in Japan 2024. Part 1: sepsis. Int J Hematol. 2025;121(5):592-604.
24. Iba T, Levi M, Thachil J, Levy JH. Disseminated intravascular coagulation: the past, present, and future considerations. Semin Thromb Hemost. 2022;48:978-87.
25. Taylor Jr. FBT, Toh C-H, Hoots WK, Wada H, Levi M. Towards definition, clinical and laboratory criteria, and a scoring system

for disseminated intravascular coagulation. Thromb Haemost. 2001;86:1327-30.

26. Iba T, Helms J, Connors JM, Levy JH. The pathophysiology, diagnosis, and management of sepsis-associated disseminated intravascular coagulation. J Intens Care 2023;11(24):1-10.
27. Iba T, Levi M, Thachil J, Helms J, Scarlatescu E, Levy JH. Communication from the Scientific and Standardization Committee of the International Society on Thrombosis and Haemostasis on sepsis-induced coagulopathy in the management of sepsis. J Thromb Haemost. 2023;21:145-53.
28. Curtiaud A, Iba T, Angles-Cano E, Mezian F, Helms J. Biomarkers of sepsis-induced coagulopathy: diagnostic insights and potential therapeutic implications. Ann Intensive Care. 2025;15(12):1-10.
29. Wada H, Asakura H, Okamoto K, Iba T, Uchiyama T, Kawasugi K, et al. Expert consensus for the treatment of disseminated intravascular coagulation in Japan. Thromb Res. 2010;125(1):6-11.
30. Salter BM, Crowther MA. Catastrophic antiphospholipid syndrome: a CAPS-tivating hematologic disease. Hematology Am Soc Hematol Educ Program. 2024;2024. 2024(1):214-21.
31. Rodriguez-Pintó I, Espinosa G, Cervera R. What we know and what we don't know about catastrophic antiphospholipid syndrome. Rheumatology. 2024;63:S146-S53.
32. Carmi O, Berlaa M, Shoenfeld Y, Levya Y. Diagnosis and management of catastrophic antiphospholipid syndrome. Expert Rev Hematol. 2017;10(4):365-74.
33. Garcia-Carrasco M, Mendoza-Pinto C, Macias-Diaz S, Lara FVd, Etchegaray-Morales I, Galvez-Romero JL, et al. The role of infectious diseases in the catastrophic antiphospholipid syndrome. Autoimmun Rev. 2015;14(11):1066-71.
34. Asherson RA, Cervera R, Groot PGd, Erkan D, Boffa MC, Piette JC, et al. Catastrophic antiphospholipid syndrome: international consensus statement on classification criteria and treatment guidelines. Lupus. 2003;12(7):530-4.
35. López-Benjume B, Rodríguez-Pintó I, Amigo MC, Erkan D, Shoenfeld Y, Cervera R, et al. Eculizumab use in catastrophic antiphospholipid syndrome (CAPS): descriptive analysis from the "CAPS Registry". Autoimmun Rev. 2022;21(4):103055.
36. Thompson GL, Kavanagh D. Diagnosis and treatment of thrombotic microangiopathy. Int J Lab Hematol. 2022;(Suppl 1):101-13.
37. Scully M, Rayment R, Clark A, Westwood JP, Cranfield T, Gooding R, et al. A British Society for Haematology Guideline: diagnosis and management of thrombotic thrombocytopenic purpura and thrombotic microangiopathies. Br J Haematol. 2023;203:546-63.
38. Cuker A, Cataland SR, Coppo P, Rubia Jdl, Friedman KD, George JN, et al. Redefining outcomes in immune TTP: an international working group consensus report. Blood. 2021;137(14):1855-61.
39. Zheng XL, Vesely SK, Cataland SR, Coppo P, Geldziler B, Iorio A, et al. ISTH guidelines for the diagnosis of thrombotic thrombocytopenic purpura. J Thromb Haemost. 2020;18:2486-95.
40. Jokiranta TS. HUS and atypical HUS. Blood. 2017;129(21):2847-56.
41. Java A. Atypical hemolytic uremic syndrome: diagnosis, management, and discontinuation of therapy. Hematology Am Soc Hematol Educ Program. 2024;2024(1):200-5.
42. González-López TJ, Newland A, Provan D. Current concepts in the diagnosis and management of adult primary immune thrombocytopenia: our personal view. Medicina. 2023;59:815.
43. Cines DB. Pathogenesis of refractory ITP: overview. Br J Haematol. 2023;203(1):10-6.
44. Connors JM, Fein S. How to manage ITP with life-threat ening bleeding. Hematology American Society Hematology Educational Program. 2024;2024(1):254-8.
45. Sirotich E, Guyatt G, Gabe C, Ye Z, Beck CE, Breakey V, et al. Definition of a critical bleed in patients with immune thrombocytopenia: communication from the ISTH SSC Subcommittee on Platelet Immunology. J Thromb Haemost. 2021;19:2082-8.
46. Tiede A, Susen S, Lisman T. Acquired bleeding disorders. Haemophilia. 2024;30:29-38.
47. Tiede A, Zieger B, Lisman T. Acquired bleeding disorders. Haemophilia. 2022;28:68-76.
48. Tiede A, Klamroth R, Scharf RE, Trappe RU, Holstein K, Huth-Kuhne A, et al. Prognostic factors for remission of and survival in acquired hemophilia A (AHA): results from the GTH-AH 01/2010 study. Blood. 2015;125(7):1091-7.
49. Franchini M, Mannucci PM. Acquired von Willebrand syndrome: focused for hematologists. Haematologica. 2020;105(8):232-7.

19

Anticoagulação no paciente crítico: uma abordagem prática

Elisabetta Sachsida Colombo

SUMÁRIO

CONCEITO E DEFINIÇÃO

Define-se como anticoagulação o conjunto de medidas terapêuticas que têm por objetivo promover a profilaxia ou o tratamento de eventos trombóticos agudos e crônicos. As medicações anticoagulantes são uma classe de medicamentos que inibem parcialmente a ação de certos fatores da coagulação, prevenindo, dessa forma, a formação ou o aumento de coágulos, além de seu mais importante desdobramento: os fenômenos de embolização. É importante ressaltar que a anticoagulação é um processo fisiológico distinto da fibrinólise, que é a degradação da fibrina promovida pela plasmina e por outras enzimas específicas dessa via metabólica.

De modo geral, a anticoagulação profilática se vale de doses menores de medicação anticoagulante, enquanto a anticoagulação terapêutica ou plena utiliza mais altas doses dessas drogas. Ajustes posológicos podem se fazer necessários considerando as particularidades de cada paciente. Quando se trata de pacientes críticos, sobretudo, deve-se considerar que nesse cenário particularmente desafiador há maior propensão a complicações da terapia de anticoagulação, e sua indicação deve ser ponderada e observada com atenção. Alterações do *clearance* de creatinina, a observação de plaquetopenias e coagulopatias de consumo, interações e reações adversas a fármacos e a necessidade da interrupção da anticoagulação para a execução de procedimentos invasivos são alguns exemplos de situações comuns dessa prática clínica.

EPIDEMIOLOGIA

Pacientes internados em unidades de terapia intensiva (UTI) apresentam um risco significativamente elevado de desenvolver tromboembolismos venosos (TEV). A incidência de TEV em pacientes críticos pode variar em função das variáveis clínicas, defatores de risco intrínsecos ao paciente, da população em estudo e do tipo de internação (Quadro 1).

Os dados da literatura acerca da prevalência de trombose em pacientes críticos são bastante heterogêneos. Uma recente metanálise, publicada em 2022, incluiu 42 estudos com um total de 27.344 pacientes, e encontrou uma prevalência combinada de TEV de cerca de 10% (intervalo de confiança de 95%: 7-14%). Acredita-se que parte desses eventos seja, de fato, subdiagnosticada. Um trabalho reuniu dados de necrópsia incluindo 436 pacientes provenientes de 6 estudos diferentes. Observou-se média de 13% de tromboembolismos pulmonares, cerca de 3% deles diretamente implicados com a causa do óbito.

O American College of Chest Physicians (ACCP) recomenda a tromboprofilaxia para pacientes de terapia intensiva (grau de recomendação Ia), mas sabe-se que, em virtude das particularidades dos pacientes críticos, a adesão aos protocolos não é uniforme. A omissão da tromboprofilaxia nas primeiras 24 horas após a admissão na UTI tem sido associada a maior mortalidade. Uma revisão sistemática da literatura incluiu 13 ensaios clínicos randomizados (9.619 pacientes) e observou, em comparação com o tratamento controle (um composto de nenhuma profilaxia, placebo ou apenas meias de compressão), que a heparina profilática de baixo peso molecular (HBPM) efetivamente reduziu a incidência de trombose venosa profunda (OR, 0,59, intervalo de confiança de 95%, 0,33-0,90).

QUADRO 1 Fatores de risco para tromboembolismo venoso em UTI

Fatores de risco gerais	Fatores de risco relacionados à internação em UTI
Idade	Sepse
Antecedente de TEV	Uso de vasopressores
Antecedente de neoplasia	Insuficiência respiratória ou cardíaca
Imobilização	Sedação
Obesidade	Ventilação mecânica
Gestação/puerpério	Cateter venoso central
Trauma, lesão raquidiana	Doença renal terminal
Acidente vascular cerebral	

Fonte: adaptado de Minet et al. (2015).

ALTERAÇÕES DA FISIOLOGIA DA COAGULAÇÃO NO DOENTE CRÍTICO

Os pacientes críticos estão especialmente sujeitos a alterações de sua fisiologia hemostática. Muitas vezes o paciente crítico experimenta uma alteração global da tríade de Virchow, atribuída aos processos inflamatórios, disfunção endotelial e consumo excessivo de fatores de coagulação e plaquetas. Essas alterações podem resultar em um estado paradoxal de hipercoagulabilidade e risco hemorrágico simultâneo, o que torna seu manejo potencialmente desafiador.

Coagulopatia de consumo

A coagulopatia de consumo é um fenômeno característico de condições graves, como sepse e coagulação intravascular disseminada (CIVD). Esse processo decorre da ativação maciça da coagulação, levando à deposição de fibrina na microcirculação e ao consumo de fatores de coagulação e plaquetas. As principais características incluem:

- Aumento dos produtos de degradação da fibrina (PDF) e do dímero-D.
- Consumo de fibrinogênio e plaquetas.
- Tempo de protrombina (TP) e tempo de tromboplastina parcial ativada (TTPa) prolongados, resultante do consumo de fatores da coagulação.
- Risco simultâneo de trombose e hemorragia, dependendo da fase da coagulopatia.

Inflamação sistêmica e regulação hemostática

O estado inflamatório sistêmico, comum em condições críticas como sepse, trauma e síndrome do desconforto respiratório agudo (SDRA), está intimamente ligado à ativação da coagulação. A inflamação leva à ativação de células endoteliais, monócitos e plaquetas, promovendo a expressão de fator tecidual e inibindo mecanismos anticoagulantes naturais, como:

- Redução da proteína C ativada e da antitrombina.
- Aumento da expressão de inibidor do ativador do plasminogênio 1 (PAI-1), reduzindo a fibrinólise.
- Liberação exacerbada de citocinas pró-inflamatórias, como IL-6 e TNF-alfa, que intensificam a ativação da cascata de coagulação.

Ativação endotelial e disfunção microvascular

O endotélio desempenha papel crucial na regulação da hemostasia. No paciente crítico, fatores como hipoperfusão, uso de vasopressores, hipóxia e resposta inflamatória exacerbada promovem sua ativação, resultando em:

- Aumento da expressão de moléculas de adesão, como ICAM-1 e VCAM-1, facilitando a adesão de leucócitos e plaquetas.
- Diminuição da produção de prostaciclina e óxido nítrico, favorecendo a vasoconstrição e a agregação plaquetária.
- Liberação aumentada de fator de von Willebrand (vWF) e fator VIII, propiciando a formação de trombos na microcirculação.
- Comprometimento da barreira endotelial, favorecendo edema tecidual e disfunção orgânica.

O entendimento das interações entre coagulação, inflamação e disfunção endotelial no paciente crítico permite uma abordagem mais direcionada, visando melhorar o prognóstico e reduzir complicações associadas a estados de hipercoagulabilidade e sangramentos.

QUADRO CLÍNICO

A trombose venosa profunda (TVP), a embolia pulmonar (TEP) e a coagulação intravascular disseminada (CIVD) são condições associadas a disfunções da hemostasia e podem se manifestar de forma variável. Além disso, o uso de anticoagulantes para prevenção e tratamento dessas doenças pode levar a complicações hemorrágicas.

Manifestações clínicas da trombose venosa profunda

A TVP decorre da formação de trombos nos sistemas venosos profundos, principalmente nos membros inferiores. Os sinais e sintomas incluem:

- Dor e sensação de peso no membro acometido.
- Edema unilateral.
- Aumento da temperatura local.
- Eritema ou coloração violácea da pele.
- Sinal de Homans positivo (dor na panturrilha à dorsiflexão do pé).
- Veias superficiais dilatadas e ingurgitadas.

Manifestações clínicas do tromboembolismo pulmonar

O TEP ocorre quando um êmbolo obstrui a circulação arterial pulmonar, podendo levar a comprometimento respiratório e hemodinâmico. Os sintomas incluem:

- Dispneia de instalação abrupta.
- Dor pleurítica.
- Taquipneia e taquicardia.
- Hemoptise.
- Hipotensão arterial e choque cardiogênico em casos graves.
- Síncope em embolias maciças.
- Hipoxemia e alterações gasométricas.

Manifestações clínicas da coagulação intravascular disseminada

A CIVD é uma desordem sistêmica caracterizada pela ativação excessiva do sistema hemostático, levando simultaneamente à formação de trombos e ao consumo de fatores de coagulação e plaquetas. Suas manifestações incluem:

- Hemorragias espontâneas (petéquias, equimoses, sangramento mucoso e gastrointestinal).
- Fenômenos trombóticos (TVP, TEP, isquemia digital, necrose cutânea).
- Comprometimento multiorgânico, como insuficiência renal aguda e disfunção hepática.
- Hipotensão e choque em casos graves.

Sinais e sintomas de sangramento associado ao uso de anticoagulantes

O uso de anticoagulantes pode levar a complicações hemorrágicas, variando de leves a potencialmente fatais. Os sinais de sangramento incluem:

- Petéquias, equimoses e hematomas espontâneos.
- Epistaxe e gengivorragia.
- Hemorragia gastrointestinal (hematêmese, melena, hematoquezia).
- Hemorragia de trato geniturinário (hematúria).
- Hemorragia intracraniana (cefaleia intensa, alteração do estado de consciência, sinais neurológicos focais).
- Hemoptise, insuficiência respiratória.
- Sangramentos prolongados em ferimentos ou procedimentos invasivos.

A identificação precoce dessas manifestações clínicas é fundamental para o manejo adequado das condições trombóticas e das complicações associadas ao uso de anticoagulantes, garantindo uma abordagem terapêutica segura e eficaz.

PRINCIPAIS TESTES PARA MONITORIZAÇÃO DA COAGULAÇÃO E INVESTIGAÇÃO DE TROMBOSE NO DOENTE CRÍTICO

A avaliação laboratorial da coagulação é fundamental para o manejo do paciente crítico, permitindo monitorar o risco de sangramento e manejo da anticoagulação mediante o diagnóstico de trombose. Os principais testes laboratoriais (Quadro 2) incluem exames tradicionais, testes globais de função hemostática e exames de imagem para investigação de eventos trombóticos.

QUADRO 2 Testes laboratoriais tradicionais

TP	▪ Avalia a via extrínseca da coagulação (fatores II, V, VII e X) ▪ Indicado para monitorização do uso de antagonistas da vitamina K (p. ex., varfarina) ▪ Alterado no contexto de hepatopatias, deficiência de vitamina K e CIVD
TTPa	▪ Avalia a via intrínseca da coagulação (fatores VIII, IX, XI, XII e fator de von Willebrand) ▪ Indicado para monitorização faixa terapêutica da heparina não fracionada ▪ Pode estar prolongado se há deficiências de fatores da coagulação, presença de inibidores ou interferência do anticoagulante lúpico
Fibrinogênio	▪ Proteína precursora da formação de fibrina ▪ Consumido na CIVD e se disfunção hepática grave ▪ Aumentado em estados pró-inflamatórios
Dímero-D	▪ Produto da degradação da fibrina, marcador de ativação da coagulação ▪ Alto valor preditivo negativo para exclusão de TEV ▪ Elevado em infecções, neoplasias e doenças inflamatórias
Anti-Xa	▪ Auxilia no ajuste da faixa terapêutica das heparinas de alto e baixo peso molecular (há testes específicos disponíveis para cada um desses fármacos) ▪ A coleta do anti-Xa para enoxaparina deve ser executada 4 horas após pelo menos a terceira dose administrada
Tromboelastografia (TEG/ Rotem)	▪ Avalia globalmente a função plaquetária, dos fatores da coagulação, formação e lise do coágulo ▪ Auxilia na gestão transfusional e no manejo de sangramento maciço ▪ Indicado em pacientes críticos, cirúrgicos e com trauma grave

CIVD: coagulação intravascular disseminada; TEV: tromboembolismo venoso; TP: tempo de protrombina; TTPa: tempo de tromboplastina parcial ativada.

Exames de imagem para investigação de trombose

- Ultrassonografia com Doppler venoso:
  - Teste de rápida execução para diagnóstico de TVP.
  - Avalia a compressibilidade da veia e do fluxo sanguíneo.
- Angiotomografia computadorizada de tórax:
  - Exame de escolha para diagnóstico de TEP.
  - Permite estudar a extensão do TEP na circulação pulmonar.
- Angiorressonância magnética venosa ou arterial: alternativa à ultrassonografia Doppler para avaliação de trombos em locais de difícil observação (p. ex., veias pélvicas).
- Ecocardiografia:
  - Possibilita a avaliação da função do ventrículo direito quando do diagnóstico de TEP.
  - Útil para a detecção de trombos intracardíacos, sobretudo quando utilizada janela transesofágica.
- Cintilografia de ventilação/perfusão pulmonar:
  - Indicada para pacientes com contraindicação ao contraste iodado.
  - Avalia alterações entre ventilação e perfusão pulmonar sugestivos de TEP.

A monitorização da coagulação no paciente crítico requer uma abordagem integrada entre testes laboratoriais e exames de imagem. A escolha dos exames deve considerar a suspeita clínica e a condição hemodinâmica do paciente, garantindo manejo mais preciso e seguro das alterações hemostáticas.

TRATAMENTO

A profilaxia e o tratamento de eventos tromboembólicos em pacientes críticos exigem uma abordagem individualizada, ponderando-se continuamente o risco trombótico e o risco hemorrágico. Estratégias para controle de sangramentos são essenciais para garantir a segurança da terapia anticoagulante em pacientes críticos.

Heparinas

Indicações

As heparinas são os principais anticoagulantes utilizados na profilaxia e no tratamento de eventos tromboembólicos em pacientes críticos, dada sua menor meia-vida e possibilidade de pronta reversão quando da necessidade de procedimentos invasivos ou na ocorrência de eventos adversos. Assim, os pacientes críticos com histórico de anticoagulação perene, seja por fibrilação atrial crônica ou por tromboembolismos pregressos, são candidatos a transicionar a anticoagulação oral para heparina, salvo contraindicações.

Importante ressaltar a necessidade de ajuste de dose desses fármacos quando observada insuficiência renal e índices de massa corporal (IMC) extremos. O uso dessas medicações em pacientes hepatopatas demanda atenção e cautela. Suas principais indicações incluem:

- Profilaxia e tratamento de TEV.
- Tratamento adjuvante da CIVD quando observados estados protrombóticos e na ausência de contraindicações à anticoagulação (ainda que em dose ajustada).
- Anticoagulação em dispositivos extracorpóreos, como circulação extracorpórea (CEC) e *extracorporeal membrane oxygenation* (ECMO).

Tipos de heparina e ajustes de dose

Heparina não fracionada

- Profilaxia: 5.000 UI subcutâneo (SC) a cada 8 a 12 horas.
- Tratamento: infusão intravenosa (IV) ajustada para manter TTPa entre 1,5 e 2,5 vezes o controle.

A dose inicial de heparina não fracionada (HNF) em bomba de infusão contínua para anticoagulação venosa sistêmica pode variar conforme o protocolo institucional. Um dos esquemas clássicos é apresentado na Tabela 1.

TABELA 1 Exemplo de esquema clássico de administração de heparina não fracionada

Diluição-padrão	▪ 25.000 UI de HNF (5 mL de solução a 5.000 UI/mL) em 250 mL de SF 0,9% ou SG 5% ▪ Concentração final: 100 UI/mL
Bólus inicial (se indicado)	50-80 UI/kg, IV
Infusão contínua	18 UI/kg/hora, IV, ajustado conforme TTPa ou anti-Xa para heparina de alto peso molecular

HNF: heparina não fracionada; IV: intravenoso; SF: soro fisiológico; SG: soro glicosado; TTPa: tempo de protrombina parcial ativada.

- Monitoramento: monitoramento rigoroso em insuficiência renal. O uso de HNF está relacionado a maior risco de trombocitopenia induzida por heparina (*heparin-induced thrombocytopenia* ou HIT).

Heparinas de baixo peso molecular (HBPM) (enoxaparina)

- Profilaxia: enoxaparina 40 mg SC/dia (considerando 40 mg SC a cada 12 horas se IMC ≥ 40).
- Tratamento: enoxaparina 1 mg/kg SC a cada 12 horas ou 1,5 mg/kg SC/dia.
- Ajustes: mediante avaliação do anti-XA. Necessário se insuficiência renal. Em caso de *clearance* < 30 mL/minuto, é preferível sua substituição por HNF.

O estudo PROTECT não demonstrou superioridade da dalteparina sobre a HNF na redução da incidência de TVP proximal em pacientes criticamente enfermos. No entanto, a dalteparina foi associada a menor incidência de TEP, sem aumento significativo no risco de sangramento maior.

Quando da indicação de procedimentos invasivos, recomenda-se suspender a HNF em bomba de infusão contínua com cerca de 6 horas de antecedência. Para a HBPM molecular mais amplamente utilizada em nosso meio, a enoxaparina, recomenda-se suspender essa medicação com 12 a 24 horas de antecedência, conforme a dose administrada e o porte do procedimento a ser executado.

Contraindicações

Algumas das principais contraindicações absolutas e relativas à anticoagulação:

- Sangramento ativo clinicamente significativo.
- Coagulopatia ou plaquetopenia grave (< 50.000/mm^3).
- Insuficiência hepática grave com evidência de coagulopatia.
- Insuficiência renal grave (para HBPM em dose plena).
- Trauma ou cirurgia recentes de alto risco hemorrágico (sobretudo neurocirurgias).
- Acidente vascular cerebral (AVC) hemorrágico, aneurisma cerebral não tratado, malformação vascular cerebral ou neoplasia do sistema nervoso central (SNC) com risco hemorrágico.
- AVC isquêmico recente (a depender de sua extensão e quadro clínico).
- Bloqueio espinal ou coleta de líquido cefalorraquidiano há menos de 2 horas.
- Dissecção ativa de aorta.
- Hipertensão arterial não controlada (pressão arterial ≥ 180/110 mmHg).
- Endocardite infecciosa ativa (ponderar risco de sangramento cerebral catastrófico por rotura de aneurismas micóticos).

O uso concomitante de antiplaquetários (p. ex., ácido acetilsalicílico, clopidogrel, dentre outros) deve ser ponderado e a conduta, individualizada. Antecedentes de trombocitemia induzida pela heparina (HIT) confirmada ou suspeita é uma contraindicação específica ao uso de heparinas.

Profilaxia mecânica para tromboembolismo venoso

A profilaxia mecânica com meias de compressão e dispositivos de compressão pneumática intermitente é alternativa para pacientes com contraindicação à anticoagulação farmacológica profilática. Essas medidas, associadas à fisioterapia, ajudam a promover o retorno venoso e a reduzir a estase sanguínea. São particularmente indicadas em pacientes com alto risco de sangramento, manipulação cirúrgica recente ou com trombocitopenia significativa. Atenção para pacientes com antecedentes de oclusão arterial periférica ou lesões de membros inferiores. Nessas situações, o uso desses dispositivos está proscrito.

Indicações de filtro de veia cava inferior

O filtro de veia cava inferior (VCI) pode ser indicado para pacientes com tromboembolismo venoso quando:

- Há contraindicação absoluta à anticoagulação.
- Há recorrência de TEV apesar da anticoagulação adequada.
- O paciente apresenta TEP maciça com instabilidade hemodinâmica e risco de novos eventos.

Sua indicação deve ser criteriosa, uma vez que há riscos de trombose no próprio filtro, além de complicações vasculares associadas. Atualmente, são indicados filtros temporários, com programação da sua remoção em momento oportuno, mediante estabilização clínica do paciente. Uma vez cessadas as contraindicações à anticoagulação, o paciente deverá ser minuciosamente reavaliado e, se possível, retomadas as medidas farmacológicas necessárias.

Anticoagulação no paciente em oxigenação por membrana extracorpórea (ECMO)

A circulação extracorpórea por ECMO exige anticoagulação contínua para prevenir a formação de trombos no circuito. As principais recomendações incluem:

- Uso preferencial de HNF, ajustando-se a dose para manter o tempo de coagulação ativado (TCA) entre 180 e 220 segundos e TTPa de 50 a 80 segundos (R 2-2,5).
- Monitoramento frequente da hemoglobina, plaquetometria, fibrinogênio, TTPa e TP pelo risco de sangramentos e consumo de fatores da coagulação.
- Interrupção imediata da anticoagulação em casos de sangramento ativo ou ajustes da anticoagulação no caso de complicações trombóticas no circuito.

Anticoagulação na covid-19

A infecção pelo SARS-CoV-2 está associada a estado protrombótico elevado, aumentando o risco de trombose venosa e arterial. As recomendações incluem:

- Profilaxia intensificada com medidas mecânicas e heparinas. Considerar a utilização de heparinas em dose intermediária.
- Anticoagulação terapêutica para pacientes com diagnóstico de TEV. Considerar ajuste de dose pelo anti-Xa.
- Monitoramento do dímero-D, que pode ser um marcador de risco trombótico aumentado.

Anticoagulação na sepse

A sepse promove um estado de hipercoagulabilidade que pode evoluir para CIVD. As recomendações incluem:

- Uso de HBPM ou HNF profilática.
- Anticoagulação terapêutica em pacientes com eventos tromboembólicos diagnosticados ou forte suspeita.
- Monitoramento das coagulopatias com observação de plaquetas, TTPa, TP, fibrinogênio e dímero-D para ajustes terapêuticos que possam vir a ser necessários.

Manejo da trombose relacionada a cateteres

A trombose relacionada a cateteres venosos centrais, incluindo cateteres de inserção periférica central (PICC), é uma complicação comum em pacientes críticos. A presença de um elemento estranho ao vaso, a ocorrência de estase venosa e o aumento da resposta inflamatória local são fatores predisponentes a esses fenômenos. O manejo envolve diagnóstico precoce e anticoagulação do evento por pelo menos 3 meses. Caso não haja infecção associada, caso o dispositivo esteja funcionante, e caso não haja alterações do fluxo venoso, pode-se preservar o acesso e removê-lo posteriormente, em momento oportuno.

COMPLICAÇÕES

A anticoagulação é amplamente utilizada em UTI tanto de forma profilática, para prevenir TVP e eventos tromboembólicos, quanto de forma terapêutica. No entanto, o uso desses agentes pode estar associado a eventos adversos graves, incluindo sangramentos maiores, como hemorragia do SNC. A ocorrência de HIT e a observação de fenômenos de resistência à heparina devem ser cuidadosamente monitorizadas.

Sangramentos maiores

O risco de sangramento maior é uma das principais preocupações com a anticoagulação em pacientes críticos. Esses eventos podem ocorrer em diferentes locais, como trato gastrointestinal, retroperitônio e sítios cirúrgicos recentemente manipulados. Estudos indicam que pacientes de UTI apresentam risco aumentado de sangramento em razão de fatores como insuficiência renal, disfunção hepática, plaquetopenia e uso concomitante de outros fármacos que interferem na hemostasia.

Ferramentas como o *ISTH-SSC Bleeding Assessment Tool* podem ser bastante úteis na categorização e estratificação dos eventos hemorrágicos.

A Sociedade Internacional de Trombose e Hemostasia (ISTH) define sangramento maior (*major bleeding*) de acordo com os seguintes critérios:

- Sangramento fatal ou
- Sangramento sintomático em órgão crítico, como:
  - SNC (hemorragia intracraniana).
  - Olhos (comprometendo a acuidade visual).
  - Retroperitoneal.
  - Pericárdico.
  - Intra-articular.
  - Intramuscular com síndrome compartimental.

Define-se também sangramento maior como aquele que transcorre com queda de dois ou mais pontos de hemoglobina ou que exija a suplementação de duas ou mais unidades de concentrado de hemácias.

Algumas condutas devem ser instituídas quando da ocorrência desses eventos adversos:

- Estabilização hemodinâmica e suporte transfusional, se necessários.
- Suspensão temporária da anticoagulação em sangramentos clinicamente significativos.
- Considerar a reversão da anticoagulação. Reversão da HNF com protamina: está disponível uma solução de protamina cuja concentração é de 10 mg/mL ou 1.000 UI/mL. Nessa diluição, 1 mL de protamina neutraliza 1.000 UI de HNF. A dose necessária de protamina dependerá da quantidade de heparina circulante e do período de tempo transcorrido desde sua administração. Caso a concentração de heparina não seja determinada, recomenda-se não administrar mais de 1 mL de protamina. Como regra, para o tratamento das hemorragias secundárias ao uso de heparina, pode-se utilizar uma dose de protamina que neutralize 50% da última dose de heparina. Para inativar a heparina após o emprego de circulação extracorpórea, pode-se utilizar a medicação nas mesmas proporções descritas e a posologia adaptada pela avaliação dos exames de coagulação, TTPa ou o TCA.
- Uso de plasma fresco congelado e crioprecipitado para repor fatores de coagulação em situações específicas e com sangramentos graves. Em geral, objetiva-se INR e TTPA-R inferiores a 1,5.
- Correção de hipofibrinogenemia ou trombocitopenia, com transfusão de plaquetas, suplementação de fibrinogênio e ácido tranexâmico quando indicado. Objetivam-se fibrinogênio superior a 100 mg/dL e plaquetometria superior a 50 mil (superior a 100 mil se houver sangramentos de SNC).

Hemorragia do sistema nervoso central

A hemorragia intracraniana é uma complicação grave, especialmente em pacientes críticos que apresentam comorbidades como hipertensão arterial descontrolada, trauma cranioencefálico, AVC prévio ou lesões estruturais de SNC. A incidência dessa complicação varia conforme o tipo e a dose do anticoagulante, bem como as características do paciente (presença de trombocitopenia, coagulopatia ou insuficiência renal grave). A monitorização do paciente neurocrítico deve ser executada de forma clínica e laboratorial, com a execução de exames de imagem sequenciais quando necessário. O acompanhamento conjunto com as equipes de neurocirurgia é essencial nessas situações.

Trombocitopenia induzida por heparina

A HIT é uma complicação imunomediadaquando da anticoagulação com heparinas. Caracteriza-se por redução rápida e significativa na contagem de plaquetas, além de um estado protrombótico paradoxal. A condição decorre da formação de imunocomplexos antifator plaquetário 4 (PF4), levando ao consumo, à ativação plaquetária e ao aumento do risco de trombose arterial e venosa.

A incidência da HIT é maior mediante o uso de HNF em comparação com as HBPM, sendo observada sobretudo quando da reexposição às heparinas. O diagnóstico envolve a suspeita clínica baseada na queda plaquetária (geralmente ≥ 50% do valor basal) e a confirmação laboratorial com testes imunológicos. O manejo envolve a suspensão imediata da heparina e sua substituição por anticoagulantes alternativos quando possível, observando sobretudo a plaquetometria. Inibidores diretos da trombina ou inibidores diretos do fator Xa podem ser empregados. O uso de ferramentas como o *4T's Score* pode auxiliar na assertividade do diagnóstico.

Resistência à heparina

A resistência à heparina é definida como a necessidade de doses elevadas de HNF para atingir a anticoagulação terapêutica, geralmente refletida por um TTPa persistentemente baixo apesar do aumento de sua dose. A literatura menciona que uma dose de HNF superior a 35.000 U/dia ou maior do que 30 U/kg/hora é sugestiva dessa condição. A resistência à heparina pode ser causada por:

- Níveis elevados de fator VIII ou fibrinogênio, frequentemente observados em estados inflamatórios graves, como sepse e síndrome da resposta inflamatória sistêmica (SIRS).
- Aumento da atividade de heparinoides endógenos, que degradam a heparina, reduzindo sua eficácia.

- Deficiência de antitrombina (AT), uma condição adquirida comum em pacientes críticos, especialmente naqueles em ventilação mecânica prolongada ou com disfunção hepática.

O manejo da resistência à heparina pode incluir a administração de antitrombina exógena (não disponível de forma rotineira no Brasil) ou a substituição desses fármacos por anticoagulantes alternativos.

PROGNÓSTICO

Os eventos tromboembólicos, tão frequentemente observados em pacientes internados em UTI, estão associados a um impacto significativo em sua morbimortalidade. O prognóstico desses eventos dependerá de fatores como a gravidade, o quadro clínico do paciente, a presença de comorbidades, a rapidez no diagnóstico e a eficácia do tratamento instituído.

Complicações

- TEP maciça: observa-se disfunção ventricular direita grave evidenciada por exames como ecocardiograma ou tomografia. Caracteriza-se por instabilidade hemodinâmica manifestada por hipotensão persistente (PAS < 90 mmHg por mais de 15 minutos ou necessidade de suporte vasopressor), choque obstrutivo (hipotensão associada a sinais de hipoperfusão) e evolução para parada cardiorrespiratória. O TEP maciço tem alta mortalidade e requer tratamento imediato com trombólise sistêmica, trombectomia ou suporte circulatório (ECMO) em casos extremos.
- Trombose extensa de membros superiores ou inferiores: pode evoluir para síndrome pós-trombótica, com dor crônica, edema persistente e alterações de perfusão.
- Trombose de cateteres venosos centrais: pode levar a infecções graves, como bacteriemia e endocardite séptica.

Estratégias para melhorar o prognóstico

- Prevenção rigorosa dos TEV, considerando a indicação adequada de profilaxia farmacológica e mecânica.
- Monitoramento contínuo para detecção precoce de complicações tromboembólicas e imediato início de tratamento
- Individualização da anticoagulação, considerando variáveis clínicas e o risco de eventos adversos.
- Tratamento rápido e agressivo do tromboembolismo pulmonar maciço, incluindo trombólise ou trombectomia em casos selecionados.

QUADRO-ROTINA DO HOSPITAL SÍRIO-LIBANÊS PARA A ANTICOAGULAÇÃO NO PACIENTE CRÍTICO

Conforme o protocolo institucional, na admissão, os pacientes devem ter o risco de eventos tromboembólicos avaliado e, salvo contraindicações, a profilaxia para TEV deve ser iniciada o mais brevemente possível.

As decisões a respeito do tipo de profilaxia (mecânica ou farmacológica) devem ser individualizadas, levando em consideração o risco de sangramento e as características clínicas de cada paciente (Figura 1).

As heparinas são as medicações de escolha para a profilaxia e o tratamento dos TEV para os pacientes críticos.

CONSIDERAÇÕES FINAIS

A anticoagulação no paciente crítico exige abordagem cuidadosa, individualizada e baseada em avaliações clínicas e laboratoriais contínuas. A coexistência de risco trombótico elevado e potencial para sangramentos graves torna o manejo desafiador, especialmente diante de alterações na função renal, hepática e plaquetária. A escolha do anticoagulante, a dose e o momento de sua suspensão ou reinício devem considerar não apenas o quadro clínico, mas também as intervenções previstas. Estratégias que integram profilaxia eficaz, monitoramento rigoroso e prontidão para lidar com complicações são fundamentais para garantir segurança e melhores desfechos nesses pacientes.

PONTOS-CHAVE

1. Os pacientes críticos estão especialmente sujeitos a alterações em sua fisiologia hemostática. Muitas vezes experimentam uma alteração global da tríade de Virchow que pode resultar em um estado paradoxal de hipercoagulabilidade e risco hemorrágico concomitantes, o que torna seu manejo potencialmente desafiador.
2. A anticoagulação no paciente crítico requer monitorização e atenção a seus possíveis eventos adversos.
3. As heparinas são os principais anticoagulantes utilizados na profilaxia e no tratamento de eventos tromboembólicos em pacientes críticos, dada sua menor meia-vida, menor probabilidade de interações farmacológicas e possibilidade de reversão quando da necessidade de procedimentos invasivos ou na ocorrência de eventos adversos.
4. Ajustes posológicos podem se fazer necessários considerando as particularidades de cada paciente (IMC, função renal, função hepática, contagem plaquetária, dentre outros).
5. As contraindicações à anticoagulação devem ser cuidadosamente observadas e continuamente reavaliadas.
6. O pronto diagnóstico dos eventos tromboembólicos e seu adequado tratamento são fundamentais para garantir o melhor prognóstico aos pacientes.

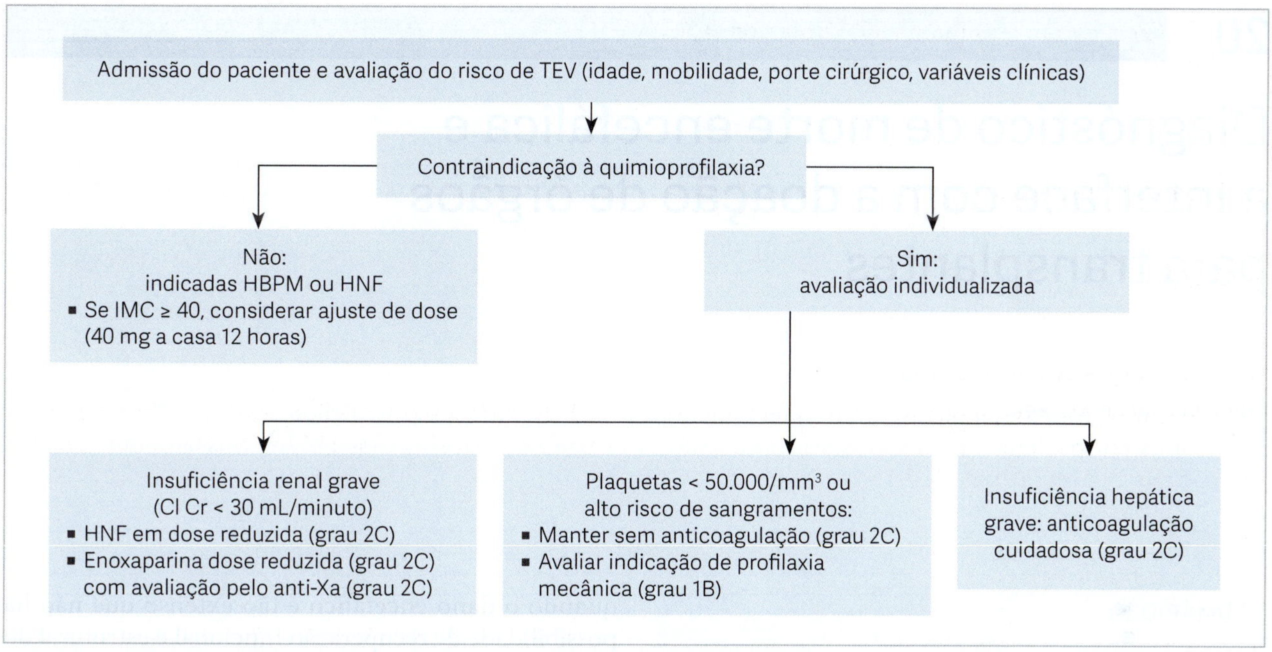

FIGURA 1 **Graus de recomendação de acordo com o *European guidelines on perioperative venous thromboembolism prophylaxis in Intensive Care.***

Cl Cr: *clearance* de creatinina; HBPM: heparina profilática de baixo peso molecular; HNF: heparina não fracionada; TEV: tromboembolismo venoso.

Fonte: adaptada de Helms e Middleldorp (2023).

BIBLIOGRAFIA

1. Fernando SM, Tran A, Cheng W, Sadeguirad B, Arabi YM, Cook DJ, et al. VTE prophylaxis in critically ill adults. Chest. 2022;161(2):418-28.
2. Gao X, Zeng L, Wang H, Zeng S, Tian J, Chen L, et al. Prevalence of venous thromboembolism in intensive care units: a meta-analysis. J Clin Med. 2022;11(22):6691.
3. Geerts W, Cook D, Selby R, Etchells E. Venous thromboembolism and its prevention in critical care. J Crit Care. 2002;17:95-104.
4. Helms J, Frere C, Thiele T, Tanaka KA, Neal MD, Steiner ME, et al. Anticoagulation in adult patients supported with extracorporeal membrane oxygenation: guidance from the Scientific and Standardization Committees on Perioperative and Critical Care Haemostasis and Thrombosis of the International Society on Thrombosis and Haemostasis. J Thromb Haemost. 2023;21(2):373-96.
5. Helms J, Middeldorp S, Spyropoulos AC. Thromboprophylaxis in critical care. Intensive Care Med. 2023;49:75-8.
6. Ho K, Chavan S, Pilcher D. Omission of early thromboprophylaxis and mortality in critically ill patients: a multicenter registry study. Chest. 2011;140(6):1436-46.
7. Iba T, Levi M, Thachil J, Helms J, Scarlatescu E, Levy JH. Communication from the Scientific and Standardization Committee of the International Society on Thrombosis and Haemostasis on sepsis-induced coagulopathy in the management of sepsis. J Thromb Haemost. 2023;21(1):145-53.
8. Levy JH, Snieckenski RM, Rocca B, Ghadimi K, Douketis J, Frere C, et al. Defining heparin resistance: communication from the ISTH SSC Subcommittee of Perioperative and Critical Care Thrombosis and Hemostasis. J Thromb Haemost. 2023;21(12):3649-657.
9. McLeod AG, Geerts W. Venous thromboembolism prophylaxis in critically ill patients. Crit Care Clin. 2011;27(4):765-80.
10. Minet C, Potton L, Bonadona A, Hamidfar-Roy R, Somohano CA, Lugosi M, et al. Venous thromboembolism in the ICU: main characteristics, diagnosis and thromboprophylaxis. Crit Care. 2015;19(1):287.
11. Rodeghiero F, Tosetto A, Abshire T, Arnold DM, Coller B, James P, et al. ISTH/SSC bleeding assessment tool: a standardized questionnaire and a proposal for a new bleeding score for inherited bleeding disorders. J Thromb Haemost. 2010;8:2063-5.
12. Schulman S, Arnold DM, Bradbury CA, Broxmeyer L, Connors JM, Falanga A, et al.; International Society on Thrombosis and Haemostasis. 2023 ISTH update of the 2022 ISTH guidelines for antithrombotic treatment in covid-19. J Thromb Haemost. 2024;22(6):1779-97.
13. Stevens SM, Woller SC, Kreuziger LB, Bounameaux H, Doerschug K, Geersing GJ, et al. Antithrombotic therapy for VTE Disease. Chest. 2021;160(6):e545-e608.
14. The Protect Investigators for the Canadian Critical Care Trials Group and the Australian and New Zealand Intensive Care Society Clinical Trials Group. Dalteparin versus unfractionated heparin in critically ill patients. N Engl J Med. 2011;364(14):1305-14.
15. Tritschler T, Kraaijpoel N, Girard P, et al. Definition of pulmonary embolism-related death and classification of the cause of death in venous thromboembolism studies: communication from the SSC of the ISTH. J Thromb Haemost. 2020;18:1495-500.

20

Diagnóstico de morte encefálica e a interface com a doação de órgãos para transplantes

Leonardo Borges de Barros e Silva
Edvaldo Leal de Moraes

SUMÁRIO

DEFINIÇÃO DE MORTE ENCEFÁLICA

Já se passaram mais de 50 anos desde que a morte encefálica (ME) foi proposta como uma nova maneira de definir a morte, e o conceito foi legalmente aceito como válido na maioria dos países ao redor do mundo.

Essa nova definição de morte foi vital para o desenvolvimento do transplante de órgãos, pois a retirada de órgãos perfundidos e oxigenados para transplantes tornou-se possível com o paciente declarado morto enquanto ainda era mantido em um ventilador mecânico com o coração batendo. Além disso, o conceito de que a ME é equivalente à morte biológica do indivíduo é primordial no cenário de doação de órgãos (DO) e transplante, pois a chamada *dead donor rule* (DDR) exige que o paciente com sinais clínicos de morte encefálica seja, inequivocamente, declarado morto antes que os órgãos sejam removidos. O conceito de ME não foi aceito sem controvérsia e vem evoluindo ao longo dos anos.[1]

Portanto na atualidade, a ME compreende a parada completa e irreversível de todas as funções neurológicas intracranianas, considerando tanto os hemisférios cerebrais quanto o tronco encefálico. Essa situação ocorre quando o dano encefálico é tão extenso que não há possibilidade de recuperação funcional e estrutural do encéfalo; em consequência, há perda da capacidade de manter a homeostase interna (funções cardiovasculares, respiratórias, gastrointestinais e controle da temperatura corporal).

A seguir, será apresentada, de maneira breve, a epidemiologia do diagnóstico de ME.

EPIDEMIOLOGIA DA MORTE ENCEFÁLICA

As doenças que, com maior frequência, conduzem ao diagnóstico de ME são o acidente vascular cerebral (AVC) hemorrágico ou isquêmico, o traumatismo cranioencefálico (TCE), o tumor cerebral, a encefalopatia após hipóxia e outras causas. Mais da metade dos potenciais doadores encontra-se na faixa etária de 40 a 59 anos de idade.

Os dados evidenciam que o perfil do potencial doador (PD) está mudando. As causas traumáticas estão cedendo lugar ao AVC, bem como a idade está aumentando, possivelmente como resultado do processo de envelhecimento da população.

No ambiente hospitalar, a ME representa 3 a 13% das mortes ocorridas na unidade de terapia intensiva (UTI) e 2% do total das mortes em hospitais de grande porte. Porcentagens abaixo desses valores podem indicar problemas na detecção de pacientes com sinais clínicos de ME e notificação dos potenciais doadores.[2] Esse dado permite estimar uma taxa de 80 a 110 pacientes por milhão de pessoas por ano (pmp/ano) com diagnóstico de ME.[3]

Apesar de as notificações de ME estarem crescendo no Brasil, somente a região Sul tem notificado mais de 80 pmp/ano. As demais regiões apresentam taxas inferiores a 55 pmp/ano. Esse dado indica que o diagnóstico de ME não está sendo realizado e notificado à

Central Estadual de Transplante (CET), contrariando a determinação legal.[3]

Cabe ressaltar que a confirmação da ME deve ser realizada em todos os pacientes com sinais clínicos de ME,[2] uma vez que tal diagnóstico não tem apenas a finalidade de disponibilizar órgãos para transplante, mas também deve ser entendido como parte da assistência prestada aos pacientes. Portanto, é importante conhecer a fisiopatologia da morte encefálica.

FISIOPATOLOGIA DA MORTE ENCEFÁLICA

A ME é caracterizada por uma resposta inflamatória complexa, resultando em disfunção orgânica generalizada. Esse processo é modulado por citocinas, que amplificam a imunogenicidade dos diversos órgãos.[4]

A ME, inexoravelmente, é o evento inicial de uma série de alterações de natureza bioquímica, biofísica, molecular e imunológica, responsáveis por efeitos deletérios progressivos na estrutura e função de órgãos potencialmente transplantáveis. Dentre esses efeitos, destacam-se as anormalidades cardiovasculares, as alterações hormonais, os desarranjos metabólicos, bem como os eventos imunológicos.[4]

Sabe-se que uma atividade simpática secundária grave e descontrolada (tempestade adrenérgica) de curta duração causa elevação na pressão arterial durante os estágios iniciais da ME, um fato que implica uma conexão secundária e transitória com a isquemia do tronco cerebral.[5] Como resultado do dano às estruturas vasomotoras centrais induzidas pela disfunção neuronal generalizada, há uma diminuição nos níveis de catecolaminas no sangue, resultando em diminuição do inotropismo e cronotropismo, baixo débito cardíaco e, como resultado, menor pressão arterial.[6]

O dano neurológico desencadeia uma resposta neuroinflamatória, resultando em comprometimento funcional da barreira hematoencefálica, o que predispõe a fluxo bidirecional de componentes imunes entre o sistema nervoso central (SNC) e a circulação sistêmica.[7] As citocinas derivadas do SNC (TNF-alfa, IL-1-beta e IL-6) são livres para interagir com receptores localizados na superfície dos tecidos periféricos, levando ao recrutamento de células inflamatórias que induzem à resposta intracelular local.

As células endoteliais têm o potencial de sintetizar e liberar rapidamente citocinas e fatores de crescimento na presença desse ambiente inflamatório, que são moduladores eficazes não apenas no contexto imunológico, mas também na regulação da hemostasia e ocorrências de trombose.[8] De fato, o endotélio interage com as plaquetas circulantes, que formam aglomerados com leucócitos, obstruindo a microcirculação e causando lesão isquêmica direta.[8]

Esse conhecimento permite aos profissionais a elaboração de um plano de cuidado que permitirá a execução do diagnóstico de ME sem riscos para o paciente. Dessa forma, é necessário o conhecimento dos aspectos técnicos, legais e éticos do diagnóstico de ME.

ASPECTOS TÉCNICOS, LEGAIS E ÉTICOS DO DIAGNÓSTICO DE MORTE ENCEFÁLICA

O diagnóstico de ME é confirmado por meio de dois exames clínicos e um exame complementar, conforme determinam o Decreto n. 9.175/2017 e a Resolução do Conselho Federal de Medicina (CFM) n. 2.173/2017. Os médicos capacitados podem realizar os exames neurológicos para a determinação da ME. São considerados capacitados os médicos com, no mínimo, 1 ano de experiência no atendimento de pacientes em coma e que cumpriram um dos dois seguintes critérios:[9]

1. Realização ou acompanhamento de 10 determinações de ME.
2. Realização de curso de capacitação para determinação da ME.

Após a realização dos exames, os médicos devem documentar a confirmação do diagnóstico de ME em impresso próprio, que é padronizado para todo o território nacional (Termo de Declaração de Morte Encefálica), conforme modelo estabelecido pelo CFM, apresentado na Figura 1.

O diagnóstico de morte encefálica é um ato médico, e os aspectos legais devem ser observados, como a comunicação da suspeita de ME aos familiares do paciente, esclarecendo-os com linguagem apropriada sobre o início dos procedimentos e as etapas do processo de determinação do diagnóstico de morte, mantendo-os sempre atualizados.

Além desse fato, existe a obrigatoriedade de notificar à Central Estadual de Transplantes (CET) sobre o início do diagnóstico de ME. A determinação da ME deve ser iniciada em todos os pacientes com suspeita de coma não perceptivo, ausência de reatividade supraespinhal e apneia persistente. No Brasil, são dois exames clínicos realizados por dois médicos diferentes, e a participação do neurologista deixa de ser obrigatória.

É importante lembrar que alguns cuidados são fundamentais antes da realização do exame da apneia, tais como aspiração das vias aéreas, oxigenação do paciente com fração inspirada de oxigênio (FiO_2) a 100% durante 10 minutos, coleta de gasometria arterial para mensuração da pressão parcial de gás carbônico ($PaCO_2$) e pressão parcial de oxigênio (PaO_2). O CFM recomenda iniciar o exame da apneia, idealmente, com valores de $PaCO_2$ entre 35 e 45 mmHg e PaO_2 acima

TERMO DE DECLARAÇÃO DE MORTE ENCEFÁLICA
(Resolução CFM n. 2.173 de 23/11/2017)

HOSPITAL ______ REGISTRO HOSPITALAR DO PACIENTE ______
Nome: ______ CNES: ______
Município: ______ UF: ______
PACIENTE ______
Nome: ______ Nascimento: ___/___/___
Mãe: ______ Sexo: MAS ( ) FEM ( )
Identidade: ______ Tipo: ______ Nº: ______
CAUSA DO COMA ______
Diagnóstico principal: ______ CID: ______
Diagnóstico secundário: ______
Confirmação: ( ) TC ( ) RM ( ) Angiografia ( ) DTC ( ) Líquor ( ) EEG ( ) Outro: ______
PRÉ-REQUISITOS ______

Presença de lesão encefálica de causa conhecida, irreversível e capaz de causar a morte encefálica?	SIM ( ) NÃO ( )
Ausência de causas tratáveis que possam confundir o diagnóstico de morte encefálica?	SIM ( ) NÃO ( )
Tratamento e observação hospitalar ≥ 6 horas ou ≥ 24 horas em encefalopatia hipóxico-isquêmica?	SIM ( ) NÃO ( )
Temperatura corporal > 35°C + $SatO_2$ > 94% + PAS ≥ 100 mmHg ou PA média ≥ 65 mmHg ou pela faixa etária (< 16 anos)?	SIM ( ) NÃO ( )
Ausência de hipotermia?	SIM ( ) NÃO ( )
Ausência de drogas depressoras do sistema nervoso central ou de bloqueadores neuromusculares?	SIM ( ) NÃO ( )

1º EXAME CLÍNICO ______
PA (mmHg): ______ TEMP (ºC): ______ DATA: ___/___/___ HORA: ______
Coma não perceptivo? SIM ( ) NÃO ( )

EXAME NEUROLÓGICO (exame dos reflexos):	Direito	Esquerdo
Pupila fixa e arreativa	( ) SIM ( ) NÃO ( ) NT	( ) SIM ( ) NÃO ( ) NT
Ausência de reflexo corneopalpebral	( ) SIM ( ) NÃO ( ) NT	( ) SIM ( ) NÃO ( ) NT
Ausência de reflexo oculocefálico	( ) SIM ( ) NÃO ( ) NT	( ) SIM ( ) NÃO ( ) NT
Ausência de reflexo vestibulocalórico	( ) SIM ( ) NÃO ( ) NT	( ) SIM ( ) NÃO ( ) NT
Ausência de reflexo de tosse	( ) SIM ( ) NÃO	

Justifique o motivo de não ter testado o reflexo: ______
Obs.: não testado (NT) ______
______
Médico: ______
CRM: ______

______
Assinatura identificada

TESTE DE APNEIA (examinador 1 ou 2) ______
PA (mmHg): ______ TEMP (ºC): ______ DATA: ___/___/___ HORA: ______

	Inicial	Final		Inicial	Final
$PaCO_2$	______	______	PaO_2	______	______

Ausência de movimentos respiratórios com $PaCO_2$ > 55 mmHg? SIM ( ) NÃO ( )

FIGURA 1 Modelo de termo de declaração de morte encefálica estabelecido pelo Conselho Federal de Medicina (CFM). *(continua)*
Fonte: CFM.[9]

Médico: ____________________

CRM: ____________________

____
Assinatura identificada

2º EXAME CLÍNICO ____________________

PA (mmHg): ________ TEMP (ºC): ________ DATA: ____/____/____ HORA: ________

Coma não perceptivo? SIM ( ) NÃO ( )

EXAME NEUROLÓGICO (exame dos reflexos):	Direito	Esquerdo
Pupila fixa e arreativa	( ) SIM ( ) NÃO ( ) NT	( ) SIM ( ) NÃO ( ) NT
Ausência de reflexo corneopalpebral	( ) SIM ( ) NÃO ( ) NT	( ) SIM ( ) NÃO ( ) NT
Ausência de reflexo oculocefálico	( ) SIM ( ) NÃO ( ) NT	( ) SIM ( ) NÃO ( ) NT
Ausência de reflexo vestibulocalórico	( ) SIM ( ) NÃO ( ) NT	( ) SIM ( ) NÃO ( ) NT
Ausência de reflexo de tosse	( ) SIM ( ) NÃO	

Justifique o motivo de não ter testado o reflexo: ____________________

Obs.: não testado (NT) ____________________

____

Médico: ____________________

CRM: ____________________

____
Assinatura identificada

EXAME COMPLEMENTAR ____________________

PA (mmHg): ________ TEMP (ºC): ________ DATA: ____/____/____ HORA: ________

Tipo: ( ) DTC ( ) EEG ( ) Angiografia ( ) Cintilografia ( ) Outro: ________

Ausência de perfusão sanguínea ou de atividade metabólica ou elétrica encefálica? SIM ( ) NÃO ( )

____

____

Médico: ____________________

CRM: ____________________

____
Assinatura identificada

A. CONTROLE DA PRESSÃO ARTERIAL:

IDADE	PRESSÃO ARTERIAL (mmHg)	
	Sistólica	PAM
Até 5 meses incompletos	60	43
De 5 meses a 2 anos incompletos	80	60
De 2 anos a 7 anos incompletos	85	62
De 7 anos a 15 anos	90	65
16 anos em diante	100	65

B. INTERVALOS ENTRE EXAMES CLÍNICOS:

INTERVALOS ENTRE EXAMES CLÍNICOS	MÍNIMO
7 dias completos (recém-nato a termo) a 2 meses incompletos	24 horas
De 2 meses a 24 meses incompletos	12 horas
Mais de 24 meses	1 hora

FIGURA 1 Modelo de termo de declaração de morte encefálica estabelecido pelo Conselho Federal de Medicina (CFM) (*continuação*).

de 200 mmHg; pressão arterial média (PAM) maior ou igual que 65 mmHg, saturação de oxigênio (SO_2) acima de 94% e temperatura corporal superior a 35 °C. Esses cuidados previnem a parada cardíaca por hipóxia durante o exame de apneia.

No doente em coma, o nível sensorial de estímulo para desencadear a respiração é alto, necessitando de níveis de $PaCO_2$ superior a 55 mmHg, fenômeno que pode determinar um tempo de vários minutos entre a desconexão do respirador e o aparecimento dos movimentos respiratórios, caso a região pontobulbar ainda esteja íntegra.

O teste de apneia deverá ser realizado uma única vez por um dos médicos responsáveis pelo exame clínico e deverá comprovar ausência de movimentos respiratórios na presença de hipercapnia ($PaCO_2$ superior a 55 mmHg). A apneia (método convencional) é realizada de acordo com o seguinte protocolo:[10]

1. Ventilar o paciente com FiO_2 de 100% por 10 minutos.
2. Desconectar o ventilador.
3. Instalar cateter traqueal de oxigênio com fluxo de 6 litros por minuto.
4. Observar se aparecem movimentos respiratórios por 10 minutos e após esse tempo coletar gasometria arterial, na qual a $PaCO_2$ deverá ser superior a 55 mmHg.

Os dois exames clínicos deverão estar acompanhados de um exame complementar que demonstre, inequivocamente, a ausência de circulação sanguínea intracraniana ou atividade elétrica cerebral, ou atividade metabólica cerebral.

1. Atividade circulatória cerebral: angiografia, cintilografia radioisotópica, Doppler transcraniano (DTC), tomografia computadorizada com xenônio, tomografia computadorizada por emissão de fótons únicos (SPECT).
2. Atividade elétrica: eletroencefalograma (EEG).
3. Atividade metabólica: tomografia por emissão de pósitrons (PET).

É de suma importância enfatizar que após a conclusão do diagnóstico de ME os médicos deverão preencher a Declaração de Óbito, definindo como data e hora da morte aquela que corresponde ao momento da conclusão do último procedimento para a determinação da ME. Nos casos de morte por causas externas, a Declaração de Óbito será de responsabilidade do médico legista, que deverá receber o relatório de encaminhamento médico e uma cópia do Termo de Declaração de Morte Encefálica.

Além disso, os médicos que realizam os exames comprobatórios de ME não podem pertencer às equipes de transplante e captação de órgãos. Concomitantemente à confirmação da ME, as equipes médica e de enfermagem iniciam a manutenção do PD, com o objetivo de ofertar órgãos e tecidos de boa qualidade para transplante.

Na impossibilidade de utilização dos órgãos para transplantes, o suporte vital deve ser interrompido e o corpo será entregue à família para sepultamento ou encaminhado para a necropsia.[3,9]

Pode-se afirmar que a realização do diagnóstico de ME traz implícitos inúmeros benefícios para a sociedade e os familiares de doadores elegíveis, apresentados nas Figuras 2 e 3.

Para que todas essas ações sejam factíveis, a comunicação terapêutica representa um elemento essencial, tornando esse momento de grande significado para a família do ente querido falecido e para os profissionais.

COMUNICAÇÃO DO DIAGNÓSTICO DE MORTE ENCEFÁLICA: UMA ATITUDE ÉTICO-PROFISSIONAL

Para os profissionais que atuam nos diferentes setores da assistência à saúde, a morte deve ser encarada como um complemento da vida. Apesar disso, observa-se que muitos profissionais da área da saúde têm dificuldade em lidar com a morte, considerando-a um acontecimento destrutivo. É necessária uma reflexão sobre essa realidade, pois tanto viver quanto morrer são desafios humanos e não adianta "fazer de conta" que a morte não existe.

Portanto, na comunicação de más notícias a informação tem uma conotação especial, pois conduzirá as famílias dos pacientes a um estado de crise emocional; para os profissionais de saúde essa situação gera tensão.[11]

A comunicação de más notícias pode ser definida como aquela que altera drástica e negativamente a perspectiva do próprio indivíduo ou de sua família em relação ao futuro. O resultado é uma desordem emocional ou do comportamento que persiste por certo tempo depois que a má notícia é recebida. A reação da família do doador à comunicação da morte de um ente querido depende dos mecanismos de enfrentamento mobilizados por cada indivíduo diante da situação, de experiências anteriores, de crenças religiosas, de fatores sociais e culturais.[12]

Todavia, o modo como os familiares dos doadores falecidos são esclarecidos sobre a morte é essencial para a discussão e a tomada de decisão sobre doação de órgãos e tecidos para transplantes. Nessa situação é essencial que as famílias compreendam esse conceito e aceitem que a pessoa morreu. Assim, a habilidade do médico em comunicação é um ponto-chave para garantir a clareza e a objetividade da informação transmitida a essas famílias.[12]

Os profissionais de saúde que trabalham com pacientes críticos devem receber formação específica em comunicação, uma vez que esta é uma ferramenta básica

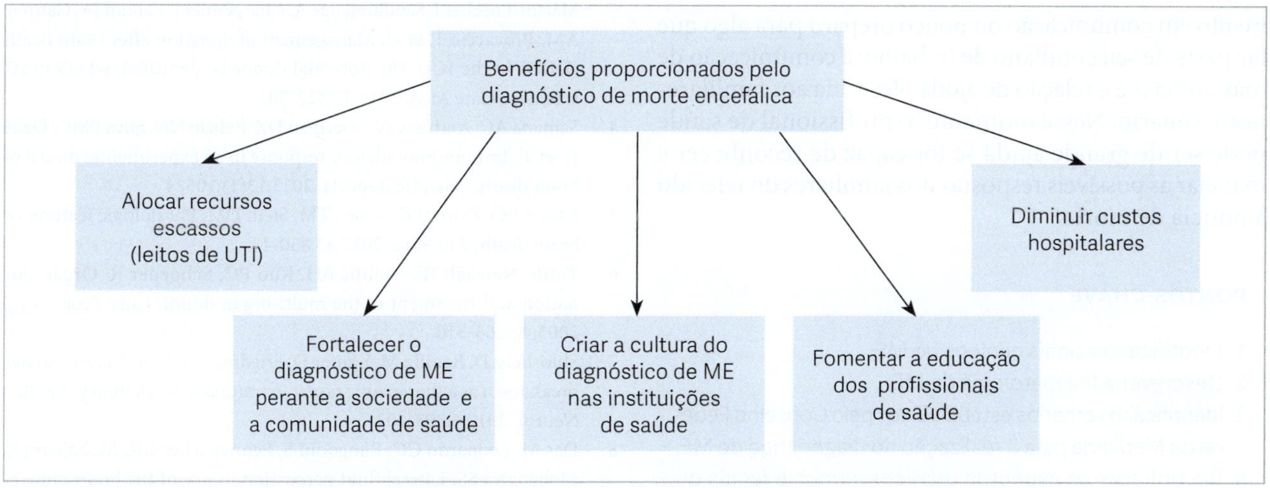

FIGURA 2 Benefícios proporcionados pelo diagnóstico de morte encefálica.
ME: morte encefálica.

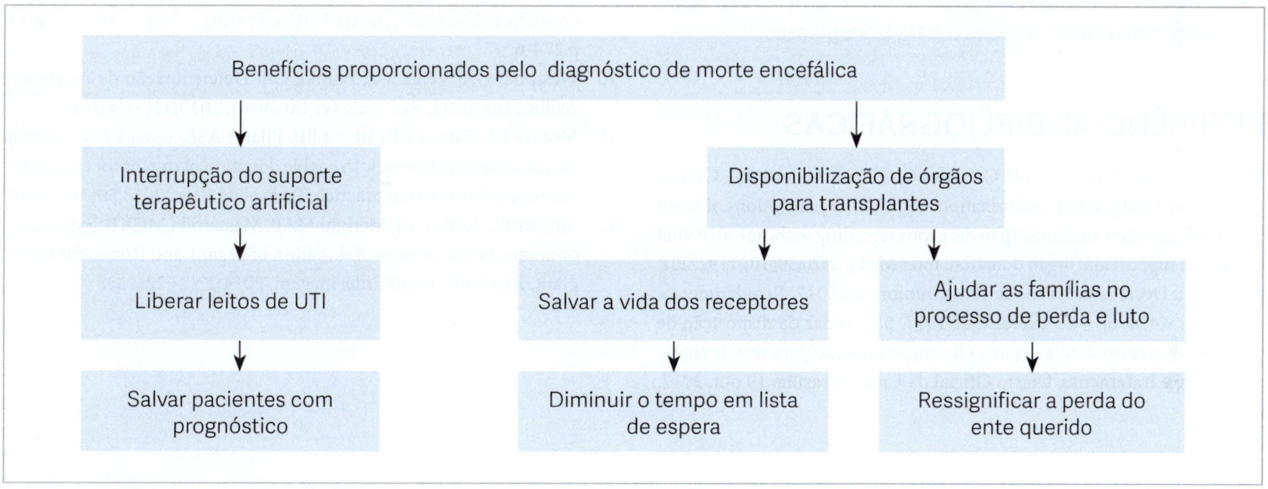

FIGURA 3 Benefícios proporcionados pelo diagnóstico de morte encefálica.
ME: morte encefálica.

para a realização de suas atividades diárias e a assistência prestada intenciona humanizar o processo de doação, por meio da relação de ajuda oferecida às famílias dos doadores.[12]

Muitos desses profissionais manifestam dificuldade para estabelecer contato com familiares de pessoas falecidas. Um obstáculo importante é representado pela falta de treinamento em comunicação de más notícias.

É nesse contexto complexo que a comunicação adequada proporcionará aos familiares que estão vivenciando a perda súbita e inesperada de um ente querido acolhimento e apoio emocional por profissionais de saúde capacitados no manejo das situações de crise.

A utilização de todos os elementos das linguagens verbal e não verbal é fundamental na comunicação de más notícias e tem como objetivo facilitar a expressão das emoções e comportamentos em face da morte de um ente querido falecido.

CONSIDERAÇÕES FINAIS

A comunicação eficaz do diagnóstico de ME aos familiares do doador falecido é crucial para que estes compreendam que morte encefálica é morte.

É imprescindível que os familiares compreendam esse conceito e aceitem que a pessoa morreu. Por isso, a habilidade do médico em comunicação é fundamental para garantir a clareza e a objetividade da informação transmitida a essas famílias.

Os profissionais de saúde estão preparados tecnicamente para cuidar e curar as doenças mais graves. Entretanto, percebe-se pouca importância dada ao treinamento em comunicação ou pouco preparo para algo que faz parte de seu cotidiano de trabalho: a comunicação de más notícias e a relação de ajuda oferecida aos familiares nesse cenário. Nesse momento, o profissional de saúde pode ser de grande ajuda se for capaz de reconhecer e manejar as possíveis respostas dos familiares do falecido à notícia de morte.

PONTOS-CHAVE

1. Identificar os sinais clínicos de ME.
2. Descrever a fisiopatologia da ME.
3. Identificar os critérios estabelecidos pelo Conselho Federal de Medicina para a realização do diagnóstico de ME.
4. Reconhecer os aspectos técnicos, éticos e legais do diagnóstico de ME.
5. Atentar à comunicação do diagnóstico da morte aos familiares do falecido.
6. Facilitar a tomada de decisão da família no tocante à doação de órgãos e tecidos para transplantes.

REFERÊNCIAS BIBLIOGRÁFICAS

1. Skowronski G, O'Leary MJ, Critchley C, O'Reilly L, Forlini C, Ghinea N, at al. Death, dying and donation: community perceptions of brain death and their relationship to decisions regarding withdrawal of vital organ support and organ donation. Inter Med J. 2020;50(10):1192-201.
2. Brasil. Decreto n. 9.175, de 18 de outubro de 2017. Regulamenta a Lei n. 9.434, de 4 de fevereiro de 1997, para tratar da disposição de órgãos, tecidos, células e partes do corpo humano para fins de transplante e tratamento. Diário Oficial da União, Brasília, 19 out. 2017.
3. Martin-Loeches I, Sandiumenge A, Charpentier J, Kellum JA, Gaffney AM, Procaccio F, et al. Management of donation after brain death (DBD) in the ICU: the potential donor is identified, what's next? Intensive Care Med. 2019;45:322-30.
4. Santana AC, Andraus W, Oberman DZ, Rabelo NN, Silva FMO, Dellê H, et al. Immunomodulatory response in an experimental model of brain death. Scientifc Reports. 2023;13(1):10524.
5. Essien EO, Fioretti K, Scalea TM, Stein DM. Physiologic features of brain death. Am Surg. 2017;83:850-4.
6. Tuttle-Newhall JE, Collins BH, Kuo PC, Schoeder R. Organ donation and treatment of the multi-organ donor. Curr Probl Surg. 2003;40:266-310.
7. Shlosberg D, Benifla M, Kaufer D, Friedman A. Blood-brain barrier breakdown as a therapeutic target in traumatic brain injury. Nat Rev Neurol. 2010;6:393-403.
8. Das M, Leonardo CC, Rangooni S, Pennypacker KR, Mohapatra S, Mohapatra SS. Lateral fluid percussion injury of the brain induces CCL20 inflammatory chemokine expression in rats. J Neuroinflamm. 2011;8:148.
9. Conselho Federal de Medicina (CFM). Resolução n. 2.173, de 23 de novembro de 2017. Define os critérios do diagnóstico de morte encefálica. Diário Oficial da União, Brasília, 15 dez. 2017. Seção I, p.274-6.
10. Westphal GA, Veiga VC, Franke CA. Determinação da morte encefálica no Brasil. Rev Bras Ter Intensiva. 2019;31(3):403-9.
11. Moraes EL, Santos MJ, Silva LBB, Pilan LASL, Lima EAA, Santana AC, et al. family interview to enable donation of organs for transplantation: evidence-based practice. Transplant Proc. 2018;50(3):705-10.
12. Moraes EL, Santos MJ, Merighi MAB, Massarollo MCKB. Experience of nurses in the process of donation of organs and tissues for transplant. Rev Latino-Am Enfermagem. 2014;22(2):226-33.

21

Dermatoses e alterações cutâneas no paciente crítico

Reinaldo Tovo Filho
Silmara da Costa Pereira Cestari

SUMÁRIO

INTRODUÇÃO

Pacientes críticos internados em unidades de terapia intensiva (UTI) estão sujeitos à ampla variedade de manifestações dermatológicas. Essas alterações podem decorrer diretamente do quadro clínico subjacente, do uso de medicamentos, de infecções oportunistas, de dispositivos médicos ou da própria imobilização prolongada. O reconhecimento precoce dessas dermatoses é essencial para o manejo adequado, podendo influenciar significativamente a morbidade e a mortalidade.

CLASSIFICAÇÃO DAS DERMATOSES NO PACIENTE CRÍTICO

As manifestações cutâneas no paciente grave podem ser classificadas em:

- Dermatoses associadas a medicamentos.
- Dermatoses infecciosas.
- Manifestações dermatológicas de doenças sistêmicas.
- Alterações cutâneas associadas à disfunção hepática, renal ou nutricional.
- Dermatoses relacionadas ao posicionamento do paciente crítico.
- Dermatoses relacionadas a dispositivos médicos e suporte.
- Reações cutâneas relacionadas a transfusões sanguíneas e terapias biológicas.

Além das situações acima descritas, serão abordados neste capítulo:

- Considerações em neonatologia e pediatria crítica.
- Manejo dermatológico do paciente terminal.

Dermatoses associadas a medicamentos

As reações cutâneas adversas a medicamentos (farmacodermias) são eventos frequentes em pacientes hospitalizados, principalmente em UTI, podendo variar desde exantemas benignos até condições potencialmente fatais. As farmacodermias graves incluem a síndrome de Stevens-Johnson (SSJ), a necrólise epidérmica tóxica (NET), a síndrome de hipersensibilidade a medicamentos (DRESS) e a pustulose exantemática generalizada aguda (PEGA).

Síndrome de Stevens-Johnson (SSJ)/necrólise epidérmica tóxica (NET)

Representam um espectro de doenças caracterizadas por necrose epidérmica extensa e descolamento cutâneo, com acometimento mucoso significativo, com alta morbidade e mortalidade:[1]

- SSJ acomete < 10% da superfície corporal.
- Forma intermediária (SSJ/NET) acomete entre 10 e 30%.
- NET acomete > 30% da superfície corporal.

Fisiopatologia: resposta imune mediada principalmente por linfócitos T citotóxicos CD8+, restritos por HLA de classe I, que reconhecem complexos fármaco-HLA e desencadeiam apoptose e necroptose de queratinócitos por meio de vias como Fas-FasL, perforina/granzima B e liberação de granulizina. Polimorfismos de HLA específicos, como HLA-B15:02 (carbamazepina) e HLA-B58:01 (alopurinol), aumentam o risco principalmente em asiáticos, e o rastreamento genético prévio ao uso desses fármacos tem sido estudado como estratégia preventiva.[1,2]

Etiologia:[1,2]

- Medicamentos: (maioria dos casos), especialmente antibióticos (sulfonamidas e antibióticos betalactâmicos), anticonvulsivantes (lamotrigina, fenitoína), analgésicos (AINE do tipo oxicam) e antineoplásicos.
- Infecções: notadamente por *Mycoplasma pneumoniae.*
- Imunossupressão (câncer, doenças autoimunes, HIV): fator de risco adicional para maior gravidade e mortalidade.

Quadro clínico (Figura 1):[1,3]

- Pródromo: febre, odinofagia, mal-estar.
- Sinais cutâneos iniciais: máculas eritematosas ou purpúricas.
- Evolução: bolhas flácidas e descolamento epidérmico, com sinal de Nikolsky positivo (descolamento da epiderme à digitopressão).
- Acometimento mucoso ocorre em > 90% dos casos (oral, genital, ocular).

Diagnóstico:[1,3]

- Clínico.
- Histopatológico: necrose epidérmica em toda a espessura.
- Biomarcadores: interleucina-15, galectina-7, CCL-27, RIP3 e lipocalina-2 têm sido investigados para diagnóstico e prognóstico, mas ainda não são amplamente utilizados na prática clínica.[3]

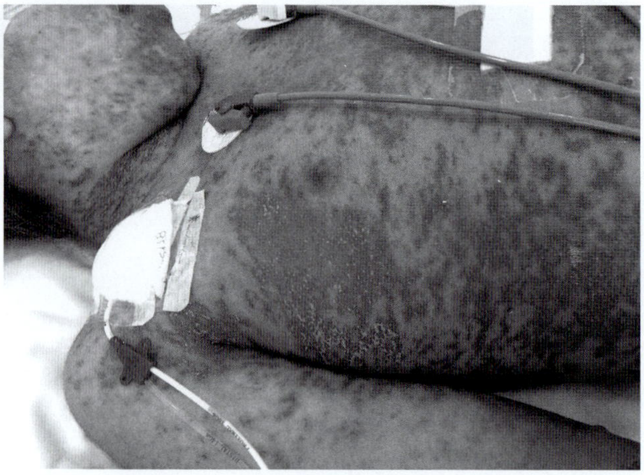

FIGURA 1 Síndrome de Stevens-Johnson.
(Veja imagem colorida no encarte no final do livro.)

- Escore Scorten: útil para estratificação de gravidade e prognóstico; e auxílio na tomada de decisão sobre o nível de suporte necessário (UTI ou centro de queimados) (Quadro 1).

Tratamento:[1-3]

- Suspensão imediata do(s) medicamento(s) suspeito(s).
- Internação na UTI ou unidade de queimados.
- Suporte intensivo é essencial: hidratação, nutrição, balanço eletrolítico, prevenção de sepse.
- Imunoglobulina intravenosa e/ou ciclosporina: sugerido em casos graves.
- Corticoides: controverso.
- Inibidores de fator de necrose tumoral alfa (TNF-alfa): sugerido, mas faltam estudos robustos.

Prognóstico: mortalidade varia de 10 a 50%, sendo maior na NET.[2,3]

QUADRO 1 Scorten – escore de fatores de risco para alta mortalidade

O escore é composto por 7 variáveis clínicas e laboratoriais, cada uma valendo 1 ponto:

1. Idade > 40 anos
2. Presença de malignidade
3. Frequência cardíaca > 120 bpm
4. Descolamento epidérmico > 10% da superfície corporal
5. Ureia sérica > 28 mg/dL (10 mmol/L)
6. Glicemia > 252 mg/dL (14 mmol/L)
7. Bicarbonato sérico < 20 mmol/L

A soma dos pontos determina a estimativa de mortalidade.

- Scorten 0-1 = 3,2%
- Scorten 2 = 12,1%
- Scorten 3 = 35,3%
- Scorten 4 = 58,3%
- Scorten ≥ 5 = 90%

Fonte: adaptado de Torres-Navarro et al.[4]

DRESS (*drug reaction with eosinophilia and systemic symptoms*)

Erupção cutânea também conhecida como síndrome de hipersensibilidade induzida por fármacos, é uma reação adversa medicamentosa grave, mediada por linfócitos T, geralmente após exposição prolongada a um medicamento. É potencialmente fatal, exigindo reconhecimento e manejo precoces para minimizar morbidade e mortalidade.[5]

Fisiopatologia: resposta imune aberrante a um fármaco em indivíduos predispostos, com ativação de células T, predomínio de resposta Th2/eosinofílica, reativação viral e desregulação de Tregs, culminando em inflamação sistêmica e dano multiorgânico. É reação de hipersensibilidade tardia, possivelmente relacionada à reativação de herpes-vírus humano tipo 6 (HHV-6). A reativação viral pode ser desencadeada tanto pelo próprio fármaco quanto pela resposta imune desregulada, levando à expansão de clones de células T citotóxicas específicas para antígenos virais, que infiltram múltiplos órgãos e amplificam a resposta inflamatória.[6]

Etiologia: anticonvulsivantes aromáticos, alopurinol e antibióticos, especialmente sulfonamidas e vancomicina, são os mais frequentes.[5,6]

Quadro clínico: [5,6]

- Início entre 2 e 8 semanas após exposição ao fármaco.
- Exantema maculopapular difuso (morbiliforme).
- Febre alta e persistente, linfadenopatia, manifestações sistêmicas.
- Envolvimento de órgãos internos: fígado (mais comum), rins, pulmões ou coração.
- Reativação de herpes-vírus, especialmente HHV-6, pode ocorrer e está associada à fisiopatologia e à gravidade do quadro.

Diagnóstico:[7,8]

- Clínico, auxiliado pelos critérios de RegiSCAR, que considera manifestações cutâneas, hematológicas e sistêmicas (Quadro 2).
- Histologia: infiltrado perivascular linfo-histiocítico com eosinófilos e exocitose.
- Eosinofilia e outras alterações hematológicas.
- Importante monitoramento laboratorial: especialmente função hepática e renal.

A aplicação do escore é mais útil para validação retrospectiva, pois nem todos os critérios podem estar presentes no início do quadro.

Tratamento:[5,7,8]

- Suspensão imediata do fármaco causador.
- Suporte clínico.

QUADRO 2 Critérios RegiScar – sistema de pontuação para auxiliar o diagnóstico da síndrome DRESS

Avalia domínios clínicos e laboratoriais, atribuindo pontos positivos ou negativos conforme a presença ou ausência de achados específicos:

1. Eritema cutâneo agudo:
- Ausente: –2 pontos
- Presente: 0 ponto
- Extenso (> 50% da superfície corporal): +1 ponto
- Morfologia típica de DRESS: +1 ponto adicional
- Biópsia compatível: +1 ponto adicional

2. Febre ≥ 38,5 °C:
- Ausente ou desconhecida: –1 ponto
- Presente: 0 ponto

3. Linfadenopatia em pelo menos dois sítios:
- Ausente ou desconhecida: 0 ponto
- Presente: +1 ponto

4. Envolvimento de órgãos internos (fígado, rim, pulmão, músculo/coração, pâncreas, outros):
- Para cada órgão envolvido: +1 ponto
- Máximo: +2 pontos

5. Eosinofilia:
- < 0,7 × 10^9/L: 0 pontos
- 0,7 – 1,49 × 10^9/L: +1 ponto
- ≥ 1,5 × 10^9/L: +2 pontos

Se leucócitos < 4 × 10^9/L:
- 19,9%: +1 ponto
- ≥ 20%: +2 pontos

6. Linfócitos atípicos:
- Ausente ou desconhecido: 0 ponto
- Presente: +1 ponto

7. Tempo de resolução > 15 dias:
- Não ou desconhecido: –1 ponto
- Sim: 0 ponto

8. Ausência de sinais de diagnósticos alternativos (p. ex., ANA positivo, culturas sanguíneas positivas, sorologias virais positivas):
- Não ou desconhecido: 0 ponto
- Sim: +1 ponto

O escore total varia de –4 a 9 pontos, permitindo quatro níveis de certeza diagnóstica:
- < 2 pontos: DRESS ausente
- 2-3 pontos: DRESS possível
- 4-5 pontos: DRESS provável
- > 5 pontos: DRESS definido

ANA: anticorpo antinuclear.
Fonte: adaptado de Kroshinsky et al.[8]

- Corticosteroides sistêmicos nos casos moderados a graves.
- Imunossupressores ou terapias biológicas nos casos refratários ou graves, com envolvimento visceral importante.

Prognóstico: o curso pode ser prolongado, com risco de recidivas e desenvolvimento de sequelas, incluindo disfunção orgânica crônica e doenças autoimunes. A mortalidade varia de 1,2 a 7,1%, principalmente por falência hepática ou multiorgânica.[5,6]

Pustulose exantemática generalizada aguda (PEGA)

É uma reação cutânea adversa aguda e potencialmente grave.

Causas:[1]

- Principalmente medicamentos (especialmente antibióticos betalactâmicos, outros antimicrobianos, anti-inflamatórios, anticonvulsivantes e bloqueadores dos canais de cálcio).
- Mais raramente vacinas ou infecções.

Fisiopatologia: reação de hipersensibilidade mediada por células T específicas para o fármaco, com liberação de citocinas/quimiocinas que promovem recrutamento e ativação de neutrófilos, amplificada por alterações genéticas no eixo IL-36, culminando na formação das pústulas estéreis típicas da doença.[1]

Quadro clínico (Figura 2):[1,2]

- Início abrupto, poucas horas após a exposição ao medicamento.
- Pústulas estéreis pequenas sobre base eritematosa (exantema pustuloso agudo). As pústulas tendem a confluir e evoluir para descamação em poucos dias após a retirada do agente causal.

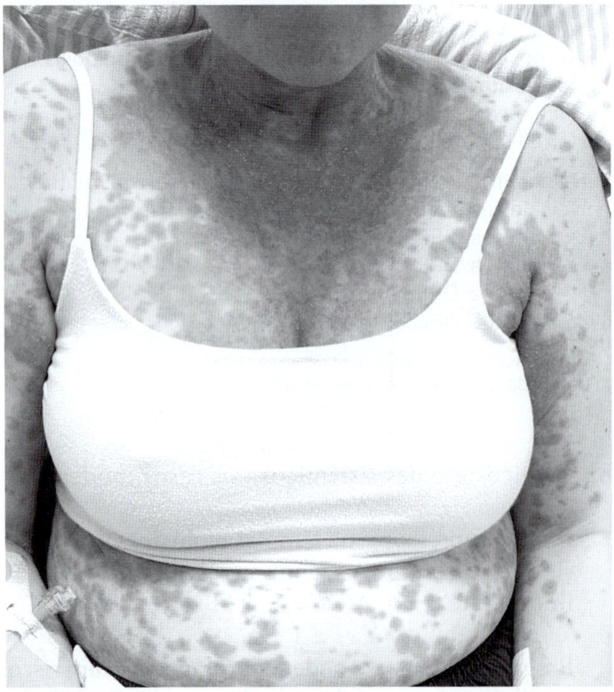

FIGURA 2 Pustulose exantemática generalizada aguda por hidroclorotiazida.
(Veja imagem colorida no encarte no final do livro.)

- Envolvimento mucoso é pouco comum, mas pode ocorrer.
- Dor, ardor ou prurido em áreas sensíveis ou com muitas pústulas.
- Pode acometer todo o corpo, incluindo a face.
- Febre em alguns casos.
- Leucocitose com neutrofilia.
- Envolvimento sistêmico em uma minoria de casos (disfunção hepática ou renal).

Diagnóstico:[10,11]

- Clínico.
- Histopatológico: vesículas intraepidérmicas contendo neutrófilos, degeneração focal dos queratinócitos e, em alguns casos, edema dérmico.

Tratamento:[9,11]

- Retirada da medicação causal.
- Suporte sintomático: hidratação, analgésicos e anti-histamínicos.
- Corticoides tópicos ou sistêmicos.
- Ciclosporina – casos mais graves.

Prognóstico: evolução autolimitada, com involução rápida após a retirada da droga, com resolução completa em 10 a 14 dias, mas pode ser grave em alguns casos.[11]

Dermatoses infecciosas

Infecções cutâneas graves

Pacientes imunossuprimidos ou com acessos invasivos estão sob risco elevado de infecções dermatológicas graves, como as apresentadas a seguir.

Fasceíte necrosante

Infecção bacteriana grave e rapidamente progressiva dos tecidos moles, caracterizada por necrose extensa da fáscia superficial e do tecido subcutâneo, podendo envolver também a pele e, em casos avançados, estruturas mais profundas. Evolui com trombose vascular e necrose extensa de tecidos. É emergência médica com alta mortalidade, frequentemente associada a sepse e falência de múltiplos órgãos se não tratada precocemente.[12]

A infecção pode ser:[13]

- Polimicrobiana (tipo I) – bactérias aeróbias e anaeróbias.
- Monomicrobiana (tipo II) – geralmente por *Streptococcus pyogenes* e em alguns casos por *Staphylococcus aureus*, inclusive cepas resistentes à meticilina.

Fatores predisponentes: diabetes *mellitus*, imunossupressão, traumas, cirurgias, lesões cutâneas menores, injeções intramusculares, uso de drogas intravenosas e doenças vasculares periféricas.[12,13]

Quadro clínico (Figura 3):[12-14]

- Início eritema, edema, calor local (semelhante à celulite).
- Evolução rápida com dor intensa (desproporcional ao exame cutâneo), endurecimento dos tecidos subcutâneos, bolhas, crepitação, áreas de necrose e equimoses.
- Sinais de toxicidade: confusão mental e instabilidade hemodinâmica.
- Progressão pode ser rápida e fatal se não abordada precocemente, com disseminação ao longo dos planos fasciais e rápida deterioração clínica.
- Pode acometer qualquer região do corpo, incluindo membros, parede abdominal, região perineal (gangrena de Fournier) e, mais raramente, cabeça e pescoço.

Diagnóstico:[12,13]

- Eminentemente clínico, sendo a exploração cirúrgica precoce o padrão-ouro para confirmação, revelando fáscia friável, de coloração acinzentada, com necrose e exsudato serossanguinolento, geralmente sem pus evidente.
- Exames de imagem, como tomografia ou ressonância magnética, podem auxiliar, mas não devem atrasar a intervenção cirúrgica.

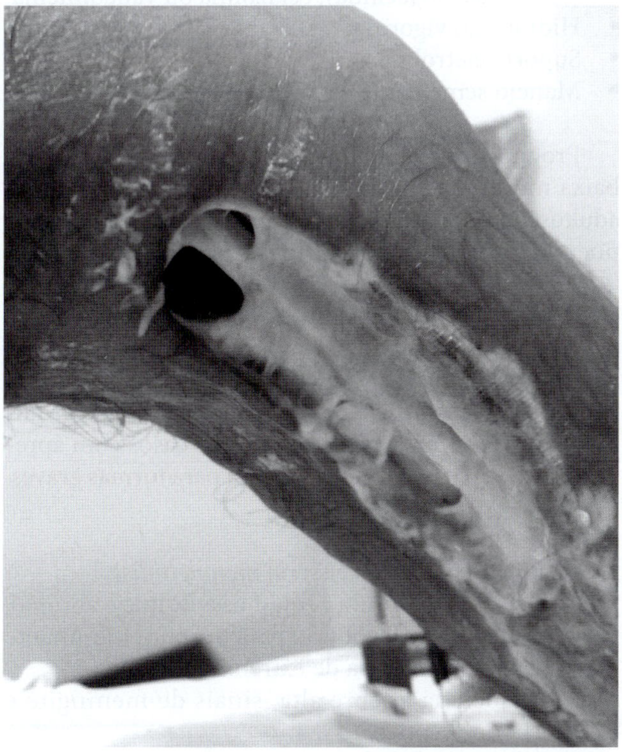

FIGURA 3 Fasceíte necrosante.
(Veja imagem colorida no encarte no final do livro.)

- Leucocitose, PCR elevada, CPK aumentada.
- Exame histopatológico pode ajudar nos casos duvidosos.

Tratamento:[12-14]

- Desbridamento cirúrgico agressivo e precoce.
- Antibioticoterapia de amplo espectro (carbapenêmico + clindamicina + vancomicina).
- Suporte intensivo em UTI.
- Hiperóxia hiperbárica pode ser considerada em casos selecionados.

Prognóstico: depende da rapidez do diagnóstico e do início do tratamento, sendo o atraso associado à mortalidade alta (20 a 40%).[2]

Gangrena de Fournier

Forma grave de fasceíte necrosante que acomete a região perineal, genital e perianal, caracterizada por rápida progressão, alta mortalidade e necessidade de intervenção emergencial. É emergência médica com risco elevado de óbito. Acomete predominantemente homens, com média de idade entre 50 e 60 anos.[14]

Fatores de risco: diabetes *mellitus*, obesidade, alcoolismo, neoplasias, imunossupressão, trauma local, infecções anorretais ou urogenitais.[15]

Etiopatogenia: a infecção geralmente tem origem em abscessos perianais, infecções do trato geniturinário, traumas locais ou infecções cutâneas, podendo também ser idiopática. O processo patológico envolve infecção polimicrobiana (tipicamente por *Streptococcus, Staphylococcus, Escherichia coli* e anaeróbios), levando a endarterite obliterante, trombose vascular, isquemia tecidual e necrose da fáscia.[14,16]

Quadro clínico:[15]

- Dor intensa (desproporcional aos achados dermatológicos iniciais).
- Edema, calor local, eritema, enfisema subcutâneo (crepitação).
- Febre alta, taquicardia.
- Evolui rapidamente para necrose extensa, com descarga purulenta, instabilidade hemodinâmica e choque séptico.

Diagnóstico:[14,15]

- Clínico.
- Tomografia computadorizada (TC) ou ultrassonografia (US) para avaliação da extensão, identificar gás em tecidos moles e guiar o desbridamento cirúrgico.
- Cultura e exame histopatológico auxiliam na definição etiológica.

Tratamento:[14-16]

- Emergencial e multimodal.
- Desbridamento cirúrgico urgente, agressivo e precoce (necessidade de múltiplas intervenções).
- Ressuscitação hemodinâmica.
- Antibióticos de amplo espectro (cobrindo Gram-positivos, Gram-negativos e anaeróbios).
- Suporte intensivo.
- Pode ser necessário colostomia ou cistostomia em casos extensos, para controle da ferida perineal.
- Após o controle da infecção – reconstrução das áreas acometidas com enxertos de pele, retalhos locais ou técnicas mais complexas, dependendo da extensão da perda tecidual.

Mortalidade: alta, variando de 7,5 a 88%, sendo cruciais o diagnóstico e a intervenção precoces.[14,16]

Síndrome da pele escaldada estafilocócica (SSSS)

Dermatose bolhosa aguda causada pela ação de exotoxinas esfoliativas produzidas por cepas específicas de *Staphylococcus aureus*. Mais comum em crianças menores de 6 anos, em razão da imaturidade do sistema renal (que dificulta a eliminação das toxinas) e da ausência de anticorpos neutralizantes contra as toxinas. Pode acometer adultos imunossuprimidos.[17]

Fisiopatologia: a infecção primária por *S. aureus* geralmente ocorre em focos localizados, como conjuntivite, otite ou infecção de vias aéreas superiores, mas as toxinas são disseminadas hematogenamente, causando lesões cutâneas a distância do foco infeccioso.

As toxinas esfoliativas A e B atuam como serina proteases que rompem a desmogleína-1, uma proteína de adesão presente na camada granulosa da epiderme, levando à clivagem intraepidérmica e à formação de bolhas superficiais e descamação cutânea generalizada.[17,18]

Quadro clínico (Figura 4):[17,19]

- Início com febre, irritabilidade e eritema difuso, hipersensibilidade cutânea.
- Evolui rapidamente para formação de bolhas flácidas e descamação superficial generalizada da pele, lembrando queimadura por escaldadura.
- As áreas periorificiais, especialmente ao redor da boca, são frequentemente afetadas, com fissuras e crostas características.
- Sinal de Nikolsky positivo – a pele se desprende facilmente à pressão tangencial.
- Mucosas geralmente poupadas (diferenciando da SSJ/NET).

Diagnóstico:[19,20]

- Clínico.

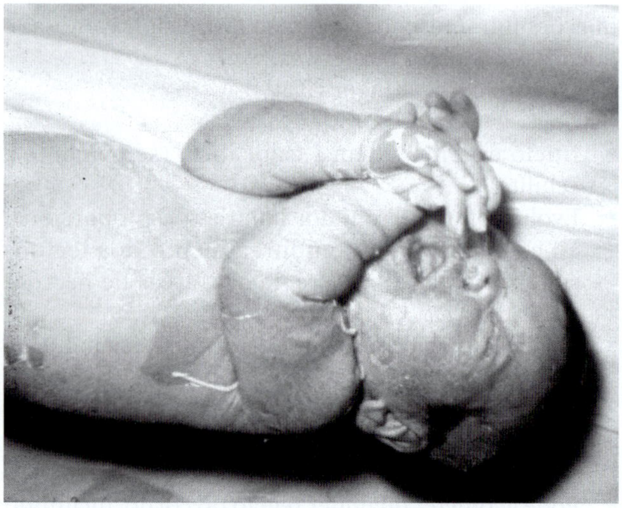

FIGURA 4 Síndrome da pele escaldada estafilocócica.
(Veja imagem colorida no encarte no final do livro.)

- Exame histopatológico mostra clivagem subcórnea, na camada granulosa.
- Cultura do agente em focos primários, porque as bolhas geralmente são estéreis.
- Culturas de sangue geralmente negativas.

Tratamento:[19,20]

- Antibioticoterapia sistêmica antiestafilocócica, geralmente com penicilinas resistentes à penicilinase (oxacilina, cloxacilina), cefazolina ou vancomicina.
- Hidratação vigorosa.
- Suporte eletrolítico.
- Manejo semelhante a pacientes queimados.

Prognóstico: geralmente favorável em crianças, com baixa mortalidade (< 10%), mas é mais reservado em adultos imunossuprimidos. Complicações incluem sepse, pneumonia e distúrbios hidroeletrolíticos.[19]

Outras infecções

Alterações dermatológicas secundárias a infecções bacterianas, virais ou fúngicas, podem se manifestar na pele de pacientes críticos como sinais precoces ou tardios de doença sistêmica grave, em alguns casos com apresentações atípicas e evolução rápida para formas graves.

Infecções bacterianas

- *Meningococcemia (Neisseria meningitidis)*:[21]
  - Petéquias, púrpura e equimoses de início abrupto, com possível evolução para púrpura fulminante e necrose extensa de extremidades.
  - Associada a febre alta, sinais de meningite e choque séptico.
  - Alta mortalidade, requer antibioticoterapia imediata.

- Endocardite infecciosa:[21]
  - Manifestações incluem lesões de Janeway (máculas eritematosas indolores nas palmas e plantas), nódulos de Osler (dolorosos em polpas digitais), petéquias e hemorragias em estilhaço subungueais.
  - Pode mimetizar vasculites.
- Síndrome do choque tóxico *(Staphylococcus aureus, Streptococcus pyogenes)*:[22]
  - Eritrodermia difusa, com descamação subsequente, principalmente em palmas e plantas.
  - Acompanha hipotensão, febre alta, falência multiorgânica.
  - Necessita de suporte intensivo e antibióticos específicos.

Infecções virais

- Herpes simples (HSV-1 e HSV-2):[23]
  - Vesículas agrupadas sobre base eritematosa, com risco de disseminação em pacientes imunocomprometidos.
  - Pode evoluir para úlceras dolorosas, especialmente em orofaringe, região anogenital ou feridas crônicas.
- Varicela-zóster:[24]
  - Lesões vesiculosas com distribuição dermatomérica.
  - Pode ser disseminada em pacientes com imunossupressão grave.
- Citomegalovírus (CMV):[25]
  - Ulcerações necróticas nas mucosas e períneo, especialmente em pacientes imunossuprimidos.
  - Raramente, apresenta lesões cutâneas específicas, mas pode causar vasculite cutânea.
- Vírus da dengue, zika, chikungunya:[26-28]
  - Exantema maculopapular, prurido, púrpura, petéquias, e em alguns casos descamação palmoplantar.
  - Potencial mimetismo com farmacodermias ou infecções bacterianas graves.
- Covid-19 (coronavírus 2019):[29,30]
  - Exantema maculopapular/morbiliforme: lesões eritematosas e papulosas difusas, podendo lembrar exantemas virais clássicos.
  - Lesões urticariformes: placas eritematosas e edematosas, pruriginosas, que podem preceder ou acompanhar outros sintomas sistêmicos.
  - Lesões vesiculosas (variceliformes): pápulas e vesículas, geralmente no tronco, semelhantes à varicela, que podem ocorrer nas fases iniciais da doença.
  - Lesões acrais semelhantes a perniose (*chilblain-like*): eritema e edema acral, com erosões ou presença de pápulas, nódulos e erosões, frequentemente em jovens, associadas a casos leves ou assintomáticos.
  - Lesões vasculopáticas: livedo reticular, livedo racemoso, púrpura retiforme e necrose, geralmente associadas a quadros graves e distúrbios de coagulação.
  - Padrão purpúrico/vasculítico: púrpura palpável, vasculite leucocitoclástica, podendo indicar envolvimento sistêmico mais grave.
  - Eritema polimorfo.
  - Pustulose exantemática aguda generalizada (PEGA).
  - Reativação de outros vírus, como herpes-vírus: lesões de herpes simples, herpes-zóster, pitiríase rósea de Gibert.
  - Síndrome inflamatória multissistêmica: erupções maculopapulosas polimórficas no tronco e áreas flexurais, eritema acral, edema e descamação das extremidades, mucosite e lábios fissurados.

Infecções fúngicas

- Candidíase invasiva:[31]
  - Lesões eritemato-purpúricas ou pustulosas, sobretudo em pacientes neutropênicos ou em uso de múltiplos antibióticos.
  - Pode mimetizar PEGA ou piodermites.
  - Necessita de antifúngicos sistêmicos precocemente.
- Criptococose e histoplasmose disseminadas:[32,33]
  - Pápulo-nódulos umbilicados, lesões acneiformes ou pustulosas.
  - Indicam infecção disseminada grave, com alto risco de acometimento do sistema nervoso central (SNC) e pulmonar.
- Aspergilose cutânea:[34]
  - Lesões necróticas ou placas violáceas/pretas, com infiltração profunda.
  - Frequentemente associada a envolvimento pulmonar em imunossuprimidos.

Conduta:

- Identificação precoce das lesões cutâneas.
- Cultura para identificação do agente, sempre que possível.
- Biópsia para histopatologia, se necessário.
- Instituição precoce de tratamento específico (antibióticos, antivirais, antifúngicos).

Manifestações dermatológicas de doenças sistêmicas e imunológicas

A pele pode refletir manifestações diretas ou indiretas de doenças sistêmicas e imunomediadas, muitas vezes sendo o primeiro sinal clínico visível de uma condição subjacente grave. As alterações cutâneas podem ser pistas valiosas para o diagnóstico de doenças sistêmicas agudas, infecciosas, inflamatórias ou hematológicas. As manifestações vasculares cutâneas nos pacientes críticos são marcadores importantes de estados sistêmicos graves, podendo refletir distúrbios de coagulação, sepse disseminada ou vasculopatias inflamatórias.

O reconhecimento dessas manifestações é essencial no contexto do paciente crítico, pois pode direcionar investigações, impactar o prognóstico e guiar decisões terapêuticas.

Púrpura fulminante

Síndrome aguda e potencialmente fatal caracterizada por coagulação intravascular disseminada (CIVD), trombose microvascular e necrose hemorrágica da pele.[35]

Etiologias principais:[35]

- Infecções meningocócicas (sepse meningocócica).
- Infecção por *Streptococcus pneumoniae, Haemophilus influenzae.*
- Estados pós-vacinais ou deficiência de proteína S ou C em recém-nascidos.
- Anticoagulação inadequada.

Quadro clínico:[35,36]

- Início súbito de púrpura em placas violáceas, frias, indolores inicialmente.
- Evolui para púrpura dolorosa e equimoses que rapidamente evoluem para necrose e gangrena.
- Geralmente nas extremidades, nádegas e regiões de pressão.
- Pode ocorrer associada a sinais de disfunção de múltiplos órgãos.

Diagnóstico:[36]

- Quadro clínico.
- Associado a evidências laboratoriais de CIVD (plaquetopenia, elevação de D-dímero, tempo de protrombina prolongado).
- Exame histopatológico: trombose de pequenos vasos dérmicos sem inflamação significativa.

Tratamento:[36,37]

- Suporte intensivo, hemodinâmico.
- Correção da causa subjacente.
- Correção da coagulopatia.
- Antibioticoterapia.
- manejo da CIVD (plasma fresco, plaquetas, proteína C ativada em casos selecionados).
- Debridamento ou amputação podem ser necessários em necroses extensas.

Prognóstico: reservado.

Livedo reticular e livedo racemoso

Livedo reticular

Geralmente fisiológico, idiopático, benigno e reversível; causado por espasmo ou obstrução das arteríolas perpendiculares, combinado com acúmulo de sangue nos plexos venosos circundantes.[38]

Quadro clínico:[38]

- Padrão reticulado de coloração violácea da pele, em "rede de pesca".
- Piora com a exposição ao frio e melhora com o aquecimento
- Assintomático.
- Afeta principalmente as extremidades, sendo mais visível nos membros inferiores.
- Presença de sintomas sistêmicos ou o desenvolvimento de ulcerações cutâneas indicam a presença de doença subjacente.

Livedo racemoso

Variante patológica, que ocorre em associação com doenças que causam obstrução vascular ou inflamação.

Quadro clínico (Figura 5):[39]

- Padrão mais irregular, fragmentado e assimétrico.
- Distribuição cutânea mais ampla, incluindo tronco, nádegas e extremidades.
- Persistente e ocorre em associação com doenças que causam obstrução vascular ou inflamação:
  - Pode ser o primeiro sinal de eventos trombóticos ou emboligenos (embolia, trombose, trombocitemia, crioglobulinemia, síndrome de êmbolos de colesterol).
  - Hiperoxalúria primária (depósitos vasculares de oxalato de cálcio).

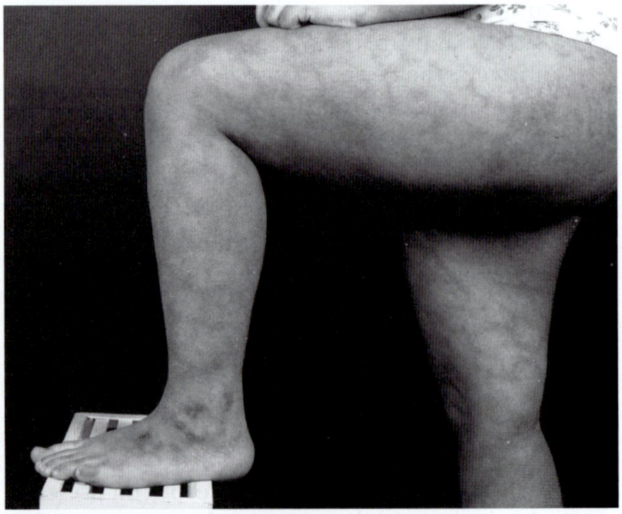

FIGURA 5 Livedo racemoso.
(Veja imagem colorida no encarte no final do livro.)

- Coagulopatias de consumo, CIVD.
- Sepse grave e choque.
- Vasculites: particularmente poliarterite nodosa.
- Uso de vasopressores.
- Síndrome do anticorpo antifosfolipídeo: de particular importância é a ligação com a síndrome do anticorpo antifosfolipídio. Livedo racemoso é a manifestação de apresentação em 25% dos pacientes com síndrome do anticorpo antifosfolipídio e está fortemente associado ao subgrupo que apresenta tromboses arteriais, incluindo aqueles com síndrome de Sneddon (anticorpo antifosfolipídio positivo, livedo reticular e eventos cerebrovasculares). Quando persistente ou associada a necrose, indica comprometimento vascular grave, como na síndrome antifosfolipídica catastrófica (SAFC) ou embolias sépticas.

Diagnóstico:[40]

- Avaliação clínica e laboratorial para distúrbios da coagulação e autoimunidade.
- Investigação de trombofilias, autoanticorpos, infecção sistêmica.
- Exame histopatológico pode revelar trombos intravasculares com ou sem inflamação.

Tratamento:[40]

- Depende da etiologia (anticoagulação, imunossupressão em vasculites, remoção de fonte infecciosa, ajuste de suporte hemodinâmico).
- Monitoramento da progressão cutânea é essencial.

Vasculites cutâneas

As vasculites cutâneas em pacientes críticos apresentam um espectro clínico polimórfico, frequentemente refletindo tanto processos inflamatórios primários quanto manifestações secundárias a:[41]

- Infecções (bacterianas, virais, fúngicas).
- Reações medicamentosas.
- Distúrbios autoimunes.
- Doenças sistêmicas graves.
- Malignidades.

Quadro clínico (Figura 6):[42,43]

- Púrpura palpável (típica de vasculite leucocitoclástica).
- Úlceras, nódulos, livedo.
- Necrose (em casos graves).
- Pode haver envolvimento sistêmico (renal, pulmonar, neurológico).

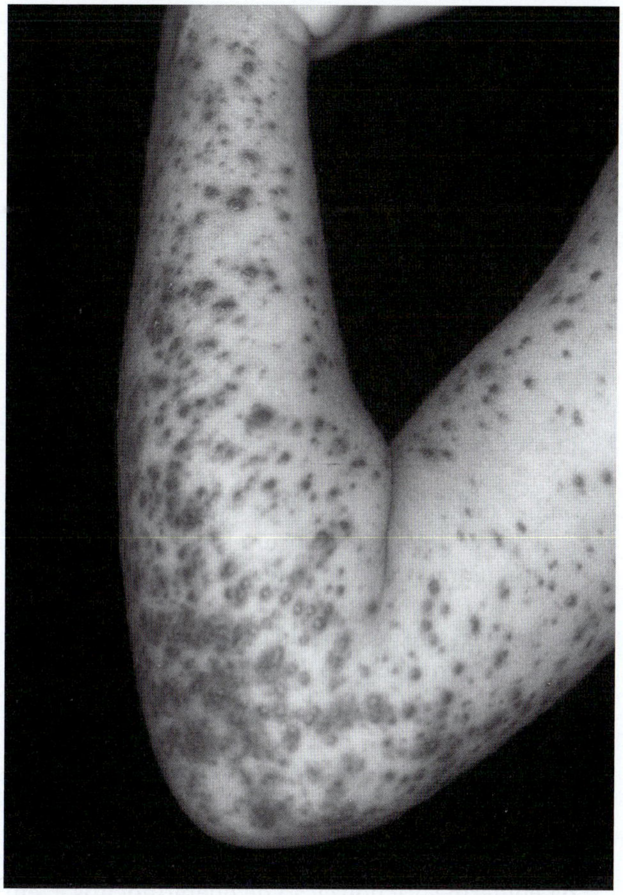

FIGURA 6 Vasculite em paciente com leucemia mieloide aguda.
(Veja imagem colorida no encarte no final do livro.)

Diagnóstico:[42]

- Exame histopatológico com infiltração inflamatória da parede vascular, trombose e necrose.
- Exames laboratoriais complementares: sorologias específicas, autoanticorpos, testes de função renal e hepática e urinálise.

Tratamento:[43]

- Retirada de agentes causais.
- Tratamento de infecções subjacentes.
- Corticoides sistêmicos ou imunossupressores em casos autoimunes.

Eritema necrolítico migratório (ENM)

Dermatose de padrão migratório e necrolítico, considerada uma manifestação cutânea paraneoplásica característica do glucagonoma, sendo frequentemente um dos primeiros sinais clínicos da doença e seu reconhecimento é fundamental para o diagnóstico precoce dessa neoplasia pancreática rara.[44]

Causas: o ENM é considerado patognomônico do glucagonoma, mas pode, raramente, ocorrer em outras condições associadas a:[45]

- Hiperglucagonemia.
- Deficiência nutricional (especialmente de zinco e aminoácidos).
- Doenças hepáticas.
- Síndromes de má-absorção.
- Outras neoplasias.

Quadro clínico:[44]

- Lesões eritematosas anulares ou arciformes, com bordas ativas, descamação central, formação de bolhas flácidas superficiais, erosões e crostas.
- Podem ser dolorosas ou pruriginosas.
- Curso migratório, com exacerbações e remissões.
- Predominantemente em áreas intertriginosas (períneo, nádegas, regiões inguinais), extremidades e face.
- Glossite, perda de peso, diabetes *mellitus*.

Diagnóstico:[44,45]

- Sempre investigar glucagonoma: dosagem de glucagon sérico e exames de imagem pancreática.
- Exame histopatológico: necrose da camada superior da epiderme, vacuolização de queratinócitos e, em lesões crônicas, hiperplasia psoriasiforme com palidez e necrose das camadas epidérmicas superiores.

Tratamento:[45]

- Controle do tumor subjacente, geralmente por ressecção cirúrgica do glucagonoma.
- Imunossupressores sistêmicos (corticoides, ciclosporina, anti-TNF).
- Manejo sintomático com análogos de somatostatina (octreotídeo), que reduzem a secreção de glucagon e melhoram as manifestações cutâneas.[1,3]
- Reposição de nutrientes e tratamento de deficiências associadas.
- Não desbridar. Piora com desbridamento cirúrgico (fenômeno de patergia).

Fenômenos trombóticos cutâneos

Pacientes críticos apresentam alto risco de eventos trombóticos em decorrência de imobilização, sepse, choque e estados de hipercoagulabilidade.[46]

Quadro clínico:[47]

- Livedo, cianose.
- Necrose isquêmica e gangrena distal.

Diagnóstico:[46,47]

- Avaliação laboratorial.
- Coagulograma completo.
- Doppler vascular.
- Tomografia computadorizada.
- Exame histopatológico em alguns casos.

Tratamento:[47]

- Anticoagulação.
- Manejo do distúrbio de base.
- Suporte de perfusão.

Petéquias, equimoses e hematomas espontâneos

Petéquias não confluentes no tronco, extremidades ou mucosas; equimoses espontâneas sem trauma aparente e sangramentos ativos podem ser sinal de alterações sistêmicas agudas:[48,49]

- Trombocitopenia (séptica, iatrogênica, heparina-induzida).
- CIVD.
- Púrpura trombocitopênica imune.
- Disfunção hepática.

Conduta:[48,49]

- Avaliar contagem de plaquetas.
- Coagulograma completo.
- Função hepática.
- Suspender medicações potencialmente mielotóxicas.
- Investigar presença de infecções associadas.

Cianose acral e sinais de hipoperfusão cutânea

Extremidades frias, cianóticas, podendo evoluir com necrose seca, ocorre em:[50]

- Choque séptico com vasoconstrição periférica.
- Uso de vasopressores em altas doses.
- Síndrome da embolia de colesterol.

Conduta:[50]

- Avaliar perfusão tecidual.
- Lactato sérico.
- Avaliar necessidade de ajuste de suporte vasopressor.

Eritrodermia

Também denominada dermatite esfoliativa, é dermatose potencialmente fatal. Caracteriza-se por inflamação intensa e generalizada da pele, com perda da barreira cutânea em uma grande área corpórea.

Pode ocorrer no paciente crítico como manifestação de:[51]

- Exacerbação de dermatoses prévias (psoríase, dermatite atópica, ictiose).
- Reações medicamentosas.
- Linfoma cutâneo de células T.

Quadro clínico:[52]

- Eritema e descamação generalizados (> 90% da superfície corporal).
- Febre e comprometimento sistêmico.
- Dificuldade na regulação da temperatura corporal.
- Distúrbio hidroeletrolítico.
- Risco de sepse.

Conduta:

- Suporte intensivo.
- Investigação etiológica detalhada.

Neutrofilias cutâneas

As dermatoses neutrofílicas representam um grupo heterogêneo de doenças inflamatórias caracterizadas por infiltrado dérmico predominante de neutrófilos, sem evidência de infecção. Embora raras, podem se manifestar de forma aguda e exuberante em pacientes críticos, sendo muitas vezes confundidas com infecções graves, úlcera de pressão ou vasculite.[53,54]

Pioderma gangrenoso (PG)

Dermatose neutrofílica ulcerativa crônica, frequentemente associada a doenças sistêmicas inflamatórias:[55]

- Doença inflamatória intestinal.
- Artrite reumatoide.
- Gamopatias monoclonais.
- Neoplasias hematológicas.

Fisiopatologia: inflamação mediada por desregulação do sistema imune inato e ativação de neutrófilos. O fenômeno de patergia (exacerbação da lesão após trauma mínimo) é característico.[56]

Quadro clínico:[55]

- Início como pápula, pústula ou nódulo inflamatório.
- Evolui rapidamente para úlcera dolorosa com bordas solapadas violáceas e fundo necrótico.
- Pode ocorrer em qualquer localização, mas é mais comum nos membros inferiores.

Diagnóstico:[55]

- Baseado na clínica e exclusão de outras causas.
- Exame histopatológico: infiltrado neutrofílico denso, com ausência de vasculite verdadeira ou infecção.

Tratamento:[56]

- Corticoides sistêmicos (primeira linha).
- Imunossupressores (ciclosporina, azatioprina) ou biológicos (anti-TNF, inibidores de IL-1/IL-17) em casos refratários.
- Evitar desbridamento cirúrgico agressivo, pelo risco de patergia.

Prognóstico: depende da doença de base e resposta ao tratamento. A recidiva é comum.

Síndrome de Sweet (dermatose neutrofílica aguda febril)

Dermatose neutrofílica de início súbito, associada a febre e leucocitose, frequentemente relacionada a infecções, neoplasias (principalmente leucemias), doenças autoimunes ou uso de medicamentos (como fator estimulador de colônias).[57]

Quadro clínico (Figura 7):[57]

- Placas ou nódulos eritematosos e edemaciados.
- Geralmente dolorosos.
- Febre alta.
- Sintomas sistêmicos associados.
- Geralmente em face, pescoço e membros superiores.

Diagnóstico:

- Clínico.

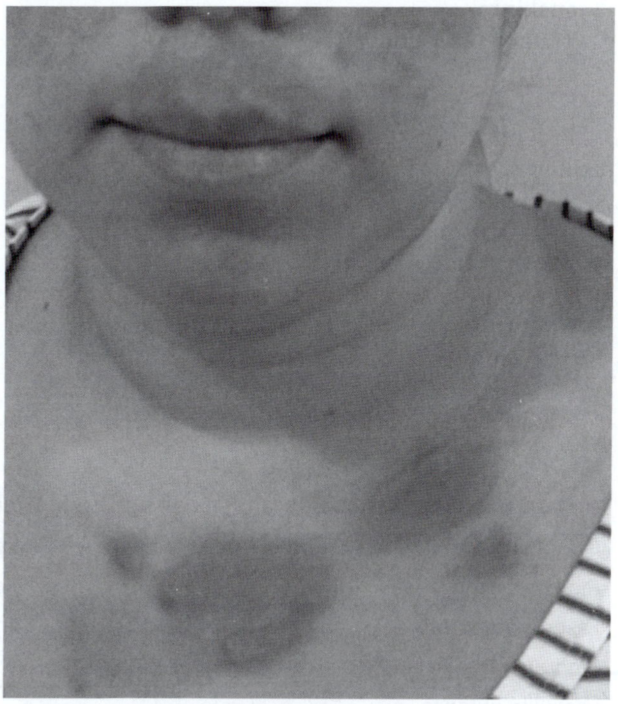

FIGURA 7 Síndrome de Sweet.
(Veja imagem colorida no encarte no final do livro.)

- Critérios de Su e Liu (Quadro 3).
- Exame histopatológico: denso infiltrado dérmico de neutrófilos maduros, sem vasculite verdadeira. Pode haver edema papilar acentuado.

QUADRO 3 Critérios diagnósticos de Su e Liu na síndrome de Sweet

Consistem em dois critérios maiores e quatro menores:
Maiores:
1. Início súbito de pápulas, nódulos ou placas eritematosas e dolorosas
2. Histopatológico: infiltrado dérmico neutrofílico, sem vasculite

Menores:
1. Febre (> 38 °C)
2. Associação com neoplasia, infecção, doença inflamatória intestinal, gravidez ou vacinação, ou precedida por infecção do trato respiratório ou gastrointestinal
3. Excelente resposta à corticoterapia ou ao iodeto de potássio
4. Alterações laboratoriais compatíveis: leucocitose, elevação de VHS ou PCR

Necessário para o diagnóstico:
- Preencher os dois critérios maiores
- E pelo menos dois critérios menores

VHS: velocidade de hemossedimentação.
Fonte: adaptado de Nofal et al.[58]

Tratamento:[57]

- Corticoide sistêmico (tratamento de escolha).
- Casos refratários: colchicina, dapsona, ciclosporina, anakinra.
- Tratamento da doença de base (neoplasia, infecção etc.).

Prognóstico: bom com tratamento apropriado. Pode recidivar.

Outras neutrofilias cutâneas relacionadas ao paciente crítico

- Síndrome de Behçet com envolvimento cutâneo:[59]
  - Pústulas estéreis, úlceras orais e genitais, eritema nodoso.
  - A manifestação cutânea pode ser o primeiro sinal da doença.
- Neutrofilia induzida por medicamentos (fenômeno *Sweet-like*):[60]
  - Associada a G-CSF, ácido trans-retinoico (Atra), entre outros.
  - Importante reconhecer como efeito adverso e não confundir com infecção.

O diagnóstico diferencial entre as neutrofilias cutâneas está resumido no Quadro 4.[23]

Alterações cutâneas associadas à disfunção hepática, renal ou nutricional

Em pacientes críticos, distúrbios sistêmicos graves frequentemente cursam com manifestações cutâneas específicas ou inespecíficas. O conhecimento dessas alterações permite o diagnóstico precoce de comorbidades, auxilia na monitorização clínica e na condução terapêutica adequada.

Manifestações cutâneas na disfunção hepática

A doença hepática avançada (cirrose, hepatite crônica, colestase) pode se manifestar com alterações dermatológicas características, decorrentes de alterações hormonais, vasculares e biliares.[61]

Principais achados:[61]

- Icterícia: coloração amarelada da pele e mucosas decorrente do acúmulo de bilirrubinas. É o sinal mais comum e precoce.
- Prurido colestático: intenso, geralmente noturno, relacionado ao acúmulo de sais biliares. Pode preceder a icterícia.
- Telangiectasias (*spiders*) e eritema palmar: refletem hiperestrogenismo relativo pela diminuição do catabolismo hepático de estrogênio.
- Hipocratismo digital: associado à cirrose hepática crônica.
- Xantomas e xantelasmas: em colestase crônica, com hiperlipidemia secundária.
- Pele seca e descamativa (xerose): comum em hepatopatias avançadas.
- Equimoses e púrpuras: relacionadas à coagulopatia e à trombocitopenia secundária à disfunção hepática e à esplenomegalia.

QUADRO 4 Diagnóstico diferencial nas neutrofilias cutâneas

Condição	Dor	Febre	Necrose	Infecção	Infiltrado neutrofílico	Resposta a corticoide
Pioderma gangrenoso	Sim	±	Sim	Não	Sim	Boa
Fasceíte necrosante	Sim	Sim	Sim	Sim	Sim (com infecção)	Não
Síndrome de Sweet	Sim	Sim	Rara	Não	Sim	Excelente
Vasculite cutânea	±	±	±	±	Misto	Variável

Fonte: adaptado de Weiss et al.[61]

Manifestações cutâneas na insuficiência renal crônica e aguda

Pacientes com doença renal terminal, especialmente em hemodiálise, podem apresentar uma série de alterações dermatológicas, algumas das quais também podem surgir em pacientes críticos com injúria renal aguda (IRA).[62]

Manifestações frequentes:[62]

- Prurido urêmico: intenso, crônico, geralmente difuso. Multifatorial, associado a acúmulo de toxinas urêmicas, disfunção de fibras C e alterações imunológicas.
- Hipopigmentação e hiperpigmentação: a hiperpigmentação é atribuída ao acúmulo de melanina e cromóforos urêmicos na pele.
- Xerose: muito comum, especialmente nas extremidades. Contribui para prurido.
- Calcifilaxia (calcificação cutânea urêmica): grave, com necrose isquêmica e dor intensa. Associada a hiperfosfatemia, hiperparatireoidismo secundário e calcificação vascular. Altamente letal.[63]
- Dermatose perfurante adquirida: pápulas umbilicadas com eliminação transepidérmica de colágeno ou elastina. Associada à doença renal crônica, especialmente em diabéticos.
- Unhas em meia-lua (*half-and-half nails*): característica de insuficiência renal crônica.
- Equimoses, hematomas espontâneos e má cicatrização: relacionados à disfunção plaquetária e distúrbios da coagulação.

Deficiências nutricionais

A má nutrição proteico-calórica e a deficiência de micronutrientes nos pacientes críticos, pode resultar em manifestações cutâneas que funcionam como marcadores diagnósticos importantes.[64]

Principais manifestações:[65]

- Kwashiorkor: placas descamativa e hipopigmentadas irregulares (*flaky paint*), alopecia difusa, edema, hipoalbuminemia.
- Marasmo: pele seca e pregueada, com subcutâneo atrófico. Alopecia.
- Deficiência de zinco (acrodermatite enteropática): pápulas e placas eczematosas, eritematosas, erosadas ou crostosas, com distribuição periorificial e acral. Frequente em pacientes com nutrição parenteral prolongada.
- Deficiência de vitamina C (escorbuto): púrpura perifolicular, pelos em saca-rolhas, sangramentos gengivais, má cicatrização.
- Deficiência de niacina (pelagra): dermatite fotossensível, bilateral e simétrica em áreas expostas ("colar de Casal"), diarreia e demência.
- Deficiência de biotina: dermatite periorificial, alopecia, conjuntivite.
- Deficiência de ácidos graxos essenciais: eritrodermia seca, descamativa, com fissuras e atraso na cicatrização.

Dermatoses relacionadas ao posicionamento do paciente crítico

Lesões relacionadas ao posicionamento incluem lesões por pressão, lesões por fricção e umidade e lesões associadas a dispositivos médicos. São condições dermatológicas frequentes em pacientes críticos, decorrentes da imobilidade, alterações hemodinâmicas e perfusão tissular comprometida. Essas lesões impactam diretamente o prognóstico, aumentando o risco de infecção, tempo de internação e custos hospitalares.

Fisiopatologia:

- Isquemia tecidual por pressão capilar (> 32 mmHg) sustentada.
- Cisalhamento distorce vasos e agrava a isquemia.
- Fricção remove a camada superficial da pele.
- Umidade macera o estrato córneo, reduzindo resistência à fricção e à infecção.

Fatores de risco no paciente crítico:

- Imobilização prolongada (sedação, paralisia neuromuscular).
- Desnutrição e hipoproteinemia.
- Incontinência fecal e urinária.
- Dispositivos médicos (cateteres, máscaras, colares cervicais).
- Hipotensão, vasopressores e choque séptico.
- Idade avançada, diabetes, insuficiência vascular periférica.

Úlceras por pressão

Lesões localizadas na pele e/ou tecidos subjacentes, geralmente sobre proeminências ósseas, como resultado da pressão prolongada ou pressão combinada com cisalhamento.[66]

Quadro clínico:[66]

- Inicia com necrose isquêmica nas zonas de apoio (sacro, calcâneos, região occipital).
- Evolui para necrose tecidual e exulceração progressiva.

Classificação das úlceras por pressão (NPUAP/EPUAP).[67]

1. Estágio 1: eritema não branqueável sobre proeminência óssea, pele íntegra.

2. Estágio 2: perda parcial da epiderme/derme, como abrasão ou flictena.
3. Estágio 3: perda total da pele, com exposição de gordura subcutânea.
4. Estágio 4: exposição de músculo, tendão ou osso, frequentemente com esfacelo ou escara.
5. Úlcera não estadiável: coberta por necrose ou escara, impedindo avaliação da profundidade.
6. Lesão por pressão em tecido profundo: áreas de pele intacta com coloração escura ou equimótica, indicando dano profundo.

Prevenção:[68]

- Mudança de decúbito a cada 2 horas ou conforme a tolerância.
- Superfícies de suporte (colchões e almofadas especiais).
- Hidratação e nutrição adequadas.
- Cuidados com a pele (barreiras protetoras, evitar umidade excessiva).

Tratamento:[68]

- Desbridamento (cirúrgico, enzimático ou autolítico).
- Controle da infecção (tópicos ou antibióticos sistêmicos, se necessário).
- Curativos apropriados (espumas, hidrocoloides, alginatos).
- Suporte nutricional (albumina > 3 g/dL, proteína ≥ 1,5 g/kg/dia).
- Alívio contínuo da pressão.
- Intervenção cirúrgica em úlceras profundas ou complicadas.

Lesões por fricção e umidade

Podem ocorrer em qualquer área da superfície cutânea exposta à umidade e fricção, como dobras cutâneas e região perineal, sendo a de ocorrência mais frequente a dermatite associada à incontinência.

Dermatite associada à incontinência

Dermatite inflamatória que resulta da exposição prolongada da pele à urina, fezes ou ambos. É comum em pacientes críticos, acamados e incontinentes, e pode ser confundida com úlceras por pressão nos estágios iniciais.[69]

Fisiopatologia: a maceração da barreira cutânea pela umidade, combinada com o aumento do pH local e atividade enzimática fecal, leva à inflamação, a fricção local leva à erosão e ao risco aumentado de infecção secundária por *Candida* spp. ou bactérias.[69]

Quadro clínico:[69,70]

- Eritema e edema difuso com bordas mal definidas.
- Sensação de queimação, ardor ou dor local.
- Pode evoluir para erosões superficiais.
- Lesões satélites em casos de superinfecção fúngica.
- Acomete região perianal, glútea e genitália.

Diagnóstico diferencial: úlceras por pressão (que tendem a ser mais profundas, com bordas bem definidas), dermatite de contato alérgica, candidíase intertriginosa.[70]

Prevenção e tratamento:[70]

- Higiene adequada com produtos suaves e pH fisiológico.
- Barreira cutânea com pastas de óxido de zinco ou polímeros protetores.
- Uso de fraldas absorventes de alta qualidade e mudanças frequentes.
- Avaliação para infecção fúngica associada.

Lesões relacionadas a dispositivos médicos e suporte

Pacientes críticos frequentemente necessitam de dispositivos médicos, fixadores, imobilizadores e curativos adesivos. O uso prolongado ou inadequado desses materiais pode causar lesões cutâneas por mecanismos mecânicos, alérgicos, infecciosos ou oclusivos. As lesões, geralmente, apresentam formato e localização compatíveis com o dispositivo e podem variar de lesões de pressão a dermatite de contato e infecções locais.

Lesões por pressão relacionadas a dispositivos médicos

Lesões cutâneas causadas por dispositivos utilizados para diagnóstico ou terapia que causam pressão contínua sobre a pele. São ulcerações cutâneas que ocorrem sob ou ao redor do dispositivo mantido em contato prolongado com a pele.[71]

Dispositivos comumente associados: sondas nasogástricas, tubos orotraqueais, cânula nasal de oxigênio, máscaras de ventilação, cateter venoso central, oxímetro de pulso, talas, fixadores, adesivos, cintas de contenção e colares cervicais.[71,72]

Quadro clínico:[71,72]

- Eritema persistente.
- Úlceras superficiais ou profundas.
- Localização e formato típicos do dispositivo causal.

Áreas mais acometidas: asa do nariz, bochechas, lábios, orelhas, face anterior do pescoço, nuca, membros (sob talas), períneo.

Fatores de risco:[71,72]

- Imobilidade.
- Fragilidade cutânea.

- Edema.
- Hipoalbuminemia.
- Tempo prolongado de uso do dispositivo.
- Umidade (saliva, secreções, suor).
- Fixação inadequada ou excessivamente apertada.

Prevenção:[73]

- Inspeção diária da pele sob dispositivos.
- Uso de protetores de pele (espumas, barreiras, almofadas de interface).
- Reposicionamento e reavaliação frequente dos dispositivos.
- Educação da equipe multiprofissional.

Tratamento:[74,75]

- Remoção ou reposicionamento do dispositivo.
- Curativos apropriados que promovam cicatrização úmida.
- Suporte nutricional.
- Prevenção e tratamento de infecção secundária, quando presente.

Dermatite de contato

Dermatite inflamatória que ocorre por contato direto da pele com substâncias irritantes ou alérgenos

Etiologia: frequentemente relacionadas ao uso contínuo de:[76]

- Curativos adesivos.
- Fixadores de cateter.
- Sensores de monitorização, eletrodos.
- Sondas.
- Dispositivos respiratórios (máscaras de CPAP/BIPAP).
- Antissépticos (clorexidina, PVPI).
- Componentes de plásticos, metais ou espumas.

Clínica:[77]

- Eritema, prurido, ardência, descamação, vesiculação nas áreas de contato.
- Padrão geométrico correspondente ao formato do material.
- Pode evoluir para dermatite de contato irritativa ou alérgica.
- Urticária de contato (prurido intenso, urticas ou angioedema localizado, minutos após o contato).
- Em casos graves, ocorrem fissuras, exsudação ou erosões.
- Pode evoluir com infecção secundária ou liquenificação nos casos crônicos.

Classificação:[78]

- Dermatite de contato irritativa (DCI): mais comum. Resulta de lesão direta à epiderme por agentes físicos ou químicos, fricção, maceração e oclusão prolongada.
- Dermatite de contato alérgica (DCA): reação imunomediada tipo IV a alérgenos após sensibilização.

Agentes comuns envolvidos:[76,77]

- Látex (em luvas e cateteres).
- Antissépticos (clorexidina, iodopovidona (PVPI).
- Componentes de tubos endotraqueais, sondas ou fixadores.
- Adesivos e curativos: adesivos acrílicos (em curativos ou eletrodos), colofônia (resina vegetal presente no esparadrapo), hidrocoloides, hidrogéis, silicones e colas cirúrgicas.
- Neomicina, bacitracina e outros antibióticos tópicos.

Diagnóstico:[77,78]

- Clínico.
- Teste de contato (*patch test*) para confirmar DCA em casos crônicos ou recidivantes pode ser realizado, mas preferentemente após a alta hospitalar.
- Exame histopatológico raramente é necessário.

Prevenção:[79]

- Uso de adesivos hipoalergênicos.
- Posicionamento correto do dispositivo.
- Técnica cuidadosa de aplicação e remoção.
- Uso de produtos de barreira (cremes, películas protetoras, silicone, espuma).
- Avaliação frequente da pele sob os dispositivos.
- Minimizar dispositivos médicos em áreas de risco.

Tratamento:[79]

- Remoção do agente causal ou substituição por alternativa menos sensibilizante.
- Barreiras protetoras (filmes poliméricos, cremes barreira).
- Hidratação da pele (loções e cremes hidratantes).
- Corticoide tópico de média a alta potência.
- Corticoide sistêmico pode ser considerado em casos extensos.
- Anti-histamínicos em casos com prurido intenso.
- Cuidados com infecção secundária.

Dermatite perioral por máscaras e ventilação não invasiva (VNI)

Podem ocasionar lesões cutâneas como:[80]

- Eritema.

- Pústulas.
- Crostas.
- Ao redor da boca, nariz e bochechas.
- Irritação e oclusão favorecem a colonização e crescimento de *Candida* spp., *Staphylococcus aureus* ou flora Gram-negativa.

Conduta:[80]

- Higiene cuidadosa da pele e da máscara.
- Avaliar necessidade de antifúngicos ou antibióticos tópicos.
- Alternar tipos e ajustes de máscaras.

Infecções cutâneas relacionadas a dispositivos

Cateter venoso central, drenos, sondas e ostomias representam potenciais portais de entrada para patógenos, podendo originar infecções locais e sistêmicas.

Manifestações mais comuns:[81]

- Infecções no local de cateter, dreno ou traqueostomia: eritema, calor, dor, exsudato purulento, pústulas ou crostas hemorrágicas. Pode evoluir para celulite, abscesso ou sepse relacionada ao cateter.
- Foliculite, furúnculo e impetigo: ao redor de dispositivos percutâneos com fricção constante. Pressão local, atrito, acúmulo de secreções e calor sob o dispositivo favorecem a infecção. Os locais mais comumente afetados são as áreas com fixação adesiva prolongada (fronte, tórax, região pubiana), dispositivos de acesso venoso ou sondas.
- Biofilmes em dispositivos prolongados.
- Colonização por *Candida* spp. *ou Staphylococcus aureus:* mais comum em pacientes imunocomprometidos ou em uso prolongado de antibióticos.

Conduta:[81]

- Retirada ou troca do dispositivo, se possível.
- Higiene local.
- Culturas locais e hemoculturas.
- Antibioticoterapia tópica ou sistêmica guiada por cultura.
- Antifúngicos sistêmicos em caso de infecção fúngica.

Extravasamento de substâncias endovenosas

Infiltração acidental de fármacos no tecido subcutâneo por falha de punção venosa pode ocasionar dor, eritema, endurecimento local, necrose ou ulceração tardia.

Complicações:[82]

- Celulite química, necrose cutânea, flebite.
- Comprometimento de tendões ou músculos em infiltrações profundas.

Agentes de risco:[82]

- Drogas vasoativas.
- Quimioterápicos.
- Vasopressores.
- Soluções hiperosmolares (manitol, nutrição parenteral, contraste iodado).
- Bicarbonato de sódio.
- Cloreto de cálcio.

Conduta:[82]

- Interrupção imediata da infusão.
- Elevação do membro, compressas frias ou quentes conforme o agente.
- Aplicação de medidas específicas (p. ex., hialuronidase).
- Cirurgia em casos de necrose extensa (fasciotomia, desbridamento).

Reações cutâneas relacionadas a transfusões sanguíneas e terapias biológicas

Reações adversas cutâneas associadas a produtos hemoderivados e terapias biológicas são particularmente relevantes em pacientes críticos. O reconhecimento rápido das manifestações dermatológicas é essencial para a interrupção da exposição ao agente, manejo adequado e prevenção de complicações sistêmicas.

Reações transfusionais

Podem ocasionar reações adversas com manifestações cutâneas por dois mecanismos: reações de hipersensibilidade tipo I (IgE-mediadas) ou tipo III (imunocomplexos).

Manifestações cutâneas mais frequentes:[83]

- Urticária e prurido: reação mais comum, geralmente ocorre durante ou logo após a transfusão, sem comprometimento sistêmico significativo.
- Eritema generalizado: pode estar presente em reações febris não hemolíticas e em casos leves de hipersensibilidade.
- Angioedema e anafilaxia: raras, mas potencialmente fatais, especialmente em pacientes com deficiência de IgA com anticorpos anti-IgA.

Diagnóstico:

- Clínico, baseado no tempo de início após transfusão.
- Avaliação de função renal.
- Testes de Coombs e dosagem de IgA sérica podem ser úteis em casos graves.

Conduta:[83]

- Interrupção imediata da transfusão.
- Anti-histamínicos e corticoides para reações leves.
- Epinefrina e suporte avançado de vida em anafilaxia.
- Pré-medicação com anti-histamínicos e uso de concentrados lavados podem ser indicados para prevenir recorrência.

Reações cutâneas a imunobiológicos

Imunobiológicos, amplamente utilizados no tratamento de doenças inflamatórias, autoimunes e neoplásicas, estão associados a diversas manifestações cutâneas, que podem também emergir em pacientes críticos com doenças de base reumatológicas ou inflamatórias.

Exemplos de agentes implicados:[84,85]

- Anti-TNF (infliximabe, adalimumabe, etanercepte).
- Anti-IL-6 (tocilizumabe).
- Anti-CD20 (rituximabe).
- Inibidores de *checkpoint* imunológico (nivolumabe, pembrolizumabe).

Fisiopatologia: imunomodulação paradoxal ou reativação de doenças autoimunes latentes.

Manifestações cutâneas mais comuns:[84,85]

- Exantema morbiliforme.
- Psoríase de início novo ou exacerbação.
- Lúpus induzido por drogas.
- Eritema multiforme ou pustulose.
- Reações semelhantes à síndrome DRESS.
- Vasculites leucocitoclásticas.

Diagnóstico:[86]

- Clínico.
- Exame histopatológico em casos atípicos.
- Exclusão de infecção ou farmacodermia associada.

Conduta:[86]

- Suspensão ou troca do imunobiológico.
- Corticoides tópicos ou sistêmicos, dependendo da gravidade.
- Em alguns casos, o tratamento pode ser mantido com controle das lesões cutâneas.

Reações a terapias antineoplásicas imunomediadas

Pacientes oncológicos podem apresentar reações dermatológicas graves induzidas por terapias como inibidores de tirosina quinase, anticorpos monoclonais ou inibidores de *checkpoint.*

Manifestações cutâneas mais comuns a determinadas drogas:[87]

- *Rash* acneiforme: associado a cetuximabe, erlotinibe.
- Síndrome mão-pé (eritrodisestesia palmoplantar): capecitabina, sorafenibe.
- Líquen plano-*like* e vitiligo: inibidores de PD-1.

Conduta:[87]

- Modificação de dose.
- Emolientes.
- Corticoides tópicos.
- Antibióticos orais no *rash* acneiforme (p. ex., doxiciclina).
- Suporte intensivo em reações graves.

Necrose cutânea secundária ao uso de vasopressores

Embora não diretamente causada por dispositivos, o uso prolongado de vasopressores sistêmicos pode induzir vasoconstrição intensa, principalmente nas extremidades, agravando lesões causadas por dispositivos de contenção ou monitoramento.[88]

Considerações especiais em neonatologia e pediatria crítica

A pele do recém-nascido e da criança durante o primeiro ano de vida é imatura e altamente vulnerável. Em ambientes críticos, onde são utilizados diversos dispositivos, medicamentos e medidas invasivas, o risco de lesões cutâneas é significativamente aumentado.

Particularidades da pele neonatal[89]

- Camadas epidérmicas mais finas e desorganizadas.
- Menor produção de sebo e fator de hidratação natural.
- Alta permeabilidade a substâncias químicas e maior perda transepidérmica de água.
- Risco aumentado de absorção sistêmica de tópicos.

Implicações clínicas:[89]

- Maior risco de dermatite de contato, queimaduras químicas e maceração.
- Uso criterioso de antissépticos e adesivos.

Lesões cutâneas comuns em neonatologia crítica[89,90]

- Dermatite associada à umidade: eritema em áreas de dobras e períneo.
  - Conduta: barreira protetora, higiene suave, evitar fricção.

- Lesão por adesivos médicos: erosão, descolamento epidérmico após a remoção.
  - Conduta: substituição por adesivos de silicone, filmes protetores.
- Queimadura química por antisséptico: eritema ou necrose em áreas de preparo cirúrgico.
  - Conduta: suspender antisséptico, tratamento local, monitoramento.
- Dermatite das fraldas: irritação associada à urina e fezes.
  - Conduta: troca frequente, limpeza suave, cremes barreiras.
- Candidíase intertriginosa: eritema intenso, placas esbranquiçadas, pústulas satélites.
  - Conduta: antifúngicos tópicos (nistatina, cetoconazol, miconazol).

Prevenção de lesões cutâneas em pediatria crítica[89,90]

- Uso de barreiras protetoras antes da aplicação de adesivos.
- Minimizar tempo de contato com sensores, eletrodos, cateteres.
- Higienização delicada com água morna e sabão suave.
- Troca frequente de fraldas, uso de cremes barreira e antifúngicos quando necessário.
- Manutenção de temperatura e umidade adequadas para a pele imatura.

Manejo dermatológico do paciente terminal

O cuidado dermatológico no paciente em fase terminal tem como principal objetivo a promoção do conforto e o alívio de sintomas.

As manifestações cutâneas podem ser causadas pela própria doença de base, por tratamentos, ou por complicações relacionadas à imobilidade e fragilidade da pele.

Princípios gerais do cuidado dermatológico paliativo[91]

- Alívio da dor, prurido e desconforto: lesões ulceradas, infectadas ou descamativas podem ser altamente sintomáticas.
- Prevenção de lesões cutâneas: evitar úlceras por pressão, dermatite associada à incontinência e trauma por dispositivos médicos.
- Minimização de intervenções invasivas: evitar biópsias, culturas ou tratamentos agressivos sem impacto na qualidade de vida.
- Suporte emocional e educação da família: sobre cuidados com a pele e expectativa de evolução das lesões.

Dermatoses comuns no paciente em cuidados paliativos[92]

- Úlceras por pressão: lesões necróticas em proeminências ósseas.
  - Conduta: curativos absorventes, manejo da dor, evitar desbridamentos agressivos.
- Ulcerações tumorais: lesões vegetantes, necrosadas, com exsudato e odor.
  - Conduta: curativos com carvão ativado, metronidazol tópico, compressas frias.
- Xerose e prurido senil: pele ressecada, escamosa, com coceira intensa.
  - Conduta: emolientes espessos, anti-histamínicos sedativos à noite.
- Infecções cutâneas: celulite, intertrigo, candidíase.
  - Conduta: antibióticos tópicos ou sistêmicos conforme sintomas e conforto.
- Dermatite associada à incontinência: eritema nas nádegas e períneo, dor.
  - Conduta: barreira protetora, limpeza suave, minimizar fricção.

Pele como indicador prognóstico

Em pacientes críticos, a pele pode fornecer sinais de deterioração sistêmica, falência orgânica e iminência de óbito.

Manifestações que indicam gravidade:[93,94]

- Úlcera de Kennedy: lesão súbita, geralmente sacral, em formato de "borboleta", de coloração violácea ou preta, com rápida evolução, sem resposta a medidas preventivas, que aparecem em pacientes horas a dias antes da morte, associada à falência orgânica terminal.
- Livedo racemosa e necrose periférica: indicam vasoconstrição crítica, microtrombose ou coagulopatia.
- Falência cutânea aguda (*skin failure*): necrose progressiva em áreas distais ou sob pressão, sem resposta a medidas de prevenção, refletindo hipoperfusão multissistêmica.

Esses sinais cutâneos podem ser reconhecidos como marcadores de transição para o fim da vida, auxiliando na tomada de decisões clínicas.

Conduta:[95]

- Medidas de conforto: limpeza, curativos não aderentes, analgesia.
- Medidas de controle dos sintomas, principalmente prurido e dor.
- Evitar tratamentos que não tragam benefício clínico evidente.

- Escutar o paciente e familiares sobre o desejo de intervenções.

CONSIDERAÇÕES FINAIS

As alterações cutâneas em pacientes críticos são frequentes e, em muitos casos, refletem doenças sistêmicas, efeitos adversos de medicamentos ou complicações infecciosas. O reconhecimento precoce dessas manifestações é essencial para o diagnóstico diferencial, a estratificação de gravidade e o direcionamento do manejo clínico. A pele, nesses contextos, atua como marcador acessível e visual do estado geral do paciente.

PONTOS-CHAVE

1. Lesões cutâneas em pacientes críticos frequentemente refletem infecções, reações a fármacos ou distúrbios sistêmicos, como coagulopatias ou falência multiorgânica.
2. Condições como DRESS, SSJ/NET e PEGA representam reações medicamentosas graves com risco de vida.
3. Fasceíte necrosante, gangrena de Fournier e outras infecções profundas exigem alto grau de suspeição e reconhecimento precoce.
4. Lesões como púrpura fulminante, livedo racemoso e úlcera de Kennedy indicam gravidade clínica e possível deterioração sistêmica.

REFERÊNCIAS BIBLIOGRÁFICAS

1. Hama N, Aoki S, Chen CB, Hasekawa A, Ogawa Y, Vocanson M, et al. Recent progress in Stevens-Johson syndrome/toxic epidermal nerolysis: diagnostic criteria, pathogenesis and treatment. Br J Dermatol. 2024;192(1):9-18.
2. Hasegawa A, Abe R. Stevens-Johnson syndrome and toxic epidermal necrolysis: updates in pathophysiology and management. Chin Med J. 2024;137(19):2294-307.
3. Saito Y, Abe R. New Insights into the diagnosis and management of Stevens-Johnson syndrome and toxic epidermal necrolysis. Curr Opin Allergy Clin Immunol. 2023;23(4):271-8.
4. Torres-Navarro I, Briz-Redón Á, Botella-Estrada R. Accuracy of Scorten to predict the prognosis of Stevens-Johnson syndrome/ toxic epidermal necrolysis: a systematic review and meta-analysis. JEADV. 2020;34(9):2066-77.
5. Kroshinsky D, Cardones ARG, Blumenthal KG. Drug reaction with eosinophilia and systemic symptoms. N Engl J Med. 2024;391(23):2242-54.
6. Wei BM, Fox LP, Kaffenberger BH, Korman AM, Micheletti RG, Mostaghimi A, et al. Drug-induced hypersensitivity syndrome/drug reactions with eosinophilia and systemic symptoms. Part I. Epidemiology, pathogenesis, clinicopathological features, and prognosis. J Am Acad Dermatolo. 2024;90(5):885-908.
7. Wei BM, Fox LP, Kaffenberger BH, Korman AM, Micheletti RG, Mostaghimi A, et al. Drug-induced hypersensitivity syndrome/ drug reactions with eosinophilia and systemic sYmptoms. Part II. Diagnosis and management. J Am Acad Dermatol. 2024;90(5):911-26.
8. Kroshinsky D, Cardones ARG, Blumenthal KG. Drug reaction with eosinophilia and systemic symptoms. N Engl J Med. 2024;391(23):2242-54.
9. Stadler PC, Oschmann A, Kerl-French K, Maul JT, Oppel EM, Meier-Schiesser B, et al. Acute generalized exanthematous pustulosis: clinical characteristics, pathogenesis, and management. Dermatology (Basel, Switzerland). 2023;239(3):328-33.
10. Parisi R, Shah H, Navarini AA, Muehleisen B, Ziv M, Shear NH, et al. Acute generalized exanthematous pustulosis: clinical features, differential diagnosis, and management. Am J Clin Dermatol. 2023;24(4):557-75.
11. Gössinger E, Dodiuk-Gad R, Mühleisen B, Oon HH, Oh CC, Maul JT, et al. Generalized pustular psoriasis, acute generalized exanthematous pustulosis, and other pustular reactions: a clinical review. Dermatol Clinics. 2024;42(2):317-28.
12. Stevens DL, Bryant AE. Necrotizing soft-tissue infections. N Engl J Med. 2017;377(23):2253-65.
13. Shang S, Zhang R, Hou Z. Necrotizing fasciitis: a catastrophic complication following routine tibia fracture surgery: a case report and literature review. Medicine. 2017;96(23):e6908.
14. Tarasconi A, Perrone G, Davies J, Coimbra R, Moore E, Azzaroli F, et al. Anorectal emergencies: WSES-AAST guidelines. WJES. 2021;16(1):48.
15. Voelzke BB, Hagedorn JC. Presentation and diagnosis of Fournier gangrene. Urology. 2018;114:8-13.
16. Susini P, Marcaccini G, Efica J, Giuffrè MT, Mazzotta R, Caneschi C, et al. Surgical reconstruction: a systematic review. J Clin Med. 2024;13(14):4085.
17. Liy-Wong C, Pope E, Weinstein M, Lara-Corrales I. Staphylococcal scalded skin syndrome: an epidemiological and clinical review of 84 cases. Pediatr Dermatology. 2021;38(1):149-53.
18. Fayos-Gregori R, Mansilla-Polo M, Fernández GA, Botella-Estrada R. Scalling and periorificial crusts in a pediatric patient. Infection. 2024;52(5):1713-4.
19. Nguyen QD, Vu MN, Hebert AA. Recognizing and managing Staphylococcal scalded skin syndrome in the emergency department. Pediatr Emerg Care. 2022;38(3):133-5.
20. Khanna R, Guo EL, Kirkorian AY. Feeling the burn: sunburn recall in Staphylococcal scalded skin syndrome. Pediatr Dermatology. 2022;39(2):330-2.
21. Vora NM, Holodniy M. Skin manifestations of systemic infections. Infect Dis Clin North Am. 2021;35(3):567-95.
22. Mendes J, Santos MG, Costa S, Pinto L, Henriques F. Toxic shock syndrome: rare but deadly. Cureus. 2024 Sep 11;16(9):e69220.
23. Zhu S, Lee H, Patel R. An updated review of HSV-1 infection-associated diseases and immune responses. Journal of Virology & Immunology Studies. 2024;1(1).
24. Giannelos N, Curran D, Nguyen C, Kagia C, Vroom N, Vroling H. The incidence of herpes zoster complications: a systematic literature review. Infect Dis Ther. 2024.
25. Shang Z, Li X. Human cytomegalovirus: pathogenesis, prevention, and treatment. Mol Biomed. 2024;5(1):61.
26. Sahu MC, Samantaray RK, Pal A, Pati S. Recent advances on pathogenesis, diagnosis, prevention, immunological aspects, and vectors of dengue: a review. Asian Pac J Trop Biomed. 2023;13(8):325-38.
27. Parker ES, Silva Figueiredo A. Zika virus: a review of biology, clinical impacts, and coinfections. Viruses (Basel). 2024;17(5):637.
28. Santiago RA, Bavaresco SPP, Citrangulo SG, Medronho RA, Sampaio V, Costa AJL. Clinical manifestations associated with the chronic phase of chikungunya fever: a systematic review of prevalence. PLoS Negl Trop Dis. 2025;19(2):e0012810.

29. Huynh T, Sanchez-Flores X, Yau J, Huang JT. Cutaneous manifestations of SARS-CoV-2 infection. Am J Clin Dermatol. 2022;23(3):277-86.
30. Cestari SCP, Cestari MCP, Marques GF, Lirio I, Tovo-Filho R, Labriola ICS. Manifestações cutâneas de pacientes com covid-19 em hospital de São Paulo, Brasil, e revisão da literatura global. An Bras Dermatol. 2023;98(4):466-71.
31. Lass-Flörl C, Kanj SS, Govender NP, Thompson GR, Ostrosky-Zeichner L, Govindsamy M. invasive candidiasis. Nat Rev Dis Primers. 2024;10:20.
32. Jarvis JN, Bicanic T, Loyse A, Naylor I, Denning DW, Harrison T. Global guideline for the diagnosis and management of cryptococcosis. Lancet Infect Dis. 2023;23(5):e73-e87.
33. Salah HM, Tam E, Myint T, et al. Histoplasmosis: a systematic review to inform the World Health Organization. PLoS Negl Trop Dis. 2023;17(4):e0011111.
34. Patel R, Smith M, Jones E, et al. Aspergillosis: an update on clinical spectrum, diagnostic schemes and management. Mycology Today. 2024;15:10157594.
35. Warkentin TE. Púrpura fulminante: pathogenesis and diagnosis. Curr Opin Crit Care. 2015;21(6):525-31.
36. Anderson BS, Smith RT, Johnson MH. Purpura fulminans: recognition, diagnosis and management in sepsis-associated coagulopathy. Blood. 2024;145(13):1358-68.
37. Lee CW, Patel S, Morales H, et al. Modern concepts of diagnosis and treatment of purpura fulminans. Arch Dis Child. 2023;108(5):421-9.
38. Criado PR, Rivitti EA, Sotto MN, et al. Livedo reticularis and livedo racemosa: an update. Braz J Med Biol Res. 2020;53(2):e8932.
39. Kluger N. Livedo reticularis and livedo racemosa. Forum Nord Dermatol Venereol. 2018;23(3):74-7.
40. Jacobs S, Smith L. Nonhemorrhagic lesions: livedo reticularis and livedo racemosa in critically ill patients. Chest. 2024. Epub ahead of print.
41. Sunderkötter C, Michl C, et al. Cutaneous vasculitis: insights into pathogenesis and pathophysiology. J Dermatol Sci. 2023;112:82-90.
42. Frumholtz L, Laurent-Roussel S, Lipsker D, Terrier B. Cutaneous vasculitis: review on diagnosis and clinicopathologic correlations. Clin Rev Allergy Immunol. 2021;61(2):181-93.
43. Alpsoy E, et al. A narrative case series and review of cutaneous vasculitis. Am J Med. 2025;138(3):245-54.
44. van Beek AP, de Haas ER, van Vloten WA, Lips CJ, Roijers JF, Canninga-van Dijk MR. The glucagonoma syndrome and necrolytic migratory erythema: a clinical review. Eur J Endocrinol. 2022;151(5):531-7.
45. Liu Z, Yang F, Hao Y, Jiang Q, Zhang Y, Zheng Q, et al. Necrolytic migratory erythema associated with glucagonoma: clinical review with surgical outcomes. Front Oncol. 2024;14:1437102.
46. Fernández-Fernández C, Iglesias-Puzas J, Pérez-Bermejo MJ, et al. Cutaneous microvascular occlusion syndrome: a prominent form of microthrombosis in the skin. Arch Dermatol Res. 2023;315(4):255-67.
47. Seguí-Mar Llamas-Velasco M. A comprehensive review on pathogenesis, associations, clinical findings, and treatment of livedoid vasculopathy. Front Med (Lausanne). 2022;9:993515.
48. Mohamed SH, Jones RK, Patel N, Thompson ME. Non-traumatic ecchymoses: a literature review from a medico-legal perspective. Forensic Sci Int. 2023;348:111495.
49. Yosay J, Lennon R, Keck J. Spontaneous hematomas in a patient on antiplatelet therapy. Am Fam Physician. 2013;87(5):371-2.
50. Wollina U, Koch A, Langner D, Hansel G, Heinig B, Lotti T, et al. Acrocyanosis: a symptom with many facettes. Open Access Maced J Med Sci. 2018;6(1):208-12.
51. Kliniec K, Snopkowska A, Łyko M, Jankowska-Konsur A, Marzano AV, et al. Erythroderma: a retrospective study of 212 patients hospitalized… J Clin Med. 2024;13(3):645.
52. Sehgal VN, Srivastava G. Erythroderma/exfoliative dermatitis: a synopsis. Int J Dermatol. 2006;45(8):831-9.
53. Weiss EH, Ko CJ, Leung TH, Micheletti RG, Mostaghimi A, Ramachandran SM, et al. Neutrophilic dermatoses: a clinical update. Curr Dermatol Rep. 2022;11(2):89-102.
54. Hanna B, Erpenbeck L. Neutrophilic dermatoses: pathomechanistic concepts and therapeutic developments. J Dtsch Dermatol Ges. 2023;21(6):741-59.
55. Erickson KM, Kody S, Ortega-Loayza AG. Pain as a patient-reported outcome measure in pyoderma gangrenosum. JAMA Dermatol. 2023;159(11):1274-5.
56. Maronese CA, Pimentel MA, Li M, Genovese G, Ortega-Loayza AG, Marzano AV. Pyoderma gangrenosum: an updated literature review on established and emerging pharmacological treatments. Am J Clin Dermatol. 2022;23:615-34.
57. Joshi TP, Friske SK, Hsiou DA, Duvic M. New practical aspects of Sweet syndrome. Am J Clin Dermatol. 2022;23(3):301-18.
58. Nofal A, Abdelmaksoud A, Amer H, Nofal E, Yosef A, Gharib K, et al. Sweet's syndrome: diagnostic criteria revisited. JDDG. 2017;15(11):1081-8.
59. Hatemi G, Seyahi E, Fresko I, Talarico R, Uçar D, Hamuryudan V. Behçet's syndrome: one year in review 2022. Clin Exp Rheumatol. 2023;40(8):1461-71.
60. Hutton J, Zabel M, Scrivo K, Sedrak M. Koebner phenomenon in Sweet's-like dermatosis: expanding the spectrum. Acta Derm Venereol. 2023;103(7):adv00545.
61. Tebet MA, Amorim BJ, Criado PR. Dermatological manifestations in liver diseases. An Bras Dermatol. 2019;94(3):241-53.
62. Geller AC, Bhate K, Gandhi T, et al. Cutaneous signs of systemic disease in critically ill patients. N Engl J Med. 2022;386:e24.
63. Nigwekar SU, Thadhani R, Brandenburg VM. Calciphylaxis. N Engl J Med. 2018;378(18):1704-14.
64. Lima XT, Dillman DM. Nutritional dermatoses in the intensive care setting. Clin Dermatol. 2019;37(6):643-54.
65. Dreesen M, Achten R, Van Gossum M. Skin signs of micronutrient deficiencies. Eur J Clin Nutr. 2020;74(7):1032-9.
66. Visconti AJ, Sola OI, Raghavan PV. Pressure injuries: prevention, evaluation, and management. American Family Physician. 2023;108(2):166-74.
67. Stausberg J, Kiefer E. Classification of pressure ulcers: a systematic literature rewiew. Studies in Health Technology and Informatics. 2009;146:511-5.
68. National Pressure Injury Advisory Panel. Prevention and treatment of pressure ulcers/injuries: clinical practice guideline. 2019.
69. Gray M, Giuliano KK. Incontinence-associated dermatitis, characteristics and relationship to pressure injury: a multisite epidemiologic analysis. J Wound Ostomy Continence Nurs. 2018;45(1):63-67.
70. Sharma P, Latha S, Sharma RK. Development of a need-based interventional skin care protocol on IAD among pacientes criticamente enfermos. Indian J Crit Care Med. 2021;25(2):158-65.
71. Delmore B, Ayello EA. Pressure injuries from medical devices. Nurs Clin North Am. 2017;52(3):395-407.
72. Campbell KE, Woodbury MG. Pressure injuries associated with medical devices: what do we know? Adv Skin Wound Care. 2017;30(12):560-72.

73. Gefen A, Alves P, Ciprandi G, Coyer F, Milne CT, Ousey K, et al. Device-related pressure ulcers: secure prevention. J Wound Care. 2020;29(Sup2a):S1-S52.
74. Çakar V, Karadag A. Best practices in medical device-related pressure injuries. J Educ Res Nurs. 2024;21(4):350-6.
75. Black J, Clark M, Dealey C, et al. Ten top tips: preventing device-related pressure ulcers. Wounds International. 2018;9(1):24-8.
76. Grove GL, Zerweck CR. Complications of medical adhesives and devices: recognition, management, and prevention. J Wound Ostomy Continence Nurs. 2020;47(2):117-24.
77. Khezri HD, Pirayesh A, Miri S. Medical device-related pressure injuries and contact dermatitis in intensive care: a narrative review. Wounds. 2021;33(2):E1-E7.
78. Lachapelle JM. A comparison of the irritant and allergenic properties of antiseptics. Eur J Dermatol. 2014;24(1):3-9.
79. Woo KY, Beeckman D. Preventing and managing medical adhesive-related skin injuries. Br J Nurs. 2020;29(20):S6-S14.
80. Perioral dermatitis caused by improper use of activated oxygen in CPAP users and its complexity. J Clin Aesthet Dermatol. 2022 Aug;15(8):14.
81. Medical device-associated biofilm infections and multidrug resistance: focus on skin-entry pathways. Pathogens.2023;13(5):393.
82. Infusion Nurses Society. Infusion therapy standards of practice. J Infus Nurs. 2021;44(1S Suppl 1):S1-S224.
83. Callum JL, Pinkerton PH. Transfusion reactions. In: Transfusion medicine. 4.ed. Wiley-Blackwell; 2009.
84. Atzpodien J, Bruns F, et al. Management of cutaneous adverse reactions to immune checkpoint inhibitors. Eur J Cancer. 2019;117:8-13.
85. Sibaud V. Dermatologic reactions to immune checkpoint inhibitors: skin toxicities and immunotherapy. Am J Clin Dermatol. 2018;19(3):345-61.
86. Ramírez-Reyes M, Rodríguez-Jurado C, Sánchez-Regaña M. Immune-mediated skin reactions to tumor necrosis factor-α inhibitors: a retrospective series of 30 patients. Actas Dermosifiliogr. 2023;114(5):e150-e157.
87. Diehl A, Boschetti G, Stoeckli SJ, et al. Cutaneous adverse events due to checkpoint inhibitors: clinical presentation, mechanism, and management: a retrospective Swiss cohort and literature review. Frontiers Oncol. 2024;14:1485594.
88. Skin necrosis after high-dose vasopressor infusion in septic shock: two case reports. Acute Crit Care. 2023;38(3):182-7.
89. Blume-Peytavi U, Hauser M, Stamatas GN, Pathirana D, Bartels NG. Skin care practices for newborns and infants: review of the clinical evidence for best practices. Pediatr Dermatol. 2012;29(1):1-14.
90. Lee KH, Chuang SS, Huang CY, et al. Skin disorders in the intensive care units: a 6-year retrospective study. Int J Dermatol. 2009;48(5):517-22.
91. Harris D, Warwick R. Skin care in palliative care: a guide for clinicians. Int J Palliat Nurs. 2013;19(1):28-34.
92. Sibbald RG, Krasner DL, Lutz J. Skin changes at life's end (Scale): preliminary consensus statement. Adv Skin Wound Care. 2010;23(5):225-36.
93. Ayello EA, Baranoski S. Terminal ulcers and skin failure: recognizing, differentiating and managing. Adv Skin Wound Care. 2019;32(5):212-21.
94. Kennedy KL. The Kennedy terminal ulcer. J Am Med Dir Assoc. 2010;11(7):493-4.
95. Baranoski S. Skin and wound care at the end of life. Nurs Manage. 2006;37(5):46-52.
96. Marzano AV, Ortega-Loayza AG, et al. Neutrophilic dermatoses: pathophysiology, clinical presentations, and treatment options. J Am Acad Dermatol. 2020;83(2):496-514.
97. Cohen PR, Kurzrock R. Sweet's syndrome revisited: a review of disease concepts. Int J Dermatol. 2003;42(10):761-78.
98. Braswell SF, Kostopoulos TC, Ortega-Loayza AG. Pathergy: changes in understanding of pathophysiology and impact on diagnosis and management of neutrophilic dermatoses. J Am Acad Dermatol. 2020;82(4):793-806.
99. von den Driesch P. Sweet's syndrome (acute febrile neutrophilic dermatosis). J Am Acad Dermatol. 1994;31(4):535-56.
100. Callen JP, et al. Pyoderma gangrenosum: an update on pathophysiology, diagnosis and treatment. Am J Clin Dermatol. 2015;16(6):447-56.

22

Alergia a medicamentos

Fanny Dantas de Lima
Luiz Felipe Ensina

SUMÁRIO

CONCEITO E DEFINIÇÃO

As reações de hipersensibilidade a drogas (RHD) são efeitos adversos causados por fármacos que se manifestam clinicamente de forma semelhante a uma alergia. As RHD são caracterizadas por serem independentes da dose, imprevisíveis, e provocarem efeitos prejudiciais e indesejáveis mesmo quando administradas em doses usuais, e por isso se enquadram nas reações adversas do tipo B, de acordo com a Organização Mundial da Saúde (OMS).[1]

No entanto, algumas RHD podem apresentar certa dependência da dose, como no caso do angioedema por anti-inflamatórios não esteroidais (AINE). Além disso, determinadas condições clínicas, como infecção pelo HIV/aids ou pelo vírus Epstein-Barr (EBV), podem aumentar a probabilidade de tais reações. Pacientes que já tiveram reações semelhantes a um fármaco ou a uma classe específica de medicamentos também apresentam maior risco.[1,2]

As reações alérgicas a medicamentos são aquelas reações imunológicas em que existe um mecanismo imunológico específico, envolvendo anticorpos ou células T direcionados ao fármaco. No entanto, na prática clínica é difícil distinguir se a reação é de hipersensibilidade alérgica ou não alérgica apenas pelas manifestações clínicas, especialmente em reações graves e agudas. Por essa razão, o termo hipersensibilidade é recomendado para descrever quaisquer suspeitas de reações alérgicas a medicamentos.[1,2]

EPIDEMIOLOGIA

Estima-se que entre 3 e 6% das admissões hospitalares decorram de uma reação adversa a medicamentos. Além disso, tais reações afetam entre 10 e 15% dos pacientes internados, resultando em maior morbidade, prolongamento da hospitalização e aumento do risco de mortalidade. Aproximadamente 10 a 20% dessas reações adversas são classificadas como reações de hipersensibilidade, incluindo as reações alérgicas. No total, estima-se que entre 6 e 10% de todas as reações adversas sejam reações de hipersensibilidade. Houve aumento de quase 100% no número de atendimentos por hipersensibilidade a medicamentos em serviços de emergência na primeira década deste século. No Brasil, entre 40 e 60% desses casos corresponderam a reações anafiláticas.[1]

Na América Latina, os AINE são responsáveis por 52% das reações de hipersensibilidade a medicamentos, seguidos pelos antibióticos betalactâmicos, que representam 13% dos casos. Além disso, os fármacos são a principal causa de anafilaxia na região.[3] No entanto, apenas 23% dos pacientes que apresentam anafilaxia induzida por medicamentos recebem tratamento com adrenalina.[4] Embora seja difícil determinar a prevalência exata da hipersensibilidade a medicamentos na população geral, no Brasil, 12% das pessoas se identificam como "alérgicas" a algum fármaco quando questionadas.[5]

FISIOPATOLOGIA

O conhecimento dos possíveis mecanismos que levam a uma reação de hipersensibilidade é fundamental para o diagnóstico clínico e a escolha dos métodos adequados para a investigação. Para tanto, classificamos as reações de hipersensibilidade em alérgicas ou não alérgicas, de acordo com o acionamento ou não de um mecanismo imunológico específico.

Nas reações de hipersensibilidade alérgicas, qualquer um dos mecanismos de hipersensibilidade descritos por Gell e Coombs pode estar envolvido, sendo os mais frequentes os tipos I (IgE mediado) e o tipo IV (celular). Em ambos os casos, para ser reconhecida pelo sistema imunológico e ocorrer a sensibilização, a droga ou seu metabólito, que têm baixa capacidade imunogênica, devem se ligar a uma proteína, formando um complexo proteína carreadora + hapteno. Uma vez sensibilizado, em uma próxima exposição, o sistema imunológico poderá reagir de forma específica. Essa reação poderá ser então IgE-mediada, com ativação de mastócitos e liberação de histamina, leucotrienos e outros mediadores, e que irá se manifestar como anafilaxia, urticas e angioedema, ou tardias, com ativação de linfócitos T e liberação de citocinas e outros mediadores inflamatórios, resultando em sintomas como o exantema maculopapular ou as farmacodermias graves. A penicilina é um dos exemplos de drogas que podem atuar como hapteno ao se ligar à albumina sérica, levando a reações por ambos os mecanismos.[2]

No entanto, em algumas ocasiões a reação ocorre na primeira exposição ao medicamento, sem necessidade de sensibilização prévia. Isso pode ocorrer por uma "interação farmacológica com receptores imunológicos" (conceito p-i). Esse modelo sugere que certas drogas podem interagir diretamente com o receptor dos linfócitos T (TCR) ou com moléculas do complexo de histocompatibilidade (HLA), ativando os linfócitos de forma imediata. Mais recentemente, foi descrito um modelo em que algumas substâncias poderiam se acomodar na fenda de ligação das moléculas de HLA, modificando sua estrutura. Como consequência, essas moléculas passam a apresentar peptídeos diferentes, o que pode levar à ativação de linfócitos T previamente não sensibilizados. Geralmente, as reações por esse mecanismo são tardias, tendo os linfócitos T como células efetoras.[6]

Em contrapartida, muitas reações de hipersensibilidade a medicamentos não envolvem um mecanismo imunológico específico (hipersensibilidade não alérgica) e se manifestam com sintomas semelhantes às reações imediatas. O exemplo mais comum envolve a aspirina e outros AINE, que, ao inibirem a via da cicloxigenase (COX), alteram o metabolismo do ácido araquidônico, desviando sua conversão para a via da lipoxigenase. Esse desequilíbrio resulta na redução da produção de prostaglandinas e no aumento da síntese de leucotrienos, substâncias pró-inflamatórias que podem desencadear sintomas como broncoespasmo, angioedema, urticas e anafilaxia. Esse mecanismo também explica por que diferentes AINE, mesmo sem semelhança química, podem causar reações cruzadas e por que alguns pacientes toleram doses baixas de AINE (p. ex., paracetamol) ou inibidores seletivos da COX-2, como o etoricoxibe.[2]

Outro mecanismo bem conhecido envolve a ativação direta dos mastócitos por algumas substâncias, sem a participação do sistema imunológico. Estudos recentes identificaram que diversos fármacos, como quinolonas, bloqueadores neuromusculares e o icatibanto, compartilham uma estrutura química capaz de ativar o receptor MRGPRX2, presente na superfície dos mastócitos, desencadeando a liberação de mediadores inflamatórios como a histamina.[2]

Em resumo, as reações de hipersensibilidade por drogas resultam basicamente da ativação e liberação de mediadores inflamatórios pelos mastócitos (p. ex., histamina) ou por linfócitos T (p. ex., citocinas), resultando em sintomas imediatos ou tardios, que se caracterizam clinicamente, como será visto a seguir.

QUADRO CLÍNICO

As reações de hipersensibilidade a medicamentos apresentam manifestações clínicas variadas em termos de tempo de aparecimento, extensão, gravidade e tipo de lesão (Quadro 1). Em mais de 90% das vezes se manifestam na pele, podendo mimetizar qualquer lesão dermatológica. Por isso é importante conhecer as lesões elementares e caracterizá-las, descrevendo-as no prontuário do paciente da forma mais adequada.[1,2,7-9]

O intervalo entre o aparecimento dos sintomas e uso da droga é importante porque nos ajuda a definir os possíveis mecanismos envolvidos e, consequentemente, escolher a melhor forma de investigação. As reações imediatas ocorrem dentro de minutos a 6 horas após a exposição ao fármaco e se manifestam mais frequentemente como urticas, angioedema, broncoespasmo, tosse, coriza, espirros e anafilaxia. Já as reações não imediatas (ou tardias) surgem geralmente após dias ou semanas da administração do medicamento e se apresentam principalmente como erupções maculopapulares, dermatites e farmacodermias graves.[1,2,7-9]

A gravidade é outro aspecto importante que deve ser caracterizado pela extensão das lesões, e o envolvimento de outros órgãos ou sistemas, uma vez que isso tem impacto direto na escolha do tratamento. Por exemplo, um angioedema restrito aos lábios ou pálpebras não deve ser tratado da mesma forma que um angioedema nas mesmas localizações associado a broncoespasmo, tosse e coriza.[1,2,7-9]

QUADRO 1 Classificação, quadro clínico e investigação das reações de hipersensibilidade às drogas

Reação	Mecanismo	Sintomas	Investigação	Drogas envolvidas (exemplos)
Imediata (minutos a horas após a exposição)	IgE mediada	Anafilaxia, urticas, angioedema	Testes cutâneos de puntura e intradérmico de leitura imediata, dosagem de IgE específica, teste de provocação	Antibióticos, inibidores da ECA, anticonvulsivantes, agentes bloqueadores neuromusculares, platinas, meios de contraste radiológico, AINE, opioides, mAbs
	Inibição de COX	Urticas e angioedema (mais frequentes), anafilaxia	Teste de provocação oral com a droga suspeita ou com alternativas	Anti-inflamatórios não esteroidais (incluindo dipirona)
	Ativação direta de mastócitos	Anafilaxia, urticas, angioedema	Teste de provocação	Quinolonas, bloqueadores neuromusculares, icatibanto
	Ativação do sistema complemento	Anafilaxia, urticas, angioedema	Teste de provocação	Meios de contraste
Tardias (2-7 dias após exposição, ou em até 8 semanas)	Celular	Exantema maculopapular, dermatite de contato, EFD, PEGA, DRESS, SJS, NET, lesão de órgãos	Teste intradérmico de leitura tardia, teste de contato	AAS, AINE, betalactâmicos, anticonvulsivantes, barbitúricos, isoniazida, fenotiazinas, quinolonas, sulfonamidas, tiazídicos

AAS: ácido acetilsalicílico; AINE: anti-inflamatórios não esteroidais; DRESS: *drug rash with eosinophilia and systemic symptoms*; EFD: erupção fixa por droga; NET: necrólise epidérmica tóxica; PEGA: pustulose exantemática generalizada aguda; SJS: síndrome de Stevens--Johnson.

Entre as manifestações cutâneas mais frequentes, a urticária é caracterizada pelo surgimento de urticas e ou angioedema. As urticas são lesões eritematosas, edematosas e pruriginosas, que aparecem e desaparecem espontaneamente em poucas horas, sem deixar marcas. Em até metade dos casos, pode estar associada ao angioedema, um edema súbito e deformante, mais doloroso do que pruriginoso, que persiste por até 48 horas. A urticária é resultado da ativação dos mastócitos e da liberação de histamina por mecanismos mediados por IgE, como no caso de antibióticos betalactâmicos, ou por outros mecanismos, como ocorre com os AINE. Na maioria das vezes, as lesões surgem rapidamente, entre minutos e algumas horas após a administração da droga. Em crianças, infecções são a principal causa de urticária aguda, sendo os medicamentos responsáveis por aproximadamente 5% dos casos. Em adultos, o angioedema é uma manifestação frequente de hipersensibilidade aos AINE.[1,2,7-9]

As urticas podem ser também um dos sintomas de anafilaxia, uma reação que envolve mais de 2 órgãos ou sistemas, e que pode se manifestar também com angioedema, broncoespasmo, sibilos, tosse, coriza, espirros, cólicas, vômitos, diarreia ou hipotensão. O Quadro 2 mostra os critérios para o diagnóstico de anafilaxia.[10]

QUADRO 2 Critérios para o diagnóstico de anafilaxia

A anafilaxia é altamente provável quando pelo menos um dos dois critérios é atendido:

1. Início agudo de uma doença (de minutos a várias horas) com envolvimento da pele, mucosas ou ambos (p. ex., urticária generalizada, prurido, rubor, inchaço de lábios, língua ou úvula)
E pelo menos um dos seguintes:
a) Comprometimento respiratório (p. ex., dispneia, sibilos/broncoespasmo, estridor, redução do PFE, hipóxia)
b) Redução da pressão arterial ou sintomas associados de disfunção de órgãos-alvo [p. ex., hipotonia (colapso), síncope, incontinência]
c) Sintomas gastrointestinais graves (p. ex., dor abdominal intensa tipo cólica, vômitos repetitivos), especialmente após exposição a alérgenos não alimentares

2. Início agudo de hipotensão, broncoespasmo ou envolvimento laríngeo após exposição a um alérgeno conhecido ou altamente provável para aquele paciente (de minutos a várias horas), mesmo na ausência de manifestações cutâneas típicas
Excluindo: sintomas respiratórios inferiores desencadeados por alérgenos inalatórios comuns ou alérgenos alimentares percebidos como causadores de reação "inalatória" na ausência de ingestão

Entre as reações tardias, as erupções maculopapulares são o tipo mais comum de manifestação de hipersensibilidade por drogas. Elas costumam surgir entre o quinto e o décimo quarto dia de uso do fármaco, ou até poucos dias após a interrupção do tratamento. O quadro pode incluir prurido e febre baixa, desaparecendo espontaneamente após alguns dias. Os medicamentos mais frequentemente associados a esse tipo de reação incluem AINE, aminopenicilinas, anticonvulsivantes e sulfonamidas. O diagnóstico diferencial mais importante para essas erupções em crianças pequenas envolve infecções virais, como Epstein-Barr vírus (EBV), citomegalovírus, herpes-vírus humano 6 e parvovírus B19. Em alguns casos, a erupção é desencadeada pela combinação entre o uso do medicamento e uma infecção viral. Por exemplo, cerca de 30% das crianças infectadas por EBV que recebem amoxicilina desenvolvem exantema. Outras condições que podem mimetizar esse quadro incluem reações tóxicas, síndrome de Kawasaki, doença de Still e reação enxerto *versus* hospedeiro.[1,2,7-9,11]

A erupção fixa por droga (EFD) é uma reação que pode afetar qualquer região da pele e reaparece no mesmo local sempre que o medicamento causador é reintroduzido. Esse tipo de lesão pode surgir entre 30 minutos e 2 meses após a exposição ao fármaco e se caracteriza por pápulas ou placas eritematosas, bem delimitadas, que podem apresentar bolhas centrais e prurido. Mucosas, como lábios e genitais, também podem ser acometidas. Os principais agentes associados a esse quadro incluem sulfonamidas, barbituratos, tetraciclinas, carbamazepina, fenitoína e AINE.[1,2,7-9,11]

A pustulose exantemática generalizada aguda (PEGA) é uma farmacodermia que se manifesta por múltiplas pústulas pequenas sobre áreas avermelhadas da pele, sendo mais frequente no pescoço, axilas, tronco e membros superiores. Essa condição pode estar associada a leucocitose com predomínio de neutrófilos, hipocalcemia e insuficiência renal transitória. O intervalo entre o uso do medicamento e o surgimento das lesões costuma ser inferior a 2 dias. A erupção tem resolução espontânea em alguns dias, seguida de descamação superficial. Entre os principais fármacos relacionados à PEGA estão antibióticos, como aminopenicilinas, e o diltiazem.[1,2,7-9,11]

A síndrome de hipersensibilidade induzida por droga, também conhecida como DRESS (*drug rash with eosinophilia and systemic symptoms*), foi inicialmente associada ao uso de anticonvulsivantes aromáticos, como carbamazepina, fenitoína e fenobarbital. Posteriormente, foram identificados casos semelhantes envolvendo uma ampla variedade de medicamentos, incluindo sulfonamidas, alopurinol, dapsona, minociclina e nevirapina. A síndrome é caracterizada por uma reação grave e aguda, com envolvimento de múltiplos órgãos e a presença de eosinofilia. Clinicamente, pode incluir febre, erupção cutânea extensa, linfadenopatia, alterações nas funções hepática e renal, além de acometimento pulmonar ou cardíaco. Reativações virais, especialmente pelo herpes-vírus humano 6 (HHV-6), são frequentemente observadas nesses pacientes. Os sintomas geralmente surgem entre 2 e 6 semanas após o início do uso do medicamento e, na maioria dos casos, melhoram após a suspensão do fármaco. No entanto, a mortalidade pode variar entre 10 e 40% dos casos.[1,2,7-9,11]

A síndrome de Stevens-Johnson (SJS) e a necrólise epidérmica tóxica (NET) são reações adversas graves, associadas a alta mortalidade. A incidência de SJS é estimada entre 1 e 6 casos por milhão de pessoas ao ano, enquanto a NET ocorre em 0,4 a 2 casos por milhão de pessoas ao ano. Essas duas condições são atualmente consideradas manifestações de uma mesma doença, sendo diferenciadas pela extensão do descolamento epidérmico. O eritema multiforme maior, por sua vez, é classificado separadamente, pois está mais frequentemente relacionado a infecções, especialmente por herpes-vírus.[1,2,7-9,11]

O quadro clínico da SJS e da NET pode começar com sintomas inespecíficos, como febre, desconforto ocular e dor ao engolir, que precedem o surgimento das lesões cutâneas em 1 a 3 dias. Inicialmente, aparecem máculas avermelhadas ou purpúricas no tronco, que posteriormente se espalham para o rosto, pescoço e membros superiores. Com a progressão do quadro, ocorre necrose da epiderme, resultando na formação de bolhas e descolamento cutâneo. O sinal de Nikolsky, caracterizado pelo descolamento da pele saudável com leve pressão, costuma estar presente. O envolvimento de mucosas é frequente, acometendo olhos, boca e região genital em mais de 90% dos casos. Além disso, cerca de 25% dos pacientes com NET apresentam comprometimento do epitélio respiratório, e o trato gastrointestinal também pode ser afetado.[1,2,7-9,11]

Mais de 200 medicamentos já foram associados à SJS e à NET, sendo os principais antibióticos sulfonamidas, penicilinas, anticonvulsivantes aromáticos, oxicams (AINE), alopurinol e nevirapina. Para avaliar a gravidade da NET e estimar o risco de mortalidade, foi desenvolvido o escore SCORTEN, que leva em conta diversos parâmetros clínicos e laboratoriais.[1,2,7-9,11]

Além das manifestações cutâneas, reações de hipersensibilidade a medicamentos podem afetar outros órgãos e sistemas. No sistema respiratório, reações adversas a fármacos podem se manifestar como anafilaxia, pneumonite intersticial ou alveolar, reações *lupus-like*, fibrose pulmonar e granulomatose. No fígado, a hepatite imunomediada pode ocorrer após sensibilização a substâncias como ácido para-aminossalicílico, sulfonamidas e fenotiazidas. O sistema renal também pode ser acometido, apresentando-se como nefrite intersticial (associada à meticilina) ou glomerulonefrite membranosa (relacionada ao uso de sais de ouro, penicilamina e alopurinol). Além disso, a febre induzida por medicamentos, como no caso do alopurinol, é uma manifestação sistêmica relevante.[1,2,7-9,11]

O diagnóstico das RHD deve basear-se principalmente na anamnese detalhada e no exame físico. A obtenção de informações precisas sobre todas as medicações utilizadas pelo paciente, tanto no momento da reação quanto nos dias anteriores, é essencial. Organizar esses dados de forma cronológica facilita a identificação da relação entre o uso do medicamento e o início dos sintomas. Geralmente, a substância mais recentemente introduzida ou utilizada é a principal suspeita. Entretanto, em pacientes que fazem uso de múltiplos fármacos, aqueles administrados de forma esporádica são frequentemente os mais implicados. Além disso, a manifestação clínica pode direcionar a suspeita para determinados medicamentos. Por exemplo, se um paciente epiléptico em uso de carbamazepina desenvolve angioedema após tomar dipirona, esta última é a provável causadora, pois é um desencadeante mais comum para esse tipo de reação. No entanto, se o quadro fosse compatível com a síndrome DRESS, a carbamazepina passaria a ser o principal agente suspeito, mesmo que seu uso tenha sido iniciado há dias ou semanas.[1,2,7-9,11]

Em muitos casos, a identificação do fármaco envolvido é desafiadora, mas a correlação entre o histórico clínico e os achados do exame físico pode auxiliar na exclusão de algumas substâncias e reforçar a suspeita de outras. No entanto, é importante observar que apenas a história clínica não é suficiente para confirmar o agente culpado na maioria absoluta das reações, sendo necessária uma investigação complementar.

EXAMES SUBSIDIÁRIOS

Durante a vigência da reação, não dispomos de exames complementares que ajudem a definir a droga envolvida. Em contrapartida, alguns marcadores auxiliam no diagnóstico clínico de uma suspeita reação de hipersensibilidade, por exemplo, a dosagem de triptase sérica durante uma reação anafilática, biópsia de pele para as farmacodermias, hemograma na DRESS, função hepática e renal na SJS.[1,2,7-9]

As reações de hipersensibilidade devem ser investigadas nas seguintes situações:[1,2,7-9]

- Quando um paciente tem histórico de reação de hipersensibilidade a medicamentos (DHR) e o fármaco em questão é indispensável, sem uma alternativa igualmente eficaz e estruturalmente distinta, o uso pode ser considerado caso a relação risco/benefício seja favorável:
  - Principalmente para pacientes com histórico de DHR a betalactâmicos, AINE e anestésicos locais.
  - Para outros medicamentos, conforme a necessidade clínica individual.
- Em casos de DHR grave a outros fármacos, a abordagem mais segura consiste em identificar o agente responsável pela reação.

A investigação complementar para identificação da droga envolvida envolve testes *in vivo* e *in vitro*, que podem contribuir para confirmar ou descartar determinados medicamentos suspeitos. Os testes devem ser realizados preferencialmente entre 6 semanas e 6 meses após a resolução da reação, e sua escolha depende basicamente das drogas suspeitas e do provável mecanismo envolvido naquela reação. No entanto, a realização de testes em reações graves, como anafilaxia, SJS, NET e DRESS, deve ser avaliada caso a caso, considerando os riscos e benefícios do procedimento.[1,2,7-9]

Os testes cutâneos de leitura imediata (puntura e intradérmico) são utilizados como primeira escolha na investigação de reações imediatas, uma vez que são capazes de detectar indiretamente a presença de IgE específica. Os testes cutâneos são simples, seguros e padronizados para a maior parte dos medicamentos utilizados na prática clínica geral. No entanto, como sua sensibilidade é moderada, podem ocorrer resultados falso-negativos, por isso complementar a investigação com testes de provocação é indicado sempre que possível. É importante reforçar que os testes cutâneos não servem para predizer se um indivíduo vai ter uma reação a determinado medicamento, mas sim para confirmar ou excluir uma droga suspeita de uma reação que já ocorreu.[1,2,7-9]

Para a investigação de reações tardias, o teste intradérmico com leitura em 48 horas, assim como o teste de contato, embora ainda sem sensibilidade e especificidade bem definidas, podem ser úteis no diagnóstico. Suas principais vantagens são a segurança e a possibilidade de utilização da droga na forma comercial. Mas também nesse caso os resultados devem ser analisados com cuidado e dentro do contexto da reação.[1,2,7-9]

Nos casos em que os testes cutâneos não são conclusivos ou não estão disponíveis, o teste de provocação pode ser empregado para confirmar o diagnóstico, uma vez que ainda é o padrão-ouro para o diagnóstico de hipersensibilidade a medicamentos. Esse procedimento consiste na administração controlada do medicamento suspeito e não depende do mecanismo da reação. Por se tratar de um procedimento de risco, deve ser realizado sempre sob supervisão de um especialista, em ambiente hospitalar equipado para atendimento de emergência. O teste de provocação é recomendado em situações específicas, sendo contraindicado em reações graves como SJS, NET e DRESS (Quadro 3).[12]

Os testes *in vitro* são pouco utilizados na prática clínica pela falta de padronização dos métodos, mas têm potencial para auxiliar no diagnóstico das RHD, uma vez que não apresentam risco para o paciente. A dosagem

QUADRO 3 Indicações para o teste de provocação oral com drogas

Excluir a hipersensibilidade ao medicamento suspeito quando a história clínica for inespecífica ou indicar um risco baixo a intermediário de hipersensibilidade medicamentosa
Remover o rótulo de alergia ao medicamento (*delabeling*), especialmente em casos de alergia à penicilina, como parte das estratégias de uso racional de antibióticos e redução da resistência bacteriana
Realizar testes de reatividade cruzada para identificar alternativa segura dentro do mesmo grupo ou de grupos relacionados, nos casos em que os testes cutâneos, IgE específica, testes de ativação de basófilos ou o teste de provocação com o medicamento suspeito forem positivos ou contraindicados, como em reações graves com alto risco de alergia. A identificação de alternativas potencialmente seguras deve ser baseada em testes cutâneos negativos antes da realização do teste de provocação
Estabelecer um diagnóstico preciso quando a história clínica for sugestiva de alergia medicamentosa, mas os demais testes forem inconclusivos ou indisponíveis
Quando houver exposição simultânea a múltiplos medicamentos, demonstrar tolerância a classes de fármacos que não incluem o agente identificado como causador da reação

de IgE específica é o método *in vitro* mais empregado para investigar reações imediatas IgE-mediadas, sendo disponível comercialmente no Brasil para um número limitado de medicamentos. Entretanto, a sensibilidade desse exame é inferior à dos testes cutâneos e diminui com o tempo após a reação. Além disso, o método utilizado na detecção de IgE específica é fundamental, sendo o ImmunoCAP® o mais estudado e recomendado. O teste de ativação de basófilos utiliza citometria de fluxo para analisar a expressão de marcadores de ativação (CD63 e CD203c) nos basófilos após exposição ao medicamento suspeito. Essa abordagem vem sendo estudada para antibióticos betalactâmicos, relaxantes musculares e AINE, com resultados variáveis, e ainda não está disponível para a prática clínica no Brasil.[1,2,7-9]

Entre os testes *in vitro* para avaliação das reações tardias, o teste de transformação de linfócitos (LTT) mede a resposta proliferativa dos linfócitos T à exposição ao medicamento *in vitro*. Esse teste apresenta sensibilidade entre 58 e 89% para betalactâmicos e especificidade média de 85%, sendo possivelmente mais confiável para lamotrigina, carbamazepina e betalactâmicos. No entanto, a complexidade técnica, a dificuldade de padronização e a variabilidade na correlação com o quadro clínico limitam seu uso rotineiro.[1,2,7-9]

Em resumo, a combinação de anamnese detalhada, exame físico e testes complementares é fundamental para o diagnóstico das RHD. A escolha dos testes deve considerar o tipo de reação, a droga envolvida e os riscos potenciais ao paciente, garantindo um diagnóstico preciso e seguro (Figuras 1 e 2).

TRATAMENTO

A primeira abordagem no manejo de uma suspeita de RHD é a interrupção do uso das substâncias potencialmente envolvidas. Estudos indicam que, em pacientes com SJS e NET, a suspensão precoce do fármaco responsável pode reduzir a taxa de mortalidade de 26 para 5%. Dessa forma, a retirada da medicação suspeita deve ser considerada em qualquer RHD. Esse processo pode ser mais desafiador em crianças, pois as opções terapêuticas alternativas são mais limitadas. Em pacientes que utilizam múltiplos fármacos, recomenda-se descontinuar aqueles menos essenciais e mais prováveis de estarem envolvidos, ponderando os riscos e benefícios de cada decisão.[1,2,7-9]

O tratamento medicamentoso deve ser guiado pelas características e gravidade do quadro clínico. Reações imediatas leves, como urticas ou angioedema, costumam responder bem ao uso de anti-histamínicos H1 por via oral. A preferência é por fármacos mais modernos e não sedativos, como desloratadina, fexofenadina, bilastina e levocetirizina. Já nas reações graves, como anafilaxia, o manejo emergencial inclui a manutenção das vias aéreas, administração intramuscular de adrenalina, uso de anti-histamínicos H1 e H2, broncodilatadores beta-adrenérgicos e corticosteroides.[1,2,7-9]

No caso de reações não imediatas, como exantema maculopapular, os corticosteroides são a principal opção terapêutica, podendo ser utilizados de forma tópica ou sistêmica, conforme a extensão das lesões. Já nas farmacodermias graves, como a SJS e NET, o papel dos corticosteroides ainda é controverso. A imunoglobulina endovenosa (IVIG) tem sido estudada sob a hipótese de que possa bloquear a sinalização via FAS nos queratinócitos, mas os resultados ainda são inconsistentes e qualquer impacto na redução da mortalidade parece ser modesto. A ciclosporina poderia ser alternativa, uma vez que, em comparação com controles históricos, demonstrou redução do tempo necessário para a reepitelização e menor progressão da doença, sem aumento do risco de sepse. O tratamento com ciclosporina deve ser mantido por um período de 2 a 3 semanas, ou até que ocorra completa reepitelização.[1,2,7-9]

Em situações específicas em que um paciente apresenta hipersensibilidade imediata a determinado medicamento, mas não há alternativas terapêuticas viáveis, a dessensibilização pode ser opção. Esse procedimento consiste na administração progressiva de doses crescentes da droga até alcançar a dose terapêutica desejada, permitindo que o paciente receba o tratamento sem apresentar reações adversas.[1,2,7-9]

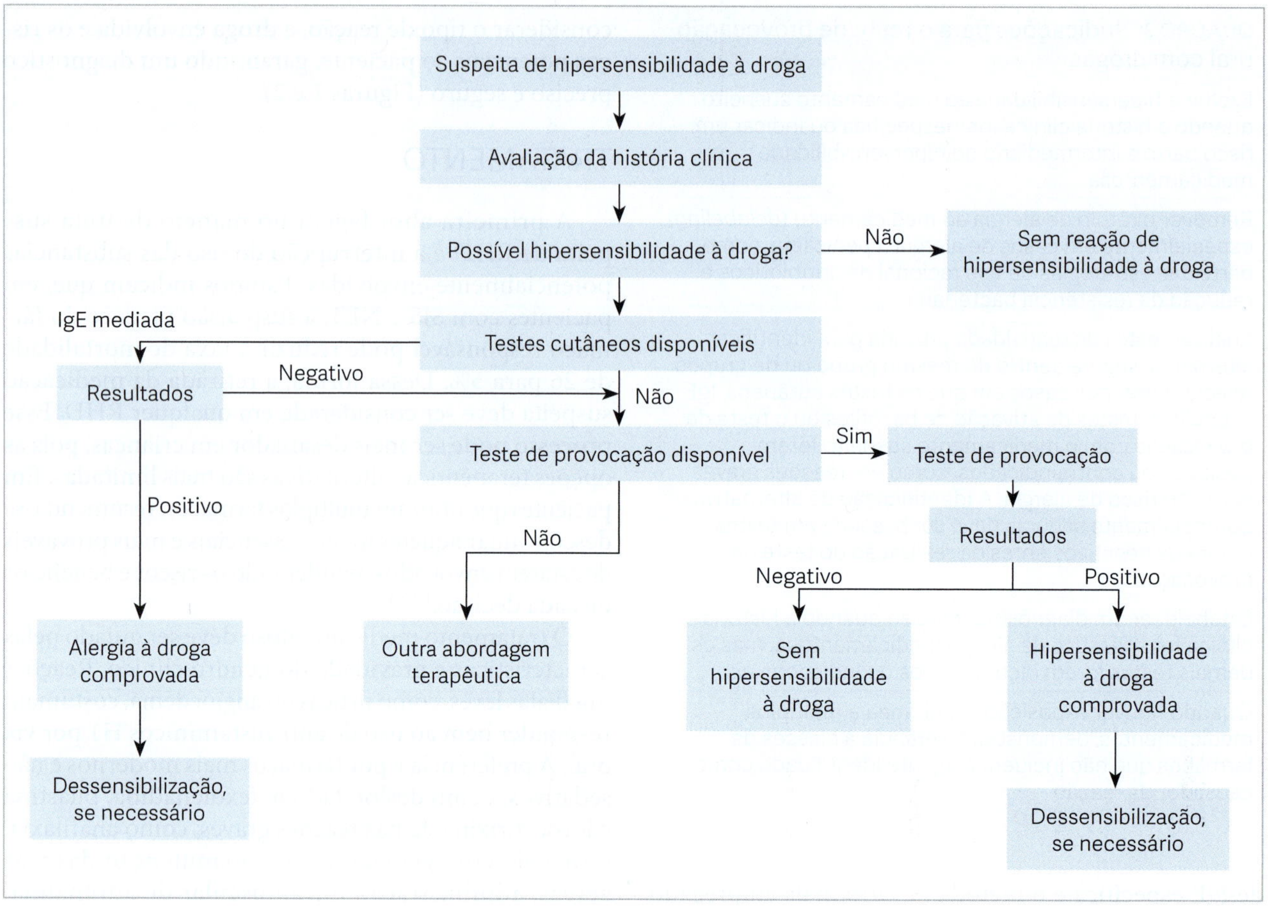

FIGURA 1 Abordagem do paciente com suspeita de hipersensibilidade a drogas.

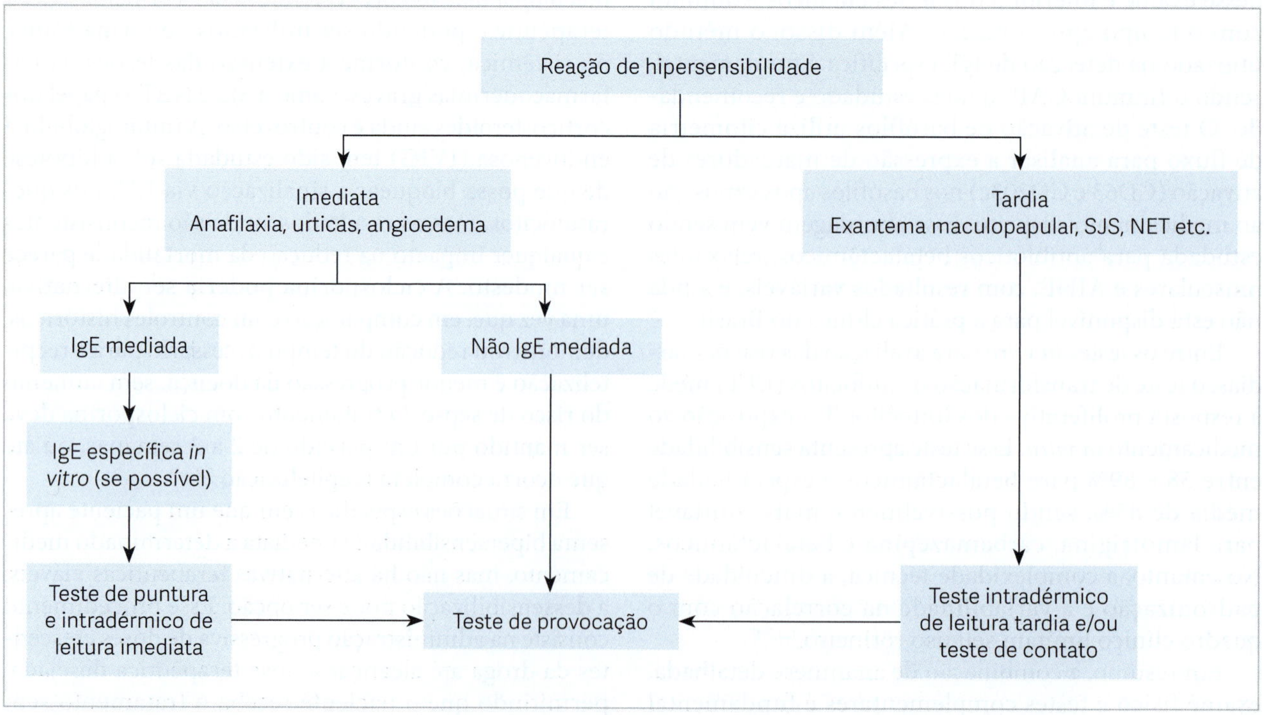

FIGURA 2 Esquema de diferenciação entre reações imediatas e tardias na hipersensibilidade a drogas.

A dessensibilização promove um estado transitório de tolerância, inibindo a ativação de mastócitos e basófilos perante o antígeno específico. No entanto, os mecanismos exatos envolvidos nesse processo ainda não estão completamente esclarecidos. Atualmente, as principais indicações para essa abordagem incluem antibióticos, especialmente penicilinas, além de insulina, quimioterápicos e, mais recentemente, alguns medicamentos biológicos. A experiência com dessensibilização para reações tardias leves é limitada, e o procedimento é contraindicado nos casos graves (SJS, NET e DRESS).[1,2,7-9]

A dessensibilização também é um procedimento de risco, uma vez que envolve a exposição a uma medicação que provavelmente está relacionada com uma reação potencialmente grave, como a anafilaxia. Além disso, deve ser feita de forma individual e adaptada individualmente em cada paciente, até que a medicação tenha sido administrada com sucesso. Portanto, não existe "receita de bolo" para a dessensibilização, e o especialista deve sempre estar envolvido no procedimento.

PROGNÓSTICO E PROFILAXIA

Uma das principais preocupações de pacientes que já apresentaram uma RHD, bem como de seus médicos, é a possibilidade de recorrência ao utilizar outros fármacos. Após o diagnóstico clínico de uma RHD, torna-se essencial identificar a substância responsável pela reação. Dessa forma, todas as reações devem ser devidamente investigadas. Conhecendo o agente causador, a melhor estratégia de prevenção é evitar não apenas essa substância, mas também outros medicamentos com potencial de reatividade cruzada.

No caso dos antibióticos, as cefalosporinas de primeira geração têm maior probabilidade de reação cruzada com as penicilinas, incluindo as aminopenicilinas, em virtude da semelhança estrutural. Algumas cefalosporinas, como o cefadroxil, têm cadeias laterais similares às das penicilinas e, portanto, também devem ser evitadas. A avaliação da reatividade cruzada entre cefalosporinas deve levar em conta a estrutura química e a composição das cadeias laterais. Quanto às sulfonamidas, não há evidências concretas de reatividade cruzada entre os antibióticos desse grupo, como o sulfametoxazol, e outras sulfonamidas não antibióticas, incluindo diuréticos, sulfonilureias e celecoxibe.[13]

Os AINE merecem atenção especial, pois na maioria dos casos as reações adversas não são de origem alérgica, mas resultam do mecanismo de ação dessas drogas. Por isso, pacientes que já apresentaram hipersensibilidade a AINE devem evitar a maioria dos fármacos desse grupo, com exceção dos inibidores fracos da COX, como o paracetamol em doses reduzidas. No entanto, algumas pessoas também podem reagir ao paracetamol, e, nesses casos, sua liberação para uso deve ocorrer somente após um teste de provocação negativo.

Outro ponto de preocupação envolve o uso de contrastes radiológicos em indivíduos com histórico de reações adversas a esses produtos. Se um novo exame for necessário, a recomendação é utilizar contrastes não iônicos e de baixa osmolaridade, que apresentam menor risco de reações. Não há evidências científicas robustas que confirmem a eficácia do uso preventivo de corticosteroides e anti-histamínicos para reduzir a ocorrência de novas reações nesses pacientes.[13]

No caso da anafilaxia perioperatória, a identificação da droga relacionada com a reação é fundamental para prevenir novas reações em procedimentos subsequentes. De maneira geral, todas as drogas utilizadas no procedimento devem ser testadas.[13]

Estudos recentes destacam a influência de fatores genéticos no desenvolvimento de algumas reações medicamentosas, especialmente nas manifestações graves, como DRESS, SJS e NET. A associação entre determinados antígenos leucocitários humanos (HLA) e essas reações está cada vez mais documentada. Em países como os EUA, é recomendado que indivíduos asiáticos realizem o teste genético para o HLA-B*1502 antes de iniciar o tratamento com carbamazepina, pois esse marcador está fortemente relacionado a um risco elevado de SJS/NET induzido por esse medicamento.[7]

CONSIDERAÇÕES FINAIS

As reações de hipersensibilidade a medicamentos constituem espectro amplo de manifestações clínicas, muitas vezes graves, e que exigem atenção cuidadosa à história clínica, à caracterização da reação e ao uso criterioso de exames complementares. A compreensão dos diferentes mecanismos envolvidos, alérgicos ou não, é essencial para a identificação adequada do agente causal, prevenção de recidivas e condução segura do tratamento. Estratégias como testes cutâneos, testes de provocação e, em casos selecionados, dessensibilização, devem ser conduzidas com base em critérios clínicos bem definidos. O conhecimento atualizado sobre essas reações permite abordagem mais precisa, reduz riscos ao paciente e contribui para a racionalização do uso de medicamentos.

PONTOS-CHAVE

1. As reações de hipersensibilidade a medicamentos são efeitos adversos não previsíveis, muitas vezes mediados por mecanismos imunológicos, e podem se manifestar de forma imediata ou tardia.

2. As reações podem envolver IgE, linfócitos T, inibição de COX, ativação de mastócitos por receptores específicos ou interação com moléculas de HLA, com sintomas distintos conforme o mecanismo.
3. A anamnese detalhada é essencial, e pode ser complementada por testes cutâneos, exames laboratoriais e, em casos selecionados, testes de provocação, sempre considerando o risco do procedimento.
4. A identificação do fármaco responsável e de possíveis reatividades cruzadas é fundamental para prevenir recorrências. Em casos sem alternativas seguras, a dessensibilização pode ser considerada sob supervisão especializada.

REFERÊNCIAS BIBLIOGRÁFICAS

1. Broyles AD, Banerji A, Castells M. Practical guidance for the evaluation and management of drug hypersensitivity: general concepts. J Allergy Clin Immunol Pract. 2020;8(9):S3-15.
2. Jeimy S, Wong T, Ben-Shoshan M, Copaescu AM, Isabwe GAC, Ellis AK. Drug allergy. Allergy, Asthma Clin Immunol. 2024;20(Suppl 3):78.
3. Jares EJ, Sánchez-Borges M, Cardona-Villa R, Ensina LF, Arias-Cruz A, Gómez M, et al. Multinational experience with hypersensitivity drug reactions in Latin America. Ann Allergy Asthma Immunol. 2014;113(3):282-9.
4. Hanschmann T, Francuzik W, Dölle-Bierke S, Hofmeier KS, Grabenhenrich L, Ruëff F, et al. Different phenotypes of drug-induced anaphylaxis: data from the European Anaphylaxis Registry. Allergy. 2023;78(6):1615-27.
5. Ensina LFC, Amigo MHL, Koch T, Guzman E, Paoli R, Nunes ICC. Drug hypersensitivity in students from São Paulo, Brazil. Clinics. 2010;65(10):1009-11.
6. Pichler WJ. Delayed drug hypersensitivity reactions: how p-i transforms pharmacology into immunology. Allergol Int. 2025;74(1):33-41.
7. Khan DA, Banerji A, Blumenthal KG, Phillips EJ, Solensky R, White AA, et al. Drug allergy: a 2022 practice parameter update. J Allergy Clin Immunol. 2022;150(6):1333-93.
8. Banerji A, Solensky R, Phillips EJ, Khan DA. Drug allergy practice parameter updates to incorporate into your clinical practice. J Allergy Clin Immunol: Pr. 2023;11(2):356-368.e5.
9. Brockow K, Wurpts G, Trautmann A, Pfützner W, Treudler R, Bircher AJ, et al. Guideline for allergological diagnosis of drug hypersensitivity reactions. Allergol Sel. 2023;7(1):122-39.
10. Golden DBK, Wang J, Waserman S, Akin C, Campbell RL, Ellis AK, et al. Anaphylaxis: a 2023 practice parameter update. Ann Allergy Asthma Immunol. 2024;132(2):124-76.
11. Joshi SR, Khan DA. Non-IgE-mediated drug hypersensitivity reactions. Curr Allergy Asthma Rep. 2021;21(7):41.
12. Barbaud A, Garvey LH, Torres M, Laguna JJ, Arcolaci A, Bonadonna P, et al. EAACI/ENDA position paper on drug provocation testing. Allergy. 2024;79(3):565-79.
13. Broyles AD, Banerji A, Barmettler S, Biggs CM, Blumenthal K, Brennan PJ, et al. Practical guidance for the evaluation and management of drug hypersensitivity: specific drugs. J Allergy Clin Immunol: Pr. 2020;8(9):S16-116.

23

Intoxicação exógena aguda

Gustavo A. J. Amarante
Christian Valle Morinaga

SUMÁRIO

INTRODUÇÃO

A intoxicação exógena aguda é causa frequente de admissão hospitalar e importante causa de morbidade, mortalidade e gastos com serviços de saúde. Nos EUA, estima-se que ocorram cerca de 2 a 5 milhões de casos de intoxicação por ano, embora a incidência verdadeira seja desconhecida em decorrência do subdiagnóstico e dos casos não notificados. Desses casos, somente 5% necessitam de internação hospitalar.

No Brasil, ainda existem algumas dificuldades no registro dos casos de intoxicação. Dados do Centro de Assistência Toxicológica (Ceatox) de São Paulo, obtidos pelo registro de casos atendidos de forma presencial e por via telefônica, são limitados e têm caráter voluntário e aleatório. Os maiores causadores das intoxicações foram os medicamentos (53,1%) e os produtos domissanitários (17,1%). A Tabela 1 mostra o número de casos de intoxicação exógena segundo o agente tóxico atendidos no Ceatox, no Estado de São Paulo, em 2023.

De acordo com dados da Coordenadoria de Vigilância em Saúde do Município de São Paulo (2023), a maioria das solicitações de atendimento ao Centro de Controle de Intoxicações (CCI) teve como local de origem as residências, totalizando 6.239 registros, o que corresponde a 59,03% do total. Observa-se mudança no perfil de origem da demanda ao longo dos anos, com predomínio crescente de atendimentos provenientes de domicílios, em detrimento de solicitações oriundas de serviços de saúde. A maior parte dos atendimentos ocorreu durante o período diurno, com 7.051 registros (66,71%), enquanto o período noturno concentrou 3.519 atendimentos (31,98%).

A faixa etária mais frequentemente envolvida nos atendimentos foi a de 1 a 4 anos, mantendo essa tendência ao longo dos anos, com destaque para acidentes como principal circunstância associada. As três principais

TABELA 1 Eventos toxicológicos humanos atendidos no Ceatox segundo o agente tóxico

Agente	Total (%)
Medicamento	4.817 (53,1%)
Produtos domissanitários	1.550 (17,1%)
Outros	667 (7,4%)
Produtos químicos residenciais ou industriais	514 (5,7%)
Cosméticos e higiene pessoal	372 (4,1%)
Agrotóxicos	257 (2,8%)
Drogas de abuso	232 (2,6%)
Plantas e fungos	140 (1,5%)
Raticidas	156 (1,7%)
Produtos de uso veterinário	125 (1,4%)
Alimentos	90 (1,0%)
Inseticidas de uso doméstico	95 (1,1%)
Animais peçonhentos venenosos	34 (0,4%)
Metais	12 (0,1%)
Animais não peçonhentos/não venenosos	3 (0%)
TOTAL	9.064 (100%)

Fonte: Centro de Controle de Assistência Toxicológica (Ceatox) da cidade de São Paulo, no período de 1º de janeiro de 2023 a 31 de dezembro de 2023.

circunstâncias relacionadas aos atendimentos foram os acidentes (47,85%), o erro de medicação (17,1%) e a tentativa de suicídio (16,59%), representando juntas 81,54% dos casos. Os medicamentos configuram-se como os principais agentes envolvidos nas intoxicações notificadas.

ACHADOS CLÍNICOS

A história e o exame físico são extremamente importantes para a avaliação inicial e a abordagem terapêutica da intoxicação exógena aguda. Devem ser direcionados, tentando identificar o agente da intoxicação, avaliar a gravidade e predizer a toxicidade. O exame físico busca encontrar sinais e sintomas que se encaixem no quadro de uma das grandes síndromes tóxicas.

O reconhecimento da síndrome permite a identificação mais rápida do agente causal e, consequentemente, a realização do tratamento adequado. A seguir, serão descritas as síndromes tóxicas e manifestações clínicas.

Síndrome anticolinérgica

- Ansiedade, agitação, alucinação, confusão mental, *delirium*, coma, convulsão e mioclonia.
- Midríase.
- Hipertermia, taquicardia, hipertensão, taquipneia.
- Retenção urinária e redução dos ruídos intestinais, pele seca, quente e avermelhada e mucosas secas.
- Agentes prováveis: antidepressivos tricíclicos, anti-histamínicos, antiparkinsonianos, antiespasmódicos, fenotiazidas, ciclobenzaprida e atropina.

Síndrome colinérgica

- Confusão, coma e convulsão.
- Miose.
- Bradicardia, hipertensão ou hipotensão, taquipneia ou bradipneia.
- Hipersalivação, broncorreia, broncoespasmo, lacrimejamento, incontinência fecal e urinária, diarreia, vômitos, sudorese intensa, fasciculações musculares e fraqueza.
- Agentes prováveis: carbamatos, organofosforados, fisiostigmina e pilocarpina.

Síndrome adrenérgica ou simpatomimética

- Ansiedade, agitação, alucinação, sudorese, tremor, hiper-reflexia, convulsão e rabdomiólise.
- Midríase.
- Hipertermia, taquicardia, hipertensão e taquipneia.
- Arritmias, dor precordial, infarto agudo do miocárdio, emergência hipertensiva e acidente vascular cerebral (AVC).
- Agentes prováveis: cocaína, anfetaminas, efedrina, pseudoefedrina, teofilina, cafeína, derivados da ergotamina, inibidores da monoamina-oxidase (MAO) e hormônios tireoidianos.

Síndrome simpatolítica ou bradicárdica

- Rebaixamento do nível de consciência (betabloqueadores).
- Bradicardia, hipotensão.
- Vômitos.
- Agentes prováveis: betabloqueadores, bloqueadores dos canais de cálcio, amiodarona, digital, carbamato e organofosforado.

Síndrome de hipoatividade

- Rebaixamento do nível de consciência, confusão, coma e hiporreflexia.
- Miose: intoxicação por opiáceos, pupilas não mióticas ou outras causas.
- Hipotermia, bradicardia, hipotensão, bradipneia, insuficiência respiratória e hipercapnia.
- Agentes prováveis: opioides, benzodiazepínicos, álcool, anticonvulsivantes e zolpidem.

Síndrome dissociativa (alucinógeno)

- Agitação, desorientação, alucinação, despersonalização, distorções perceptivas, sinestesias, labilidade de humor, tremores e nistagmo.
- Midríase (geralmente).
- Hipertermia, taquicardia, hipertensão e taquipneia.
- Agentes prováveis: LSD (ácido lisérgico), êxtase, mescalina e fenciclidina.

Síndrome serotoninérgica

- Confusão, agitação, coma, tremor, mioclonia, hiper-reflexia, trismo e rigidez.
- Midríase.
- Hipertermia, taquicardia, hipertensão e taquipneia.
- Sudorese e diarreia.
- Agentes prováveis: inibidores da MAO sozinhos ou associados a inibidores da recaptação da serotonina, meperidina e L-triptofano.

Síndrome convulsiva

- Convulsão.
- Agentes prováveis: antidepressivos tricíclicos, betabloqueadores, bloqueadores dos canais de cálcio, cocaína, fenotiazidas, inseticidas organofosforados, monóxido de carbono, salicilatos, teofilina, isoniazida e lítio.

Síndrome asfixiante (inalantes)

- Cefaleia, confusão, labilidade emocional, edema cerebral e coma.
- Fundo de olho: papiledema e ingurgitamento venoso.
- Dispneia, taquipneia, depressão respiratória, edema pulmonar, hipotensão e arritmias.
- Náuseas e vômitos.
- Agentes prováveis: cianeto, inalantes, gases, vapores e monóxido de carbono.

Acidose metabólica grave e persistente

- Bradicardia e hipotensão.
- Taquipneia, dispneia e respiração acidótica.
- Gasometria com acidose.
- Agentes prováveis: salicilatos, ácido valproico, metformina, metanol, etilenoglicol, acetona, cianeto, monóxido de carbono e formaldeído.

EXAMES COMPLEMENTARES

Na maioria das intoxicações, nenhum exame adicional é necessário; entretanto, em algumas situações, podem ser necessários exames gerais e *screening* toxicológico. Os pacientes que necessitam de exames complementares são geralmente os sintomáticos ou com comorbidades significativas, quando o tóxico é desconhecido e em intoxicações que apresentam potencial significativo de toxicidade sistêmica. A seguir, são listados os principais exames complementares.

Exames gerais

Hemograma, eletrólitos, função renal e hepática, glicemia, coagulograma, gasometria com lactato e urina I. Dosagem da osmolaridade sérica e cálculo do ânion *gap* e do *gap* osmolar (osmolaridade medida menos a osmolaridade estimada). A presença de acidose metabólica com ânion *gap* aumentado pode ser a primeira pista para intoxicação por salicilatos, metanol e etilenoglicol. O *gap* osmolar normal sugere intoxicação por metformina, monóxido de carbono, salicilato e formaldeído, enquanto *gap* osmolar aumentado (> 10) pode ser visto em intoxicações por álcool etílico, metanol, etilenoglicol, acetona e ácido valproico.

Dosagem das substâncias tóxicas, com testes qualitativos (*screening* toxicológico) ou quantitativos. O *screening* toxicológico é raramente necessário quando pacientes com ingestão não intencional são assintomáticos ou têm achados clínicos que são consistentes com a história clínica. No entanto, o *screening* para acetaminofen e salicilatos é fortemente recomendado para pacientes com história incerta e intoxicação intencional; poucos sinais precoces podem estar presentes após doses letais dessas substâncias, tratamentos específicos estão disponíveis e são altamente efetivos se administrados precocemente.

O *screening* qualitativo tem mais utilidade quando a substância ingerida é desconhecida, em casos de ingestões de múltiplas substâncias e quando os achados clínicos não são compatíveis com a história.

Screening com imunoensaio pode ser usado para detectar opioides, benzodiazepínicos, metabólitos da cocaína, barbitúricos, antidepressivos tricíclicos, tetra-hidrocanabinol e fenciclidina na urina. Esses ensaios não são caros e permitem um resultado rápido, dentro de 1 hora.

O *screening* positivo ou negativo não confirma nem exclui absolutamente o diagnóstico de intoxicação e requer avaliação adicional. Por exemplo, um *screening* negativo pode refletir uma concentração da droga abaixo do limite de detecção em decorrência da coleta da amostra antes ou depois de seu pico de concentração. Em contraste ao *screening* de imunoensaio rápido, o *screening* toxicológico qualitativo de urina, sangue ou outros fluidos corpóreos (normalmente feito por cromatografia e espectofotometria) é caro, requer 6 horas para o resultado, em geral não prediz nem define a gravidade da intoxicação, detecta drogas não suspeitas em uma minoria de pacientes, raramente leva a mudanças no manejo do paciente e não afeta o desfecho do paciente; portanto, o *screening* toxicológico amplo deve ser feito no sangue e, na urina, somente de pacientes com intoxicação grave e inexplicada.

Os tóxicos que podem ser dosados no *screening* urinário são: acetona, anfetamina, anticolinérgicos, barbitúricos, benzoilecgonina, cafeína, canabinoides, cocaína, codeína, deidrocodeína, etanol, fenotiazídicos, heroína, morfina, nicotina, antidepressivos tricíclicos, betabloqueadores, cloroquina, diquat, disopiramida, estricnina, glicóis, herbicidas, fenoxiclorados, isopropanol, metanol, metoclopramida, paracetamol, paraquat, salicilatos e teofilina. A dosagem sérica quantitativa, contudo, apenas será útil em situações em que exista relação entre nível sérico, toxicidade e tratamento.

Os tóxicos que podem ser dosados em testes quantitativos (sangue) são: antiarrítmicos, barbitúricos, digoxina, etanol, etilenoglicol, metanol, paraquat, anticonvulsivantes, carboxiemoglobina, teofilina, lítio, paracetamol e salicilatos.

Eletrocardiograma

O eletrocardiograma (ECG) deve ser feito em todos os pacientes que são sintomáticos e naqueles que foram expostos a agentes potencialmente cardiotóxicos. Alterações no ECG podem fornecer o diagnóstico e dar informações prognósticas.

Radiografia de tórax

Pode detectar possíveis agentes radiopacos, edema pulmonar não cardiogênico e/ou síndrome da angústia respiratória aguda (SARA) em razão de exposição a certos agentes, aspiração e pneumomediastino.

TRATAMENTO

Nesse momento, será discutida a abordagem inicial das intoxicações exógenas agudas. As particularidades das principais substâncias envolvidas nos casos de intoxicação exógena não são objetivo da discussão atual.

A história da exposição ao tóxico é muito importante e baseia-se nos chamados 5 W: WHO (quem), WHAT (o quê), WHEN (quando), WHERE (onde), WHY (por quê). Nos casos de violência e/ou tentativa de suicídio, essas informações podem ser distorcidas ou omitidas.

De modo geral, devem-se tratar os pacientes com intoxicação exógena aguda da mesma maneira que outras doenças ameaçadoras à vida, seguindo os princípios do suporte avançado de vida em cardiologia. Sinais vitais, nível de consciência e tamanho da pupila devem ser rapidamente avaliados, e os sistemas cardiovascular, respiratório e neurológico devem ser priorizados. A monitorização adequada (oximetria de pulso, monitorização cardíaca e ECG) e acesso venoso são essenciais.

Os princípios gerais no manejo de uma intoxicação exógena aguda incluem:

- Reconhecer uma intoxicação, identificar o tóxico, avaliar o risco da intoxicação e predizer a toxicidade.
- Avaliar a gravidade do paciente e estabilizá-lo clinicamente, administrar antídotos quando apropriado.
- Diminuir a absorção do tóxico, aumentar sua eliminação e prevenir reexposição (avaliação psiquiátrica).

Deve-se promover a estabilização inicial do paciente, seguindo o ABCDE, e realizar manobras de ressuscitação caso necessário. Entre as causas de parada cardiorrespiratória, a intoxicação exógena é a que tem melhor prognóstico.

- Vias aéreas pérvias: se não houver boa ventilação ou se não for possível proteger as vias aéreas, deve-se realizar intubação orotraqueal (EOT). A EOT para proteção da via aérea deve ser feita precocemente em pacientes com rebaixamento do nível de consciência por causa do alto risco de aspiração e das complicações associadas, particularmente quando procedimentos para descontaminação gástrica precisarem ser feitos.
- Ventilação eficaz: fornecer oxigênio e ventilação mecânica, de acordo com a necessidade.
- Circulação: atenção para frequência cardíaca, pressão arterial e perfusão periférica. Quando necessário, utilizar reposição volêmica, drogas vasoativas e marca-passo para manter a hemodinâmica estável.
- Exame neurológico: avaliar nível de consciência, sinais autonômicos, pupilas e reflexo fotomotor, presença de sinais localizatórios e convulsões.
- Exposição e eliminação: remover roupas e outros contaminantes externos, medir a temperatura e tratar hipo ou hipertermia; identificar trauma acidental ou intencional, procurar itens pessoais ou pistas para a causa da intoxicação.

Após a estabilização inicial do paciente, a descontaminação é a prioridade. Quanto mais rapidamente a descontaminação for feita, mais efetiva ela será em prevenir a absorção do tóxico. Se a intoxicação ocorreu pela pele, devem ser retiradas todas as roupas do paciente, removidos todos os resíduos e ter a pele lavada abundantemente com água ou solução salina. A maioria das intoxicações no pronto-socorro, contudo, envolve o trato gastrointestinal (TGI), e as medidas possíveis são: lavagem gástrica, carvão ativado, irrigação intestinal, hiperidratação e alcalinização da urina. A indução de vômitos (p. ex., com o uso de xarope de ipeca) não é mais recomendada em pronto-socorro. A necessidade de métodos dialíticos é menos comum.

Enquanto vários procedimentos de descontaminação têm mostrado reduzir o nível sérico da substância ingerida, existem poucos dados que demonstram que esses procedimentos reduzem morbidade e mortalidade.

MEDIDAS PARA DIMINUIR A ABSORÇÃO DO TÓXICO

Lavagem gástrica

Passagem de sonda nasogástrica (SNG) de calibre grosso com administração de 100 a 250 mL de soro fisiológico. Depois, manter sonda aberta em posição inferior ao paciente, deixando retornar o conteúdo gástrico, no intuito de remover substâncias tóxicas presentes no estômago. Realizar sucessivas lavagens até que retorne apenas o soro. Manter o paciente em decúbito lateral esquerdo com a cabeça em nível levemente inferior ao corpo.

Indicações

A lavagem gástrica é útil quando se suspeita de intoxicação por via oral (VO) e deve ser feita apenas se o tempo decorrido entre a intoxicação e o procedimento for menor que 1 hora. Para pacientes que se apresentam tardiamente ou são assintomáticos na admissão, a lavagem gástrica provavelmente não é benéfica; portanto, está indicada quando o tempo de ingestão for menor que 1 hora, a substância for potencialmente tóxica ou desconhecida e desde que não haja contraindicações. Quando feita, a lavagem gástrica deve ser seguida da administração de carvão ativado, a menos que a substância ingerida não seja adsorvida pelo carvão.

Contraindicações

- Rebaixamento do nível de consciência com perda dos reflexos de proteção da via aérea (deve-se intubar o paciente antes de realizar a lavagem gástrica).
- Ingestão de substâncias corrosivas como ácidos ou bases.
- Ingestão de hidrocarbonetos.
- Risco de hemorragia ou perfuração do TGI (cirurgia recente ou doenças preexistentes).

Eficácia

Como os outros métodos de descontaminação do TGI, a eficácia da lavagem gástrica diminui quanto maior for o tempo entre a ingestão e o tratamento. Estudos controlados em humanos e animais têm mostrado que a lavagem gástrica diminui a absorção da substância ingerida em uma média de 26% quando feita dentro de 30 minutos após a ingestão e em 12% quando feita em 60 minutos. Grandes quantidades de drogas são removidas somente em uma minoria dos pacientes submetidos à lavagem gástrica. Um estudo observacional com 13 pacientes com intoxicação por antidepressivo tricíclico demonstrou que a média de recuperação da droga foi somente de 9% do total ingerido. Outro estudo, em que pacientes com intoxicação aguda foram submetidos a endoscopia após a lavagem gástrica, mostrou que 88% dos pacientes tinham material sólido residual no estômago.

Carvão ativado

Tem a propriedade de adsorver várias substâncias, prevenindo sua absorção sistêmica.

A dose recomendada é de 1 g de carvão/kg de peso (25 a 100 g) por SNG ou por VO. Deve-se diluir o carvão em água, soro fisiológico ou manitol (geralmente 8 mL de solução para cada grama de carvão) e infundir lentamente. Doses maiores que 100 g não são recomendadas para pacientes obnubilados pelo maior risco de vômito e aspiração (Quadros 1 e 2).

Indicações

Deve ser administrado para pacientes com tempo entre a intoxicação e o procedimento de até 1 a 2 horas, salvo aqueles com intoxicação por substâncias com metabolismo entero-hepático (nestes, há benefício de doses sequenciais de carvão ativado).

Contraindicações

- Carvão ativado é absolutamente contraindicado em pacientes com perfuração ou obstrução do TGI e naqueles com rebaixamento do nível de consciência com perda dos reflexos de proteção da via aérea.
- Ingestão de substâncias corrosivas como ácidos ou bases (hidróxido de sódio ou potássio, ácido clorídrico ou sulfúrico).
- Ingestão de hidrocarbonetos (gasolina, querosene, graxa líquida para móveis).
- Substâncias que não são adsorvidas pelo carvão, já foram completamente absorvidas (apresentação tardia) ou quando o risco da administração do carvão supera seus benefícios (p. ex., o benefício do carvão pode ser superado pelo risco de precipitar uma hemorragia ou a perfuração do TGI em um paciente com doença gástrica ou cirurgia recente).

Eficácia

Assim como outras formas de descontaminação do TGI, o carvão ativado é mais efetivo quando administrado dentro da primeira hora da ingestão. Estudos em voluntários humanos revelaram que a absorção média da droga é reduzida para 52, 38, 34 e 21% quando o carvão ativado é administrado em 30, 60, 120 e 180 minutos, respectivamente. No entanto, os dados sobre se o carvão ativado melhora o desfecho clínico são conflitantes.

QUADRO 1 Agentes que não são bem adsorvidos pelo carvão ativado
Metais pesados (arsênio, chumbo, mercúrio, ferro, zinco e cádmio)
Íons inorgânicos (lítio, sódio, cálcio, magnésio, potássio, fluoreto e iodeto)
Ácido bórico
Corrosivos (ácido e base)
Hidrocarbonetos
Álcool (etanol, etilenoglicol, metanol e isopropanol)
Acetona
Óleos essenciais

QUADRO 2 Agentes cuja eliminação pode ser aumentada pelo carvão ativado em múltiplas doses
Efetividade provável ▪ Carbamazepina ▪ Dapsona ▪ Fenobarbital ▪ Quinino ▪ Teofilina
Efetividade possível ▪ Amitriptilina ▪ Ciclosporina ▪ Diazepam ▪ Digoxina ▪ Disopiramida ▪ Doxepin ▪ Glutetimida ▪ Meprobamato ▪ Metotrexato ▪ Nadolol ▪ Nortriptilina ▪ Fenciclidina ▪ Fenilbutazona ▪ Piroxicam ▪ Propoxifeno ▪ Salicilato ▪ Sotalol ▪ Valproato ▪ Preparações de liberação prolongada

Quando associado à lavagem gástrica, parece ser mais efetivo em reduzir a absorção da droga. Além disso, parece ser mais efetivo que a lavagem gástrica sozinha em relação à diminuição da absorção do tóxico.

Irrigação intestinal

Administrar uma solução (polietilenoglicol) na velocidade de 1.500 a 2.000 mL/hora, por VO ou SNG, até que o efluente retal esteja limpo. O objetivo é que a solução administrada pela sonda seja recuperada por via retal e, com isso, ocorra limpeza "mecânica" do TGI, evitando sua absorção.

Indicações

Trata-se de método raramente usado para diminuir a absorção de tóxicos. É útil para indivíduos que ingeriram grandes doses de ferro ou outros metais pesados (que não são adsorvidos pelo carvão ativado) e para expelir pacotes ingeridos por pessoas para tráfico de drogas.

Contraindicações

Pacientes com obstrução, perfuração ou sangramento do TGI. O procedimento não deve ser feito em pacientes com rebaixamento importante do nível de consciência até o estabelecimento de uma via aérea segura.

Eficácia

Relatos de casos sugerem que a irrigação intestinal é efetiva após ingestão de ferro, bloqueadores do canal de cálcio de liberação prolongada, pacotes de cocaína, chumbo, arsênio e sulfato de zinco. Irrigação intestinal pode ser vantajosa para pacientes que ingeriram corpo estranho tóxico, quantidades tóxicas de substâncias não adsorvidas pelo carvão ativado (ferro, arsênio, lítio) e medicamentos de liberação prolongada ou revestimento entérico.

Endoscopia/cirurgia

A remoção endoscópica ou cirúrgica do tóxico pode ser indicada quando uma substância ameaçadora à vida for ingerida e não puder ser efetivamente retirada de maneira menos invasiva. Um exemplo inclui a presença de farmacobenzoares ou quantidades letais de metais pesados, que podem ser visualizados na radiografia de abdome e são refratários à lavagem intestinal ou lavagem gástrica.

Indicações

A remoção cirúrgica é indicada em pacientes que apresentam intoxicação após a ingestão de grande número de pacotes de cocaína ou em pacientes nos quais a endoscopia falhou em remover os farmacobenzoares. A endoscopia não deve ser usada para remover pacotes de cocaína pelo risco de ruptura durante a tentativa de remoção.

MEDIDAS PARA AUMENTAR A ELIMINAÇÃO DOS TÓXICOS

Essas medidas conseguem aumentar a eliminação dos tóxicos. Poucos estudos têm investigado se realmente diminuem a duração da toxicidade clínica e/ou melhoram desfechos clínicos. As indicações incluem: ingestão de uma substância na qual a eliminação pode ser aumentada, falência do paciente em responder aos cuidados máximos de suporte, a evolução clínica é possível de ser complicada baseada na natureza e/ou na concentração do tóxico, *clearance* prejudicado da substância ou comorbidades.

Carvão ativado em múltiplas doses

É o método mais comumente utilizado para aumentar a eliminação de uma substância. Pode ser benéfico tanto na fase pré-absortiva quanto na pós-absortiva da intoxicação. O carvão ativado em múltiplas doses aumenta a eliminação por um destes dois mecanismos:

1. Interrupção da circulação entérica: diversas toxinas participam da circulação entero-hepática e o carvão ativado em múltiplas doses aumenta a quantidade de carvão disponível para adsorver a substância assim que ela reentrar no TGI.
2. Diálise gastrointestinal: grandes quantidades de carvão no TGI promovem a difusão passiva das drogas contra um gradiente de concentração dos capilares da mucosa intestinal para o espaço intraluminal. A mucosa intestinal serve como membrana de diálise semipermeável, e a ligação intraluminal da droga livre pelo carvão ativado vai além da difusão da droga para dentro do lúmen.

Dosagem

De 0,25 a 0,5 g de carvão por quilograma de peso a cada 4 a 6 horas. A efetividade do carvão ativado em múltiplas doses é determinada mais pela dose total de carvão ativado administrada do que pelo intervalo entre as doses. Carvão ativado em intervalos de 1, 2 ou 4 horas é igualmente eficaz, desde que a dose total administrada seja igual. Dose inicial de 1 g/kg de carvão ativado com manitol, seguido de 0,5 g/kg de carvão ativado em suspensão aquosa a cada 2 a 4 horas.

Somente a primeira dose deve ser administrada com manitol; múltiplas doses da substância podem provocar profunda desidratação e hipernatremia grave. Em pacientes com vômito ou diminuição da motilidade do TGI, doses menores administradas com mais frequência podem ser mais bem toleradas. A administração do carvão ativado deve ser continuada até que haja melhora clínica significativa ou até que a concentração sérica da droga tenha caído para níveis não tóxicos. Em geral, não é necessária por mais de 24 horas.

Intoxicações que se beneficiam do uso de carvão em múltiplas doses: fenobarbital, ácido valproico, carbamazepina, teofilina, substâncias de liberação entérica, de liberação prolongada ou com alto grau de circulação entero-hepática, dapsona e quinino.

Contraindicações

As mesmas do carvão ativado em dose única.

Eficácia

A efetividade do carvão ativado em múltiplas doses em acelerar a eliminação da droga é altamente dependente das características da droga ingerida. É mais efetivo em remover drogas com alta capacidade de ligação com o carvão, com *clearance* intrínseco baixo (meia-vida de eliminação prolongada), pequeno volume de distribuição, baixa ligação proteica e estado não ionizado em pH fisiológico.

Hiperidratação com diurese forçada

Hiperidratação com 1.000 mL de soro fisiológico por via intravenosa a cada 6 ou 8 horas. Pode associar furosemida. Manter diurese em 100 a 400 mL/hora.

Essa medida procura aumentar o débito urinário e, consequentemente, a excreção da substância por via renal (Quadro 3).

QUADRO 3 Agentes cuja eliminação pode ser aumentada com a diurese forçada
Bário
Brometo
Crômio
Cisplatina
Ciclofosfamida
5-fluorouracil
Iodeto
Tálio
Cálcio
Fluoreto
Meprobamato
Potássio
Lítio
Isoniazida

Alcalinização da urina

A excreção urinária de algumas drogas pode ser aumentada com a mudança do pH da urina. Com o aumento do pH urinário para 7,5 a 8 em pacientes intoxicados por ácidos fracos, aumenta a concentração do componente ionizado dessas substâncias, que é insolúvel em lipídio e não pode se mover de volta através do epitélio renal (diminui a reabsorção pelo túbulo renal), levando a um aumento em sua excreção.

Alcalinização da urina para manter o pH urinário maior que 7,5 pela administração de soro bicarbonatado: soro glicosado a 5% na dose de 850 mL + bicarbonato de sódio a 8,4% na dose de 150 mL, 1.000 mL a cada 6 ou 8 horas. Pode ser feito um bólus de 1 a 2 mEq/kg de bicarbonato de sódio a 8,4%, seguido de infusão contínua. A taxa deve ser titulada com base no pH urinário e sérico, e deve ser mantido um pH urinário ≥ 7,5 e sérico < 7,6.

Drogas que respondem à alcalinização da urina geralmente apresentam estes critérios:

- São eliminadas predominantemente pelos rins.
- São distribuídas primariamente no fluido extracelular e têm baixo volume de distribuição.
- Apresentam baixa ligação proteica.
- São ácidos fracos com pKa entre 3 e 7,5.

Contraindicações

Pacientes com insuficiência renal instalada ou incipiente e edema pulmonar ou cerebral. Além disso, a sobrecarga de volume pode complicar o tratamento de pacientes com doença cardíaca preexistente (Quadro 4).

QUADRO 4 Agentes cuja eliminação pode ser aumentada com a alcalinização da urina
Ácido clorofenoxiacético
Clorpropamida
Salicilato
Diflunisal
Fluoreto
Metotrexato
Barbitúrico (fenobarbital)
Sulfonamida

Métodos dialíticos

Princípios para indicação da diálise:

- Intoxicação grave, com piora contínua do paciente apesar do tratamento agressivo.
- Intoxicação grave e o paciente tem disfunção na metabolização do tóxico (insuficiência renal e/ou hepática).
- Pacientes ainda estáveis, mas com concentração sérica do tóxico potencialmente fatal ou com capacidade de causar lesões graves ou irreversíveis.
- Tóxico significativamente retirado com diálise.
- Na hemodiálise, o tóxico existente no sangue é removido por difusão a favor de um gradiente de concentração.

Na hemoperfusão, o sangue circula pelo filtro que contém substâncias adsorventes, como o carvão ativado ou resinas. Hemoperfusão é alternativa em relação à hemodiálise e pode resultar em *clearance* mais rápido de toxinas como teofilina, carbamazepina, ácido valproico e procainamida (Quadros 5 e 6).

QUADRO 5 Agentes cuja eliminação pode ser aumentada com a hemodiálise
Barbitúrico
Brometo
Hidrato de cloral
Álcool (etanol, metanol, etilenoglicol, isopropanol)
Acetona
Lítio
Procainamida
Teofilina
Salicilato
Metais pesados
Atenolol
Sotalol

QUADRO 6 Agentes cuja eliminação pode ser aumentada pela hemoperfusão
Barbitúrico (fenobarbital, primidona)
Sedativo-hipnóticos (meprobamato, metaqualona, glutetimida, etclorvinol)
Fenitoína
Teofilina
Disopiramida
Cloranfenicol
Cogumelo *Amanita*
Carbamazepina
Valproato
Procainamida
Cafeína
Hidrato de cloral
Dapsona
Metotrexato
Fenilbutazona
Tetracloreto de carbono
Paraquat

Antídotos

A administração de um antídoto é apropriada quando existe intoxicação cuja gravidade atual ou predita garante o seu uso, o benefício da terapia supera seus riscos e não há contraindicação. Os antídotos reduzem drasticamente a morbidade e a mortalidade em algumas intoxicações, mas não estão disponíveis para a maioria dos agentes tóxicos. Embora a resposta a antídotos administrados empiricamente possa ser usada para confirmar suspeita diagnóstica, seu uso indiscriminado pode aumentar a morbidade dos pacientes, como no uso rotineiro de flumazenil para pacientes comatosos com suspeita de intoxicação por benzodiazepínico, que pode precipitar convulsão e piorar o quadro clínico de pacientes com ingestão concomitante de antidepressivos tricíclicos.

É de suma importância considerar os efeitos colaterais e as contraindicações do uso de cada um dos antídotos. Sabe-se, por exemplo, que o flumazenil não deve ser usado nas seguintes situações: curiosidade diagnóstica, pacientes que não apresentam significativo rebaixamento do nível de consciência, história de convulsões ou uso de anticonvulsivantes ou possibilidade de estar em uso de antidepressivo tricíclico.

Não se deve esquecer que o suporte clínico e o tratamento imediato das complicações são etapas essenciais e prioritárias no manejo das intoxicações exógenas agudas. Habitualmente, em poucas horas ou poucos dias, a intoxicação estará resolvida e o paciente terá excelente prognóstico (Quadro 7).

CARACTERÍSTICAS DE ALGUMAS DROGAS/SUBSTÂNCIAS SEGUNDO A ORGANIZAÇÃO MUNDIAL DA SAÚDE

A seguir, são apresentadas as características de algumas drogas/substâncias, conforme descritas pela Organização Mundial da Saúde (OMS), em ordem alfabética:

Amitriptilina: é antidepressivo tricíclico e a intoxicação aguda produz midríase, hipotensão, hipotermia, retenção urinária, arritmias cardíacas, depressão

QUADRO 7 Tratamentos e antídotos

Tóxico	Antídoto
Anticoagulantes	Vitamina K, 10 mg, IV, 1 vez ao dia Plasma fresco congelado
Anticolinérgicos	Fisostigmina, 1-2 mg, IV, em 2-5 minutos. Pode repetir a dose
Benzodiazepínicos	Flumazenil 0,1 mg IV em 1 minuto. Pode repetir a dose várias vezes, até o efeito desejado. Geralmente, não ultrapassar 3 mg. Como flumazenil tem meia-vida curta, pode ser necessário repeti-lo em intervalos de 20-30 minutos
Betabloqueadores	Glucagon, 5 mg, IV, dose de ataque; e manutenção de 1-5 mg/hora
Bloqueadores dos canais de cálcio	Gluconato de cálcio a 10%, 10-40 mL, diluído em 100 mL de SF, IV, em 2 minutos. A dose pode ser repetida mais 4 vezes consecutivas. Se boa resposta, manutenção com 0,2 mL/kg/hora de gluconato, máximo de 10 mL/hora Glucagon, 5 mg, IV, dose de ataque; e manutenção de 1-5 mg/hora
Carbamato	Atropina, 1-2 mg, IV, nos casos leves a moderados; e 2-5 mg, nos casos graves; doses podem ser repetidas a cada 5-15 minutos, até que as secreções se tornem secas (diminuição da secreção brônquica) Pralidoxima, 1-2 g, em 250 mL de SF a 0,9%, IV, em 15-30 minutos. Pode repetir a cada 6 horas ou manter em BIC 3-4 mg/kg/hora por 24-72 horas ou até resolução da toxicidade clínica
Digoxina	Anticorpo antidigoxina: 40 mg de anticorpo neutraliza 0,6 mg de digoxina; intoxicação aguda: 200-600 mg de anticorpo; crônica: 40-160 mg de anticorpo, IV, em 15-30 minutos
Inseticida organofosforado	Atropina, 1-2 mg, IV, nos casos leves a moderados; e 2-5 mg, nos casos graves; doses podem ser repetidas a cada 5-15 minutos, até que as secreções se tornem secas (diminuição da secreção brônquica) Pralidoxima, 1-2 g, em 250 mL de SF a 0,9%, IV, em 15-30 minutos. Pode repetir a cada 6 horas ou manter em BIC 3-4 mg/kg/h por 24-72 horas ou até resolução da toxicidade clínica
Isoniazida	Piridoxina (vitamina B6), 5 g, IV, em 3-5 minutos, repetir após 30 minutos
Metais pesados	EDTA Deferoxamina (ferro)
Metanol e etilenoglicol	Álcool etílico a 100%, diluir na proporção 1:10:100 mL de álcool em 900 mL de SG a 5%. Dose inicial: 10 mL/kg da solução IV em bólus em 30 minutos. Dose de manutenção: 1-2 mL/kg/hora (dobrar a dose de manutenção durante a diálise). O ideal é conseguir uma concentração sérica de etanol > 100 mg/dL
Monóxido de carbono	Oxigênio a 100%
Opioides	Naloxone, 1-4 mg, IV, repetir a cada 20-60 minutos, se necessário
Paracetamol	N-acetilcisteína, 140 mg/kg, IV, em bólus; e manutenção de 70 mg/kg, a cada 4 horas, total de 17 doses

BIC: bomba de infusão contínua; EDTA: ácido etilenodiamina tetracético; IV: via intravenosa; SF: soro fisiológico; SG: soro glicosado.

respiratória, coma, convulsões e parada cardiorrespiratória. As arritmias cardíacas são graves, complexas e de difícil controle. Além de medidas gerais e sintomáticos, deve-se alcalinizar a urina com bicarbonato de sódio.

Anfetaminas: a intoxicação causa hipertermia, convulsões, coma e falências respiratória e cardíaca. O tratamento baseia-se em medidas de suporte geral e sintomáticos.

Arsênico: está presente em pesticidas, medicamentos e produtos industriais, incluindo cerâmica e vidro. É detectado pelo teste de Reinsch. A intoxicação produz dor abdominal intensa, vômitos e diarreia sanguinolenta, que podem levar ao colapso circulatório e à morte. Quando inalado, produz hemólise maciça e insuficiência renal. O tratamento é feito com agentes quelantes.

Atenolol: o envenenamento produz broncoconstrição, hipotensão e insuficiência cardíaca. A terapêutica baseia-se em sintomáticos, medidas gerais e eventualmente agentes agonistas, como a dobutamina. O glucagon é o antídoto que pode ser usado nas intoxicações por betabloqueadores.

Atropina: taquicardia, febre, hipertensão, *delirium* e alucinações. O antídoto é a fisostigmina.

Barbitúricos: produzem intoxicação grave, com vasodilatação, hipotensão, choque, hipoventilação, hipotermia, coma, convulsões e insuficiência renal aguda. A morte pode ser consequência de complicações respiratórias ou de parada cardiorrespiratória. Carvão ativado e alcalinização da urina estão indicados na intoxicação por fenobarbital ou barbital, enquanto na intoxicação por barbitúricos de ação curta ou média (tiopental) há indicação de hemoperfusão em carvão.

Benzodiazepínicos: produzem tonturas, confusão mental, ataxia, fala empastada, incoordenação e graus variados de rebaixamento da consciência, que podem resultar em coma. Ocorre ainda, menos comumente, depressão respiratória (crianças e idosos). Trata-se com sintomáticos e flumazenil, o antídoto específico.

Carbamatos: presentes em diversos inseticidas e herbicidas, são inibidores da acetilcolinesterase. Assim, podem causar anorexia, dor abdominal, náuseas, vômitos, diarreia, lacrimejamento, salivação, sudorese, ansiedade, ataxia e edema agudo de pulmão. A intoxicação aguda pode ser tratada com atropina.

Carbamazepina: é anticonvulsivante cuja intoxicação produz cefaleia, boca seca, desconforto abdominal, diarreia ou constipação, ataxia, nistagmo, diplopia, hipotensão, convulsões, coma e depressão respiratória. Indica-se apenas tratamento de suporte.

Cocaína: é droga ilícita de abuso comum e crescente. Produz euforia, agitação, vômitos, febre, midríase, *delirium*, tremores, hiper-reflexia, hipertensão, hiperventilação, convulsões e falência cardiorrespiratória. O tratamento consiste em sintomáticos e medidas de suporte.

Codeína: a intoxicação produz pupilas puntiformes, hipotensão, hipotermia, coma, convulsões, edema pulmonar e arritmias cardíacas. A morte está associada, em geral, a depressão respiratória grave. O antagonista puro, naloxona, reverte todos os efeitos da droga.

Cumarínicos: a intoxicação produz sinais de sangramento, como petéquias e hematomas, ou sangramento evidente, principalmente nos tratos digestivo e urinário. O tratamento consiste na administração de vitamina K e, nos casos mais graves, de plasma fresco congelado ou concentrado de fatores da coagulação.

Cianeto: é metabólito do nitroprussiato de sódio e de inseticidas que contêm tiocianato. Pode também estar presente no sangue de vítimas de incêndio, pela inalação de fumaça da combustão de lã, seda ou polímeros sintéticos, como poliuretano e poliacrilonitrila. No envenenamento, observam-se ataxia, cefaleia, ansiedade, dispneia, confusão, coma, acidose metabólica, edema pulmonar e parada respiratória. Para o tratamento, além de medidas de suporte, podem-se usar os antídotos hidroxicobalamina, nitrito de sódio e tiossulfato de sódio.

Chumbo: a intoxicação aguda produz dor em cólica seguida de constipação ou diarreia, enquanto na intoxicação crônica, que é mais comum, surgem fadiga, anemia e dor articular. Em crianças, pode induzir a encefalopatia e coma. Trata-se com substâncias quelantes.

Digoxina: pode causar arritmias cardíacas graves, além de náuseas, vômitos, diarreia, tonturas e confusão mental. O tratamento, geralmente, inclui apenas as medidas de suporte, mas eventualmente, nos casos mais graves, pode-se lançar mão do anticorpo específico.

Difenidramina: é anti-histamínico comum. A superdosagem produz sonolência, tontura, boca seca, cefaleia, náusea, taquicardia, febre, alucinações e tremores. Os casos mais graves podem evoluir com convulsões, coma e morte. Não há tratamento específico.

Efedrina: é droga simpatomimética e, na intoxicação, produz efeitos relacionados, como náuseas, vômitos, cefaleia, sede, irritabilidade, febre, sudorese, taquicardia, midríase, convulsões, coma e depressão respiratória. Tratamento de suporte.

Etanol: presente em bebidas alcoólicas. É usado no tratamento de intoxicação por metanol e etilenoglicol. Trata-se a intoxicação com medidas de suporte e, nos casos muito graves, com diálise.

Fluoroacetato: presente em veneno para rato, é altamente tóxico. Causa náuseas, apreensão, tremores, arritmias cardíacas, convulsões e coma; a morte deve-se à insuficiência respiratória e à insuficiência cardíaca. Não há tratamento específico.

Fenitoína: tremores, nistagmo, ataxia, coma e depressão respiratória, além de toxicidade cardíaca. Administra-se tratamento de suporte e, eventualmente, hemoperfusão.

Hipoclorito: presente em alvejantes e água sanitária, sua ingestão leva à formação de ácido hipocloroso. A intoxicação apresenta-se com náuseas, vômitos, diarreia, dor abdominal, confusão mental, hipotensão, edema pulmonar e coma. Na ingestão, ocorre irritação das mucosas esofagiana e gástrica, podendo ocorrer perfuração. Tratamento sintomático e com suporte geral.

Lítio: a intoxicação é, em geral, mais grave nos indivíduos que fazem uso crônico de seus sais. Os sintomas incluem náusea, vômitos, apatia, sonolência, tremores, ataxia, rigidez muscular, convulsões, coma e morte. O tratamento consiste em medidas de suporte e, nos casos mais graves, diálise.

Organofosforados: presentes em pesticidas e herbicidas. Produzem secreções brônquicas abundantes, desconforto respiratório, salivação, náuseas, fraqueza muscular ou paralisia. Além de medidas de suporte e sintomáticos, usa-se atropina no tratamento da intoxicação aguda.

Paracetamol: na fase aguda da intoxicação, aparecem sintomas leves, como náuseas e vômitos; porém, ao longo dos dias, lesão hepática grave e potencialmente fatal pode ocorrer, bem como lesão renal. Metionina ou acetilcisteína deve ser administrada dentro de intervalo de 12 a 15 horas da ingestão da droga.

Paraquat: presente com muita frequência em herbicidas, é extremamente tóxico. Produz sensação de queimação na boca, esôfago e abdome, ulceração nos lábios, língua e faringe. Sua absorção em pequenas quantidades induz fibrose pulmonar e insuficiência respiratória, enquanto a absorção maciça leva à morte rapidamente por disfunção múltipla de órgãos. Trata-se com medidas de suporte, agentes que reduzem a absorção, como o carvão ativado, e técnicas de remoção, como a hemodiálise, embora estas últimas não tenham afetado de forma definitiva a evolução.

Teofilina: produz palpitações, hipotensão, diurese, agitação, náuseas, vômitos, hipocalemia, acidose metabólica e convulsões. O tratamento é sintomático, com ênfase na reposição de potássio. O uso de carvão ativado está indicado.

EXEMPLOS DE PLANTAS QUE PODEM CAUSAR INTOXICAÇÃO

Alcaloides beladonados: erva-do-diabo, figueira-brava.

Cristais de oxalato de cálcio: comigo-ninguém-pode, costela-de-adão, copo-de-leite, cheflera; tinhorão.

Ésteres diterpênicos: bico-de-papagaio, coroa-de-cristo.

Glicosídeos cardioativos: dedaleira, erva-de-nossa-senhora, aloendro, chapéu-de-napoleão.

Glicosídeos cianogênicos: hortênsia, mandioca-brava, sabugueiro.

Graianotoxinas: azaleias.

Saponinas: hera, espada-de-são-jorge, espada-de-santa-bárbara.

Toxalbuminas: jerequiti, mamona, pinhão-paraguaio.

CONSIDERAÇÕES FINAIS

Intoxicação exógena aguda é condição frequente e potencialmente grave que requer abordagem sistemática, iniciando-se pela estabilização clínica e reconhecimento de síndromes tóxicas específicas. A correta identificação do agente causal, quando possível, aliada ao conhecimento dos mecanismos de toxicidade, permite direcionar medidas de suporte e estratégias para reduzir a absorção e promover a eliminação do tóxico. Embora exames complementares e antídotos específicos possam ter papel fundamental em casos selecionados, o cuidado baseado em princípios gerais de suporte e a vigilância contínua continuam sendo a base do manejo clínico eficaz.

PONTOS-CHAVE

1. Intoxicações exógenas representam importante causa de admissões hospitalares, com destaque para medicamentos e produtos de uso domiciliar como os principais agentes.
2. O reconhecimento de padrões sindrômicos, como os quadros anticolinérgico, colinérgico, serotoninérgico e simpatomimético, auxilia na suspeita diagnóstica e priorização do tratamento.
3. Diagnóstico exige avaliação clínica e exames direcionados. A história clínica, o exame físico e exames laboratoriais estratégicos, como gasometria, eletrólitos e ECG, são fundamentais para avaliação do risco e acompanhamento da evolução.
4. A estabilização inicial, seguida por estratégias de descontaminação e, quando necessário, uso de antídotos e métodos para eliminação do tóxico, compõem a base do manejo eficaz das intoxicações agudas.

BIBLIOGRAFIA

1. Bermond II DM, Tose H. Consumo de bebidas alcoólicas: interações com o benzeno e outras substâncias de uso ocupacional. Rev Psiquiatr Clin (São Paulo). 2000;27:65-70.
2. Bond GR. The role of activated charcoal and gastric emptying in gastrointestinal decontamination: a state-of-the-art review. Ann Emerg Med. 2002;39:273-86.

3. Chyka PA, Holley JE, Mandrell TD, Sugathan P. Correlation of drug pharmacokinetics and effectiveness of multiple-dose activated charcoal therapy. Ann Emerg Med. 1995;25:356.
4. Cooper GM, Le Couteur DG, Richardson D, Buckley NA. A randomized clinical trial of activated charcoal for the routine management of oral drug overdose. QJM. 2005;98:655-60.
5. Dorrington CL, Johnson DW, Brant R, Multiple Dose Activated Charcoal Complication Study Group. The frequency of complications associated with the use of multiple-dose activated charcoal. Ann Emerg Med. 2003;41:370-7.
6. Eddleston M, Juszczak E, Buckley NA, Senarathna L, Mohamed F, Dissanayake W, et al. Multiple-dose activated charcoal in acute self-poisoning: a randomised controlled trial. Lancet. 2008;371:579-87.
7. Ferreira MG, Gikas RMC, Graff S, Scivoletto S. Abordagem epidemiológica das intoxicações alcoólicas em crianças e jovens em diversas circunstâncias, notificadas ao Centro de Controle de Intoxicações de São Paulo, no período de janeiro de 1993 a dezembro de 1997. Rev Psiquiatr Clín (São Paulo). 2000;27:71-5.
8. Hartmann M, Schmidt MH, Lay B, Blanz B, Cucchiaro G. Drogas ilícitas e esquizofrenia em adolescentes. Rev Psiquiatr Clín (São Paulo). 1999;26:62-7.
9. Hernandez EMM, Rodrigues RMR, Torres TM (orgs.). Manual de toxicologia clínica: orientações para assistência e vigilância das intoxicações agudas. São Paulo: Secretaria Municipal da Saúde; 2017.
10. Isbister GK, Downes F, Sibbritt D, Dawson AH, Whyte IM. Aspiration pneumonitis in an overdose population: frequency, predictors, and outcomes. Crit Care Med. 2004;32:88-93.
11. Jürgens G, Hoegberg LC, Graudal NA. The effect of activated charcoal on drug exposure in healthy volunteers: a meta-analysis. Clin Pharmacol Ther. 2009;85:501-5.
12. Lauretti EE. Intoxicações exógenas. Rev Psiq Clin. 1997;24:16-7.
13. Merigian KS, Blaho KE. Single-dose oral activated charcoal in the treatment of the self-poisoned patient: a prospective, randomized, controlled trial. Am J Ther. 2002;9:301-8.
14. Position paper: whole bowel irrigation. J Toxicol Clin Toxicol. 2004;42:843-54.
15. Position statement and practice guidelines on the use of multi-dose activated charcoal in the treatment of acute poisoning. American Academy of Clinical Toxicology; European Association of Poisons Centres and Clinical Toxicologists. J Toxicol Clin Toxicol. 1999;37:731-51.
16. Proudfoot AT, Krenzelok EP, Vale JA. Position paper on urine alkalinization. J Toxicol Clin Toxicol. 2004;42:1-26.
17. São Paulo (Cidade). Secretaria Municipal da Saúde. Coordenadoria de Vigilância em Saúde. Centro de Controle de Intoxicações. Relatório de atividades 2023. São Paulo: SMS/Covisa; 2024 [cited 2025 May 29]. Available at: https://www.prefeitura.sp.gov.br/cidade/secretarias/upload/saude/relatorio_CCI_2023.pdf.
18. Spiller HA, Winter ML, Klein-Schwartz W, Bangh SA. Efficacy of activated charcoal administered more than four hours after acetaminophen overdose. J Emerg Med. 2006;30:1-5.
19. Thanacoody R, Caravati EM, Troutman B, Höjer J, Benson B, Hoppu K, et al. Position paper update: whole bowel irrigation for gastrointestinal decontamination of overdose patients. Clin Toxicol (Phila). 2015;53(1):5-12.
20. Tenenbein M. Position statement: whole bowel irrigation. American Academy of Clinical Toxicology; European Association of Poisons Centres and Clinical Toxicologists. J Toxicol Clin Toxicol. 1997;35:753-62.
21. Traub SJ, Hoffman RS, Nelson LS. Body packing: the internal concealment of illicit drugs. N Engl J Med. 2003;349:2519-26.
22. Trent MS, Kim U. Cocaine packet ingestion. Surgical or medical management? Arch Surg. 1987;122:1179-81.
23. Vasconcelos SMM, Macedo DS, Lima ISP, Sousa FCF, Fonteles MMF, Viana GSB. Cocaetileno, um metabólito da associação cocaína e etanol. Rev Psiquiatr Clín (São Paulo). 2001;28:207-10.

Seção 3

Insuficiência respiratória e ventilação mecânica

Laerte Pastore Jr.
Eduardo Vieira Leite

24

Exacerbações na doença pulmonar obstrutiva crônica

Lúcio Souza dos Santos

SUMÁRIO

INTRODUÇÃO

Neste capítulo, serão abordadas as exacerbações da doença pulmonar obstrutiva crônica (DPOC) e suas particularidades. Para tanto, é fundamental comentar sobre algumas particularidades dessa condição clínica, para que o tema exacerbação, também relatado na prática clínica como agudização, possa ter melhor compreensão.

DOENÇA PULMONAR OBSTRUTIVA CRÔNICA: DEFINIÇÃO

A DPOC pode ser definida como doença na qual há limitação do fluxo aéreo nas vias aéreas que não é totalmente reversível, a despeito do uso de medicamentos, e que tem caráter progressivo. Ocorre em mulheres e homens, na mesma proporção.

Nas próximas décadas, essa condição será a terceira causa de morte em todo o mundo, segundo dados da Organização Mundial da Saúde (OMS).

EPIDEMIOLOGIA

Segundo a OMS, em 2021, a DPOC causou 3,5 milhões de óbitos em todo o mundo, contribuindo para 5% de todas as causas de morte naquele ano. Noventa por cento dos óbitos ocorreram em países de baixa e média renda e em pacientes com menos de 70 anos.

O tabagismo como fator causal de DPOC varia quando se comparam os países de rendas média e baixa com aqueles de elevada renda *per capita*. Nos primeiros, ganham maior protagonismo na causalidade outros fatores, como poluição domiciliar, exposição à queima de biomassa, madeira e carvão.

Os cuidados com os pacientes são bastante custosos para os sistemas de saúde. Segundo trabalho publicado por Chen et al., os custos estimados para o tratamento de DPOC, em um período de 30 anos, de 2020 a 2050, serão de 326 trilhões de dólares, o que corresponderá a 0,1% do produto interno bruto (PIB) mundial. China e Estados Unidos terão os maiores gastos.

Os maiores dispêndios ocorrem em razão de internações hospitalares por exacerbação da doença. No Brasil, o custo anual do Sistema Único de Saúde (SUS) decorrente das internações por DPOC é da ordem de 85.100.934,93 reais.

De acordo com os dados do sistema suplementar de saúde brasileiro, a maioria dos pacientes atendidos por DPOC pertence à região Sudeste. A idade média é de 58,3 anos. O tempo médio de internação hospitalar, em trabalho publicado em 2023, foi de 16,7 dias. O custo médio por evento de internação, 38.165 reais. Quando há necessidade de internação em unidade de terapia intensiva (UTI), o tempo de internação gira em torno de 27 dias, e 70% desse tempo é gasto na UTI, o que eleva sobremaneira os gastos.

MANIFESTAÇÕES CLÍNICAS

Doença de apresentação clínica heterogênea, os sintomas mais frequentes são dispneia e tosse recorrente, produtiva ou não, que tendem a piorar com o passar dos anos. Alguns pacientes se queixam de mais tosse, outros mais de dispneia e intolerância às atividades físicas. Essas manifestações, que são variáveis de paciente para paciente, determinam aspectos da DPOC que podem ser classificados da seguinte forma:

- Bronquite crônica: o quadro clínico apresenta tosse recorrente, com produção ou não de muco, em pelo menos 3 meses por ano, durante 2 anos consecutivos, e pode preceder o surgimento da limitação ao fluxo aéreo.
- Enfisema: condição na qual há aumento dos espaços aéreos distais aos bronquíolos terminais, levando à destruição dos alvéolos. Os pacientes têm hiperinsuflação pulmonar, dispneia e intolerância aos esforços, a depender da gravidade da doença.

CAUSAS

A causa mais frequente é o tabagismo, que deve ser mensurado com base na carga tabágica total, ou seja, o consumo diário multiplicado pelo tempo de exposição. À medida que se leva em consideração é anos/maço (quantidade média de cigarros por dia × os anos de hábito tabágico). Embora o uso de cigarros seja o fator de risco mais atribuído a essa condição médica, há outras razões possíveis para o desenvolvimento de DPOC, e entre elas se destacam: fatores genéticos, exposição ambiental, infecções, asma de longo tempo e pobre controle.

- Causas genéticas: a mais estudada é a deficiência de alfa-1-antripsina (determinada por alterações no gene *SERPINA1*), que tem relação com o desenvolvimento de enfisema pulmonar em adultos jovens, que, por vezes, tem carga tabágica não muito relevante.
- Desenvolvimento anormal dos pulmões: os pulmões são totalmente desenvolvidos ao nascimento, mas continuam a crescer e a amadurecer na infância e adolescência, em mulheres até os 18 anos e em homens até os 25. Nesse período, a exposição ao tabagismo, a poluição domiciliar e não domiciliar, infecções de repetição e a desnutrição poderão predispor ao surgimento da DPOC na vida adulta.
- Tabagismo: a resposta das vias aéreas ao cigarro é de natureza inflamatória, que é comum a quase todos os tabagistas. Apenas uma parcela dos fumantes desenvolverá uma doença com limitação ao fluxo aéreo, o que demonstra haver outros fatores envolvidos no desenvolvimento de limitação a esse fluxo.
- Exposição à poluição: presente em pessoas que conviveram, por anos, com a queima de lenha e carvão. Principalmente em ambiente domiciliar, com pouca ventilação ou alta concentração dos produtos dessa queima.
- Infecções: o mais comum é a infecção por vírus sincicial respiratório quando este ocorre na infância. Outros vírus podem estar envolvidos. Sequelas de tuberculose pulmonar são outra possível causa nesse grupo de fatores de risco.
- Asma: quando ocorrem na infância crises graves, ou condição clínica que não seja adequadamente controlada, a asma poderá ser fator predisponente para o desenvolvimento de DPOC.
- Causa indeterminada: pode ser um agrupamento de vários fatores, sem que se possa definir de modo predominante o que prevaleceu.

Ao tratar um paciente, devem-se investigar os fatores descritos nos tópicos anteriores, que estão resumidos no Quadro 1.

QUADRO 1 Classificação de DPOC baseada na etiologia

Classificação de DPOC	Descrição
DPOC de causas genéticas	Deficiência de alfa-1-antitripsina
DPOC por desenvolvimento pulmonar anormal	Prematuridade; baixo peso ao nascer
DPOC de causa ambiental Exposição à poluição/ biomassa	Tabagismo ativo Tabagismo passivo Poluição ambiental, poluição domiciliar, queima de lenha e carvão
DPOC secundária a infecções	Infecções virais na infância, tuberculose
DPOC secundária à asma	Asma mal controlada na infância
DPOC de causa desconhecida	

DPOC: doença pulmonar obstrutiva crônica.
Fonte: Gold (2024).

DIAGNÓSTICO

A DPOC, como mencionado, é uma doença que apresenta sintomas recorrentes, como tosse, produção de secreção e dispneia, em razão de manifestações inflamatórias das vias aéreas e de alteração estrutural dos espaços aéreos (alvéolos). O resultado dessas alterações é a limitação do fluxo aéreo, mensurado no exame de espirometria.

Em algumas situações o paciente apresenta história clínica compatível mas, ao ser avaliado funcionalmente, por meio da espirometria, não se observam parâmetros que caracterizem limitação ao fluxo aéreo. Essa situação é tratada como pré-DPOC, pois esse grupo de indivíduos teria risco aumentado de desenvolver a doença.

A espirometria é fundamental para estabelecer o diagnóstico e classificar quão grave é a enfermidade. O prognóstico, assim como o risco de exacerbações, tem relação direta com os achados clínicos e funcionais.

Os parâmetros avaliados na espirometria – capacidade vital forçada (CVF), volume expiratório forçado no 1º segundo (VEF1) da CVF e a relação VEF1/CVF – serão utilizados para análise. Para o cálculo desses valores são utilizados idade, altura e peso, e os resultados são baseados em um valor presumido para a média da população.

Uma relação VEF1/CV < 70% precisa estar presente para o reconhecimento de limitação ao fluxo e é parte do critério de definição da doença.

A razão entre VEF1/CVF, quando preservada, ainda que a espirometria não seja normal, tem sido denominada espirometria alterada com relação preservada. Esse conceito é referido no relatório do Global Initiative for Chronic Obstructive Lung Disease (Gold), publicado e atualizado todos os anos, desde 2001, que é utilizado como critério para diagnóstico, avaliação de gravidade e abordagem terapêutica, inclusive das exacerbações.

O exame de difusão pulmonar com monóxido de carbono (DLCO), realizado em avaliação funcional desses pacientes, apresenta-se reduzido, principalmente em situações em que a presença de enfisema é mais evidente, mas não é critério para definir DPOC. Entretanto, quando reduzido tem relação com prognóstico.

Espirometria

A despeito de não ser objeto deste capítulo, é necessário comentar sobre a espirometria, que informa sobre o diagnóstico e que pode demonstrar achados presuntivos de risco de exacerbações.

As informações obtidas na espirometria são importantes para direcionar tratamento medicamentoso, se necessário, e por conseguinte prevenir ou reduzir os eventos de exacerbação da doença. Os critérios utilizados pelo Gold para a classificação dependem dos achados espirométricos e definem o tratamento a ser utilizado para prevenir piora clínica e funcional (Quadro 2).

QUADRO 2 Classificação Gold baseada na gravidade da limitação ao fluxo aéreo

Pacientes com DPOC VEF1/CVF < 70%		
Gold 1	Leve	VEF1 ≥ 80% do previsto
Gold 2	Moderado	50% ≤ VEF1 < 80% do previsto
Gold 3	Grave	30% ≤ VEF1 < 50 do previsto
Gold 4	Muito grave	VEF1 < 30% do previsto

CVF: capacidade vital forçada; DPOC: doença pulmonar obstrutiva crônica; VEF1: volume expiratório forçado no 1º segundo.
Fonte: Gold (2024).

Em relação ao risco de exacerbações, ocorrência frequente nos pacientes portadores de DPOC, o nível de dispneia referido pelo paciente é um fator predisponente para um número crescente de agudizações. Para essa avaliação utiliza-se a escala modificada do Medical Research Council (mMRC), demonstrada no Quadro 3.

O risco de exacerbação é maior quanto mais grave é a doença, relação já aludida no texto. Entretanto, há outros fatores envolvidos, que não são somente funcionais respiratórios. Com o intuito de analisar quão séria é a propensão para morbidades e mortalidade seguindo períodos de agudização da DPOC, é utilizado um índice que avalia: índice de massa corporal (IMC), padrão obstrutivo à espirometria, padrão de dispneia e capacidade de realizar um teste de caminhada de 6 minutos, denominado índice de BODE (a sigla corresponde às iniciais das palavras em inglês *body*, *obstruction*, *dyspnea* e *endurance*). Ver Tabela 1.

Quanto maior a pontuação no índice, maior a chance de exacerbações e de mortalidade decorrente delas.

O teste de avaliação de DPOC, conhecido como CAT, é um questionário com 8 perguntas que tem por objetivo avaliar a presença de sintomas, tentando inferir o quanto a doença respiratória interfere no cotidiano do paciente. Sua pontuação vai de 0 a 40, com valores superiores refletindo considerável impacto no cotidiano do portador de DPOC:

QUADRO 3 Escala de dispneia mMRC

Grau 0	Grau 1	Grau 2	Grau 3	Grau 4
Ao realizar exercícios intensos	Quando caminha apressado no plano ou quando caminha em subidas	Dispneia quando anda com pessoas da mesma idade. Precisa parar para respirar	Após andar 100 metros, precisa parar para respirar	Não sai de casa, pois apresenta dispneia

mMRC: Medical Research Council.
Fonte: Gold (2024).

TABELA 1 Variáveis de cálculo do índice de BODE

Pontos usados para calcular o índice				
Variável	Pontos no índice			
	0	1	2	3
VEF1 (%)	≥ 65	50-64	36-49	≤ 35%
Distância em 6 minutos	≥ 350 m	250-349 m	150-249 m	≤ 149 m
mMRC	0-1	2	3	4
IMC	> 21	≤ 21		

IMC: índice de massa corporal; mMRC: Medical Research Council; VEF1: volume expiratório forçado no 1º segundo.
Fonte: Celli et al. (2022).

- Tosse: (0) nunca; 1 (+1); 2 (+2); 3 (+3); 4 (+4); 5 (+5) (tusso o tempo todo).
- Secreção: (0) nunca; 1 (+1); 2 (+2); 3 (+3); 4 (+4); 5 (+5) (expectoração).
- Sensação de aperto no tórax: (0) nunca; 1 (+1); 2 (+2); 3 (+3); 4 (+4); 5 (+5) (muito aperto).
- Falta de ar quando subo um aclive ou um lance de escada: (0) nunca; 1 (+1); 2 (+2); 3 (+3); 4 (+4); 5 (+5) (muita falta de ar).
- Confiança em sair de casa apesar da doença respiratória: (0) totalmente confiante; 1 (+1); 2 (+2); 3 (+3); 4 (+4); 5 (+5) (não sou confiante).
- Sono: (0) durmo profundamente; 1 (+); 2 (+2); 3 (+3); 4 (+4); 5 (+5) (não durmo bem por causa da condição respiratória).
- Energia: (0) eu tenho muita energia; 1 (+1); 2 (+2); 3 (+); 4 (+4); 5 (+5) (eu não tenho energia para nada).

O Gold propôs uma avaliação combinada da relevância clínica da DPOC e, por conseguinte, a possibilidade de exacerbações. É o sistema ABE Gold (Quadro 4).

EXACERBAÇÕES NA DPOC

Podem-se definir as exacerbações como o aumento de sintomas e a piora de sinais, ou seja, o agravamento da dispneia, tosse ou produção de muco/secreção que ocorreu nos últimos 10 a 14 dias, associados ou não a manifestações sistêmicas como febre e taquicardia. Esses episódios podem estar relacionados com condições clínicas que ocorrem em outros sistemas e que farão parte da análise posterior.

Ao considerar a agudização da DPOC, há que fazer uma avaliação bastante criteriosa da gravidade da manifestação e a necessidade ou não de internação, principalmente quando o paciente é atendido em ambiente de pronto-socorro. Descreve-se uma série de conceitos que têm relação com a mortalidade, mas também com os episódios agudos da doença. A escala mMRC de dispneia e o teste de avaliação da DPOC (CAT teste) parecem ser os fatores mais sensíveis em prever se um paciente será internado ou não.

O CAT *score*, na verdade, tem o alcance de avaliar os riscos de agudização, mas também, como se viu em seu corpo de questões, de dar uma ideia da presença de depressão e ansiedade. Ele é mais bem associado com dispneia nas atividades diárias, frequência de exacerbação e mortalidade.

Não há equivalência direta com a escala mMRC. Existem evidências de que pontuações no escore do CAT acima de 30 se relacionam com risco aumentado de exacerbação nas 5 semanas seguintes.

QUADRO 4 Avaliação ABE Gold

Diagnóstico baseado na espirometria	Avaliação da obstrução		Avaliação de sintomas e risco de exacerbação		
	Grau	%VEF1	História de exacerbação/ano		
VEF1/CVF pós-broncodilatador	Gold 1	VEF1 ≥ 80%	≥ 2 moderada		
	Gold 2	50-79	≥ 1 com hospitalização	E	
	Gold 3	30-49	0-1 exacerbação moderada sem hospitalização	A	B
	Gold 4	< 30		mMRC 0-1 CAT < 10	mMRC ≥ 2 CAT ≥ 10

CVF: capacidade vital forçada; mMRC: Medical Research Council; VEF1: volume expiratório forçado no 1º segundo.
Fonte: Gold (2024).

Aproximadamente 25% dos pacientes que apresentam agudização séria o suficiente para indicar internação hospitalar terão como consequência declínio funcional. Uma das razões seria a inflamação das vias aéreas, que podem se prolongar por meses. Em um mês, 75% dos pacientes ainda não retornam a sua condição basal, e, mesmo em períodos mais longos, como 9 meses, uma pequena parcela de 7% dos pacientes ainda não voltam à condição clínica anterior à exacerbação.

Os episódios de piora podem determinar uma taxa de mortalidade hospitalar de 12 a 24% e de 35% de reinternação nos 3 meses seguintes. Portanto, identificar os pacientes propensos à agudização e preveni-la é um dos principais objetivos na condução clínica de pacientes portadores de DPOC.

Pacientes em risco de apresentar exacerbações

- Portadores de DPOC com história mais longa de diagnóstico.
- VEF1 ≤ 30% do previsto.
- Pessoas idosas.
- Uso prévio e recente de antibióticos.
- Tosse produtiva, com perfil de bronquite crônica ou bronquiectasias.
- Uso de medicações com potencial sedativo.
- Internação hospitalar por causas respiratórias há pelo menos 1 ano.
- Doenças associadas, principalmente diabetes e cardiovasculares, mas também refluxo gastroesofágico.
- Eosinofilia em sangue periférico.
- Os pacientes que apresentam, na tomografia de tórax, uma relação entre artéria pulmonar e aorta maior que 1 também estariam em risco de exacerbação, por se inferir a possibilidade de hipertensão pulmonar associada.

O Quadro 5 resume os fatores de risco.

QUADRO 5 Fatores de risco para exacerbação
▪ História de pelo menos uma exacerbação em 12 meses
▪ VEF1 ≤ 30%
▪ Bronquite crônica
▪ Bronquiectasias
▪ Refluxo gastroesofágico
▪ Hipertensão pulmonar
▪ Eosinofilia em sangue periférico; eosinofilia no escarro
▪ Relação artéria pulmonar/aorta > 1 na tomografia de tórax

VEF1: volume expiratório forçado no 1º segundo.
Fonte: Voulgareli et al. (2025).

Causas de exacerbação da DPOC

A piora dos sintomas respiratórios, que define o que se entende por exacerbação, em muitas ocasiões é multifatorial. Entretanto, há condições bastante conhecidas que estão associadas à gravidade dos sintomas: doenças cardiovasculares associadas, hipertensão pulmonar, depressão e ansiedade, refluxo gastroesofágico. Embora o surgimento de infecção seja, sem dúvida, a causa mais frequente, as outras merecem uma descrição mais detalhada.

Doenças cardiovasculares

A insuficiência cardíaca com fração de ejeção preservada (ICFEP) é comum nos pacientes portadores de DPOC, provavelmente secundária a hipertensão arterial e doença cardíaca isquêmica, cuja associação com tabagismo é conhecida. A hiperinsuflação pulmonar e a hipóxia também são fatores associados às alterações cardíacas. Quando a ICFEP está associada à DPOC, o risco de mortalidade é 1,5 vez maior.

Arritmias também são causas frequentes durante episódios de exacerbação. A fibrilação atrial é a mais comum e está presente em 25% dos pacientes portadores de DPOC, impactando na qualidade de vida, no número de agudizações e internações, bem como no risco de óbito.

O paciente portador de arritmia, por vezes, não usa ou o faz de forma irregular as medicações habituais para tratar a DPOC, com o receio de "ter ou piorar" o quadro de arritmias e outras manifestações cardíacas. O tratamento inadequado torna maior o risco de descompensação clínica da DPOC.

A doença cardíaca isquêmica é a manifestação cardíaca mais frequente. Aproximadamente 25% dos pacientes com diagnóstico de infarto agudo do miocárdio (IAM) têm critérios clínicos de DPOC. O risco é maior em quem apresenta maior gravidade da doença respiratória com intensa limitação ao fluxo aéreo, em proporção 3 vezes maior quando comparados com portadores de doença leve.

Quando se comparam portadores de DPOC com não portadores, os primeiros têm risco 1,5 vez maior de ter IAM. Esse dado torna mandatório pensar em doença cardíaca isquêmica todas as vezes que há piora clínica de um paciente.

Hipertensão pulmonar

Este tópico tratará de hipertensão pré-capilar pulmonar. A DPOC pode vir associada à hipertensão pulmonar (HP). Quando isso ocorre, devem-se considerar duas possibilidades principais: HP na presença de insuficiência cardíaca ou na ausência de insuficiência cardíaca.

Paciente que tem doença pulmonar grave, Gold 4, tem maior probabilidade de apresentar hipertensão pulmonar. Noventa por cento desses pacientes terão pressões de artéria pulmonar média maiores que 20 mmHg, com faixa de variação entre 20 e 35 mmHg, em comparação com tão somente 5% de pacientes com Gold 1.

A HP aumenta o risco de internações, diminui a tolerância às atividades cotidianas, aumenta os custos de tratamento e os índices de mortalidade.

Na avaliação funcional, espera-se encontrar limitações mais graves ao fluxo aéreo, difusão pulmonar reduzida e hipercapnia. A realização da angiotomografia de tórax para investigar a ocorrência de tromboembolismo pulmonar é fundamental e tem por objetivo investigar se embolia pulmonar está presente, por ser fator causal conhecido e frequente na descompensação clínica do portador de DPOC.

Refluxo gastroesofágico

A doença do refluxo gastroesofágico (DRGE) em pacientes com diagnóstico de DPOC é frequente na prática clínica. Estima-se que a prevalência conjunta das duas condições pode estar em torno de 70%. Alguns relatos de uso de inibidor de bomba de próton teriam a possibilidade de reduzir a frequência de exacerbações. Por ser um tema sem consenso, a prática disseminada de uso desses medicamentos não deve ser recomendada.

Estado nutricional

A condição de desnutrição e perda de massa muscular que, em geral, surge com a evolução da doença pulmonar predispõe a risco aumentado de exacerbações e períodos mais longos de recuperação, inclusive com internações hospitalares mais prolongadas. Deve-se lembrar que o IMC, uma medida comum do estado nutricional, faz parte do cálculo do índice de BODE, conforme descrito anteriormente.

Síndrome de apneia e hipopneia obstrutiva do sono

O desconhecimento da presença da síndrome de apneia e hipopneia obstrutiva do sono (SAHOS) pode predispor a piora clínica da DPOC. Um evento muito importante é a queda de saturação de oxigênio durante o sono, o que aumenta o risco de eventos cardíacos, como arritmias, contribuindo para a ocorrência de exacerbação. O esforço respiratório, durante o sono, na presença de SAHOS em pacientes inativos fisicamente e desnutridos também favorece o surgimento de descompensação de pacientes estáveis clinicamente.

Infecção

A ocorrência de processos infecciosos virais ou bacterianos é a principal causa de agudização em pacientes com DPOC. As infecções correspondem a 70% das causas de exacerbação.

Acreditava-se que as bactérias eram os agentes mais envolvidos em casos de descompensação clínica. No entanto, com a utilização mais frequente de técnicas de identificação de vírus respiratório por técnica molecular, tem-se observado que a esses organismos, e não às bactérias, é atribuída a maioria das causas infecciosas responsáveis pela exacerbação.

Os vírus mais envolvidos são rinovírus, seguidos de influenza, parainfluenza, metapneumovírus, vírus sincicial respiratório e, mais raramente, adenovírus. Esse quadro, entretanto, é dependente da sazonalidade e de características regionais, bem como da presença ou não de surtos de vírus específicos, como se deu durante a pandemia de SARS-CoV-2.

Quando há forte suspeita de infecção por influenza, surtos epidêmicos, domiciliares infectados etc., pode-se optar pela realização da pesquisa rápida de antígeno para influenza, menos onerosa. O ideal é que seja realizada em 72 horas do início de sintomas.

O teste de reação da cadeia da polimerase (PCR) para pesquisa de vírus respiratórios deve ser realizado em pacientes com risco de piora clínica importante ou entre aqueles que precisarão ser internados. Pela própria natureza desses exames, pacientes em consultórios e ambulatórios somente devem ser candidatos a pesquisa de vírus, se estiverem no período de 72 a 96 horas do início dos sintomas.

Em algumas situações, em torno de 30% dos casos, o agente infeccioso responsável pela exacerbação é bacteriano. A dosagem de biomarcadores, como proteína C-reativa, embora não específica, e procalcitonina, quando elevadas, fazem suspeitar da possibilidade de infecção bacteriana.

A pesquisa da bactéria envolvida é muito variável de paciente para paciente, guardando relação com os seguintes fatores:

- Número de exacerbações prévias.
- Tempo em relação ao último episódio.
- Internação prévia.
- Duração da internação.
- Procedimentos invasivos prévios, como intubação orotraqueal.
- Uso recente de antibióticos.
- Uso contínuo de antibióticos.

Há uma série de questionamentos que devem ser levados em consideração para inferir o agente bacteriano que pode estar envolvido na descompensação clínica e ainda assim, em se decidindo pelo uso de antibióticos, há o risco de não fazer a escolha adequada em um primeiro momento.

Em face do que foi relatado, é importante identificar a bactéria mais provável de ser a responsável pela infecção, para que a primeira escolha terapêutica possa ser adequadamente direcionada. Principalmente em pacientes mais graves, nos quais a deterioração clínica pode ocorrer em pouco tempo.

A cultura quantitativa de secreção traqueal é um método usado para os pacientes que necessitam de internação hospitalar. Ela traz o inconveniente do tempo, pois é preciso esperar até a liberação do resultado, de 4 a 7 dias, o que torna inviável a escolha de um antibiótico direcionado em um primeiro momento.

Uma nova técnica utilizando a reação de cadeia da polimerase múltipla foi desenvolvida e tem sido utilizada em anos recentes, capaz de identificar genes bacterianos e de alguns vírus, sendo possível a identificação em 1 a 3 horas.

Existem testes que, a partir de secreção obtida por aspirado traqueal, têm a capacidade de detectar 15 bactérias típicas, 3 bactérias atípicas e 9 vírus respiratórios em 90 minutos, tornando mais segura a escolha inicial de antibióticos. Os resultados são relatados semiquantitativamente para as 15 típicas (cópias/mL) e qualitativamente para outros microrganismos. De maneira geral, as bactérias mais envolvidas em episódios de piora infecciosa da DPOC são: *Haemophilus influenzae*, *Streptococcus pneumoniae*, outros *Streptococcus*, *Moraxella catarrhalis* e *Pseudomonas aeruginosa*.

O Hospital Sírio-Libanês utiliza-se esse método da PCR, principalmente em ambiente de UTI, não somente para pacientes portadores de DPOC como para aqueles com suspeita de infecção respiratória.

Conduta durante as exacerbações

O principal objetivo do tratamento da DPOC é a prevenção das exacerbações e do declínio funcional, que é próprio da doença, como já mencionado. Para a perda funcional contribuem idade, precário estado nutricional e inatividade física. Portanto, além da terapêutica medicamentosa, programas de reabilitação tendem a reduzir a incidência de agudizações.

Uma vez que as infecções virais, com maior frequência, e as bacterianas são as principais razões de exacerbações, deve-se tentar identificar o agente para todos os pacientes que serão internados, tanto para melhor conduzir o tratamento como para preservar os pacientes e profissionais de saúde, como medidas de isolamento respiratório. No Hospital Sírio-Libanês, essa definição é realizada a partir de orientações da Comissão de Controle de Infecção Hospitalar.

Quando se observa um paciente portador de DPOC no qual se suspeita de agudização, as seguintes manifestações devem ser avaliadas: dispneia, saturação de oxigênio em ar ambiente, frequência respiratória, frequência cardíaca, níveis séricos de proteína C-reativa (PCR) e, alguma vezes, gasometria arterial.

Com base nesses parâmetros, as exacerbações serão classificadas como leve, moderada e grave:

- Leve: tratamento medicamentoso com broncodilatadores de curta duração (p. ex., salbutamol), a ser realizado no próprio domicílio, sem necessidade de acompanhamento de profissional de saúde.
- Moderada: tratamento com broncodilatadores de curta duração e/ou antagonistas muscarínicos (p. ex., ipratrópio), possivelmente antibióticos, ou antiviral, em caso de identificação, como em infecções por influenza, e uso de corticoide por via oral.
- Grave: é necessária visita ao pronto-socorro ou internação hospitalar. Preferir o uso de antibióticos e corticoide por via parenteral.

É importante detalhar as medidas necessárias no ambiente hospitalar. A ida ao pronto-socorro, na maioria das vezes, ocorre quando a condução terapêutica de uma manifestação leve ou moderada não é suficiente para trazer o paciente para seu estado clínico de base.

É primordial, na primeira avaliação, observar os sinais de insuficiência respiratória. Os seguintes sinais devem ser observados:

- Frequência respiratória: melhor que seja ≤ 24 incursões por minuto (ipm).
- Frequência cardíaca: ≤ 95 batimentos por minuto (bpm) confere menos risco.
- Saturação de oxigênio: 88 a 92% (saturação que deve ser alcançada com no máximo Venturi a 35% de fração inspirada de oxigênio).
- Não deve haver uso de musculatura acessória ou, em caso de coleta de gasometria arterial, hipercapnia.
- Nível de consciência: torpor, sonolência ou agitação devem chamar a atenção para a gravidade da exacerbação e indicar internação, preferencialmente em setor com monitorização contínua, como UTI.

Diante de um quadro de exacerbação, como já mencionado, é importante definir a gravidade. Os parâmetros descritos são utilizados para auxiliar nessa definição. Entretanto, devem-se afastar as causas que podem confundir o diagnóstico de exacerbação. São diagnósticos diferenciais:

- Pneumotórax.
- Insuficiência cardíaca.
- Tromboembolismo pulmonar.
- Insuficiência coronariana aguda.
- Pneumonia.

Para cada condição descrita, deve-se direcionar investigação, a fim de não atrasar o diagnóstico dessas situações, que, quando presentes no portador de DPOC, contribuem para rápida piora clínica, com risco de óbito, principalmente na presença de doença moderada ou grave.

Atenção deve ser dada, em particular, a possíveis processos infecciosos.

Lembrando que a maioria das infecções é viral, e, em pacientes vacinados com vacinas anti-influenza, o rinovírus é o agente mais comum.

No Hospital Sírio-Libanês, a prática tem sido a solicitação de painel molecular de vírus respiratório para os pacientes que necessitam de internação. Entre os encaminhados à UTI, é rotina colher painel múltiplo por técnica de reação da cadeia de polimerase, para identificação de bactérias e vírus. Concomitantemente ao uso da técnica molecular, é colhida a cultura quantitativa, em aspirado traqueal ou lavado broncoalveolar, quando há suspeita de infecção traqueobrônquica ou pulmonar.

TERAPÊUTICA MEDICAMENTOSA

Os medicamentos utilizados durante a exacerbação são: broncodilatadores, corticoides, antibióticos e, em casos restritos, drogas antivirais.

O tratamento inicial consistirá em broncodilatadores de ação curta, associados ou não aos anticolinérgicos. Os broncodilatadores de ação longa não têm recomendação expressa de uso. Entretanto, se já estiverem em uso, associados ou não aos corticoides inalatórios, eles devem ser mantidos. Não existe nenhuma recomendação para o uso de xantinas, aminofilina e teofilina.

- Corticoides: devem ser usados em pacientes internados ou não. O ideal é usar em dose correspondente a 40 mg de prednisona. Têm como principal efeito reduzir o tempo de recuperação e melhorar a função pulmonar. Se possível, utilizar por período curto, independentemente da via escolhida. Os pacientes que parecem se beneficiar mais claramente com essa classe de medicamentos são os que apresentam eosinofilia no hemograma.
- Antibióticos: em casos com possibilidade de infecção presente, deve-se considerar seu uso. Importante ressaltar que, a despeito de a maioria das infecções ser viral, há sinais que devem considerar a hipótese de infecção bacteriana. Tosse com expectoração purulenta é o principal sinal.

Biomarcadores como PCR e procalcitonina podem auxiliar na decisão de utilizar antibióticos nas exacerbações, embora esta última seja mais adequada como critério para encurtar o curso de antibiótico.

Para quais pacientes devem-se prescrever antibióticos? Na presença de dispneia associada à tosse produtiva com expectoração purulenta, principalmente quando há relato de aumento na produção de secreção ou na mudança, recente, de aspecto da secreção, de claro para purulento.

Outras medidas no manejo de exacerbações são: fisioterapia respiratória, oxigenoterapia, ventilação mecânica não invasiva e cateter nasal com alto fluxo de oxigênio. Estas últimas devem ser realizadas em ambientes com monitorização contínua de ritmo cardíaco e oximetria.

O tratamento em ambiente de UTI deve ser indicado quando estiverem presentes uma ou mais das condições abaixo descritas:

- Alteração do nível de consciência ou agitação psicomotora.
- Dispneia intensa.
- Hipoxemia refratária.
- Acidose respiratória ou metabólica.
- Hipotensão não corrigida com hidratação.
- Sinais de diminuição da perfusão periférica.
- Choque.
- Necessidade de suporte ventilatório invasivo.

PONTOS-CHAVE

1. As exacerbações da DPOC são definidas como o agravamento de sintomas respiratórios (dispneia, tosse, produção de muco/secreção), podendo estar associadas a manifestações sistêmicas. Esses episódios levam ao declínio funcional, à piora na qualidade de vida e ao aumento da mortalidade.
2. A principal causa de exacerbações da DPOC são as infecções, sendo as virais as mais frequentes. Outros fatores incluem doenças cardiovasculares, hipertensão pulmonar, refluxo gastroesofágico, desnutrição e síndrome de apneia e hipopneia obstrutiva do sono (SAHOS).
3. Fatores de risco para exacerbações: pacientes com diagnóstico mais longo, VEF1 ≤ 30%, idosos, com histórico de uso recente de antibióticos, tosse produtiva (bronquite crônica/bronquiectasias), uso de sedativos, internações prévias por causas respiratórias, doenças associadas e eosinofilia em sangue periférico.
4. O tratamento inicial das exacerbações leves a moderadas pode ser feito em casa com broncodilatadores de curta duração e/ou antagonistas muscarínicos, podendo incluir antibióticos ou antivirais e corticoides orais. Casos graves exigem atendimento em pronto-socorro ou internação hospitalar, com preferência por antibióticos e corticoides parenterais. Medidas adicionais incluem fisioterapia respiratória, oxigenoterapia e ventilação mecânica não invasiva.

BIBLIOGRAFIA

1. Abdallah GA, Diop S, Jamme M, Legriel S, Ferré A. Respiratory infection triggering severe acute exacerbations of chronic obstructive respiratory disease. Int J Chron Obstruct Pulmon Dis. 2024;19:555-65.
2. Boers E, Barret M, Su JG, Benjafield AV, Sinha S, Kaye L, et al. Global Burden of Chronic Obstructive Pulmonary Disease Through 2050. JAMA Network Open. 2023;6(12):e2346598.
3. Buchan BW, Armand-Lefevre L, Anderson N. Molecular diagnosis of pneumonia. Clinical Chemistry. 2021;68(1):59-68.
4. Cataluña JSS, Piñera P, Trigueros JA. Atualización 2021 de la guía española de la EPOC (GesEPOC): diagnóstico y tratamiento del síndrome de agudización de la EPOC. Arch Bronconeumol. 2022;58(2):159-70.
5. Cazzola M, Rogliani P, Barnes PJ, Blasi F, Celli B, Hanania NA, et al. An uptodate on outcomes for COPD pharmacological trials: a COPD Investigators report – reassessment of the 2008 American Thoracic Society / European Respiratory Society Statement on Outcomes for COPD Pharmacological Trials. 2023;208(4):374-94.
6. Celli B, Fabbri L, Criner G, Martinez FJ, Mannino D, Vogelmeier C, et al. Definition and nomenclature of chronic obstructive pulmonary disease: time for its revision. Am J Respir Crit Care Med. 2022;206(11):1317-25.
7. Chen S, Kuhn M, Prettner K, Yu F, Yang T, Bärnighausen T, et al. The global economic burden of chronic obstructive pulmonary disease for 204 countries and territories in 2020-50: a health augmented macroeconomic modelling study. Lancet Glob Heath. 2023;11(8):e1183-1193.
8. Ferrera MC, Lopez CL, Murray S, Jain RG, Labaki WW, Make BJ, et al. Risk factor for chronic obstructive pulmonary disease exacerbations among individuals without a history of recent exacerbations: a COPDGene analysis. Ann Am Thorac Soc. 2024;21(3):421-7.
9. Global Initiative for Obstructive Lung Disease (Gold). Global Strategy for Prevention, Diagnosis and Management of COPD: 2024 report. 2023; 2024 [cited 2025 Jun 10]. Available at: https://goldcopd.org/2024-gold-report.
10. Kahnert K, Jorres RA, Behr J, Welte T. The diagnosis and treatment of COPD and its commodities. Dtsch Arztebl Int. 2023;120:434-44.
11. Nascimento LF, Rabahi MF, Souza MV de, Kozlowsky I, Farjun B, Fidalgo A. Custos sociais da DPOC: impacto sobre os anos de vida saudável e a perda de produtividade no Brasil entre os anos de 2017-2022. J Bras Econ Saude. 2024;16(2):87-97.
12. Nascimento OA, Saturnino LTM, Santos FM, Silva DO, Gazzotti MR, Martins FC, et al. The impact of COPD on the private healthcare system in Brazil: an economic analysis. J Bras Econ Saude. 2023;15(1):59-66.
13. Qian Y, Cai C, Sun M, Lv Dan, Zhao Y. Analysis of factor associated with acute exacerbations of chronic obstructive respiratory disease: a review. Int J Chron Obstruct Pulmon Dis. 2023;18:2702-23.
14. Voulgareli I, Antonogainnaki EM, Bartiziokas K, Zaneli S, Bakakos S, Papaioannou AI. Early identification of exacerbations in patients with chronic obstructive pulmonary disease (COPD). J Clin Med. 2025;14(2):397.
15. World Health Organization (WHO). Chronic obstructive pulmonary disease. 2025 [cited 2025 Jun 10]. Available at: https://www.who.int/news-room/fact-sheets/detail/chronic-obstructive-pulmonary-disease-(copd).

25

Asma grave aguda

Daniel Deheinzelin
Bruna Mamprim Piloto Lara

SUMÁRIO

CONCEITO E DEFINIÇÃO

A definição de asma grave parte de um paciente que tem asma confirmada pela clínica, no qual, apesar da adesão ao tratamento, uso adequado de medicação inalatória, verificado pelo médico, e com tratamento máximo (que incluiu dose máxima de corticoide inalatório, p. ex., 1.600 mcg de budesonida; a associação de agentes beta-2-agonistas de longa duração; uso de agentes muscarínicos de longa duração, como tiotrópio ou umeclidínio e/ou uso frequente ou contínuo de corticoide oral), não se obteve um controle de sintomas adequados.

Asma grave não é sinônimo de asma de difícil controle. A asma de difícil controle é aquela que demanda altas doses de medicação inalada para manter o controle de sintomas adequado. No entanto, a asma pode ser de difícil controle em razão da má adesão, uso incorreto do dispositivo inalatório, tabagismo e presença de comorbidades. Nesse contexto, é fundamental garantir que as comorbidades frequentemente associadas à asma estejam bem controladas. As mais comuns são rinossinusites crônicas, doença do refluxo gastroesofágico, doenças cardiovasculares, notadamente a doença coronariana, bronquiectasias, síndrome da apneia do sono, ansiedade, depressão, aspergilose broncopulmonar alérgica, obesidade, alterações da respiração decorrentes de distúrbios musculares ou de vias aéreas superiores como a traqueomalácia (Figura 1).[1]

EPIDEMIOLOGIA

Cerca de 25% dos asmáticos farão uso de tratamento de alta intensidade, ou seja, corticoide inalatório associado a beta-2-agonista de longa duração em dose alta ou dose intermediária (menos que 1.600 mcg de budesonida) associado a cursos intermitentes ou mesmo uso diário de corticoides orais. Desses 25%, 17% serão considerados asma de difícil controle e somente 3,5 a 8% dos asmáticos vão corresponder aos pacientes portadores de asma grave. Novamente, é importante salientar que o critério para asma grave inclui boa aderência ao tratamento e uso correto de medicação inalatória.[1]

Em uma coorte internacional com mais 500 mil pacientes, 7,3% dos casos foram classificados como asma grave. Nesses pacientes, a mortalidade por qualquer causa foi o dobro da verificada em asma leve, chegando a 15/1.000 pacientes-ano. Após uma exacerbação aguda, a mortalidade nessa população chega a ser 4 vezes maior, da ordem de 60/1.000 pacientes-ano.[3]

Pacientes com asma grave são responsáveis também pela maior parte dos custos em saúde relacionados à asma, e o custo disso é elevado tanto para pacientes e familiares quanto para o Sistema Único de Saúde (SUS) no Brasil.[4] Portanto, definir a gravidade da asma e estabelecer um plano terapêutico mais intenso é fundamental para obter os melhores resultados (Figura 2).

QUADRO CLÍNICO

Pacientes portadores de asma grave apresentam mais sintomas, mais exacerbações e mais efeitos colaterais

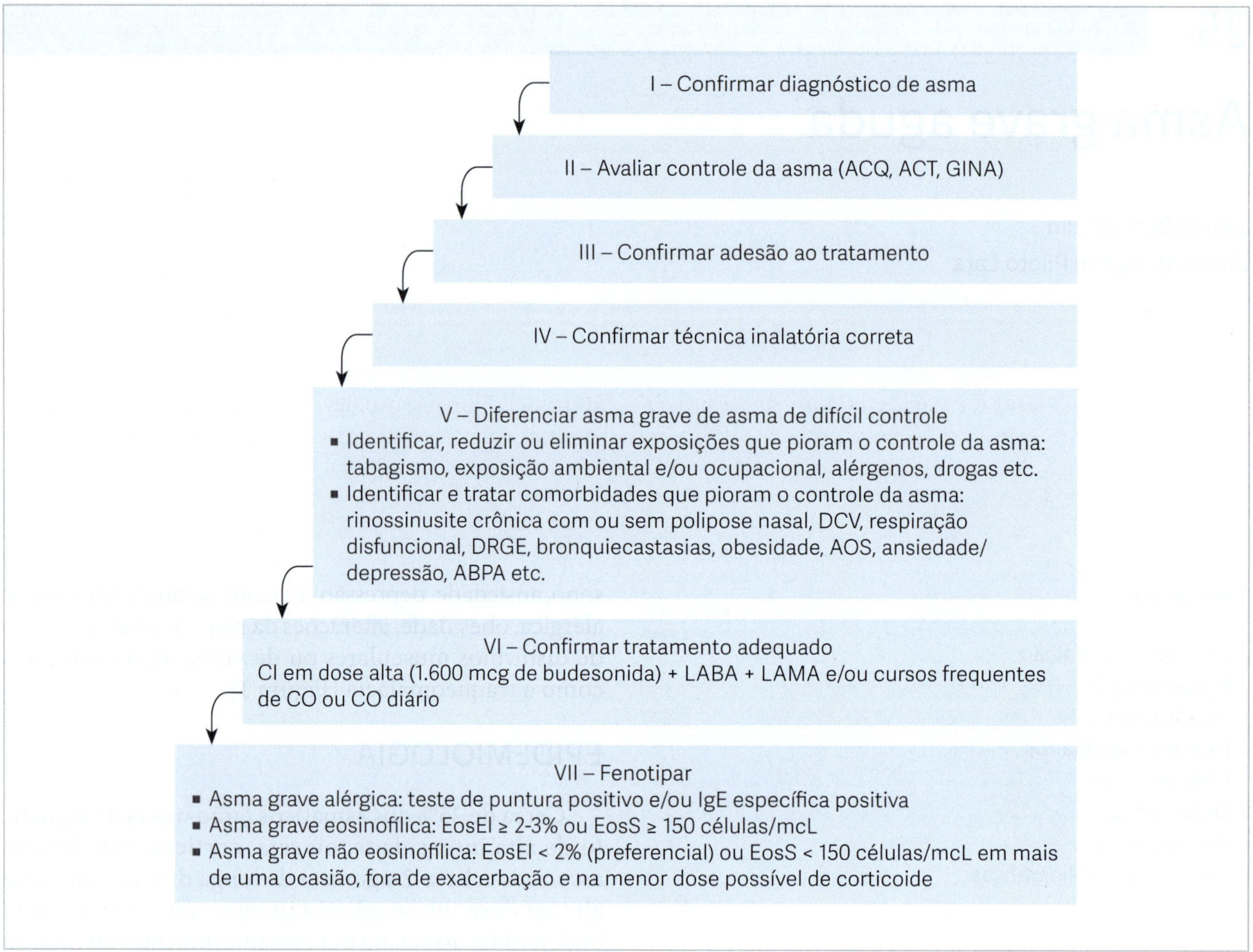

FIGURA 1 Fluxograma de diagnóstico e fenotipagem da asma grave.

ABPA: aspergilose broncopulmonar alérgica; ACQ: *Asthma Control Questionnaire; ACT: Asthma Control Test;* AOS: apneia obstrutiva do sono; CI: corticoide inalatório; CO: corticoide oral; DCV: disfunção de cordas vocais; DRGE: doença do refluxo gastroesofágico; EosEI: eosinófilos no sangue periférico; FeNO: fração exalada de óxido nítrico; GINA: Global Initiative for Asthma; LABA: beta-2-agonista de longa duração; LAMA: antagonista muscarínico de longa duração.

Fonte: adaptada de Carvalho-Pinto et al.[2]

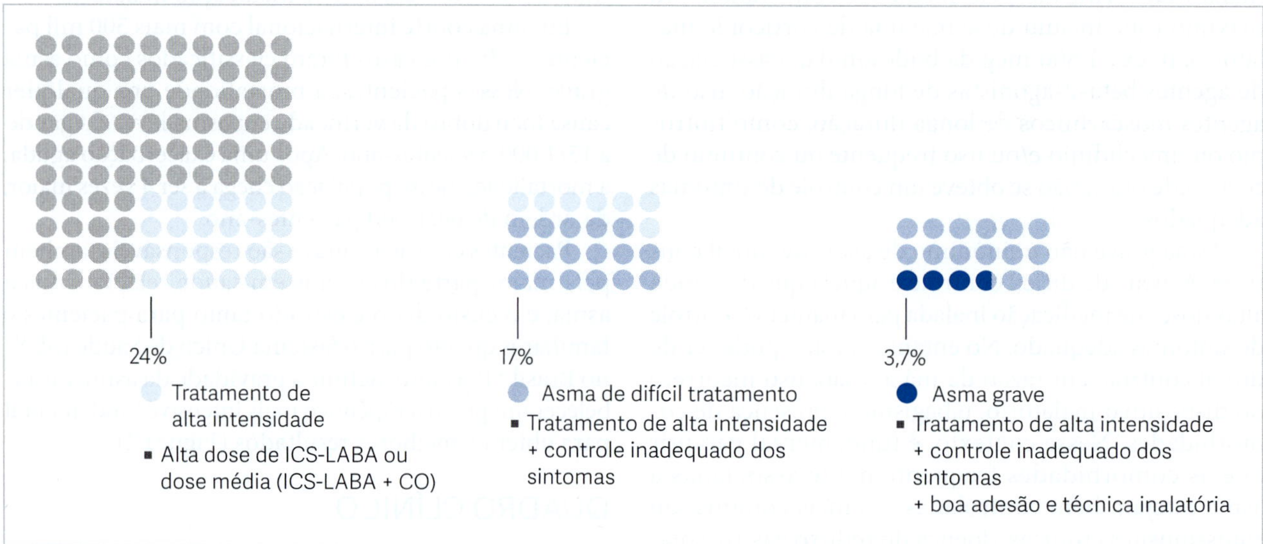

FIGURA 2 Gravidade da asma em pacientes sob tratamento.

CO: corticoide oral; LABA: beta-2-agonista de longa duração.

Fonte: Global Initiative for Asthma.[1]

das medicações utilizadas, em especial da corticoterapia sistêmica, que pode incluir obesidade, diabetes, osteoporose, catarata, entre outros. A asma grave também pode ter impacto na vida social e na vida profissional, aumentando o risco de depressão e ansiedade.

O diagnóstico da asma grave é dado por sintomas compatíveis (dispneia, sibilância, tosse e opressão torácica), passando pela confirmação objetiva com exames complementares para confirmar a limitação ao fluxo aéreo e a hiper-responsividade brônquica.[2]

As exacerbações agudas são definidas pela piora progressiva dos sintomas e da função pulmonar em relação ao *status* basal do paciente, com necessidade de mudança no tratamento habitual. As exacerbações podem ocorrer em pacientes com diagnóstico prévio de asma ou podem ser sua primeira apresentação. Elas habitualmente decorrem da exposição a agentes externos, como infecções virais, alérgenos respiratórios ou alimentares, poluição ambiental ou mudanças bruscas de temperatura. Uma exacerbação grave pode ocorrer mesmo em um paciente com asma leve ou moderada e é potencialmente ameaçadora à vida. Dessa forma, pacientes com exacerbações graves devem ser atendidos rapidamente e monitorados de perto.

Diante de um paciente em crise asmática, é necessário reconhecer fatores de risco que possam levar à maior mortalidade. São eles:

- História prévia de intubação ou uso de ventilação mecânica por exacerbação da asma.
- Internação ou necessidade de atendimento de pronto-socorro no último ano.
- Uso atual ou interrupção recente do uso de corticoide sistêmico.
- Não fazer uso contínuo de corticoide inalatório.
- Uso elevado de beta-2-agonistas de curta duração (mais de 1 frasco de salbutamol por mês).
- História de doença psiquiátrica.
- Alergias alimentares.
- Presença de comorbidades, como pneumonia, diabetes ou arritmias.[1]

EXAMES SUBSIDIÁRIOS

As exacerbações representam, além da piora de sintomas, a piora da função pulmonar, de modo que essa piora deve ser idealmente avaliada de modo objetivo por meio de uma medida de volume expiratório forçado no 1º segundo (VEF1) ou de *peak-flow* para comparação com dados anteriores do paciente.[1] No entanto, na prática, a disponibilidade dessa avaliação em ambiente de pronto-socorro ainda é muito pequena no Brasil, e a medida da função pulmonar não deve atrasar o tratamento do paciente com um quadro potencialmente grave.

A oximetria de pulso deve ser aferida e acompanhada durante a permanência do paciente em ambiente hospitalar. Valores de saturação abaixo de 92% indicam internação, e valores abaixo de 90% indicam necessidade de terapia mais agressiva na exacerbação aguda. Não é necessária a coleta de gasometria arterial de rotina, apenas se não houver resposta à terapia inicial ou se houver sinais de deterioração do quadro clínico, como sonolência e fadiga respiratória.

Radiografia ou tomografia de tórax também não são recomendadas de rotina, mas podem ser indicadas para diagnóstico diferencial, especialmente nos pacientes idosos, quando há suspeita de alguma complicação, como pneumotórax, ou quando há suspeita de pneumonia e insuficiência cardíaca.

Exames laboratoriais podem ser realizados também na avaliação de diagnósticos diferenciais e complicações, como hemograma, proteína C-reativa, peptídeo natriurético cerebral (BNP) e troponina, por exemplo. Além disso, há estudos mais recentes sugerindo que o perfil de eosinofilia no hemograma da exacerbação poderá modificar o tratamento da exacerbação aguda (Quadro 1).[5]

QUADRO 1 Exames subsidiários na avaliação da asma grave exacerbada

Sempre	Se disponível	Outros (devem ser avaliados caso a caso)
Oximetria de pulso	Espirometria ou *peak-flow*	RX ou TC de tórax TC de seios da face Hemograma Proteína C-reativa BNP e troponina

BNP: peptídeo natriurético cerebral; RX: radiografia; TC: tomografia computadorizada.

COMPLICAÇÕES

A exacerbação da asma pode cursar com complicações que ameaçam a vida, como o pneumotórax e a insuficiência respiratória. Esses quadros devem ser prontamente reconhecidos no ambiente hospitalar e tratados adequadamente.

TRATAMENTO

O tratamento da exacerbação da asma grave não difere do tratamento da exacerbação de qualquer paciente asmático.

É preciso reconhecer a gravidade da crise e, a partir daí, definir a linha de tratamento, conforme exposto na Figura 3.

Além disso, um estudo de fase 2 publicado em 2025 mostrou potencial benefício do uso de um imunobio-

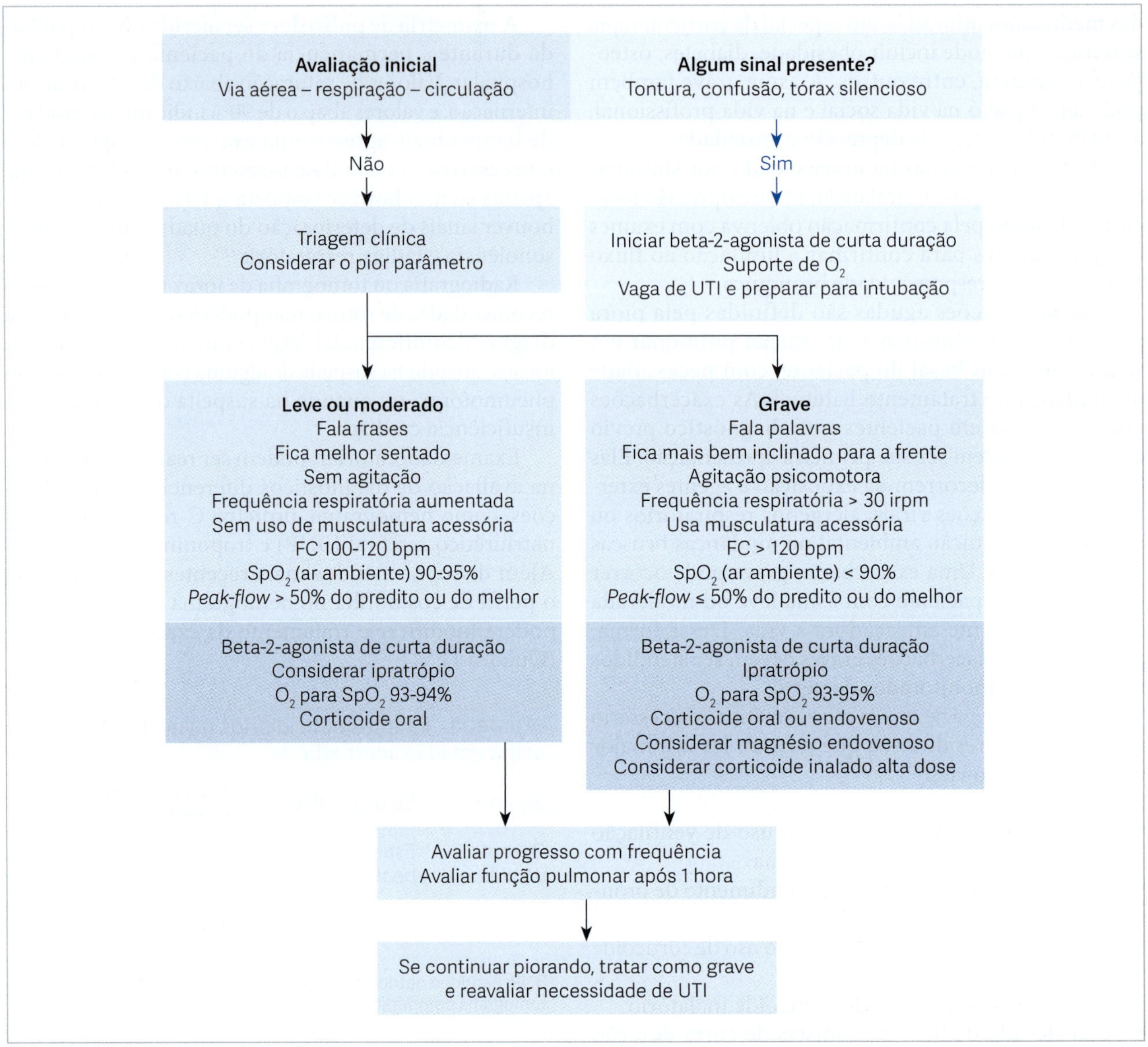

FIGURA 3 Avaliação da gravidade e conduta inicial na exacerbação asmática.

bpm: batimentos por minuto; FC: frequência cardíaca; irpm: incursões respiratórias por minuto; O_2: oxigênio; SpO_2: saturação de oxigênio; UTI: unidade de terapia intensiva.

Fonte: Global Initiative for Asthma.[1]

lógico em injeção única no tratamento de exacerbações agudas de asma e doença pulmonar obstrutiva crônica (DPOC) com perfil eosinofílico. É possível que novos estudos trilhem a mesma direção, impactando no futuro o tratamento desses pacientes.[5]

No Hospital Sírio-Libanês, o protocolo adotado segue as recomendações internacionais vigentes. Os pacientes em crise asmática são avaliados clinicamente, realizam exames subsidiários quando necessário e são tratados de acordo com o protocolo do *Global Initiative for Asthma* (GINA).

PONTOS-CHAVE

1. Exacerbações agudas de asma podem ser graves, mesmo em casos de asma leve, e geralmente são desencadeadas por infecções, alérgenos ou poluentes. Exigem reconhecimento e tratamento imediatos.
2. A avaliação objetiva da função pulmonar (VEF1 ou *peak-flow*) é desejável, mas sua indisponibilidade não deve atrasar o tratamento em situações críticas.
3. São fatores de risco para mortalidade: histórico de internações prévias, intubação, uso recente de corticoides sistêmicos, doenças associadas e uso elevado de beta-2-agonistas de curta duração.

4. O tratamento da exacerbação da asma grave segue as recomendações internacionais, com avaliação clínica, exames subsidiários quando necessários e conduta baseada na classificação da gravidade da crise, conforme o protocolo GINA.

REFERÊNCIAS BIBLIOGRÁFICAS

1. Global Initiative for Asthma. Global Strategy for Asthma Management and Prevention, 2024. Updated May 2024 [cited 2025 Jun 14]. Available at: www.ginasthma.org.
2. Carvalho-Pinto RM, Cancado JED, Pizzichini MMM, Fiterman J, Rubin AS, Cerci Neto A, et al. 2021 Brazilian Thoracic Association recommendations for the management of severe asthma. J Bras Pneumol. 2021;47(6):e20210273.
3. Engelkes M, Baan EJ, de Ridder MAJ, Svensson E, Prieto-Alhambra D, Lapi F, et al. Incidence, risk factors and re-exacerbation rate of severe asthma exacerbations in a multinational, multidatabase pediatric cohort study. Pediatr Allergy Immunol. 2020;31(5):496-505.
4. Cardoso TA, Roncada C, Silva ERD, Pinto LA, Jones MH, Stein RT, et al. The impact of asthma in Brazil: a longitudinal analysis of data from a Brazilian national database system. J Bras Pneumol. 2017;43(3):163-8.
5. Ramakrishnan S, Russell REK, Mahmood HR, Krassowska K, Melhorn J, Mwasuku C, et al. Treating eosinophilic exacerbations of asthma and COPD with benralizumab (ABRA): a double-blind, double-dummy, active placebo-controlled randomised trial. Lancet Respir Med. 2025;13(1):59-68.

26

Ventilação mecânica: princípios e modos

Caio César Araújo Morais
Glauco Cabral Marinho Plens
Eduardo Leite Vieira Costa

SUMÁRIO

CONCEITOS GERAIS DA VENTILAÇÃO MECÂNICA

Os ventiladores mecânicos são dispositivos projetados para fornecer gás pressurizado aos pulmões de forma cíclica, com o objetivo de auxiliar ou substituir a função dos músculos respiratórios. Assim, além de ofertarem oxigenoterapia, por meio de uma mistura gasosa enriquecida com oxigênio, também promovem a remoção convectiva do dióxido de carbono gerado pelo metabolismo celular.

A insuflação dos pulmões é explicada pela equação de movimento dos gases, que estabelece a pressão necessária para promover inspiração (conforme a **equação 1**). Na ventilação mecânica, o equipamento regula apenas uma variável durante a fase inspiratória: o fluxo ($\dot{V}$) ou a pressão das vias aéreas (Pva). As demais variáveis não são diretamente controladas, pois:

- São fixas, como a resistência (Rsr) e a complacência (Csr), que representam propriedades intrínsecas do sistema respiratório.
- São derivadas, como o volume, calculado pela integração do fluxo.
- Ou são determinadas por mecanismos independentes, como a pressão gerada pelos músculos respiratórios.

$$P_{va}(t) = V(t)/Csr + Rsr \times \dot{V}(t) + PEEP - Pmus(t) \quad (E1)$$

Nesta equação, V(t) representa o volume instantâneo acima do volume ao final da expiração, PEEP é a pressão positiva no final da expiração e Pmus representa a pressão gerada pelos músculos inspiratórios e expiratórios.

Durante a ventilação mecânica estritamente controlada, Pmus é igual a zero e o padrão respiratório é monótono. Em contrapartida, a presença de esforço inspiratório modifica substancialmente a ventilação do paciente, uma vez que um sistema de controle independente (o centro respiratório no tronco encefálico) passa a adicionar a pressão muscular (Pmus) à equação de movimento.

Ao final da inspiração, ocorre a ciclagem, que implica a transição da fase inspiratória para a expiratória. Nesse momento, o ventilador interrompe o fluxo inspiratório (por meio das válvulas proporcionais) e passa a controlar a válvula expiratória, abrindo-a em maior ou menor grau para manter a PEEP. Durante a expiração, o ventilador mantém um fluxo basal (*bias flow*), que não chega ao paciente, mas percorre o circuito entre os ramos inspiratório e expiratório. Esse fluxo facilita o controle preciso da PEEP e a detecção de esforço muscular.

Na ventilação controlada, a fase expiratória se encerra ao final do tempo total do ciclo respiratório, determinado pela frequência respiratória configurada. Por exemplo, com uma frequência de 10 rpm, cada ciclo dura 6 segundos, ao final dos quais o ventilador inicia nova inspiração. Alternativamente, a inspiração pode ser iniciada por esforço do paciente, identificado por variações de pressão ou fluxo. Ao contrair a musculatura inspiratória, o paciente gera uma queda de pressão ou subida no fluxo, desencadeando o disparo do ventilador. A sensibilidade de disparo pode ser ajustada para um ou ambos os parâmetros, dependendo do modelo do ventilador. Dessa forma, os ventiladores funcionam como sistemas computadorizados que regulam o fluxo de ar comprimido e oxigênio com base em algoritmos programados conforme o modo ventilatório selecionado.

CLASSIFICAÇÃO DOS MODOS VENTILATÓRIOS

A escolha da variável a ser controlada dá origem aos modos classicamente conhecidos como controlados por pressão e controlados por volume. O termo "controlado por volume" poderia, com igual (ou até maior) propriedade, ser chamado de "controlado por fluxo", pois o fluxo é que é regulado para atingir o volume-alvo; contudo, o primeiro termo é o mais difundido.

De acordo com o modo de ventilação selecionado, o sistema de controle recebe uma tarefa diferente sob a forma de uma função-objetivo definida pelos ajustes feitos pelo usuário no ventilador. Nos modos controlados por pressão, essa função corresponde a uma pressão alvo das vias aéreas (eventualmente definida com uma rampa linear de inclinações ajustáveis) que leva até a pressão inspiratória (Figura 1A). Para cumprir essa tarefa, o ventilador recebe continuamente dados dos transdutores de pressão e normalmente utiliza um controlador "PID", que determina o fluxo inspiratório gerado pela válvula inspiratória com base em três estimativas da distância até a pressão-alvo:

1. O fluxo é proporcional à diferença absoluta entre a pressão das vias aéreas e a pressão definida.
2. O fluxo aumenta quando essa diferença absoluta persiste ao longo do tempo (integral).
3. O fluxo também depende da taxa de variação do erro (derivada).

Essa é a base da afirmação de que o fluxo é livre nos modos controlados por pressão.

Nos modos controlados por volume, o controle PID é mais direto, pois a variável controlada e a variável-alvo são a mesma. A função-objetivo é o fluxo com um formato predefinido durante a inspiração. Dessa forma, o controlador determina quanta corrente elétrica enviar às válvulas proporcionais de fluxo para alcançar a forma de onda desejada, sendo a mais comum a forma quadrada (ou constante) ou desacelerada (Figura 1B). De maneira análoga aos modos controlados por pressão, durante a expiração a própria PEEP passa a ser a função-alvo.

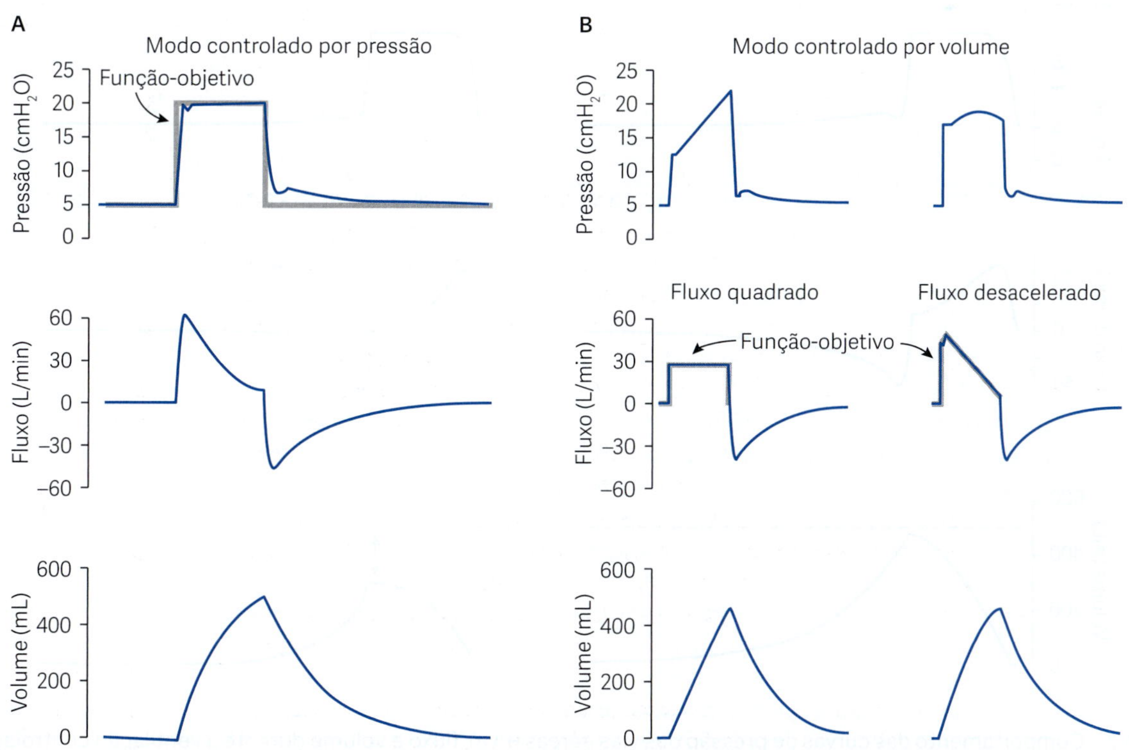

FIGURA 1 Curvas de pressão das vias aéreas, fluxo e volume durante a ventilação com modo controlado por pressão (painel A) e controlado por volume (painel B). A linha cinza representa a função-objetivo em cada modo.

MODOS VENTILATÓRIOS TRADICIONAIS

Ventilação controlada por pressão (PCV)

A PCV baseia-se na aplicação de uma forma de onda de pressão predefinida, geralmente quadrada ou trapezoidal, na abertura das vias aéreas. Isso significa que as pressões máximas das vias aéreas são determinadas pelo operador, o que é particularmente vantajoso em contextos em que a limitação de pressões se torna prioritária para a proteção pulmonar e para a prevenção de instabilidade hemodinâmica. Na PCV, por exemplo, é possível restringir as pressões de platô e de distensão independentemente das alterações na mecânica do sistema respiratório, embora essas alterações influenciem diretamente o volume corrente entregue (Figura 2).

Apenas três parâmetros definem a função-objetivo nesse modo:

1. A pressão inspiratória (valor absoluto ou incremento acima da PEEP).
2. O tempo inspiratório, em valor absoluto ou como fração do ciclo respiratório (TI/TTot).
3. A frequência respiratória mandatória.

Ao escolher controlar o padrão de pressão, perde-se o controle direto sobre o fluxo, o que torna essencial o monitoramento contínuo do volume corrente e da ventilação-minuto (Figura 2), variáveis que inevitavelmente flutuarão de acordo com a impedância do sistema respiratório. Além desses parâmetros, ajustam-se também a fração inspirada de oxigênio (FiO_2), a PEEP, a rampa inspiratória (*rise time*) e a sensibilidade de disparo, nos casos em que o paciente apresenta Pmus, caracterizando ciclos assistidos.

Ventilação controlada por volume (VCV)

O modo VCV consiste na entrega de fluxos inspiratórios que seguem formas de onda predefinidas e selecionadas pelo usuário (quadrada, e, em alguns ventiladores, também sinusoidal ou desacelerada). Nesse modo, a pressão das vias aéreas varia de acordo com as propriedades mecânicas do sistema respiratório (Figura 3).

A principal característica da VCV é a entrega de volumes correntes fixos, previamente ajustados pelo clínico. Como a frequência respiratória também é configurada, a ventilação-minuto torna-se garantida. Além da PEEP externa, os parâmetros que definem a função-alvo

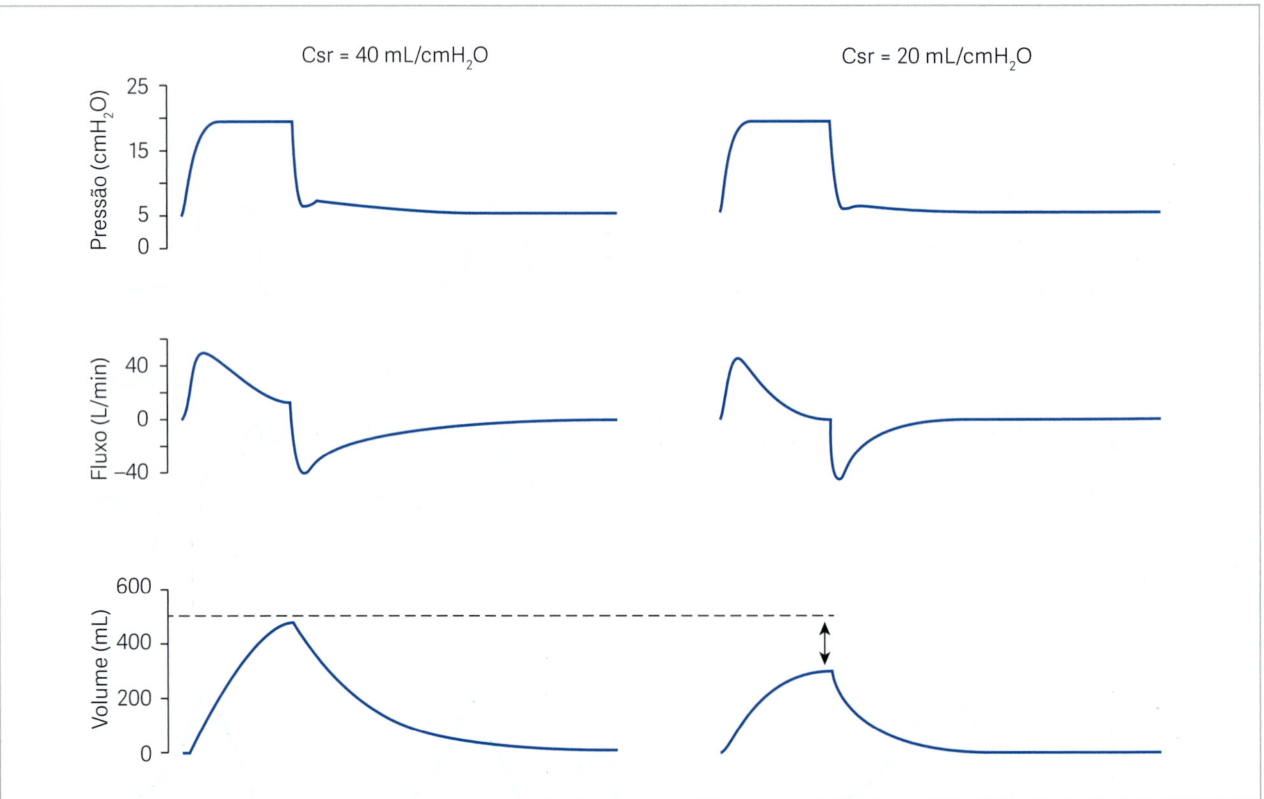

FIGURA 2 Comportamento das curvas de pressão das vias aéreas (Pva), fluxo e volume durante a ventilação controlada por pressão (PCV), comparando duas condições de complacência do sistema respiratório (Csr). A redução da Csr diminui o fluxo inspiratório gerado pelo ventilador, resultando em menor volume corrente entregue.

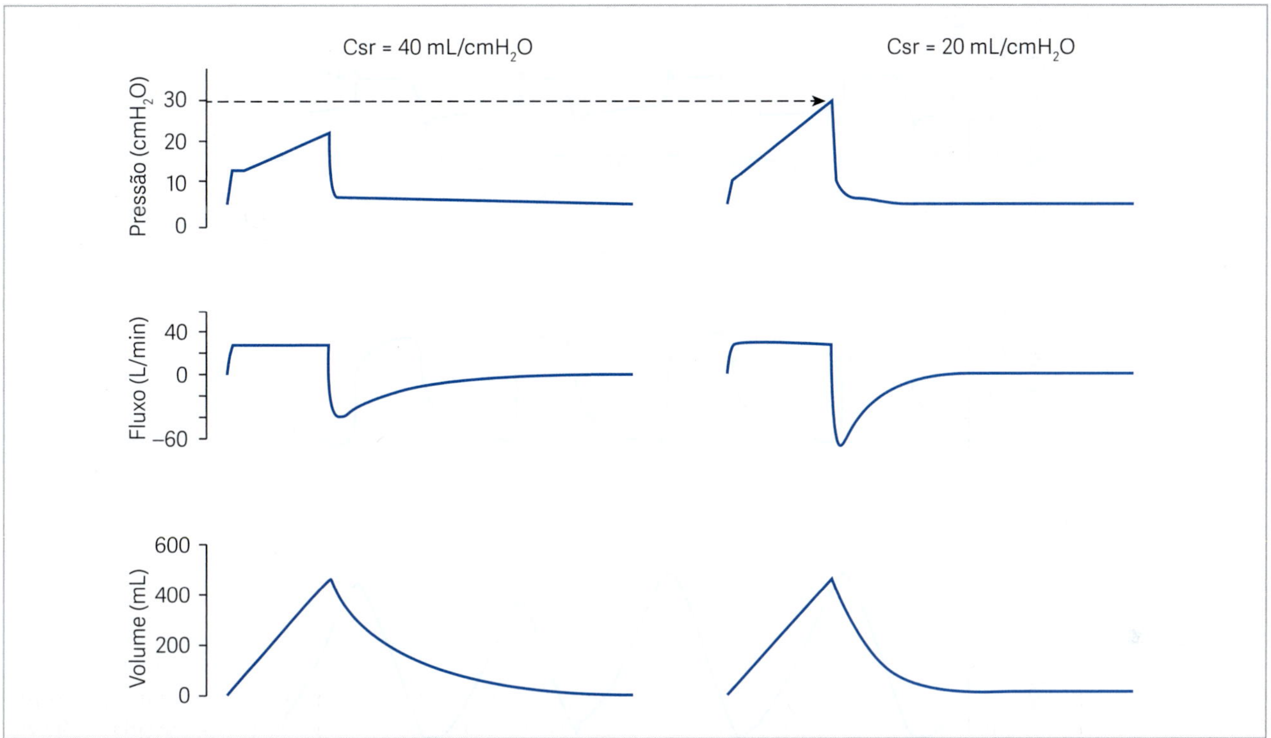

FIGURA 3 Comportamento das curvas de pressão das vias aéreas (Pva), fluxo e volume durante a ventilação controlada por volume (VCV), comparando duas condições de complacência do sistema respiratório (Csr). Como o fluxo é constante e controlado nesse modo, a redução da Csr mantém o volume corrente, porém resulta em aumento da pressão nas vias aéreas.

incluem: volume corrente, fluxo inspiratório, formato da onda de fluxo e frequência respiratória mandatória.

Ventilação com pressão de suporte (PSV)

A ventilação com pressão de suporte (PSV) é um modo exclusivamente espontâneo no qual o ventilador auxilia o esforço inspiratório do paciente aplicando uma pressão positiva durante a fase inspiratória. Essa pressão é mantida por um período de tempo variável, determinado pelo próprio paciente, e tem como objetivo reduzir o trabalho respiratório sem interferir diretamente no controle do padrão ventilatório.

Embora as formas de onda de pressão e fluxo na PSV se assemelhem àquelas observadas no modo PCV, a PSV se distingue por duas características fundamentais: todos os ciclos são iniciados pelo paciente, sem disparo automático por tempo, e o tempo inspiratório é variável, sendo controlado de acordo com a demanda ventilatória e o critério de ciclagem ajustado. Dessa forma, a principal característica da PSV é permitir maior autonomia ao paciente, que passa a controlar sua frequência respiratória e padrão ventilatório de maneira mais fisiológica, em consonância com os comandos do centro respiratório (Figura 4).

No modo PSV, além dos ajustes de PEEP, FiO_2 e sensibilidade de disparo, os principais parâmetros reguláveis incluem a pressão de suporte (PS), o tempo de subida (*rise time*) e o critério de ciclagem. O critério de ciclagem determina a transição da fase inspiratória para a expiratória com base em um percentual do pico de fluxo, geralmente em torno de 25%, permitindo que o tempo inspiratório se adapte às características respiratórias do paciente.

COMPORTAMENTO DOS MODOS VENTILATÓRIOS COM E SEM ESFORÇO INSPIRATÓRIO

Na ausência de esforço respiratório, os modos PCV e VCV, quando adequadamente ajustados, apresentam desempenho semelhante em termos de proteção pulmonar, permitindo intervenções para evitar pressões de platô e *driving pressure* elevadas. O modo PCV oferece controle direto das pressões, exigindo, entretanto, monitoramento rigoroso do volume corrente (Figura 2). No modo VCV, por sua vez, o volume corrente é garantido, sendo essencial acompanhar as pressões das vias aéreas, especialmente em situações de variação da complacência ou resistência (Figura 3).

No modo PCV, o padrão de fluxo desacelerado resulta em menores pressões de pico, o que pode ser vantajoso em contextos com risco de vazamento, como no uso de máscara laríngea. Em termos de ventilação alveolar, a

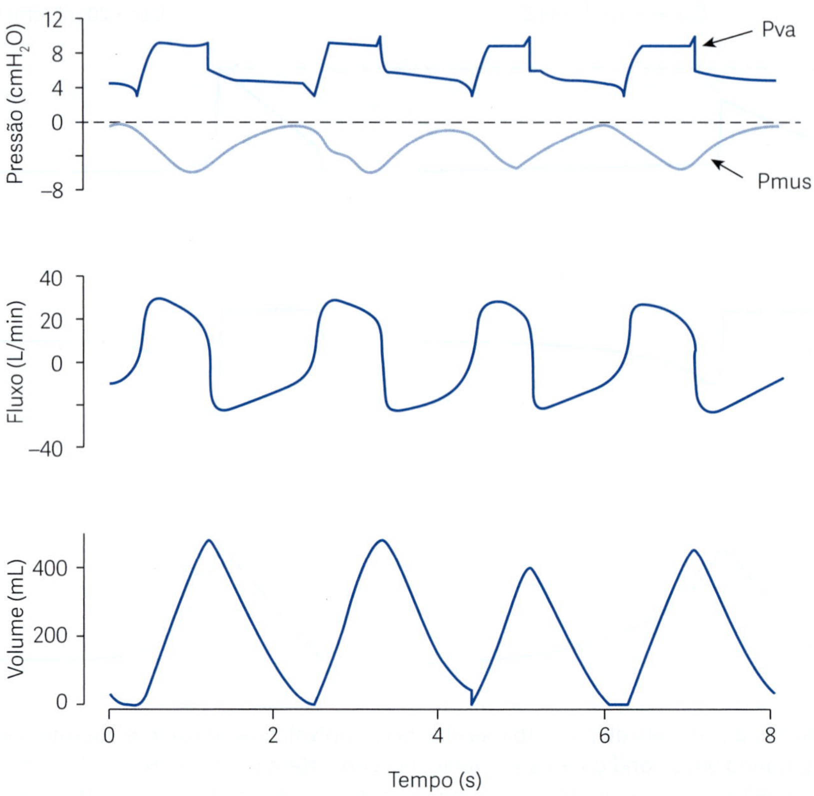

FIGURA 4 Curvas de pressão das vias aéreas (Pva), pressão muscular (Pmus), fluxo e volume durante a ventilação com pressão de suporte (PSV). Observa-se variabilidade no tempo inspiratório, no fluxo e no volume corrente, decorrente das diferenças na Pmus entre os ciclos.

constante de tempo (produto de Rrs e Crs) determina o tempo necessário para o enchimento e esvaziamento pulmonar. Com o aumento da frequência respiratória, há risco de auto-PEEP. No modo VCV, essa condição eleva a pressão de platô sem alterar o volume corrente, enquanto no PCV tende a reduzir o volume corrente entregue.

Na presença de esforço inspiratório, a resposta do ventilador passa a diferenciar significativamente os modos controlados por volume (VCV) dos modos controlados por pressão (PCV, PSV). No VCV, o fluxo fixo pode ser insuficiente para pacientes com *drive* inspiratório elevado, aumentando o trabalho respiratório e favorecendo a ocorrência de assincronias, como a sensação de "fome de ar" (Figura 5A). Já nos modos PCV e PSV, o fluxo é ajustado dinamicamente em resposta ao esforço, promovendo maior conforto e sincronia paciente-ventilador (Figura 5B).

No entanto, nos modos controlados por pressão, o esforço muscular do paciente pode elevar a pressão transpulmonar, resultante da soma da pressão positiva fornecida pelo ventilador e da pressão negativa gerada pelos músculos inspiratórios. Esse aumento pode contribuir para a ocorrência de lesão pulmonar. Na presença de Pmus durante PCV ou PSV, a queda da pressão pleural leva o ventilador a ampliar o fluxo e o volume corrente para manter a Pva próxima ao valor-alvo. Já no modo VCV, o volume corrente permanece constante, mesmo diante da redução da pressão das vias aéreas provocada pelo esforço inspiratório, contribuindo para maior estabilidade da pressão transpulmonar global. Entretanto, essa estabilidade não impede a ocorrência de sobredistensões regionais, frequentemente associadas ao fenômeno do efeito *pendelluft*, que redistribui volumes entre diferentes regiões pulmonares e pode causar lesão, mesmo com volumes correntes aparentemente seguros.

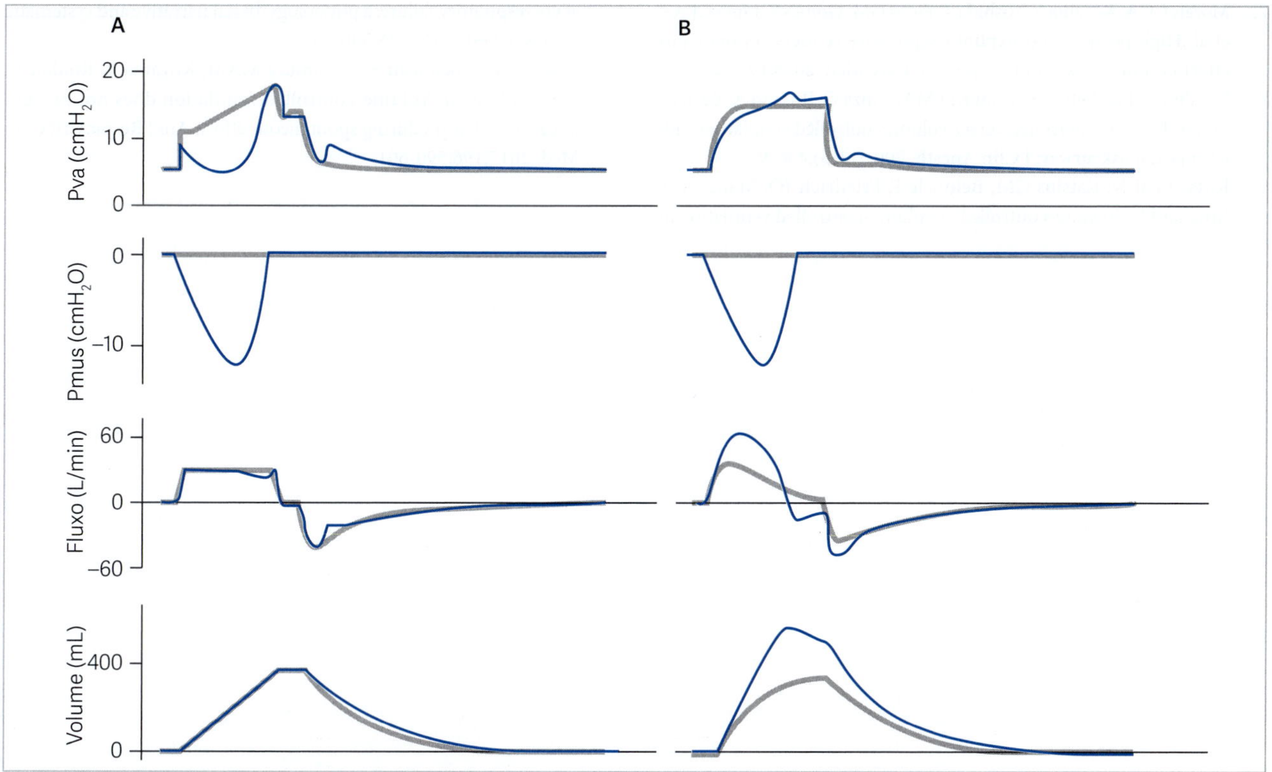

FIGURA 5 Comportamento das curvas de pressão das vias aéreas (Pva), pressão muscular (Pmus), fluxo e volume durante ciclos ventilatórios nos modos controlado por volume (VCV – Painel A) e controlado por pressão (PCV – Painel B). As curvas cinza representam o comportamento esperado sem esforço muscular (Pmus = 0), enquanto as curvas azuis ilustram o padrão com presença de esforço inspiratório (Pmus ≈ –12 cmH_2O). A presença de Pmus modifica a dinâmica ventilatória em ambos os modos. No VCV, o fluxo fixo pode ser insuficiente para atender à demanda do paciente, resultando em sensação de "fome de ar" e maior trabalho respiratório. Já no PCV, o fluxo é livre e se adapta ao esforço, promovendo maior conforto e sincronia. A variabilidade do volume corrente é mais acentuada no PCV, enquanto no VCV há maior variação das pressões das vias aéreas diante do esforço inspiratório.

PONTOS-CHAVE

1. Os modos ventilatórios são classificados conforme a variável controlada (pressão ou volume) e se organizam em torno de uma função-objetivo, que o ventilador busca atingir com base nas configurações do usuário.
2. Nos modos controlados por pressão (PCV), a pressão é limitada, mas o volume corrente varia conforme a mecânica do sistema respiratório.
3. Nos modos controlados por volume (VCV), o volume corrente é garantido, porém as pressões podem se elevar em alterações de complacência ou resistência.
4. Na ventilação com pressão de suporte (PSV), o paciente controla o início e o fim da inspiração, favorecendo a sincronia com o ventilador.
5. Não há evidências de superioridade entre VCV e PCV em termos de desfechos clínicos, desde que os parâmetros sejam cuidadosamente ajustados para garantir proteção pulmonar. A escolha do modo ventilatório deve levar em conta a presença ou ausência de esforço inspiratório e os objetivos clínicos de ventilação.

BIBLIOGRAFIA

1. Amato MBP, Barbas CSV, Medeiros DM, Magaldi RB, Schettino GPP, Lorenzi Filho G, et al. Effect of a protective ventilation strategy on mortality in the acute respiratory distress syndrome. N Engl J Med. 1998;338:347-54.
2. Dall'Ava Santucci J, Armaganidis A, Brunet F, Dhainaut JF. Mechanical effects of PEEP in patients with adult respiratory distress syndrome. J Appl Physiol. 1990;68(3):843-8.
3. Dreyfuss D, Soler P, Basset G, Saumon G. High inflation pressure pulmonary edema: Respective effects of high airway pressure, high tidal volume, and positive end-expiratory pressure. Am Rev Respir Dis. 1988;137:1159-64.
4. Esteban A, Alía I, Gordo F, Pablo R, Suarez J, González G, et al. Prospective randomized trial comparing pressure-controlled ventilation and volume-controlled ventilation in ARDS. Chest. 2000;117(6):1690-6.
5. Leatherman JW, McArthur C, Shapiro RS. Effect of prolongation of expiratory time on dynamic hyperinflation in mechanically ventilated patients with severe asthma. Crit Care Med. 2004;32:1542-45.
6. MacIntyre NR, McConnell R, Cheng KC, Sane A. Patient-ventilator flow dyssynchrony: Flow-limited versus pressure-limited breaths. Crit Care Med. 1997(10):1671-7.

7. Morais CCA, Koyama Y, Yoshida T, Plens GM, Gomes S, Lima CLAS, et al. High positive end-expiratory pressure renders spontaneous effort noninjurious. Am J Respir Crit Care Med. 2018;197:1285-96.
8. Natalini G, Facchetti P, Dicembrini MA, Lanza G, Rosano A, Bernardini A. Pressure controlled versus volume controlled ventilation with laryngeal mask airway. J Clin Anesth. 2001;13(6):436-9.
9. Rittayamai N, Katsios CM, Beloncle F, Friedrich JO, Mancebo J, Brochard L. Pressure-controlled vs volume-controlled ventilation in acute respiratory failure: a physiology-based narrative and systematic review. Chest. 2018;148:340-55.
10. Yoshida T, Nakahashi S, Nakamura MAM, Koyama Y, Roldan R, Torsani V, et al. Volume-controlled ventilation does not prevent injurious inflation during spontaneous effort. Am J Respir Crit Care Med. 2017;196:590-601.

27

Monitorização da ventilação mecânica

Patrícia Nery
Daniel Oliveira Silva
Eduardo Leite Vieira Costa

SUMÁRIO

INTRODUÇÃO

A ventilação mecânica invasiva (VMI) é uma modalidade avançada de suporte à vida, indicada em contextos de insuficiência respiratória aguda ou agudização de doença pulmonar crônica, com o propósito de garantir a adequada troca gasosa e reduzir a sobrecarga da musculatura respiratória. Pode ser administrada em modo controlado, no qual o ventilador assume integralmente o trabalho ventilatório, ou em modos assistidos ou espontâneos, nos quais o equipamento apenas complementa o esforço respiratório do paciente.

A aplicação inadequada da VMI está associada a potenciais danos pulmonares e à disfunção da musculatura respiratória. A fim de mitigar esses riscos, é imprescindível a monitorização contínua e individualizada da mecânica ventilatória e da interação paciente-ventilador.

MONITORIZAÇÃO DA MECÂNICA RESPIRATÓRIA

A mecânica respiratória refere-se às propriedades físicas do sistema respiratório – composto pelos pulmões e pela caixa torácica – que determinam sua resposta ao conjunto de forças aplicadas pelo ventilador (P_{vent}) e exercidas pelo paciente (P_{mus}). Essas propriedades condicionam a entrada e a saída de ar dos pulmões e são descritas pela relação entre pressão, fluxo e volume. A relação é expressa matematicamente pela equação do movimento apresentada a seguir. Nessa equação, a pressão total aplicada (P_{total}) ao sistema respiratório resulta da soma da pressão resistiva (P_{res}) e da pressão elástica (P_{el}) acrescida da pressão positiva ao final da expiração ($PEEP_{total}$).

$$P_{total} = P_{vent} + P_{mus} = P_{el} + P_{res} + PEEP_{(total)} \quad \text{(E1)}$$

$$P_{total} = E_{sr} \times VC + \dot{V} \times R_{va} + PEEP_{(total)} \quad \text{(E2)}$$

MECÂNICA RESPIRATÓRIA DURANTE A VENTILAÇÃO CONTROLADA

Durante a ventilação controlada, não se espera a presença de esforço muscular por parte do paciente. Dessa forma, a P_{total} necessária para vencer os componentes resistivo e elástico do sistema respiratório é inteiramente gerada pelo ventilador.

Em modalidades controladas, é possível dissociar os componentes resistivo e elástico por meio da realização de uma pausa inspiratória (Figura 1). A P_{res} corresponde à pressão necessária para vencer a resistência das vias aéreas durante a passagem de fluxo. Ao se realizar uma pausa inspiratória, o fluxo é interrompido, eliminando o componente resistivo da equação, o que permite estimar a pressão elástica isoladamente. Essa pausa é comumente utilizada em modos controlados a volume, já que têm esse ajuste específico. Após atingir o volume corrente programado, a pressão de pico (P_{pico}) cai durante a pausa até atingir a pressão de platô ($P_{platô}$).

$$P_{res}\ (cmH_2O) = P_{pico} - P_{platô} = R_{va} \times \dot{V}\ (L/s) \quad \text{(E3)}$$

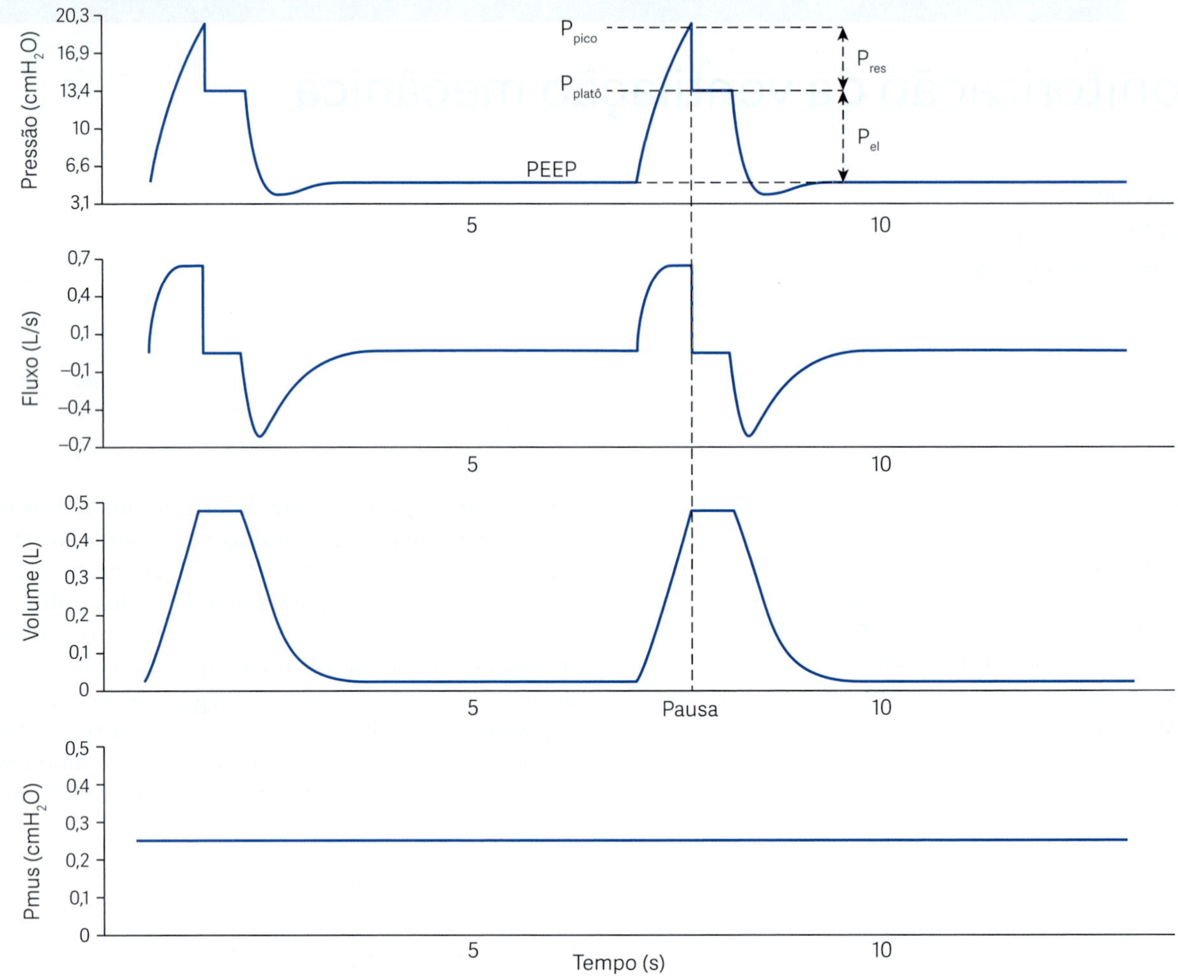

FIGURA 1 Pressão resistiva e elástica do sistema respiratório.

PEEP: pressão positiva ao final da expiração; Pel: pressão elástica; Pmus: pressão muscular; Ppico: pressão de pico; Pplatô: pressão de platô; Pres: pressão resistiva.

Em contrapartida, a P_{el} se refere à energia despendida para vencer a elastância do sistema respiratório (E_{sr}), ou seja, a força de recolhimento elástico dos pulmões e caixa torácica. Outra medida muito usada para descrever a propriedade elástica do sistema respiratório é sua complacência (C_{sr}), que é inversamente proporcional à E_{sr} (E4) e reflete a capacidade que o sistema respiratório tem em se deformar em resposta a uma pressão aplicada sobre ele. A C_{sr} à beira-leito pode ser calculada pela relação entre volume corrente e pressão de distensão (ΔP), calculada como a pressão na via aérea durante a pausa inspiratória, que reflete a pressão alveolar (P_{alv}), subtraída da PEEP (E5).

$$E_{sr} = \frac{1}{C_{sr}} \tag{E4}$$

$$C_{sr}\ (mL/cmH_2O) = \frac{VC(mL)}{\Delta P} = \frac{VC(mL)}{(P_{platô} - PEEP(cmH_2O)} \tag{E5}$$

A ΔP é aplicada ao sistema respiratório como um todo, portanto é despendida tanto no parênquima pulmonar quanto sobre a caixa torácica. O efeito mecânico do estiramento do parênquima pulmonar isoladamente pode ser verificado com base na pressão transpulmonar (P_L), que é definida como a diferença de pressão entre as vias aéreas e a cavidade pleural.

Para obter a P_L, é necessária, portanto, uma medida de pressão pleural (P_{pl}), o compartimento que envolve os pulmões. Clinicamente, a forma mais utilizada de medir essa pressão é pela colocação de um cateter esofágico. Este tem um balão em sua extremidade que, quando insuflado e corretamente posicionado no terço distal do esôfago, permite medir a P_{pl} a partir da pressão mensurada no esôfago (P_{es}) (E6).

$$P_L = P_{alv} - P_{pl} = P_{platô} - P_{es} \quad \text{(E6)}$$

A monitorização da P_L na prática clínica, sem a presença de esforço, nos permite compreender, (1) na fase expiratória, a tendência ao colapso, pelo equilíbrio entre PEEP e P_{pl} (E7). São desejáveis valores entre 0 e +2 cmH_2O para evitar que o pulmão colapse; (2) ao final da fase inspiratória, há equilíbrio entre $P_{platô}$ e P_{pl} (E8). O risco de hiperdistensão é maior quando valores de $P_{L\ inspiração}$ são superiores a 20 a 25 cmH_2O. O impacto da deformação ocasionada pela variação do volume corrente no parênquima pulmonar é verificado pela variação da P_L ou pressão de distensão transpulmonar (ΔP_L) (E9). Valores de $\Delta P_L \leq 12$ cmH_2O são desejáveis.

$$P_{L\ expiração} = PEEP - P_{es\ fim\ da\ expiração} \quad \text{(E7)}$$

$$P_{L\ inspiração} = P_{platô} - P_{es\ no\ platô} \quad \text{(E8)}$$

$$\Delta P_L = (P_{platô} - PEEP) - (P_{es\ no\ platô} - P_{es\ fim\ da\ expiração}) \quad \text{(E9)}$$

AVALIAÇÃO DO ESFORÇO INSPIRATÓRIO

A ventilação controlada ocasiona perda de trofismo diafragmático em horas e, nos casos mais extremos, disfunção do diafragma, que se associa a piores desfechos. Em contrapartida, o uso excessivo da musculatura pode levar a piora do parênquima pulmonar pelo aumento da variação dinâmica de pressão transpulmonar ($\Delta P_{L\ dinâmica}$), decorrente da pressão negativa realizada pelo paciente (ΔP_{es}), associada à pressão positiva imposta pelo ventilador (ΔP_{va}) (E10) (Figura 2).

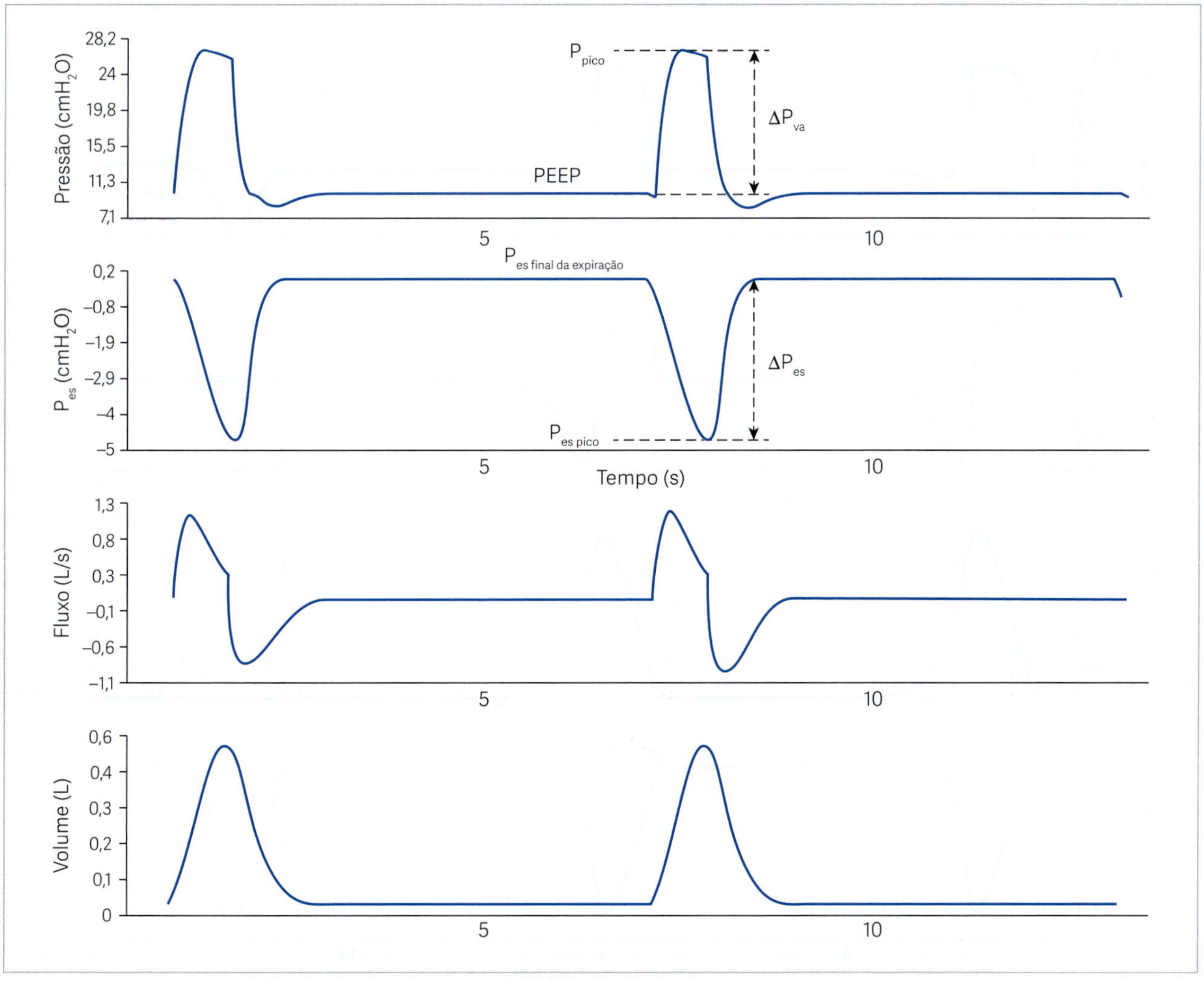

FIGURA 2 Variação dinâmica de pressão transpulmonar.

PEEP: pressão positiva ao final da expiração; P_{es}: pressão esofágica; P_{pico}: pressão de pico; P_{va}: pressão de vias aéreas.

$$\Delta P_{L,\text{ dinâmica}} = (P_{pico} - PEEP) - (P_{es\ pico} - P_{es\ fim\ da\ expiração})\ (E10)$$

A pressão muscular (P_{mus}) corresponde a uma medida global gerada pelo diafragma e pela musculatura acessória (intercostais, esternocleidomastóideos e escalenos). Esta pode ser obtida pelo cateter esofágico com base na diferença entre a P_{es} e a pressão necessária para vencer a caixa torácica (P_{ct}) (E11). Ao utilizar um cateter com balão duplo, esofágico e gástrico é possível monitorar a pressão gástrica (P_{gas}) e calcular a pressão realizada isoladamente pelo diafragma, pressão transdiafragmática (P_{di}), subtraindo da P_{gas} a P_{es} (E12).

$$(P_{mus} = P_{ct} - P_{es}) \quad (E11)$$

$$(P_{di} = P_{gas} - P_{es}) \quad (E12)$$

Embora o uso do cateter esofágico seja considerado, até o momento, o padrão ouro para avaliar o gasto energético e a pressão negativa gerada pelos músculos respiratórios, sua utilização na prática clínica é restrita, por ser algo invasivo e necessitar de um equipamento específico, além de profissionais com experiência em sua utilização. Dadas essas dificuldades inerentes ao uso do cateter esofágico, surgiram alternativas mais práticas para estimar o esforço muscular.

Ao realizar uma pausa expiratória ou inspiratória, na vigência de esforço, é esperada uma transmissão da variação de pressão pleural para via aérea. Isso possibilita, na prática clínica e de forma simples, estimar a pressão muscular realizada pelo paciente e consequentemente a pressão de distensão que será imposta ao sistema.

A variação de pressão na via aérea após uma pausa expiratória com duração de um ciclo respiratório é conhecida como pressão de oclusão da via aérea (ΔP_{occ}). Esta, multiplicada por uma constante (3/4) para descontar o ganho de *performance* durante uma situação isovolumétrica, demonstrou boa correlação com o esforço do paciente. É sabido que 3/4 do valor encontrado na via aérea equivalem à P_{mus} (E13), e 2/3 do valor encontrado somados à variação de pressão imposta pelo ventilador correspondem à ΔP_L dinâmica (E14) (Figura 3).

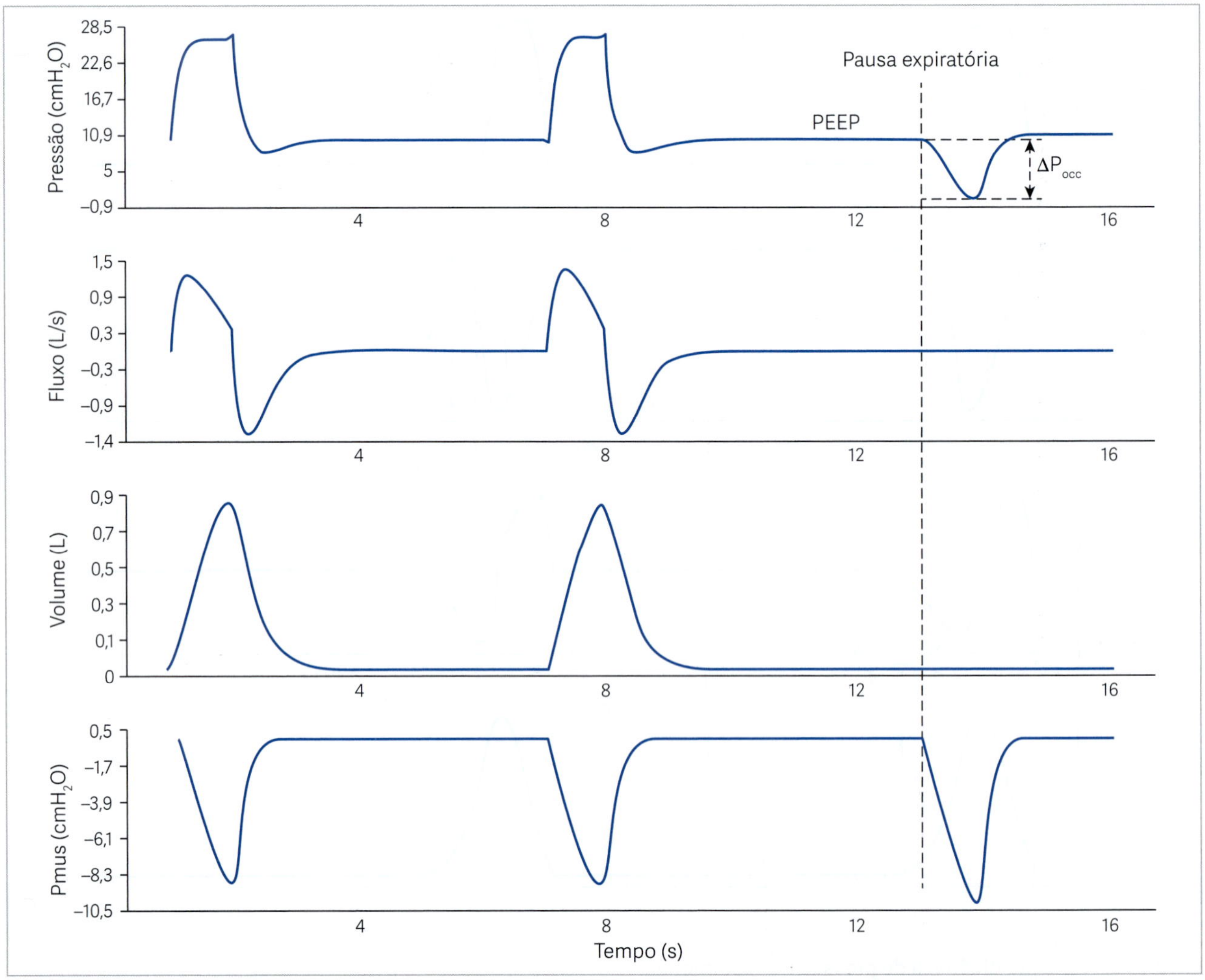

FIGURA 3 Manobra de oclusão expiratória (ΔP_{occ}).
Pmus: pressão muscular; P_{occ}: pressão de oclusão da via aérea.

$$P_{mus\ estimada} = -3/4 * \Delta P_{occ} \quad (E13)$$

$$\Delta P_{L,\ dinâmica} = -2/3 * \Delta P_{occ} - (P_{pico} - PEEP) \quad (E14)$$

O relaxamento da musculatura respiratória após uma manobra de oclusão durante a fase inspiratória promove uma elevação de pressão na via aérea. A diferença entre esta, após a estabilização com a pressão alveolar ($P_{platô}$), e a PEEP, corresponde à ΔP promovida pela pressão positiva imposta pelo ventilador em conjunto com a negativa realizada pelo paciente (Figura 4). A pressão muscular inspiratória (PMI, do inglês *pressure muscle index*) realizada pelo paciente nessa manobra corresponde à diferença encontrada entre a $P_{platô}$ e a pressão na via aérea imposta pelo ventilador (P_{pico}) (E15) (Figura 3).

$$PMI = P_{platô} - P_{pico} \quad (E15)$$

Também é possível estimar o *drive* respiratório a partir da curva de pressão do ventilador. A pressão inspiratória gerada contra a via aérea ocluída por um período inferior a 100 a 150 milissegundos (ms) partindo do volume expiratório final representa a resposta neural do centro respiratório à demanda, livre de uma interferência consciente do indivíduo. A pressão negativa gerada na via aérea ocluída durante os primeiros 100 ms ($P_{0,1}$) se encontra disponível nos ventiladores como uma medida contínua ou como manobra específica. Essa medida do *drive* respiratório pode ser uma ferramenta útil na prática clínica para inferir esforço baixo ou alto no mesmo paciente perante o nível de suporte ajustado.

ULTRASSONOGRAFIA À BEIRA-LEITO PARA AVALIAÇÃO DO ESFORÇO INSPIRATÓRIO

O uso da ultrassonografia da musculatura respiratória para monitorar o esforço vem ganhando espaço por sua simplicidade de uso. Ela permite verificar a mobilidade do diafragma, a espessura do músculo durante o repouso

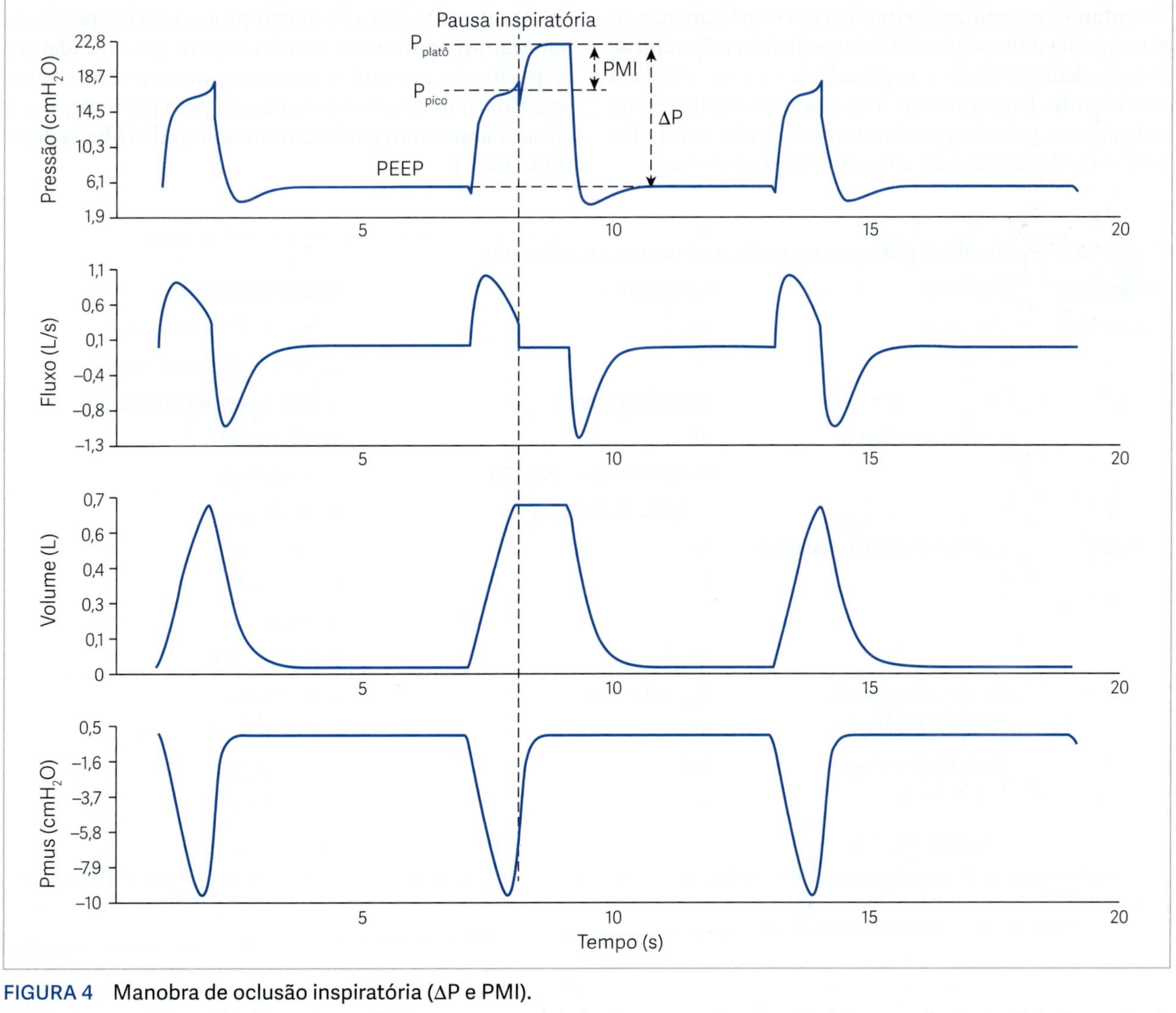

FIGURA 4 Manobra de oclusão inspiratória (ΔP e PMI).

PEEP: pressão positiva ao final da expiração; PMI: *pressure muscle index*; Pmus: pressão muscular; Ppico: pressão de pico; Pplatô: pressão de platô.

(trofismo) e a variação desta após sua contração (fração de espessamento – TF).

Tanto a perda do trofismo diafragmático como sua sobrecarga estão associadas a piores desfechos. Dessa forma, a fim de preservar seu trofismo, recomenda-se o ajuste do suporte para manter a fração de espessamento do diafragma (TF_{di}) superior a 15 e inferior a 40%.

Durante o teste de respiração espontânea, uma fração de espessamento diafragmático superior a 30% e um deslocamento (na ausência de suporte ventilatório) superior a 10 mm são consideradas preditores de sucesso. Contração da musculatura abdominal na fase expiratória ou participação do intercostal paraesternal superior a 10% no ciclo corrente são fatores que aumentam risco de falha.

MONITORAÇÃO PARA PROTEÇÃO DO PARÊNQUIMA E DO MÚSCULO

A ventilação mecânica na prática clínica é amplamente utilizada em situações em que seu benefício é previsto. No entanto, sua utilização implica riscos não apenas ao parênquima pulmonar como à musculatura respiratória, independentemente de ser aplicada de forma controlada ou assistida. Para minimizar os riscos inerentes a sua utilização, a pressão positiva imposta pelo ventilador deve ser condizente com a mecânica respiratória.

A lesão do parênquima pulmonar pode ocorrer ou ser agravada sob o uso da VMI quando a pressão total imposta ao sistema, bem como deformação do parênquima resultante desta em relação a seu estado de repouso, ultrapassarem os limites considerados seguros baseados na mecânica respiratória. Pode ser resultante da pressão positiva aplicada pelo ventilador (lesão pulmonar induzida pela ventilação – VILI), da pressão resultante do esforço do paciente (lesão autoinfligida pelo paciente – P-SILI) ou por ambas.

Durante a fase aguda da doença, para promover uma troca gasosa adequada, pode ser necessário utilizar a VMI de forma passiva. Entretanto, a inatividade ou redução excessiva da carga imposta à musculatura respiratória pode ocasionar disfunção diafragmática induzida pela ventilação (VIDD). Essa condição, caracterizada pela redução na capacidade do diafragma de gerar pressão, está associada a piores desfechos clínicos. Dessa forma, preconiza-se sempre que possível permitir o esforço do paciente, dentro de uma faixa de segurança para prevenir a VIDD sem impor ao parênquima maior risco de lesão.

Atualmente, para propiciar proteção não apenas do parênquima pulmonar como também da musculatura respiratória, preconiza-se que o suporte ventilatório seja síncrono ao esforço realizado pelo paciente, e seu ajuste, baseado em parâmetros monitorados à beira-leito (Quadro 1).

QUADRO 1 Parâmetros para proteção do parênquima e músculo

Aplicação	Recurso	Parâmetro	Recomendação
Controlada	Ventilador	ΔP_{va}	≤ 15 cmH_2O (fase aguda)
		$P_{platô}$	≤ 30 cmH_2O (fase aguda)
		Volume corrente	4-8 mL por peso predito
	Cateter esofágico	ΔP_L	10-12 cmH_2O
		P_L no final da inspiração	20-25 cmH_2O
		P_L no final da expiração	0-2 cmH_2O
Esforço	Cateter esofágico-gástrico	ΔP_{es}	3-8 cmH_2O
		P_{mus}	5-10 cmH_2O
		P_{di}	5-10 cmH_2O
		$\Delta P_{L\ dinâmica}$	< 15-20 cmH_2O
	Pressão de oclusão expiratória (ΔP_{occ})	P_{mus} estimada	5-10 cmH_2O
		$\Delta P_{L\ dinâmica}$	< 15-20 cmH_2O
	Pressão de oclusão inspiratória	PMI	5-10 cmH_2O
		P0,1	1- 4 cmH_2O
	Ultrassonografia	TF_{di}	15-40%

P_{es}: pressão esofágica; P_L: pressão transpulmonar; PMI: *pressure muscle index*; P_{mus}: pressão muscular; $P_{platô}$: pressão de platô; TF: fração de espessamento.

ASSINCRONIAS

Na vigência de esforço, a pressão positiva imposta pelo ventilador (P_{vent}) deve ser síncrona à contração da musculatura respiratória, em termos de início e término do ciclo respiratório, além de suprir a demanda do paciente. Situações em que a pressão ofertada é inferior à demanda do paciente podem resultar em ciclagem prematura e, em casos mais extremos, no duplo disparo, caracterizado pela presença de dois ciclos em um único esforço. Este, pelo empilhamento de ar, impõe ao parênquima pulmonar uma elevação na pressão de distensão. Em contrapartida, a assistência ventilatória excessiva em relação à demanda pode resultar em ciclagem tardia, além de propiciar o autodisparo, o esforço perdido e o disparo reverso.

A presença de assincronias em mais de 10% dos ciclos ventilatórios está associada a piores desfechos. O duplo disparo e o esforço perdido, quando presentes de forma agrupada com alta intensidade e por períodos prolongados, correlacionam-se a um aumento nos dias de ventilação mecânica e à mortalidade. Portanto, atualmente se preconiza identificar corretamente as assincronias quando presentes, para ajustar adequadamente os parâmetros ventilatórios e promover uma adequada interação paciente-ventilador.

A comparação simultânea da pressão na via aérea com a pressão esofágica (P_{es}) é considerada o padrão ouro para identificar assincronias, por permitir comparar o início e o término do esforço em relação ao ciclo do ventilador, além de avaliar sua amplitude. Recentemente, a análise da sincronia pela atividade elétrica do diafragma (E_{Adi}), principal músculo inspiratório, foi proposta como alternativa. Contudo, por não considerar os demais músculos inspiratórios, nos casos de disfunção diafragmática, pode levar à interpretação errônea. Ambos os métodos apresentam limitações na prática clínica diária, por demandarem o uso de dispositivos invasivos, *softwares* específicos, manejo técnico complexo e profissionais qualificados.

As assincronias podem ocorrer em diferentes momentos do ciclo respiratório, incluindo a fase de disparo, ciclagem ou em virtude da demanda de fluxo. Sua classificação é baseada no momento em que ocorre o desencontro entre a pressão fornecida pelo ventilador e a P_{mus} gerada pelo paciente (Quadro 2). A ativação dos músculos respiratórios ocasiona uma deformação nas curvas esperadas de pressão, fluxo e volume do ventilador. Dessa forma, a análise gráfica dessas curvas é um método de monitorar as assincronias paciente-ventilador. Contudo, a correta identificação de assincronias com base na inspeção visual das curvas, apesar de amplamente difundida pela facilidade na prática clínica, depende de treino, do tipo de assincronia e da experiência profissional.

O uso da inteligência artificial para a elaboração de algoritmos capazes de identificar padrões a partir do comportamento das curvas de pressão, fluxo e volume ao longo do tempo mostrou-se uma estratégia promissora na detecção automática de assincronias. No entanto, essa abordagem ainda não foi amplamente implementada na prática clínica.

Recentemente foi proposto um algoritmo para estimar a P_{mus} de forma contínua e simultânea, utilizando a técnica de aprendizado profundo, baseado nas análises das curvas do ventilador. Em um estudo utilizando curvas simuladas, apenas a visualização dessa curva, quando adicionada às demais do ventilador, sem um treinamento prévio, aumentou em 20% a sensibilidade média dos profissionais de saúde na detecção de assincronias.

CONSIDERAÇÕES FINAIS

A monitorização da ventilação mecânica constitui ferramenta essencial para promover uma assistência ventilatória personalizada, segura e eficaz. O conhecimento aprofundado da mecânica respiratória e da interação paciente-ventilador permite a identificação precoce de alterações que podem comprometer tanto o parênquima pulmonar quanto a musculatura respiratória. A utilização de recursos como a pressão esofágica, a análise gráfica das curvas do ventilador, as manobras de oclusão e a ultrassonografia diafragmática possibilita avaliar de maneira mais precisa a carga imposta ao sistema respiratório, o esforço do paciente e a sincronia com o suporte fornecido.

A aplicação adequada desses recursos no contexto clínico permite otimizar a titulação do suporte ventilatório, reduzir o risco de lesão pulmonar induzida pela ventilação (VILI), prevenir a disfunção muscular induzida pela inatividade (VIDD) e minimizar assincronias prejudiciais. Assim, a monitorização sistemática e integrada deve ser incorporada como prática de rotina nas unidades de terapia intensiva (UTI), contribuindo para uma abordagem protetora e individualizada da ventilação mecânica.

QUADRO 2 Definições das assincronias paciente-ventilador e as alterações esperadas nas curvas do ventilador

Assincronias	Definições	Alterações esperadas
Ciclagem precoce	Ciclo disparado pelo paciente. O término da P_{vent} antecede o nadir da P_{mus}	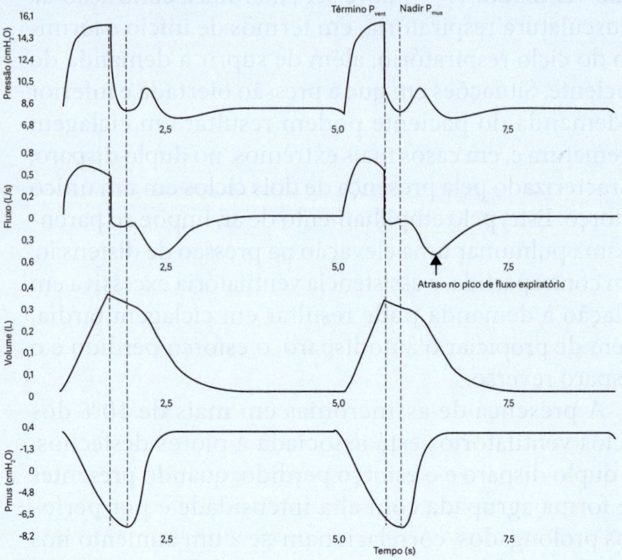
Duplo disparo	Ciclo disparado pelo paciente. No entanto, dois ciclos são ofertados pelo ventilador em um único esforço	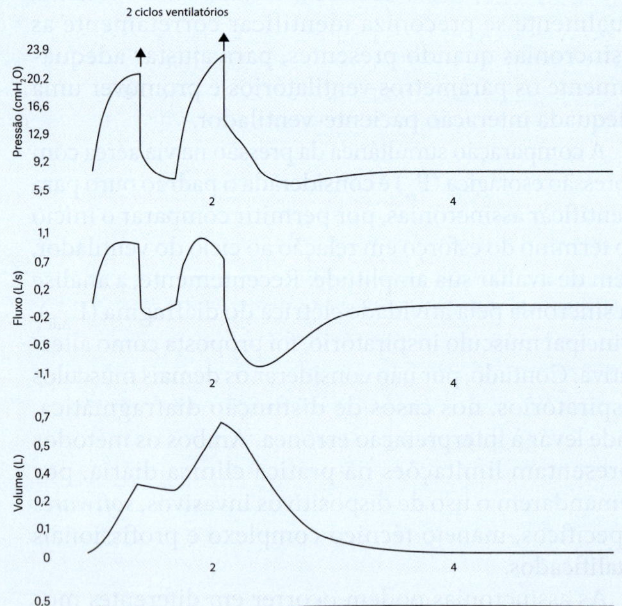

(continua)

QUADRO 2 Definições das assincronias paciente-ventilador e as alterações esperadas nas curvas do ventilador (*continuação*)

Assincronias	Definições	Alterações esperadas
Ciclagem tardia	Ciclo disparado pelo paciente. O término da P_{vent} é posterior ao nadir da P_{mus}	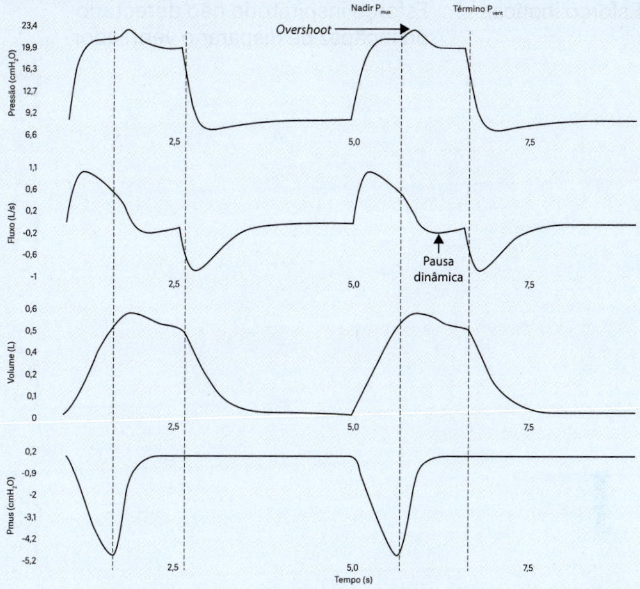
Disparo reverso	Ciclo controlado. No entanto, após a insuflação pulmonar ocorre uma contração diafragmática reflexa. Apresenta um comportamento previsível (1:1, 1:2, 1:3 etc.) e pode ocasionar ou não um duplo ciclo	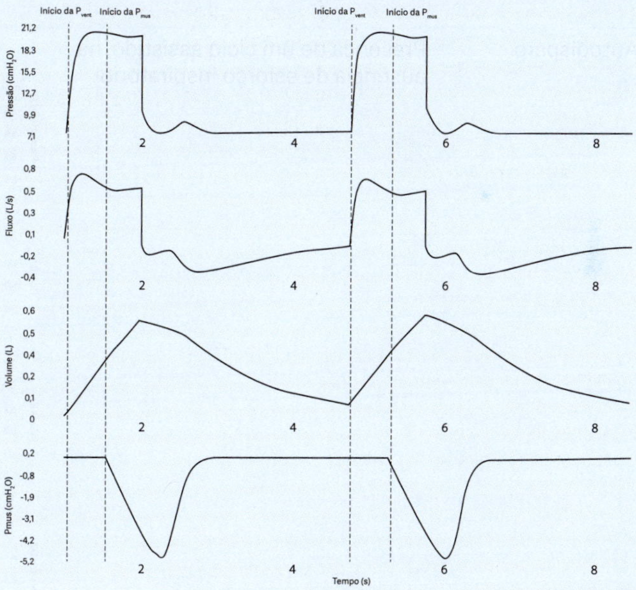

(*continua*)

QUADRO 2 Definições das assincronias paciente-ventilador e as alterações esperadas nas curvas do ventilador (*continuação*)

Assincronias	Definições	Alterações esperadas
Esforço ineficaz	Esforço inspiratório não detectado ou incapaz de disparar o ventilador	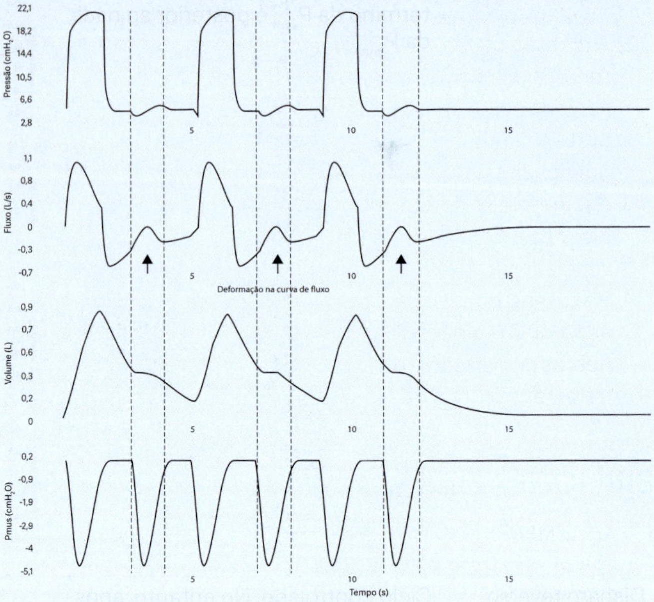
Autodisparo	Presença de um ciclo assistido, na ausência de esforço inspiratório	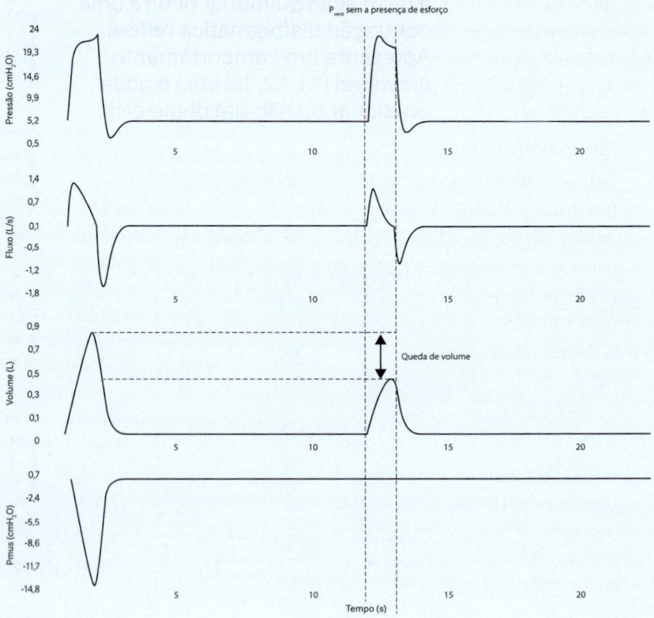

PONTOS-CHAVE

1. A monitorização da ventilação mecânica é essencial na UTI. Permite avaliar a mecânica respiratória, a interação paciente-ventilador e os riscos de lesão pulmonar ou muscular.
2. A pressão esofágica ajuda a entender o esforço respiratório. Sua medição auxilia na distinção entre pressões geradas pelo ventilador e pelo paciente, sendo útil na prevenção de sobrecarga muscular e hiperdistensão pulmonar.
3. Assincronias comprometem a eficácia ventilatória. Erros na sincronia entre esforço do paciente e ação do ventilador estão associados a piores desfechos clínicos.
4. Recursos gráficos e tecnologias complementares aprimoram a análise. Curvas de pressão e volume, manobras de oclusão e ultrassonografia do diafragma são ferramentas úteis na prática clínica diária.

BIBLIOGRAFIA

1. Amato MBP, Meade MO, Slutsky AS, Brochard L, Costa ELV, Schoenfeld DA, et al. Driving pressure and survival in the acute respiratory distress syndrome. N Engl J Med. 2015;372(8):747-55.
2. Baedorf Kassis E, Talmor D. Clinical application of esophageal manometry: how I do it. Crit Care. 2021;25(1):6.
3. Bakkes T, van Diepen A, De Bie A, Montenij L, Mojoli F, Bouwman A, et al. Automated detection and classification of patient-ventilator asynchrony by means of machine learning and simulated data. Comput Methods Programs Biomed. 2023;230:107333.
4. Ball L, Talmor D, Pelosi P. Transpulmonary pressure monitoring in critically ill patients: pros and cons. Crit Care. 2024;28(1):177.
5. Beitler JR, Sarge T, Banner-Goodspeed VM, Gong MN, Cook D, Novack V, et al. Effect of titrating positive end-expiratory pressure (PEEP) with an esophageal pressure-guided strategy vs an empirical high PEEP-FiO_2 strategy on death and days free from mechanical ventilation among patients with acute respiratory distress syndrome. JAMA. 2019;321(9):846.
6. Bertoni M, Spadaro S, Goligher EC. Monitoring patient respiratory effort during mechanical ventilation: lung and diaphragm-protective ventilation. Crit Care. 2020;24(1):106.
7. Bertoni M, Telias I, Urner M, Long M, Del Sorbo L, Fan E, et al. A novel non-invasive method to detect excessively high respiratory effort and dynamic transpulmonary driving pressure during mechanical ventilation. Crit Care. 2019;23(1):346.
8. Chatburn RL, Mireles-Cabodevila E. 2019 year in review: patient-ventilator synchrony. Respir Care. 2020;65(4):558-72.
9. Florio G, Ferrari M, Bittner EA, De Santis Santiago R, Pirrone M, Fumagalli J, et al. A lung rescue team improves survival in obesity with acute respiratory distress syndrome. Crit Care. 2020;24(1):4.
10. García-Valdés P, Fernández T, Jalil Y, Peñailillo L, Damiani LF. Eccentric contractions of the diaphragm during mechanical ventilation. Respir Care. 2023;68(12):1757-62.
11. Goligher EC, Costa EL V, Yarnell CJ, Brochard LJ, Stewart TE, Tomlinson G, et al. Effect of lowering Vt on mortality in acute respiratory distress syndrome varies with respiratory system elastance. Am J Respir Crit Care Med. 2021;203(11):1378-85.
12. Goligher EC, Dres M, Patel BK, Sahetya SK, Beitler JR, Telias I, et al. Lung- and diaphragm-protective ventilation. Am J Respir Crit Care Med. 2020;202(7):950-61.
13. Goligher EC, Jonkman AH, Dianti J, Vaporidi K, Beitler JR, Patel BK, et al. Clinical strategies for implementing lung and diaphragm-protective ventilation: avoiding insufficient and excessive effort. Intensive Care Med. 2020;46(12):2314-26.
14. Hashimoto H, Yoshida T, Firstiogusran AMF, Taenaka H, Nukiwa R, Koyama Y, et al. Asynchrony injures lung and diaphragm in acute respiratory distress syndrome. Crit Care Med. 2023;51(11):e234-42.
15. Jonkman AH, Telias I, Spinelli E, Akoumianaki E, Piquilloud L. The oesophageal balloon for respiratory monitoring in ventilated patients: updated clinical review and practical aspects. European Respiratory Review. 2023;3032(168):220186.
16. Mojoli F, Pozzi M, Orlando A, Bianchi IM, Arisi E, Iotti GA, et al. Timing of inspiratory muscle activity detected from airway pressure and flow during pressure support ventilation: the waveform method. Crit Care. 2022;26(1):32.
17. Ramírez II, Gutiérrez-Arias R, Damiani LF, Adasme RS, Arellano DH, Salinas FA, et al. Specific training improves the detection and management of patient-ventilator asynchrony. Respir Care. 2024;69(2):166-75.
18. Shimatani T, Kyogoku M, Ito Y, Takeuchi M, Khemani RG. Fundamental concepts and the latest evidence for esophageal pressure monitoring. J Intensive Care. 2023;11(1):22.
19. Silva DO, de Souza PN, de Araujo Sousa ML, Morais CCA, Ferreira JC, Holanda MA, et al. Impact on the ability of healthcare professionals to correctly identify patient-ventilator asynchronies of the simultaneous visualization of estimated muscle pressure curves on the ventilator display: a randomized study (Pmus study). Crit Care. 2023;27(1):128.
20. Sousa MLEA, Magrans R, Hayashi FK, Blanch L, Kacmarek RM, Ferreira JC. Clusters of double triggering impact clinical outcomes: insights from the Epidemiology of patient-ventilator asynchrony (Episync) cohort study. Crit Care Med. 2021;49(9):1460-9.
21. Teggia-Droghi M, Grassi A, Rezoagli E, Pozzi M, Foti G, Patroniti N, et al. Comparison of two approaches to estimate driving pressure during assisted ventilation. Am J Respir Crit Care Med. 2020;202(11):1595-8.
22. Vaporidi K, Babalis D, Chytas A, Lilitsis E, Kondili E, Amargianitakis V, et al. Clusters of ineffective efforts during mechanical ventilation: impact on outcome. Intensive Care Med. 2017;43(2):184-91.

28

Suporte respiratório nas doenças obstrutivas

Lúcio Souza dos Santos
Yuri de Albuquerque Pessoa dos Santos

SUMÁRIO

INTRODUÇÃO

A asma e a doença pulmonar obstrutiva crônica (DPOC) constituem as principais doenças respiratórias crônicas em nível global, acometendo aproximadamente 20 milhões e 14 milhões de adultos nos Estados Unidos, respectivamente. Estima-se que, anualmente, centenas de milhares de exacerbações dessas doenças resultem em hospitalizações, sendo que cerca de 10 a 19% dos casos demandam manejo em unidades de terapia intensiva (UTI).[1]

No contexto brasileiro, a prevalência dessas doenças é igualmente significativa, com dados epidemiológicos sugerindo que cerca de 20% da população apresenta diagnóstico de asma e aproximadamente 15% convive com DPOC.[2,3] No entanto, informações atualizadas sobre a frequência e desfechos clínicos das exacerbações graves permanecem escassas.

Exacerbações graves, especialmente em pacientes com DPOC, estão associadas a significativa morbidade e elevada mortalidade, com taxas que podem atingir de 25 a 30% entre aqueles admitidos em UTI. No caso da asma, embora a mortalidade absoluta seja relativamente baixa, em torno de 0,5% em alguns países, esse valor representa cerca de um terço de todas as mortes atribuídas à doença.[4-6] Apesar das diferenças fisiopatológicas e clínicas entre asma e DPOC, ambas compartilham aspectos relevantes na apresentação das exacerbações agudas, bem como similaridades na abordagem terapêutica no contexto do paciente criticamente enfermo.

Nesse cenário, torna-se imprescindível a estratégia ventilatória fundamentada em princípios fisiológicos comuns, visando à otimização do suporte respiratório e à minimização das complicações associadas.

FISIOPATOLOGIA DA EXACERBAÇÃO DAS DOENÇAS PULMONARES OBSTRUTIVAS

As exacerbações das doenças pulmonares obstrutivas caracterizam-se por aumento da resistência ao fluxo aéreo, decorrente de edema da parede brônquica, broncoconstrição, hipertrofia das glândulas mucosas, hipersecreção e formação de rolhas mucosas nas vias aéreas de pequeno calibre. Essas alterações comprometem a relação ventilação/perfusão (V/Q), levando a hipoxemia, distribuição desigual da perfusão e aumento do espaço morto fisiológico. A taquipneia, frequentemente observada, intensifica a obstrução e contribui para a hiperinsuflação pulmonar dinâmica, na qual a expiração incompleta promove aprisionamento aéreo progressivo e aumento do trabalho respiratório, com recrutamento da musculatura acessória. Gasometricamente, observa-se hipocapnia nos estágios iniciais; a elevação da $PaCO_2$ indica falência ventilatória iminente.

As alterações mecânicas respiratórias também repercutem hemodinamicamente. A intensa pressão negativa intratorácica gerada durante a inspiração vigorosa aumenta o retorno venoso ao ventrículo direito (VD), promovendo distensão ventricular e desvio do septo interventricular para a esquerda durante a diástole, o que compromete o enchimento do VE. Além disso, essa pressão negativa intensifica a pós-carga do VE, contribuindo para a redução do débito cardíaco. Esse fenômeno compromete o enchimento ventricular esquerdo e aumenta sua pós-carga, enquanto a hiperinsuflação pode elevar a pressão na artéria pulmonar, sobrecarregando o VD. Tais distúrbios contribuem para o desenvolvimento do pulso paradoxal e da hipotensão arterial, especialmente em contextos críticos. Posteriormente, será discutida a repercussão hemodinâmica da hiperinsuflação dinâmica (auto-PEEP).

AVALIAÇÃO INICIAL

As exacerbações da DPOC são eventos caracterizados por piora de dispneia, tosse e/ou expectoração em menos de 14 dias, frequentemente acompanhadas por taquipneia, taquicardia e aumento da inflamação local e sistêmica, geralmente desencadeadas por infecção das vias aéreas, poluentes ou outros insultos, conforme proposto pelo consenso de Roma.[7] Pacientes com taquipneia e dispneia são classificados como exacerbação moderada, enquanto a presença de acidose respiratória indica exacerbação grave. É fundamental considerar diagnósticos diferenciais.

Nas exacerbações da asma, sinais clínicos como taquipneia (> 30 irpm), taquicardia (> 120 bpm), uso de musculatura acessória, diaforese, dificuldade para falar frases completas, incapacidade de permanecer em decúbito dorsal e pulso paradoxal sugerem obstrução grave do fluxo aéreo. A avaliação objetiva por meio do pico de fluxo expiratório (ou espirometria) é recomendada em pacientes capazes de realizá-la. Além da terapia farmacológica, o suporte ventilatório deve ser instituído conforme a gravidade, com avaliação contínua da necessidade de intubação orotraqueal.

SUPORTE RESPIRATÓRIO NÃO INVASIVO

Oxigenoterapia

Em pacientes com risco de insuficiência respiratória crônica hipercápnica e saturação de oxigênio ($SatO_2$) inferior a 88%, recomenda-se a administração de oxigênio suplementar na dose de 1 a 2 L/min por meio de cânula nasal, ou de 2 a 4 L/min através de máscara de Venturi com concentração de oxigênio a 24 ou 28%. A máscara de Venturi é preferida por oferecer fração inspirada de oxigênio (FiO_2) mais estável e previsível, minimizando o risco de hipoventilação induzida pelo oxigênio.[8]

Na presença de acidose respiratória (pH < 7,35 e $PaCO_2$ > 45 mmHg), deve-se considerar a ventilação não invasiva (VNI) a primeira opção terapêutica por sua eficácia na reversão da hipoventilação e na melhora da troca gasosa.

Durante a oxigenoterapia, é essencial monitorar atentamente o nível de consciência, a frequência respiratória e os parâmetros da gasometria arterial, dada a possibilidade de retenção de CO_2 (carbonarcose), especialmente em pacientes com resposta ventilatória atenuada ao estímulo hipoxêmico.

Ventilação não invasiva

A ventilação não invasiva (VNI), realizada por meio de interfaces como máscara facial, nasal ou oronasal, é a modalidade preferencial de suporte ventilatório em pacientes com exacerbação da DPOC, por reduzir mortalidade e necessidade de intubação.[9,10] É geralmente instituída em unidades de emergência, terapia intensiva ou em unidades respiratórias especializadas, visando a monitorização contínua.

Os principais candidatos à VNI são pacientes com acidose respiratória aguda ou aguda sobreposta à crônica, caracterizada por $PaCO_2$ > 45 mmHg e pH < 7,35. O modo mais utilizado é a ventilação com dois níveis de pressão (BIPAP). As configurações iniciais recomendadas incluem IPAP de 8 a 12 cmH_2O e EPAP de 3 a 5 cmH_2O.

O escore HACOR é uma ferramenta clínica que prevê o risco de falha da VNI em pacientes com DPOC. Ele avalia cinco parâmetros: frequência cardíaca (*Heart rate*), acidose (*Acidosis*) medida pelo pH arterial, nível de consciência (*Consciousness*) pela escala de coma de Glasgow, oxigenação (*Oxygenation*) pela relação PaO_2/FiO_2 e frequência respiratória (*Respiratory rate*).[11]

Cada parâmetro recebe uma pontuação específica, resultando em um escore total que varia de 0 a 27, onde pontuações mais altas indicam maior risco de falha na VNI. Estudos demonstram que um escore Hacor superior a 5, medido entre 1 e 2 horas após o início da VNI, está associado a uma taxa de falha de aproximadamente 50%; nesses casos, a intubação precoce foi correlacionada com redução da mortalidade hospitalar.

Na asma aguda, não há evidências robustas que sustentem o uso rotineiro da VNI. Por essa razão, seu emprego não é recomendado pelas principais diretrizes.[12] Caso seja utilizada, é imprescindível que o paciente seja monitorado de forma contínua e reavaliado frequentemente, a fim de evitar o atraso na indicação de intubação orotraqueal.

Cateter nasal de alto fluxo

O cateter nasal de alto fluxo (CNAF) proporciona oxigenação mais eficaz por meio da entrega de uma FiO_2 fixa e ajustada ao fluxo respiratório do paciente, além de promover a lavagem do espaço morto da nasofaringe, reduzir o trabalho respiratório, oferecer maior conforto o paciente e gerar uma leve pressão positiva nas vias aéreas, contribuindo para a melhora da ventilação e eliminação de CO_2, porém uma grande dúvida é se poderia ser utilizada em pacientes com insuficiência respiratória hipercápnica dado o benefício da VNI.

Quando comparada à oxigenoterapia convencional, a oxigenoterapia nasal de alto fluxo (CNAF) demonstrou redução na necessidade de intubação e na mortalidade em pacientes com insuficiência respiratória crônica.[13] No entanto, no estudo RENOVATE,[14] ao comparar a CNAF com a VNI, não foram observadas diferenças significativas no desfecho primário de intubação orotraqueal em 7 dias nesse subgrupo. Uma análise *post hoc*, porém, indicou possível malefício associado à VNI nesses pacientes. Além disso, cerca de 23% dos indivíduos inicialmente alocados para o grupo CNAF necessitaram de VNI de resgate.

Dessa forma, a utilização da CNAF como estratégia isolada em pacientes com insuficiência respiratória crônica não é recomendada. Uma alternativa potencial seria o uso intermitente de VNI associado à CNAF, visando maior tolerância e conforto ao paciente. Contudo, essa abordagem ainda carece de validação por meio de estudos randomizados controlados.

CRITÉRIOS CLÍNICOS E ABORDAGEM DA INTUBAÇÃO EM DOENÇAS OBSTRUTIVAS

A decisão pela intubação orotraqueal em pacientes com doenças respiratórias obstrutivas é complexa e deve ser individualizada, considerando a evolução clínica e os critérios fisiopatológicos. De maneira geral, a intubação está indicada em casos de parada cardiorrespiratória iminente ou estabelecida. Além disso, pacientes que não apresentam melhora clínica, especialmente dos sinais de insuficiência respiratória, hipoxemia refratária ou acidose respiratória persistente, devem ser considerados para intubação. O rebaixamento do sensório não contraindica, isoladamente, o uso de VNI na DPOC exacerbada, mas sua persistência após o início da terapia indica falha e necessidade de intubação.

A intubação orotraqueal é a via preferencial, com cânulas ≥ 8 mm para reduzir a resistência ao fluxo aéreo e facilitar a aspiração. O procedimento deve ser rápido, evitando múltiplas tentativas, que podem induzir broncoespasmo. Após a intubação, ventilações vigorosas com Ambu® devem ser evitadas, devido ao risco de barotrauma, pneumotórax e hipotensão em pulmões hiperinsuflados.

VENTILAÇÃO MECÂNICA NAS DOENÇAS OBSTRUTIVAS

Mecânica respiratória

A compreensão da mecânica respiratória é essencial para o manejo adequado da ventilação invasiva em pacientes com obstrução das vias aéreas. Em condições fisiológicas, a expiração ocorre de forma passiva, com duração determinada pela resistência das vias aéreas e pela complacência pulmonar, logo pela constante de tempo respiratória. Em pacientes com obstrução, o fluxo expiratório torna-se significativamente mais lento, e o tempo expiratório frequentemente é insuficiente para que os pulmões retornem ao volume de relaxamento, que corresponde ao volume pulmonar atingido na ausência de esforço respiratório. Como consequência, a capacidade residual funcional (CRF) torna-se superior a esse volume de relaxamento, resultando em hiperinsuflação pulmonar dinâmica (Figura 1).

A hiperinsuflação pulmonar nos pacientes com doenças obstrutivas está frequentemente associada à presença de pressão expiratória final positiva intrínseca (PEEPi ou auto-PEEP), definida como a diferença entre a pressão alveolar e a pressão expiratória nas vias aéreas ao final da expiração. Embora sua magnitude não se relacione diretamente com o volume de gás aprisionado, o auto-PEEP, em conjunto com a complacência do sistema respiratório, contribui para alterações importantes na mecânica ventilatória. O auto-PEEP pode ser desencadeado tanto por aumento do volume minuto quanto por resistência expiratória elevada, como ocorre em casos de secreções abundantes ou uso de cânulas de pequeno calibre, mesmo na ausência de limitação extrema do fluxo aéreo.

A heterogeneidade da auto-PEEP, especialmente no DPOC, compromete a distribuição homogênea da ventilação, dificultando a escolha ideal do fluxo e da forma de onda. Nesses casos, a adição de PEEP extrínseca pode melhorar a distribuição ventilatória, minimizando diferenças regionais de pressão alveolar e promovendo ventilação mais uniforme, mesmo em pacientes sedados ou sob bloqueio neuromuscular.

COMPLICAÇÕES DO AUTO-PEEP

A presença de auto-PEEP aumenta significativamente o trabalho respiratório ao impor uma sobrecarga inspiratória que deve ser superada para o início de um novo ciclo ventilatório. Para acionar o ventilador, o paciente precisa gerar uma queda da pressão intrapleural equivalente ao valor da auto-PEEP, além de superar o limiar de sensibi-

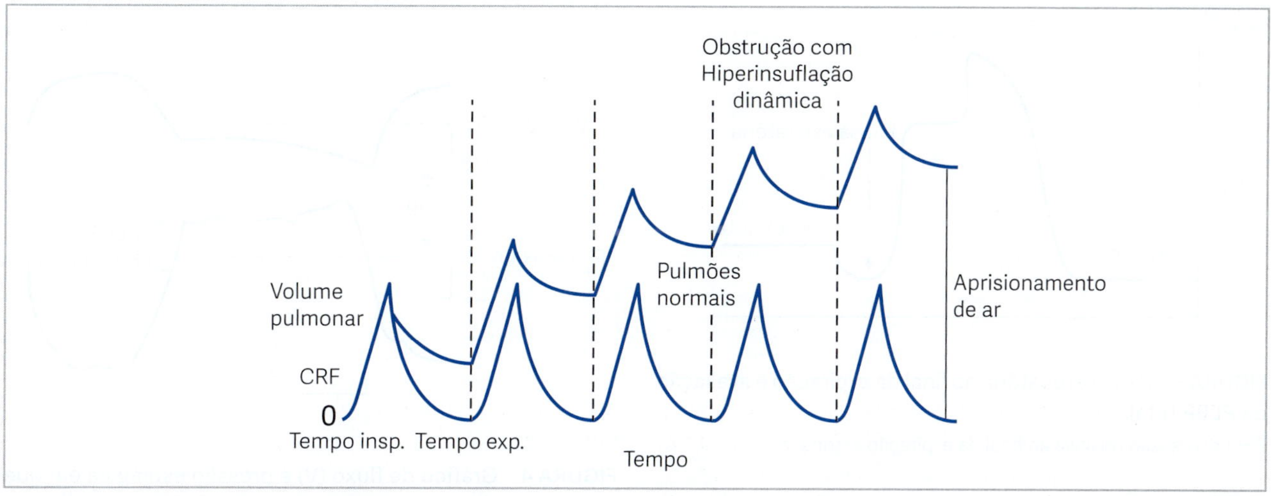

FIGURA 1 Mecanismo de hiperinsuflação pulmonar dinâmica em presença de obstrução grave. A próxima inspiração inicia-se antes que a expiração anterior tenha sido completada, levando a aprisionamento de ar e volume pulmonar expiratório final aumentado. A pressão aumentada dentro das vias aéreas e dos alvéolos no final da expiração é chamada de PEEP intrínseco ou auto-PEEP.

auto-PEEP: presença de pressão expiratória final positiva intrínseca; CRF: capacidade residual funcional; exp: expiração; insp: inspiração; PEEP: pressão expiratória final positiva.

lidade do disparo. Esse processo frequentemente resulta em assincronia de disparo ineficaz, considerada a forma mais comum de assincronia entre paciente e ventilador.

Adicionalmente, o aumento da pressão intratorácica induzido pelo auto-PEEP eleva a pós-carga do VD, aumenta a pressão venosa central e reduz o retorno venoso ao coração. Como consequência, pode ocorrer hipotensão arterial e, em casos mais graves, choque circulatório. A magnitude dessas repercussões hemodinâmicas, assim como o risco de complicações respiratórias, como pneumotórax e pneumomediastino, está diretamente relacionada à intensidade do auto-PEEP.

IDENTIFICAÇÃO E MEDIDA DE AUTO-PEEP

A análise da curva fluxo-tempo é uma ferramenta fundamental para a identificação de auto-PEEP. Em condições normais, a curva de fluxo expiratório retorna à linha de base (fluxo zero) ao final da fase expiratória, indicando que o esvaziamento pulmonar foi completo antes do início de uma nova inspiração. A presença de auto-PEEP pode ser suspeitada quando a curva de fluxo expiratório não retorna à linha de base antes do disparo do próximo ciclo ventilatório. Esse padrão gráfico sugere que ainda há fluxo expiratório em curso no momento em que se inicia a nova inspiração, refletindo esvaziamento pulmonar incompleto e, consequentemente, hiperinsuflação dinâmica (Figura 2).

A mensuração da pressão expiratória final intrínseca (auto-PEEP) é fundamental no manejo ventilatório de pacientes com doenças pulmonares obstrutivas. O método mais utilizado à beira do leito é a realização de uma pausa expiratória ao final da expiração, com o paciente sob ventilação controlada e sem esforço respiratório. Durante essa manobra, o ventilador oclui o circuito por um período de 3 a 5 segundos, permitindo a equalização das pressões entre os alvéolos e as vias aéreas. A pressão registrada ao final da pausa representa a PEEP total, ou seja, a soma da PEEP extrínseca aplicada e da PEEP intrínseca gerada pela hiperinsuflação dinâmica (Figura 3).

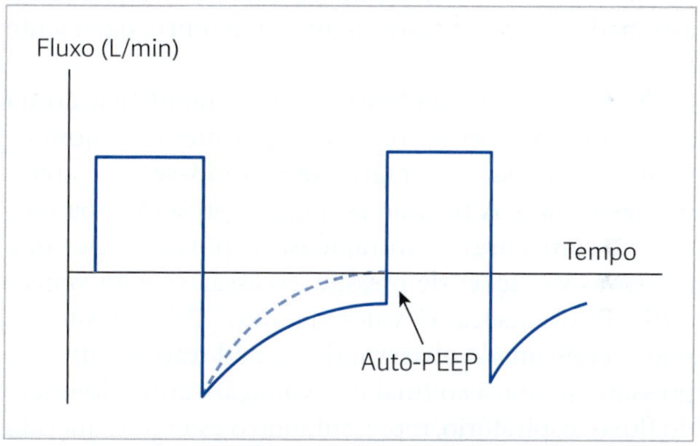

FIGURA 2 Representação gráfica de auto-PEEP: observa-se que o fluxo expiratório não retorna à linha de base antes do início do próximo ciclo respiratório na curva fluxo-tempo, evidenciando esvaziamento pulmonar incompleto.

Para obter o valor da auto-PEEP propriamente dito, deve-se subtrair a PEEP extrínseca da PEEP total medida durante a pausa. Assim, auto-PEEP = PEEP total – PEEP extrínseca. Uma estratégia prática para facilitar essa mensuração é ajustar a PEEP extrínseca para zero

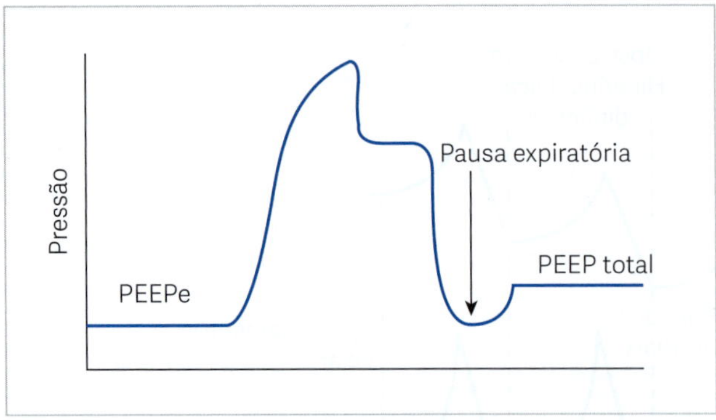

FIGURA 3 Pausa expiratória ao final da expiração e avaliação da PEEP total.

PEEPe: pressão positiva ao final da expiração extrínseca.

(ZEEP), de modo que a PEEP total aferida corresponda diretamente à auto-PEEP.[15]

Em pacientes sob ventilação mecânica com incursões respiratórias espontâneas, a presença de auto-PEEP gera pressões intratorácicas médias mais negativas em comparação àquelas observadas em pacientes sob ventilação controlada. A principal consequência clínica dessa condição é o aumento do trabalho respiratório, associado à ocorrência de assincronias entre o paciente e o ventilador.

Nessa situação, a identificação e quantificação da auto-PEEP podem ser realizadas por meio da monitorização da pressão esofágica, utilizando-se um cateter intraesofágico. A pressão esofágica apresenta boa correlação com a pressão intrapleural e, portanto, permite inferir as variações de pressão necessárias para vencer a PEEP intrínseca. O valor da auto-PEEP dinâmica pode ser estimado observando-se deflexão negativa da pressão esofágica ao final da expiração, antes do início do fluxo inspiratório, representando o esforço requerido para disparar o ventilador (Figura 4).

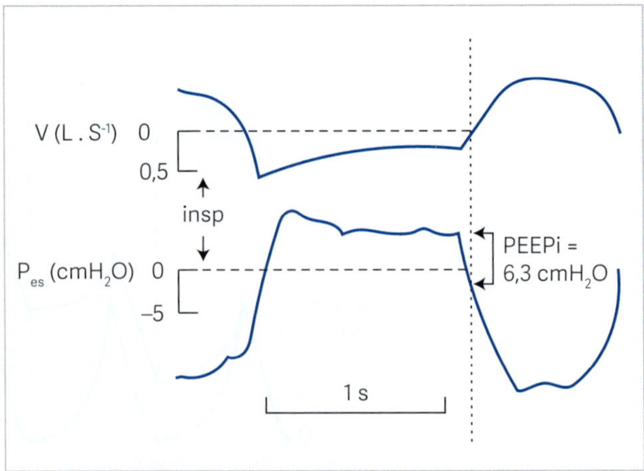

FIGURA 4 Gráfico de fluxo (V) e pressão esofágica em que se observa o método para avaliar auto-PEEP em ventilação espontânea. O auto-PEEP é medido como a deflecção negativa da Pes, antes que se inicie o fluxo inspiratório.

Auto-PEEP (PEEPi): presença de pressão expiratória final positiva intrínseca; insp: inspiração; PEEP: pressão expiratória final positiva; Pes: pressão esofágica.

MODO VENTILATÓRIO E CONFIGURAÇÕES INICIAIS

O modo ventilatório mais comumente utilizado em pacientes obstrutivos é o volume controlado (VCV), por permitir controle direto sobre o volume corrente e possibilitar a monitorização das variáveis da mecânica respiratória. Recomenda-se iniciar com volume corrente entre 6 e 8 mL/kg de peso ideal, frequência respiratória de 10 a 14 incursões por minuto e uma razão inspiração:expiração (I:E) de pelo menos 1:4, com o objetivo de proporcionar um tempo expiratório prolongado e reduzir o risco de hiperinsuflação dinâmica. A utilização da onda de fluxo inspiratório em padrão quadrado facilita a leitura das pressões e o ajuste preciso do tempo inspiratório.[15]

O tempo expiratório insuficiente é a principal causa de hiperinsuflação dinâmica nesses pacientes. Estratégias ventilatórias para otimizar esse tempo incluem a redução da frequência respiratória, o aumento do fluxo inspiratório (o que reduz o tempo inspiratório), além do ajuste da relação I:E. Uma diretriz prática é considerar o tempo expiratório adequado pelo menos três vezes a constante de tempo expiratória, considerando a resistência aumentada das vias aéreas e a complacência pulmonar.[16]

É fundamental ressaltar que, nas fases iniciais da ventilação mecânica, o objetivo principal não é normalizar os gases arteriais, mas sim prevenir complicações relacionadas à hiperinsuflação dinâmica, mantendo-se o pH arterial em torno de 7,25 a 7,30. Essa abordagem, conhecida como hipercapnia permissiva, é considerada segura e eficaz na maioria dos pacientes obstrutivos, desde que não haja contraindicações clínicas específicas.[15]

Um aspecto relevante na ventilação de pacientes com doença obstrutiva é que a pressão de pico frequentemente se apresenta elevada, principalmente devido ao aumento da resistência das vias aéreas. No entanto, essa elevação não indica, isoladamente, risco iminente de barotrauma. A atenção deve estar centrada na pressão de platô, que deve ser mantida abaixo de 28 a 30 cmH_2O, parâmetro mais diretamente relacionado à distensão alveolar e ao risco de lesão pulmonar. Nessas circunstâncias, é aceitável ajustar o limite do alarme de pressão de pico, desde que a pressão de platô permaneça em níveis seguros, evitando assim o abortamento do ciclo inspiratório pelo ventilador. A interrupção precoce pode comprometer a entrega do volume corrente programado e levar à hipoventilação e retenção de CO_2.[15] O resumo esquemático dessas recomendações pode ser visualizado na Figura 5.

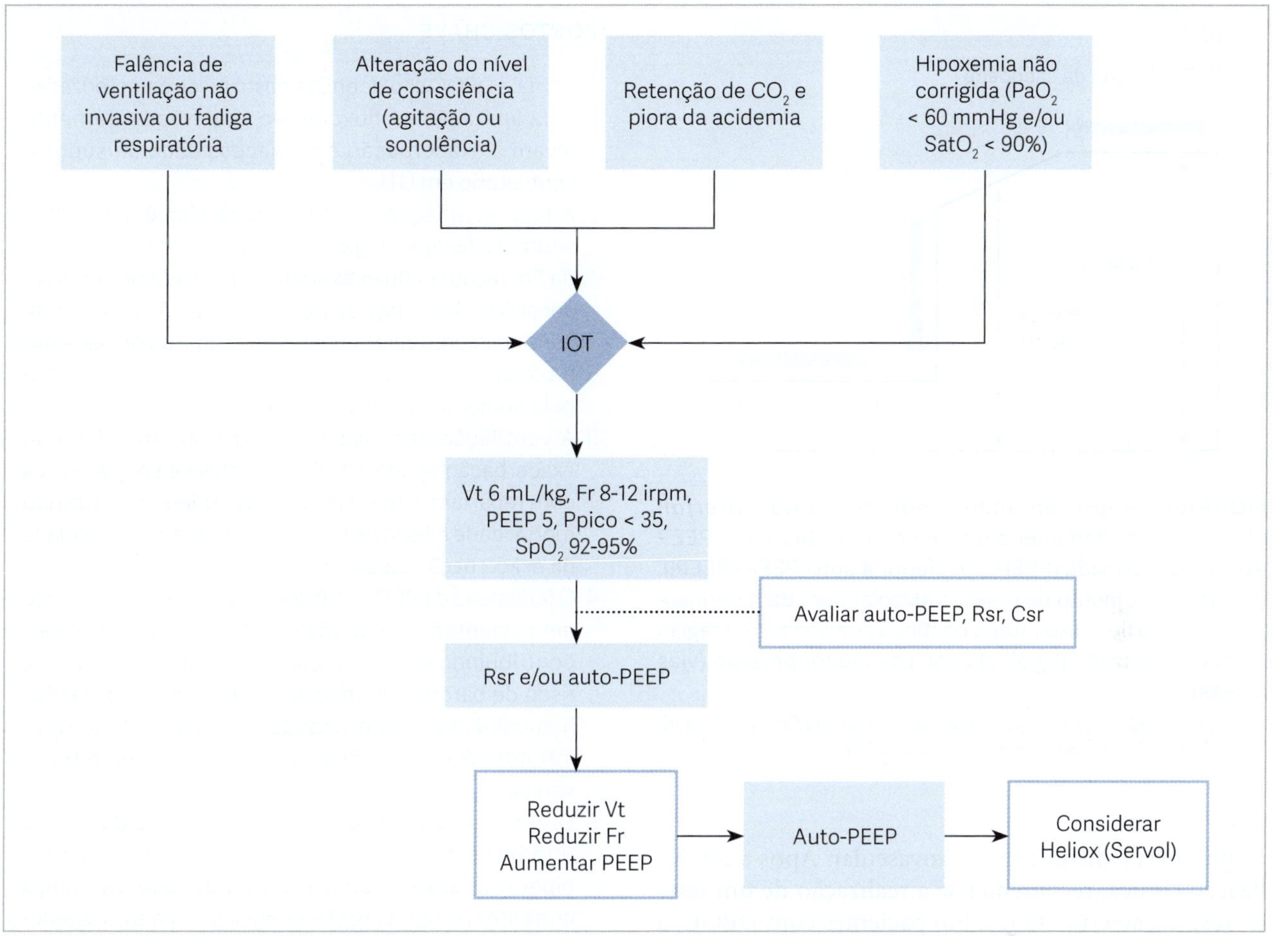

FIGURA 5 Fluxograma de ventilação mecânica em doenças obstrutivas do Hospital Sírio-Libanês.

Csr: complacência do sistema respiratório; FR: frequência respiratória; IOT: intubação orotraqueal; PEEP: pressão expiratória final positiva; Rsr: resistência do sistema respiratório; Vt: volume corrente.

USO DE PEEP EXTRÍNSECA

A aplicação de PEEP extrínseca em pacientes com limitação ao fluxo expiratório deve ser conduzida com cautela, considerando seus efeitos sobre a hiperinsuflação dinâmica e o esforço inspiratório. Em pacientes com incursões respiratórias espontâneas, o uso de PEEP em níveis iguais ou ligeiramente inferiores à auto-PEEP pode promover redução da resistência das vias aéreas e redução do trabalho respiratório, facilitando o disparo do ventilador e minimizando assincronias de disparo ineficaz.

O racional fisiológico que justifica essa abordagem baseia-se na chamada "teoria da cachoeira" (*waterfall phenomenon*). Este conceito descreve que, mediante PEEP extrínseca inferior à auto-PEEP, não há incremento da pressão alveolar, já que o fluxo continuará ocorrendo de uma região de maior pressão (alvéolos) para uma de menor pressão (vias aéreas), desde que esta última se mantenha abaixo do ponto crítico de colapso (Figura 6).

Para garantir segurança e eficácia na aplicação da PEEP extrínseca, recomenda-se que seu valor inicial seja gradualmente titulado, a partir de níveis baixos, aumentando-se a cada 2 cmH_2O, até atingir aproximadamente 80 a 85% da auto-PEEP.

Durante esse processo de titulação, é fundamental monitorar atentamente a curva fluxo-tempo (avaliando o retorno à linha de base), o volume corrente entregue, a pressão de platô, bem como a complacência e resistência do sistema respiratório, a fim de identificar o nível ideal de PEEP extrínseca sem agravar a hiperinsuflação. Caso a elevação da ePEEP resulte em aumento da pressão de platô superior a 2 cmH_2O ou em redução da complacência, a titulação deve ser interrompida.[15-17]

DESMAME DA VENTILAÇÃO MECÂNICA

O desmame da ventilação mecânica em pacientes com DPOC e asma deve ser conduzido com cautela, devido ao risco aumentado de falha associado à hiperinsuflação dinâmica residual, fraqueza muscular

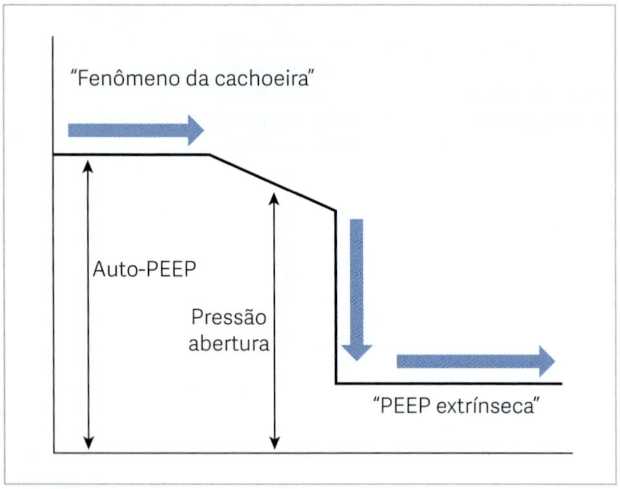

FIGURA 6 Representação esquemática do *waterfall phenomenon* ("fenômeno da cachoeira"). Quando a PEEP extrínseca aplicada (PEEPe) é inferior à auto-PEEP (PEEPi), não ocorre aumento da pressão alveolar nem da hiperinsuflação, pois o fluxo expiratório continua direcionado da região de maior pressão (alvéolos) para a de menor pressão (vias aéreas).

Auto-PEEP (PEEPi): presença de pressão expiratória final positiva intrínseca; PEEP: pressão expiratória final positiva.

respiratória e disfunção cardiovascular. Após a estabilização clínica, recomenda-se a realização de um teste de respiração espontânea. Em pacientes com DPOC, a aplicação profilática de VNI no pós-extubação reduz a incidência de insuficiência respiratória e reintubação. Em casos de falhas repetidas no desmame, estratégias com VNI intermitente e, quando indicado, traqueostomia, devem ser consideradas de forma individualizada.

CONSIDERAÇÕES FINAIS

O manejo ventilatório de pacientes com doenças obstrutivas, como DPOC e asma, exige compreensão aprofundada da fisiopatologia da limitação ao fluxo aéreo e da hiperinsuflação dinâmica. Estratégias ventilatórias individualizadas, com ajuste cuidadoso do volume corrente, tempo expiratório e monitorização da auto-PEEP, são essenciais para minimizar o risco de complicações mecânicas e hemodinâmicas. A aplicação criteriosa da PEEP extrínseca, respeitando os princípios do *waterfall phenomenon*, pode ser benéfica em determinados contextos, desde que acompanhada de monitorização rigorosa da mecânica respiratória. Finalmente, o processo de desmame deve ser conduzido de forma gradual, com suporte transicional, como a VNI, visando à segurança e ao sucesso na retirada do suporte ventilatório invasivo.

PONTOS-CHAVE

1. Asma e DPOC são doenças obstrutivas caracterizadas pela limitação ao fluxo aéreo, que frequentemente levam à exacerbação com necessidade de suporte ventilatório em UTI.
2. A hiperinsuflação pulmonar dinâmica é a principal alteração fisiopatológica nas crises agudas, resultante da limitação ao fluxo expiratório causada por broncoconstrição, inflamação e hipersecreção. O consequente aprisionamento aéreo aumenta o volume pulmonar, eleva o trabalho respiratório e compromete a troca gasosa pelo aumento do espaço morto.
3. A ventilação não invasiva (VNI) é recomendada na exacerbação aguda da DPOC, inclusive em pacientes com rebaixamento do nível de consciência, reduzindo mortalidade e risco de intubação. Porém, não é validada na exacerbação da asma.
4. O fenômeno da PEEP intrínseca (auto-PEEP) é frequente em pacientes com doenças pulmonares obstrutivas, contribuindo para elevação do trabalho respiratório, risco de barotrauma, disparo ineficaz e complicações hemodinâmicas relacionadas ao aumento da pressão intratorácica, com consequente redução do retorno venoso.
5. Durante a ventilação mecânica invasiva, devem-se priorizar estratégias ventilatórias que minimizem a hiperinsuflação dinâmica, utilizando baixos volumes correntes (6 a 8 mL/kg), frequências respiratórias reduzidas e prolongamento do tempo expiratório, permitindo o esvaziamento pulmonar adequado em razão da constante de tempo respiratória prolongada característica dessas condições.
6. A aplicação de PEEP extrínseca em níveis inferiores ao auto-PEEP (PEEP intrínseca) pode otimizar a distribuição regional do fluxo aéreo, reduzir o trabalho respiratório em pacientes em ventilação assistida e diminuir o auto-PEEP; entretanto, essa estratégia deve ser acompanhada de rigorosa monitorização das pressões das vias aéreas e da mecânica respiratória.
7. A estratégia ventilatória frequentemente leva à hipercapnia permissiva, tolerada até valores de pH ≥ 7,25, desde que não haja contraindicações clínicas específicas.
8. O desmame da ventilação mecânica só deve ser realizado após melhora significativa do quadro obstrutivo, com monitorização cuidadosa da mecânica respiratória, com a ventilação não invasiva sendo um aliado importante no desmame.

REFERÊNCIAS BIBLIOGRÁFICAS

1. Global Burden of Disease 2019 Chronic Respiratory Diseases Collaborators. Global burden of chronic respiratory diseases and risk factors, 1990-2019: an update from the Global Burden of Disease Study 2019. EClinicalMedicine. 2023;59:101936.
2. Pereira BM, Silva LFA. Prevalência da asma no Brasil: revisão sistemática. Braz J Health Review. 2021;4(1):260-75.
3. Menezes AM, Perez-Padilla R, Jardim JR, Muiño A, Lopez MV, Valdivia G, et al.; Platino Team. Chronic obstructive pulmonary disease in five Latin American cities (the Platino study): a prevalence study. Lancet. 2005;366(9500):1875-81.
4. Prediletto I, Giancotti G, Nava S. COPD exacerbation: why it is important to avoid ICU admission. J Clin Med. 2023;12(10):3369.
5. Ai-Ping C, Lee KH, Lim TK. In-hospital and 5-year mortality of patients treated in the ICU for acute exacerbation of COPD: a retrospective study. Chest. 2005;128(2):518-24.
6. Krishnan V, Diette GB, Rand CS, Bilderback AL, Merriman B, Hansel NN, et al. Mortality in patients hospitalized for asthma exacerbations in the United States. Am J Respir Crit Care Med. 2006;174(6):633-8.
7. Celli BR, Fabbri LM, Aaron SD, Agusti A, Brook R, Criner GJ, et al. An updated definition and severity classification of chronic obstructive pulmonary disease exacerbations: the Rome proposal. Am J Respir Crit Care Med. 2021;204(11):1251-8.
8. Beasley R, Chien J, Douglas J, Eastlake L, Farah C, King G, et al. Thoracic Society of Australia and New Zealand oxygen guidelines for acute oxygen use in adults: "Swimming between the flags". Respirology. 2015;20(8):1182-91.
9. Brochard L, Mancebo J, Wysocki M, Lofaso F, Conti G, Rauss A, et al. Noninvasive ventilation for acute exacerbations of chronic obstructive pulmonary disease. N Engl J Med. 1995;333(13):817-22.
10. Ram FS, Picot J, Lightowler J, Wedzicha JA. Non-invasive positive pressure ventilation for treatment of respiratory failure due to exacerbations of chronic obstructive pulmonary disease. Cochrane Database Syst Rev. 2004;(3):CD004104.
11. Duan J, Chen L, Liu X, Bozbay S, Liu Y, Wang K, et al. An updated Hacor score for predicting the failure of noninvasive ventilation: a multicenter prospective observational study. Crit Care. 2022;26(1):196.
12. Rochwerg B, Brochard L, Elliott MW, Hess D, Hill NS, Nava S, et al. Official ERS/ATS clinical practice guidelines: noninvasive ventilation for acute respiratory failure. Eur Respir J. 2017;50(2):1602426.
13. Seow D, Khor YH, Khung SW, Smallwood DM, Ng Y, Pascoe A, et al. High-flow nasal oxygen therapy compared with conventional oxygen therapy in hospitalised patients with respiratory illness: a systematic review and meta-analysis. BMJ Open Respir Res. 2024;11(1):e002342.
14. Maia IS, Kawano-Dourado L, Tramuras L, Oliveira NE, Souza RN, Signorini DF, et al. High-flow nasal oxygen vs noninvasive ventilation in patients with acute respiratory failure: the Renovate randomized clinical trial. JAMA. 2025;333(10):875-90.
15. Demoule A, Brochard L, Dres M, Heunks L, Jubran A, Laghi F, et al. How to ventilate obstructive and asthmatic patients. Intensive Care Med. 2020;46(12):2436-49.
16. Abella A, Gordo F. Personalization of ventilatory support in obstructive patients; intrinsic PEEP also matters. Med Intensiva. 2023;47(2):108-9.
17. Ahmed SM, Athar M. Mechanical ventilation in patients with chronic obstructive pulmonary disease and bronchial asthma. Indian J Anaesth. 2015;59(9):589-98.

29

Síndrome do desconforto respiratório agudo

Eduardo Leite Vieira Costa
Glauco Cabral Marinho Plens

SUMÁRIO

INTRODUÇÃO

Em 1967, Ashbaugh et al. descreveram a síndrome do desconforto respiratório agudo (SDRA) com uma série de casos em que os pacientes evoluíram com hipoxemia grave, mesmo sem doenças respiratórias prévias. Os pacientes apresentaram opacidades pulmonares difusas e redução da complacência pulmonar após um insulto agudo. À necrópsia, os pulmões foram descritos como edematosos e pesados.

Nessa primeira descrição de SDRA, os autores observaram que o uso de pressão positiva ao fim da expiração (PEEP) melhorou as trocas gasosas, o que os fez postular que a doença poderia ser explicada por inundação alveolar com instabilização do surfactante, causando colapso. Desde então, a SDRA tem sido extensamente estudada, com diversos avanços na compreensão e na eficácia de seu tratamento. Entretanto, diversos desafios permanecem, com um foco atual na personalização da terapia farmacológica e na estratégia de ventilação mecânica aplicada à beira do leito.

FISIOPATOLOGIA

A SDRA pode decorrer de diversos insultos inflamatórios, pulmonares (p. ex., pneumonia, aspiração) ou extrapulmonares (p. ex., sepse, politrauma, pancreatite aguda, reação transfusional) e é caracterizada por aumento difuso da permeabilidade da membrana alveolocapilar, promovendo a saída de fluido e proteínas para o interstício alveolar. O acúmulo de líquido no interstício eventualmente resulta em extravasamento de fluido, proteínas e neutrófilos para o interior dos alvéolos, configurando uma quebra da barreira do epitélio alveolar, composto por pneumócitos do tipo I e do tipo II. Por fim, o edema alveolar resulta em instabilização do surfactante, um fosfolipídeo produzido pelos pneumócitos do tipo II, que reduz a tensão superficial dos alvéolos.

Essa série de alterações é responsável pelo achado de colapso nas regiões pulmonares dependentes de gravidade na SDRA, um achado que é marca da síndrome (Figura 1). Parte da região colapsada pode apresentar recrutamento cíclico, isto é, abertura somente durante a inspiração, gerando atelectrauma. As regiões de colapso que permanecem mesmo durante a inspiração não são ventiladas, mas permanecem perfundidas, em maior ou menor grau a depender do reflexo de vasoconstrição hipóxica do paciente. Esse mecanismo é o principal responsável pelo aumento da fração de *shunt* dos pacientes com SDRA. Por fim, a porção não dependente de gravidade (ventral) dos pulmões que permanece aerada é chamada de *baby lung*, e seu volume está relacionado diretamente à complacência pulmonar.

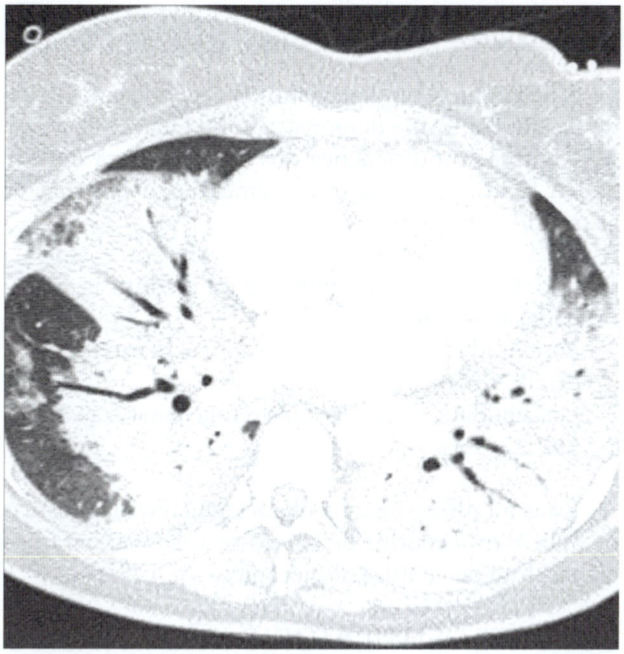

FIGURA 1 Tomografia de tórax de paciente com síndrome do desconforto respiratório agudo.

Além das alterações fisiopatológicas pulmonares, o colapso alveolar e a hipoxemia geram vasoconstrição. Ademais, a redução do volume pulmonar ao fim da expiração causada pelo colapso aumenta a resistência vascular pulmonar. Por conta desses fenômenos, o grau de injúria aos pulmões está diretamente relacionado ao aumento da pressão arterial pulmonar, com consequente aumento da pós-carga do ventrículo direito.

A distância, a cascata inflamatória gerada pela injúria pulmonar, com liberação de citocinas para a corrente sanguínea, pode gerar lesão de múltiplos órgãos, a principal causa de óbito em pacientes com SDRA.

LESÃO PULMONAR INDUZIDA PELO VENTILADOR

Além do insulto inflamatório gerado pela própria etiologia da SDRA, a ventilação mecânica, embora seja um suporte de vida fundamental em casos graves, também pode causar dano alveolar – fenômeno conhecido como lesão pulmonar induzida pelo ventilador (VILI, do inglês *ventilator-induced lung injury*). Na década de 1970, Webb e Tierney mostraram em um estudo experimental que grandes pressões de distensão geram edema alveolar. Mais tarde, Dreyfuss demonstrou o mesmo fenômeno com o uso de volumes correntes altos, gerados por um ventilador mecânico ou por um pulmão de aço aplicado a modelos animais, o que foi considerado um dos primeiros estudos a demonstrar o conceito de volutrauma.

Mais tarde, além do volutrauma, diversos outros possíveis mecanismos foram descritos para explicar a VILI. Abertura e fechamento cíclicos (atelectrauma), como descrito anteriormente, causam injúria pulmonar em vários estudos experimentais. Outro mecanismo relacionado à VILI é a concentração de estresses, quando, na presença de heterogeneidade do parênquima pulmonar, a pressão transpulmonar aplicada a uma região pode ser amplificada se as estruturas adjacentes apresentarem redução volumétrica (p. ex., colapso). Em pulmões de pacientes com SDRA, essa amplificação pode dobrar o estresse regional. Por fim, a VILI parece estar diretamente relacionada à sobredistensão cíclica, à deformação e ao estresse que podem ser impostos ao *baby lung* mesmo com volumes correntes baixos.

ESTRATÉGIAS DE VENTILAÇÃO PROTETORA

Mesmo após diversos estudos experimentais demonstrando repetidamente os efeitos da VILI, tentativas de aplicar estratégias ventilatórias para evitar esse fenômeno falharam inicialmente em demonstrar melhora de desfecho clínico. Amato et al. foram os primeiros a demonstrar melhora de sobrevida com a aplicação de uma estratégia de ventilação protetora em pacientes com SDRA. Em um ensaio clínico randomizado seminal, eles utilizaram uma estratégia ventilatória protetora que consistia em baixos volumes correntes, limitação de pressões de distensão e PEEP definida a partir de curvas pressão-volume.

Mais tarde, esse resultado foi reproduzido pelo grupo americano ARDSNet, em um ensaio clínico multicêntrico com maior número de pacientes, confirmando a eficácia do uso de ventilação protetora. Dessa vez os alvos da proteção pulmonar foram (1) volume corrente de 6 mL/kg de peso predito, (2) pressão de platô limitada a 30 cmH_2O e (3) PEEP guiada por alvos de oxigenação segundo uma tabela PEEP-FiO_2. A partir daí, essa estratégia se tornou padrão para pacientes com SDRA em ventilação mecânica.

Apesar dos avanços na ventilação protetora, a mortalidade de pacientes com SDRA permaneceu acima de 30%. Algumas questões fundamentais continuam sem resposta, principalmente: (1) qual a melhor forma de ajuste da PEEP para minimizar a lesão pulmonar induzida pelo ventilador (VILI), desde sua descrição por Ashbaugh? e (2) qual variável ventilatória é a principal responsável pelo benefício da ventilação protetora?

Vários estudos tentaram responder à primeira questão testando diferentes estratégias de ajuste da PEEP, incluindo a aplicação de níveis mais elevados (LOVS, EXPRESS), a titulação baseada na melhor complacência (*Open lung*, ART) e o ajuste guiado pela pressão esofágica

(EPVent-1 e 2). No entanto, nenhuma dessas abordagens demonstrou superioridade em relação à tabela PEEP-FiO_2 em estudos clínicos. Os resultados neutros desses ensaios podem ser atribuídos à heterogeneidade da população estudada e à ausência de estratégias de enriquecimento prognóstico e preditivo. Em especial, o enriquecimento preditivo poderia se beneficiar de uma estimativa da recrutabilidade pulmonar, permitindo que pacientes com baixa recrutabilidade não fossem expostos desnecessariamente aos riscos de pressões elevadas.

Quanto à segunda questão, Amato et al. levantaram a hipótese de que a pressão de distensão – variável intimamente associada à sobredistensão cíclica do *baby lung* – seria o principal determinante do benefício da ventilação protetora. O raciocínio por trás dessa hipótese é que o volume corrente ideal não deve ser baseado exclusivamente no peso ideal do paciente, pois este se correlaciona com o tamanho do pulmão saudável e não necessariamente com a parte ainda aerada do pulmão doente. Em vez disso, os autores propuseram que a complacência do sistema respiratório seja utilizada para ajustar o volume corrente, uma vez que essa variável reflete diretamente o tamanho do *baby lung*. A relação entre volume corrente e complacência, ou seja, o volume corrente ajustado ao tamanho funcional do pulmão, resulta na pressão de distensão, como se pode ver na fórmula:

$$\Delta P = V_T / C_{RS}$$

Estudos subsequentes confirmaram que a pressão de distensão é a variável mais fortemente associada à mortalidade e, além disso, atua como mediadora dos efeitos protetores da ventilação mecânica.

DIAGNÓSTICO

A SDRA pode ser diagnosticada, segundo os critérios de Berlin, conforme demonstrado no Quadro 1.

Algumas modificações nos critérios para definir SDRA foram propostas recentemente por Matthay et al., sendo as principais:

1. Uso de ultrassom pulmonar para identificar opacidades bilaterais.
2. Possibilidade de avaliar hipoxemia em cateter nasal de alto fluxo com ≥ 30 L/minuto.
3. Possibilidade de avaliar hipoxemia com razão $SpO_2/FiO_2 \leq 315\%$.

Estas modificações objetivam facilitar o diagnóstico de SDRA em cenários de baixos recursos ou para pacientes fora de ventilação mecânica.

SUPORTE VENTILATÓRIO NÃO INVASIVO

Ventilação não invasiva (VNI) é comumente utilizada em pacientes com SDRA, na forma de cateter nasal de alto fluxo, CPAP ou BiPAP. Sua potencial vantagem é evitar as complicações associadas à ventilação mecânica invasiva, como sedação profunda, disfunção da musculatura respiratória e pneumonia associada à ventilação. Entretanto, a evidência clínica de benefício em uso da VNI para SDRA é escassa, sendo possível considerar seu uso em SDRA leve a moderada. É importante manter monitorização cuidadosa e não postergar a intubação orotraqueal, quando indicada. Pacientes que são submetidos à VNI e apresentam falha têm pior prognóstico do que pacientes submetidos à ventilação mecânica invasiva,

QUADRO 1 Critérios de Berlim para definição de SDRA

Critérios de Berlim	
Temporalidade	1 semana ou menos a partir do início dos sintomas respiratórios ou da piora do quadro respiratório associada a um fator de risco predisponente
Imagem	Opacidades bilaterais consistentes com edema pulmonar, não explicadas unicamente por atelectasia, derrame pleural ou nódulos, vistas na radiografia ou tomografia de tórax
Origem do edema	Edema pulmonar não unicamente explicado por falência cardíaca ou sobrecarga hídrica. Na ausência de um fator de risco conhecido para SDRA, uma avaliação cardíaca objetiva deve ser realizada mediante exame laboratorial (peptídeo natriurético cerebral), ecocardiografia ou cateterização da artéria pulmonar O edema pulmonar cardiogênico e a sobrecarga hídrica são condições que podem também coexistir com o quadro de SDRA
Oxigenação	SDRA leve: $200 < PaO_2/FiO_2 \leq 300$ mmHg com PEEP ou CPAP ≥ 5 cmH_2O SDRA moderada: $100 < PaO_2/FiO_2 \leq 200$ mmHg com PEEP ≥ 5 cmH_2O SDRA grave: $PaO_2/FiO_2 \leq 100$ mmHg com PEEP ≥ 5 cmH_2O

CPAP: pressão positiva contínua nas vias aéreas; FiO_2: fração inspirada de oxigênio; PaO_2: pressão parcial de oxigênio no sangue arterial; PEEP: pressão positiva ao fim da expiração; SDRA: síndrome do desconforto respiratório agudo.

possivelmente por ausência de proteção pulmonar por períodos prolongados. Pacientes com volumes correntes altos (acima de 9,5 mL/kg de peso predito) em uso de VNI apresentam maior risco de falha.

AJUSTE DA VENTILAÇÃO MECÂNICA E HIPERCAPNIA PERMISSIVA

Após a intubação de pacientes com SDRA, impõe-se a necessidade de manter uma estratégia de ventilação protetora, dada sua importância em reduzir a mortalidade. Para tanto, objetiva-se volume corrente de 6 mL/kg de peso predito (podendo chegar a < 4 mL/kg se altas pressões de distensão), pressão de platô ≤ 30 cmH_2O e pressão de distensão ≤ 15 cmH_2O. A pressão de platô e a pressão de distensão podem ser medidas durante uma curta pausa inspiratória (0,3 a 0,5 segundo) durante ventilação controlada (na ausência de esforço respiratório), conforme mostrado na Figura 2.

Um efeito colateral da ventilação protetora é hipercapnia, com acidose respiratória. Exceto em casos excepcionais, essa hipercapnia permissiva é desejável por aumentar a eficiência ventilatória, facilitando a proteção pulmonar. É necessário maior cuidado em pacientes com disfunção ventricular direita, síndromes coronarianas agudas, acidentes vasculares cerebrais (AVC) ou lesão cerebral aguda com hipertensão intracraniana, já que a hipercapnia pode levar à hipertensão pulmonar e à vasodilatação cerebral.

Na estratégia ventilatória implementada pelo grupo ARDSNet, após a otimização da frequência respiratória (máximo de 35 ipm), a proteção é prioridade, com volumes correntes baixos e pressão de platô limitada a 30 cmH_2O até um limiar inferior de pH de 7,15. Abaixo desse valor, é possível aumentar o volume corrente mesmo que isso resulte em pressões de platô acima do limiar de proteção. Adicionalmente, pode-se administrar bicarbonato de sódio intravenoso para evitar acidemia extrema.

Cabe ressaltar, entretanto, que a frequência respiratória também é uma variável mediadora do efeito da ventilação protetora, com menores valores associados

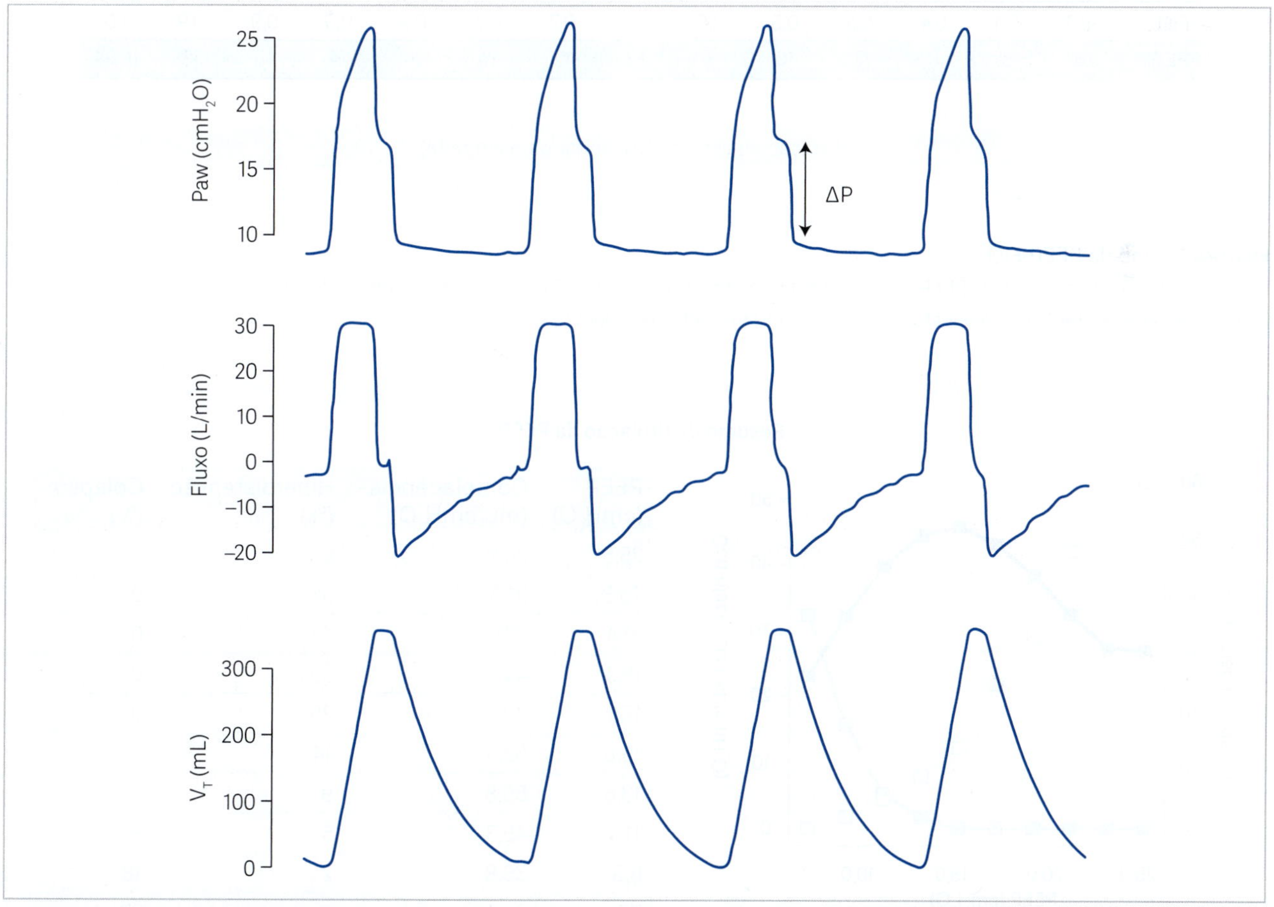

FIGURA 2 Curvas de pressão de vias aéreas, fluxo e volume de um paciente com SDRA em ventilação mecânica. Durante breve pausa inspiratória (0,3 a 0,5 segundo), podem-se medir a pressão de platô e a pressão de distensão (ΔP), que é calculada como pressão de platô menos PEEP.

Paw: pressão das vias aéreas; PEEP: pressão positiva ao fim da expiração; SDRA: síndrome do desconforto respiratório agudo.

à melhor sobrevida. Em pacientes com baixa complacência respiratória, portanto, uma combinação de menor pressão de distensão e frequência respiratória tem o maior potencial de benefício, contanto que essa estratégia não provoque efeitos deletérios por acidose respiratória grave.

Ajuste da PEEP

A estratégia de escolha da PEEP mais difundida é a utilizada pelo grupo ARDSNet, com ajuste conforme a tabela PEEP-FiO_2 (Figura 3). O raciocínio é que as duas variáveis capazes de aumentar a oxigenação são FiO_2 e PEEP, mas não há prioridade entre elas. Portanto, a tabela sugere ajustes alternados entre PEEP e FiO_2, como se pode ver na Figura 3.

Há outras abordagens descritas para a escolha da PEEP com o objetivo de otimizar a mecânica pulmonar em vez da oxigenação isolada, na tentativa de reduzir a lesão pulmonar e otimizar a ventilação. Uma delas é a titulação da PEEP para obter a melhor complacência do sistema respiratório. Essa estratégia tem o objetivo de deixar o pulmão mais homogêneo e com a menor pressão de distensão. À beira-leito, esse método pode ser realizado por meio de medidas da complacência em passos decrementais com diferentes valores de PEEP, ou, se disponível, pode ser guiado com tomografia por impedância elétrica para obter o melhor compromisso entre colapso e hiperdistensão (Figura 4).

Outra forma de ajustar a PEEP é com método guiado por balão esofágico (EPVent-1 e 2). O balão esofágico estima a pressão pleural e, portanto, possibilita a esti-

Saturação acima do alvo (andar para a esquerda)

FiO_2	0,3	0,4	0,4	0,5	0,5	0,6	0,7	0,7	0,7	0,8	0,9	0,9	0,9	1,0
PEEP	5	5	8	8	10	10	10	12	14	14	14	16	18	18-24

Saturação abaixo do alvo (andar para a direita)

FIGURA 3 Tabela PEEP-FiO_2.

FiO_2: fração inspirada de oxigênio; PEEP: pressão positiva ao fim da expiração; SDRA: síndrome do desconforto respiratório agudo.
Fonte: adaptada de The Acute Respiratory Distress Syndrome Network (2000).[9]

Resumo da titulação da PEEP

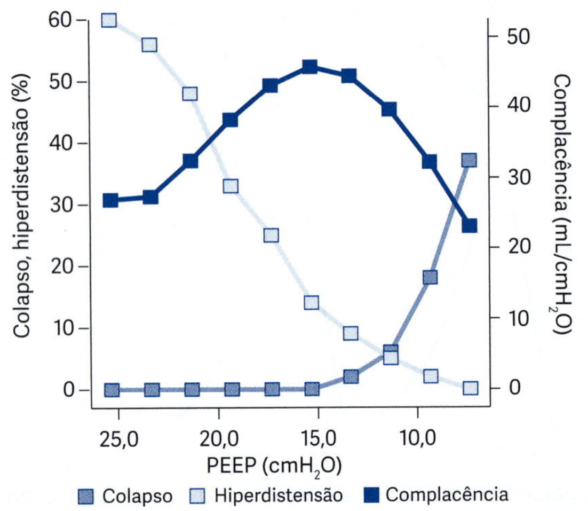

PEEP (cmH_2O)	Complacência (mL/cmH_2O)	Hiperdistensão (%)	Colapso (%)
25,5	30,8	60	0
23,3	31,3	56	0
21,4	37,1	48	0
19,5	43,7	33	0
17,5	49,3	25	0
15,6	52,3	14	0
13,6	50,8	9	2
11,4	45,3	5	6
9,3	36,8	2	18
7,5	26,4	0	37

FIGURA 4 Exemplo de titulação da PEEP guiada por tomografia de impedância elétrica.

PEEP: pressão positiva ao fim da expiração.

mativa da pressão transpulmonar expiratória. Ao ajustar a PEEP para manter pressão transpulmonar durante a expiração acima de 0 e abaixo de +2 cmH_2O, minimizam-se o colapso e a hiperdistensão pulmonar. Uma desvantagem desse método é o alto custo associado ao balão esofágico, pouco disponível na maior parte das unidades de terapia intensiva (UTI).

MANOBRAS DE RESGATE PARA HIPOXEMIA REFRATÁRIA

Em casos graves de SDRA, algumas manobras de resgate podem ser implementadas. O principal critério para indicação dessas manobras é hipoxemia com relação PaO_2/FiO_2 baixas, mas os potenciais efeitos benéficos dessas intervenções não envolvem apenas melhora de oxigenação.

Uma das principais manobras de resgate é a posição prona. Essa abordagem está indicada para pacientes com SDRA, em ventilação mecânica há poucas horas ou dias, com PaO_2/FiO_2 abaixo de 150 mmHg. O efeito benéfico da prona se dá principalmente por possibilitar o recrutamento das regiões dorsais dos pulmões, nos quais a perfusão é predominante, permitindo assim melhor acoplamento ventilação/perfusão e ajustes ventilatórios mais protetores. Em um ensaio clínico randomizado, sessões de prona por 16 horas melhoraram a sobrevida em mais de 50%.

Outra estratégia frequentemente utilizada em pacientes com SDRA é o uso de bloqueio neuromuscular. O potencial benefício de paralisia muscular em pacientes com SDRA sob ventilação mecânica se dá principalmente por:

- Abolir o esforço muscular excessivo e limitar pressões de distensão.
- Reduzir assincronias paciente-ventilador.
- Reduzir o consumo de oxigênio pela musculatura respiratória.
- Abolir o esforço expiratório, permitindo o recrutamento de unidades alveolares pela PEEP.

Esses efeitos resultam em melhora de oxigenação e facilitam atingir alvos de proteção pulmonar. Em contrapartida, paralisia muscular prolongada pode aumentar o risco de disfunção diafragmática induzida pelo ventilador mecânico e fraqueza adquirida na UTI. Possivelmente, por esses efeitos antagônicos, os resultados dos ensaios clínicos que avaliaram bloqueio neuromuscular são controversos, com um grande estudo mostrando melhora de sobrevida e um segundo estudo mais recente neutro. Assim como outras intervenções, o uso de bloqueio neuromuscular carece de estudos que avaliem seus efeitos de forma individualizada para pacientes com maior probabilidade de benefício.

Em casos graves, com hipoxemia refratária ou acidose respiratória grave, oxigenação por membrana extracorpórea (ECMO) pode também ser utilizada. Essa modalidade de suporte consiste em um circuito com bomba centrífuga e uma membrana que possibilita trocas gasosas, permitindo a implementação de ventilação protetora com manutenção de oxigenação, níveis de pH e gás carbônico compatíveis com a vida mesmo para pacientes com complacência do sistema respiratório muito reduzida.

A ECMO está indicada para pacientes com SDRA, em ventilação mecânica há menos de 7 dias, com:

- $PaO_2/FiO_2 < 80$ mmHg por pelo menos 6 horas ou
- $PaO_2/FiO_2 < 50$ mmHg por pelo menos 3 horas ou
- pH < 7,25 por hipercapnia apesar de ventilação mecânica otimizada (frequência respiratória de 35 ipm e pressão de platô ≤ 32 cmH_2O).

Estes critérios devem ser avaliados depois da otimização da ventilação mecânica, inclusive considerando a possibilidade de sessão de prona previamente à avaliação.

Além da ECMO, outra modalidade de suporte extracorpóreo é a remoção de gás carbônico extracorpórea ($ECCO_2R$) por meio de técnicas com baixo fluxo de sangue. Podendo ser realizada por meio de uma membrana para trocas gasosas acoplada a um sistema de terapia de substituição renal contínua, seu intuito é permitir maior proteção pulmonar com níveis de pressões de distensão menores graças à remoção de CO_2 pela terapia. Apesar de não oferecer suporte suficiente para melhorar a oxigenação como a ECMO, a $ECCO_2R$ apresenta como vantagens a possibilidade de remover CO_2 com fluxos de sangue menores e necessitar como invasão um cateter de diálise, em oposição à ECMO, que exige cânulas mais calibrosas. Essa modalidade não apresentou benefício em relação à ventilação protetora padrão quando associada à anticoagulação sistêmica, com impacto negativo em termos de sangramento intracraniano. Entretanto, o uso de anticoagulação regional tem sido alvo de estudos pré-clínicos nos últimos anos, com resultados promissores em termos de redução do risco de sangramento.

Em casos individualizados, manobra de recrutamento alveolar pode ser uma estratégia para resgate em hipoxemia refratária ou como forma de aumentar o tamanho do *baby lung*. Essa estratégia consiste em atingir elevadas pressões de platô aos pulmões, geralmente em passos incrementais, por curto período (aproximadamente 1 a 2 minutos). O objetivo dessa manobra é recrutar unidades alveolares colapsadas e melhorar a complacência do sistema respiratório, reduzindo assim o estresse sobre os pulmões. Além disso, essa manobra pode ser acompanhada por titulação da PEEP para ajustar esse parâmetro à melhor complacência possível. Não há evidência de benefício de aplicação dessa estratégia de rotina em pacientes com SDRA, mas ela permanece como uma alternativa em casos graves, com hipoxemia refratária e colapso dorsal potencialmente recrutável.

Por fim, óxido nítrico inalatório pode ser utilizado em pacientes com SDRA e hipoxemia refratária. Esse gás atua como um vasodilatador e, por ser administrado pela ventilação, tem efeito predominante nas regiões mais ventiladas, melhorando então o acoplamento ventilação/perfusão, a oxigenação e reduzindo hipertensão pulmonar. Apesar disso, seu uso em baixa dose não melhorou mortalidade ou dias livres de ventilação mecânica.

A abordagem ao suporte da SDRA está resumida nos fluxogramas apresentados nas Figuras 5 e 6.

USO DE CORTICOIDES SISTÊMICOS

Corticosteroides sistêmicos têm efeito anti-inflamatório e o potencial de atenuar a injúria pulmonar em pacientes com SDRA, cuja fisiopatologia é eminentemente inflamatória. Apesar de estudos demonstrando melhora de desfechos clínicos, o uso de corticoides em SDRA permanecia controverso, pelas limitações dos estudos e pelo risco de hiperglicemias.

Em 2020, um ensaio clínico randomizado multicêntrico demonstrou aumento de dias livres de ventilação mecânica e melhora de sobrevida. Ademais, durante a pandemia de covid-19, estudos inovadores demonstraram melhora de mortalidade para pacientes

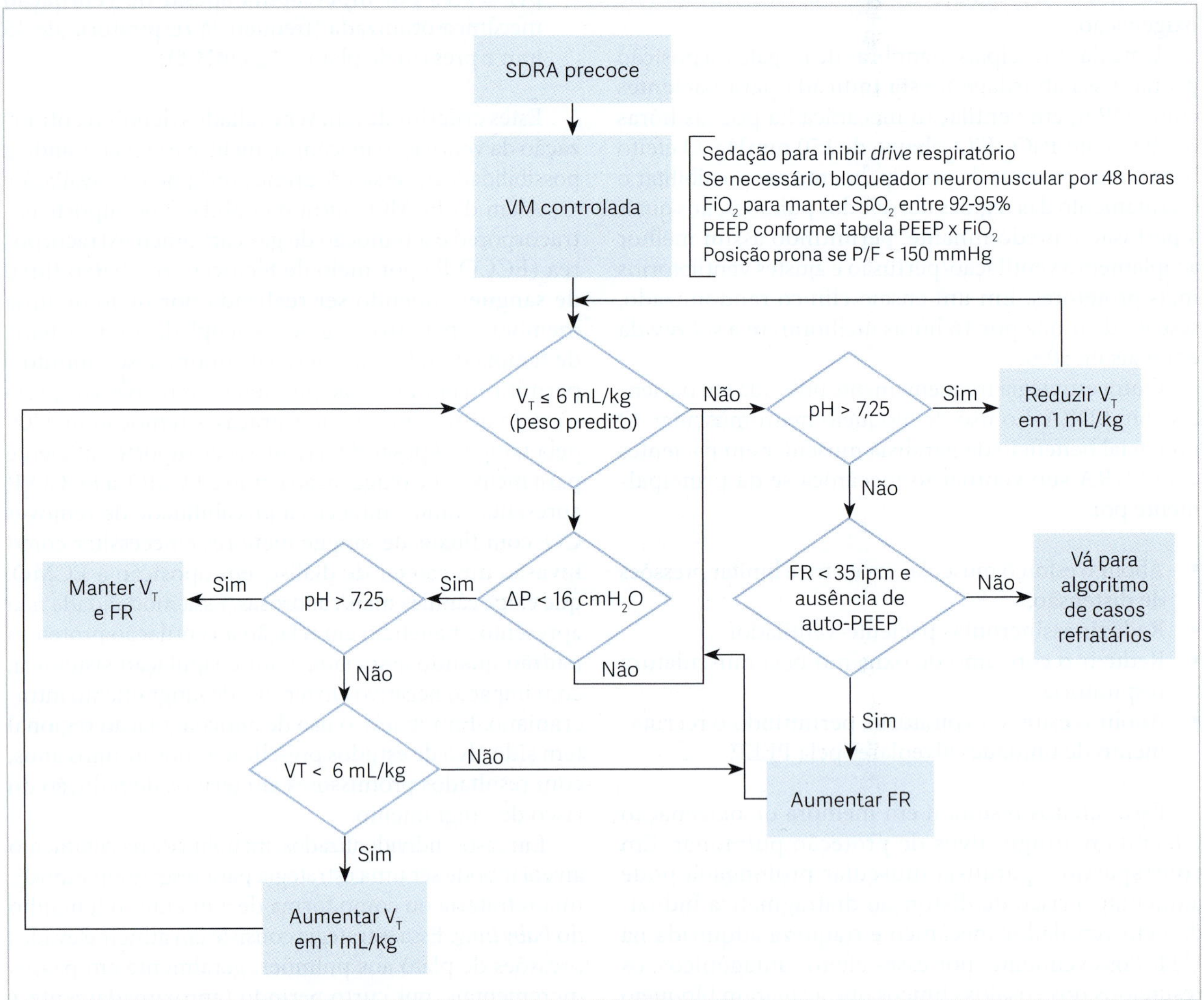

FIGURA 5 Manejo ventilatório de pacientes com SDRA.

Auto-PEEP: presença de pressão expiratória final positiva intrínseca; FiO2: fração inspirada de oxigênio; FR: frequência respiratória; PEEP: pressão positiva ao fim da expiração; P/F: relação entre a pressão arterial de oxigênio e a fração inspirada de oxigênio; SDRA: síndrome do desconforto respiratório agudo; SpO_2: saturação periférica de oxigênio; VM: ventilação mecânica; V_T: Volume corrente.

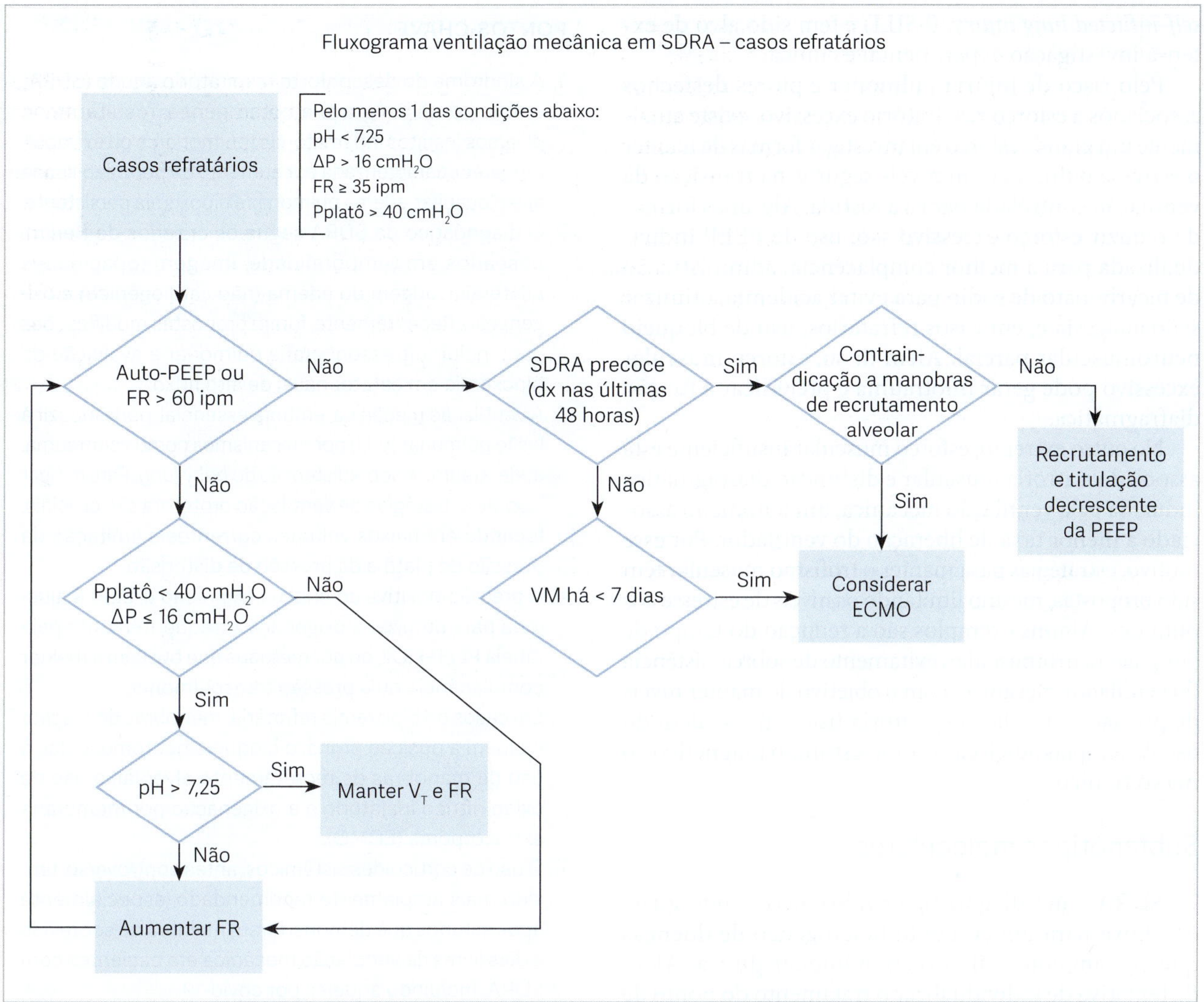

FIGURA 6 Manejo ventilatório de pacientes com SDRA refratários ao manejo habitual.

Auto-PEEP: presença de pressão expiratória final positiva intrínseca; Dx: diagnóstico; ECMO: oxigenação por membrana extracorpórea; FR: frequência respiratória; PEEP: pressão positiva ao fim da expiração; Pplatô: pressão de platô; SDRA: síndrome do desconforto respiratório agudo; VM: ventilação mecânica; V_T: Volume corrente.

com pneumonia por esse vírus em oxigenoterapia ou ventilação mecânica, revolucionando a prática clínica em um momento delicado da saúde global. Grande parte dessa população é composta por pacientes com SDRA por covid-19, e, após sua publicação, esses estudos impulsionaram o uso de corticoides sistêmicos na SDRA, que passou a ser recomendado pelas diretrizes internacionais.

Além disso, um estudo randomizado recente demonstrou benefício em mortalidade do uso de corticoides em pacientes com pneumonia grave, corroborando o uso dessa terapia em SDRA causada por pneumonia. Algumas questões, no entanto, permanecem sem resposta definitiva quanto ao uso de corticoides na SDRA, como seu benefício em SDRA de etiologia extrapulmonar, ou a melhor droga (dexametasona ou metilprednisolona), ou a dose ideal a ser utilizada.

PERSPECTIVAS FUTURAS

Ventilação protetora para os pulmões e para o diafragma

Além do ventilador mecânico, a própria musculatura respiratória pode impor estresse dinâmico aos pulmões se gerar esforço excessivo. Em estudos experimentais, altos níveis de pressão de distensão gerados pelo diafragma causaram inflamação e injúria pulmonar, especialmente nas regiões de colapso justadiafragmático. Esse fenômeno é conhecido por lesão pulmonar autoinfligida (*patient self-inflicted lung injury*, P-SILI) e tem sido alvo de extensa investigação experimental e clínica.

Pelo risco de injúria pulmonar e piores desfechos associados a esforço respiratório excessivo, existe atualmente um grande esforço em investigar formas de manter o estresse pulmonar em níveis seguros na transição da ventilação controlada para a assistida. Algumas formas de reduzir esforço excessivo são: uso de PEEP individualizada para a melhor complacência, administração de bicarbonato de sódio para evitar acidemia, otimizar sedoanalgesia e, em casos refratários, uso de bloqueio neuromuscular parcial. Além disso, esforço muscular excessivo pode gerar miotrauma e prejudicar a função diafragmática.

No outro extremo, esforço muscular insuficiente está associado a atrofia muscular e disfunção diafragmática induzida pela ventilação mecânica, um fenômeno associado a menor taxa de liberação do ventilador. Por esse motivo, estratégias para manter o trofismo muscular têm sido propostas, mesmo limitando os níveis de estresse aos pulmões. Alguns exemplos são a redução do tempo de bloqueio neuromuscular, evitamento de sobreassistência do ventilador mecânico, com o objetivo de manter níveis de pressão muscular inspiratória fisiológicos, além do uso de terapias adicionais como estímulo magnético ao nervo frênico.

Subfenótipos moleculares

SDRA é um diagnóstico sindrômico, sendo guarda-chuva para um conjunto heterogêneo de doenças que cursam com inflamação pulmonar difusa. Além da tentativa de individualizar o tratamento do ponto de vista fisiológico e ventilatório, recentemente têm sido estudadas formas de individualizar a SDRA do ponto de vista molecular e genético. Diversos estudos sugerem a existência de dois subfenótipos moleculares em diferentes coortes, hiperinflamatório e hipoinflamatório, com resposta diferencial a estratégias terapêuticas como níveis mais altos de PEEP, corticoides sistêmicos e fluidos. No entanto, persiste a necessidade de estudos prospectivos demonstrando a relevância de classificar subfenótipos moleculares com impacto em desfecho clínico.

CONSIDERAÇÕES FINAIS

A SDRA é uma condição grave e heterogênea, com diversos subfenótipos fisiológicos e moleculares, de alta morbimortalidade. Houve grandes avanços nas últimas décadas em termos de proteção pulmonar possibilitando melhora significativa da sobrevida desses pacientes. O conhecimento aprofundado dessas estratégias de proteção permite otimizar e individualizar o tratamento à beira-leito.

PONTOS-CHAVE

1. A síndrome do desconforto respiratório agudo (SDRA) é uma condição grave e heterogênea, resultante de diversos insultos inflamatórios (pulmonares ou extrapulmonares), caracterizada por aumento da permeabilidade alveolocapilar, edema pulmonar e hipoxemia persistente.
2. O diagnóstico da SDRA segue os critérios de Berlim, baseados em temporalidade, imagem (opacidades bilaterais), origem do edema (não cardiogênico) e oxigenação. Recentemente, foram propostas modificações para incluir ultrassonografia pulmonar e avaliação da hipoxemia em cateter nasal de alto fluxo.
3. A ventilação mecânica, embora essencial, pode induzir à lesão pulmonar (VILI) por mecanismos como volutrauma, atelectrauma e sobredistensão do *baby lung*. Para mitigar isso, as estratégias de ventilação protetora são cruciais, focando em baixos volumes correntes e limitação da pressão de platô e da pressão de distensão.
4. A pressão positiva ao final da expiração (PEEP) é ajustada para otimizar a oxigenação, frequentemente pela tabela PEEP-FiO2, ou por métodos que buscam a melhor complacência ou a pressão transpulmonar.
5. Em casos de hipoxemia refratária, manobras de resgate incluem a posição prona, o bloqueio neuromuscular, o uso de manobras de recrutamento alveolar, o uso de óxido nítrico inalatório e a oxigenação por membrana extracorpórea (ECMO).
6. O uso de corticoides sistêmicos, antes controverso, tem sido mais amplamente recomendado, especialmente após estudos que demonstraram melhora de sobrevida e dias livres de ventilação mecânica em pacientes com SDRA, incluindo aqueles por covid-19.
7. Perspectivas futuras incluem a ventilação protetora tanto para os pulmões quanto para o diafragma, visando evitar lesão pulmonar autoinfligida (P-SILI) por esforço excessivo e atrofia muscular por esforço insuficiente.

BIBLIOGRAFIA

1. Amato MBP, Barbas CSV, Medeiros DM, Magaldi RB, Schettino GP, Lorenzi-Filho G, et al. Effect of a protective-ventilation strategy on mortality in the acute respiratory distress syndrome. N Engl J Med. 1998;538(6):347-54.
2. Coggeshall JW, Marini JJ, Newman JH. Improved oxygenation after muscle relaxation in adult respiratory distress syndrome. Arch Intern Med. 1985;145:1718-20.
3. Combes A, Hajage D, Capellier G, Demoule A, Lavoué S, Guervilly C, et al. Extracorporeal membrane oxygenation for severe acute respiratory distress syndrome. N Engl J Med. 2018;378(21):1965-75.
4. Combes A, Peek GJ, Hajage D, Hardy P, Abrams D, Schmidt M, et al. ECMO for severe ARDS: systematic review and individual patient data meta-analysis. Intensive Care Med. 2020;46(11):2048-57.
5. Costa ELV, Slutsky AS, Brochard LJ, Brower R, Serpa-Neto A, Cavalcanti AB, et al. Ventilatory variables and mechanical power in

patients with acute respiratory distress syndrome. Am J Respir Crit Care Med. 2021;204(3):303-11.

6. Goligher EC, Costa ELV, Yarnell CJ, Brochard LJ, Stewart TE, Tomlinson G, et al. Effect of lowering Vt on mortality in acute respiratory distress syndrome varies with respiratory system elastance. Am J Respir Crit Care Med. 2021;203(11):1378-85.
7. Guervilly C, Bisbal M, Forel JM, Mechati M, Lehingue S, Bourenne J, et al. Effects of neuromuscular blockers on transpulmonary pressures in moderate to severe acute respiratory distress syndrome. Intensive Care Med. 2017;43:408-18.
8. Guérin C, Reignier J, Richard JC, Beuret P, Gacouin A, Boulain T, et al. Prone positioning in severe acute respiratory distress syndrome. N Engl J Med. 2013;368(23):2159-68.
9. Meade MO, Cook DJ, Guyatt GH, Slutsky AS, Arabi YM, Cooper DJ, et al. Ventilation strategy using low tidal volumes, recruitment maneuvers, and high positive end-expiratory pressure for acute lung injury and acute respiratory distress syndrome. JAMA. 2008;299(6):637.
10. Mercat A, Richard JCM, Vielle B, Jaber S, Osman D, Diehl JL, et al. Positive end-expiratory pressure setting in adults with acute lung injury and acute respiratory distress syndrome. JAMA. 2008;299(6):646.
11. The Acute Respiratory Distress Syndrome Network. Ventilation with lower tidal volumes as compared with traditional tidal volumes for acute lung injury and the acute respiratory distress syndrome. N Engl J Med. 2000;342(18):1301-8.
12. The National Heart, Lung and BIACTN. Higher versus lower positive end-expiratory pressures in patients with the acute respiratory distress syndrome. N Engl J Med. 2004;351(4):327-36.

30

Ventilação não invasiva com pressão positiva e terapia nasal de alto fluxo de oxigênio

Eduardo Leite Vieira Costa
Thaís Gregol

SUMÁRIO

INTRODUÇÃO

A insuficiência respiratória aguda (IRpA) ocorre quando o sistema respiratório se torna incapaz de manter as trocas gasosas em níveis adequados. Esse sistema é composto por músculos respiratórios, pulmões, vias aéreas e caixa torácica, e a disfunção de qualquer um desses componentes anatômicos ou funcionais pode levar à insuficiência respiratória. Entre as principais causas, destacam-se pneumonia, edema pulmonar, embolia pulmonar, trauma torácico, obstrução mecânica das vias aéreas e doenças neuromusculares.

A IRpA pode se manifestar gasometricamente por hipoxemia ou hipercapnia, dependendo de sua etiologia. Em alguns casos, a hipoxemia pode ocorrer concomitantemente à hipercapnia.

Didaticamente, a IRpA pode ser classificada em:

- IRpA tipo 1: hipoxêmica, quando há redução da PaO_2. A IRpA hipoxêmica pode ser classificada em grave ($PaO_2/FiO_2 \leq 100$ mmHg), moderada (PaO_2/FiO_2 entre 101 e 200 mmHg) e leve (PaO_2/FiO_2 entre 201 e 300 mmHg)
- IRpA tipo 2: hipercápnica, quando há elevação da $PaCO_2$.

Existem vários mecanismos fisiológicos causadores de insuficiência respiratória, sendo o mais comum a alteração da relação entre a ventilação e a perfusão pulmonar nos casos de IRpA hipoxêmica. Outros mecanismos incluem: o *shunt* intra ou extrapulmonar, a alteração da difusão dos gases na membrana alveolocapilar, a hipoventilação alveolar e a redução da fração inspirada de oxigênio (FiO_2). Nos casos de hipoventilação alveolar, a redução da oxigenação se dá concomitantemente a aumento do CO_2 de forma que o gradiente alveoloarterial de oxigênio é normal.

Em diversas condições, está indicado suporte não invasivo como tratamento inicial da insuficiência respiratória (Figura 1). No espectro das estratégias de suporte ventilatório não invasivo capazes de atenuar a hipoxemia, existem: a cânula nasal simples (1 a 5 litros/minuto), a máscara facial simples (4 a 8 litros/minuto), a máscara com bolsa de reservatório (10 a 15 litros/minuto) e as máscaras de Venturi. As máscaras de Venturi têm a particularidade de fornecer uma FiO_2 fixa, ajustável por diferentes conectores; o fluxo total resultante varia de acordo com o mecanismo de Bernoulli, que gera um fluxo elevado ao misturar o oxigênio fornecido com o ar ambiente de forma controlada.

A cânula nasal de alto fluxo (20 a 60 litros/minuto) é o dispositivo não invasivo capaz de ofertar as maiores taxas de fluxo, com F_iO_2 próximas a 100%, sendo útil no tratamento dos pacientes de hipoxemia moderada ou grave. Por fim, é possível aplicar o suporte ventilatório por meio de diferentes interfaces, como capacetes (*helmet*), máscaras faciais (*total-face*) ou máscaras oronasais, conectados a ventiladores mecânicos ou ventiladores próprios para suporte não invasivo, capazes de ofertar os modos CPAP (pressão contínua nas vias aéreas) ou BIPAP (dois níveis de pressão nas vias aéreas), ampliando as possibilidades de tratamento de forma não invasiva. A

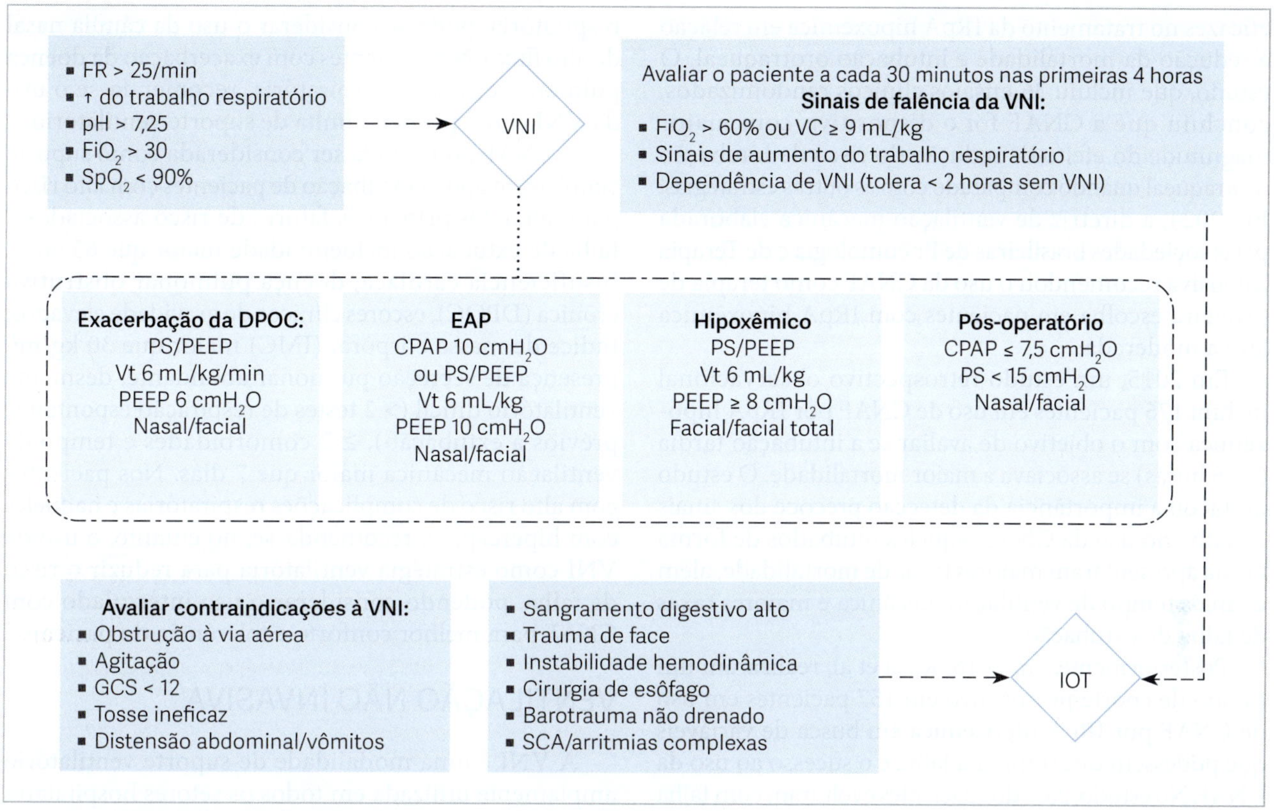

FIGURA 1 Fluxograma de uso das técnicas ventilatórias não invasivas.

CPAP: pressão contínua nas vias aéreas; DPOC: doença pulmonar obstrutiva crônica; EAP: edema agudo do pulmão; FiO_2: fração inspirada de oxigênio; FR: frequência respiratória; GCS: Escala de Coma de Glasgow; IOT: intubação orotraqueal; PEEP: pressão positiva expiratória final; PS: pressão de suporte; SCA: síndrome coronariana aguda; SpO_2: saturação de oxigênio; VC: volume corrente; VNI: ventilação não invasiva.

modalidade BIPAP é o método de escolha no tratamento dos pacientes com IRpA hipercápnica.

CÂNULA NASAL DE ALTO FLUXO

Nos últimos anos, a cânula nasal de alto fluxo (CNAF) tem sido alternativa atrativa para o suporte de pacientes com IRpA hipoxêmica. O dispositivo é composto por *prongs* nasais conectados a um circuito e a um gerador de fluxo. O dispositivo fornece fluxos de até 60 litros/minuto, com FiO_2 ajustável entre 21 e 100%; além disso, a mistura gasosa é umidificada e aquecida a temperaturas ajustáveis entre 34° e 37 °C.

Os primeiros estudos que compararam os efeitos do uso da CNAF com a oxigenoterapia convencional (cânula nasal simples, máscara facial, máscara com bolsa de reservatório, máscara de Venturi) em pacientes com IRpA hipoxêmica evidenciaram que a CNAF se associava a maior conforto, redução da sensação de dispneia, queda na frequência respiratória e melhora da oxigenação. Posteriormente, estudos fisiológicos demonstraram vantagens adicionais associadas ao uso da CNAF:

- Redução do espaço morto das vias aéreas superiores.
- Efeito de pressão positiva nas vias aéreas, um fenômeno cuja magnitude é dependente da taxa de fluxo, da anatomia da via aérea superior e da abertura da boca.
- Fornecimento de gases aquecidos e umidificados.

Em 2015, Frat et al. publicaram os achados do estudo FLORALI, o primeiro grande ensaio clínico randomizado e realizado em 310 pacientes com IRpA hipoxêmica. O estudo comparou os efeitos do uso da CNAF em relação à máscara não reinalante (10 a 15 L/min) e à VNI em modo BIPAP (pressão expiratória ajustada entre 2 e 10 cmH_2O e pressão inspiratória titulada para alcançar um volume corrente de 7 a 10 mL/kg). Embora não tenha sido observada diferença significativa no desfecho primário (intubação orotraqueal em 28 dias), a terapia com CNAF demonstrou superioridade em relação à VNI nos pacientes com $PaO_2/FiO_2 < 200$ mmHg. Além disso, observaram-se maior número de dias livres de ventilação mecânica e melhor sobrevida em 90 dias entre os pacientes tratados com CNAF – um achado que não esteve presente em outros estudos similares que avaliaram o mesmo desfecho.

Uma metanálise publicada em 2023 buscou avaliar quais estratégias ventilatórias não invasivas eram mais eficazes no tratamento da IRpA hipoxêmica em relação à redução da mortalidade e intubação orotraqueal. O estudo, que incluiu 36 ensaios clínicos randomizados, concluiu que a CNAF foi o dispositivo com maior magnitude do efeito de redução do risco de intubação orotraqueal quando comparado com as outras estratégias. Em 2024, a diretriz de ventilação mecânica elaborada pelas sociedades brasileiras de Pneumologia e de Terapia Intensiva recomendou o uso da CNAF como terapia de primeira escolha em pacientes com IRpA hipoxêmica leve a moderada.

Em 2015, um estudo retrospectivo observacional incluiu 175 pacientes em uso de CNAF por IRpA hipoxêmica com o objetivo de avaliar se a intubação tardia (> 48 horas) se associava a maior mortalidade. O estudo destacou a importância da detecção precoce dos sinais de falha no uso da CNAF: aqueles intubados de forma tardia apresentaram maiores taxas de mortalidade, além de mais tempo de ventilação mecânica e maiores taxas de falha de extubação.

Posteriormente, em 2016, Roca et al. realizaram um estudo de coorte prospectivo em 157 pacientes em uso de CNAF por IRpA hipoxêmica em busca de variáveis que pudessem discriminar a falha e o sucesso ao uso da CNAF. No estudo, 28% dos pacientes evoluíram com falha e necessitaram de intubação. Os pesquisadores validaram o índice conhecido como ROX (ROX = $SpO_2/FiO_2/$ frequência respiratória) para ser aplicado nos pacientes com IRpA hipoxêmica em uso de CNAF, sendo útil para discriminar a falha e a necessidade de intubação orotraqueal, com maior acurácia quando aplicado após 12 horas de terapia. Outros fatores descritos na literatura associados à falha do uso da CNAF e necessidade de intubação orotraqueal incluem: acometimento radiológico extenso, presença de assincronia toracoabdominal, necessidade de vasopressores e escores SOFA e SAPS elevados.

Ao optar por utilizar a CNAF para suporte nos pacientes com IRpA hipoxêmica, sugere-se que a equipe clínica inicie o uso do dispositivo com baixas taxas de fluxo (20 L/min), com posterior aumento progressivo da taxa de fluxo até 60 L/min ou até a máxima tolerância do paciente. A FiO_2 pode ser ajustada para SpO_2 > 92%; deve dar-se preferência habitualmente ao ajuste de temperatura mais alto e próximo à temperatura corporal (37 °C) para que seja alcançado 100% de umidade relativa. Entretanto, iniciar com temperatura mais baixa aumenta a tolerância à terapia.

O uso da CNAF nos pacientes com IRpA hipercápnica ainda é duvidoso. Em recente metanálise de 39 estudos em pacientes que apresentavam hipercapnia mas não acidose (pH > 7,35), encontrou-se que a terapia de alto fluxo não foi inferior à ventilação não invasiva (VNI) em relação à taxa de intubação. Em pacientes com doenças respiratórias crônicas que se apresentam clinicamente com predomínio de hipoxemia e na ausência de acidose respiratória, pode-se considerar o uso da cânula nasal de alto fluxo. Nos pacientes com exacerbação da doença pulmonar e acidose respiratória, recomenda-se o uso da VNI como primeira linha de suporte ventilatório.

A CNAF pode ainda ser considerada como suporte ventilatório após a extubação de pacientes com alto risco para falha. Os principais fatores de risco associados à falha de extubação incluem: idade maior que 65 anos, insuficiência cardíaca, doença pulmonar obstrutiva crônica (DPOC), escores clínicos de gravidade elevados, índice de massa corporal (IMC) maior que 30 kg/m^2, presença de secreção pulmonar abundante, desmame ventilatório difícil (> 2 testes de respiração espontânea prévios à extubação), ≥ 2 comorbidades e tempo de ventilação mecânica maior que 7 dias. Nos pacientes com alto risco de complicações respiratórias e naqueles com hipercapnia, recomenda-se, no entanto, o uso da VNI como estratégia ventilatória para reduzir o risco de falha, podendo considerar o uso intercalado com CNAF para melhor conforto e tolerância do paciente.

VENTILAÇÃO NÃO INVASIVA

A VNI é uma modalidade de suporte ventilatório amplamente utilizada em todos os setores hospitalares e que tem robusta evidência de benefício nos pacientes com exacerbação da DPOC e edema pulmonar cardiogênico. Nos últimos anos, as evidências que apoiam o uso em outros contextos, como na IRpA hipoxêmica, estão crescendo, ainda que muitas sejam conflitantes. O Quadro 1 reúne as principais indicações de VNI de acordo com a última diretriz de ventilação mecânica publicada pelas Sociedades Brasileiras de Terapia Intensiva e de Pneumologia.

A VNI é um modo de assistência à respiração espontânea em que, por meio de uma interface conectada a um ventilador, aplica-se pressão positiva nas vias aéreas e pulmões. O modo conhecido como CPAP tem como ajuste principal a escolha do nível pressórico a ser aplicado durante todo o ciclo respiratório, com efeito de reversão de atelectasias, melhora da oxigenação, redução da PEEP intrínseca, redução do esforço inspiratório. No modo BIPAP, em que se ajusta uma PEEP e uma pressão de suporte inspiratório, a principal vantagem fisiológica é proporcionar assistência inspiratória, permitindo o repouso dos músculos respiratórios e aumento do volume-minuto. Outros benefícios fisiológicos associados ao uso de suporte não invasivo incluem: manutenção da patência das vias aéreas, redução do retorno venoso, redução da pós-carga do ventrículo esquerdo e melhor *performance* cardíaca em paciente com insuficiência cardíaca esquerda.

Percebe-se, portanto, que muitos efeitos fisiológicos obtidos com a ventilação mecânica invasiva também estão presentes no suporte não invasivo: aplicação de

QUADRO 1 Principais indicações de ventilação não invasiva

Principais indicações	DPOC com acidose respiratória (pH ≤ 7,35 e PCO_2 > 45 mmHg) Edema pulmonar cardiogênico Pós-extubação de pacientes com alto risco de falha (VNI preventiva)
Considerar	IRpA hipoxêmica em imunocomprometidos VNI facilitadora (para reduzir o tempo de VM invasiva nos pacientes com DPOC e acidose respiratória) Exacerbação da asma Falha de extubação na DPOC Síndrome da hipoventilação alveolar com obesidade e apneia obstrutiva do sono Exacerbação de doenças neuromusculares Traumas e queimaduras Pós-operatório de cirurgia torácica, abdominal e cardíaca para reduzir o risco de complicações respiratórias Fibrose cística Colapso das vias aéreas Doenças torácicas restritivas Decisão de não intubação no contexto de cuidados paliativos

DPOC: doença pulmonar obstrutiva crônica; IRpA: insuficiência respiratória aguda; PCO_2: pressão parcial de CO_2; VM: ventilação mecânica; VNI: ventilação não invasiva.

pressão nas vias aéreas, reversão de atelectasias, redução do esforço inspiratório, repouso dos músculos respiratórios e melhora da troca gasosa. A possibilidade de redução do risco de intubação orotraqueal e de mortalidade torna a terapia não invasiva extremamente atrativa – principalmente no contexto de exacerbação da DPOC e do edema agudo do pulmão (EAP), ainda que em outros cenários também seja amplamente utilizada.

Entretanto, existem diferenças importantes entre a modalidade invasiva e a não invasiva: por ser um sistema aberto, a presença de vazamentos é inerente ao método; assim, nem sempre os ajustes aplicados conseguem ofertar pressões e volumes semelhantes ao método de ventilação invasiva. Outra importante diferença é o potencial de reinalação do CO_2 quando o operador opta por utilizar um circuito único, fenômeno de maior magnitude na presença de baixas taxas de fluxo. Ao utilizar o suporte não invasivo, é importante que o operador escolha a interface que melhor se adapte às demandas do paciente, permitindo conforto e tolerabilidade. Caso seja utilizada máscara facial total ou oronasal, é importante que seja ajustada na face para minimizar vazamentos (efeito de maior magnitude quando se aplicam altos valores de PEEP), mas que não cause lesões em face, podendo o operador utilizar placas de proteção se julgar necessário.

Os níveis sanguíneos de CO_2 resultam de sua taxa de produção pela respiração celular e da quantidade que é eliminada através da ventilação alveolar. A elevação aguda da pressão parcial arterial de CO_2 ($PaCO_2$ > 45 mmHg) causa queda do pH sanguíneo, caracterizando a IRpA hipercápnica, uma síndrome clínica provocada por redução do volume-minuto e falência dos músculos respiratórios em sustentar a demanda ventilatória. A exacerbação da DPOC é a principal causa de IRpA hipercápnica, mas não a única. As doenças neuromusculares e outras doenças de vias aéreas (fibrose cística, bronquiolites e até mesmo a asma) também são causas de IRpA hipercápnica.

A necessidade de aumento do volume-minuto e repouso dos músculos respiratórios fazem com que a modalidade BIPAP seja o método de escolha para pacientes com IRpA hipercápnica. Nos pacientes com exacerbação da DPOC, diversos estudos evidenciaram a associação da VNI com a redução da acidose, melhora da hipercapnia, alívio da dispneia, redução do tempo de permanência hospitalar, taxas de intubação e mortalidade.

Um estudo prospectivo, randomizado e multicêntrico foi pioneiro ao mostrar os benefícios da VNI. Em 1995, Brochard et al. incluíram 85 pacientes com exacerbação de DPOC randomizados para duas estratégias: tratamento-padrão (oxigenoterapia convencional) ou grupo VNI (BIPAP, administrado com máscara facial por pelo menos 6 horas/dia). O estudo evidenciou redução da necessidade de intubação (26 *vs.* 74%), e mortalidade (9 *vs.* 29%), dentre outros desfechos clínicos de interesse. Nos anos 2000, Plant et al. incluíram 236 pacientes com exacerbação da DPOC em um ensaio clínico multicêntrico e randomizado que testou a estratégia de VNI no modo BIPAP (EPAP 4 cmH_2O e IPAP 10 até 20 cmH_2O, incentivando o uso contínuo nas primeiras 24 horas, com redução gradual nos dias posteriores) em relação à estratégia convencional (oxigenoterapia). Os autores evidenciaram que aplicar VNI no contexto de cuidados da enfermaria associou-se à redução da taxa de intubação, redução da mortalidade, melhora mais rápida da acidose respiratória e redução da sensação de dispneia. Em uma metanálise com revisão sistemática que incluiu 17 ensaios clínicos randomizados e mais de 1.200 pacientes, o uso da VNI na exacerbação da DPOC reduziu a necessidade de intubação orotraqueal em 64%, com número necessário para tratar (NNT) para evitar intubação de 5; a metanálise evidencia também que a VNI reduziu a taxa de mortalidade hospitalar em 46%, com NNT de 12.

Após a instalação da VNI, é imprescindível o monitoramento após 1 a 2 horas de terapia. A tendência de melhora gasométrica, do padrão respiratório e da sensação de dispneia são marcadores de boa resposta. Vale ressaltar que a maioria dos estudos não contempla a população com perfil mais grave (pH < 7,25); em uma análise de subgrupo *post hoc*, encontrou-se que aqueles com pH < 7,30 apresentavam maior risco de falha de uso da VNI. A taxa de falha de VNI na exacerbação da DPOC em UTI é de 13 a 30% especialmente naqueles que apresentam maior acidose, dispneia e escores clínicos de gravidade elevados. Por fim, ressalta-se que naqueles que se apresentam com sinais de exacerbação da DPOC, mas sem a presença de acidose respiratória, deve-se buscar o tratamento com a terapia apropriada: oxigenoterapia (meta de SpO_2 88 a 92%, podendo optar-se pelo uso da CNAF), broncodilatadores, corticoides e, se necessário, antibióticos.

O edema pulmonar cardiogênico (EPC) frequentemente se manifesta com IRpA na maioria dos casos do subtipo hipoxêmica, ainda que seja possível a manifestação concomitante com hipercapnia e acidose. Em um estudo de coorte com 110 pacientes com EPC tratados com VNI, Masip et al. evidenciaram que a presença de acidose e hipercapnia era fator associado a maior risco de intubação. Nesse estudo, outros fatores associados à falha da VNI incluíram: infarto agudo do miocárdio, fração de ejeção do ventrículo esquerdo < 30% e pressão arterial sistólica < 140 mmHg. A administração de CPAP por diferentes interfaces é a terapia de escolha; se houver acidose respiratória, deve optar-se pela modalidade BIPAP.

Em 2008, Gray et al. incluíram 1.069 pacientes com EPC em um ensaio clínico randomizado e multicêntrico para avaliar se o uso do suporte não invasivo (CPAP ou BIPAP, administrados com a interface de máscara facial total) poderia reduzir a mortalidade em relação à oxigenoterapia convencional, assim como acessar se existia superioridade entre as duas modalidades de suporte não invasivo. Os pacientes randomizados para o grupo CPAP tiveram níveis pressóricos ajustados em 5 a 15 cmH_2O; àqueles randomizados para o grupo BIPAP receberam EPAP entre 4 e 10 cmH_2O e IPAP entre 8 e 20 cmH_2O. Todos os grupos foram mantidos por pelo menos 2 horas de terapia. O estudo não encontrou superioridade entre os métodos em relação à mortalidade ou intubação, mas houve vantagens fisiológicas de ambas as modalidades de suporte não invasivo: redução mais rápida da sensação da dispneia, melhora do pH e redução da hipercapnia.

Em revisão sistemática com metanálise publicada em 2019 foram incluídos 24 ensaios clínicos randomizados, totalizando mais de 2.500 pacientes com EPC randomizados para uso de suporte não invasivo (CPAP ou BIPAP) e estratégia convencional. A revisão concluiu que o uso de ambas as modalidades se associou à redução da mortalidade hospitalar em comparação com o tratamento-padrão (RR 0,65; IC 95% 0,51-0,82), com NNT de 17, e redução da taxa de intubação orotraqueal (RR 0,49; IC 95% 0,38-0,62), com NNT de 13. A principal vantagem encontrada ao utilizar a modalidade BIPAP nesses pacientes foi a melhora mais rápida da frequência respiratória.

As evidências científicas sobre os benefícios do uso do suporte não invasivo (BIPAP ou CPAP, independentemente da interface) para IRpA hipoxêmica são conflitantes, de tal forma que as principais diretrizes orientam o uso inicial da CNAF nesses pacientes, sem apoiar ou contraindicar o uso da VNI nesse contexto. Apesar da ausência de evidências claras sobre qual a melhor estratégia de suporte nesses pacientes, o uso da VNI é amplamente utilizado na prática clínica. Dados do estudo europeu LUNG SAFE, por exemplo, mostram que 15% dos pacientes com síndrome do desconforto respiratório agudo (SDRA) foram tratados com VNI.

Pacientes com IRpA hipoxêmica podem apresentar desregulação do centro respiratório diante das alterações gasométricas e da alteração da mecânica dos pulmões. Isso ocorre por motivos diversos, dentre os quais se destacam: aumento na produção do CO_2 e do espaço morto, redução da complacência dos pulmões e aumento da resposta ventilatória ao CO_2. Assim, é frequente que os pacientes com IRpA hipoxêmica apresentem esforços inspiratórios excessivos, que produzem grandes variações de pressão pleural, produzindo aumento da pressão transpulmonar, volume corrente elevado e estiramento excessivo dos pulmões. A presença dos esforços excessivos pode piorar a lesão pulmonar, principalmente nas regiões não dependentes, favorecendo fenômenos como o *pendelluft* e potencializando a lesão pulmonar. Embora ainda não existam evidências definitivas de que uma abordagem "protetora" durante a fase de suporte não invasivo reduza o risco de desfechos adversos em pacientes com IRpA hipoxêmica, monitorar os sinais de falha é essencial, garantindo que a intubação orotraqueal não seja postergada além do necessário, evitando a piora da lesão pulmonar.

Em uma revisão sistemática com metanálise de 36 ensaios clínicos randomizados, Pitre et al. concluíram que o uso da interface capacete (*helmet*) com a modalidade CPAP foi a única intervenção associada à redução da mortalidade em pacientes com IRpA hipoxêmica quando comparados com a oxigenoterapia convencional. Nesse mesmo estudo, os autores evidenciaram que o uso da CNAF foi a estratégia com a maior magnitude no efeito de redução do risco de intubação orotraqueal.

A interface capacete (ou *helmet*) é composta por um capacete transparente que cobre toda a cabeça do paciente e um colar flexível com boa vedação ao redor da região cervical. Ao contrário da máscara facial, o capacete é mais bem tolerado e tem menores taxas de vazamento. A interface pode ser utilizada para administrar o modo CPAP ou ventilação com pressão de suporte (PSV). O CPAP é possível por meio de um gerador de fluxo mecânico ou eletrônico. Em ambos os casos, o operador deve conectar o circuito único à porta inspiratória com um fluxo de gás de pelo menos 60 L/min. Geradores de fluxo mecânicos requerem uma válvula de PEEP, que ocupa a porta expiratória, enquanto aparelhos de CPAP eletrônicos usam seu próprio controle de PEEP. É importante que haja vazamento da ordem de 40 L/min ou mais para evitar reinalação significativa de CO_2. Quando em PSV, o capacete é conectado a um circuito duplo e a um ventilador mecânico. A pressão de suporte inicial deve ser baixa (8 cmH_2O), com aumentos progressivos para que o pico de fluxo seja superior a 100 L/min, evitando a reinalação do CO_2. Existe também descrito o uso de CNAF associada ao capacete. Esse cenário utiliza a CNAF para ofertar a FiO_2 desejada e evitar a reinalação de CO_2 enquanto o capacete promove a pressão positiva desejada. Ainda que a CNAF evite reinalação, é necessário vazamento para evitar a condensação de umidade dentro do capacete.

Poucos ensaios clínicos randomizados investigaram os efeitos do capacete em desfechos clínicos duros. Em 2016, Patel et al. conduziram um ensaio clínico unicêntrico em que 83 pacientes com SDRA foram randomizados em duas estratégias: manter-se em uso de VNI com máscara facial após 8 horas de início da terapia ou mudar a interface para capacete. Os pacientes na estratégia capacete poderiam ser ventilados nos modos PSV ou CPAP. Os autores garantiram que o pico de fluxo inspiratório fosse sempre superior a 100 L/min para evitar a reinalação do CO_2. Em ambos os grupos, os ajustes do suporte não invasivo foram semelhantes: PEEP ajustada em incrementos de 2 a 3 cmH_2O para $SpO_2 > 90\%$; pressão inspiratória ajustada em aumentos de 2 a 3 cmH_2O para manter a frequência respiratória menor que 25 ipm. Nos pacientes randomizados para o grupo intervenção, a mediana de PEEP aplicada foi de 8 cmH_2O, enquanto no grupo controle, de 5 cmH_2O. A diferença entre os valores de PEEP pode explicar os bons desfechos obtidos no grupo intervenção, uma vez que, apesar de maior espaço morto associado à interface capacete, ainda assim os pacientes de tal grupo apresentaram menores valores de frequência respiratória. O estudo foi interrompido precocemente em razão da superioridade da interface capacete: menor taxa de intubação (18,2 *vs.* 61,5%), mais dias livres de ventilação mecânica, menos tempo de unidade de terapia intensiva (UTI) e menor mortalidade.

Em 2021, o estudo HENIVOT também obteve sucesso em demonstrar os benefícios da interface capacete com o modo PSV em pacientes com IRpA hipoxêmica pela covid-19. Grieco et al. incluíram 110 pacientes em um ensaio clínico randomizado para avaliar se o uso da interface capacete com o modo PSV (PEEP 10 a 12 cmH_2O, pressão de suporte 10 a 12 cmH_2O, por pelo menos 48 horas contínuas, seguido de suporte com CNAF) era superior à CNAF em relação aos dias livres de suporte ventilatório. Embora com desfecho primário neutro, houve menor taxa de intubação (30 *vs.* 51%) e menos dias em ventilação mecânica nos pacientes em uso da interface capacete. Ainda que sejam necessários mais estudos para determinar a superioridade da interface capacete, existem vantagens fisiológicas em relação à máscara facial, sendo mais uma ferramenta disponível para evitar a intubação orotraqueal.

As máscaras oronasal e facial total são as interfaces mais amplamente disponíveis e utilizadas no suporte de pacientes com IRpA hipoxêmica. As evidências do benefício de uso dessas interfaces com a modalidade CPAP foram conflituosas ao longo dos anos em relação à redução do risco de intubação. Em 2022, o estudo multicêntrico RECOVERY evidenciou que o uso do CPAP com máscara oronasal em pacientes com IRpA hipoxêmica pela covid-19 resultou em menores taxas de intubação em comparação com a estratégia convencional. Nesse estudo, os pacientes tratados com máscara oronasal e CPAP receberam valores pressóricos médios de 8,3 cmH_2O com um tempo médio de suporte não invasivo de 3,5 dias. Em outro estudo, também realizado com pacientes com IRpA por covid-19, as taxas de intubação e mortalidade entre os pacientes em uso de CPAP, CNAF e oxigenoterapia convencional foram semelhantes.

Para o uso da modalidade BIPAP, existem evidências mais numerosas apontando algum benefício quando utilizadas com as máscaras oronasal e facial total. Os primeiros estudos, realizados na década de 1990, comparavam essa modalidade com a oxigenoterapia convencional, evidenciando redução das taxas de intubação. Posteriormente, a estratégia de VNI passou a ser comparada com a CNAF, quando então se deixou de concluir a superioridade entre os métodos. Em 2015, o estudo FLORALI, multicêntrico e randomizado, evidenciou que a CNAF foi mais eficaz em reduzir o risco de intubação do que a VNI nos pacientes com IRpA hipoxêmica, além de menor mortalidade nos pacientes com $PaO_2/FiO_2 < 200$ mmHg. Em razão das incertezas relacionadas ao uso da VNI, assim como das altas taxas de falha associadas ao método, recomenda-se o uso com cautela nos pacientes com IRpA hipoxêmica.

A taxa de falha da VNI com o uso da interface máscara facial varia entre 30 e 70%, com maiores taxas nos pacientes mais graves ($PaO_2/FiO_2 < 100$ mmHg), imunossuprimidos e SDRA de etiologia pulmonar. Os pacientes que evoluem com necessidade de intubação orotraqueal apresentam maiores taxas de mortalidade em relação àqueles que receberam ventilação mecânica invasiva desde o início. Assim, existe crescente preocupação em detectar sinais de falha e necessidade de intubação orotraqueal.

Em um estudo observacional prospectivo, Duan et al. incluíram 449 pacientes com IRpA hipoxêmica em uso de VNI com máscara oronasal para desenvolver e validar uma escala que pudesse prever a falha da VNI. Nessa coorte, a taxa de falha ao uso da VNI foi de 47,8%, e aqueles que evoluíram com necessidade de intubação orotraqueal apresentaram maiores valores de Apache. Os autores conseguiram definir um escore conhecido como HACOR e que pode ser aplicado facilmente à beira-leito. O escore é expresso em uma escala numérica que varia de zero a 25, incluindo a análise das seguintes variáveis: frequência cardíaca, pH sanguíneo, nível de consciência, PaO_2/FiO_2 e frequência respiratória. Os autores evidenciaram bom poder preditivo do escore HACOR quando aplicado após 1 hora de VNI (AUC 0,88) – achado confirmado em uma coorte de validação posterior, sugerindo que valores superiores a 5 na primeira hora de VNI associavam-se a alto risco de falha.

Em 2016, Carteaux et al. realizaram um estudo observacional unicêntrico para avaliar se a análise do volume corrente em 62 pacientes com IRpA hipoxêmica submetidos a VNI poderia prever a falha e a necessidade de intubação orotraqueal. Em sua coorte, a taxa de falha da VNI foi de 51%. Somente 23% dos pacientes conseguiram manter-se na meta de volume corrente expirado (VCe) estipulado pelo protocolo do estudo (6 a 8 mL/kg). O estudo concluiu que o VCe médio é um fator de risco independente para a falha da VNI, juntamente com o SAPS II na admissão. Os autores concluíram que o limiar acima de 9,5 mL/kg de VCe é o mais preciso para predizer a falha da VNI em pacientes com IRpA hipoxêmica com a relação $PaO_2/FiO_2 < 200$ mmHg.

A falha ao uso da VNI pode ainda ser detectada pela ausência de redução do esforço inspiratório detectado com o uso da manometria esofágica, ainda que essa seja um método invasivo, pouco disponível e que ainda necessita de mais estudos.

CONSIDERAÇÕES FINAIS

Diversas ferramentas de suporte ventilatório estão disponíveis para o tratamento da insuficiência respiratória aguda. A CNAF, a VNI e o CPAP, utilizando diferentes interfaces, foram amplamente aplicadas e testadas em diversos contextos clínicos, com taxas de sucesso variáveis. Cada uma dessas estratégias contempla características específicas e que devem ser bem compreendidas pela equipe clínica assistente. Aliadas às características de cada paciente, o operador deve escolher o suporte ventilatório mais apropriado, garantindo uma adequada monitorização e reconhecendo os sinais de falha do tratamento, evitando os atrasos e a aplicação da ventilação mecânica protetora quando necessário.

PONTOS-CHAVE

1. O suporte ventilatório não invasivo é parte essencial no tratamento de pacientes com insuficiência respiratória aguda.
2. Cânula nasal de alto fluxo (CNAF) é uma ferramenta eficaz, especialmente para tratamento da IRpA hipoxêmica, com evidências de redução do risco de intubação.
3. Ventilação não invasiva (VNI) é especialmente eficaz em exacerbações da DPOC e edema pulmonar cardiogênico, com evidências de redução da necessidade de intubação.
4. São fundamentais a escolha apropriada do suporte ventilatório, a monitorização intensiva e o reconhecimento dos sinais de falha do mesmo, para evitar atraso na intubação orotraqueal e no início da ventilação mecânica, com o consequente aumento do risco de desfechos negativos.

BIBLIOGRAFIA

1. Bellani G, Laffey JG, Pham T, Madotto F, Fan E, Brochard L, et al.; Lung Safe Investigators; ESICM Trials Group. Noninvasive ventilation of patients with acute respiratory distress syndrome. insights from the lung safe study. Am J Respir Crit Care Med. 2017;195(1):67-77.
2. Buell KG, Patel BK. Helmet noninvasive ventilation in acute hypoxic respiratory failure. Curr Opin Crit Care. 2023;29(1):8-13.
3. Carteaux G, Millán-Guilarte T, De Prost N, Razazi K, Abid S, Thille AW, et al. Failure of noninvasive ventilation for de novo acute hypoxemic respiratory failure: role of tidal volume. Crit Care Med. 2016;44(2):282-90.
4. Carvalho CRR, Ferreira JC. Ventilação mecânica: princípios e aplicação. São Paulo: Atheneu; 2015.
5. Ferreira JC, Vianna AOA, Pinheiro BV, Maia IS, Baldisserotto SV, Isola AM, et al. Joint statement on evidence-based practices in mechanical ventilation: suggestions from two Brazilian medical societies. Critical Care Science 2025;37:e20250242en.
6. Frat JP, Le Pape S, Coudroy R, Thille AW. Noninvasive oxygenation in patients with acute respiratory failure: current perspectives. Int J Gen Med. 2022;15:3121-32.
7. Frat JP, Thille AW, Mercat A, Girault C, Ragot S, Perbet S, et al.; Florali Study Group; Reva Network. High-flow oxygen through nasal cannula in acute hypoxemic respiratory failure. N Engl J Med. 2015;372(23):2185-96.
8. Grieco DL, Menga LS, Cesarano M, Rosà T, Spadaro S, Bitondo MM, et al.; Covid-ICU Gemelli Study Group. Effect of helmet noninvasive ventilation vs high-flow nasal oxygen on days free of respiratory support in patients with covid-19 and moderate to severe hypoxemic respiratory failure: the Henivot randomized clinical trial. JAMA. 2021;325(17):1731-43.
9. Patel BK, Wolfe KS, Pohlman AS, Hall JB, Kress JP. Effect of noninvasive ventilation delivered by helmet vs face mask on the rate of endotracheal intubation in patients with acute respiratory distress syndrome: a randomized clinical trial. JAMA. 2016;315(22):2435-41.
10. Pitre T, Zeraatkar D, Kachkovski GV, Leung G, Shligold E, Dowhanik S, et al. Noninvasive oxygenation strategies in adult patients with acute hypoxemic respiratory failure: a systematic review and network meta-analysis. Chest. 2023;164(4):913-28.
11. Roca O, Riera J, Torres F, Masclans JR. High-flow oxygen therapy in acute respiratory failure. Respir Care. 2010;55(4):408-13.
12. Roca O, Caralt B, Messika J, Samper M, Sztrymf B, Hernández G, et al. an index combining respiratory rate and oxygenation to predict outcome of nasal high-flow therapy. Am J Respir Crit Care Med. 2019;199(11):1368-76.
13. Thille AW, Balen F, Carteaux G, Chouihed T, Frat JP, Girault C, et al. Oxygen therapy and noninvasive respiratory supports in acute hypoxemic respiratory failure: a narrative review. Ann Intensive Care. 2024;14(1):158.
14. Tonelli R, Fantini R, Tabbì L, Castaniere I, Pisani L, Pellegrino MR, et al. Early inspiratory effort assessment by esophageal manometry predicts noninvasive ventilation outcome in de novo respiratory failure. a pilot study. Am J Respir Crit Care Med. 2020;202(4):558-67.

31

Desmame da ventilação mecânica

Barbara Camarço do Lago Arcoverde
Patrícia Nery
Laerte Pastore Jr.

SUMÁRIO

INTRODUÇÃO

A ventilação mecânica (VM) é parte fundamental na manutenção da vida e no tratamento dos pacientes críticos, entretanto seu uso prolongado se associa a uma série de riscos e complicações que aumentam a morbidade e a mortalidade desses pacientes. Dessa forma, o prolongamento do tempo de VM além do estritamente necessário é extremamente deletério e deve ser evitado.

Em contrapartida, a retirada prematura do suporte ventilatório invasivo, antes que o paciente esteja pronto para atender a suas demandas ventilatórias adequadamente, aumenta o risco de falência de extubação, que por sua vez está associada a maior mortalidade, não só por ocorrer em pacientes mais graves, mas também por induzir efeitos deletérios, como maior risco de infecção, períodos de hipoxemia, atelectasia, aspiração e eventos cardiovasculares (choque, arritmias, isquemia coronariana, edema pulmonar cardiogênico etc.).

O impacto da falência de extubação na morbidade e na mortalidade do paciente será tanto maior quanto mais prolongado for o tempo até a reintubação.

Evitar o prolongamento desnecessário do tempo de VM sem aumentar o risco de reintubação e suas consequências é parte fundamental do processo de retirada do suporte ventilatório, também chamado de desmame da VM.

DEFINIÇÕES

Desmame é definido como o processo de retirada (descontinuação, liberação) do paciente do suporte ventilatório mecânico invasivo. Embora possa ser realizado por meio da redução gradual do suporte ventilatório, as recomendações atuais baseiam-se principalmente no reconhecimento da melhora ou da recuperação da causa que levou à necessidade de VM e na avaliação da capacidade do paciente de assumir a ventilação espontânea sem o suporte do ventilador (teste de respiração espontânea – TRE), como será discutido mais adiante. O início do desmame é considerado a partir da realização da primeira tentativa de liberar o paciente do ventilador, ou seja, da realização do primeiro TRE, independentemente de haver sucesso ou não.

O sucesso do desmame é definido como extubação sem que ocorra óbito ou reintubação dentro de um período de 7 dias ou menos caso o paciente receba alta da unidade de terapia intensiva (UTI) sem VM. Nos pacientes traqueostomizados, considera-se sucesso do desmame se permanecerem por período de 7 dias consecutivos ou mais sem VM (*The WIND study*).

CLASSIFICAÇÃO DE DESMAME DA VENTILAÇÃO MECÂNICA

Classificação de desmame de acordo com *The WIND study*, de 2017:

- Sem desmame: não houve nenhuma tentativa de retirada do suporte ventilatório invasivo.
- Desmame simples: a primeira tentativa de liberar o paciente do ventilador resulta no fim do processo de desmame em até 1 dia depois, seja por sucesso do desmame, seja por óbito.
- Desmame difícil: o processo de desmame termina em mais de 1 dia e menos de 1 semana após a primeira tentativa de liberar o paciente do ventilador, seja por sucesso, seja por óbito.
- Desmame prolongado: o processo de desmame não termina após 7 dias da primeira tentativa, seja por sucesso, seja por óbito. Esse grupo divide-se em dois: desmame prolongado com sucesso, em que o sucesso do desmame ocorre 7 dias ou mais após a primeira tentativa de liberação do ventilador, e desmame prolongado sem sucesso.

IDENTIFICAÇÃO DE PACIENTES APTOS A INICIAR O PROCESSO DE DESMAME DA VENTILAÇÃO MECÂNICA

O reconhecimento do momento em que o paciente está apto a iniciar o processo de desmame é fundamental para seu sucesso e a redução do tempo de VM. Estudos clínicos randomizados mostraram que o uso de protocolos de avaliação sistemática e busca ativa diária de pacientes aptos a iniciarem o desmame são capazes de reduzir o tempo de VM e de internação em UTI quando comparados com abordagens usuais. Dessa forma, pacientes com mais de 24 horas de VM devem ser avaliados diariamente sobre a possibilidade de iniciarem o processo de desmame.

Existem variações em relação aos critérios a serem utilizados na avaliação da capacidade de iniciar o desmame e na possibilidade de realizar o TRE. Esses critérios são indicativos e não devem ser utilizados como critérios rígidos, a serem atendidos de forma integral e simultaneamente.

Os principais critérios são:

- Resolução ou melhora com estabilidade da condição clínica que levou o paciente à VM.
- Nível de consciência adequado, sem sedação ou com sedação mínima.
- Oxigenação adequada: $PaO_2 > 60$ mmHg, $SaO_2 > 90$ mmHg, com $FiO_2 \leq 40\%$ e PEEP ≤ 8 cmH_2O.
- Capacidade de disparar o ventilador, FR ≤ 35 incursões/minuto.
- Estabilidade hemodinâmica: sem drogas vasoativas ou com doses baixas e estáveis, sem arritmias graves, sem sinais de isquemia miocárdica.
- Ausência de distúrbios metabólicos graves.

PROTOCOLOS DE DESMAME E TESTE DE RESPIRAÇÃO ESPONTÂNEA

Após a instituição do suporte ventilatório invasivo, para sua descontinuação o mais precocemente possível é imprescindível desenvolver estratégias para averiguar se o paciente apresenta condição de ser extubado. O atraso na tentativa de extubação, assim como altos níveis de sedação, em pacientes com resolução da causa primária foram associados à falência do desmame e a aumento na mortalidade. Nos pacientes que falham na primeira tentativa de extubação é esperado um acréscimo na probabilidade de óbito, por dia em que se mantêm em suporte invasivo. Em contrapartida, a necessidade de reintubação que varia entre 3 e 14% está associada a um pior desfecho.

Na prática clínica, o desenvolvimento de protocolos e ferramentas de triagem diária, em conjunto com uma diretriz para o manejo de sedação e analgesia, é recomendado. Por serem ferramentas estruturadas baseadas em evidências, os protocolos e ferramentas de triagem diária reduzem a influência de um julgamento pessoal subjetivo e direcionam o profissional a uma conduta objetiva. Sua utilização em UTI clínica, cirúrgica e mista está associada a uma redução no tempo de VM.

No Hospital Sírio-Libanês, ao comparar o desmame estruturado com a utilização de um protocolo de desmame baseado em uma triagem diária com a prática anterior, baseada na opinião do profissional de plantão, observou-se, além de uma redução no tempo total de suporte ventilatório, um aumento na sobrevida.

Nos pacientes sob VM invasiva por um período superior a 24 horas é indicado verificar se a força da musculatura respiratória e o *drive* respiratório são adequados para manter a troca gasosa e sustentar a respiração sem assistência invasiva.

O teste de respiração espontânea (TRE), que consiste em submeter o paciente a uma sobrecarga, é a estratégia recomendada para predizer o sucesso ou falha da extubação. Diferentes estratégias a serem aplicadas por um curto período (30 a 120 minutos) foram propostas na prática clínica. De forma global, as estratégias podem ser divididas entre as que reduzem parcialmente o suporte ventilatório e as que promovem a retirada completa do suporte (Quadro 1).

Recentemente, foi proposta a utilização da cânula de alto fluxo (CNAF), apesar da lacuna de estudos para compreender seus efeitos fisiológicos administrados de forma invasiva e durante o TRE. Os três ensaios clínicos randomizados controlados que utilizaram essa estratégia foram realizados em um único centro e totalizaram 386 pacientes. Esses estudos, em conjunto, apresentam baixa qualidade de evidência na superioridade em aumentar a extubação com sucesso e reduzir a reintubação quando comparada ao uso do tubo T.

Dentre as estratégias propostas para realização do TRE, a redução do suporte em PSV + PEEP e a remoção do suporte em tubo T são as que têm maior número de comparações em *trials* multicêntricos randomizados controlados. Ao reduzir o suporte ventilatório, um auxílio mínimo durante o TRE é ofertado. Este, em comparação à remoção total, reduz o trabalho respiratório, podendo levar a maior taxa de sucesso. Contudo, ao ofertar um suporte mínimo, o esforço respiratório a ser realizado pelo paciente no período pós-extubação não é simulado adequadamente. Thille et al., em 2022, ao comparar o TRE em PSV + PEEP ao tubo T na população de alto risco de falha, não verificou a superioridade dessa estratégia em relação à proporção de pacientes extubados e aos dias livres de VM.

O TRE deve ser realizado uma vez por dia em pacientes com condições clínica, exceto se conduzido em PSV + PEEP, quando mais de uma tentativa em 24 horas reduziu o tempo de extubação. Até o momento não existe uma recomendação de estratégia ideal. A comparação entre os estudos publicados é dificultada pela diversidade de estratégias propostas e pelas variações em relação ao tempo de TRE, frequência, equipamento utilizado, população e abordagem no período pós-extubação. Dessa forma, a escolha do modo de realização do TRE depende de fatores como a condição clínica do paciente, a experiência da equipe e os recursos disponíveis na unidade.

FALHA NO DESMAME DA VENTILAÇÃO MECÂNICA

Na maioria dos estudos, falha no desmame é definida como falha no TRE ou necessidade de retorno à VM em até 48 horas da extubação, embora recentemente essa definição tenha mudado para necessidade de retorno à VM em até 7 dias (*The WIND study*).

QUADRO 1 Estratégias para realizar o teste de respiração espontânea

Tipo	Abordagem	Descrição	Desvantagem
Redução de suporte	Ventilação em pressão suporte (PSV)	PSV com níveis inferiores a 8 cmH_2O com ou sem PEEP	Não simula o trabalho respiratório no período pós-extubação
	Compensação de tubo automática (ATC)	Suporte ajustado automaticamente para compensar a resistência do tubo endotraqueal	Não simula o trabalho respiratório no período pós-extubação
	Cânula de alto fluxo (CNAF)	Alto fluxo com a FiO_2 similar ao ventilador e fluxo ajustado em 60 Lpm	Carência de estudos fisiológicos para compreender em pacientes intubados o efeito dessa estratégia em trabalho respiratório e volume residual
Remoção de suporte	Tubo T	Fornece oxigênio por intermédio de um tubo em forma de T	Não possibilita a manutenção de PEEP fisiológica
	Ventilação com pressão suporte ajustada para zero, sem PEEP (PSV0 e PEEP0)	Paciente se mantém conectado ao ventilador Pressão suporte e PEEP ajustados para zero	Não mantém a PEEP fisiológica, e ventiladores modernos mantêm um fluxo basal não padronizado
	Pressão positiva contínua nas vias aéreas (CPAP)	Paciente se mantém conectado ao ventilador com pressão positiva constante nas vias aéreas durante todo o ciclo respiratório	Ventiladores modernos apresentam estratégias diferenciadas em liberação de fluxo de ar para manutenção da PEEP

FiO_2: fração inspirada de oxigênio; PEEP: pressão expiratória final positiva; PSV: ventilação em pressão suporte.

A falha no TRE é baseada na presença de uma ou mais alterações na avaliação clínica, podendo-se considerar parâmetros subjetivos e objetivos, conforme o Quadro 2.

QUADRO 2 Parâmetros indicadores de falha no teste de respiração espontânea
Alteração do nível de consciência: agitação ou sonolência
Diaforese
Cianose
Evidência de esforço ventilatório (p. ex., uso de musculatura acessória)
Dispneia
Hipoxemia: PaO_2 < 60 mmHg ou $SatO_2$ < 90%
Hipercapnia: $PaCO_2$ > 50 mmHg ou aumento em 8 mmHg
Acidose: pH < 7,35
FR/Vc > 105
Instabilidade hemodinâmica: PAS < 90 mmHg ou aumento na PAS acima de 20%
Arritmias cardíacas
Taquicardia: FC > 140 bpm ou aumento acima de 20%

FC: frequência cardíaca; FR: frequência respiratória; $PaCO_2$: pressão parcial de dióxido de carbono arterial; PaO_2: pressão parcial de oxigênio arterial; PAS: pressão arterial sistólica; Vc: volume corrente.

Quando um paciente não passa no TRE, é importante realizar uma avaliação global e tentar identificar causas que contribuam para a dificuldade do desmame. Um novo teste pode ser feito assim que conveniente, porém estudo recente sugere que mais de um teste realizado por dia pode atrasar a extubação.

Desmame difícil e desmame prolongado

A fisiopatologia do desmame difícil e do desmame prolongado é complexa e multifatorial, sendo geralmente causada por um desequilíbrio entre a carga imposta ao sistema respiratório, muscular e cardiovascular (demanda) e a capacidade desses sistemas de satisfazê-la. É imprescindível avaliar individualmente cada caso e realizar planejamentos terapêuticos, atentando para disfunções neurológicas, cardiopulmonares, de vias aéreas, metabólicas e neuromusculares. A Figura 1 exemplifica o desbalanço entre a capacidade respiratória e a demanda.

Falha por hipercapnia

Nos casos de falha por hipercapnia, é importante avaliar as mais frequentes causas, como: aumento na resistência de vias aéreas (p. ex., obstrução), redução da capacidade de ventilação (p. ex., lesão neurológica, medicações depressoras do sistema nervoso central ou fraqueza muscular), aumento do trabalho respiratório (p. ex., agitação e infecção) e redução da complacência pulmonar (p. ex., pneumonias, fibrose pulmonar, derrames pleurais).

Falha por hipoxemia

A hipoxemia é causada principalmente por doença intersticial pulmonar ou alterações na interação car-

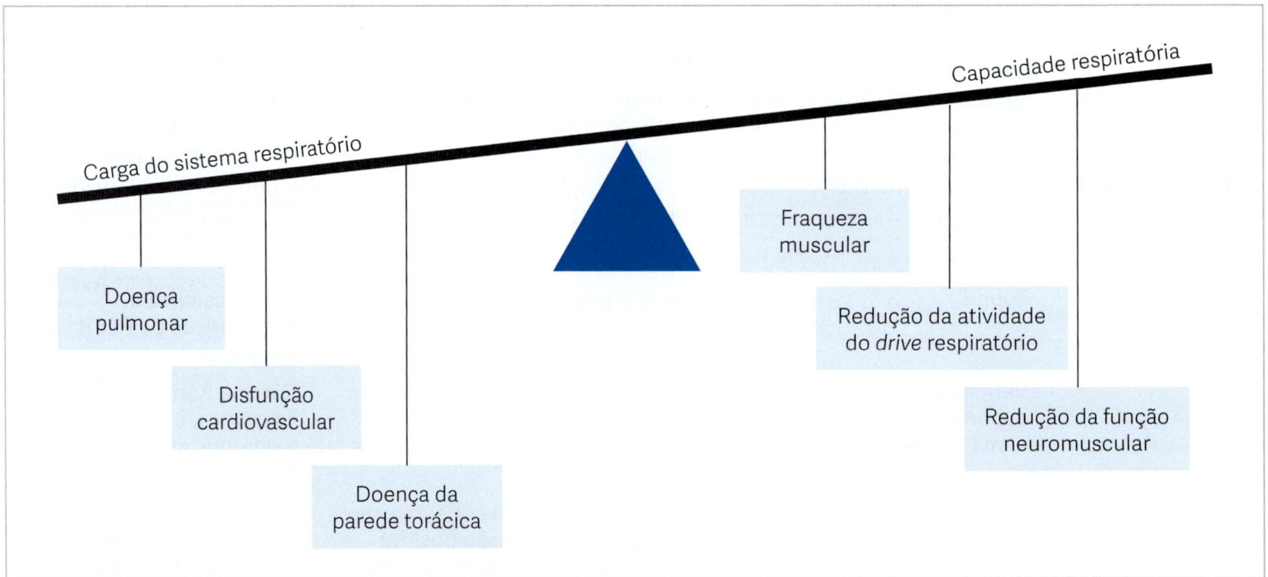

FIGURA 1 Estados patológicos que resultam no desequilíbrio entre a capacidade dos músculos respiratórios e a carga do sistema respiratório.
Fonte: McConville e Kress (2012).

diopulmonar. Condições como congestão pulmonar, pneumonia e síndrome do desconforto respiratório agudo (SDRA) vão dificultar o processo de desmame, assim como disfunção cardíaca. O TRE, por si só, pode alterar pré e pós-carga do ventrículo esquerdo, além de aumentar o consumo de oxigênio, levando à descompensação nesses pacientes. Situações que reduzam a perfusão pulmonar, como hipertensão pulmonar ou embolia, também podem gerar hipoxemia. Mudanças no transporte e no consumo de oxigênio são outras possíveis causas de falha no desmame, exemplificados por situações que há anemia ou hipercatabolismo, como o estado febril.

Falha por fraqueza muscular

A prevalência de polineuropatia do doente crítico varia entre 30 e 70% e tem grande impacto do desmame de VM. Associado a ela, muitos pacientes apresentam ainda disfunção diafragmática, adicionando-se mais um importante fator à dificuldade de respiração espontânea. A prevenção dessas condições e a reabilitação intensiva são cruciais para aumentar a taxa de sucesso na evolução destes doentes.

Aspectos metabólicos

Alguns aspectos metabólicos podem ter grande influência nesse cenário. Desordens como hipo ou hipertireoidismo, insuficiência adrenal, hiperglicemia, distúrbios hidroeletrolíticos (p. ex., hipercalemia, hipomagnesemia e hipofosfatemia), deficiência de albumina (associada à desnutrição) ou uso de corticoide podem impactar no funcionamento da musculatura respiratória.

Estratégias para condução do desmame difícil ou prolongado

O foco principal nessas situações é identificar e reverter as disfunções que podem estar contribuindo para a falha, sendo importante realizar avaliação sistemática e repetida em busca de fatores contribuintes ou responsáveis pela falência do desmame.

É essencial evitar o excesso de sedação, que aumenta o risco de *delirium* e tempo de ventilação, facilitando complicações como pneumonia associada à ventilação mecânica (PAV). A meta de sedação, exceto se indicação clara de sedação profunda, deve ser manter o paciente alerta e confortável (escala de RASS 0 ou −1) e, se houver *delirium*, deve ser tratado adequadamente.

O TRE pode servir para auxiliar na avaliação da causa da falha e ainda pode servir como início de um processo de desmame intermitente, alternando períodos de ventilação espontânea com modos assistido controlados a fim de recondicionar a musculatura respiratória.

Apesar de evidências conflitantes, o desmame prolongado com o modo ventilação com pressão suporte (PSV), com redução progressiva da pressão de suporte de acordo com a tolerância do paciente, parece ser semelhante ao método de períodos de respiração espontânea (inicialmente sem ultrapassar 2 horas de duração) intercalados com períodos de ventilação.

Em relação a modos ventilatórios, é sabido que a disfunção diafragmática induzida pelo ventilador se inicia já nas primeiras 24 horas sob VM, com piora progressiva de acordo com o tempo e o uso de modos controlados, em que o paciente respira de forma completamente passiva. O modo NAVA (ventilação assistida ajustada neuralmente) é associado com menos assincronia ventilatória e pode reduzir o excesso de assistência, reduzindo assim a probabilidade de disfunção diafragmática. Estudo randomizado recente evidenciou a superioridade do NAVA, com menor tempo de desmame em pacientes com VM prolongada, especialmente nos portadores de doença pulmonar obstrutiva crônica (DPOC).

Os mesmos achados de melhor interação paciente-ventilador foram encontrados em estudos em pacientes em PAV (ventilação assistida proporcional), mas sem impacto em redução no tempo de desmame quando comparados à PSV.

O conceito de reabilitação integrativa, envolvendo fisioterapia, fonoaudiologia, terapia ocupacional e nutrição, é imprescindível nesse cenário. O papel da fisioterapia (incluindo mobilização do paciente, eletroestimulação e medidas para tosse ineficaz) parece ser crucial na manutenção de massa muscular e manejo de secreção, auxiliando no processo do desmame de VM.

Um cuidado importante ao manejar pacientes em desmame prolongado é considerar o risco de obstrução de via aérea pós-extubação por edema. Para tentar mitigar esse risco, é indicado realizar teste de vazamento (*cuff leak test*) em pacientes que permaneceram sob VM por mais de 36 horas; em casos de vazamentos menores que 130 mL após a desinsuflação do balonete (*cuff*), deve-se considerar o risco de estridor ao retirar a cânula traqueal. Apesar de esse teste não ter alta especificidade (em torno de 86%) e apresentar falsos negativos (como em obesos e cânula orotraqueal muito largas), a American Thoracic Society recomenda que, em pacientes de alto risco (intubação orotraqueal > 6 dias, intubação traumática, sexo feminino, reintubação) com teste positivo, seja administrada dose de corticoide 4 horas antes da extubação.

O pico de fluxo expiratório é outra ferramenta que pode ser utilizada nesses pacientes para avaliar a capacidade de tosse e de manejo de secreção. Valores abaixo de 60 L/minuto podem indicar risco na extubação.

Após a extubação, pacientes considerados de alto risco de falha (incluindo pacientes com desmame prolongado) podem se beneficiar do uso de ventilação não invasiva (VNI) ou cânula nasal de alto fluxo (CNAF), como discutido adiante.

O uso da ultrassonografia à beira-leito vem crescendo e é uma ferramenta que pode auxiliar na avaliação e no planejamento terapêutico de pacientes com desmame difícil.

ULTRASSONOGRAFIA E ECOCARDIOGRAMA NO DESMAME DA VENTILAÇÃO MECÂNICA

No processo de desmame de VM, a ultrassonografia (USG) pode auxiliar na compreensão de possíveis causas para a falha, pois consegue avaliar, por meio de dados e imagens em tempo real e de modo não invasiva, disfunções cardíacas, pulmonares e musculares.

Ultrassonografia dos diafragmas e dos músculos respiratórios

Durante o TRE e no período pós-extubação, é esperado aumento no trabalho da musculatura respiratória para vencer a carga imposta. Dessa forma, a falha do TRE pode ser decorrente da inabilidade dessa musculatura para gerar pressão. O diafragma, os músculos da caixa torácica e os músculos da parede abdominal, além do esternoclidomastóideo (ECM) e dos escalenos (ESC), constituem os principais músculos atuantes da respiração.

O diafragma é considerado o principal músculo inspiratório. No entanto, pacientes que apresentam redução em sua contração, ou capacidade de gerar pressão, apresentam recrutamento maior dos músculos extradiafragmáticos e, em casos extremos, os músculos abdominais são acionados de modo hierárquico. A disfunção diafragmática pode estar presente em até 63% dos pacientes no momento do TRE e pode estar associada a falência do desmame, além do aumento no tempo de internação na UTI e da mortalidade.

Na prática clínica, a utilização da USG vem ganhando espaço para predizer o desmame por ser uma técnica segura, que possibilita visualizar de maneira direta a musculatura respiratória. Dentre os índices propostos para avaliar o desmame, a análise conjunta de 19 estudos sugere como preditor de sucesso durante o TRE o deslocamento diafragmático na ausência de suporte ventilatório > 10 mm e fração de espessamento diafragmática superior a 30%. Atualmente, preconiza-se que de modo concomitante o paciente não apresente espessamento na fase expiratória da musculatura abdominal lateral e uma fração de espessamento de intercostal paraesternal inferior a 10%.

Ultrassonografia pulmonar

Trata-se de uma ferramenta muito útil do desmame. Seu principal objetivo é avaliar a aeração nos 12 campos pulmonares avaliados (6 em cada lado). Na UTI, a classificação mais utilizada para essa avaliação é por meio do uso do *BLUE protocol*, que pode variar de 0 a 3 em cada área analisada (podendo chegar a uma pontuação total de 36), correspondendo a pulmão normal e pulmão com total perda de aeração, respectivamente.

Apesar da necessidade de mais estudos para maior nível de evidência, há associação com falha de extubação quando realizada a avaliação após um TRE e a pontuação pelo protocolo é maior que 17, enquanto há uma associação com sucesso na extubação quando a pontuação fica abaixo de 12.

Ultrassonografia de vias aéreas

Como discutido anteriormente, o *cuff leak test* apresenta índice considerável de falsos-positivos, podendo levar a atraso da extubação. A ultrassonografia de laringe pode auxiliar na tomada de decisão por permitir medir a largura da coluna de ar (ACW) e a diferença de largura com balonete insuflado e desinsuflado (ACWD). Ensaio randomizado mostrou alta associação de estridor após extubação quando ACWD menor que 0,9 mm, com valor preditivo positivo de 86% e negativo de 83%, sendo ferramenta promissora para auxiliar na tomada de decisão desse perfil de paciente.

Ecocardiograma

O ecocardiograma permite a avaliação da função cardíaca e possibilita prever as alterações adaptativas após o desmame da VM, com a suspensão da pressão positiva intratorácica e consequente aumento de pré-carga dos ventrículos direito e esquerdo, além da pós-carga do ventrículo esquerdo, como mostrado na Figura 2.

Alguns estudos demonstraram forte associação da presença de disfunção diastólica, por meio de medidas da razão E/e', com falha no desmame. Esses dados, porém, foram conflitantes com resultados de outras pesquisas, não sendo ainda possível recomendar tais medidas como preditores.

USO DA VENTILAÇÃO NÃO INVASIVA E DA CÂNULA NASAL DE ALTO FLUXO NO DESMAME DA VENTILAÇÃO MECÂNICA

A necessidade de reintubação, mesmo após uma extubação planejada, é necessária em cerca de 3 a 13% dos pacientes, e está associada a aumento da mortalidade na UTI e hospitalar.

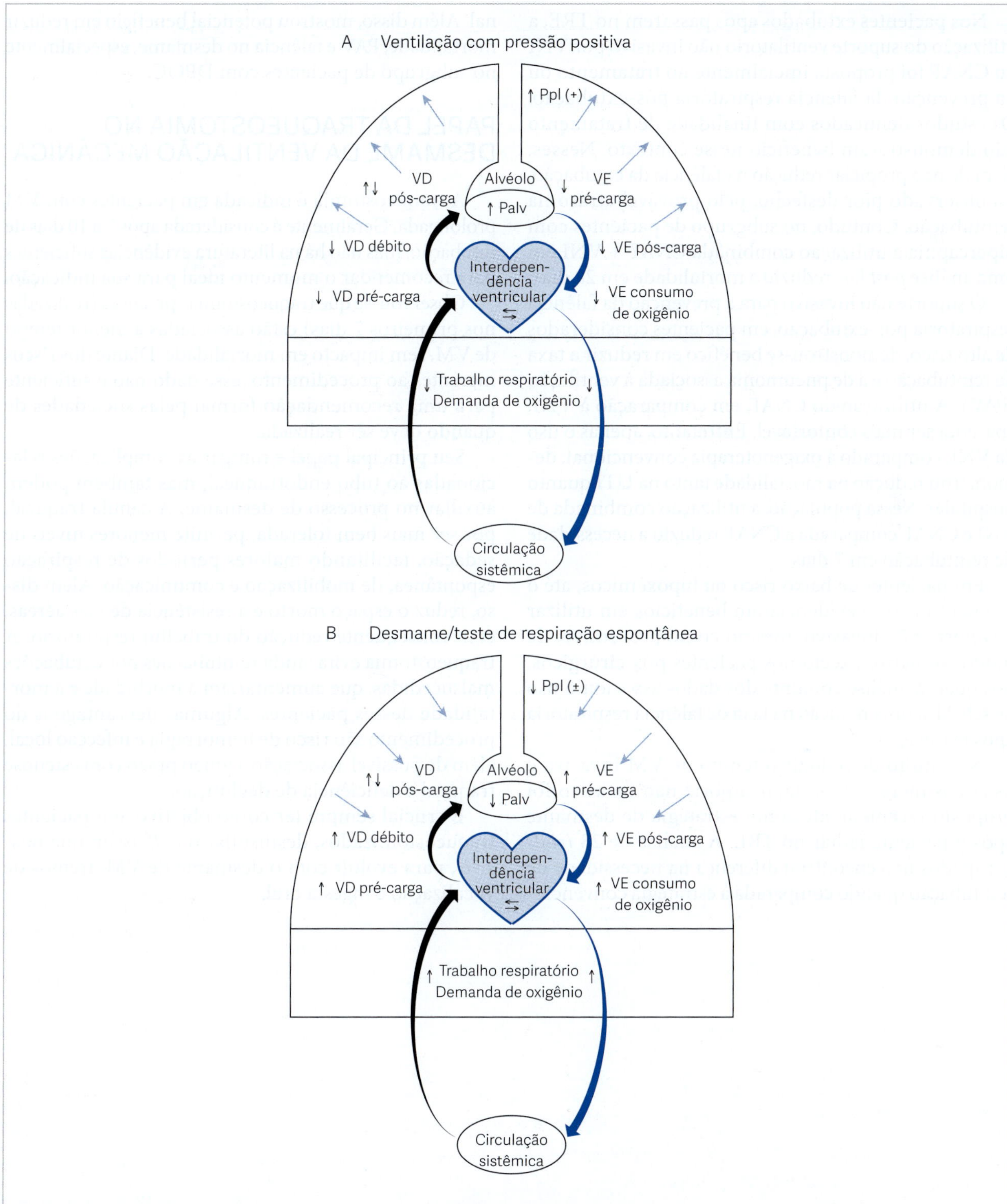

FIGURA 2 Interação cardiopulmonar e efeitos hemodinâmicos da ventilação mecânica (A) e do desmame/teste de respiração espontânea (B). Durante a ventilação mecânica, o efeito global da pressão intratorácica positiva é reduzir a demanda cardíaca e global de oxigênio. Durante os testes de respiração espontânea ou após a extubação, a redução ou abolição da pressão intratorácica positiva produz um aumento na carga de trabalho cardíaca, enquanto o aumento do trabalho respiratório, o estresse e a ansiedade aumentam a demanda global de oxigênio.

Palv: pressão alveolar; Ppl: pressão intrapleural; VD: ventrículo direito; VE: ventrículo esquerdo.

Fonte: Nicolotti et al. (2023).

Nos pacientes extubados após passarem no TRE, a utilização do suporte ventilatório não invasivo por VNI ou CNAF foi proposta inicialmente no tratamento ou na prevenção da falência respiratória pós-extubação. Os estudos delineados com finalidade de tratamento não demonstraram benefício nesse contexto. Nesses, além de não propiciar redução na falência da extubação, foi observado pior desfecho, pelo provável atraso na reintubação. Contudo, no subgrupo de pacientes com hipercapnia a utilização combinada CNAF + VNI em uma análise *post hoc* reduziu a mortalidade em 28 dias.

O suporte não invasivo para a prevenção da falência respiratória pós-extubação, em pacientes considerados de alto risco, demonstrou-se benéfico em reduzir a taxa de reintubação e a de pneumonia associada à ventilação (PAV). A utilização do CNAF, em comparação à VNI, aparenta ser mais confortável. Entretanto, apenas o uso da VNI, comparado à oxigenoterapia convencional, demonstrou redução na mortalidade tanto na UTI quanto hospitalar. Nessa população, a utilização combinada de VNI e CNAF comparada a CNAF reduziu a necessidade de reintubação em 7 dias.

Em pacientes de baixo risco ou hipoxêmicos, até o momento não se evidenciaram benefícios em utilizar o suporte não invasivo, mesmo como preventivo, de modo rotineiro. Exceto nos pacientes pós-cirúrgicos, nos quais a análise conjunta dos dados associou o uso do CNAF a uma redução na taxa de falência respiratória após extubação.

No intuito de reduzir o tempo de VM invasiva e os riscos inerentes a esta, o suporte não invasivo foi proposto recentemente como estratégia de desmame após o paciente falhar no TRE. A análise de 28 *trials* agrupados não encontrou diferença na necessidade de reintubação quando comparada à estratégia convencional. Além disso, mostrou potencial benefício em reduzir mortalidade, PAV e falência no desmame, especialmente no subgrupo de pacientes com DPOC.

PAPEL DA TRAQUEOSTOMIA NO DESMAME DA VENTILAÇÃO MECÂNICA

A traqueostomia é indicada em pacientes com VM prolongada. Geralmente é considerada após 7 a 10 dias de intubação, mas não há na literatura evidências suficientes para recomendar o momento ideal para sua indicação.

Observou-se que traqueostomias precoces (realizadas nos primeiros 7 dias) estão associadas a menor tempo de VM, sem impacto em mortalidade. Diante dos riscos inerentes ao procedimento, esse dado não é suficiente para uma recomendação formal pelas sociedades de quando deve ser realizada.

Seu principal papel é mitigar as complicações relacionadas ao tubo endotraqueal, mas também podem auxiliar no processo de desmame. A cânula traqueal, por ser mais bem tolerada, permite menores níveis de sedação, facilitando maiores períodos de respiração espontânea, de mobilização e comunicação. Além disso, reduz o espaço morto e a resistência de vias aéreas, com consequente redução do trabalho respiratório. A traqueostomia evita ainda reintubações por extubações malsucedidas, que aumentariam a morbidade e a mortalidade desses pacientes. Algumas desvantagens do procedimento são risco de hemorragia e infecção local, além de possível associação a longo prazo com estenose traqueal e deficiência de deglutição.

É crucial sempre ter como objetivo, em pacientes traqueostomizados, desinsuflar o *cuff* assim que possível, para evoluir com o desmame de VM, treinos de vocalização e ingesta oral.

PROTOCOLO DE DESMAME DA VENTILAÇÃO MECÂNICA – UTI DO HOSPITAL SÍRIO-LIBANÊS

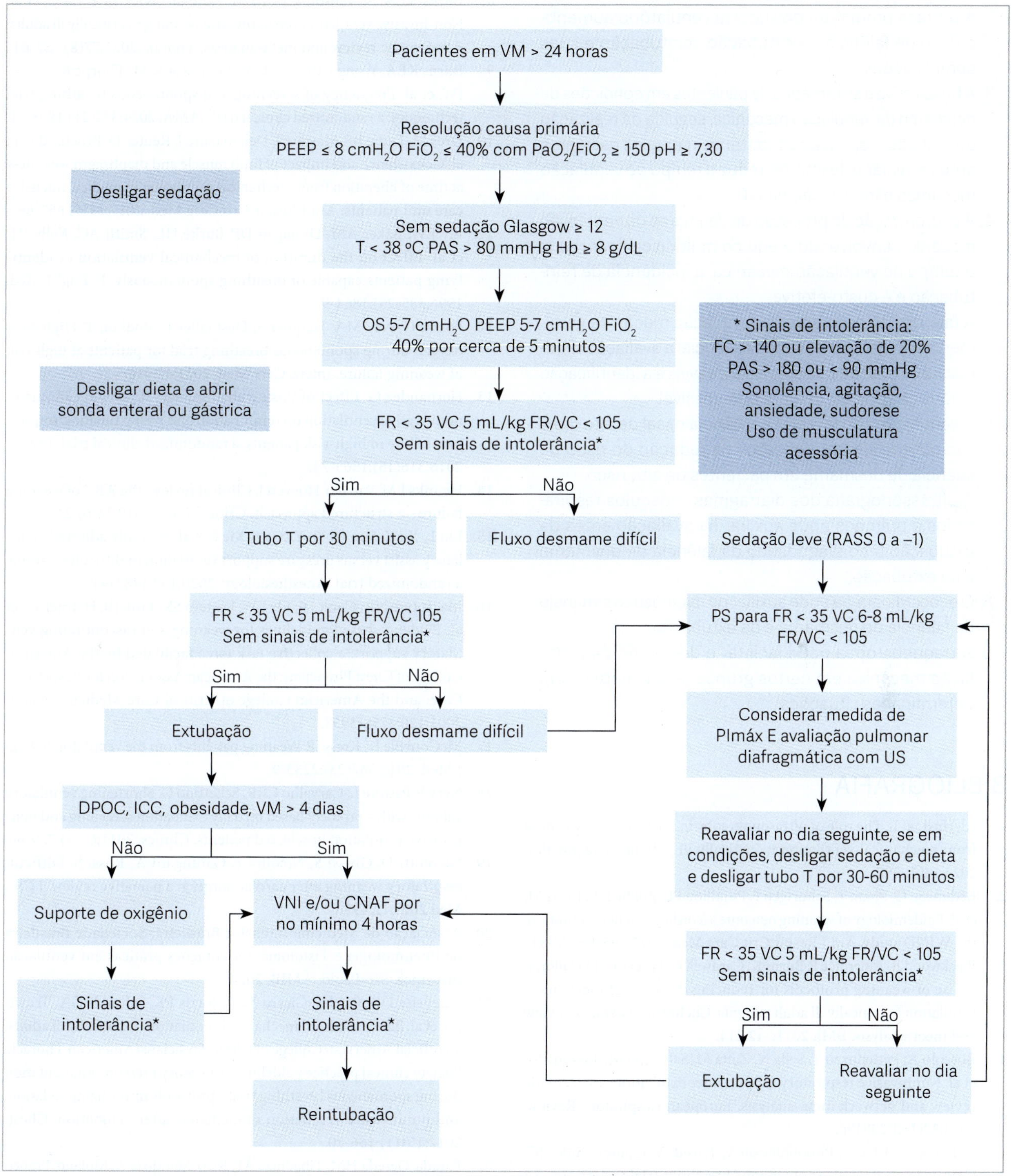

FIGURA 3 Fluxograma do protocolo de desmame da VM da UTI Geral do Hospital Sírio-Libanês.

CNAF: cânula nasal de alto fluxo; DPOC: doença pulmonar obstrutiva crônica; FC: frequência cardíaca; FiO_2: fração inspirada de oxigênio; FR: frequência respiratória; ICC: insuficiência cardíaca congestiva; PA: pressão arterial; PaO_2: pressão parcial de oxigênio no sangue arterial; PAS: pressão arterial sistólica; PEEP: pressão expiratória final positiva; PImáx: pressão Inspiratória máxima; PS: pressão de suporte; RASS: escala de agitação-sedação de Richmond; US: ultrassom; VC: volume corrente; VM: ventilação mecânica; VNI: ventilação não invasiva.

PONTOS-CHAVE

1. O tempo de ventilação mecânica se associa à maior incidência de complicações, morbidade e mortalidade.
2. A retirada prematura do suporte ventilatório aumenta o risco de falência de extubação, reintubação e suas complicações.
3. A busca ativa e sistemática de pacientes em condições de desmame da ventilação mecânica, seguida da realização de teste de respiração espontânea naqueles pacientes aptos a iniciar o desmame, reduz o tempo de ventilação mecânica e internação na UTI.
4. A padronização do processo de desmame da ventilação mecânica envolvendo a equipe multidisciplinar reduz o tempo de ventilação mecânica, a incidência de reintubação e é custo-efetiva.
5. A falência do desmame da ventilação mecânica geralmente é multifatorial, sendo essencial a avaliação sistemática de possíveis fatores responsáveis e a identificação e correção destes, sempre que possível.
6. A ventilação não invasiva e a cânula nasal de alto fluxo são potencialmente eficazes na redução do risco de falência de desmame em pacientes de alto risco.
7. A ultrassonografia dos diafragmas, músculos respiratórios e pulmões pode auxiliar na avaliação antes da extubação e no diagnóstico da falência de desmame e da extubação.
8. O ecocardiograma pode auxiliar no diagnóstico e manejo da falência de desmame e da extubação.
9. A traqueostomia pode facilitar o desmame da ventilação mecânica em certos grupos de pacientes e em determinadas situações.

BIBLIOGRAFIA

1. Al-Husinat L. The role of ultrasonography in the process of weaning from mechanical ventilation in critically ill patients. Diagnostics. 2024;14(4):398.
2. Béduneau G, Pham T, Schortgen F, Piquilloud L, Zogheib E, Jonas M, et al. Epidemiology of weaning outcome according to a new definition: the WIND study. Am J Respir Crit Care Med. 2017;195(6):772-83.
3. Blackwood B, Alderdice F, Burns K, Cardwell C, Lavery G, O'Halloran P. Use of weaning protocols for reducing duration of mechanical ventilation in critically ill adult patients: Cochrane systematic review and meta-analysis. BMJ. 2011;342:214.
4. Boscolo A, Pettenuzzo T, Sella N, Zatta M, Salvagno M, Tassone M, et al. Noninvasive respiratory support after extubation: a systematic review and network meta-analysis. European Respiratory Review. 2023;32(168)220196.
5. Burns KEA, Khan J, Phoophiboon V, Trivedi V, Gomez-Builes JC, Giammarioli B, et al. Spontaneous breathing trial techniques for extubating adults and children who are critically ill: a systematic review and meta-analysis. JAMA Netw Open. 2024;7(2):E2356794.
6. Burns KEA, Rizvi L, Cook DJ, Lebovic G, Dodek P, Villar J, et al. Ventilator Weaning and discontinuation practices for critically ill patients. JAMA. 2021;325(12):1173-84.
7. Burns KEA, Sadeghirad B, Ghadimi M, Khan J, Phoophiboon V, Trivedi V, et al. Comparative effectiveness of alternative spontaneous breathing trial techniques: a systematic review and network meta-analysis of randomized trials. Critical Care. 2024;28(1):194.
8. Burns KEA, Stevenson J, Laird M, Adhikari NKJ, Li Y, Lu C, et al. Non-invasive ventilation versus invasive weaning in critically ill adults: a systematic review and meta-analysis. Thorax. 2022;77(8):752-61.
9. Burns KEA, Wong J, Rizvi L, Lafreniere-Roula M, Thorpe K, Devlin JW, et al. Frequency of screening and spontaneous breathing trial techniques: a randomized clinical trial. JAMA. 2024;332(21):1808-21.
10. Dres M, Dube BP, Mayaux J, Delemazure J, Reuter D, Brochard L, et al. Coexistence and impact of limb muscle and diaphragm weakness at time of liberation from mechanical ventilation in medical intensive care unit patients. Am J Respir Crit Care Med. 2017;195(1):57-66.
11. Ely EW, Baker AM, Dunagan DP, Burke HL, Smith AC, Kelly PT, et al. Effect on the duration of mechanical ventilation of identifying patients capable of breathing spontaneously. N Engl J Med. 1996;335(25):1864-9.
12. Fossat G, Nay MA, Jacquier S, Desmalles E, Boulain T. High-flow oxygen during spontaneous breathing trial for patients at high risk of weaning failure. Intens Care Med. 2021;47:916-7.
13. Hernandez G. Effect of Postextubation high-flownasal cannula vs noninvasive ventilation on reintubation and postextubation respiratory failure in high-risk patients: a randomized clinical trial. JAMA. 2016;316(15):1565-74.
14. Heunks LM, van der Hoeven J. Clinical review: the ABC of weaning failure - a structured approach. Critical Care. 2010;14(6):245.
15. Liu L, Xu X, Sun Q, Yu Y, Xia F, Xie J, et al. Neurally adjusted ventilatory assist versus pressure support ventilation in difficult weaning: a randomized trial. Anesthesiology. 2020;132:1482-93.
16. MacIntyre NR, Cook DJ, Ely EW, Epstein SK, Fink JB, Heffner JE, et al. Evidence-based guidelines for weaning and discontinuing ventilatory support: a collective task force facilitated by the American College of Chest Physicians; the American Association for Respiratory Care; and the American College of Critical Care Medicine. Chest. 2001;120:375S-395S.
17. McConville JF, Kress JP. Weaning patients from the ventilator. N Engl J Med. 2012;367(23):2233-9.
18. Nery P, Pastore L, Carvalho CRR, Schettino G. Shortening ventilatory support with a protocol based on daily extubation screening and noninvasive ventilation in selected patients. Clinics. 2011;66(5):759-66.
19. Nicolotti D, Grossi S, Nicolini F, Gallingani A, Rossi S. Difficult respiratory weaning after cardiac surgery: a narrative review. J Clin Med 2023;12:497.
20. Associação de Medicina Intensiva Brasileira; Sociedade Brasileira de Pneumologia e Tisiologia. Orientações práticas em ventilação mecânica. São Paulo: AMIB; 2024.
21. Ouellette DR, Patel S, Girard TD, Morris PE, Schmidt GA, Truwit JD, et al. liberation from mechanical ventilation in critically ill adults: an official American College of Chest Physicians/American Thoracic Society clinical practice guideline: inspiratory pressure augmentation during spontaneous breathing trials, protocols minimizing sedation, and noninvasive ventilation immediately after extubation. Chest. 2017;151(1):166-80.
22. Parada-Gereda HM, Tibaduiza AL, Rico-Mendoza A, Molano-Franco D, Nieto VH, Arias-Ortiz WA, et al. Effectiveness of diaphragmatic ultrasound as a predictor of successful weaning from mechanical ventilation: a systematic review and meta-analysis. Crit Care. 2023;27 (1):174.

23. Pham T, Heunks L, Bellani G, Madotto F, Aragao I, Beduneau G, et al. Weaning from mechanical ventilation in intensive care units across 50 countries (Wean safe): a multicentre, prospective, observational cohort study. Lancet Respir Med. 2023;11(5):465-76.
24. Rose L. Prolonged mechanical ventilation, weaning, and the role of tracheostomy. Crit Care Clin. 2024;40(2):409-27.
25. Schönhofer B. Prolonged Weaning: S2k Guideline published by the German Respiratory, Society. Respiration. 2020;10:1-102.
26. Tanaka A, Shimomura Y, Uchiyama A, Tokuhira N, Kitamura T, Iwata H, et al. Time definition of reintubation most relevant to patient outcomes in critically ill patients: a multicenter cohort study. Crit Care. 2023;27(1):378.
27. Thille AW, Monseau G, Coudroy R, Nay MA, Gacouin A, Decavèle M, et al. Non-invasive ventilation versus high-flow nasal oxygen for postextubation respiratory failure in ICU: a post-hoc analysis of a randomized clinical trial. Crit Care. 2021;25(1):221.
28. Thille AW, Muller G, Gacouin A, Coudroy R, Decavèle M, Sonneville R, et al. Effect of postextubation high-flow nasal oxygen with noninvasive ventilation vs high-flow nasal oxygen alone on reintubation among patients at high risk of extubation failure: a randomized clinical trial. JAMA. 2019;322(15):1465-75.
29. Tuinman PR, Jonkman AH, Dres M, Shi ZH, Goligher EC, Goffi A, et al. Respiratory muscle ultrasonography: methodology, basic and advanced principles and clinical applications in ICU and ED patients: a narrative review. Intens Care Med. 2020;46:594-605.

32

Pneumonia associada à ventilação mecânica – prevenção e tratamento

Paula Cristina Breda Colpani

SUMÁRIO

INTRODUÇÃO

A pneumonia associada à ventilação mecânica (PAV) é uma infecção do trato respiratório inferior que ocorre após pelo menos 48 horas de ventilação mecânica; associada a altas morbidade e mortalidade, ela é citada como uma das principais responsáveis por infecções nosocomiais ao redor do mundo.

Sua incidência teve redução nas últimas décadas com o reconhecimento de fatores de risco e a instituição de medidas preventivas de forma protocolar, sendo considerada complicação evitável por meio de intervenções realizadas à beira-leito. Alguns autores, entretanto, acreditam que parte dessa redução se deva à notificação inadequada dos casos de PAV, visto que seu diagnóstico muitas vezes contém critérios subjetivos. Nos últimos anos, com o surgimento da pandemia causada pelo coronavírus (covid-19), a PAV voltou a ser reconhecida como grande problema relacionado à assistência à saúde, que permanece presente apesar dos esforços instituídos para sua prevenção.

O recente aumento nos relatos de PAV entre doentes críticos aponta a importância do reconhecimento e do reporte adequado da doença, bem como da identificação de seus fatores de risco e fatores ambientais, que podem ser controlados e evitados. O diagnóstico e a instituição do tratamento microbiológico adequado atuam como determinantes para redução de morbidade e mortalidade relacionados à PAV. Ambos, prevenção adequada e tratamento precoce, representam metas importantes a serem alcançadas para redução dos danos causados por essa infecção nosocomial.

EPIDEMIOLOGIA

A PAV é uma complicação conhecida desde a década de 1950 e foi reportada com maior frequência a partir de 1980, com altas taxas de ocorrência e mortalidade atribuível. Desde então, diversas definições para seu diagnóstico foram descritas, sem, entretanto, existir um método reconhecido como padrão-ouro, o que gera, até hoje, controvérsias em relação à ocorrência real de PAV em centros ao redor do mundo. A busca por estratégias para um diagnóstico mais preciso ainda gera debates na literatura.

A incidência de PAV é extremamente variável, com uma frequência relatada que varia de 5 a 40% dos pacientes em ventilação mecânica, sendo maior em países em desenvolvimento e centros europeus em relação aos hospitais norte-americanos. As taxas também variam de acordo com a população avaliada, com maior incidência em pacientes vítimas de trauma e grandes queimaduras, portadores de neoplasias malignas e doenças pulmonares graves. Além disso, o risco de desenvolvimento de PAV parece ser maior nos primeiros 5 dias de ventilação mecânica (risco estimado de 3% ao dia), com redução nos dias subsequentes.

Com a pandemia causada pela covid-19 e o grande número de pacientes que necessitaram de ventilação mecânica prolongada em decorrência da gravidade da infecção causada pelo vírus SARS-CoV-2, houve aumento significativo no reporte de casos de PAV. Mesmo com estudos utilizando critérios diagnósticos variáveis, uma revisão sistemática da literatura referente à pandemia apontou a PAV ocorrendo em frequência média de 50% dos pacientes ventilados mecanicamente, entretanto é válido apontar alguns fatores que podem ter sido associados às altas taxas de infecção nesse cenário, como o tempo prolongado de sedação, o uso de bloqueio neuromuscular, o uso de corticoides e o uso eventual de agentes bloqueadores de interleucina-6, além da baixa proporção de profissionais da saúde por paciente, causada pela alta demanda de doentes graves no período.

Além de alta morbidade, prolongando o tempo de ventilação mecânica e a permanência em unidade de terapia intensiva (UTI), aumentando a necessidade de antibioticoterapia e incrementando os custos associados à assistência à saúde, as taxas de mortalidade associadas à PAV podem ser superiores a 50% a depender do patógeno envolvido na infecção e da evolução do quadro clínico, especialmente quando existe progressão para choque séptico e síndrome do desconforto respiratório agudo (SDRA). Apesar desses dados, sabe-se que a PAV é frequente em doenças mais graves, incluindo pacientes com disfunções orgânicas prévias, o que dificulta a atribuição da mortalidade exclusivamente ao quadro infeccioso. Dessa forma, a depender do método estatístico utilizado para identificar os fatores de risco associados, relatos de mortalidade atribuível à PAV apontam frequências muito menores, entre 1 e 2% até 10 a 13% a depender da população avaliada.

DEFINIÇÕES

A PAV é definida como novo quadro pneumônico, que se desenvolve após pelo menos 48 horas da intubação orotraqueal e início da ventilação mecânica. Vale ressaltar que no momento do diagnóstico o paciente já pode ter sido extubado. A PAV também pode ser classificada como precoce, ocorrendo entre 48 e 96 horas da intubação e hospitalização, ou tardia, que ocorre após 96 horas de internação. Essa classificação, apesar de antiga, ainda é usada por alguns autores por sugerir a provável etiologia da infecção, com quadros precoces causados mais comumente por bactérias sensíveis à antibioticoterapia convencional, e quadros tardios mais frequentemente causados por patógenos multidroga-resistentes (MDR). Entretanto, outros fatores de risco para patógenos MDR serão discutidos e devem sempre ser levados em consideração.

Quadros de pneumonia associada à assistência hospitalar (pneumonia nosocomial) não são considerados PAV quando o diagnóstico ocorre antes, ou nas primeiras 48 horas da intubação orotraqueal. Outro termo criado recentemente é traqueobronquite associada à ventilação mecânica (TAV), que divide muitos critérios com a PAV, com exceção de infiltrados pulmonares novos à radiografia de tórax.

PATOGÊNESE E FATORES DE RISCO

Existem múltiplos fatores envolvidos no desenvolvimento de um quadro de PAV, como perda da defesa natural do trato respiratório, alterações nas respostas imunes e mudanças na flora microbiológica do paciente crítico.

Diversos mecanismos de defesa estão presentes no trato respiratório. Barreiras anatômicas como a glote e a laringe, reflexos de tosse e espirros, umidificação das vias aéreas, secreção traqueobrônquica e movimento mucociliar são exemplos de barreiras prejudicadas pela intubação orotraqueal, sedação e eventual bloqueio neuromuscular, necessários durante períodos variáveis a depender da gravidade do paciente no ambiente de UTI. Além disso, o próprio tubo orotraqueal é fonte de formação de biofilme bacteriano e pode predispor à ocorrência de secreção contaminada acumulada ao redor do balonete (*cuff*). Quando o tubo é movimentado ou apresenta perda de insuflação do *cuff*, a passagem dos microrganismos, de forma gravidade-dependente, para o trato respiratório inferior é facilitada.

Sob condições normais, macrófagos presentes nos alvéolos configuram a primeira linha de defesa contra microrganismos que encontram o parênquima pulmonar, promovendo fagocitose e apoptose dos patógenos e, sequencialmente, acionando a ativação de citocinas, estímulo de linfócitos e início da resposta imune celular e humoral. Entretanto, um estado pró-inflamatório e de imunossupressão é visto em doentes críticos, prejudicando a resposta imune; a ventilação mecânica por si só também gera uma situação de inflamação local, especialmente quando não se consegue atingir uma proteção pulmonar adequada, afetando ainda mais a defesa do organismo.

Outro fator relevante nesse contexto é a microbiota pulmonar, que, apesar de variável entre os indivíduos, é uma das responsáveis pela manutenção da integridade estrutural e da proteção contra patógenos; a microbiota normalmente é alterada em um contexto de doença crítica em decorrência de múltiplos fatores, como alterações na dieta, translocação bacteriana da boca e orofaringe, perda de peso e fraqueza muscular, uso prévio de antibioticoterapia, sedação profunda e a própria ventilação mecânica, predispondo ao crescimento microbiano e favorecendo o quadro infeccioso.

Dessa forma, os principais fatores de risco para PAV, além da própria intubação orotraqueal, estão relacionados à gravidade da doença de base, que tem como consequência um tempo prolongado de ventilação mecânica, necessidade de sedação profunda e bloqueio neuromuscular, uso de antibioticoterapia e risco de aspiração de conteúdo gástrico. Outros fatores de risco que podem ser citados são a reintubação, a posição do paciente no leito de UTI, o acúmulo de condensados no circuito do ventilador mecânico, a necessidade de transporte do paciente intubado e aspirações frequentes do tubo orotraqueal. O uso de inibidores de bomba de prótons (IBP) como profilaxia para úlcera de estresse já foi citado como fator de risco para PAV, por suprimirem a produção ácida do estômago, eles podem facilitar a colonização da orofaringe por patógenos hospitalares, entretanto um estudo randomizado e multicêntrico publicado recentemente não foi capaz de identificar esse risco.

Avaliando os diversos fatores que predispõem à ocorrência de PAV, encontram-se várias oportunidades de medidas preventivas, de fácil execução à beira-leito, que podem ser utilizadas para evitar a ocorrência dessa complicação tão onerosa. Essas medidas serão discutidas ao longo deste capítulo.

AGENTES ETIOLÓGICOS

É importante ressaltar que os microrganismos associados à PAV variam de acordo com diferentes fatores, e a flora de cada hospital é um deles, portanto serão citados os patógenos mais comuns e os fatores de risco para agentes MDR, lembrando que a avaliação microbiológica e o tratamento empírico devem ser individualizados para o ambiente hospitalar no qual o paciente está inserido.

Desde suas primeiras descrições, a PAV sempre foi reconhecida como uma causa de ascensão na taxa de infecções por bactérias Gram-negativas, que continuam sendo os patógenos mais prevalentes (principalmente *Klebsiella* spp., *Acinetobacter* spp., *Pseudomonas* spp., *Escherichia coli* e *H. influenzae*), seguidos de algumas espécies de Gram-positivos (*Staphylococcus aureus, Streptococcus* spp.) e germes atípicos. Quadros de PAV precoce (que ocorrem dentro das primeiras 96 horas de internação) em pacientes que não fizeram uso de antibioticoterapia recente geralmente envolvem patógenos da flora habitual da orofaringe ou entérica e normalmente têm um bom perfil de sensibilidade aos antibióticos, como *Streptococcus pneumoniae, Haemophilus influenzae,* enterobactérias suscetíveis e *Staphylococcus aureus* sensíveis à meticilina (MSSA). Já os quadros de PAV tardia geralmente são associados a patógenos MDR, como *Pseudomonas aeruginosa, Acinetobacter baumanii, Klebsiella pneumoniae* e *S. aureus* resistente à meticilina (MRSA), que são associados a uma doença mais grave.

Nesse contexto, alguns patógenos também atuam como marcadores de doença prolongada e imunossupressão persistente, como *Stenotrophomonas maltophilia* e *Burkholderia cepacia*. Apesar das diferenças citadas entre infecções precoces e tardias, é importante ressaltar que existem outros fatores de risco altamente associados ao desenvolvimento de infecção por microrganismos MDR, como imunossupressão, terapia de substituição renal prévia ao quadro de PAV, choque séptico e exposição à antibioticoterapia nos últimos 90 dias, e esses fatores devem ser levados em conta no início do tratamento empírico.

Enterobactérias com amplo perfil de resistência, pela expressão de betalactamases de espectro estendido (ESBL) e AmpC betalactamases, têm sido cada vez mais frequentes em infecções nosocomiais, especialmente a PAV. As bactérias MDR prevalentes mais relatadas nos estudos têm sido *Pseudomonas aeruginosa* e *Acinetobacter baumanii*. Além disso, casos de PAV por mais de um patógeno também dificultam o tratamento, promovendo o uso de antibioticoterapia de amplo espectro. Vale ressaltar que a incidência de patógenos multirresistentes está fortemente relacionada à instituição hospitalar, por isso é importante que se leve em consideração os dados epidemiológicos de cada UTI no momento da suspeita diagnóstica e da instituição do tratamento.

A relevância clínica de infecções por anaeróbios como causa de PAV é baixa, exceto nos casos de pneumonia necrotizante, abscessos e infecções pleuropulmonares, nas quais esses patógenos devem ser considerados e incluídos no tratamento empírico.

De forma muito menos frequente, pode-se encontrar fungos causando PAV. Espécies de *Aspergillus* têm sido descritas como uma das causadoras de PAV tardia, especialmente em pacientes com história recente de SDRA por influenza ou covid-19. A infecção por *Aspergillus* tem sido um tema de recente preocupação, por ser um quadro grave que pode entrar em ascensão dado o uso de corticoterapia e outras terapias que geram imunossupressão. Em contrapartida, espécies de *Candida* podem ser comuns em culturas do trato respiratório inferior, com relatos de colonização documentada em mais de 50% das amostras de secreção traqueal em pacientes sob ventilação mecânica, mas parecem não estar relacionadas com infecção fúngica ou aumento do risco de infecções bacterianas.

Embora alguns estudos tenham apontado dúvidas na real patogenicidade de vírus encontrados em secreções de pacientes críticos, um estudo recente demonstrou níveis preocupantes de reativação viral em pacientes críticos com pneumonia grave, incluindo quadros de PAV, apontando como os principais agentes citomegalovírus (CMV), herpes simplex vírus-1 (HSV-1) e vírus Epstein-Barr (EBV), que foram identificados como fatores independentes de risco no aumento da mortalidade hospitalar.

DIAGNÓSTICO

A definição de um método padrão-ouro para o diagnóstico de PAV ainda é um grande desafio, e seu diagnóstico preciso ainda é um problema na prática clínica, pois os critérios usuais podem subestimar a presença da infecção. As incertezas sobre o diagnóstico colocam o clínico em uma situação complicada entre o risco do uso de antibioticoterapia desnecessária e a necessidade de tratamento precoce para melhorar os desfechos do quadro.

Tradicionalmente, o diagnóstico é definido pela suspeita clínica, infiltrados pulmonares novos ou progressivos à radiografia de tórax e cultura de secreção do trato respiratório inferior positiva.

Diagnóstico clínico

Os critérios clínicos utilizados para o diagnóstico de PAV são febre (> 38 °C) sem outra causa definida associada a leucocitose ou leucopenia e pelo menos um dos seguintes:

- Piora no aspecto da secreção traqueal ou surgimento de secreção purulenta.
- Sintomas respiratórios novos, como tosse, dispneia e taquipneia (aumento na ventilação/minuto).
- Piora nas trocas gasosas.

Esses sinais podem não ser evidentes em pacientes críticos sob sedação profunda, ventilação mecânica controlada e uso de antitérmicos de horário, portanto devem ser individualizados. Também não são específicos, podendo estar presentes em outros quadros inflamatórios que não a PAV (p. ex., SDRA, edema pulmonar, atelectasia, doença tromboembólica e traqueobronquite), porém devem servir como impulso para o acompanhamento da investigação diagnóstica.

Biomarcadores

Biomarcadores são substâncias que podem ser medidas por meio de amostras biológicas e que indicam um processo normal ou patológico do organismo; usualmente, são proteínas detectadas laboratorialmente e servem como potencial método para diagnóstico de diversas condições clínicas.

No Brasil, os biomarcadores mais utilizados no contexto de rastreio e acompanhamento infeccioso são a proteína C-reativa (PCR) e a procalcitonina (PCT), e de forma menos comum e pouco disponível também se pode citar a dosagem de citocinas. Eles podem ser auxiliares na identificação precoce de estados pró-inflamatórios, como quadros infecciosos, além de fornecerem informações ao longo do curso do tratamento, sendo possível guia para definição do tempo de antibioticoterapia. Entretanto, por sua baixa acurácia, os *guidelines* recentes não recomendam o uso de biomarcadores como critérios para início de antibioticoterapia e para diagnóstico de PAV.

Em relação aos níveis de PCT para suspensão de antibioticoterapia, seu uso de rotina não é recomendado nos casos dos pacientes com PAV cujo tratamento previsto é curto – de 7 a 8 dias. Recomenda-se, porém, a avaliação clínica associada à dosagem seriada de PCT como tentativa de redução no tempo de antibioticoterapia em algumas circunstâncias específicas, como pacientes imunossuprimidos, com infecções por bactérias MDR e em uso de antibioticoterapia de segunda linha, nos quais o tratamento deve ser individualizado e geralmente é mais prolongado.

Diagnóstico radiológico

A identificação de infiltrados pulmonares novos ou progressivos, caracterizados por opacidades, consolidações em vidro fosco ou regiões com broncogramas aéreos, faz parte dos critérios radiológicos para diagnóstico de PAV. É a presença desses infiltrados que diferencia a PAV dos quadros de TAV, que têm menor gravidade.

Apesar de ser um método amplamente realizado e facilmente disponível à beira-leito, sabe-se que a radiografia de tórax é um método pouco sensível e muito pouco específico, podendo gerar muitas vezes um diagnóstico falso-negativo ou indefinido, especialmente em quadros pulmonares graves como a SDRA, nos quais um "pulmão branco" é visto na radiografia, e pode permanecer inalterado por dias, impossibilitando a visualização de consolidações novas. A tomografia computadorizada de tórax é um método mais sensível, que fornece imagem tridimensional e de alta resolução do tórax, facilitando muito a compreensão diagnóstica, porém é um método que esbarra em problemas que às vezes inviabilizam o exame, como a própria disponibilidade do equipamento, o risco e a necessidade de equipe apropriada para o transporte e a eventual demanda por um incremento na sedação para uma imagem adequada.

Nas mãos de profissionais bem treinados, o ultrassom pulmonar pode ser um método alternativo aos citados anteriormente, por ser não invasivo e facilmente realizado à beira-leito, possibilitando a visualização e o acompanhamento de consolidações e broncogramas aéreos dinâmicos. Apesar disso, o ultrassom ainda é um método que necessita ser mais bem estudado e por isso ainda não é validado em *guidelines* para diagnóstico de PAV.

Diagnóstico etiológico/microbiológico

Dada a baixa sensibilidade, especificidade e eventual dificuldade dos critérios diagnósticos clínicos e radiológicos, os dados microbiológicos são criticamente importantes no reconhecimento e tratamento da PAV.

Para o entendimento das últimas recomendações internacionais é importante reconhecer as diferentes técnicas para obter uma amostra do trato respiratório inferior. São consideradas técnicas invasivas aquelas que coletam amostra distal e guiada por broncoscopia, como lavado bronco-alveolar (LBA), escovado brônquico ou biópsia pulmonar. Tais métodos podem ser inviáveis, pois requerem médicos especializados e equipamento disponível para a realização do exame; em contrapartida, quando disponíveis, fornecem identificação mais precisa e facilitam a antibioticoterapia otimizada. Já uma coleta sem visualização direta, por meio de um aspirado traqueal, é considerada técnica não invasiva, facilmente realizada à beira-leito por médicos, enfermeiros e fisioterapeutas, mas que pode não ser representativa das vias aéreas distais e superestimar a identificação de bactérias, aumentando o uso indevido de antibioticoterapia. O LBA, o escovado brônquico e o aspirado traqueal podem ser analisados de forma qualitativa ou quantitativa, sendo esta última melhor na diferenciação de infecção ou colonização/contaminação.

Tendo isso em vista, o *guideline* ERS/ESICM/ESCMID/ALAT recomenda a obtenção de uma amostra do trato respiratório inferior previamente à administração de antibioticoterapia (recomendação forte) e, de forma menos evidente, sugere que essa amostra seja distal (invasiva) e quantitativa, visando à redução da exposição desnecessária à antibioticoterapia.

Independentemente da técnica usada para o diagnóstico microbiológico, um dos problemas frequentes é o tempo para identificação do patógeno. Com métodos microbiológicos convencionais, leva-se até 48 horas para identificação do patógeno e até algumas horas a mais para identificação do antibiograma. Como consequência, usualmente são utilizados antibióticos de amplo espectro até o resultado final das culturas. Novos métodos utilizando PCR *multiplex* para detecção de patógenos e marcadores de resistência têm demonstrado resultados promissores, concordantes com culturas e com a identificação do microrganismo em um período de até 5 horas, agilizando a antibioticoterapia direcionada e o descalonamento de tratamentos de amplo espectro. Entretanto, tais métodos ainda precisam ter sua eficácia mais bem comprovada antes de serem considerados como de uso rotineiro.

TRATAMENTO

Um dos fatores importantes a serem considerados no tratamento da PAV é a antibioticoterapia racional, com a redução do consumo de antibióticos de amplo espectro; entretanto, um tratamento inicial inadequado está associado com aumento da mortalidade. Dessa forma, deve-se avaliar a antibioticoterapia empírica inicial baseada nos fatores de risco para o desenvolvimento de infecções por germes MDR, bem como a gravidade da doença e o perfil de microrganismos naquele ambiente hospitalar e, na sequência, ajustar o tratamento com antibioticoterapia direcionada, de acordo com o diagnóstico microbiológico, se presente.

Os principais fatores de risco para o desenvolvimento de infecções por germes MDR são: uso de antibioticoterapia nos 90 dias prévios à infecção, permanência hospitalar prolongada (mais de 5 dias), histórico de infecção por germes MDR, gravidade da doença inicial (choque séptico, necessidade de terapia de substituição renal ou síndrome do desconforto respiratório agudo) e unidades de internação com histórico de patógenos resistentes frequentes (> 25%).

As recomendações de *guideline* mais recentes sugerem o uso de antibioticoterapia de baixo espectro em pacientes com diagnóstico recente de PAV ou pneumonia hospitalar e sem fatores de risco de resistência antimicrobiana. Esses antibióticos incluem betalactâmicos sem ação antipseudomonas (amoxicilina/clavulanato), quinolonas (moxifloxacino e levofloxacino), cefalosporinas de terceira geracão (ceftriaxona e cefotaxima) e ertapenem, que é um carbapenêmico sem cobertura para *P. aeruginosa* e *A. baumanii.* Caso haja fatores de risco para a presença de germes MDR, é sugerido o uso de antibioticoterapia de amplo espectro, com cobertura para *Pseudomonas aeruginosa* e ESBL (bactérias produtoras de betalactamase de espectro estendido) como cefepime, ceftazidima, piperacilina-tazobactam e meropenem. Nos pacientes com maior risco (p. ex., choque séptico), sugere-se a associação de uma segunda droga com ação antipseudomonas – como um aminoglicosídeo ou fluorquinolonas (levofloxacino e ciprofloxacino), ou ainda polimixinas, caso haja alta possibilidade de infecção por *Acinetobacter* spp.

A associação de cobertura para MRSA (vancomicina ou linezolida) no tratamento empírico dos casos de PAV é pouco controversa, dada a baixa prevalência de MRSA em culturas, mesmo em unidades com alta prevalência desses germes. Portanto, recomenda-se essa cobertura em locais cuja incidência de PAV por MRSA é de 20% ou mais, ou em pacientes previamente colonizados por MRSA (Figura 1).

O uso de novos agentes com ampla cobertura para Gram-negativos (p. ex., ceftazidima-avibactam, ceftolozane-tazobactam) deve ser reservado para o tratamento específico, ou como último recurso empírico apenas para aqueles pacientes previamente colonizados por bactérias pan-resistentes.

O descalonamento e o ajuste da antibioticoterapia direcionada de acordo com o perfil de sensibilidade após o diagnóstico microbiológico devem ser realizados de forma precoce. Quando a antibioticoterapia combinada

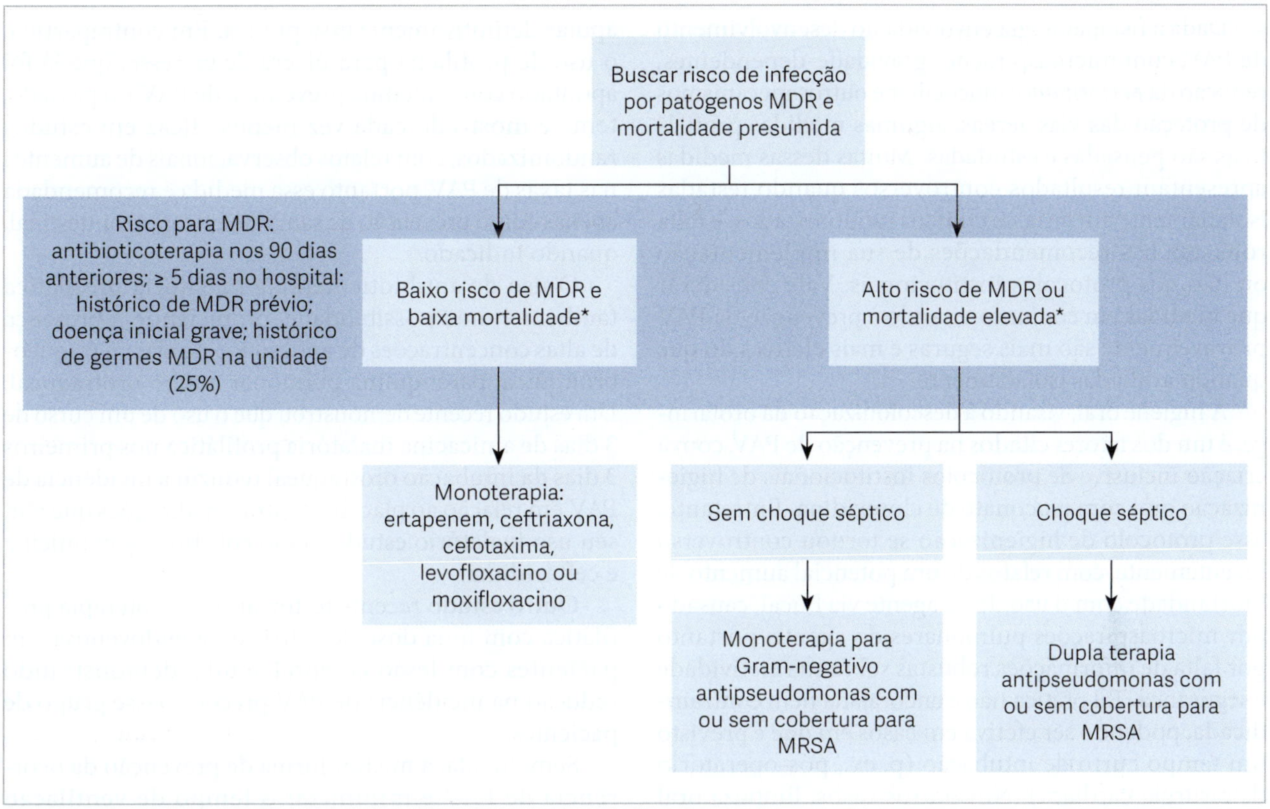

FIGURA 1 Sugestão de antibioticoterapia empírica inicial.

* Pacientes com mortalidade elevada são aqueles com risco de morte ≥ 15%.

MDR: multidroga-resistente; MRSA: *S. aureus* resistente à meticilina.

Fonte: Torres et al. (2017).

for o tratamento empírico de escolha, a troca por um agente único baseado nos resultados de culturas é fortemente recomendada; a permanência do tratamento combinado é sugerida apenas nos casos de pacientes com identificação de bactérias extensamente resistentes, com sensibilidade apenas a uma ou duas classes de antibiótico, ou nos casos de ausência de suscetibilidade completa ao antibiograma. Um dos principais objetivos quando se trata do tratamento de infecções nosocomiais é evitar o uso desnecessário de antibióticos; portanto, caso outro diagnóstico alternativo seja encontrado e a suspeita de PAV não seja confirmada, a antibioticoterapia deve ser suspensa de forma precoce

Em relação ao tempo de tratamento, recomenda-se um curso de 7 a 10 dias de antibioticoterapia para pacientes imunocompetentes e que apresentem boa resposta clínica ao tratamento, mesmo que a infecção seja causada por germes MDR, desde que não haja histórico de fibrose cística e que não apresentem pneumonia complicada com empiema, abscesso ou pneumonia necrotizante. O tratamento pode ser estendido de modo individualizado em casos de resposta inapropriada à terapia empírica inicial ou de resposta clínica menos evidente. É considerada boa prática o acompanhamento clínico do paciente para avaliação do tempo de antibioticoterapia.

Dados como a curva térmica, aspecto e quantidade de secreção traqueal, avaliação radiográfica seriada, contagem de leucócitos e gasometria arterial são dados úteis para avaliação da resposta ao tratamento. Já o uso de biomarcadores como PCR e PCT ainda é controverso, não estimulado pelos *guidelines* nos casos de previsão curta de antibioticoterapia (7 a 10 dias), mas pode ser considerado em casos em que a duração da antibioticoterapia é prolongada e precisa ser individualizada, por exemplo, em imunocomprometidos ou naqueles com tratamento inicial inadequado.

PREVENÇÃO

A prevenção da ocorrência de PAV é tão importante quanto o diagnóstico precoce e o tratamento efetivo, sendo inclusive considerada por alguns autores uma complicação associada à assistência à saúde completamente prevenível. Múltiplas ações são possíveis e necessárias para evitar essa condição e melhorar as taxas de mortalidade e morbidade dentro das UTI.

Dada a fisiopatologia envolvida no desenvolvimento de PAV, com microaspirações gravidade-dependentes, redução da *performance* mucociliar e outros mecanismos de proteção das vias aéreas, algumas medidas profiláticas são pensadas e estudadas. Muitas dessas medidas apresentam resultados controversos quando testadas isoladamente em ensaios clínicos randomizados, e falta robustez nas recomendações de sua implementação ou não nos protocolos institucionais. Vale considerar que medidas em conjunto visando à prevenção da PAV provavelmente são mais seguras e mais efetivas do que quando avaliadas isoladamente.

A higiene oral, visando à descolonização da orofaringe, é um dos fatores citados na prevenção de PAV, com a criação inclusive de protocolos institucionais de higienização oral com gluconato de clorexidina. Entretanto, esse protocolo de higienização se tornou controverso recentemente, com relatos de um potencial aumento de mortalidade com o uso desse agente via bucal, causado por microaspirações pulmonares do agente, portanto por falta de informações robustas sobre sua efetividade e segurança. Tal prática não é encorajada nem contraindicada, podendo ser efetiva em casos em que é previsto um tempo curto de intubação (p. ex., pós-operatório de cirurgia cardíaca). Nos outros casos, limpeza oral cuidadosa e regular, sem o uso de produtos químicos, pode ser a melhor escolha. Já a descontaminação oral e digestiva seletiva, com antibioticoterapia tópica, é uma estratégia que parece reduzir os índices de PAV, mas é muito pouco utilizada, dado o medo da promoção de resistência antimicrobiana. Os *guidelines* sugerem a descontaminação oral e não a digestiva, de acordo com o perfil de resistência antimicrobiana do hospital (baixas taxas de resistência antimicrobiana).

Outra medida preconizada é o uso de tubos orotraqueais que contêm dispositivo de aspiração contínua *supra-cuff*, visando à retirada da secreção subglótica acumulada na região superior ao *cuff* do tubo orotraqueal, que parece ser eficaz na prevenção de PAV precoce e tardia. Também se pode citar como medida importante a monitorização periódica da pressão do *cuff* (que pode ser realizada de forma manual ou automática), prevenindo seu esvaziamento e, consequentemente, maior quantidade de aspiração da secreção subglótica.

A elevação da cabeceira é medida clássica e muito praticada para prevenção de PAV. Apesar disso, poucos estudos avaliaram o grau de elevação da cabeceira e os desfechos objetivos associados a essa técnica. É fato que a cabeceira elevada talvez seja um meio eficaz de prevenir a PAV, porém o nível de elevação ainda deve ser mais bem avaliado.

O uso de probióticos é uma medida promissora, uma vez que eles agem como moduladores da microbiota do indivíduo e podem reduzir a colonização por patógenos indesejados, porém mais estudos são necessários para apoiar definitivamente essa prática. Em contrapartida, o uso de profilaxia para úlcera de estresse, que já foi apontado como medida preventiva de PAV no passado, tem-se mostrado cada vez menos eficaz em estudos randomizados, com relatos observacionais de aumentos nas taxas de PAV, portanto essa medida é recomendada apenas como prevenção de sangramento gastrointestinal, quando indicado.

O uso de antibioticoterapia inalatória profilática também é uma possibilidade, propiciando a presença de altas concentrações de antibiótico na árvore traqueobrônquica, parênquima pulmonar e tubo orotraqueal. Um estudo recente demonstrou que o uso de um curso de 3 dias de amicacina inalatória profilática nos primeiros 3 dias da intubação orotraqueal reduziu a incidência de PAV em relação ao placebo. Outras medicações que têm seu uso inalatório estudado são colistina, gentamicina e ceftazidima.

Outro estudo recente testou antibioticoterapia profilática com uma dose de ceftriaxona endovenosa, em pacientes com lesão cerebral aguda, demonstrando redução na incidência de PAV precoce nesse grupo de pacientes.

Sem dúvida, a melhor forma de prevenção da ocorrência de PAV é minimizar o tempo de ventilação mecânica. Dessa forma, protocolos de despertar diário – quando possíveis pela condição clínica do paciente – e testes de respiração espontânea, visando à extubação precoce e segura, são altamente recomendados. Além disso, os "pacotes" de prevenção de PAV, também conhecidos como *bundles*, são medidas que reúnem diversas recomendações e avaliam diariamente metas de higiene oral, posicionamento do tubo orotraqueal e medida das pressões do *cuff*, posição da cabeceira e possibilidade de desmame ventilatório. Essas medidas possivelmente reduzem a incidência de PAV e trazem diariamente o alerta para essa possível complicação nos pacientes sob ventilação mecânica.

CONSIDERAÇÕES FINAIS

A PAV é uma infecção hospitalar altamente frequente e associada a diversas complicações. Apesar de amplamente estudada e de ser citada como condição prevenível, seus números são variáveis, e o aumento de sua frequência pós-pandemia mostra que é uma complicação provavelmente subdiagnosticada, visto que sua ocorrência pode impactar negativamente dados de qualidade hospitalar.

Com os avanços tecnológicos e o advento da inteligência artificial, espera-se que um diagnóstico mais preciso torne os números da PAV mais claros, tanto de sua incidência quanto da real efetividade das medidas terapêuticas e preventivas, para que se torne, de fato, possível de ser evitada.

PONTOS-CHAVE

1. A pneumonia associada à ventilação mecânica (PAV) associa-se a altas taxas de morbidade e mortalidade.
2. Tradicionalmente, o diagnóstico é definido por suspeita clínica, infiltrados pulmonares novos ou progressivos à radiografia de tórax e cultura de secreção do trato respiratório inferior positiva.
3. A busca pelo agente etiológico e o ajuste da terapêutica antimicrobiana são fundamentais para melhoria dos resultados.
4. O tratamento da PAV envolve antibioticoterapia racional. A escolha empírica inicial depende dos fatores de risco para MDR e da gravidade da doença.
5. A aplicação do pacote de medidas preventivas (*bundle*) é tão fundamental quanto o diagnóstico e o tratamento precoce.
6. A melhor forma de prevenção da ocorrência de PAV é minimizar o tempo de ventilação mecânica. Protocolos de despertar diário, quando possíveis pela condição clínica do paciente, e testes de respiração espontânea, visando à extubação precoce e segura, são altamente recomendados.

BIBLIOGRAFIA

1. Bassetti M, Mularoni A, Giacobbe DR, Castaldo N, Vena A. New Antibiotics for hospital-acquired pneumonia and ventilator-associated pneumonia. Semin Respir Crit Care Med. 2022;43(2):280-94.
2. Bostwick AD, Jones BE, Paine R, Goetz MB, Samore M, Jones M. Potential impact of hospital-acquired pneumonia guidelines on empiric antibiotics an evaluation of 113 veterans affairs medical centers. Ann Am Thorac Soc. 2019;16(11):1392-8.
3. Chastre JE, Luyt CE, Fagon JY. Pneumonia in the ventilator-dependent patient. In: Tobin MJ (ed.). Principles and practice of mechanical ventilation. 3.ed. McGraw Hill; 2013. p.1091-122.
4. Chung DR, Song JH, Kim SH, Thamlikitkul V, Huang SG, Wang H, et al. high prevalence of multidrug-resistant nonfermenters in hospital-acquired pneumonia in Asia. Am J Respir Crit Care Med. 2011;184(12):1409-17.
5. Cook A, Norwood S, Berne J. Ventilator-associated pneumonia is more common and of less consequence in trauma patients compared with other critically ill patients. J Trauma. 2010;69(5):1083-91.
6. Cook D, Deane A, Lauzier F, Zytaruk N, Guyatt G, Saunders L, et al. Stress ulcer prophylaxis during invasive mechanical ventilation. N Engl J Med. 2024;391(1):9-20.
7. Cook DJ. Incidence of and risk factors for ventilator-associated pneumonia in critically ill patients. Ann Intern Med. 1998;129(6):433.
8. Coppadoro A, Bellani G, Foti G. Non-pharmacological interventions to prevent ventilator-associated pneumonia: a literature review. Resp Care. 2019;64:1586-95.
9. Dahyot-Fizelier C, Lasocki S, Kerforne T, Perrigault PF, Geeraerts T, Asehnoune K, et al. Ceftriaxone to prevent early ventilator-associated pneumonia in patients with acute brain injury: a multicentre, randomised, double-blind, placebo-controlled, assessor-masked superiority trial. Lancet Respir Med. 2024;12(5):375-85.
10. Dark P, Hossain A, McAuley DF, Brealey D, Carlson G, Clayton JC, et al. Biomarker-guided antibiotic duration for hospitalized patients with suspected sepsis: the Adapt-sepsis randomized clinical trial. JAMA. 2025;333(8):682-93.
11. Ehrmann S, Barbier F, Demiselle J, Quenot JP, Herbrecht JE, Roux D, et al. Inhaled amikacin to prevent ventilator-associated pneumonia. N Engl J Med. 2023;389(22):2052-62.
12. Feys S, Carvalho A, Clancy CJ, Gangneux JP, Hoenigl M, Lagrou K, et al. Influenza-associated and covid-19-associated pulmonary aspergillosis in critically ill patients. Lancet Respir Med. 2024;12(9):728-42.
13. Fumagalli JPMKMBL. Ventilator-associated pneumonia among SARS-CoV-2 acute respiratory distress syndrome patients. Curr Opin Crit Care. 2022;28(1):74-82.
14. Gadsby NJ, McHugh MP, Forbes C, MacKenzie L, Hamilton SKD, Griffith DM, et al. Comparison of Unyvero P55 pneumonia cartridge, in-house PCR and culture for the identification of respiratory pathogens and antibiotic resistance in bronchoalveolar lavage fluids in the critical care setting. Eur J Clin Microbiol Infect Dis. 2019;38(6):1171-8.
15. Gunalan A, Sistla S, Ramanathan V, Sastry AS. Early- vs late-onset ventilator-associated pneumonia in critically ill adults: comparison of risk factors, outcome, and microbial profile. Indian J Crit Care Med. 2023;27(6):411-5.
16. Howroyd F, Chacko C, MacDuff A, Gautam N, Pouchet B, Tunnicliffe B, et al. Ventilator-associated pneumonia: pathobiological heterogeneity and diagnostic challenges. Nature Communications. Nature Research; 2024;15(1):6447.
17. Huang L, Zhang X, Pang L, Sheng P, Wang Y, Yang F, et al. Viral reactivation in the lungs of patients with severe pneumonia is associated with increased mortality, a multicenter, retrospective study. J Med Virol. 2023;95(1)e28337.
18. Martin-Loeches I, Dickson R, Torres A, Hanberger H, Lipman J, Antonelli M, et al. The importance of airway and lung microbiome in the critically ill. Crit Care. 2020;24(1):537.
19. Metersky ML, Kalil AC. Management of ventilator-associated pneumonia: guidelines. Clin Chest Med. 2018;39:797-808.
20. Metersky ML, Wang Y, Klompas M, Eckenrode S, Bakullari A, Eldridge N. Trend in ventilator-associated pneumonia rates between 2005 and 2013. JAMA. 2016;316(22):2427.
21. Papazian L, Klompas M, Luyt CE. Ventilator-associated pneumonia in adults: a narrative review. Intens Care Med. 2020;46:888-906.
22. Ranzani OT, Niederman MS, Torres A. Ventilator-associated pneumonia. Intensive Care Med. 2022;48(9):1222-6.
23. Restrepo MI, Peterson J, Fernandez JF, Qin Z, Fisher AC, Nicholson SC. Comparison of the bacterial etiology of early-onset and late-onset ventilator-associated pneumonia in subjects enrolled in 2 large clinical studies. Respir Care. 2013;58(7):1220-5.
24. Report on the Burden of Endemic Health Care-Associated Infection Worldwide Clean Care is Safer Care. 2011 [cited 2018 Jun 17]. Available at: https://www.who.int/publications/i/item/report-on-the-burden-of-endemic-health-care-associated-infection-worldwide.
25. Stoclin A, Rotolo F, Hicheri Y, Mons M, Chachaty E, Gachot B, et al. Ventilator-associated pneumonia and bloodstream infections in intensive care unit cancer patients: a retrospective 12-year study on 3388 prospectively monitored patients. Support Care in Cancer. 2020;28(1):193-200.
26. Timsit JF, Schwebel C, Styfalova L, Cornet M, Poirier P, Forrestier C, et al. Impact of bronchial colonization with Candida spp. on the risk of bacterial ventilator-associated pneumonia in the ICU: the Fungibact prospective cohort study. Intensive Care Med. 2019;45(6):834-43.
27. Torres A, Niederman MS, Chastre J, Ewig S, Fernandez-Vandellos P, Hanberger H, et al. International ERS/ESICM/ESCMID/ALAT guidelines for the management of hospital-acquired pneumonia and ventilator-associated pneumonia. Eur Resp J. 2017;50(3):1700582.

33

Complicações da ventilação mecânica

Eduardo Lyra de Queiroz
Ana Luiza Panico

SUMÁRIO

CONCEITO E EPIDEMIOLOGIA

A insuficiência respiratória aguda é uma condição que frequentemente demanda a utilização da ventilação mecânica. Embora seja um recurso valioso, a ventilação mecânica pode induzir uma série de complicações pulmonares e sistêmicas, que podem prolongar a internação, aumentar a morbidade e mortalidade e gerar custos elevados para os sistemas de saúde.

A prevalência das complicações da ventilação mecânica varia de acordo com diversos fatores, como a gravidade da doença de base, o tempo de ventilação, as características do paciente e as práticas de cuidado. A pneumonia associada à ventilação mecânica (PAV) é uma das complicações mais comuns, com taxas que permanecem ao redor de 10% dos pacientes ventilados, e será abordada em capítulo à parte.

FISIOPATOLOGIA

A fisiopatologia das complicações atribuíveis à ventilação mecânica é complexa e multifatorial, considerando os diferentes órgãos e sistemas afetados. A intubação endotraqueal e a ventilação mecânica promovem alterações na mecânica pulmonar, inflamação e disfunção imunológica, predispondo o paciente ao desenvolvimento de complicações.

As complicações da ventilação mecânica podem ser divididas em pulmonares e sistêmicas.

COMPLICAÇÕES NAS VIAS AÉREAS RELACIONADAS À INTUBAÇÃO

Complicações durante a intubação

A intubação orotraqueal (IOT) é um procedimento comum em ambientes cirúrgicos e de cuidados críticos; no entanto, apesar de sua importância, a IOT está associada a diversas complicações. Trata-se de procedimento crítico no qual os pacientes estão sob risco de comprometimento respiratório e/ou circulatório. Eventos adversos peri-intubação, como instabilidade cardiovascular, hipoxemia grave e parada cardíaca, são relatados em até 45% dos pacientes criticamente enfermos. Antes da intubação, é fundamental avaliar o paciente para identificar fatores que possam indicar uma intubação difícil. A pré-oxigenação é essencial para otimizar a reserva de oxigênio do paciente, e diferentes técnicas podem ser empregadas para esse fim. A ventilação não invasiva (VNI) e o uso de alto fluxo por cânula nasal são estratégias frequentemente propostas para pacientes com doenças mais graves.

A instabilidade cardiovascular é o evento mais comum, ocorrendo em 43% dos casos, seguida por hipoxemia grave em 9% e parada cardíaca em 3%. Esses eventos serão mais bem detalhados em capítulos específicos.

Complicações imediatas

Posicionamento incorreto do tubo endotraqueal

Durante intubações de emergência, é comum o posicionamento inadequado do tubo endotraqueal. Estudos prospectivos indicam que uma porcentagem significativa dos tubos é colocada a menos de 2 cm ou a mais de 6 cm da carina, aumentando o risco de complicações graves, intubação esofágica, aspiração e pneumotórax. A intubação seletiva, que na maioria das vezes leva à intubação do brônquio principal direito, ocorre em aproximadamente 5 a 9% de todas as intubações e nem sempre é detectada por avaliações clínicas rotineiras. O posicionamento inadequado do tubo pode resultar em complicações sérias, incluindo atelectasia do pulmão não ventilado, barotrauma e hipotensão em razão de hiperinsuflação do pulmão ventilado.

A intubação na unidade de terapia intensiva (UTI) costuma ocorrer em um cenário de emergência, e para minimizar o risco de aspiração gástrica durante o procedimento recomenda-se a intubação em sequência rápida, que envolve a administração sequencial de um agente sedativo e de um bloqueador neuromuscular.

Lesões traumáticas das vias aéreas superiores

Durante a intubação translaríngea, podem ocorrer lesões locais nas vias aéreas superiores. Embora geralmente sejam mínimas e se curem sem sequelas, lesões dentárias são comuns, ocorrendo em aproximadamente 1 em cada mil casos. Outras complicações traumáticas incluem lesões oculares, de tecidos moles faciais e epistaxe, especialmente em intubações nasais.

Complicações durante a permanência da intubação

Lesões laríngeas

Uma das complicações locais mais comuns associadas à IOT é a lesão laríngea, incluindo edema, hematomas nas pregas vocais, subluxação dos aritenoides e paralisia das pregas vocais. Em ambientes de cuidados críticos, a intubação está associada à alta prevalência de lesões laríngeas, com 83% dos pacientes apresentando algum tipo de lesão.

Um estudo sistemático revelou que o edema é a lesão mais comum, com uma prevalência variando de 9 a 84%, enquanto hematomas nas pregas vocais ocorrem em cerca de 4% dos casos. Lesões mais graves, como subluxação dos aritenoides e paralisia das pregas vocais, são raras, ocorrendo em menos de 1% dos casos.

Os sintomas relatados pelos pacientes incluem disfagia, dor, tosse, dor de garganta e rouquidão. Além disso, há alta incidência de eritema e ulceração das cordas vocais verdadeiras. As lesões ocorrem frequentemente nos pontos de maior pressão entre o tubo endotraqueal e a mucosa laríngea, podendo levar à necrose mucosa na laringe, especialmente na região posterior, sobre a cartilagem cricoide, e na região anterior, nos processos vocais das cartilagens aritenoides.

Lesões traqueais

Pressões excessivas no *cuff* do tubo endotraqueal podem causar isquemia da parede traqueal, resultando em complicações como traqueomalácia, estenose traqueal e fístula traqueoesofágica. A estenose traqueal foi relatada em até 19% dos pacientes intubados. Recomenda-se limitar as pressões do *cuff* para reduzir o risco de complicações isquêmicas.

Disfunção de deglutição

A intubação prolongada pode prejudicar a deglutição, tornando-se aparente apenas após a extubação e colocando os pacientes em risco de aspiração. Embora a maioria melhore nas primeiras 24 horas, microaspirações podem continuar por semanas após a extubação. Avaliações de deglutição ajudam a identificar pacientes em risco de aspiração, e secreções devem ser aspiradas.

Fatores de risco para complicações

Vários fatores aumentam o risco de complicações associadas à IOT, incluindo intubação difícil, duração prolongada da intubação e tentativas repetidas de IOT. Pacientes com convulsões, lesão cerebral e aqueles com preditores de via aérea difícil também apresentam maior risco.

O uso de tubos de maior calibre (≥ 8 mm) pode estar associado a risco aumentado de lesão das vias aéreas superiores, marcado por resolução prolongada de danos laríngeos e imobilidade das cordas vocais.

Prevenção e manejo

Essas complicações destacam a importância de estratégias para minimizar riscos, como a otimização hemodinâmica e o uso de dispositivos de videolaringoscopia por operadores experientes. O treinamento adequado dos profissionais de saúde é essencial, além da seleção apropriada do tamanho do tubo endotraqueal e do monitoramento rigoroso das pressões do *cuff*. Além disso, a avaliação contínua das condições das vias aéreas do paciente durante e após a intubação é crucial para a detecção precoce e o manejo eficaz de quaisquer complicações que possam surgir.

Em conclusão, embora a intubação orotraqueal seja um procedimento vital na prática médica, é fundamental estar ciente das potenciais complicações associadas. A implementação de protocolos de manejo das vias aéreas pode ajudar a reduzir a incidência de complicações associadas à intubação orotraqueal.

EFEITOS HEMODINÂMICOS RELACIONADOS À VENTILAÇÃO MECÂNICA

A ventilação com pressão positiva tem efeitos significativos na hemodinâmica decorrentes das interações coração-pulmão. Durante a ventilação com pressão positiva, as variações de pressão nas vias aéreas, alvéolos, parênquima pulmonar, cavidade pleural e mediastino ocorrem de maneira oposta às da respiração normal. Como o coração está localizado dentro do mediastino, as pressões nas câmaras cardíacas são influenciadas pelas variações da pressão das vias aéreas. No entanto, as interações cardiopulmonares durante a ventilação mecânica são complexas e dependem do estado volêmico do paciente, das funções dos ventrículos, da complacência do parênquima pulmonar, da pleura mediastinal, do mediastino e do pericárdio.

Nas últimas décadas, esses efeitos foram mais bem compreendidos, gerenciados e, muitas vezes, prevenidos pelo maior entendimento dos mecanismos descritos a seguir.

Pressão intratorácica e retorno venoso

O retorno venoso é passivo e depende do gradiente de pressão entre as veias sistêmicas e o átrio direito. Durante a ventilação mecânica, o aumento da pressão intratorácica eleva a pressão atrial direita, reduzindo o gradiente de pressão entre as veias periféricas e o ventrículo direito (VD). Como resultado, há diminuição do retorno venoso, levando à redução da pré-carga ventricular direita e, consequentemente, do débito cardíaco.

Embora a pressão média do átrio direito aumente durante a ventilação com pressão positiva, a diferença de pressão entre a cavidade do átrio direito e o tecido ao seu redor – conhecida como pressão transmural – na verdade diminui, em decorrência do aumento ainda maior da pressão ao redor do átrio direito (Figura 1). Como a pressão transmural atrial é um dos mecanismos fisiológicos para estimar o volume intravascular, a redução da pressão transmural durante a ventilação mecânica é interpretada como perda abrupta de volume, ativando mecanismos compensatórios. Esses incluem redução acentuada na liberação do peptídeo natriurético atrial e

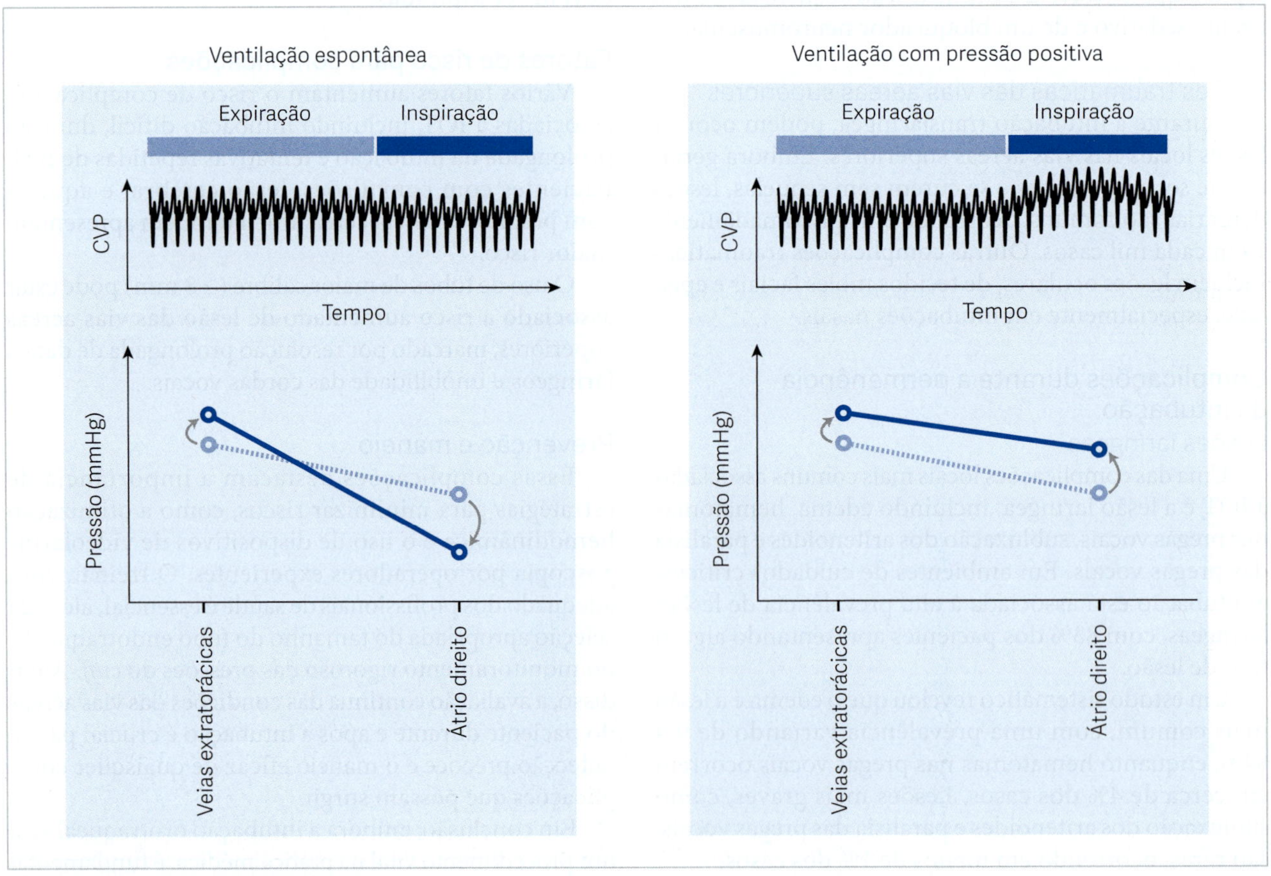

FIGURA 1 Efeito da pressão positiva no retorno venoso.
CVP: pressão venosa central.
Fonte: Mackenzie (2008).

aumento nas concentrações circulantes de vasopressina, renina, angiotensina e aldosterona.

Junto à redução no débito cardíaco causada pela ventilação com pressão positiva, esses mecanismos combinam-se para diminuir o fluxo sanguíneo renal, a taxa de filtração glomerular e a diurese, ao mesmo tempo que aumentam a reabsorção renal de sódio e água.

A redução do débito cardíaco geralmente vem acompanhada por uma diminuição do *shunt* pulmonar e um aumento na desigualdade da relação ventilação/perfusão (V/Q), resultando em maior efeito de espaço-morto. Embora a queda do débito cardíaco possa ter um impacto positivo na redução do *shunt* pulmonar, quando a positiva ao final da expiração (PEEP) está excessivamente elevada, reduções significativas no débito cardíaco tendem a piorar a oxigenação arterial. Isso decorre da acentuada redução da saturação venosa central de oxigênio, provocada pela diminuição do fluxo sanguíneo nos tecidos. A baixa concentração de oxigênio no sangue venoso pode contribuir diretamente para a redução dos níveis de pressão parcial de oxigênio alveolar (PaO_2), tornando esse efeito mais prejudicial do que os benefícios da redução do *shunt* pulmonar, resultando em comprometimento ainda maior das trocas gasosas.

Resistência vascular pulmonar

A resistência vascular pulmonar pode ser influenciada pelo volume pulmonar e pela hipoxemia alveolar.

Os vasos sanguíneos localizados nas regiões angulares dos alvéolos são afetados pela distensão alveolar. Pequena distensão alveolar pode abrir os vasos, enquanto uma distensão excessiva pode comprimi-los, aumentando a RVP (Figura 2). O uso da PEEP pode promover esse efeito ao expandir excessivamente os alvéolos, elevando

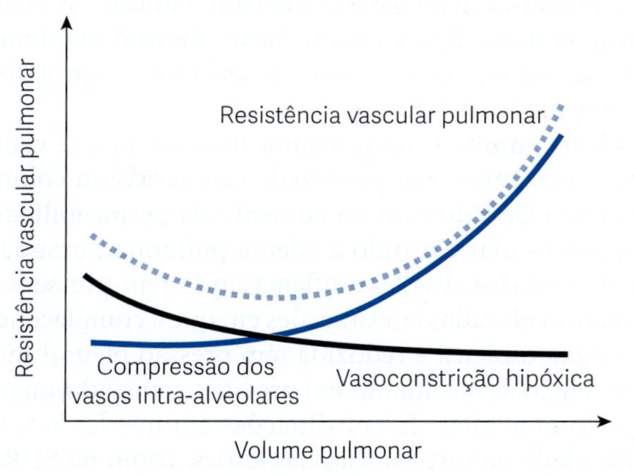

FIGURA 2 Efeito das alterações no volume pulmonar sobre os componentes que contribuem para a resistência vascular total.

a RVP. A PEEP pode ocasionar a redução de duas a três vezes do fluxo sanguíneo pulmonar total e o aumento do gradiente vertical do fluxo sanguíneo pulmonar, reduzindo o fluxo para regiões não dependentes. Esses fenômenos são tão mais intensos quanto maiores forem os valores da PEEP. Estudos ecocardiográficos em pacientes com síndrome do desconforto respiratório agudo (SDRA) relataram prevalência de *cor pulmonale* agudo de aproximadamente 22%, um valor ainda alto, mas consideravelmente menor do que o previamente descrito.

Hipertensão pulmonar e o uso de PEEP, especialmente em pacientes com SDRA, podem resultar em *shunt* da direita para a esquerda por intermédio de um forame oval patente, agravando a hipóxia em até 20% dos pacientes com SDRA.

A RVP também aumenta em casos de hipóxia. Em casos de tromboembolismo pulmonar de ramos segmentares ou subsegmentares, por exemplo, quando a PaO_2 está abaixo de 60 mmHg, ocorre a vasoconstrição pulmonar hipóxica naquela região, levando a redução do fluxo sanguíneo e melhorando a relação ventilação-perfusão. Entretanto, quando ocorre hipóxia de todo o tecido pulmonar, o aumento da RVP também ocorre globalmente, prejudicando o débito cardíaco do VD.

LESÃO PULMONAR INDUZIDA PELA VENTILAÇÃO MECÂNICA

Essa condição é causada por pressões transpulmonares não fisiológicas e pode resultar em extravasamento de ar extra-alveolar, que pode se manifestar como pneumotórax, pneumomediastino, enfisema de subcutâneo etc. e hipoxemia progressiva decorrente de lesão da barreira alveolocapilar que podem prolongar o tempo de ventilação, levar à disfunção de múltiplos órgãos e sistemas (DMOS) e aumentar a mortalidade. Esse tipo de lesão está diretamente relacionado aos parâmetros ventilatórios e às características fisiológicas do sistema respiratório, sendo mais frequente em pulmões previamente lesados, como na SDRA, mas também pode ocorrer em pulmões sadios.

Síndromes de escapes aéreos

No pulmão, o aumento da pressão transpulmonar, que é a pressão transmural definida como a diferença entre a pressão alveolar e o interstício adjacente (representado pela pressão pleural), acima de um nível crítico causa a ruptura do alvéolo. O ar escapa pela camada adventícia perivascular, causando enfisema intersticial pulmonar, então disseca o septo interlobular em direção ao hilo, manifestando-se como pneumomediastino. A partir do mediastino, o ar percorre os planos das fáscias até o tecido subcutâneo do pescoço, tórax e abdome, resultando no enfisema de subcutâneo, ou pelo espaço pericárdico, provocando pneumopericárdio. Com o desenvolvimento do pneumomediastino, a ruptura da pleura mediastinal resulta em pneumotórax.

A incidência dessas lesões varia de acordo com a causa da insuficiência respiratória, chegando a 50% em estudos antigos. Desde a adoção de ventilação mecânica usando menores volumes correntes, essas taxas encontram-se mais baixas, estimando-se em menos de 10%. Vários estudos identificaram SDRA, hiperinsuflação dinâmica em pacientes com doenças obstrutivas e fibrose pulmonar como principais fatores de risco.

A suspeita clínica em pacientes críticos se baseia na piora da hipoxemia, taquicardia, abolição da ausculta pulmonar, presença de enfisema de subcutâneo e, em casos mais graves, pneumotórax hipertensivo com colapso hemodinâmico por redução do retorno venoso.

Alterações repentinas nos parâmetros ventilatórios, como aumento das pressões de via aérea (em modos controlados a volume) ou redução de volume corrente (em modos controlados à pressão), podem sugerir a presença de pneumotórax.

O diagnóstico pode ser confirmado por exames de imagem. Tipicamente, a radiografia de tórax no leito é o exame mais empregado, porém a ultrassonografia de tórax vem ganhando espaço, com maior acurácia diagnóstica em pacientes com pneumotórax.

A radiografia de tórax no leito, por ser feita com o paciente em posição supina ou semirrecumbente, muitas vezes não mostra os achados clássicos (radioluscência justapleural sem trama vascular) encontrados em pacientes em posição ortostática, principalmente em pneumotóraces pequenos. Na posição supina, o ar no espaço pleural é coletado nas regiões anteriores do tórax, tornando mais difícil a identificação.

Na ultrassonografia de tórax, a pleura aparece como uma banda hiperecogênica, movendo-se com a respiração (*lung sliding*). A ausência desse sinal é sugestiva de pneumotórax. Em metanálise, a ultrassonografia mostrou sensibilidade de 78,6% e especificidade de 98,4% para diagnóstico de pneumotórax, contra sensibilidade de 39,8% e especificidade de 99,3% da radiografia (mais detalhes no capítulo sobre ultrassonografia).

A tomografia computadorizada de tórax é considerada padrão-ouro para diagnóstico, identificando pneumotóraces pequenos ou loculados que poderiam evoluir para hipertensivos, porém envolve o risco de transporte do paciente crítico, além do custo e exposição à radiação.

O pneumomediastino é mais frequentemente diagnosticado pela radiografia de tórax, identificando uma linha hiperluscente contornando as estruturas do mediastino.

O tratamento começa com a redução da pressão de vias aéreas por meio do ajuste de parâmetros como PEEP, volume corrente e pressão de *plateau*. Pequenos pneumotóraces podem ser tratados de forma conservadora com monitorização frequente, porém a maior parte dos casos necessita de drenagem do tórax pelo alto risco de evolução para pneumotórax hipertensivo, que ocorre em cerca de 30% dos casos. O pneumomediastino raramente demanda abordagem cirúrgica, resolvendo apenas com reduções das pressões de via aérea.

Dano à barreira alveolocapilar

Enquanto o dano macroscópico provocado pelo barotrauma pulmonar é a manifestação mais facilmente visível das lesões pulmonares induzidas pela ventilação mecânica, as lesões microscópicas e inflamatórias da barreira alveolocapilar ocorrem de maneira mais insidiosa e muitas vezes são indistinguíveis anatomopatológica e clinicamente da SDRA. O termo consagrado na literatura para essa lesão é VILI (do inglês *ventilator-induced lung injury* – lesão pulmonar induzida pela ventilação mecânica).

Mecanismos

Barotrauma/volutrauma

Nas últimas décadas, muito se discutiu se altas pressões de via aérea (barotrauma) ou se elevados volumes correntes (volutrauma) seriam o fator preponderante no desenvolvimento da VILI. São conceitos distintos, embora relacionados, que muitos autores consideram em conjunto.

O primeiro mecanismo relacionado com o desenvolvimento de lesão pulmonar foi o de barotrauma, mediado por elevadas pressões de via aérea que causam ruptura alveolar com extravasamento de ar e formação de pneumomediastino e pneumotórax. Estudos posteriores em modelos animais mostraram que o volutrauma era o fator determinante para VILI pela tensão excessiva (a hiperdistensão causada pela mudança de volume ao final da inspiração comparada com o inicial). A ventilação com volume corrente baixo, mesmo mantendo pressão de via aérea elevada semelhante, era protetora na formação da VILI.

Em comum, esses trabalhos mostraram que ventilação mecânica com pressão de vias aéreas ou volume corrente elevado causam aumento da permeabilidade microvascular, levando a edema pulmonar, exsudato proteico na luz alveolar e inflamação. Porém, pressões de via aérea elevadas em situações em que a complacência da caixa torácica é reduzida têm pressão pleural mais elevada, não resultando em pressões transpulmonares igualmente altas. E, em situações em que há heterogeneidade na distribuição das lesões, como na SDRA, um mesmo volume corrente baixo resulta em pressões transpulmonares muito elevadas em regiões distintas dos pulmões. Portanto, embora os trabalhos recomendem o uso de pressões de vias aéreas e volumes correntes abaixo de determinados valores, ambas as medidas são insuficientes em alguns casos para garantir uma pressão transpulmonar segura para evitar a VILI. Atualmente, outras medidas são discutidas como a melhor maneira de assegurar menor pressão transpulmonar.

Em ambos os conceitos, a força em comum que em última análise causa a lesão pulmonar é a pressão transpulmonar (a diferença da pressão alveolar pela pressão pleural), responsável pelo estresse (em inglês, *stress* – forças que causam extensão a partir do repouso) e deformação (em inglês, *strain* – quantidade da extensão a partir de uma força aplicada).

Atelectrauma

Em pacientes com SDRA, edema pulmonar e disfunção de surfactante contribuem para a formação de atelectasias em regiões dependentes. A abertura e o colapso cíclico dessas regiões durante a ventilação também contribui para a formação de VILI, criando forças de cisalhamento na interface das áreas abertas e colapsadas, causando lesão e perda da função de barreira do epitélio alveolar.

Biotrauma

A lesão mecânica causada pelo estresse e deformação desencadeiam uma resposta biológica, afetando processos moleculares e celulares que culminam na ativação de citocinas pró-inflamatórias, com efeitos nos processos de reparo e remodelamento locais. Esse mecanismo de lesão é conhecido como biotrauma, um processo que promove lesão pulmonar não apenas nas áreas associadas com o insulto mecânico, mas em outras regiões do pulmão, além de propagar resposta inflamatória sistêmica capaz de contribuir para DMOS e aumento da mortalidade.

Quadro clínico

A característica clínica mais marcante é a piora da hipoxemia, uma redução da complacência pulmonar e o surgimento ou piora dos infiltrados na radiografia de tórax. Também pode estar associada a piora de outras disfunções orgânicas. O diagnóstico é feito excluindo outras causas de deterioração, principalmente infecção ou edema pulmonar, mas também devendo lembrar de situações como sepse, aspiração, reação transfusional ou pneumonite por drogas.

Prevenção

A VILI muitas vezes representa uma lesão iatrogênica com consequências graves para os pacientes, e sua prevenção em pacientes mecanicamente ventilados é de grande importância, sendo o entendimento e ajustes dos parâmetros de ventilação mecânica pontos fundamentais em seu manejo. O uso de ventilação protetora semelhante aos preceitos usados na ventilação em pacientes com SDRA é recomendado (ver capítulo sobre SDRA).

Os preceitos gerais consistem em manter a pressão de vias aéreas abaixo de 30 cmH_2O e volume corrente de 6 mL/kg do peso predito. Também se recomenda manter a *driving pressure* (pressão de distensão) abaixo de 16 cmH_2O. A *driving pressure* representa o volume corrente corrigido pela complacência (DP = Vt/Cst), enfatizando a heterogeneidade do pulmão em SDRA, que pode ser calculada pela diferença da pressão de platô pela PEEP em pacientes sem esforço respiratório.

O uso da PEEP também é de vital importância para prevenir a VILI. O cálculo da PEEP ideal ainda é alvo de estudos para garantir o compromisso entre o recrutamento de áreas previamente colapsadas e evitando as lesões pela abertura e fechamento cíclicos e a hiperdistensão.

DISFUNÇÃO DIAFRAGMÁTICA INDUZIDA PELA VENTILAÇÃO MECÂNICA

A disfunção diafragmática induzida por ventilação mecânica (DDIV) é uma condição cada vez mais reconhecida em pacientes submetidos à ventilação mecânica prolongada. Caracteriza-se pela perda da capacidade de geração de força do diafragma, resultante da inatividade muscular e do alívio da carga proporcionados pela ventilação mecânica. Independentemente dos efeitos de agentes anestésicos e bloqueadores neuromusculares, a fraqueza se agrava com a duração da ventilação mecânica.

A atrofia, a remodelação das fibras, lesões estruturais e o estresse oxidativo foram apontados como causas desse fenômeno. A DDIV está associada a alterações celulares complexas no diafragma, incluindo estresse oxidativo e ativação de vias proteolíticas intracelulares, como os sistemas calpaína, caspase e ubiquitina-proteassoma, que promovem a degradação do aparato contrátil. Além disso, há redução simultânea das vias de síntese proteica, contribuindo para a atrofia muscular. A produção aumentada de espécies reativas de oxigênio nas mitocôndrias do diafragma é um fator crítico que leva ao dano oxidativo e à disfunção mitocondrial.

Pacientes graves têm ainda maior risco de desenvolver atrofia dos músculos respiratórios em razão de outros fatores, incluindo medicamentos (especialmente esteroides e bloqueadores neuromusculares), desnutrição, doenças pulmonares subjacentes com sobrecarga muscular crônica (p. ex., DPOC), doenças sistêmicas agudas e disfunção cardíaca

Estudos que analisaram biópsias do diafragma demonstraram que alterações estruturais ocorrem precocemente após a intubação. Mais de 50% dos pacientes apresentam disfunção relacionada a um nível excessivo de assistência (ventilação controlada ou parcial) ou a assistência insuficiente.

A atenuação da DDIV tem sido alcançada pelo uso de modos ventilatórios cujo disparo é acionado pelo paciente, além da redução do uso de bloqueadores neuromusculares, a prática do despertar diário e a redução do tempo de ventilação mecânica quando possível.

A DDIV é um dos muitos fatores que contribuem para a falha no desmame em pacientes submetidos à ventilação mecânica, prolongando a hospitalização e aumentando a morbidade e a mortalidade. A disfunção do diafragma pode ser predita por técnicas de ultrassonografia, como a avaliação da espessura e excursão diafragmática, que têm mostrado bom desempenho diagnóstico para prever o sucesso do desmame. Pesquisas futuras devem focar estratégias que melhorem a sincronia paciente-ventilador e reduzam a incidência de DDIV.

PONTOS-CHAVE

1. Complicações nas vias aéreas relacionadas à intubação.
2. Efeitos hemodinâmicos relacionados à ventilação mecânica.
3. Lesão pulmonar induzida pela ventilação mecânica.
4. Disfunção diafragmática induzida pela ventilação mecânica.

BIBLIOGRAFIA

1. Acute Respiratory Distress Syndrome Network; Brower RG, Matthay MA, Morris A, Schoenfeld D, Thompson BT, Wheeler A. Ventilation with lower tidal volumes as compared with traditional tidal volumes for acute lung injury and the acute respiratory distress syndrome. N Engl J Med. 2000;342(18):1301-8.
2. Amato MB, Meade MO, Slutsky AS, Brochard L, Costa EL, Schoenfeld DA, et al. Driving pressure and survival in the acute respiratory distress syndrome. N Engl J Med. 2015;372(8):747-55.
3. Beitler JR, Malhotra A, Thompson BT. Ventilator-induced Lung Injury. Clin Chest Med. 2016;37(4):633-46.
4. Brodsky MB, Akst LM, Jedlanek E, Pandian V, Blackford B, Price C, et al. laryngeal injury and upper airway symptoms after endotracheal intubation during surgery: a systematic review and meta-analysis. Anesth Analg. 2021;132(4):1023-32.
5. De Jong A, Myatra SN, Roca O, Jaber S. How to improve intubation in the intensive care unit: update on knowledge and devices. Intensive Care Med. 2022;48(10):1287-98.
6. Gattinoni L, Collino F, Camporota L. Ventilator induced lung injury: a case for a larger umbrella? Intensive Care Med. 2024;50(2):275-8.
7. Katira BH. Ventilator-induced lung injury: classic and novel concepts. Respir Care. 2019;64(6):629-37.
8. Mackenzie I, editor. Core Topics in Mechanical Ventilation. Cambridge: Cambridge University Press; 2008.
9. Magill SS, O'Leary E, Janelle SJ, Thompson DL, Dumyati G, Nadle J, et al.; Emerging Infections Program Hospital Prevalence Survey Team. Changes in Prevalence of health care-associated infections in U.S. hospitals. N Engl J Med. 2018;379(18):1732-44.
10. Mutlu GM, Factor P. Complications of mechanical ventilation. Respir Care Clin N Am. 2000;6(2):213-52.
11. Pham T, Brochard LJ, Slutsky AS. Mechanical ventilation: state of the art. Mayo Clin Proc. 2017;92(9):1382-400.
12. Pinsky MR. Cardiopulmonary interactions: physiologic basis and clinical applications. Ann Am Thorac Soc. 2018;15(Suppl 1):S45-S48.
13. Powers S. Ventilator-induced diaphragm dysfunction: phenomenology and mechanism(s) of pathogenesis. J Physiol.. 2024;602(19):4729-52.
14. Qian Z, Yang M, Li L, Chen Y. Ultrasound assessment of diaphragmatic dysfunction as a predictor of weaning outcome from mechanical ventilation: a systematic review and meta-analysis. BMJ Open. 2018;8(9):e021189.
15. Russotto V, Rahmani LS, Parotto M, Bellani G, Laffey JG. Tracheal intubation in the critically ill patient. Eur J Anaesthesiol. 2022;39(5):463-72.
16. Thachuthara-George J. Pneumothorax in patients with respiratory failure in ICU. J Thorac Dis. 2021;13(8):5195-204.

Seção 4

Hemodinâmica

Maurício Henrique Claro dos Santos
Laerte Pastore Jr.

34

Fisiopatologia do choque e avaliação da perfusão tecidual

Leandro Utino Taniguchi

SUMÁRIO

CONCEITO/DEFINIÇÃO

A principal função do sistema cardiovascular é promover o fornecimento apropriado de oxigênio e substratos para o metabolismo oxidativo às diversas células do corpo. Dessa forma, o acoplamento adequado entre a perfusão tecidual e a demanda metabólica celular local é de fundamental importância para a manutenção do metabolismo aeróbico e, consequentemente, da viabilidade celular. Qualquer processo patológico que acarrete a perda desse acoplamento leva a um quadro conhecido como choque circulatório, ou simplesmente choque.

Do ponto de vista fisiopatológico, o quadro de choque pode ser definido como uma síndrome decorrente de um quadro de hipoperfusão sistêmica aguda pela incapacidade do sistema cardiovascular de atender às demandas metabólicas dos diversos tecidos, levando à hipóxia tecidual, à disfunção de múltiplos órgãos e, finalmente, ao óbito. A tradução clínica da hipoperfusão é particular a cada órgão ou sistema acometido: alteração do nível de consciência, oligúria, acidose láctica, extremidades frias e vasoconstritas, redução da pressão de pulso e da pressão arterial, hiperbilirrubinemia etc. Entretanto, apesar das apresentações fenotípicas distintas, o desarranjo microcirculatório e a disóxia celular são ubíquos em todos os órgãos com disfunção.

ETIOLOGIA

Como em qualquer síndrome em medicina, o choque pode ser desencadeado por uma série diversa de doenças (Quadro 1). O ponto em comum das inúmeras causas de choque é o fato de ocorrer uma disfunção cardiovascular a ponto de prejudicar a perfusão tecidual.

QUADRO 1 Algumas das causas de choque na prática clínica*

Trauma multissistêmico	Embolia amniótica
Hemorragias	Crise addisoniana
Infarto agudo do miocárdio	Crise tireotóxica
Disfunção valvar aguda	Infecções graves
Miocardites	Pneumotórax hipertensivo
Derrame pericárdico com tamponamento	Abdome agudo
Tromboembolismo pulmonar	Trauma raquimedular

* Observar a variedade de etiologias diferentes que podem provocar choque.

FISIOPATOLOGIA DO CHOQUE

Perfusão periférica e determinantes

A perfusão periférica dos tecidos é diretamente dependente da função cardiovascular e da função da microcirculação. Para a instalação do choque, é necessária a alteração de um ou mais dos componentes relacionados à *performance* cardiovascular, seja macro-

-hemodinâmica ou microcirculatória. Nos parágrafos a seguir será feita uma breve revisão da fisiologia cardiovascular (Figura 1).

A função principal do coração é gerar um regime pressórico que determina a circulação do sangue para os tecidos e para os pulmões. A função cardíaca, por sua vez, está relacionada a quatro fatores independentes: pré-carga, contratilidade, pós-carga e frequência cardíaca.

A pré-carga representa todos os fatores que contribuem para o estresse (ou tensão) passivo da parede ventricular no final da diástole. Segundo a lei de Starling, mudanças na pré-carga levam a modificações diretamente proporcionais no débito cardíaco e, consequentemente, na perfusão periférica. Dessa forma, alterações na pré-carga podem gerar mudanças clinicamente significantes na função cardíaca. Como à beira-leito a pré-carga pode ser estimada a partir do enchimento ventricular, os fatores clínicos que promovem o aumento do volume diastólico (p. ex., maior retorno venoso, venoconstrição ou aumento da volemia) geralmente aumentam também a pré-carga.

A contratilidade cardíaca é um atributo que, independentemente das condições de pré e pós-carga, reflete a capacidade intrínseca da bomba ventricular em manipular a pressão intracardíaca e/ou ejetar volume. Nos pacientes, sua mensuração direta não é possível, pois as variáveis que medem a função de bomba na prática clínica (p. ex., fração de ejeção, volume sistólico, trabalho sistólico, dP/dt) também são influenciadas pelo estado de pré e pós-carga cardíaca. Assim, habitualmente, refere-se ao desempenho cardíaco como um todo, sendo esse o resultado da interação da contratilidade, do tônus autonômico, da função valvar competente e do lusotropismo (propriedade de relaxamento do miocárdio para acomodar o sangue sem gerar grandes pressões diastólicas finais).

A pós-carga representa todos os fatores que contribuem para o estresse (ou tensão) miocárdico durante a ejeção ventricular. Assim, todo e qualquer fator que aumente a impedância para a ejeção ventricular e dessa forma promova maior necessidade de pressão intraventricular durante a sístole (como estenose aórtica, vasoconstrição periférica, miocardiopatia hipertrófica etc.) aumenta a pós-carga. O aumento da pós-carga, se excessivo, promove redução na ejeção ventricular e, eventualmente, disfunção diastólica aguda (como no edema agudo hipertensivo).

A frequência cardíaca pode promover redução da perfusão nos casos de bradiarritmias ou taquiarritmias. Isoladamente, na ausência de arritmias, a frequência cardíaca raramente é a causa do choque.

A microcirculação, por sua vez, é o sítio principal de troca de nutrientes, fluidos e gases respiratórios, além de ser responsável pelo controle do fluxo capilar pelo estado contrátil das arteríolas pré-capilares. Para adequar a oferta de oxigênio à demanda de cada célula em cada órgão, a microcirculação deve responder a alterações na demanda metabólica ou ao fluxo para o órgão. A fim de realizar tal função, um endotélio funcional é de suma importância para impedir a formação de microtrombos, manter a permeabilidade capilar em limites estreitos e evitar a ativação excessiva e adesão desenfreada das células inflamatórias nos capilares.

Adequação global da oxigenação tecidual

A adequação da oxigenação tecidual é definida pela relação entre a oferta de oxigênio (DO_2) aos tecidos e a

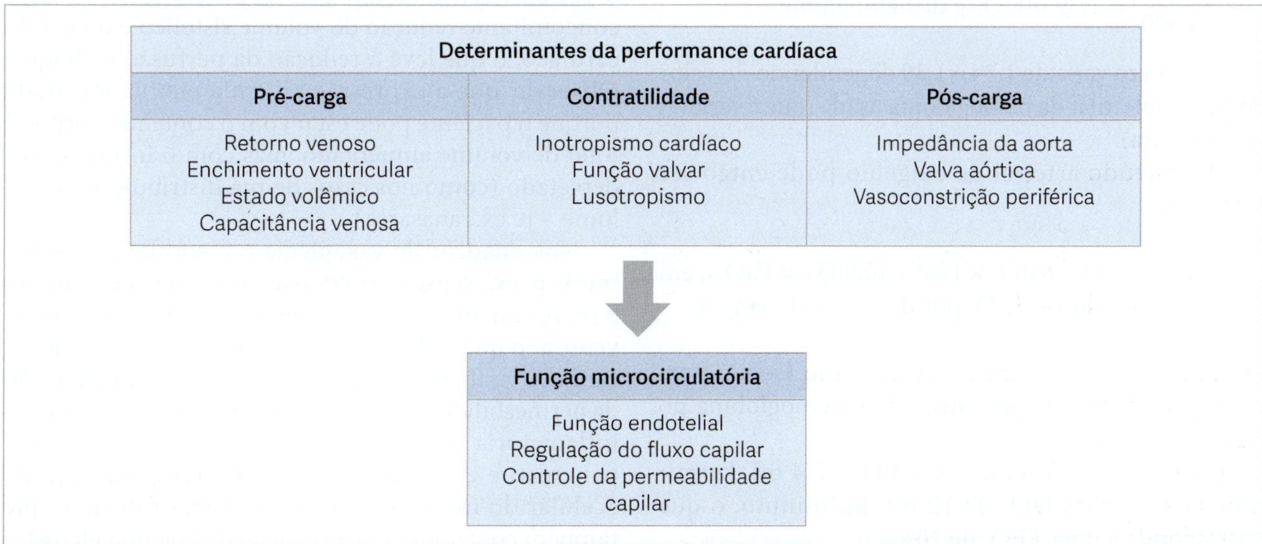

FIGURA 1 Determinantes da perfusão periférica, que está relacionada à função cardíaca e à função microcirculatória. Essas duas, por sua vez, são dependentes de outros fatores listados na figura.

demanda periférica pelo mesmo oxigênio. Essa demanda varia de acordo com o tipo de tecido, com o tempo e com a atividade do órgão. Apesar de a demanda de oxigênio não ser mensurada ou aferida, o consumo de oxigênio (VO_2) pode ser quantificado.

De modo geral, o sistema cardiovascular consegue manter um equilíbrio estreito entre a oferta e o consumo de oxigênio, o que demonstra a grande capacidade do organismo em manter o metabolismo oxidativo periférico.

No âmbito fisiológico, a relação entre a DO_2 e a VO_2 é dada pela taxa de extração (TEO_2):

$$TEO_2 = VO_2/DO_2,$$

em que TEO_2 representa a taxa de extração de oxigênio pelos tecidos (em %), DO_2 e VO_2 em mililitros de oxigênio/minuto.

A DO_2 representa o fluxo convectivo total de oxigênio aos tecidos no sangue arterial:

$$DO_2 = DC \times CaO_2,$$

em que DC representa o débito cardíaco e CaO_2 representa o conteúdo arterial de oxigênio (em mililitros de oxigênio por decilitros de sangue).

Por fim, o conteúdo arterial de oxigênio é dado pela somatória do oxigênio dissolvido no plasma e o oxigênio ligado à hemoglobina. O oxigênio dissolvido no plasma é igual a ($0{,}0031 \times PaO_2$) mL de O_2 por 100 mL de sangue. Por sua vez, 4 moles de oxigênio se ligam a 1 mol de hemoglobina. Como cada mol de oxigênio equivale a 22.400 mL do gás e o peso molecular da hemoglobina é aproximadamente 64.500 g, temos que:

$$4 \times \left(\frac{22.400}{64.500}\right) = 1{,}39 \text{ mL } O_2\text{/g de hemoglobina}$$

O número varia de 1,34 a 1,39 dependendo do valor do peso molecular da hemoglobina usada (que é variável na literatura).

O conteúdo arterial de oxigênio pode então ser calculado:

$$CaO_2 = (1{,}39 \times SatO_2 \times Hb) + (0{,}0031 \times PaO_2),$$ em mililitros de O_2 por decilitros de sangue,

em que $SatO_2$ é a saturação de oxigênio (sem a porcentagem) e Hb é a concentração de hemoglobina no sangue em g/dL.

Em condições fisiológicas, a $VO_2 \approx 2{,}4$ mL/kg/minutos de O_2 para DO_2 de 12 mL/kg/minuto, o que corresponde a uma TEO_2 de 20%.

Relação entre oferta e consumo de oxigênio no choque

Na instalação do choque ocorre uma oferta insuficiente de oxigênio aos tecidos, geralmente concomitante com um aumento do consumo (por febre, inflamação, dor, estresse...). Essa situação de desbalanço é denominada disóxia e caracteriza a situação de oferta inadequada de oxigênio para a periferia.

O organismo consegue manter o metabolismo aeróbico mesmo com reduções progressivas da DO_2 por meio do aumento da TEO_2, o que mantém o VO_2 estável. Nesse estágio, DO_2 e VO_2 são independentes. Porém, caso a DO_2 continue a cair pela progressão do processo patológico, um ponto crítico (chamado DO_2 crítica) pode ser alcançado: a partir desse ponto, a periferia não consegue aumentar mais a TEO_2 como compensação da queda da DO_2 e, com isso, o VO_2 torna-se diretamente dependente da DO_2 (Figura 2).

Na prática clínica, os quadros de choque cursam na fase inicial com alterações cardiovasculares que determinam redução da DO_2. Assim, no choque, os diversos componentes da *performance* cardiovascular sofrem alterações fisiopatológicas que promovem sua alteração.

Alteração da *performance* cardiovascular no choque

A instalação do choque decorre da perturbação da homeostase e da disfunção de um ou mais componentes da *performance* cardiovascular (na maioria das vezes em mais de um componente).

Em várias situações ocorre uma redução da volemia efetiva. Isso gera diminuição do enchimento ventricular e, consequentemente, da pré-carga cardíaca. Caso o paciente esteja na fase pré-carga responsiva, ocorre concomitante redução do volume sistólico e do débito cardíaco, o que leva à redução da perfusão e choque. Observar que a expressão volemia efetiva foi usada porque o paciente pode estar com o conteúdo corporal total de volume aumentado, mas com o intravascular depletado (como nos casos de má distribuição de volume – p. ex., anasarca).

Nos quadros de vasoplegia e vasodilatação sistêmica (p. ex., sepse), observa-se também venodilatação e represamento de volemia nos vasos de capacitância venosa, o que reduz o retorno venoso e o enchimento cardíaco também. Finalmente, em situações de alteração da permeabilidade vascular (p. ex., síndrome da resposta inflamatória sistêmica – SIRS –, grandes queimados, pancreatite etc.), acontece a transferência de líquido acelular do intravascular para o extravascular, o que também contribui para a redução da volemia efetiva.

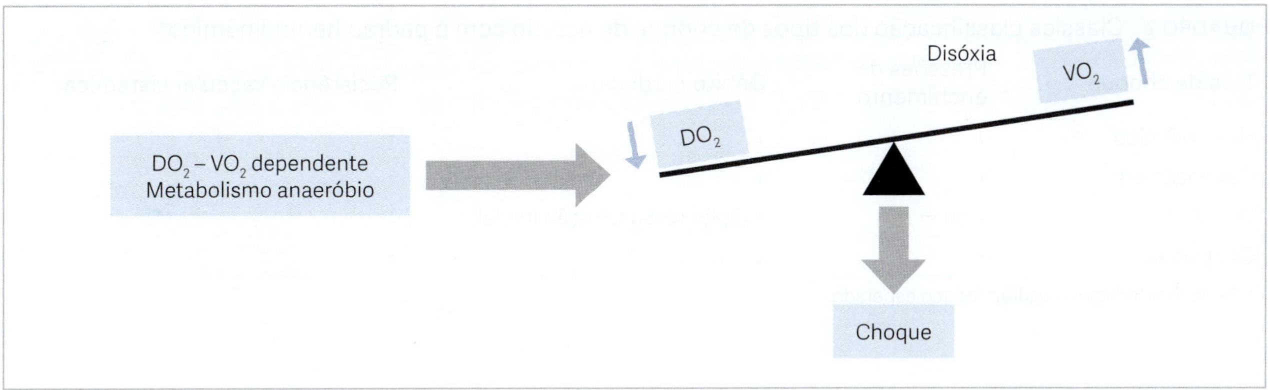

FIGURA 2 Relação entre oferta (DO_2) e consumo (VO_2) de oxigênio. Na zona de independência entre DO2 e VO2 (setas cinzas), as necessidades periféricas são atendidas e prevalece o metabolismo aeróbico. Com reduções progressivas da oferta de oxigênio, os tecidos aumentam a extração de oxigênio, o que mantém o consumo estável. Porém, a partir de um ponto crítico (DO_2 crítica), os tecidos não conseguem continuar aumentando a extração. Com isso, reduções progressivas da oferta de oxigênio acarretam reduções proporcionais no consumo. Tal fato desencadeia metabolismo anaeróbico e hipóxia tecidual. Isso caracteriza uma situação crítica de desbalanço oferta-consumo de oxigênio designada como disóxia, o que caracteriza a condição de choque.

Em relação à função cardíaca, diversos insultos podem levar a um comprometimento direto da bomba contrátil. Os insultos isquêmicos ao miocárdio são uma das principais causas de choque por perda aguda da contratilidade. Nesses casos, a disfunção ventricular aguda gera hipoperfusão sistêmica e também cardíaca, o que piora ainda mais a função contrátil miocárdica, levando a um ciclo vicioso de piora cardíaca e hipoperfusão, o que progressivamente causa o choque cardiogênico e o óbito. Além disso, nos quadros infecciosos graves, ocorre um quadro de depressão da função miocárdica já nas fases iniciais (e não em fases avançadas, como muitos acreditam). Citocinas inflamatórias miocardiodepressoras circulantes (p. ex., fator de necrose tumoral – TNF), alteração da microcirculação miocárdica, efeitos negativos diretos do óxido nítrico e lipopolissacárides no sangue e alterações da bioenergética intracelular são alguns dos mecanismos verificados para explicar as alterações cardíacas verificadas na sepse.

Em relação às alterações no tônus arteriolar, observa-se que ambos os extremos ocasionam detrimentos na circulação. Vasodilatação excessiva favorece a redução da pressão arterial, o que, abaixo da capacidade de compensação da autorregulação vascular, ocasiona reduções diretamente proporcionais da perfusão. Vasoconstrição em demasia promove aumento da pós-carga, o que reduz o débito cardíaco. Além disso, distúrbios na capacidade de controle das arteríolas pré-capilares (choque distributivo) suscita diferenças patológicas na resistência vascular entre os leitos arteriais, resultando em má distribuição do fluxo de sangue e desbalanço entre o suprimento de sangue e a demanda tecidual metabólica. Por fim, um conceito de importância clínica é o fato de que o choque vasodilatado pode ser a via final comum de qualquer choque de duração prolongada.

Quanto à microcirculação, diversas alterações fisiopatológicas são observadas no choque, especialmente o séptico. Aumento da permeabilidade vascular capilar resulta em edema tecidual e perda de volume intravascular. Disfunção endotelial promove ativação da coagulação e redução dos mecanismos de fibrinólise, o que resulta em obstrução por microtrombos. Abertura de conexões arteriovenosas e mecanismos de *shunt* vascular reduzem a oferta de oxigênio aos tecidos periféricos. Para terminar, alterações na função celular e mitocondrial podem promover a redução no aproveitamento do oxigênio disponível, o que determina uma forma de hipóxia denominada citopática.

Classificação do choque

Do ponto de vista puramente didático e mecanicista, o choque pode ser classificado em quatro tipos: hipovolêmico, cardiogênico, distributivo e obstrutivo. Essa classificação leva em conta o processo fisiopatológico principal que desencadeou o choque e é largamente disseminada desde sua descrição, na década de 1960 (Quadro 2).

Apesar de essa classificação ser ensinada na graduação, ela é pouco útil à beira-leito. Em primeiro lugar, os padrões frequentemente são superpostos. Pacientes inflamados no início da apresentação do quadro usualmente estão hipovolêmicos e hipodinâmicos, com débito cardíaco baixo. Pacientes com infarto agudo do miocárdio evoluem rapidamente com inflamação sistêmica e vasodilatação sistêmica. Além disso, comorbidades prévias (p. ex., insuficiência cardíaca) podem interferir

QUADRO 2 Clássica classificação dos tipos de choque de acordo com o padrão hemodinâmico*

Tipo de choque	Pressões de enchimento	Débito cardíaco	Resistência vascular sistêmica
Hipovolêmico	↓	↓	↑
Cardiogênico	↑	↓	↑
Distributivo	↓ ou ↔	↑ (após ressuscitação inicial)	↓
Obstrutivo	↑	↓	↑

* As flechas indicam o padrão teórico esperado.

na interpretação do quadro hemodinâmico. Em segundo lugar, conforme posto previamente, os quadros de choque podem evoluir para quadros vasodilatados independentemente do fator causal. Por fim, a avaliação dogmática do paciente segundo esses padrões pode prejudicar a avaliação da etiologia do choque e, principalmente, o tratamento a ser seguido. Dessa forma, apesar de útil para explicar a fisiopatologia do choque, sua utilidade é limitada na prática clínica.

Avaliação da perfusão tecidual

Choque se caracteriza pela hipoperfusão tecidual; dessa forma, sua identificação depende da monitorização de parâmetros perfusionais. E, para uma abordagem rápida e prática, inicialmente avalia-se a perfusão com base em parâmetros clínicos no exame físico à beira-leito.

Existem três "janelas" clínicas para avaliação da perfusão (Figura 3):

- Nível da consciência.
- Diurese.
- Alterações na perfusão cutânea.

Além dessas três variáveis clínicas, dois outros dados são relevantes:

- Pressão arterial.
- Lactato sérico.

Em particular, as alterações da perfusão cutânea já foram amplamente estudadas, não só como marcadores de gravidade, mas também como metas terapêuticas. Tais alterações seriam representativas de disfunção

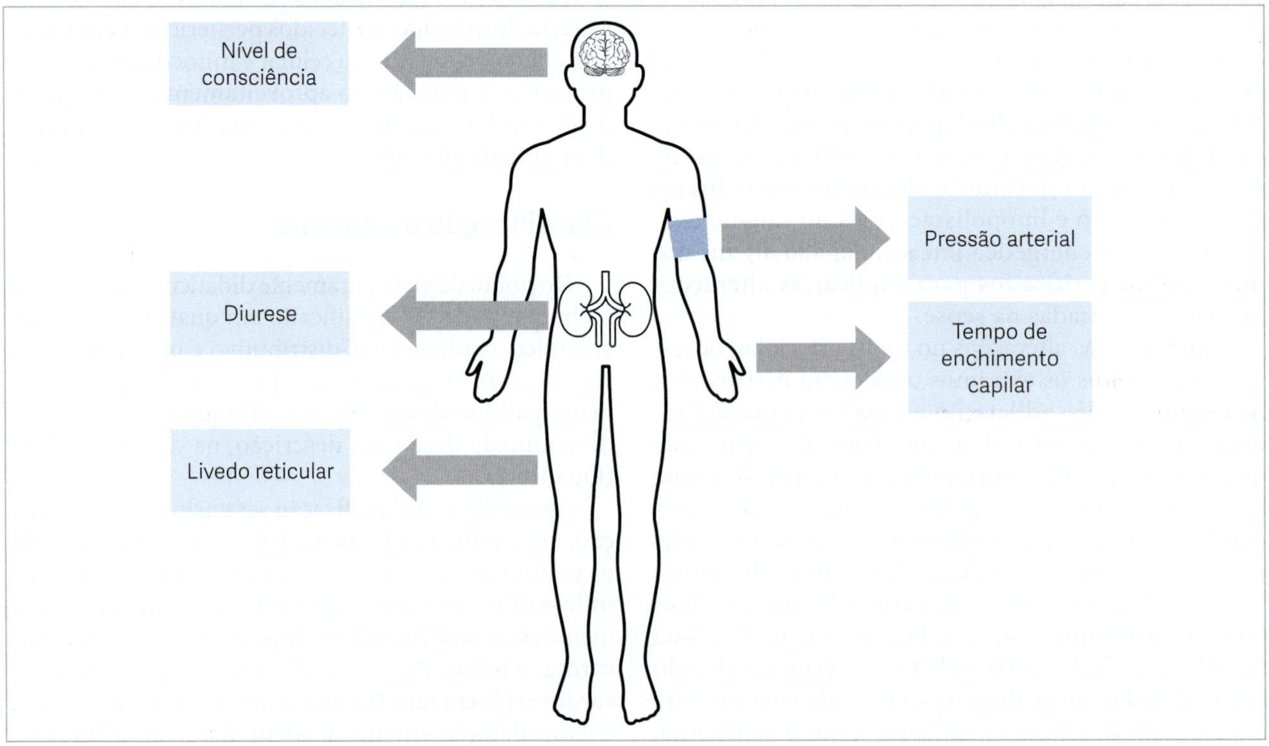

FIGURA 3 Parâmetros clínicos para avaliação da perfusão à beira-leito.

microcirculatória cutânea e se correlacionariam com a perfusão de outros órgãos. Dentre os sinais de má perfusão periférica, a presença de livedo reticular e o tempo de enchimento capilar (TEC) são os mais utilizados.

A presença de livedo reticular (geralmente na região dos joelhos) é um marcador de gravidade em pacientes em choque e deve ser investigada. Sua extensão pode ser quantificada pelo escore de livedo e se correlaciona com o risco de morte:

- Escore 0: sem livedo.
- Escore 1: área de livedo pequena (tamanho de uma moeda) no centro da patela.
- Escore 2: área de livedo que não passa da borda superior do joelho.
- Escore 3: área de livedo que não passa do meio da coxa.
- Escore 4: área de livedo que não passa do ligamento inguinal.
- Escore 5: área de livedo que se estende além do ligamento inguinal.

Além do livedo reticular, o TEC deve ser mensurado por meio de técnica padronizada:

- Compressão na falange distal do indicador de uma das mãos.
- Pressão da pele por 15 segundos.
- Cronometrar o tempo para retorno da coloração ao basal após liberação da compressão.
- Normal até 3 segundos.

TEC alargado sugere hipoperfusão e necessidade de avaliar estratégias de ressuscitação específicas. Um estudo randomizado multicêntrico (ANDROMEDA-SHOCK) demonstrou que usar o TEC para guiar a terapia de ressuscitação em fases iniciais de sepse pode melhorar desfechos.

Finalmente, entre os parâmetros laboratoriais perfusionais, o lactato sérico é um dos mais utilizados. A presença de hiperlactatemia não é mais considerada marcador de anaerobiose celular, visto que diversos estudos demonstram a produção aeróbica de lactato em choque. Entretanto, seu aumento para valores acima dos normais (acima de 2 mmol/L, ou 18 mg/dL) está associado a pior prognóstico e identifica pacientes com maior risco de morte de forma independente. Mesmo em pacientes normotensos, a presença de hiperlactatemia se associa a maior gravidade. Apesar de o padrão-ouro ser sua mensuração arterial ou de um acesso venoso central, a presença de uma dosagem de lactato baixo em uma coleta venosa periférica apresenta valor preditivo negativo útil.

Algoritmo de avaliação da perfusão tecidual

Deve-se avaliar a presença de hipoperfusão sempre que houver condição ou situação em que haja risco de sua presença (p. ex., pós-operatórios de grande porte, admissão por infecção grave, trauma, hemorragias, alteração aguda dos sinais vitais). A suspeita clínica da presença de alteração perfusional já é suficiente para uma avaliação mais pormenorizada, visto que sua identificação precoce pode permitir um tratamento em tempo adequado.

Essa avaliação deve ser multimodal, pois não existe um padrão-ouro para a presença de hipoperfusão. Alguns dos parâmetros comentados são de fácil monitorização e realização na maioria dos pacientes (Figura 4).

PONTOS-CHAVE

1. O quadro de choque é o extremo da disfunção cardiovascular, representando a incapacidade do sistema circulatório de atender o consumo periférico de oxigênio, o que acarreta hipóxia tecidual e morte celular.
2. Como todas as síndromes, diversas causas diferentes podem acarretar choque.
3. Diversos componentes são importantes para a homeostase cardiovascular: pré-carga, função contrátil cardíaca, pós-carga, frequência cardíaca e função microcirculatória.
4. O desbalanço entre a relação DO_2/VO_2 de forma a promover má perfusão chama-se disóxia, o que representa a instalação do choque.
5. A fisiopatologia do choque engloba habitualmente disfunção em mais de um dos componentes da homeostase cardiovascular.
6. A classificação do choque é útil para compreensão fisiopatológica, mas não deve ser aplicada de forma rígida para guiar a terapêutica.
7. A avaliação da perfusão deve ser multimodal, envolvendo parâmetros clínicos e laboratoriais.

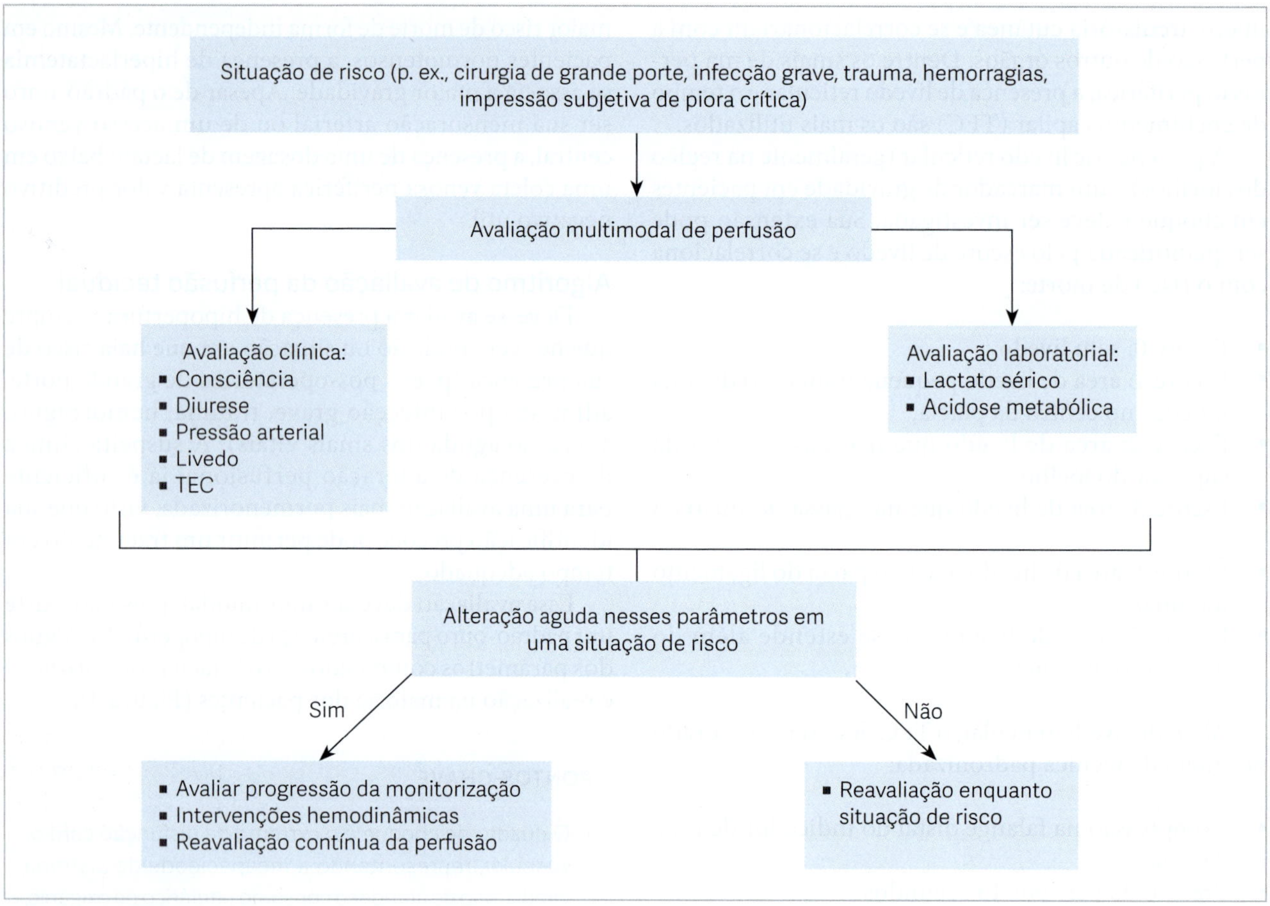

FIGURA 4 Algoritmo de avaliação de perfusão.
TEC: tempo de enchimento capilar.

BIBLIOGRAFIA

1. Ait-Oufella H, Lemoinne S, Boelle PY, Galbois A, Baudel JL, Lemant J, et al. Mottling score predicts survival in septic shock. Intensive Care Med. 2011;37:801-7.
2. Astiz ME. Pathophysiology and classification of shock states. In: Fink MP, Abraham E, Vincent J-L, Kochanek PM (eds.). Textbook of critical care. Pennsylvania: Elsevier Saunders; 2005. p.897-904.
3. Ellis CG, Jagger J, Sharpe M. The microcirculation as a functional system. Crit Care. 2005; 9(Suppl 4):S3-S8.
4. Hariri G, Joffre J, Leblanc G, Bonsey M, Lavillegrand JR, Urbina T, et al. Narrative review: clinical assessment of peripheral tissue perfusion in septic shock. Ann Intensive Care. 2019;9:37.
5. Hernandez G, Carmona P, Ait-Oufella H. Monitoring capillary refill time in septic shock. Intensive Care Med. 2024;50:580-2.
6. Hernández G, Ospina-Tascón GA, Damiani LP, Estenssoro E, Dubin A, Hurtado J, et al. Effect of a resuscitation strategy targeting peripheral perfusion status vs serum lactate levels on 28-day mortality among patients with septic shock: the Andromeda-shock randomized clinical trial. JAMA. 2019;321:654-64.
7. Landry DW, Oliver JA. The pathogenesis of vasodilatory shock. N Engl J Med. 2001;345:588-95.
8. Nwasokwa ON. Cardiac function. In: Dantzker DR, Scharf SM (eds.). Cardiopulmonary critical care. Pensylvannnia: W. B. Saunders; 1998. p.145-71.
9. Pino RM, Singh J. Appropriate clinical use of lactate measurements. Anesthesiology. 2021;134:637-44.
10. Vincent JL, De Backer D. Circulatory shock. N Engl J Med. 2013;369:1726-34.
11. Weil MH. Personal commentary on the diagnosis and treatment of circulatory shock states. Curr Opin Crit Care. 2004;10:246-9.

35 Monitorização hemodinâmica

Victória Dias Costa
José Paulo Ladeira
Fernando José da Silva Ramos

SUMÁRIO

INTRODUÇÃO

A disfunção e/ou falência orgânica cardiovascular é uma das complicações mais comuns em unidades de terapia intensiva (UTI), sendo a monitorização hemodinâmica uma opção para auxiliar no diagnóstico e orientar a terapia quando somente o exame físico não é suficiente. A monitorização hemodinâmica consiste na observação contínua ou intermitente das variáveis fisiológicas ao longo do tempo, seja para detectar alterações na perfusão orgânica, para auxiliar na compreensão do mecanismo patológico ou para avaliar respostas às intervenções terapêuticas.

As ferramentas de monitorização hemodinâmica abrangem desde métodos não invasivos, como a aferição da pressão arterial pelo método oscilométrico, até a utilização do CAP, e são indicadas tanto para pacientes com choque estabelecido quanto para pacientes com risco de deterioração hemodinâmica, como em pacientes cirúrgicos de alto risco.

A monitorização hemodinâmica por si só não é capaz de alterar o prognóstico do paciente. No entanto, é com base nos dados da monitorização hemodinâmica que intervenções terapêuticas apropriadas podem ser realizadas em tempo adequado, alterando o prognóstico.

Este capítulo tem como objetivo a discussão de aspectos práticos da monitorização hemodinâmica, como a avaliação da pressão arterial sistêmica (PA), da pressão venosa central (PVC), e métodos de monitorização de débito cardíaco (DC), sejam eles invasivos ou não.

PRESSÃO ARTERIAL SISTÊMICA

A medição seriada ou contínua da PA é a base da monitorização hemodinâmica na medicina intensiva, sendo crucial para a detecção de instabilidade hemodinâmica/hipotensão e para o manejo de alvo pressórico do paciente. Atualmente, a PA pode ser acessada de forma não invasiva ou invasiva.

Pressão arterial não invasiva

Para a realização de medidas da PA de forma não invasiva (PANI) são utilizados manguitos inflados com ar, que ocluem a artéria no local de aferição. As medidas são obtidas durante a desinsuflação gradual do manguito oclusor, podendo ser realizadas pelo método de palpação do pulso distal ao manguito (valor da PA sistólica), ou pelo método auscultatório, que utiliza o estetoscópio para ausculta dos sons de Korotkoff, pelo qual o primeiro som marca a pressão sistólica e o quinto, a diastólica.

No ambiente de UTI, os monitores multiparamétricos, em sua maioria, utilizam o método oscilométrico, pelo qual pequenas oscilações da parede arterial ocorrem quando a pressão do manguito é maior que a pressão sistólica, e a desinsuflação gradual aumenta as oscilações até atingirem o ponto de maior amplitude, que representa a pressão arterial média (PAM), e depois diminuem novamente em direção à pressão arterial diastólica; as pressões sistólica e diastólica são derivadas de algoritmos específicos.

A escolha do tamanho apropriado do manguito é fundamental para evitar aferições inadequadas – os manguitos pequenos superestimam as medidas, enquanto os manguitos grandes as subestimam. A largura da bolsa insuflável de borracha do manguito deve ser de 40 a 50% da circunferência do braço. e seu comprimento de pelo menos 50% da circunferência. Em comparação com a pressão arterial medida de forma invasiva, a oscilometria tende a subestimar a pressão sistólica e a superestimar a pressão diastólica. Outras situações que podem influenciar a medida não invasiva da pressão arterial são anasarca e edema do membro, tremores, obesidade e arritmias.

Os estudos sobre o desempenho da medição por oscilometria são conflitantes. Lehman et al. compararam medidas de PANI e pressão arterial invasiva (PAI) em pacientes críticos. No total foram pareadas 27.022 aferições; durante situações de hipotensão, a PANI superestimou a pressão sistólica. Além disso, os pacientes com hipotensão (pressão sistólica < 70 mmHg) e PANI apresentaram maior incidência de insuficiência renal aguda e mortalidade na UTI comparados ao grupo PAI. Em contrapartida, foi demonstrado que a oscilometria fornece medições precisas de pressão arterial em comparação com medições invasivas em pacientes com arritmia cardíaca.

Pressão arterial invasiva

A medida da pressão arterial de forma invasiva (PAI) é considerada o método mais fidedigno. Por ser passível de complicações, seu uso é restrito a indicações específicas, como em pacientes em choque circulatório com necessidade de drogas vasoativas em doses moderadas a elevadas, necessidade de coleta de gasometrias arteriais seriadas, paciente neurocrítico com necessidade de titulação de vasopressores, uso de dispositivo de fluxo contínuo não pulsátil, uso de balão intra-aórtico e monitorização de DC.

O método consiste no posicionamento de um cateter no interior de uma artéria, e esse cateter é conectado a um circuito de coluna d'água que conduz as mudanças pressóricas que ocorrem na artéria para transdutor de pressão. O circuito transforma essa energia mecânica derivada do pulso intra-arterial em registro elétrico contínuo das variações da pressão na ponta do cateter, permitindo a visualização do registro pulsátil no monitor. Para evitar erros de aferição, o circuito deve estar completamente preenchido de solução salina, sem bolhas de ar. O transdutor de pressão deve estar posicionado ao nível do átrio direito do paciente, localizado no encontro do 4º espaço intercostal com a linha axilar média (eixo flebostático).

O posicionamento errôneo do transdutor nessa etapa pode gerar variações de 1 mmHg a cada 1,36 cm acima ou abaixo do nível e deve estar zerado à pressão atmosférica (Figura 1).

Para gerar a calibração do sistema com a pressão barométrica do ambiente, é necessário informar ao monitor que a pressão ambiente equivale ao valor zero na escala pressórica registrada por ele. Para isso, é necessário acionar o botão de zeragem do monitor enquanto o transdutor é exposto à pressão atmosférica por meio da abertura da torneira do transdutor em direção ao ar ambiente. Essa referência para o sistema de monitorização é essencial para obter o zero hidrostático e garantir a correta aferição do valor da PA. Atenção à presença de bolhas de ar ou coágulos no circuito é importante, pois o deslocamento de líquido dentro do sistema é reduzido e a pressão, subestimada.

Uma maneira de avaliar a forma da curva de PAI é realizar o teste de onda quadrada (Figura 1), em que o número de oscilações após o *flush* com solução salina pode fornecer informações para uma interpretação adequada dos valores de pressão arterial.

A artéria escolhida para a maior parte dos pacientes é a artéria radial, em razão de seu acesso fácil e da presença de circulação colateral (deve-se realizar o teste de Allen para sua verificação). Outros possíveis sítios de punção são as artérias femorais, pediosas, braquiais e ulnares.

As principais contraindicações à monitorização da PAI consistem em diátese hemorrágica, doença vascular periférica grave, fenômeno de Raynaud, trombose local, enxerto vascular no membro da punção, infecção e queimadura local.

As principais complicações da monitorização da PAI são dor, vasoespasmo, formação de hematoma no local de punção (risco maior na punção femoral), hemorragia (risco maior na punção femoral que evolui com hematoma retroperitoneal), infecção, trombose local com embolia distal e comprometimento neurovascular. Devem-se respeitar as indicações para a instalação do cateter, as etapas de punção e de passagem do cateter, vigiar o sítio com frequência e retirar o dispositivo assim que deixar de ser necessário. Não existe tempo máximo de permanência do cateter arterial, porém o circuito arterial deve ser trocado a cada 96 horas.

PRESSÃO VENOSA CENTRAL

A pressão venosa central (PVC) consiste na pressão medida na veia cava superior, que tende a ser igual à pressão no átrio direito; é obtida por meio de um cateter venoso central locado na veia cava superior ou no

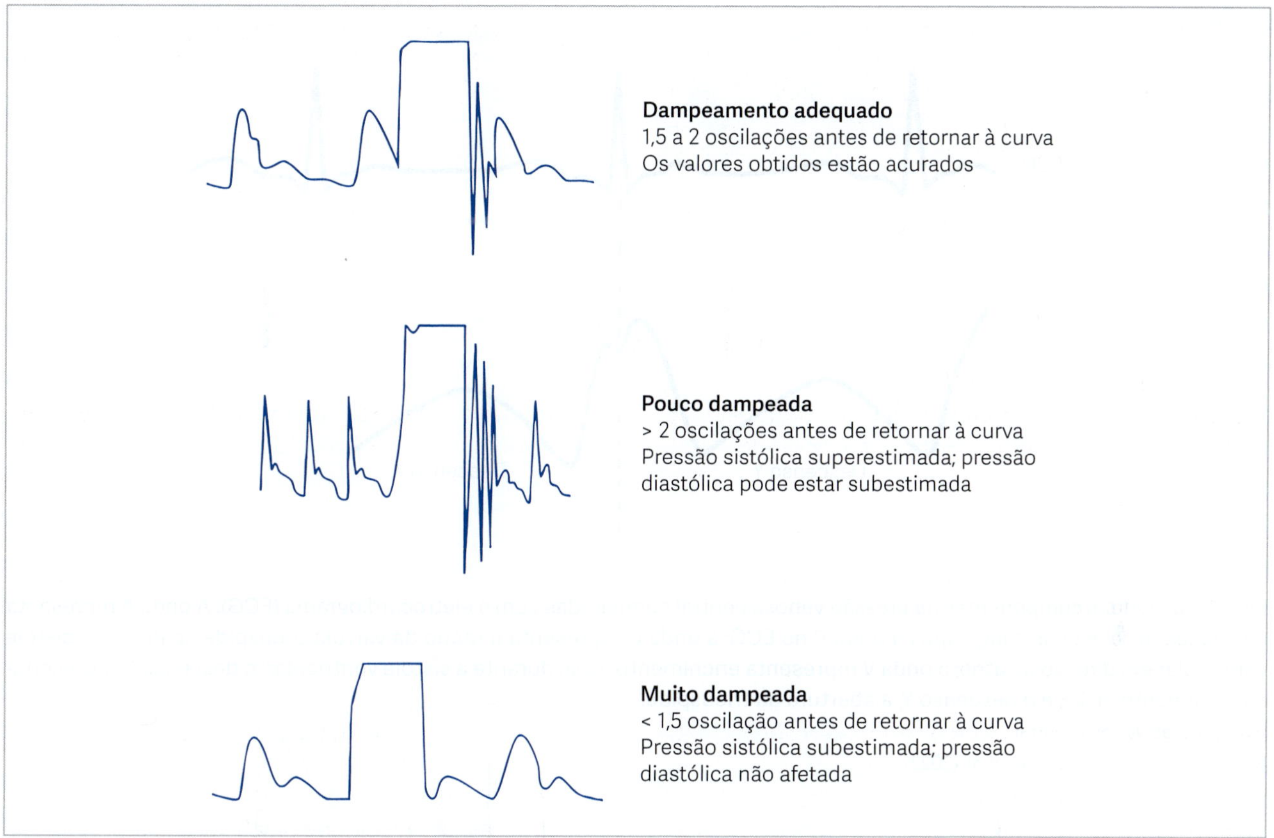

FIGURA 1 Teste de onda quadrada e as possíveis alterações da curva da pressão arterial, que podem alterar a acurácia do valor apresentado.

Fonte: adaptado de Walger e da Silva Ramos (2016).

átrio direito acoplado a um sistema com transdutor de pressão e uma bolsa pressurizadora com soro fisiológico 0,9%, pressurizada em 300 mmHg. O transdutor deve ser zerado à pressão atmosférica e mantido ao nível do átrio direito. Seu valor de normalidade situa-se entre 2 e 6 mmHg. A PVC varia durante o ciclo cardíaco, determinando diferentes ondas – geralmente há uma onda "a" proeminente após a sístole atrial, uma onda "c" com o fechamento da valva tricúspide e uma onda "v" no final da sístole. O local recomendado para medir a PVC é na base da onda "c", porque essa é a pressão final no ventrículo antes do início da sístole – é chamado de ponto "z". A posição da onda "c" também pode ser identificada traçando uma linha vertical a partir da onda "S" da onda QRS se o eletrocardiograma (ECG) estiver sincronizado com o traçado da PVC (Figura 2). Para minimizar a influência das pressões intratorácicas, a PVC é medida no final da expiração, pois é quando a pressão pleural está mais próxima da pressão atmosférica.

Starling foi um dos primeiros a indicar que a saída de sangue do coração depende do retorno desse sangue para ele, e Guyton desenvolveu esse conceito ao descrever que o DC é determinado pela função cardíaca e pelo retorno venoso na circulação intacta. A PVC é o valor de equilíbrio dessas funções, pois indica a pressão nas paredes do coração em diástole, definindo o comprimento dos sarcômeros cardíacos nesse momento do ciclo cardíaco, o que determina a força de contração na próxima sístole, conforme o princípio de Frank-Starling. A PVC também determina a diferença de pressão existente para o retorno do sangue ao coração. Uma alteração na PVC não deve ser considerada simplesmente uma alteração na pré-carga, mas sim no equilíbrio das funções cardíaca e de retorno venoso.

A utilização da PVC na terapia intensiva já foi associada ao dogma de que reflete o volume intravascular dos pacientes: PVC baixa reflete hipovolemia e alta hipervolemia. Cerca de 30% do volume sanguíneo total é estressado, ou seja, um volume que de fato distende as paredes dos vasos e reflete a pressão medida; os outros 70% do volume sanguíneo apenas "preenchem" o sistema cardiovascular. Além disso, o músculo liso vascular pode se contrair e mudar o valor de volume não estressado para estressado, permitindo uma pressão venosa mais elevada com o mesmo volume total. A PVC, portanto, pode sofrer influência de diversos fatores, como insuficiência cardíaca, complacência ventricular, uso de drogas vasoativas, aumento de resistência vascular pulmonar,

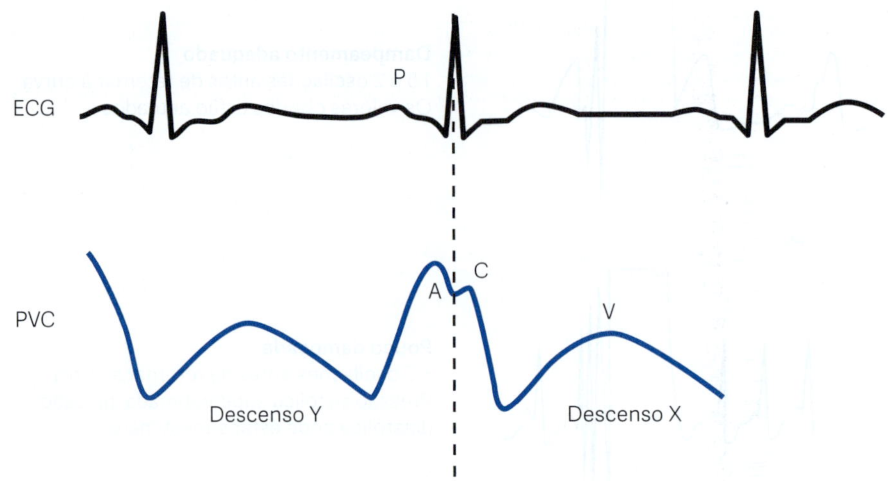

FIGURA 2 Ondas componentes da pressão venosa central comparadas com o eletrocardiograma (ECG). A onda A representa contração atrial e ocorre logo após a onda P no ECG; a onda C representa o recuo da válvula tricúspide no início da sístole ventricular em direção ao átrio; a onda V representa enchimento atrial durante a sístole ventricular; o descenso X representa o relaxamento atrial, e o descenso Y, a abertura da tricúspide.

PVC: pressão venosa central.

Fonte: adaptada de Bootsma et al. (2022).

valvopatia tricúspide e pulmonar, ventilação mecânica, hipertensão abdominal, entre outros.

Em resumo, ao examinar a PVC, primeiro se deve identificar o problema clínico e utilizar a PVC para auxiliar na interpretação do quadro. Por exemplo, se um paciente estiver em choque e for considerada a hipótese de embolia pulmonar, um valor de PVC próximo de zero torna esse diagnóstico improvável a não ser que haja outro processo ao mesmo tempo, como hemorragia. Isso porque a embolia pulmonar causa o choque por ser um processo obstrutivo, aumentando a PVC e inibindo o retorno normal do sangue ao lado direito do coração. Por ser um método simples, amplamente disponível e de rápido acesso, deve ter seu uso incentivado desde que seja aplicado em conjunto com alterações hemodinâmicas como o DC.

CATETER DE ARTÉRIA PULMONAR

Ao longo da década de 1950, diversos estudos foram publicados com cateteres que permitiam a medida da pressão de artéria pulmonar (PAP) e de DC, porém foi com o desenvolvimento do cateter de Swan Ganz, por H. J. C. Swan e William Ganz, que essa ferramenta se popularizou como forma de monitorização hemodinâmica. O dispositivo se difundiu nos anos 1980, sendo essencial para o desenvolvimento de conceitos de hemodinâmica em terapia intensiva; porém, estudos demonstraram que o uso do cateter de artéria pulmonar (CAP) não está associado a benefícios e, por se tratar de método invasivo, estaria associado a possíveis complicações. Com o desenvolvimento de monitores de DC menos invasivos, o uso do CAP tornou-se cada vez menos frequente, porém, este se mantém como o método padrão-ouro para a avaliação do DC e o desenvolvimento de novos métodos.

Técnica de passagem do cateter de artéria pulmonar

A passagem do CAP inicia-se pela punção de uma veia central, sendo a veia jugular interna direita a primeira escolha; a técnica de punção é semelhante à punção de um cateter venoso central. Após a passagem do fio-guia e a realização da dilatação, é posicionado um introdutor, pelo qual passará o cateter envolto por uma capa plástica de proteção, cujo papel é manter o conjunto cateter-introdutor estéril e permitir o reposicionamento do cateter. Após testado e desinsuflado o balonete do cateter, deve-se introduzir o CAP, com este ligado à monitorização, e realizar sua progressão lentamente, sempre avaliando a profundidade da inserção com base na marcação centimetrada nas paredes do cateter, das características das curvas e dos valores de pressão obtidos pela progressão do cateter. O posicionamento do cateter é orientado pelas características das pressões vasculares e das formas das ondas (Figura 3).

Ao atingir o átrio direito, geralmente com cerca de 20 cm de introdução do cateter e com a visualização da

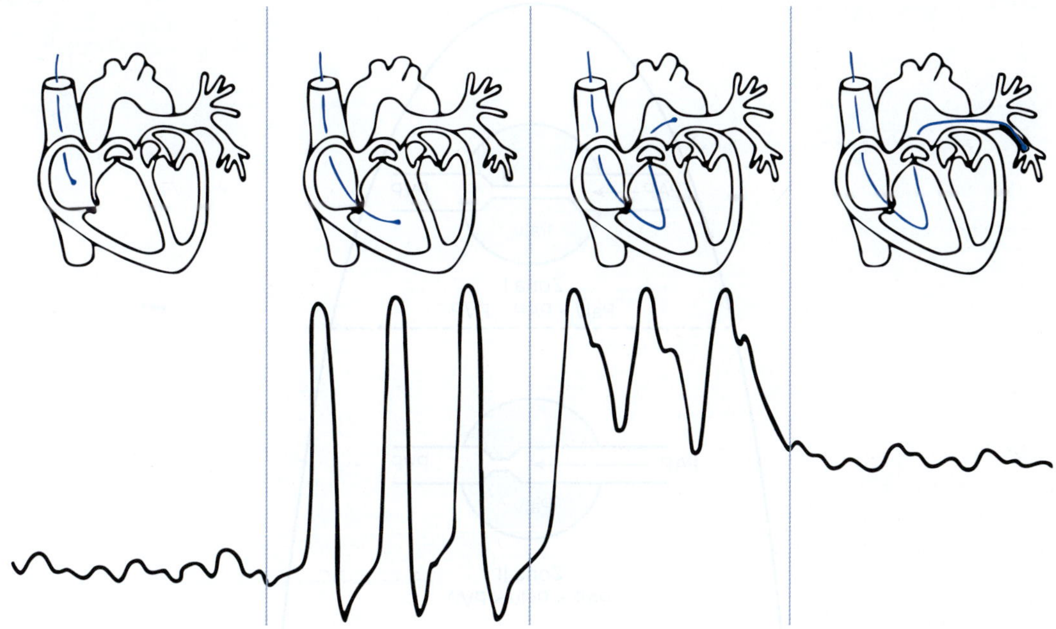

FIGURA 3 Técnica de passagem do cateter de artéria pulmonar e as curvas de pressão adquiridas.
Fonte: adaptado de Walger e da Silva Ramos (2016).

curva típica de PVC, deve-se insuflar o balonete com 1,5 mL de ar ou CO_2 e progredir com a inserção. Quando o cateter atinge o ventrículo direito (VD), em cerca de 30 cm, pelo ciclo de sístole e diástole ventricular, ocorre aumento importante da pressão sistólica, alternado com valor de pressão diastólica baixa; é frequente a ocorrência de arritmias ventriculares nesse momento. Com a progressão para cerca de 40 cm, o cateter atinge a artéria pulmonar e ocorre um aumento da pressão diastólica decorrente do fechamento da válvula pulmonar, sendo visível o nó dicrótico; a partir desse ponto, a progressão adicional do cateter promoverá achatamento da curva, indicando o local onde ocorre a oclusão (encunhamento) do vaso, onde é possível aferir a pressão de oclusão da artéria pulmonar (POAP). Após a medida, o balão deve ser desinsuflado, pois sua insuflação prolongada pode causar infarto pulmonar por isquemia do ramo ocluído.

O pulmão pode ser dividido conceitualmente em três zonas de relação entre o fluxo sanguíneo arterial e a pressão alveolar, as chamadas zonas de West. Preferencialmente, o cateter deve estar posicionado na zona III de West, ou seja, onde a pressão arterial sofre a menor influência da pressão venosa pulmonar e alveolar, para reduzir a influência das variações das pressões em via aérea sobre o valor aferido da PAOP (Figura 4). Para confirmação do correto posicionamento do cateter, alguns critérios podem ser avaliados:

- Localização de sua extremidade abaixo do átrio esquerdo na radiografia de tórax.
- Mínima variação da pressão obtida com a respiração.
- O valor da POAP deve ser menor que o valor da pressão diastólica da artéria pulmonar.
- Qualquer alteração no valor de pressão positiva no final da expiração (PEEP) deve alterar o valor da POAP em menos de 50%.

Variáveis hemodinâmicas obtidas com o cateter de artéria pulmonar

Pressão de oclusão da artéria pulmonar

A POAP representa uma das variáveis obtidas com o CAP mais utilizadas no ambiente de terapia intensiva. A insuflação do balão interrompe todo o fluxo distal e cria uma coluna de fluido estático entre a ponta do cateter e o ponto de junção das veias pulmonares e do átrio esquerdo. Dessa forma, a POAP reflete a pressão do átrio esquerdo e a pressão de enchimento ventricular esquerdo, no fim da diástole.

A curva da POAP apresenta-se normalmente composta de duas ondas, A e V, e dois descensos, X e Y (Figura 5). O pico da onda A segue o pico da onda R do ECG, e o pico da onda V segue o fim da onda T do ECG. A POAP deve ser medida no fim da onda A ou antes do complexo QRS, no fim da expiração, quando

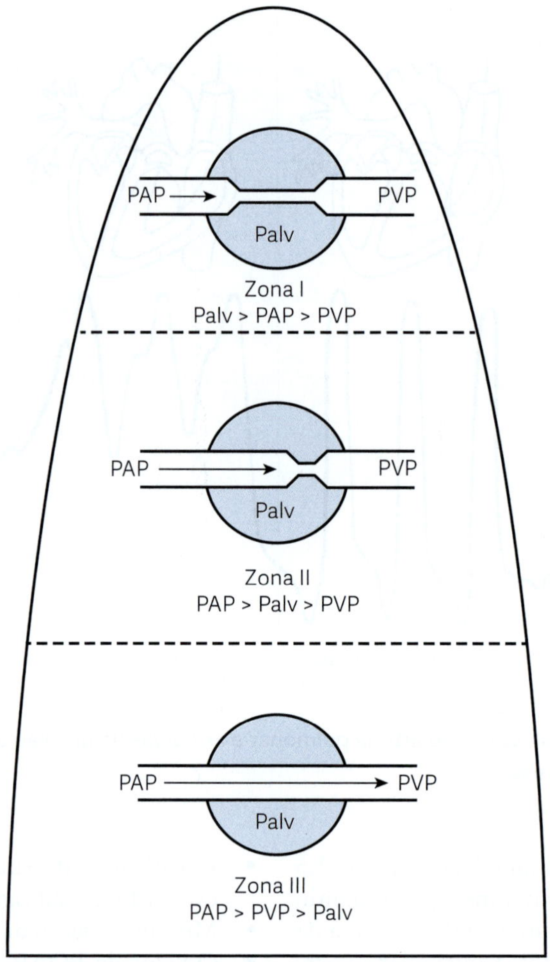

FIGURA 4 Zonas de West e a relação entre pressões vasculares e alveolar.
Palv: pressão alveolar; PAP: pressão arterial pulmonar; PVP: pressão venosa pulmonar.
Fonte: adaptada de Walger e da Silva Ramos (2016).

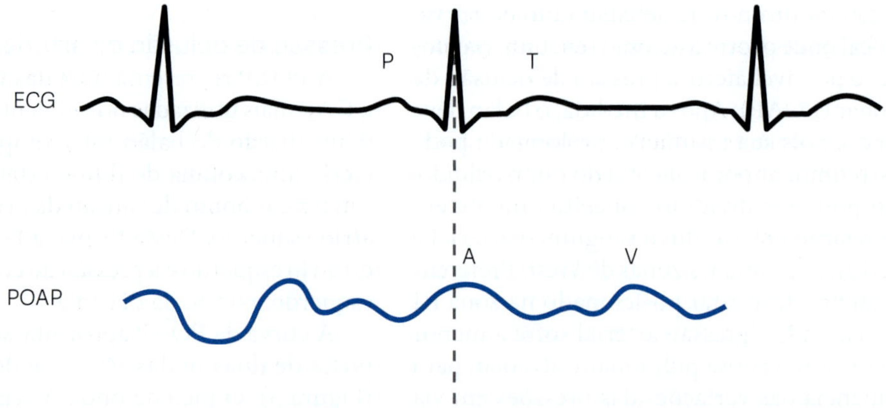

FIGURA 5 Demonstração da curva de pressão de oclusão de artéria pulmonar em relação ao ECG.
ECG: eletrocardiograma; POAP: pressão de oclusão da artéria pulmonar.
Fonte: adaptada de Bootsma et al. (2022).

a influência da pressão pleural é mínima. Uma faixa normal da POAP está entre 5 e 12 mmHg. A onda V gigante pode ocorrer em situações patológicas como insuficiência mitral grave, defeito agudo do septo ventricular e insuficiência cardíaca grave.

Durante muito tempo, a POAP foi utilizada como parâmetro hemodinâmico que representava a pré-carga ventricular esquerda, sendo empregada para diagnóstico de hipervolemia e como meta de reposição volêmica; porém, estudos demonstraram que a POAP apresenta baixa capacidade de predizer responsividade a fluidos. No entanto, assim como a PVC, valores de POAP elevados ou rapidamente crescentes sem alteração no DC mediante a infusão de fluidos podem ser bons indicadores de baixa fluido-responsividade.

A POAP apresenta diversas aplicações, sempre em associação com outros parâmetros hemodinâmicos e de acordo com o estado patológico do paciente, auxiliando na distinção entre falência isolada de VD e falência biventricular, na classificação da hipertensão pulmonar e na determinação do tipo de choque circulatório, na predição de falha no desmame de ventilação mecânica em pacientes portadores de doença pulmonar obstrutiva crônica ou insuficiência cardíaca.

Outras variáveis hemodinâmicas obtidas com o cateter de artéria pulmonar

O CAP fornece diversos parâmetros hemodinâmicos, tanto obtidos de forma direta, como a saturação venosa mista de oxigênio (SvO_2), quanto indiretas, como volume sistólico (VS), volume diastólico final do VD, resistência vascular pulmonar e sistêmica, índice de trabalho sistólico de VD e ventrículo esquerdo (VE), e oferta e consumo tecidual de oxigênio. O Quadro 1 apresenta as principais variáveis obtidas com o CAP.

Indicações do uso do cateter de artéria pulmonar

O CAP apresentava ampla lista de indicações na década de 1980, quando foi popularizado. Com o surgimento de estudos que demonstraram que seu uso por si só não alterava o prognóstico dos pacientes e que poderia estar associado ao aumento de mortalidade, além do desenvolvimento de métodos de monitorização cada vez menos invasivos, sua utilização se restringiu a determinadas indicações.

Diversos estudos nos anos 2000 reforçaram o conceito de que o CAP é ferramenta de monitorização, não modalidade terapêutica, demonstrando que seu uso não apresentou diferenças em termos de mortalidade, tempo de permanência em UTI ou tempo de internação hospitalar. Em uma revisão publicada em 2011, os autores recomendam o uso do CAP em pacientes críticos com disfunção ventricular direita grave, hipertensão pulmonar e em situações clínicas complexas nas quais o conhecimento contínuo da pressão de artéria pulmonar, POAP e SvO_2 sejam consideradas relevantes – indicações que se mantêm no consenso europeu de choque e monitorização hemodinâmica, não recomendando o uso rotineiro do CAP, mas indicando sua utilização em pacientes complexos, em situações de instabilidade hemodinâmica de alta complexidade, principalmente nos casos em que há hipertensão pulmonar e disfunção de VD, no choque refratário, e em pacientes com síndrome do desconforto respiratório agudo (SDRA) associado. Um recente estudo observacional em 34 centros norte-americanos evidenciou que o uso do CAP esteve associado a menor mortalidade em pacientes com choque.

Complicações associadas ao cateter de artéria pulmonar

O CAP é um procedimento invasivo, o que implica maior risco de complicações. Primeiro, necessita da passagem de um acesso venoso central, o que pode resultar em punção arterial acidental, embolia gasosa e pneumotórax. O uso da ultrassonografia durante a punção reduz o risco de posicionamento incorreto do cateter. Outras complicações podem ocorrer com a progressão do CAP, como arritmias graves, bloqueio de ramo direito ou bloqueio atrioventricular total; arritmias menores podem ocorrer durante a inserção ou retirada do cateter, com tendência a desaparecer após seu avanço para a artéria pulmonar. A permanência prolongada do cateter pode resultar em ruptura de vasos, incluindo a artéria pulmonar, infarto pulmonar, trombose venosa, perfuração cardíaca, lesões do endocárdio e infecções relacionadas ao dispositivo. A incidência dessas complicações varia entre 5 e 10%. Os cateterismos cardíacos direitos realizados em centros experientes estão associados a baixo risco de complicações graves.

As contraindicações absolutas para a passagem do CAP são endocardite, tumores ou massas do lado direito do coração; as relativas são coagulopatia grave, incluindo trombocitopenia grave, presença de prótese valvar tricúspide ou pulmonar, insuficiência tricúspide, novo eletrodo de estimulação e grande defeito do septo atrial. A inserção do PAC em pacientes com bloqueio de ramo esquerdo pode induzir bloqueio cardíaco completo. As contraindicações relacionadas à canulação venosa central, incluindo infecções de pele e trombose da veia selecionada, também se aplicam à inserção do CAP.

MONITORIZAÇÃO DO DÉBITO CARDÍACO

O débito cardíaco, ou seja, a quantificação do fluxo sanguíneo gerado pelo coração, é a variável macro-hemodinâmica mais importante na avaliação do paciente instável. A utilização de seus valores e, principalmente, suas alterações diante de uma intervenção terapêutica

QUADRO 1 Variáveis hemodinâmicas obtidas com o CAP e valores de referência

Medidas diretas	Valor de referência	Fórmulas	Comentários
Pressão venosa central	2-6 mmHg	–	–
Pressão ventrículo direito	15-25 × 0-8 mmHg	–	–
Pressão artéria pulmonar	25 × 15 mmHg	–	–
Pressão de oclusão de artéria pulmonar	6-12 mmHg	–	–
Débito cardíaco	4-8 L/min	–	–
Saturação venosa mista de oxigênio	65-75%	–	Não disponível em todos os modelos de cateteres para medida contínua
Fração de ejeção do VD	40-60%	–	Não disponível em todos os modelos de cateteres
Medidas indiretas	**Valor de referência**	**Fórmulas**	**Comentários**
Índice cardíaco	2,5-4 L/min/m²	–	–
Volume sistólico	60-100 mL	RVS = DC / FC * 1.000	–
Volume sistólico indexado	35-47 mL/ m²	RVS × ASC	–
Resistência vascular pulmonar	< 250 dyn · s · cm⁻⁵	RVP = (PAPm – POAP/DC) × 80	Parâmetro de avaliação de pós-carga VD
Resistência vascular sistêmica	800-1.200 dyn · s · cm⁻⁵	RVS = (PAM – PVC / DC) × 80	Parâmetro de avaliação de pós-carga VE
Índice de trabalho sistólico do VE	50-62 g/batimento/m²	ITSVE = VSi (PAM – POAP) × 0,0136	Parâmetro de contratilidade
Índice de trabalho sistólico do VD	5-10 g/batimento/m²	ITSVD = VSi (PAPm – PVC) × 0,0136	Parâmetro de contratilidade
Volume diastólico final do VD	100-160 mL	VDF = VS / FE	Utilizado como parâmetro de pré-carga, Não disponível em todos os modelos de cateteres
Oferta tecidual de oxigênio	900-1.150 mL/min	DO_2 = DC × CaO_2	Necessita inserir outros parâmetros hemodinâmicos e laboratoriais
Consumo tecidual de oxigênio	200-250 mL/min	VO_2 = DC (CaO_2 – CvO_2)	Necessita inserir outros parâmetros hemodinâmicos e laboratoriais

ASC: área de superfície corporal; CaO_2: conteúdo arterial de oxigênio; CAP: cateter de artéria pulmonar; CvO_2: conteúdo venoso de oxigênio; DC: débito cardíaco; FC: frequência cardíaca; ITSVD: índice de trabalho sistólico do ventrículo direito; ITSVE: índice de trabalho sistólico do ventrículo esquerdo; PAM: pressão arterial média; PAPm: pressão da artéria pulmonar média; POAP: pressão de artéria pulmonar ocluída; PVC: pressão venosa central; RVP: resistência vascular pulmonar; RVS: resistência vascular sistêmica; VD: ventrículo direito; VDF: volume diastólico final; VE: ventrículo esquerdo; VSi: volume sistólico indexado.

associados a outros parâmetros hemodinâmicos permite avaliar o resultado da intervenção e sua adequação na condução terapêutica do choque. A seguir, será apresentada uma visão geral dos monitores de DC e sua aplicação clínica.

Termodiluição pulmonar: cateter de artéria pulmonar

O CAP realiza a estimativa intermitente do DC por meio da técnica de termodiluição, método considerado padrão-ouro para a estimativa do DC. Nesse método, o DC é calculado com base na equação modificada de Stewart Hamilton, que se baseia na lei da conservação de massas, pela qual a mudança de concentração no indicador adicionado a um líquido em movimento é utilizada para calcular o fluxo.

O CAP é equipado com um termistor a 4 cm de sua extremidade distal, pois o método observa o princípio segundo o qual determinada quantidade conhecida de solução gelada é introduzida na circulação, misturando-se ao sangue, e o termistor identifica a diferença de temperatura e desenvolve uma curva, que permite o cálculo do fluxo de sangue; o DC será proporcionalmente inverso à área abaixo da curva da variação de temperatura.

A aplicação da técnica de aferição do método de maneira correta é extremamente importante para a obtenção do valor preciso do DC. Para a realização do cálculo do DC, devem ser injetados na via proximal do CAP 10 Ml da solução (podendo ser soro fisiológico 0,9% ou soro glicosado 5%) em temperatura ambiente ou fria; a injeção deve ser realizada em bólus, de maneira rápida e constante para permitir variação uniforme da temperatura; uma curva de variação da temperatura adequada apresenta ascensão rápida e aguda, seguida de uma fase descendente lenta até o retorno à linha de base.

Recomenda-se a realização de pelo menos três medidas, sendo o DC obtido com base na média das medidas. Dispositivos mais modernos permitem a estimativa do DC de forma contínua – esses cateteres apresentam um filamento térmico em via proximal, que se estende por 10 cm e aciona um sistema de aquecimento cíclico a cada 30 a 60 segundos, de modo a promover alteração na temperatura sanguínea e leitura do sinal no termistor distal. Isso permite a estimativa do DC periódica de maneira automática e contínua (Figura 6).

As medições de DC por termodiluição são afetadas por vários estados de doença e defeitos anatômicos. Quando o DC é muito baixo, a termodiluição torna-se menos confiável em decorrência de pequena mudança de temperatura induzida à medida que a solução se aquece na circulação reduzida. A área sob a curva menor superestima o DC, assim como, em condições muito hiperdinâmicas (tireotoxicose, cor anêmico), a subestimação do DC também pode ocorrer. Variações relacionadas ao volume de injeção, temperatura da solução injetada, velocidade da injeção e fase do ciclo respiratório são outros fatores que podem causar variabilidade significativa nas aferições do DC.

Métodos minimamente invasivos

Ao longo dos últimos anos, o desenvolvimento de métodos cada vez menos invasivos de monitorização hemodinâmica foi predominante; a maior parte baseou-se na análise do contorno da onda de pulso arterial, modelo inicialmente descrito por Otto Frank. Na década de 1980, Wesseling et al. desenvolveram um algoritmo capaz de utilizar a análise do contorno do pulso arterial para monitorar continuamente o DC, baseando-se no conceito de que o contorno da forma de onda da pressão arterial é proporcional ao VS, podendo ser estimado pela integral da mudança na pressão arterial do final da diástole até o final da sístole ao longo do tempo; a impedância da aorta também impacta na conformação da onda arterial, influenciando a estimativa do VS. A análise da pressão de pulso (PP), porém, tem sua acurácia reduzida em pacientes com arritmias graves, em uso de dispositivos de assistência ventricular ou em períodos de instabilidade hemodinâmica.

Análise do contorno da onda de pulso: métodos calibrados

PiCCO™

PiCCO™ (*Pulse index Continuous Cardiac Output*) (Suécia) é um dos métodos de estimativa do DC que

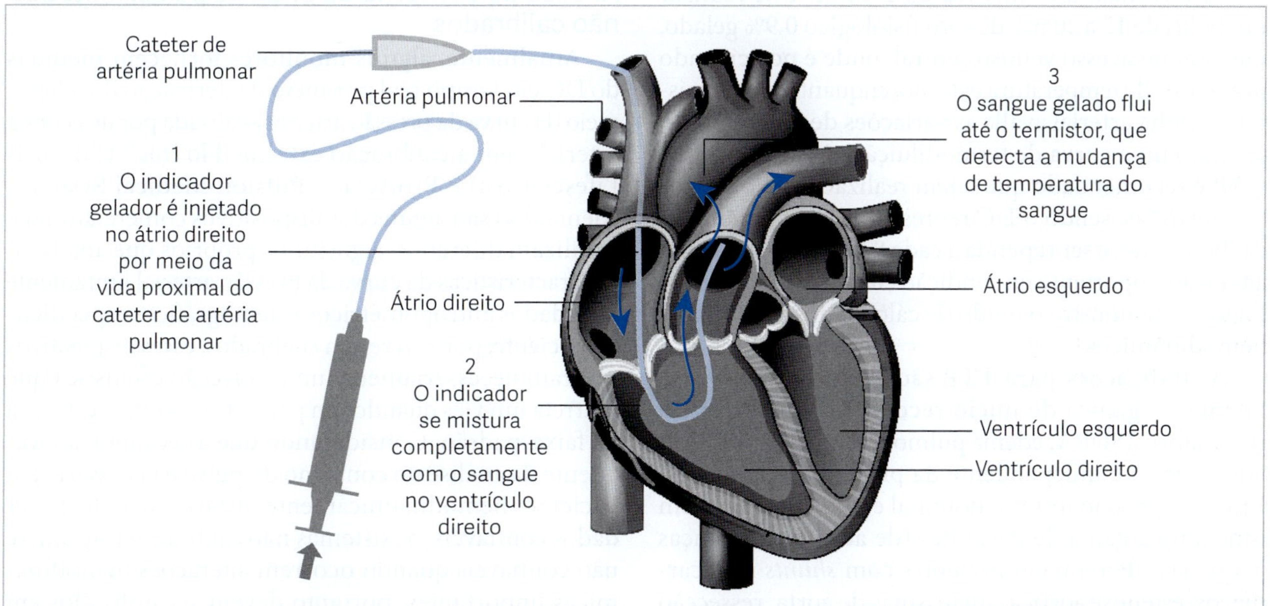

FIGURA 6 Demonstração da termodiluição pulmonar.
Fonte: adaptado de Nurse Key, *Cardiac output measurement*.

utiliza a combinação de termodiluição transpulmonar (TTP) intermitente com a análise contínua do contorno da onda de pulso. Para sua realização, é necessária somente uma linha arterial, podendo ser braquial ou femoral, e uma linha venosa central. É composto por um cateter arterial PiCCO™ e um módulo PiCCO™, que se conecta ao monitor PulsioFlex™ para a utilização da tecnologia PiCCO™.

O DC é calculado a partir da análise da TTP utilizando a equação de Stewart-Hamilton – nesse caso, sabe-se que o indicador injetado passará por um sistema de câmaras organizadas em série; identificando sua concentração na saída, calcula-se o tempo de trânsito médio (TTM) e o volume total de sua distribuição, permitindo que uma série de parâmetros seja calculada, como:

- Volume intratorácico térmico.
- Volume sanguíneo intratorácico.
- Volume sanguíneo pulmonar.
- Volume diastólico final global (VDFG), que representa um parâmetro de pré-carga.
- Água extravascular pulmonar (AEVP), que representa um parâmetro de edema pulmonar.

O PiCCO™ também fornece dados como a variação da pressão de pulso (VPP) ou a variação do volume sistólico (VVS), a depender do sistema.

Uma grande vantagem dos dispositivos de TTP é que eles fornecem a AEVP, que pode ser usada como parâmetro de segurança durante a fluidoterapia, especialmente em estados de aumento da permeabilidade pulmonar, nos quais foi demonstrado ter valor prognóstico, principalmente em pacientes com SDRA.

Para realizar a estimativa do DC, deve-se realizar um bólus de 15 a 20 mL de soro fisiológico 0,9% gelado, injetado no acesso venoso central, onde é posicionado um sensor de temperatura externo, enquanto um termistor na linha arterial avalia as variações de temperatura, gerando uma curva de termodiluição. Assim como no CAP, é recomendado que sejam realizadas pelo menos três medidas, sendo o DC representado pela média. A calibração deve ser repetida a cada 8 horas ou após uma alteração importante na condição clínica do paciente. A Figura 7 demonstra o modo de cálculo dos parâmetros hemodinâmicos.

As indicações para TTP são estados de choque, falência orgânica de início recente ou insuficiência respiratória (SDRA, edema pulmonar). A quantificação volumétrica é independente da pressão intratorácica, PEEP ou pressão intra-abdominal e pode ser usada em uma ampla gama de pacientes (de adultos a crianças pequenas). Porém, em pacientes com *shunts* intracardíacos, estenose aórtica, aneurismas de aorta, ressecção pulmonar e circulação extracorpórea, a TTP pode produzir resultados equivocados.

VolumeView™

O VolumeView™ (Edwards Lifesciences, EUA) é outro dispositivo que permite a estimativa de DC por meio da análise do contorno da onda de pulso, com calibração por TTP. O sistema VolumeView™ é composto por dois sensores: um sensor que fornece as informações hemodinâmicas contínuas e calibradas, pelo cateter arterial femoral, e parâmetros volumétricos, com base na TTP intermitente; um termistor, que registra o início e a temperatura de injeção; o sistema é conectado ao monitor EV1000™ (Edwards Lifesciences®). O VolumeView™ fornece parâmetros como VDFG, AEVP, índice de função cardíaca e índice de permeabilidade pulmonar. Tanto o PiCCO™ quanto o VolumeView™ calculam o volume diastólico final global, água extravascular pulmonar, volume sanguíneo pulmonar, índice de permeabilidade vascular pulmonar (IPVP), fração de ejeção global, índice de função cardíaca, índice de potência cardíaca e resistência vascular sistêmica. O IPVP (valores normais em torno de 1 a 1,5) permite discriminar entre edema pulmonar hidrostático (IPVP 2 a 2,5) e aumento da permeabilidade capilar pulmonar (IPVP > 3).

O VolumeView™ utiliza o mesmo racional do PiCCO™ – ambos usam a equação de Stewart-Hamilton para calcular o DC derivado da TTP, porém apresentam pequenas mudanças na fórmula em relação ao tempo de trânsito médio (TTM) e ao tempo de decaimento (Figura 7), já tendo sido demonstrado que, para estimativa de DC, VDFG e AEVP, o VolumeView™ e o PiCCO™ apresentam excelente correlação (R^2 0,98, 0,92 e 0,97, respectivamente).

Análise do contorno da onda de pulso: métodos não calibrados

Atualmente, alguns monitores fornecem medidas do DC em tempo real por meio da derivação do VS por meio da curva da pressão arterial analisada por uma linha arterial, sem a calibração externa. FloTrac™ (Edwards Lifesciences) e ProAQT™ (Pulsion Medical Systems, Alemanha) são alguns dos dispositivos comercializados e utilizam diferentes algoritmos próprios que analisam as características da curva da pressão arterial juntamente com dados antropométricos e demográficos específicos do paciente; por não serem calibrados, esses dispositivos utilizam necessariamente uma correção estatística que acarreta um viés quando um paciente específico está fora da faixa-padrão. Considerando que a recalibração frequente da análise do contorno do pulso é necessária em pacientes hemodinamicamente instáveis para fornecer dados confiáveis, os sistemas não calibrados tornam-se não confiáveis quando ocorrem alterações hemodinâmicas importantes, portanto devem ser utilizados em pacientes hemodinamicamente estáveis e por um curto período de tempo, como durante cirurgias.

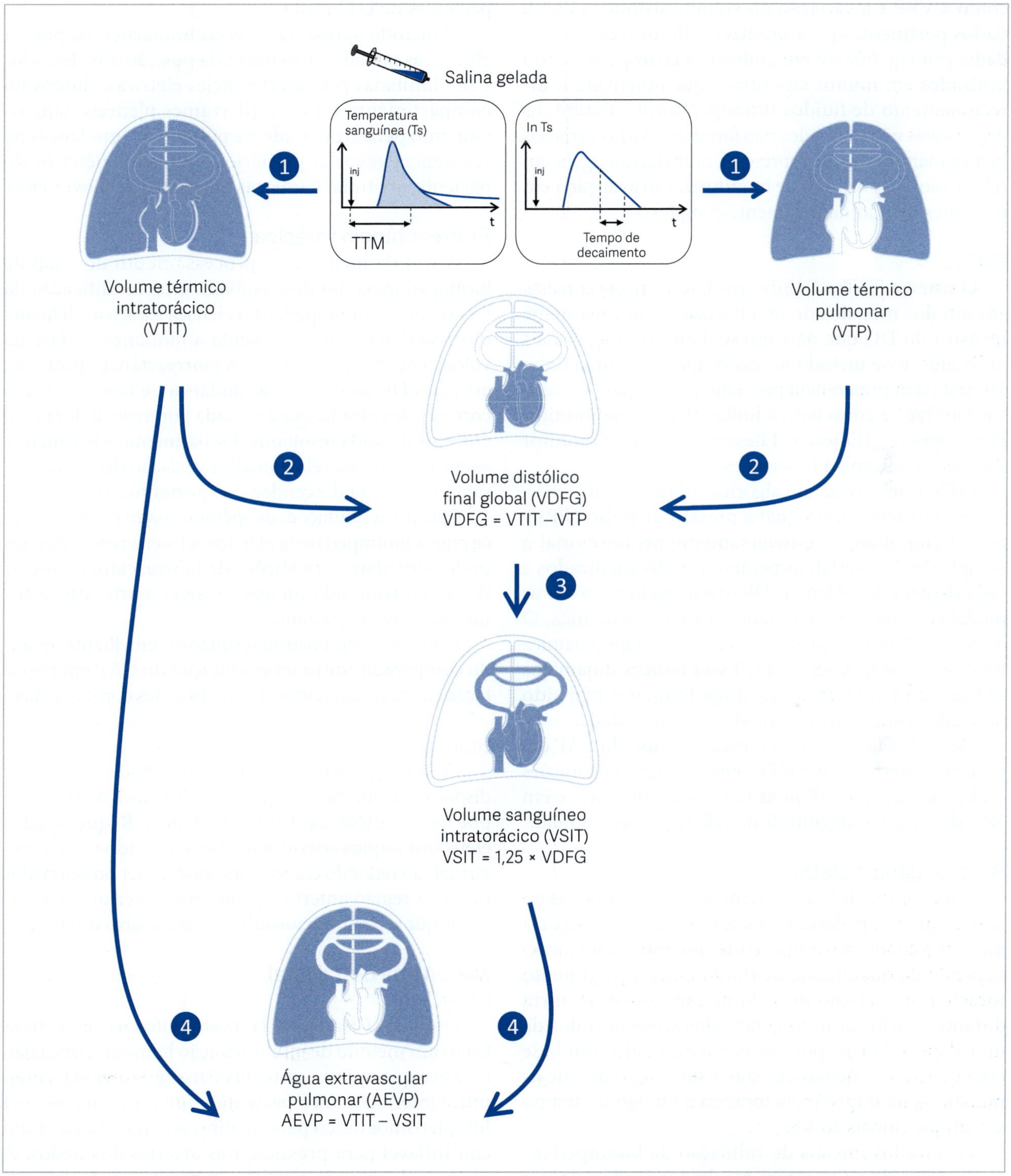

FIGURA 7 Demonstração das câmaras em que o indicador pode ser distribuído e o modo de cálculo dos parâmetros hemodinâmicos.

TTM: tempo de trânsito médio.

Fonte: adaptada de Monnet e Teboul (2017).

Esses dispositivos também fornecem informações como a VPP e a variação do volume sistólico (VVS), dados pertinentes para predizer a fluido-responsividade, principalmente em ambientes cirúrgicos, sendo utilizados em muitos algoritmos que objetivam o direcionamento de fluidos intraoperatórios. Porém, os dispositivos não calibrados não fornecem outras variáveis hemodinâmicas, o que representa uma desvantagem em relação aos dispositivos de monitorização avançada em pacientes hemodinamicamente complexos.

FloTrac™

O sistema FloTrac™ (Edwards Lifesciences) consiste em um dos métodos de monitorização minimamente invasiva do DC que não apresentam calibração mais utilizados. Esse método necessita apenas de uma linha arterial (sem preferência pelo sítio de punção) – o sensor FloTrac™ é conectado à linha arterial e ao monitor HemoSphere™ (Edwards Lifesciences) ou ao monitor EV1000™ (Edwards Lifesciences).

O FloTrac™ utiliza um algoritmo de análise da curva de pressão arterial, no qual a pressão de pulso (PP) é proporcional ao VS e inversamente proporcional à complacência arterial; os parâmetros são atualizados a cada 20 segundos. Além do DC, o sistema fornece outras medidas, como VS e resistência vascular sistêmica. O dispositivo também apresenta medidas de hemodinâmica funcional, como VVS e VPP. Esses índices dinâmicos se baseiam na interação cardiopulmonar e têm sido utilizados para predizer a fluido-responsividade.

O uso do FloTrac™ foi comparado ao uso do CAP em pacientes internados em UTI – em 96% das comparações o FloTrac™ acompanhou as tendências do CAP, e em 58% dos casos a magnitude das alterações era similar.

Bioimpedância elétrica

A tecnologia de bioimpedância elétrica baseia-se no fato de que a impedância torácica (ou seja, a resistência imposta à condução de uma corrente contínua no tórax) depende da quantidade de fluido no compartimento torácico. A variação do volume sanguíneo na aorta durante o ciclo cardíaco gerará alterações no valor da impedância. O DC, por sua vez, é estimado com base em equações matemáticas sob a suposição de que as mudanças na impedância torácica ao longo do tempo são proporcionais ao VS.

Os estudos iniciais de validação da bioimpedância torácica demonstraram resultados inconsistentes quando comparados com as medidas do CAP. Com a evolução do método, vários estudos revelaram resultados promissores ao comparar a bioimpedância elétrica torácica com CAP em pacientes pós-cirurgia cardíaca; em contrapartida, estudos mostram alto viés e amplos limites de concordância ao comparar a bioimpedância elétrica com CAP em pacientes de cirurgia cardíaca e pacientes de UTI mista.

O método apresenta diversas limitações: na prática clínica, as medidas dependem da posição dos eletrodos e são limitadas por interferências elétricas, fluidos no compartimento torácico (derrames pleurais, tamponamento pericárdico, edema pulmonar), mudanças na resistência vascular periférica, dados biométricos do paciente, arritmias cardíacas e artefatos de movimento.

Biorreactância torácica

A fim de melhorar o processamento do sinal de bioimpedância, foi desenvolvida uma modificação da tecnologia de bioimpedância elétrica torácica, chamada biorreactância, que representa a mudança de fase na voltagem por meio do tórax. A biorreactância, portanto, estima o DC analisando a mudança de fase entre uma corrente de entrada, que é enviada por meio do tórax, e a corrente de saída resultante. De batimento a batimento, essa variação está relacionada à variação do volume de sangue na aorta descendente e, portanto, ao VS.

Quanto às limitações do método, assim como acontece com a bioimpedância elétrica, a interferência elétrica pode perturbar as medições de biorreactância, apesar de ser considerada menos sensível a artefatos e aos movimentos do paciente.

O método demonstrou resultados semelhantes quando comparado com a termodiluição do CAP em população mista de pacientes (UTI, unidades coronarianas).

Starling™

O Starling™ (Baxter, EUA) é um método atualmente disponível de monitorização hemodinâmica não invasiva por meio da técnica de biorreactância. Requer quatro eletrodos duplos aderidos ao tórax, criando uma "caixa virtual" ao redor do coração, que podem ser posicionados tanto na região anterior quanto na posterior do tórax, desde que sejam posicionados acima e abaixo do coração.

Método de *cuff* digital

ClearSight™

O sistema ClearSight™ (Edwards Lifesciences) consiste em um método de monitorização hemodinâmica não invasiva que utiliza o sistema de manguito digital como única interface para o paciente. Conta com um sistema fotopletismográfico para medir o volume arterial e um *cuff* inflável para pressionar as artérias dos dedos. A essência do método consiste em promover, de maneira dinâmica, pressões iguais em ambos os lados da parede da artéria, sob volume constante (a pressão do manguito é ajustada mil vezes por segundo para manter constante o diâmetro das artérias dos dedos), de modo a resultar em um registro contínuo, em tempo real, em forma de onda da pressão digital. O sistema ClearSight™, então, reconstrói os dados para o padrão clínico de avaliação da pressão arterial não invasiva, ou seja, ao nível braquial, baseado em um banco de dados. O DC, por fim, é estimado pela análise do contorno da onda de pulso.

O método apresentou boa correlação com a termodiluição do CAP em pacientes submetidos à cirurgia cardíaca.

Dentre as limitações do método, é importante ressaltar que em pacientes com vasoconstrição periférica grave e/ou com altas doses de vasopressores as medições podem se tornar não confiáveis em razão da perfusão prejudicada da artéria do dedo, assim como o edema periférico das extremidades superiores pode alterar o registro da forma de onda da pressão arterial.

Hypotension Prediction Index (HPI)

Desenvolvido pela Edwards Lifesciences, o *Hypotension Prediction Index* (HPI) é uma ferramenta de monitorização que visa prever a ocorrência de hipotensão intraoperatória (HIO) (definida como uma PAM < 65 mmHg durante pelo menos 1 minuto) até 15 minutos antes de seu início; apresenta uma escala que varia de 0 a 100% de acordo com a probabilidade calculada. O método utiliza um algoritmo baseado em *machine learning*, que usa como recurso análises de formato de onda primordialmente calculadas com base em dados de pacientes cirúrgicos em grande estudo retrospectivo. Posteriormente, foi validado em uma coorte prospectiva de 204 pacientes cirúrgicos, contendo 1.923 episódios de hipotensão – nesse estudo, o HPI apresentou sensibilidade de 88% e especificidade de 87% para a predição de HIO 15 minutos antes de seu início, com uma área sob a curva de 0,95.

Estudos recentes demonstram que o HPI tem potencial para reduzir a ocorrência, duração e gravidade da HIO em cirurgias não cardíacas comparado com o manejo-padrão quando guiado por um protocolo. Mais estudos são necessários para avaliar se a prevenção de hipotensão com o uso do HPI reduz complicações pós-operatórias e melhora o desfecho clínico dos pacientes.

Sensor Acumen IQ™

O sensor Acumen IQ™ consiste em um sensor hemodinâmico minimamente invasivo que se conecta a qualquer linha arterial radial existente e habilita a função preditiva de hipotensão do *software* Acumen *Hypotension Prediction Index* (HPI). O dispositivo é conectado à plataforma de monitorização avançada HemoSphere™, que contém o *software* Acumen HPI™. O sensor Acumen IQ® calcula automaticamente, a cada 20 segundos, os principais parâmetros hemodinâmicos, como VS, VVS, PAM, DC, RVS, inclinação sistólica (dP/dt), HPI e elastância arterial dinâmica (Eadyn). A Eadyn representa a relação entre VPP e VVS, ou seja, a relação entre pressão e volume. Valores de Eadyn superiores a 1,3 indicam que paciente fluido respondedores frente a expansão volêmica irão aumentar o DC e a PAM.

Ecodopplercardiograma *point-of-care*

O exame ecocardiográfico *point-of-care* ganhou grande popularidade nos últimos anos na terapia intensiva, sendo amplamente adotado para a avaliação de diagnóstico diferencial e de manejo de choque circulatório. Além de permitir a avaliação da função cardíaca, possibilita a avaliação da responsividade a volume e a medida de DC de maneira rápida e não invasiva. Embora o ECG não forneça dados contínuos, o médico intensivista pode repetir o exame após determinadas intervenções e avaliar a resposta ao tratamento de forma seriada.

Apesar de exigir uma curva de aprendizado relativamente longa para sua plena aplicabilidade à beira-leito, é possível a identificação de certos padrões de imagem, que podem orientar o diagnóstico e o manejo da instabilidade hemodinâmica com um período mais curto de treinamento, como a detecção de derrame pericárdico ocasionando tamponamento cardíaco, a ocorrência de *cor pulmonale* agudo por meio da dilatação do VD, com movimento paradoxal do septo interventricular, o choque cardiogênico, com aumento das dimensões e redução da contratilidade ventricular, entre outros. O método pode ser dificultado por pacientes com a janela acústica limitada.

Para maiores informações relacionadas ao uso do ecodopplercardiograma para monitorização hemodinâmica, o leitor deverá consultar o capítulo específico sobre o assunto neste livro.

ALGORITMO DE MONITORIZAÇÃO HEMODINÂMICA

O uso de algoritmos para sistematizar o manejo de pacientes que evoluem com hipotensão ou sinais de má perfusão é essencial para nortear o escalonamento da monitorização hemodinâmica de acordo com o que há disponível no serviço e com a gravidade do paciente.

A Figura 8 apresenta um exemplo de algoritmo de monitorização hemodinâmica em pacientes que evoluem com hipotensão, utilizando desde métodos não invasivos até o CAP.

CONSIDERAÇÕES FINAIS

A monitorização hemodinâmica contempla uma ampla variedade de métodos, que apresentam diferentes indicações de acordo com o perfil do paciente e sua circunstância clínica. O conhecimento da fisiologia cardiovascular e a familiarização tanto da equipe médica quanto da equipe multidisciplinar com os métodos disponíveis no serviço são fundamentais para o adequado emprego da monitorização hemodinâmica, com minimização dos riscos de complicações associadas.

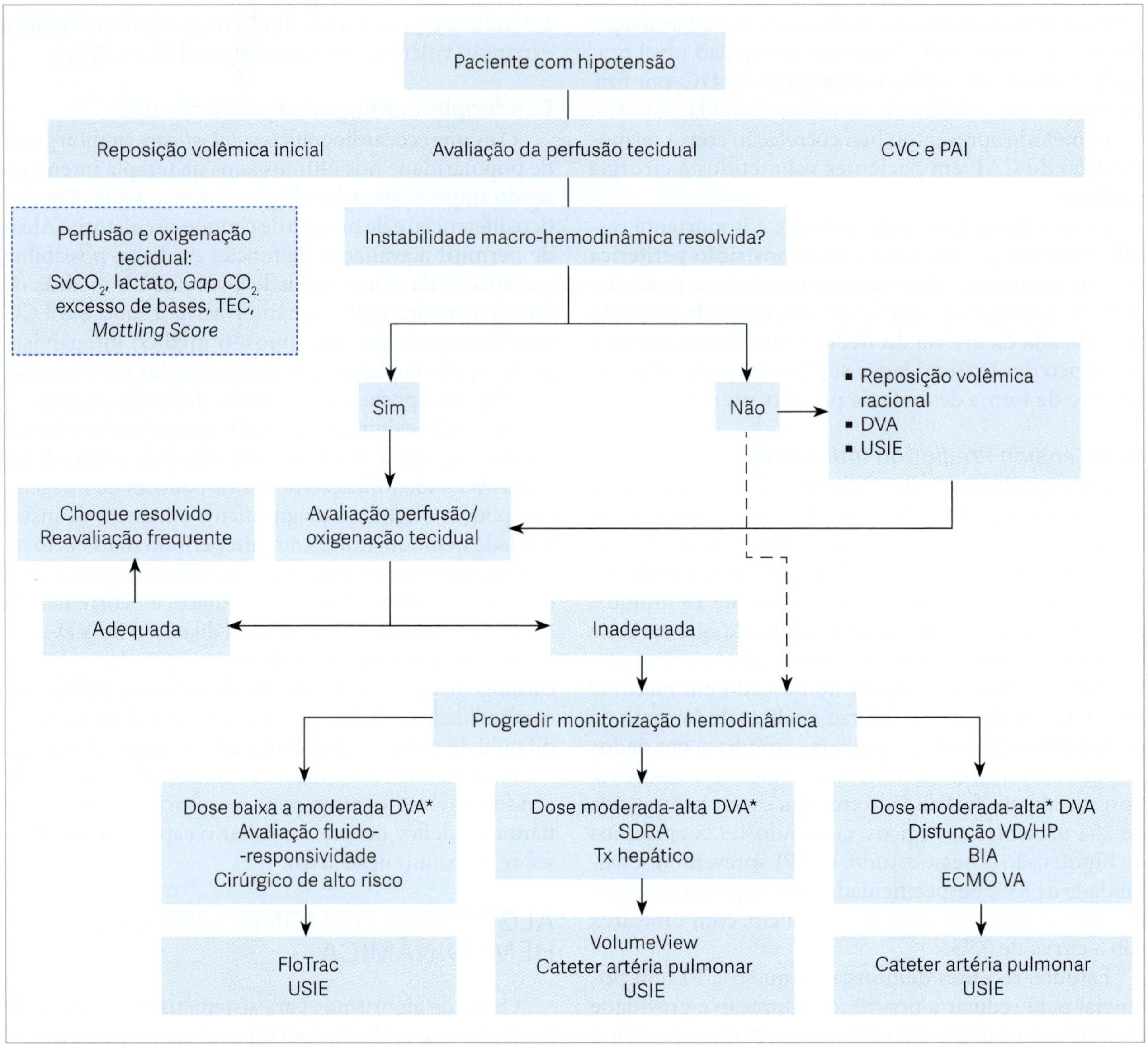

FIGURA 8 Monitorização hemodinâmica em pacientes com hipotensão.

BIA: balão intra-aórtico; CVC: cateter venoso central; DVA: droga vasoativa; ECMO: membrana de circulação extracorpórea venoarterial; *Gap* CO_2: diferença arteriovenosa de oxigênio; HP: hipertensão pulmonar; PAI: pressão arterial invasiva; SDRA: síndrome do desconforto respiratório agudo; $SvcO_2$: saturação venosa central de oxigênio; SVD: ventrículo direito; TEC: tempo de enchimento capilar; Tx: transplante; USIE: ultrassonografia intensiva e emergência.

* Dose DVA moderada: > 0,2-0,5 mcg/kg/min de noradrenalina ou associação com segunda DVA (p. ex., noradrenalina + vasopressina).

PONTOS-CHAVE

1. A monitorização hemodinâmica auxilia no diagnóstico e tratamento de disfunções cardiovasculares, sendo usada em pacientes com choque ou risco de deterioração hemodinâmica. Incluem técnicas não invasivas e invasivas.
2. Principais variáveis passíveis de serem monitoradas: Pressão Arterial Sistêmica, Pressão Venosa Central, Pressão de Artéria Pulmonar, Débito Cardíaco, entre outras.
3. Deve haver escalonamento de métodos conforme a gravidade do paciente, desde técnicas não invasivas até o uso do Cateter de Artéria Pulmonar.
4. A escolha do método depende do perfil do paciente e da experiência da equipe. A monitorização deve ser usada em conjunto com outros parâmetros clínicos para minimizar riscos e otimizar o tratamento.
5. É importante integrar diferentes técnicas para uma abordagem personalizada e eficaz na terapia intensiva.

BIBLIOGRAFIA

1. Aneja S, Nanda P. Pitfalls of noninvasive hemodynamic monitoring. Apollo Medicine. 2011;8:110-7.
2. Argueta EE, Paniagua D. Thermodilution cardiac output: a concept over 250 years in the making. Cardiol Rev. 2019;27(3): 138-44.
3. Binanay C, Califf RM, Hasselblad V, O'Connor CM, Shah MR, Sopko G, et al. Evaluation study of congestive heart failure and pulmonary artery catheterization effectiveness: the escape trial. JAMA. 2005;294:1625-33.
4. Bogert LW, Wesseling KH, Schraa O, Van Lieshout EJ, de Mol BAJM, van Goudoever J, et al. Pulse contour cardiac output derived from non-invasive arterial pressure in cardiovascular disease. Anaesthesia. 2010;65:1119-25.
5. Bootsma IT, Boerma EC, de Lange F, Scheeren TWL. The contemporary pulmonary artery catheter. Part 1: placement and waveform analysis. J Clin Monit Comput. 2022;36(1):5-15.
6. Nurse Key. Cardiac output measurement – thermodilution method [Internet]. Disponível em: https://nursekey.com/cardiac-output-measurement/. Acesso em: 29 ago. 2025..
7. Castillo A, Del Pozo Bascuñan P. Interacciones cardiopulmonares: de la fisiología a la clínica. Rev Chil Pediatr. 2018;89(5):582-91.
8. Cecconi M, Dawson D, Grounds R, Rhodes A. Lithium dilution cardiac output measurement in the critically ill patient: determination of precision of the technique. Intensive Care Med. 2009;35:498-504.
9. Cecconi M, De Backer D, Antonelli M, Beale R, Bakker J, Hofer C, et al. Consensus on circulatory shock and hemodynamic monitoring. Task Force of the European Society of Intensive Care Medicine. Intensive Care Med. 2014;40(12):1795-815.
10. Chaney JC, Derdak S. Minimally invasive hemodynamic monitoring for the intensivist: current and emerging technology. Crit Care Med. 2002;30:2338-45.
11. Cordemans C, De Laet I, Van Regenmortel N, Schoonheydt K, Dits H, Huber W, et al. Fluid management in critically ill patients: the role of extravascular lung water, abdominal hypertension, capillary leak, and fluid balance. Ann Intensive Care. 2012;5:2:S1.
12. Critchley LA, Critchley JA. A meta-analysis of studies using bias and precision statistics to compare cardiac output measurement techniques. J Clin Monit Comput. 1999;15:85-91.
13. da Silva Ramos FJ, Costa ELV, Amato, MBP. Bedside monitoring heart-lungs interactions. In: Vincent JL (ed.). Annual update in intensive care and emergency medicine 2013. Heidelberg: Springer; 2013. p.373-84.
14. da Silva Ramos FJ, Park M, Azevedo LCP. Monitorização hemodinâmica. In: Schettino G, Cardoso LF, Mattar Jr J, Ganem F (eds.). Paciente crítico: diagnóstico e tratamento. Barueri: Manole; 2012. p.299-310.
15. Davies SJ, Vistisen ST, Jian Z, Hatib F, Scheeren TWL. Ability of an arterial waveform analysis: derived hypotension prediction index to predict future hypotensive events in surgical patients. Anesth Analg. 2020;130(2):352-9.
16. Easby D, Dalrymphe P. Monitoring arterial, central venous and pulmonary capillary wedge pressure. Anesthesia and Intensive Care Medicine. 2009;10:38-44.
17. Engoren M, Barbee D. Comparison of cardiac output determined by bioimpedance, thermodilution, and the Fick method. Am J Crit Care. 2005;14(1):40-5.
18. Gavelli F, Beurton A, Teboul JL, De Vita N, Azzolina D, Shi R, et al. Bioreactance reliably detects preload responsiveness by the end-expiratory occlusion test when averaging and refresh times are shortened. Ann Intens Care. 2021;11:133.
19. Guyton AC, Lindsey AW, Kaufman BN. Effect of mean circulatory filling pressure and other peripheral circulatory factors on cardiac output. Am J Physiol. 1955;180:463-8.
20. Guyton AC. Determination of cardiac output by equating venous return curves with cardiac response curves. Physiol Rev. 1955;35:123-9.
21. Hamzaoui O, Monnet X, Richard C, Osman D, Chemla D, Teboul JL. Effects of changes in vascular tone on the agreement between pulse contour and transpulmonary thermodilution cardiac output measurements within an up to 6-hour calibration-free period. Crit Care Med. 2008;36:434-40.
22. Harvey S, Harrison DA, Singer M, Ashcroft J, Jones CM, Elbourne D, et al.; PAC-Man study collaboration. Assessment of the clinical effectiveness of pulmonary artery catheters in management of patients in intensive care (pac-man): a randomised controlled trial. Lancet. 2005;366:472-7.
23. Hatib F, Jian Z, Buddi S, Lee C, Settels J, Sibert K, et al. Machine-learning algorithm to predict hypotension based on high-fidelity arterial pressure waveform analysis. Anesthesiology. 2018;129:663-74.
24. Hoeper MM, Lee SH, Voswinckel R, Palazzini M, Jais X, Marinelli A, et al. Complications of right heart catheterization procedures in patients with pulmonary hypertension in experienced centers. J Am Coll Cardiol. 2006;48(12):2546-52.
25. Jozwiak M, Silva S, Persichini R, Anguel N, Osman D, Richard C, et al.Extravascular lung water is an independent prognostic factor in patients with acute respiratory distress syndrome. Crit Care Med. 2013;41:472-80.
26. Kadosh BS, Berg DD, Bohula EA, Park JG, Baird-Zan VM, Alviar C, et al. Pulmonary artery catheter use and mortality in the cardiac intensive care unit. JACC Heart Fail. 2023;11(8 Pt 1):903-14.
27. Kiefer N, Hofer CK, Marx G, Geisen M, Giraud R, Siegenthaler N, et al. Clinical validation of a new thermodilution system for the assessment of cardiac output and volumetric parameters. Crit Care. 2012;16:R98.
28. Kleinman B, Powell S, Kumar P, Gardner RM. The fast flush test measures the dynamic response of the entire blood pressure monitoring system. Anesthesiology. 1992;77:1215-20.
29. Kumar A, Anel R, Bunnell E, Habet K, Zanotti S, Marshall S, et al. Pulmonary artery occlusion pressure and central venous pressure fail to predict ventricular filling volume, cardiac performance, or the response to volume infusion in normal subjects. Crit Care Med. 2004;32:691-9.
30. Lakhal K, Ehrmann S, Martin M, Faiz S, Reminiac F, Cinotti R, et al. Blood pressure monitoring during arrhythmia: agreement between automated brachial cuff and intra-arterial measurements. Br J Anaesth. 2015;115:540-9.
31. Lehman LW, Saeed M, Talmor D, Mark R, Malhotra A. Methods of blood pressure measurement in the ICU. Crit Care Med. 2013;41:34-40.
32. Li W, Hu Z, Yuan Y, Liu J, Li K. Effect of hypotension prediction index in the prevention of intraoperative hypotension during noncardiac surgery: a systematic review. J Clin Anesth. 2022;83:110981.
33. Linton R, Band D, O'Brien T, Jonas M, Leach R. Lithium dilution cardiac output measurement: a comparison with thermodilution. Crit Care Med. 1997;25(11):1796-800.
34. Linton RA, Band DM, Haire KM. A new method of measuring cardiac output in man using lithium dilution. Br J Anaesth. 1993;71:262-6.
35. Litton E, Morgan M. The PiCCO monitor: a review. Anaesth Intensive Care. 2012;40(3):393-408.

36. Lobo SM, Salgado PF, Castillo VG, Borim AA, Polachini CA, Palchetti JC, et al. Effects of maximizing oxygen delivery on morbidity and mortality in high-risk surgical patients. Crit Care Med. 2000;28:3396-404.
37. Magder S. An approach to hemodynamic monitoring: Guyton at the beside. Crit Care. 2012;16:236-43.
38. Magder S. Volume and its relationship to cardiac output and venous return. Crit Care. 2016;20:271.
39. Marque S, Cariou A, Chiche JD, Squara P. Comparison between flotrac-vigileo and bioreactance, a totally noninvasive method for cardiac output monitoring. Crit Care. 2009;13:R73.
40. McGee WT, Horswell JL, Calderon J, Janvier G, Van Severen T, Van den Berghe G, et al. Validation of a continuous, arterial pressure-based cardiac output measurement: a multicenter, prospective clinical trial. Crit Care. 2007;11:R105.
41. Michard F. Pulse contour analysis: fairy tale or new reality? Crit Care Med. 2007;35(7):1791-2.
42. Michard F, Teboul JL. Predicting fluid responsiveness in icu patients: a critical analysis of the evidence. Chest. 2002;121:2000-8.
43. Monnet X, Teboul JL. Transpulmonary thermodilution: advantages and limits. Crit Care. 2017;21:147.
44. National Heart, Lung, Blood Institute Acute Respiratory Distress Syndrome Clinical Trials N, Wheeler AP, Bernard GR, Thompson BT, Schoenfeld D, Wiedemann HP, deBoisblanc B, et al. Pulmonary-artery versus central venous catheter to guide treatment of acute lung injury. N Engl J Med. 2006;354:2213-24.
45. Ortega R, Connor C, Kotova F, Deng W, Lacerra C. Use of pressure transducers. N Engl J Med. 2017;376:e26.
46. Osman D, Ridel C, Ray P, Monnet X, Anguel N, Richard C, et al. Cardiac filling pressures are not appropriate to predict hemodynamic response to volume challenge. Crit Care Med. 2007;35:64-8.
47. Ozwiak M, Teboul JL, Monnet X. Extravascular lung water in critical care: recent advances and clinical applications. Ann Intensive Care. 2015;5:38.
48. Peyton PJ, Chong SW. Minimally invasive measurement of cardiac output during surgery and critical care: a meta-analysis of accuracy and precision. Anesthesiology. 2010;113:1220-35.
49. Pinsky MR, Cecconi M, Chew MS, De Backer D, Douglas I, Edwards M, et al. Effective hemodynamic monitoring. Crit Care. 2022;26(1):294.
50. Preuss T, Wiegand DL. Single-pressure and multiple-pressure transducer. In: Wiegand DL (ed.). AACN procedure manual for critical care. 6.ed. St. Louis: Elsevier Saunder; 2011. p.1247.
51. Raval NY, Squara P, Cleman M, Yalamanchili K, Winklmaier M, Burkhoff D. Multicenter evaluation of noninvasive cardiac output measurement by bioreactance technique. J Clin Monit Comput. 2008;22:113-9.
52. Richard C, Monnet X, Teboul JL. Pulmonary artery catheter monitoring in 2011. Curr Opin Crit Care. 2011;17:296-302.
53. Richard C, Warszawski J, Anguel N, Deye N, Combes A, Barnoud D, et al.; French Pulmonary Artery Catheter Study G. Early use of the pulmonary artery catheter and outcomes in patients with shock and acute respiratory distress syndrome: a randomized controlled trial. JAMA. 2003;290:2713-20.
54. Saugel B, Cecconi M, Hajjar LA. Noninvasive cardiac output monitoring in cardiothoracic surgery patients: available methods and future directions. J Cardiothorac Vasc Anesth. 2019;33(6):1742-52.
55. Saugel B, Cecconi M, Wagner JY, Reuter DA. Noninvasive continuous cardiac output monitoring in perioperative and intensive care medicine. Br J Anaesth. 2015;114(4):562-75.
56. Saugel B, Scheeren TWL, Teboul JL. Ultrasound-guided central venous catheter placement: a structured review and recommendations for clinical practice. Crit Care. 2017;21(1):225.
57. Schettino G, Rezende E, Mendes C, Réa-Neto A, David CM, Lobo SM, et al. Consenso brasileiro de monitorização e suporte hemodinâmico – parte III: Métodos alternativos de monitorização do débito cardíaco e da volemia. Rev Bras de Terapia Intensiva. 2006;18:78-85.
58. Simon R, Desebbe O, Henaine R, Bastien O, Lehot JJ, Cannesson M. Comparison of ICG thoracic bioimpedance cardiac output monitoring system in patients undergoing cardiac surgery with pulmonary artery cardiac output measurements. Ann Fr Anesth Reanim. 2009;28:537-41.
59. Slagt C, Malagon I, Groeneveld AB. Systematic review of uncalibrated arterial pressure waveform analysis to determine cardiac output and stroke volume variation. Br J Anaesth. 2014;112:626-37.
60. Walger A, da Silva Ramos FJ. Monitorização hemodinâmica. In: Santos MHC, da Silva Ramos FJ, Nunes DBV (eds.). Manual de hemodinâmica e cardiologia em terapia intensiva. São Paulo: Atheneu; 2016. p.17-37.
61. Wang Y, Huang W, Han J, Tian Y, Wang C, Li L. A comparison of ClearSight noninvasive cardiac output and pulmonary artery bolus thermodilution cardiac output in cardiac surgery patients. Perioper Med. 2022;11:24.
62. Wijnberge M, Geerts BF, Hol L, Lemmers N, Mulder MP, Berge P, et al. Effect of a machine learning-derived early warning system for intraoperative hypotension vs standard care on depth and duration of intraoperative hypotension during elective noncardiac surgery: the Hype randomized clinical trial. JAMA. 2020;323(11):1052-60.
63. Yang X, Du B. Does pulse pressure variation predict fluid responsiveness in critically ill patients? A systematic review and meta-analysis. Crit Care. 2014;18:650.

36

Avaliação de fluido-responsividade e fluido-tolerância

Maurício Henrique Claro dos Santos
Fernando José da Silva Ramos
Rafael Hortêncio Melo

SUMÁRIO

INTRODUÇÃO

Define-se como fluido-responsividade (FR) o aumento do débito cardíaco (DC) maior que 10 a 15% induzido por aumento da pré-carga. A realização de expansão volêmica, com o intuito de aumento do DC e melhora da perfusão orgânica, é uma das terapias mais frequentemente utilizadas no manejo do paciente hemodinamicamente instável. Entretanto, a prevalência de FR no paciente criticamente doente gira ao redor de 50%; em outras palavras, a administração indiscriminada de fluidos é desnecessária na metade dos casos. Portanto, a identificação de pacientes fluido-responsivos é de extrema importância.[1]

A definição de fluido-tolerância (FT), por sua vez, é a capacidade do organismo de receber infusão de fluidos sem evoluir com disfunção orgânica (Quadro 1). Possíveis mecanismos relacionados à gênese dessas disfunções incluem o dano tecidual na microcirculação por aumento na distância de difusão do oxigênio às células e pela diminuição do número de hemácias oxigenadas em decorrência da hemodiluição; a alteração do glicocálix endotelial com alteração da permeabilidade vascular e maior edema tecidual; e o aumento da pressão intraparenquimatosa em órgãos encapsulados, como fígado e rim, resultando em menor pressão de perfusão e menor fluxo sanguíneo tecidual.[2]

Neste capítulo, serão discutidas as principais formas de identificar as condições de FR e FT e apresentada a maneira como a análise conjunta dessas duas situações pode modificar o manejo da ressuscitação hemodinâmica. O uso do ecodopplercardiograma na avaliação da FR será abordado no Capítulo 8, "Ultrassonografia e ecocardiograma *point-of-care* na unidade de terapia intensiva".

QUADRO 1 Potenciais disfunções orgânicas induzidas por sobrecarga hídrica

Cérebro	Disfunção cognitiva *Delirium*
Coração	Distúrbios de condução Alteração da contratilidade Disfunção diastólica
Pulmão	Alteração da troca gasosa Redução da complacência Aumento do trabalho respiratório
Intestino	Íleo Má-absorção
Fígado	Colestase Disfunção de síntese hepática
Rim	Aumento da pressão intersticial Redução do fluxo sanguíneo renal Redução da taxa de filtração glomerular Uremia Retenção de sal e água
Pele	Redução do processo de cicatrização Úlcera por pressão Infecção de feridas

FLUIDO-RESPONSIVIDADE

Didaticamente, divide-se a avaliação de FR em pacientes em respiração espontânea e em ventilação mecânica, pois nesta última situação a presença de interação cardiopulmonar com variações cíclicas positivas da pressão intratorácica permite a utilização de provas de FR que não são aplicáveis à primeira. Algumas provas, aplicáveis a ambas as situações, também serão destacadas.

Índices estáticos que avaliam variáveis hemodinâmicas isoladas para prever a resposta a fluidos, como a pressão venosa central, a pressão de oclusão da artéria pulmonar e o volume diastólico final do ventrículo direito (VD), amplamente utilizados no passado como critérios para a infusão de fluidos, apresentam baixa acurácia para prever a resposta, tornando-se obsoletos na prática clínica para essa finalidade.

Fluido-responsividade em ventilação mecânica ou em respiração espontânea

Prova de infusão de fluidos

A infusão de fluidos é frequentemente utilizada para avaliar a responsividade em pacientes hemodinamicamente instáveis e pode ser realizada tanto nas situações de ventilação mecânica quanto nas de respiração espontânea. Nesse contexto, é recomendada a administração rápida de 250 a 500 mL de cristaloides, seguida da avaliação do impacto sobre o DC,[3] volume sistólico (VS) ou integral tempo-velocidade do fluxo na via de saída do ventrículo esquerdo (VTI), utilizando dispositivos de monitorização hemodinâmica ou ecocardiograma. Considera-se a resposta positiva um incremento ≥ 10% no parâmetro aferido.

Essa técnica costuma ser a mais realizada na prática clínica, mas tem o inconveniente de o paciente receber uma alíquota de volume que eventualmente pode ser deletéria. Uma alternativa à prova de infusão de fluidos tradicional é a realização da miniprova de volume, que consiste na administração de 100 a 150 mL de cristaloide ou coloide em um período de 1 a 2 minutos. Um aumento no DC ou na VS maior que 5% define a positividade do teste e prediz um incremento subsequente dessas variáveis com a infusão de uma alíquota adicional de 350 a 400 mL.[4]

Os dispositivos de monitorização hemodinâmica utilizados para a realização da miniprova de volume devem medir o DC ou o VS em tempo real e de maneira bastante precisa, pois, conforme mencionado, um aumento de apenas 5% define o teste como positivo. Dispositivos que medem a variação do DC pelo contorno da onda de pulso normalmente são adequados para essa finalidade. Alternativamente, o aumento do VTI pelo ecocardiograma maior que 10% também define uma resposta positiva.[4] A aquisição da imagem deve ser bastante precisa, sendo recomendado não remover o transdutor da parede torácica durante a realização do exame.

O aumento da pressão arterial média[5] após a expansão volêmica é frequentemente interpretado como resposta positiva, mas estudos demonstraram que essa associação não é confiável. A pressão arterial média é influenciada por múltiplos fatores, como a interação entre o sistema arterial, o sistema venoso e a função cardíaca. Assim, é mais comum observar aumento do DC sem impacto significativo nos níveis pressóricos sistêmicos.

Manobra de elevação passiva dos membros inferiores ou *passive leg raising*

A manobra de elevação passiva dos membros inferiores (*passive leg raising* – PLR) consiste na mudança de posição do paciente com a cabeceira elevada a 45° e os membros inferiores na posição horizontal para a cabeceira na horizontal e as pernas a 45°, alterando apenas a posição da cama, sem tocar o paciente (Figura 1). Com isso se desloca um volume sanguíneo ao redor de 250 a 300 mL da circulação esplâncnica e dos membros inferiores para a circulação central, como uma prova de volume endógena e reversível. O teste é considerado positivo quando ocorre aumento maior que 10% no DC, VS ou VTI, com alta acurácia na detecção de FR.[6,7]

A PLR produz um efeito hemodinâmico transitório e fugaz na pré-carga, portanto a monitorização da resposta deve ser feita nos primeiros 2 a 3 minutos após a mudança de posição do paciente. Sua realização é contraindicada nos casos de hipertensão intracraniana, e sua acurácia é reduzida na vigência de hipertensão intra-abdominal e com o uso de dispositivos de compressão pneumáticos, que devem ser removidos antes da realização da prova. Outra limitação prática é que nem todas as camas disponíveis são capazes de realizar a mudança de posição exigida para a PLR de maneira rápida.[7]

Fluido-responsividade em ventilação mecânica

Variação da pressão de pulso e variação do volume sistólico

Em pacientes em ventilação mecânica controlada, em virtude das variações cíclicas de pressão intratorácica positiva, é possível utilizar os conceitos de interação cardiopulmonar na identificação de FR.

Em ventilação mecânica controlada com pressão positiva, com o aumento da pressão intratorácica durante a fase inspiratória ocorrerão a diminuição do retorno venoso e o aumento da pós-carga do VD, com consequente redução de seu VS durante a inspiração. Em razão do tempo de trânsito pulmonar, de 3 a 4 ciclos cardíacos, a redução do VS do VD durante a inspiração levará à redução da pré-carga do ventrículo esquerdo (VE) na

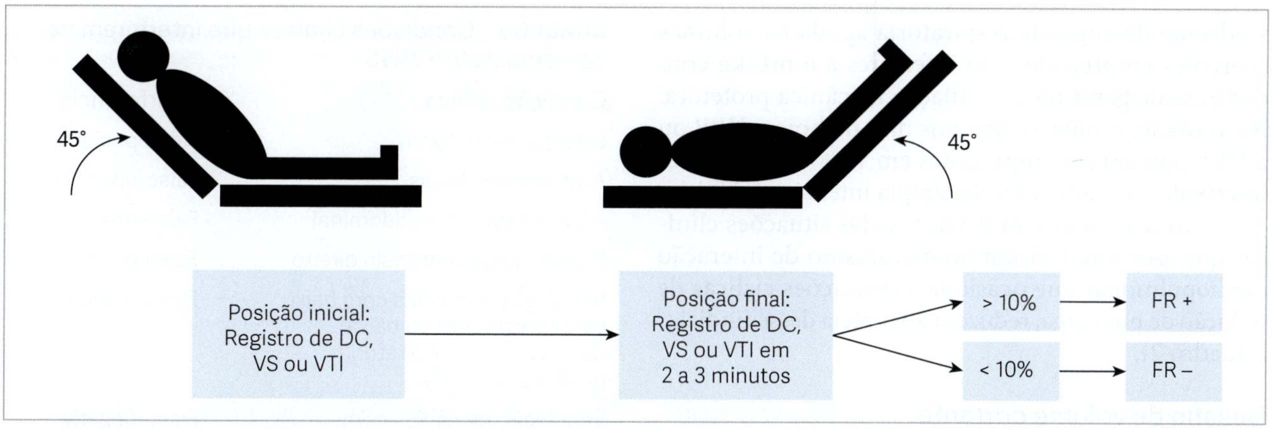

FIGURA 1 *Passive leg raising* (PLR): a mudança de posição adequada deve partir da cabeceira na posição de 45º e as pernas na horizontal para a cabeceira na horizontal e as pernas a 45º, preferencialmente sem tocar no paciente. Um aumento maior que 10% no DC, VS ou VTI identifica os pacientes fluido-responsivos.

DC: débito cardíaco; FR: frequência respiratória; VS: volume sistólico; VTI: saída do ventrículo esquerdo.

expiração subsequente, com consequente redução de seu VS nessa fase do ciclo respiratório. Essas variações nas pré-cargas do VD e do VE serão tanto mais significativas quanto mais hipovolêmico estiver o paciente e poderão ser detectadas por meio das variações cíclicas da pressão de pulso ou do VS durante o ciclo respiratório (Figura 2).

Para o registro da pressão de pulso é necessária a monitorização com um cateter de pressão arterial invasiva, ao passo que para o registro do VS é preciso um monitor de contorno da onda de pulso. Valores de variação da pressão de pulso (VPP) e da variação do volume sistólico (VVS) maiores que 12% identificam a presença de FR e são calculados pelas seguintes fórmulas:

$$VPP = \frac{\text{Pp máx} - \text{Pp mín}}{\frac{\text{Pp máx} + \text{Pp mín}}{2}} \qquad VVS = \frac{\text{VS máx} - \text{VS mín}}{\frac{\text{VS máx} + \text{VS min}}{2}}$$

Estes índices apresentam várias limitações de uso na prática clínica. Primeiramente, as condições de inclusão para o uso da VPP ou da VVS devem estar presentes: ritmo cardíaco regular, ventilação mecânica controlada sem esforço respiratório do paciente e volume corrente de ao menos 8 mL/kg. Esses critérios ficam difíceis de serem preenchidos com as práticas de cuidados atuais, em que se minimiza o uso de sedativos, permitindo a interação do paciente com o ventilador; e nos casos de

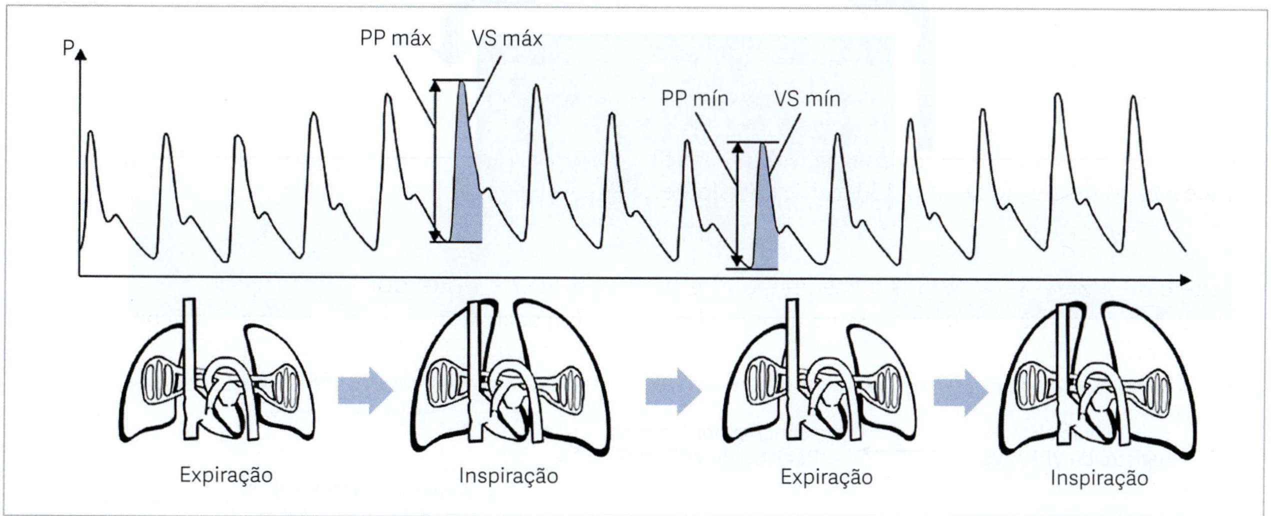

FIGURA 2 Registros das alterações cíclicas da pressão de pulso (seta dupla) e do VS (hachurado azul) durante a ventilação mecânica com pressão positiva. Observar que o valor máximo da pressão de pulso (PP máx) e do VS (Vs máx) ocorrem na fase inspiratória; e seus valores mínimos (PP min e Vs min) na expiração. O registro desses valores permitirá o cálculo da VPP ou da VVS.

VPP: variação da pressão de pulso; VS: volume sistólico; VVS: variação do volume sistólico.

síndrome da angústia respiratória aguda os volumes correntes empregados são inferiores a 6 mL/kg com o intuito de gerar uma ventilação mecânica protetora. Na verdade, estima-se que nos dias de hoje a VPP ou a VVS possam ser empregadas em 17% dos pacientes internados nas unidades de terapia intensiva (UTI).[8]

Além disso, existem determinadas situações clínicas que, por interferirem no mecanismo de interação cardiopulmonar que ocasiona as variações cíclicas de redução de pré-carga, reduzem a acurácia desses índices[9] (Quadro 2).

QUADRO 2 Condições clínicas que interferem na acurácia da VPP/VVS

Condição clínica	Interferência
Esforço respiratório	Falso-positivo
Arritmias cardíacas	Falso-positivo
Hipertensão intra-abdominal	Falso-positivo
Disfunção de ventrículo direito	Falso-positivo
Ventilação mecânica com baixo volume corrente ou baixa complacência respiratória (< 30 mL/cm H_2O)	Falso-negativo
Ventilação mecânica com frequência respiratória elevada (relação FC/FR < 3,6)	Falso-negativo
Ventilação mecânica com parede torácica aberta	Falso-negativo

FC: frequência cardíaca; FR: frequência respiratória; VPP: variação da pressão de pulso; VVS: variação do volume sistólico.

Desafio de volume corrente

Das situações clínicas, listadas acima, que interferem na acurácia da VPP/VVS, a ventilação mecânica com volume corrente baixo, que pode causar resultados falsos-negativos pelo menor aumento da pressão intratorácica na inspiração, pode ser contornada por meio do desafio de volume corrente.

Essa manobra consiste no aumento transitório do volume corrente, nos pacientes com ventilação mecânica protetora, de 6 mL/kg para 8 mL/kg. Caso essa mudança provoque um aumento no valor absoluto da VPP > 3,5% ou da VVS > 2,5% provavelmente haverá FR[10] (Figura 3).

Teste de pausa expiratória

Nos pacientes em ventilação mecânica é possível realizar uma pausa expiratória com o objetivo de interromper os aumentos cíclicos da pressão intratorácica que ocorrem durante a inspiração, induzindo dessa maneira o aumento do retorno venoso no período de pausa. Nos pacientes fluido-responsivos esse aumento da pré-carga levará a aumento do DC.

O teste de pausa expiratória deve ser realizado medindo-se o DC ou VS ou o valor absoluto da pressão de pulso inicial e após um período de expiração prolongada de 15 segundos. O aumento do DC ou do VS

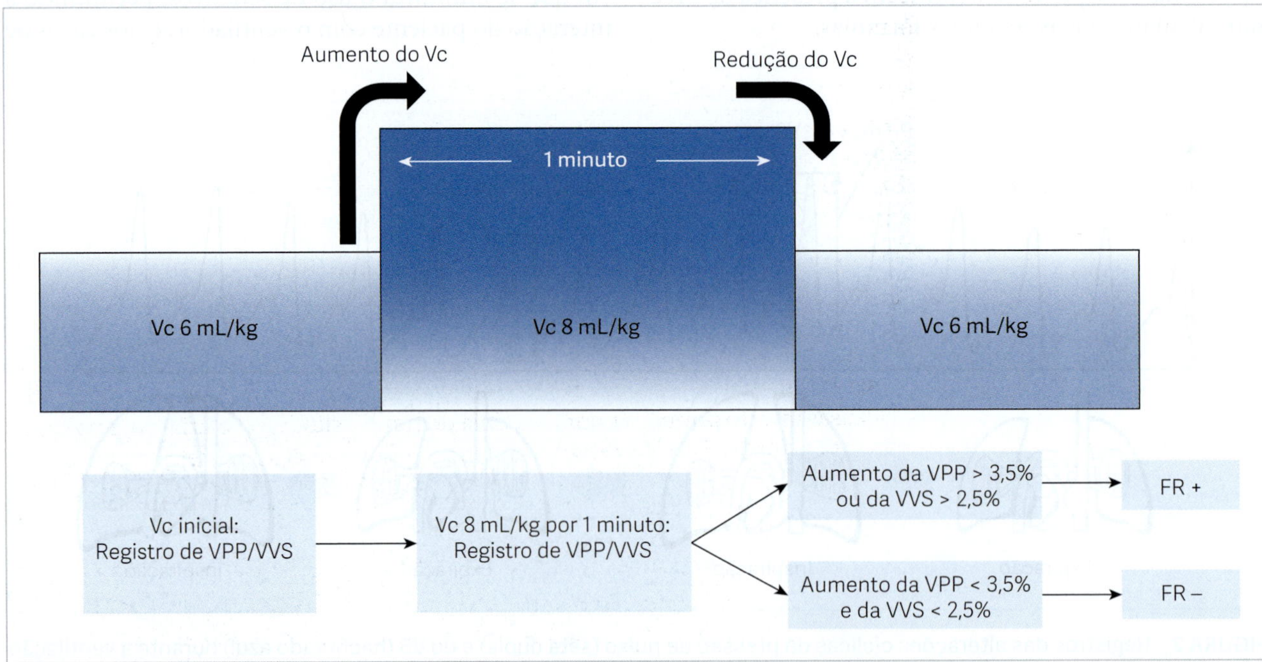

FIGURA 3 Prova de desafio de volume corrente: durante 1 minuto é aumentado o Vc de 6 para 8 mL/kg. Mede-se a VPP/VVS com o Vc nas situações de 6 e 8 mL/kg. Um aumento no valor absoluto maior que 3,5% para a VPP, ou maior que 2,5% para a VVS, identifica os pacientes fluido-responsivos.

FR: frequência respiratória; Vc: volume corrente; VPP: variação da pressão de pulso; VVS: variação do volume sistólico.

ou da pressão de pulso maior do que 5% identifica as situações de FR (Figura 4). A monitorização do DC na pausa expiratória deve ser precisa, capaz de detectar pequenas variações no DC ou no VS, em curto intervalo de tempo. Os monitores de DC pelo contorno da onda de pulso apresentam a maior validação para a realização dessa manobra.

O teste de pausa expiratória pode ser feito mesmo em pacientes em ventilação mecânica com esforço respiratório presente, desde que não apresentem respiração espontânea durante a pausa de 15 segundos, o que acaba sendo a principal dificuldade do uso desse teste na prática clínica.[11]

Avaliação de fluido-responsividade pela manipulação da pressão expiratória positiva ao final da expiração (PEEP)

Em pacientes em ventilação mecânica os níveis de pressão expiratória ao final da inspiração podem influenciar o retorno venoso. Nesse sentido, as manipulações da PEEP podem ser feitas com o objetivo de induzir a alterações da pré-carga e identificação de FR.

Em pacientes em ventilação mecânica controlada, sem esforço respiratório e com PEEP maior ou igual a 10 cmH_2O, a manobra de redução da PEEP para 5 cmH_2O por 1 minuto, com o intuito de aumentar o retorno venoso e por conseguinte a pré-carga, foi capaz de identificar FR nos pacientes que apresentaram um aumento do DC ou do VS, mensurados pelo contorno da onda de pulso maior ou igual a 9%[12] (Figura 5).

Inversamente, a manobra de elevação da PEEP em 5 cmH_2O por 30 segundos, com o objetivo de redução do retorno venoso e da pré-carga, em pacientes em ventilação mecânica controlada com PEEP basal de 4 a 8 cmH_2O e complacência pulmonar maior que 35 mL/cmH_2O, foi capaz de predizer FR naqueles que apresentaram redução no VS maior que 7,5[13] (Figura 6).

Precisa ser ressaltado que as manobras de manipulação da PEEP devem levar em consideração as condições hemodinâmicas e ventilatórias do paciente, podendo ser deletérias nos casos em que a manobra de redução da PEEP leve a um de-recrutamento pulmonar e à hipoxemia, ou a manobra de elevação da PEEP possa precipitar a queda de níveis pressóricos pela redução do retorno venoso. Porém, por serem manobras de rápida realização, o potencial de eventos adversos parece ser pequeno.

Fluido-responsividade em respiração espontânea

A avaliação da responsividade a fluidos em pacientes em respiração espontânea é um desafio clínico, pois, diferentemente de pacientes em ventilação mecânica com pressão positiva, nos quais as variações cíclicas de pressões intratorácicas são mais controladas, permitindo o uso de índices dinâmicos como a VPP e a VVS, a interação cardiopulmonar que ocorre em respiração espontânea apresenta um efeito hemodinâmico muito mais heterogêneo.

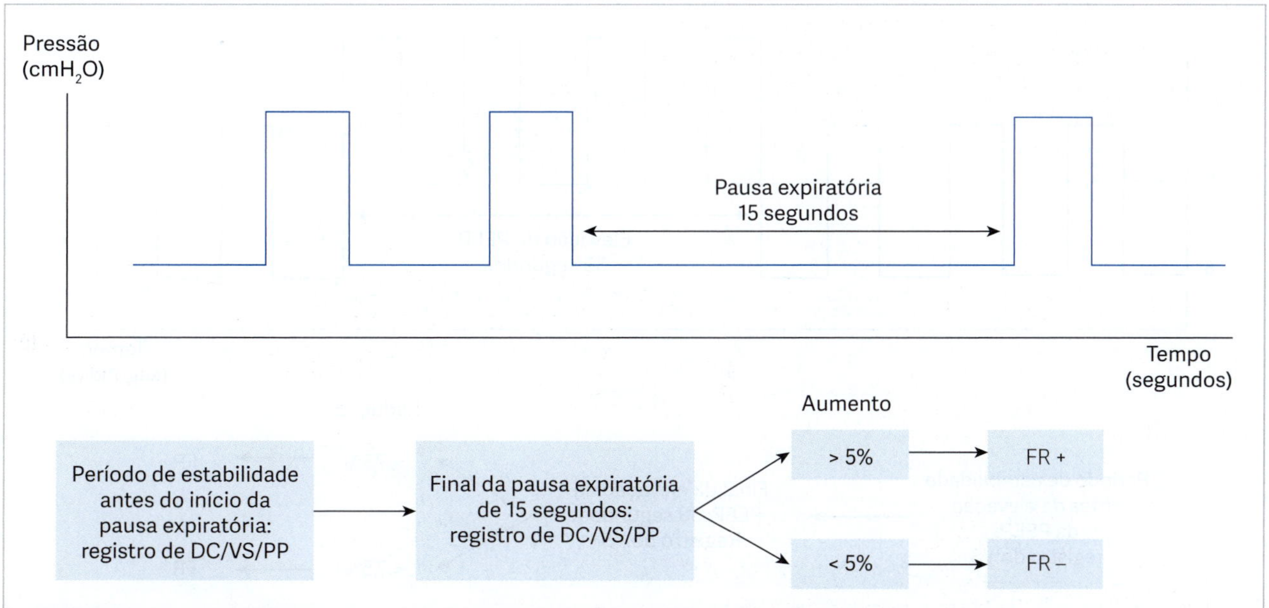

FIGURA 4 Representação esquemática de curva de pressão respiratória em modo pressão controlado com a realização da manobra de pausa expiratória de 15 segundos. Um incremento do DC ou VS maior que 5% ao final da manobra identifica os pacientes fluido-responsivos.

DC: débito cardíaco; FR: frequência respiratória; PP: pressão de pulso; VS: volume sistólico.

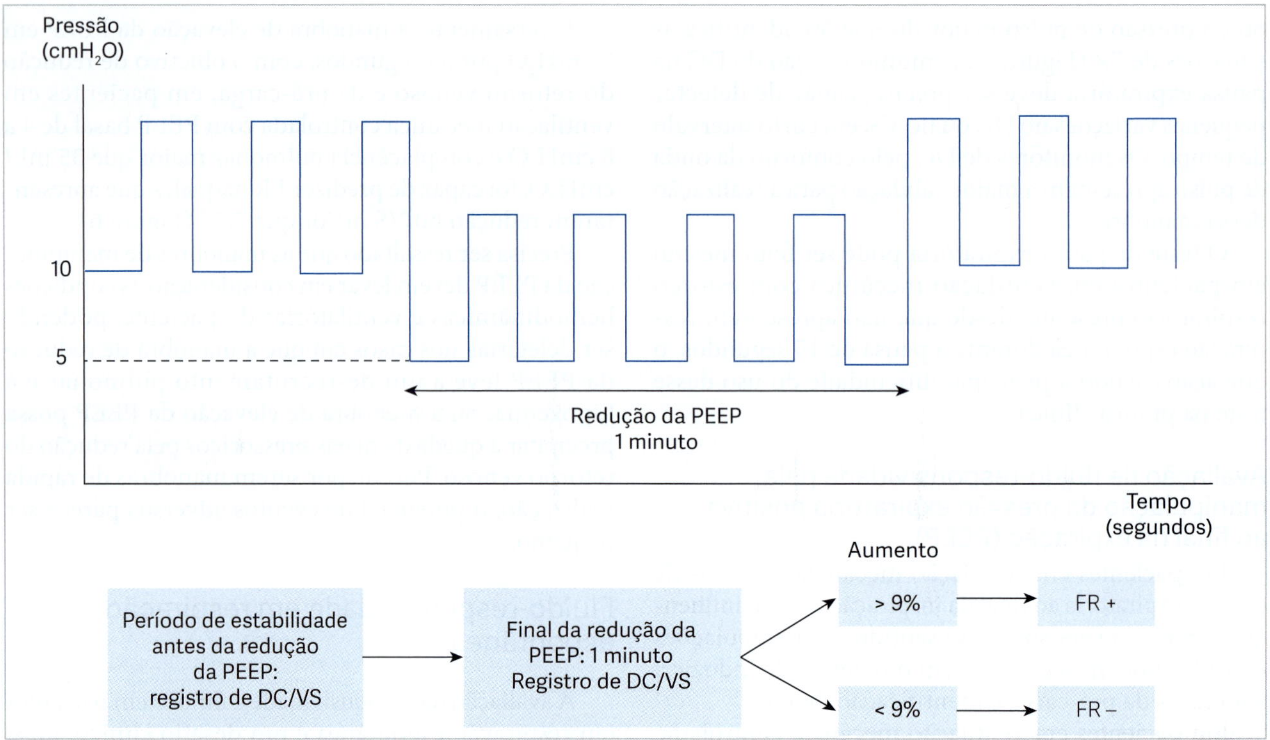

FIGURA 5 Representação esquemática de curva de pressão respiratória em modo pressão controlado com a realização da manobra de redução da PEEP, de 10 para 5 cmH_2O por 1 minuto. Um incremento maior que 9% do DC ou VS ao final da manobra identifica os pacientes fluido-responsivos.

DC: débito cardíaco; FR: frequência respiratória; PEEP: pressão expiratória positiva ao final da expiração; VS: volume sistólico.

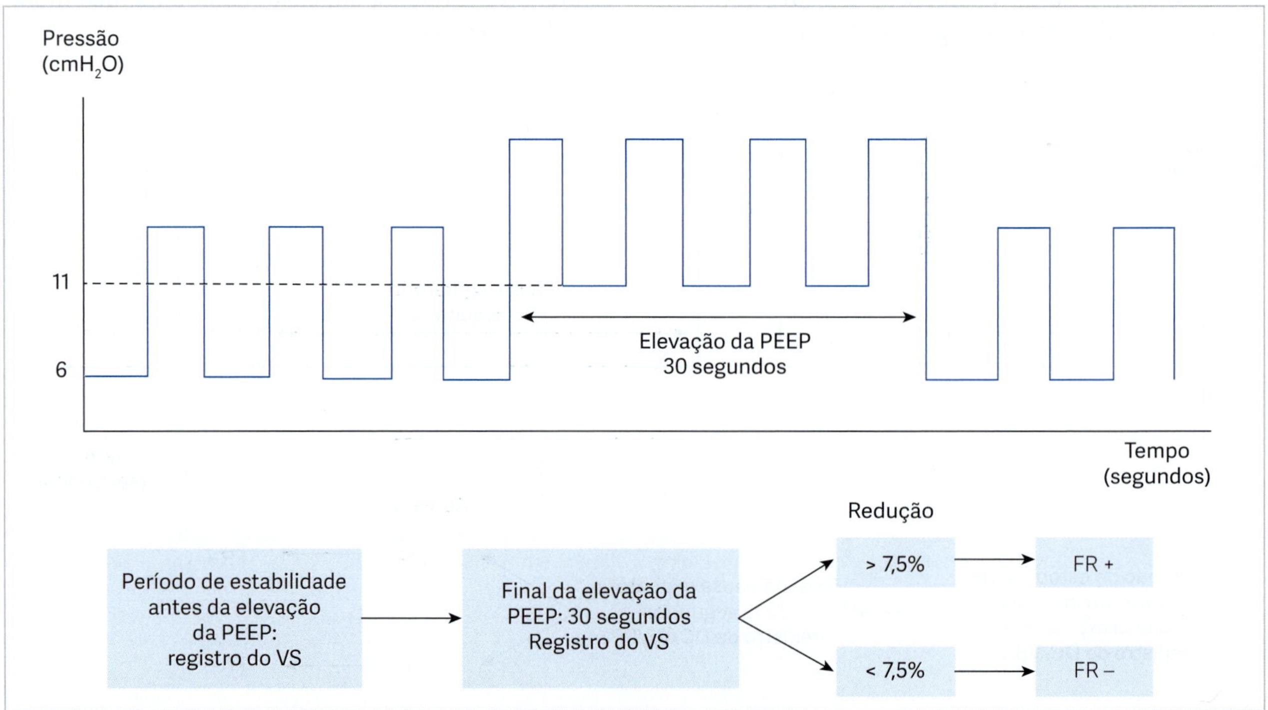

FIGURA 6 Representação esquemática de curva de pressão respiratória em modo pressão controlado com a realização da manobra de elevação da PEEP em 5 cmH_2O em relação ao basal, de 6 para 11 cmH_2O, por 30 segundos. Uma redução maior que 7,5% do VS ao final da manobra identifica os pacientes fluido-responsivos.

FR: frequência respiratória; PEEP: pressão expiratória positiva ao final da expiração; VS: volume sistólico.

Portanto, nessa população, diversos métodos têm sido estudados para prever a FR, com diferentes níveis de eficácia e aplicabilidade.[14] Manobras específicas têm sido incorporadas à avaliação dinâmica, ampliando a precisão diagnóstica. As manobras mais comumente utilizadas incluem:

- Esforço inspiratório forçado.
- Manobra de Valsalva.
- Manobra de elevação das pernas.
- Manobra de elevação do tronco.

Essas manobras dependem da cooperação do paciente, de sua capacidade de sustentar a inspiração, da ausência de hipertensão intra-abdominal e da funcionalidade diafragmática. A combinação dessas técnicas com parâmetros dinâmicos, como VPP, variação da pressão sistólica (VPS), variação da velocidade do fluxo aórtico femoral (VAFem), pressão de pulso e variação do VTI pelo ecocardiograma, tem mostrado promissor impacto clínico. O Quadro 3 apresenta os principais índices hemodinâmicos e manobras associadas para magnificação dos resultados.

Dessa forma, a avaliação da FR em pacientes em respiração espontânea requer ferramentas específicas, manobras dinâmicas adaptadas e monitorização precisa, além da colaboração do paciente e da realização adequada da manobra respiratória (Quadro 3); portanto, na prática clínica a pesquisa de FR nessa situação acaba sendo feita de maneira mais frequente pela prova de infusão de volume ou PLR (Figura 7).

FLUIDO-TOLERÂNCIA

Estima-se que cerca de 50% dos pacientes no momento da admissão na UTI têm pelo menos um parâmetro de congestão venosa concomitante a um parâmetro de FR. Esse dado é de extrema importância, pois há tendência à simplificação exagerada da fisiologia em considerar que, enquanto o paciente for fluido-responsivo, ele deve ser logicamente fluido-tolerante. Esse conceito se mostra cada vez mais equivocado, pois em diversas situações muito provavelmente o paciente já pode ser considerado fluido-intolerante apesar de ser fluido-responsivo, sendo parâmetros dissociados e não necessariamente relacionados.

Consequentemente, a avaliação conjunta de FR e FT pode determinar o manejo hemodinâmico mais adequado para determinado paciente, objetivando a prevenção e a reversão de disfunções orgânicas.[15]

Métodos de avaliação da fluido-tolerância

A avaliação de FT deve ser examinada em dois diferentes compartimentos: esquerdo, levando em consideração as pressões de enchimento em câmaras cardíacas esquerdas e o grau de congestão pulmonar, e direito, avaliando as pressões de enchimento nas câ-

QUADRO 3 Índices dinâmicos e manobras associadas para avaliação de responsividade a fluidos em pacientes em respiração espontânea

Parâmetro	Manobra	Valor de corte	Observações
VPP	Inspiração e expiração forçada	33%	Cálculo semelhante à VPP em ventilação controlada
VPS	Inspiração e expiração forçada	30%	Cálculo semelhante à VPS em ventilação controlada.
VPP	Manobra de Valsava de 10 segundos	52%	Cálculo semelhante à VPP em ventilação controlada utilizando fases 1 e 2 da manobra
VPS	Manobra de Valsava de 10 segundos	30%	Cálculo semelhante à VPS em ventilação controlada utilizando fases 1 e 2 da manobra
VPP	Inspiração forçada de 5 segundos	12%	Inspiração forçada de 5 segundos seguida de expiração passiva. Cálculo semelhante à VPP
VAFem	Inspiração forçada de 5 segundos	12%	Inspiração forçada de 5 segundos seguida de expiração passiva. Cálculo semelhante à VPP
DPVC	Variação inspiratória	> 1 mmHg	Redução da PVC > 1 mmHg em relação ao valor expiratório
VTI	Manobra da elevação das pernas	> 10 %	Avaliar o VTI basal e após a elevação das pernas
VTI	Manobra da elevação do tronco e supina	> 10%	Avaliar o VTI a 60º e depois na posição supina

DPVC: variação da pressão venosa central; PP: pressão de pulso; VAFem: velocidade de fluxo aórtico femoral; VPP: variação da pressão de pulso; VPS: variação da pressão sistólica; VTI: integral tempo-velocidade.

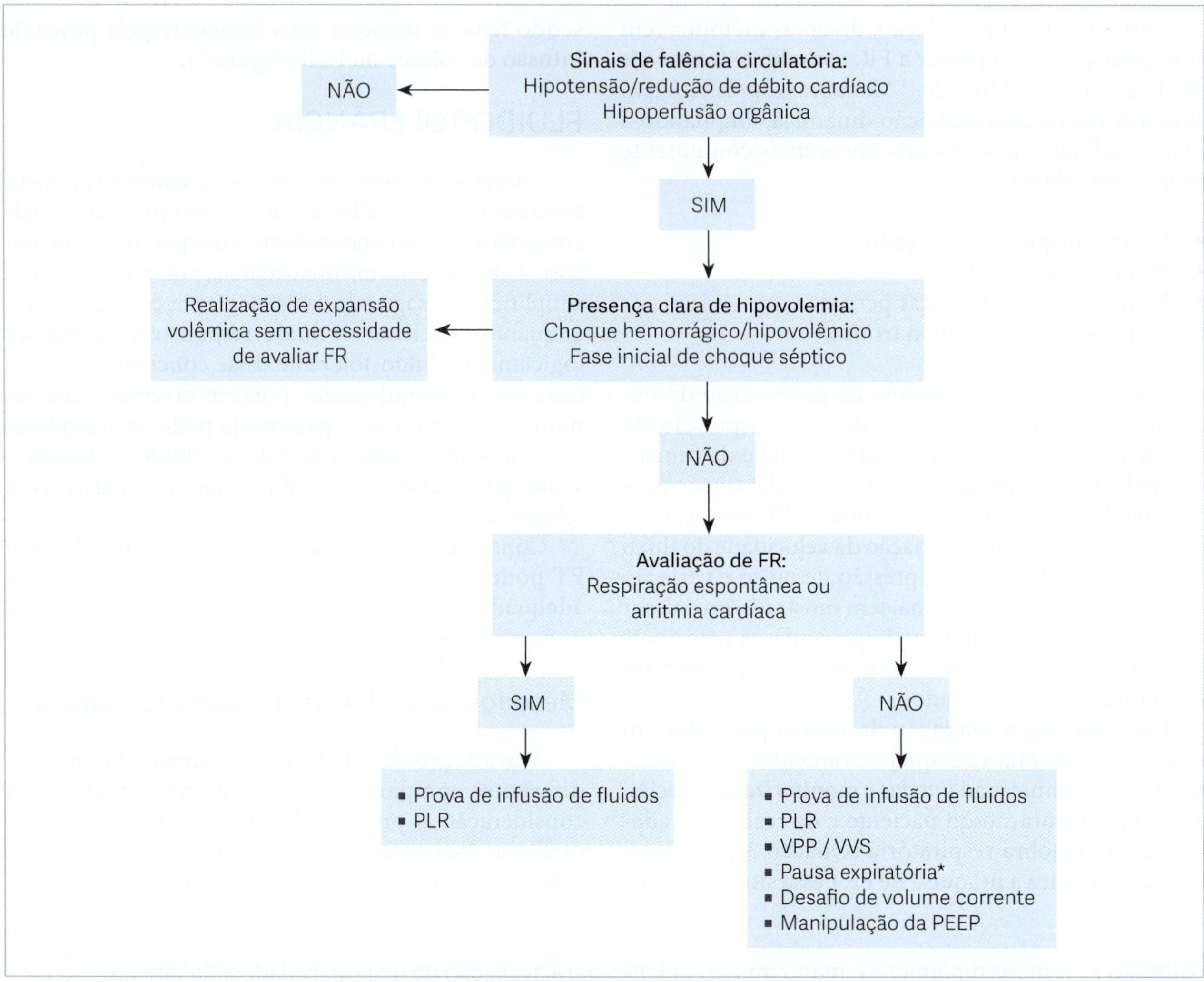

FIGURA 7 Testes de fluido-responsividade em diferentes situações clínicas.

* A pausa expiratória, aplicada em ventilação mecânica, pode ser utilizada mesmo que haja esforço respiratório do paciente, desde que o período de pausa de 15 segundos seja atingido.

FR: frequência respiratória; PEEP: pressão expiratória positiva ao final da expiração; PLR: *passive leg raising;* VPP: variação da pressão de pulso; VVS: variação do volume sistólico.

maras cardíacas direitas e o grau de sobrecarga hídrica no território venoso sistêmico (Figura 8).[2]

Medidas estáticas de pressão de enchimento de câmaras cardíacas direita e esquerda, como a pressão venosa central (PVC) e a pressão de oclusão de artéria pulmonar (POAP), respectivamente, dependem da interação entre função de retorno venoso e função ventricular, sendo também influenciadas por aumentos da pressão intratorácica em situações como pneumotórax, tamponamento cardíaco e uso de PEEP. Além disso, necessitam de cateterização venosa central, no caso da PVC, e cateterização de artéria pulmonar, no caso da POAP, além de enfrentar algumas limitações técnicas na mensuração que podem reduzir sua confiabilidade. Valores elevados (PVC > 12 mmHg e POAP > 18 mmHg) podem indicar baixa capacidade de FT.[16]

A monitorização hemodinâmica pela termodiluição transpulmonar pode auxiliar na avaliação de FT, sobretudo esquerda, por meio de variáveis como volume diastólico global final (VDGF), índice de água extravascular pulmonar (*extravascular lung water* – EVLW) e índice de permeabilidade vascular pulmonar (*pulmonary vascular permeability index* – PVPI), sendo útil no diagnóstico diferencial entre síndrome alveolointersticial inflamatória e hidrostática. Apesar de ser uma ferramenta menos invasiva em relação ao cateter de artéria pulmonar, requer a inserção de cateteres venoso e arterial centrais e apresenta alto custo, limitando sua disponibilidade na maioria das UTI.

A ultrassonografia *point-of-care* (POCUS) apresenta disponibilidade crescente nas UTI, com potencial de grande aplicabilidade na avaliação da FT tanto esquer-

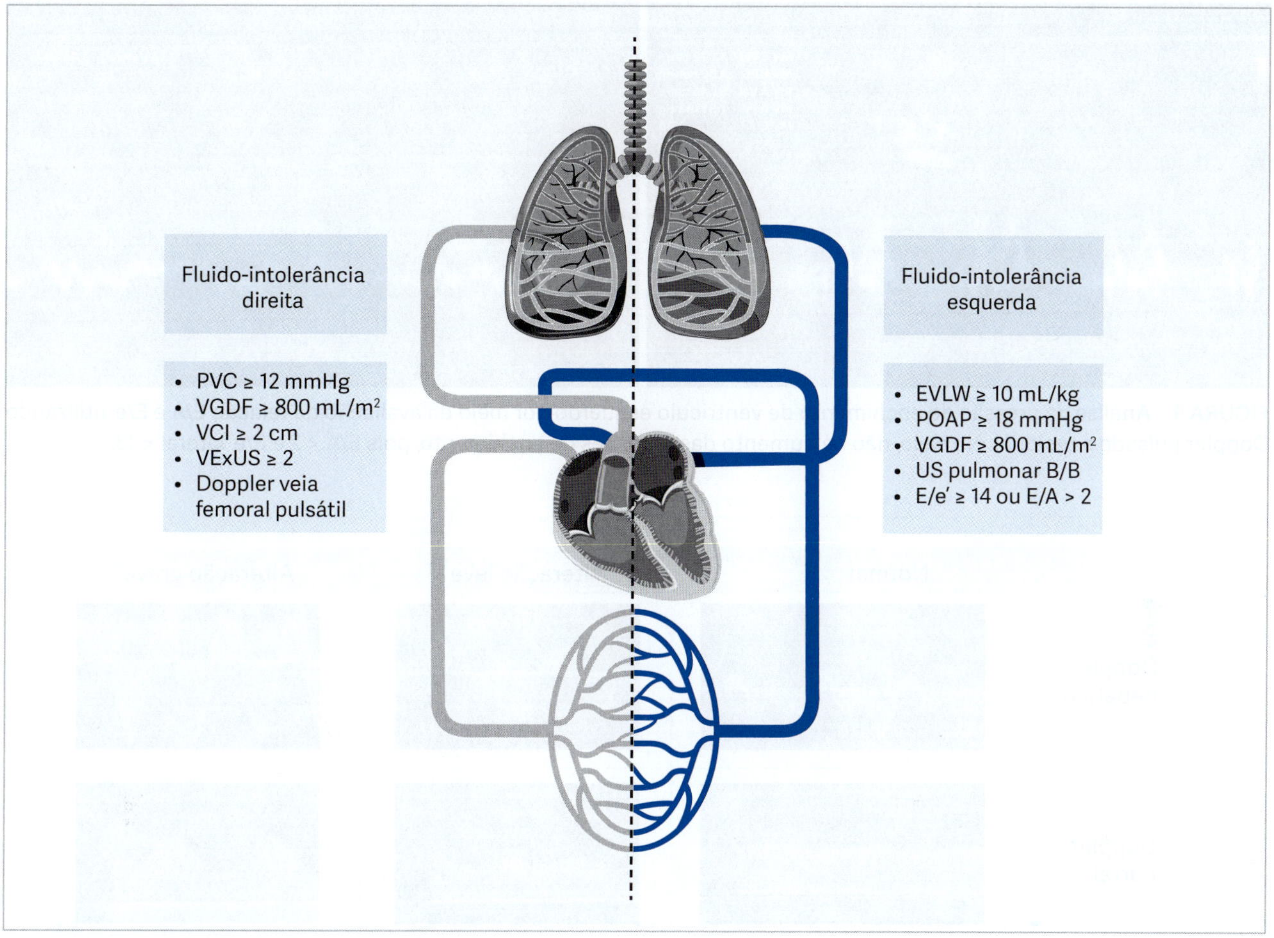

FIGURA 8 Avaliação da fluido-tolerância em dois compartimentos hemodinâmicos.

EVLW: água extravascular pulmonar; POAP: pressão de oclusão de artéria pulmonar; PVC: pressão venosa central; VCI: veia cava inferior; VDGF: volume diastólico global final; VExUS: ultrassonografia do excesso de congestão venosa; US: ultrassonografia.

Fonte: adaptada de Melo et al. (2023).[2]

da quanto direita. A estimativa de EVLW por meio do ultrassonografia pulmonar e a avaliação das pressões de enchimento ventricular esquerda pela relação da onda E sobre a onda A, do fluxo transmitral ao Doppler pulsado, e onda E, sobre a onda E', do Doppler tecidual (Figura 9), podem auxiliar na avaliação de FT esquerda.[17-19]

O escore de avaliação por ultrassonografia do excesso de congestão venosa (VExUS – *venous excess ultrasound*), que leva em consideração o diâmetro da veia cava inferior e o padrão de fluxo venoso ao Doppler nas veias porta, supra-hepáticas e intrarrenais[15] (Figura 10), inicialmente validado em pacientes submetidos à cirurgia cardíaca, mostrou, em recente metanálise, correlação com lesão renal aguda em pacientes críticos no geral. Além disso, esse escore oferece a vantagem de avaliação de congestão venosa no nível orgânico, sendo mais elucidativo do que a PVC nesse contexto.[20]

Em ambiente de recursos limitados, no qual apenas o transdutor linear está disponível, ainda é possível avaliar a presença de congestão venosa pelo padrão do fluxo de Doppler pulsado da veia femoral comum (Figura 11) ou pelo diâmetro da veia jugular interna.[21,22]

Interpretação e aplicabilidade da fluido-tolerância

Um conceito que deve ficar claro é o de que a presença de fluido-intolerância, seja esquerda ou direita, não infere necessariamente na hipervolemia. Na análise da FT esquerda, por exemplo, pode ser identificada congestão pulmonar em pacientes normo ou até mesmo hipovolêmicos nos casos de edema agudo de pulmão por aumento da atividade simpática (*sympathetic crashing acute pulmonary edema* – SCAPE). Nesses casos, a congestão pulmonar ocorre por aumento súbito da pós-carga, sendo o tratamento alvo o uso de vasodilatadores, não de diuréticos. Ainda analisando a FT esquerda, um paciente que intercorre com perda aguda de compla-

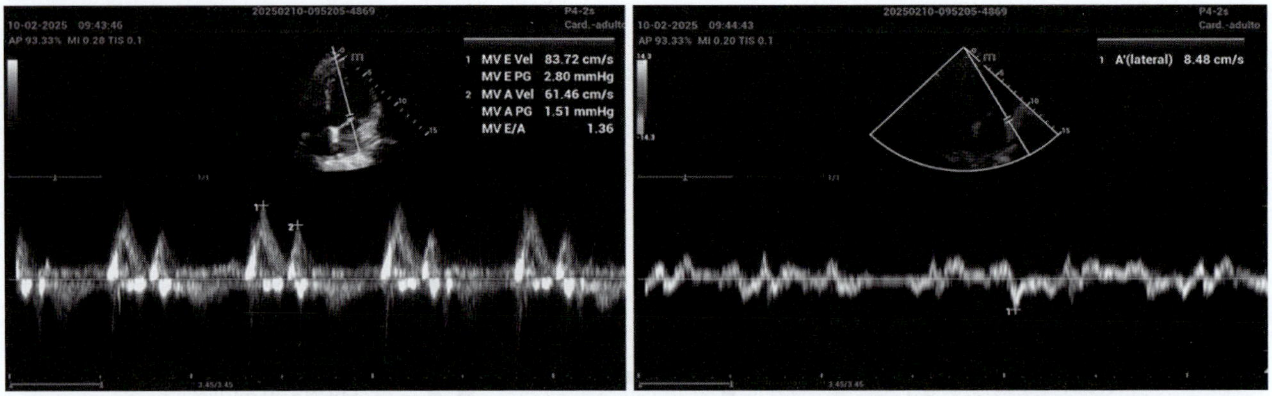

FIGURA 9 Análise da pressão de enchimento de ventrículo esquerdo por meio da avaliação da relação E/A e E/e' utilizando Doppler pulsado e tecidual. No caso, não há aumento das pressões de enchimento, pois E/A < 2 e E/e' lateral < 13.

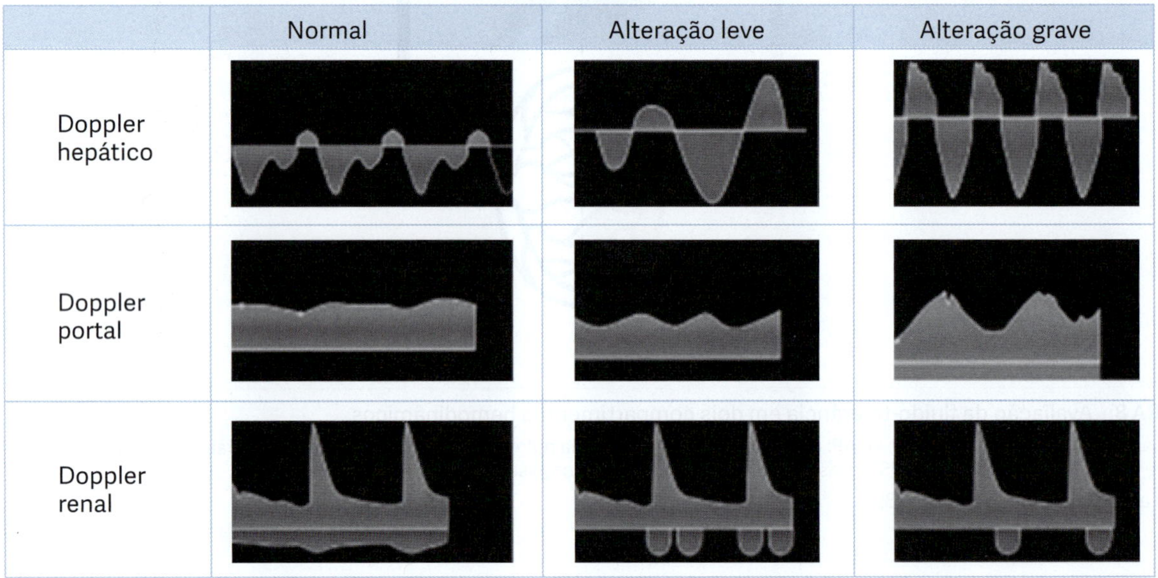

Gradação	Alterações no Doppler e US	Grau de congestão venosa
0	VCI < 2 cm	Nenhuma
1	VCI ≥ 2 cm + alterações leves	Leve
2	VCI ≥ 2 cm + apenas 1 alteração grave	Moderada
3	VCI ≥ 2 cm ou mais alterações graves	Grave

FIGURA 10 Padrão ultrassonográfico do Doppler pulsado das veias hepática, portal e renal interlobar do protocolo de avaliação ultrassonográfica do excesso de congestão venosa (VExUS).

VCI: veia cava inferior; US: ultrassonografia.

cência, como nos casos de Takotsubo ou infarto agudo do miocárdio, pode ter pressão de enchimento elevada, mas não necessariamente estar hipervolêmico.

No caso da FT direita, o mesmo raciocínio deve ser aplicado. Um escore de VExUS de 3 não necessariamente está correlacionado com hipervolemia. Esse escore não foi criado para analisar a volemia, apesar de poder ajudar – ele deve ser entendido com marcador da "pós-carga" venosa, que pode estar aumentada por diversos motivos, como disfunção de VD e aumento de pressão intratorácica, sendo hipervolemia apenas uma das etiologias possíveis. A estimativa da volemia e a etiologia da congestão venosa do doente crítico, portanto, devem ser baseadas na avaliação global do

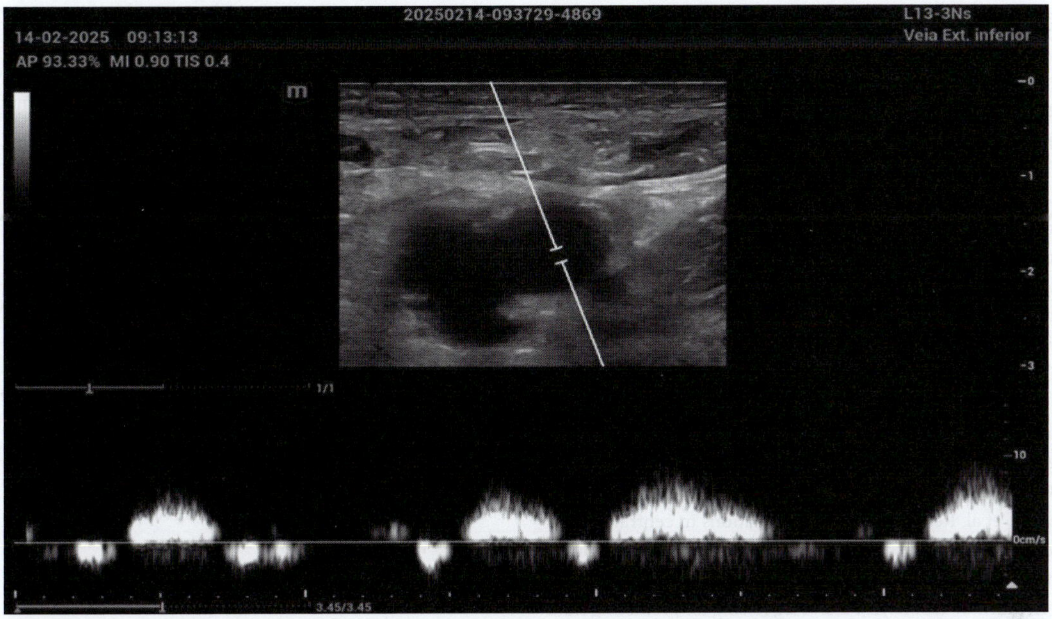

FIGURA 11 Doppler pulsado da veia femoral comum mostrando fluxo pulsátil e retrógrado, inferindo congestão venosa importante. O fluxo esperado da veia femoral comum é anterógrado em sua maior parte, com variabilidade respiratória importante.

paciente, incluindo exame físico, exames laboratoriais, anamnese e avaliação da FT esquerda.

CONSIDERAÇÕES FINAIS

Há evidência crescente de que a sobrecarga volêmica, sobretudo associada ao conceito de FT e congestão venosa, está associada a piores desfechos no paciente crítico. A monitorização hemodinâmica deve englobar a análise desse parâmetro além da FR, nos algoritmos de ressuscitação volêmica.

Com a avaliação integrada de FR e FT, podem-se identificar quatro perfis hemodinâmicos diferentes:

1. A: FR presente e FT presente.
2. B: FR ausente e FT presente.
3. C: FR ausente e FT ausente.
4. D: FR presente e FT ausente.

De acordo com o perfil hemodinâmico em questão, é possível definir, de maneira individualizada, a conduta de ressuscitação hemodinâmica mais adequada para determinado paciente instável hemodinamicamente, com o objetivo de prevenir e/ou reverter disfunções orgânicas[2] (Quadro 4).

QUADRO 4 Manejo hemodinâmico baseado na análise conjunta de fluido-responsividade (FR) e fluido-tolerância (FT)

FR	FT	Manejo hemodinâmico
Presente	Presente	Expansão volêmica
Ausente	Presente	Manejo hídrico conservador
Ausente	Ausente	Derressuscitação: diuréticos, ultrafiltração
Presente	Ausente	Uso precoce de vasopressores

PONTOS-CHAVE

1. Identificar pacientes fluido-responsivos é essencial, pois apenas metade dos pacientes criticamente enfermos realmente se beneficia da reposição volêmica.
2. Mesmo pacientes fluido-responsivos podem ser fluido-intolerantes, o que exige cautela no volume administrado.
3. A avaliação conjunta de FR e FT deve orientar o manejo. Nem todo paciente responsivo aos fluidos deve recebê-los. Casos de FR sem FT indicam risco de sobrecarga; nesses, prioriza-se o início precoce de vasopressores.

REFERÊNCIAS BIBLIOGRÁFICAS

1. Bentzer P, Griesdale DE, Boyd J, MaLean K, Sirounis D, Ayas NT. Will this hemodynamically unstable patient respond to a bolus of intravenous fluids? JAMA. 2016;316(12):1298-309.
2. Melo RF, Santos MHC, Ramos FJS. Beyond fluid responsiveness: the concept of fluid tolerance and its potential implication in hemodynamic management. Crit Care Sci. 2023;35(2):226-9.
3. Messina A, Calabrò L, Pugliese L, Lulja A, Sopuch A, Rosalba D, et al. Fluid challenge in critically ill patients receiving haemodynamic monitoring: a systematic review and comparison of two decades. Crit Care. 2022;26(1):186.
4. Muller L, Toumi M, Bousquet PJ, Riu-Polenc B, Louart G, Candela D, et al. An increase in aortic blood flow after an infusion of 100 ml colloid over 1 minute can predict fluid responsiveness: the mini-fluid challenge study. Anesthesiology. 2011;115(3):541-7.
5. Bourel C, Durand A, Ter Schiphorst B, Martin C, Onimus T, De Jonckheere J, et al. Respiration-related variations in central venous pressure as predictors of fluid responsiveness in spontaneously breathing patients. Shock. 2023;60(2):190-8.
6. Monnet X, Marik P, Teboul JL. Passive leg raising for predicting fluid responsiveness: a systematic review and meta-analysis. Intensive Care Med. 2016;42:1935-47.
7. Jabot J, Teboul JL, Richard C, Monnet X. Passive leg raising for predicting fluid responsiveness: importance of the postural change. Intensive Care Med. 2009;35:85-90.
8. Teboul JL, Monnet X, Chemla D, Michard F. Arterial pulse pressure variation with mechanical ventilation. Am J Respir Crit Care Med. 2019;199:22-31.
9. Michard F, Chemla D, Teboul JL. Applicability of pulse pressure variation: how many shades of grey? Crit Care. 2015;19:144.
10. Myatra SN, Prabu NR, Divatia JV, Monnet X, Kulkarni AP, Teboul JL. The changes in pulse pressure variation or stroke volume variation after a "tidal volume challenge" reliably predict fluid responsiveness during low tidal volume ventilation. Crit Care Med. 2017;45:415-21.
11. Gavelli F, Shi R, Teboul JL, Azzolina D, Monnet X. The end-expiratory occlusion test for detecting preload responsiveness: a systematic review and meta-analysis. Ann Intensive Care. 2020;10:65.
12. Lai C, Shi R, Beurton A, Moretto F, Ayed S, Fage N, et al. The increase in cardiac output induced by a decrease in positive end-expiratory pressure reliably detects volume responsiveness: the PEEP-test study. Crit Care. 2023;27:136.
13. Abdullah T, Ali A, Saka E, Canbaz M, Gokduman C, Polat O, et al. Ability of short-time low peep challenge to predict fluid responsiveness in mechanically ventilated patients in the intensive care. J Clin Monit Comput. 2022;36:1165-72.
14. Chaves RCF, Correa TD, Serpa Neto A, Bravim BA, Cordioli RL, Moreira FT, et al. Assessment of fluid responsiveness in spontaneously breathing patients: a systematic review of literature. Ann Intensive Care. 2018;8(1):21.
15. Kattan E, Castro R, Miralles-Aguiar F, Hernández G, Rola P. The emerging concept of fluid tolerance: a position paper. J Crit Care. 2022;71:154070.
16. Chen CY, Zhou Y, Wang P, Qi EY, Gu WJ. Elevated central venous pressure is associated with increased mortality and acute kidney injury in critically ill patients: a meta-analysis. Crit Care 2020; 24(1):80.
17. Neuteboom OB, Heldeweg ML, Pisani L, Smit MR, Lagrand WK, Cherpanath TG, et al. Assessing extravascular lung water in critically ill patients using lung ultrasound: a systematic review on methodological aspects in diagnostic accuracy studies. Ultrasound Med Biol. 2020 Jul;46(7):1557-64.
18. Lichtenstein DA, Mezière GA, Lagoueyte JF, Biderman P, Goldstein I, Gepner A. A-lines and B-lines: lung ultrasound as a bedside tool for predicting pulmonary artery occlusion pressure in the critically ill. Chest. 2009;136(4):1014-20.
19. Orso D, Sabbadin M, Bacchetti G, Simeoni G, Bove T. Correlation between tissue Doppler imaging method (E/e') and invasive measurements of left ventricular filling pressures: a systematic review, meta-analysis, and meta-regression. J Cardiothorac Vasc Anesth. 2024;38(12):3200-14.
20. Melo RH, Gioli-Pereira L, Melo E, Rola P. Venous excess ultrasound score association with acute kidney injury in critically ill patients: a systematic review and meta-analysis of observational studies. Ultrasound J. 2025;7(1):16.
21. Vaidya GN, Kolodziej A, Stoner B, Galaviz J, Cao X, Heier K, et al. Bedside ultrasound of the internal jugular vein to assess fluid status and right ventricular function: The Pocus-JVD study. Am J Emerg Med. 2023;70:151-6.
22. Bhardwaj V, Rola P, Denault A, Vikneswaran G, Spiegel R. Femoral veinpulsatility:asimpletoolforvenouscongestionassessment.Ultrasound J. 2023;15(1):24.
23. Muñoz F, Born P, Bruna M, Ulloa R, González C, Philp V, et al. Coexistence of a fuid responsive state and venous congestion signals in critically ill patients: a multicenter observational proof-of-concept study. Crit Care. 2024;28(1):52.

37

Choque hemorrágico

Arthur Momma
Juliana Bartocci

SUMÁRIO

INTRODUÇÃO

O choque hemorrágico é uma síndrome clínica caracterizada por hipoperfusão tecidual decorrente de perda aguda de volume sanguíneo circulante. Trata-se da principal causa de morte evitável em traumas, sendo responsável por aproximadamente 30 a 40% das mortes precoces em politraumatizados, particularmente nas primeiras 24 horas após o evento. Seu manejo demanda abordagem estruturada, integração multidisciplinar e terapias guiadas por metas, com ênfase no controle do sangramento e na ressuscitação hemostática.

O manejo desses pacientes requer a habilidade de identificar e classificar a gravidade dos sangramentos, definir sua emergência para estabelecer as intervenções adequadas, identificar a causa do sangramento e fatores correlacionados, assim como corrigir os fatores que contribuem para a perpetuação do sangramento.

FISIOPATOLOGIA

A volemia normal de um adulto é de 60 mL/kg para mulheres e de 66 mL/kg para homens; por exemplo, um adulto masculino de 70 kg tem uma volemia de 4.620 mL.

A perda sanguínea aguda leva a uma série de respostas compensatórias visando mitigar os efeitos deletérios dessa queda da volemia efetiva até o ponto em que se tornam insuficientes; inicia-se, então, o quadro de hipoperfusão tecidual, levando ao choque hemodinâmico.

A resposta ao estresse da perda sanguínea leva a um aumento do sistema nervoso simpático, acarretando aumento da frequência cardíaca para compensar a perda do volume sistólico e a vasoconstrição periférica visando manter a perfusão tecidual. Ocorre ainda o estímulo de liberação de hormônio antidiurético, promovendo maior retenção renal de água. Ao iniciar uma hipoperfusão renal, o sistema renina-angiotensina-aldosterona é ativado, aumentando a vasoconstrição pela angiotensina e a retenção de sódio pela aldosterona, o que melhora o volume intracelular.

QUADRO CLÍNICO

Os sinais e sintomas presentes no choque hemorrágico variam conforme sua severidade, assim como a reserva cardiocirculatória do paciente. Conforme apresentado no Quadro 1, eles decorrem do comprometimento da perfusão sistêmica, sendo inicialmente compensados por mecanismos fisiológicos descritos previamente e evoluindo para o colapso hemodinâmico e disfunções orgânicas.

A classificação do choque hemorrágico conforme sua gravidade foi descrita pelo American College of

QUADRO 1 Classificação de gravidade do choque hemorrágico (ATLS®)

	Classe I	Classe II	Classe III	Classe IV
Perdas (mL)	Até 750	750-1.500	1.500-2.000	> 2.000
Perdas (%)	Até 15%	15-30%	30-40%	> 40%
Neurológico	Ansioso	Agitado	Confuso	Letárgico
FC (bpm)	< 100	> 100	> 120	> 140
Pressão arterial	Normal	Normal	Diminuída	Diminuída
Pressão de pulso	Normal	Diminuída	Diminuída	Diminuída
FR (Irpm)	14-20	20-30	30-35	> 35
Diurese (mL/h)	> 30	20-30	5-15	Desprezível

ATLS®: *Advanced Trauma Life Support®*; FC: frequência cardíaca; FR: frequência respiratória.

Surgeons – ATLS® (*Advanced Trauma Life Support®*) e está demonstrada no Quadro 1.

A hipotensão, comumente um marco para o choque, inicia em quadros mais tardios e não deve ser utilizada como baliza para o diagnóstico.

Outro marco comum para a definição de sangramento agudo seria o uso de hemoglobina ou hematócrito. Alterações no hematócrito não mantêm correlação fidedigna, segundo Cordts. Este relata que a perda sanguínea aguda leva à perda de todos os componentes sanguíneos de maneira proporcional, resultando na queda do volume sanguíneo e não necessariamente da hemoglobina ou do hematócrito. A redução da hemoglobina em paciente com sangramento ativo pode não ser fidedigna, porque há demora para o reequilíbrio dos vários compartimentos intravasculares.

MANEJO DO CHOQUE HEMORRÁGICO

O manejo do choque hemorrágico é caracterizado por três pilares que auxiliam seu cuidado:

1. Identificação e controle do foco de sangramento.
2. Ressuscitação volêmica.
3. Controle hemostático.

Identificação e controle do foco de sangramento

Um fator essencial para o controle do choque hemorrágico é a identificação da origem do sangramento. Uma avaliação rápida, incluindo anamnese, exame físico e avaliação laboratorial e radiológica, é essencial para identificação do foco. Modificação introduzida na 11ª edição do ATLS® prioriza o controle imediato de hemorragias (xABCDE).

Trauma e sangramento gastrointestinal são as causas mais comuns de choque hemorrágico. Pacientes do sexo feminino em idade reprodutiva sem foco de sangramento evidente devem ser avaliadas para gravidez ectópica ou ruptura de cisto ovariano.

A identificação da origem do sangramento leva a posterior avaliação de especialistas e procedimentos para controle da hemorragia, como endoscopia, radiologia intervencionista, endovascular e intervenção cirúrgica.

Em pacientes vítimas de trauma, o uso do ultrassom é uma ferramenta essencial para o diagnóstico sob o protocolo E-Fast.

Ressuscitação volêmica

O choque hemorrágico é um tipo de choque hipovolêmico no qual há perda sanguínea que acarreta queda na volemia e na pré-carga, sendo o elemento mais importante a redução da pré-carga e não a queda hematimétrica, conforme observado em pacientes com anemia normovolêmica dilucional.

Tipos de acessos

A necessidade do estabelecimento de um acesso calibroso nesses pacientes é essencial para a reposição volêmica adequada. Lembrando a equação de Poiseuille para definir variantes do fluxo (Q):

$$Q = \Delta\text{Pressão} \times (\pi r4/8\ mcL),$$

em que r = raio, mc = viscosidade e L = comprimento do cateter. Ou seja, quanto mais calibroso e mais curto o calibre, melhor o fluxo do cateter.

Idealmente dois acessos periféricos calibrosos 16 G são usados, podendo-se ainda utilizar a via intraóssea e cateter venoso central, se disponível. A Tabela 1 evidencia a diferença de fluxo via gravitacional dos dispositivos.

Tipos de fluidos para ressuscitação

A 11ª edição do ATLS® preconiza o favorecimento de hemoderivados. Caso não estejam disponíveis, podem ser usados cristaloides, porém deve ser minimizado seu

TABELA 1 Taxa de fluxos pelos tipos diferentes de acessos

Tipo de cateter	Fluxo estimado por gravidade (mL/min)	Tempo para infundir 1 litro (min)
Cateter periférico 14G	250	4
Cateter periférico 16G	150	7
Cateter periférico 18G	100	10
Cateter periférico 20G	60	17
Cateter periférico 22G	35	29
Cateter venoso central 7 Fr	250	4
Intraósseo tibial 15G	60	17

Fonte: adaptada de Intensive Care Fundamentals.

uso, pois a ressuscitação volêmica vigorosa promove maior sangramento, coagulopatia dilucional e aumento de mortalidade.

As soluções coloidais e hipertônicas não evidenciaram superioridade clínica em relação aos cristaloides isotônicos, por isso não são rotineiramente empregadas na ressuscitação volêmica de pacientes vítimas de trauma.

Em pacientes politraumatizados e vítimas de traumatismo cranioencefálico, o uso de soluções cristaloides demonstrou aparente superioridade em relação aos coloides após análise de subgrupo do estudo SAFE, com menor taxa de mortalidade.

Uma abordagem importante citada é a ressuscitação hipotensiva, estratégia terapêutica desenvolvida para o manejo hemodinâmico de pacientes com choque hemorrágico, com o objetivo de limitar a reposição volêmica e manter uma pressão arterial sistólica controladamente baixa, geralmente entre 80 e 90 mmHg. A evidência clínica que sustenta esse conceito teve início com o clássico estudo de Bickell et al. (1994), que demonstrou, em pacientes com ferimentos penetrantes de tronco, que a ressuscitação tardia resultava em menor mortalidade (30% *vs.* 38%, p = 0,04) em comparação à reposição volêmica imediata. Posteriormente, o ensaio controlado randomizado de Morrison et al. (2011) reforçou esses achados, mostrando que a estratégia de ressuscitação com alvo de pressão arterial sistólica de 70 mmHg reduziu significativamente a necessidade de transfusão sanguínea e a coagulopatia pós-operatória.

Importante ressaltar que pacientes com traumatismo cranioencefálico grave, nos quais a manutenção da pressão de perfusão cerebral adequada é essencial para prevenir lesões secundárias, não estão incluídos nesse conceito.

Ressuscitação hemostática e controle de coagulopatia

O princípio central da ressuscitação hemostática é a administração balanceada de hemoderivados – hemácias, plasma e plaquetas – em proporções próximas a 1:1:1. Estudos como o PROPPR trial (2015) foram determinantes para consolidar essa estratégia, demonstrando que a transfusão precoce em relação 1:1:1 reduziu significativamente o sangramento precoce e melhorou o controle da hemorragia, embora sem impacto direto na mortalidade de 24 horas ou 30 dias no estudo (Holcomb et al., 2015).

Além da reposição equilibrada de componentes sanguíneos, a ressuscitação hemostática incorpora medidas fundamentais para neutralizar a tríade letal do trauma – hipotermia, acidose e coagulopatia. Estratégias como o aquecimento ativo do paciente e dos fluidos infundidos, associado à correção rigorosa dos distúrbios ácido-base, são essenciais para otimizar a coagulação e a perfusão tecidual. A administração precoce de fibrinogênio, seja por meio de crioprecipitado ou de concentrados específicos, bem como a utilização de ácido tranexâmico, respaldada pelo estudo CRASH-2 (2010), que demonstrou redução da mortalidade em trauma grave, integram o conjunto de intervenções que potencializam o sucesso da ressuscitação.

Adicionalmente, métodos de monitorização hemostática viscoelástica, como tromboelastometria, têm-se consolidado na prática clínica por sua capacidade de oferecer avaliação dinâmica e direcionada da função de coagulação, permitindo abordagem hemostática mais individualizada e precisa. A incorporação sistemática dessas tecnologias favorece intervenções mais assertivas e reduz a administração empírica de hemoderivados, alinhando-se aos princípios da ressuscitação guiada por metas.

Na interpretação da tromboelastometria (ROTEM®), alguns parâmetros básicos devem ser considerados para a análise da função hemostática (Figura 1):

- *Clotting time* (CT): tempo de latência até o início da formação da fibrina, representando a ativação da via da coagulação.

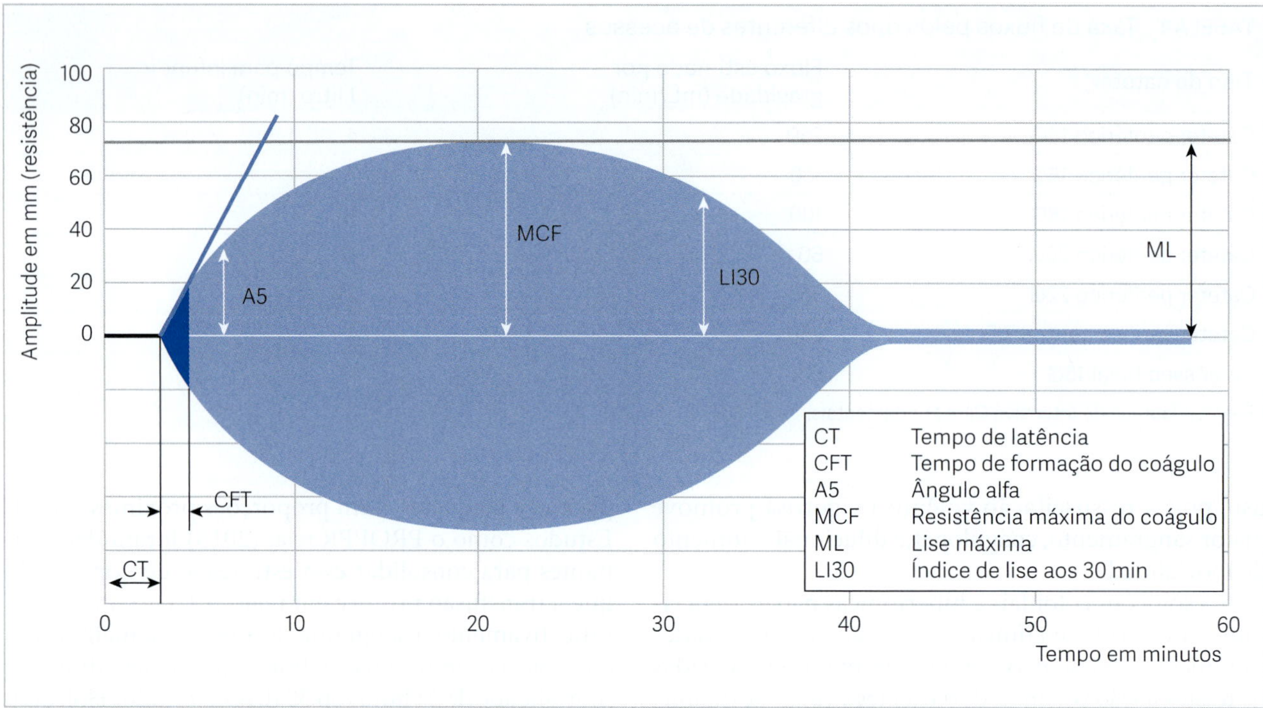

FIGURA 1 Representação esquemática dos parâmetros da tromboelastometria (ROTEM®).
Fonte: adaptado de Tanaka et al. (2012).

- *Clot formation time* (CFT): tempo necessário para formação e estabilização inicial do coágulo, refletindo a cinética da geração de trombina, a polimerização da fibrina e a contribuição plaquetária.
- Ângulo alfa: expressa a taxa de formação do coágulo e fornece uma estimativa global do estado de coagulabilidade do paciente.
- *Maximum clot firmness* (MCF): representa a resistência máxima do coágulo formado, dependente da interação entre plaquetas, fibrinogênio e fatores de coagulação.
- A5-A30: valores correspondentes à firmeza do coágulo em 5 a 30 minutos, úteis para análise dinâmica da formação e estabilidade do coágulo.
- *Maximum lysis* (ML): percentual de lise do coágulo após o pico de firmeza, indicador da atividade fibrinolítica.

CONSIDERAÇÕES FINAIS

O choque hemorrágico representa uma das principais causas de mortalidade evitáveis no trauma, exigindo abordagem precoce e sistematizada.

A identificação rápida da hemorragia, o controle efetivo da fonte do sangramento, a ressuscitação volêmica adequada e o controle de coagulopatias são essenciais para o manejo adequado do choque hemorrágico.

Além disso, protocolos bem definidos, equipes bem treinadas e intervenções integradas são os diferenciais para o cuidado de qualidade dessa síndrome.

O futuro pode trazer novas tecnologias, como a inteligência artificial, para desenvolver modelos preditivos inovadores.

PONTOS-CHAVE

1. O choque hemorrágico é a principal causa de morte evitável em traumas. O foco inicial deve ser a identificação e o controle rápido da fonte de sangramento, utilizando protocolo xABCDE e técnicas como E-FAST.
2. Devem-se priorizar hemoderivados no lugar de grandes volumes de cristaloides. A estratégia de ressuscitação hipotensiva é indicada até o controle do sangramento, exceto em casos de TCE grave.
3. Ressuscitação hemostática precoce: uso equilibrado de hemácias, plasma e plaquetas na proporção 1:1:1, associado ao controle da tríade letal (hipotermia, acidose e coagulopatia). O ácido tranexâmico e o fibrinogênio devem ser administrados precocemente, conforme protocolos.

BIBLIOGRAFIA

1. Azevedo LCP, Taniguchi LU, Ladeira JP, Besen BAMP. Medicina intensiva: abordagem prática. Santana de Parnaíba: Manole; 2024.
2. Baksaas-Aasen K, Gall LS, Stensballe J, Juffermans NP, Curry N, et al. Viscoelastic haemostatic assay augmented protocols for major trauma haemorrhage (ITACTIC): a randomized, controlled trial. Intensive Care Med. 2021;47:49-59.
3. Bickell WH, Wall MJ, Pepe PE, Martin RR, Ginger VF, Allen MK, et al. Immediate versus delayed fluid resuscitation for hypotensive patients with penetrating torso injuries. N Engl J Med. 1994;331:1105-9.
4. Bonanno FG. Management of hemorrhagic shock: physiology approach, timing and strategies. J Clin Med. 2022;12(1):260
5. Cannon JW. Hemorrhagic shock. N Engl J Med. 2018;378:370-9.
6. Duška F, AlHaddad M, Cecconi M, editors. Intensive care fundamentals: practically oriented essential knowledge for newcomers to ICUs. Cham: Springer Nature Switzerland AG; 2023.
7. Crash-2 trial collaborators; Shakur H, Roberts I, Bautista R, Caballero J, Coats T, Dewan Y, et al. Effects of tranexamic acid on death, vascular occlusive events, and blood transfusion in trauma patients with significant haemorrhage (Crash-2): a randomised, placebo-controlled trial. Lancet. 2010;376:23-32.
8. Gutierrez G, Reines HD, Wulf-Gutierrez ME. Clinical review: hemorrhagic shock. Crit Care. 2004;8(5):373-81.
9. Holcomb JB, Jenkins D, Rhee P, Johannigman J, Mahoney P, Mehta S, et al. Damage control resuscitation: directly addressing the early coagulopathy of trauma. J Trauma. 2007;62(2):307-10.
10. Holcomb JB, Tilley BC, Baraniuk S, Fox EE, Wade CE, Podbieski JM, et al. Transfusion of plasma, platelets, and red blood cells in a 1:1:1 vs a 1:1:2 ratio and mortality in patients with severe trauma. The PROPPR randomized clinical trial. JAMA. 2015;313:471-82.
11. Holcomb JB, Tilley BC, Baraniuk S, Fox EE, Wade CE, Podbielski JM, et al. Transfusion of plasma, platelets, and red blood cells in a 1:1:1 ratio improves survival in patients with severe trauma. Ann Surg. 2015;262(3):512-20.
12. Maier CL, Brohi K, Curry N, Juffermans NP, Miquel LM, Neal MD, et al. Contemporary management of major haemorrhage in critical care. Intensive Care Med. 2024;50(3):319-31.
13. Morrison CA, Carrick CA, Carrick MM, Norman MA, Scott BG, Welsh FJ, et al. Hypotensive resuscitation strategy reduces transfusion requirements and severe postoperative coagulopathy. J Trauma. 2011;70(3):652-63.
14. Peng HT, Siddiqui MM, Rhind SG, Zhang J, da Luz LT, Beckett A. Artificial intelligence and machine learning for hemorrhagic trauma care. Mil Med Res. 2023;10(1):6.
15. Perel P, Roberts I, Ker K. Colloids versus crystalloids for fluid resuscitation in critically ill patients. Cochrane Database Syst Rev. 2013(2):CD000567.
16. Spahn DR, Bouillon B, Cerny V, Coats TJ, Duranteau J, Fernández-Mondéjar E, et al. The European guideline on management of major bleeding and coagulopathy following trauma: fifth edition. Crit Care. 2019;23(1):98.
17. Tanaka KA, Bolliger D, Vadlamudi R, Nimmo A. Rotational thromboelastometry (ROTEM)-based coagulation management in cardiac surgery and major trauma. J Cardiothorac Vasc Anesth. 2012;26(6):108393.

38

Choque cardiogênico

Maurício Henrique Claro dos Santos
Fernando Ganem

SUMÁRIO

EPIDEMIOLOGIA E DEFINIÇÕES

O choque cardiogênico é a forma mais grave de insuficiência cardíaca aguda, caracterizado pela hipoperfusão orgânica secundária à redução do débito cardíaco por doença cardíaca primária. Portanto, hemodinamicamente, ele é caracterizado pela tríade hipotensão, má perfusão periférica e baixo débito cardíaco.[1]

Historicamente, o choque cardiogênico complica 5 a 10% dos casos de infarto agudo do miocárdio (IAM), notadamente os casos com supradesnivelamento do segmento ST, com risco duas vezes maior em relação ao IAM sem supradesnivelamento de ST. Portanto, o IAM é a principal etiologia de choque cardiogênico, responsável por 80% dos casos. Por outro lado, ultimamente se observa aumento das etiologias de choque cardiogênico não relacionadas às síndromes isquêmicas, possivelmente pelo melhor tratamento e aumento da prevalência de pacientes com insuficiência cardíaca crônica, que posteriormente poderão apresentar agudização como choque cardiogênico. Apesar da queda de mortalidade nas últimas duas décadas, de 80 para 40 a 50% atualmente, a incidência de óbitos relacionados ao choque cardiogênico ainda é marcadamente elevada.[1,2]

Considerando as várias definições utilizadas para choque cardiogênico em diferentes estudos, ele seria definido pelos seguintes critérios:[3]

- Hipotensão persistente: com pressão arterial sistólica menor que 90 mmHg ou pressão arterial média menor que 65 mmHg por mais de 30 minutos; ou a necessidade de uso de vasopressor para atingir esses níveis pressóricos.
- Hipoperfusão orgânica: com alteração do estado mental, extremidades frias com aumento do tempo de enchimento capilar, débito urinário menor que 30 mL/h e aumento dos níveis de lactato, usualmente maior que 2 mmol/L.
- Redução do débito cardíaco na vigência de pressões de enchimento ventriculares normais ou elevadas: com índice cardíaco menor que 1,8 L/min/m^2 ou menor que 2 a 2,2 L/min/m^2 com suporte inotrópico ou mecânico.

Entretanto, a apresentação clínica dessa síndrome não é uniforme, nem todos os pacientes com baixo débito cardíaco se apresentarão com hipotensão e hipoperfusão; pode haver situações intermediárias com a presença de níveis pressóricos normais porém com sinais de má perfusão, definida como choque cardiogênico normotenso; ou a presença de hipotensão sem má perfusão, definida como pré-choque cardiogênico (Figura 1).[1]

CLASSIFICAÇÃO

Com o objetivo de classificar o choque cardiogênico em relação a sua gravidade, recentemente foi desenvolvida uma escala pela Sociedade de Angiografia e Intervenção Cardiovascular (*Society for Cardiovascular Angiography and Intervention* – SCAI), denominada escala SCAI, categorizando os pacientes em diferentes níveis de gravidade, baseados em dados do exame clínico, exames laboratoriais e variáveis hemodinâmicas (Quadro 1 e Figura 2).

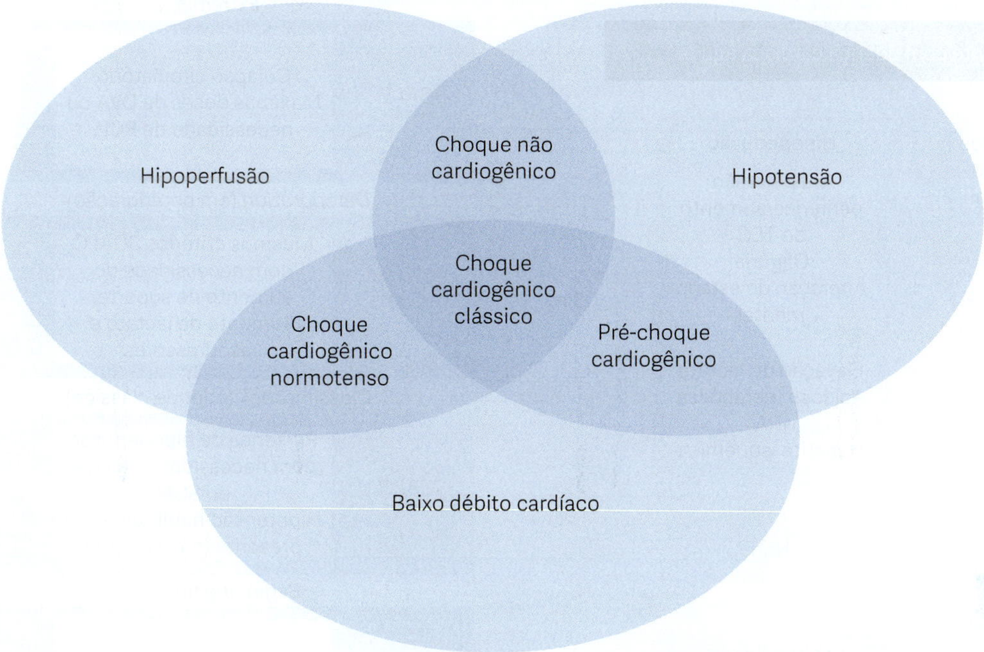

FIGURA 1 Variabilidade na apresentação clínica de pacientes com redução do débito cardíaco. (a) Choque cardiogênico cardíaco clássico: tríade de redução do débito cardíaco, hipotensão e hipoperfusão; (b) choque cardiogênico normotenso: redução do débito cardíaco e hipoperfusão, sem a presença de hipotensão; (c) pré-choque cardiogênico: redução do débito cardíaco e hipotensão sem hipoperfusão; (d) situações de hipotensão e/ou hipoperfusão sem redução do débito cardíaco não se enquadram na definição de choque cardiogênico.

Fonte: adaptada de Jentzer et al.[1]

QUADRO 1 Escala SCAI

SCAI	Exame físico	Exames laboratoriais	Parâmetros hemodinâmicos
A	Ausência de sinais clínicos de má perfusão	Lactato e função renal dentro dos limites normais	Normotensão, sem necessidade de drogas vasoativas, $SvO_2 > 65\%$
B	Ausência de sinais clínicos de má perfusão	Lactato e função renal dentro dos limites normais	Hipotensão e/ou taquicardia IC > 2,2 sem necessidade de drogas vasoativas $SvO_2 > 65\%$
C	Sinais clínicos de má perfusão: extremidades frias, débito urinário < 30 mL/hora, alteração do estado mental Sinais de sobrecarga volêmica Necessidade de ventilação (invasiva ou não) com pressão positiva	Aumento de lactato, insuficiência renal aguda, elevação de enzimas hepáticas	Hipotensão habitualmente presente: PAS < 90 mmHg ou PAM < 60 mmHg ou queda > 30 mmHg dos níveis basais, ou necessidade de suporte com drogas vasoativas ou mecânico para manutenção dos níveis pressóricos IC < 2,2 PAPO > 15 mmHg
D	Mesmos sinais clínicos do estágio C	Mesmas alterações do estágio C, em deterioração	Mesmos parâmetros do estágio C com necessidade de múltiplos vasopressores e /ou suporte circulatório mecânico
E	Pulso filiforme Ventilação mecânica invasiva Necessidade de desfibrilação ou ressuscitação cardiopulmonar	Ph < 7,2 Lactato > 5 mmol/L	Hipotensão refratária

IC: insuficiência cardíaca; PAM: pressão arterial média; PAS: pressão arterial sistólica; SCAI: Sociedade de Angiografia e Intervenção Cardiovascular; SvO_2: saturação venosa central de oxigênio.

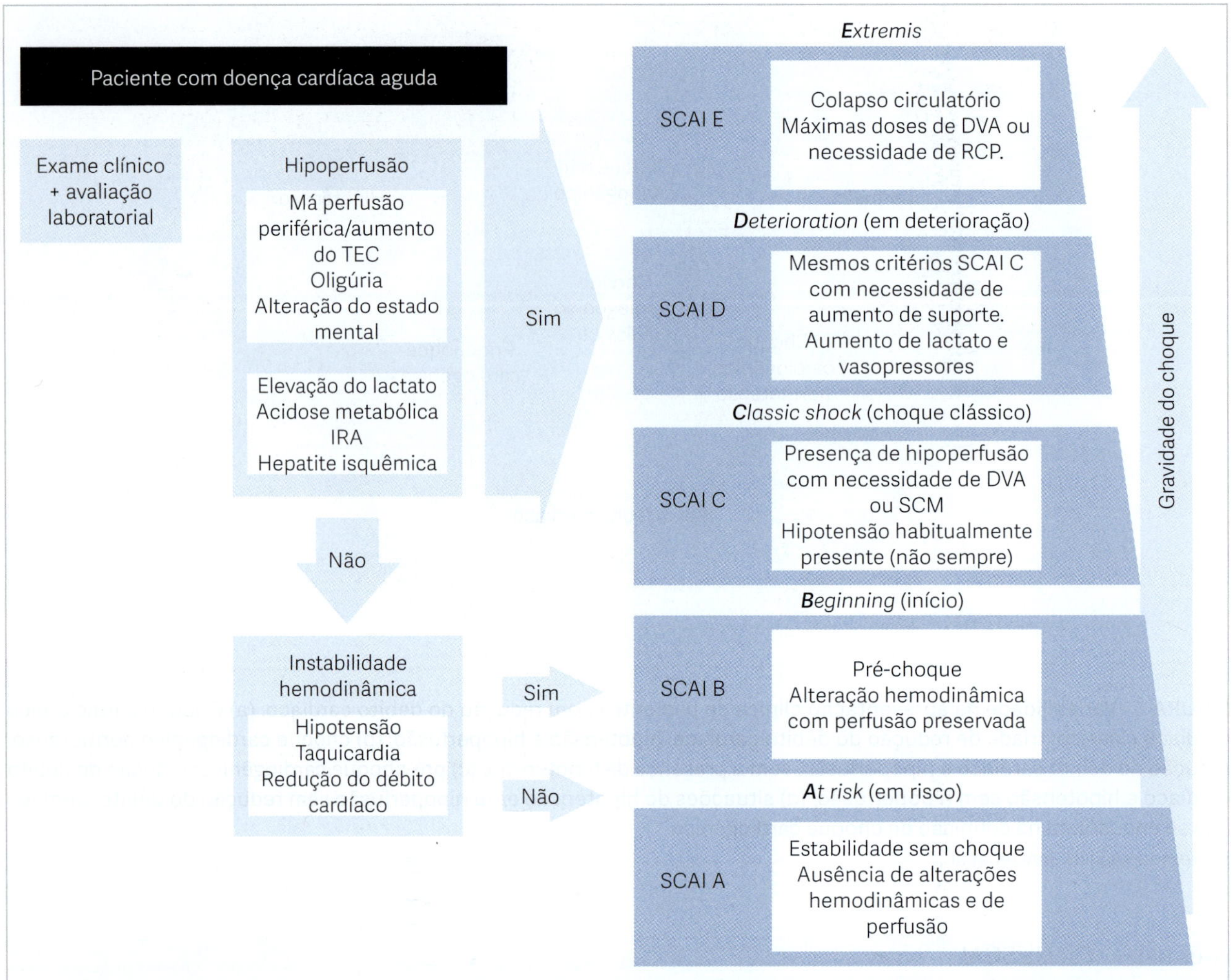

FIGURA 2 Escala SCAI. Pacientes com doença cardíaca aguda e com sinais de má perfusão são categorizados em SCAI C, D e E. Pacientes sem sinais de má perfusão e sem alterações hemodinâmicas são considerados em risco, SCAI A; e pacientes com instabilidade hemodinâmica e sem sinais de má perfusão são classificados em SCAI B (pré-choque).

DVA: drogas vasoativas; IRA: insuficiência renal aguda; RCP: ressuscitação cardiopulmonar; SCAI: Sociedade de Angiografia e Intervenção Cardiovascular; SCM: suporte circulatório mecânico; TEC: tempo de enchimento capilar.

Fonte: adaptada de Jentzer et al.[1]

Dessa forma, pela escala SCAI, os pacientes em choque cardiogênico seriam classificados em cinco estágios (identificados pelas letras "A" até "E"):

1. SCAI estágio A (*at risk*): pacientes com doença cardiovascular aguda hemodinamicamente estáveis, mas com risco potencial de desenvolver hipotensão e hipoperfusão.
2. SCAI estágio B (*beginning*): pacientes com hipotensão e/ou taquicardia, porém sem evidências de má perfusão; seriam os pacientes em pré-choque.
3. SCAI estágio C (*classic shock*): pacientes com hipoperfusão com necessidade de intervenção, drogas vasoativas ou suporte circulatório mecânico. Hipotensão está habitualmente presente – choque cardiogênico clássico. Os casos de má perfusão, ainda que os níveis pressóricos estejam dentro da normalidade (choque críptico), também se enquadram nessa categoria.
4. SCAI estágio D (*deterioration*): pacientes com choque cardiogênico clássico evoluindo com deterioração clínica, com piora dos parâmetros de perfusão tecidual e necessidade de aumento de drogas vasoativas.
5. SCAI estágio E (*extremis*): pacientes com choque cardiogênico em situação de extrema gravidade com uso de doses máximas de drogas vasoativas ou ressuscitação cardiopulmonar em andamento.

Vale a pena destacar que os estágios SCAI C, D e E referem-se à situação de choque cardiogênico propriamente dita.

Além de permitir a uniformização conceitual na gravidade de choque cardiogênico por diferentes autores, a

Escala SCAI, em diversos estudos, apresenta correlação com o prognóstico, com aumento progressivo de mortalidade nos estágios mais avançados; possibilita, dessa forma, direcionar a alocação e o suporte hemodinâmico para cada situação.[4]

MONITORIZAÇÃO HEMODINÂMICA

Apesar de a característica hemodinâmica do choque cardiogênico ser a redução do débito cardíaco secundária a uma disfunção cardíaca aguda ou crônica agudizada, esta é uma síndrome que apresenta uma condição hemodinamicamente diversa, incluindo diferentes padrões de disfunção ventricular (esquerda, direita ou biventricular) e pressões de enchimento intracardíacas; a presença de síndrome de resposta inflamatória sistêmica com alteração do tônus vascular; e diferentes graus de acometimento, como exposto anteriormente.

Dada essa variabilidade hemodinâmica, atualmente são descritos três diferentes fenótipos de choque cardiogênico, que apresentam associação com mortalidade, em conjunto com a gravidade do choque (Tabela 1 e Figura 3):[5,6]

- Fenótipo tipo I ou não congesto: apresenta menores frequências cardíacas e pressões de enchimento (pressão venosa central e pressão de oclusão capilar pulmonar) e pressões arteriais sistêmicas maiores em relação aos outros dois fenótipos, caracterizando-se pela má perfusão de extremidades sem a presença de congestão pulmonar ou sistêmica (padrão "frio e seco").
- Fenótipo tipo II ou cardiorrenal: apresenta elevação da pressão de oclusão capilar pulmonar e acometimento renal secundário ao choque, caracterizando-se pela disfunção ventricular esquerda com a presença de congestão pulmonar e insuficiência renal aguda.
- Fenótipo tipo III ou cardiometabólico: apresenta elevação de pressões de câmaras direitas e elevações de transaminases e marcantes aumentos dos níveis séricos de lactato, caracterizando-se pela disfunção ventricular direita ou biventricular, associada à congestão venosa sistêmica e ao envolvimento de múltiplos órgãos.

De maneira consistente, em diferentes estudos, esses fenótipos apresentam associação com mortalidade, com taxas crescentes dos fenótipos I ao III, e de forma aditiva ao grau de gravidade do choque (Tabela 2).[4]

Portanto, a adequada monitorização hemodinâmica é de fundamental importância na caracterização do tipo de disfunção cardíaca e definição da gravidade do

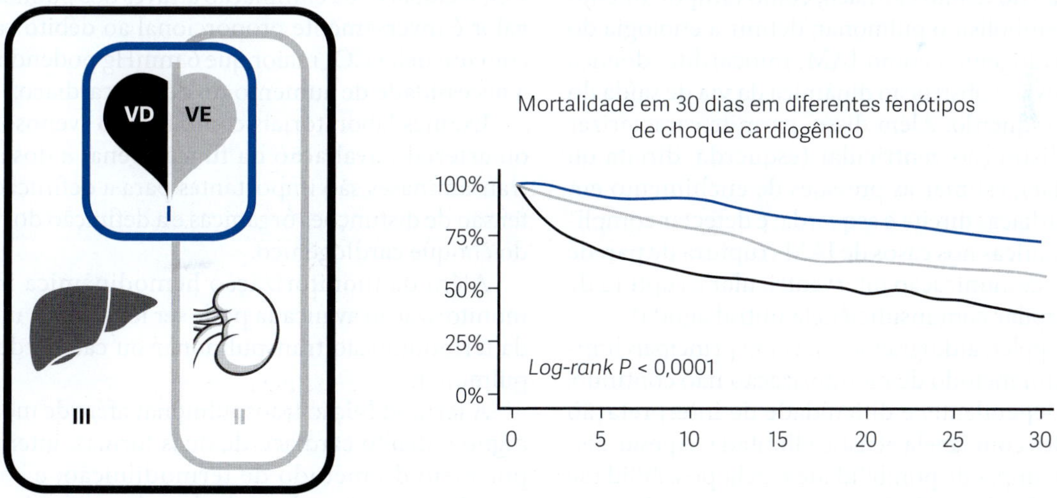

Características	Fenótipo I Não congesto	Fenótipo II Cardiorrenal	Fenótipo III Cardiometabólico
Congestão	Ausente	Ventricular esquerda	Ventricular direita
Insuficiência renal	Ausente	Presente	Presente
Transaminases	Normais	Normais	Elevadas
Lactato	Normal ou aumentado	Normal ou aumentado	Elevação importante

FIGURA 3 Características dos diferentes fenótipos de choque cardiogênico e sua associação com mortalidade em 30 dias.

TABELA 1 Mortalidade hospitalar para choque cardiogênico, baseada em diferentes níveis de gravidade e diferentes fenótipos

SCAI	Fenótipo I não congesto	Fenótipo II cardiorrenal	Fenótipo III cardiometabólico
C	6%	11%	29%
D	17%	42%	57%
E	45%	57%	62%

SCAI: Sociedade de Angiografia e Intervenção Cardiovascular.

choque; detecção de vasoplegia associada ao choque cardiogênico; detecção e monitorização de disfunções orgânicas associadas; orientação da introdução de inotrópicos e vasopressores; e determinação da necessidade de suporte circulatório mecânico.[3]

A monitorização hemodinâmica básica deve ser iniciada nas primeiras horas do choque e deve ser escalonada dependendo da complexidade e da evolução clínica. Os dispositivos de monitorização hemodinâmica de primeira linha seriam o ecodopplercardiograma, o cateter de pressão arterial invasiva, parâmetros obtidos pela cateterização venosa central e exames laboratoriais para detecção de disfunções orgânicas associadas e definição do fenótipo do choque cardiogênico.

O ecodopplercardiograma permite, de maneira não invasiva, além da exclusão de outras doenças que cursam com redução do débito cardíaco, como tamponamento cardíaco e embolismo pulmonar, definir a etiologia do choque cardiogênico como IAM, miocardite, doença cardíaca valvar e obstrução dinâmica da via de saída do ventrículo esquerdo. Além disso, permite caracterizar o tipo de disfunção ventricular (esquerda, direita ou biventricular), estimar as pressões de enchimento em câmaras cardíacas direita e esquerda; e detectar complicações mecânicas nos casos de IAM (ruptura de parede ventricular, comunicação interventricular e ruptura de músculo papilar com insuficiência mitral aguda).

O ecodopplercardiograma tem como principais limitações ser um método de monitorização não contínuo, operador-dependente, e dificuldade de interpretação em pacientes com janela acústica limitada. Apesar disso, por sua ampla disponibilidade e pela possibilidade de informações hemodinâmicas que fornece, deve ser realizado de maneira precoce, e sempre que necessário, em todos os pacientes com choque cardiogênico.

A cateterização arterial tem como principal objetivo garantir a acurácia das medidas dos níveis de pressão arterial sistêmica de maneira contínua e permitir a coleta seriada de exames de sangue para gasometria arterial. Nos pacientes em ventilação mecânica pode fornecer dados de fluido-responsividade pela variação da pressão de pulso. Apresenta baixo índice de complicações, as principais sendo isquemia periférica e sangramentos.

A cateterização venosa central, além de possibilitar a administração de drogas vasoativas de maneira segura, fornece dados hemodinâmicos como a pressão venosa central (PVC), saturação venosa central de oxigênio (SVO_2) e a diferença arteriovenosa de gás carbônico (delta CO_2).

A PVC reflete a pressão atrial direita e pré-carga do ventrículo direito; e valores elevados (maior que 12 mmHg) podem ajudar no diagnóstico de falência do ventrículo direito e permitir uma estimativa do grau de congestão venosa sistêmica. A SVO_2 reflete um equilíbrio entre oferta e demanda de oxigênio tecidual e baixos valores. No contexto de choque cardiogênico, pode indicar a necessidade de aumento da oferta de oxigênio tecidual por meio do aumento do débito cardíaco. O delta CO_2, por sua vez, depende do balanço entre a produção de CO_2 tecidual e sua eliminação através dos pulmões, e seu valor é inversamente proporcional ao débito cardíaco, com um delta CO_2 maior que 6 mmHg podendo refletir a necessidade de aumento do débito cardíaco.

Exames laboratoriais como lactato (venoso central ou arterial), avaliação da função renal e dosagem de transaminases são importantes para a definição da extensão de disfunções orgânicas e a definição do fenótipo do choque cardiogênico.

Além da monitorização hemodinâmica inicial, a monitorização avançada pode ser feita com a utilização da termodiluição transpulmonar ou cateter de artéria pulmonar.

A termodiluição transpulmonar afere de modo fidedigno o débito cardíaco de duas formas: intermitente, por meio do método de termodiluição; e contínua, usando o contorno da onda de pulso arterial calibrada pela termodiluição. Além disso, fornece medidas da água extravascular pulmonar e do índice de permeabilidade vascular pulmonar, permitindo uma avaliação detalhada do grau de congestão pulmonar, e possibilita a avaliação de fluido-responsividade. Como limitações, não fornece medições diretas das pressões em circulação pulmonar, necessita de uma punção arterial proximal, como a artéria femoral, e não pode ser utilizada nos casos de suporte circulatório mecânico pela alteração do contorno da onda de pulso.

Criado na década de 1970, o cateter de artéria pulmonar é até hoje o padrão-ouro de mensuração do débito cardíaco, e, embora seja um dispositivo mais invasivo, permite a medição direta das pressões na circulação pulmonar, fornecendo uma avaliação hemodinâmica completa. Estudos observacionais recentes em população de pacientes com choque cardiogênico associam sua utilização à redução de mortalidade hospitalar.[7]

Os dispositivos de mensuração de débito cardíaco minimamente invasivos, que usam o contorno da onda de pulso sem calibração, e os dispositivos não invasivos não apresentam acurácia confiável nos casos de choque cardiogênico; portanto, idealmente não devem ser utilizados. A Figura 4 delineia a monitorização hemodinâmica nos diferentes perfis de choque cardiogênico.

USO DE INOTRÓPICOS E VASOPRESSORES

O uso de inotrópicos tem o intuito de aumentar a contratilidade miocárdica, com consequente incremento de débito cardíaco e reversão da hipoperfusão tecidual.

A dobutamina, na dose de 2 a 20 μg/kg/minuto, é o inotrópico usado primariamente na maioria dos casos. Um recente estudo em 192 pacientes com choque cardiogênico, comparando o suporte inotrópico com dobutamina *versus* milrinone, um inibidor da fosfodiesterase com efeito vasodilatador pulmonar e sistêmico, não mostrou benefício em desfechos clínicos. Alguns centros utilizam-no como inotrópico de preferência nos casos de disfunção ventricular direita, em razão de seu

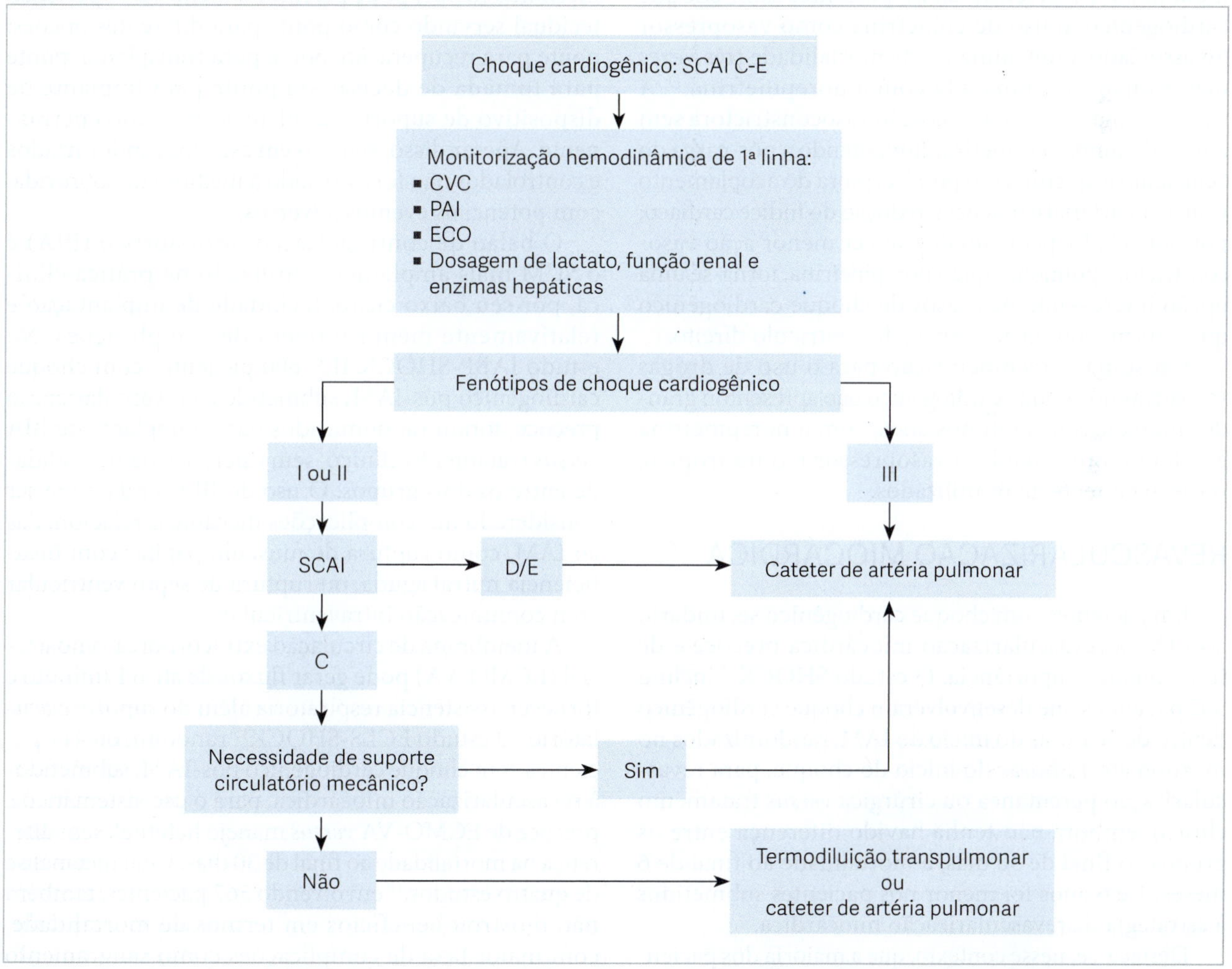

FIGURA 4 Monitorização hemodinâmica em pacientes com choque cardiogênico. Todos os pacientes em choque cardiogênico, SCAI C a E, devem receber CVC, PAI, ECO e realizar dosagem de lactato, função renal e enzimas hepáticas. Nos pacientes com fenótipo III (disfunção de ventrículo direito) e/ou SCAI D ou E, ou necessidade de suporte circulatório mecânico, a monitorização hemodinâmica avançada deve ser feita pelo cateter de artéria pulmonar; nos pacientes com SCAI C e sem a necessidade de suporte circulatório mecânico, a monitorização hemodinâmica avançada pode ser pela termodiluição transpulmonar ou pelo cateter de artéria pulmonar.

CVC: cateter venoso central; ECO: ecodopplercardiograma; PAI: cateter de pressão arterial invasiva; SCAI: Sociedade de Angiografia e Intervenção Cardiovascular.

potencial efeito vasodilatador pulmonar.[8] Em relação ao levosimendan, um sensibilizador de canal de cálcio com efeito inotrópico de longa duração, uma metanálise de 13 estudos avaliando seu uso em choque cardiogênico não mostrou benefício em termos de sobrevida.[9]

O uso de vasopressores, por sua vez, tem o objetivo de aumentar os níveis de pressão arterial sistêmica, com pressão arterial média maior que 65 mmHg, e melhorar a pressão de perfusão tecidual, com a norepinefrina sendo o agente de primeira escolha. Dados prévios em uma população geral de 1.679 pacientes com choque mostrou maior incidência de arritmias com o uso de dopamina quando comparada à norepinefrina; ademais, no subgrupo de pacientes com choque cardiogênico foi associada ao aumento da mortalidade em 28 dias.[10] Em metanálise envolvendo 2.583 pacientes com choque cardiogênico, o uso de epinefrina como vasopressor foi associado a um aumento de mortalidade três vezes maior quando comparada com a norepinefrina.[11] A vasopressina apresenta uma ação vasoconstrictora sem atividade simpatomimética, aumentando a pós-carga do ventrículo esquerdo com possível piora do acoplamento ventriculoarterial e potencial redução do índice cardíaco; por outro lado, pelo fato de exercer menor ação vasoconstrictora pulmonar que a norepinefrina, torna-se uma opção interessante nos casos de choque cardiogênico que cursam com insuficiência do ventrículo direito.

Em suma, a recomendação para o uso de drogas vasoativas no choque cardiogênico não apresentou grandes mudanças nos últimos anos, com a norepinefrina e a dobutamina sendo o vasopressor e o inotrópico, respectivamente, mais utilizados.

REVASCULARIZAÇÃO MIOCÁRDICA

Em pacientes com choque cardiogênico secundário ao IAM, a revascularização miocárdica precoce é de fundamental importância. O estudo SHOCK[12] incluiu 302 pacientes que desenvolveram choque cardiogênico dentro de 36 horas do início do IAM, randomizados no máximo até 12 horas do início do choque, para revascularização percutânea ou cirúrgica *versus* tratamento clínico; embora não tenha havido diferença entre os grupos ao final de 30 dias, a mortalidade ao final de 6 meses, 1 e 6 anos foi menor nos pacientes submetidos à estratégia de revascularização miocárdica.

Destaca-se, nesse contexto, que a maioria dos pacientes com choque cardiogênico pós-IAM apresenta lesões em múltiplas coronárias. O estudo CULPRIT-SHOCK[13] randomizou 706 pacientes com choque cardiogênico pós-IAM com doença coronariana múltipla, submetidos à revascularização percutânea, para tratamento apenas da artéria relacionada ao IAM *versus* revascularização completa, ou seja, tratamento das lesões hemodinamicamente significativas em diferentes territórios coronarianos. Ao final de 30 dias, a mortalidade foi significativamente menor no grupo submetido à revascularização percutânea apenas da artéria relacionada ao IAM.

Conclui-se, portanto, que nos pacientes com choque cardiogênico pós-IAM a estratégia de revascularização preferencial é a angioplastia percutânea da artéria relacionada ao infarto, ou revascularização cirúrgica, nos casos em que a realização de angioplastia não for possível.

SUPORTE CIRCULATÓRIO MECÂNICO

Nos pacientes com choque cardiogênico com progressiva deterioração clínica apesar da otimização hemodinâmica com vasopressores e inotrópicos, o uso de dispositivos temporários de suporte circulatório mecânico (SCM) pode permitir a melhora da perfusão tecidual servindo como ponte para diferentes opções: ponte para recuperação, ponte para transplante, ponte para tomada de decisão ou ponte para implante de dispositivo de suporte circulatório mecânico permanente. Apesar disso, seu uso em estudos randomizados e controlados não foi associado à melhora de sobrevida, com potenciais eventos adversos.

O balão de contrapulsação intra-aórtico (BIA) é o SCM mais amplamente utilizado na prática clínica, por seu baixo custo, facilidade de implantação e relativamente menor número de complicações. No estudo IABP-SHOCK II,[14] 600 pacientes com choque cardiogênico pós-IAM, submetidos à revascularização precoce, foram randomizados para o implante de BIA *versus* tratamento clínico, sem diferença na mortalidade entre os dois grupos. O uso do BIA ainda pode ser considerado nas complicações mecânicas relacionadas ao IAM, como ruptura de músculo papilar com insuficiência mitral aguda, ou ruptura de septo ventricular com comunicação intraventricular.

A membrana de circulação extracorpórea venoarterial (ECMO-VA) pode gerar fluxos de até 6 L/minuto e fornecer assistência respiratória além do suporte circulatório. O estudo ECLS-SHOCK[15] randomizou 417 pacientes com choque cardiogênico pós-IAM, submetidos à revascularização miocárdica, para o uso sistemático e precoce de ECMO-VA *versus* manejo habitual, sem diferença na mortalidade ao final de 30 dias. Uma metanálise de quatro estudos,[16] envolvendo 567 pacientes, também não mostrou benefícios em termos de mortalidade, com maior taxa de complicações como sangramento e isquemia periférica com o uso de ECMO-VA. Dessa forma, esse SCM deve ser considerado preferencialmente quando houver insuficiência respiratória grave, falência biventricular ou em pacientes em parada circulatória.

As bombas Impella® produzem um fluxo axial transvalvar, que pode variar de 3,5 a 5,5 L/minuto, são usadas preferencialmente em pacientes com choque cardiogênico e disfunção ventricular esquerda. Embora estudos prévios também não mostrassem benefícios em sobrevida com seu uso, no recente estudo DanGer, que randomizou 360 pacientes com choque cardiogênico, secundário à IAM anterior com supradesnivelamento do segmento ST, o suporte hemodinâmico com a utilização do Impella® foi associado à redução de mortalidade ao final de 180 dias, apesar do maior número de complicações com seu uso.

Conclui-se do exposto que o uso de SCM em pacientes com choque cardiogênico é uma decisão extremamente complexa, que deve ser individualizada de acordo com a gravidade e o fenótipo de choque cardiogênico. Apesar de muitos estudos não mostrarem redução de mortalidade com sua utilização, em vários deles os pacientes do grupo controle utilizaram algum SCM como medida de resgate; principalmente, não houve individualização na escolha do SCM, e na prática clínica o ideal é a individualização do SCM de acordo com as características de cada paciente (Figura 5).[17]

CONSIDERAÇÕES FINAIS

O choque cardiogênico caracteriza-se pela tríade de redução do débito cardíaco, hipotensão e hipoperfusão. Apesar dos avanços terapêuticos e no suporte hemodinâmico com o uso de SCM, a mortalidade no choque cardiogênico ainda é marcadamente elevada.

O IAM é a principal etiologia do choque cardiogênico, com aumento progressivo de etiologias não isquêmicas. No caso de choque cardiogênico relacionado ao IAM, a revascularização miocárdica precoce é medida de fundamental importância.

O choque cardiogênico apresenta grande heterogeneidade quanto a sua gravidade (escala SCAI) e ao padrão de disfunção ventricular (fenótipos). A caracterização adequada do paciente e a individualização da abordagem terapêutica e hemodinâmica (Quadro 2) têm o potencial de obter melhores desfechos.

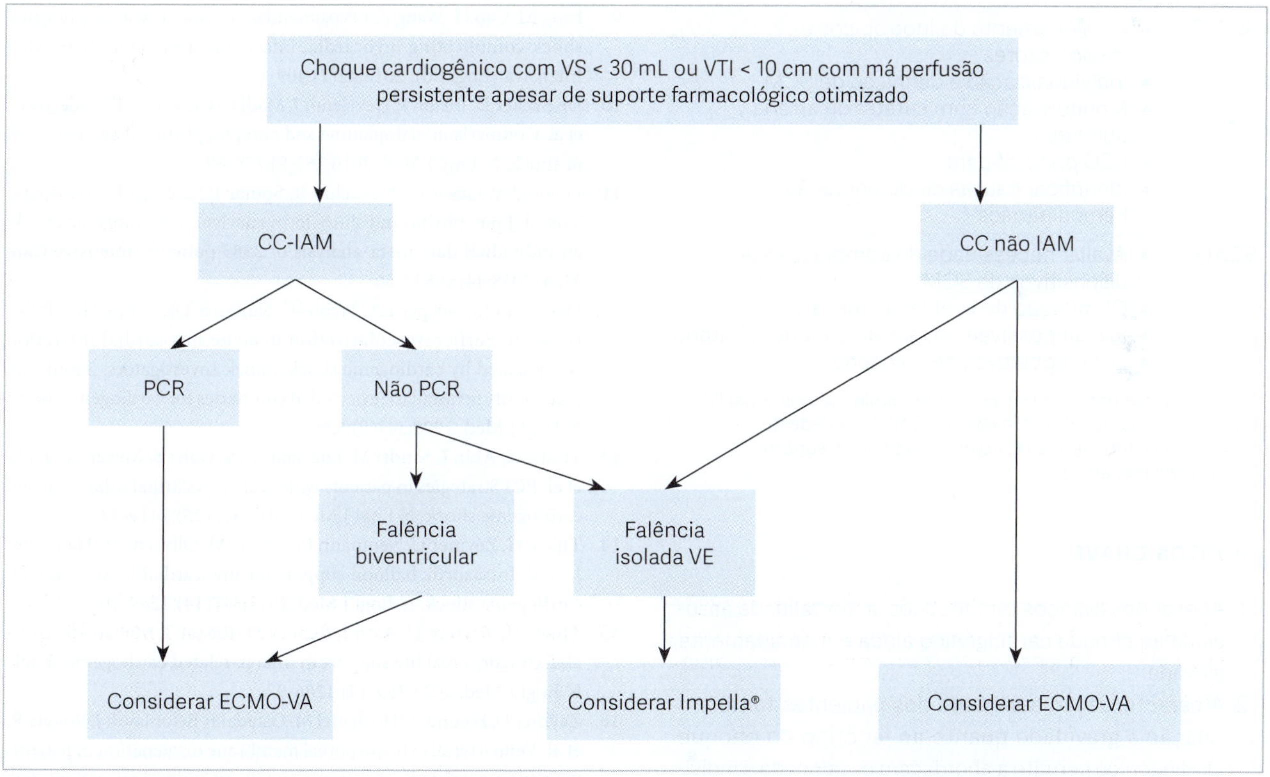

FIGURA 5 Individualização na escolha de SCM dependendo das características de cada paciente. A ECMO-VA deve ser usada preferencialmente em pacientes com choque cardiogênico não associado a IAM, ou choque cardiogênico associado a IAM com disfunção biventricular ou parada circulatória. As bombas de fluxo microaxial (Impella®) são usadas preferencialmente nos casos de disfunção isolada do VE, sem parada circulatória.

CC-IAM: choque cardiogênico relacionado ao IAM; CC não IAM: choque cardiogênico não relacionado ao IAM; ECMO-VA: membrana de circulação extracorpórea venoarterial; IAM: infarto agudo do miocárdio; PCR: parada cardiorrespiratória; VE: ventrículo esquerdo; VS: volume sistólico; VTI: integral tempo-velocidade.

Fonte: adaptada de De Backer et al.[17]

QUADRO 2 Abordagem terapêutica escalonada no choque cardiogênico

SCAI A	▪ Avaliação ecocardiográfica ▪ Identificação de pacientes de alto risco ▪ Monitorização de sinais de má perfusão ▪ Considerar otimização do estado volêmico
SCAI B	▪ Considerar redução e/ou suspensão de vasodilatadores e betabloqueadores ▪ Monitorizar sinais de má perfusão, controle do débito urinário e dosagem de lactato ▪ Ecocardiograma *point-of-care* para reavaliação hemodinâmica e avaliação da volemia ▪ Considerar transferência à UTI
SCAI C	▪ Início de drogas vasoativas ▪ Monitorização hemodinâmica de 1ª linha: CVC, PAI, ECO, dosagem de lactato e enzimas hepáticas ▪ Definir fenótipo do choque cardiogênico ▪ Considerar cateter de artéria pulmonar ou termodiluição transpulmonar ▪ Avaliar necessidade de SCM
SCAI D	▪ Escalonamento de inotrópicos e vasopressores ▪ Individualização e definição de SCM ▪ Monitorização com cateter de artéria pulmonar ▪ ECO *point-of-care* ▪ Identificar causas de deterioração hemodinâmica
SCAI E	▪ Avaliar necessidade de combinação de dispositivos de SCM ▪ Otimização de ventilação mecânica ▪ Excluir possíveis causas de choque refratário ▪ Definir objetivos de cuidados

CVC: cateter venoso central; ECO: ecodopplercardiograma; PAI: cateter de pressão arterial invasiva; SCAI: Sociedade de Angiografia e Intervenção Cardiovascular; SCM: suporte circulatório mecânico.

PONTOS-CHAVE

1. Apesar dos avanços terapêuticos, a mortalidade associada ao choque cardiogênico ainda é marcadamente elevada.
2. A caracterização adequada dos pacientes tanto em relação à gravidade quanto ao fenótipo do choque cardiogênico permite a abordagem escalonada e individualizada com o potencial de obter melhores desfechos.
3. A reperfusão miocárdica precoce nos casos de choque cardiogênico secundário ao IAM está associada à redução de mortalidade.

REFERÊNCIAS BIBLIOGRÁFICAS

1. Jentzer JC, Pöss J, Schaubroeck H, Morrow DA, Hollenberg SM, Mebazzaa A. Advances in the management of cardiogenic shock. Crit Care Med. 2023;51(9):1222-33.
2. Thiele H, de Waha-Thiele S, Freund A, Zeymer U, Desch S, Fitzgerald S. Management of cardiogenic shock. EuroIntervention. 2021;17(6):451-65.
3. Hamzaoui O, Boissier F. Hemodynamic monitoring in cardiogenic shock. J Intensive Med. 2022;3(2):104-13.
4. Hill KL, Rustin MA, Asche MA, Bennett CE, Patel PC, Jentzer JC. Cardiogenic shock classification and associated mortality risk. Mayo Clin Proc. 2023;98(5):771-83.
5. Thayer KL, Zweck E, Ayouty M, Garan AR, Hernandez-Monftfort J, Mahr C, et al. Invasive hemodynamic assessment and classification of in-hospital mortality risk among patients with cardiogenic shock. Circ Heart Fail. 2020;13(9):e007099.
6. Zweck E, Thayer KL, Helgestad OKL, Kanwar M, Ayouty M, Garan AR, et al. Phenotyping cardiogenic shock. J Am Heart Assoc. 2021;10(14):e020085.
7. Osman M, Syed M, Patel B, Munir MB, Kheiri B, Caccamo M, et al. Invasive hemodynamic monitoring in cardiogenic shock is associated with lower in-hospital mortality. J Am Heart Assoc. 2021;10(18):e021808.
8. Mathew R, Di Santo P, Jung RG, Marbach JA, Hutson J, Simard T, et al. Milrinone as compared with dobutamine in the treatment of cardiogenic shock. N Engl J Med. 2021;385(6):516-25.
9. Fang M, Cao H, Wang Z. Levosimendan in patients with cardiogenic shock complicating myocardial infarction: a meta-analysis. Med Intensiva (Engl Ed). 2018;42(7):409-15.
10. De Backer D, Biston P, Devriendt J, Madl C, Chochrad D, Aldecoa C, et al. Comparison of dopamine and norepinephrine in the treatment of shock. N Engl J Med. 2010;362(9):779-89.
11. Léopold V, Gayat E, Pirracchio R, Spinar J, Parenica J, Tarvasmaki T, et al. Epinephrine and short-term survival in cardiogenic shock: an individual data meta-analysis of 2583 patients. Intensive Care Med. 2018;44(6):847-56.
12. Hochman JS, Sleeper LA, Webb JG, Sanborn TA, White HD, Talley JD, et al. Early revascularization in acute myocardial infarction complicated by cardiogenic shock. Shock Investigators. Should we emergently revascularize occluded coronaries for cardiogenic shock. N Engl J Med. 1999;341(9):625-34.
13. Thiele H, Akin I, Sandri M, Fuernau G, de Waha S, Meyer-Saraci R, et al. PCI Strategies in patients with acute myocardial infarction and cardiogenic shock. N Engl J Med. 2017;377(25):2419-32.
14. Thiele H, Zeymer U, Neumann FJ, Ferenc M, Olbrich HS, Hausleiter J, et al. Intraaortic balloon support for myocardial infarction with cardiogenic shock. N Engl J Med. 2012;367(14):1287-96.
15. Thiele H, Zeymer U, Akin I, Behnes M, Rassaf T, Mahabadi AA, et al. Extracorporeal life support in infarct-related cardiogenic shock. N Engl J Med. 2023;389(14):1286-97.
16. Zeymer U, Freund A, Hochadel M, Ostadal P, Belohlavek J, Rokyta R, et al. Venoarterial extracorporeal membrane oxygenation in patients with infarct-related cardiogenic shock: an individual patient data meta-analysis of randomised trials. Lancet. 2023;402(10410):1338-46.
17. De Backer D, Donker DW, Combes A, Mebazaa A, Moller JE, Vincent JL. Mechanical circulatory support in cardiogenic shock: microaxial flow pumps for all and VA-ECMO consigned to the museum?. Crit Care. 2024;28:203.
18. Møller JE, Engstrøm T, Jensen LO, Eiskjaer H, Mangner N, Polzin A, et al. Microaxial flow pump or standard care in infarct-related cardiogenic shock. N Engl J Med. 2024;390(15):1382-93.

39

Choque séptico

Ismael Pérez Flores
Ricardo Antônio Bonifácio de Moura

SUMÁRIO

CONCEITO E DEFINIÇÕES

Enquanto a sepse é definida como a ocorrência de disfunção ou disfunções orgânica(s) causada(s) pela resposta desregulada de um organismo diante de uma infecção, o choque séptico é definido como a condição na sepse na qual existem profundas anormalidades circulatórias e metabólicas/celulares, a ponto de causar incremento substancial na mortalidade.

Na sepse, a disfunção orgânica relacionada pode ser identificada mediante uma pontuação maior ou igual a 2 no escore SOFA de um paciente com infecção (Quadro 1). No outro extremo, o choque séptico pode ser identificado em um paciente com sepse e que apresenta hipotensão arterial com necessidade de vasopressores para manutenção de uma pressão arterial média (PAM) maior ou igual a 65 mmHg e a presença de lactato sérico > 2 mmol/L (18 mg/dL), apesar de adequada ressuscitação com fluidos.[1]

A sepse e o choque séptico constituem um importante problema de saúde pública, com elevada morbidade e mortalidade hospitalar, levando a um alto consumo de recursos em saúde tanto em países de ingressos elevados como naqueles menos favorecidos.[2] Um estudo avaliando 317 unidades de terapia intensiva (UTI) brasileiras demonstrou incidência de sepse de 36,3 por mil pacientes/dia e mortalidade observada de 55,7%, sendo a disponibilidade baixa de recursos e o tratamento inadequado os principais fatores associados a essa alta mortalidade.[3]

FISIOPATOLOGIA

A resposta inflamatória desencadeada pela colonização de um órgão, compartimento ou fluido orgânico por um patógeno é o gatilho inicial para o desenvolvimento da sepse. Os macrófagos e as células dendríticas, denominadas células apresentadoras de antígenos (APC), são a primeira linha de defesa. Essas células são capazes de reconhecer padrões moleculares relacionados a patógenos (PAMP) utilizando receptores de reconhecimento de patógenos (PRR), incluindo receptores *toll-like* (TLR).

Os primeiros elementos envolvidos na gênese da resposta inflamatória sistêmica são os PAMP, porém também os fragmentos derivados das células do hospedeiro como consequência do dano celular, também conhecidos como padrões moleculares relacionados ao dano (DAMP), são capazes de desencadear a resposta inflamatória. A ativação de PRR desencadeia uma complexa cascada responsável pela produção de inflamossomas, responsáveis pela síntese e liberação de citocinas pró-inflamatórias, como interleucina-1-beta (IL-1-beta), fator de necrose tumoral-alfa (TNF-alfa), interleucina-6 (IL-6), interleucina-18 (IL-18) e HMGB-1

QUADRO 1 Parâmetros clínicos do escore SOFA na sepse

Sistema	Pontuação				
Neurológico Escala de Coma de Glasgow	15	13-14	10-12	6-9	< 6
Cardiovascular PAM ou uso de catecolaminas (mcg/dL)	PAM > 70 mmHg	PAM < 70 mmHg	Dopamina < 5 ou dobutamina	Dopamina 5 a 15, noradrenalina < 0,1 ou adrenalina < 0,1	Dopamina > 15, noradrenalina > 0,1 ou adrenalina > 0,1
Respiratório pO_2/FiO_2	> 400	< 400	< 300	< 200 com suporte respiratório	< 100 com suporte respiratório
Hepático Bilirrubina (mg/dL)	< 1,2	1,2-1,9	2-5,9	6-11,9	> 12
Renal Creatinina (mg/dL) Diurese (mL/dia)	< 1,2	1,2-1,9	2-3,4	3,4-4,9 < 500	> 5,0 < 200
Hematológico Plaquetas (x mm^3)	> 150.000	< 150.000	< 100.000	< 50.000	< 20.000

SOFA: *Sequential Organ Failure Assessment.*
Fonte: adaptada de Singer et al.[1]

(*High Mobility Group Box*-1), o que em ocasiões pode levar à síndrome de liberação de citocinas durante uma atividade exacerbada dos inflamossomas. Essa resposta inflamatória originada é responsável pela liberação de moléculas, como as proteínas do sistema de complemento, envolvidas diretamente na lise de patógenos e no recrutamento de células efetoras da imunidade inata e da imunidade adaptativa.

Uma vez que ocorre a apresentação de antígenos aos linfócitos T *naïve* de órgãos linfoides secundários próximos, parte destes migra ao sítio de infecção como parte da imunidade mediada por células. Outra parte desses linfócitos T permanece nos órgãos linfoides secundários, onde iniciam a imunidade humoral mediante a ativação de linfócitos B específicos para os antígenos inicialmente apresentados.[4]

Existem diferentes tipos de resposta imune adaptativa e que, dependendo das vias de sinalização e diferenciação, culminam na imunidade mediada por células e na imunidade humoral.[4]

Tradicionalmente, a sepse é considerada uma resposta pró-inflamatória sistêmica avassaladora inicial seguida de um estado hipoinflamatório com consequente imunossupressão, na qual as vias dependentes da proteína 1 da morte celular programada (PD-1) e da interleucina-7 (IL-7) levam à inibição da função de linfócitos T, o que está associado com infecções nosocomiais por germes tipicamente não patogênicos em hospedeiros imunocompetentes nos pacientes que sobrevivem à sepse.[5]

O mecanismo exato do dano celular e das disfunções orgânicas relacionadas à sepse ainda não é bem compreendido e permanece em investigação. Um dos aspectos mais importantes dentro da fisiopatologia da sepse é a redistribuição do fluxo sanguíneo sistêmico para determinados sistemas orgânicos, por meio da vasodilatação mediada pelo óxido nítrico, e em decorrência dos distúrbios na microcirculação.[6]

A disfunção na microcirculação está associada com piores desfechos clínicos. A isquemia tecidual decorre de um desequilíbrio, seja local ou sistêmico, entre a oferta e a demanda tissular de O_2, o que pode ser potencializado pela disfunção mitocondrial, que leva a uma redução na taxa de extração tecidual de O_2. Associados à apoptose celular, a hipóxia tecidual e a disfunção mitocondrial são os principais determinantes para a ocorrência das disfunções orgânicas relacionadas à sepse (Figura 1).[7]

Os mediadores inflamatórios que promovem a resposta inflamatória na sepse também afetam as diferentes vias do sistema de coagulação, levando a um desequilíbrio entre a formação de coágulos e a fibrinólise. A ativação endotelial por citocinas pró-inflamatórias e leucócitos torna o ambiente propício para a formação de trombos na microcirculação. Adicionalmente, a inibição da fibrinólise promove o depósito microvascular de fibrina, o que deteriora a oferta tecidual de O_2, perpetuando as disfunções orgânicas na sepse. Essa condição é denominada coagulopatia relacionada à sepse, que tem na coagulação intravascular disseminada sua manifestação mais extrema.[8]

MANEJO INICIAL

O manejo inicial da sepse representa uma fase crítica e determinante em todo o cuidado ao paciente, com impacto no desfecho clínico.

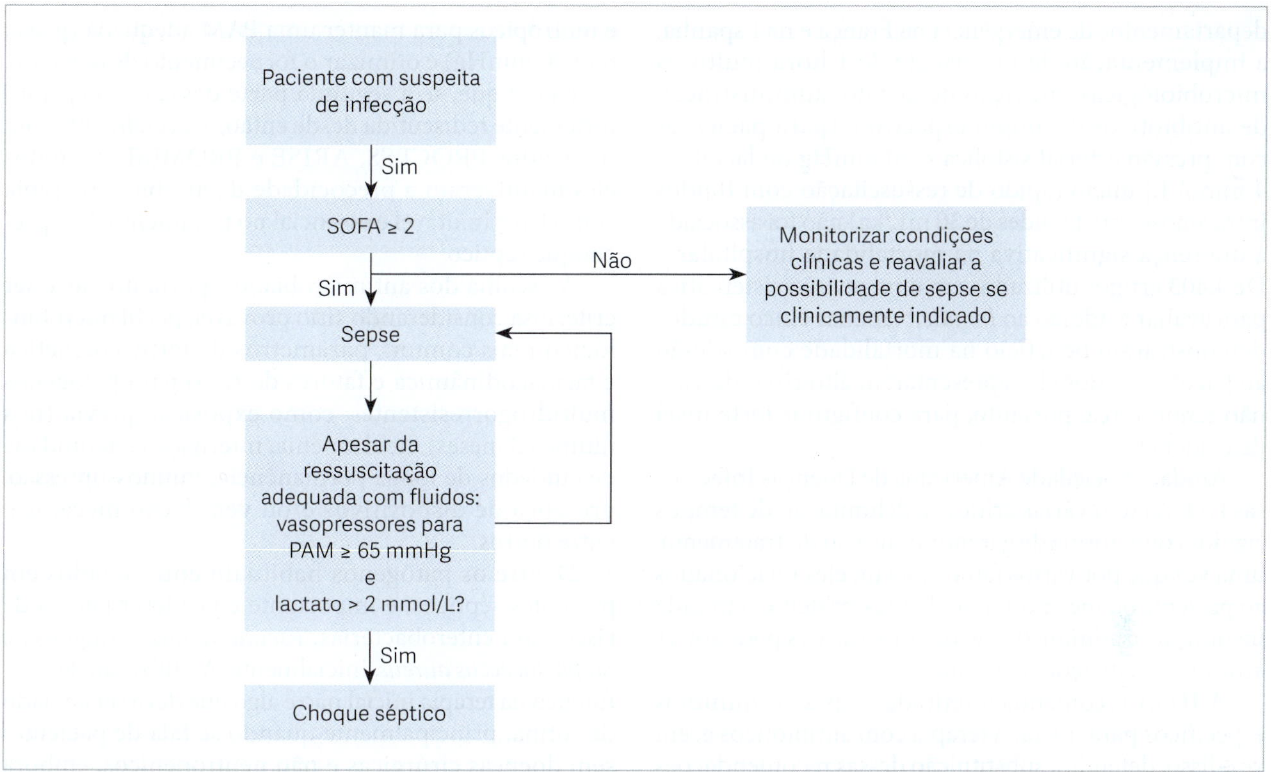

FIGURA 1 Operacionalização dos critérios clínicos diagnósticos de sepse e choque séptico.
PAM: pressão arterial média; SOFA: *Sequential Organ Failure Assessment*.
Fonte: adaptada de Singer et al.[1]

É necessária uma abordagem precoce, estruturada e baseada nas melhores evidências disponíveis, com o intuito de conter a síndrome da resposta inflamatória sistêmica (SIRS), mantendo a homeostase.

Reconhecimento precoce

A campanha "Pense: pode ser sepse", capitaneada pelo Instituto Latino-Americano de Sepse (ILAS), tem como objetivo promover o reconhecimento precoce da sepse, conceituada como disfunção orgânica ameaçadora à vida por uma resposta desregulada do hospedeiro a uma infecção.

O escore SOFA (*Sequential Organ Failure Assessment*) ≥ 2, na presença de infecção suspeita ou confirmada, caracteriza a condição. Em ambientes de enfermaria e emergências, o uso do escore qSOFA é sugerido, embora com limitações de sensibilidade (frequência respiratória ≥ 22/minuto, PAS ≤ 100 mmHg e alteração do estado mental).

No atual momento, esforços têm sido devotados na melhoria e enriquecimento de algoritmos baseados em inteligência artificial que possam predizer os primeiros sinais/sintomas de sepse horas antes de sua apresentação clínica. O aproveitamento dessa tecnologia pode ajudar médicos a diagnosticar a sepse de maneira rápida e precisa e diminuir o tempo de tratamento, aumentando as chances de sucesso clínico.[9]

Primeiras medidas

A Surviving Sepsis Campaign 2021 recomenda que, logo após o reconhecimento da sepse, medidas terapêuticas devem ser iniciadas idealmente na primeira hora (conhecidas como o *bundle* de primeira hora) e completadas dentro das primeiras 3 horas.

Essas medidas se baseiam em:

- Mensuração do lactato sérico: repetir se o valor inicial estiver ≥ 2 mmol/L.
- Coleta de hemoculturas antes da antibioticoterapia, sem atrasar sua administração.
- Administração precoce de antibióticos de amplo espectro, idealmente em até 1 hora após o reconhecimento do quadro, especialmente na presença de choque.
- Reposição volêmica inicial com 30 mL/kg de cristaloides, para restauração da hipovolemia típica desse momento (mais bem abordada na seção seguinte).
- Início de vasopressores (preferencialmente noradrenalina) se a pressão arterial não responder à reposição volêmica inicial, para manter boa perfusão tecidual, idealmente atingida com PAM ≥ 65 mmHg.

Apesar de essas medidas serem classicamente indicadas, há controvérsias quanto à eficácia desse pacote. Em um estudo prospectivo de 872 pacientes em 23 departamentos de emergência na França e na Espanha, a implementação de um pacote de 1 hora (culturas microbiológicas, medição de lactato, administração de antibióticos de amplo espectro e [para pacientes com pressão arterial sistólica < 90 mmHg ou lactato > 4 mmol/L] início rápido de ressuscitação com fluidos intravenosos cristaloides de 30 mL/kg) não foi associada à diferença significativa na mortalidade hospitalar.[10] De 4.403 artigos utilizados em uma revisão sistemática para avaliar a adesão ao *bundle,*[11] apenas cinco estudos demonstraram benefício na mortalidade com adesão ao pacote, e todos eles apresentaram alto risco de viés, não tendo força, portanto, para configurar forte nível de evidência.

Ainda, a Sociedade Americana de Doenças Infecciosas (IDSA) tem várias críticas à delimitação de tempos rígidos como forma de garantir o sucesso do tratamento, uma vez que por vários fatores, sejam eles relacionados ao paciente ou mesmo a dificuldades existentes em cada instituição, a administração das medicações pode sofrer atrasos nas situações cotidianas.

A IDSA recomenda a retirada de prazos mínimos específicos para iniciar a terapia com antibióticos e, em vez disso, defende a substituição dessas recomendações pela declaração de que a administração imediata de antibióticos é recomendada assim que um diagnóstico presumido de sepse ou choque for feito pelo médico responsável.[12]

Acredita-se, porém, que, muito mais do que tempos e horários rígidos, é mais importante entender que o peso da recomendação do *bundle* de primeira hora se faz presente no sentido de que fornece um pacote de medidas e intervenções multimodais que assistem esse paciente com suporte hemodinâmico, tratamento antimicrobiano, terapia de suporte (e reversão) das disfunções orgânicas existentes, garantindo estabilização clínica essencial para a continuação do tratamento em UTI. Ainda, o atraso na oferta de uma assistência adequada (doses inapropriadas, tempo de intervenção maior do que 1 a 3 horas, espectro inadequado) está ligado a piores desfechos.[13]

Antibioticoterapia na primeira hora

A indicação de antibioticoterapia na primeira hora visa à administração de antibióticos de largo espectro, com pronto reconhecimento do sítio de infecção logo após a identificação de sinais de sepse, e são parte de uma estratégia inicial de suporte chamada de *Early Goal-Directed Therapy* (EGDT), proposta por Rivers[14] em 2001, que incluía também a clássica otimização hemodinâmica por meio de ressuscitação volêmica (cristaloides ou coloides) para atingir uma PVC-alvo (p. ex., 8 a 12 mmHg) e, se necessário, o uso de vasopressores e inotrópicos para manter uma PAM adequada (p. ex., 65 a 90 mmHg) e otimizar o fornecimento de oxigênio.

Fato é que, se a segunda parte dessa estratégia foi fortemente rediscutida desde então, especialmente com os estudos PROCESS, ARISE e PROMISE,[15-17] todos eles mantiveram a precocidade da antibioticoterapia como fator imutável e essencial no tratamento da sepse/choque séptico.

A escolha dos antimicrobianos, portanto, deve ser criteriosa considerando sítio provável, perfil microbiológico mais comum, parâmetros de farmacocinética e farmacodinâmica e fatores de risco para patógenos multidrogorresistentes, como exposição prévia (nos últimos 3 meses), neutropenia, internação em unidade de cuidados de longa permanência, imunossupressão, presença de dispositivos e/ou ventilação mecânica, entre outros.

Dentre os patógenos habitualmente isolados em pacientes sépticos, é importante considerar fatores de risco para enterobactérias, *Pseudomonas aeruginosa* e *Staphylococcus aureus,* inicialmente. A utilização de antifúngico na terapia inicial não é algo que deva ser apoiado de rotina, principalmente quando se fala de pacientes sem doenças cirúrgicas e não neutropênicos, embora possam existir situações clínicas em que essa etiologia deva ser considerada no arsenal terapêutico, apesar do baixo nível de evidência (p. ex., nutrição parenteral, tratamento antimicrobiano prolongado ou hospitalização prolongada, quimioterapia, transplante, insuficiência hepática ou renal crônica, diabetes, cirurgia abdominal de grande porte, dispositivos vasculares, choque séptico ou colonização multissítio com *Candida* spp.).

Para identificação do sítio, recomenda-se boa anamnese, com coleta adequada da história clínica, exame físico adequado e exames laboratoriais e de imagem que possam ser elucidativos. Vale salientar que após a identificação de infecções em sítios fechados, como coleções e abscessos, estes devem ser prontamente drenados para controle eficaz e como medida adjuvante à antibioticoterapia.

Importante consideração é preciso fazer quanto à dose em pacientes sépticos, tendo em vista que este é um cenário de aumento de volume de distribuição, seja pela quantidade de fluidos administrados ou pela presença de dispositivos de circulação extracorpórea como diálise contínua ou oxigenação por membrana extracorpórea (ECMO). Assim, a recomendação é garantir que a melhor biodisponibilidade e concentração sérica sejam obtidas de acordo com cada classe de antimicrobianos. Betalactâmicos beneficiam-se do maior tempo possível em que a concentração sérica seja maior que a concentração inibitória mínima (MIC). No entanto, esse benefício não tem se traduzido em melhores taxas de mortalidade quando comparados grupos de infusão contínua e de infusão intermitente.[18]

O estudo BLING-III, o mais recente estudo randomizado nesse âmbito, envolveu pacientes em 104 UTI, cujo desfecho primário, mortalidade em 90 dias, não encontrou diferença estatística entre grupos de infusão contínua *versus* infusão intermitente. Contudo, é possível gerar hipóteses nesse mesmo estudo, quanto à possibilidade de benefício em grupos específicos, como aqueles que estão sépticos e/ou em uso de diálise contínua (pelo aumento do volume de distribuição), como também naqueles pacientes que têm maior *clearance* da droga, na qual uma infusão contínua poderia garantir maior estabilidade nos níveis séricos acima do MIC.[19]

O descalonamento precoce é igualmente importante, com revisão diária da necessidade dos antimicrobianos e ajustes baseados em culturas e quadro clínico.

FLUIDOTERAPIA

Uma das principais intervenções no manejo da sepse é a correção de hipovolemia intravascular, aliada à administração precoce de antibióticos. Classicamente orientado pela Surviving Sepsis Campaign Guidelines[20] como administração de 30 mL/kg de cristaloides, iniciados na primeira e completados até a terceira hora.

Essa estratégia tem como objetivo inicial a restauração do volume intravascular e a estabilização hemodinâmica, e entende-se que o único cenário em que tal meta não deveria ser perseguida é aquele em que há comprometimento pulmonar com sinais de sobrecarga hídrica tipo edema agudo.

Dilemas quanto à escolha do melhor fluido ou quanto à melhor estratégia de ressuscitação sempre estiveram presentes na terapia intensiva (e ainda continuarão a ser).

Tipo de fluidos

Dentre as opções existentes, a comparação entre soluções albuminadas e cristaloides não mostrou diferença significativa em termos de mortalidade[21] com 28 ou 90 dias de randomização.[22] Em contrapartida, a administração de soluções de amido, como o hidroxietilamido, teve seu uso rotineiro reavaliado no cenário da terapia intensiva desde que resultados de um ensaio clínico randomizado mostraram que estava associado a maior incidência de insuficiência renal e à necessidade de terapia dialítica, sem benefícios significativos em desfechos clínicos como mortalidade.[23]

Cristaloides não balanceados, leia-se por solução salina 0,9%, são tipicamente ligados à presença de acidose hiperclorêmica e, há evidência de disfunção renal mesmo quando administrados em volumes razoáveis (~1.000 mL).[24] Achado este que encontra também evidência em análise de subgrupo no Basics (Zampieri et al., 2021), sugerindo possível benefício das soluções balanceadas em pacientes com disfunção renal preexistente ou maior gravidade clínica. Já a mortalidade em 90 dias, o desfecho primário desse ensaio clínico randomizado, multicêntrico, com mais de 11 mil pacientes em UTI no Brasil, com grande quantidade de pacientes sépticos, demonstrou não haver diferença significativa quando comparado o uso de solução salina 0,9% com solução balanceada (Plasma-Lyte 148®).[25]

O mesmo acontece quando se avaliam soluções albuminadas e mortalidade no contexto de sepse. O estudo SAFE[21] e outras metanálises mostraram também não haver diferença de mortalidade quando comparados a cristaloides.

Assim, nossa principal recomendação é a de utilizar soluções balanceadas (Ringer lactato ou Plasma-lyte) nos pacientes com sepse e choque séptico. O Quadro 2 apresenta uma comparação entre os principais estudos sobre fluidoterapia em sepse.

Estratégia de ressuscitação

Para além da ressuscitação volêmica inicial de 30 mL/kg já mencionada, entende-se que a fluidoterapia deve seguir uma proposta de administração de alíquotas de 500 mL e avaliação de respostas micro e macro-hemodinâmicas que possam suportar a continuação da administração de cristaloides, enquadrando os pacientes em respondedores (ou não) à volemia.

É preciso não somente reconhecer que a administração inicial é importante, mas também entender os momentos da administração de fluidos, tendo em vista que a sobrecarga hídrica é deletéria em pacientes sépticos.

Malbrain et al.[26] propuseram a existência de 4 etapas bem definidas para orientar este momento:

- *Rescue* (ressuscitação): reposição rápida de fluidos para restaurar perfusão.
- *Optimization* (otimização): ajuste fino com avaliação hemodinâmica dinâmica.
- *Stabilization* (estabilização): manutenção da estabilidade com menor volume de fluido.
- *Evacuation* (descalonamento): remoção de fluidos acumulados em excesso.

A sobrecarga volêmica, especialmente nas fases tardias, está fortemente associada a desfechos adversos, como disfunção pulmonar e renal, tempo prolongado de internação e aumento da mortalidade. Por isso, a retirada de fluidos (com diuréticos ou terapia renal substitutiva) deve ser considerada oportunamente.

Após a reposição volêmica inicial, a monitorização contínua da resposta hemodinâmica é fundamental. A necessidade de vasopressores deve ser prontamente reconhecida. A noradrenalina é o agente de primeira escolha, com o objetivo de manter uma PAM ≥ 65 mmHg. Quando necessário, pode-se adicionar vasopressina (até 0,03 U/minuto) como agente poupador de catecolaminas.

QUADRO 2 Estudos comparativos quanto à fluidoterapia em sepse e mortalidade

Estudo	População-alvo	Intervenção × controle	Desfecho primário	Resultados principais	Conclusão clínica
BASICS (2021) JAMA 326:1-12	> 11.000 pacientes críticos (incluindo sepse). UTI no Brasil	Plasma-Lyte(R) × soro fisiológico 0,9%	Mortalidade em 90 dias	Não houve diferença significativa global. Subgrupos com disfunção renal se beneficiaram dos balanceados	Cristaloides balanceados são seguros e podem ser preferidos em certos subgrupos
SMART (2018). NEJM 378:829	15.802 pacientes críticos (UTI) ~ 30% com sepse	Solução balanceada (LR/ Plasma-Lyte) × SF 0,9%	Make30 (morte, necessidade de TRS ou creatinina ↑ 2×)	Solução balanceada reduziu Make30 (14,3% *versus* 15,4%; p < 0,04)	Cristaloides balanceados foram superiores em proteção renal e desfechos combinados
6S Trial (2012). NEJM 367:124	798 pacientes com sepse grave	HES 130/0,42 × Ringer lactato	Mortalidade em 90 dias	Maior mortalidade (51% × 43%) e maior uso de TRS com HES	HES é contraindicado em sepse grave – aumenta mortalidade e nefrotoxicidade
ALBIOS (2014). NEJM 370:1412	1.818 pacientes com sepse grave/ choque séptico	Albumina 20% + cristaloidades × apenas cristaloides	Mortalidade em 28 e 90 dias	Sem diferença significativa em mortalidade. Subgrupo com choque teve benefício modesto	Albumina pode ser considerada em choque refratário, mas sem benefício robusto

HES: hidroxietilamido; SF: soro fisiológico; TRS: terapia renal substitutiva.

Como falado, tão importante quanto a administração inicial é a monitorização micro e macro-hemodinâmica da resposta à fluidoterapia. A monitorização pode incluir medidas contínuas de pressão arterial invasiva, parâmetros de perfusão periférica (p. ex., tempo de enchimento capilar, diurese, lactato) e avaliação do débito cardíaco, seja por métodos não invasivos (ecocardiografia, VTI etc.) ou invasivos.

A estratégia baseada em metas hemodinâmicas foi testada extensivamente nos ensaios multicêntricos PROCESS, ARISE e PROMISE.[15-17] Esses estudos, comparando a *Early Goal-Directed Therapy* (EGDT) proposta por Rivers (2001)[14] com o tratamento usual em centros de alto desempenho, não mostraram benefício da EGDT em mortalidade, mas confirmaram a importância do reconhecimento e tratamento precoce.

LACTATO COMO MARCADOR DE HIPOPERFUSÃO PERIFÉRICA

O lactato é um marcador de perfusão e gravidade. A normalização do lactato é um objetivo terapêutico associado a melhor prognóstico. Contudo, o lactato elevado pode decorrer de múltiplos fatores (hipoperfusão, estresse metabólico, falência hepática), devendo ser interpretado no contexto clínico.

A monitorização seriada do lactato é recomendada nas primeiras horas como guia de resposta terapêutica, e sua redução (> 10 a 20% nas primeiras 2 a 6 horas) é um bom indicativo de resposta à ressuscitação volêmica e hemodinâmica.

CONTROLE DE FOCO

Em pacientes com sepse e/ou choque séptico nos quais há um foco infeccioso passível de abordagem mecânica, seja cirúrgica (p. ex., apendicectomia, desbridamento cirúrgico em fasciíte necrotizante), percutânea (p. ex., drenagem de abscesso intrabdominal guiada por imagem) ou endoscópica (p. ex., CPRE em colangite aguda), o controle do foco é primordial no manejo desses pacientes. Um estudo prospectivo e observacional mostrou menor mortalidade entre os pacientes sépticos que foram submetidos a controle do foco quando comparados com pacientes com sepse não requerentes dessa abordagem.[27]

Um importante aspecto em relação ao controle de foco em pacientes com sepse diz respeito à rapidez na qual a abordagem é realizada. Diferentes trabalhos mostram uma redução na mortalidade quando o controle de foco é realizado precocemente, ou seja, nas primeiras horas após o diagnóstico, em diferentes cenários como infecções intrabdominais, colangite aguda, peritonite e infecções de partes moles.[28-31]

META DE PAM NO CHOQUE SÉPTICO

A persistência de hipotensão (PAM < 65 mmHg) em pacientes com sepse mesmo após uma adequada ressuscitação com fluidos determina o início de vasopressores. De modo geral, recomenda-se uma PAM igual ou maior a 65 mmHg como alvo inicial nos pacientes em choque séptico.[20]

Um estudo randomizado envolveu 776 pacientes com choque séptico no qual se compararam 2 grupos com diferentes alvos de PAM, 65 a 70 mmHg *versus* 80 a 85 mmHg, não sendo observada diferença significativa na mortalidade aos 90 dias. Nesse estudo, foi observada menor incidência na necessidade de terapia de substituição renal entre os pacientes com hipertensão arterial crônica que estiveram no grupo de maior alvo pressórico, porém sem impacto na mortalidade. Por outra parte, foi evidenciada maior incidência de fibrilação atrial aguda entre os pacientes que receberam vasopressores para uma PAM-alvo de 80 a 85 mmHg.[32]

Recentemente, um estudo em idosos > 65 anos com hipertensão arterial crônica e choque séptico comparou os mesmos alvos de PAM, 65 a 70 mmHg *versus* 80 a 85 mmHg. O estudo foi interrompido precocemente após análise interina na qual foi demonstrada maior mortalidade no grupo de idosos com choque séptico nos quais se objetivou uma PAM mais elevada.[33]

VASOPRESSORES NO CHOQUE SÉPTICO

A noradrenalina é considerada o vasopressor de primeira linha no manejo da pressão arterial média nos pacientes com choque séptico. É um potente agonista sobre os receptores alfa-1 e beta-1 adrenérgicos, demonstrando um efeito vasoconstritor mais importante do que a dopamina.[20]

A epinefrina é um potente agonista dos receptores beta-1 adrenérgicos que apresenta efeito moderado sobre os receptores beta-2 e alfa-1 adrenérgicos. Em doses mais baixas, mediante seu efeito predominante sobre os receptores beta-1, a epinefrina é capaz de induzir a aumento no débito cardíaco e redução na resistência vascular sistêmica. Em doses mais elevadas, a maior atividade sobre os receptores alfa-1 permite o incremento da resistência vascular sistêmica, incremento no débito cardíaco e incremento na pressão arterial média. Um estudo randomizado duplo-cego em pacientes com choque demonstrou não haver diferença na mortalidade e no número de dias livres de vasopressor aos 90 dias quando comparado a epinefrina com a noradrenalina.[34]

A vasopressina é um peptídeo que exerce seu efeito vasoconstritor mediante a união com os receptores V1 da musculatura lisa vascular, resultando em um incremento da pressão arterial. Diferentemente dos vasopressores catecolaminérgicos, a vasopressina não é uma droga de titulação conforme resposta, sendo utilizada em dose fixa de até 0,06 UI/minuto. O estudo VANISH comparou o uso de vasopressina com o uso de noradrenalina em pacientes em choque séptico, e, apesar de não ter evidenciado nenhuma diferença na mortalidade aos 28 dias e na incidência de lesão renal aguda entre os grupos, houve uma redução na necessidade de terapia de substituição renal associada ao uso de vasopressina.[35] No VASST trial o uso de vasopressina na dose de 0,01 a 0,03 UI/minuto associada à noradrenalina não apresentou impacto na redução da mortalidade aos 28 e 90 dias quando comparado ao uso de noradrenalina como único vasopressor em pacientes com choque séptico.[36]

O *SSC-2021* recomenda o início de vasopressina nos pacientes com choque séptico com necessidade de doses crescentes de noradrenalina. De modo geral, a vasopressina é iniciada quando a dose de noradrenalina se encontra entre 0,25 e 0,50 mcg/kg/minuto. Nos pacientes nos quais há inadequado controle pressórico a despeito do uso de noradrenalina e vasopressina, é recomendado o início de infusão de adrenalina.[20]

Nos últimos anos, outros vasopressores vêm sendo estudados no manejo da pressão arterial no choque, em especial no choque séptico, sendo a angiotensina II e a selepressina, um agonista V1 altamente seletivo, as drogas mais promissoras.[37,38]

INOTRÓPICOS NA SEPSE

A disfunção miocárdica é um importante fator que pode contribuir para a instabilidade hemodinâmica e a persistência da hipoperfusão periférica no choque séptico. A disfunção miocárdica na sepse pode ser identificada nos pacientes com adequada ressuscitação inicial e que mantém sinais de hipoperfusão periférica a despeito de um adequado controle pressórico. Da mesma forma, pode ser reconhecida nos pacientes com evidência de baixo débito associado a elevadas pressões de enchimento cardíaco. Nesse grupo de pacientes, pode ser recomendado adicionar dobutamina à noradrenalina ou realizar a transição à epinefrina.[20]

O uso de levosimendan não é aconselhável. Um estudo controlado com 516 pacientes demonstrou que o uso de levosimendan em pacientes com sepse não está associado a menor incidência ou gravidade de disfunções orgânicas nesses pacientes, podendo ser associado a menor probabilidade de sucesso no desmame da ventilação mecânica e a maior risco de taquiarritmias supraventriculares.[39]

CORTICOIDES NA SEPSE

Por muitos anos o uso de corticoides em sepse manteve-se controverso pelo fato de que o benefício do uso desses medicamentos não havia sido demonstrado em grandes estudos controlados randomizados, o que, associado aos possíveis efeitos colaterais, como fraqueza muscular adquirida na UTI, maior risco de infecções secundárias, hiperglicemia e o prejuízo na cicatrização de feridas, determinou uma resistência ao uso de corticoides nesse grupo de pacientes.[40]

Recentemente, dois ensaios clínicos mostraram o benefício do uso de corticoides no choque séptico. O estudo ADRENAL, um ensaio clínico randomizado de 3.800 pacientes com choque séptico e necessidade de ventilação mecânica invasiva comparou o uso de hidrocortisona na dose de 200 mg/dia com o placebo, e, embora tenha falhado em demonstrar menor mortalidade aos 90 dias, o uso de hidrocortisona nesses pacientes associou-se a menor tempo de uso de vasopressores, menor necessidade de transfusão de hemocomponentes e menor tempo no episódio inicial de ventilação mecânica.[41] Já no estudo APROCCHSS, outro ensaio clínico randomizado de 1.241 pacientes, a mortalidade por todas as causas aos 90 dias foi menor entre os pacientes que receberam hidrocortisona + fludrocortisona do que entre os pacientes que receberam placebo.[42] Na mesma direção, uma metanálise de 22 ensaios randomizados envolvendo 7.297 pacientes, não observou impacto do uso de dose baixa de corticoides na mortalidade a curto e longo prazo, porém evidenciou menor tempo de uso de vasopressores, menor tempo de ventilação mecânica e redução no tempo de internação em UTI nos pacientes tratados com corticosteroides.[43] Dessa forma, os protocolos de manejo de pacientes com choque séptico têm recomendado o uso de hidrocortisona 200 mg/dia nos pacientes sépticos em uso de noradrenalina em dose ≥ 0,25 mcg/kg/minuto.[20]

SUPORTE TRANSFUSIONAL NO CHOQUE SÉPTICO

De modo geral, uma estratégia transfusional restritiva objetivando valores de hemoglobina de 7 g/dL é considerada uma abordagem segura nos pacientes com choque séptico. O estudo TRISS comparou dois limiares de transfusão, 7 g/dL *versus* 9 g/dL, em 1.005 pacientes com choque séptico, não havendo diferença na mortalidade, na incidência de eventos isquêmicos e no uso de suporte artificial de vida aos 90 dias entre os dois grupos. Os pacientes que tinham o menor limiar de transfusão receberam menos transfusões.[44] O estudo *Tricc*, que também comparou um limiar restritivo de transfusão de 7 g/dL *versus* uma estratégia liberal de 10 g/dL em 838 pacientes na UTI, demonstrou não haver diferença na mortalidade aos 30 dias. Nesse estudo, o subgrupo de 218 pacientes com sepse ou choque séptico também apresentou mortalidade semelhante entre as duas abordagens de transfusão.[45]

OUTRAS TERAPIAS ADJUVANTES NO CHOQUE SÉPTICO

Diversas outras terapias foram estudadas no manejo de pacientes com choque séptico no intuito de amenizar a exacerbada resposta inflamatória vista nesses pacientes. O uso de altas doses de vitamina C esteve sendo explorado como terapia adjuvante na sepse por suas propriedades anti-inflamatórias e antioxidantes. Alguns estudos falharam em demonstrar que o uso de vitamina C na sepse poderia trazer algum benefício nesses pacientes.[46]

O VITAMINS *trial* estudou 216 pacientes com choque séptico e falhou em demonstrar que a vitamina C em altas doses poderia causar redução do tempo vivo e livre de vasopressores aos 7 dias. O mesmo estudo também não conseguiu demonstrar um benefício no uso de tiamina no tempo de resolução do choque nos pacientes sépticos.[47] Recentemente, um aumento na mortalidade e na persistência de disfunções orgânicas aos 28 dias foi observado no grupo de pacientes que foram tratados com doses altas de vitamina C em um estudo randomizado controlado com 872 pacientes, sugerindo um possível malefício no uso do ácido ascórbico na sepse.[48]

PONTOS-CHAVE

1. A sepse deve ser suspeitada em pacientes com infecção e disfunção orgânica (SOFA ≥ 2).
2. O choque séptico é uma forma grave de sepse, caracterizada por disfunções circulatórias e metabólicas profundas que elevam significativamente o risco de morte.
3. A condição envolve uma resposta inflamatória desregulada à infecção, com liberação excessiva de mediadores inflamatórios, alterações na microcirculação, hipóxia tecidual e disfunção mitocondrial.
4. Trata-se de problema global de saúde pública, com altas taxas de mortalidade e uso intensivo de recursos hospitalares, especialmente em ambientes com recursos limitados.
5. Medidas como antibioticoterapia precoce, reposição volêmica com cristaloides e uso de vasopressores são parte do *bundle* inicial que visa estabilizar o paciente nas primeiras horas, reduzindo mortalidade.

REFERÊNCIAS BIBLIOGRÁFICAS

1. Singer M, Deutschman CS, Seymour CW, Shankar-Hari M, Annane D, Bauer M, Bellomo R, et al. The Third International Consensus definitions for sepsis and septic shock (Sepsis-3). JAMA. 2016;315(8):801-10.
2. Fleischmann C, Scherag A, Adhikari NK, Hartog CS, Tsaganos T, Schlattmann P, et al. Assessment of global incidence and mortality of hospital-treated sepsis: current estimates and limitations. Am J Respir Crit Care Med. 2016;193(3):259-72.
3. Machado FR, Cavalcanti AB, Pontes Azevedo LC, Bozza FA, Ferreira EM, Carrara FSA, et al. The epidemiology of sepsis in Brazilian intensive care units (the Sepsis prevalence assessment database, Spread): an observational study. Lancet Infect Dis. 2017;17(11):1180-9.
4. Daniel M, Bedoui Y, Vagner D, Raffray L, Ah-Pine F, Doray B, et al. Pathophysiology of sepsis and genesis of septic shock: the critical role of mesenchymal stem cells (MSCs). Int J Mol Sci. 2022;23:9274.
5. Cecconi M, Evans L, Levy M, Rhodes A. Sepsis and septic shock. Lancet. 2018;392(10141):75-87.
6. Vincent JL, Zhang H, Szabo C, Preiser JC. Effects of nitric oxide in septic shock. Am J Respir Crit Care Med. 2000;161:1781-5.
7. Singer M. The role of mitochondrial dysfunction in sepsis-induced multi-organ failure. Virulence. 2014;5:66-72.
8. Iba T, Levy JH. Sepsis-induced coagulopathy and disseminated intravascular coagulation. Anesthesiology. 2020;132:1238-45.
9. Persson I, Ostling A, Arlbrandt M, Soderberg J, Becedas D. A machine learning sepsis prediction algorithm for intended intensive care unit use (Navoy sepsis): proof-of-concept study. JMIR Form Res. 2021;5(9):e28000.
10. Freund Y, Cancella de Abreu M, Lebal S, Rousseau A, Lafon T, Yordanov Y, et al. Effect of the 1-h bundle on mortality in patients with suspected sepsis in the emergency department: a stepped wedge cluster randomized clinical trial. Intensive Care Med. 2024;50(7):1086-95.
11. Ford JS, Morrison JC, Kyaw M, Hewlett M, Tahir P, Jain S, et al. The effect of severe sepsis and septic shock management bundle (SEP-1) compliance and implementation on mortality among patients with sepsis: a systematic review. Ann Intern Med. 2025;178(4):543-57.
12. IDSA Sepsis Task Force. Infectious Diseases Society of America (IDSA) Position Statement: Why IDSA did not endorse the surviving sepsis campaign guidelines. Clin Infect Dis. 2018;66(10):1631-5.
13. Ferrer R, Martin-Loeches I, Phillips G, Osborn TM, Townsend S, Dellinger RP, et al. Empiric antibiotic treatment reduces mortality in severe sepsis and septic shock from the first hour: results from a guideline-based performance improvement program. Crit Care Med. 2014;42(8):1749-55.
14. Rivers E, Nguyen B, Havstaad S, Ressler J, Muzzin A, Knoblich B, et al. Early goal-directed therapy in the treatment of severe sepsis and septic shock. N Engl J Med. 2001;345(19):1368-77.
15. The Process Investigators. a randomized trial of protocol-based care for early septic shock. N Engl J Med. 2014;370(18):1683-93.
16. The Arise Investigators. Goal-directed resuscitation for patients with early septic shock. N Engl J Med. 2014;371(16):1496-506.
17. The Promise Trial Investigators. Protocolised management in sepsis (Promise): a randomised controlled Trial. Lancet. 2015;386(10006):136-43.
18. Monti G, Bradic N, Marzaroli M, Konkayev A, Fominskiy E, Kotani Y, et al. Mercy Investigators. Continuous vs intermittent meropenem administration in critically ill patients with sepsis: the Mercy randomized clinical trial. JAMA. 2023;330(2):141-51.
19. Dulhunty JM, Brett SJ, De Waele JJ, et al. Bling III Study Investigators. Continuous vs intermittent β-lactam antibiotic infusions in critically ill patients with sepsis: the Bling iii randomized clinical trial. JAMA. 2024;332(8):629-37.
20. Evans L, Rhodes A, Alhazzani A, Antonelli M, Coopersmith CM, French C, et al. Surviving sepsis campaign: international guidelines for management of sepsis and septic shock 2021. Crit Care Med. 2021;49(11):1063-143.
21. Finfer S, Bellomo R, Boyce N, French J, Myburgh J, Norton R; Safe Study Investigators. A comparison of albumin and saline for fluid resuscitation in the intensive care unit. N Engl J Med. 2004;350(22):2247-56.
22. Caironi P, Tognoni G, Masson S, Fumagalli R, Pesenti A, Romero A, et al.; Albios Study Investigators. Albumin replacement in patients with severe sepsis or septic shock. N Engl J Med. 2014;370(15):1412-21.
23. Perner A, Haase N, Guttormsen AB, Tenhunen J, Klemenzson G, Aneman A, et al. Hydroxyethyl Starch 130/0.42 versus Ringer's Acetate in Severe Sepsis. N Engl J Med. 2012;367(2):124-34.
24. Semler MW, Self WH, Wanderer JP, Ehrenfeld JM, Wang L, Byrne DW, et al. Balanced crystalloids versus saline in critically ill adults; Smart trial. N Engl J Med. 2018;378(9):829-39.
25. Zampieri FG, Machado FR, Biondi RS, Freitas FGR, Veiga VC, Figueiredo RC, et al. Effect of intravenous fluid treatment with a balanced solution vs 0.9% saline solution on mortality in critically ill patients: The Basics randomized clinical trial. JAMA. 2021;326(9):818-29.
26. Malbrain ML, Marik PL, Witters I, Cordemans C, Kirkpatrick AW, Roberts DJ, et al. Fluid overload, de-resuscitation, and outcomes in critically ill or injured patients: a systematic review with suggestions for clinical practice. Anaesthesiol Intensive Ther. 2014;46:361.
27. Martinez ML, Ferrer R, Artigas A, Torrents E, Guillamat-Prats R, Gomà G, et al. Impact of source control in patients with severe sepses and septic shock. Crit Care Med. 2017;45:11-9.
28. Reitz RM, Kennedy J, Li SR, Handzel R, Tonetti DA, Angus DC, et al. Association between time to source control in sepsis and 90-day mortality. JAMA Surg. 2022;157(9):817-26.
29. Karvellas CK, Kumar A, Abraldes JG, Zepeda-Gomez S, Moffat DC, Mirzanejad Y, et al. The impact of delayed biliary decompression and anti-microbial therapy in 260 patients with cholangitis-associated septic shock. Aliment Pharmacol Ther. 2016;44:755-66.
30. De Pascale G, Antonelli M, Deschepper M, Arvaniti K, Blot S, Brown BC, et al. Poor timing and failure of source control are risk factors for mortality in critically ill patients with secondary peritonitis. Intensive Care Med. 2022;48:1593-606.
31. Nawijn F, Smeeing DPJ, Houwert RM, Leenen LPH, Hietbrink F. Time is of the essence when treating necrotizing soft tissue infections: a systematic review and meta-analysis. World J Emerg Surg. 2020;15:4.
32. Asfar P, Meziani F, Hamel JF, Grelon F, Megarbane B, Anguel N, et al. Sepsispam Investigators. High versus low blood-pressure target in patients with septic shock. N Engl J Med. 2014;370(17):1583-93.
33. Endo A, Yamakawa K, Tagami T, Uemura Y, Wada T, Yamamoto R, et al.; Optpress trial investigators. Efficacy of targeting high mean arterial pressure for older patients with septic shock (Optpress): a multicentre, pragmatic, open-label, randomised controlled trial. Intensive Care Med. 2025;51(5):883-92.
34. Myburgh JS, Higgins A, Jovanovska A, Lipman J, Ramakrishnan N, Santamaria J, et al. A comparison of epinephrine and norepinephrine in critically ill patients. Intensive Care Med. 2008;34(12):2226-34.
35. Gordon AC, Mason AJ, Thirunavukkarasu N, Perkinns GD, Cecconi M, Cepkova M, et al. Effect of early vasopressin vs norepinephrine on

kidney failure in patients with septic shock: the Vanish randomized clinical trial. JAMA. 2016;316(5):509-18.

36. Russell JA, Walley KR, Singer J, Gordon AC, Hébert PC, Cooper J, et al. VASST Investigators. Vasopressin versus norepinephrine infusion in patients with septic shock. N Engl J Med. 2008;358(9):877-87.
37. Khanna A, English SW, Wang XS, Ham K, Tumlin J, Szerlip H, et al. Athos-3 Investigators. Angiotensin II for the treatment of vasodilatory shock. N Engl J Med. 2017;377(5):419-30.
38. Laterre PF, Berry SM, Blemings A, Carlsen JE, François B, Graves T, et al.; Sepsis-ACT Investigators. Effect of selepressin vs placebo on ventilator- and vasopressor-free days in patients with septic shock: the Sepsis-Act randomized clinical trial. JAMA. 2019;322(15):1476-85.
39. Gordon AC, Perkins GD, Singer M, McAuley DF, Orme RML, Santhakumaran S, et al. Levosimendan for the prevention of acute organ dysfunction in sepsis. N Engl J Med. 2016;375(17):1638-48.
40. Marik PE. The role of glucocorticoids as adjunctive treatment for sepsis in the modern era. Lancet Respir Med. 2018;6(10):793-800.
41. Venkatesh B, Finfer S, Cohen J, Rajbhandari D, Arabi Y, Bellomo R, et al. Adjunctive glucocorticoid therapy in patients with septic shock. N Engl J Med. 2018;378(9):797-808.
42. Annane D, Renault A, Brun-Buissom C, Megarbane B, Quenot JP, Siami S, et al. Hydrocortisone plus fludrocortisone for adults with septic shock. N Engl J Med. 2018;378:809-18.
43. Rygård SL, Butler E, Granholm A, Moller MH, Cohen J, Finfer S, et al. Low-dose corticosteroids for adult patients with septic shock: a systematic review with meta-analysis and trial sequential analysis. Intensive Care Med. 2018;44:1003-16.
44. Holst LB, Haase N, Wetterslev J, Wernerman J, Guttormsen AB, Karlsson S, et al. Triss Trial Group; Scandinavian Critical Care Trials Group. Lower versus higher hemoglobin threshold for transfusion in septic shock. N Engl J Med. 2014;371(15):1381-91.
45. Hébert PC, Wells G, Blajchman MA, Marshall J, Martin C, Pagliarello G, et al. A multicenter, randomized, controlled clinical trial of transfusion requirements in critical care. Transfusion requirements in critical care investigators, Canadian critical care trials group. N Engl J Med. 1999;340(6):409-17.
46. Chang P, Liao Y, Guan J, Guo Y, Zhao M, Hu J, et al. Combined treatment with hydrocortisone, vitamin C, and thiamine for sepsis and septic shock: a randomized controlled trial. Chest. 2020;158(1):174-82.
47. Fujii T, Luethi N, Young PJ, Frei DR, Eastwood GM, French CJ, et al. Effect of vitamin C, hydrocortisone, and thiamine vs hydrocortisone alone on time alive and free of vasopressor support among patients with septic shock: the Vitamins randomized clinical trial. JAMA. 2020;323(5):423-31.
48. Lamontagne F, Masse MH, Menard J, Sprague S, Pinto R, Keyland DK, et al. Intravenous vitamin C in adults with sepsis in the intensive care unit. N Engl J Med. 2022;386(25):2387-98.

40

Embolia pulmonar e choque obstrutivo

César de Albuquerque Gallo
Leandro Utino Taniguchi

INTRODUÇÃO

A embolia de pulmão ocorre pela entrada de alguma substância no sistema venoso, com consequente migração e obstrução da rede vascular pulmonar, o que prejudica a troca de gases pelo pulmão. Existem inúmeras síndromes, como embolismo de ar, embolismo gorduroso (comum em fratura de ossos longos), embolia de líquido amniótico (condição rara, porém dramática da gestação), de células tumorais, de êmbolos sépticos e a doença tromboembólica venosa (DTV), que será o foco deste capítulo.

Hoje em dia, a trombose venosa profunda (TVP) e o tromboembolismo pulmonar (TEP) são avaliados como apresentações clínicas da mesma doença, pois apresentam condições fisiopatológicas semelhantes, íntima relação evolutiva (TVP não tratado geralmente evolui para TEP) e de tratamentos superponíveis. Os pacientes de unidades críticas em sua maioria apresentam pelo menos um fator de risco de DTV, e 40% deles apresentam três ou mais fatores. Como o *screening* de DTV assintomático não é custo-efetivo, a profilaxia é a conduta mais adequada para prevenção. Nesse cenário, a equipe de unidade de terapia intensiva (UTI) em seus *rounds* deve considerar o uso de profilaxia química e deambulação precoce para todos os seus pacientes elegíveis.

FISIOPATOLOGIA E HISTÓRIA NATURAL

Desde sua descrição, no século XIX, por Virchow, percebe-se que os pacientes de UTI apresentam ampla prevalência dessa tríade clássica de tromboembolismo: estase venosa, lesão vascular e hipercoagulabilidade. Apesar de a população de UTI ser muito heterogênea, os indivíduos mais preocupantes são as vítimas de politrauma, os que foram submetidos a cirurgias ortopédicas de alto risco (quadril e joelho) e a cirurgia oncológica. A mortalidade em 3 meses de TEP é aproximadamente 18%, na maioria das vezes correlacionada com a evolução de doença de base (p. ex., câncer).

A fisiopatologia das alterações respiratórias do TEP é relacionada à presença de desequilíbrios na relação ventilação-perfusão, baixa saturação venosa mista de oxigênio, lesão de surfactante pelas atelectasias hemorrágicas e infartos pulmonares e liberação de mediadores humorais com vasoconstrição. Já o quadro hemodinâmico é mais exuberante e diretamente relacionado à evolução para o choque e óbito precoce. O aumento da pós-carga do ventrículo direito por conta da embolia gera descompensação cardíaca, com falência biventricular em decorrência da interação em série e em paralelo dos ventrículos. Como a fisiopatologia básica do choque nos casos de TEP reside na obstrução da circulação pulmonar, a resolução da carga de trombos em casos de instabilidade hemodinâmica é o racional para a trombólise e os procedimentos endovasculares de reperfusão.

Sabe-se também que aproximadamente 40 a 60% dos casos com TVP proximal sintomáticos apresentam TEP concomitante e que 50 a 70% dos pacientes com TEP sintomáticos apresentam TVP assintomática, o que corrobora a noção de que são apresentações do mesmo espectro da mesma doença (a DTV). A apresentação clínica do TEP sintomático tem também correlação com mortalidade: hipotensão apresenta mortalidade de 15 a 30%, que salta para 30 a 50% se apresentar choque e 70 a 90% para aqueles que se apresentam com parada cardiorespiratória (PCR).

APRESENTAÇÃO CLÍNICA E DIAGNÓSTICO DE TROMBOEMBOLISMO PULMONAR

Os achados clínicos para o diagnóstico de TEP não são suficientes para diagnóstico, pois os sinais e sintomas do quadro clínico são pouco específicos de embolia pulmonar (Tabela 1). Isso faz com que 1 em cada 5 suspeitos tenha o diagnóstico confirmado.

O diagnóstico de TEV precisa de exames complementares. Algoritmos atuais passam por dois principais momentos clínicos. O primeiro é o grau de suspeita de existir TEP. Existem escalas para suspeita de TEP, sendo a mais conhecida a Wells (Tabela 2), porém essa escala tem uma variável de alta pontuação subjetiva. A escala de Geneva revisada é menos conhecida, porém tem boa acurácia, excluindo a subjetividade (Tabela 3).

O segundo momento a ser considerado nos algoritmos é a estabilidade hemodinâmica. Mais importante na tomada de decisão, pois pesa a gravidade do quadro e o risco de transporte para os exames complementares. A depender da gravidade, sugere-se avaliar o tratamento com terapias de reperfusão com quadro de alta suspeita associado a incapacidade de realizar tomografia computadorizada helicoidal (ângio-TC) por instabilidade hemodinâmica e sinais no ecocardiograma de disfunção ventricular direita que expliquem o choque. Uma vez feita a categorização da probabilidade de TEP, prossegue-se com os exames complementares adequados. Uma sugestão de algoritmo é apresentada na Figura 1.

Dosagem de D-dímero

Existem basicamente dois tipos de dosagem: de alta sensibilidade (sensibilidade > 95%) e de moderada sensibilidade (sensibilidade > 85%). O primeiro consegue descartar, quando negativo, probabilidade baixa e moderada de TEP; porém, por se tratar de exames mais caros, são menos difundidos no Brasil. Já os moderadamente sensíveis só descartam os casos de baixa probabilidade. Cabe ao leitor discutir com o laboratório de seu hospital para entender o perfil do exame disponível.

TABELA 1 Sintomas e sinais associados com o diagnóstico de tromboembolismo pulmonar e sua incidência nessa doença

Sintomas e sinais	Incidência em pacientes com TEP (%)
Dispneia	80
Hipoxemia (PaO_2 < 80 mmHg)	68
Taquicardia (> 100 bpm)	65-70
Dor pleurítica	58-66
Tosse	43
Sinais de TVP (dor à palpação, edema de MMII)	35-47
Sinais de sobrecarga de câmaras direitas no ECG	30
Taquipneia (> 20 respirações por minuto)	26-37
Estertores na ausculta	21
Diminuição de murmúrios vesiculares	21
Hemielevação do diafragma na radiografia torácica	21
Derrame pleural na radiografia de tórax	20
Hemoptise	6-13
Distensão de veias cervicais	5
S1Q3T3 no ECG	2-15

ECG: eletrocardiograma; MMII: membros inferiores; TEP: tromboembolismo pulmonar; TVP: trombose venosa profunda.
Fonte: adaptada de Douma et al. (2010).

Outro problema do D-dímero é a baixa especificidade. Isso faz com que o exame tenha boa acurácia com valor preditivo negativo, porém sua positividade não é capaz de ajudar muito.

Tomografia computadorizada helicoidal (ângio-TC)

Exame mais utilizado no diagnóstico de TEP, também ajuda a descartar diagnósticos diferenciais, como broncopneumonia, tumores pulmonares etc. Apresenta alto valor preditivo negativo. Já seu valor preditivo positivo depende dos vasos acometidos. Vasos pulmonares proximais têm probabilidade acima de 95% de TEP, vasos segmentares apresentam probabilidade de 68% e alterações subsegmentares têm probabilidade de 25% de TEP, ou seja, na maioria das vezes o achado não condiz com embolia.

TABELA 2 Escore de Wells para tromboembolismo pulmonar

Variável clínica	Escore
Sinais ou sintomas clínicos de TVP em MMII (pelo menos presença de edema e dor à palpação em trajeto de veias profundas)	3
Não há diagnóstico alternativo mais ou igualmente provável que TEP	3
Frequência cardíaca > 100 bpm	1,5
Imobilização ou cirurgia nas últimas 4 semanas	1,5
História de TVP ou TEP	1,5
Hemoptise	1
Câncer (em tratamento ou nos últimos 6 meses ou paliativo)	1
Escore de Wells = somatório dos pontos acima	
Classificação pelo escore	**Probabilidade de TEP (%)**
Escore > 6, alta probabilidade	59
Escore 2-6, probabilidade intermediária	29
Escore < 2, baixa probabilidade	15

MMII: membros inferiores; TEP: tromboembolismo pulmonar; TVP: trombose venosa profunda.

TABELA 3 Escore de Geneva revisado para tromboembolismo pulmonar

Variável clínica	Escore
Dor em membro inferior à palpação de trajeto venoso e edema unilateral	4
História de TVP ou TEP	3
Dor unilateral em membro inferior	3
Cirurgia ou fratura há 1 mês	2
Câncer	2
Hemoptise	2
Frequência cardíaca ≥ 95 bpm	5
Frequência cardíaca 75-94 bpm	3
Idade ≥ 65 anos	1
Escore de Geneva revisado = somatório dos pontos acima	
Classificação pelo escore	**Probabilidade de TEP (%)**
Escore ≥ 11, alta probabilidade	74
Escore 4-10, probabilidade intermediária	28
Escore 0-3, baixa probabilidade	8

TEP: tromboembolismo pulmonar; TVP: trombose venosa profunda.

Ecocardiografia

Este exame permite encontrar sinais indiretos de TEP, como sobrecarga de câmeras direitas, aumento do ventrículo direito (VD), hipertensão pulmonar, entre outros achados. No entanto, os achados são pouco específicos ao diagnóstico. Seu valor reside na avaliação hemodinâmica de pacientes em choque que se apresentem com disfunção de VD, sem outras causas conhecidas (p. ex., *cor pulmonale* de doença pulmonar obstrutiva crônica prévia). Nesses casos, o diagnóstico de TEP pode ser aventado. Além do ECO, um exame *point-of-care* de membros inferiores também pode evidenciar TVP proximal, aumentando a probabilidade de TEPV a depender do quadro clínico.

MANEJO INICIAL

Após o diagnóstico de TEP, o próximo importante passo é fazer a estratificação de risco de morte. Essa avaliação irá nortear a melhor tomada de decisão tanto para alocação do local de tratamento do paciente (internação na enfermaria, na UTI ou mesmo ambulatorial) quanto para escolha do manejo terapêutico.

TEP de alto risco (ou maciço)

Definido como TEP associado a hipotensão (PAS < 90 mmHg ou queda de 40 mmHg na pressão arterial habitual, sustentada por mais de 15 minutos), choque hemodinâmico em decorrência de TEP, bradicardia (FC < 40 bpm) por conta do TEP, ou parada cardiovascular. Esse perfil de paciente apresenta mortalidade elevada; 40 a 90% morrem entre 1 e 3 horas do início do quadro. Essa rápida evolução demonstra que o TEP de alto risco configura emergência de abordagem imediata.

TEP de risco intermediário e de baixo risco

Caso o paciente não apresente nenhum dos critérios de alto risco de óbito (seção anterior), o risco imediato de complicações não é alto e uma emergência real é afastada nesse momento. Dessa forma, sugere-se na sequência realizar um escore de estratificação de risco como o PESI (*Pulmonary Embolism Severity Index*, Tabela 4) ou sua versão simplificada (sPESI).

Se o paciente apresentar um escore PESI III a V ou um sPESI ≥ 1, ele é definido como risco intermediário de óbito por TEP. O *guideline* europeu de embolia pulmonar

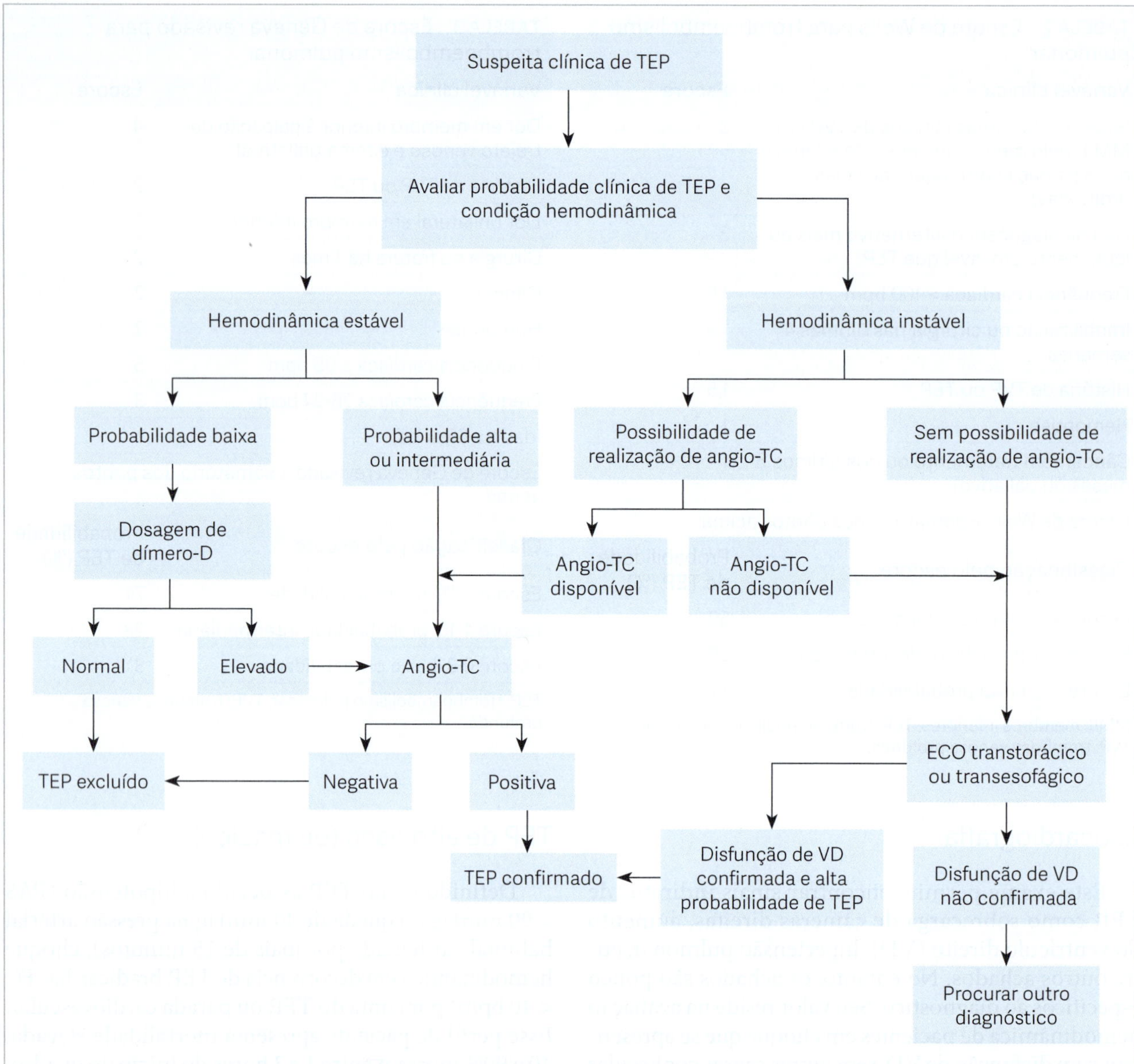

FIGURA 1 Algoritmo para diagnóstico de tromboembolismo pulmonar (TEP). Considera-se instabilidade hemodinâmica a presença de choque, pressão sistólica menor do que 90 mmHg ou queda de 40 mmHg na pressão arterial por mais que 15 minutos (na ausência de hipovolemia, arritmia ou sepse).

ECO: ecocardiograma; TC: tomografia computadorizada; VD: ventrículo direito.

Fonte: adaptada de Agnelli e Becattini (2010) e de Linkins e Keason (2012).

sugere nesses casos realizar uma imagem em busca de disfunção de VD e dosagem sérica de troponina cardíaca como marcador de lesão miocárdica (Tabela 5). Outros biomarcadores (p. ex., BNP, NT-pró-BNP e copeptina) estão disponíveis, mas não foram incluídos no *guideline* citado por não terem sido usados em trabalhos randomizados para guiar terapêutica.

Linhas gerais

O tratamento inicial passa pelo suporte ao paciente, especialmente cardiorrespiratório. Hipoxemia deve ser tratada com oxigênio suplementar para saturação > 92%. O uso de ventilação não invasiva não é validado para o suporte de insuficiência respiratória aguda por TEP, e sua

TABELA 4 Escores PESI e sPESI para TEP

Variável clínica	PESI	sPESI
Idade	Idade em anos	1 ponto somente se idade > 80 anos
Sexo masculino	+ 10 pontos	–
Câncer	+ 30 pontos	1 ponto
Insuficiência cardíaca crônica	+ 10 pontos	1 ponto[c]
Doença pulmonar crônica	+ 10 pontos	
Frequência cardíaca ≥ 110 bpm	+ 20 pontos	1 ponto
Pressão arterial sistólica < 100 mmHg	+ 30 pontos	1 ponto
Frequência respiratória > 30 ipm	+ 20 pontos	–
Temperatura < 36 °C	+ 20 pontos	–
Alteração do nível de consciência[a]	+ 60 pontos	–
Saturação arterial < 90%[b]	+ 20 pontos	1 ponto
Classificação segundo os escores de risco		
Escore PESI	Escore sPESI	
Classe I: ≤ 65 pontos (mortalidade 0-1,6%) Classe II: 66-85 pontos (mortalidade 1,7-3,5%) Classe III: 86-105 pontos (mortalidade 3,2-7,1%) Classe IV: 106-125 pontos (mortalidade 4,0-11,4%) Classe V: > 125 pontos (mortalidade 10-24,5%)	0 ponto = mortalidade 1% (IC 95% 0-2,1%) ≥ 1 ponto = mortalidade 10,9% (IC 95% 8,5-13,2%)	

[a] Definido como desorientação, letargia, estupor ou coma decorrente de embolia de pulmão em um paciente previamente consciente.
[b] Com ou sem suplementação de oxigênio.
[c] No sPESI, os antecedentes de insuficiência cardíaca ou doença pulmonar crônica foram combinados em um único item (a presença de qualquer desses antecedentes dá no máximo 1 ponto nessa variável).
PESI: *Pulmonary Embolism Severity Index*; sPESI: *Simplified Pulmonary Embolism Severity Index*; TEP: tromboembolismo pulmonar.
Fonte: adaptada de Konstantinides et al. (2020).

TABELA 5 Estratificação de risco para pacientes com tromboembolismo pulmonar

Grupo de risco		Escores e parâmetros de risco			
		Choque ou hipotensão arterial	PESI III-V ou sPESI ≥ 1	Disfunção de VD	Biomarcadores cardíacos
Alto		+	+[a]	+	+[a]
Intermediário	Intermediário-alto	–	+	+	+
	Intermediário-baixo	–	+	Apenas um (ou nenhum) positivo[b]	
Baixo		–	–		

[a] Em pacientes com choque ou hipotensão não é necessário realizar escores de risco ou dosagem de marcadores laboratoriais para avaliação de risco.
[b] Pacientes PESI I a II ou sPESI zero que apresentem elevação de biomarcadores ou disfunção de VD são também classificados como risco intermediário-baixo.
PESI: *Pulmonary Embolism Severity Index*; sPESI: *Simplified Pulmonary Embolism Severity Index*; VD: ventrículo direito.
Fonte: adaptada de Konstantinides et al. (2020).

utilização deve ser realizada com muita cautela, uma vez que não trata as causas, mas somente as consequências da embolia pulmonar. Entretanto, em casos de choque ou dificuldade de manter oxigenação, sugere-se avaliação da necessidade de ventilação mecânica invasiva. Nesses casos, o preparo do cenário de intubação é essencial, pois complicações imediatas como choque e parada cardíaca são muito possíveis (pelo efeito combinado da sedação, pressurização torácica e aumento da pós-carga do VD).

Em caso de hipotensão, expansão volêmica cautelosa deve ser utilizada (não mais que 1 litro de cristaloide), pois, como o VD é o maior acometido pelo aumento da pós-carga, infusões de volume excessivo agravarão sua dilatação, piorando em consequência o débito cardíaco. Caso drogas vasoativas sejam necessárias, noradrenalina é sugerida como vasopressor e dobutamina como inotrópico. Como o VD é perfundido na sístole e diástole, sugere-se manter a pressão arterial sistólica > 90 mmHg.

Anticoagulação

No ambiente de UTI, o uso de anticoagulação oral é desencorajado, pois o paciente grave é instável, o que prejudica sua biodisponibilidade, absorção e perfil de segurança. Nesses casos, as heparinas são mais seguras e previsíveis, quando usadas na forma endovenosa (do mesmo modo, a presença de instabilidade hemodinâmica prejudica a absorção subcutânea).

Uma das mais utilizadas é a enoxaparina, desde que o paciente apresente *clearance* de creatinina > 30 mL/minuto e peso entre 40 e 120 kg. Heparina não fracionada (HNF) endovenosa é a medicação de eleição em pacientes com choque, juntamente com controle de tempo de tromboplastina parcial ativada (TTPA) inicialmente a cada 6 horas e posterior ajuste após estabilidade de dose (Tabela 6). O uso de protocolos institucionais para a titulação da heparina é encorajado.

Fibrinólise sistêmica (farmacológica)

Está indicada nos pacientes com TEP de alto risco (maciço), podendo reduzir a mortalidade naqueles que estão em colapso hemodinâmico. Essa vantagem diminui com o tempo, quando comparados com pacientes apenas anticoagulados, e a partir de 7 dias ambas as terapias não terão diferença significativa de recanalização. O trombolítico mais utilizado é a alteplase, na dose de 100 mg endovenosa ao longo de 2 horas.

No perfil do paciente de risco intermediário, um estudo multicêntrico sobre o assunto (PEITHO trial, Meyer et al., 2014) não teve impacto na mortalidade e apresentou aumento no número de sangramentos importantes. Metanálise posterior ao estudo sugeriu diminuição da mortalidade, porém com elevada taxa de complicação, de modo que as sociedades de especialidades não indicam trombólise de rotina nesse cenário. Nesses casos, sugere-se iniciar anticoagulação e acompanhar a evolução. Caso haja piora clínica ou manutenção de sintomas limitantes após 48 horas de anticoagulação, terapias endovasculares de reperfusão podem ser cogitadas em centros com experiência.

CHOQUE OBSTRUTIVO

A condição de choque circulatório decorre da incapacidade do sistema cardiovascular de ofertar oxigênio e nutrientes ao tecido, prejudicando o metabolismo celular aeróbico. No tipo de choque obstrutivo, a causa do choque decorre de interferência mecânica no fluxo habitual do sistema circulatório (como no tamponamento cardíaco, no pneumotórax hipertensivo e na embolia pulmonar). No tamponamento cardíaco e no pneumotórax hipertensivo, é necessária a drenagem de cavidades associada a medidas de suporte.

No caso de embolia pulmonar, o principal problema é o aumento da pós-carga de VD. Esse aumento inicia

TABELA 6 Anticoagulação para tratamento de doenças tromboembólicas na UTI

Medicação	Dose e administração	Vantagens	Desvantagens
Heparina não fracionada	80 UI/kg intravenosa em bólus seguidos de 18 UI/kg/hora (para manter TTPA geralmente entre 1,5-2)	▪ Meia-vida curta caso ocorram sangramentos ▪ Pode ser revertida com protamina ▪ Pode ser usada com injúria renal aguda	▪ Necessita de monitorização laboratorial frequente ▪ Risco de trombocitopenia induzida por heparina
Heparina de baixo peso molecular	Esquema de dose baseada em peso: enoxaparina 1 mg/kg a cada 12 horas ou 1,5 mg/kg 1 vez ao dia	▪ Não necessita de monitorização laboratorial ▪ Pode ser feita por atividade de anti-Xa, valor de referência a depender da posologia	▪ Não recomendada na presença de ClCreat < 30 mL/minuto ▪ Reversão apenas parcial com protamina ▪ Risco de trombocitopenia induzida por heparina

ClCreat: *clearance de creatinina*; TTPA: tempo de tromboplastina parcial ativada; UTI: unidade de terapia intensiva.

uma cascata de efeitos que, por consequência, diminui o débito cardíaco, levando à deterioração de múltiplos sistemas e até à morte do paciente. Nesses casos, a desobstrução da artéria pulmonar é a prioridade para corrigir a fisiopatologia do choque obstrutivo associado ao TEP.

Contudo, além do suporte inicial ventilatório e circulatório, já discutido, a identificação de instabilidade hemodinâmica (que demonstra alto risco de óbito) deve desencadear um atendimento emergencial e consideração sobre terapias de reperfusão pulmonar. Em especial nos pacientes que apresentem deterioração hemodinâmica rápida (com escalonamento da necessidade de suporte vasopressor, ou sinais de provável progressão para parada cardíaca), a avaliação urgente do time de *extracorporeal membrane oxigenation* (ECMO) quanto à instalação de suporte por ECMO-VA é necessária (Figura 2).

Porém, em todos os casos de TEP de alto risco, a desobstrução do sistema cardiovascular é necessária. Na atualidade, a trombólise farmacológica é a técnica mais rápida e mais difundida, apesar das frequentes complicações, principalmente hemorragias (sangramento grave em quase 20% dos casos e sangramento intracraniano em 3%). Em pacientes idosos e gestantes, alguns estudos sugerem um esquema menos intenso: alteplase 50 mg em 2 horas (metade da dose habitual), com resultados similares e menor taxa de complicação.

Com o advento de novas técnicas e procedimentos endovasculares, a trombectomia percutânea tem se tornado cada vez mais efetiva e segura, mas ainda reservada a centros com recursos. Nos casos em que o paciente se encontra estabilizado para transferência à radiologia intervencionista, o procedimento é a técnica de eleição nos casos em que a carga trombótica é proximal na artéria pulmonar – que passível de fragmentação, remoção ou aspiração. Em pacientes com trombos distais e sem contraindicações a trombolíticos, a infusão estendida (12 a 24 horas) através de cateter locado distalmente no trombo é possível (Figura 2). Já existem cateteres modificados que utilizam trombólise por ultrassom para realizar a lise do coágulo (reduzindo as hemorragias).

A embolectomia cirúrgica é opção para pacientes com contraindicação a trombólise farmacológica e que não tenham possibilidade de transporte e realização de procedimentos endovasculares. Nesses casos, opta-se por transferência única ao centro cirúrgico para realização da extração a céu aberto dos trombos. Entretanto, esse também é um procedimento limitado a centros e profissionais com experiência.

PONTOS-CHAVE

1. O quadro de embolia pulmonar é uma causa frequente de complicação e hospitalização em UTI.
2. Sua avaliação diagnóstica se compõe de avaliação clínica com escore validado (Wells ou Geneva revisado), seguida de exames complementares.
3. Dosagem de dímero-D apresenta valor preditivo negativo em casos de probabilidade baixa (eventualmente intermediária).
4. Anticoagulação é a base do tratamento a curto e longo prazo em TEP.
5. A estratificação de risco de morte com escore PESI (ou sPESI) junto a exames de imagem e dosagem de troponina é importante para direcionar o tratamento.
6. Em casos de risco intermediário, anticoagulação e acompanhamento rigoroso seriado por 24 a 48 horas é sugerido.
7. Nos pacientes com instabilidade hemodinâmica, terapia de reperfusão é essencial. Em casos selecionados, implantação de ECMO-VA pode ser necessária.

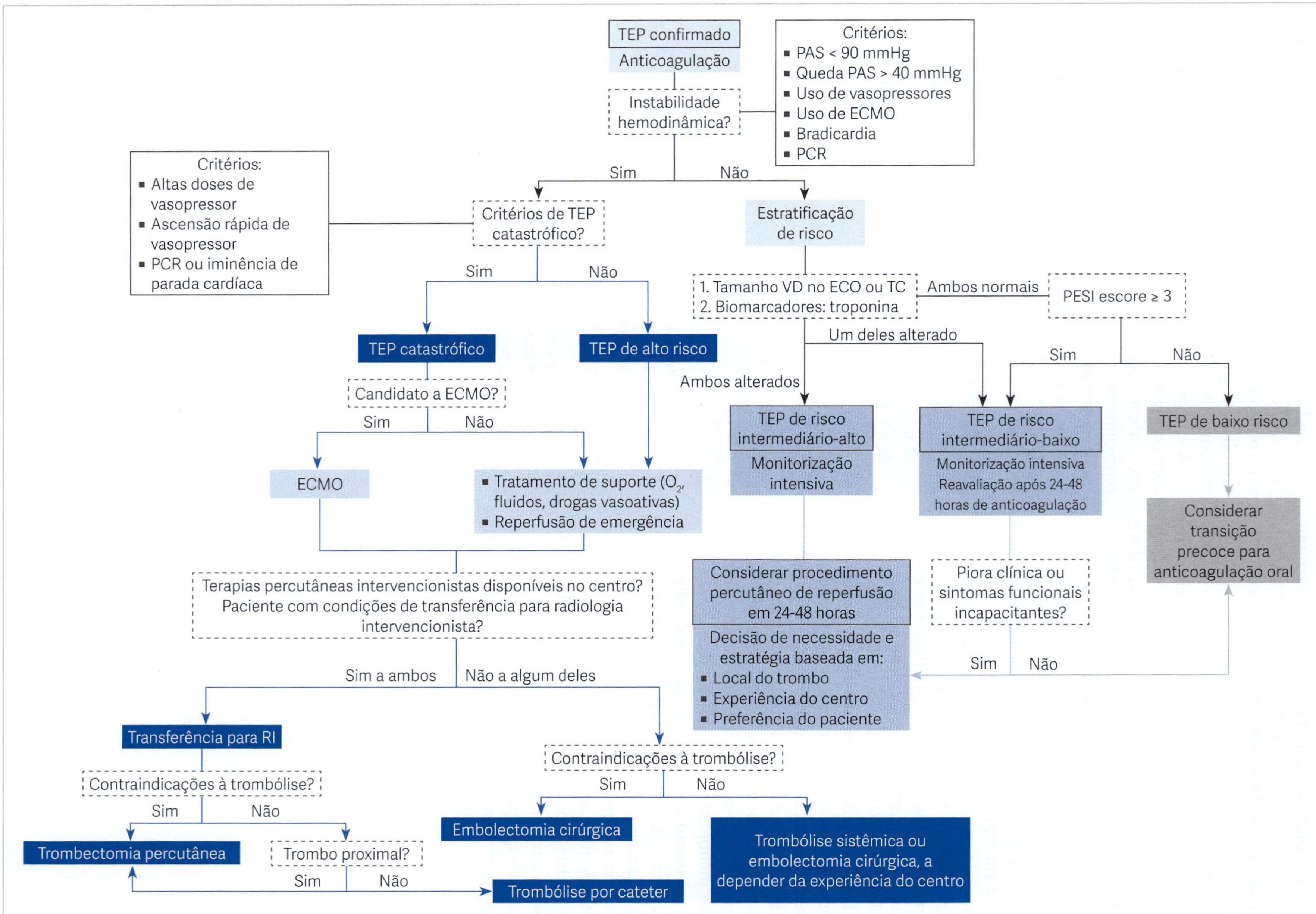

FIGURA 2 Manejo de tromboembolismo pulmonar.

ECMO: oxigenação por membrana extracorpórea; ECO: ecocardiograma; PAS: pressão arterial sistêmica; PESI: *Pulmonary Embolism Severity Index*; RI: radiologia intervencionista; TC: tomografia computadorizada; TEP: tromboembolismo pulmonar; VD: ventrículo direito.

Fonte: adaptada de Faggioni et al. (2025).

BIBLIOGRAFIA

1. Agnelli G, Becattini C. Acute pulmonary embolism. N Engl J Med. 2010;363:266-74.
2. Douma RA, Kamphuisen PW, Büller HR. Acute pulmonary embolism. Part 1: Epidemiology and diagnosis. Nat Rev Cardiol. 2010;7:585-96.
3. Faggioni M, Giri J, Glassmoyer L, Kobayashi T. A rational approach to the treatment of acute pulmonary embolism. Annu Rev Med. 2025;76:327-37.
4. Jaff MR, McMurtry MS, Archer SL, Cushman M, Goldenberg N, Goldhaber SZ, et al. Management of massive and submassive pulmonary embolism, iliofemoral deep vein thrombosis, and chronic thromboembolic pulmonary hypertension: a scientific statement from the American Heart Association. Circulation 2011;123:1788-830.
5. Kahn SR, de Wit K. Pulmonary embolism. N Engl J Med. 2022;387:45-57.
6. Konstantinides SV, Meyer G, Becattini C, Bueno H, Geersing GJ, Harjola VP, et al. 2019 ESC Guidelines for the diagnosis and management of acute pulmonary embolism developed in collaboration with the European Respiratory Society (ERS). Eur Heart J. 2020;41(4):543-603.
7. Linkins L, Kearon C. Diagnosis of venous thromboembolism. In: Principles and practice of hospital medicine. New York: McGraw-Hill; 2012. p.2171-8.
8. Millington SJ, Aissaoui N, Bowcock E, Brodie D, Burns KEA, Douflé G, et al. High and intermediate risk pulmonary embolism in the ICU. Intensive Care Med. 2024;50:195-208.

Seção 5

Sistema cardiovascular

Roberta Saretta
Roberto Kalil Filho

41

Parada cardiorrespiratória no adulto

Juscelio Trajano de Sousa Filho
Roberta Saretta
Roberto Kalil Filho

SUMÁRIO

INTRODUÇÃO

A parada cardiorrespiratória (PCR) é definida como a cessação súbita e inesperada da atividade mecânica cardíaca efetiva, resultando na ausência de circulação sanguínea e, consequentemente, na interrupção da respiração espontânea e da perfusão tecidual adequada. Clinicamente, manifesta-se por inconsciência, ausência de pulso central palpável (carotídeo ou femoral) e apneia ou *gasping* (respiração agônica). Dentre as etiologias possíveis, destacam-se as doenças cardiovasculares (DCV), que seguem como a principal causa de mortalidade no mundo, com aumento de 30% entre 1990 e 2021 – de 12,1 milhões para 20,5 milhões de mortes. Só nos Estados Unidos, a incidência de mortes por DCV em 2022 foi 941.652, com taxa de 260 mortes/100 mil mulheres e 293,6 mortes/100 mil homens. Entre 2020 e 2021, a estimativa de custos totais apenas com DCV foi de 471,9 bilhões de dólares.

No Brasil, a mortalidade por DCV também é a principal causa de mortalidade e vem em crescimento progressivo nas últimas décadas, com aumento da incidência de 260.553 em 2000 para 357.709 em 2020 (Figura 1), também com maior prevalência em homens (181,2 mortes/100 mil) comparado a mulheres (155,8 mortes/100 mil).

Obviamente, estima-se aumento concomitante e significativo de PCR associada a eventos cardiovasculares nos últimos anos. Infelizmente, há grande variabilidade em relação aos números públicos divulgados – de 1.163 ± 762,9 eventos por ano a estimativas de na verdade centenas a cada dia. Com certeza, há um déficit de estudos nacionais sobre o tema e novas pesquisas e políticas públicas são urgentes.

Historicamente, é importante destacar que, em 1960, Kouwenhoven et al. descreveram a técnica de massagem cardíaca externa com o tórax fechado, na tentativa de viabilizar uma intervenção precoce sem a necessidade de toracotomia aberta – protocolo vigente até aquele momento. Segundo Kouwenhoven, "qualquer pessoa, em qualquer lugar, poderia iniciar a partir daquele momento procedimentos de ressuscitação cardíaca. Bastando as duas mãos". Ao longo da história da ciência e da medicina, muitos passos e atualizações foram necessários até chegarmos às técnicas e algoritmos atuais, com a finalidade de aumentar as chances de sobrevida do paciente em PCR (Quadro 1).

QUADRO 1 Linha do tempo da história e evolução da ressuscitação cardiopulmonar

Ano	Evento
1732	O frasco de Leyden é usado para aplicar o primeiro choque elétrico em um ser vivo
1745	O cirurgião escocês William Tossach realiza pela primeira vez respiração boca a boca em um humano
1775	A contração de contrapeso é descoberta como técnica de ressuscitação em galinhas
1782	Foles são introduzidos como método preferido de ventilação pulmonar artificial
1827	O cirurgião francês Leroy d'Étoilles introduz o conceito de posição corporal para melhorar a ventilação
1858	Os médicos londrinos Marshall Hall e Henry Silvester aprimoram métodos ventilatórios com posicionamento alternativo do paciente e pressão torácica externa
1858	John Hall, do Hospital Real Livre, descreve o primeiro uso de compressões torácicas externas em humanos
1868	O físico alemão Moritz Schiff realiza pela primeira vez massagem cardíaca a céu aberto em animais
1874	O farmacologista alemão Rudolph Boehm demonstra que a massagem cardíaca externa fornece circulação adequada em corações parados
1878	O fisiologista britânico John A. William relaciona fibrilação ventricular à morte súbita cardíaca
1880s	O cirurgião alemão Friedrich Maass é o primeiro a usar compressões torácicas externas rápidas e vigorosas (~100-120/min) em humanos
1891	O cirurgião George Crile relata o primeiro uso de massagem cardíaca externa em um coração humano
1904	O IM é reconhecido pela primeira vez como mecanismo de morte súbita
1912	O IAM é diagnosticado por ECG pela primeira vez
1924	A AHA é fundada por seis cardiologistas em Chicago
1933	O trabalho de George Crile é replicado em centenas de cães por uma equipe da Universidade Johns Hopkins liderada por William Kouwenhoven
1947	O cirurgião cardíaco Claude Beck realiza a primeira desfibrilação elétrica de um coração humano exposto
1956	Elam e Peter Safar comprovam que a respiração boca a boca é uma técnica eficaz de salvamento
1957	Uma equipe da Universidade Johns Hopkins lança o primeiro desfibrilador externo portátil
1960	Os Drs. Kouwenhoven, Safar e Jude publicam o método fundamental da RCP moderna no JAMA; a AHA introduz programas de treinamento médico em RCP fechada
1963	Leonard Scherlis funda o Comitê de RCP da AHA; a AHA endossa oficialmente a RCP como técnica de salvamento
1966	Frank Partridge usa o primeiro desfibrilador fora do hospital dentro de uma ambulância
1969	Treinamento em RCP e diretrizes padronizadas são estabelecidos pelo comitê *ad hoc* do NRC
1975	A AHA publica o primeiro manual de suporte avançado de vida cardíaca (ACLS®)
1978	É inventada a DEA moderna
1980	A DEA de acesso público se torna disponível
1981	O primeiro programa de treinamento em RCP por telefone (T-CPR) é introduzido em Washington
1983	A AHA estabelece as primeiras diretrizes para RCP pediátrica e neonatal
1988	A AHA estabelece o primeiro treinamento público em RCP de acesso aberto
1990	A AHA lança os primeiros programas de RCP pediátrica BLS®, ALS® e de reanimação neonatal
2004	A AHA lança o *kit* Amigos & Família CPR Anytime® e as primeiras diretrizes para RCP e cuidados cardiovasculares de emergência (ECC)
2005	A AHA aprova o uso do DEA em crianças de 1 a 8 anos
2018	A AHA publica sua mais recente diretriz sobre estratégias universais de educação em RCP para melhorar os desfechos
2024	Última atualização das diretrizes do ACLS® pela AHA (até o momento)

ACLS®: suporte avançado de vida cardiovascular/*advanced cardiovascular life support®*; ALS®: suporte avançado de vida/*advanced life support®*; AHA: Associação Americana do Coração; BLS®: suporte básico de vida/*basic life support®*; CPR: *cardiopulmonary resuscitation*; DEA: desfibrilação elétrica automática; ECC: *emergency cardiovascular care*; ECG: eletrocardiograma; IAM: infarto agudo do miocárdio; IM: infarto do miocárdio; JAMA: *The Journal of the American Medical Association*; RCP: ressuscitação cardiopulmonar.
Fonte: adaptado de Greif et al. (2024).

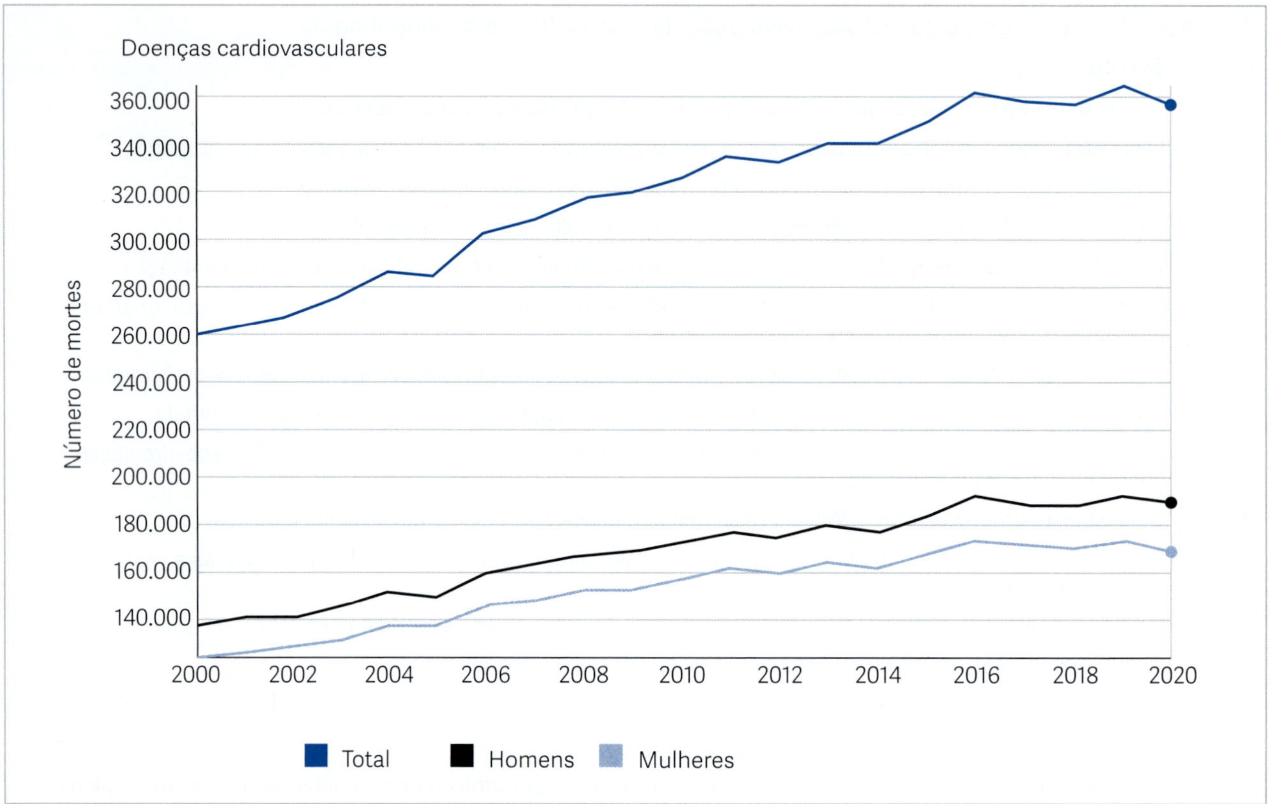

FIGURA 1 Doença cardiovascular no Brasil – 2000 a 2020.
Fonte: adaptada de WHO Mortality Database (2025).

ATENDIMENTO À VÍTIMA COM PARADA CARDIORRESPIRATÓRIA

O atendimento à vítima de PCR baseia-se na chamada cadeia da sobrevida. Esta é composta por uma sequência de elos que, se seguidos corretamente, proporcionam melhora no prognóstico da vítima. Na atualização do *Advanced Cardiac Life Support®* (ACLS®) de 2024, foram preconizados seis elos para essa cadeia, divididos em ambiente intra-hospitalar e extra-hospitalar (Figuras 2 e 3, respectivamente).

DETECÇÃO PRECOCE DE DETERIORAÇÃO CLÍNICA

A maioria das PCR intra-hospitalares decorre de insuficiência respiratória ou choque, eventos habitualmente prognosticados por mudanças fisiológicas, como taquipneia, taquicardia e hipotensão. Dessa forma, a PCR intra-hospitalar com frequência representa a progressão de uma instabilidade fisiológica e a incapacidade de identificar e estabilizar precocemente o paciente – cenário mais comum nas alas de enfermaria, fora das áreas de cuidado intensivo.

Para evitar tal evolução, na última década, hospitais vêm concebendo sistemas de detecção e tratamento precoce da deterioração clínica dos pacientes com a criação de sistemas de resposta rápida, dos quais fazem parte medidas como avaliação de escalas de alerta precoce de piora clínica pela equipe assistencial e os times de resposta rápida (TRR) ou equipes de emergência médica (EEM).

São exemplos de critérios de deterioração clínica, que devem alertar a equipe para intervenção precoce em relação ao risco de PCR:

- Via aérea ameaçada.
- Frequência respiratória inferior a 6 incursões por minuto (ipm) ou superior a 30 ipm.
- Frequência cardíaca inferior a 40 batimentos por minuto (bpm) ou superior a 140 bpm.
- Pressão arterial sistólica inferior a 90 mmHg.
- Hipertensão sintomática.
- Dor torácica típica.
- Redução inesperada do nível de consciência.
- Agitação inexplicável.
- Crise convulsiva.
- Queda significativa no débito urinário.
- Considerações subjetivas acerca do paciente pela equipe assistencial.

No Hospital Sírio-Libanês, a implementação do TRR associou-se a redução de mortalidade hospitalar,

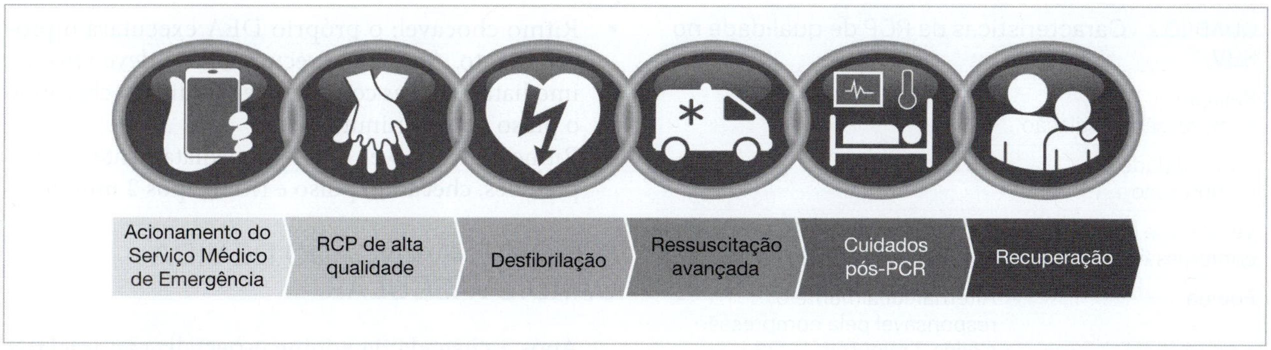

FIGURA 2 Cadeia de sobrevida em ambiente intra-hospitalar.
PCR: parada cardiorrespiratória; RCP: ressuscitação cardiopulmonar.
Fonte: adaptada de American Heart Association (2024).

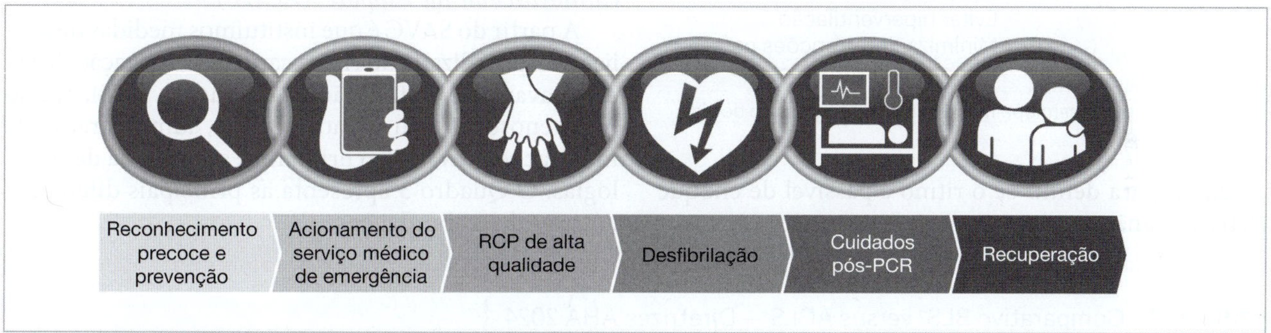

FIGURA 3 Cadeia de sobrevida em ambiente extra-hospitalar.
PCR: parada cardiorrespiratória; RCP: ressuscitação cardiopulmonar.
Fonte: adaptada de American Heart Association (2024).

redução de mortalidade em unidade de terapia intensiva (UTI), redução no tempo de internação e redução nos gastos hospitalares.

SUPORTE BÁSICO DE VIDA NO ADULTO

Suporte básico de vida (SBV), em inglês, *basic life support®* (BLS®), é uma abordagem sistemática de atendimento na qual se estabelece o reconhecimento precoce da vítima grave e a realização das manobras de RCP de forma precoce na vítima de PCR, objetivando manter a oxigenação, ventilação e circulação até o retorno da circulação espontânea (RCE) ou o início das intervenções do suporte avançado, melhorando assim o prognóstico de sobrevida e reduzindo os potenciais danos cerebrais.

O SBV é composto por ações simples e fundamentais, que podem ser realizadas por indivíduos sem especialização médica em ambiente intra ou extra-hospitalar.

No SBV, o indivíduo deve avaliar a resposta neurológica, seguida de avaliação da circulação e respiração (sequência CAB – *circulation, airway, breathing*). As etapas dessa abordagem são resumidas a seguir:

- Toque no ombro do paciente e pergunte em voz alta: "Você está bem?".
- Grite por ajuda, acione um serviço de emergência e peça um desfibrilador externo automático (DEA).
- Avalie a respiração e o pulso por 10 segundos.

De acordo com essa abordagem, é possível encontrar três cenários distintos, que requerem abordagens direcionadas.

1. Cenário 1: vítima inconsciente, com respiração e pulso presentes: mantenha a monitorização até chegada da equipe especializada e, se possível, inicie a avaliação primária.
2. Cenário 2: vítima inconsciente e sem respiração, mas com pulso: faça a inspeção e a liberação da via aérea e inicie ventilações de resgate – 1 a cada 6 segundos (ou 10 por minuto) e monitore o pulso a cada 2 minutos, até a chegada de equipe especializada.
3. Cenário 3: vítima em PCR (sem respiração e sem pulso): inicie ressuscitação cardiopulmonar (RCP) de qualidade. O Quadro 2 descreve as principais características da RCP de boa qualidade.

Assim que o DEA estiver disponível, interrompa as compressões cardíacas e faça a avaliação de ritmo

QUADRO 2 Características da RCP de qualidade no SBV

Relação compressão:ventilação	30:2
Profundidade da compressão	5-6 cm
Velocidade da compressão	100-120/minuto
Equipe	Alternar idealmente o responsável pela compressão a cada 2 minutos
Outras	Comprimir com força e rapidez Permitir retorno completo do tórax Evitar hiperventilação Minimizar interrupções para menos < 10 segundos

RCP: ressuscitação cardiopulmonar; SBV: suporte básico de vida.

cardíaco, para definir se o ritmo é passível de choque elétrico ou não:

- Ritmo chocável: o próprio DEA executará o procedimento. Após sua execução, você deve retomar imediatamente as compressões cardíacas, checando o pulso após 2 minutos.
- Ritmo não chocável: retomar imediatamente as compressões, checando pulso e ritmo após 2 minutos.

SUPORTE AVANÇADO DE VIDA CARDIOVASCULAR

Após a chegada da equipe especializada, inicia-se uma nova etapa da abordagem de atendimento ao paciente em PCR, conhecido como suporte avançado de vida cardiovascular (SAVC), ou no inglês, *advanced cardiovascular life support®* (ACLS®).

A partir do SAVC é que instituímos medidas de avaliação especializada do ritmo cardíaco, realização de via aérea avançada (intubação orotraqueal – IOT), acesso intravenoso (IV) ou intraósseo (IO), administração de medicações e avaliação primária e secundária das etiologias. O Quadro 3 apresenta as principais diferenças entre as duas abordagens.

QUADRO 3 Comparativo BLS® *versus* ACLS® – Diretrizes AHA 2024

Critério	BLS® – suporte básico de vida	ACLS® – suporte avançado de vida cardiovascular
Objetivo principal	Manter a circulação e a ventilação em parada cardíaca	Diagnosticar e tratar causas avançadas de PCR e emergências cardíacas
Profissionais envolvidos	Leigos treinados, socorristas, técnicos e enfermeiros	Profissionais de saúde treinados (médicos, enfermeiros, paramédicos)
Reconhecimento da PCR	Avaliação rápida de responsividade, pulso e respiração	Reconhecimento da PCR + análise de ritmo com monitor/DEA
Sequência de abordagem	C-A-B (*circulation – airway – breathing*)	Avaliação primária e secundária com tratamento de causas potenciais
Compressões torácicas	Frequência de 100-120/minuto, profundidade de 5-6 cm	Mesmo padrão do BLS®
Ventilação	Boca a boca ou bolsa-válvula--máscara	Bolsa-válvula com oxigênio + via aérea avançada (p. ex., IOT)
Desfibrilação	Uso de DEA (externo, automático ou semi)	Uso de desfibrilador manual + conhecimento de ritmos
Medicações	Não utilizadas no BLS®	Administração de drogas como epinefrina, amiodarona etc.
Monitoramento cardíaco	Não disponível	ECG contínuo, capnografia, oximetria
Diagnóstico diferencial da PCR	Não realizado	Avaliação das causas reversíveis (5H e 5T)
Algoritmos utilizados	Algoritmo de parada cardíaca com DEA	Algoritmos para FV/TV sem pulso, assistolia, AESP, bradi e taquiarritmias
Foco principal	Manobras eficazes de RCP e desfibrilação precoce	Diagnóstico, suporte avançado e tratamento medicamentoso
Equipamentos	DEA, bolsa-válvula-máscara	Monitor/desfibrilador manual, fármacos, via aérea avançada

ACLS®: suporte avançado de vida cardiovascular/*advanced cardiovascular life support®*; AESP: atividade elétrica sem pulso; AHA: Associação Americana do Coração; BLS®: suporte básico de vida/*basic life support®*; DEA: desfibrilador externo automático; ECG: eletrocardiograma; FV: fibrilação ventricular; IOT: intubação orotraqueal; PCR: parada cardiorrespiratória; TV: taquicardia ventricular.

Equipe de alto desempenho

Durante a abordagem do SAVC é importante que cada membro da equipe tenha seu papel bem definido. Isso garante uma abordagem mais eficiente, reduz chances de erro e aumenta as chances de sucesso na RCP. As funções primordiais da equipe são:

- Líder da equipe.
- Responsável pelas medicações IV/IO.
- Cronometrador/anotador.
- Responsável pelas compressões.
- Responsável pela desfibrilação.
- Responsável pela via aérea.

As três primeiras funções são consideradas de liderança, e as três últimas formam o triângulo de ressuscitação. As funções podem ser alternadas em caso de fadiga ou problemas em relação a algum membro, desde que se mantenham bem definidas.

É primordial também que a equipe se comunique de forma efetiva – para isso, define-se a comunicação em "alça fechada", na qual cada tarefa deve ser confirmada por aquele que recebeu a ordem. Por exemplo: "administre 1 mg de epinefrina agora", seguida por "administrado 1 mg de epinefrina" assim que a ordem é executada.

Reconhecimento de ritmo cardíaco

Os protocolos do SAVC se dividem de acordo com o reconhecimento de ritmo cardíaco pela equipe especializada, sendo possíveis dois tipos de fluxograma:

1. Ritmos chocáveis: taquicardia ventricular (TV) e fibrilação ventricular (Figuras 4 a 6).
2. Ritmos não chocáveis: atividade elétrica sem pulso (AESP) e assistolia (Figura 7).

Qualquer outro tipo de traçado, na ausência de pulso, é considerado AESP.

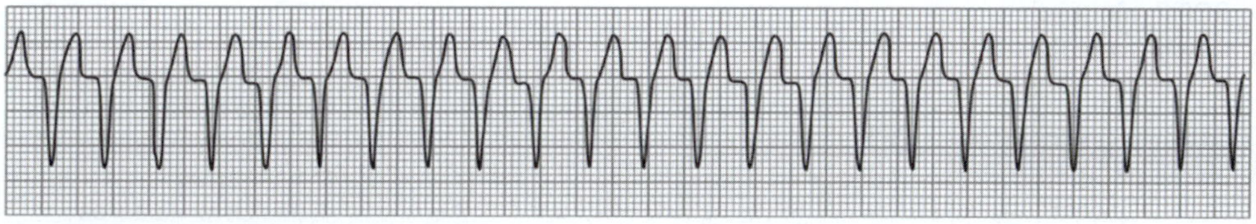

FIGURA 4 Modelo de eletrocardiograma: taquicardia ventricular monomórfica.
Fonte: adaptada de American Heart Association (2024).

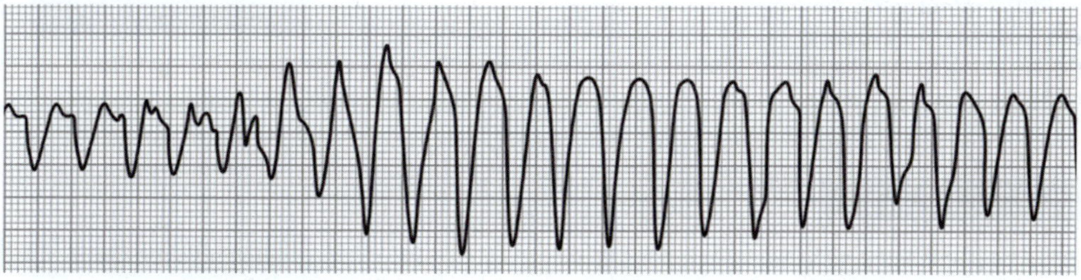

FIGURA 5 Modelo de eletrocardiograma: taquicardia ventricular polimórfica.
Fonte: adaptada de American Heart Association (2024).

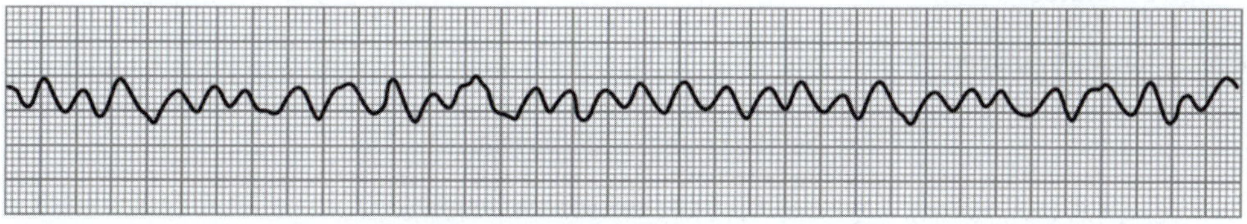

FIGURA 6 Modelo de eletrocardiograma: fibrilação ventricular.
Fonte: adaptada de American Heart Association (2024).

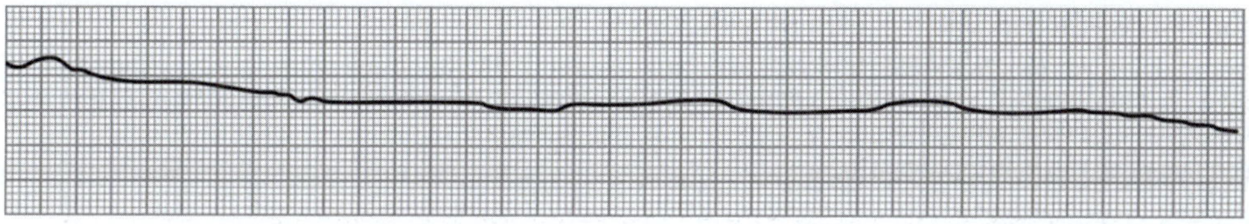

FIGURA 7 Modelo de eletrocardiograma: assistolia.
Fonte: adaptada de American Heart Association (2024).

Algoritmo do SAVC para ritmos chocáveis e não chocáveis

A Figura 8 resume o algoritmo de abordagem para ritmos chocáveis e para ritmos não chocáveis. É importante entender que os fluxos podem se sobrepor em um mesmo atendimento de RCP, sendo primordial a checagem de ritmo a cada 2 minutos e o ajuste da indicação de desfibrilação e das medicações conforme o ritmo diagnosticado. As doses de medicações, orientações para desfibrilação e para via aérea avançada encontram-se no Quadro 4.

Durante o atendimento sistematizado da PCR, é importante realizar as avaliações primárias e secundárias, concomitantemente ao fluxograma RCP. Essas avaliações permitem definir possíveis causas para PCR e instituir medidas para reversão do quadro, aumentando assim as chances de sucesso na RCP.

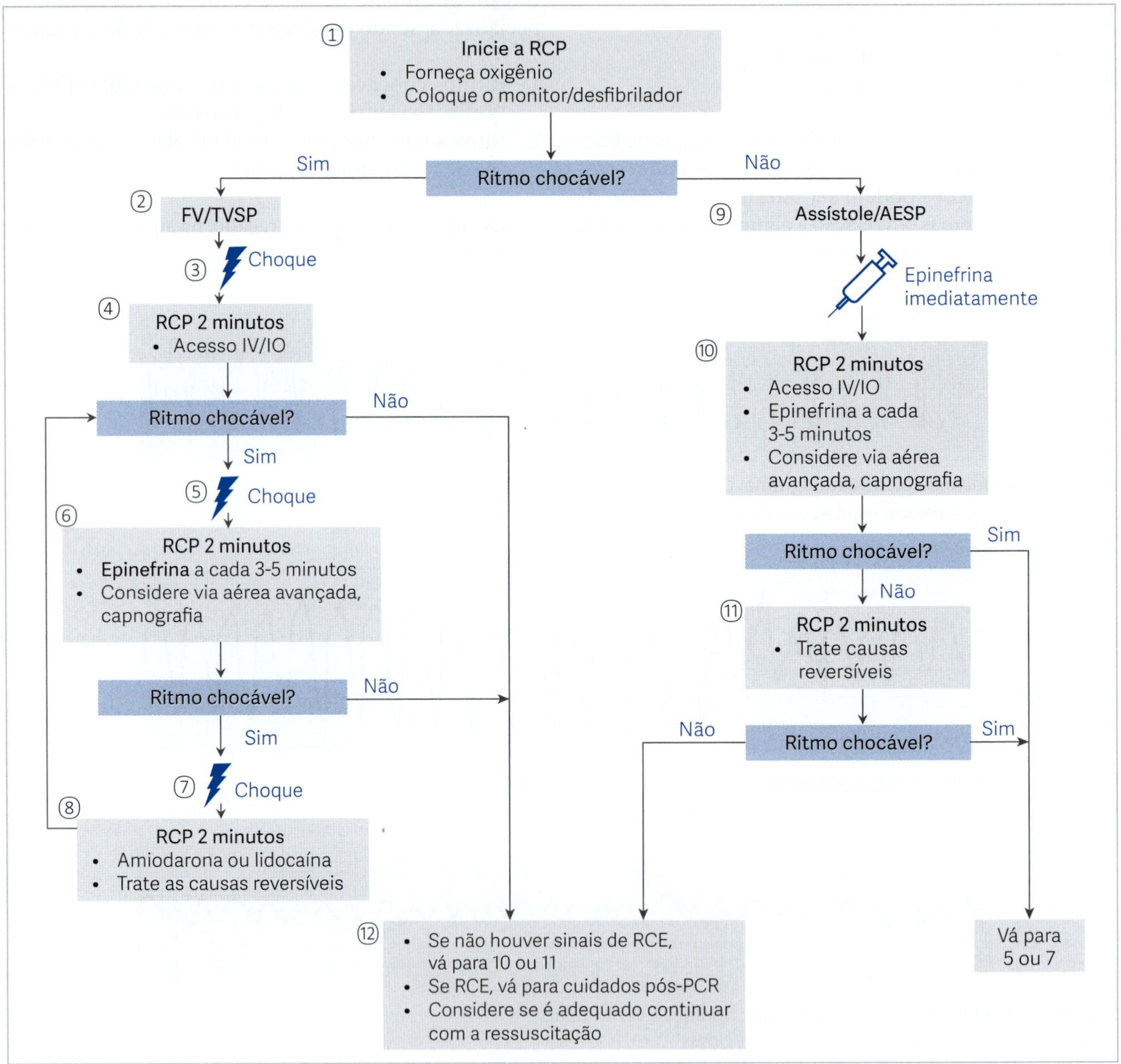

FIGURA 8 Algoritmo de PCR para adultos – ACLS® AHA 2024.

ACLS®: suporte avançado de vida cardíaca; AESP: atividade elétrica sem pulso; AHA: Associação Americana do Coração; FV: fibrilação ventricular; IO: intraósseo; IV: intravenoso; PCR: parada cardiorrespiratória; RCE: retorno da circulação espontânea; RCP: ressuscitação cardiopulmonar; TVSP: taquicardia ventricular sem pulso.

Fonte: adaptada de American Heart Association (2024).

QUADRO 4 Sumário de orientações – algoritmo do SAVC

Via aérea avançada	Desfibrilação	Medicamentos
Tipo: intubação endotraqueal ou via aérea supraglótica avançada (p. ex., máscara laríngea ou tubo laríngeo) Monitoração: associar capnografia em forma de onda ou capnometria para confirmar e monitorar posicionamento do tubo Forma: quando houver via aérea avançada, administrar 1 ventilação a cada 6 segundos e faça compressões contínuas (100-120/minuto)	Bifásico: seguir orientação do fabricante (120-200 J). Se desconhecido, utilizar o máximo disponível Monofásico: 360 J	Epinefrina (IV ou IO): 1 mg a cada 3-5 minutos Amiodarona (IV ou IO): 1ª dose: bólus de 300 mg; 2ª dose: bólus 150 mg ou Lidocaína (IV ou IO): 1ª dose: 1-1,5 mg/kg 2ª dose: 0,5-0,75 mg/kg

IO: intraósseo; IV: intravenoso; SAVC: suporte avançado de vida cardiovascular.

Avaliação primária

A avaliação primária é realizada logo no primeiro contato com o paciente inconsciente ou em PCR já diagnosticada, visando avaliar condições graves, que seriam diretamente ameaçadoras da vida. Ela é definida como a sequência ABCDE:

- A – Via Aérea (*Airway*): verificar se as vias aéreas estão pérvias e, se necessário, usar técnicas de abertura e manter a via aérea aberta. Considerar a necessidade de uma via aérea avançada (p. ex., intubação).
- B – Respiração (*Breathing*): verificar se o paciente está respirando e, se não, iniciar ventilação de emergência (bolsa-máscara). Administrar oxigênio suplementar e monitorar a frequência respiratória, a qualidade da respiração e os sinais de esforço respiratório.
- C – Circulação (*Circulation*): verificar a presença e a frequência do pulso e, se necessário, iniciar compressões torácicas. Obter acesso intravenoso, conectar eletrocardiograma (ECG) e identificar e tratar arritmias. Controlar hemorragias externas.
- D – Deficiência (*Disability*): avaliar o nível de consciência do paciente utilizando a escala AVPU (Alerta, Verbal, Dor e Inconsciente) ou a escala de coma de Glasgow. Avaliar o estado neurológico, incluindo pupilas e reflexos.
- E – Exposição (*Exposure*): expor o paciente para avaliar lesões e identificar sinais de trauma, queimaduras ou outras condições. Remover roupas e joias para uma avaliação completa.

Avaliação secundária

A avaliação secundária consiste em avaliar causas subjacentes, que podem ser a causa ou contribuinte para PCR, a fim de instituir uma terapêutica mais focada e aumentar a possibilidade de êxito na RCP.

Nessa fase é importante ter um exame físico completo e histórico de saúde detalhado – para tanto, pode-se utilizar o mnemônico SAMPLA:

S – Sinais e sintomas
A – Alergias
M – Medicamentos em uso
P – Passado médico
L – Líquidos e alimentos (última refeição)
A – Ambiente e condições do evento

A partir desses dados, é necessário analisar potenciais causas etiológicas (comuns) que podem ter desencadeado a PCR e instituir tratamentos precoces, que possam auxiliar na reversão do quadro.

As causas reversíveis mais comuns de PCR foram conglomeradas no que conhecemos como 5Hs/5Ts (Quadro 5).

QUADRO 5 Causas potencialmente reversíveis de PCR

5 H	5 T
Hipoxemia	Pneumotórax hipertensivo
Hipovolemia	Tamponamento cardíaco
Hipotermia	Toxinas
Hidrogênio (acidose)	Trombose pulmonar
Hipo/hipercalemia	Trombose coronariana

PCR: parada cardiorrespiratória.

Cuidados após o retorno de circulação espontânea

A meta final da RCP é o retorno da circulação espontânea (RCE), quando a função cardíaca é retomada e a perfusão e a oxigenação tecidual passam a ocorrer de forma direta. O sinal mais direto da RCE é a presença de pulso, mas aumento abrupto da $PETCO_2$ na capnografia para > 40 mmHg e ondas de pressão arterial espontânea no monitoramento intra-arterial também representam sinais de circulação espontânea.

Os cuidados essenciais a partir da RCE incluem:

- Transferência para unidade de terapia/cuidados intensivos (UTI ou UCI).

- Realizar avaliação primária e secundária, se ainda não houver sido realizada.
- Manejo de via aérea: instituir via aérea avançada e monitorização capnográfica.
- Controle dos parâmetros respiratórios: manter 10 ventilações por minuto, $SatO_2$ entre 92 e 98% e pCO_2 35 a 45 mmHg.
- Controle de parâmetros hemodinâmicos: pressão arterial sistólica > 90 mmHg e pressão arterial média > 65 mmHg – se necessário, administrar cristaloides e iniciar vasopressores.
- Manter controle de glicemia (euglicemia: entre 140 e 180 mg/dL).
- Se o paciente não responder a comandos, instituir controle direcionado de temperatura (CDT): temperatura de 32 a 36 °C durante 24 horas usando dispositivo de resfriamento com ciclo de *feedback*. Avaliar tomografia computadorizada de crânio e eletroencefalograma.
- Obter eletrocardiograma de 12 derivações.
- Considerar intervenção cardíaca de urgência se: presença de infarto agudo com supra de ST (IAMSST), houver choque cardiogênico instável ou suporte circulatório mecânico for necessário.

ECMO em parada cardíaca: evidências atuais e considerações práticas

O uso da oxigenação por membrana extracorpórea ou, em inglês, *extracorporeal membrane oxygenation* (ECMO) durante a PCR – conhecido como ECPR – tem emergido como uma estratégia de ressuscitação avançada em casos refratários à reanimação convencional.

Dados iniciais do registro ELSO demonstraram taxas de sobrevida em torno de 30%, com desfechos neurológicos favoráveis em 20 a 30% dos casos em centros especializados e com protocolos otimizados. Em contraponto, estudos observacionais e o ensaio randomizado INCEPTION indicam que a ECPR não ofereceu benefício universal em sobrevida comparado à RCP convencional, mas pode haver potencial em subgrupos bem selecionados que incluem PCR testemunhada, PCR com ritmo chocável e tempo da PCR até canulação da ECMO menor que 60 minutos.

A presença de uma equipe treinada e protocolos rígidos de resposta rápida são determinantes para o sucesso dessa estratégia. As diretrizes da American Heart Association mais recentes reconhecem a ECPR como intervenção opcional, com recomendação fraca baseada em evidência de baixa qualidade, recomendando sua implementação apenas em centros com *expertise* e infraestrutura adequada. A ECPR não deve ser considerada solução universal, mas um recurso especializado, com aplicação criteriosa e logística rigorosa.

CONSIDERAÇÕES ÉTICAS, INTERRUPÇÃO DE REANIMAÇÃO E IMPACTO DO ACLS NA PRÁTICA CLÍNICA

A tomada de decisão sobre a continuidade ou interrupção das manobras de reanimação envolve critérios clínicos, éticos e contextuais. A capacitação das equipes e a adesão aos protocolos ACLS® são determinantes não apenas na sobrevida, mas também na recuperação funcional e dignidade do cuidado prestado.

Critérios para interrupção da RCP

Segundo as diretrizes da AHA e estudos recentes, a RCP pode ser considerada fútil e interrompida quando TODOS os critérios abaixo forem atendidos:

- Ritmo inicial não chocável (assistolia) mantido após 20 minutos.
- Ausência de retorno da circulação espontânea (ROSC).
- Capnografia com $EtCO_2$ persistentemente < 10 mmHg.
- Nenhuma causa reversível identificável (H e T).
- RCP de alta qualidade confirmada por equipe treinada.

Reanimação no contexto paliativo e diretivas antecipadas

É fundamental que equipes de emergência estejam familiarizadas com:

- Vontades expressas em diretivas antecipadas de vontade (testamento vital).
- Ordens de não reanimar (DNR).
- Situações de cuidados exclusivamente paliativos.

Evitar procedimentos invasivos em pacientes com indicação exclusiva de conforto é um ato de respeito a sua autonomia e dignidade. Sistemas integrados de registro de diretivas antecipadas auxiliam na tomada de decisões rápidas em campo.

PONTOS-CHAVE

1. A PCR é uma emergência com alta mortalidade, majoritariamente de causa cardiovascular, exigindo intervenção imediata para restabelecer circulação e ventilação adequadas, com suporte básico e avançado coordenados.
2. A cadeia de sobrevida, composta por reconhecimento precoce, RCP de qualidade, desfibrilação e suporte avançado, é fundamental para melhorar o prognóstico – tanto em ambiente intra quanto extra-hospitalar.
3. O sucesso da reanimação depende de equipe treinada, avaliação contínua (ABCDE, H e T), e, quando indicado, uso criterioso de estratégias como a ECMO. Também é preciso considerar aspectos éticos e diretivas antecipadas nas decisões de interrupção do atendimento.

BIBLIOGRAFIA

1. American Heart Association. 2025 Heart Disease and Stroke Statistics Update – AtaGlance. Dallas (TX): American Heart Association; 2025.
2. American Heart Association. Advanced Cardiovascular Life Support® (ACLS®) Provider Manual. Dallas (TX): American Heart Association; 2024.
3. Berger R, et al. DNR orders in emergency care: ethical considerations. J Emerg Med. 2021;60(4):479-87.
4. Couper K, et al. Interprofessional training in ACLS® and outcomes. Resuscitation. 2022;172:115-23.
5. Downing M, Sakarcan E, Quinn K. The history of cardiopulmonary resuscitation and where we are today. Hearts. 2025;6(1):8.
6. Greif R, Bray JE, Djärv T, Drennan IR, Liley HG, Ng KC, et al. 2024 International consensus on cardiopulmonary resuscitation and emergency cardiovascular care science with treatment recommendations: summary from the basic life support; advanced life support; pediatric life support; neonatal life support; education, implementation, and teams; and first aid task forces. Circulation. 2024;150(24):e580-e687.
7. Marques CPC, Oliveira LV, Carvalho LC, Santos LL, Souza ACL, Marques ALP, et al. Occurrence of sudden cardiac death in Brazil from 2006 to 2021. MOJ Public Health. 2025;14(1):26-9.
8. Neumar RW, Shuster M, Callaway CW, Gent LM, Atkins DL, Bhanji F, et al. Part 1: Executive Summary: 2020 American Heart Association guidelines for cardiopulmonary resuscitation and emergency cardiovascular care. Circulation. 2020;142(16 Suppl. 2):S337-S357.
9. Peberdy MA, Cretikos M, Abella BS, DeVita M, Goldhill D, Kloeck W, et al. Recommended guidelines for monitoring, reporting, and conducting research on medical emergency team, outreach, and rapid response systems: an utstein-style scientific statement. Circulation. 2007;116(21):2481-500.
10. Sessim-Filho J, Azevedo RP, Assunção-Jr AN, Morgado MMSS, Silva FD, Pastore L, et al. Dedicated rapid response team implementation associated with reductions in hospital mortality and hospital expenses: a retrospective cohort analysis. Int J Qual Health Care. 2025;37(2).
11. Soar J, et al. 2024 International Consensus on Cardiopulmonary Resuscitation and Emergency Cardiovascular Care Science with Treatment Recommendations. Circulation. 2024;149:e1-e100.
12. Suverein MM, Delnoij TSR, Lorusso R, Bruinsma GJBB, Otterspoor L, Kraemer APJV, et al. Early extracorporeal CPR for refractory out-of-hospital cardiac arrest. N Engl J Med. 2023;388(4):299-309.
13. World Health Organization. WHO Mortality Database. Geneva: WHO; 2025.
14. World Heart Association. Deaths from cardiovascular disease surged 60% globally over the last 30 years: report. Geneva: WHO; 2023.

42

Diagnóstico diferencial de dor torácica

Luciano Moreira Baracioli
Adriadne Justi Bertolin
Ivanhoé Stuart Lima Leite

SUMÁRIO

CONCEITO

A dor torácica pode resultar de uma ampla variedade de condições, desde algumas potencialmente fatais, como síndrome coronariana aguda (SCA), tromboembolismo pulmonar (TEP) e síndrome aórtica aguda (SAA), até outras benignas, como a dor musculoesquelética. O diagnóstico diferencial é essencial para a identificação rápida das causas graves e o início precoce do tratamento adequado.

EPIDEMIOLOGIA

Em todo o mundo, a dor torácica é uma das queixas mais comuns entre adultos nos serviços de emergência. Nos Estados Unidos, representa até 7% das visitas anuais, totalizando aproximadamente 8 milhões de atendimentos. Cerca de metade desses casos recebe o diagnóstico de dor torácica não cardíaca, sem uma causa específica identificada. Apenas 5% das ocorrências estão associadas a condições potencialmente fatais, sendo a grande maioria (> 90%) atribuída à SCA, que será, portanto, o principal foco de atenção deste capítulo.[1]

No Brasil, segundo dados do DATASUS, o infarto agudo do miocárdio (IAM) e outras doenças isquêmicas do coração foram responsáveis em 2023 por 290.644 internações. Além disso, as doenças isquêmicas do coração permaneceram como a principal causa de mortalidade no país, totalizando 118.082 óbitos.[2]

FISIOPATOLOGIA BÁSICA

A fisiopatologia da dor torácica varia de acordo com a etiologia subjacente, refletindo processos patológicos distintos, conforme detalhado a seguir:

- SCA: a IAM tipo 1 é decorrente de ruptura, erosão ou ulceração da placa aterosclerótica, desencadeando ativação plaquetária, formação de trombo e obstrução coronariana. Essa obstrução pode ser parcial, caracterizando o IAM sem supradesnivelamento do segmento ST (IAMSSST), ou total, levando ao IAM com supradesnivelamento do segmento ST (IAMCSST). Já o IAM tipo 2 resulta de um desequilíbrio entre oferta e demanda de oxigênio, ocorrendo classicamente em situações como taquicardia, hipertensão grave, anemia, choque, espasmo coronariano ou disfunção endotelial.[3]
- SAA: emergência médica causada por ruptura na camada íntima da aorta. Isso permite que o sangue penetre na camada média, criando um falso lúmen. Fatores de risco incluem hipertensão e doenças do tecido conjuntivo.[4]
- Pericardite/miocardite: processo inflamatório do pericárdio e/ou miocárdio; podem ser causadas por infecções virais, bacterianas, doenças autoimunes ou trauma.[5]

- TEP: quando um coágulo sanguíneo, geralmente proveniente das veias profundas das pernas, obstrui uma ou mais artérias nos pulmões. Isso pode levar à isquemia pulmonar e ao colapso cardiovascular.[6]
- Pneumotórax: ocorre quando o ar entra no espaço pleural, causando o colapso do pulmão (espontâneo, traumático ou iatrogênico).
- Pneumonia: é uma infecção pulmonar que causa inflamação dos alvéolos, geralmente causada por bactérias, vírus ou fungos.[7]
- Refluxo gastrointestinal: ocorre quando o conteúdo gástrico ácido retorna ao esôfago, causando irritação e inflamação.
- Costocondrite: é a inflamação da cartilagem que conecta os arcos costais ao esterno.
- Herpes-zóster: é causado pela reativação do vírus varicela-zóster.

QUADRO CLÍNICO

Embora o termo "dor torácica" seja utilizado na prática clínica, "desconforto torácico" pode ser mais adequado, pois muitos pacientes não percebem a sensação como uma dor propriamente dita. Além disso, podem relatar a localização do sintoma em regiões diferentes do tórax, incluindo ombro, braço, pescoço, costas, abdome superior ou mandíbula. A manifestação clínica ocorre em um contínuo de probabilidade de isquemia, que varia conforme a presença ou ausência de características específicas.[8,9]

- Caráter: a dor mais sugestiva de isquemia miocárdica é descrita como desconforto, peso, aperto, pressão, constrição ou compressão. Por sua vez, dor do tipo rasgando ou dilacerando (SAA) e dor em pontada ou facada diminui sua probabilidade.
- Início e duração: intermitente, com aumento gradual ao longo de minutos, podendo persistir por horas em casos de IAM em evolução. Em contraste, uma dor de início súbito pode indicar TEP ou SAA, enquanto uma dor fugaz (poucos segundos) ou contínua por mais de 24 horas tende a ser menos relacionada à isquemia.
- Localização e irradiação: sinal de Levine (paciente coloca a mão fechada sobre o esterno) e frequentemente irradia para os membros superiores (esquerdo e/ou direito), região cervical e mandíbula. Já a dor que irradia para o dorso ou abdome sugere SAA, enquanto uma dor bem localizada e delimitada (polpa digital) é menos sugestiva de isquemia.
- Fatores precipitantes: desencadeada por exercício físico ou estresse emocional; baixos limiares como repouso ou esforço mínimo geralmente indicam SCA. Em contrapartida, a dor posicional ou desencadeada por palpação local sugere origem musculoesquelética. Da mesma forma, dor que piora com inspiração pode indicar TEP, broncopneumonia complicada ou envolvimento musculoesquelético, enquanto a piora com inspiração e em posição supina é sugestiva de pericardite.
- Fatores de alívio: melhora com o repouso. O alívio dos sintomas após a administração de nitrato pode aumentar a suspeita de SCA quando ocorre em conjunto com alterações dinâmicas no eletrocardiograma (ECG) ou com sua normalização, sugerindo vasoespasmo.

Quando se avalia a *performance* das diferentes características da dor no diagnóstico de SCA, achados com uma razão de verossimilhança positiva (RV+) de 2 ou superior e um intervalo de confiança que não incluiu o 1 foram: irradiação da dor para ambos os braços (especificidade de 96%; RV+ de 2,6), dor semelhante a episódios prévios de isquemia (especificidade de 79%; RV+ de 2,2) e mudança no padrão da dor nas últimas 24 horas (especificidade de 86%; RV+ de 2). A resposta ao nitrato não foi útil, pois tanto a melhora quanto a ausência de melhora apresentaram RV+ próximos de 1. Já a dor pleurítica teve um RV+ variando de 0,35 a 0,61.[10]

Classificações de dor torácica

As diferentes classificações da dor torácica refletem abordagens distintas na tentativa de estratificar a probabilidade de origem isquêmica do sintoma. A categorização da dor como "atípica" deve ser evitada, pois não auxilia na determinação da causa e pode levar à interpretação equivocada de um quadro potencialmente grave como benigno. Estudos comparando diferentes classificações de dor torácica com base na probabilidade de serem de origem anginosa têm destacado as limitações desses modelos na previsão da presença coronariopatia. Evidências sugerem que a capacidade preditiva dessas abordagens é mais influenciada por dados demográficos do que pelos sintomas em si.

A abordagem ideal deve enfatizar as características específicas dos sintomas que sugerem isquemia miocárdica. Os critérios da European Society of Cardiology (ESC) e da American Heart Association (AHA) utilizam descritores amplos para diferenciar dores de origem cardíaca, possivelmente cardíaca e não cardíaca. O modelo do estudo Coronary Artery Surgery Study (CASS) classifica a dor em um espectro de probabilidade de angina, originalmente dividido em definitivamente anginosa, provavelmente anginosa e provavelmente não anginosa, considerando localização, irradiação e fatores desencadeantes ou aliviadores. Uma adaptação desse modelo (Quadro 1) acrescenta a categoria "definitivamente não anginosa", tornando a classificação mais abrangente. Já o item "História" do HEART score avalia o padrão da dor em uma escala subjetiva, classificando-a como não específica, moderadamente suspeita ou altamente suspeita, embora a variabilidade entre observadores possa afetar a consistência do escore.[8,9,11,12]

QUADRO 1 Classificação de dor torácica de acordo com a probabilidade de origem anginosa

Classificação/critérios avaliados
▪ Definitivamente anginosa (A): desconforto retroesternal, irradiação para os ombros, mandíbula ou a face interna do braço, precipitado pelo esforço e aliviado pelo repouso ou pela nitroglicerina em até 10 minutos. Não são necessários exames complementares para a definição diagnóstica.
▪ Provavelmente anginosa (B): apresenta a maioria das características da dor definitivamente anginosa, tornando a SCA a principal hipótese, porém são necessários exames complementares para a definição diagnóstica.
▪ Provavelmente não anginosa (C): dor cujas características não fazem da SCA a principal hipótese, porém são necessários exames complementares para excluí-la.
▪ Definitivamente não anginosa (D): dor com aspectos evidentes de origem não cardíaca.

SCA: síndrome coronariana aguda.
Fonte: adaptada de The Principal Investigators of CASS and their associates (1981).[12]

Ressalta-se que sintomas associados, como falta de ar, náusea ou vômito, tontura, confusão, pré-síncope ou síncope, ou sintomas abdominais inespecíficos, são mais frequentes em pacientes com diabetes, mulheres e idosos. Em indivíduos com mais de 75 anos o diagnóstico diferencial de SCA deve ser considerado mesmo diante de delírio agudo ou queda inexplicada. Porém, apesar dessas evidências, mulheres e idosos continuam sob maior risco de subdiagnóstico e de atraso no tratamento adequado.

Exame físico

Deve-se realizar um exame cardiovascular direcionado para auxiliar no diagnóstico de causas potencialmente fatais de dor torácica e na identificação de possíveis complicações. É fundamental atentar a alterações dos sinais vitais que indiquem gravidade clínica, bem como à presença de sinais como terceira bulha (B3), sopro novo, estertores crepitantes, assimetria de pulsos, déficit neurológico agudo ou evidências de má perfusão periférica.

FATORES DE RISCO E ESCORES ESTRUTURADOS

Na avaliação da dor torácica, a determinação da probabilidade pré-teste e o uso de escores de risco são etapas fundamentais para orientar a investigação diagnóstica e o manejo clínico. Diversos instrumentos estão disponíveis para estratificação de risco em pacientes com suspeita de SCA, sendo particularmente importantes HEART, EDACS, ADAPT, TIMI e GRACE. O HEART score, acrônimo baseado em História clínica, Eletrocardiograma, idAde, fatores de Risco e Troponina, destaca-se pela simplicidade de aplicação, além de apresentar sensibilidade e valor preditivo negativo superiores ao ADAPT, TIMI e GRACE, e similar ao EDACS, especialmente em pacientes de baixo risco (HEART ≤ 3 e EDACS < 16). O risco de eventos cardiovasculares aumenta significativamente de 2,1 para 21,9% em 6 semanas ao comparar pacientes com HEART ≤ 3 *versus* aqueles com HEART > 3.[13]

Para embolia pulmonar, o escore de Wells classifica a probabilidade pré-teste em baixa (< 2), moderada (2-6) ou alta (> 6), orientando tanto a solicitação de D-dímero quanto de exames de imagem. Já a regra de PERC (*Pulmonary Embolism Rule-out Criteria*) é usada para excluir TEP em pacientes de baixo risco (Wells < 2) sem a necessidade de dosagem de D-dímero.

No caso da suspeita SAA, o *Aortic Dissection Detection Risk Score* (ADD-RS) é baseado nos fatores predisponentes, características da dor e achados de exame físico. Quando o ADD-RS é baixo (≤ 1) e o D-dímero está abaixo de 500 ng/mL, obtém-se alta sensibilidade para excluir a dissecção, minimizando a realização de exames de imagem desnecessários.

O Quadro 2 demonstra fatores de risco para as causas potencialmente graves de dor torácica.

EXAMES SUBSIDIÁRIOS

A escolha dos exames complementares deve basear-se na suspeita clínica inicial, sempre objetivando confirmar ou excluir as principais causas de risco.

- ECG: deve ser realizado em todos os pacientes que se apresentam com dor torácica aguda não traumática, independentemente do local de atendimento, e avaliado para IAMCSST dentro de 10 minutos. Pode identificar outras causas não isquêmicas de dor torácica, como pericardite, miocardite, arritmias, cardiomiopatia hipertrófica, hipertensão pulmonar.
- Radiografia de tórax: pode ser útil para identificar causas alternativas de origem cardíaca, pulmonar ou outras condições responsáveis pelos sintomas, incluindo pneumonia, pneumotórax ou fraturas de arcos costais.
- Troponina: a elevação de troponina cardíaca I ou T acima do percentil 99, com curva ascendente e/ou descendente, define injúria miocárdica aguda e é um critério definidor de infarto quando associado à evidência de isquemia. O aumento da sensibilidade dos testes ultrassensíveis reduziu a proporção de pacientes

QUADRO 2 Fatores de risco para as causas potencialmente graves de dor torácica

Síndrome coronariana aguda	Doença aterosclerótica manifesta ou subclínica (IAM, revascularização prévia, AVC, AIT, doença carotídea obstrutiva, doença arterial periférica, aneurisma de aorta abdominal, CAC > 100 ou p75 para idade, sexo e raça), HA, hipercolesterolemia, diabetes *mellitus*, obesidade, tabagismo, homens > 45 anos e mulheres > 55 anos, história familiar de doença cardiovascular precoce em parentes de 1º grau (homens < 55 anos ou mulheres < 65 anos), uso de cocaína
Síndrome aórtica aguda	HA, aortopatias congênitas, valvopatia bicúspide, doença do tecido conjuntivo, gestação, tabagismo
Embolia pulmonar	Malignidades, imobilização prolongada, cirurgia > 30 minutos nos últimos 3 meses, gestação atual ou recente, trombose venosa prévia, trauma de membros inferiores ou pélvico, obesidade, tabagismo, coagulopatias
Pneumotórax	Pneumotórax prévio, manobra de Valsalva, tabagismo, doenças pulmonares crônicas
Pericardites/ miocardites	Infecções recentes, doenças autoimunes (p. ex., LES), malignidades, radioterapia mediastinal, uremia, drogas, pericardite prévia, infarto do miocárdio ou cirurgia cardíaca recente
Ruptura esofágica	Ingesta cáustica ou de corpo estranho, doença esofágica, alcoolismo, êmese intensa

AIT: ataque isquêmico transitório; AVC: acidente vascular cerebral; HA: hipertensão arterial; IAM: infarto agudo do miocárdio; LES: lúpus eritematoso sistêmico.

diagnosticados com angina instável, ao mesmo tempo que aumentou a identificação de casos de infarto e, sobretudo, de injúria miocárdica. É fundamental destacar que a troponina é órgão-específica, mas não doença-específica – sua elevação pode ocorrer em diversas condições, incluindo causas cardíacas não coronarianas e extracardíacas. Assim, sua interpretação deve sempre ser realizada em conjunto com todas as informações clínicas disponíveis.

- CM-MB e mioglobina: não oferecem benefício no diagnóstico de injúria miocárdica aguda diante da disponibilidade da troponina ultrassensível, portanto seu uso não é recomendado.
- Dímero-D: altamente sensível, mas com baixa especificidade para o diagnóstico de TEP, o D-dímero é mais eficaz quando utilizado com pontos de corte ajustados à probabilidade pré-teste, como no algoritmo YEARS, em que valores de até 1.000 ng/mL podem ser considerados em pacientes de baixa probabilidade. Em contrapartida, em pacientes de alta probabilidade, deve-se seguir com a investigação complementar mesmo diante de um resultado normal. A interpretação de valores elevados requer cautela em situações como o período pós-operatório, eventos trombóticos ou hemorrágicos recentes, infecções, processos inflamatórios ativos e neoplasias. O D-dímero também pode ter utilidade na avaliação da síndrome aórtica aguda, quando integrado ao escore ADD-RS.
- Ecocardiograma: é indicado na suspeita de condições cardíacas não isquêmicas, como pericardite (com ou sem derrame pericárdico/tamponamento), SAA, disfunção aguda do ventrículo direito em contexto de TEP e alterações valvares; também é importante na presença de alterações da contratilidade segmentar e nas complicações mecânicas do IAM.
- Ultrassonografia *point-of-care* (POCUS): tem se tornado ferramenta fundamental na avaliação inicial à beira do leito, auxiliando na avaliação de pericardite/tamponamento, doenças pulmonares, função ventricular e doenças da aorta.
- Tomografia de tórax: no TEP, por meio da angiotomografia de artérias pulmonares permite a visualização direta de falhas de enchimento nas artérias pulmonares, confirmando o diagnóstico. Na SAA, a angiotomografia de aorta pode identificar a ruptura intimal e a presença de um falso lúmen. Já na ruptura esofágica, pode revelar edema da parede esofágica, pneumomediastino ou fluido periesofágico.
- Angiotomografia de coronárias: tem alta acurácia diagnóstica e é particularmente eficaz em pacientes com dor torácica aguda de baixo a intermediário risco, onde pode rapidamente excluir doença arterial coronária significativa.
- Angiotomografia triplo descarte: em geral, não é recomendada, a menos que haja suspeita clínica tanto de SCA quanto de TEP ou SAA. O exame está associado a maior exposição à radiação (diferença média = 4,84 mSv, equivalente a uma nova tomografia) e a um maior volume de contraste (diferença média = 38 mL).
- Provas funcionais: o teste de esforço, a ecocardiografia de estresse e a cintilografia miocárdica são os mais utilizados para avaliar a presença de isquemia. Esses testes são frequentemente preferidos em pacientes com características que limitam a angiotomografia de coronárias, como calcificação extensa, disfunção renal aguda, presença de *stents* em ramos de menor calibre ou arritmias.

- Ressonância magnética de coração: é eficaz para diferenciar miopericardite de outras causas, incluindo infarto do miocárdio com artérias coronárias não obstrutivas (MINOCA).

AVALIAÇÃO INTEGRADA EM PROTOCOLO DE DOR TORÁCICA

A implementação de protocolos acelerados de decisão clínica tem o potencial de reduzir ainda mais o tempo de permanência na emergência e aumentar a proporção de pacientes elegíveis para rápida liberação, sem a necessidade rotineira de testes diagnósticos adicionais e de modo que não comprometa sua segurança.

Todos os pacientes devem ser avaliados de forma integrada, que deve considerar a impressão clínica, o escore de risco estruturado, as dosagens de troponinas ultrassensíveis e demais exames complementares realizados durante o período de observação.

Após a realização do ECG dentro dos primeiros 10 minutos do contato hospitalar, pacientes com IAMCSSST ou critérios de muito alto risco (Quadro 3) devem ser encaminhados para uma estratégia invasiva imediata. Já a presença de outras alterações indicativas de isquemia, como infradesnivelamento do ST ou inversão da onda T, orienta o manejo compatível com SCA sem supra.[13]

QUADRO 3 Critérios de muito alto risco com indicação de estratégia invasiva imediata

Critérios de muito alto risco
Instabilidade hemodinâmica ou choque cardiogênico Dor torácica recorrente ou refratária IC aguda secundária à isquemia miocárdica Arritmias ameaçadoras à vida ou PCR Complicações mecânicas Alterações dinâmicas do ECG recorrentes

ECG: eletrocardiograma; IC: insuficiência cardíaca; PCR: parada cardiorrespiratória.

Pacientes sem as alterações de ECG previamente descritas devem ser incluídos em um protocolo acelerado de decisão clínica, com coleta seriada de troponina e novos ECG em intervalos predeterminados de 0/1 hora, 0/2 horas ou 0/3 horas.[14,15]

A estratégia de 0/1hora demonstrou ser segura, com alta sensibilidade e valor preditivo negativo, permitindo a triagem precoce de até 60% dos pacientes como baixo risco e candidatos à liberação e cerca de 15% como alto risco, com necessidade de admissão hospitalar. Em dores com início ≥ 3 horas, uma única amostra de troponina abaixo do limite de quantificação do ensaio permite excluir com segurança eventos cardiovasculares ("0h *rule-out*"). Os demais resultados são estratificados em três zonas de risco (Tabela 1).

O baixo risco é definido por um valor inicial abaixo de um ponto de corte inferior ao percentil 99 (A) E uma variação inferior a determinado limite (B). O alto risco é caracterizado por um valor inicial significativamente acima do percentil 99 (C) OU por uma variação acima do corte estabelecido (D). Destaca-se que os valores de A, B, C e D são específicos para cada ensaio de troponina e para os intervalos de tempo entre as coletas das amostras (Tabela 2). Pacientes que não atendem a esses critérios são classificados como risco intermediário ou zona de observação (cerca de 25% dos pacientes).

Para a avaliação dos pacientes na zona de observação, é fundamental determinar a probabilidade pré-teste de IAM e identificar possíveis causas não isquêmicas que justifiquem a elevação da troponina. Quanto mais plausível for uma etiologia alternativa, menor será a necessidade de investigação adicional. A tomada de decisão pode ser refinada com exames complementares, incluindo a repetição da troponina em 3 horas, a aplicação de um escore de risco estruturado e a revisão de exames prévios.

O paciente deve ser reclassificado como alto risco caso apresente elevação significativa da troponina (Δ

TABELA 1 Risco de eventos de acordo com a zona de estratificação pelo algoritmo de troponina

Zona de risco	Baixo risco	Risco intermediário	Alto risco
IAM na visita *index*	< 0,3%	= 10%	> 65%
MACE em 30 dias	< 0,5%	15-20%	> 70%

IAM: infarto agudo do miocárdio; MACE: *major adverse cardiovascular events*.

TABELA 2 Valores de referência para troponina ultrassensível de acordo com o ensaio utilizado

Algoritmo 0/1h	Limite de quantificação	A	B	C	D
Troponina T Roche Elecsys	< 5	< 12	< 3	≥ 52	≥ 5
Troponina I Abbott Architect	< 4	< 5	< 2	≥ 52	≥ 6
Troponina I Siemens ADVIA Centaur ou Atellica	< 3	< 6	< 3	≥ 120	≥ 12

3 horas > 7), dor torácica persistente ou recorrente, ou alterações dinâmicas no ECG. Na ausência de critérios de alto risco, a reclassificação como baixo risco pode ser considerada em pacientes com testes não invasivos recentes normais, elevação crônica e estável da troponina (Δ 3 horas < 5) ou estratificação favorável pelos escores HEART (≤ 3) ou EDACS (< 16). Naqueles que permanecem sem critérios para reclassificação, deve-se considerar a realização de ecocardiograma e exames como angiotomografia de coronárias ou cintilografia de perfusão miocárdica.

ROTINA NO HOSPITAL SÍRIO-LIBANÊS

A adoção de um fluxograma estruturado (Figuras 1 e 2) para a abordagem da dor torácica no Hospital Sírio-Libanês assegura um atendimento ágil e seguro, estabelecendo critérios claros para a alta precoce de pacientes de baixo risco (Quadro 4), bem como para a investigação adicional e internação dos casos de potencial gravidade (Quadro 5). O protocolo combina ECG seriado, troponina ultrassensível e o HEART *score*, garantindo estratificação eficiente e baseada nas melhores evidências disponíveis.

QUADRO 4 Critérios de alta hospitalar*
Dor torácica > 3 horas, ECG não isquêmico, HEART *score* ≤ 3 e troponina T de alta sensibilidade < 5 ng/litro (amostra única)
Dor torácica < 3 horas (ou > 3 horas que não preenche o critério acima), ECG não isquêmico e troponina T de alta sensibilidade com 0 e 1 hora (e 3 horas quando aplicado) abaixo de 12 ng/litro e variação (Δ) < 3 ng/litro em 1 hora ou Δ < 5 ng/litro em 3 horas
Estratificação coronariana negativa e causas graves descartadas
Causas alternativas diagnosticadas (dor torácica tipo D), tratadas adequadamente e com sintomas controlados.

* Valores específicos para o *kit* de troponina ultrassensível da Roche (Elecsys®).
ECG: eletrocardiograma.

QUADRO 5 Critérios para internação hospitalar*
Diagnóstico confirmado de SCA (dor torácica tipo A/B ou ECG isquêmico), síndrome aórtica aguda, tamponamento cardíaco, pneumotórax hipertensivo, pneumomediastino, laceração ou ruptura esofágica, TEP
Instabilidade clínica, hemodinâmica ou elétrica
Qualquer dosagem de troponina T ≥ 52 ng/litro ou aumento > 5 ng/litro em 1 hora ou > 7 ng/litro em 3 horas
Escore de risco (HEART) ≥ 7 (alto risco), com exceção para aqueles estratificados recentemente ou no pronto atendimento

* Valores específicos para o kit de troponina ultrassensível da Roche (Elecsys®).
ECG: eletrocardiograma; SCA: síndrome coronariana aguda; TEP: tromboembolismo pulmonar.

PONTOS-CHAVE

1. A dor torácica é uma das queixas mais comuns na emergência, mas apenas 5% dos casos estão associados a condições fatais, sendo a maioria delas (> 90%) relacionada à síndrome coronariana aguda (SCA).
2. A dor torácica pode ser definitivamente anginosa, provavelmente anginosa, provavelmente não anginosa ou definitivamente não anginosa, com base em suas características clínicas, localização e fatores precipitantes.
3. Sintomas como irradiação para ambos os braços, dor semelhante a episódios isquêmicos prévios e mudança no padrão aumentam a probabilidade de SCA.
4. Mulheres têm dor torácica como sintoma predominante de SCA, porém apresentam maior frequência de sintomas prodrômicos e associados. Idosos e diabéticos têm maior apresentação com quadros de equivalentes anginosos.
5. HEART ≤ 3 ou EDACS < 16 indica baixo risco. Para tromboembolismo pulmonar (TEP), utilizam-se os escores Wells e PERC, e, para dissecção de aorta, o ADD-RS combinado ao D-dímero auxilia na decisão sobre exames adicionais.
6. O diagnóstico correto da dor torácica deve ser feito o mais rápido possível, principalmente nas etiologias cardiovasculares, como SCA, TEP e síndrome aórtica aguda (SAA), para instituir o devido tratamento.

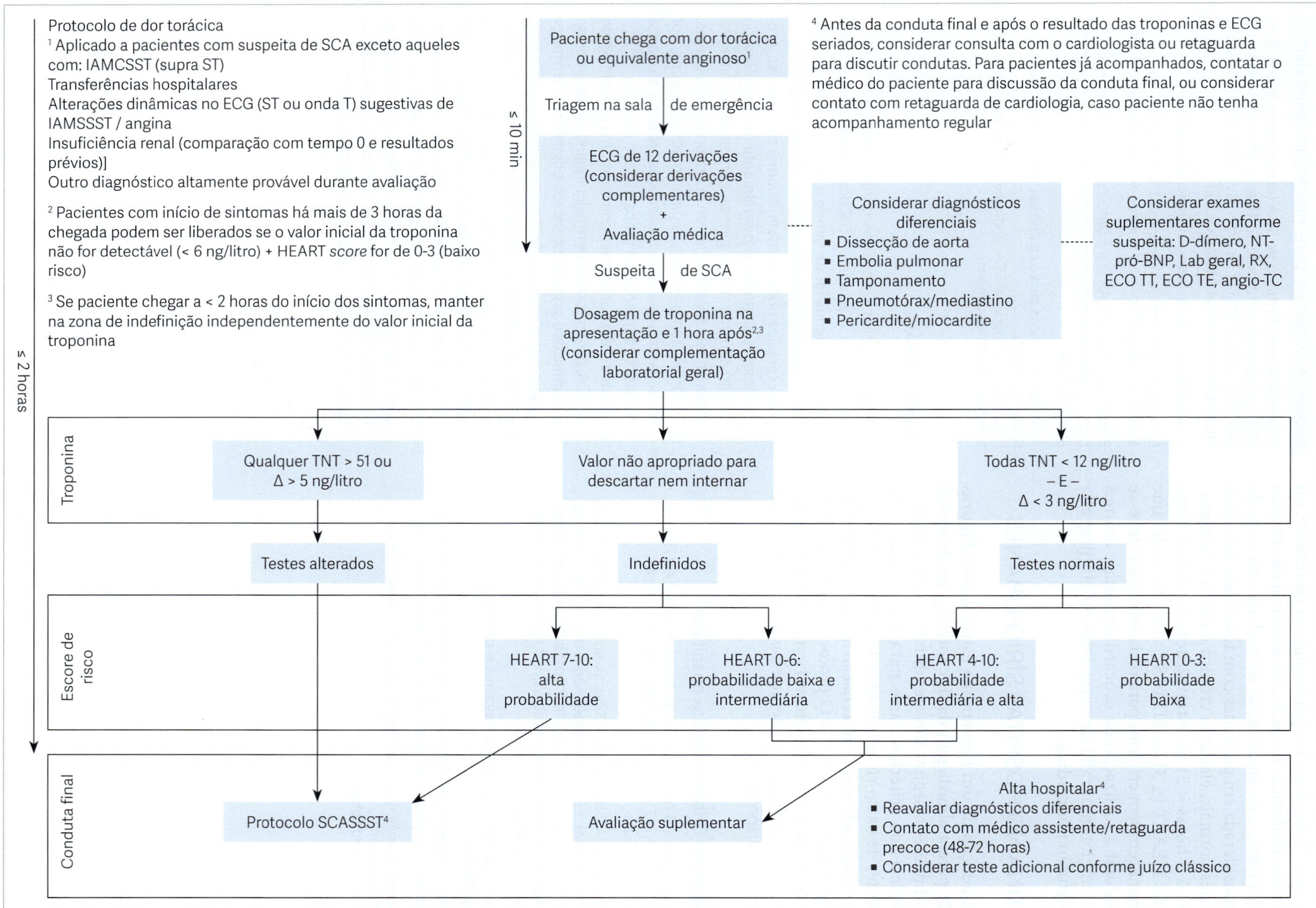

FIGURA 1 **Fluxograma estruturado para abordagem de dor torácica do Hospital Sírio-Libanês.**

angio-TC: angiotomografia computadorizada; ECG: eletrocardiograma; ECO TE: ecocardiograma transesofágico; ECO TT: ecocardiograma transtorácico; RX: raio X; SCA: síndrome coronariana aguda; SCASSST: síndrome coronariana aguda sem supradesnível do segmento ST; TNT: troponina T.

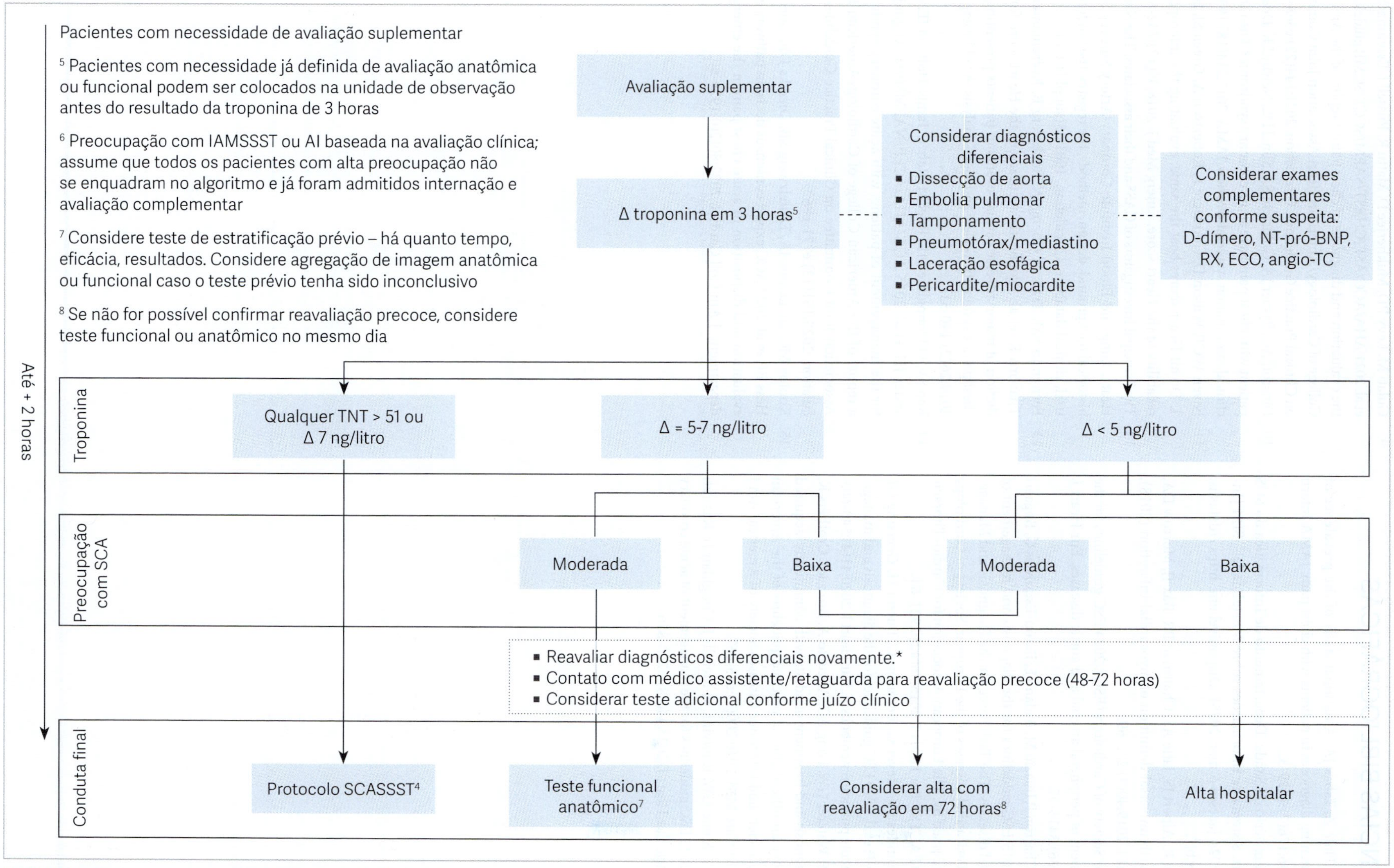

FIGURA 2 **Fluxograma estruturado para avaliação suplementar.**

AI: angina instável; angio-TC: angiotomografia computadorizada; ECO: ecocardiograma; IAMSSST: infarto agudo do miocárdio sem supradesnível do segmento ST; RX: radiografia; SCA: síndrome coronariana aguda; SCASSST: síndrome coronariana aguda sem supradesnível do segmento ST; TNT: troponina T.

REFERÊNCIAS BIBLIOGRÁFICAS

1. Hsia RY, Hale Z, Tabas JA. A national study of the prevalence of life-threatening diagnoses in patients with chest pain. JAMA Intern Med. 2016;176(7):1029-32.
2. Brasil. Ministério da Saúde. Departamento de Informática do SUS – Datasus. Sistema de Informações sobre Mortalidade – SIM [Internet]. 2024 [acesso 6 mar. 2025]. Disponível em: https://datasus.saude.gov.br/.
3. Thygesen K, Alpert JS, Jaffe AS, Chaitman BR, Bax JJ, Morrow DA, et al. Fourth universal definition of myocardial infarction (2018). Eur Heart J. 2019;40(3):237-69.
4. European Society of Cardiology (ESC). 2024 ESC guidelines for the management of peripheral arterial and aortic diseases. Eur Heart J. 2024;45(36):3415-37.
5. Adler Y, Charron P, Imazio M, Badano L, Barón-Esquivias G, Bogaert J, et al. 2015 ESC guidelines for the diagnosis and management of pericardial diseases: The Task Force for the Diagnosis and Management of Pericardial Diseases of the European Society of Cardiology (ESC) endorsed by: The European Association for Cardio-Thoracic Surgery (EACTS). Eur Heart J. 2015;36(42):2921-64.
6. Konstantinides SV, Meyer G, Becattini C, Bueno H, Geersing GJ, Harjola VP, et al. 2019 ESC guidelines for the diagnosis and management of acute pulmonary embolism. Eur Heart J. 2020;41(4):543-603.
7. Metlay JP, Waterer GW, Long AC, Anzueto A, Brozek J, Crothers K, et al. Diagnosis and treatment of adults with community-acquired pneumonia: an official clinical practice guideline of the American Thoracic Society and Infectious Diseases Society of America. Am J Respir Crit Care Med. 2019;200(7):e45-e67.
8. Byrne RA, Stone GW, Roolvink V, Mehilli J, Coughlan JJ, Kastrati A, et al. 2023 ESC guidelines for the management of acute coronary syndromes. Eur Heart J. 2023;44(38):3720-826.
9. Gulati M, Levy PD, Mukherjee D, Mattu R, Russell J, Essenmacher L, et al. 2021 AHA/ACC/ASE/CHEST/SAEM/SCCT/SCMR guideline for the evaluation and diagnosis of chest pain: a report of the American College of Cardiology/American Heart Association Joint Committee on Clinical Practice Guidelines. Circulation. 2021;144(22):e368-e454.
10. Fanaroff AC, Rymer JA, Goldstein SA, Simel DL, Newby LK. Does this patient with chest pain have acute coronary syndrome? The rational clinical examination systematic review. JAMA. 2015;314(18):1955-65.
11. Niven WGP, Wilson D, Goodacre S, Robertson A, Green SJ, Harris T. Do all Heart scores beat the same: evaluating the interoperator reliability of the Heart score. Emerg Med J. 2018;35(12):732-8.
12. The Principal Investigators of CASS and their associates. The National Heart, Lung and Blood Institute Coronary Artery Surgery Study: historical background, design, methods, the registry, the randomized trial, clinical database. Circulation. 1981;63(suppl I):1-81.
13. Fernando SM, Tran A, Cheng W, Rochwerg B, Kyeremanteng K, Thavorn K, et al. Prognostic accuracy of the Heart score for prediction of major adverse cardiac events in patients presenting with chest pain: a systematic review and meta-analysis. Acad Emerg Med. 2019;26(2):140-51.
14. Rao SV, O'Donoghue ML, Ruel M, Rab T, Tamis-Holland JE, Alexander JH, et al. 2025 ACC/AHA/ACEP/NAEMSP/SCAI guideline for the management of patients with acute coronary syndromes: a report of the American College of CardiologyAmerican Heart Association Joint Committee on Clinical Practice Guidelines. Circulation. 2025;151(13):e771-e862.
15. Kontos MC, de Lemos JA, Deitelzweig SB, Diercks DB, Gore MO, Hess EP, et al. 2022 ACC expert consensus decision pathway on the evaluation and disposition of acute chest pain in the emergency department. J Am Coll Cardiol. 2022;80(20):1925-60.

43

Manuseio do paciente com síndrome coronariana aguda

Luciano Moreira Baracioli
André Moreira Nicolau
Marco Antônio Scanavini Filho

SUMÁRIO

CONCEITO/DEFINIÇÃO

Do ponto de vista prático, no dia a dia, os componentes da síndrome coronariana aguda (SCA) são angina instável (AI) e infarto agudo do miocárdio sem supradesnivelamento do segmento ST (IAMSSST) ou com supradesnivelamento do segmento ST (IAMCSSST). Duas dessas entidades (AI e IAMSSST) compõem a SCA sem elevação do segmento ST, sendo que a diferença entre ambas é a elevação dos marcadores bioquímicos de dano miocárdico (troponinas). Já na presença, ao eletrocardiograma (ECG), de elevação persistente do segmento ST de duas ou mais derivações, confirma-se o IAMCSSST.

De acordo com a definição mais recente sobre o assunto, o termo infarto agudo do miocárdio (IAM) deve ser utilizado quando houver evidência de lesão miocárdica aguda com evidência clínica de isquemia miocárdica aguda e com detecção de aumento e/ou queda dos valores de troponina com pelo menos um valor acima do porcentual 99 do limite máximo de referência e pelo menos um dos seguintes parâmetros:

- Sintomas sugestivos de isquemia.
- Desenvolvimento de novas ondas Q no ECG.
- Alterações novas ou presumivelmente novas e significativas do segmento ST, da onda T ou presença de bloqueio do ramo esquerdo (BRE) novo.
- Evidência, em exame de imagem, de perda de miocárdio viável ou de nova alteração segmentar de contratilidade ventricular.
- Identificação de trombo intracoronariano por angiografia ou necrópsia.

Os tipos de IAM são vistos no Quadro 1.

EPIDEMIOLOGIA

A doença cardiovascular (DCV) é a principal causa de óbito no Brasil e no mundo, com quase metade desses óbitos atribuíveis à doença isquêmica do coração. A SCA é, muitas vezes, a apresentação inicial da DCV. A cada ano, cerca de 7 milhões de pessoas são diagnosticadas com SCA no mundo. A faixa etária mais atingida compreende os 50 a 70 anos. Porém, 85% dos óbitos ocorrem naqueles acima de 65 anos. Dentro do espectro das SCA, a SCASSST compreende 70% dos casos.

FISIOPATOLOGIA

A principal característica fisiopatológica que define a SCA é a instabilidade de placa aterosclerótica e a formação do trombo, em geral suboclusivo na SCASSST. Já o IAMCSSST geralmente decorre da oclusão aguda de uma artéria coronária epicárdica. Dentro desse contexto,

QUADRO 1 Classificação dos tipos de IAM de acordo com as situações relacionadas a seu desenvolvimento

Tipo 1	IAM espontâneo relacionado a instabilidade da placa aterosclerótica (erosão e/ou ruptura, fissura ou dissecção)
Tipo 2	IAM em razão do desequilíbrio de oferta-demanda de oxigênio (anemia, choque circulatório, arritmias)
Tipo 3	Morte súbita cardíaca (necrópsia), geralmente acompanhada de sintomas sugestivos de isquemia
Tipo 4	IAM relacionado a ICP
Tipo 4A	Periprocedimento: elevação de cTn-US > 5x valor de referência, com evidência clínica ou eletrocardiográfica de isquemia, após ICP
Tipo 4B	Trombose de *stent*
Tipo 4C	Reestenose de *stent*
Tipo 5	IAM relacionado a cirurgia de revascularização miocárdica

IAM: infarto agudo do miocárdio; ICP: intervenção coronariana percutânea.
Fonte: adaptado de Thygesen et al. (2019).

a formação do trombo pode ocorrer por rotura da capa fibrótica e exposição do núcleo lipídico e consequente contato do material intraplaca com a corrente sanguínea (cerca de 2/3 dos casos), ou por erosão da placa (trombo que se forma na porção fibrointimal); mais raramente, a instabilidade pode ocorrer por nódulos calcificados. Outras causas de IAM existem e são classificadas de acordo com sua fisiopatologia (Quadro 1).

O IAM (com ou sem supradesnivelamento do segmento de ST) também pode ocorrer na ausência de doença arterial coronariana obstrutiva à angiografia coronária; esse evento isquêmico é denominado *myocardial infarction with non-obstructive coronary arteries* (MINOCA) e pode ser decorrente de instabilização da placa aterosclerótica (com obstrução de < 50% do vaso), embolia coronariana, trombose coronariana *in situ* (trombofilia), espasmo coronariano ou dissecção espontânea da coronária.

QUADRO CLÍNICO

A apresentação clínica com desconforto torácico agudo, que pode ser descrita como dor, pressão, aperto ou queimação no peito, é a mais comum. Porém, a apresentação pode ser bastante variável, desde a dor torácica mais sugestiva (desconforto retroesternal persistente por mais de 20 minutos, de caráter opressivo, com início em repouso e irradiação para pescoço, membros superiores, epigástrio ou mandíbulas), passando pelas apresentações atípicas (localizações não clássicas de dor ou equivalentes anginosos como dispneia ou epigastralgia), até o choque cardiogênico e a parada cardiorrespiratória (PCR).

O exame físico é de grande importância na avaliação de possíveis diagnósticos diferenciais da dor torácica e na avaliação prognóstica na SCA; deve também ser focado em avaliar a gravidade da doença, como achados de disfunção ventricular ou complicações mecânicas (dispneia, sopro sistólico em foco mitral, taquicardia, taquipneia, hipotensão, sudorese e estertores).

EXAMES SUBSIDIÁRIOS

O ECG, como mencionado, é exame fundamental para o diagnóstico, classificação (estratificação) e manejo do paciente e deve ser realizado e interpretado em até 10 minutos da chegada do paciente ao atendimento. Somente após a avaliação do ECG e a conclusão da ausência de supradesnivelamento de ST (diagnóstico de IAMCSSST) é que o paciente deve ser avaliado quanto a outros achados subsidiários (troponina). O ECG pode apresentar alterações sugestivas de isquemia, como depressão do segmento ST, inversão de onda T, onda T hiperaguda, onda T bifásica ou pseudonormalização da onda T. Porém, em 40% dos casos não será encontrada nenhuma dessas alterações. É importante ressaltar que AI e IAMSSST são indistinguíveis pelo ECG. Deve ser repetido após o uso de nitrato (ainda na sala de emergência), na ocorrência de qualquer mudança clínica, na recorrência de sintomas e logo após qualquer procedimento invasivo (angioplastia).

Biomarcador (preferencialmente troponina ultrassensível) deve ser dosado seguindo protocolos específicos (*vide* Capítulo "Diagnóstico diferencial de dor torácica") nos quadros de SCASSST. Pacientes com diagnóstico de IAMCSST não devem dosar troponina para definição de tratamento.

Exames laboratoriais: hemograma, função renal, eletrólitos, BNP (opcional), perfil lipídico (colesterol total e frações e triglicérides), hemoglobina glicada e glicemia; com exceção do perfil lipídico e hemoglobina glicada, dosado apenas uma vez, os outros exames deverão ser repetidos de acordo com a evolução do paciente.

A radiografia de tórax (sem atrasar a recanalização) deve ser realizada no próprio leito do atendimento, podendo ser útil na avaliação de congestão pulmonar ou dos diagnósticos diferenciais (particularmente a possibilidade de síndrome aórtica aguda).

Ecocardiograma deverá ser feito em todos os pacientes com diagnóstico de SCA nas primeiras 24 horas (nunca atrasando o tratamento do IAMCSSST), no sentido de avaliar a função ventricular e/ou complicações; deverá ser repetido de imediato caso apresente piora hemodinâmica e/ou novos sopros (no sentido de afastar complicações mecânicas).

A realização de estudo hemodinâmico (cineangiocoronariografia) será discutida a seguir, dependendo da SCA (com ou sem supradesnivelamento do segmento ST).

MANUSEIO DO PACIENTE COM SÍNDROME CORONARIANA AGUDA SEM SUPRADESNIVELAMENTO DO SEGMENTO ST

Estratificação de risco

Pela grande heterogeneidade dos pacientes com SCASSST, estes devem ser estratificados quanto ao risco de eventos isquêmicos, e para isso são utilizadas ferramentas como o escore de risco do grupo TIMI ou o escore de GRACE.

Escore de risco TIMI para SCASSST*: com base na análise do banco de dados do estudo TIMI 11B, foram detectadas as variáveis que se correlacionavam de forma independente com pior prognóstico (óbito, IAM ou revascularização miocárdica de urgência em até 14 dias); até 2 pontos é de baixo risco, 3 a 5 pontos de risco intermediário e ≥ 6 pontos de alto risco (Figura 1).

Escore de risco GRACE**: foi desenvolvido com base no registro internacional de mesmo nome, englobando variáveis de história clínica, exame físico e exames complementares; é de utilização bem mais complexa em relação ao anterior, mas tem poder discriminatório melhor. Estima a mortalidade intra-hospitalar, em 6 meses, 1 ano e 3 anos.

Salienta-se que a classificação vale para o momento da avaliação, o que significa que um paciente de baixo risco pode a qualquer momento ser reclassificado, na dependência das avaliações sequenciais realizadas.

Importante também saber quais são os pacientes de muito alto risco para eventos isquêmicos, pois devem ser submetidos à estratificação invasiva de imediato (< 120 minutos) (Quadro 2).

Os pacientes também devem ser avaliados para risco de sangramento, fornecendo dados para a melhor escolha das associações antitrombóticas (e tempo de manutenção destas). Há escores de risco de sangramento validados para pacientes com SCASSST, como o escore CRUSADE***.

Idade > 65 anos	1
≥ 3 fatores de risco	1
Lesão coronariana ≥ 50%	1
Uso de AAS < 7 dias	1
2 crises de angina < 24 horas	1
Desvio de ST ≥ 0,5 mm	1
↑ marcador de necrose	1
	0 – 7

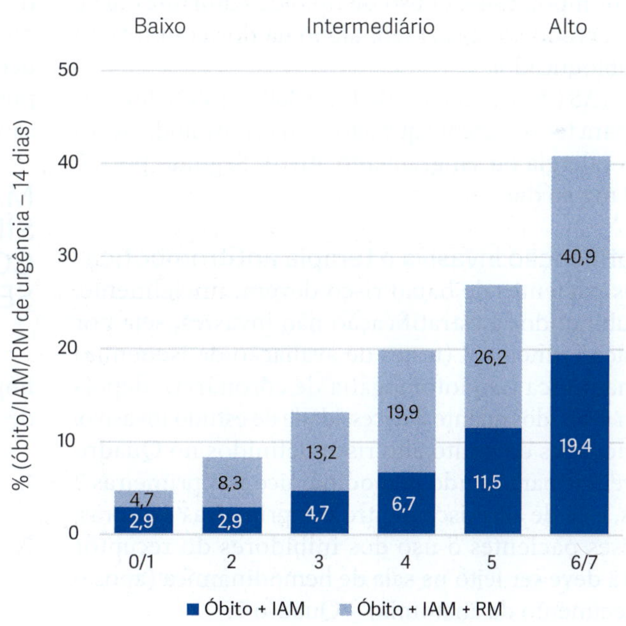

FIGURA 1 Escore de risco TIMI na SCA sem elevação do segmento ST.

AAS: ácido acetilsalicílico; IAM: infarto agudo do miocárdio; RM: ressonância magnética; SCA: síndrome coronariana aguda; TIMI: *Thrombolysis in Myocardial Infarction Risk*.

Fonte: adaptado de Antman et al. (2000).

* Disponível em: www.timi.org. Acesso em julho de 2025.

** Disponível em: https://www.mdcalc.com/calc/1099/grace-acs-risk-mortality-calculator. Acesso em julho de 2025.

*** Disponível em: https://www.mdcalc.com/calc/1784/crusade-score-post-mi-bleeding-risk. Acesso em julho de 2025.

QUADRO 2 Critérios de muito alto risco em SCASSST

Sintomas isquêmicos persistentes (angina recorrente ou refratária)
Instabilidade elétrica (taquicardia ou fibrilação ventricular)
Sinais de insuficiência cardíaca (classificação Killip > 1) e/ou suspeita de complicação mecânica
Instabilidade hemodinâmica ou choque cardiogênico
Elevação transitória de ST
Depressão de ST > 1 mm em 6 ou mais derivações, associada à elevação de ST em aVR e/ou V1

SCASSST: síndrome coronariana aguda sem elevação do segmento ST.

Tratamento

O manuseio dos pacientes com SCASSST, como rotina no Hospital Sírio-Libanês, está demonstrado na Figura 2.

O manejo da dor deve ser feito com nitratos (dinitrato de isossorbida por VO ou nitroglicerina por via EV) em pacientes que não tenham feito uso de inibidores da fosfodiesterase-5 nas últimas 24 a 48 horas e caso não estejam hipotensos. O uso de opioide (morfina) deve ser reservado aos casos sem alívio da dor com nitrato e betabloqueador.

O AAS (dose de ataque de 150 a 300 mg VO) deve ser feito para todo paciente que não tenha contraindicações claras (alergia ou sangramento ativo). Seguido por 75 a 100 mg ao dia.

Estratificação invasiva e terapia antitrombótica

Os pacientes de baixo risco devem, inicialmente, ser submetidos à estratificação não invasiva, seja por avaliação funcional (testes de avaliação de isquemia) ou anatômica (angiotomogafia de coronária), depois serem avaliados quanto à necessidade de estudo invasivo.

Pacientes de muito alto risco definidos no Quadro 2 devem ir para estudo hemodinâmico nas primeiras 2 horas, e os de alto risco dentro das primeiras 24 horas; e nesses pacientes o uso dos inibidores do receptor P2Y12 deve ser feito na sala de hemodinâmica (após o conhecimento da anatomia) – Quadro 3.

Já os pacientes de risco intermediário (com programação de cineangiocoronariografia após 24 horas) e/ou os pacientes não elegíveis para estratégia invasiva inicial devem receber a dose de ataque desses medicamentos ainda na sala de emergência (nesse caso contraindicado uso do prasugrel).

Recomenda-se manter a dupla terapia antiplaquetária (DAPT) com ácido acetilsalicílico (AAS) e inibidor P2Y12 por 12 meses após SCA; em casos específicos de elevado risco de sangramento, é seguro reduzir o tempo de DAPT para 6 meses, ou até 3 meses em casos selecionados.

QUADRO 3 Inibidores do receptor P2Y12 na SCASSST

Opções de pré-tratamento na sala de emergência
Ticagrelor: 180 mg (ataque) e 90 mg, a cada 12 horas (manutenção) Clopidogrel: 300 mg (ataque) e 75 mg/dia (manutenção
Opções de tratamento após cineangiocoronariografia
Prasugrel: 60 mg (ataque) e 10 mg/dia (manutenção) ou 5 mg/dia (manutenção, em pacientes de peso < 60 kg e ≥ 75 anos). Contraindicado se AVC/AIT prévio somente para pacientes submetidos à ICP. Ticagrelor: 180 mg (ataque) e 90 mg, a cada 12 horas (manutenção) Clopidogrel: 300 ou 600 mg (ataque, se pacientes mantidos em tratamento conservador ou ICP) e 75 mg/dia (manutenção)

AIT: ataque isquêmico transitório; AVC: acidente vascular cerebral; ICP: intervenção coronariana percutânea; SCASSST: síndrome coronariana aguda sem elevação do segmento ST.

A terapia anticoagulante deve ser introduzida de forma imediata para todos com SCA de risco moderado-alto. Deve ser mantida até a reperfusão (cirúrgica ou percutânea) ou por até 8 dias (ou até a alta, o que ocorrer primeiro). Deve-se evitar a troca de heparinas, pois essa prática está associada a aumento do risco de sangramento (Quadro 4).

MANUSEIO DO PACIENTE COM SÍNDROME CORONARIANA AGUDA COM SUPRADESNIVELAMENTO DO SEGMENTO ST

No IAMCSSST, há dois pontos de fundamental importância que devem ser realizados com o máximo de rapidez:

1. Diagnóstico com base no quadro clínico e ECG (Quadro 5).
2. Tratamento de recanalização.

Certamente o retardo nessas providências tem implicação em morbimortalidade. Não se deve aguardar o resultado de troponina para definição do tratamento (recanalização) – "tempo é músculo".

Em relação ao ECG, destaca-se que, quando a parede inferior (D2, D3 e AVF) for acometida, deverão ser realizadas as derivações V7, V8 (acometimento lateral), V3R e V4R (acometimento de ventrículo direito); atenção para ondas T apiculadas, que podem aparecer em fase muito precoce, sendo necessária a realização de ECG seriado; supradesnivelamento de segmento ST em aVR

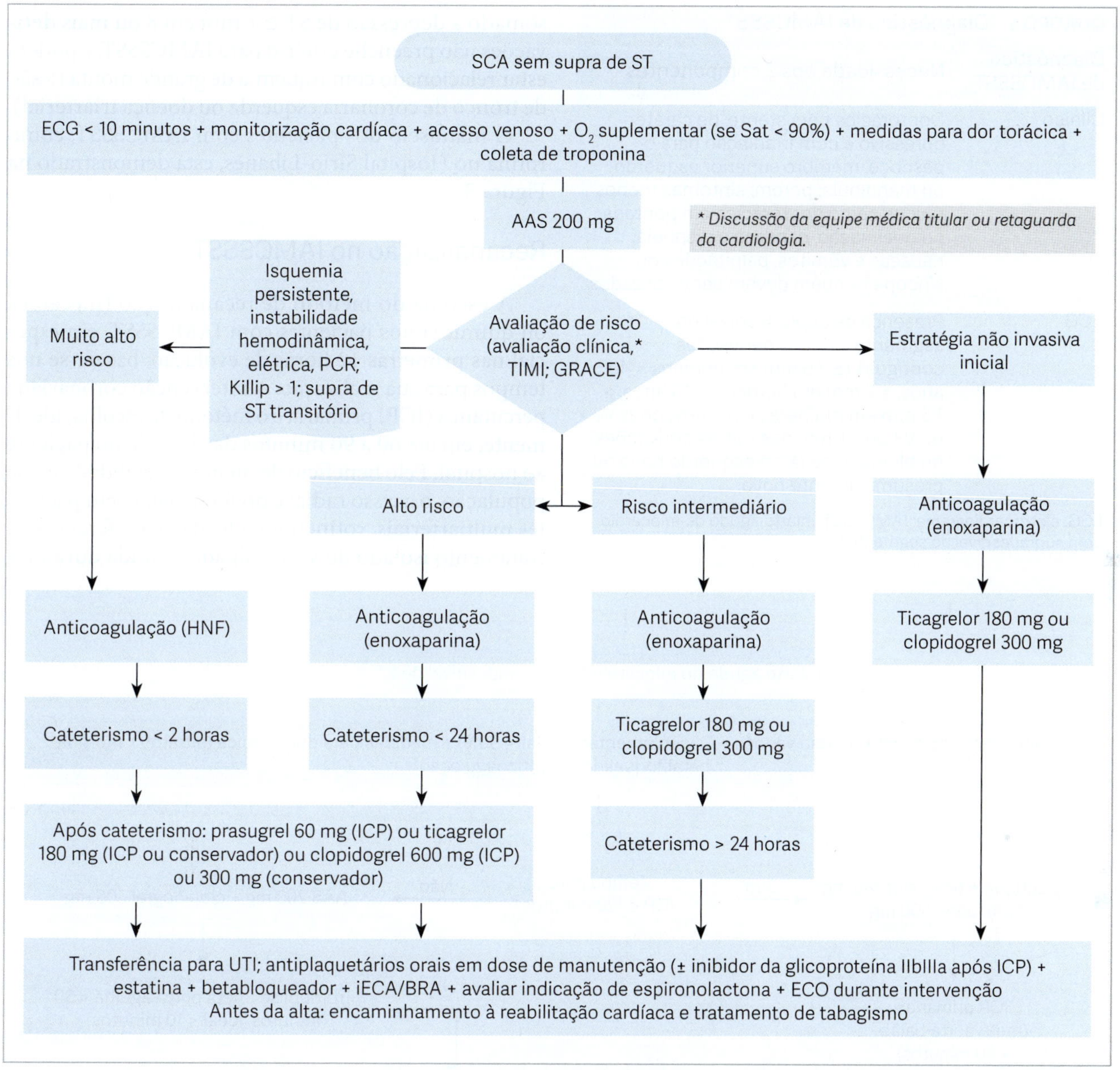

FIGURA 2 Rotina para o tratamento da SCASSST no Hospital Sírio-Libanês.

AAS: ácido acetilsalicílico; BRA: bloqueadores dos receptores da angiotensina; ECG: eletrocardiograma; ECO: ecocardiograma; GRACE: *Global Registry of Acute Coronary Events*; HNF: heparina não fracionada; iECA: inibidor da enzima conversora de angiotensina; PCR: parada cardiorrespiratória; Sat: saturação; SCA: síndrome coronariana aguda; SCASSST: síndrome coronariana aguda sem elevação do segmento ST; TIMI: *Thrombolysis in Myocardial Infarction Risk*.

QUADRO 4 Terapia anticoagulante na SCASSST

Anticoagulantes	Dose	Observações
Enoxaparina	1 mg/kg SC, a cada 12 horas	Correção da dose: • Idade ≥ 75 anos: 0,75 mg/kg SC, a cada 12 horas • Filtração glomerular entre 15 e 30 mL/min: 1 mg/kg SC, 1 x/dia • Evitar se filtração glomerular < 15 mL/minuto
HNF	60-70 UI/kg IV (ataque, máximo 4.000 UI) e 12-15 UI/kg IV (manutenção, máximo 1.000 UI/horas)	Anticoagulante de escolha se taxa de filtração glomerular < 15 mL/min • Controle com TTPa – manter 1,5-2 x (controle)

HNF: heparina não fracionada; IV: intravenoso; SC: subcutâneo; SCASSST: síndrome coronariana aguda sem elevação do segmento ST; TTPa: tempo de tromboplastina parcial ativada.

QUADRO 5 Diagnóstico de IAMCSSST

Diagnóstico de IAMCSSST	Necessidade dos 2 componentes
Clínico	Dor torácica persistente, de caráter opressivo e com irradiação para o pescoço, membro superior esquerdo ou mandíbula; porém, sintomas menos típicos como dor torácica em pontada ou queimação, cansaço e dispneia, náuseas e vômitos, palpitações ou síncope também devem ser valorizados
ECG	Presença de supradesnível do segmento ST em 2 derivações contíguas (≥ 2,5 mm em homens < 40 anos, ≥ 2 mm em homens > 40 anos, ≥ 1,5 mm em mulheres nas derivações V2 ou V3 ou ≥ 1 mm nas outras derivações) ou bloqueio de ramo esquerdo novo ou presumidamente novo

ECG: eletrocardiograma; IAMCSSST: infarto agudo do miocárdio com supradesnível do segmento ST.

somado a depressão de ST ≥ 1 mm em 8 ou mais derivações não preenche critério para IAMCSSST, e poderá estar relacionado com isquemia de grande monta (lesão de tronco de coronária esquerda ou doença triarterial).

O manuseio dos pacientes com IAMCSSST, como rotina no Hospital Sírio-Libanês, está demonstrado na Figura 3.

Recanalização no IAMCSSST

A escolha do método de recanalização (mecânica ou química) nos pacientes com IAMCSSST, em especial nas primeiras 12 horas de evolução, baseia-se nos tempos para sua realização. A intervenção coronariana percutânea (ICP) primária é o método de escolha, idealmente, em até 60 a 90 minutos da chegada do paciente ao hospital. Pelo benefício de menor mortalidade nessa população, o acesso radial é preferencial. E, em pacientes multiarteriais, rotineiramente, dá-se preferência ao tratamento isolado do vaso culpado e, ainda durante a

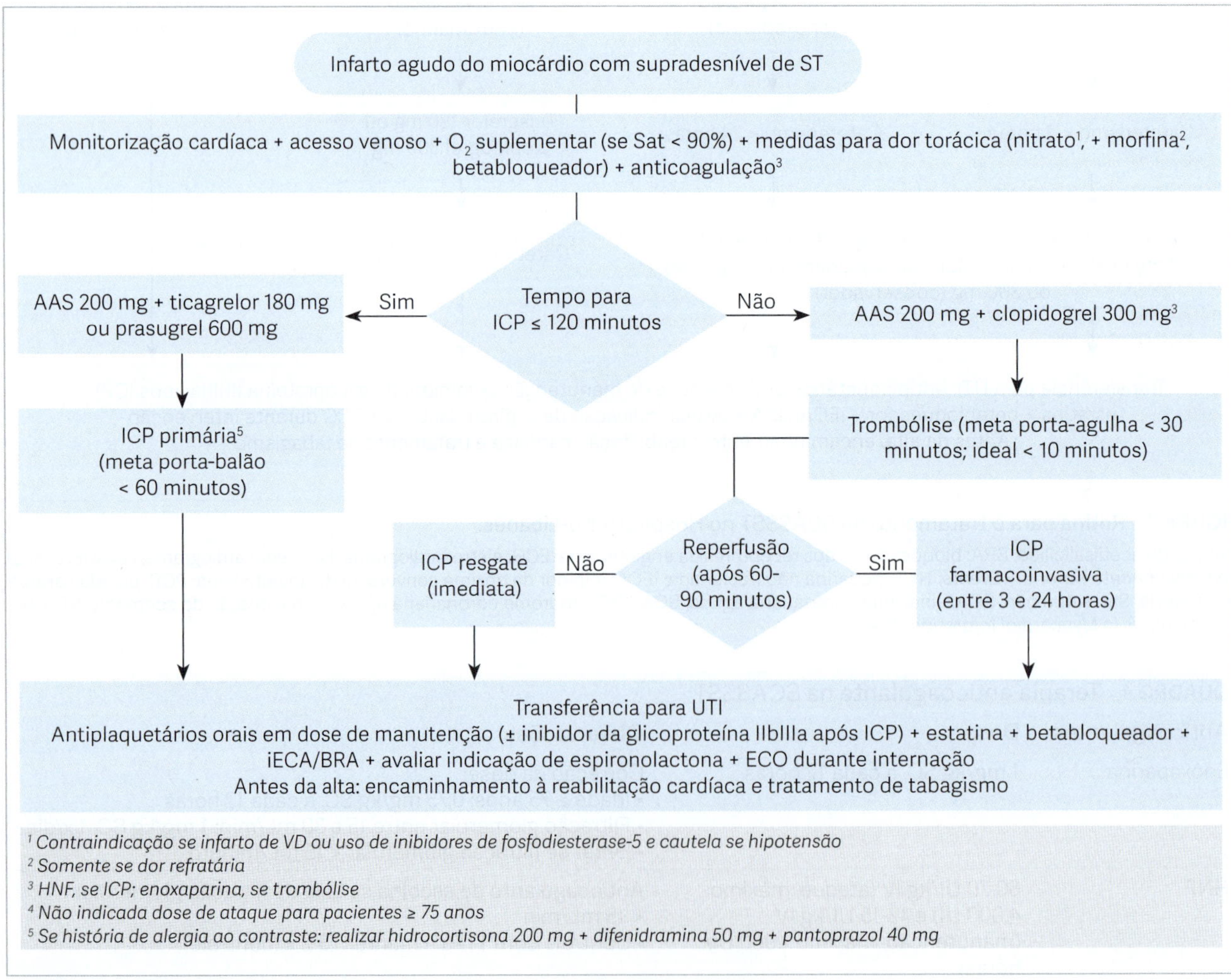

FIGURA 3 Rotina para o tratamento da SCACSST no Hospital Sírio-Libanês.

AAS: ácido acetilsalicílico; ECO: ecocardiograma; HNF: heparina não fracionada; ICP: intervenção coronariana percutânea; iECA: inibidor da enzima conversora de angiotensina; Sat: saturação; VD: ventrículo direito.

mesma internação, realiza-se o tratamento das lesões residuais importantes (procedimento estagiado).

Caso o tempo para ICP primária seja superior a 120 minutos, levando em conta o transporte para serviço de hemodinâmica disponível, deve-se prosseguir com terapia fibrinolítica (caso não haja contraindicação) em até 30 minutos. As contraindicações para realização do fibrinolítico estão presentes no Quadro 6, e suas doses, no Quadro 7.

A cinecoronariografia em pacientes não submetidos à ICP primária segue esta rotina:

- Nos pacientes submetidos à fibrinólise com evidências de falha na reperfusão ou reoclusão, a coronariografia (visando à angioplastia de resgate) deve ser realizada o mais rapidamente possível.
- Após a terapia fibrinolítica "com sucesso" deve ser realizada idealmente entre 2 e 24 horas após a reperfusão (estratégia farmacoinvasiva).

Terapia antitrombótica

Todos os pacientes com IAMCSSST devem receber terapias antitrombóticas concomitantemente ao procedimento de recanalização, seja na ICP ou na terapia fibrinolítica (Quadros 8 e 9). AAS deve ser feito "de imediato" na suspeita de SCA.

O uso dos inibidores da glicoproteína IIbIIIa deve ser reservado para os casos com alta carga trombótica (a critério do médico intervencionista).

TERAPIA ADJUVANTE NA CORONARIOPATIA AGUDA

Os nitratos EV podem ser usados no caso de dor ou isquemia persistente, ou para controle de congestão

QUADRO 6 Contraindicações à terapia fibrinolítica no IAMCSSST

Absolutas	Relativas
Qualquer sangramento intracraniano prévio	Patologia intracraniana sabida não colocada nas contraindicações absolutas
AVC isquêmico nos últimos 3 meses (exceto agudo – 4,5 horas)	AVC isquêmico há mais de 3 meses
Neoplasia de sistema nervoso central ou MAV	Hipertensão na apresentação (> 180/110 mmHg)
Trauma cranioencefálico significante nos últimos 3 meses	Terapia de anticoagulação oral
Dissecção aguda de aorta	Reanimação cardiopulmonar traumática ou prolongada (> 10 minutos)
Sangramento ativo ou diátese hemorrágica (exceto menstruação)	Cirurgia de grande porte há menos de 3 semanas; sangramento interno recente (< 3 semanas)
Discrasia sanguínea	Punção em sítio vascular não compressível
Cirurgia intracraniana ou intraespinhal nos últimos 2 meses	Gravidez
Hipertensão "grave" não controlada (não responsiva a terapia) – PA > 180/110 mmHg	Úlcera péptica ativa

AVC: acidente vascular cerebral; IAMCSSST: infarto agudo do miocárdio com supradesnível do segmento ST; MAV: malformação vascular cerebral; PA: pressão arterial.
Fonte: Rao et al. (2025).

QUADRO 7 Doses dos fibrinolíticos no IAMCSSST

Dose de TNK-tPA conforme peso do paciente		
Peso	**Dose**	**Volume correspondente à solução reconstituída**
< 60 kg	30 mg (6.000 UI)	6 mL
60-69 kg	35 mg (7.000 UI)	7 mL
70-79 kg	40 mg (8.000 UI)	8 mL
80-89 kg	45 mg (9.000 UI)	9 mL
≥ 90 kg	50 mg (10.000 UI)	10 mL
Considerar metade da dose em pacientes idosos		
Dose de alteplase (rt-PA) conforme peso do paciente		
15 mg em bólus EV + 0,75 mg/kg EV em 30 minutos (máximo de 50 mg) + 0,50 mg/kg EV nos 60 minutos seguintes (máximo de 35 mg), não ultrapassando a dose máxima de 100 mg		

EV: endovenoso; IAMCSSST: infarto agudo do miocárdio com supradesnivelamento do segmento ST; TNK-Tpa: tenecteplase.

pulmonar e/ou hipertensão arterial. São contraindicados no IAMCSSST com acometimento clínico e/ou eletrocardiográfico de ventrículo direito, hipotensão, bradicardia e uso de inibidores da fosfodiesterase para disfunção erétil nas últimas 24 horas (48 horas para tadalafila).

QUADRO 8 Antiplaquetários no IAMCSSST

Aspirina 200 mg VO seguidos de 100 mg/dia
Antagonistas do receptor P2Y12 no IAMCSSST tratado com ICP primária
Ticagrelor Dose de ataque: 180 mg Dose de manutenção: 90 mg a cada 12 horas Contraindicações: hipersensibilidade ou sangramento ativo
Prasugrel Dose de ataque: 60 mg Dose de manutenção: 10 mg/dia ou 5 mg/dia se baixo peso < 60 kg e ≥ 75 anos Contraindicações: AVC/AIT prévio e antes do estudo hemodinâmico (não deve ser feito nos que não foram submetidos à ICP)
Clopidogrel Dose de ataque: 600 mg Dose de manutenção: 75 mg/dia
Antagonistas do receptor P2Y12 no IAMCSSST tratado com fibrinolítico
Clopidogrel Dose de ataque: 300 mg (somente para pacientes < 75 anos) Dose de manutenção: 75 mg/dia Contraindicações: hipersensibilidade ou sangramento ativo

AIT: ataque isquêmico transitório; AVC: acidente vascular cerebral; HNF: heparina não fracionada; IAMCSSST: infarto agudo do miocárdio com supradesnivelamento do segmento ST; ICP: intervenção coronariana percutânea; IV: intravenoso; VO: via oral.

QUADRO 9 Antitrombínicos no IAMCSSST

Enoxaparina em associação ao fibrinolítico	
< 75 anos 30 mg EV (bólus)	≥ 75 anos Sem dose EV
1 mg/kg SC a cada 12 horas até 8 dias ou até estratificação invasiva	0,75 mg/kg SC a cada 12 horas até 8 dias ou até estratificação invasiva
Clearance de creatinina ≤ 30 mL/minuto 1 mg/kg SC a cada 24 horas	
Alternativa: HNF (preferência se ClCr < 15 mL/min/1,73 m²)	
Dose de ataque: 60 U/kg IV (máximo: 4.000 U) Dose de manutenção: 12 U/kg/hora (máximo 1.000 U/hora), por no mínimo 48 horas. Realizar controle do TTPa a cada 6 horas com objetivo de mantê-lo entre 1,5 e 2 vezes o controle	

ClCr: *clearance* de creatinina; EV: endovenoso; IAMCSSST: infarto agudo do miocárdio com supradesnivelamento do segmento ST; SC: subcutâneo; TTPa: tempo de tromboplastina parcial ativada.

Betabloqueadores: recomenda-se o início precoce (< 24 horas) da terapia com betabloqueador oral para reduzir o risco de reinfarto e arritmias ventriculares nos pacientes sem contraindicação. Nos pacientes com dor isquêmica persistente e/ou taquicardia sinusal, com função ventricular esquerda preservada, pode ser utilizada a formulação venosa (metoprolol IV, lentamente, na dose de 5 mg, até a dose máxima de 15 mg). Atenção especial na identificação dos pacientes com características de maior risco para desenvolvimento de choque cardiogênico, fundamentalmente idade acima de 70 anos, pressão sistólica abaixo de 120 mmHg ou insuficiência cardíaca pela classificação de Killip > 1. Outras contraindicações aos betabloqueadores incluem presença de intervalo PR maior que 240 mseg, bloqueio atrioventricular de 2º ou 3º graus, asma ativa ou doença pulmonar reativa.

Inibidores da enzima de conversão da angiotensina (iECA) ou bloqueadores do receptor da angiotensina (BRA) são indicados rotineiramente nos pacientes que apresentam disfunção ventricular esquerda (FEVE ≤ 40%) e nos hipertensos, diabéticos e nos com disfunção renal (com cuidado especial). Já os bloqueadores da aldosterona estão indicados nos pacientes com disfunção ventricular (FEVE ≤ 40%) apresentando sintomas de insuficiência cardíaca ou diabéticos. Evitar o uso em pacientes com disfunção renal (creatinina > 2,5 em homens ou > 2 em mulheres) e hipercalemia (K > 5).

Hipolipemiante: iniciar, nas primeiras 24 horas, estatina em doses altas (atorvastatina 40 a 80 mg ou rosuvatatina 20 a 40 mg) em todos os pacientes sem contraindicações conhecidas a seu uso e manter indefinidamente. No acompanhamento, caso a meta de LDL< 50 mg/dL não seja atingida, deve-se considerar a associação de ezetimiba 10 mg/dia e/ou inibidores de PCSK9.

PONTOS-CHAVE

1. Os componentes das síndromes coronarianas agudas (SCA) são: angina instável (AI) e infarto agudo do miocárdio sem supradesnivelamento do segmentoe ST (IAMSSST) ou com supradesnivelamento do segmento ST (IAMCSSST).
2. Eletrocardiograma (ECG) deve ser realizado e interpretado nos primeiros 10 minutos em todos os pacientes com suspeita de SCA.
3. Todo paciente com SCASSST deve ser classificado de acordo com seu risco para eventos isquêmicos e hemorrágicos, e a estratificação invasiva orientada pelo risco.
4. AAS deve ser administrado ainda em sala de emergência em todos os pacientes com SCA. O segundo antiplaquetário (inibidor P2Y12), nos pacientes com SCASSST, deve ser introduzido após estratificação invasiva, desde que esta seja feita ainda nas primeiras 24 horas.

5. A recanalização no IAMCSSST deve ser realizada o mais rápido possível, sendo a intervenção coronariana (ICP) percutânea o método de escolha, desde que respeite os tempos ideais para sua realização.

BIBLIOGRAFIA

1. Antman EM, Cohen M, Bernink PJ, McCabe CH, Horacek T, Papuchis G, et al. The TIMI risk score for unstable angina/non-ST elevation MI: a method for prognostication and therapeutic decision making. JAMA. 2000;284(7):835-42.
2. Bergmark BA, Mathenge N, Merlini PA, Lawrence-Wright MB, Giuliano RP. Acute coronary syndromes. Lancet. 2022;399(10332):1347-58.
3. Byrne RA, Rossello X, Coughlan JJ, Barbato E, Berry C, Chieffo A, et al. 2023 ESC guidelines for the management of acute coronary syndromes. Eur Heart J. 2023;44(38):3720-826.
4. Fazel R, Joseph TI, Sankardas MA, Pinto DS, Yeh RW, Kumbhani DJ, et al. Comparison of reperfusion strategies for ST-segment–elevation myocardial infarction: a multivariate network meta-analysis. J Am Heart Assoc. 2020;9:e015186.
5. Lawton JS, Tamis-Holland JE, Bangalore S, Bates ER, Beckie TM, Bischoff JM, et al. 2021 ACC/AHA/SCAI guideline for coronary artery revascularization: a report of the American College of Cardiology/American Heart Association Joint Committee on clinical practice guidelines. J Am Coll Cardiol. 2022;79(2):e21-129.
6. Martin SS, Aday AW, Allen NB, Almarzooq ZI, Anderson CAM, Arora P, et al. 2025 Heart disease and stroke statistics: a report of US and Global Data from the American Heart Association. Circulation. 2025;151:e41-e660.
7. Mehta SR, Wood DA, Storey RF, Mehran R, Bainey KR, Nguyen H, et al. for the Complete trial steering committee and investigators. complete revascularization with multivessel PCI for myocardial infarction. N Engl J Med. 2019;381:1411-21.
8. Nicolau JC, Feitosa Filho GS, Petriz JL, De Mendonça Furtado RH, Précoma DB, Lemke W, et al. Brazilian Society of Cardiology guidelines on unstable angina and acute myocardial infarction without ST-segment elevation. Arq Bras Card. 2021;117:181-264.
9. Parwani P, Kang N, Safaeipour M, Mamas MA, Wei J, Gulati M, et al. Contemporary Diagnosis and Management of Patients with MINOCA. Current Cardiology Reports. 2023;25:561-70.
10. Piegas LS, Timerman A, Feitosa GS, Nicolau JC, Mattos LAP, Andrade MD, et al. V Diretriz da Sociedade Brasileira de Cardiologia sobre tratamento do infarto agudo do miocárdio com supradesnivelamento do segmento ST. Arq Bras Cardiol. 2015;105(2):1-105.
11. Rao SV, O'Donoghue ML, Ruel M, Rab T, Tamis-Holland JE, Alexander JH, et al. 2025 ACC/AHA/ACEP/NAEMSP/SCAI guideline for the management of patients with acute coronary syndromes: a report of the American College of Cardiology/American Heart Association Joint Committee on Clinical Practice Guidelines. JACC. 2025;151(13):e771-e862.
12. Thiele H, Akin I, Sandri M, Fuernau G, de Waha S, Meyer-Saraei R, et al. PCI strategies in patients with acute myocardial infarction and cardiogenic shock. N Engl J Med. 2017;377(25):2419-32.
13. Thygesen K, Alpert JS, Jaffe AS, Chaitman BR, Bax JJ, Morrow DA, et al. Fourth universal definition of myocardial infarction (2018). Eur Heart J. 2019;40(3):237-69.

44

Edema agudo de pulmão cardiogênico

Silvia Moreira Ayub Ferreira
Adriely Andrade Rezende
Suellen Rodrigues Rangel Siqueira

SUMÁRIO

CONCEITOS E DEFINIÇÃO

O edema agudo de pulmão (EAP) cardiogênico é desencadeado pelo aumento da pressão de enchimento cardíaco e pela disfunção da barreira alveoloepitelial. A presença de líquido nos alvéolos compromete a função do surfactante e eleva a tensão superficial, o que pode intensificar a formação de edema, piorando o quadro de insuficiência respiratória.

É fundamental a identificação rápida do fenótipo com o objetivo de otimizar o tempo de tratamento e diminuir a morbidade e a mortalidade.

EPIDEMIOLOGIA

Mais de 1 milhão de pacientes são internados a cada ano com diagnóstico de edema pulmonar secundário a causas cardíacas (insuficiência cardíaca – IC). Estima-se que 190 mil pacientes sejam diagnosticados com lesão pulmonar aguda a cada ano.

FISIOPATOLOGIA

O bom funcionamento da troca gasosa nos alvéolos depende do equilíbrio da troca de fluidos entre os espaços microvasculares e intersticiais, a combinação das forças de Starling e a anatomia da junção das células epiteliais alveolares. Ocorre um fluxo de líquidos e solutos entre os capilares alveolares e o interstício como efeito da relação da pressão hidrostática capilar e dos gradientes de pressão oncótica. Os vasos linfáticos peribroncovasculares também desempenham papel importante, removendo esse fluido e fornecendo uma capacidade reserva.

O EAP pode ocorrer associado a duas mudanças desse cenário:

1. Pressão elevada nos capilares pulmonares (PCP) com a barreira alveolocapilar normal.
2. Aumento da permeabilidade da barreira alveolocapilar.

Qualquer uma dessas alterações de funcionamento no sistema alveolar permite que ocorra extravasamento de líquido e com isso um edema pulmonar intersticial. Geralmente a segunda opção está associada a processos inflamatórios/infecciosos como pneumonia, câncer, hemorragia alveolar e trauma torácico.

O edema agudo pulmonar de origem cardiogênica geralmente ocorre em razão de aumento da pressão hidrostática, como consequência da elevação das pressões das câmaras esquerdas, da pressão atrial esquerda (LAP) ou do aumento da pressão diastólica final do ventrículo esquerdo (LVEDP), ocasionando aumento do acúmulo de líquido ao redor dos bronquíolos e da vasculatura alveolar. Isso causa o padrão típico de edema pulmonar intersticial, com linhas B de Kerley e proeminência dos vasos no padrão radiográfico. É necessária uma pressão de átrio esquerdo acima de 25 mmHg para ocorrer extravasamento nos alvéolos.

Os pacientes portadores de cardiomiopatia com fração de ejeção reduzida já têm aumento crônico de pressões das câmaras esquerdas, levando ao mecanismo de adaptação do sistema linfático e/ou à hipertrofia e à constrição das arteríolas pré-capilar, o que oferece algum grau de proteção contra edema agudo pulmonar.

Doenças que levam à hiperatividade simpática, resultando na elevação de catecolaminas, desempenham papel na patogênese do edema pulmonar associado a doenças cardiovasculares. Essa hiperatividade pode levar à vasoconstrição pós-capilar pulmonar, ao aumento da permeabilidade alveolocapilar e ao acúmulo de neutrófilos no pulmão. Exemplo típico é o edema pulmonar em pacientes com feocromocitoma, além de estudos que mostram infiltrado inflamatório de macrófagos no miocárdio, na síndrome de Takotsubo induzida por catecolaminas. Essa resposta inflamatória pode contribuir para o aumento da permeabilidade da barreira alveolocapilar, facilitando o extravasamento de fluido e ocasionando disfunção nas trocas gasosas (Figura 1).

ETIOLOGIA

Pacientes com EAP cardiogênico representam uma população heterogênea. É mais comumente causada por disfunção cardíaca esquerda. No entanto, diversas outras condições podem promover o desenvolvimento de EAP cardiogênico, causando pressões de enchimento cardíaca elevadas mesmo sem doença cardíaca (Quadro 1). Essas condições incluem sobrecarga primária de fluidos, hipertensão arterial grave (particularmente hipertensão renovascular) e doença renal grave. Em pacientes com insuficiência renal dependente de hemodiálise o EAP é frequentemente resultado da má adesão às restrições alimentares ou à realização de sessões de hemodiálise.

A disfunção cardíaca esquerda que resulta em EAP cardiogênico inclui as seguintes condições:

- IC sistólica.
- IC diastólica.
- IC relacionada à doença valvular esquerda.
- IC relacionada a arritmias.

Aproximadamente 50% dos pacientes hospitalizados por IC são caracterizados por fração de ejeção do ventrículo esquerdo (FEVE) preservada (FEVE > 50%); os demais pacientes apresentam IC com fração de ejeção reduzida (FEVE ≤ 40%) ou IC com fração de ejeção intermediária (FEVE 41 a 50%).

A IC sistólica é caracterizada pela redução da FEVE. Causas comuns de redução da FEVE incluem doença arterial coronariana, hipertensão arterial crônica, miocardiopatia dilatada idiopática, miocardite viral, doença cardíaca valvar progressiva (isto é, regurgitação aórtica e mitral, estenose aórtica), miocardiopatia de Takotsubo e toxinas como álcool, cocaína e agentes quimioterápicos.

A disfunção diastólica refere-se ao aumento da rigidez ventricular e à diminuição do relaxamento, o que impede o enchimento ventricular durante a diástole. Em razão dessa complacência reduzida, é necessária uma pressão diastólica elevada para atingir um volume sistólico semelhante. A FEVE é frequentemente preservada. Apesar da contratilidade ventricular esquerda normal, o débito cardíaco pode estar reduzido.

As causas mais comuns de disfunção diastólica são doenças crônicas, como hipertensão e hipertrofia ventricular esquerda. Outras causas incluem cardiomiopatia hipertrófica e doenças infiltrativas (p. ex., sarcoidose e amiloidose). Anormalidades diastólicas também podem ser causadas por pericardite constritiva e tamponamento. A isquemia miocárdica pode agravar agudamente a dis-

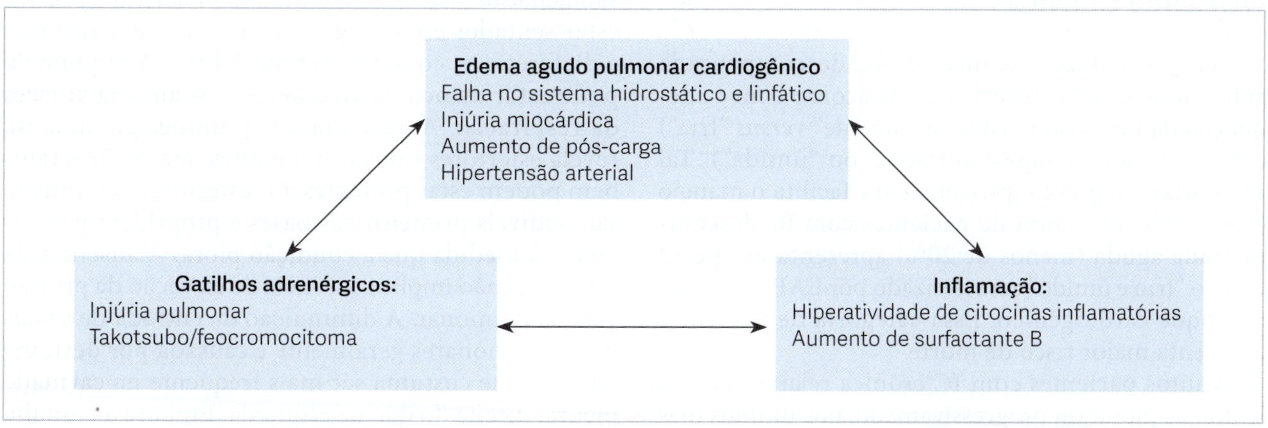

FIGURA 1 Fisiopatologia do edema agudo pulmonar cardiogênico.

função diastólica e causar disfunção sistólica. Com um mecanismo semelhante, a contusão miocárdica induz disfunção sistólica e diastólica.

Doença valvar esquerda que pode causar EAP cardiogênico inclui estenose e regurgitação. A estenose aórtica crítica resulta em obstrução crônica do fluxo de saída do VE associada à hipertrofia do VE, o que diminui a complacência ventricular e pode eventualmente causar disfunção diastólica e sistólica. A obstrução crônica ao fluxo de saída atrial decorrente de estenose mitral leva à elevação da pressão atrial esquerda. Pacientes com estenose mitral leve ou moderada são frequentemente assintomáticos pela lenta progressão dessa condição, o que permite que os pacientes se adaptem a essa doença. No entanto, condições que causam frequência cardíaca elevada e tempo de enchimento diastólico diminuído, como exercício ou fibrilação atrial com resposta ventricular rápida, podem resultar em elevações abruptas das pressões atriais esquerdas e EAP cardiogênico. Tanto a insuficiência aórtica quanto a mitral crônica causam sobrecarga de volume do VE, o que aumenta a pressão diastólica final do VE e a pressão do átrio esquerdo (AE), o que pode resultar em EAP cardiogênico. A ruptura do septo ventricular pode causar EAP cardiogênico pelo mesmo mecanismo.

Taquiarritmias podem promover o desenvolvimento de EAP cardiogênico. Fibrilação atrial rápida de início recente e taquicardia ventricular podem ser responsáveis pela redução do tempo de enchimento diastólico, o que pode levar a uma elevação abrupta da pressão do AE.

Embora a maior proporção de pacientes com EAP cardiogênico seja admitida por agravamento da IC crônica, outros apresentam IC pela primeira vez. A descompensação da IC crônica pode ocorrer sem fatores precipitantes conhecidos, porém ocorre mais frequentemente com um ou mais fatores. Vários fatores precipitantes podem coexistir e interagir uns com os outros, exacerbando o episódio de EAP cardiogênico.

QUADRO 1 Causas comuns de edema agudo de pulmão cardiogênico de início recente

Causa	Contexto
Doença arterial coronariana	Infarto agudo do miocárdio, angina instável
Arritmias	Fibrilação atrial, *flutter* atrial, taquicardia ventricular
Miocardite	
Infecções não cardíacas	Febre levando à taquicardia
Síndromes valvares agudas	Regurgitação mitral ou aórtica aguda secundária a endocardite infecciosa, ruptura isquêmica do músculo papilar ou dissecção aórtica, trombose da válvula aórtica ou mitral mecânica, ruptura ou perfuração de um folheto da válvula aórtica ou mitral bioprotética
Ruptura do septo ventricular	
Cardiomiopatia por estresse	
Sobrecarga de volume	Por exemplo, em caso de insuficiência renal
Crise hipertensiva	

QUADRO CLÍNICO

As apresentações clínicas da IC descompensada aguda podem ser categorizadas de acordo com a adequação da perfusão periférica ("quente" *versus* "fria") e a presença de congestão ("seca" ou "úmida"). Tal categorização prevê o prognóstico e facilita o manejo clínico. Uma minoria de pacientes com IC descompensada aguda (menos de 20%) apresenta um perfil clínico "frio e úmido" caracterizado por EAP associado a choque cardiogênico. Essa categoria de pacientes apresenta maior risco de morte.

Muitos pacientes com IC crônica relatam que os sintomas pioraram progressivamente nos últimos dias e semanas. Em pequena porcentagem de pacientes, um episódio de EAP cardiogênico pode ser a primeira manifestação da IC.

As manifestações clínicas mais frequentes são dispneia e sudorese profusa. A tosse é uma queixa comum e pode ser um sinal precoce de agravamento do edema pulmonar. Escarro rosado e espumoso pode estar presente em pacientes com doença grave. Outros sinais de hipoxemia grave podem incluir sintomas neurológicos, como confusão, ansiedade e desorientação. Alterações no estado mental também podem ser causadas pela hipercapnia.

Taquipneia, taquicardia e distensão venosa jugular são achados físicos frequentes. Os pacientes podem estar sentados eretos e geralmente parecem ansiosos e diaforéticos, com cianose nos lábios. A taquipneia pode estar associada ao uso de músculos auxiliares da respiração. A ausculta dos pulmões geralmente revela estertores finos e crepitantes, mas sibilos também podem estar presentes. Os estertores geralmente são audíveis primeiro nas bases e progridem para os ápices à medida que a condição piora. A ausência de estertores não implica ausência de elevação da pressão venosa pulmonar. A diminuição da entrada de ar nas bases pulmonares geralmente é causada por derrame pleural, que costuma ser mais frequente na cavidade pleural direita do que na esquerda. Embora a ausculta cardíaca possa ser desafiadora em um cenário agudo, quando anormalidades valvares resultam em EAP cardiogênico, sopros podem ser audíveis. A ausculta de sopros pode auxiliar no diagnóstico de distúrbios valvares agudos que se manifestam com EAP.

A detecção inicial de hipóxia e a resposta do paciente à oxigenação adicional e a outros tratamentos são identificadas por meio da oximetria de pulso antes do tratamento. A saturação de oxigênio no ar ambiente é geralmente inferior a 90%.

A hipertensão frequentemente está presente em decorrência do estado hiperadrenérgico. No entanto, quando a pressão arterial está significativamente elevada, é mais provável que seja um fator contribuinte importante para o edema pulmonar do que uma consequência da condição.

Se a hipotensão prevalecer, isso pode indicar disfunção sistólica ventricular esquerda grave, devendo ser considerado choque cardiogênico. A baixa perfusão também é caracterizada por diminuição do débito urinário, extremidades frias, palidez ou manchas na pele e diminuição da função cognitiva.

Hepatomegalia, refluxo hepatojugular, ascite e edema periférico podem ser encontrados em pacientes com insuficiência ventricular direita concomitante. Em pacientes com IC crônica, edema periférico e pulmonar frequentemente coexistem. O edema de perna é frequentemente evidente em ambas as pernas, particularmente na região pré-tibial e tornozelos em pacientes ambulatoriais.

EXAMES SUBSIDIÁRIOS

O diagnóstico de EAP cardiogênico baseia-se principalmente em sinais e sintomas e é apoiado por exames apropriados. Não existe um único teste definitivo disponível para o diagnóstico, mas, clinicamente, empregam-se de testes simples a mais complexos, enquanto se busca o diagnóstico e a etiologia associada.

Os exames iniciais incluem um eletrocardiograma (ECG) de 12 derivações, radiografia de tórax, ultrassonografia pulmonar e exames laboratoriais que incluem gasometria arterial (GA) e enzimas cardíacas. Posteriormente, um ecocardiograma à beira do leito é extremamente importante para auxiliar a determinar a etiologia.

A radiografia de tórax é uma das investigações mais importantes necessárias para a avaliação do edema pulmonar e pode ajudar a distinguir entre EAP de origem cardiogênica ou não. No entanto, as características descritas nas radiografias de tórax têm apenas especificidade moderada (75 a 83%) e baixa sensibilidade (50 a 68%) no diagnóstico.

A ultrassonografia pulmonar transtorácica pode detectar EAP cardiogênico identificando linhas B, também conhecidas como "caudas de cometa", que representam edema alveolointersticial. As linhas B são artefatos de reverberação hiperecoicos verticais que surgem na linha pleural e se estendem até a parte inferior da tela. A extensão do edema está correlacionada ao número de linhas B. Em particular, o número de linhas B está correlacionado com a água pulmonar extravascular e pressões de cunha. Além disso, pode prever níveis de BNP maiores que 400 pg/mL e resultados adversos. Além disso, as ultrassonografias revelam se há derrames pleurais e se a veia cava inferior colapsa, o que é um sinal confiável de sobrecarga de fluidos. As limitações dessa modalidade incluem dependência da técnica e especificidade limitada na identificação de edema pulmonar. De fato, uma variedade de condições, incluindo fibrose pulmonar, pneumonia intersticial e pneumonite, pode causar linhas B bilaterais difusas.

A ecocardiografia é recomendada para avaliar a função sistólica e diastólica do VE. Entre pacientes com IC crônica, as estratégias de tratamento diferem conforme o paciente apresente ou não IC com FEVE reduzida (ou seja, FEVE ≤ 40%) *versus* IC com FEVE preservada. A ecocardiografia também é recomendada para avaliar a função valvar e a presença de doença pericárdica. Além disso, novas anormalidades da motilidade segmentar podem sugerir infarto agudo do miocárdio.

O BNP é um neuro-hormônio cardíaco secretado pelos ventrículos quando estes estão sob pressão e estresse aumentados. Esse é um dos mecanismos compensatórios da IC, e particularmente, resulta na excreção renal de sódio e água e na redução da resistência vascular sistêmica. Vários estudos observacionais e ensaios clínicos demonstraram o importante valor diagnóstico das medições do BNP na diferenciação da IC de outras causas pulmonares de dispneia. A maioria dos pacientes dispneicos com IC apresenta valores plasmáticos de BNP acima de 400 pg/mL. O teste é menos confiável em casos de níveis moderados de BNP (aproximadamente 200 a 400 pg/mL). De fato, muitas condições (ou seja, disfunção renal, sepse, doença pulmonar obstrutiva crônica, embolia pulmonar e fibrilação atrial) aumentam significativamente os níveis de BNP. Em contrapartida, níveis baixos de BNP (< 100 pg/mL) geralmente descartam CPE, embora valores baixos sejam ocasionalmente encontrados em alguns pacientes com dispneia associada à IC.

TRATAMENTO

Ventilação com pressão positiva

A abordagem do tratamento deve ser iniciada com uma avaliação clínica detalhada para correta identificação dos fatores desencadeantes (como síndrome coronariana aguda, arritmias, doenças valvares, crise hipertensiva, descarga catecolaminérgica, entre outros), associado a avaliação hemodinâmica para identificar sinais de hipoxemia e hipoperfusão e padrão respiratório desse paciente.

O primeiro passo é obter estabilização hemodinâmica e correção da hipoxemia. O edema agudo pulmonar aumenta o trabalho respiratório e o consumo de oxigênio, levando a estresse fisiológico e acidose. Uma alternativa inicial para minimizar esse dano seria aumentar a oferta de oxigênio de maneira rápida com o uso da ventilação não invasiva (VNI), que melhora a oxigenação e a ventilação. O objetivo é alcançar uma saturação de oxigênio de 95% e/ou pressão parcial arterial de oxigênio (PaO_2) > 70 mmHg para obter transporte adequado de oxigênio pelas hemácias. A ventilação mecânica com intubação tem sido o padrão de tratamento para insuficiência respiratória grave quando não há resposta inicial com a ventilação não invasiva.

As opções para ventilação incluem:

- Ventilação não invasiva com máscara facial ou nasal.
- Intubação endotraqueal.

CPAP, BiPAP e cateter nasal de alto fluxo podem melhorar a oxigenação, reduzir o trabalho respiratório e diminuir a necessidade de intubação em pacientes com EAP cardiogênico sem a necessidade de drogas sedativas que podem piorar o quadro hemodinâmico. A VNI não deve ser utilizada em casos de hipotensão, vômitos, possível pneumotórax ou nível de consciência rebaixado.

Pacientes com choque cardiogênico ou com rebaixamento do nível de consciência devem ser intubados com tubo endotraqueal para segurança de via aérea. O volume corrente habitual para a maioria dos pacientes ventilados é de 8 a 10 mL/kg de peso corporal ideal; este último é considerado uma configuração inicial razoável no edema cardiogênico. A pressão positiva ao final da expiração (PEEP) é utilizada na faixa de 5 a 10 cmH_2O. Apesar de a pressão positiva não reduzir diretamente a água extravascular pulmonar, ele melhora a oxigenação. O PEEP mantém a expansão alveolar e diminui o colapso em volumes pulmonares mais baixos, evitando atelectasias e o consequente *shunt*.

Diuréticos

Os diuréticos são considerados uma das bases do tratamento do edema agudo pulmonar cardiogênico juntamente com os vasodilatadores e a ventilação positiva. A principal função dos diuréticos, particularmente os diuréticos de alça como a furosemida, é promover a excreção de sódio e água pelos rins, reduzindo assim o volume intravascular e a pressão de enchimento cardíaco.

Inicialmente, o diurético de escolha é o de alça, e a dosagem tem como base o uso prévio da medicação ou não. A administração intravenosa de diuréticos de alça é geralmente preferida em situações agudas por sua rápida ação e eficácia na redução da congestão. Estudos com pacientes de IC aguda mostraram que não há diferença entre infusão contínua ou bólus. Não há superioridade de um método na avaliação global dos sintomas ou na alteração da função renal.

Vasodilatadores

Os nitratos são uma boa opção nos casos de edema agudo associado a IC ou crise hipertensiva. Têm um poder de vasodilatação venosa e arterial, podendo reduzir pré-carga e pós-carga, melhorando o desempenho cardíaco e diminuindo a sobrecarga. A pressão arterial deve ser monitorada para evitar hipotensão grave.

Inotrópicos

Os inotrópicos são fundamentais nos casos de hipoperfusão associada ao quadro de EAP. Têm o objetivo de aumentar a contratilidade ventricular e o débito cardíaco, reduzir as pressões de enchimento e preservar a perfusão dos órgãos-alvo. Os fármacos inotrópicos e vasopressores intravenosos incluem: dobutamina e milrinone, noradrenalina e vasopressina. O suporte inotrópico temporário é indicação no choque cardiogênico; no entanto, em razão de sua propensão a aumentar consumo de oxigênio do miocárdio, carga isquêmica e risco de arritmias malignas, esses agentes devem ser utilizados na menor dose possível (Figura 2).

PROGNÓSTICO

O EAP cardiogênico pode ser uma condição potencialmente fatal, levando ao comprometimento das trocas gasosas e à insuficiência respiratória aguda, associada a alta mortalidade. Sem reconhecimento e tratamento imediatos, uma forma grave pode se deteriorar rapidamente, resultando em hipóxia grave. O prognóstico depende principalmente das condições médicas subjacentes, mas geralmente esses pacientes têm prognóstico ruim, com taxas de mortalidade hospitalar de 15 a 20%, de sobrevida de 50% após 1 ano e de mortalidade de 85% em 6 anos de acompanhamento.

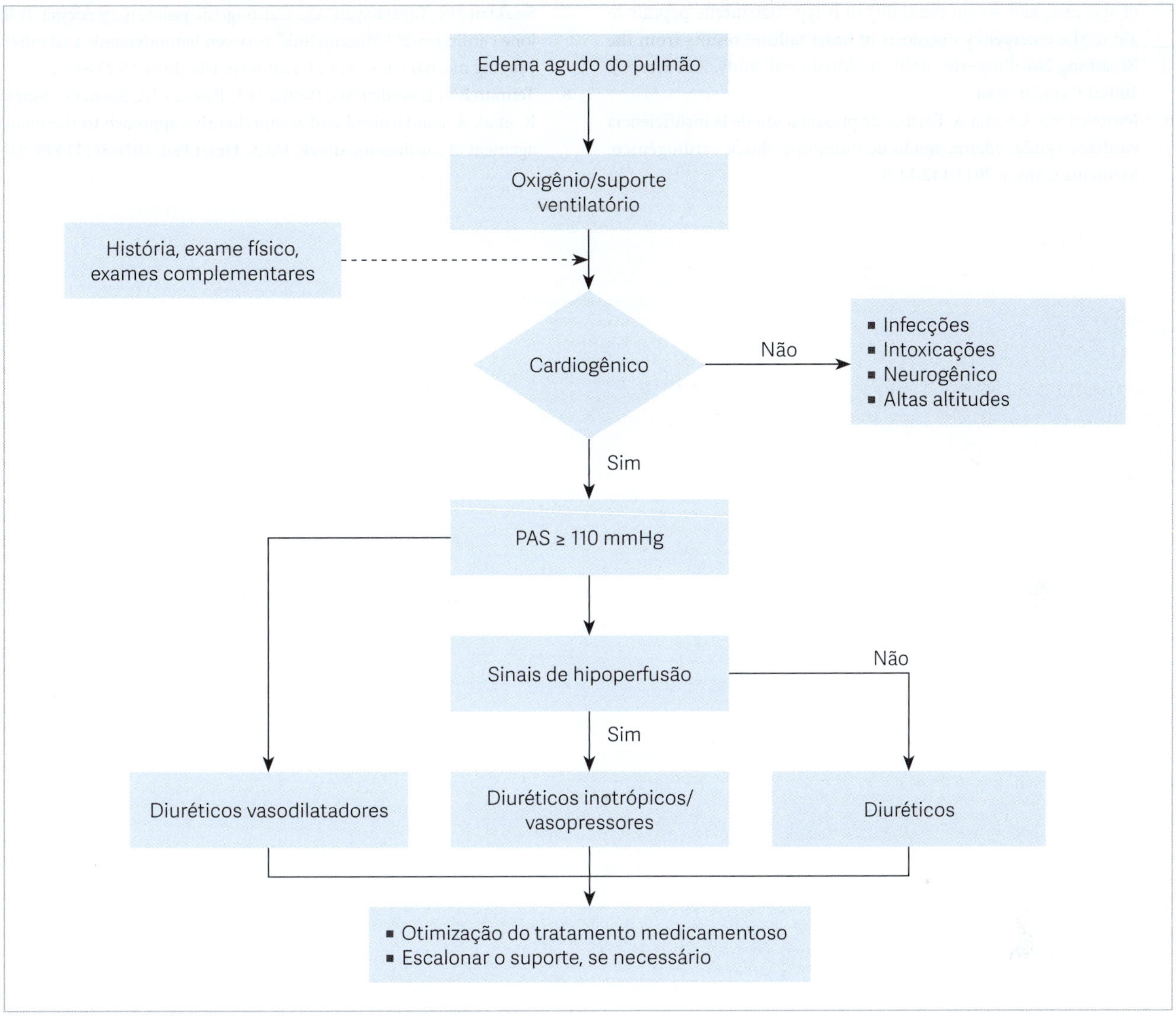

FIGURA 2 Tratamento do edema agudo de pulmão.
PAS: pressão arterial sistólica.

PONTOS-CHAVE

1. O EAP cardiogênico ocorre quando o coração, especialmente o lado esquerdo, não consegue bombear o sangue adequadamente, aumentando a pressão nos vasos pulmonares e levando ao acúmulo de líquido nos pulmões.
2. Os sintomas mais comuns incluem falta de ar intensa, sudorese, tosse com escarro rosado e respiração rápida. O exame físico pode revelar estertores nos pulmões, cianose e sinais de esforço respiratório.
3. Trata-se de emergência médica com risco elevado de morte se não for reconhecida e tratada rapidamente. A mortalidade hospitalar pode chegar a 20%, e o prognóstico é pior em casos com disfunção cardíaca grave associada.

BIBLIOGRAFIA

1. Chan JSK, Kot TKM, Ng M, Harky A. Continuous infusion versus intermittent boluses of furosemide in acute heart failure: a systematic review and meta-analysis. J Card Fail. 2020;26(9):786-93.
2. Fudim M, Spates T, Sun JL, Kittipibul V, Testani JM, Starling RC, et al. Early diuretic strategies and the association with in-hospital and post-discharge outcomes in acute heart failure. Am Heart J. 2021;239:110-9.
3. Ingbar DH. Cardiogenic pulmonary edema: mechanisms and treatment: an intensivist's view. Current Opinion in Critical Care. 2019 Aug;25(4):371-8.
4. McDonagh TA, Metra M, Adamo M, Gardner RS, Baumbach A, Böhm M, et al.; ESC Scientific Document Group. 2021 ESC guidelines for the diagnosis and treatment of acute and chronic heart failure. Eur Heart J. 2021;42(36):3599-726.
5. Maisel AS, Clopton P, Krishnaswamy P, Nowak RM, McCord J, Hollander JE, et al.; BNP Multinational Study Investigators. Impact

of age, race, and sex on the ability of B-type natriuretic peptide to aid in the emergency diagnosis of heart failure: results from the Breathing Not Properly (BNP) multinational study. Am Heart J. 2004;147(6):1078-84.

6. Marteles MS, Urrutia A. Formas de presentación de la insuficiencia cardíaca aguda: edema agudo de pulmón y shock cardiogénico. Medicina Clínica. 2014;142:14-9.
7. Sisakian HS, Tavaratsyan AR. Cardiogenic pulmonary edema: is it lone cardiogenic? "Missing link" between hemodynamic and other existing mechanisms. Am J Cardiovasc Dis. 2024;14(2):81-9.
8. Tehrani BN, Truesdell AG, Psotka MA, Psotka MA, Rosner C, Singh R, et al. A standardized and comprehensive approach to the management of cardiogenic shock. JACC Heart Fail. 2020;8(11):879-91.

45 Dissecção aguda da aorta

Renato Leal Varjão
Ricardo Ribeiro Dias

SUMÁRIO

CONCEITOS/DEFINIÇÕES

A dissecção aguda da aorta torácica (DAAT) é emergência cardiovascular grave caracterizada pela separação das camadas da parede da aorta a partir de um orifício de entrada, secundário ao rompimento na camada íntima, permitindo a entrada de sangue pela média, delaminando-a e formando um falso lúmen (FL). Esse processo pode levar à progressão da dissecção ao longo de toda a aorta, comprometendo o fluxo sanguíneo para órgãos vitais, podendo resultar em complicações fatais, como ruptura aórtica, tamponamento cardíaco e/ou isquemia visceral.[1-3]

Além desta, podem ocorrer as DA atípicas. São os HIM (secundários ao sangramento da parede do vaso, sem comunicação com sua luz) e as UPA (secundárias à ruptura de placa aterosclerótica previamente existente), e devem ser abordadas à semelhança da dissecção típica na maioria das vezes.

A dissecção aguda da aorta hoje é classificada em função de sua localização, extensão, localização do orifício de entrada e do início de sua apresentação.

Temporalmente, podem ser divididas em agudas (até 14 dias) ou crônicas (além dos 14 dias) (alguns também usam o termo "subagudas"), todos relacionadas ao início dos sintomas.

Para a classificação anatômica, a mais comumente utilizada é a classificação de Stanford, hoje dividida em três apresentações:

1. Tipo A: envolve a aorta ascendente, podendo ou não se estender distalmente. Requer intervenção cirúrgica emergencial pelo alto risco de ruptura e pelas complicações fatais precoces.
2. Tipo B: afeta exclusivamente a aorta descendente, distalmente à origem da artéria subclávia esquerda. O tratamento inicial é predominantemente medicamentoso, com controle rigoroso da frequência cardíaca, da pressão arterial, da dor e com monitoramento intensivo, reservando intervenção endovascular imediata para os casos complicados.
3. Tipo não A não B: inicia-se no arco aórtico e estendem-se distalmente, sem comprometer a aorta ascendente. A abordagem inicial deve ser feita à semelhança das dissecções do tipo B, e, quando complicadas, o tratamento cirúrgico deve ser realizado mediante procedimento híbrido com a substituição do segmento distal da aorta ascendente, do arco aórtico, associado ao tratamento endovascular da aorta descendente pelo arco aórtico.

Outro sistema de classificação anatômica é a de DeBakey, que subdivide a dissecção em três tipos:

1. Tipo I: inicia-se na aorta ascendente e se estende além do tronco braquicefálico.
2. Tipo II: restringe-se à aorta ascendente.
3. Tipo III: inicia-se na aorta descendente e se estende distalmente (IIIa até o diafragma e IIIb para além do diafragma).

As classificações clássicas, como as de Stanford e DeBakey,[4] embora amplamente utilizadas, podem não abranger todas as variáveis necessárias para as decisões terapêuticas modernas. Nesse contexto, Sievers et al. propuseram nova classificação anatômica: TEM, que incorpora três componentes principais:

1. Tipo de dissecção (T): extensão da dissecção baseada na classificação de Stanford, incluindo os tipos A, B e uma categoria adicional denominada não A não B, para dissecções que não se enquadram nas definições clássicas.
2. Localização do orifício de entrada primário (E): identificação do local do orifício de entrada na parede aórtica, classificado como:
   - E0: ponto de entrada não visualizado.
   - E1: ponto de entrada na aorta ascendente.
   - E2: ponto de entrada no arco aórtico.
   - E3: ponto de entrada na aorta descendente.
3. Má perfusão (M): presença de comprometimento do fluxo sanguíneo para órgãos vitais em decorrência de dissecção (Figura 1).

A classificação TEM oferece abordagem mais detalhada e prática para a avaliação das dissecções aórticas, considerando não apenas a extensão da dissecção, mas também a localização do orifício de entrada e a presença de má perfusão. Essa metodologia aprimorada facilita a tomada de decisões clínicas, orienta a extensão da intervenção necessária e auxilia na previsão de desfechos, contribuindo para um manejo mais eficaz e personalizado dos pacientes com dissecção aórtica.[5]

O diagnóstico precoce e o manejo adequado são essenciais para reduzir a alta mortalidade associada à dissecção aórtica aguda principalmente do tipo A, que pode atingir 50% nas primeiras 48 horas se não tratada.

A suspeita clínica rápida, associada ao uso de exames de imagem, permite a diferenciação de outras condições cardiovasculares, como o infarto do miocárdio ou a embolia pulmonar, possibilitando a instituição imediata da melhor estratégia terapêutica.

EPIDEMIOLOGIA

Estudos populacionais indicam incidência anual média de 4,2 por 100 mil pessoas-ano, com maior prevalência em homens, especialmente na faixa etária de 50 a 70 anos.[6] A idade média de ocorrência foi de 63,5 anos para dissecções do tipo A e 67,5 anos para o tipo B.[6]

Os fatores de risco mais significativos incluem a hipertensão arterial e os distúrbios do tecido conjuntivo, como a SM, a síndrome de Loeys-Dietz e a síndrome de Ehlers-Danlos vascular, que podem predispor a dissecções em idades mais precoces.[2,7]

No estado de São Paulo, Dias et al. mostraram que a realidade das doenças da aorta torácica (DAT) é alarmante, com quase 9.500 vidas perdidas ao longo de uma década. Destas, um impressionante número

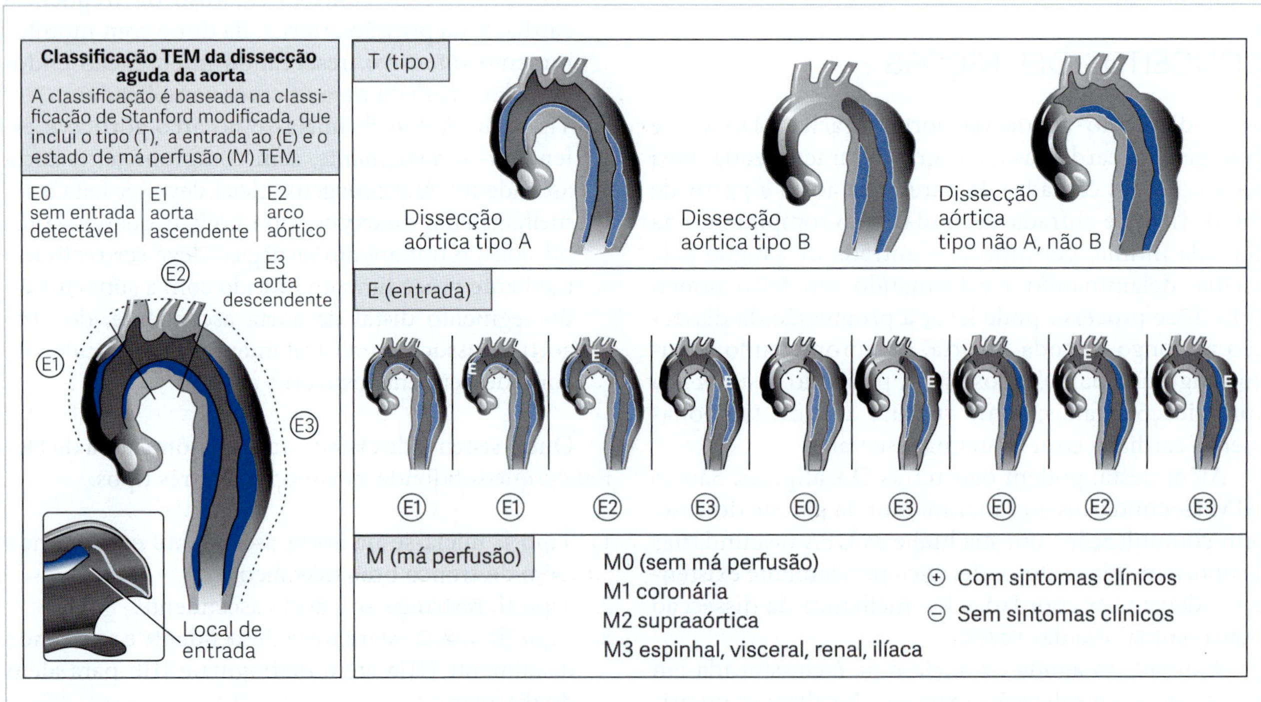

FIGURA 1 Tipo, entrada, classificação de má perfusão para dissecção aguda da aorta.

TEM: tipo, entrada, má perfusão.

Fonte: adaptada de Czerny et al. (2024).[8]

de 8.167 diagnósticos de óbitos atribuídos às DAT foi realizado nos Institutos Médico-Legais (IML) do Estado. Isso corresponde a 86,3% dos casos, indicando que a maioria das mortes ocorre fora do ambiente hospitalar e o diagnóstico é feito postumamente no necrotério (70% deles secundários a DA). Durante esse período, registraram-se 6.100 internações por DAT, mas menos de 60% desses pacientes foram operados. E, quando abordados cirurgicamente, a mortalidade hospitalar também foi elevada. Ou seja, ainda existe muita dificuldade para identificar os pacientes; quando identificados, de adequadamente tratá-los; e, quando operados, de se obter resultados semelhantes aos melhores centros.[9]

FISIOPATOLOGIA BÁSICA

A ruptura da camada íntima permite a entrada de sangue na camada média, criando um FL. O enfraquecimento subjacente dessa camada da aorta pode ser exacerbado por outros orifícios de entrada, por ruptura dos *vaso vasorum* ou placa aterosclerótica ulcerada.[10] Esse processo de separação das camadas da parede aórtica por um *flap* de dissecção, que divide o lúmen verdadeiro do FL, pode levar a:

- Redução da perfusão de órgãos vitais.
- Compressão do verdadeiro lúmen.
- Risco aumentado de ruptura e hemorragia fatal.

A propagação da dissecção pode ocorrer de forma anterógrada ou retrógrada, levando a complicações graves, como regurgitação aórtica aguda, isquemia miocárdica, tamponamento cardíaco, acidente vascular cerebral (AVC) agudo e síndromes de má perfusão.[2,3,11]

QUADRO CLÍNICO

A DAA apresenta-se classicamente com dor torácica súbita e intensa, frequentemente descrita como "rasgante" ou "dilacerante", de caráter migratório, que pode irradiar para as costas ou abdome. Essa dor é geralmente máxima no início e pode ser acompanhada por outros sintomas dependendo da extensão e localização da dissecção.[1,3]

Além da dor, outros sinais clínicos podem incluir assimetria de pulsos, da pressão arterial entre os membros e sintomas de má perfusão, como infarto do miocárdio, isquemia cerebral, mesentérica, medular ou isquemia de membros inferiores.[2,3]

Outros sintomas podem incluir síncope, rebaixamento do nível de consciência, insuficiência cardíaca, em decorrência de complicações como tamponamento cardíaco ou regurgitação aórtica aguda. A apresentação clínica pode variar muito, e a sobreposição de sintomas com outras condições cardiovasculares, como a síndrome coronariana aguda, pode dificultar o diagnóstico. Portanto, a suspeita clínica deve ser confirmada rapidamente por meio de exames laboratoriais e de imagem, pois o diagnóstico e a classificação anatômica são cruciais para o manejo adequado do paciente.[3,12,13]

EXAMES COMPLEMENTARES

Para o diagnóstico de dissecção aórtica aguda, os exames complementares de imagem são fundamentais pela necessidade de confirmação rápida e precisa da extensão da doença. A angio-TC é o exame de escolha na maioria dos casos, por sua alta precisão, rápida aquisição e ampla disponibilidade. A angio-TC permite a visualização detalhada da aorta e suas ramificações, a identificação do orifício de entrada, a presença ou não de um falso lúmen, a avaliação da perfusão visceral e de membros, a avaliação da parede da aorta, a existência de hematoma ou úlceras, o comprometimento vascular total e planejamento cirúrgico aberto e/ou endovascular.[2,14]

O ecocardiograma transesofágico (ETE) é outra modalidade de imagem precisa, especialmente útil quando a angio-TC não está disponível ou em situações intraoperatórias para avaliação da função valvar aórtica, da presença de derrame pericárdico e da função ventricular. O ETE possui sensibilidade de 98 a 100% e especificidade de 95 a 100% para o diagnóstico de dissecção aórtica do tipo A.[14]

A ressonância magnética (RM) é raramente utilizada no cenário agudo pela instabilidade do paciente ao tempo da aquisição da imagem, mas pode ser considerada para situações específicas. A ecocardiografia transtorácica (ETT) tem sensibilidade e especificidade mais baixas em comparação com o ETE, mas é exame útil, não invasivo, complementar à angio-TC e pode ser usado como exame inicial em pacientes instáveis.[3]

Além desses, a radiografia de tórax, embora não seja suficientemente sensível ou específica para o diagnóstico de dissecção aórtica, pode levantar suspeitas ou sugerir diagnósticos alternativos.[2]

A utilização de biomarcadores como o D-dímero, em combinação com os escores de risco (ADD-RS), pode ajudar a excluir a dissecção aórtica em pacientes com baixa probabilidade pré-teste.[3,12,13]

A operabilidade da DAAT é atualmente baseada em um processo de tomada de decisão não padronizado e carece de um modelo de avaliação de risco específico da doença que possa prever a mortalidade. O *UK* Score e o GERAADA Score ajudam nessa predição de risco operatório, porém ainda existe controvérsia sobre quais os fatores que devem ser considerados durante a avaliação pré-operatória e sobre o processo de tomada de decisão para avaliar o risco, o tipo de operação e previsão da mortalidade operacional.[12,15]

COMPLICAÇÕES

- Regurgitação aórtica aguda: ocorre frequentemente em dissecções do tipo A, nas quais a dissecção envolve a raiz da aorta e pode afetar a válvula aórtica, levando à regurgitação aórtica aguda. Isso pode resultar em insuficiência cardíaca aguda e até mesmo a edema agudo de pulmão.[2,11]
- Isquemia miocárdica: a delaminação da raiz da aorta pode comprometer os óstios das artérias coronárias, especialmente a artéria coronária direita, resultando em isquemia miocárdica ou infarto do miocárdio. Esse é um risco significativo em dissecções do tipo A.[2,11]
- Tamponamento cardíaco: a ruptura da dissecção no pericárdio pode causar tamponamento cardíaco, complicação potencialmente fatal que requer intervenção imediata.[2,11]
- AVC: a dissecção pode envolver os ramos do arco aórtico, levando a déficits de perfusão cerebral e AVC. A incidência de AVC nas dissecções proximais é significativa e está associada a aumento na morbidade hospitalar.[11]
- Síndromes de má perfusão: a dissecção pode causar má perfusão de vários órgãos, dependendo de quais ramos arteriais são afetados. Esse fenômeno pode comprometer a perfusão espinhal (causando paraplegia), mesentérica (causando isquemia intestinal), renal (levando à lesão renal aguda) e de extremidades (resultando em perda de pulsos e disfunção sensório-motora).[11,16,17]

TRATAMENTO

Na DAA tipo A, que envolve a aorta ascendente, a intervenção cirúrgica emergencial é o tratamento-padrão. A cirurgia visa prevenir complicações fatais, como ruptura aórtica, tamponamento cardíaco, regurgitação aórtica aguda e isquemia miocárdica (entre outras). A mortalidade associada ao tratamento medicamentoso isolado é significativamente maior quando comparada com a intervenção cirúrgica, com taxas de mortalidade média em torno de 57% *versus* 18% para a cirurgia, conforme dados diversos registros interacionais de dissecção aguda.[2,3,11] A cirurgia geralmente envolve a substituição da aorta ascendente e, dependendo da extensão da delaminação, da localização do orifício de entrada e de déficits de perfusão distal, pode ser necessária a substituição do arco aórtico com colocação de *stent* na aorta descendente. Proximalmente, pode ser necessária a reconstrução da raiz da aorta com a preservação valvar ou substituição por conduto valvulado (Figuras 2 e 3).[3,11]

PROGNÓSTICO

O prognóstico da DAA varia significativamente entre os tipos A e B, bem como na presença de possíveis complicações e no tratamento recebido. A dissecção do tipo A é altamente letal se não tratada cirurgicamente, com mortalidade de 1 a 2% por hora nas primeiras 24 a 48 horas após o início dos sintomas.[2] A intervenção cirúrgica em caráter emergencial é essencial para me-

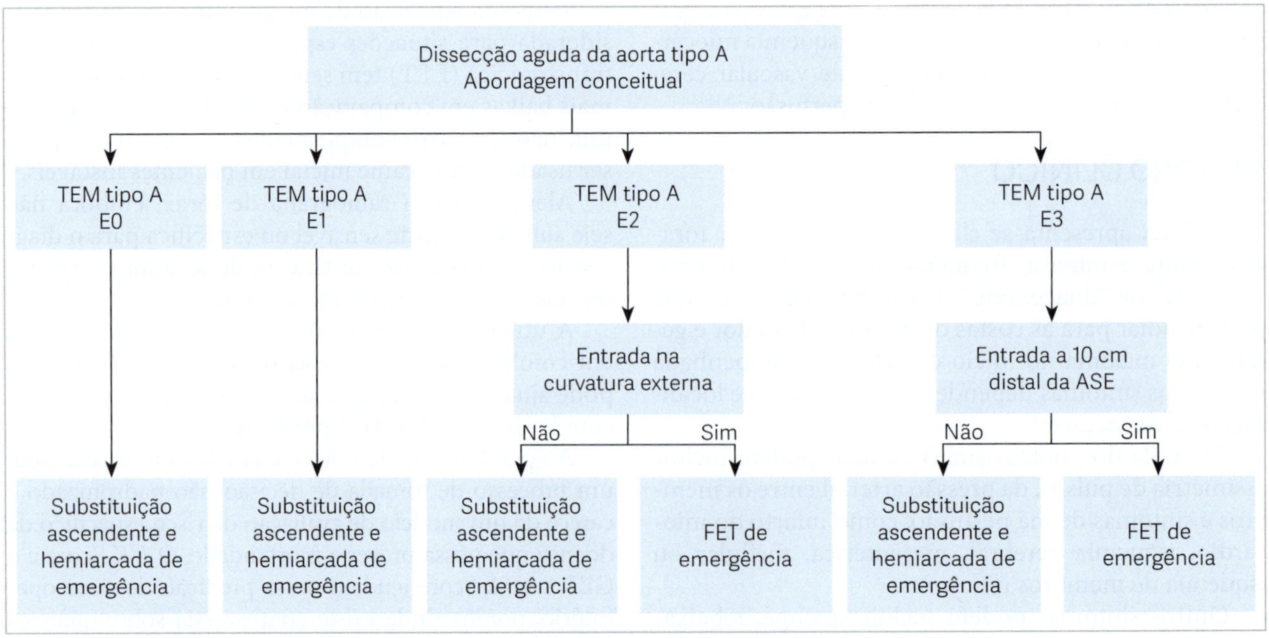

FIGURA 2 Extensão do tratamento para dissecção aórtica aguda tipo A.

ASE: artéria subclávia esquerda; E0: nenhuma entrada visível; E1: entrada ascendente; E2: entrada no arco aórtico; E3: entrada descendente; FET: *frozen elephant trunk*.

Fonte: adaptada de Czerny et al. (2024).[8]

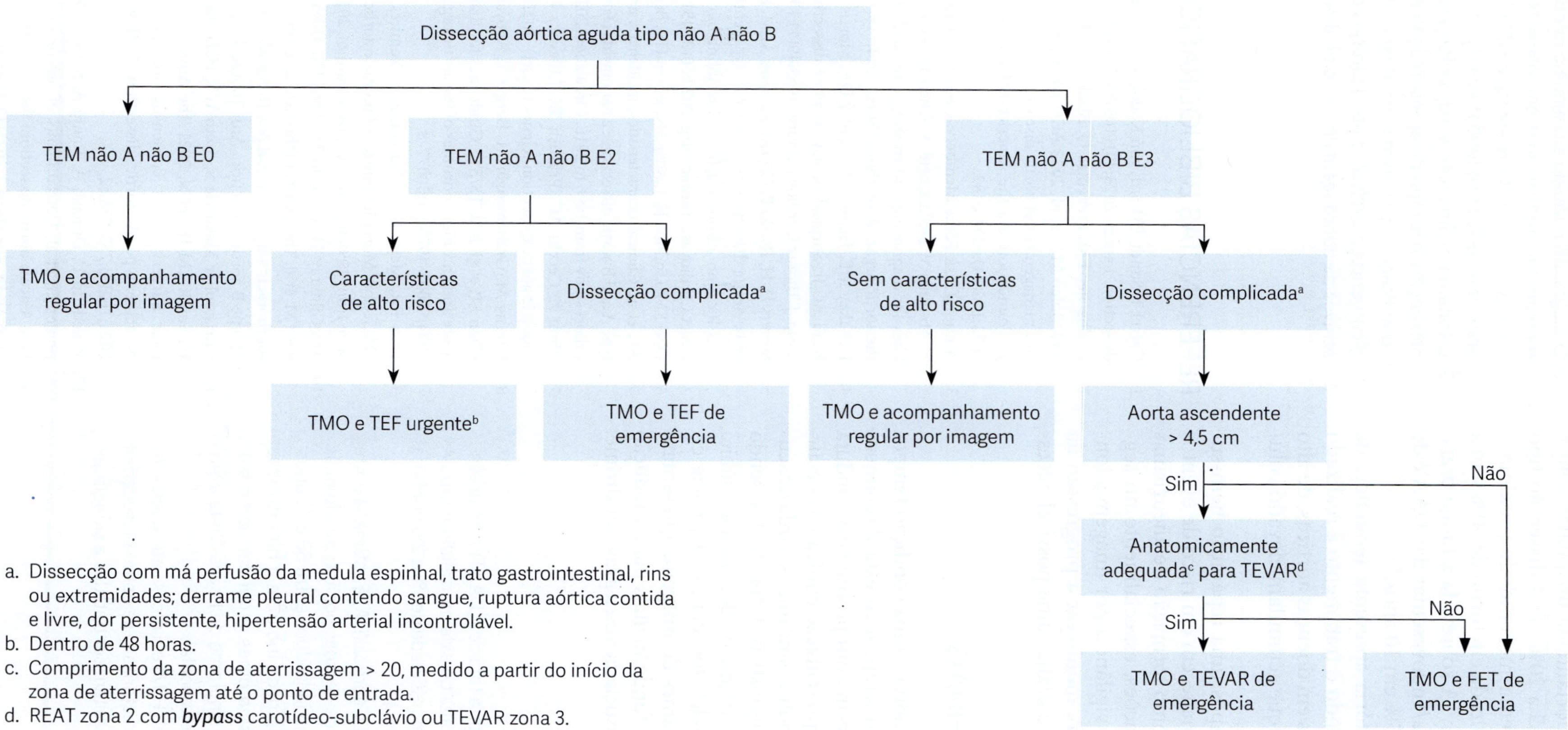

a. Dissecção com má perfusão da medula espinhal, trato gastrointestinal, rins ou extremidades; derrame pleural contendo sangue, ruptura aórtica contida e livre, dor persistente, hipertensão arterial incontrolável.
b. Dentro de 48 horas.
c. Comprimento da zona de aterrissagem > 20, medido a partir do início da zona de aterrissagem até o ponto de entrada.
d. REAT zona 2 com ***bypass*** carotídeo-subclávio ou TEVAR zona 3.

FIGURA 3 Estratégia de tratamento para dissecção aórtica tipo não A não B.
Fonte: adaptada de Czerny et al. (2024).
FET: *frozen elephant trunk;* TEVAR: reparo endovascular da aorta torácica; TMO: terapia médica otimizada.

lhorar a sobrevida, e a mortalidade hospitalar com a cirurgia pode variar de 15 a 20%.[3] Já a dissecção tipo B não complicada apresenta mortalidade próxima a 10% em 30 dias e a complicada em torno de 50% sem a intervenção endovascular.[2] A sobrevida a longo prazo após a reparação cirúrgica/endovascular das DAA é de aproximadamente 60 a 65% em 10 anos.[2]

A mortalidade operatória apresenta tendência de redução significativa quando o tratamento é realizado em centros especializados em doenças aórticas, de alto volume e com cirurgiões que acumulam elevado volume de procedimentos.[11]

Além disso, mesmo após uma reparação bem-sucedida, os pacientes permanecem em risco de eventos aórticos subsequentes, como formação de aneurismas e necessidade de reoperações, especialmente no segmento distal da aorta.[3] A vigilância por imagem a longo prazo é necessária para monitorar a progressão da doença aórtica residual e a avaliar uma possível necessidade de reintervenção.[2,3,11]

CONSIDERAÇÕES FINAIS

A dissecção aguda da aorta é uma condição tempo-dependente, cujo sucesso terapêutico está diretamente relacionado ao reconhecimento precoce e à conduta imediata e adequada. A apresentação clínica inespecífica e a sobreposição com outras síndromes cardiovasculares impõem desafios diagnósticos importantes, sendo crucial a suspeição clínica diante de dor torácica súbita e intensa. Centros especializados, com experiência cirúrgica e acesso ágil a exames de imagem, apresentam melhores desfechos e são fundamentais para a redução da elevada mortalidade associada a essa grave síndrome.

PONTOS-CHAVE

1. A dissecção aguda da aorta torácica (DAAT) é emergência cardiovascular com alta taxa de mortalidade (tipo A de Stanford apresenta mortalidade de 1% a 2% por hora nas primeiras 24-48 horas).
2. A incidência de dissecção aórtica (DA) é estimada entre 5 e 30 casos por milhão de pessoas por ano, sendo mais comum em homens e em indivíduos entre 50 e 70 anos.
3. Os principais fatores de risco incluem a hipertensão arterial sistêmica e as síndromes genéticas como síndrome de Marfan (SM), síndrome de Loeys-Dietz e síndrome de Ehlers-Danlos vascular.
4. O hematoma intramural (HIM) e a úlcera aterosclerótica penetrante (UPA) caracterizam-se como dissecções atípicas da aorta e necessitam ser tratadas à semelhança das dissecções típicas.
5. O diagnóstico rápido e o manejo imediato são fundamentais para reduzir suas complicações fatais.
6. O ecocardiograma transesofágico (ETE) e a angiotomografia (angio-TC) são fundamentais para o diagnóstico.
7. O tratamento imediato varia conforme a localização da dissecção, o tempo da apresentação e a presença de complicações, podendo variar desde o tratamento medicamentoso exclusivo até a cirurgia de emergência, através de abordagem convencional ou endovascular.

REFERÊNCIAS BIBLIOGRÁFICAS

1. Carrel T, Sundt TM 3rd, von Kodolitsch Y, Czerny M. Acute aortic dissection. Lancet. 2023;401(10378):773-88.
2. Isselbacher EM, Preventza O, Black 3rd JH, Augoustides JG, Beck AW, Bolen MA, et al. 2022 ACC/AHA guideline for the diagnosis and management of aortic disease. American College of Cardiology Foundation and the American Heart Association. Circulation. 2022;146(24):e334-e482.
3. Authors/Task Force Members; Czerny M, Grabenwöger M, Berger T, Aboyans V, Della Corte A, Chen EP, et al. EACTS/STS Guidelines for diagnosing and treating acute and chronic syndromes of the aortic organ. Ann Thorac Surg. 2024;118(1):5-115.
4. Debakey ME, Henly WS, Cooley DA, Morris GC Jr, Crawford ES, Beall AC Jr. Surgical management of dissecting aneurysms of the aorta. J Thorac Cardiovasc Surg. 1965;49(1):130-49.
5. Sievers H-H, Rylski B, Czerny M, Baier ALM, Kreibich M, Siepe M, et al. Aortic dissection reconsidered: type, entry site, malperfusion classification adding clarity and enabling outcome prediction. Interact Cardiovasc Thorac Surg. 2020;30(3):451-7.
6. Obel LM, Lindholt JS, Lasota AN, Jensen HK, Benhassen LL, Mørkved AL, et al. Clinical characteristics, incidences, and mortality rates for type A and B aortic dissections: a nationwide Danish population-based cohort study from 1996 to 2016. Circulation. 2022;146(25):1903-17.
7. Zhou Z, Cecchi AC, Prakash SK, Milewicz DM. Risk factors for thoracic aortic dissection. Genes (Basel). 2022;13(10):1814.
8. Czerny M, Grabenwöger M, Berger T, Aboyans V, Della Corte A, Chen EP, et al. EACTS/STS Guidelines for diagnosing and treating acute and chronic syndromes of the aortic organ. Ann Thorac Surg. 2024;S0003-4975(24)00077-8.
9. Dias RR, Mejia OAV, Fernandes F, Ramires FJA, Mady C, Stolf NAG, et al. Mortality impact of thoracic aortic disease in São Paulo state from 1998 to 2007. Arq Bras Cardiol. 2013;101(6):528-35.
10. MacGillivray TE, Gleason TG, Patel HJ, Aldea GS, Bavaria JE, Beaver TM, et al. The society of thoracic surgeons/American association for thoracic surgery clinical practice guidelines on the management of type B aortic dissection. Ann Thorac Surg. 2022;113(4):1073-92.
11. Christopher Malaisrie S, Szeto WY, Halas M, Girardi LN, Coselli JS, Sundt TM III, et al. 2021 The American Association for Thoracic Surgery expert consensus document: Surgical treatment of acute type A aortic dissection. J Thorac Cardiovasc Surg. 2021;162(3):735-758.e2.
12. Benedetto U, Dimagli A, Kaura A, Sinha S, Mariscalco G, Krasopoulos G, et al. Determinants of outcomes following surgery for type A acute aortic dissection: the UK National Adult Cardiac Surgical Audit. Eur Heart J. 2021;43(1):44-52.

13. Ren S, Essat M, Pandor A, Goodacre S, Ren S, Clowes M, et al. Diagnostic accuracy of the aortic dissection detection risk score alone or with D-dimer for acute aortic syndromes: Systematic review and meta-analysis. PLoS One. 2024;19(6):e0304401.
14. Carroll BJ, Schermerhorn ML, Manning WJ. Imaging for acute aortic syndromes. Heart. 2020;106(3):182-9.
15. Rogers AM, Hermann LK, Booher AM, Nienaber CA, Williams DM, Kazerooni EA, et al. Sensitivity of the aortic dissection detection risk score, a novel guideline-based tool for identification of acute aortic dissection at initial presentation: results from the international registry of acute aortic dissection. Results from the International Registry of Acute Aortic Dissection. Circulation. 2011;123(20):2213-8.
16. Goel NJ, Kelly JJ, Patrick WL, Zhao Y, Bavaria JE, Ouzounian M, et al. Malperfusion in patients with acute type a aortic dissection: a nationwide analysis. Ann Thorac Surg. 2025;119(5):980-9.
17. Dell'Aquila AM, Wisniewski K, Georgevici AI, Szabó G, Onorati F, Rossetti C, et al. Malperfusion syndrome in patients undergoing repair for acute type A aortic dissection: Presentation, mortality, and utility of the Penn classification. J Thorac Cardiovasc Surg. 2024:S0022-5223(24)01030-4.

46

Emergências associadas às valvopatias

Tarso Augusto Duenhas Accorsi
Alberto Rodolpho Hüning
Luiz Francisco Cardoso
Flávio Tarasoutchi

SUMÁRIO

FLUXOGRAMA ATUAL DE ATENDIMENTO: ABORDAGEM EM TRÊS ETAPAS

A abordagem recomendada para o manejo de emergências associadas às valvopatias é estruturada em três fases críticas.

Inicialmente, o reconhecimento da potencial presença de valvopatia no ambiente do pronto-socorro (PS)/departamento de emergência (DE) é essencial. Posteriormente, avança-se para a investigação diagnóstica aprofundada utilizando exames complementares. Dada a possibilidade de não disponibilidade imediata da ecocardiografia, que se estabelece como o exame de escolha para o diagnóstico, torna-se crucial a identificação precoce de indicativos de valvopatia mediante recursos mais acessíveis no PS/DE, como o eletrocardiograma (ECG), a radiografia torácica e a ultrassonografia *point-of-care* (POCUS). A presença de sinais alarmantes nessas avaliações preliminares deve precipitar a realização de ecocardiografia detalhada e a consequente estratificação da gravidade do quadro. A fase conclusiva do protocolo de atendimento engloba o diagnóstico confirmatório e a implementação de intervenções terapêuticas iniciais destinadas a endereçar as principais complicações emergenciais associadas às doenças valvares cardíacas (Figura 1).

PRIMEIRA FASE: IDENTIFICAÇÃO PRELIMINAR NO AMBIENTE DE EMERGÊNCIA

A detecção inicial de valvopatia no PS decorre primariamente da análise da história clínica do paciente. Sintomas cardiovasculares tendem a manifestar-se em fases mais avançadas das valvopatias, tanto em válvulas cardíacas nativas quanto em próteses, fazendo parte do progresso natural dessas condições. Ocasionalmente, os sintomas podem também apresentar-se de forma abrupta. Os sinais e sintomas mais relevantes associados a valvopatias são compilados no Quadro 1.

No entanto, é a observação de alterações no exame físico, sobretudo a detecção de sopro cardíaco, que se destaca como o indicativo mais crítico. A Figura 2 exibe os principais sopros cardíacos.

As condições inerentes ao ambiente de emergência, incluindo a falta de privacidade, a presença excessiva de pessoas, níveis elevados de ruído e a limitação de tempo por paciente, podem comprometer a realização efetiva da anamnese e do exame físico. Adicionalmente, sopros cardíacos específicos, como os de regurgitação aórtica ou mitral aguda, podem não ser facilmente perceptíveis em razão da mínima diferença de pressão

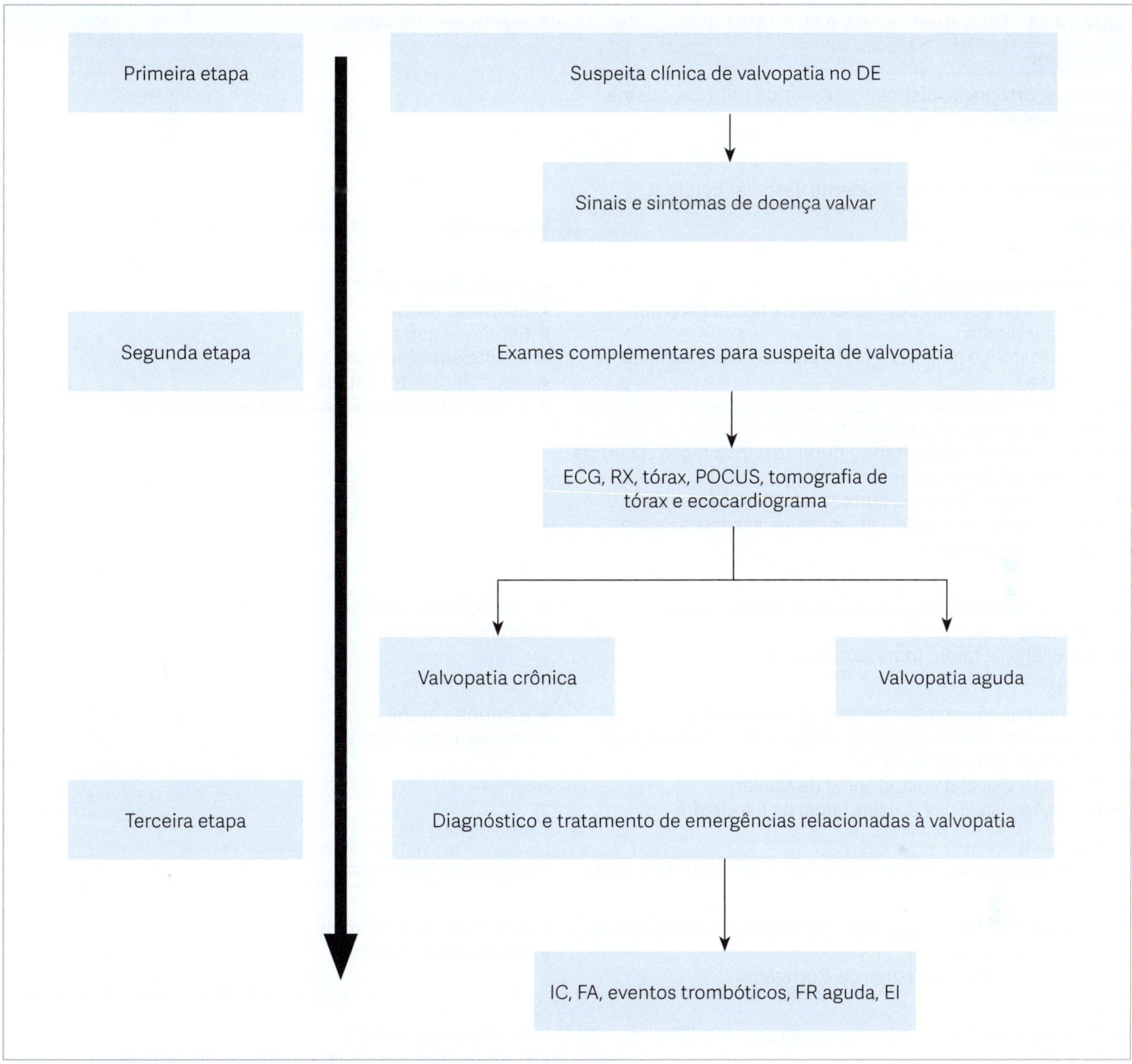

FIGURA 1 Emergências relacionadas à doença valvular cardíaca.

DE: departamento de emergência; ECG: eletrocardiograma; EI: endocardite infecciosa; FA; fibrilação atrial; FR: febre reumática; IC: insuficiência cardíaca; POCUS: ultrassonografia *point-of-care;* RX: radiografia.

Fonte: adaptada de Tarasoutchi et al. (2020).

entre as câmaras cardíacas. O estresse respiratório do paciente também pode influenciar na auscultação desses sopros. Portanto, é fundamental que os profissionais de saúde no PS mantenham alta suspeita clínica diante de possíveis casos de valvopatia durante o atendimento de emergências cardiovasculares.

SEGUNDA FASE: AVALIAÇÃO DIAGNÓSTICA COMPLEMENTAR EM CASOS SUSPEITOS DE VALVOPATIA

Emergências oriundas de valvopatias são, em grande parte, caracterizadas por graves disfunções valvares, condição vinculada a amplas modificações anatômicas cardíacas. A inspeção inicial, que inclui o uso do ECG, radiografia torácica, POCUS e, ocasionalmente, tomografia computadorizada do tórax, é essencial para antecipar o diagnóstico de valvopatias.

Os principais achados de ECG e radiografia associados à valvopatia anatomicamente significativa crônica estão relacionados na Figura 3.

A avaliação por POCUS tornou-se essencial em medicina de urgência. O diagnóstico sindrômico de insuficiência cardíaca tem alta acurácia com a impressão clínica influenciada pela avaliação ultrassonográfica pulmonar evidenciando congestão (múltiplas linhas B

QUADRO 1 Principais sinais e sintomas associados às emergências em valvopatias

Sintomas	
Dispneia, ortopneia, dispneia paroxística noturna, edema Dor no peito Síncope Palpitação Eventos embólicos como acidente vascular cerebral	
Sinais	**Valvopatia**
Sopro: ▪ Holossistólico no íctus ▪ Sistólico crescendo-decrescendo na borda esternal superior direita ▪ Som diastólico no íctus, geralmente com um estalido de abertura ▪ Diastólico decrescendo detectado geralmente no terceiro espaço intercostal à esquerda ▪ Holossistólico, aumentando durante a inspiração na borda esternal inferior esquerda ▪ Sopro médio diastólico curto, mais alto no íctus na ausência de um estalido de abertura, associado a um sopro holossistólico	▪ Insuficiência mitral ▪ Estenose aórtica ▪ Estenose mitral ▪ Insuficiência aórtica ▪ Insuficiência tricúspide ▪ Valvulite mitral na FR aguda (Carey-Coombs)
Pulso: ▪ Pulso em martelo d'água (pulso de Watson ou de Corrigan) ▪ Pulso lento e tardio (*parvus et tardus*)	▪ Insuficiência aórtica ▪ Estenose aórtica
Cabeça: ▪ Bochechas rosadas/arroxeadas (fácies mitral) ▪ Movimento rítmico da cabeça seguindo os batimentos cardíacos (sinal de Musset) ▪ Pulsação visível da úvula (sinal de Muller) ▪ Pulsação visível das pupilas (sinal de Landolffi)	▪ Estenose mitral ▪ Regurgitação aórtica
Olhos: Hemorragia retiniana com centro pálido (manchas de Roth)	Endocardite infecciosa
Pescoço: ▪ Pulsações sistólicas gigantes com onda V proeminentes (sinal de Lancisi) ▪ Dança das carótidas (sinal de Corrigan)	▪ Insuficiência tricúspide ▪ Insuficiência aórtica
Mãos: ▪ Pulsação capilar à leve compressão da unha (sinal de Quincke) ▪ Baqueteamento digital ▪ Hemorragia Splinter	▪ Insuficiência aórtica ▪ Cardiopatias congênitas, endocardite infecciosa ▪ Endocardite infecciosa
Abdome: Pulsação do baço (sinal de Gerhardt) e fígado (sinal de Rosenbach)	Insuficiência aórtica
Pele: ▪ Nódulos subcutâneos ▪ Eritema *marginatum* ▪ Nódulos de Osler ▪ Nódulos de Janeway ▪ Petéquias	▪ Febre reumática aguda ▪ Endocardite infecciosa

FR: febre reumática.

em vários campos pulmonares) (Figura 4). Todo paciente com diagnóstico de insuficiência cardíaca deve ser suspeito para valvopatia.

A avaliação cardíaca com POCUS, utilizando princípios ecocardiográficos, pode auxiliar no diagnóstico das valvopatias. Propõe-se a abordagem denominada ValvUS, com avaliação do aspecto e da mobilidade valvar pela modalidade bidimensional, além de avaliação da aceleração do fluxo (*aliasing*) pela valva e fluxo regurgitante pelo mapeamento a cores. A análise da janela

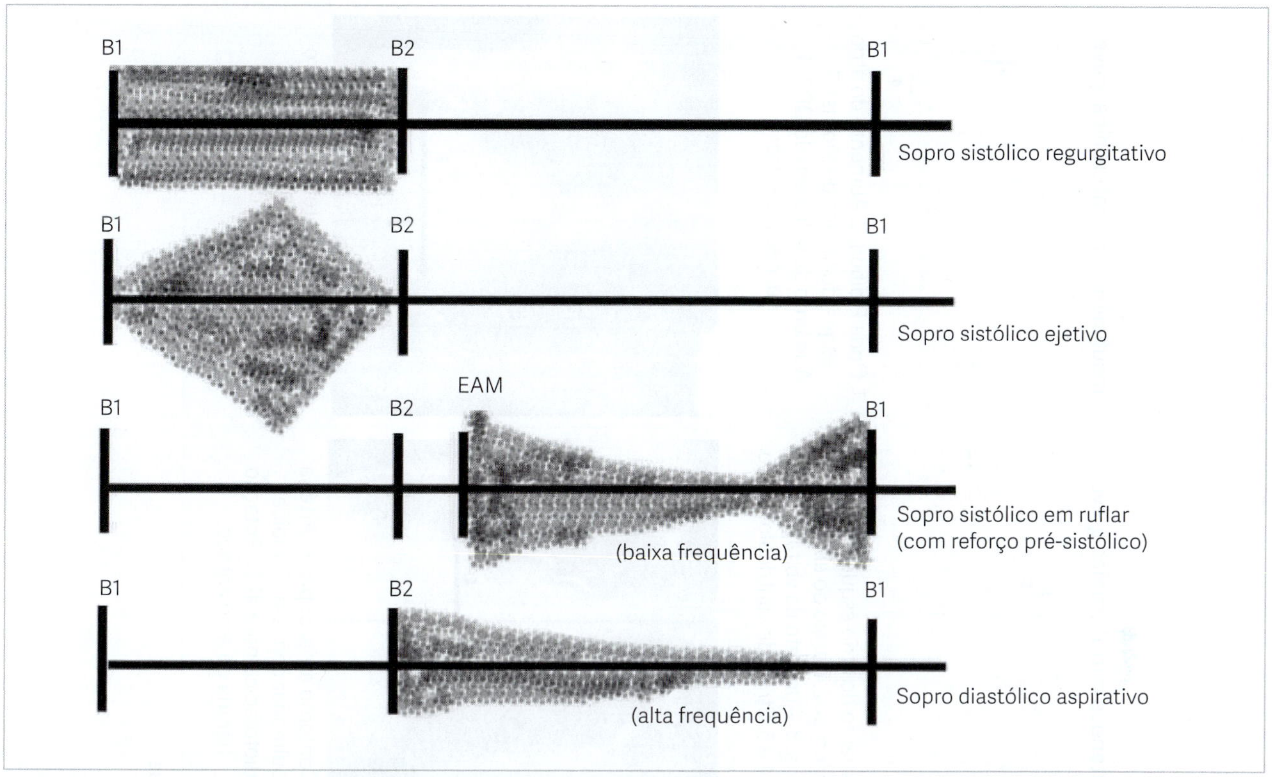

FIGURA 2 Principais sopros cardíacos. Sopro sistólico regurgitativo mitral é indicativo de insuficiência mitral; sopro sistólico ejetivo aórtico é indicativo de estenose aórtica; sopro diastólico em ruflar mitral é indicativo de estenose mitral; sopro diastólico aspirativo aórtico é indicativo de insuficiência aórtica.

paraesternal eixo longo, apical 2 e 3 câmaras permite a avaliação adequada dos critérios citados. Além da análise valvar, a repercussão ventricular, com detecção de hipertrofia concêntrica e excêntrica, pode ser realizada pela observação das mesmas janelas (Figuras 5 e 6).

Valvopatias crônicas significativas

Estenose aórtica crônica significativa

A EAo significativa promove a hipertrofia concêntrica do ventrículo esquerdo (VE), detectável por meio do ECG, radiografia do tórax e POCUS. Este último também pode identificar a calcificação da válvula aórtica com mobilidade reduzida. A tomografia auxilia na detecção e quantificação da calcificação aórtica, servindo como um indicativo crucial de EAo significativa. O parâmetro ecocardiográfico mais relevante é a diminuição da área valvar aórtica (Quadro 2).

Insuficiência aórtica crônica significativa

O remodelamento excêntrico do VE destaca-se como a característica predominante da insuficiência aórtica (IAo), identificável por exames realizados diretamente no leito do paciente. Os critérios ecocardiográficos para IAo apoiam-se em medidas quantitativas do fluxo regurgitante (Quadro 2).

Estenose mitral crônica significativa

A estenose mitral (EMi) destaca-se como um fator contribuinte para a insuficiência cardíaca (IC), sem implicar sobrecarga do ventrículo esquerdo (VE). O diagnóstico de EMi significativa pode revelar sobrecarga atrial esquerda, hipertensão pulmonar, além de um remodelamento secundário das câmaras cardíacas direitas. Os parâmetros ecocardiográficos fundamentam-se na diminuição da área da válvula mitral e na presença de calcificação (Quadro 2).

Insuficiência mitral crônica significativa

Entre as valvopatias, a IMi figura como uma das mais comuns. Caracteriza-se por uma sobrecarga atrial esquerda e um remodelamento excêntrico do VE, considerado de intensidade moderada. A quantificação ecocardiográfica do fluxo regurgitante fornece a base para os critérios diagnósticos dessa condição. A diferenciação entre a IM primária e a secundária é crucial para a estratégia terapêutica a longo prazo (Quadro 2).

Valvopatias agudas significativas

Predominantemente, as valvopatias agudas manifestam-se como IMi ou IAo. Entre as causas mais frequentes estão a endocardite infecciosa (EI), a febre reumática

	Estenose aórtica crônica grave	Insuficiência aórtica crônica grave	Estenose mitral crônica grave	Insuficiência mitral crônica grave
Eletrocardiograma	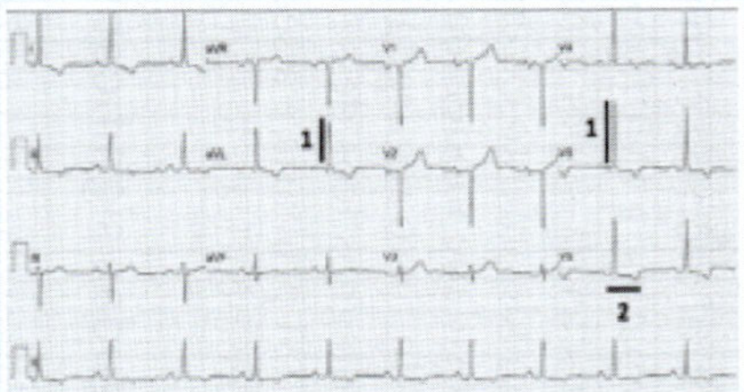 1. Aumento da voltagem nos complexos. QRS laterais 2. *Strain*.	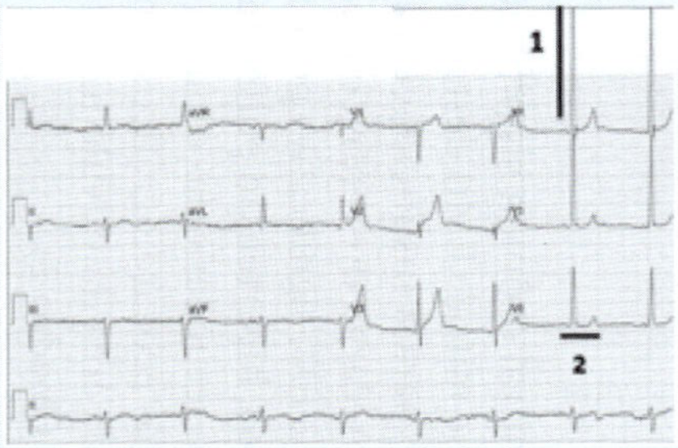 1. Aumento da voltagem. 2. Ausência de *strain*.	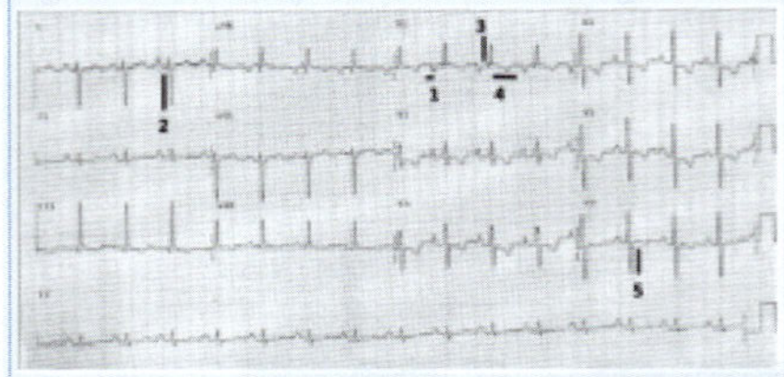 1. Aumento do átrio esquerdo (índice de Morris). 2. Desvio do eixo para a direita. 3. Aumento da voltagem do QRS. 4 e 5. *Strain* de ventrículo direito.	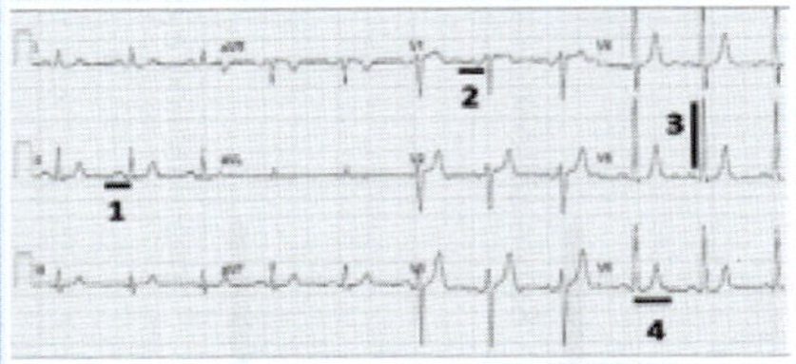 1. Onda P bífida. 2. Aumento do átrio esquerdo (índice de Morris). 3. Aumento da voltagem do QRS. 4. Ausência de *strain*.
Radiografia do tórax	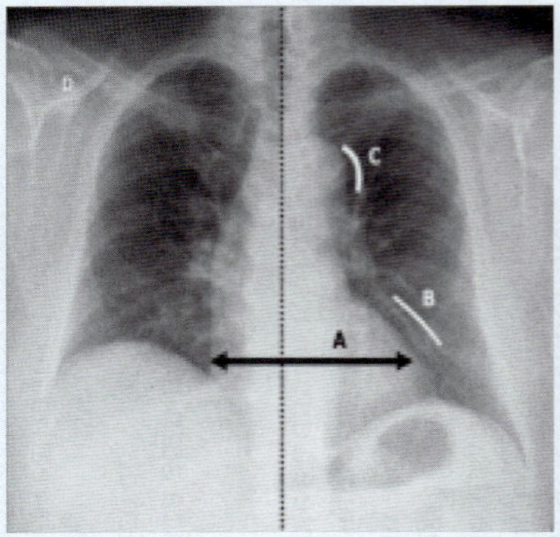 A. Índice cardiotorácico normal. B. Silhueta cardíaca esquerda com leve convexidade. C. Calcificação na topografia do arco aórtico.	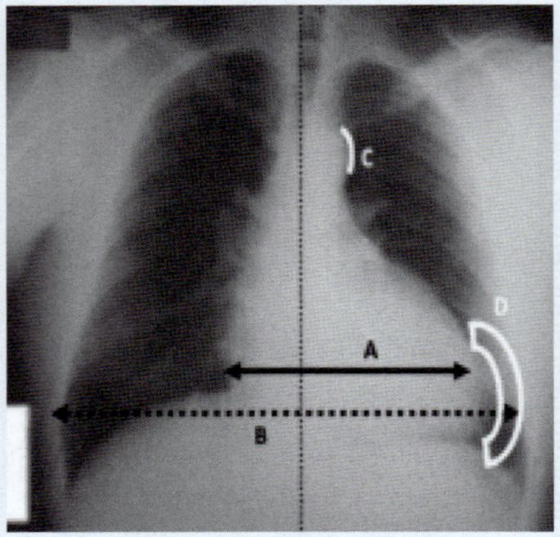 A e B. Índice cardiotorácico aumentado: diâmetro cardíaco (A) maior que 50% do diâmetro torácico. (B). C. Aorta alongada. D. Silhueta convexa.	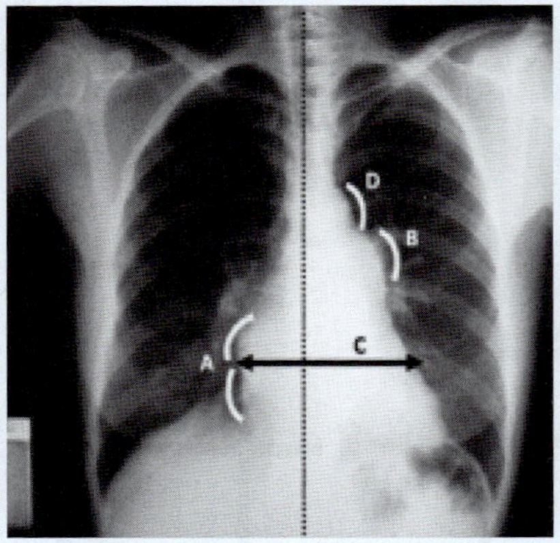 A. Contorno atrial duplo. B. Artéria pulmonar convexa. C. Índice cardiotorácico normal. D. Rotação horária do arco aórtico.	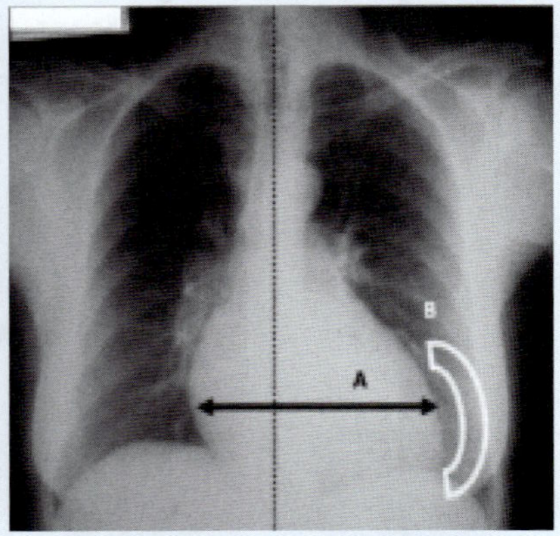 A. Aumento discreto do diâmetro cardíaco. B. Silhueta cardíaca levemente convexa.

FIGURA 3 Achados típicos de eletrocardiograma e radiografia de tórax em valvopatias significativas.

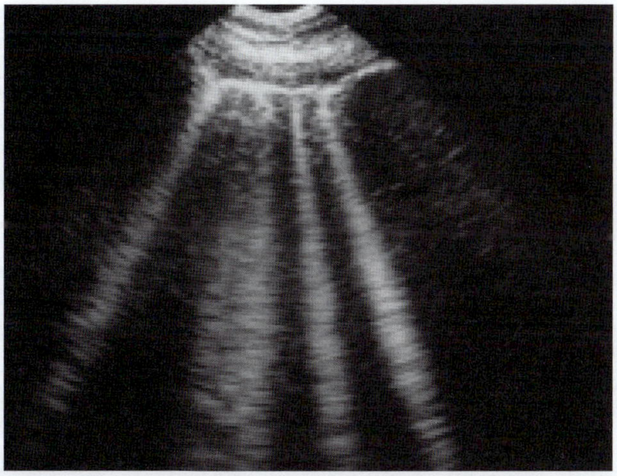

FIGURA 4 Múltiplas linhas B em avaliação com POCUS pulmonar em paciente com valvopatia e insuficiência cardíaca.

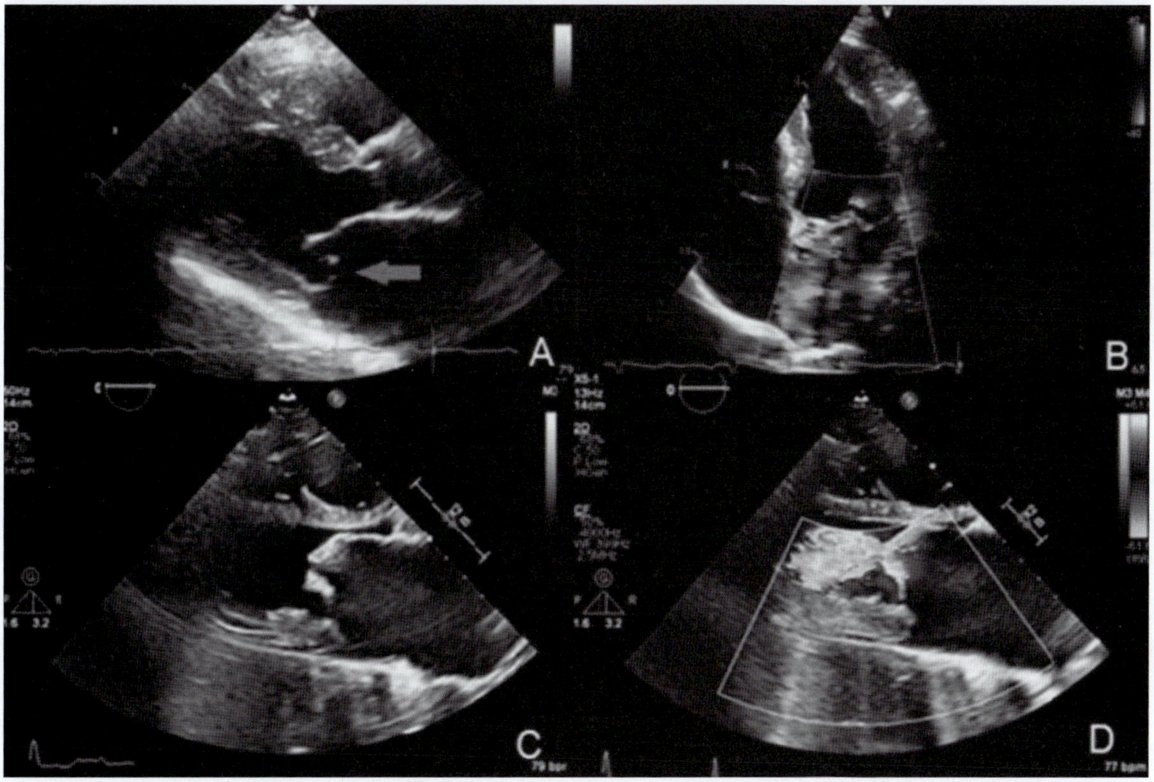

FIGURA 5 Protocolo ValvUS para detecção de valvopatia mitral por meio de POCUS. A: janela paraesternal eixo longo, análise bidimensional, evidenciando prolapso da cúspide posterior da valva mitral. B: mapeamento a cores, na janela apical, evidenciando fluxo regurgitante mitral. C: janela paraesternal eixo longo, análise bidimensional, evidenciando espessamento e redução da mobilidade da valva mitral, achado típico de estenose mitral. D: mapeamento a cores, na janela paraesternal esquerda eixo longo, evidenciando aceleração do fluxo pela valva mitral, configurando estenose mitral.
(Veja imagem colorida no encarte no final do livro.)

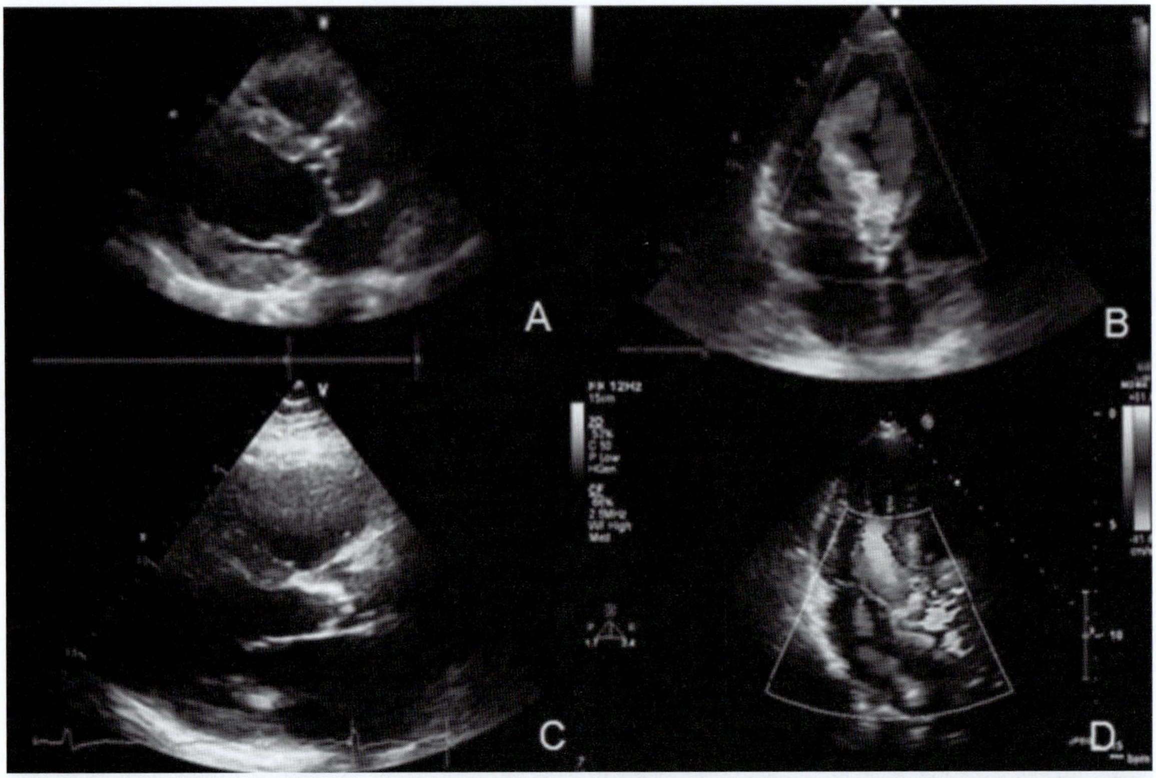

FIGURA 6 Protocolo ValvUS para detecção de valvopatia aórtica por meio de POCUS. A: janela paraesternal eixo longo, análise bidimensional, dilatação do anel aórtico e remodelamento excêntrico ventricular esquerdo. B: mapeamento a cores, na janela apical, evidenciando fluxo regurgitante aórtico. C: janela paraesternal eixo longo, análise bidimensional, evidenciando espessamento e redução da mobilidade da valva aórtica, achado típico de estenose aórtica. D: mapeamento a cores, na janela apical 3 câmaras, evidenciando aceleração do fluxo pela valva aórtica, configurando estenose aórtica.
(Veja imagem colorida no encarte no final do livro.)

QUADRO 2 Diagnóstico ecocardiográfico de valvopatias anatomicamente significativas

Valvopatia	Anatomicamente significativa
Estenose aórtica	▪ Velocidade máxima transaórtica ≥ 4 m/s; ou ▪ Gradiente médio transaórtico ≥ 40 mmHg; ou ▪ Área de valva aórtica ≤ 1 cm^2 (ou área indexada ≤ 0,6 cm^2/m^2)
Insuficiência aórtica	▪ Largura do jato ≥ 65% da via de saída do VE; ou ▪ Vena contracta ≥ 0,6 cm; ou ▪ Fluxo holodiastólico reverso na aorta abdominal proximal; ou ▪ Volume regurgitante ≥ 60 mL/batimento; ou ▪ Fração regurgitante ≥ 50%; ou ▪ AER ≥ 0,3 cm^2 ▪ Associada a pelo menos um dos achados anteriores, documentação de dilatação do VE
Estenose mitral	▪ Área de valva mitral ≤ 1,5 cm^2; ou ▪ Tempo de decaimento de meia-pressão na diástole (*diastolic pressure half-time*) ≥ 150 ms
Insuficiência mitral primária	▪ Jato regurgitante central > 40% do AE; ou ▪ Jato regurgitante excêntrico holossistólico; ou ▪ Vena contracta ≥ 0,7 cm; ou ▪ Volume regurgitante ≥ 60 mL; ou ▪ Fração regurgitante ≥ 50%; ou ▪ AER ≥ 0,40 cm^2

AE: átrio esquerdo; AER: área efetiva regurgitante; VE: ventrículo esquerdo.

(FR), complicações de procedimentos intervencionistas como a valvoplastia mitral percutânea e o cateterismo cardíaco, além de rupturas espontâneas de próteses e contusões cardíacas. A IAo pode ser desencadeada por dissecção aórtica do tipo A, e a IMi, por eventos agudos na síndrome coronariana, como tracionamento dos folhetos valvares, ruptura de corda tendínea, ou por cardiomiopatias agudas, a exemplo da síndrome de Takotsubo, cardiomiopatia periparto e viral.

No contexto de valvopatias agudas, alterações específicas no ECG são raras. A radiografia torácica e o POCUS frequentemente apontam para congestionamento pulmonar. Entretanto, padrões assimétricos de edema pulmonar, particularmente no lobo superior direito, sugeridos por IMi aguda, não são suficientes para o diagnóstico definitivo de valvopatia. Portanto, o ecocardiograma mostra-se como o método diagnóstico mais acurado para a identificação de valvopatias agudas.

Avaliação complementar

O peptídeo natriurético cerebral (BNP), um biomarcador prognóstico de renome para doenças cardíacas incluindo a IC, apresenta uma particularidade em pacientes com IC decorrente de valvopatias, mantendo-se frequentemente dentro dos parâmetros normais apesar do evidente remodelamento cardíaco. Nota-se, porém, que elevações no BNP são observadas em casos de EAo, insuficiência aórtica e IMi, correlacionando-se com aumento do átrio esquerdo, elevação da pressão pulmonar, decremento na capacidade de exercício e prognóstico desfavorável. Assim, embora as concentrações de BNP por si sós não constituam um método confiável para a detecção de valvopatias críticas, níveis elevados podem indicar uma perspectiva clínica e funcional menos otimista.

A disfunção ventricular, manifestada pela redução da fração de ejeção do ventrículo esquerdo (FEVE), é comum em estágios avançados de valvopatias, principalmente na insuficiência aórtica e mitral. Utiliza-se o POCUS para avaliar a função sistólica do VE, onde a percepção de uma contração ventricular comprometida alinha-se significativamente com a FEVE mensurada por ecocardiografia. Em um estudo realizado em um centro de cardiologia brasileiro, observou-se que 27,5% dos pacientes com IC secundária a valvopatias apresentavam IMi, seguidos por EAo, insuficiência aórtica e EMi, respectivamente.

A auscultação pulmonar pode parecer normal em pacientes com valvopatias mesmo na presença de congestão pulmonar significativa. O POCUS pulmonar surge como um método diagnóstico eficaz para IC ao identificar pelo menos três linhas B entre duas costelas em duas ou mais áreas bilaterais (Figura 4).

TERCEIRA FASE: MANEJO DE EMERGÊNCIAS VALVARES

O manejo de pacientes com emergências valvares requer uma abordagem especializada. As estratégias para diagnóstico e tratamento da IC, fibrilação atrial (FA), trombose valvar, FR e EI serão aqui discutidas.

Nesta fase crítica, é essencial que o médico de emergência envolva o paciente e uma equipe multidisciplinar no processo decisório, promovendo discussões que englobam cardiologistas clínicos e intervencionistas, ecocardiografistas, cirurgiões cardíacos, infectologistas, anestesiologistas e radiologistas, entre outros especialistas conforme a complexidade do caso.

Insuficiência cardíaca

A IC progressiva resultante de valvopatias crônicas constitui uma das principais razões para atendimento de emergência. Os sintomas de IC por valvopatia assemelham-se aos causados por outras etiologias, incluindo dispneia e ortopneia. A presença de edema pulmonar agudo e instabilidade hemodinâmica pode indicar valvopatia aguda. O choque cardiogênico, mesmo sem hipotensão manifesta, deve ser considerado perante sinais de deterioração clínica.

As valvopatias impactam a dinâmica hemodinâmica cardíaca de maneira distinta, exigindo um plano terapêutico adaptado à fisiopatologia específica de cada condição. A intervenção medicamentosa busca modular a pré-carga, a pós-carga e a contratilidade até que uma solução invasiva definitiva seja viável (Quadros 3 a 5). Cada valvopatia demanda um protocolo terapêutico diferenciado, muitas vezes distinto daquele adotado para outras causas de IC (Figuras 7 e 8).

Em valvopatias críticas como a EAo significativa, prioriza-se o uso de diuréticos, evitando-se betabloqueadores e agentes vasodilatadores que possam reduzir o débito cardíaco.

Fibrilação atrial

Valvopatias frequentemente se manifestam por meio de arritmias, com a FA sendo uma das mais comuns. É imperativo considerar a possibilidade de valvopatia em todos os cenários de FA no PS, especialmente em pacientes que exibem instabilidade hemodinâmica. Estudos indicam que mais de 30% dos pacientes com FA têm alguma forma de valvopatia associada.

A estratégia de cardioversão da FA no PS/DE é adotada exclusivamente quando a instabilidade clínica do paciente é atribuída à arritmia. Contudo, a conduta mais prudente frequentemente envolve o controle da frequência cardíaca e a iniciação de anticoagulação,

QUADRO 3 Tratamento do paciente hipotenso nas emergências associadas às valvopatias

Manejo hemodinâmico no departamento de emergência Manejo da perfusão orgânica em pacientes hipotensos				
Fluidoterapia	**Estenose aórtica**	**Insuficiência aórtica**	**Estenose mitral**	**Insuficiência mitral**
Cristaloides a) Isotônicos b) Evitar soluções hipertônicas e hipotônicas Não há fortes evidências para expansor de volume coloidal	▪ FEVE normal + *"kissing walls"* + VCI < 10 mm + ausência de linhas B altamente dependente da pré-carga	▪ FEVE normal + VCI < 10 mm ▪ + ausência de linhas B	▪ FC < 100 bpm (geralmente em uso de medicação) + diâmetro do VD < diâmetro do VE + ausência de formato de "D" + VCI < 10 mm ▪ + ausência de linhas B	FEVE + diâmetro de VD < diâmetro do VE + ausência de formato de "D" + VCI < 10 mm + ausência de linhas B
Vasopressores	▪ Dobutamina em dose baixa: prevenir taquicardia ▪ Norepinefrina em dose baixa: prevenir taquicardia	▪ Dobutamina ▪ Norepinefrina	▪ Evitar dobutamina: prevenir taquicardia ▪ Norepinefrina em dose baixa: prevenir taquicardia	▪ Dobutamina ▪ Norepinefrina
Fluidoterapia	**Estenose aórtica**	**Insuficiência aórtica**	**Estenose mitral**	**Insuficiência mitral**
Outras drogas	Aminas vasoativas de ação curta podem ser usadas (fenilefrina)	Sem evidência forte	Betabloqueadores (mesmo em pacientes com ritmo sinual), se taquicardia; Aminas vasoativas de ação curta (fenilefrina); Milrinona, se hipertensão pulmonar	Milrinona se hipertensão pulmonar
Balão intra-aórtico	Possível benefício	Contraindicado	Sem evidência	Possível benefício
Intervencionista/ outras estratégias	Considerar valvuloplastia com balão percutâneo como ponte para a intervenção definitiva: oxigenação por membrana extracorpórea como ponte para a intervenção definitiva	Não há forte evidência	Considerar valvuloplastia mitral percutânea com balão se houver critérios favoráveis (anatômicos e ausência de contraindicação)	Dispositivo percutâneo de assistência ventricular como ponte para intervenção definitiva. Não há evidência atual para uso do MitraClip

Atenção: a maioria dos pacientes apresenta congestão. A fluidoterapia não é apropriada e pode induzir desconforto respiratório. Os fluidos devem ser administrados em caso de sinais ultrassonográficos inequívocos de hipovolemia.
FC: frequência cardíaca; FEVE: fração de ejeção do ventrículo esquerdo; VCI: veia cava inferior; VD: ventrículo direito; VE: ventrículo esquerdo.

QUADRO 4 Tratamento do paciente hipoxêmico nas emergências associadas às valvopatias

	Estenose aórtica	Insuficiência aórtica	Estenose mitral	Insuficiência mitral
Ventilação não invasiva: evitar sedação profunda e opioides	Possível, mesmo na hipotensão leve	Possível, mesmo na hipotensão leve	Possível, mesmo na hipotensão leve; evitar na hipertensão pulmonar e/ou disfunção ventricular direita	Possível, mesmo na hipotensão leve; evitar na hipertensão pulmonar e/ou disfunção ventricular direita

(continua)

QUADRO 4 Tratamento do paciente hipoxêmico nas emergências associadas às valvopatias (*continuação*)

Manejo da hipoxemia				
	Estenose aórtica	Insuficiência aórtica	Estenose mitral	Insuficiência mitral
Manejo avançado das vias aéreas; não há fortes evidências para pré-medicação com lidocaína Estratégias de sedação (escolher um): a) Propofol b) Etomidato c) Ketamina d) Midazolam + (escolher um) a) Succinilcolina b) Rocurônio Ventilação mecânica inicial: volume corrente 6 mL/kg, pressão de platô < 30 mmHg, PEEP titulada e pressão motriz (*driving pressure*) < 20 mmHg	A hipotensão geralmente ocorre após a intubação; atenção à escolha dos medicamentos durante a sedação; manter os vasopressores disponíveis	Intubação é geralmente bem tolerada	Evitar ketamina; hipotensão significativa após intubação quando há hipertensão pulmonar	Intubação é geralmente bem tolerada
Diuréticos (furosemida; sem evidência de outras classes no DE)	Administrar somente em caso de congestão pulmonar; evitar em caso de oxigenação compensada	Geralmente necessário	Geralmente necessário	Geralmente necessário

DE: departamento de emergência; PEEP: pressão expiratória final positiva.

QUADRO 5 Tratamento da insuficiência cardíaca manifesta nas emergências associadas às valvopatias

	Estenose aórtica	Insuficiência aórtica	Estenose mitral	Insuficiência mitral
Ritmo A amiodarona pode ser usada em todos os cenários de acordo com a avaliação clinica em pacientes estáveis com arritmia supraventricular aguda	Possível, mesmo na hipotensão leve	Possível, mesmo na hipotensão leve	Possível, mesmo na hipotensão leve; evitar na hipertensão pulmonar e/ou disfunção ventricular direita	Possível, mesmo na hipotensão leve; evitar na hipertensão pulmonar e/ou disfunção ventricular direita
FC	Evitar taquicardia excessiva em ritmo não sinusal com amiodarona, diltiazem, verapamil, esmolol, tartarato de metoprolol, lanatosídeo C	Evitar uso rotineiro de betabloqueadores Diltiazem e esmolol podem ser usados com cuidado	Evitar taquicardia excessiva em todos os ritmos com amiodarona, diltiazem, verapamil, esmolol, tartarato de metoprolol, lanatosídeo C	80-100 bpm Evitar redução intensa Diltiazem e esmolol podem ser usados com cuidado

(*continua*)

QUADRO 5 Tratamento da insuficiência cardíaca manifesta nas emergências associadas às valvopatias (*continuação*)

	Estenose aórtica	Insuficiência aórtica	Estenose mitral	Insuficiência mitral
Pré-carga: POCUS deve monitorizar VCI e outros parâmetros dinâmicos	Evitar diuréticos e nitratos (nitroglicerina, isossorbida)	Em pacientes estáveis com congestão pulmonar, é razoável utilizar vasodilatadores independentemente da classe: nicardipina, hidralazina, captopril e enalapril	Evitar pós-carga baixa (reduz perfusão coronariana)	Prevenir aumento Nitroprussiato Nitroglicerina deve ser uma alternativa Em pacientes estáveis com congestão pulmonar, é razoável utilizar vasodilatadores independentemente da classe: nicardipina, hidralazina, captopril e enalapril
Contratilidade	Levosimendan	Não há forte evidência	Não há forte evidência	Evitar depressão miocárdica

Otimizar curva pressão x volume até o tratamento definitivo.
FA: fibrilação atrial; FC: frequência cardíaca; FEVE: fração de ejeção do ventrículo esquerdo; PAM: pressão arterial média; PEEP: pressão expiratória final positiva; POCUS: ultrassonografia *point-of-care*; VCI: veia cava inferior; VD: ventrículo direito; VE: ventrículo esquerdo.

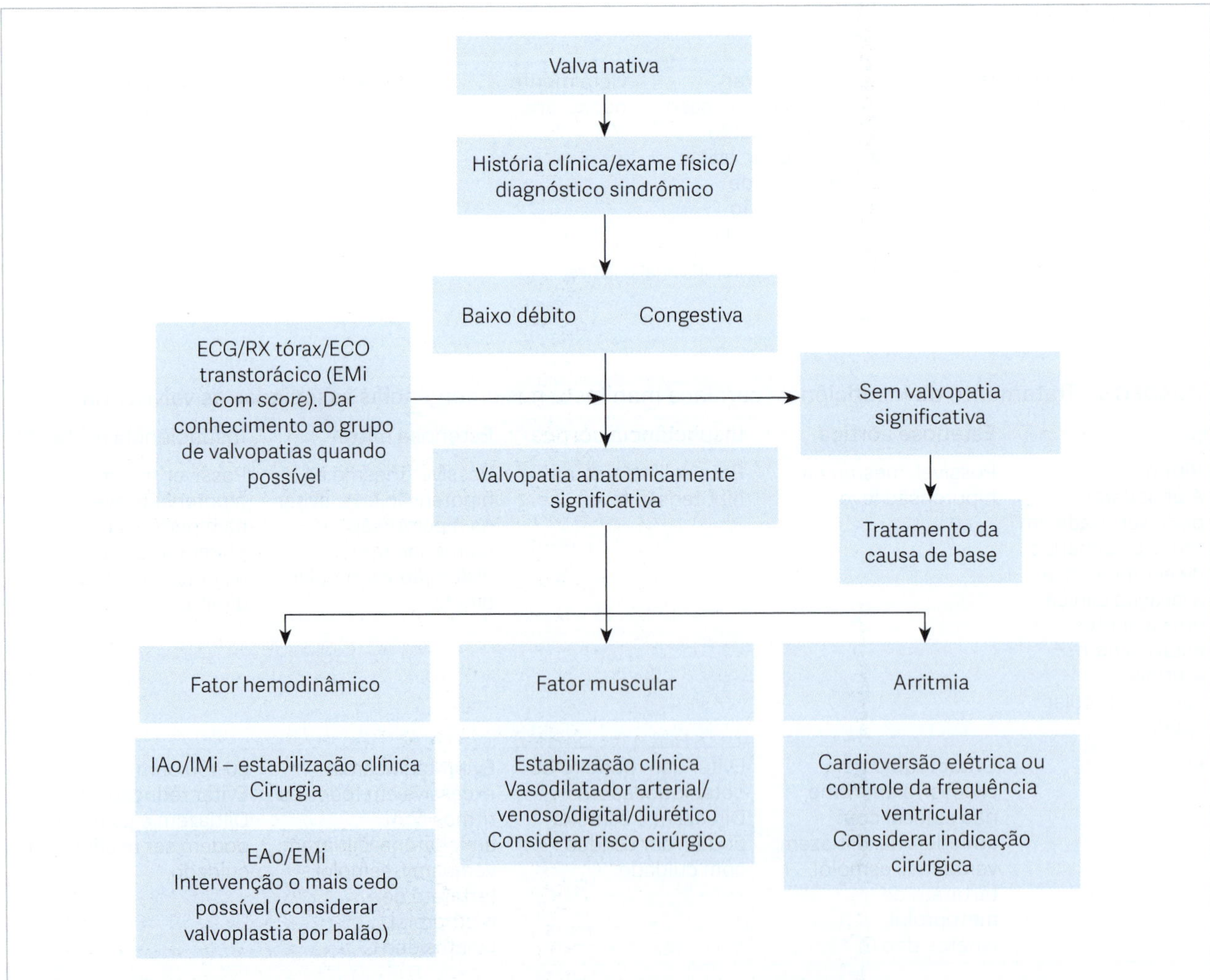

FIGURA 7 Tratamento da emergência associada à valvopatia nativa.

EAo: estenose aórtica; ECG: eletrocardiograma; ECO: ecocardiograma; EMi: estenose mitral; IAo: insuficiência aórtica; IMi: insuficiência mitral; RX: radiografia.

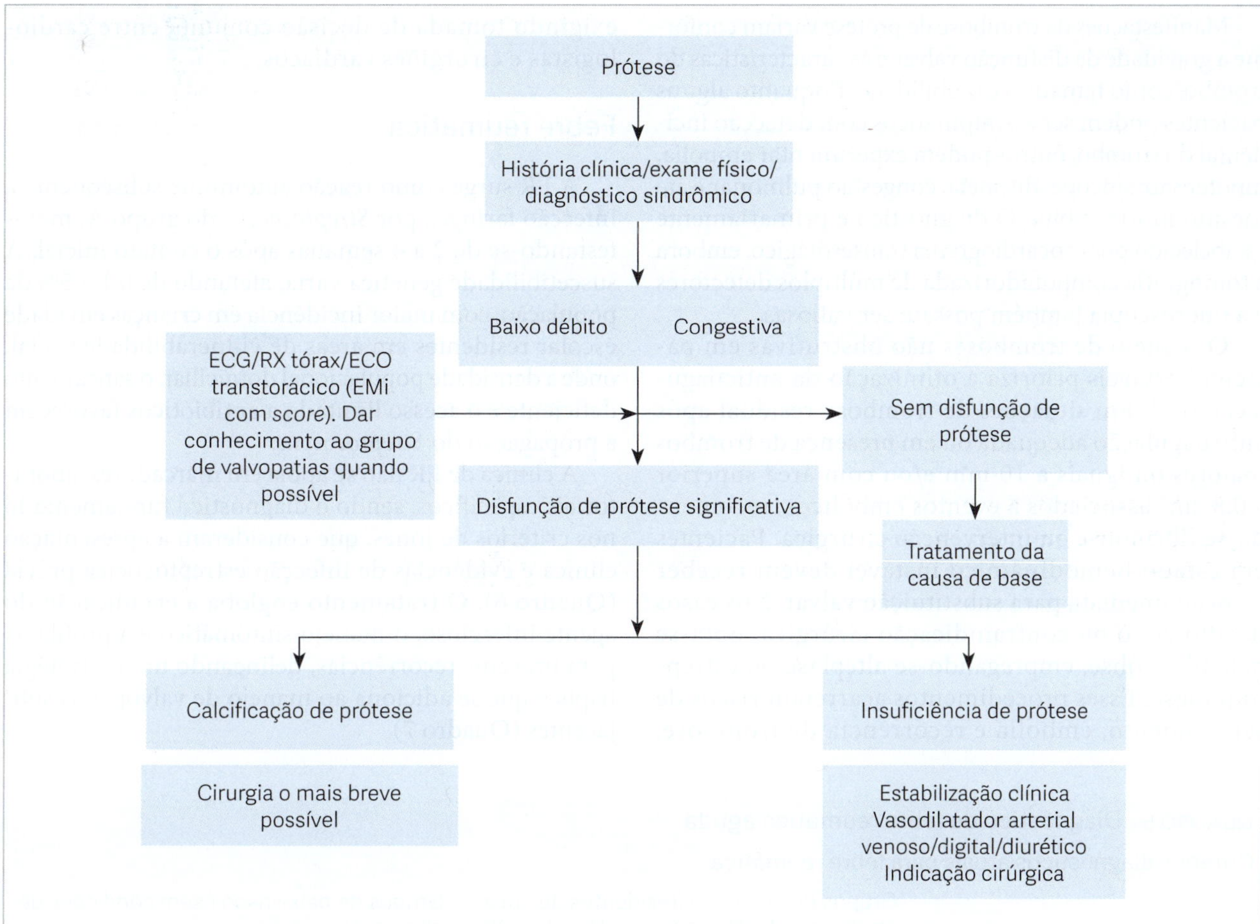

FIGURA 8 Tratamento da emergência associada à prótese valvar.
ECG: eletrocardiograma; ECO: ecocardiograma; EMi: estenose mitral; RX: radiografia.

quando apropriado. Para minimizar o risco de embolização pós-cardioversão, a realização desse procedimento é condicionada à prévia exclusão de trombo atrial via ecocardiograma transesofágico ou após um período de anticoagulação efetiva de 3 semanas.

A manutenção do ritmo sinusal a longo prazo oferece benefícios evidentes, embora o grau de remodelamento atrial possa influenciar negativamente a probabilidade de sucesso da cardioversão e sustentação do ritmo sinusal. Outros fatores de risco para recorrência da FA incluem idade avançada, disfunção renal e outros riscos cardiovasculares.

O risco de acidente vascular cerebral (AVC) eleva-se significativamente em pacientes com FA, sendo as valvopatias responsáveis por uma parcela considerável dos casos de AVC isquêmico em indivíduos entre 15 e 45 anos. Portanto, é crucial avaliar os riscos e benefícios da anticoagulação nesse grupo, optando-se geralmente pelos antagonistas da vitamina K para pacientes com próteses mecânicas e EMi, enquanto os anticoagulantes orais não antagonistas da vitamina K são recomendados para outras valvopatias e em portadores de próteses biológicas.

A gestão inicial da anticoagulação pode ser ambulatorial, mesmo para aqueles em terapia com antagonistas da vitamina K. Em situações de alto risco trombótico e baixo risco de sangramento, pode-se considerar a administração de enoxaparina como terapia ponte até a estabilização dos níveis terapêuticos com antagonistas da vitamina K, abordagem não aplicável aos pacientes sob tratamento com anticoagulantes diretos.

Trombose valvar em próteses

A trombose valvar em próteses é definida pela acumulação de trombos nas estruturas protéticas, resultando em disfunção valvar, que pode ou não ser acompanhada de tromboembolismo. Esse fenômeno é mais frequente em próteses mecânicas, com incidência variando de 0,1 a 5,7%, particularmente no período imediatamente após a cirurgia, nas válvulas mitrais e sob condições de anticoagulação insuficiente.

Manifestações da trombose de prótese variam conforme a gravidade da disfunção valvar e as características do trombo, como tamanho e mobilidade. Enquanto alguns pacientes podem ser assintomáticos com detecção incidental do trombo, outros podem experimentar embolia, hipotensão, síncope, dispneia, congestão pulmonar e até mesmo morte súbita. O diagnóstico é primariamente estabelecido por ecocardiograma transesofágico, embora a tomografia computadorizada de múltiplos detectores e a fluoroscopia também possam ser valiosas.

O manejo de tromboses não obstrutivas em pacientes estáveis prioriza a otimização da anticoagulação oral. Em situações de trombose residual após anticoagulação adequada ou em presença de trombos maiores ou iguais a 10 mm e/ou com área superior a 0,8 cm² associados a eventos embólicos, recomenda-se fibrinólise ou intervenção cirúrgica. Pacientes em estado hemodinâmico instável devem receber atenção imediata para substituição valvar. Nos casos de alto risco ou contraindicação cirúrgica, opta-se pela fibrinólise, empregando-se alteplase ou estreptoquinase. Esses procedimentos acarretam riscos de sangramento, embolia e recorrência de trombose, exigindo tomada de decisão conjunta entre cardiologistas e cirurgiões cardíacos.

Febre reumática

A FR surge como reação autoimune subsequente à infecção faríngea por *Streptococcus* do grupo A, manifestando-se de 2 a 4 semanas após o contato inicial. A suscetibilidade genética varia, afetando de 0,1 a 5% da população, com maior incidência em crianças em idade escolar residentes em áreas de vulnerabilidade social, onde a densidade populacional domiciliar, o saneamento deficiente e o acesso limitado a antibióticos favorecem a propagação do *Streptococcus*.

A clínica da FR não se apoia em marcadores laboratoriais específicos, sendo o diagnóstico fundamentado nos critérios de Jones, que consideram a apresentação clínica e evidências de infecção estreptocócica prévia (Quadro 6). O tratamento engloba a erradicação do agente infeccioso, o manejo sintomático e a profilaxia para prevenir recorrências, delineando uma estratégia tríplice que se adiciona ao manejo de valvopatias subjacentes (Quadro 7).

QUADRO 6 Diagnóstico de febre reumática aguda

Critérios diagnósticos atuais para febre reumática		
	Grupos de alto risco (residentes de áreas endêmicas; histórico pessoal; idade < 40 anos; residência atual, frequente ou recente em áreas de alto risco da doença reumática)	Grupos de baixo risco (sem condições de alto risco)
Manifestações maiores	Cardite (incluindo evidência subclínica de valvulite no ecocardiograma) Poliartrite ou monoartrite asséptica ou poliartralgia Coreia de Sydenham Eritema marginatum Nódulos subcutâneos	Cardite (incluindo evidência subclínica de valvulite no ecocardiograma) Poliartrite Coreia de Sydenham Eritema marginatum Nódulos subcutâneos
Manifestações menores	Febre ≥ 38 ºC Monoartralgia Taxa de sedimentação de eritrócitos ≥ 30 mm/hora ou proteína C-reativa ≥ a 30 mg/L Intervalo PR prolongado no ECG	Febre ≥ 38 ºC Poliartrite ou monoartrite asséptica Taxa de sedimentação de eritrócitos ≥ 60 mm/hora ou proteína C-reativa ≥ a 30 mg/L Intervalo PR prolongado no ECG
Episódio inicial de FR aguda	2 manifestações maiores + evidência de infecção prévia por SGA; ou 1 manifestação maior + 2 manifestações menores + evidência de infecção prévia por SGA	
Episódio recorrente de FR aguda em pacientes com histórico de FR ou DCR	2 manifestações maiores + evidência de infecção prévia por SGA; ou 1 manifestação maior + 2 manifestações menores + evidência de infecção prévia por SGA 3 manifestações menores + evidência de infecção prévia por SGA	
FR aguda provável ou possível (inicial ou recorrente)	▪ 1 manifestação maior ou 1 manifestação menor; ou ▪ Sem evidência de infecção prévia por SGA FR aguda provável (e não suspeita) FR aguda possível (e não incerta)	

DCR: doença cardíaca reumática; ECG: eletrocardiograma; FR: febre reumática; SGA: *Streptococcus* do grupo A.

QUADRO 7 Tratamento da febre reumática

Todos os casos	Erradicação da infecção por SGA: ▪ Penicilina benzatina 1,2 milhão de unidades (criança < 20 kg: 600 mil unidades; ≥ 20 kg: 1,2 milhão de unidades) dose única IM ▪ Hipersensibilidade à penicilina: cefalexina 1 g (criança: 25 mg/kg até 1 g) VO, a cada 12 horas por 10 dias ou azitromicina 500 mg (criança: 12 mg/kg até 500 mg) VO por 5 dias
Cardite	Repouso, com mobilização conforme os sintomas Prednisona/prednisolona 1-2 mg/kg até 1 dose máxima de 80 mg VO, 1 vez ao dia ou em doses divididas, por 4-8 semanas para cardite leve e 12 semanas em caso de cardite moderada/grave. Após 2-3 semanas, se os sintomas melhorarem, reduzir a dose em 20-25% semanalmente. Para casos refratários, 30 mg/kg/dia semanalmente Dose pediátrica: furosemida 1-2 mg/kg VO como dose única, em seguida 0,5-1 mg/kg (até 6 mg/kg) VO a cada 6-24 horas; espironolactona 1-3 mg/kg (inicialmente) até 100 mg VO, diariamente em 1-3 doses (doses aproximadas de múltiplos de 6,25 mg – um quarto de um tablete de 25 mg); enalapril 0,1 mg/kg VO, diariamente em 1 ou 2 doses, com aumento gradual em 2 semanas para dose máxima de 1 mg/kg VO, diariamente em 1 ou 2 doses, outros inibidores de ECA (captopril, lisinopril, ramipril, perindopril) podem ser usados Dose adulta: furosemida 20-40 mg VO ou IV como dose única seguido de 20-40 mg oral ou intravenosa a cada 8-12 horas; espironolactona pode ser usada para pacientes com resposta limitada ou ausente a diuréticos de alça, espironolactona 12,5-25 mg VO diariamente; nitrato pode ser adicionado àqueles pacientes com resposta limitada ou ausente a diuréticos de alça, cuja pressão arterial sistólica é maior que 90 mmHg; inibidor de ECA é recomendado para pacientes com disfunção sistólica do ventrículo esquerdo moderada ou grave, a menos se contraindicado Cirurgia valvar para cardite fatal (raro)
Artrite	Duração de cerca de 1 mês sem tratamento Rápida melhora com AINE, geralmente 1-2 semanas (pode ser até 12 semanas) ▪ Naproxeno de liberação imediata 250-500 mg (criança 10-20 mg/kg/dia) VO 2 vezes ao dia, até o máximo de 1.250 mg/dia ▪ Ibuprofeno 200-400 mg (criança 5-10 mg/kg) VO 3 vezes ao dia, até o máximo de 2.400 mg/dia ▪ Aspirina: adultos e crianças 50-60 mg/kg/dia VO em 4-5 doses; a dose pode ser aumentada até o máximo de 80-100 mg/kg/dia em 4-5 doses Inibidor de bomba de próton deve ser considerado Corticosteroides são usados em caso de intolerância ou alergia a AINE ou para tratamento de outra manifestação (cardite)
Coreia	Sem tratamento farmacológico para casos leves; para casos moderados/graves: ▪ Haloperidol 0,5 mg por dose VO 2 vezes/dia (pode ser aumentada 0,5 mg/dia até 5 mg/dia) ▪ Carbamazepina 3,5-10 mg/kg por dose VO 2 vezes/dia ▪ Valproato de sódio 7,5-10 mg/kg dose VO 2 vezes ao dia Considerar a adição de corticosteroides: prednisona/prednisolona 1-2 mg/kg até a dose máxima de 80 mg VO 1 vez por dia ou em doses divididas
Profilaxia	Profilaxia penicilina G benzatina IM ▪ Adultos > 20 kg: 1,2 milhão de unidades a cada 21-28 dias ▪ Crianças ≤ 20 kg: 600 mil unidades a cada 21-28 dias Em caso de alergia à penicilina: ▪ Sulfadiazina: < 30 kg 500 mg VO 1 vez ao dia; ≤ 30 kg: 1 g VO, 1 vez ao dia ▪ Eritromicina: 250 mg VO 2 vezes ao dia Febre reumática sem cardite: por 5 anos ou até a idade de 21 anos (o que for mais longo) Febre reumática com cardite sem doença cardíaca residual (sem evidência clínica ou ecocardiográfica de doença valvar): por 10 anos ou até a idade de 21 anos (o que for mais longo) Febre reumática com cardite com doença cardíaca residual (doença valvar persistente): por 10 anos ou até a idade de 40 anos (o que for mais longo); em alguns casos, profilaxia por toda a vida (p. ex., profissionais de saúde, professores de ensino infantil)

AINE: anti-inflamatórios não esteroides; ECA: enzima conversora de angiotensina; IM: intramuscular; IV; intravenoso; SGA: *Streptococcus* do grupo A; VO: via oral.

Endocardite infecciosa

A EI é uma condição grave que acomete as válvulas cardíacas nativas ou protéticas, o endocárdio ou dispositivos cardíacos implantados. Mesmo com progressos nas técnicas de diagnóstico e tratamento, a taxa de mortalidade anual se mantém em torno de 30%.

O diagnóstico de EI deve ser considerado em pacientes que não apresentam sinais claros de infecção em outros locais, especialmente naqueles com sopro cardíaco detectado, condições cardíacas predisponentes, febre, suspeita de embolia sistêmica e sinais de IC aguda ou subaguda. Sintomas adicionais como artralgia, mialgia, anorexia, perda de peso, sudorese noturna, calafrios, cefaleia, dor abdominal, dor nas costas, dispneia e hematúria reforçam a suspeita. Manifestações clínicas específicas, como manchas de Roth, nódulos de Osler, lesões de Janeway e hemorragia Splinter, podem aumentar a probabilidade diagnóstica de EI.

A variabilidade dos sintomas clínicos torna o diagnóstico desafiador, sendo os critérios de Duke frequentemente utilizados para auxiliar na identificação da EI, apesar de suas limitações, como a demora na obtenção de resultados definitivos e a precisão variável no momento da admissão.

O tratamento da EI baseia-se em dois principais pilares: o uso de antibióticos e a intervenção cirúrgica. A seleção de antibióticos no PS é geralmente empírica, ajustada conforme o tipo específico de valvopatia e características da EI. As indicações cirúrgicas incluem desbridamento, reparo ou substituição da válvula afetada, sendo crucial considerar a cirurgia logo no início do tratamento para evitar complicações como morte, embolias e recidivas da infecção (Quadro 8).

A gestão da EI requer uma equipe multidisciplinar, que, além dos profissionais de emergência, pode incluir enfermeiros, infectologistas, cardiologistas, cirurgiões cardíacos, e, dependendo da complexidade do caso, neurocirurgiões, cirurgiões vasculares, gastroenterologistas, ortopedistas e nefrologistas. Esse amplo espectro de especialistas reflete a complexidade e gravidade da EI, bem como a necessidade de uma abordagem integrada para alcançar os melhores resultados possíveis.

PONTOS-CHAVE

1. A prevalência de doenças valvares cardíacas (valvopatias) crônicas impacta aproximadamente 2,5% da população global, com incidência acentuadamente maior em indivíduos que superam a faixa etária dos 65 anos.
2. Indivíduos portadores de valvopatias estão sujeitos a uma série de complicações emergenciais cardiovasculares, incluindo, sem se limitar a, insuficiência cardíaca aguda, arritmias cardíacas, fenômenos trombóticos, endocardite infecciosa e episódios de febre reumática aguda.
3. Valvopatias regurgitantes atrioventriculares (insuficiência mitral e tricúspide) emergem como as condições mais comuns, sucedidas por estenose aórtica, insuficiência aórtica e estenose mitral.
4. O curso natural dessas valvopatias frequentemente evolui para quadros clínicos de insuficiência cardíaca manifesta.
5. A intervenção cirúrgica cardíaca e as estratégias transcateteres são consideradas o tratamento definitivo das valvopatias.
6. As orientações vigentes direcionadas ao manejo de valvopatias focam primariamente pacientes em estágios crônicos da doença, revelando a ausência de diretrizes específicas para o enfrentamento de episódios emergenciais.

QUADRO 8 Tratamento medicamentoso da endocardite infecciosa

Antibioticoterapia empírica para endocardite infecciosa no departamento de emergência		
Tipo de endocardite infecciosa	**Antibióticos (regime e dose)**	
Endocardite de válvula nativa ou de prótese valvar (> 1 ano da cirurgia)	▪ Ampicilina 2 g, IV, a cada 4 horas[1] + oxacilina 2 g, IV, a cada 4 horas[2] + gentamicina* 1-3 mg/kg de peso atual IV a cada 24 horas ou dividido em 3 doses[3] ▪ Alternativa em casos de baixa probabilidade de *Enterococci*: ceftriaxona 1 g a cada 12 horas em vez de ampicilina + oxacilina 2 g, IV, a cada 4 horas[4]	[1] 4-6 semanas** [2] 4-6 semanas ** [3] 2 semanas [4] 4-6 semanas
Prótese valvar (< 1 ano da cirurgia)	▪ Vancomicina 15 mg/kg, IV, a cada 12 horas ou daptomicina 8-10 mg/kg, IV, a cada 24 horas[5] ▪ Meropeném 2 g, IV, a cada 8 horas[6] ou cefepima 2 g, IV, a cada 8 horas[7] + gentamicina* 1-3 mg/kg de peso atual IV a cada 24 horas ou dividida em 3	[5] 6 semanas [6] 6 semanas [7] 2 semanas

* Exceto em doença renal crônica ou nefrotoxicidade.
** 4 semanas para válvula nativa e 6 semanas para prótese valvar.
IV: intravenosa.

7. O processo diagnóstico de valvopatias em pacientes sem registro prévio dessa condição apresenta desafios consideráveis, especialmente para profissionais médicos que não se especializaram em cardiologia.
8. As estratégias de tratamento exigem seleção criteriosa de intervenções medicamentosas e procedimentos intervencionistas, meticulosamente adaptados às especificidades de cada tipo de valvopatia apresentada.

BIBLIOGRAFIA

1. Ahmed I, Hajouli S. Left heart cardiac catheterization. Treasure Island: StatPearls Publishing; 2022.
2. Akodad M, Schurtz G, Adda J, Leclercq F, Roubille F. Management of valvulopathies with acute severe heart failure and cardiogenic shock. Arch Cardiovasc Dis. 2019;112(12):773-80.
3. Al-Taweel A, Almahmoud MF, Khairandish Y, Ahmad M. Degenerative mitral valve stenosis: diagnosis and management. Echocardiography. 2019;36(10):1901-9.
4. Alley WD, Simon AM. Chapter 54: Valvular emergencies. In: Tintinalli J, Ma OM, Yealy D, Meckler G, J Stapczynski, Cline D (eds.). Tintinalli's emergency medicine: a comprehensive study guide. 8.ed. New York: McGraw Hill; 2015.
5. Baddour LM, Wilson WR, Bayer AS, Fowler VG Jr, Tleyjeh IM, Rybak MJ, et al. Infective endocarditis in adults: diagnosis, antimicrobial therapy, and management of complications: a scientific statement for Healthcare Professionals from the American Heart Association. Circulation. 2015;132(15):1435-86.
6. Barbosa PJB, Müller RE, Latado AL, Achutti AC, Ramos AIO, Weksler C, et al. Brazilian guidelines for the diagnosis, treatment and prevention of rheumatic fever. Arq Bras Cardiol. 2009;93(3 Suppl 4):3-18.
7. Ben-Dor I, Maluenda G, Dvir D, Barbash IM, Okubagzi P, Torguson R, et al. Balloon aortic valvuloplasty for severe aortic stenosis as a bridge to transcatheter/surgical aortic valve replacement. Catheter Cardiovasc Interv. 2013;82(4):632-7.
8. Bento AM, Cardoso LF, Tarasoutchi F, Sampaio RO, Kajita LJ, Lemos PA Neto. Hemodynamic effects of noninvasive ventilation in patients with venocapillary pulmonary hypertension. Arq Bras Cardiol. 2014;103(5):410-17.
9. Bisson A, Bodin A, Clementy N, Bernard A, Babuty D, Lip GYH, et al. Stroke, thromboembolism and bleeding in patients with atrial fibrillation according to the EHRA Valvular Heart Disease Classification. Int J Cardiol. 2018;260:93-98.
10. Burke AP, Farb A, Sessums L, Virmani R. Causes of sudden cardiac death in patients with replacement valves: an autopsy study. J Heart Valve Dis. 1994;3(1):10-6.
11. Bursi F, Enriquez-Sarano M, Nkomo VT, Jacobsen SJ, Weston SA, Meverden RA, et al. Heart failure and death after myocardial infarction in the community: the emerging role of mitral regurgitation. Circulation. 2005;111(3):295-301.
12. Cahill TJ, Prendergast BD. Infective endocarditis. Lancet. 2016;387(10021):882-93.
13. Carabello BA, Paulus WJ. Aortic stenosis. Lancet. 2009;373(9667):956-66.
14. Chakravarty T, Søndergaard L, Friedman J, De Backer O, Berman D, Kofoed KF, et al. Subclinical Leaflet thrombosis in surgical and transcatheter bioprosthetic aortic valves: an observational study. Lancet. 2017;389(10087):2383-92.
15. Chen RS, Bivens MJ, Grossman SA. Diagnosis and management of valvular heart disease in emergency medicine. Emerg Med Clin North Am. 2011;29(4):801-10.
16. Connolly SJ, Karthikeyan G, Ntsekhe M, Haileamlak A, El Sayed A, El Ghamrawy A, et al. Rivaroxaban in rheumatic heart disease-associated atrial fibrillation. N Engl J Med. 2022;387(11):978-88.
17. Dangas GD, Weitz JI, Giustino G, Makkar R, Mehran R. Prosthetic heart valve thrombosis. J Am Coll Cardiol. 2016;68(24):2670-89.
18. Darby AE, Dimarco JP. Management of atrial fibrillation in patients with structural heart disease. Circulation. 2012;125(7):945-57.
19. Deo S, Greason KL, Gulati R, Jaffe AS, Holmes DR. Balloon aortic valvuloplasty under temporary mechanical circulatory support as a bridge to aortic valve replacement in a patient with hemodynamic failure secondary to critical aortic valve stenosis. Heart Surg Forum. 2012;15(3):E177-9.
20. Desjardins VA, Enriquez-Sarano M, Tajik AJ, Bailey KR, Seward JB. Intensity of murmurs correlates with severity of valvular regurgitation. Am J Med. 1996;100(2):149-56.
21. Dieter RS, Dieter RA Jr, Dieter RA 3rd, Pacanowski JP Jr, Costanza MJ, Chu WW, et al. Prosthetic heart valve thrombosis: an overview. WMJ. 2002;101(7):67-9.
22. Driscoll P, Thomas M, Touquet R. Risk management in accident and emergency medicine. In: Vincent CA (ed.). Clinical risk management: enhancing patient safety. London: BMJ Publications; 2001.
23. Du DT, McKean S, Kelman JA, Laschinger J, Johnson C, Warnock R, et al. Early mortality after aortic valve replacement with mechanical prosthetic vs bioprosthetic valves among medicare beneficiaries: a population-based cohort study. JAMA Intern Med. 2014;174(11):1788-95.
24. Eikelboom JW, Connolly SJ, Brueckmann M, Granger CB, Kappetein AP, Mack MJ, et al. Dabigatran versus warfarin in patients with mechanical heart valves. N Engl J Med. 2013;369(13):1206-14.
25. Enriquez-Sarano M, Akins CW, Vahanian A. Mitral regurgitation. Lancet. 2009;373(9672):1382-94.
26. Flint N, Wunderlich NC, Shmueli H, Ben-Zekry S, Siegel RJ, Beigel R. Aortic regurgitation. Curr Cardiol Rep. 2019;21(7):65.
27. Galderisi M, Cosyns B, Edvardsen T, Cardim N, Delgado V, Di Salvo G, et al. Standardization of adult transthoracic echocardiography reporting in agreement with recent chamber quantification, diastolic function, and heart valve disease recommendations: an expert consensus document of the European Association of Cardiovascular Imaging. Eur Heart J Cardiovasc Imaging. 2017;18(12):1301-10.
28. García-González MJ, Jorge-Pérez P, Jiménez-Sosa A, Acea AB, Almeida JBL, Ferrer Hita JJ. Levosimendan improves hemodynamic status in critically ill patients with severe aortic stenosis and left ventricular dysfunction: an interventional study. Cardiovasc Ther. 2015;33(4):193-9.
29. Gewitz MH, Baltimore RS, Tani LY, Sable CA, Shulman ST, Carapetis J, et al. Revision of the Jones criteria for the diagnosis of acute rheumatic fever in the era of Doppler echocardiography: a scientific statement from the American Heart Association. Circulation. 2015;131(20):1806-18.
30. Ghandehari K, Moud ZI. Incidence and etiology of ischemic stroke in persian young adults. Acta Neurol Scand. 2006;113(2):121-4.
31. Goertz AW, Lindner KH, Schütz W, Schirmer U, Beyer M, Georgieff M. Influence of phenylephrine bolus administration on left ventricular filling dynamics in patients with coronary artery disease and patients with valvular aortic stenosis. Anesthesiology. 1994;81(1):49-58.

32. Gottlieb M, Long B, Koyfman A. Evaluation and management of aortic stenosis for the emergency clinician: an evidence-based review of the literature. J Emerg Med. 2018;55(1):34-41.
33. Guimarães HP, Lopes RD, Barros e Silva PGM, Liporace IL, Sampaio RO, Tarasoutchi F, Hoffmann-Filho CR, et al. Rivaroxaban in patients with atrial fibrillation and a bioprosthetic mitral valve. N Engl J Med. 2020;383(22):2117-26.
34. Habib G, Lancellotti P, Antunes MJ, Bongiorni MG, Casalta JP, Del Zotti F, et al. 2015 ESC guidelines for the management of infective endocarditis: The Task Force for the Management of Infective Endocarditis of the European Society of Cardiology (ESC). Endorsed by: European Association for Cardio-Thoracic Surgery (EACTS), the European Association of Nuclear Medicine (EANM). Eur Heart J. 2015;36(44):3075-128.
35. Hameed AB, Mehra A, Rahimtoola SH. The role of catheter balloon commissurotomy for severe mitral stenosis in pregnancy. Obstet Gynecol. 2009;114(6):1336-40.
36. Hamirani YS, Dietl CA, Voyles W, Peralta M, Begay D, Raizada V. Acute aortic regurgitation. Circulation. 2012;126(9):1121-6.
37. Harmon L, Boccalandro F. Cardiogenic shock secondary to severe acute ischemic mitral regurgitation managed with an Impella 2.5 Percutaneous Left Ventricular Assist Device. Catheter Cardiovasc Interv. 2012;79(7):1129-34.
38. Harshaw CW, Grossman W, Munro AB, McLaurin LP. Reduced systemic vascular resistance as therapy for severe mitral regurgitation of valvular origin. Ann Intern Med. 1975;83(3):312-6.
39. Hindricks G, Potpara T, Dagres N, Arbelo E, Bax JJ, Blomström-Lundqvist C, et al. Corrigendum to: 2020 ESC guidelines for the diagnosis and management of atrial fibrillation developed in collaboration with the European Association for Cardio-Thoracic Surgery (EACTS): The Task Force for the Diagnosis and Management of Atrial Fibrillation of the European Society of Cardiology (ESC) developed with the special contribution of the European Heart Rhythm Association (EHRA) of the ESC. Eur Heart J. 2021;42(40):4194.
40. Huang H, Kovach CP, Bell S, Reisman M, Aldea G, McCabe JM, et al. Outcomes of emergency transcatheter aortic valve replacement. J Interv Cardiol. 2019;2019:7598581.
41. Iung B, Vahanian A. Epidemiology of acquired valvular heart disease. Can J Cardiol. 2014;30(9):962-70.
42. Jaine R, Baker M, Venugopal K. Acute rheumatic fever associated with household crowding in a developed country. Pediatr Infect Dis J. 2011;30(4):315-9.
43. Jawitz OK, Wang TY, Lopes RD, Chavez A, Boyer B, Kim H, et al. Rationale and design of Proact Xa: a randomized, multicenter, open-label, clinical trial to evaluate the efficacy and safety of apixaban versus warfarin in patients with a mechanical on-X aortic heart valve. Am Heart J. 2020;227:91-99.
44. Jentzer JC, Ternus B, Eleid M, Rihal C. Structural heart disease emergencies. J Intensive Care Med. 2021;36(9):975-88.
45. Kang DH, Lee S, Kim YJ, Kim SH, Kim DH, Yun SC, et al. Long-term results of early surgery versus conventional treatment for infective endocarditis trial. Korean Circ J. 2016;46(6):846-50.
46. Kawsara A, Sulaiman S, Linderbaum J, Coffey SR, Alqahtani F, Nkomo VT, et al. Temporal trends in resource use, cost, and outcomes of transcatheter aortic valve replacement in the United States. Mayo Clin Proc. 2020;95(12):2665-73.
47. Kettner J, Sramko M, Holek M, Pirk J, Kautzner J. Utility of intra-aortic balloon pump support for ventricular septal rupture and acute mitral regurgitation complicating acute myocardial infarction. Am J Cardiol. 2013;112(11):1709-13.
48. Khot UN, Novaro GM, Popović ZB, Mills RM, Thomas JD, Tuzcu EM, et al. Nitroprusside in critically ill patients with left ventricular dysfunction and aortic stenosis. N Engl J Med. 2003;348(18):1756-63.
49. Koratala A, Kazory A. Point of care ultrasonography for objective assessment of heart failure: integration of cardiac, vascular, and extravascular determinants of volume status. Cardiorenal Med. 2021;11(1):5-17.
50. Li JS, Sexton DJ, Mick N, Nettles R, Fowler VG Jr, Ryan T, et al. Proposed modifications to the Duke criteria for the diagnosis of infective endocarditis. Clin Infect Dis. 2000;30(4):633-8.
51. Lin SS, Tiong IY, Asher CR, Murphy MT, Thomas JD, Griffin BP. Prediction of thrombus-related mechanical prosthetic valve dysfunction using transesophageal echocardiography. Am J Cardiol. 2000;86(10):1097-101.
52. Long B, Koyfman A. Infectious endocarditis: an update for emergency clinicians. Am J Emerg Med. 2018;36(9):1686-92.
53. Miller RR, Vismara LA, DeMaria AN, Salel AF, Mason DT. afterload reduction therapy with nitroprusside in severe aortic regurgitation: improved cardiac performance and reduced regurgitant volume. Am J Cardiol. 1976;38(5):564-7.
54. Mokadam NA, Stout KK, Verrier ED. Management of acute regurgitation in left-sided cardiac valves. Tex Heart Inst J. 2011;38(1):9-19.
55. Moraes RC, Katz M, Tarasoutchi F. Clinical and epidemiological profile of patients with valvular heart disease admitted to the emergency department. Einstein. 2014;12(2):154-8.
56. Nagueh SF. Non-invasive assessment of left ventricular filling pressure. Eur J Heart Fail. 2018;20(1):38-48.
57. Otto CM, Nishimura RA, Bonow RO, Carabello BA, Erwin JP 3rd, Gentile F, et al. 2020 ACC/AHA guideline for the management of patients with valvular heart disease: executive summary: a report of the American College of Cardiology/American Heart Association Joint Committee on Clinical Practice Guidelines. Circulation. 2021;143(5):e35-e71.
58. Patil NP, Katti K. Chronic mitral stenosis. Circulation. 2011; 123(24):2897.
59. Popovic ZB, Khot UN, Novaro GM, Casas F, Greenberg NL, Garcia MJ, et al. Effects of sodium nitroprusside in aortic stenosis associated with severe heart failure: pressure-volume loop analysis using a numerical model. Am J Physiol Heart Circ Physiol. 2005;288(1):H416-23.
60. Ralph AP, Noonan S, Wade V, Currie BJ. The 2020 Australian guideline for prevention, diagnosis and management of acute rheumatic fever and rheumatic heart disease. Med J Aust. 2021;214(5):220-7.
61. Ramos JDA, Cunanan EL, Abrahan LL 4th, Tiongson MDA, Punzalan FER. Ivabradine versus beta-blockers in mitral stenosis in sinus rhythm: an updated meta-analysis of randomized controlled trials. Cardiol Res. 2018;9(4):224-30.
62. Remenyi B, Carapetis J, Wyber R, Taubert K, Mayosi BM; World Heart Federation. Position Statement of the World Heart Federation on the Prevention and Control of Rheumatic Heart Disease. Nat Rev Cardiol. 2013;10(5):284-92.
63. Roudaut R, Serri K, Lafitte S. Thrombosis of prosthetic heart valves: diagnosis and therapeutic considerations. Heart. 2007;93(1):137-42.
64. Russell EA, Walsh WF, Costello B, McLellan AJA, Brown A, Reid CM, et al. Medical management of rheumatic heart disease: a systematic review of the evidence. Cardiol Rev. 2018;26(4):187-195.
65. Santis A, Tarasoutchi F, Araujo JAB Filho, Vieira MC, Nomura CH, Katz M, et al. Topographic pattern of valve calcification: a new determinant of disease severity in aortic valve stenosis. JACC Cardiovasc Imaging. 2018;11(7):1032-5.

66. Sharma V, Stewart RA, Lee M, Gabriel R, van Pelt N, Newby DE, et al. Plasma brain natriuretic peptide concentrations in patients with valvular heart disease. Open Heart. 2016;3(1):e000184.
67. Siva A, Shah AM. Moderate mitral stenosis in pregnancy: the haemodynamic impact of diuresis. Heart. 2005;91(1):e3.
68. Steffel J, Collins R, Antz M, Cornu P, Desteghe L, Haeusler KG, et al. 2021 European Heart Rhythm Association practical guide on the use of non-vitamin K antagonist oral anticoagulants in patients with atrial fibrillation. Europace. 2021;23(10):1612-76.
69. Tarasoutchi F, Montera MW, Ramos AIO, Sampaio RO, Rosa VEE, Accorsi TAD, et al. Update of the Brazilian guidelines for valvular heart disease – 2020. Arq Bras Cardiol. 2020;115(4):720-75.
70. Thys DM, Kaplan JA. Cardiovascular physiology: an overview. J Cardiothorac Anesth. 1989;3(6 Suppl 2):2-9.
71. Tyagaraj K, Gutman DA, Belliveau L, Sadiq A, Bhutada A, Feierman DE. A multidisciplinary approach to anesthetic management of a parturient with severe aortic stenosis. Case Rep Anesthesiol. 2015;2015:489157.
72. Vahanian A, Beyersdorf F, Praz F, Milojevic M, Baldus S, Bauersachs J, et al. 2021 ESC/EACTS guidelines for the management of valvular heart disease. Eur Heart J. 2022;43(7):561-632.
73. Vahanian A, Ducrocq G. Emergencies in valve disease. Curr Opin Crit Care. 2008;14(5):555-60.
74. van Diepen S, Katz JN, Albert NM, Henry TD, Jacobs AK, Kapur NK, et al. Contemporary management of cardiogenic shock: a scientific statement from the American Heart Association. Circulation. 2017;136(16):e232-e268.
75. Vora A. Management of atrial fibrillation in rheumatic valvular heart disease. Curr Opin Cardiol. 2006;21(1):47-50.
76. Wang A, Gaca JG, Chu VH. Management considerations in infective endocarditis: a review. JAMA. 2018;320(1):72-83.
77. Watanabe N. Acute mitral regurgitation. Heart. 2019;105(9):671-77.
78. Watkins DA, Johnson CO, Colquhoun SM, Karthikeyan G, Beaton A, Bukhman G, et al. Global, Regional, and National Burden of Rheumatic Heart Disease, 1990-2015. N Engl J Med. 2017;377(8):713-22.
79. Wunderlich NC, Dalvi B, Ho SY, Küx H, Siegel RJ. Rheumatic mitral valve stenosis: diagnosis and treatment options. Curr Cardiol Rep. 2019;21(3):14.

47

Emergências hipertensivas

Luciano Ferreira Drager
Juliana dos Santos Gil
Pedro de Azevedo Nunes

SUMÁRIO

CONCEITO E PREVALÊNCIA DAS EMERGÊNCIAS HIPERTENSIVAS

A hipertensão arterial (HA) é uma condição clínica que motiva frequentemente a busca pelos serviços de emergência, principalmente quando existe hipertensão crítica ou crise hipertensiva, definida por valores de pressão arterial sistólica (PAS) ≥ 180 mmHg e/ou pressão arterial diastólica (PAD) ≥ 120 mmHg. Estima-se que as crises hipertensivas respondam por 0,45 a 0,59% de todos os atendimentos de emergência. Contudo, tais níveis críticos de pressão arterial (PA), na maioria das vezes, não se associam a prognóstico adverso a curto prazo.

Um estudo retrospectivo realizado na Cleveland Clinic com 58 mil crises hipertensivas, sem que houvesse evidência clínica de lesão aguda de órgãos-alvo (LOA) da HA (p. ex., acidente vascular encefálico agudo, síndrome coronariana aguda, insuficiência cardíaca aguda, síndrome aórtica aguda ou injúria renal aguda), mostrou apenas 1,1% de eventos cardiovasculares importantes em 6 meses, desfecho que não diferiu entre os pacientes hospitalizados e os manejados ambulatorialmente. O estudo também constatou que a maioria desses pacientes apresentava HA crônica com controle inadequado (64% acima da meta pressórica após 1 ano de acompanhamento). Esse grupo de pacientes, que apresentam HA crítica (ou seja, PAS ≥ 180 e/ou PAD ≥ 120 mmHg) porém sem evidências clínicas de LOA, com prognóstico de curto prazo favorável, são designados pelo termo urgência hipertensiva.

As urgências hipertensivas constituem aproximadamente 75% das crises hipertensivas. Em contraposição, os pacientes com HA crítica e LOA são designados pelo termo emergência hipertensiva. As emergências hipertensivas são situações de alta morbidade e mortalidade de curto prazo, em consonância com a gravidade das doenças neurológicas, cardiovasculares e renais subjacentes. Felizmente, as emergências hipertensivas são bastante mais raras do que as urgências, com uma incidência populacional estimada em 1 a 2 casos por milhão/ano e constituindo menos de 1% dos atendimentos em serviços de emergência.

O acidente vascular cerebral (AVC) isquêmico é a emergência hipertensiva mais frequente (40% dos casos), seguida pela insuficiência cardíaca aguda (edema agudo hipertensivo), com 25 a 32% dos casos. A eclâmpsia e a dissecção aguda de aorta respondem por 2% das emergências hipertensivas.

Ao lado das urgências e emergências hipertensivas, vale ressaltar outro contexto clínico de crise hipertensiva, no qual a elevação pressórica resulta da hiperatividade adrenérgica consequente a estressores físicos ou psicoemocionais. Trata-se de pacientes muitas vezes sem diagnóstico prévio de HA, que manifestam crise hipertensiva na vigência de situações como dor aguda intensa (p. ex., migrânea) ou ansiedade (crise de pânico). Esse contexto clínico é denominado pseudocrise hipertensiva. Seu reconhecimento é importante tanto pelo prognóstico de curto prazo favorável como pelo manejo diferenciado, que se dirige não à PA, mas à condição desencadeante (controle da dor e ansiedade, por exemplo).

É importante ressaltar que os pacientes com pseudocrise hipertensiva devem ser reavaliados ambulatorialmente para excluir o diagnóstico de HA crônica. Na Figura 1, está esquematizada a classificação das crises hipertensivas. O Quadro 1 enumera as principais emergências hipertensivas.

QUADRO 1 Emergências hipertensivas

Neurológicas Acidente vascular cerebral Isquêmico Hemorrágico Encefalopatia hipertensiva Traumatismo cranioencefálico	**Cardíacas** Insuficiência cardíaca aguda (edema agudo hipertensivo) Síndromes coronarianas agudas
Vasculares Dissecção aguda da aorta Pós-operatório de cirurgia vascular	**Renais** Nefroesclerose hipertensiva
Hiperatividade adrenérgica Simpatomiméticos Abstinência de anti-hipertensivos (betabloqueadores, clonidina, alfametildopa) Feocromocitoma	**Gestação** Doença hipertensiva específica da gestação (DHEG)

FISIOPATOLOGIA ENVOLVIDA NAS EMERGÊNCIAS HIPERTENSIVAS

O conhecimento da fisiopatologia da elevação da PA pode ajudar no correto manejo da emergência hipertensiva. A velocidade e a gravidade da elevação da PA são os principais fatores que impulsionam a emergência hipertensiva.

Embora existam diferenças fisiopatológicas dependendo da etiologia da elevação aguda da PA, em geral observam-se a hiperativação simpática e a exacerbação da ativação do sistema renina angiotensina aldosterona (SRAA) levando ao aumento da resistência vascular periférica. Além disso, a ativação do SRAA causa estresse oxidativo, contribuindo para a disfunção endotelial.

A ativação das células endoteliais e a lesão subendotelial levam à ativação da agregação plaquetária, criando um ambiente favorável para fenômenos trombóticos. Dependendo do território, isso pode alterar de maneira relevante o processo de autorregulação do fluxo de vários territórios, incluindo o cerebral (Figura 2).

A emergência hipertensiva se caracteriza pela perda da autorregulação, fenômeno este em que o fluxo sanguíneo e a perfusão dos órgãos são mantidos apesar das mudanças notáveis da pressão de perfusão.

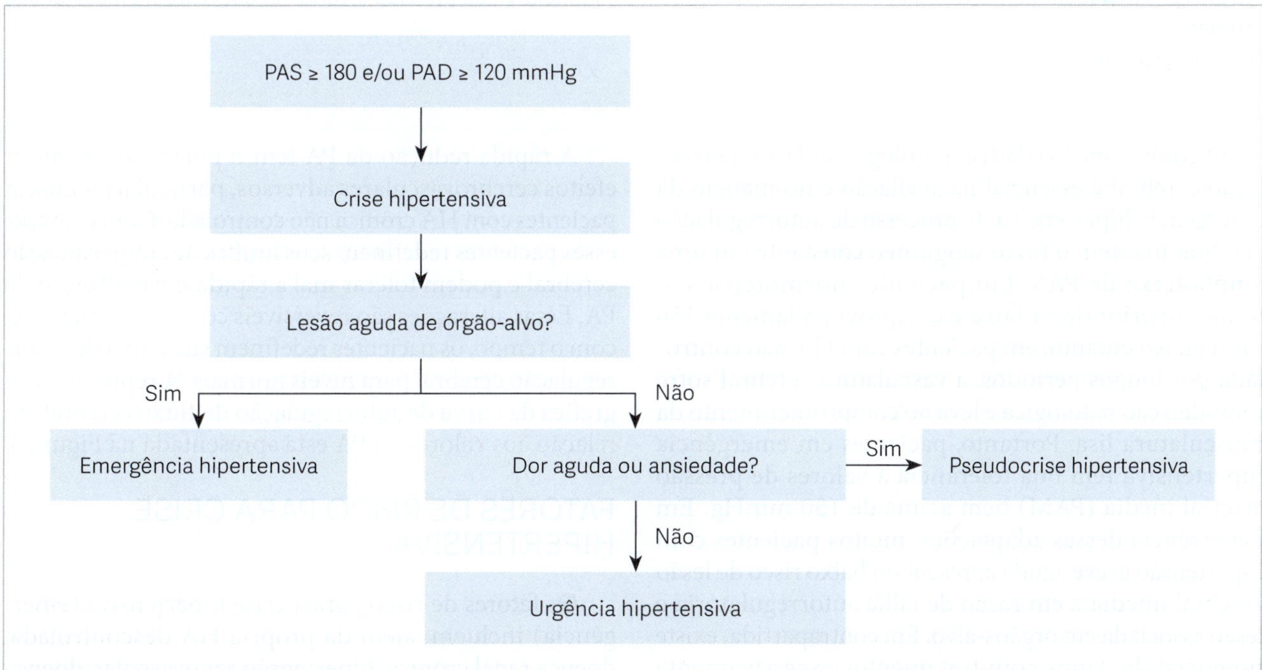

FIGURA 1 Classificação das crises hipertensivas.
PAD: pressão arterial diastólica; PAS: pressão arterial sistólica.

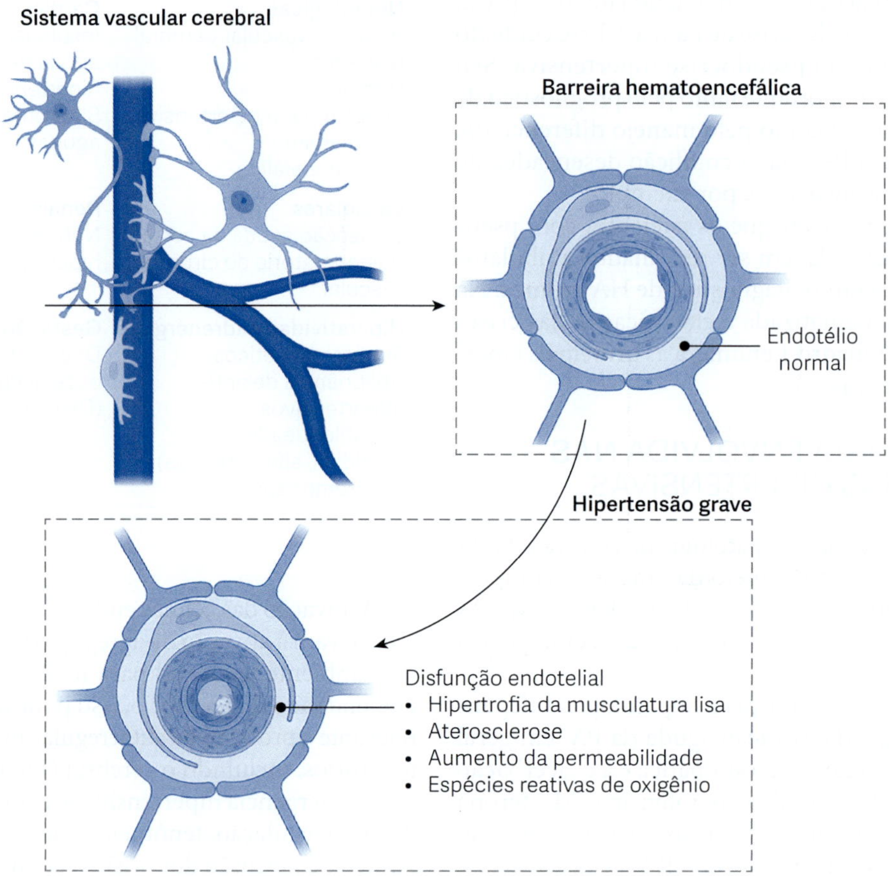

FIGURA 2 Remodelamento vascular causado por descontrole significativo da pressão arterial no contexto da hipertensão arterial.

Fonte: adaptada de Miller et al. (2024).

O conhecimento da fisiopatologia da HA na circulação cerebral é essencial na avaliação e no manejo da emergência hipertensiva. O processo de autorregulação cerebral mantém o fluxo sanguíneo constante em uma ampla faixa de PAS. Em pacientes normotensos, o limite superior dessa faixa é de aproximadamente 150 mmHg. No entanto, em pacientes com HA não controlada por longos períodos, a vasculatura cerebral sofre remodelação patológica e leva ao comprometimento da musculatura lisa. Portanto, pacientes em emergência hipertensiva têm boa tolerância a valores de pressão arterial média (PAM) bem acima de 150 mmHg. Em decorrência dessas adaptações, muitos pacientes com hipertensão grave aguda apresentam baixo risco de lesão cerebral imediata em razão de falha autorregulatória e lesão associada em órgãos-alvo. Em contrapartida, existe potencial de danos com tratamentos excessivamente agressivos, como isquemia limítrofe e lesão renal.

A rápida redução da PA tem o potencial de causar efeitos cerebrovasculares adversos, particularmente em pacientes com HA crônica não controlada. Com o tempo, esses pacientes redefinem seus limites de autorregulação cerebral e podem tolerar mal a rápida normalização da PA. Essas alterações são reversíveis com o tratamento, e, com o tempo, os pacientes redefinem sua curva de autorregulação cerebral para níveis normais. A representação gráfica da curva de autorregulação do fluxo cerebral em relação aos valores da PA está apresentada na Figura 3.

FATORES DE RISCO PARA CRISE HIPERTENSIVA

Os fatores de risco para a crise hipertensiva (emergência) incluem, além da própria HA descontrolada, doença renal crônica, hipertensão renovascular, doença arterial coronariana, insuficiência cardíaca, AVC, con-

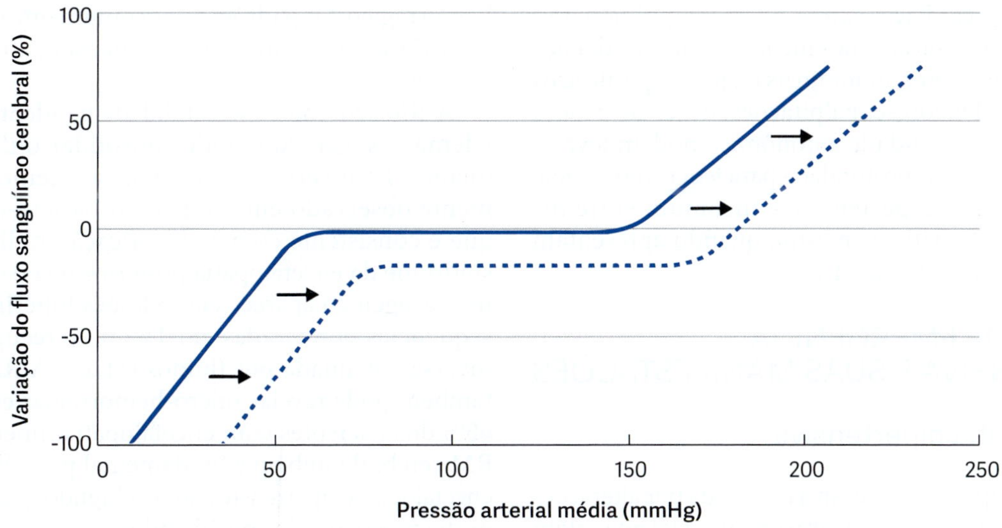

FIGURA 3 Regulação do fluxo sanguíneo cerebral em uma condição típica de um paciente sem hipertensão arterial (linha contínua) e de um paciente com hipertensão arterial (linha pontilhada).
Fonte: adaptada de Miller et al. (2024).

sumo de álcool e uso recreativo de drogas. Além disso, emergências hipertensivas estão associadas a diabetes com morbidades. Condições raras, como feocromocitoma e doença vascular inflamatória, também podem levar a crises hipertensivas.

AVALIAÇÃO NA EMERGÊNCIA HIPERTENSIVA

O primeiro passo e muitas vezes negligenciado é a aferição adequada da PA. A avaliação com um manguito de tamanho e posicionamento adequados, garantindo que o paciente esteja sentado e relaxado, pode excluir a necessidade de avaliações adicionais. Além disso, a reavaliação após analgesia adequada para pacientes com dor intensa frequentemente melhora as aferições de PA acentuadamente elevadas.

Em condições em que o tratamento intensivo é necessário, como dissecção aórtica, o monitoramento invasivo da PA permite medições contínuas. Quando um tratamento menos intensivo é necessário, manguitos automatizados não invasivos e de tamanho adequado podem ser adequados para a titulação anti-hipertensiva.

Avaliação clínica deve ser realizada uma vez que as aferições adequadas da PA confirmarem hipertensão grave que não seja reativa ao estresse ou à dor, a anamnese e o exame físico, concentrando-se nos sintomas e achados relacionados à lesão orgânica. A história clínica inclui diagnóstico prévio de hipertensão, distúrbios cardiovasculares, distúrbios cardiometabólicos, distúrbios endócrinos, feocromocitoma e doença renal crônica. Além disso, a história inclui ingestão recente de álcool (ou cessação), medicamentos simpaticomiméticos, suplementos e adesão à medicação. Medicamentos contendo anfetaminas, metanfetamina e cocaína são comuns e podem precipitar emergências hipertensivas. Em mulheres em idade reprodutiva, a história deve incluir elementos relacionados à gravidez atual ou anterior.

História e exame neurológico e oftalmológico específicos são altamente valiosos na avaliação da hipertensão grave. Convulsões e alteração da consciência podem ser indicativos de encefalopatia hipertensiva.

Embora seja um achado comum (em quase 25% dos pacientes com PA gravemente elevada), a cefaleia por si só não indica a presença de uma emergência hipertensiva em pacientes com possível emergência hipertensiva.

Déficits neurológicos focais apontam para hemorragia intracerebral ou AVC isquêmico. Sintomas visuais, acuidade visual e exame fundoscópico também são avaliações valiosas. O exame fundoscópico determina a gravidade da retinopatia hipertensiva. Tortuosidade das arteríolas e pinçamento arteriovenoso são indicativos de retinopatia hipertensiva leve e são achados crônicos. Hemorragias em chamas, manchas algodonosas ou microaneurismas sugerem lesão mais aguda e são consistentes com retinopatia moderada ou grau 3. O achado adicional de papiledema é consistente com retinopatia grave e requer redução imediata da PA.

Sintomas cardiovasculares como dor no peito (26%), falta de ar (29%), palpitação e claudicação também são comuns em pacientes com possível emergência hipertensiva. O exame pode revelar sinais claros de insuficiência cardíaca aguda e edema pulmonar (pulsação venosa jugular, bulhas cardíacas extras, estertores pulmonares, edema periférico) ou achados menos comuns de doença vascular, como sopros abdominais ou pulsos periféricos discordantes. Diaforese, palpitações, dores de cabeça frequentes e instabilidade autonômica podem levar a uma avaliação mais aprofundada para feocromocitoma.

A emergência hipertensiva é incomum entre indivíduos assintomáticos, mesmo quando apresentam hipertensão grave (Figura 4).

CAUSAS DE EMERGÊNCIA HIPERTENSIVA E SUAS MANIFESTAÇÕES

Encefalopatia hipertensiva

A encefalopatia hipertensiva é definida por alterações no estado mental com PA gravemente elevada, além dos limites de autorregulação cerebral do paciente. Os sintomas também podem incluir convulsões, dor de cabeça, letargia e distúrbios visuais. A PA é comumente > 220/110 mmHg, excedendo os limites de autorregulação. Em adultos jovens ou sem histórico de hipertensão crônica, no entanto, são possíveis aumentos rápidos da PA, mesmo para faixas mais baixas. Achados concomitantes podem incluir retinopatia hipertensiva aguda e anemia hemolítica microangiopática.

Embora a ressonância magnética (RM) tenha padrões característicos, o diagnóstico permanece principalmente clínico e requer a exclusão de outras emergências neurológicas hipertensivas agudas, como AVC isquêmico ou hemorrágico. Os padrões mais comumente observados na RM são os da síndrome da encefalopatia posterior reversível.

A RM tem maior sensibilidade na identificação de edema vasogênico e pode consolidar o diagnóstico quando há incerteza. O edema vasogênico é comumente observado em um padrão parieto-occipital, o que é consistente com a classificação radiológica da síndrome da encefalopatia posterior reversível. O edema vasogênico aparece como lesões hiperintensas em sequências ponderadas em T2 ou de recuperação de inversão atenuada por fluidos (Flair). A RM cerebral também pode revelar micro-hemorragias em cerca de 65% dos pacientes com encefalopatia hipertensiva. A RM cerebral também é fundamental para diferenciar a encefalopatia hipertensiva do AVC agudo quando ambos os diagnósticos são considerados.

Acidente vascular cerebral e hemorragia subaracnoide

O AVC isquêmico é caracterizado pela interrupção do fluxo sanguíneo em uma área encefálica e pode estar associado a embolia, aterosclerose e arterite de pequenos vasos. O grau de obstrução do fluxo está relacionado com o fluxo sanguíneo de colaterais, ou seja, com a anatomia vascular, com o local da oclusão e, conforme já visto, com a PAS, que influencia diretamente na pressão de perfusão cerebral. A diminuição

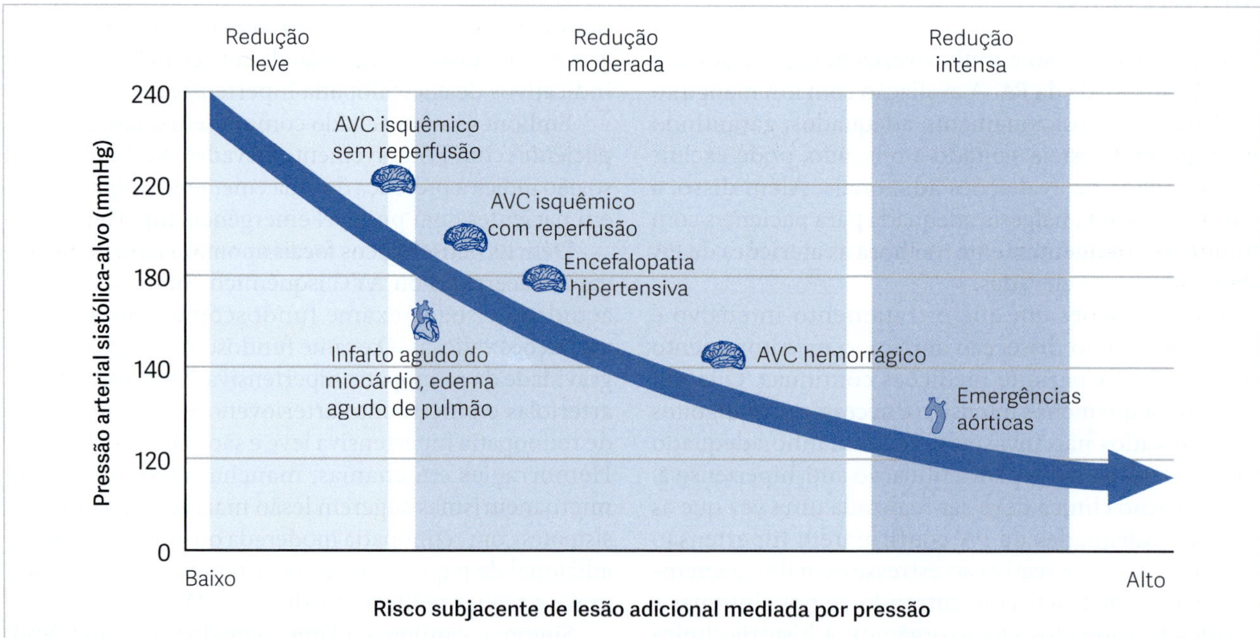

FIGURA 4 Recomendação para a intensificação da redução da pressão arterial relativa ao risco da condição clínica que está envolvida nas emergências hipertensivas.
Fonte: adaptada de Miller et al. (2024).

do fluxo sanguíneo cerebral para zero causa morte do tecido cerebral em 4 a 10 minutos; entretanto, o tecido em volta da região central de infarto mostra-se isquêmico, mas sua disfunção é reversível, sendo denominado penumbra isquêmica. Essa área de penumbra requer que a PA esteja elevada para que o fluxo sanguíneo seja corretamente mantido.

A fisiopatogenia do AVC hemorrágico está embasada na ruptura de vasos intracranianos relacionados a aneurismas ou malformações vasculares, localizados geralmente nos núcleos da base, tálamo, cerebelo e ponte. O sangue extravasado para o tecido adjacente ao local da ruptura ocasiona lesão celular e edema, o que aumenta a pressão intracraniana e perpetua o mecanismo de lesão celular.

O edema cerebral e a hipertensão intracraniana resultantes desencadearão o chamado reflexo de Cushing, o qual acarretará um aumento da PA e redução da frequência cardíaca. Por esse motivo, na grande maioria dos pacientes, a PAS é bastante elevada e maior do que a observada nos casos de AVC isquêmico.

As diretrizes da Sociedade Brasileira de Doenças Cerebrovasculares recomendam que seja aplicado ao paciente com suspeita de AVC, na sala de emergência, a Escala de AVC do National Institutes of Health Stroke Scale (NIHSS). Essa escala consiste em um método seguro e padronizado para avaliar a gravidade do déficit neurológico após o AVC. Após a definição da hipótese diagnóstica realizada com base nos dados clínicos, é necessário que exames complementares possam determinar se é AVC isquêmico ou hemorrágico e é extremamente importante acionar o código AVC do serviço em que o paciente se encontra. Nesse sentido, preconiza-se a realização de um exame de neuroimagem, no qual a tomografia computadorizada (TC) representa a técnica-padrão. A TC é capaz de excluir ou identificar hemorragia intraparenquimatosa ou extraparenquimatosa e ainda identificar situações que simulam o AVC, como neoplasias e abscessos.

Outro exame que pode ser solicitado é a RM. Esta pode determinar de maneira precisa a extensão e a localização da lesão e ser bastante útil nos casos atípicos de AVC, sendo mais sensível para os infartos incipientes do que a TC. Contudo, é um método menos sensível do que a TC para detectar um sangramento agudo, menos acessível, demorado, e a claustrofobia pode limitar sua utilização, motivos que justificam a indicação da TC como método-padrão de investigação pelos principais protocolos de atendimento ao AVC.

Dissecção de aorta

Definida como a ruptura da camada íntima, provocada por um sangramento intramural, resultando na separação das camadas da parede da aorta levando à formação de uma luz falsa que pode se comunicar com a luz verdadeira. Pode ocorrer tanto de forma anterógrada quanto retrógrada. Mais frequente em homens do que em mulheres, a mortalidade é elevada: cerca de 30% morrem no momento da dissecção e cerca de 50% em 48 horas.

Os sintomas são dor torácica grave e aguda em 80 a 90% dos casos, descrita como lacerante ou cortante, com irradiação para o dorso e às vezes para o pescoço e braços. Em 15% dos casos pode ocorrer síncope, sinais de baixo débito cardíaco, assimetria de pulsos ocorre em 30 a 50% dos pacientes, sopro diastólico em foco aórtico (insuficiência aórtica), isquemia ou infarto podem ocorrer em 10 a 15% dos casos, além de isquemia de órgãos abdominais e membros.

Os métodos diagnósticos nas síndromes aórticas agudas (SAA) têm como objetivo fazer a classificação da dissecção, se tipo A ou tipo B.

TC de tórax com contraste é o principal método diagnóstico na SAA pela rapidez e disponibilidade, além de permitir avaliar toda a aorta. Ecocardiograma transtorácico é realizado para avaliações de possíveis complicações (p. ex., derrame pericárdico, insuficiência aórtica) e da função ventricular. Permite avaliar a aorta ascendente e o arco aórtico. Apresenta como limitações paciente com janela acústica desfavorável. Ecocardiograma transesofágico é utilizado para pacientes hemodinamicamente instáveis; maior sensibilidade que o ecocardiograma transtorácico, podendo avaliar aorta ascendente e aorta torácica descendente. Esse exame ganha importância para os pacientes instáveis, que não possam ser conduzidos à TC ou à RM.

A RM é pouco utilizado na prática clínica; indicada nos casos em que persiste a dúvida diagnóstica após a realização dos exames já citados. A radiografia de tórax é inespecífica, podendo mostrar um alargamento de mediastino, presença de derrame pleural à esquerda. Eletrocardiograma deve ser realizado em todos os pacientes para descartar infarto agudo do miocárdio. Alterações inespecíficas no segmento ST e na onda T são os achados mais comuns. É mandatória a obtenção das derivações V3r, V4r, V5 e V6, pela possibilidade de associação de infarto inferoposterior.

Emergências aórticas agudas são a única categoria de emergências hipertensivas para as quais uma redução > 25% da PAM é indicada. A orientação para tratamento intensivo baseia-se no risco imediato de extensão da dissecção e mortalidade. No entanto, como muitos desses pacientes podem apresentar desvio para a direita dos limites de autorregulação cerebral, existe o risco de hipoperfusão cerebral. Em um estudo de coorte retrospectivo que avaliou a redução da PA no tratamento de 112 pacientes com dissecção aórtica tipo B, as taxas de lesão cerebrovascular aumentaram substancialmente, com reduções na PAM acima de 25%.

PRÉ-ECLÂMPSIA

Pode-se definir a pré-eclâmpsia como hipertensão gestacional associada a proteinúria ≥ 0,3 g/dia em coleta de urina de 24 horas ou creatinina urinária ≥ 30 mg/mmol em amostra aleatória de urina, ou hipertensão de início recente após 20 semanas de gestação, proteinúria e disfunção orgânica materna ou disfunção uteroplacentária. Em ambas as definições, a hipertensão é definida como PA sistólica > 140 mmHg e/ou PA diastólica > 90 mmHg; edema não é considerado um critério de pré-eclâmpsia, pois ocorre em até 60% das gestações normais.

A pré-eclâmpsia se desenvolve em 5 a 7% das gestações com taxa 3 a 5 vezes maior em mulheres com hipertensão preexistente e ainda mais comumente em primíparas, diabéticas, fetos múltiplos ou com mola hidatiforme. Como a pré-eclâmpsia implica complicações graves tanto para a mãe como para o feto, a avaliação e o manejo adequados dos riscos são indispensáveis.

A síndrome HELLP é uma variante grave da pré-eclâmpsia caracterizada por hemólise (*Hemolysis*), elevação das enzimas hepáticas (*Elevated Liver enzymes*) e plaquetopenia (*Low Platelet*). A eclâmpsia é caracterizada pelo quadro clínico da pré-eclâmpsia associado à presença de crises convulsivas em portadoras de hipertensão específica da gravidez ou de pré-eclâmpsia e cursa com maior mortalidade materna.

Outras emergências cardiológicas

Emergências hipertensivas cardíacas incluem infarto agudo do miocárdio e edema agudo de pulmão com PA > 180/110 mmHg. Nessas apresentações, a pós-carga aumenta a demanda e o esforço miocárdico, levando a sintomas isquêmicos ou aumento da pressão hidrostática, causando edema pulmonar.

O edema pulmonar é significativamente mais comum do que o infarto do miocárdio, que é consistente com o infarto tipo 2, no qual uma incompatibilidade entre a oferta e a demanda de oxigênio do miocárdio causa isquemia e a doença arterial coronariana instável está ausente.

O diagnóstico cursa com níveis elevados de troponina de alta sensibilidade acima do percentil 99. Elevações indeterminadas na troponina cardíaca de alta sensibilidade abaixo do percentil 99 ou quaisquer elevações que não sigam um padrão de aumento e queda não são indicativos de infarto do miocárdio tipo 2 e não indicam emergência hipertensiva. É comum que pacientes com hipertensão aguda grave apresentem elevações crônicas na troponina cardíaca, e esses pacientes não necessitam de redução imediata da PA. O tratamento da PA é indicado quando há edema pulmonar agudo ou o infarto do miocárdio tipo 2, menos comum.

Exames como eletrocardiograma, radiografia de tórax, dosagem de BNP – pró-BNP e ecocardiograma transtorácico auxiliam no diagnóstico.

CAUSAS MENOS COMUNS DE CRISE HIPERTENSIVA/EMERGÊNCIA HIPERTENSIVA

Feocromocitoma/paraganglioma (PPGL) são causas raras de PA elevada, mas em cerca de metade dos casos podem apresentar-se com aumentos muito graves e agudos dos valores de PA e evidências de lesão orgânica.

Medicamentos simpaticomiméticos também podem levar a emergências hipertensivas.

Em casos de suspeita de *overdose* de anfetamina, metanfetamina ou cocaína, os benzodiazepínicos devem ser considerados tratamento de primeira linha para controlar os sintomas clínicos e, secundariamente, para reduzir a PA.

CONSIDERAÇÕES FINAIS

Este capítulo procurou mostrar, de forma objetiva, a importância da correta avaliação do paciente que é admitido nos prontos atendimentos com PA muito elevada. Existem muitas condutas errôneas, principalmente ao controlar a atenção nos valores pressóricos isoladamente em vez de considerar o quadro clínico que acompanha esse quadro.

A correta interpretação de uma pseudocrise hipertensiva, ou, em casos de crise hipertensiva, o diferenciamento entre emergências e urgências (bem como a etiologia), são fundamentais para a definição terapêutica adequada do paciente.

A Figura 5 mostra a abordagem BARKH (*Brain, Arteries, Retina, Kidney, Heart*) na identificação e no tratamento de emergências hipertensivas baseada na avaliação e no acometimento de órgãos-alvo.

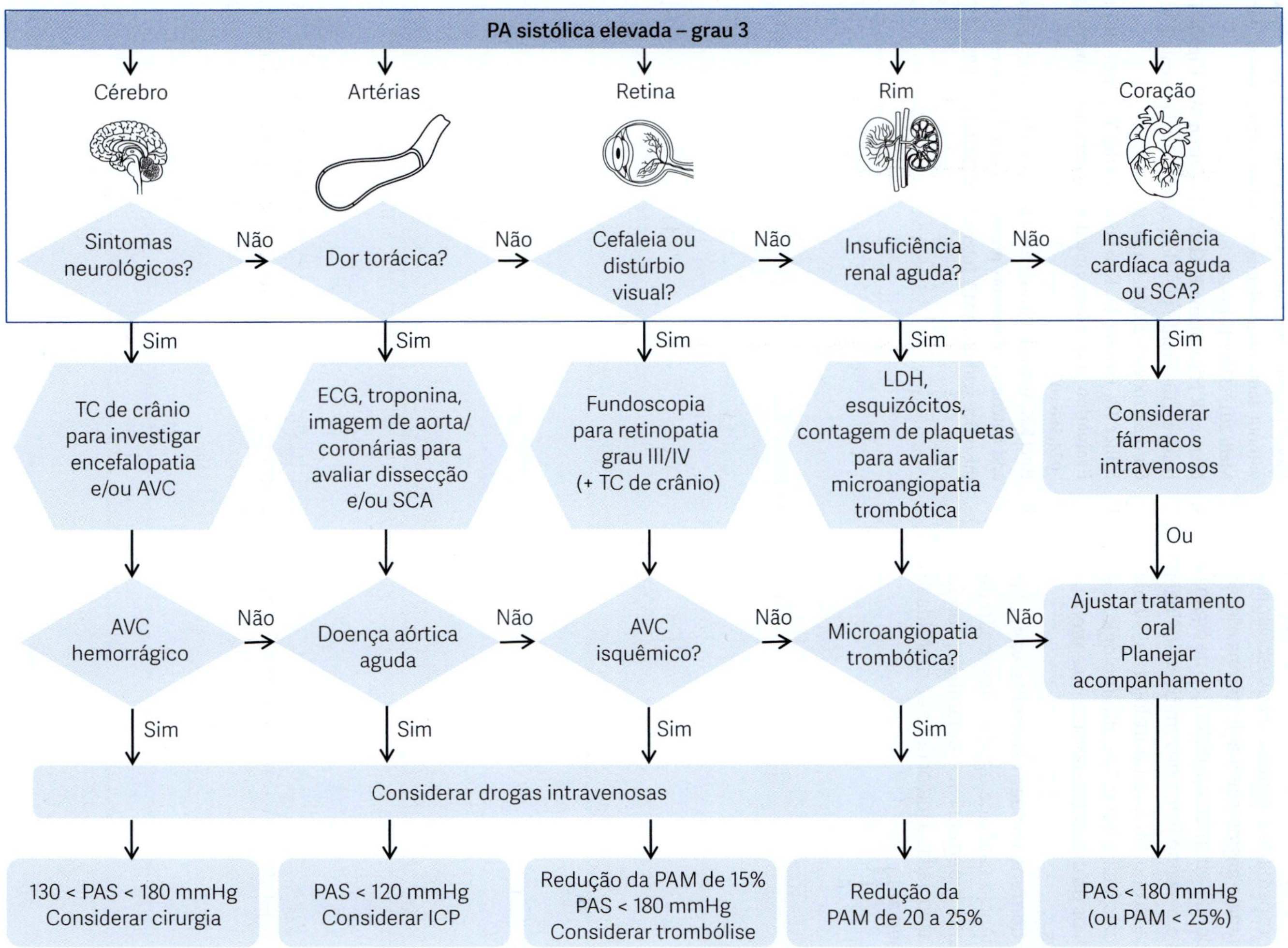

FIGURA 5 Abordagem BARKH para identificação e tratamento de emergência hipertensiva, baseada em sintomas para auxiliar médicos na avaliação rápida de pacientes com suspeita de emergência hipertensiva.

AVC: acidente vascular cerebral; BARKH: cérebro (*brain*), artérias (*arteries*), retina, rins (*kidney*), coração (*heart*); ICP: intervenção coronária percutânea; LDH: desidrogenase láctica; PAM: pressão arterial média; PAS: pressão arterial sistólica; SAC: síndrome coronária aguda; TC: tomografia computadorizada.

PONTOS-CHAVE

1. Crise hipertensiva é caracterizada por pressão arterial sistólica ≥180 mmHg e/ou diastólica ≥120 mmHg. Divide-se em *urgência hipertensiva* (sem lesão de órgão-alvo) e *emergência hipertensiva* (com lesão de órgão-alvo).
2. A emergência hipertensiva decorre da rápida elevação da pressão arterial, com perda da autorregulação vascular, ativação do sistema renina-angiotensina-aldosterona e lesão endotelial, predispondo a trombose e disfunção de órgãos.
3. A história clínica e o exame físico devem buscar sinais de lesão orgânica, como déficits neurológicos, sinais de insuficiência cardíaca, alterações oftalmológicas e sintomas sugestivos de dissecção aórtica ou encefalopatia hipertensiva.
4. As causas mais comuns incluem acidente vascular cerebral, insuficiência cardíaca aguda, dissecção de aorta, encefalopatia hipertensiva e eclâmpsia, sendo essas condições associadas a maior risco de morbidade e mortalidade imediata.

BIBLIOGRAFIA

1. Astarita A, Covella M, Vallelonga F, Cesareo M, Totaro S, Ventre L, et al. Hypertensive emergencies and urgencies in emergency departments: a systematic review and meta-analysis. J Hypertens. 2020;38(7):1203.
2. Levy PD, Mahn JJ, Miller J, Shelby A, Brody A, Davidson RS, et al. Blood pressure treatment and outcomes in hypertensive patients without acute organ damage: a retrospective cohort. Am J Emerg Med. 2015;33(9):1219-24.
3. Martin JF, Higashiama E, Garcia E, Luizon MR, Cipullo JP. Hypertensive crisis profile: prevalence and clinical presentation. Arq Bras Cardiol. 2004;83(2):131-6;125-30.
4. Miller JB, Hrabec D, Krishnamoorthy V, Kinni H, Brook RD. Evaluation and management of hypertensive emergency. BMJ. 2024;386:e077205.
5. Patel KK, Young L, Howell EH, Hu B, Rutecki G, et al. Characteristics and outcomes of patients presenting with hypertensive urgency in the office setting. JAMA Intern Med. 2016;176(7):981-8.

48

Bradiarritmias em pacientes críticos

Sávia Christina Pereira Bueno
Cristiano Faria Pisani
Maurício Ibrahim Scanavacca

SUMÁRIO

INTRODUÇÃO

As arritmias cardíacas são frequentemente encontradas em ambiente de terapia intensiva e podem afetar tanto a hemodinâmica como a estabilidade do paciente. Apesar de as arritmias atriais e ventriculares serem as mais frequentes, episódios de bradicardia podem estar presentes e ser igualmente causadores de complicações graves se não forem diagnosticadas e tratadas adequadamente.

Em unidade com pacientes críticos, bradicardia tem forte associação com diversos fatores clínicos, sendo frequentemente reflexo das condições hemodinâmicas ou metabólicas complexas e das interações de medicações. Seu manejo adequado deve considerar prevenção, diagnóstico, vigilância contínua e, quando necessário, intervenção.[1]

DEFINIÇÃO

Bradicardia é a frequência cardíaca menor que 50 batimentos por minuto (bpm).[1] Ver Figura 1.

CLASSIFICAÇÃO

A bradicardia pode ser causada por disfunção do nó sinusal (DNS) ou bloqueio atrioventricular (BAV). Ver Figuras 2 a 4.

CAUSAS ASSOCIADAS À BRADICARDIA

A bradicardia pode ser classificada como fisiológica, ocorrendo em condições específicas, como em atletas bem condicionados (Figura 5) e durante o sono. Em contrapartida, a bradicardia patológica resulta de uma variedade de fatores, que incluem causas intrínsecas e extrínsecas, e pode levar a alterações na geração e na condução do impulso elétrico cardíaco.

Causas intrínsecas

Cardiomiopatias isquêmica e não isquêmica, cardiomiopatia congênita, doenças infiltrativas (sarcoidose, amiloidose, hemocromatose), colagenoses (lúpus eritematoso sistêmico, artrite reumatoide, esclerodermia), distrofia muscular, trauma cirúrgico, doenças hereditárias, infecciosas (Chagas, endocardite, miocardite, Lyme, toxoplasmose) e idade avançada.

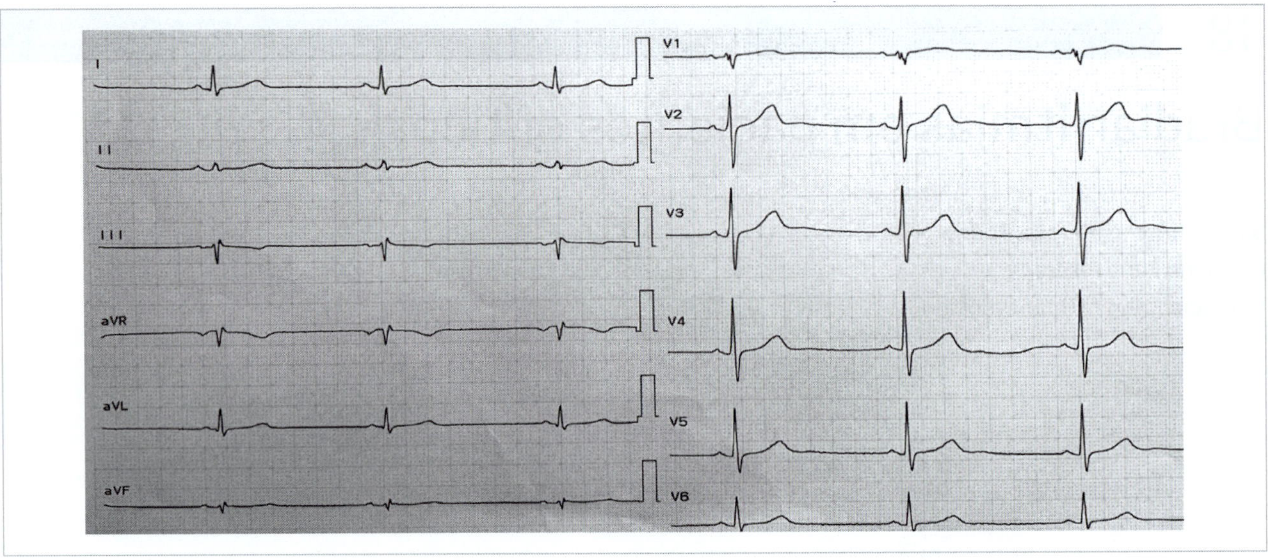

FIGURA 1 Eletrocardiograma indicando bradicardia sinusal em paciente do sexo masculino, 60 anos.

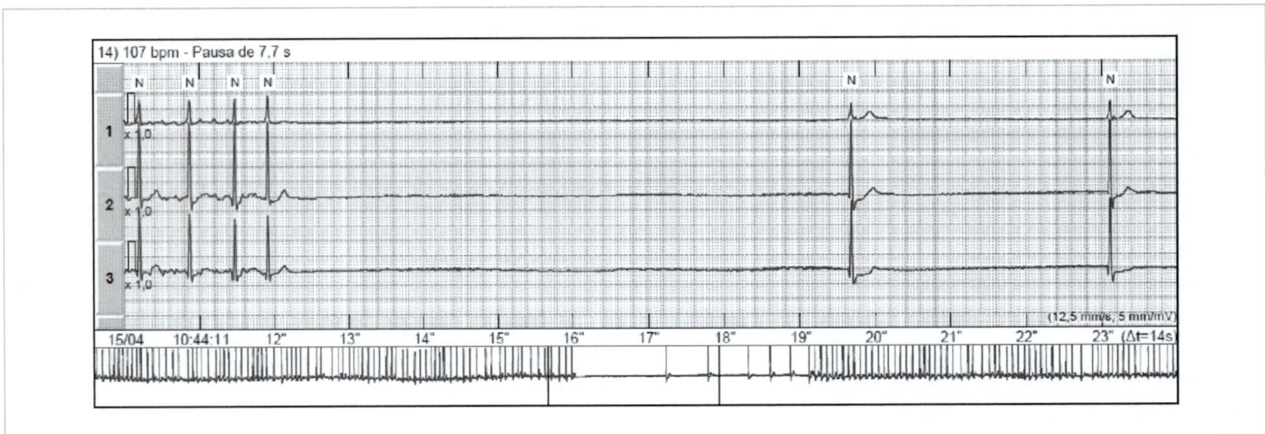

FIGURA 2 Holter. Doença do nó sinusal – síndrome taqui-bradi (fibrilação atrial seguida de pausa 7,7 segundos) em paciente de 65 anos, sexo feminino, com queixas de tonturas. Sem cardiopatia estrutural.

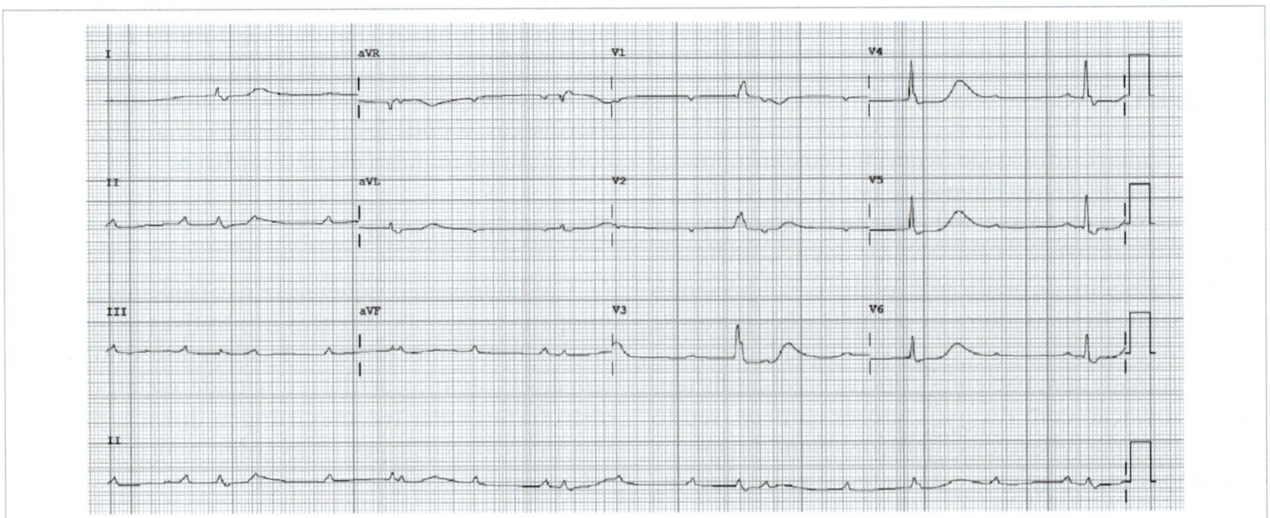

FIGURA 3 Eletrocardiograma indicando bloqueio atrioventricular em paciente do sexo masculino, 69 anos, com queixas de cansaço.

A

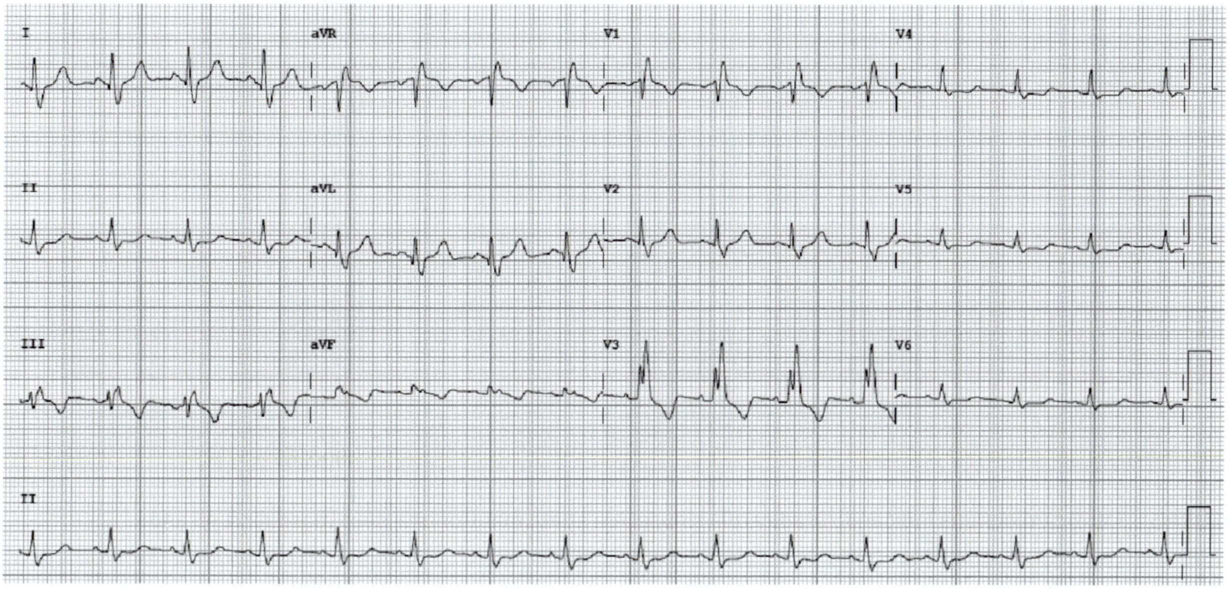

B

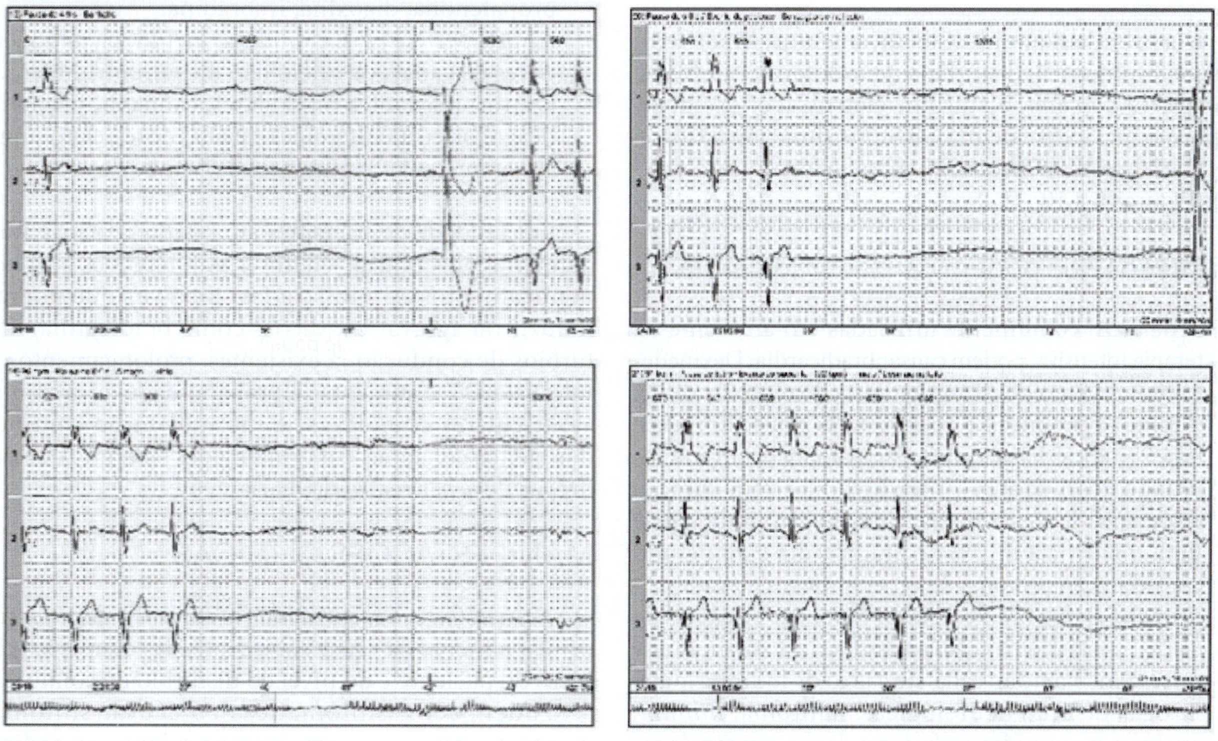

FIGURA 4 A: eletrocardiograma indicando ritmo sinusal com BRD. B: Holter. Bloqueio atrioventricular intermitente. Paciente do sexo feminino, 70 anos, sem cardiopatia, com síncopes do tipo desliga-liga e trauma, internada para investigação. EEF no ano anterior com medidas adequadas. Durante a internação, sob telemetria, um novo episódio de síncope que evidencia o BAV.
BAV: bloqueio atrioventricular; BRD: bloqueio de ramo direito; EEF: estudo eletrofisiológico.

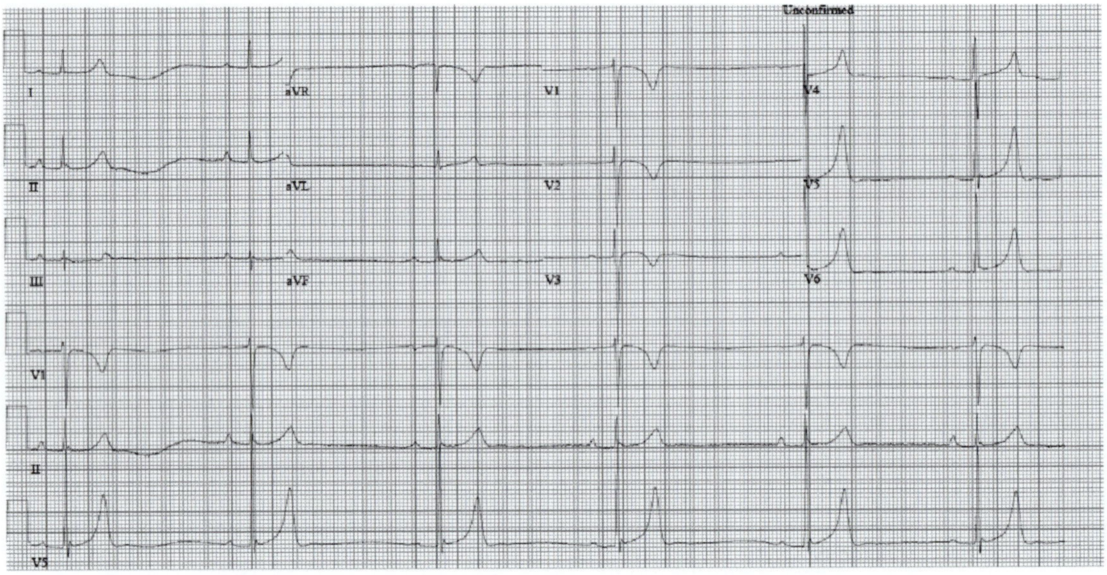

FIGURA 5 Eletrocardiograma indicando bradicardia sinusal em atleta maratonista, sexo masculino, 45 anos.

Causas extrínsecas

Distúrbio autonômico, medicamentos, hipotireoidismo, hipotermia, distúrbios neurológicos, síndrome da apneia do sono, distúrbios eletrolíticos (acidose, hipocalemia, hipercalemia), síncope situacional (tosse, defecação, vômito, procedimentos médicos, micção).[1] Ver Figuras 6 a 10.

Fármacos que podem causar bradicardia

- Sedativos: comumente utilizadas em ambiente de terapia intensiva, podem causar bradicardia. Dexmedetomidina (Precedex®), um agonista do receptor alfa-2, diminui a produção e a resposta às catecolaminas e leva à bradicardia pelo efeito simpatolítico. Em ensaios usando doses de até 0,7 mcg/kg/hora e com duração da terapia de até 48 horas, a dexmedetomidina teve uma incidência de 5% de bradicardia e aumentou com duração prolongada ou com doses elevadas. O propofol induz bradicardia ao bloquear os canais de cálcio e potássio nas células cardíacas. Esse mecanismo é semelhante ao canal de cálcio di-hidropiridina.
- Drogas de ação neurológicas: fenitoína, *lithium*, analgésicos opioides, inibidores de recaptação de serotonina, antidepressivos tricíclicos, carbamazepina.
- Quimioterápicos: trióxido de arsênio, bortezomibe, capecitabina, cisplatina, ciclofosfamida, doxorrubicina, epirrubicina, 5-fluorouracil, ifosfamida, interleucina-2, metotrexato, mitroxantrona, paclitaxel, rituximabe, talidomida, antraciclina e taxano.
- Antiarrítmicos: adenosina, amiodarona, sotalol, propafenona, digoxina, ivabradina.
- Anti-hipertensivos: clonidina, metildopa, bloqueadores de canais de cálcio não di-hidropiridínicos.
- Outros: relaxantes musculares, cannabis, propofol, ticagrelor, corticosteroides em altas doses, cloroquina, antagonistas H2, inibidores da bomba de prótons.[2,3]

Em unidade de pacientes em estado crítico, é fundamental observar os efeitos e as interações entre os medicamentos administrados, uma vez que podem induzir ou agravar condições como bradicardia, distúrbios de condução já existentes, prolongamento do intervalo QT e aumentar a probabilidade de arritmias ventriculares complexas. A monitorização contínua dos efeitos colaterais e das interações sinérgicas dessas drogas deve ser realizada diariamente.

MANIFESTAÇÕES CLÍNICAS

As manifestações clínicas da bradicardia dependerão principalmente da causa subjacente, das condições clínicas do paciente e do nível do distúrbio de condução.

Podem ser assintomáticas ou causar sintomas pouco expressivos, como tonturas leves ou fadiga, mas também podem acarretar consequências graves, como síncopes, hipoperfusão tecidual e até mesmo morte por assistolia.

A avaliação atenta aos sintomas e sua correlação com a bradicardia são padrão-ouro para o diagnóstico e definição do tratamento.[3]

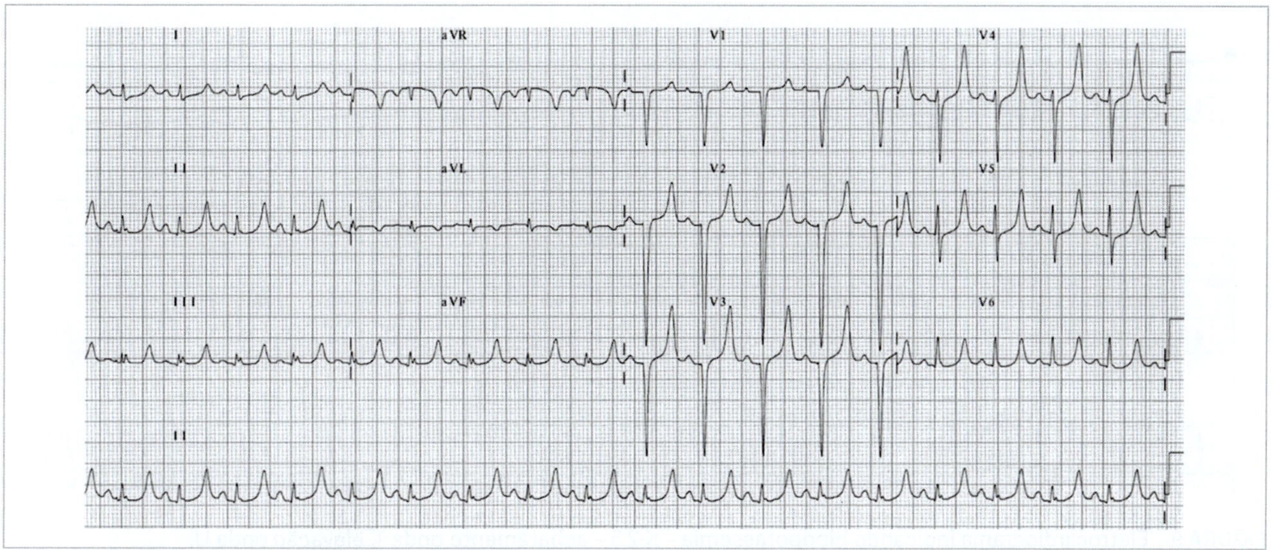

FIGURA 6 Eletrocardiograma indicando hiperpotassemia – K-6,6 – ondas T apiculadas e simétricas, base estreita, aspecto em "tenda" e difusa.

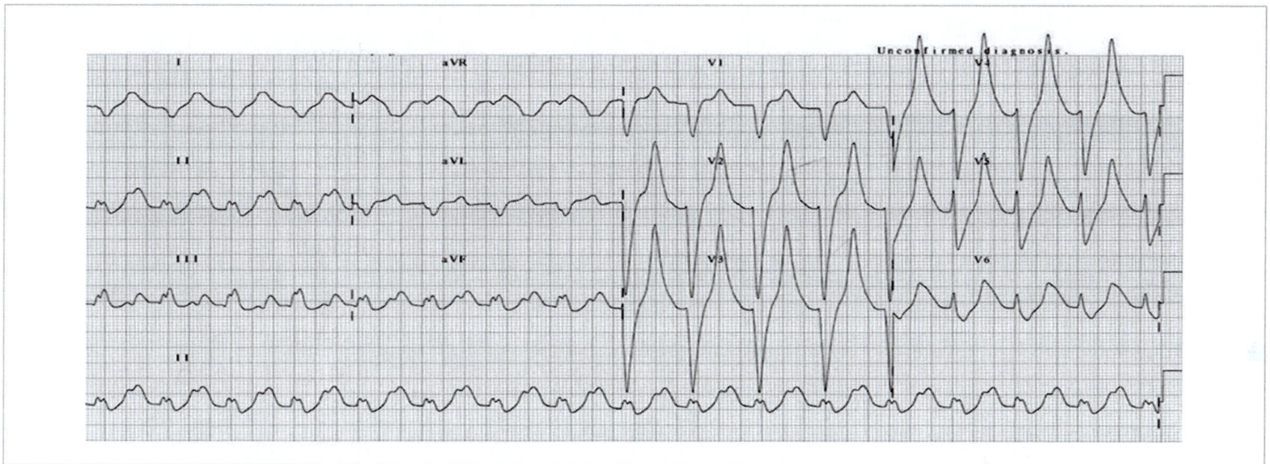

FIGURA 7 Eletrocardiograma indicando hiperpotassemia – K-7,0 – alargamento do complexo QRS. Diminuição de amplitude e aumento da duração da onda P e intervalo PR.

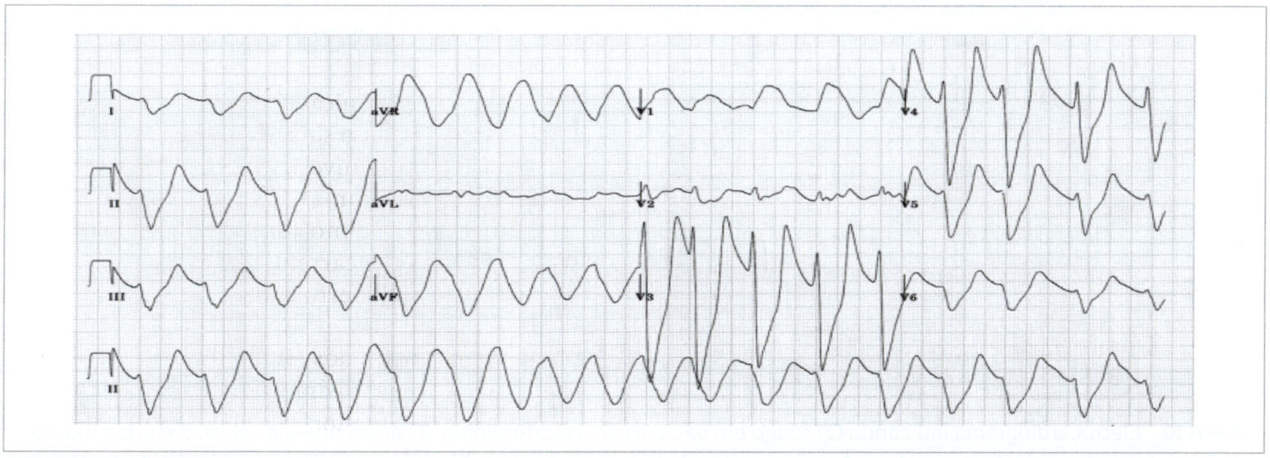

FIGURA 8 Eletrocardiograma indicando hiperpotassemia – K-11,0 – alterações grosseiras de QRS e T. Ondas sinusoidais.

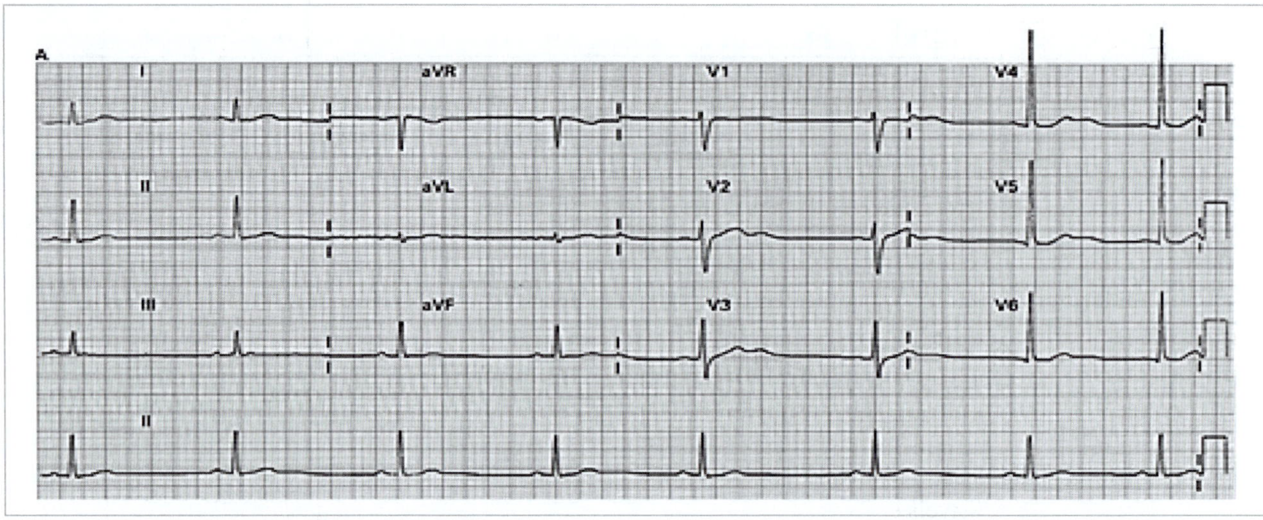

FIGURA 9 Eletrocardiograma indicando hipopotassemia – K-2,5 – achatamento onda T, elevação onda U.

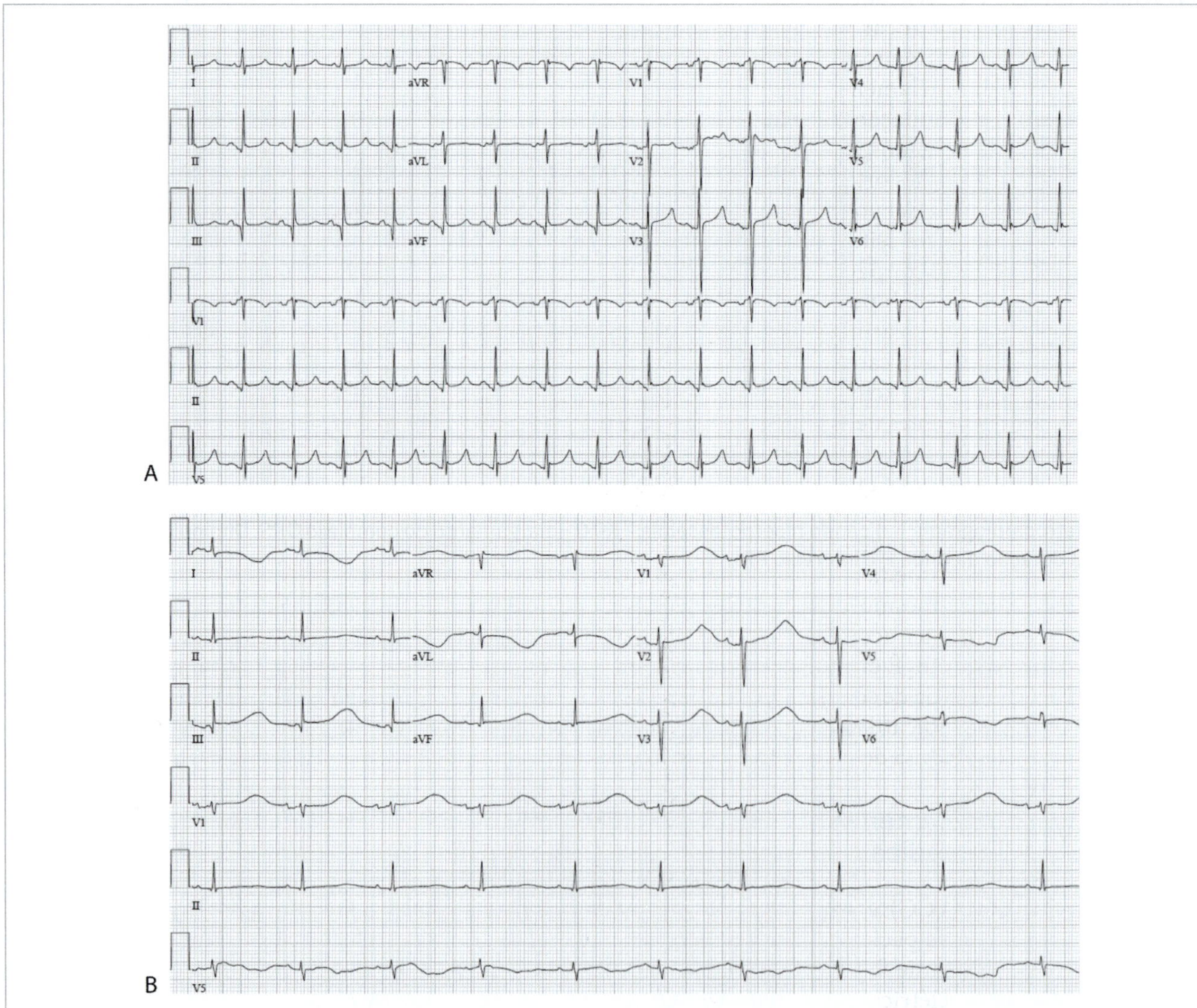

FIGURA 10 Eletrocardiograma indicando QT longo em paciente do sexo feminino, 37 anos, doença valvar, distúrbio hidroeletrolítico, internada em UTI por quadro infeccioso, além de hipomagnesemia, hipopotassemia e associação de drogas que prolongam QT (risperidona, ondansetrona). QTc = 600 ms.

AVALIAÇÃO DE PACIENTES COM BRADICARDIA

A anamnese detalhada, a história pregressa, inclusive sobre efeitos colaterais de medicações já utilizadas, a história familiar e o exame físico são muito importantes na investigação inicial.

A história deve detalhar a gravidade, a frequência e a duração dos sintomas, sua relação com o estresse e atividade física, situações que pioram, deflagradores típicos como dor, tosse, posição supina e ambientes quentes. O conhecimento sobre as ações, interações e efeitos colaterais dos medicamentos administrados possibilita uma abordagem segura, e isso inclui ajustar doses, alterar medicações quando necessário e implementar estratégias de monitoramento de possíveis efeitos adversos.

A história familiar pode ser especialmente importante em pacientes jovens com distúrbios de condução progressiva isolada ou associados a cardiomiopatias.

O exame físico deve focar nas manifestações de bradicardia e sinais de doença cardíaca estrutural e desordens sistêmicas previamente conhecidas.

Os distúrbios da regulação autonômica figuram proeminentemente no diagnóstico diferencial de síncope e pré-síncope. Alterações ortostáticas na frequência cardíaca e na pressão arterial podem ser úteis inclusive para o exame físico à beira-leito. A massagem do seio carotídeo pode ser útil em pacientes com sintomas sugestivos de síndrome de hipersensibilidade do seio carotídeo (provocada por colarinhos apertados, barbear ou virar a cabeça). Ausculta carotídea cuidadosa (e/ou ultrassom carotídeo) para excluir um sopro carotídeo ipsilateral é obrigatória antes de realizar essa manobra, para evitar acidente vascular cerebral.

É fundamental destacar que a bradicardia pode se manifestar de forma persistente ou intermitente, tornando seu diagnóstico um desafio ainda maior. Assim, pacientes com suspeita de bradicardia que não têm diagnóstico inicial, mesmo após uma investigação abrangente, devem manter acompanhamento regular e continuar a investigação. É crucial orientar esses pacientes sobre a importância de correlacionar os sintomas apresentados com a bradicardia, além da necessidade de documentação cuidadosa dos episódios e sintomas.[3]

Ferramentas complementares para o diagnóstico de bradicardia

Eletrocardiograma (ECG): é uma ferramenta simples e vital para avaliações de pacientes com distúrbios do ritmo cardíaco. Esse exame fornece informações cruciais sobre a atividade elétrica, permitindo identificar arritmias, disfunção do sistema de condução, bem como avaliar a duração dos intervalos PR, QRS e QT. Daí a importância de reconhecer o ECG normal e aqueles com alterações para direcionar a investigação e definir a conduta, não devendo ser negligenciado. Em pacientes que apresentam síncope, o ECG inicial fornece um diagnóstico em apenas aproximadamente 5%. Naqueles com apresentações clínicas menos bem definidas e sintomas inespecíficos, o rendimento diagnóstico é provavelmente menor. No entanto, um ECG inicial anormal é preditivo de resultados adversos em pacientes com síncope ou pré-síncope e é capaz de identificar pacientes com maior risco cardiovascular. A comparação evolutiva dos traçados do ECG é muito importante e pode identificar novas alterações, isquemia, progressão de distúrbios elétricos e permitir que intervenções adequadas sejam realizadas. Ver Figura 11.

Exames de imagem: pacientes com suspeita de doença cardíaca estrutural, seja pela anamnese, exame físico, história familiar ou eletrocardiograma, deverão seguir investigação conforme suspeita clínica (ecocardiograma, TT, ressonância magnética, cateterismo, tomografia)

Exames laboratoriais: descartar causas metabólicas, isquemia, desordens reumatológicas e infeciosas.

Teste genético: distúrbios familiares de anormalidades de condução ou doença do nó sinusal são raros. O gene identificável mais comum responsável pela doença de condução hereditária é o gene SCN5A, responsável por 5% dos casos de doença de condução progressiva. Mutações no gene do canal do marca-passo cardíaco HCN4 foram implicadas em SND idiopática. No entanto, na maioria das vezes a doença do nó sinusal é fisiológica ou adquirida, e o teste genético não é rotineiramente indicado.

Polissonografia: bradicardia, ritmo juncional, pausas sinusais e BAV durante o sono podem estar relacionados a apneia do sono e podem ser suprimidos ou reduzidos com pressão positiva em vias aéreas. Geralmente os pacientes são assintomáticos e a bradicardia não é encontrada durante o dia e durante atividade cotidiana.

Holter 24 horas: avaliação de pacientes com bradicardia suspeita ou documentada, ou distúrbios de condução. É útil para estabelecer correlação com sintomas, detectar bradicardia ou distúrbios de condução que podem ser intermitentes. Auxilia principalmente no diagnóstico de pacientes com sintomas frequentes, podendo ser necessária em algumas situações monitorizações mais prolongadas em casos de sintomas infrequentes (telemetria durante internação e outros como *looper* externo, implantável, Patch externo, Holter 48-72 horas). Telemetria contínua: é importante no monitoramento desses pacientes, especialmente naqueles com suspeita de arritmias cardíacas. Sua programação adequada é essencial para que os alarmes sejam relevantes e se evite a fadiga na equipe médica e no paciente. Cuidados devem ser tomados quanto a erros de interpretação, que podem resultar em diagnósticos imprecisos e tratamentos des-

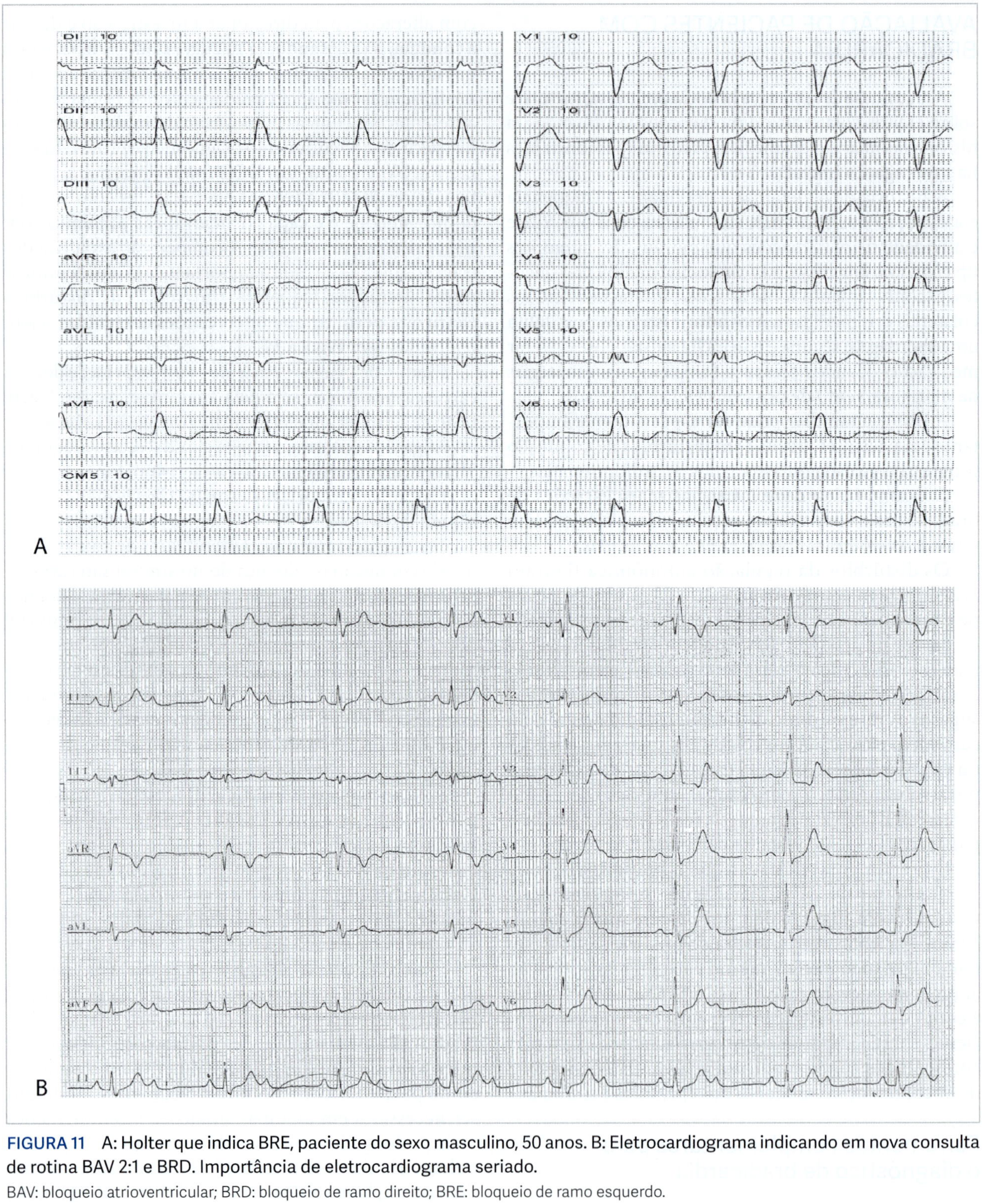

FIGURA 11 A: Holter que indica BRE, paciente do sexo masculino, 50 anos. B: Eletrocardiograma indicando em nova consulta de rotina BAV 2:1 e BRD. Importância de eletrocardiograma seriado.

BAV: bloqueio atrioventricular; BRD: bloqueio de ramo direito; BRE: bloqueio de ramo esquerdo.

necessários. A telemetria é particularmente útil em casos de arritmias intermitentes, podendo ser registrado em tempo real, o que facilita o diagnóstico e o tratamento, podendo inclusive descartar suspeitas diagnósticas, principalmente se sintomas não se correlacionarem a alterações elétricas.

Dispositivos cardíacos eletrônicos implantáveis (marca-passo, cardiodesfibrilador e ressincronizador cardíaco): com suspeita de arritmia ou disfunção, devem ser interrogados. A avaliação eletrônica permite acessar dados importantes sobre seu funcionamento e possíveis falhas, resposta a eventos arrítmicos e correlação de sintomas com registros intracavitários armazenados. Esses dados proporcionam diagnóstico e ajuste adequado de terapia medicamentosa, além de garantir que o desempenho do dispositivo atenda às necessidades do paciente.

Teste ergométrico (TE): auxilia no diagnóstico de insuficiência cronotrópica acompanhada de sintomas. É uma forma não invasiva de avaliar pacientes com suspeita de distúrbio de condução em momento de estresse físico (aumento da atividade simpática), podendo auxiliar na distinção de distúrbios nodais dos distúrbios de condução no sistema His-Purkinje (abaixo do nó atrioventricular). Muito útil também naqueles pacientes com sintomas relacionados ao exercício físico. Ver Figura 12.

Teste de inclinação (*tilt test*): pode ser considerado em pacientes com suspeita de síncope reflexa.

Estudo eletrofisiológico (EEF): avalia a integridade do sistema de condução elétrico. O rendimento diagnóstico do EEF em pacientes sintomáticos com suspeita de bradicardia demonstrou variar amplamente (12 a 80%), dependendo da população estudada, sendo maior em pacientes com ECG alterado ou cardiopatia de base. Não é usado para avaliação do nó sinusal isoladamente, pois medidas anormais na ausência de sintomas não justificam tratamento. Na maioria dos casos, a causa da bradicardia sintomática pode ser identificada por meio da avaliação não invasiva.

Monitores implantáveis: sintomas infrequentes de bradicardia (menos de uma vez por mês) necessitam de monitoramento de ECG mais prolongado. Têm capacidade de monitoramento prolongado (até 3 anos) e sem a necessidade de participação ativa do paciente.

É essencial enfatizar que resultados normais em exames complementares durante a investigação clínica inicial não excluem a possibilidade de distúrbios de condução, uma vez que esses podem ser intermitentes. Assim, se houver suspeita de bradicardia, a investigação e a vigilância devem ser mantidas. Em contrapartida, exames e monitoramentos realizados durante episódios sintomáticos podem ajudar a descartar distúrbios de condução, desde que não haja bradicardia relacionada aos sintomas do paciente.[3]

ABORDAGEM SISTEMÁTICA DA BRADICARDIA: DA SUSPEITA AO TRATAMENTO

Quando existe suspeita de bradicardia, é fundamental realizar uma avaliação completa que inclua história clínica, exame físico e eletrocardiograma, além de considerar a necessidade de exames complementares.

A classificação do tipo de bradicardia – como DNS, BAV ou doença binodal – é crucial, pois orienta a equipe médica na definição da conduta clínica e do tratamento a ser adotado.

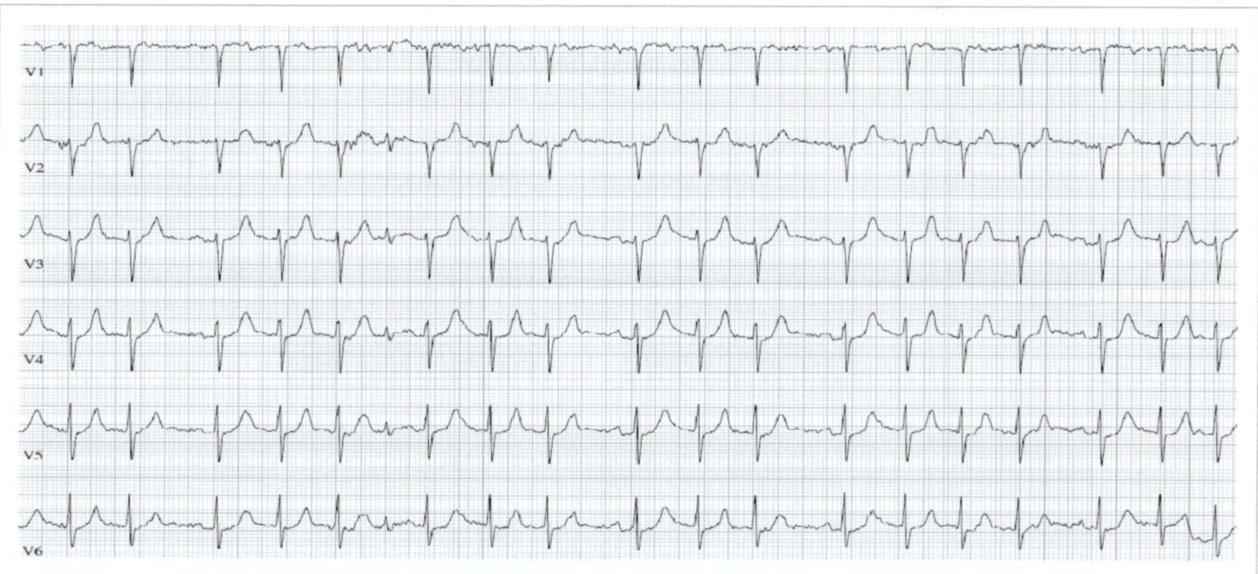

FIGURA 12 TE indica BAV de segundo grau no pico do esforço (bloqueio infranodal) – paciente do sexo masculino, 70 anos, assintomático, internado para tratamento urológico. Evidenciado em eletrocardiograma inicial BAV de segundo grau, QRS estreito. Optou-se por implante de marca-passo após descartadas causas reversíveis. Um ano após o implante, evoluiu para BAV total (observada evolução da doença do sistema de condução em avaliação eletrônica).

BAV: bloqueio atrioventricular; TE: teste ergométrico.

Na bradicardia resultante da disfunção do nó sinusal, a presença de sintomas associados é padrão-ouro para a definição do tratamento adequado.

O BAV total, por sua vez, é o tipo de bradicardia que apresenta maior risco à vida. Em pacientes assintomáticos com BAV total e escape juncional com QRS estreito, o monitoramento com telemetria pode ser realizado até que a estimulação permanente seja disponibilizada. No entanto, o BAV total com escape de QRS largo deve ser tratado com urgência, encaminhando o paciente para estimulação temporária ou permanente, sobretudo se houver sintomas associados.

A identificação da causa da bradicardia, assim como a diferenciação entre causas reversíveis e irreversíveis, é fundamental para a seleção do tratamento mais apropriado. Essa relevância destaca a necessidade de um conhecimento clínico abrangente. Por exemplo, a compreensão da anatomia coronariana e das artérias responsáveis pela isquemia é crucial para a abordagem eficaz. A isquemia provocada por doenças na artéria coronária direita, que irrigam o nó atrioventricular, pode resultar em bloqueios de segundo ou terceiro graus, frequentemente transitórios e sensíveis à atropina. Em contrapartida, o BAV associado à isquemia da artéria descendente anterior tende a ser infranodal e geralmente não responde à atropina, podendo até agravar a situação. Esse tipo de bloqueio raramente se resolve com revascularização, fazendo da estimulação cardíaca definitiva uma intervenção frequentemente necessária. Ver Figura 13.[1]

Tratamento agudo de bradicardia

Bradicardia sinusal sintomática ou bloqueio atrioventricular

- Atropina:
  - Dosagem: 0,5 a 1 mg por via intravenosa (IV), repetível a cada 3 a 5 minutos (máximo 3 mg).
- Dopamina:
  - Dosagem: 5 a 20 mcg/kg/minuto IV, começando em 5 mcg/kg/minuto e aumentando em 5 mcg/kg/minuto a cada 2 minutos.
  - Doses > 20 mcg/kg/minuto podem causar vasoconstrição ou arritmias.
- Isoproterenol:
  - Dosagem: 20 a 60 mcg IV em bólus, seguido de doses de 10 a 20 mcg, ou infusão de 1 a 20 mcg/minuto conforme a resposta da frequência cardíaca.
  - Monitorar se houver dor torácica isquêmica.
- Epinefrina:
  - Dosagem: 2 a 10 mcg/min IV ou 0,1 a 0,5 mcg/kg/minuto IV titulado ao efeito desejado.

Bloqueio atrioventricular de segundo ou terceiro grau associado a infarto do miocárdio inferior

- Aminofilina:
- Dosagem: 250 mg IV em bólus.

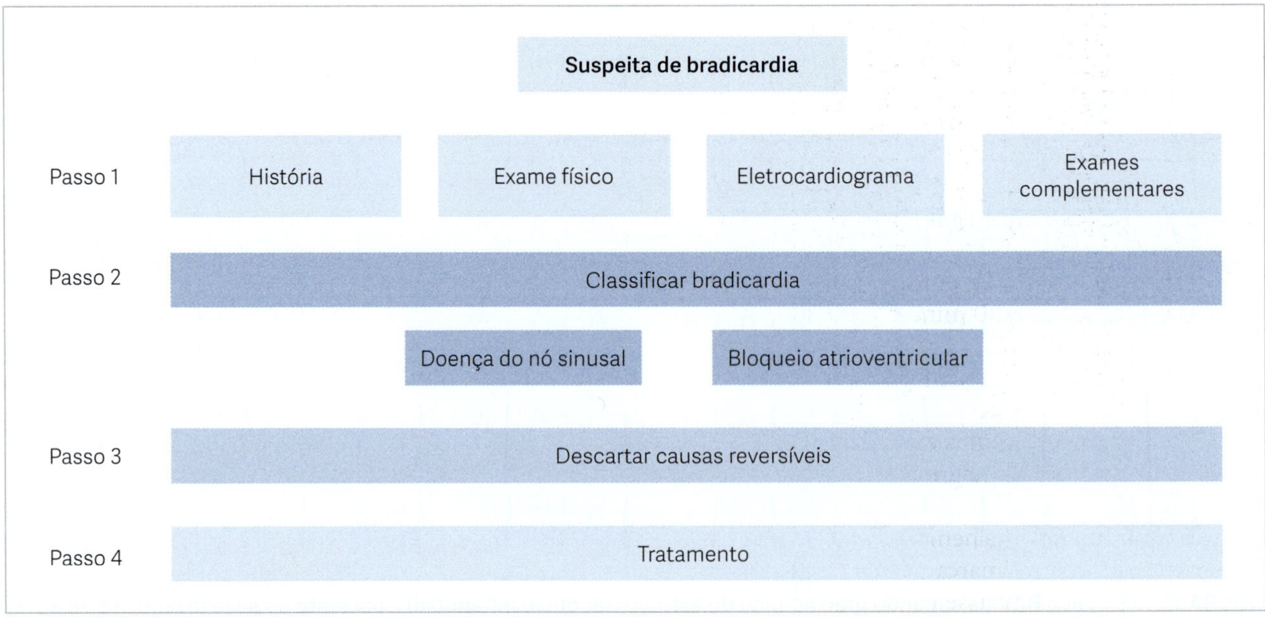

FIGURA 13 Passos para avaliação da bradicardia.

Sobredosagem de bloqueadores de canais de cálcio

- Cloreto de cálcio 10%:
  - Dosagem: 1 a 2 g IV a cada 10 a 20 minutos ou infusão de 0,2 a 0,4 mL/kg/hora.
- Gluconato de cálcio 10%:
  - Dosagem: 3 a 6 g IV a cada 10 a 20 minutos ou infusão de 0,6 a 1,2 mL/kg/hora.

Sobredosagem de betabloqueadores ou bloqueadores de canais de cálcio

- Glucagon:
  - Dosagem: 3 a 10 mg IV com infusão de 3 a 5 mg/hora.
- Terapia com insulina em alta dose:
  - Dosagem: bólus IV de 1 unidade/kg, seguido de infusão de 0,5 unidades/kg/hora.
  - Monitorar os níveis de glicose e potássio.

Sobredosagem de digoxina

- Fragmento anticorpo de digoxina:
  - Dosagem: dependente da quantidade ingerida ou da concentração conhecida de digoxina.
  - Um frasco liga aproximadamente 0,5 mg de digoxina. Administrar ao longo de pelo menos 30 minutos e pode ser repetido.

Após transplante cardíaco

- Aminofilina:
  - Dosagem: 6 mg/kg em 100 a 200 mL de fluido IV durante 20 a 30 minutos.
- Teofilina:
  - Dosagem: 300 mg IV, seguidos de dose oral de 5 a 10 mg/kg/dia, ajustada conforme o efeito.
  - Níveis terapêuticos 10 a 20 mcg/mL, com dosagens médias pós-transplante em torno de 450 mg ± 100 mg/dia.

Lesão da medula espinhal

- Aminofilina:
  - Dosagem: 6 mg/kg em 100 a 200 mL de fluido IV durante 20 a 30 minutos.
- Teofilina:
  - Dosagem: dose oral de 5 a 10 mg/kg/dia, ajustada conforme o efeito.
  - Níveis efetivos muitas vezes ficam abaixo da faixa usual de 10 a 20 mcg/mL.

Se houver bradicardia hemodinamicamente instável, apesar de medicação, os marca-passos transcutâneo (classe IIb) e transvenoso (classe IIa) podem ser utilizados. A estimulação externa pode ser usada temporariamente enquanto se aguarda a estimulação interna provisória se o paciente estiver hemodinamicamente instável.

É importante ressaltar que as taxas de eventos adversos relatados associados à estimulação transvenosa temporária variam de 14 a 40% e as complicações incluem trombose venosa (18 a 85% veia femoral), embolia pulmonar (50 a 60% veia femoral), arritmias, infecção (longa permanência), perda de captura (10 a 37%) e perfuração. Parte desses eventos pode ser reduzida com o uso de fluoroscopia durante a passagem de marca-passo transvenoso.[3]

Indicações de estimulação definitiva

- Doença do nó sinusal: bradicardia sinusal sintomática após descartadas causas reversíveis. O benefício principal é a melhora da qualidade de vida (classe I).
- BAV: a estimulação é indicada em pacientes com BAV permanente ou paroxístico de terceiro ou segundo grau tipo 2, infranodal 2:1 ou de alto grau, independentemente dos sintomas (classe I).
- Síncope inexplicada com bloqueio de ramo: síncope inexplicada e bloqueio bifascicular, o marca-passo é indicado na presença de uma HV basal ≥ 70 ms, bloqueio intra ou infranodal de segundo ou terceiro grau durante a estimulação atrial incremental ou resposta anormal ao estresse farmacológico no EEF (classe I).
- Bloqueio de ramo alternante: a estimulação é indicada mesmo nos assintomáticos (classe I).
- Síncope reflexa: a estimulação é indicada para síncope recorrente, imprevisível, em pacientes com idade maior que 40 anos, que apresentem (classe I):
  - Pausa assistólica sintomática documentada espontânea, > 3 segundos ou pausa assintomática, > 6 segundos em razão de parada sinusal ou BAV.
  - Síndrome cardioinibitória.
  - Síncope assistólica durante *tilt testing*.[3]

Estimulação definitiva em situações especiais

- BAV após cirurgia cardíaca: é indicada a observação clínica de pelo menos 5 dias para avaliar se o distúrbio do ritmo é transitório e se resolve. No entanto, no caso de BAV completo com ritmo de escape baixo ou ausente, quando a resolução é improvável, esse período de observação pode ser reduzido (classe I).
- Após a troca de válvula aórtica transcateter (TAVI): o BAV é observado em 10 a 15% dos pacientes. A estimulação definitiva é recomendada em pacientes com BAV completo ou de alto grau que persiste por 24 a 48 horas após TAVI (classe I) ou com bloqueio alternante de início recente (classe I). A estimulação permanente precoce deve ser considerada em pacientes com bloqueio de ramo direito (BRD) preexistente que desenvolvam qualquer distúrbio de condução adicional durante ou após TAVI (classe IIa). O monitoramento ambulatorial de ECG ou a realização

de EEF devem ser considerados para pacientes com novo BRD com QRS > 150 ms ou PR > 240 ms sem prolongamento adicional durante as > 48 horas após o procedimento (classe IIa).

- Após IAM: é indicada com as mesmas recomendações que na população em geral quando o BAV não se resolve dentro de um período de espera de pelo menos 5 dias após o evento isquêmico (classe I).
- BAV total congênito: é indicado em pacientes com sintomas, pausas > 3 vezes a duração do ciclo do ritmo de escape ventricular, ritmo de escape com QRS largo, QT prolongado, ectopia ventricular complexa e frequência cardíaca média diurna < 50 bpm (classe I).

Em pacientes com doenças raras, como as infiltrativas, inflamatórias e neuromusculares, é crucial que os médicos estejam atentos às características específicas dessas condições ao conduzir o tratamento clínico. As evoluções dos distúrbios de condução e o prognóstico nesses casos têm particularidades que requerem avaliação especializada.

Após a indicação do implante de um dispositivo de estimulação cardíaca definitiva, é essencial a avaliação de um especialista, que poderá avaliar as necessidades individuais do paciente e selecionar o dispositivo eletrônico e o modo de estimulação mais adequados.[3]

CONSIDERAÇÕES FINAIS

Bradiarritmias em pacientes críticos representam um desafio clínico relevante, exigindo abordagem sistemática e vigilância contínua. Sua etiologia é multifatorial, envolvendo desde causas fisiológicas até condições estruturais, metabólicas ou farmacológicas. O diagnóstico depende de avaliação clínica cuidadosa e uso racional de métodos complementares. O tratamento deve ser individualizado, com atenção especial à identificação de causas reversíveis, à gravidade clínica e ao risco iminente de instabilidade hemodinâmica. A estimulação cardíaca definitiva é indicada em situações bem estabelecidas, sempre considerando a particularidade de cada paciente e os riscos associados às terapias invasivas.

PONTOS-CHAVE

1. As causas de bradicardia em pacientes críticos incluem condições intrínsecas, extrínsecas e efeitos colaterais de fármacos, sendo essencial distinguir entre causas reversíveis e irreversíveis.
2. O diagnóstico requer correlação clínica, ECG e exames complementares, já que a bradicardia pode ser intermitente e silenciosa, exigindo monitoramento prolongado.
3. A bradicardia pode ser assintomática ou levar a eventos graves, como síncope ou morte súbita, dependendo da causa e do padrão de condução envolvido.
4. A terapêutica deve considerar fatores etiológicos, sintomas associados, estabilidade hemodinâmica e risco de morte ou de eventos graves. A indicação precisa para marca-passo segue as recomendações das diretrizes atuais.

REFERÊNCIAS BIBLIOGRÁFICAS

1. Kusumoto FM, Schoenfeld MH, Barrett C, Edgerton JR, Ellenbogen KA, Gold MR, et al. 2018 ACC/AHA/HRS guideline on the evaluation and management of patients with bradycardia and cardiac conduction delay: a report of the American College of Cardiology/American Heart Association Task Force on Clinical Practice Guidelines and the Heart Rhythm Society. Circulation. 2019;74(7):932-87.
2. Klinkhammer B, Glotzer TV. Management of Arrhythmias in the cardiovascular intensive care unit. Crit Care Clin. 2024;40(1):89-103.
3. Panchal AR, Bartos JA, Cabañas JG, Donnino MW, Drennan IR, Hirsch KG, et al. Part 3: Adult basic and advanced life support: 2020 American Heart Association guidelines for cardiopulmonary resuscitation and emergency cardiovascular care. Circulation. 2020;142(16 Suppl 2):S366-S468.
4. Glikson M, Nielsen JC, Kronborg MB, Michowitz Y, Auricchio A, Barbash IM, et al. 2021 ESC guidelines on cardiac pacing and cardiac resynchronization therapy. Eur Heart J. 2021;42(35):3427-520.
5. Kennelly C, Esaian D. Drug-Induced cardiovascular adverse events in the intensive care unit. Crit Care Nurs Q. 2013;36(4):323-34.

49

Taquiarritmias

Rodrigo Melo Kulchetscki
Cristiano Faria Pisani
Maurício Ibrahim Scanavacca

SUMÁRIO

INTRODUÇÃO

As taquiarritmias são distúrbios do ritmo cardíaco resultantes de alterações na formação ou condução do impulso elétrico, afetando a sequência de ativação dos átrios e ventrículos, e caracterizam-se por frequência cardíaca (FC) superior a 100 batimentos por minuto (bpm).

Trata-se de um grupo heterogêneo de condições que frequentemente se manifestam de forma aguda no ambiente das emergências cardiovasculares. O reconhecimento e o manejo adequado das taquiarritmias tornaram-se habilidades indispensáveis para profissionais da saúde que atuam em serviços de pronto atendimento.

CLASSIFICAÇÃO

Diversos sistemas de classificação podem ser aplicados a essas arritmias. No contexto das emergências cardiovasculares, o mais utilizado baseia-se na duração do complexo QRS registrado no eletrocardiograma (ECG) de superfície. Nesse modelo, as taquiarritmias são categorizadas em taquiarritmias de QRS estreito, quando a duração do QRS é menor ou igual a 120 milissegundos (ms), ou em taquiarritmias de QRS largo, quando o QRS excede 120 ms. Além dessa distinção, a regularidade do intervalo RR também pode ser considerada, permitindo classificá-las em taquiarritmias regulares ou irregulares (Quadro 1).

QUADRO 1 Classificação das taquiarritmias de acordo com o intervalo RR

Taquiarritmias de QRS estreito	
RR regular	Taquicardia por reentrada nodal (TRN), Taquicardia por reentrada atrioventricular (TRAV), taquicardia atrial (TA) e *flutter* atrial (FLU), taquicardia juncional
RR irregular	Fibrilação atrial (FA), FLU com condução AV variável e taquicardia atrial multifocal (TAM)
Taquiarritmias de QRS largo	
RR regular	TV monomórfica, TSV com condução aberrante, TSV pré-excitadas, taquicardias conduzidas por um marca-passo, TSV em pacientes com distúrbios metabólicos (hipocalemia, acidose, hipotermia)
RR irregular	TV polimórfica, *torsades de pointes* e FA com pré-excitação ventricular

FA: fibrilação atrial; TSV: taquicardia supraventricular; TV: taquicardia ventricular.

Outra classificação igualmente relevante das taquiarritmias baseia-se em seu local de origem em relação ao sistema de condução cardíaco, permitindo dividi-las em supra-hissianas ou infra-hissianas. Quando o foco arritmogênico se localiza acima do feixe de His, a arritmia é denominada taquicardia supraventricular (TSV); quando se origina abaixo do His, é classificada como taquicardia ventricular. A fibrilação atrial (FA), embora tenha origem supraventricular, tem um mecanismo eletrofisiológico mais complexo e, por convenção, não é incluída no grupo das TSV.

As taquiarritmias de QRS estreito, com raríssimas exceções, correspondem às TSV, razão pela qual, neste capítulo, os termos serão utilizados como sinônimos para facilitar o entendimento. Essas arritmias representam as manifestações mais frequentes no ambiente das emergências cardiovasculares.

A prevalência de TSV na população geral é estimada em aproximadamente 2,25 casos por mil indivíduos, com incidência anual de 35 casos por 100 mil pessoas, refletindo em impacto significativo nos atendimentos de emergência relacionados a taquiarritmias. Mulheres apresentam um risco duas vezes maior de desenvolver TSV em comparação aos homens, enquanto indivíduos com mais de 65 anos têm probabilidade cinco vezes superior de manifestar TSV em relação aos mais jovens.

As taquiarritmias de origem infra-hissianas, por sua vez, são chamadas de taquicardias ventriculares (TV). No âmbito das taquicardias de intervalo QRS largo, a TV é a causa mais comum, correspondendo a cerca de 80% dos casos, entretanto outros diagnósticos são possíveis, como as TSV com condução aberrante (prévio ou funcional), as TSV pré-excitadas, as TSV conduzidas por um marca-passo ou as TSV em vigência de distúrbios hidroeletrolíticos ou intoxicações medicamentosas.

QUADRO CLÍNICO E DIAGNÓSTICO DIFERENCIAL DAS TAQUIARRITMIAS

Para realizar o diagnóstico diferencial entre as taquicardias, é fundamental a análise detalhada tanto da história clínica do paciente quanto do ECG.

Uma história prévia envolvendo um paciente jovem com episódios recorrentes de taquiarritmias semelhantes bem toleradas nos últimos anos, por exemplo, sugere em geral se tratar de uma origem supraventricular. A palpitação no pescoço (*frog sign*) decorre da contração atrial diante de uma válvula atrioventricular fechada, quadro mais frequente na taquicardia por reentrada nodal (TRN) que em outros tipos de TSV.

Por sua vez, síncope sem pródromos, palpitações sustentadas ou terapias apropriadas em um paciente portador de cardiodesfibrilador implantável (CDI) são o quadro clínico mais frequente em pacientes com arritmias ventriculares sustentadas. Se o paciente tem história prévia de síndrome coronariana aguda (SCA), insuficiência cardíaca (IC) ou angina de início recente, a documentação de taquiarritmia sustentada tem valor preditivo positivo para TV de 98%, 100% e 100% respectivamente. Ainda, eventos repetitivos de TV lenta, ou mesmo TV lenta incessante, podem ter como apresentação clínica quadros de IC descompensada.

TAQUIARRITMIAS DE QRS ESTREITO

Nas taquiarritmias de QRS estreito, algumas características eletrocardiográficas favorecem um subtipo em vez de outro, porém com frequência o diagnóstico do subtipo específico de TSV não é possível apenas com o ECG, sendo o caso conduzido de maneira sindrômica com o diagnóstico de TSV *lato sensu*.

Nas taquicardias de QRS estreito irregulares, em geral o diagnóstico diferencial recai entre FA e FLU ou TA com condução AV variável. Uma forma prática de diferenciar entre esses diagnósticos é checar o grau de irregularidade do traçado – se ele é "irregularmente irregular", favorece FA, enquanto se houver certo padrão repetitivo de irregularidade no traçado favorece FLU ou TA com condução AV variável (Figura 1).

Já nas taquicardias de QRS estreito regulares, a grande diferenciação, que tem impacto no manejo agudo do caso no cenário da emergência, dá-se entre as chamadas taquicardias paroxísticas supraventriculares (TPSV), que é um termo usado nos casos de TRN e TRAV, da TA ou FLU.

Se existe mais de uma onda P visível em relação ao QRS (ou seja, se a FC atrial está mais elevada que a FC ventricular), o diagnóstico mais provável é de uma TA ou FLU com condução AV 2:1 ou 3:1. Os casos em que se identifica apenas uma onda P para cada QRS são os mais delicados, e a propedêutica diagnóstica no ECG envolve a identificação do intervalo entre essa onda P e o intervalo QRS anterior (intervalo RP'; Figura 2).

Taquicardias de QRS estreito com intervalo RP' curto (< 90 ms) favorecem o diagnóstico de TRN, enquanto aquelas com intervalo RP' não tão curto (> 90 ms) favorecem o diagnóstico de TRAV, TRN incomum ou atípica ou TA. Nos casos menos frequentes em que o intervalo RP' é mais longo que o intervalo P'R (ou seja, a onda P está mais próxima do QRS seguinte que do prévio), o diagnóstico na maioria das vezes será de taquicardia atrial (ou mesmo sinusal, dependendo do contexto), com raras exceções – TRN incomum ou atípica e taquicardia de Coumel (Figura 3).

Nos casos em que há dúvida diagnóstica, a realização de manobra vagal ou utilização de adenosina promovem um alentecimento ou bloqueio transitório da condução por intermédio do nó atrioventricular (NAV), facilitando a análise. Quando a taquiarritmia persiste, apesar do bloqueio/alentecimento do NAV, indica que ela não de-

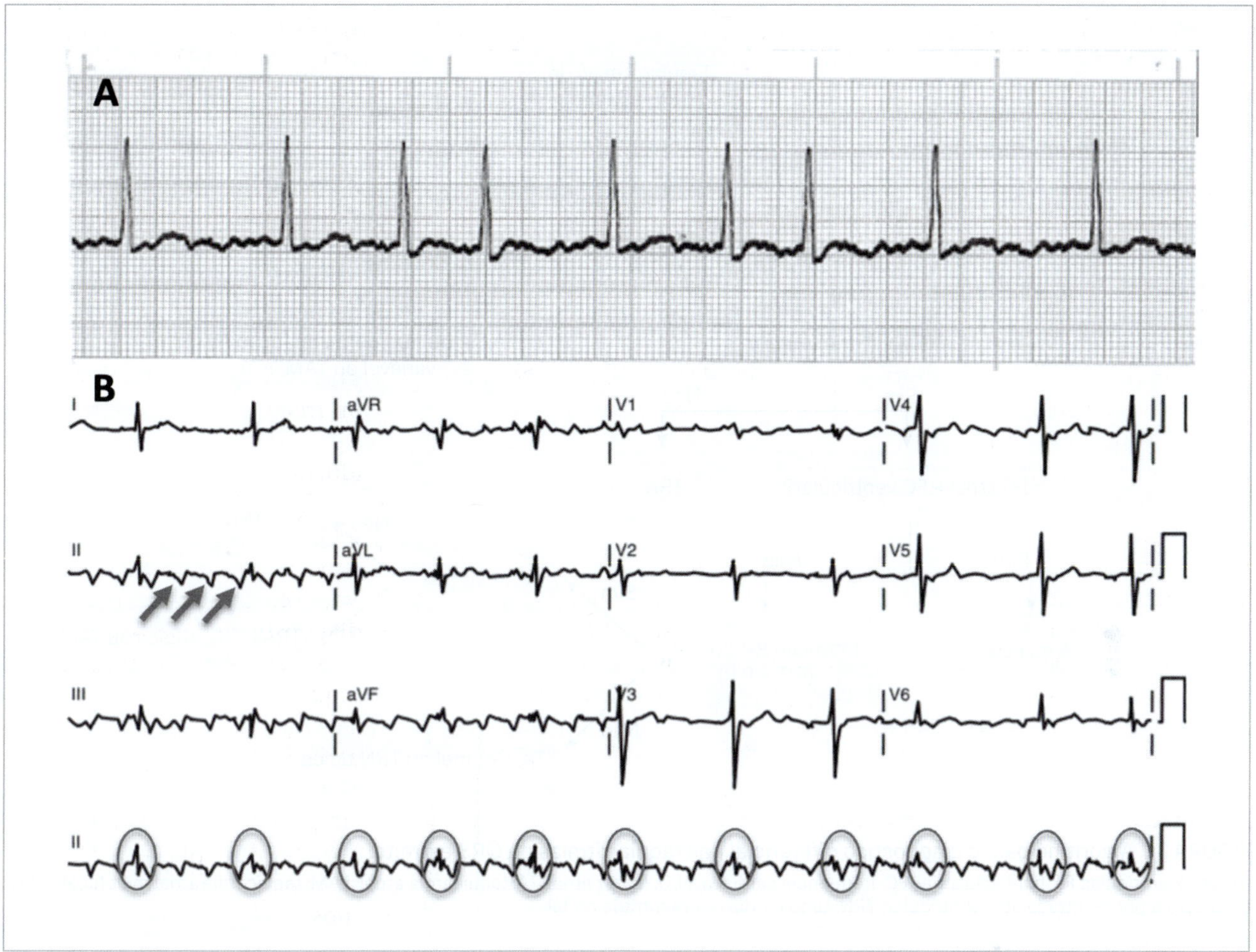

FIGURA 1 Diferenciação entre as taquicardias de QRS estreito irregulares. A: fibrilação atrial, "irregularmente irregular" e linha de base caótica. B: *flutter* atrial com condução atrioventricular variável, com as ondas F de *flutter* destacadas em setas na derivação DII e os complexos QRS irregulares circulados. Observar que o padrão de irregularidade preserva alguma regularidade entre si, diferente do painel A.

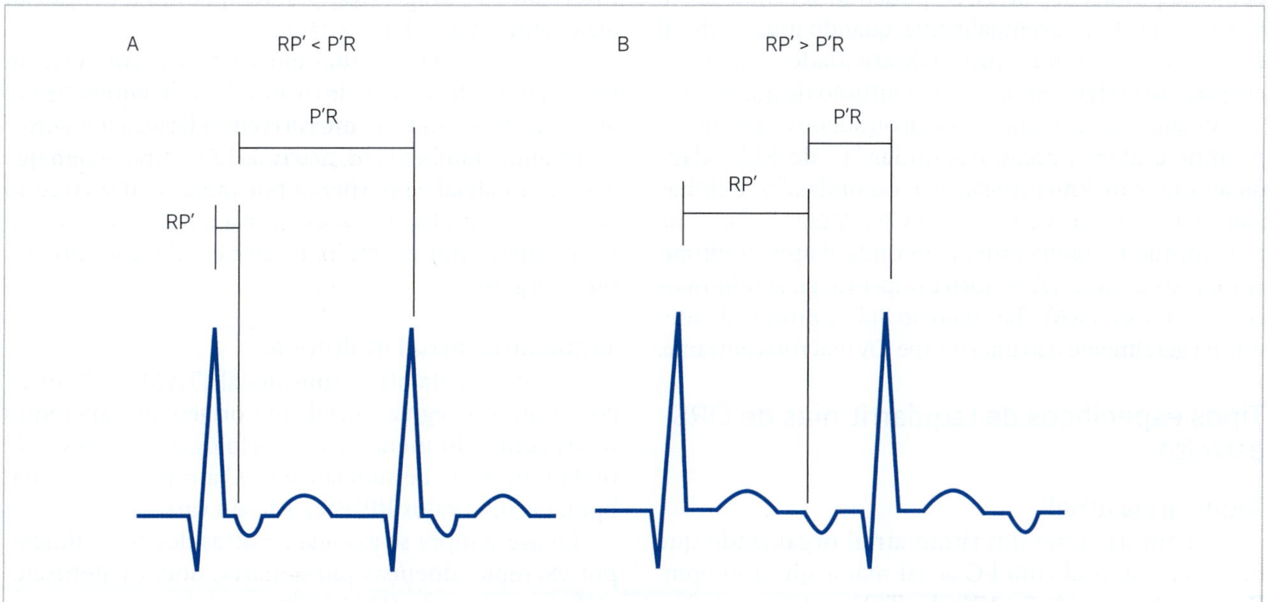

FIGURA 2 Como calcular os intervalos RP' e P'R. A: exemplo de intervalo RP' curto; B: intervalo longo.

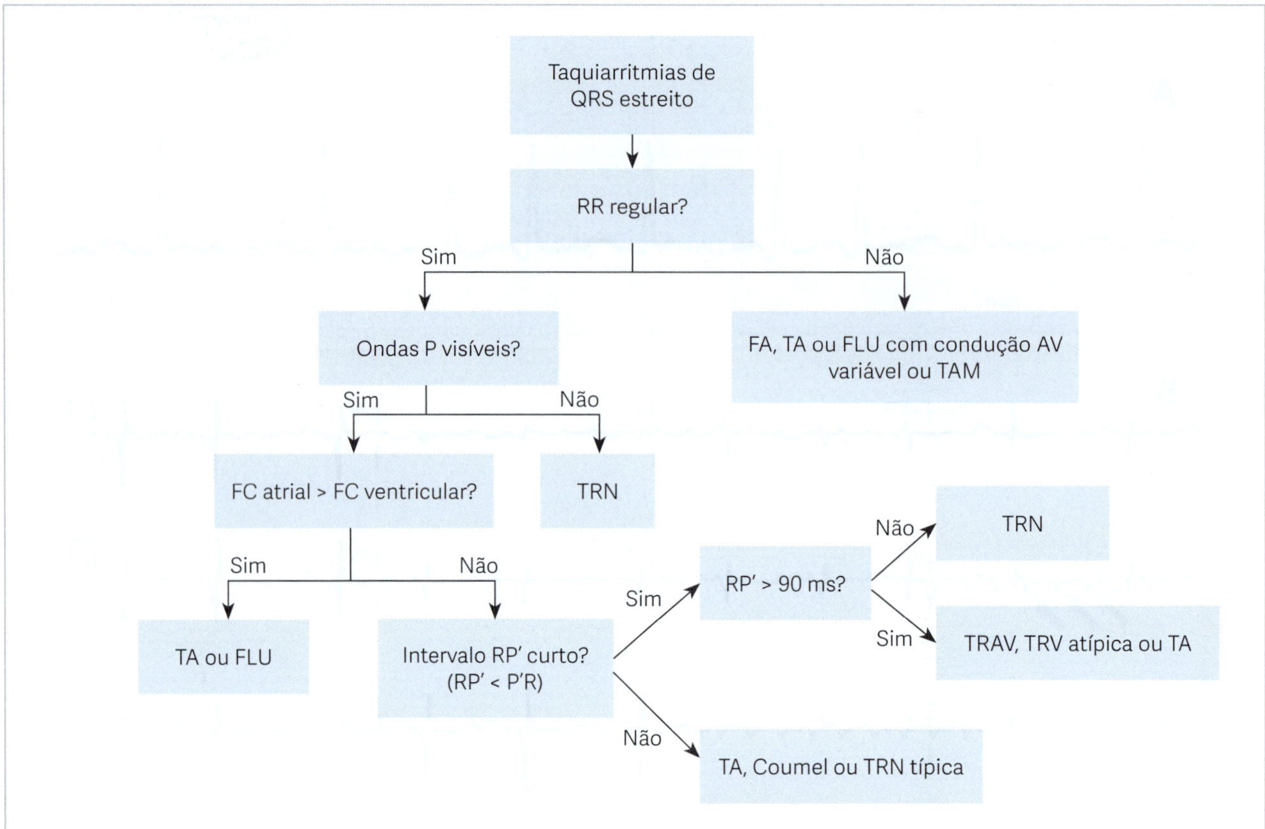

FIGURA 3 Algoritmo para o diagnóstico diferencial das taquiarritmias de QRS estreito.

AV: atrioventricular; FA: fibrilação atrial; FC: frequência cardíaca; FLU: *flutter* atrial; TA: taquicardia atrial; TAM: taquicardia atrial multifocal; TRAV: taquicardia por reentrada atrioventricular; TRN: taquicardia por reentrada nodal.

pende do NAV para sua perpetuação, e podemos limitar o diagnóstico em TA ou FLU. Já quando há interrupção da taquicardia, isso indica que a taquiarritmia é dependente da passagem pelo NAV, podendo ser uma TPSV (TRN ou TRAV) – eventualmente, quando uma TA focal é causada por um mecanismo de atividade deflagrada, ela pode ser interrompida com a infusão de adenosina.

A realização da manobra vagal ou adenosina também permite a identificação das ondas "f" do FLU, além da ausência de linha isoelétrica, ou ondas "p" e linhas isoelétricas no caso da TA no ECG. Além disso, se há interrupção da taquicardia com onda P após o último complexo QRS, a TA se torna improvável, sendo mais comum TRN e TRAV. Tal como no FLU, a infusão de adenosina geralmente não interrompe TA macrorreentrante.

Tipos específicos de taquiarritmias de QRS estreito

Taquicardia atrial

É definida como um ritmo atrial organizado que não seja o sinusal com FC atrial maior que 100 bpm. Representa cerca de 3 a 17% das TSV, com taxas semelhantes entre os sexos masculino e feminino. O diagnóstico é realizado por meio do ECG com presença de ondas P e linha isoelétrica entre elas (Figura 4). Tem como característica eletrocardiográfica a presença de intervalo RP' longo (RP' > P'R) quando a condução atrioventricular é 1:1.

Podem ser classificadas em TA focais, com origem em um único foco no átrio e causadas por automatismo, atividade deflagrada ou microrreentrada; ou TA macrorreentrantes, também chamadas de FLU atípicos, em que a ativação atrial se perpetua por meio de um circuito nos átrios, geralmente secundária a modificações no tecido atrial, por exemplo, cicatrizes, ablações prévias ou cirurgias.

Taquicardia atrial multifocal

A taquicardia atrial multifocal (TAM) é definida como ritmo irregular atrial com origem em diferentes focos com pelo menos três morfologias diferentes de onda P no ECG de superfície e FC atrial maior de 100 bpm. Os intervalos PP, PR e RR são variáveis.

Quase sempre se associa a outras doenças clínicas, por exemplo, doenças pulmonares, doença aterosclerótica coronariana (DAC), doença valvar, hipertensão pulmonar e hipomagnesemia. Isso ocorre geralmente

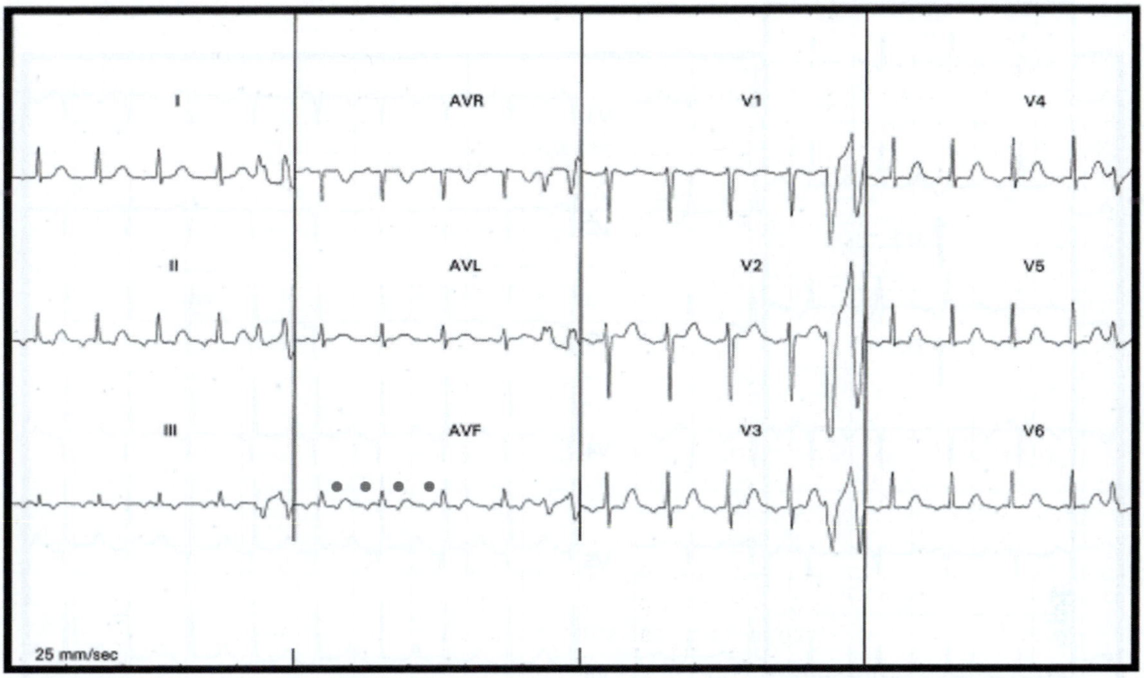

FIGURA 4 Taquicardia atrial: presença de mais de uma onda P (indicadas pelos círculos) após adenosina e bloqueio atrioventricular.

por aumento atrial e tem alto risco de progressão para FA, sendo na maioria das vezes difícil a diferenciação eletrocardiográfica entre as duas arritmias. Tem a característica de apresentar boa resposta à infusão de sulfato de magnésio.

Taquicardia por reentrada nodal

A taquicardia por reentrada nodal (TRN) é uma arritmia por macrorreentrada decorrente da presença de dupla via nodal no NAV composto por pelo menos uma via lenta e a via rápida. São taquiarritmias com FC em torno de 150 a 200 bpm e início súbito. Os pacientes podem se queixar de palpitações e sensação de pulsação no pescoço (sinal de *frog*).

A forma típica da TRN é chamada de lenta-rápida e é responsável por mais de 90% das TRN. A fisiopatologia da TRN começa com bloqueio da via rápida nodal por extrassístole atrial com descida pela via lenta. Posteriormente, encontra a via rápida fora do período refratário com retorno retrógrado pela via rápida, fazendo a reentrada nodal. Já a forma atípica pode ser:

- Rápida-lenta: em que a reentrada desce pela via rápida e retorna pela via lenta.
- Lenta-lenta, quando existe mais de uma via lenta e o estímulo desce por uma e retorna pela outra.

Podemos diferenciar os diferentes tipos por meio do ECG: a TRN típica apresenta ondas P retrógradas dentro do QRS ou logo após o final (Figura 5), e nas formas atípicas se consegue visualizar ondas P retrógradas após o final do QRS.

Taquicardia por reentrada atrioventricular ortodrômica

A taquicardia por reentrada atrioventricular (TRAV) se desenvolve por uma reentrada em que o circuito consiste no sistema His-Purkinje e uma via acessória (VA), composta por células com capacidade de condução elétrica entre os átrios e ventrículos. As VA se originam de um desenvolvimento embriológico incompleto dos anéis atrioventriculares, mantendo a conexão entre essas estruturas. Cerca de 60% das VA se encontram ao longo do anel mitral, sendo o local mais comum na parede lateral. Em torno de 25% dos casos a localização é septal, podendo estar à direita (anel tricuspídeo) ou à esquerda (anel mitral); já aproximadamente 15% das VA se localizam na parede livre do anel tricuspídeo (parede lateral direita).

As VA têm como característica eletrofisiológica a condução rápida, diferente do NAV, e podem conduzir de forma anterógrada e/ou retrógrada. Quando a VA tem condução anterógrada, o ECG de base apresenta

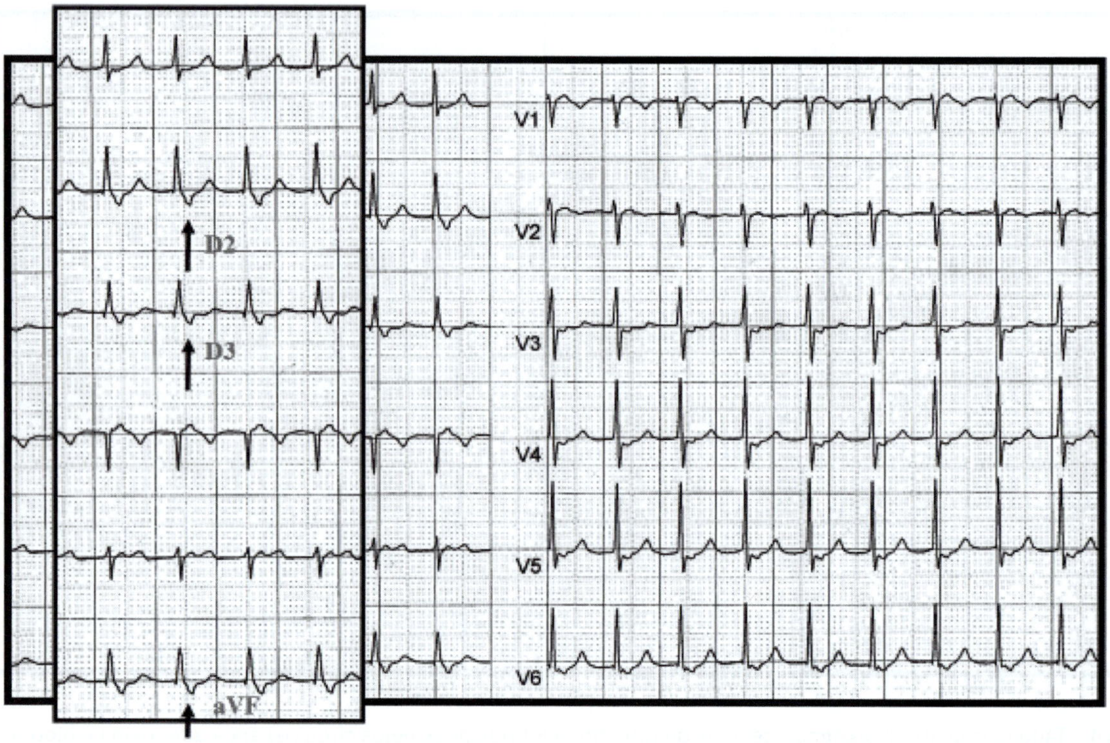

FIGURA 5 Exemplo de taquicardia por reentrada nodal típica: presença de pseudo-S em parede inferior (D2, D3, AVF).

pré-excitação ventricular manifesta: intervalo PR curto (menor que ≤ 120 ms) e QRS largo (≥ 120 ms) com o início da ativação lentificado (onda delta). A síndrome de Wolff-Parkinson-White é definida pela presença de pré-excitação associada a taquiarritmias. As VA de condução retrógrada exclusiva são denominadas VA ocultas, e o ECG de base não apresenta alterações. As VA podem ser múltiplas, ocorrendo em menos de 12% dos pacientes com pré-excitação, porém são mais frequentes na anomalia de Ebstein.

As TRAV são classificadas em:

- Ortodrômicas: quando o estímulo elétrico desce pelo NAV e retorna pela VA, sendo responsável por 90% das TRAV. A taquicardia quase sempre apresenta QRS estreito < 120 ms (exceção quando ocorre bloqueio de ramo), FC em torno de 150 a 200 bpm, além de poder ocorrer infradesnivelamento do segmento ST e macroalternância elétrica (Figura 6).
- Antidrômicas: quando o estímulo desce pela VA e retorna pelo NAV (serão abordadas nas taquiarritmias de QRS largo). Correspondem a 10% dos casos de taquiarritmias por VA.

Flutter atrial

O FLU é definido, de modo clássico, como taquicardia macrorreentrante dependente do istmo cavotricuspídeo, que tem como características eletrocardiográficas a presença de ondas f e FC atrial entre 250 e 300 bpm. Pode ser dividido em FLU anti-horário (80%), também chamado de comum ou típico, que tem rotação anti-horária no anel tricuspídeo, apresenta ondas f negativas em parede inferior (DII, DIII e aVF) e V1 positivo (ver Figura 1B), pelo fato de a ativação acontecer primeiro na parede livre do átrio direito (AD) para veia cava inferior (VCI); posteriormente, ascende pelo septo interatrial, indo em direção à veia cava superior (VCS). O FLU horário é menos frequente (20% dos casos) e tem ativação reversa com ondas F positivas em parede inferior e negativa em V1.

Na prática clínica, o FLU coexiste com FA em muitos pacientes, apesar de mecanismos diferentes das taquiarritmias e o uso de antiarrítmicos para controle da FA poderem facilitar a ocorrência de FLU com condução atrioventricular 1:1 com alta resposta ventricular levando à instabilidade hemodinâmica.

Fibrilação atrial

A FA (ver Figura 1A) é a taquiarritmia com maior morbimortalidade no mundo, sendo responsável por múltiplos atendimentos nas emergências, como acidente vascular cerebral (AVC), insuficiência cardíaca (IC) e morte súbita cardíaca (MSC). Acredita-se que no mundo haja cerca de 20,9 milhões de homens e 12,9 milhões

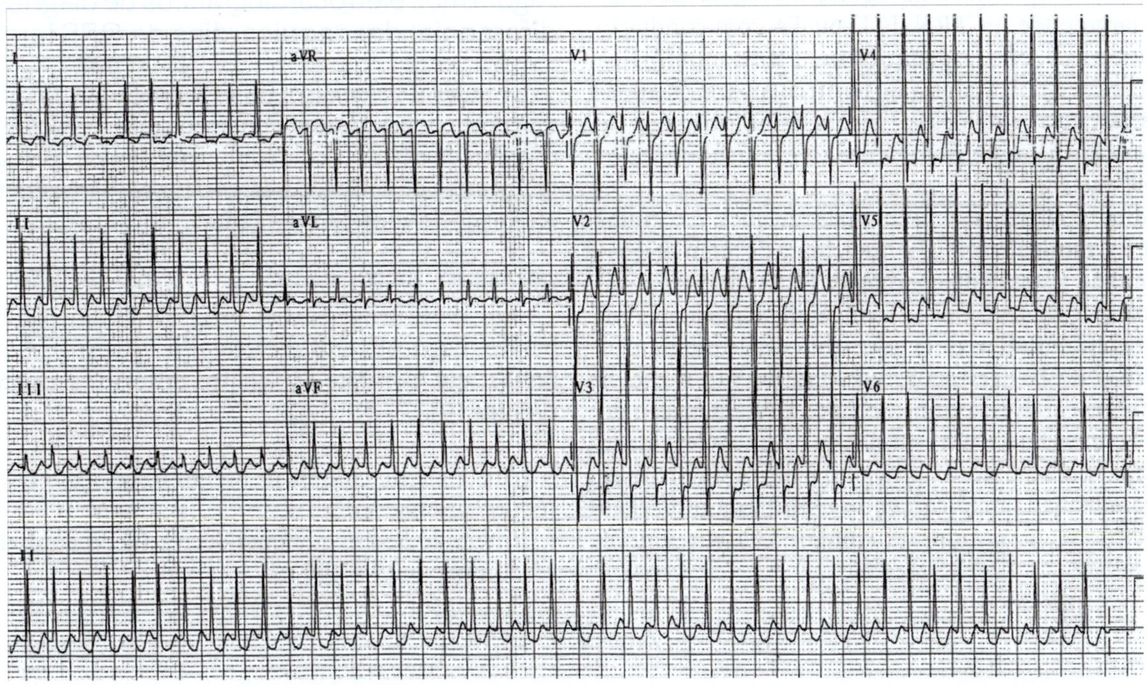

FIGURA 6 Taquicardia por reentrada atrioventricular ortodrômica com presença de macroalternância elétrica, infradesnivelamento do segmento ST e sinal de Puech na derivação D1 (RP' longo com p negativa em D1 = clássico de VA localizadas à esquerda).

de mulheres com FA. Existe maior risco de mortalidade em cerca de 1,5 vez, sendo responsável por declínio cognitivo por demência vascular.

Na gênese da FA, existem *triggers* das veias pulmonares (VP), e o mecanismo envolve tanto atividade deflagrada quanto reentrada, podendo se perpetuar por meio dos rotores modulados pelo sistema nervoso autônomo (SNA). Os pacientes podem se apresentar com palpitações, dispneia, dor precordial e tonturas, gerando grande impacto na qualidade de vida, como dificuldade de dormir, estresse psicológico e idas frequentes à emergência. Em alguns cenários, a FA também pode ser oligo ou assintomática.

Entre os pacientes que apresentam maior risco de ter FA estão os portadores de IC, idosos acima dos 65 anos, diabetes *mellitus*, apneia obstrutiva do sono, doença renal crônica, tabagismo, consumo de álcool maior que 15 doses/semana, atividade física excessiva e obesidade.

A FA tem como característica eletrocardiográfica básica a ausência de ondas P no ECG com ritmo cardíaco irregular. É considerada FA de alta resposta ventricular quando a FC está acima de 110 bpm.

TAQUICARDIA DE QRS LARGO

As taquicardias de QRS largo representam um desafio diagnóstico frequente na prática clínica, especialmente em contextos de emergência, nos quais a decisão terapêutica precisa ser tomada rapidamente. A correta diferenciação entre as diversas etiologias de taquicardias de QRS largo (ver Quadro 1), em especial entre taquicardias ventriculares (TV) e taquicardias supraventriculares (TSV) com condução aberrante, é fundamental para direcionar o tratamento apropriado e prevenir complicações. O eletrocardiograma (ECG) de 12 derivações permanece como a principal ferramenta para essa distinção, permitindo, por meio da análise de características como regularidade do ritmo, morfologia do QRS, presença de dissociação atrioventricular e eixo elétrico, a identificação mais provável do mecanismo subjacente da arritmia.

Critérios eletrocardiográficos para o diagnóstico diferencial de taquicardia de QRS largo

Desde 1978, são propostos inúmeros critérios para diferenciação de taquicardia de QRS largo de acordo com o ECG de 12 derivações.

Avaliar se o ritmo da arritmia é regular ou irregular pode ajudar a direcionar o diagnóstico da taquiarritmia. Uma taquicardia irregular de complexo largo pode ser causada por FA com pré-excitação (decorrente de VA com condução anterógrada rápida), TV polimórfica e FA com condução aberrante.

De maneira prática, uma taquicardia regular de complexo largo pode ser TRN, FLU ou TA com condução aberrante, TRAV antidrômica ou TV monomórfica (Figuras 7 a 9). A maioria dos critérios para diagnóstico diferencial entre essas baseia-se na presença de dissociação AV e na duração, eixo e morfologia dos complexos QRS.

Todos os critérios apresentam limitações. Arritmias como TV ramo a ramo, TV fascicular, TV com origem próximo ao sistema de condução, TRAV antidrômica, taquicardias em cardiopatias congênitas e pacientes em uso de antiarrítmicos podem ser difíceis de diferenciar pelo ECG de 12 derivações no atendimento no setor de emergência. Nesse contexto, após a estabilização do quadro clínico inicial um especialista deve ser consultado para confirmação do diagnóstico e a fim de oferecer terapia adequada medicamentosa, avaliar a indicação de ablação e até mesmo implante de CDI em alguns casos de TV.

Algoritmos eletrocardiográficos de diagnóstico diferencial das taquicardias de QRS largo

A análise sistemática do ECG, segundo algoritmos diagnósticos baseados em uma sequência predefinida de critérios, melhora a acuidade diagnóstica da etiologia da taquicardia de complexos largos. Entre os mais comuns, estão aqueles descritos a seguir.

Algoritmo de Brugada

Em 1991, Brugada et al. propuseram um algoritmo para o diagnóstico diferencial de taquicardia de QRS largos, que consiste em quatro critérios sequenciais (Figura 10):

- Ausência de complexo RS em todas as derivações precordiais.
- Intervalo RS em qualquer derivação precordial com complexo RS > 100 ms.

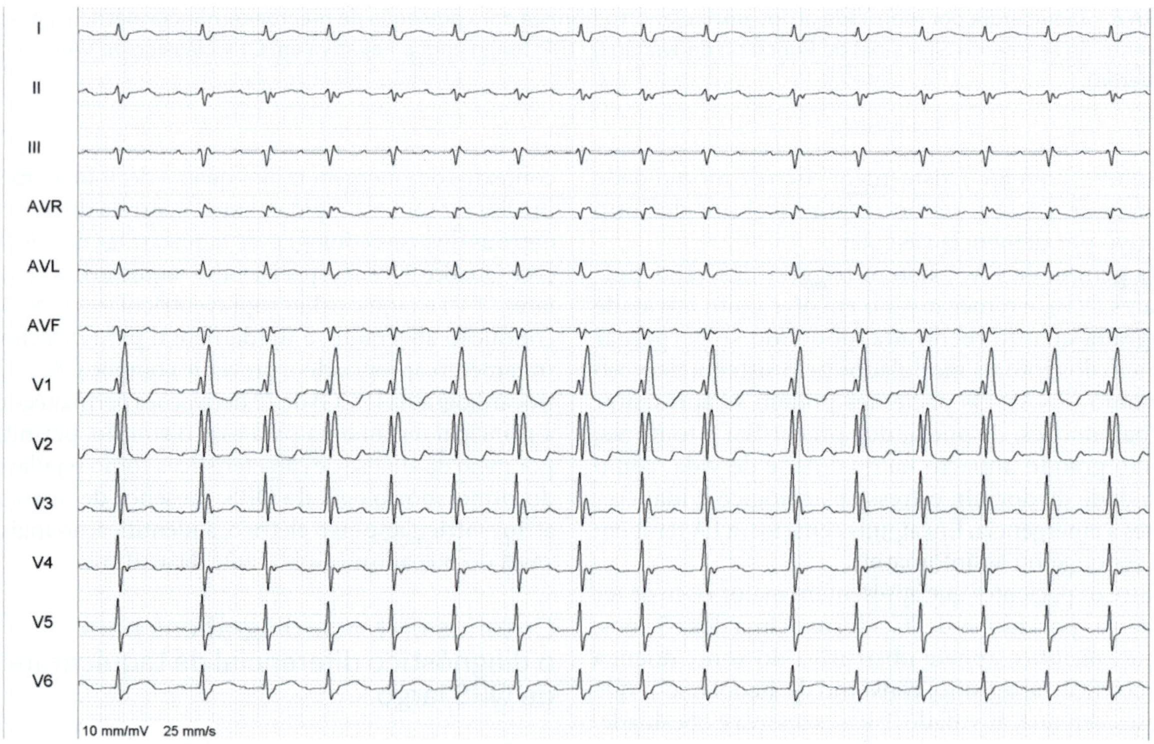

FIGURA 7 Taquicardia atrial em paciente com BRD prévio. Observar que o padrão de BRD é bem sugestivo de TPSV com aberrância (padrão rsR′ em V1 e relação R/s maior que 1).

BRD: bloqueio de ramo direito; TPSV: taquicardia paroxística supraventricular.

Fonte: gentilmente cedida pelo Laboratório de Eletrofisiologia do InCor-HCFMUSP.

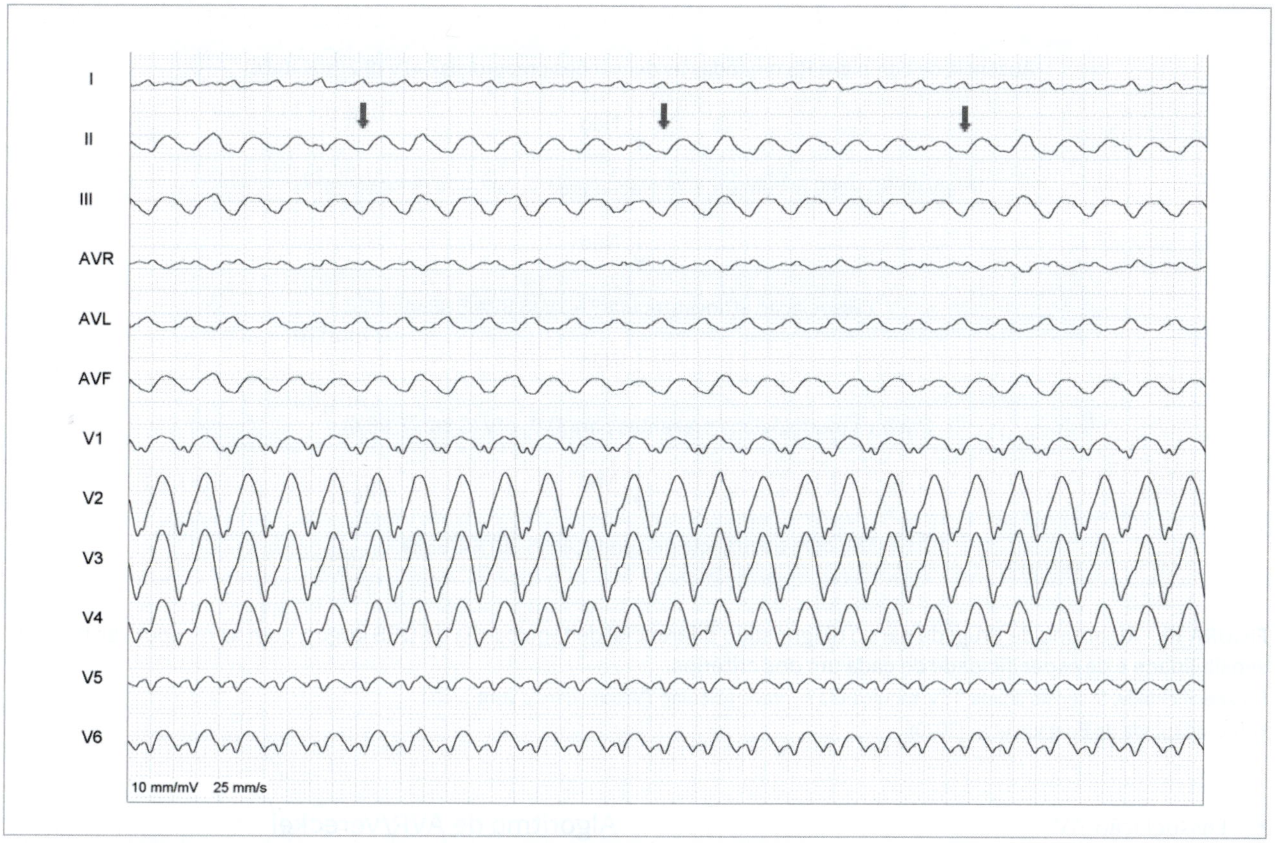

FIGURA 8 **Taquicardia ventricular: QRS largo com dissociação AV (ondas P representadas pelas setas) e derivações precordiais com concordância negativa indicando origem ventricular.**

Fonte: gentilmente cedida pelo Laboratório de Eletrofisiologia do InCor-HCFMUSP.

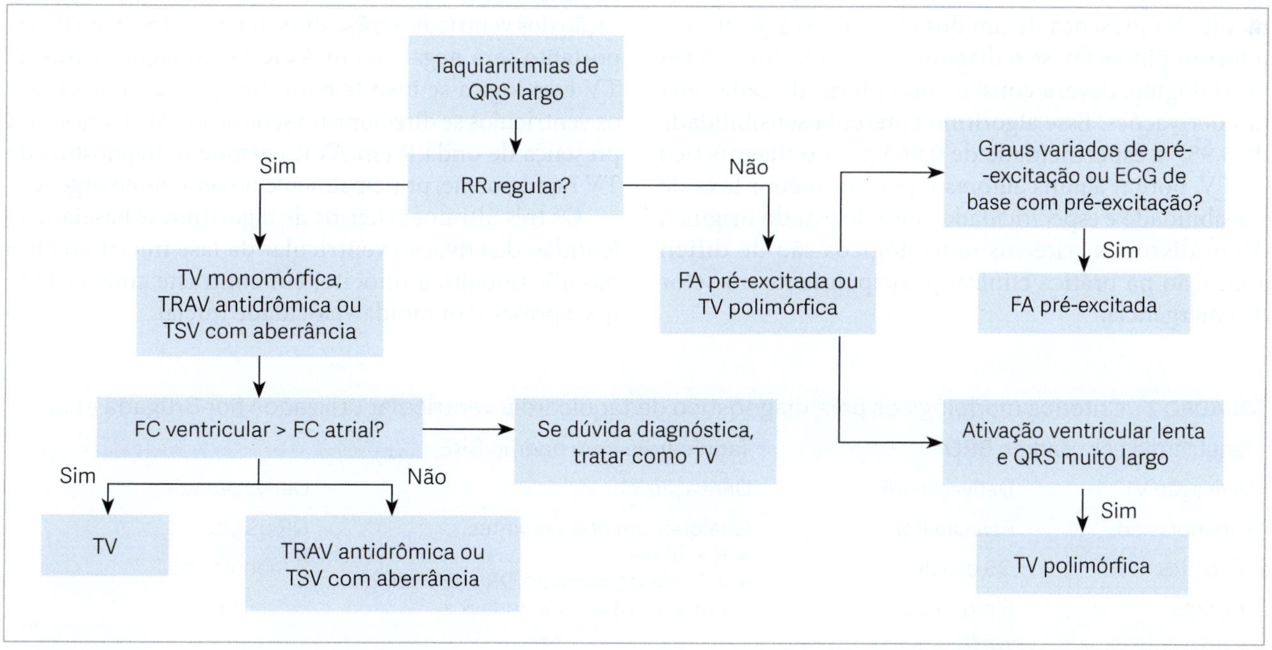

FIGURA 9 **Fluxograma: algoritmo simplificado sugerido pelos autores para diagnóstico diferencial das principais taquicardias de QRS largo.**

ECG: eletrocardiograma; FA: fibrilação atrial; FC: frequência cardíaca; TV: taquicardia ventricular; TRAV: taquicardia por reentrada atrioventricular; TSV: taquicardia supraventricular.

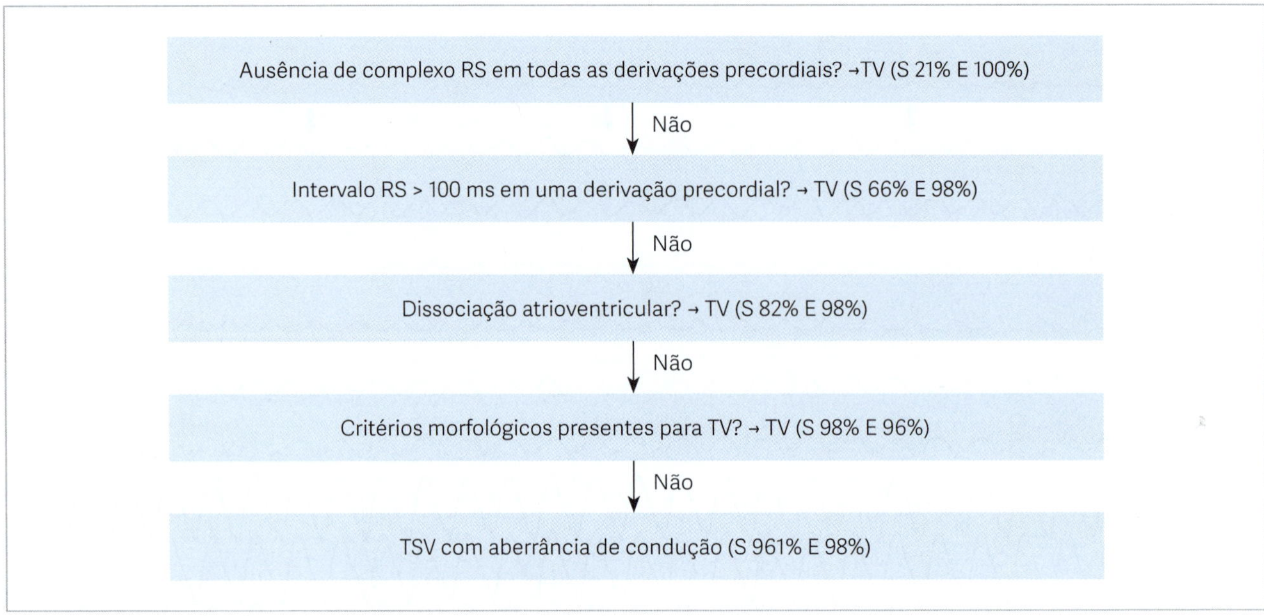

FIGURA 10 **Algoritmo de Brugada para o diagnóstico diferencial de taquicardia de QRS largos, com as respectivas taxas de sensibilidade e de especificidade de cada um dos critérios.**
E: especificidade. S: sensibilidade; TSV: taquicardia supraventricular; TV: taquicardia ventricular.
Fonte: adaptada de Brugada et al. (2020).

- Dissociação AV.
- Critérios morfológicos presentes em V1 e V6 (Quadro 2).

Caso o primeiro critério da sequência seja negativo, avança-se para o critério seguinte e assim sucessivamente. Na presença de um dos critérios, o algoritmo é interrompido e faz-se o diagnóstico de TV. No critério morfológico, deverá constar um critério de cada uma das derivações. Esse algoritmo apresenta sensibilidade de 0,987 e especificidade de 0,965 para o diagnóstico de TV, porém alguns autores reportam menor taxa de sensibilidade e especificidade que a do estudo original. Além disso, os critérios morfológicos são de difícil aplicação na prática clínica, principalmente no setor de emergência.

Algoritmo de AVR/Vereckei

Este algoritmo também é formado por quatro passos sequenciais (Figura 11) que requer apenas a análise da derivação AVR. A lógica é que as arritmias supraventriculares por definição surgem acima dos ventrículos (átrios ou junção atrioventricular). Assim, o vetor da despolarização dos ventrículos irá se direcionar de cima para baixo, portanto será negativo em AVR. Já em alguns casos de TV essa lógica se inverte e o vetor que irá despolarizar os ventrículos se direciona no sentido de AVR. Ou seja, a presença de onda R em AVR permite o diagnóstico de TV rapidamente, principalmente no setor de emergência.

Os três últimos critérios do algoritmo se baseiam na lentidão da ativação ventricular da fase inicial do QRS nas TV miócito a miócito, em contraste com as TSV, que apresentam rápida velocidade inicial.

QUADRO 2 **Critérios morfológicos para diagnóstico de taquicardia ventricular utilizados por Brugada et al.**

Taquicardia com padrão BRD		Taquicardia com padrão BRE	
Derivação V1	Derivação V6	Derivação V1	Derivação V6
R monofásico	Relação R:S < 1	Qualquer um dos seguintes: ▪ R > 30 ms ▪ > 60 ms do início do QRS ao nadir da onda S, entalhe da onda S	QR ou QS
QR ou RS	QS ou QR		R monofásico
Trifásico	R monofásico		
	Trifásico		
	Relação R:S > 1		

BRD: bloqueio de ramo direito; BRE: bloqueio de ramo esquerdo.
Fonte: adaptada de Brugada et al. (2020).

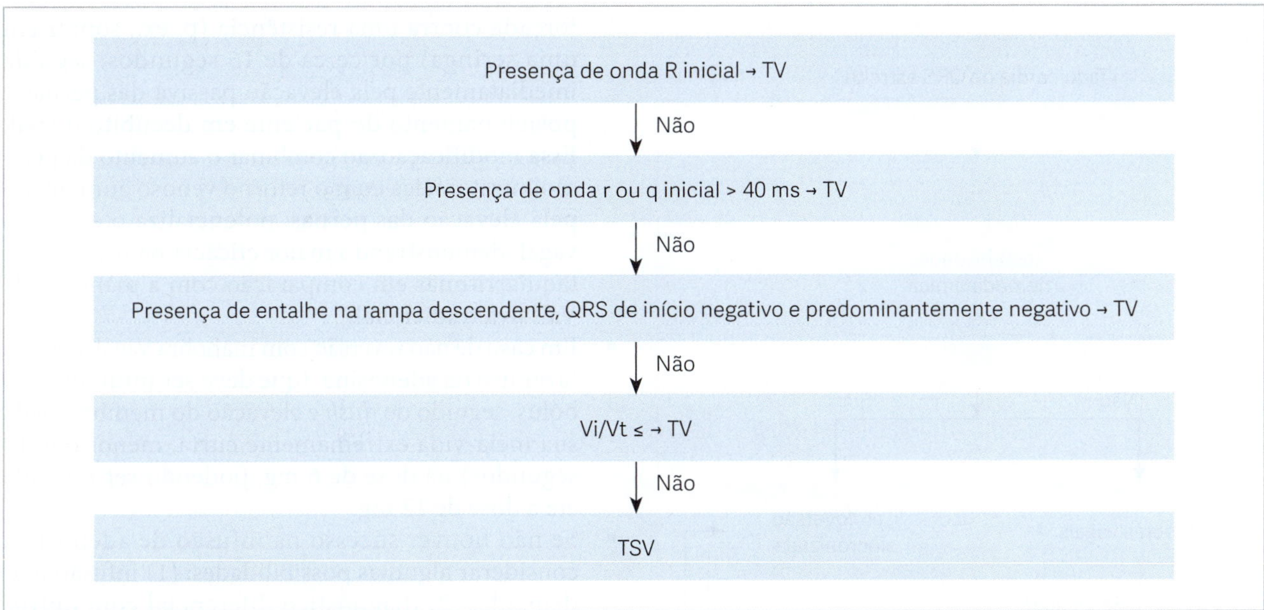

FIGURA 11 Algoritmo de AVR/Vereckei.

TSV: taquicardia supraventricular; TV: taquicardia ventricular. Vi/Vt: relação entre os 40 ms iniciais e os 40 ms finais do mesmo QRS em AVR.

O cálculo da relação entre a Vi/Vt faz-se medindo a variação da voltagem no traçado de ECG durante os 40 ms iniciais (Vi) e os 40 ms finais (Vt) do mesmo complexo QRS. Uma relação menor ou igual a 1 sugere origem ventricular, enquanto um valor maior que 1 sugere origem supraventricular.

As limitações desse novo algoritmo derivam do pequeno número de doentes com TV sem cardiopatia estrutural que foram englobados nesse estudo. Assim como o algoritmo de Brugada, também não distingue certos tipos de taquicardia de QRS largos, como a TV de reentrada ramo a ramo, a TV fascicular e a TSV com via acessória atriofascicular.

Um estudo de comparação dos algoritmos de Brugada e Vereckei sobre a probabilidade de acerto diagnóstico entre observadores demonstrou, de modo interessante, que, quando presente, o primeiro passo do critério de Vereckei permite alta acurácia diagnóstica, com menor tempo até o acerto diagnóstico. Em contrapartida, quanto maior o tempo levado pelo observador para o diagnóstico diferencial, maior a chance de erro, devendo sempre ser considerada a taquicardia TV até prova em contrário.

Algoritmo de Santos

Em 2015, o Dr. Francisco Santos propôs um novo algoritmo com o objetivo de utilizar critérios "visuais" para diferenciação entre a TV ou a TSV com aberrância. Ele consiste em apenas três passos:

- 1° passo: derivações DI, DII, V1 e V6 com polaridades predominantemente negativas → TV
- 2º passo: pelo menos 3 das 4 derivações apresentarem polaridade com predominância negativa → TV.
- 3º passo: pelo menos 2 das 4 derivações apresentarem polaridade com predominância negativas (D1 ou V6 incluídas) → TV.

A sensibilidade, o valor preditivo positivo e a acurácia global do algoritmo de Brugada foram superiores em relação ao algoritmo de Santos, respectivamente: 87,2% × 68,7%, 90,9% × 85,8% e 81,4% × 73,8%, porém a especificidade do algoritmo de Brugada foi inferior ao de Santos: 68,9% × 85,1%.

Conclui-se que, pela praticidade e fácil aplicabilidade, o algoritmo de Santos pode ser excelente opção como ferramenta do setor de emergência.

TRATAMENTO AGUDO DAS TAQUIARRITMIAS

O manejo inicial das taquiarritmias exige a adoção de medidas básicas de suporte, fundamentais para garantir a estabilidade clínica do paciente e possibilitar a identificação precisa do ritmo cardíaco. Recomenda-se manter a via aérea pérvia e oferecer suporte ventilatório conforme necessário, com suplementação de oxigênio em casos de hipoxemia. O monitoramento contínuo do ritmo cardíaco, da pressão arterial e da oximetria de pulso deve ser instituído prontamente. Além disso, o estabelecimento de acesso venoso periférico é essencial para a administração de medicamentos ou fluidos. Sempre que possível, deve-se realizar um ECG de 12 derivações para uma avaliação diagnóstica mais detalhada.

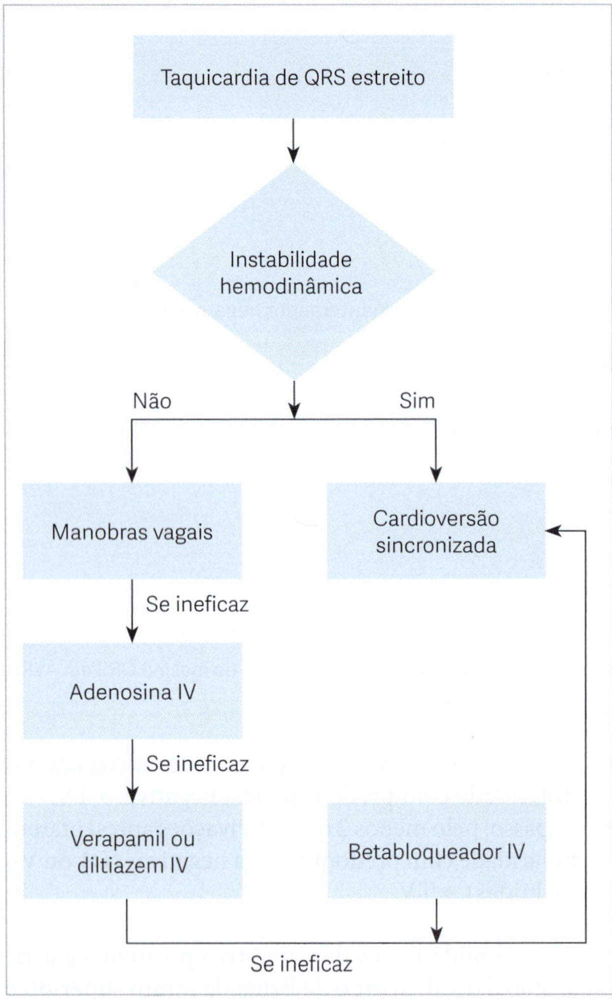

FIGURA 12 Fluxograma: algoritmo de tratamento da taquicardia paroxística supraventricular.
IV: intravenoso.

Depois do protocolo inicial de atendimento do paciente grave, a abordagem terapêutica depende do tipo de taquiarritmia em questão.

Taquiarritmias de QRS estreito

A abordagem das taquiarritmias de QRS estreito na urgência deve observar uma sequência padronizada de condutas (Figura 12):

- Avaliar estabilidade e gravidade dos sintomas: pacientes com instabilidade hemodinâmica devem ser submetidos imediatamente à cardioversão elétrica (CVE) sincronizada.
- Pacientes estáveis hemodinamicamente devem ser submetidos a manobras vagais, em especial a manobra de Valsalva modificada, que consiste em solicitar ao paciente que realize uma pressão expiratória forçada contra uma resistência (p. ex., soprar em uma seringa) por cerca de 15 segundos, seguida imediatamente pela elevação passiva das pernas e posicionamento do paciente em decúbito dorsal. Essa modificação, ao combinar o aumento da pressão intratorácica com o retorno venoso aumentado pela elevação das pernas, potencializa o estímulo vagal, demonstrando maior eficácia na reversão de taquiarritmias em comparação com a manobra de Valsalva tradicional.
- Em caso de não reversão com manobra vagal, deve-se fazer uso da adenosina, (que deve ser infundida em bólus, seguido de *flush* e elevação do membro, dada sua meia-vida extremamente curta, menor que 10 segundos) na dose de 6 mg, podendo ser repetida até a dose de 12 mg.
- Se não houver sucesso na infusão de adenosina, considerar algumas possibilidades: (1) infusão inadequada, (2) diagnóstico diferencial com outros tipos de taquicardia supraventricular, inclusive taquicardia sinusal. Se a suspeita de TPSV persistir, pode-se tentar na sequência a reversão com o uso de betabloqueadores ou bloqueadores de canais de cálcio endovenosos.
- Por fim, para a refratariedade clínica, a CVE deve ser realizada.

Nos casos de FA ou FLU com menos de 48 horas de início, em que o paciente consegue definir detalhadamente o horário do início dos sintomas e/ou em uso de anticoagulante (ACO) de forma adequada por pelo menos 4 semanas, ou que apresente ecocardiograma transesofágico sem evidência de trombos, pode ser considerada a reversão para ritmo sinusal. Caso tenha mais de 48 horas do início dos sintomas ou tempo indeterminado, a melhor estratégia é o controle da FC (Figura 13). O uso de antiarrítmicos pré-CVE melhora os resultados agudos.

Taquiarritmias de QRS largo

O tratamento na fase aguda é determinado pela repercussão hemodinâmica e regularidade ou irregularidade da taquicardia de QRS largo (Figura 14).

A instabilidade hemodinâmica é caracterizada pela alteração do nível de consciência, hipotensão, síncope, dor precordial. Nesse caso, a taquicardia deve ser revertida o mais rápido possível com CVE sincronizada.

Muitas vezes, mesmo nessa situação, enquanto se prepara o desfibrilador, pode-se tentar realizar um eletrocardiograma de 12 derivações. O tratamento com a CVE sincronizada deve ser realizado independentemente do diagnóstico da taquicardia, pois é determinada pela instabilidade hemodinâmica.

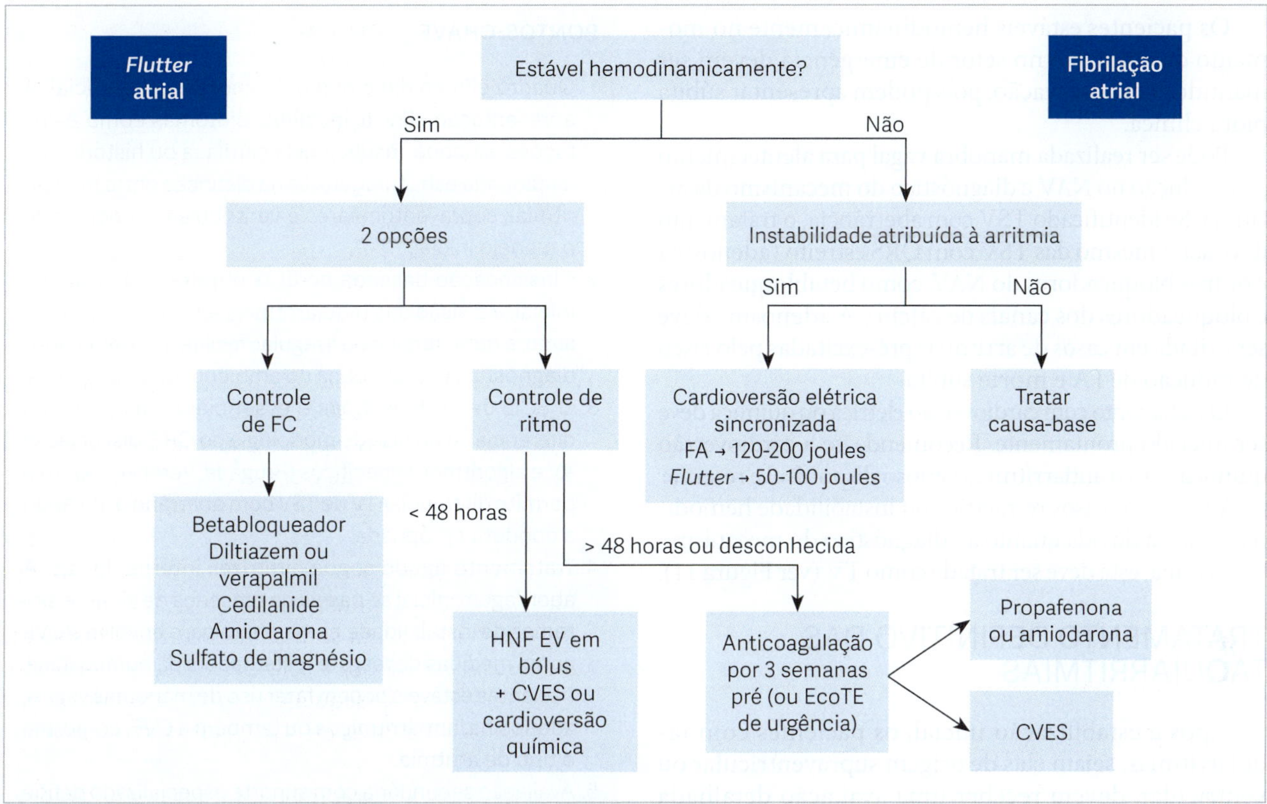

FIGURA 13 Fluxograma: algoritmo de tratamento da FA/*flutter* atrial.

CVE: cardioversões elétricas; CVES: Cardioversão elétrica sincronizada; EV: endovenoso; FA: fibrilação atrial.

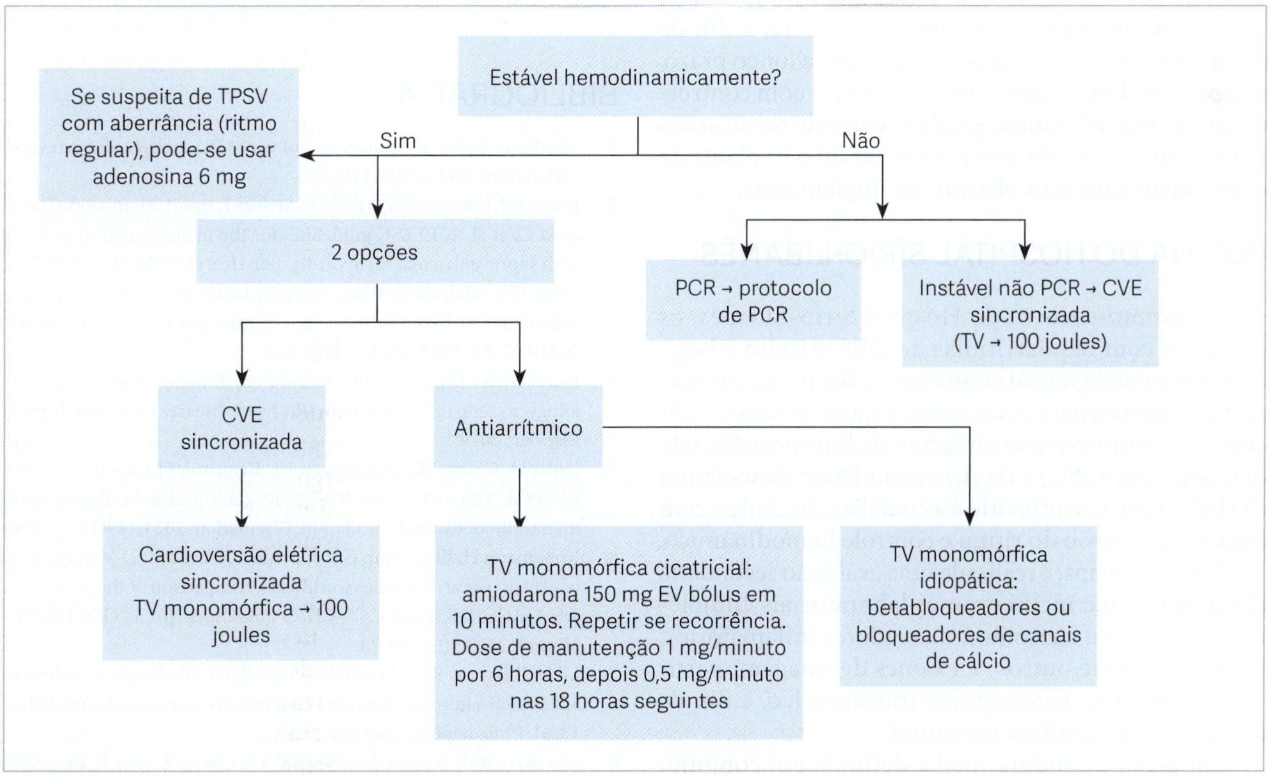

FIGURA 14 Fluxograma: algoritmo de tratamento da taquicardia ventricular.

CVE: cardioversão elétrica; TV: taquicardia ventricular.

Os pacientes estáveis hemodinamicamente no momento da admissão no setor de emergência devem ser mantidos em observação, pois podem apresentar súbita piora clínica.

Pode ser realizada manobra vagal para alentecimento da condução no NAV e diagnóstico do mecanismo da arritmia. Se identificado TSV com aberrância, o tratamento deve ser o mesmo das TSV com QRS estreito (adenosina e outros bloqueadores do NAV, como betabloqueadores e bloqueadores dos canais de cálcio). A adenosina deve ser evitada em casos de arritmias pré-excitadas pelo risco de indução de FA e morte súbita.

O tratamento com cardioversão elétrica ou química deve ser iniciado prontamente. Recomenda-se a cardioversão química com o antiarrítmico venoso disponível e reservar a CVE para os casos refratários ou instabilidade hemodinâmica. Na dúvida quanto ao diagnóstico do mecanismo da arritmia, esta deve ser tratada como TV (ver Figura 11).

TRATAMENTO DEFINITIVO DAS TAQUIARRITMIAS

Após a estabilização inicial, os pacientes com taquiarritmias, sejam elas de origem supraventricular ou ventricular, devem receber uma avaliação detalhada a fim de afastar condições clínicas potencialmente implicadas (distúrbios hidroeletrolíticos, isquemia aguda, insuficiência cardíaca descompensada, efeito colateral de medicações etc.). É igualmente importante o paciente ser avaliado por um especialista, a fim de definir a melhor estratégia de tratamento a longo prazo, que pode incluir desde observação clínica com controle de fatores exacerbadores/gatilhos, o uso de medicações antiarrítmicas, até ablação por cateter ou o implante de dispositivos cardíacos eletrônicos implantáveis.

ROTINA DO HOSPITAL SÍRIO-LIBANÊS

No pronto-socorro do Hospital Sírio-Libanês, os pacientes com taquiarritmias de QRS estreito e largo recebem manejo inicial conforme as diretrizes internacionais vigentes para o tratamento agudo dessas condições, incluindo as recomendações da European Society of Cardiology (ESC) e da American Heart Association (AHA). O objetivo primário é a estabilização clínica, com ênfase na reversão do ritmo e controle hemodinâmico.

Após essa etapa, é realizada uma avaliação secundária abrangente, que inclui exames laboratoriais complementares (como eletrólitos, marcadores inflamatórios, troponina, entre outros) e exames de imagem, particularmente o ecocardiograma transtorácico, a fim de afastar doença cardíaca estrutural.

Em geral, a conduta final é definida em conjunto com a equipe especializada em arritmias do hospital, garantindo abordagem personalizada e alinhada às melhores práticas para cada caso.

PONTOS-CHAVE

1. Quadro clínico direciona o diagnóstico diferencial. A apresentação clínica, incluindo sintomas como palpitações, síncope, insuficiência cardíaca ou histórico de cardiopatia estrutural, auxilia na distinção entre taquiarritmias supraventriculares e ventriculares, orientando o manejo inicial.
2. Classificação baseada no ECG otimiza a abordagem inicial: a divisão das taquiarritmias em QRS estreito ou largo, e ritmo regular ou irregular, facilita a estratificação diagnóstica e terapêutica no ambiente de emergência.
3. O ECG de 12 derivações é essencial no diagnóstico diferencial. A análise de morfologia do QRS, dissociação AV e algoritmos específicos (Brugada, Vereckei, Santos) permite diferenciar TV de TSV com aberrância, guiando a conduta apropriada.
4. Tratamento agudo segue diretrizes internacionais. A abordagem inicial se baseia na presença de sinais e sintomas de instabilidade hemodinâmica, e envolve a CVE como medidas de resgate restauradora da homeostase. Pacientes estáveis podem fazer uso de manobras vagais, adenosina, antiarrítmicos ou também a CVE, conforme o tipo de arritmia.
5. Avaliação secundária com suporte especializado define a conduta final. Após estabilização, exames laboratoriais, ecocardiograma e avaliação pela equipe de arritmia garantem diagnóstico etiológico preciso e planejamento terapêutico definitivo.

BIBLIOGRAFIA

1. Abedin Z. Differential diagnosis of wide QRS tachycardia: a review. J Arrhythm. 2021;37(5):1162-72.
2. Brugada J, Katritsis DG, Arbelo E, Arribas F, Bax JJ, Blomström-Lundqvist C, et al. 2019 ESC guidelines for the management of patients with supraventricular tachycardia. Eur Heart J. 2020;41(5):655-720.
3. Ding WY, Mahida S. Wide complex tachycardia: differentiating ventricular tachycardia from supraventricular tachycardia. Heart. 2021;107(24):1995-2003.
4. Issa Z, Miller JM, Zipes DP. Clinical arrhythmology and electrophysiology: a companion to Braunwald's heart disease. 3.ed. Philadelphia: Elsevier; 2019.
5. Joglar JA, Chung MK, Armbruster AL, Benjamin EJ, Chyou JY, Cronin EM, et al. 2023 ACC/AHA/ACCP/HRS guideline for the diagnosis and management of atrial fibrillation. Circulation. 2024;149(1):e1-e156.
6. Könemann H, Ellermann C, Zeppenfeld K, Eckardt L. Management of ventricular arrhythmias worldwide: comparison of the latest ESC, AHA/ACC/HRS, and CCS/CHRS guidelines. JACC Clin Electrophysiol. 2023;9(5):715-28.
7. Libby P, Bonow RO, Mann DL, Tomaselli GF, Bhatnagar A, Solomon SD. Braunwald's heart disease: a textbook of cardiovascular medicine. 12.ed. Philadelphia: Elsevier; 2022.
8. Merchant RM, Topjian AA, Panchal AR, Cheng A, Aziz K, Berg KM, et al. Part 1: Executive Summary: 2020 American Heart Association guidelines for cardiopulmonary resuscitation and emergency cardiovascular care. Circulation. 2020;142(16 Suppl 2):S337-S357.

9. Peng G, Zei PC. Diagnosis and management of paroxysmal supraventricular tachycardia. JAMA. 2024;331(7):601-10.
10. Van Gelder IC, Rienstra M, Bunting KV, Casado-Arroyo R, Caso V, Crijns HJGM, et al. 2024 ESC guidelines for the management of atrial fibrillation. Eur Heart J. 2024;45(36):3314-414.
11. Zeppenfeld K, Tfelt-Hansen J, de Riva M, Winkel BG, Behr ER, Blom NA, et al. 2022 ESC Guidelines for the management of patients with ventricular arrhythmias and the prevention of sudden cardiac death. Eur Heart J. 2022;43(40):3997-4126.

50 Síncope

Tan Chen Wu

SUMÁRIO

INTRODUÇÃO

Síncope é a perda súbita e transitória da consciência e do tônus postural, habitualmente com recuperação rápida e espontânea. Tem como mecanismo fisiopatológico básico o hipofluxo cerebral transitório de etiologias variáveis.

Apresenta a primeira incidência por idade de forma bimodal, com alta prevalência em paciente com idade entre 10 e 30 anos e > 65 anos. No geral, estima-se que aproximadamente metade da população geral terá um evento de síncope durante a vida.

É uma ocorrência comum na clínica, com incidência real subestimada pela não procura por atendimento médico na maioria dos eventos. O estudo epidemiológico realizado no estado de Utah mostrou a prevalência anual resultando na avaliação médica de 9,5 por mil habitantes por síncope, com 1 em cada 10 pacientes hospitalizados. Dados obtidos pelos registros de *National Hospital Ambulatory Medical Care Survey* nos Estados Unidos mostraram que a síncope foi responsável por 1,1% de atendimento nas unidades de emergência no período de 2005 a 2015, mais frequente entre mulheres idosas. Outros estudos estimam que a síncope representa 0,6 a 1,7% do total de visitas ao pronto-socorro, com taxas de internação hospitalar de 12 a 85%, sendo uma das causas mais comuns para a internação hospitalar nos pacientes acima de 65 anos.

Aproximadamente 1 em cada 3 pacientes tem recorrência, a maioria nos primeiros 2 anos após o início dos sintomas. Ainda que a recorrência não esteja associada diretamente ao aumento de mortalidade ou morte súbita, a taxa de morbidade desses pacientes é considerável, com injúria física em 29% e trauma maior em 4,7% dos pacientes.

A variabilidade na possibilidade etiológica e apresentação clínica, aliada à ausência de sinais e sintomas, na grande maioria dos pacientes, no momento da avaliação dificulta a avaliação inicial, feita muitas vezes com base em relatos imprecisos do quadro clínico. Portanto, a avaliação e o manejo dos pacientes com síncope, abrangendo desde situações benignas até quadros com risco potencial de morte súbita, ainda são desafiadores, principalmente nas unidades de emergência, nas quais o esclarecimento da causa e a estratificação de risco são fundamentais para conduta, definição do prognóstico e tratamento.

CAUSAS DE SÍNCOPE

Um amplo espectro de anormalidades cardiovasculares e não cardiovasculares pode provocar a síncope, por baixa ou inadequada resistência vascular periférica (a mais frequente) e/ou comprometimento súbito do débito cardíaco (de pior prognóstico), levando à redução da pressão arterial e hipoperfusão cerebral global. Para fins práticos, pode-se separar as causas da síncope em dois grupos distintos: síncopes por redução predominantemente da resistência vascular periférica, por queda da pressão arterial sistêmica, entre eles as reflexas e por hipotensão ortostática, e síncopes por redução do débito cardíaco, incluindo as síncopes cardíacas (Figura 1 e Quadro 1).

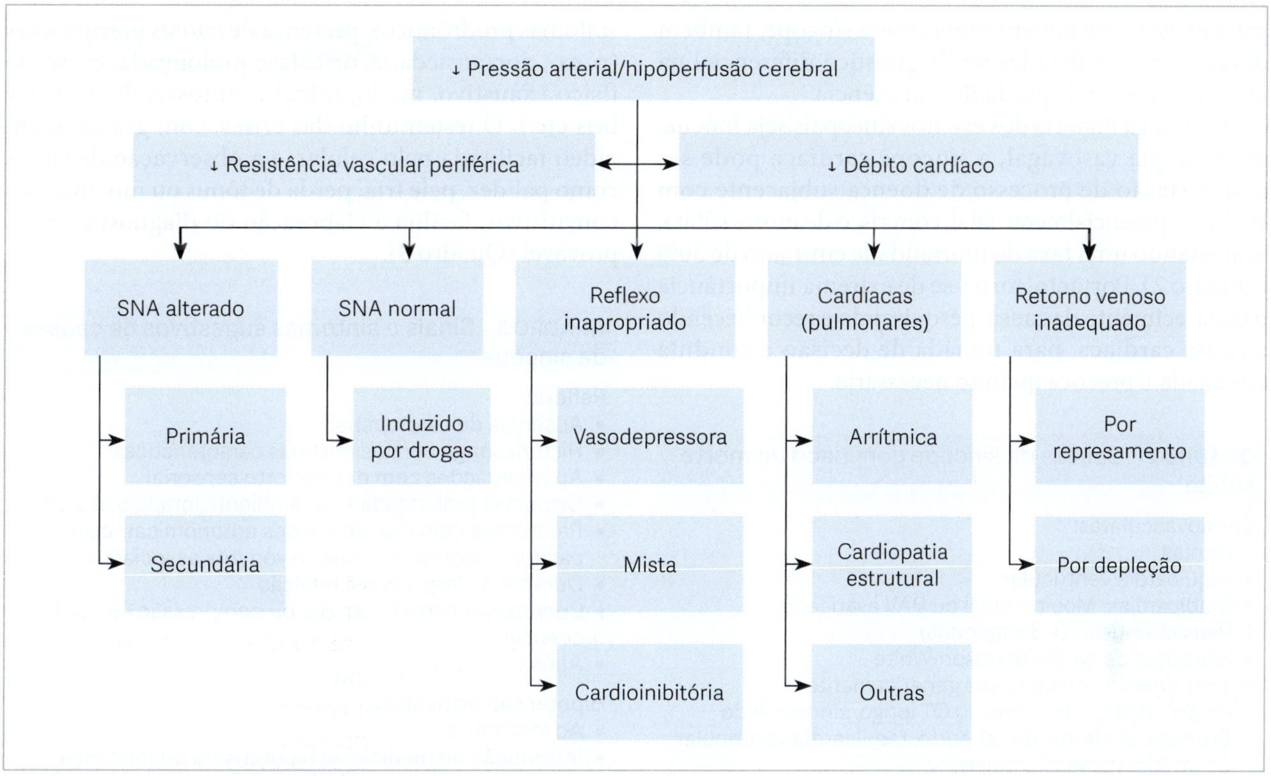

FIGURA 1 Causas da síncope de acordo com a fisiopatologia.
SNA: sistema nervoso autônomo.

QUADRO 1 Causas da síncope

Síncope reflexa (neuromediada):
- Vasovagal
  - Mediada por estresse emocional, dor, medo, instrumentação, estresse ortostático
- Hipersensibilidade do seio carotídeo
- Situacional
  - Tosse, espirro, estímulo gastrointestinal (deglutição, defecação, dor visceral), miccional, após exercício, pós-prandial
- Outros (gargalhada, levantamento de peso, soluço)

Síncope por hipotensão ortostática:
- Insuficiência autonômica primária
  - Insuficiência autonômica pura, atrofia multissistêmica, doença de Parkinson com insuficiência autonômica, demência com corpos de Lewy
- Insuficiência autonômica secundária
  - Diabetes *mellitus*, amiloidose, trauma da medula espinal
- Induzido por droga
  - Álcool, vasodilatadores, diuréticos, fenotiazinas e antidepressivos
- Depleção volêmica
  - Hemorragia, diarreia, vômito; desidratação

(continua)

QUADRO 1 Causas da síncope (*continuação*)

Arritmias cardíacas:
- Bradicardia
  - Disfunção do nó sinusal
  - Bloqueio atrioventricular
  - Disfunção de dispositivos implantáveis
  - Assistolia ictal
- Taquicardia
  - Supraventricular
  - Ventricular (idiopáticas, secundárias a doença cardíaca estrutural ou síndromes hereditárias)
  - Induzida por drogas (efeito pró-arrítmico)

Cardiopatia estrutural:
- Cardiopatia valvar, infarto ou isquemia miocárdica
- Cardiomiopatia hipertrófica, mixoma atrial, doenças pericárdicas com tamponamento, anomalia congênita de coronárias

Outras:
- Embolia pulmonar, dissecção aguda de aorta, hipertensão pulmonar

Nem toda perda da consciência é denominada síncope. Outras causas não sincopais de perda de consciência, como epilepsia, catalepsia, intoxicações, hiperventilação, hipoglicemia, hipóxia e pseudossíncope ou síncope psicogênica, que podem mimetizar a síncope, também devem ser consideradas no diagnóstico diferencial na avaliação inicial da perda de consciência.

Embora a maioria dos eventos sincopais seja inócua, de etiologia vasovagal, a síncope cardíaca pode ser manifestação de processo de doença subjacente com evolução potencialmente fatal, com risco de morte súbita, acarretando uma taxa de mortalidade em 1 ano de 30% (Quadro 2). Portanto, torna-se de extrema importância o esclarecimento da causa, pesquisando e reconhecendo a causa cardíaca, para tomada de decisão e conduta adequada e precoce quando necessária.

QUADRO 2 Causas da síncope com risco de morte súbita

Cardiovasculares: Arritmias ▪ Taquicardia ventricular ▪ Bradicardias: Mobitz tipo II ou BAV avançado. ▪ Pausas sinusais (> 3 segundos) ▪ Síndrome de Wolff-Parkinson-White ▪ Síndromes arritmogênicas geneticamente determinadas: síndrome do QT longo, síndrome do Brugada, síndrome do QT curto, taquicardia ventricular polimórfica catecolaminérgica
Isquemia: ▪ Síndrome coronariana aguda
Cardiopatia estrutural: ▪ Doença valvar, estenose aórtica, estenose mitral ▪ Cardiomiopatia – isquêmica, dilatada e hipertrófica ▪ Mixoma atrial ▪ Tamponamento cardíaco ▪ Dissecção de aorta
Hemorragias: ▪ Trauma com hemorragia importante ▪ Sangramento gastrointestinal ▪ Ruptura tecidual: aneurisma de aorta, baço, cisto ovariano e gestação ectópica ▪ Hemorragia retroperitoneal
Embolia pulmonar: ▪ Embolia em cela com obstrução de via de saída de ventrículo direito ou hipóxia importante

BAV: bloqueio atrioventricular.

AVALIAÇÃO INICIAL

História clínica, exame físico e eletrocardiograma

A história clínica detalhada é fundamental para definição e direcionamento na investigação da etiologia da síncope, podendo levar à identificação da causa até em 45% dos casos quando bem executada.

O episódio da síncope deve ser bem explorado, considerando todo o contexto de sua ocorrência: local, horário do dia, temperatura, fatores precipitantes, posição e atividade do paciente no momento da síncope, sintomas prodrômicos, presença de fatores precipitantes (p. ex., dor, ansiedade, ortostase prolongada, exercício físico exaustivo, medo, micção ou tosse, doenças febris etc.). O testemunho das crises, com gravação em vídeo facilitada pelo celular, e a observação de sinais como palidez, pele fria, perda de tônus ou movimentos convulsivos, facilita a elaboração do diagnóstico mais provável (Quadro 3).

QUADRO 3 Sinais e sintomas sugestivos de causas da síncope

Reflexa: ▪ Ausência de cardiopatia ▪ História longa com as mesmas características ▪ Após situações com desconforto sensorial ▪ Ortostase prolongada e/ou ambiente lotado e abafado ▪ Pródromos com manifestações autonômicas: calor, palidez, sudorese, náuseas e vômitos associados ▪ Durante ou logo após a refeição ▪ Com movimento da cabeça ou compressão na região cervical ▪ Após exercício
Hipotensão ortostática: ▪ Ao levantar-se ▪ Introdução de medicação hipotensora ou mudança recente da dose ▪ Ortostase prolongada; ambiente lotado e abafado ▪ Presença de neuropatia autonômica ou doença de Parkinson ▪ Após exercício ▪ Hipotensão pós-prandial
Cardíaca: ▪ Presença de cardiopatia estrutural ▪ Ausência de pródromos ▪ Durante exercício ou em posição supina ▪ Associada a palpitações, dor torácica ou dispneia ▪ História familiar de morte súbita ▪ Alterações eletrocardiográficas

As síncopes reflexas ou vasovagais são geralmente precedidas por sintomas que sugerem ativação autonômica, como calor, salivação, sudorese fria, náuseas, dor epigástrica e palidez cutânea com fatores precipitantes como longos períodos em posição supina ou lugares fechados e quentes; a hipotensão ortostática é relacionada a mudança postural logo após levantar-se, a intolerância ortostática ou relação temporal com o início de medicação que leva à hipotensão ou a modificações recentes na dosagem.

Dados sugestivos de etiologia cardíaca ou de alto risco são: idade mais avançada (> 60 anos), sexo masculino, presença de cardiopatia estrutural, disfunção ventricular esquerda, histórico de arritmia ventricular, episódios sincopais durante exercício ou em posição supina, com dor torácica associada, precedidas por palpitações, história familiar positiva para morte súbita ou ausência de pródromos ou com características de síncope desliga-liga.

Em quadro vasovagal com padrão cardioinibitório, o paciente pode apresentar movimentos tônicos desordenados, pequenos abalos musculares nas extremidades, desvio do globo ocular e até mesmo liberação esfincteriana, decorrentes da desinibição de neurônios excitatórios musculares, em razão da interrupção do fluxo cerebral, o que gera confusão diagnóstica com epilepsia. Nesses casos, a anamnese bem-feita, com atenção especial às informações sobre a postura inicial, os fatores desencadeantes, os sintomas pré e pós-sincopais e, se possível, a descrição do evento por uma testemunha visual, pode ser essencial para o diagnóstico diferencial entre síncope convulsiva e epilepsia.

O exame físico deve ser minucioso, com avaliação de mucosas, sinais de desidratação, simetria de pulsos periféricos, além de busca rigorosa de sinais de doença cardíaca e neurológica. A medida da pressão arterial supina e nos 3 primeiros minutos em posição ortostática é fundamental para a avaliação de hipotensão ortostática. É diagnóstico quando apresenta queda da pressão arterial sistólica > 20 mmHg ou da diastólica > 10 mmHg. A prevalência de hipotensão postural aumenta com a idade, atingindo 30% de idosos acima de 75 anos, sendo uma causa frequente da síncope nessa população.

Embora raramente defina o diagnóstico, o eletrocardiograma (ECG) é fundamental para determinar a presença e a gravidade de alterações estruturais. O ECG normal está associado a baixo risco de etiologia cardiogênica para o evento da síncope, exceto nos casos de taquiarritmias paroxísticas supraventriculares. Já o resultado anormal pode revelar uma arritmia potencialmente relacionada à síncope (Quadro 4).

QUADRO 4 Alterações do eletrocardiograma sugestivas de causa arrítmica

- Bloqueio bifascicular (bloqueio de ramo esquerdo ou bloqueio de ramo direito + bloqueio divisional anterossuperior ou bloqueio divisional posteroinferior)
- Distúrbio de condução intraventricular (QRS > 0,12 s)
- BAV de 2° grau tipo Mobitz II ou BAV avançado
- Bradicardia sinusal (< 40 bpm), bloqueio sinoatrial ou pausa > 3 segundos
- Pré-excitação ventricular
- QTc prolongado
- Padrão de bloqueio de ramo direito com elevação de segmentos ST em V1-V3 (Brugada)
- Ondas T (–) em precordiais direitas, ondas **épsilon** (displasia arritmogênica)
- Ondas Q sugestivas de infarto do miocárdio

BAV: bloqueio atrioventricular.

Exames laboratoriais como hemograma e painel metabólico básico são frequentemente realizados em pacientes que chegam ao pronto atendimento com síncope. No entanto, esses testes não ajudam a prever a etiologia cardíaca. A troponina, da mesma forma, mostrou um desempenho fraco, diferente do peptídeo natriurético, que demonstrou utilidade na identificação de pacientes com síncope cardíaca e de pacientes com risco de eventos adversos importantes em curto prazo, com a sensibilidade de 73% e especificidade de 88%.

É importante também relembrar que a síncope muitas vezes pode ser multifatorial, especialmente em idosos, o que torna a avaliação inicial ainda mais importante para a determinação dos exames diagnósticos complementares a serem solicitados.

EXAMES COMPLEMENTARES

O ecocardiograma deve ser realizado em todos os pacientes com suspeita de cardiopatia estrutural ou quadro clínico sugestivo de causas cardíacas, com informações sobre a existência e a gravidade de cardiopatia de base, que podem ser indicadores de risco de mortalidade para estratificação de risco. Alterações valvares, principalmente relacionados à válvula aórtica, obstrução em via de saída ao ventrículo esquerdo, caracterização de cardiopatias congênitas, presença de massas e trombos, alterações vasculares aórticas e até mesmo comprometimento da contratilidade regional, podem ser indicadores de possíveis etiologias do quadro sincopal.

Em pacientes com diagnóstico de cardiomiopatia, a ressonância magnética cardíaca tem demonstrado cada vez mais o seu valor, determinando padrões etiológicos característicos, com detecção e quantificação de fibrose miocárdica, dados importantes para estratificação de riscos nas cardiomiopatias genéticas ou adquiridas com síncope. A angiotomografia de coronária pode ser indicada quando se necessita de avaliação anatômica na suspeita de doença coronariana.

O teste ergométrico ou a cintilografia perfusional miocárdica podem ser úteis em pacientes com síncopes durante ou após o esforço físico ou história de dor torácica associada para diagnóstico de isquemia miocárdica ou arritmias cardíacas, como as taquicardias ventriculares adrenérgicas dependentes.

O sistema de monitorização eletrocardiográfica (Holter de 24 horas, monitor de eventos sintomáticos externos e implantáveis) fornece dados em pacientes com suspeita de mecanismo arritmogênico. Em pacientes com alto risco, internados para avaliação, a telemetria pode ser útil para a detecção de risco imediato. Apesar do fato de que menos de 5% dos pacientes desenvolvem a arritmia concomitante com síncope ou pré-síncope durante o Holter de 24 horas, a presença de atividade ectópica ventricular repetitiva e complexa pode sugerir etiologia arrítmica. Naqueles pacientes com episódios de síncopes pouco frequentes, com baixa probabilidade de correlação clínico-eletrocardiográfica por meio de telemetria ou Holter de 24 horas e com alta probabilidade de síncope arrítmica, a indicação de sistema de monitorização prolongada externa ou implantável deve ser considerada.

Ainda no campo da monitorização ambulatorial, há um número crescente de tecnologias e dispositivos nos últimos anos, com os *wearables*, como *smartwatches* e equipamentos eletrocardiográficos domiciliares ou móveis de fácil manejo para o público leigo em geral.

O estudo eletrofisiológico pode auxiliar na avaliação diagnóstica, principalmente em pacientes que apresentam cardiopatia estrutural, bradicardia sinusal ou bloqueio bifascicular, ou com dados sugestivos de síncopes arrítmicas, como palpitações e atividade ectópica ventricular repetitiva ao Holter de 24 horas e eletrocardiograma de alta resolução positivo. Pacientes com estudo eletrofisiológico (EEF) não diagnóstico têm baixa incidência de morte súbita e taxa de remissão do quadro de 80%. Na ausência de suspeita clínica, principalmente em pacientes sem cardiopatia, sem fibrose e alterações eletrocardiográficas, o EEF tem baixa probabilidade de estabelecer a causa da síncope.

O teste de inclinação (TI) ou *tilt test* foi idealizado primeiramente para a avaliação da suscetibilidade à síncope vasovagal, e demonstrou ser uma ferramenta útil também para avaliação de outras disfunções autonômicas ou intolerância ortostática com suscetibilidade a hipotensão arterial, como a hipotensão ortostática (clássica, inicial e tardia), a síndrome postural ortostática taquicardizante e as síncopes psicogênicas, ao observar e determinar diversos padrões de respostas em seu uso regular. Pode ser muito útil no diagnóstico diferencial na avaliação da síncope convulsiva e quedas (principalmente nos idosos) ao demonstrar teste positivo.

A aplicação da monitorização autonômica estendida com testes para avaliação de função vagal e adrenérgica, por meio de manobra de Valsalva e de inspiração profunda controlada, pode proporcionar um conhecimento ainda mais profundo da fisiopatologia das disfunções do sistema nervoso autônomo, com informações adicionais que auxiliam na detecção do tipo da disautonomia, determinando o sítio, a distribuição e o grau da disfunção e possibilitando a compreensão dos mecanismos fisiopatológicos.

A massagem do seio carotídeo deve ser realizada em caso de suspeita de hipersensibilidade do seio carotídeo. Pela alta prevalência de resposta positiva (pausa > 3 segundos ou queda da pressão arterial sistólica > 50 mmHg) em paciente assintomáticos, a reprodução dos sintomas clínicos é condição indispensável para o diagnóstico da síndrome do seio carotídeo, além do quadro clínico compatível de síncope reflexa.

ESCORE DE RISCO E AVALIAÇÃO NO PRONTO ATENDIMENTO

A avaliação de síncope no pronto atendimento, além de determinar o diagnóstico causal para síncope, deve priorizar a estratificação de risco. É imperativo reconhecer e discriminar os pacientes com risco de eventos potencialmente fatais e admiti-los para avaliação hospitalar dos pacientes de baixo risco e liberá-los para acompanhamento ambulatorial.

Existem diversos escores de risco usados na prática clínica para direcionar o clínico a decidir por uma conduta mais adequada sem induzir uma hospitalização desnecessária. No Quadro 5 estão os mais utilizados.

De acordo com os pontos obtidos, os pacientes de alto risco devem ser internados para prosseguir com a investigação em ambiente hospitalar, mantidos em observação e em monitorização contínua pelo alto risco de mortalidade, uma vez que tais achados estão frequentemente relacionados à síncope cardíaca.

Todos os escores clínicos se baseiam na procura de sinais e sintomas sugestivos de síncope cardíaca ou de descompensação sistêmica aguda. De acordo com a metanálise e revisão sistemática feita por Wakai et al., a maioria dos escores para o gerenciamento de síncope em adultos em pronto atendimento tem evidências de baixa qualidade para uso na prática clínica de rotina e não mostram melhor desempenho do que o julgamento clínico na previsão de eventos adversos de curto prazo. Apenas os escores SFSR, CSRS e OESIL são validados por mais de dois estudos, com sobreposição significativa nas características operacionais.

As unidades de síncope foram idealizadas com o objetivo de oferecer atendimento multidisciplinar para aperfeiçoamento na avaliação diagnóstica da síncope, com redução do custo efetivo e obtenção de diagnóstico mais rápido em menor tempo de internação, com consequente redução do custo hospitalar. As unidades devem dispor de recursos e apoio multidisciplinar, com os pacientes submetidos a telemetria por mais de 6 horas logo após a avaliação inicial, obtendo de sinais vitais e pressão arterial ortostática e ECG. Conforme a avaliação inicial, exames complementares como ecocardiograma, Holter de 24 horas, teste de inclinação, massagem dos seios carotídeos, teste ergométrico e EEF devem ser realizados durante o período de observação de acordo com necessidade de cada paciente.

TRATAMENTO

O tratamento deverá ser feito de acordo com a etiologia, o risco e as comorbidades associadas de maneira individualizada em regime hospitalar naqueles pacientes com alto risco de mortalidade e também de morbidade ou orientações e acompanhamento ambulatorial nos pacientes com baixo risco, principalmente as síncopes reflexas ou com fatores desencadeantes corrigíveis (Figura 2).

CONSIDERAÇÕES FINAIS

A alta incidência, as causas múltiplas e a natureza esporádica em populações heterogêneas dificultam o

QUADRO 5 Estudos de estratificação de risco para síncope

Estudo	Fatores de risco avaliado	Desfecho
OESIL	ECG anormal História de doença cardiovascular Ausência de pródromo Idade > 65 anos 0-4 pontos (1 ponto por item)	Mortalidade em 1 ano 0 = 0% 1 = 0,6% 2 = 14% 3 = 29% 4 = 57%
EGSYS-U	ECG anormal e/ou cardiopatia (+3) Palpitações/dispneia (+3) Síncope durante o esforço ou posição supina (+2) Idade > 64 anos (+1) Sem fatores precipitantes ou predisponentes (+1) Ausência de pródromos (+1) Turvação visual (–1) Pródromos autonômicos (–1) Fatores predisponentes (–2) Sinais neurovegetativos na recuperação (–2)	Escore ≥ 1 Probabilidade de síncope cardíaca
SFSR	ECG anormal Insuficiência cardíaca congestiva Dispneia Hematócrito < 30% Pressão arterial sistólica < 90 mmHg	Alto risco de eventos em 30 dias em presença de qualquer um dos fatores
CSRS	*Avaliação clínica* Predisposição ou sintomas vasovagais (–1) Histórico de doença cardíaca (1) Pressão arterial sistólica < 90 ou > 180 mmHg (2) *Investigação* Troponina elevada (2) Eixo QRS anormal (< –30 ou > 100º) (1) Duração QRS >130 ms (1) QTc > 480 ms (2) *Diagnóstico na emergência* Síncope vasovagal (–2) Síncope cardíaca (2) Síncope inexplicada (0)	–3 a –2: muito baixo risco –1 a 0: baixo risco 1 a 3: médio risco 4 a 5: alto risco > 5: muito alto risco Risco de eventos em 30 dias

CSRS: *Canadian Syncope Risk Score;* DDH: decúbito dorsal horizontal; ECG: eletrocardiograma; EGSYS-U: *Evaluation of guidelines in syncope study;* OESIL: *Osservatorio Epidemiologico sulla Sincope nel Lazio risk Score;* SFSR: *San Francisco Syncope Rule.*

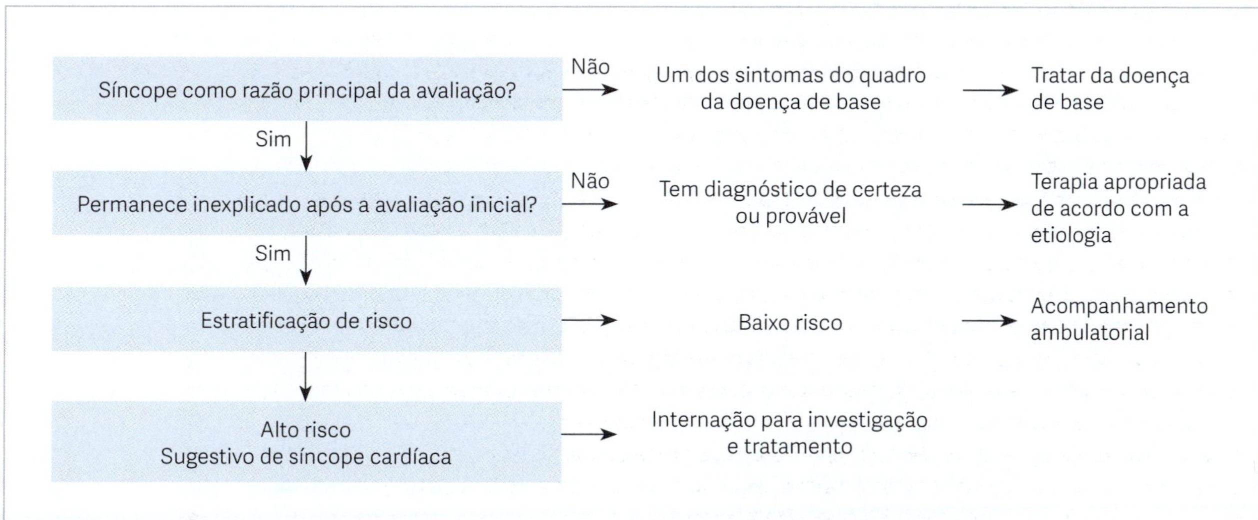

FIGURA 2 Avaliação da síncope na emergência.

diagnóstico etiológico da síncope. Vários protocolos e fluxogramas e escores de risco têm sido propostos para a avaliação diagnóstica. Apesar dos esforços e tentativas, ainda não há consenso. A avaliação de síncope no pronto atendimento não visa apenas determinar um diagnóstico causal para síncope, mas também priorizar a estratificação de risco para reconhecer pacientes com risco de eventos potencialmente fatais e admiti-los para avaliação e tratamento hospitalar.

A avaliação inicial adequada com anamnese detalhada, exame físico minucioso e ECG muitas vezes levam ao diagnóstico presuntivo da síncope além de permitir a estratificação inicial, influenciando na decisão para internação hospitalar, fornecendo informações para o direcionamento do diagnóstico diferencial entre síncope por diminuição da pressão arterial e síncope cardíaca que apresentam exames complementares e manejos distintos entre si.

PONTOS-CHAVE

1. A síncope é causada por queda transitória do fluxo cerebral, geralmente por diminuição da resistência vascular periférica ou do débito cardíaco, sendo comum em jovens e idosos.
2. A avaliação inicial cuidadosa – com história clínica, exame físico e ECG – permite identificar a causa provável e diferenciar entre síncope benigna e de risco, como a cardíaca.
3. Escores de risco ajudam a estratificar pacientes no pronto atendimento, mas o julgamento clínico continua fundamental para decidir sobre internação ou acompanhamento ambulatorial.

BIBLIOGRAFIA

1. Almulhim KN. The characteristics of syncope-related emergency department visits: resource utilization and admission rate patterns in emergency departments. Cureus. 2022;14(2):e22039.
2. Bringnole M, Moya A, de Lanfe FJ, Deharo JC, Elliott PM, Fanciulli. Practical instructions for the 2018 ESC guidelines for the diagnosis and management of syncope. Eur Heart J. 2018;39:e43-e80.
3. Furlan L, Jacobitti Esposito G, Gianni F, Solbiati M, Mancusi C, Costantino G. Syncope in the emergency department: a practical approach. J Clin Med. 2024;13:3231.
4. Ince C, Gulen M, Acehan S, Sevdimbras S, Balcik M, Yuksek A, et al. Comparison of syncope risk scores in predicting the prognosis of patients presenting to the emergency department with syncope. Ir J Med Sci. 2023;192(6):2727-34.
5. Mu H, Liu J, Huang C, Tang H, Li S, Dong C, et al. Application of five risk stratification tools for syncope in older adults. J International Med Res. 2024;52(1):1-12.
6. Pasccual JF, Marchite PJ, Silva JR, Gandara NR. Arrhythmic syncope: from diagnosis to management. World J Cardiol. 2023;15(4):119-41.
7. Sandhu RK, Raj SR, Manlucu J, Seifer C, Sivilotti M, et al. Canadian Cardiovascular Society clinical practice update on the assessment and management of syncope. Can J Cardiol. 2020;36:1167e1177.
8. Shen WK, Sheldon RS, Benditt DG, Cohen MI, Forman DE, Goldberger ZD, et al. 2017 ACC/AHA/HRS guideline for the evaluation and management of patients with syncope: a report of the American College of Cardiology/American Heart Association Task Force on Clinical Practice Guidelines and the Heart Rhythm Society. Circulation. 2017;136(5):e60-e122.
9. Wakai A, Sinert R, Zehtaabchi S, Souza IS, Benabbas R, Allen, et al Risk-stratification tools for emergency department patients with syncope: a systematic review and meta-analysis of direct evidence for SAEM GRACE. 2024. Acad Emerg Med. 2025;32(1):72-86.
10. Wu TC, Hachul DT. Síncope. In: Tratado de cardiologia Socesp. 5.ed. Santana de Parnaíba: Manole; 2022.
11. Wu TC, Hachul DT. Avaliação autonômica e teste de inclinação. In: Tratado de arritmias cardíacas. Rio de Janeiro: Atheneu; 2019.

51 Diagnóstico e tratamento da insuficiência cardíaca descompensada grave

Deborah de Sá Pereira Belfort
Silvia Moreira Ayub Ferreira

INTRODUÇÃO

A insuficiência cardíaca (IC) descompensada é a principal causa de internação por doenças cardiovasculares no Brasil e no mundo, levando a altas morbidade e mortalidade e a elevados custos em saúde. No Brasil, a extensão do registro BREATHE mostrou mortalidade intra-hospitalar de 10,9% e em 1 ano de 27,7%. Além disso, a taxa de reinternzação é de 24,3% em 3 meses e de 44% em 1 ano. Quando considerados apenas os pacientes na forma mais grave da IC descompensada, que é o choque cardiogênico, a mortalidade intra-hospitalar fica em torno de 50%, dado que por si só evidencia a importância de reconhecimento e tratamento adequado dessa condição. O objetivo deste capítulo é abordar o correto diagnóstico e tratamento dos pacientes com IC descompensada.

QUADRO CLÍNICO

Os principais sintomas da IC descompensada são dispneia e fadiga, frequentemente acompanhados de outros sintomas de congestão como dispneia paroxística noturna, ortopneia, edema de membros inferiores, aumento do volume abdominal e, menos frequentemente, de sintomas de baixo débito como confusão mental, redução do volume urinário, náuseas e vômitos. Em alguns casos, a IC descompensada acompanha outro quadro que levou à internação, como sepse, cirurgia, trauma ou outros.

No exame físico, estão presentes habitualmente sinais de congestão como a presença de estase jugular, estertores pulmonares, terceira bulha (B3), hepatomegalia dolorosa, ascite, refluxo hepatojugular, edema de membros inferiores. Em algumas situações, no entanto, os sinais de congestão muitas vezes não são evidentes. Os estertores pulmonares, por exemplo, estão presentes em apenas 20% dos pacientes, especialmente os quadros crônicos agudizados em razão de aumento compensatório da drenagem linfática pulmonar, e sua ausência, portanto, não exclui congestão pulmonar. Em contrapartida, a presença de estase jugular a 45 graus é o achado mais acurado para estimar as pressões de enchimento ventriculares, mas em muitas situações sua avaliação é limitada, como em pacientes obesos.

Os sinais de baixo débito no exame físico têm acurácia ainda mais limitada. A presença de extremidades frias, por exemplo, tem sensibilidade de apenas 20%, e a presença de pulsos finos, tempo de enchimento capilar prolongado e hipotensão sugerem baixo débito, mas frequentemente não estão presentes. Um achado útil é a presença de pressão proporcional de pulso ([pressão arterial sistólica – pressão arterial diastólica]/[pressão arterial sistólica]) < 25%, que sugere índice cardíaco < 2,2 L/min/m². Outro achado comum, nesse cenário, é a diurese insuficiente a despeito de doses altas de diuréticos.

EXAMES COMPLEMENTARES

Apesar de o diagnóstico da IC aguda ser predominantemente clínico, os exames complementares são fundamentais na avaliação prognóstica, de funções orgânicas, na pesquisa do fator descompensador e auxiliam em casos de diagnóstico incerto:

- Eletrocardiograma (ECG): pode mostrar alterações sugestivas de cardiopatia estrutural como sobrecarga de câmaras e bloqueios de ramo, mas podem também revelar o fator causador ou descompensador da IC: taquiarritmias ou bradiarritmias, alterações isquêmicas como supra ou infra de ST.
- Radiografia de tórax: auxilia evidenciando sinais de congestão, possível processo infeccioso subjacente ou ainda revelando alguma doença pulmonar associada.
- Ecocardiograma transtorácico: traz informações como fração de ejeção (FE), sinais de aumento das pressões de enchimento, hipertensão pulmonar, alterações segmentares que sugiram isquemia subjacente, presença de derrame pericárdico, ou ainda a presença de valvopatia anatomicamente importante.
- Peptídeos natriuréticos (BNP e NT-pró-BNP): auxiliam no diagnóstico diferencial de dispneia em casos duvidosos. Valores baixos (BNP<100pg/mL e NT-pró-BNP < 300 pg/mL) praticamente excluem IC como causa da dispneia, enquanto valores elevados (BNP > 400 pg/mL e NT-pró-BNP > 900 pg/mL) corroboram o diagnóstico. Os peptídeos natriuréticos têm também valor prognóstico, com níveis mais altos sendo associados a piores desfechos.
- Exames laboratoriais gerais: auxiliam na identificação de disfunção renal, hepática, injúria miocárdica, anemia, infecções, distúrbios hidroeletrolíticos, alteração tireoidiana. Gasometria arterial com lactato deve ser coletada em suspeita de baixo débito.
- Ultrassonografia de tórax: a visualização de linhas B em campos pulmonares e o diâmetro e variação com respiração da veia cava inferior auxiliam na identificação de congestão e da resposta terapêutica pós-medidas instituídas. É uma ferramenta prática e não invasiva para avaliação de congestão cada vez mais usada.

ABORDAGEM INICIAL

Na avaliação inicial do paciente com IC descompensada, é necessária a identificação de sinais e sintomas de congestão e/ou baixo débito para a correta caracterização do paciente em um dos seguintes perfis hemodinâmicos, e, a partir daí, melhor manejo inicial (Figura 1): quente e seco (A), quente e úmido (B), frio e úmido (C) e frio e seco (L). Essa classificação tem implicação não só no manejo clínico, mas também no prognóstico, sendo o paciente em perfil C o de maior mortalidade. O perfil B é a apresentação clínica mais comum, compondo 71,7% dos casos no registro BREATHE, enquanto 12,1% encontram-se em perfil C. Apesar de o exame físico por vezes ser limitado para identificar congestão, apenas cerca de 3,4% dos pacientes estão em perfil L, e habitualmente há algum fator descompensador evidente causando hipovolemia, como excesso de diuréticos, diarreia ou sangramento agudo.

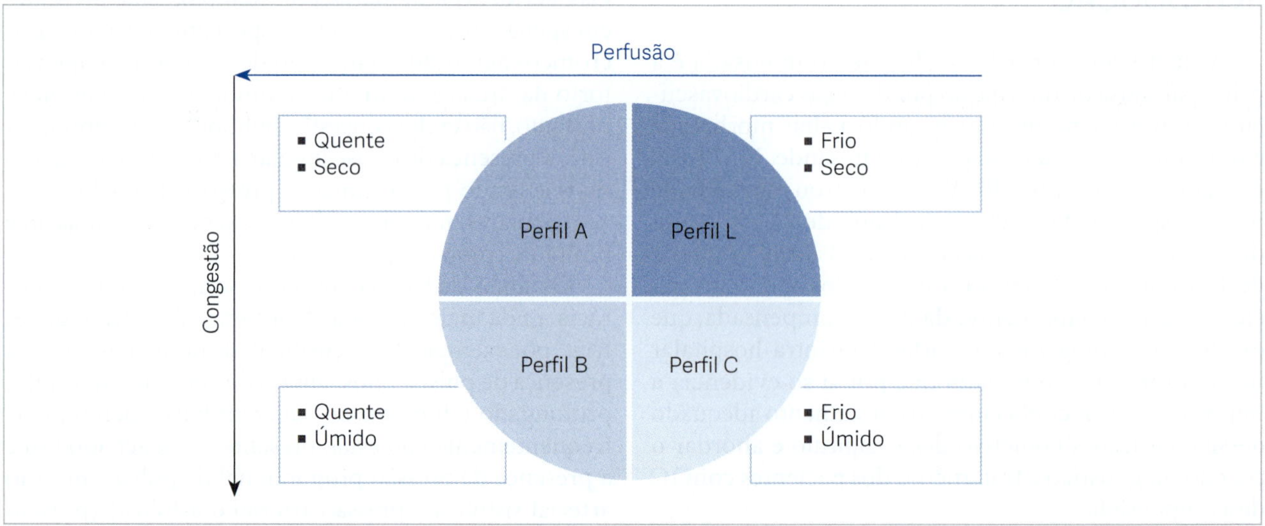

FIGURA 1 Perfis hemodinâmicos da insuficiência cardíaca descompensada.

CLASSIFICAÇÃO DE GRAVIDADE

É de fundamental importância na avaliação admissional de um paciente com IC descompensada a definição do risco de evolução desfavorável durante a internação, que é baseada em variáveis clínicas ou por escores de gravidade como o ADHERE (Tabela 1).

O perfil de risco admissional auxilia o médico a visualizar a gravidade do paciente associada à provável internação mais prolongada, a suporte terapêutico mais avançado e à necessidade de maior monitoração e cuidado. Alguns critérios de gravidade na admissão da IC descompensada são:

- Presença de fatores de risco imediato de vida como presença de insuficiência respiratória aguda, choque cardiogênico, taqui ou bradiarritmia grave, sepse, infarto agudo do miocárdico, acidente vascular encefálico, emergência hipertensiva, valvopatia aguda, tromboembolismo pulmonar.
- IC descompensada nova.
- Perfil C (frio-congesto).
- PAS < 90 mmHg.
- FC > 130 bpm ou < 40 bpm.
- FR > 32 irpm com esforço respiratório.
- $SatO_2$ < 90% com suporte de oxigênio.
- $SatO_2$ < 90% com suporte de oxigênio após 90 minutos de VNI.
- Necessidade de suporte inotrópico ou vasodilatador por via intravenosa contínuo.
- Disfunção orgânica acometendo ao menos dois órgãos.
- Troponina I elevada.
- Lactato ≥ 2 mmol/dL.
- Infecção ou inflamação aguda.
- Agitação ou alteração do nível de consciência.

A identificação precoce de condições que necessitam de terapia imediata deve ser feita por meio de um exame físico direcionado associado ao ECG, o que já possibilita o diagnóstico de síndrome coronariana aguda (SCA) com supradesnivelamento do segmento ST, taquiarritmias ou bradiarritmias instáveis, edema agudo de pulmão, choque cardiogênico, entre outros.

Após avaliação inicial, é possível na maioria dos casos definir o perfil hemodinâmico, para a partir daí traçar estratégias terapêuticas (Figura 2). Também é possível, na maioria das vezes, identificar o fator descompensador da IC, sendo no Brasil o mais comum a má aderência medicamentosa, seguido de infecção, além de arritmias, SCA, embolia pulmonar, anemia, alterações tireoidianas e aumento da ingestão de sódio e água serem outras causas frequentes de descompensação.

OXIGENOTERAPIA

Os pacientes em perfis B e C apresentam congestão pulmonar e, em muitos casos, hipoxemia associada, sendo necessário fornecer oxigenoterapia por intermédio de cateter nasal de oxigênio ou máscara se saturação arterial de O_2 < 90%. Em pacientes em edema agudo de pulmão (EAP), o uso de ventilação não invasiva (VNI) mostrou redução de mortalidade e de evolução para intubação orotraqueal, sendo essa a primeira medida terapêutica a ser instituída nesses casos. Além de melhorar o padrão

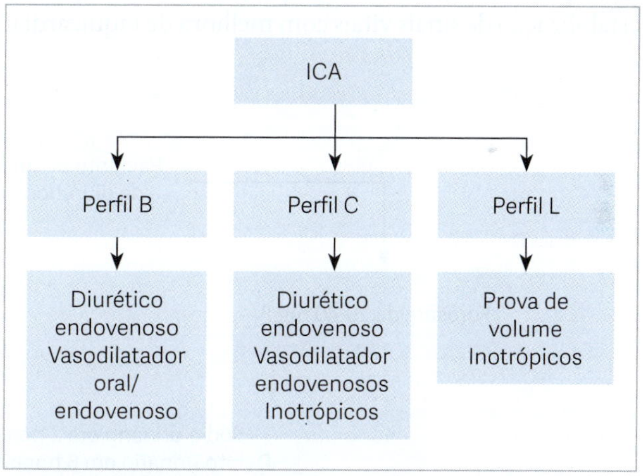

FIGURA 2 Resumo do manejo terapêutico inicial da ICA na admissão hospitalar.
ICA: insuficiência cardíaca aguda.

TABELA 1 Risco de mortalidade de acordo com o escore ADHERE

Perfil de risco	BUN	PAS	Mortalidade
Baixo	< 43 mg/dL	≥ 115 mmHg	2,14%
Intermediário baixo	< 43 mg/dL	< 115 mmHg	5,49%
Intermediário médio	≥ 43 mg/dL	≥ 115 mmHg	6,4%
Intermediário alto	≥ 43 mg/dL (Cr < 2,7 mg/dL)	< 115 mmHg	12,28%
Alto	≥ 43 mg/dL (Cr ≥ 2,7 mg/dL)	< 115 mmHg	21,9%

BUN: ureia nitrogenada no sangue; Cr: creatinina; PAS: pressão arterial sistólica.

respiratório, o uso de pressão positiva leva à redução da pré-carga aos ventrículos direito e esquerdo, além de reduzir a pós-carga do ventrículo esquerdo e, em última análise, melhorar o débito cardíaco. Por vezes, o uso da VNI não é bem tolerado, e o uso do cateter nasal de alto fluxo vem se mostrando uma estratégia também eficiente em melhorar desfechos na IC descompensada de forma comparável à VNI (metanálise).

DIURETICOTERAPIA

Os diuréticos de alça são fundamentais no manejo volêmico, promovendo alívio sintomático, melhora de função renal e redução de tempo de internação e índice de re-hospitalização, apesar de não haver estudos mostrando impacto em mortalidade. A dose inicial de furosemida IV equivalente a 1 a 2,5 vezes a dose diária ambulatorial do paciente ou, se dose desconhecida, 0,5 a 1 mg/kg IV em bólus. Se o paciente nunca fez uso de diurético de alça, pode ser iniciado 20 a 40 mg IV em bólus (Figura 3).

A resposta esperada é diurese de 1 litro nas primeiras 6 horas, em ritmo de 1,5 a 2,5 mL/kg/hora, ausência de ortopneia e esforço respiratório em 24 horas e ausência de dispneia aos mínimos esforços em 72 horas, além de estabilização de sinais vitais com melhora de taquicardia, saturação e hiper ou hipotensão. A dosagem do sódio urinário pode ser realizada após 2 horas da administração de diurético de alça: se > 50 mEq/L, é considerado que há natriurese adequada.

Se o paciente não apresenta resposta adequada nas primeiras 6 horas, deve ser administrado o dobro da dose de furosemida endovenosa inicial. Pacientes que fazem uso de diureticoterapia de alça ambulatorial em altas doses costumam evoluir com resistência diurética, necessitando de doses cada vez maiores da medicação em razão da hipertrofia do túbulo contorcido distal do néfron. Nesse cenário, o uso de diuréticos tiazídicos (hidroclorotiazida 25-100 mg/dia) tem importante papel, bloqueando justamente o túbulo distal e o mecanismo compensatório de reabsorção de sódio. O estudo CLOROTIC mostrou melhora da diurese e descongestão com o uso de tal medicação em pacientes que já faziam uso de furosemida 80 mg/dia ou mais na ocasião da admissão, com piora transitória da função renal e DHE, mas sem diferença na alta, sendo uma medicação segura e eficaz no contexto de resistência diurética.

O uso de antagonistas mineralocorticoides (espironolactona 25 a 50 mg/dia) faz parte da terapia-padrão da ICFE reduzida e tem grau de recomendação menor na ICFE preservada. No contexto de IC descompensada, pode ser utilizado, mas sem evidências robustas, auxi-

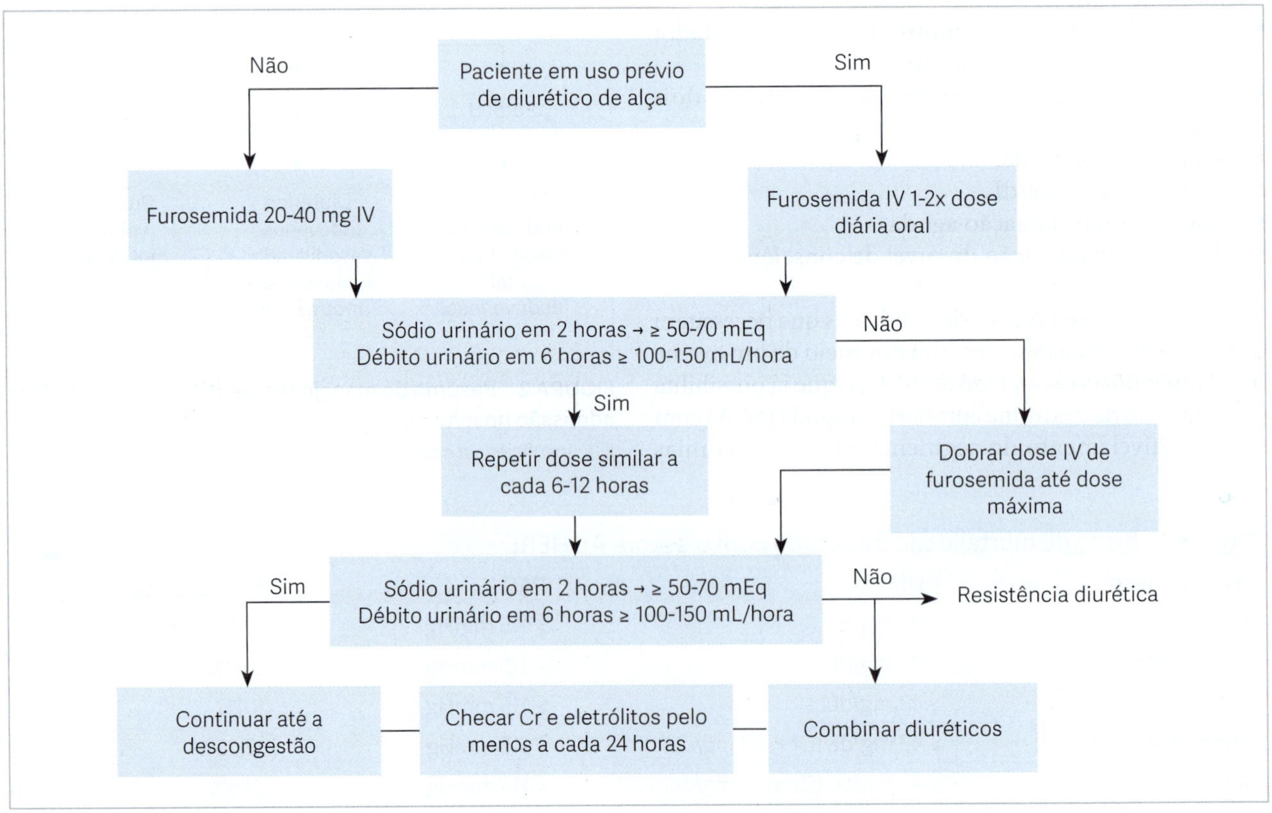

FIGURA 3 Fluxograma e manejo diurético na insuficiência cardíaca descompensada.
IV: intravenoso.

liando inclusive no controle do potássio. A associação de tiazídico, diurético de alça e antagonista mineralocorticoide é chamada triplo bloqueio do néfron, e, apesar de carecer de estudos randomizados comprovando eficácia, é recomendada nas diretrizes para casos de congestão refratária baseada em estudos observacionais e de pequeno porte.

Apesar de não ter diferença no estudo DOSE, o uso de furosemida em infusão contínua pode ser avaliado em pacientes selecionados refratários ao triplo bloqueio, com dose de 10 a 50 mg/hora. O uso dos inibidores da SGLT2 também foi recentemente estudado no contexto de IC descompensada. O estudo EMPULSE avaliou o uso da empagliflozina em pacientes com IC descompensada independentemente da FE, em pacientes sem inotrópicos há 24 horas, sem vasodilatadores IV nas últimas 6 horas e sem aumento de dose de diuréticos, e houve melhora no desfecho composto por morte, primeiro evento de IC e mudança em questionário de qualidade de vida em 90 dias. Já o inibidor da SGLT1 e 2 sotagliflozina foi avaliado no SOLOIST-WHF, quando iniciado em até 3 dias após a alta hospitalar de IC descompensada, e demonstrou redução de 33% no risco relativo de morte CV e hospitalização ou visitas urgentes por IC. Por fim, no DICTATE-AHF *trial*, a dapagliflozina iniciada nas primeiras 24 horas da internação foi associada a menores doses de furosemida, de forma segura.

Uma estratégia adicional para pacientes com diurese ainda inadequada e/ou com piora de função renal em uso de altas doses de diuréticos é o uso da salina hipertônica, com racional de que a solução hipertônica desloca o líquido do extravascular para o intravascular, melhora transitoriamente a perfusão renal e possibilita melhor ação dos diuréticos, sendo recomendada a administração da furosemida após a infusão de salina hipertônica. A concentração da solução hipertônica varia de NaCl 3,5 a 7,5%, sendo administrada em 1 hora, até duas vezes por dia. Não há grandes estudos randomizados sobre o tema, mas vários estudos menores randomizados mostram associação com melhora de função renal, maior diurese e maior perda de peso. Importante ressaltar que os pacientes não precisam estar hiponatrêmicos para uso dessa estratégia. Em casos refratários a todas as terapias citadas, a ultrafiltração pode ser considerada.

Alguns pacientes que inicialmente pareciam estar em perfil B não respondem adequadamente à terapia diurética agressiva, e na realidade se encontram em estado de baixo débito, sendo necessário o início de inotrópico em baixa dose. As doses dos diuréticos estão descritas no Quadro 1.

VASODILATADORES

A terapia vasodilatadora tem o racional de diminuir a pós-carga ventricular, melhorando o débito cardíaco e, consequentemente, a perfusão orgânica. Os vasodilatadores endovenosos utilizados na prática clínica são o nitroprussiato de sódio e a nitroglicerina (Tabela 2).

O nitroprussiato de sódio tem potente ação vasodilatadora arterial, promovendo redução da resistência vascular periférica, melhora do índice cardíaco, redução da pressão capilar pulmonar e melhora da diurese, sendo o vasodilatador venoso de escolha na IC aguda. Deve ser usado preferencialmente com monitorização de pressão arterial de forma invasiva. Pacientes que têm pressão arterial limítrofe, mas com pressão de pulso reduzida e sem evidência de sepse ou outra condição que leve a vasoplegia, habitualmente têm resistência vascular sistêmica muito elevada, sendo interessante o uso do nitroprussiato, que muitas vezes leva inclusive à melhora da pressão arterial nesse contexto. Em contrapartida, em alguns casos os pacientes podem ter infecção grave, levando a quadro séptico associado, o que ocasiona intolerância ao vasodilatador e frequentemente a necessidade de vasopressor.

A nitroglicerina, por sua vez, em baixas doses, tem maior efeito venodilatador do que vasodilatador arterial, melhorando pré-carga e reduzindo pressão capilar pulmonar. Em doses elevadas (200 mcg/minuto), promove dilatação arteriolar, mas leva a cefaleia como efeito colateral em 20% dos casos. Além disso, a depleção de

QUADRO 1 Dose de diuréticos no contexto da IC aguda

Diurético	Via	Dose inicial	Dose máxima
Diuréticos de alça			
Furosemida	Endovenosa	20-40 mg	240 mg
Tiazídicos			
Hidroclorotiazida	Via oral	25 mg	100 mg
Clortalidona	Via oral	12,5 mg	50 mg
Poupadores de potássio			
Espironolactona	Via oral	25 mg	50 mg

Fonte: adaptado de Rohde et al. (2018).

radicais sulfidrila na parede vascular leva à tolerância farmacológica em 24 a 48 horas. Apesar dos benefícios hemodinâmicos, há poucos estudos sobre os vasodilatadores na IC descompensada.

Os vasodilatadores orais como os inibidores da enzima conversora de angiotensina, bloqueadores do receptor da angiotensina e hidralazina com nitrato costumam ser iniciados em pacientes estáveis sem infecção associada, usualmente após estabilização clínica na transição dos vasodilatadores endovenosos e inotrópicos.

TABELA 2 Posologia dos vasodilatadores endovenosos

Vasodilatador	Dose inicial	Dose máxima
Nitroprussiato de sódio	0,3 mcg/kg/minuto	5 mcg/kg/minuto
Nitroglicerina	10-20 mcg/minuto	200 mcg/minuto

Fonte: adaptado de Rohde et al. (2018).

INOTRÓPICOS

Na presença de choque cardiogênico, o uso de inotrópicos se faz necessário, levando a melhora do débito cardíaco e dos sinais de hipoperfusão. O inotrópico mais utilizado no nosso meio é a dobutamina, agonista B1 e B2 adrenérgico, que em baixas doses também leva à discreta vasodilatação sistêmica. Por agir em betarreceptores, pacientes em uso de betabloqueador frequentemente necessitam de doses maiores para efeito terapêutico.

O milrinone é um inotrópico inibidor da fosfodiesterase 3, que também leva ao aumento do débito cardíaco, mas tem maior efeito vasodilatador sistêmico e pulmonar, o que pode em alguns casos levar a hipotensão. Além disso, tem necessidade de ajuste de dose para função renal e maior custo. Por não atuar no betarreceptor, pode ser mantido o uso do betabloqueador. O DOREMI *trial* foi um estudo recente que não mostrou diferença em desfechos clínicos comparando dobutamina e milrinone no choque cardiogênico, sendo a seleção do inotrópico baseada no perfil clínico do paciente, disponibilidade e experiência do serviço.

O levosimendan é um sensibilizador do canal de cálcio intracelular, que também leva à vasodilatação sistêmica associada ao efeito inotrópico. Também pode levar à hipotensão. Sua infusão é feita em 6 a 24 horas, e o efeito pode permanecer por até 2 semanas, e pode ser uma alternativa interessante em pacientes com dificuldade de desmame de inotrópicos e necessidade de desospitalização. Também pode ser mantido o uso do betabloqueador. Em comparação com dobutamina, não houve superioridade em desfechos clínicos. As doses das medicações inotrópicas estão descritas na Tabela 3.

TABELA 3 Posologia dos inotrópicos

Inotrópico	Dose inicial	Dose máxima
Dobutamina	2,5 mcg/kg/minuto	20 mcg/kg/minuto
Milrinone	0,375 mcg/kg/minuto	0,75 mcg/kg/minuto 0,5 mcg/kg/minuto*
Levosimendan**	0,05 mcg/kg/minuto	0,2 mcg/kg/minuto

* Na presença de insuficiência renal aguda.
** Infusão por 24 horas.
Fonte: adaptada de Rohde et al. (2018).

BETABLOQUEADORES

O uso de betabloqueadores não deve ser iniciado no contexto de IC descompensada. No entanto, pacientes que já fazem uso da medicação devem ter a mesma mantida na mesma dose nos casos de IC perfil B. O estudo B-CONVINCED mostrou que manter o betabloqueador em IC perfil B não prejudicou o tempo de internação e taxa de melhora clínica, e ainda teve associação com maior prevalência de uso da medicação após 3 meses da alta hospitalar.

No caso de pacientes em choque cardiogênico, a medicação deve ser suspensa. No entanto, se o paciente se encontra com sinais de hipoperfusão, mas sem hipotensão, com necessidade de inotrópico, o uso de betabloqueadores pode ser suspenso ou mantido com 50% da dose de uso ambulatorial, mas ainda não há estudos avaliando essa conduta.

MONITORIZAÇÃO HEMODINÂMICA

Após a instituição das medidas pertinentes para cada caso, é fundamental a monitorização do paciente para observar a resposta às medidas instituídas e identificar precocemente uma possível mudança de quadro clínico, uma vez que a evolução clínica é muito dinâmica. A monitorização do paciente pode ser mais ou menos invasiva a depender do ambiente em que se encontra e da gravidade na admissão.

De forma geral, devem ser avaliados:

- Parâmetros macro-hemodinâmicos de perfusão sistêmica: pressão arterial e frequência cardíaca, diurese, perfusão periférica no exame físico, nível neurológico, sintomas gastrointestinais.
- Parâmetros micro-hemodinâmicos: lactato arterial e saturação venosa central, sendo que saturação venosa baixa tem boa correlação com débito cardíaco reduzido, excluindo anemia importante.
- Monitores de débito cardíaco minimamente invasivos: utilizam a curva de pressão arterial invasiva

para estimar débito cardíaco, mas perdem acurácia em pacientes com arritmias como fibrilação atrial e em uso de balão intra-aórtico.

- Cateter de artéria pulmonar: padrão-ouro para monitorização de débito cardíaco e pressões de enchimento, possibilitando identificar corretamente o perfil hemodinâmico do paciente e auxiliando a guiar intervenções direcionadas por meio da realização de medidas de forma seriada, como ajuste de inotrópico, vasodilatador, diuréticos e indicação de assistência circulatória mecânica.

CONSIDERAÇÕES FINAIS

A IC descompensada se configura como importante causa de hospitalização e morbidade e mortalidade, e a adequada avaliação clínica e hemodinâmica é necessária para realização de monitorização e terapêutica farmacológica otimizada. Os pilares do tratamento clínico são baseados em diureticoterapia e vasodilatação, e naqueles com sinais de hipoperfusão tecidual e choque cardiogênico os inotrópicos devem ser prontamente instituídos.

PONTOS-CHAVE

1. A insuficiência cardíaca (IC) descompensada é uma das principais causas de internação, com alta morbidade e mortalidade.
2. O diagnóstico é clínico, mas exames como eletrocardiograma, radiografia de tórax e ecocardiograma são essenciais para avaliação prognóstica e identificação de fatores descompensadores.
3. A avaliação inicial deve identificar sinais de congestão e baixo débito, classificando o paciente em perfis hemodinâmicos: quente e seco, quente e úmido, frio e úmido, e frio e seco. A classificação de gravidade é importante para determinar o risco de evolução desfavorável, considerando fatores como pressão arterial, frequência cardíaca e presença de disfunção orgânica.
4. O tratamento inclui: oxigênio, diuréticos, vasodilatadores, ventilação não invasiva e inotrópicos em caso de choque cardiogênico.
5. A monitorização é essencial para avaliar a resposta ao tratamento e identificar mudanças no quadro clínico. Parâmetros macro e micro-hemodinâmicos devem ser monitorados, incluindo pressão arterial, frequência cardíaca e lactato arterial.
6. A classificação em perfis hemodinâmicos é crucial para direcionar a abordagem terapêutica e prever prognósticos.

BIBLIOGRAFIA

1. de Albuquerque DC, de Barros e Silva PGM, Lopes RD, Hoffmann-Filho CR, Nogueira PR, Reis H, et al. In-hospital management and long-term clinical outcomes and adherence in patients with acute decompensated heart failure: primary results of the first Brazilian registry of heart failure (BREATHE). J Card Fail. 2024;30(5):639-50.
2. Fonarow GC, Adams KF, Abraham WT, Yancy CW, Boscardin WJ, ADHERE Scientific Advisory Committee, Study Group, and Investigators FT. Risk stratification for in-hospital mortality in acutely decompensated heart failure: classification and regression tree analysis. JAMA. 2005;293(5):572-80.
3. Francis GS, Bartos JA, Adatya S. Inotropes. J Am Coll Cardiol. 2014;63(20):2069-78.
4. Heidenreich PA, Bozkurt B, Aguilar D, Allen LA, Byun JJ, Colvin MM, et al. 2022 AHA/ACC/HFSA guideline for the management of heart failure: a report of the American College of Cardiology/American Heart Association joint committee on clinical practice guidelines. Circulation. 2022;145(18):e895-1032.
5. Ho EC, Parker JD, Austin PC, Tu JV, Wang X, Lee DS. Impact of nitrate use on survival in acute heart failure: a propensity-matched analysis. J Am Heart Assoc. 2016;5(2):e002531.
6. Jondeau G, Neuder Y, Eicher JC, Jourdain P, Fauveau E, Galinier M, et al. B-CONVINCED: beta – blocker continuation vs. interruption in patients with congestive heart failure hospitalized for a decompensation episode. Eur Heart J. 2009;30(18):2186-92.
7. Mathew R, Di Santo P, Jung RG, Marbach JA, Hutson J, Simard T, et al. Milrinone as compared with dobutamine in the treatment of cardiogenic shock. N Engl J Med. 2021;385(6):516-25.
8. McDonagh TA, Metra M, Adamo M, Gardner RS, Baumbach A, Böhm M, et al. 2021 ESC guidelines for the diagnosis and treatment of acute and chronic heart failure. Eur Heart J. 2021;42(36):3599726.
9. Mullens W, Damman K, Harjola VP, Mebazaa A, Brunner-La Rocca HP, Martens P, et al. The useof diuretics in heart failure with congestion: a position statement from the Heart Failure Association of the European Society of Cardiology. Eur J Heart Fail. 2019;21(2):137-55.
10. Rohde LEP, Montera MW, Bocchi EA, Clausell NO, Albuquerque DC, Rassi S, et al. Diretriz brasileira de insuficiência cardíaca crônica e aguda. Arq Bras Cardiol. 2018;111(3):436-539.
11. Singh A, Laribi S, Teerlink JR, Mebazaa A. Agents with vasodilator properties in acute heart failure. Eur Heart J. 2017;38(5):317-25.
12. Tehrani BN, Truesdell AG, Psotka MA, Rosner C, Singh R, Sinha SS, et al. A standardized and comprehensive approach to the management of cardiogenic shock. JACC Heart Fail. 2020;8(11):879-91.
13. Thibodeau JT, Drazner MH. The role of the clinical examination in patients with heart failure. JACC Heart Fail. 2018;6(7):543-51.
14. Trullàs JC, Morales-Rull JL, Casado J, Carrera-Izquierdo M, Sánchez-Marteles M, Conde-Martel A, et al. Combining loop with thiazide diuretics for decompensated heart failure: the Clorotic trial. Eur Heart J. 2023;44(5):411-21.
15. Voors AA, Angermann CE, Teerlink JR, Collins SP, Kosiborod M, Biegus J, et al. The SGLT2 inhibitor empagliflozin in patients hospitalized for acute heart failure: a multinational randomized trial. Nat Med. 2022;28(3):568-74.
16. Yan L, Lu Y, Deng M, Zhang Q, Bian Y, Zhou X. Efficacy of high-flow nasal cannula in patients with acute heart failure: a systematic review and meta-analysis. BMC Pulm Med. 2023;23(1):476.

52

Suporte circulatório mecânico

André Franci
Henrique Barbosa Ribeiro
Felipe Lourenço Fernandes

SUMÁRIO

DEFINIÇÃO

O suporte circulatório mecânico (SCM) consiste na utilização de dispositivos que auxiliam ou substituem a função contrátil do coração quando a capacidade de manter adequado débito cardíaco, que atenda à demanda metabólica orgânica, está gravemente comprometida. Os dispositivos de SCM podem ser empregados para assistência temporária ou definitiva, com evidências favoráveis à sua utilização principalmente no cenário do choque cardiogênico e em casos de procedimentos cardiovasculares de alto risco e alta complexidade.

EPIDEMIOLOGIA DO CHOQUE CARDIOGÊNICO E UTILIZAÇÃO DE DISPOSITIVOS DE SUPORTE CIRCULATÓRIO MECÂNICO

O choque cardiogênico (CC) segue como o tipo de choque mais prevalente nos pacientes admitidos nas unidades de terapia intensiva (UTI) cardiológicas, seja ele decorrente de um infarto agudo do miocárdio (IAM) ou como descompensação aguda de um quadro de insuficiência cardíaca (IC) crônica previamente estabelecida.[1,2] Com o avanço nas estratégias de revascularização miocárdica precoce e terapias antitrombóticas mais efetivas, houve redução progressiva na proporção de pacientes com CC pós-IAM em relação a pacientes com CC relacionados à IC crônica.[3]

Um levantamento com base no banco de dados nacional norte-americano de pacientes internados mostrou que o número de hospitalizações decorrentes de CC triplicou entre os anos de 2004 e 2018 (Figura 1). Nesse período, houve redução lenta, mas progressiva, da mortalidade intra-hospitalar, partindo de 49% e chegando a 37% ao final de 2018 (Figura 2), patamares ainda significativamente altos, apesar de todos os avanços nas ferramentas diagnósticas, estratégias terapêuticas e medidas de suporte empregadas na assistência a esses pacientes.[4]

Uma publicação com dados de quase 400 mil pacientes com diagnóstico de CC entre os anos de 2007 e 2017 mostrou que a utilização de dispositivos de SCM teve leve redução de 16 para 13,9% nesse período.[5] Os autores reportaram aumento de mais de 65% no número de internações por CC em 10 anos e taxa de mortalidade mantida em torno de 40%. Após a publicação do estudo randomizado IABP SHOCK-II[6] em 2012, mostrando que a utilização do balão intra-aórtico (BIA) em pacientes com CC pós-IAM não promoveu

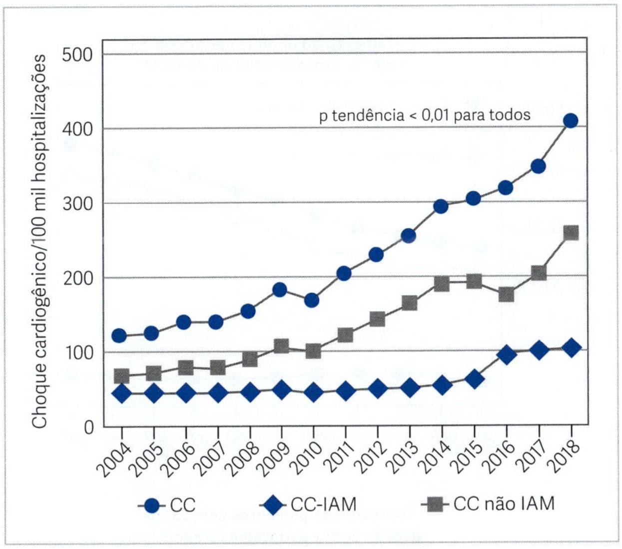

FIGURA 1 Prevalência de choque cardiogênico entre as hospitalizações durante o período do estudo.

CC: choque cardiogênico; CC-IAM: choque cardiogênico relacionado a infarto agudo do miocárdio; CC não IAM: choque cardiogênico não relacionado a infarto agudo do miocárdio.

Fonte: adaptada de: Osman et al.[4]

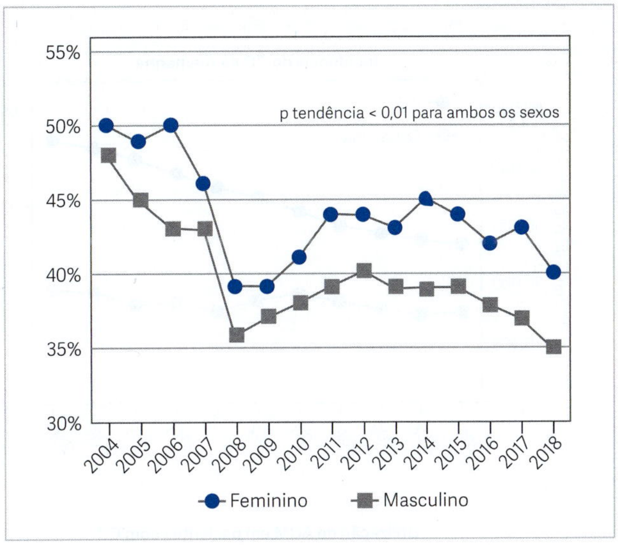

FIGURA 2 Tendências ajustadas da mortalidade intra-hospitalar entre pacientes com choque cardiogênico durante o período do estudo, estratificadas por sexo.

Fonte: adaptada de: Osman et al.[4]

redução de mortalidade em 30 dias, houve queda significativa na utilização do BIA e o consequente aumento na utilização de outros dispositivos de SCM como o Impella® e a oxigenação por membrana extracorpórea venoarterial (ECMO VA). Um dado interessante do estudo é que a maior taxa de sobrevida foi vista nos pacientes que receberam assistência com BIA, seja em comparação aos outros dispositivos de SCM ou ao tratamento clínico otimizado (Figura 3).

Os pacientes que recebem SCM são mais jovens e apresentam menor número de doenças crônicas preexistentes, porém a utilização de dispositivos de SCM está associada a maior tempo de internação hospitalar e maiores custos. Existem dados conflitantes sobre a mortalidade hospitalar entre pacientes que recebem SCM, comparados aos pacientes mantidos sob terapia medicamentosa otimizada.[4-7]

FISIOPATOLOGIA DO CHOQUE CARDIOGÊNICO

A fisiopatologia do CC é um ciclo complexo e vicioso que frequentemente culmina em falência multiorgânica e morte. Iniciado por comprometimento agudo ou progressivo da contratilidade ventricular esquerda, segue-se redução crítica do débito cardíaco (DC), resultando em hipoperfusão sistêmica, hipotensão arterial (PAS < 90 mmHg) e diminuição da pressão de perfusão coronária. Nesse momento, ocorre a ativação de barorreceptores e quimiorreceptores, desencadeando resposta neuro-hormonal adaptativa inicial, incluindo o sistema renina-angiotensina-aldosterona, o sistema nervoso simpático e a liberação de vasopressina, que visa restaurar a hemodinâmica e a perfusão orgânica. A vasoconstrição arterial e venosa que ocorre como resultado dessa ativação causa aumento na resistência vascular com redistribuição do sangue para fora da circulação esplâncnica, elevando a pressão venosa pulmonar e a pressão venosa central (PVC). Esses mecanismos levam tanto a aumento importante da pós-carga ventricular, agravando ainda mais a disfunção contrátil do ventrículo esquerdo (VE), quanto à congestão multiorgânica, frequentemente exacerbando a sobrecarga de volume preexistente em pacientes com IC prévia, resultando em comprometimento adicional da perfusão de órgãos-alvo, identificada pelo aumento da geração de ácido láctico. No contexto de hipoperfusão tecidual persistente e isquemia miocárdica, instala-se um estado de síndrome de resposta inflamatória sistêmica (SIRS), que leva à vasodilatação e inflamação sistêmicas em um miocárdio já disfuncional, propagando a espiral progressiva e desadaptativa do CC.

As duas etiologias mais comumente reconhecidas do CC são:

1. Relacionada a um IAM.
2. Relacionada a um quadro de IC prévia.

O CC relacionado ao IAM é tipicamente associado a lesões miocárdicas extensas (> 40% da massa ventricular esquerda), mas também pode ser precipitado por complicações mecânicas (comunicação intraven-

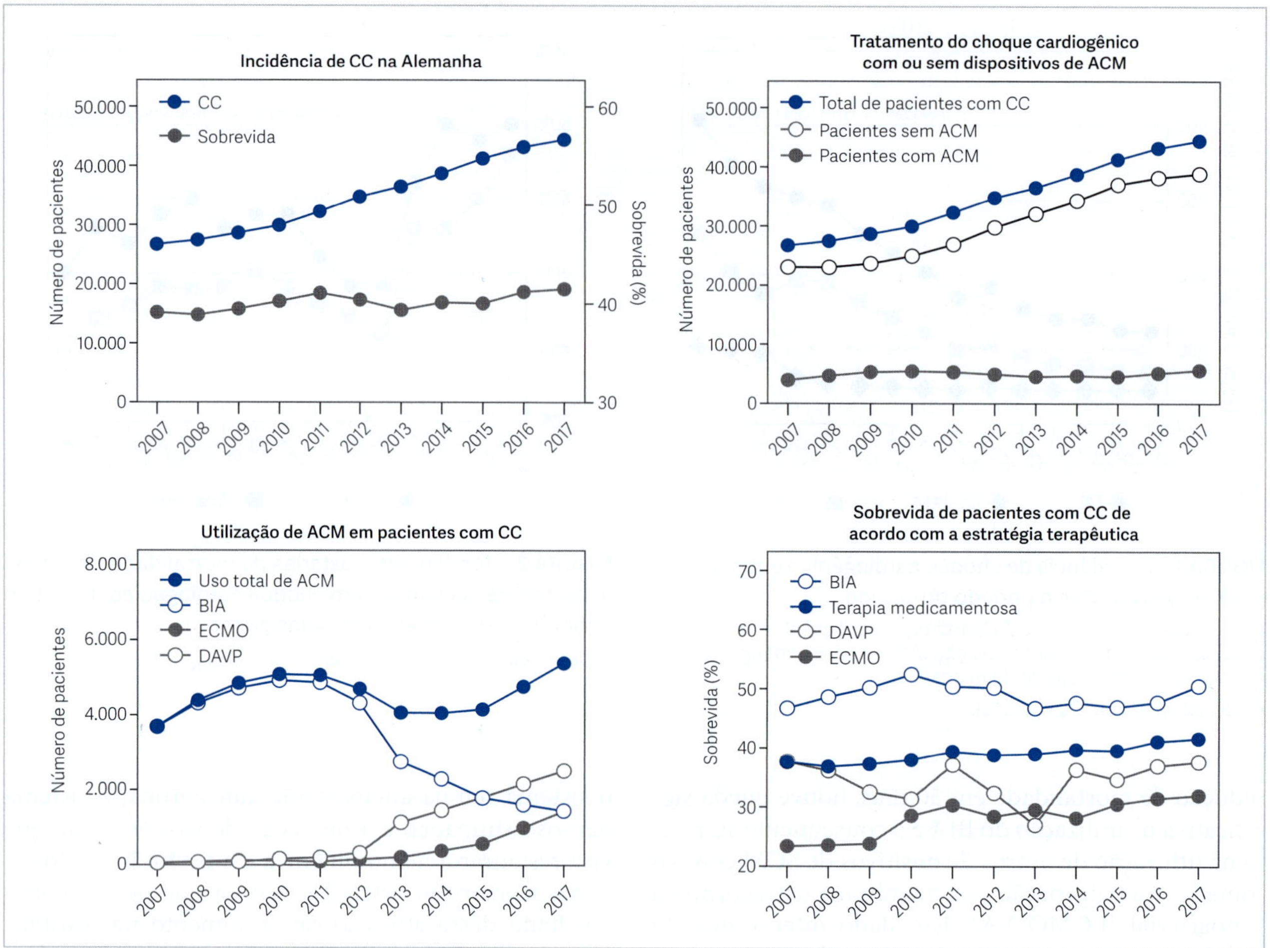

FIGURA 3 Tendências na incidência, no uso de suporte circulatório mecânico e na sobrevida em pacientes com choque cardiogênico na Alemanha (2007 a 2017).

ACM: assistência circulatória mecânica; BIA: balão intra-aórtico; CC: choque cardiogênico; DAVP: dispositivo de assistência ventricular percutânea; ECMO: oxigenação por membrana extracorpórea.

Fonte: adaptada de: Lang et al.[5]

tricular, ruptura da parede livre ou ruptura do músculo papilar com insuficiência mitral aguda). Enquanto nos pacientes com CC pós-IAM a redução aguda do débito cardíaco secundária à isquemia miocárdica se manifesta precocemente com hipotensão arterial associada à hipoperfusão tecidual e congestão pulmonar de rápida instalação, nos pacientes com IC crônica que evoluem com CC observa-se curso clínico mais indolente, geralmente se apresentando com sinais e sintomas de congestão, que evoluem progressivamente para hipoperfusão tecidual seguida de hipotensão arterial.[8]

SUPORTE INTENSIVO NO CHOQUE CARDIOGÊNICO

Inotrópicos e vasopressores

O manejo inicial dos pacientes com CC é pautado por medidas que visam ao aumento do débito cardíaco e à estabilização dos níveis pressóricos. Tipicamente, essa estratégia utiliza drogas inotrópicas (dobutamina e milrinone) e vasopressoras (noradrenalina e vasopressina), que têm classe I de recomendação pela diretriz de IC da AHA/ACC/HFSA de 2022.[9] No entanto, apesar da utilização frequente e prolongada dessa estratégia, todas essas drogas apresentam grande potencial de efeitos deletérios no contexto do CC, como o aumento da pós-carga ventricular, aumento do consumo miocárdico de oxigênio, agravamento da isquemia miocárdica, arritmias e agravamento da hipotensão arterial por efeito vasodilatador. Assim, a indicação de inotrópicos e vasopressores deve ser muito criteriosa, e ferramentas de monitorização hemodinâmica como o cateter de Swan-Ganz devem ser considerados nesse contexto, com evidências mais recentes relacionando o uso do Swan-Ganz e protocolos de manejo guiados por dados hemodinâmicos à redução de mortalidade intra-hospitalar.

Dispositivos de suporte circulatório mecânico

A utilização dos dispositivos de SCM nos pacientes em CC teoricamente restaura a perfusão sistêmica e interrompe a espiral descendente da isquemia miocárdica, proporcionando um tempo para o repouso e a recuperação cardíaca. Muitas vezes, após a instalação de um dispositivo de SCM é possível o desmame, ao menos parcial, de inotrópicos e vasopressores, que também têm efeitos adversos relacionados a seus mecanismos de ação. Apesar de suas vantagens hemodinâmicas, o uso rotineiro dos dispositivos de SCM ainda é questionado em decorrência do número limitado de estudos randomizados demonstrando benefício no aumento da sobrevida e o aumento da incidência de complicações e custos adicionais envolvidos.

A etiologia do CC na prática ocorre a partir de várias etiologias não relacionadas apenas ao IAM, como atordoamento miocárdico após parada cardíaca, exacerbação aguda de IC crônica, circulação extracorpórea prolongada, depressão miocárdica por choque séptico ou neurogênico, miocardite, arritmias e disfunção valvar, entre outras. Essa população de pacientes nunca foi estudada de forma sistemática, portanto o manejo do CC nesse grupo é amplamente anedótico e fortemente dependente da experiência dos profissionais envolvidos.

Balão intra-aórtico

O BIA desempenha um papel crucial no suporte hemodinâmico, empregando o princípio da contrapulsação. Esse dispositivo consiste em um balão montado ao redor de um cateter com volume variando entre 25 e 55 mL, estrategicamente posicionado na aorta descendente por meio de uma punção na artéria femoral e que é preenchido com gás hélio. O mecanismo de funcionamento envolve um console acoplado ao cateter do BIA que promove a insuflação do balão durante a diástole, o que aumenta a pressão diastólica na raiz da aorta e melhora a perfusão coronária. Durante a sístole, o esvaziamento do balão cria uma zona de pressão negativa, que consequentemente reduz a pós-carga do VE e leva a uma diminuição do trabalho cardíaco do VE e do consumo miocárdico de oxigênio, ao mesmo tempo que aumenta o débito cardíaco em até 1 litro/minuto (Figura 4).

A eficácia clínica do BIA foi explorada em estudos randomizados controlados, quase exclusivamente em casos de CC pós-IAM, como o estudo IABP-SHOCK II, que randomizou pacientes com CC pós-IAM para BIA ou terapia-padrão e não encontrou diferença significativa na mortalidade em 30 dias.[6] Em contrapartida, o uso do BIA tem sido associado a melhores desfechos em pacientes com IC crônica que evoluem com CC. Embora em estudos não randomizados, o BIA pode funcionar como uma ponte para a estabili-

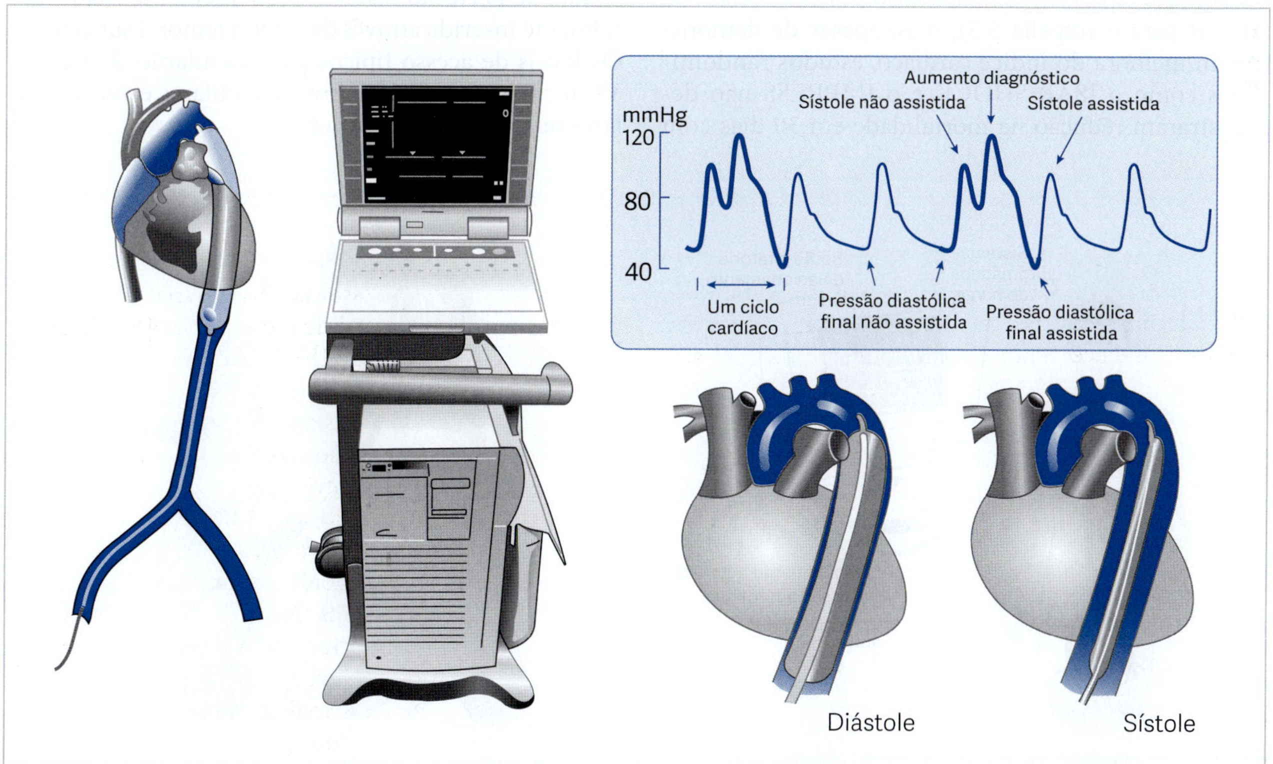

FIGURA 4 Balão intra-aórtico (BIA).

zação clínica, o implante de dispositivos de assistência ventricular de longa duração ou transplante cardíaco. Alguns estudos buscaram identificar um perfil de pacientes com maior probabilidade de benefício com a utilização do BIA e sugerem que pacientes com cardiomiopatia não isquêmica e a presença de escores mais elevados do índice de pulsatilidade da artéria pulmonar (IPAP), resistência vascular sistêmica (RVS) elevada, índice cardíaco basal baixo e diabetes *mellitus* demonstraram ser preditores positivos de boa resposta ao BIA.[8] O baixo custo relacionado à sua utilização e o reduzido número de complicações comparadas aos outros dispositivos de SCM ainda fazem com que o BIA seja a escolha inicial na maioria dos pacientes, principalmente em países como o Brasil.

Impella®

O dispositivo de assistência ventricular percutâneo Impella®, desenvolvido pela Abiomed Inc. (Danvers, MA), é um cateter com dispositivo microaxial de fluxo contínuo que pode fornecer até 5,5 litros de débito cardíaco usando o princípio de um parafuso de Arquimedes, aproveitando a energia cinética rotacional do impulsor para deslocar o sangue do VE para a aorta, reduzindo assim a pré-carga do VE e o consumo miocárdico de oxigênio, enquanto aumenta a pressão arterial média e a perfusão tecidual periférica (Figura 5).

Nos EUA, os dispositivos Impella® foram aprovados pela Food and Drug Administration (FDA) para fornecer suporte circulatório temporário por 5 a 7 dias (ou 30 dias para o Impella 5.5), mas, apesar de demonstrarem melhora do índice cardíaco, estudos randomizados como o ISAR-SHOCK e o IMPRESS não demonstraram redução na mortalidade em 30 dias com o Impella® em comparação com o BIA em pacientes com CC pós-IAM. No entanto, em 2024 foi publicado o estudo DanGer Shock, no qual foram randomizados 360 pacientes com CC pós-IAM para o uso rotineiro do Impella® CP ou a manutenção dos cuidados intensivos habituais sem suporte circulatório. O estudo mostrou redução de 26% na mortalidade em 6 meses com a utilização do Impella® CP nesse cenário, o que levou a diretriz americana de infarto agudo do miocárdio de 2025 a incluir uma classe de recomendação IIa para sua utilização. Infelizmente, o alto custo do dispositivo acaba inviabilizando a utilização mais disseminada, principalmente em países como o Brasil.

Oxigenação por membrana extracorpórea

A oxigenação por membrana extracorpórea (ECMO) é comumente usada como estratégia de SCM em pacientes com insuficiência cardíaca e respiratória aguda grave ou refratária. A configuração da ECMO determina se ela está proporcionando apenas troca gasosa (venovenosa ou ECMO VV) ou troca gasosa com suporte hemodinâmico (venoarterial ou ECMO VA). O suporte com ECMO é realizado com a inserção percutânea de uma cânula venosa de grosso calibre até uma veia central que drena o sangue desoxigenado, circula por um oxigenador externo e uma bomba (centrífuga ou rotacional), retornando o sangue oxigenado para uma artéria central por meio de uma cânula arterial de grosso calibre. Para prevenir isquemia de membro, uma cânula de perfusão distal é frequentemente usada, geralmente inserida através da artéria femoral superficial. Os locais de acesso típicos para canulação da ECMO VA incluem artérias femorais ou axilares e veias jugulares ou subclávias (Figura 6).

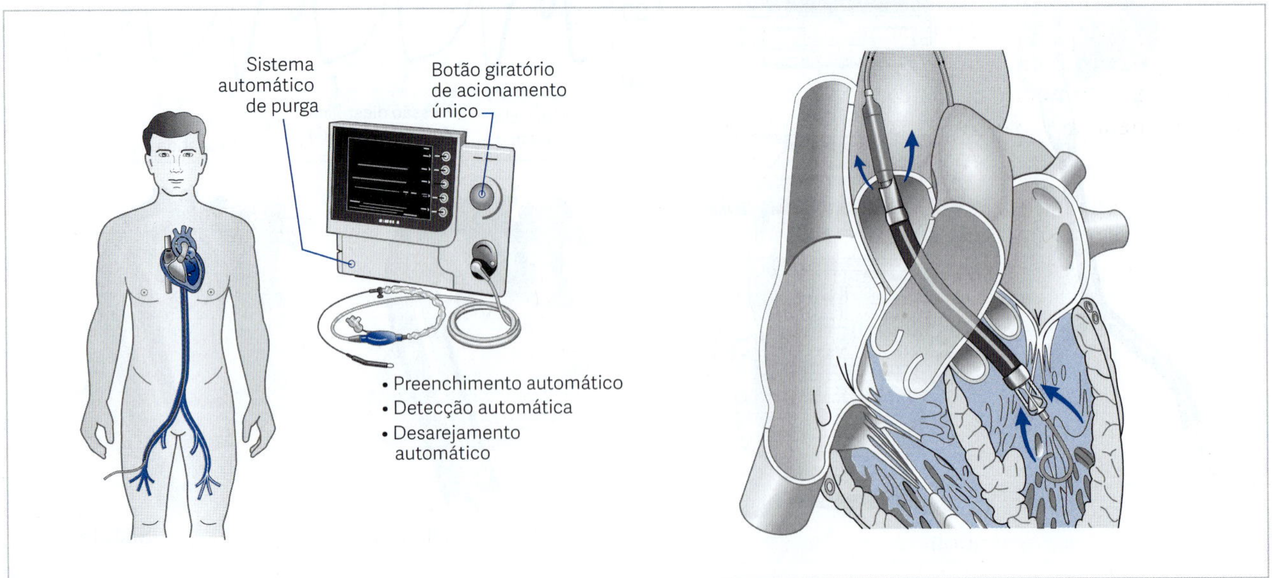

FIGURA 5 Impella® CP.

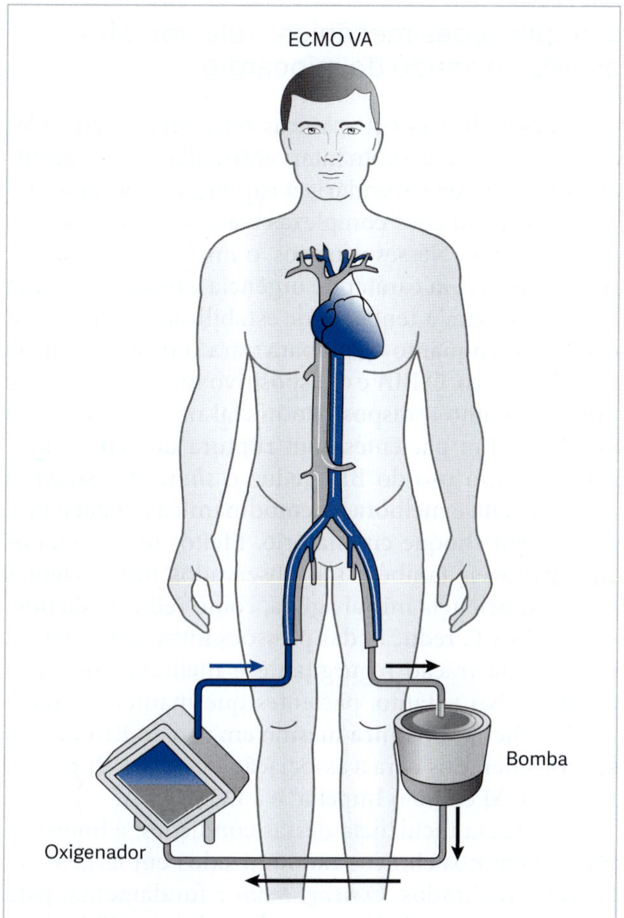

FIGURA 6 Oxigenação por membrana extracorpórea venoarterial (ECMO VA).

O principal ponto de atenção na utilização da ECMO VA em pacientes com CC é o aumento da pós-carga do VE, já que o retorno do sangue pela cânula arterial ocorre de forma retrógrada em direção à valva aórtica, no contrafluxo do sangue ejetado pelo coração do paciente. O aumento da pós-carga produz distensão do VE, aumentando o estresse da parede e a demanda miocárdica de oxigênio. A pressão diastólica final do VE elevada pode agravar a isquemia subendocárdica de pacientes com CC pós-IAM, reduzindo ainda mais a função sistólica do VE. Um dos efeitos do aumento da pressão diastólica final do VE é a elevação da pressão no AE, que por sua vez aumenta a pressão venosa pulmonar, resultando em edema pulmonar, hemorragia e, eventualmente, hipóxia sistêmica. Uma pós-carga artificialmente alta em um paciente com função contrátil do VE muito deprimida pode resultar, ainda, em incapacidade para a abertura da valva aórtica, estase sanguínea e formação de trombos intracavitários, com risco potencial de embolia para a circulação sistêmica. Existem diversas estratégias que podem ser utilizadas para a "descompressão" das câmaras cardíacas esquerdas, que incluem desde a redução do fluxo da ECMO e o aumento da terapia inotrópica, passando pela associação de outros dispositivos de SCM como o BIA ou o Impella®, até a realização de procedimentos mais invasivos como a septostomia interatrial por balão ou a descompressão cirúrgica.

A anticoagulação sistêmica é necessária pelo grande calibre e extensão das cânulas, além do contato do sangue com a membrana de oxigenação, que pode levar à formação de trombos. Entre as principais complicações que ocorrem nos pacientes que recebem suporte com ECMO VA, destacam-se os sangramentos nos sítios de punção (até 25% dos casos) e isquemia de membros com necessidade de intervenção (até 11% dos casos). Outras complicações incluem hemólise, embolia sistêmica, inflamação e insuficiência renal, além das complicações hemodinâmicas descritas previamente.[10]

Três estudos randomizados falharam na tentativa de demonstrar uma redução de mortalidade com a utilização de ECMO VA em pacientes com CC. O estudo ECMO-CS,[11] publicado em 2023, randomizou 122 pacientes para instalação de ECMO VA imediatamente após o diagnóstico de CC ou tratamento inicial conservador, e o estudo EuroShock[12] randomizou apenas 35 dos 428 pacientes inicialmente propostos diante de desafios de recrutamento em meio à pandemia da doença do coronavírus (covid-19) para o uso precoce de ECMO VA (até 6 horas) ou tratamento intensivo padrão em pacientes com CC persistente 30 minutos após a angioplastia primária, sem redução significativa da mortalidade. Mais recentemente, o estudo ECLS-SHOCK[13] incluiu 420 pacientes com CC pós-IAM randomizados para ECMO VA ou tratamento intensivo habitual e não relatou diferença significativa na mortalidade em 30 dias (47,8% *versus* 49,0%, p = 0,81).

OBJETIVOS DO USO DOS DISPOSITIVOS DE SUPORTE CIRCULATÓRIO MECÂNICO DE CURTA DURAÇÃO

Os dispositivos temporários de SCM não devem ser entendidos como terapia final (de destino), mas sim como medida de suporte até que o paciente restaure sua estabilidade hemodinâmica e clínica; ou visando à melhora da função cardíaca; ou à listagem para transplante ou implante de um dispositivo de SCM de longa duração. Três estratégias (que podem ser sobrepostas) são possíveis:

1. Ponte para a decisão: estratégia considerada em pacientes gravemente enfermos que necessitam de suporte hemodinâmico imediato pelo alto risco de colapso circulatório, mas que têm outras condições que impeçam que a estratégia terapêu-

tica final seja estabelecida durante o implante do dispositivo. Alguns exemplos incluem: pacientes recuperados de uma parada cardiorrespiratória, pacientes em que existe dúvida sobre o prognóstico ou possibilidade de recuperação neurológica, falência de múltiplos órgãos.

2. Ponte para a recuperação: situação em que o dispositivo de suporte é mantido até a recuperação da função ventricular, como pode ocorrer na disfunção ventricular pós-IAM, miocardites ou síndrome de Takotsubo.
3. Ponte para o transplante cardíaco ou implante de dispositivo de assistência ventricular de longa duração: situações em que o paciente apresenta gravidade progressiva e o transplante cardíaco ou o implante de um dispositivo de longa duração não pode ser realizado no curto prazo. Dispositivos de SCM temporários podem fornecer suporte hemodinâmico para a estabilização clínica até a realização do procedimento.

INDICAÇÕES PARA USO DOS DISPOSITIVOS DE SUPORTE CIRCULATÓRIO MECÂNICO

Choque cardiogênico

Como apresentado anteriormente, apesar de poucos dados de estudos randomizados e controlados mostrarem redução consistente da mortalidade com a utilização dos dispositivos de SCM no CC, essa é a condição clínica para a qual esses dispositivos foram desenvolvidos, pautados em um racional fisiopatológico de grande plausibilidade. Alguns pontos, como o momento mais adequado para o implante dos dispositivos, critérios clínicos e laboratoriais que possam identificar pacientes com maior potencial para benefício do suporte mecânico e como incorporar a utilização desses dispositivos aos protocolos de choque circulatório, permanecem como áreas de controvérsia.

Um grupo de trabalho multidisciplinar da Sociedade de Angiografia e Intervenção Cardiovascular (SCAI) estabeleceu um sistema de classificação para o CC em 5 estágios (A até E) em 2019, que passou por validação retrospectiva e prospectiva em diversos registros unicêntricos e multicêntricos. Na classificação da SCAI, cada estágio de gravidade é definido por achados bioquímicos, de exame físico e hemodinâmicos, com o desenvolvimento de hipoperfusão tecidual, disfunção de órgãos-alvo e a necessidade de suporte hemodinâmico, destacando a transição do estado denominado "pré-choque" (estágio B) para os estágios posteriores (C-E) (Figura 7). Em cada estágio do choque, além dos fatores usado para sua classificação, a figura traz as medidas de suporte normalmente empregadas.

Complicações mecânicas relacionadas ao infarto agudo do miocárdio

As complicações mecânicas relacionadas ao IAM, como a ruptura do septo interventricular e a insuficiência mitral aguda secundária à ruptura do músculo papilar, são condições complexas e associadas a elevado risco de óbito. Nesses cenários, o implante de dispositivos de SCM em caráter de urgência é frequentemente necessário para a tentativa de estabilização clínica dos pacientes, enquanto se prepara para um reparo cirúrgico definitivo. O BIA é o dispositivo mais amplamente utilizado como o dispositivo inicial nas complicações pós-IAM. Em pacientes com ruptura do septo interventricular, o uso do BIA reduz o *shunt* da esquerda para a direita e melhora a hemodinâmica em pacientes com e sem choque circulatório. Efeitos hemodinâmicos favoráveis também são observados nos pacientes com insuficiência mitral aguda, como redução da pós-carga do VE, redução das pressões intraventriculares, redução da fração regurgitante e melhora do débito cardíaco. No entanto, pacientes que mantêm a instabilidade hemodinâmica mesmo em uso do BIA devem ser considerados para a associação de outros dispositivos de SCM como o Impella® e a ECMO VA.

Pela baixa incidência dessas condições, é improvável que ensaios clínicos randomizados em larga escala sejam realizados. O *heart team* é fundamental para uma decisão colegiada, que pode incluir cardiologistas clínicos, cardiointensivistas, cirurgiões cardíacos e cardiologistas intervencionistas. A conduta mais adequada será individualizada para cada paciente, embasada na melhor evidência científica disponível, mesmo que ela seja proveniente de estudos observais menores e registros ou na experiência clínica dos profissionais.

Intervenções coronarianas percutâneas complexas em pacientes de alto risco

As técnicas e os dispositivos utilizados na cardiologia intervencionista evoluíram rapidamente ao longo dos anos, permitindo a realização de intervenções coronarianas em pacientes que antes seriam considerados intratáveis pela via percutânea. No entanto, quando a indicação é feita, esses procedimentos frequentemente exigem tempo de fluoroscopia mais longo, quantidade maior de contraste e preparo extenso da lesão usando insuflação prolongada com balões de alta pressão ou técnicas de ablação direta de cálcio com dispositivos mais agressivos, como aterectomia orbital ou rotacional. Além disso, melhorias na prestação de cuidados de saúde aumentaram as taxas de sobrevida em pacientes com doença arterial coronária mais avançada. Além disso, com o avanço da idade e o aumento das comorbidades, o risco associado a procedimentos de revascularização

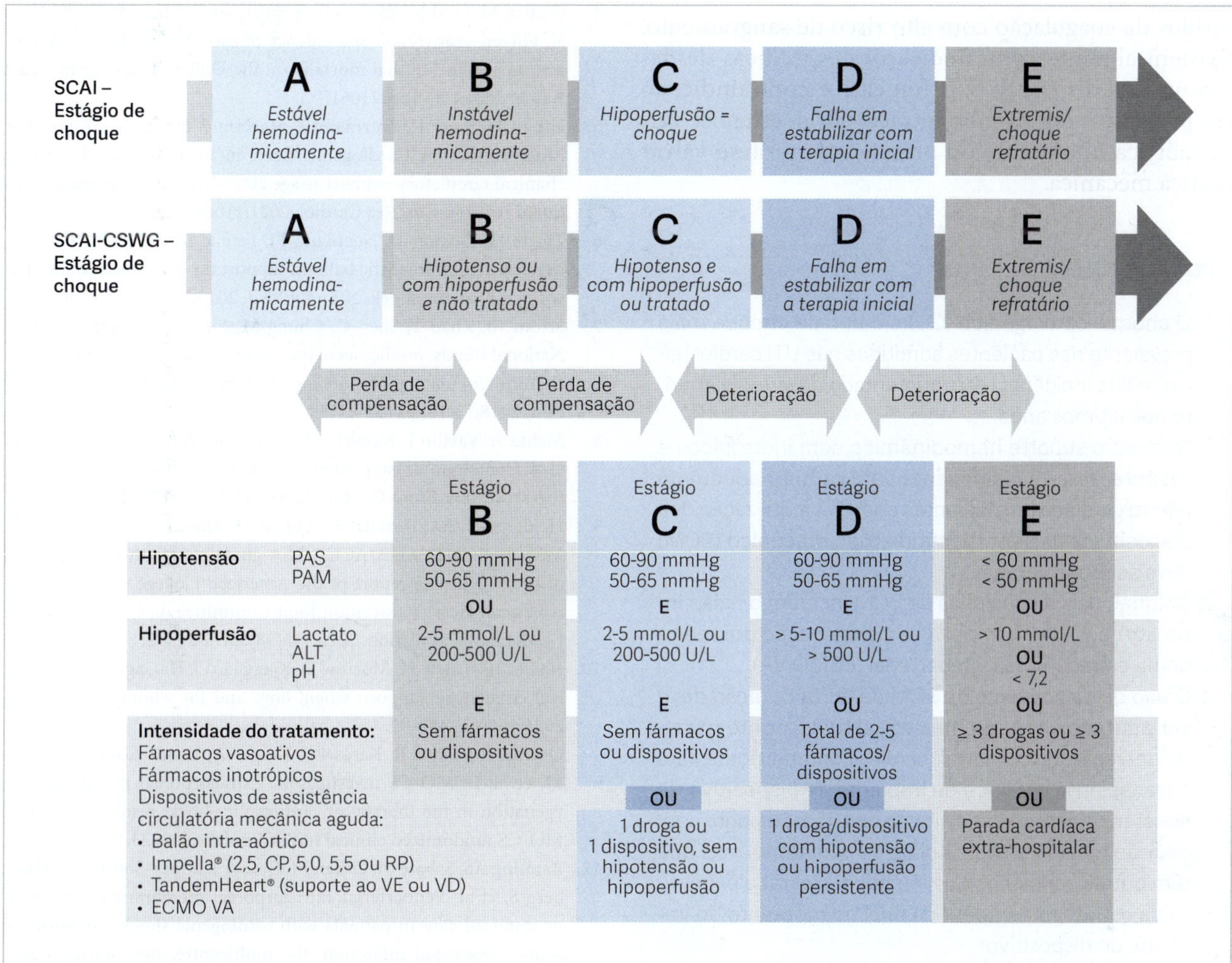

FIGURA 7 Variáveis clínicas e parâmetros para definição dos estágios de choque cardiogênico segundo a SCAI.

ALT: alanina aminotransferase; ECMO VA: oxigenação por membrana extracorpórea venoarterial; PAM: pressão arterial média; PAS: pressão arterial sistólica; SCAI: Sociedade de Angiografia e Intervenção Cardiovascular; SCAI-CSWG: grupo de especialistas clínicos da SCAI; VD: ventrículo direito; VE: ventrículo esquerdo.

Fonte: adaptado de: Kapur et al.[14]

cirúrgica pode se tornar proibitivo. Esse é o contexto caracterizado como intervenção coronariana percutânea complexa em pacientes de alto risco. Apesar de não existir nenhuma definição absoluta, são consideradas características clínicas e comorbidades dos pacientes (idade, sexo, AVC ou IAM prévio, doença renal crônica, doença arterial obstrutiva periférica), complexidade da doença arterial coronariana (doença multivascular, tronco de coronária esquerda não protegido, oclusões crônicas, calcificação extensa) e parâmetros hemodinâmicos (doenças valvares graves, fração de ejeção < 35%, hipotensão, choque, além de intervenções na vigência de síndrome coronariana aguda).

Alguns estudos propuseram a utilização de dispositivos de SCM nesse cenário com o objetivo de fornecer débito cardíaco suficiente para manter o fluxo miocárdico e a perfusão de órgãos-alvo, além de reduzir a pressão intracavitária do VE durante o procedimento, garantindo a estabilidade hemodinâmica durante todo o procedimento e, potencialmente, reduzindo o risco de complicações. Entre os dispositivos de SCM, o Impella® é o que tem evidência científica mais robusta para utilização nesse cenário. No único estudo randomizado com BIA, o BCIS-1, não houve redução de IAM ou mortalidade em 28 dias em comparação ao suporte habitual.[15]

CONTRAINDICAÇÕES AO USO DOS DISPOSITIVOS DE SUPORTE CIRCULATÓRIO MECÂNICO

Muitas das principais contraindicações são comuns a todos os dispositivos de SCM e incluem: doença vascular periférica grave, insuficiência valvar aórtica moderada a importante, dissecção aguda de aorta e distúrbios da coagulação com alto risco de sangramento. Existem algumas contraindicações específicas de determinados dispositivos; o Impella® é contraindicado em pacientes com trombo intracavitário, estenose valvar aórtica importante ou presença de prótese valvar aórtica mecânica.

PONTOS-CHAVE

1. O choque cardiogênico (CC) é o tipo de choque mais prevalente nos pacientes admitidos nas UTI cardiológicas, e sua incidência tem aumentado progressivamente nos últimos anos.
2. Quando o suporte hemodinâmico com inotrópicos e vasopressores é insuficiente para garantir adequado débito cardíaco em pacientes com CC, a utilização dos dispositivos de suporte circulatório mecânico (SCM) deve ser considerada.
3. Os principais dispositivos de SCM incluem o balão intra-aórtico (BIA), o Impella® e a oxigenação por membrana extracorpórea venoarterial (ECMO VA).
4. O uso de dispositivos de SCM de curta duração deve ser pautado nas seguintes estratégias: ponte para a recuperação da função miocárdica contrátil; ponte para o transplante cardíaco ou implante de dispositivo de assistência ventricular de longa duração; ou ponte para decisão (pacientes com colapso circulatório, mas que têm outras condições que impedem o estabelecimento da estratégia terapêutica final no momento do implante do dispositivo).

REFERÊNCIAS BIBLIOGRÁFICAS

1. Berg D, Bohula E, Van Diepen S, Katz J, Alviar C, Baird-Zars VM, et al. Epidemiology of shock in contemporary cardiac intensive care units: data from the critical care cardiology trials network registry. Circ Cardiovasc Qual Outcomes. 2019;12(3):e005618.
2. Jentzer JC, Ahmed AM, Vallabhajosyula S, Burstein B, Tabi M, Barsness GW, et al. Shock in the cardiac intensive care unit: changes in epidemiology and prognosis over time. Am Heart J. 2021;232:94-104.
3. Shah M, Patnaik S, Patel B, Ram P, Garg L, Agarwal M, et al. Trends in mechanical circulatory support use and hospital mortality among patients with acute myocardial infarction and non-infarction related cardiogenic shock in the United States. Clin Res Cardiol. 2018;107(4):287-303.
4. Osman M, Syed M, Patibandla S, Sulaiman S, Kheiri B, Shah MK et al. Fifteen-year trends in incidence of cardiogenic shock hospitalization and in-hospital mortality in the United States. J Am Heart Assoc. 2021;10(15):e021061.
5. Lang CN, Kaier K, Zotzmann V, Stachon P, Pottgiesser T, von Zur Muehlen C, et al. Cardiogenic shock: incidence, survival and mechanical circulatory support usage 2007-2017: insights from a national registry. Clin Res Cardiol. 2021;110(9):1421-30.
6. Thiele H, Zeymer U, Neumann FJ, Ferenc M, Olbrich HG, Hausleiter J, et al. Intraaortic balloon support for myocardial infarction with cardiogenic shock. N Engl J Med. 2012;367(14):1287-96.
7. Strom JB, Zhao Y, Shen C, Chung M, Pinto DS, Popma JJ, et al. National trends, predictors of use, and in-hospital outcomes in mechanical circulatory support for cardiogenic shock. EuroIntervention. 2018;13(18):e2152-e2159.
8. Mehta A, Vavilin I, Nguyen AH, Batchelor WB, Blumer V, Cilia L, et al. Contemporary approach to cardiogenic shock care: a state-of-the-art review. Front Cardiovasc Med. 2024;11:1354158.
9. Heidenreich PA, Bozkurt B, Aguilar D, Allen LA, Byun JJ, Colvin MM, et al. 2022 AHA/ACC/HFSA guideline for the management of heart failure: a report of the American College of Cardiology/American Heart Association Joint Committee on Clinical Practice Guidelines. Circulation. 2022;145(18):e895-e1032.
10. Møller JE, Thiele H, Morrow D, Kjærgaard J, Hassager C. Mechanical circulatory support: when, how, and for whom. Eur Heart J. 2025;46(16):1480-92.
11. Ostadal P, Rokyta R, Karasek J, Kruger A, Vondrakova D, Janotka M, et al; ECMO-CS investigators. extracorporeal membrane oxygenation in the therapy of cardiogenic shock: results of the ECMO-CS randomized clinical trial. Circulation. 2023;147(6):454-64.
12. Banning AS, Sabaté M, Orban M, Gracey J, López-Sobrino T, Massberg S, et al. Venoarterial extracorporeal membrane oxygenation or standard care in patients with cardiogenic shock complicating acute myocardial infarction: the multicentre, randomised EuroShock trial. EuroIntervention. 2023;19(6):482-92.
13. Thiele H, Zeymer U, Akin I, Behnes M, Rassaf T, Mahabadi AA, et al; ECLS-Shock Investigators. Extracorporeal life support in infarct-related cardiogenic shock. N Engl J Med. 2023;389(14):1286-97.
14. Kapur NK, Kanwar M, Sinha SS, Thayer KL, Garan AR, Hernandez-Montfort J, et al. Criteria for defining stages of cardiogenic shock severity. J Am Coll Cardiol. 2022;80(3):185-98.
15. Di Muro FM, Bellino M, Esposito L, Attisano T, Meucci F, Mattesini A, et al. Role of mechanical circulatory support in complex high-risk and indicated percutaneous coronary intervention: current indications, device options, and potential complications. J Clin Med. 2024;13(16):4931.
16. Møller JE, Engstrøm T, Jensen LO, Eiskjær H, Mangner N, Polzin A, et al; DanGer Shock Investigators. Microaxial flow pump or standard care in infarct-related cardiogenic shock. N Engl J Med. 2024;390(15):1382-93.

53

Pós-operatório de cirurgia cardíaca

André Franci
Maria Alice Estrada Gaiane Querido

SUMÁRIO

INTRODUÇÃO

A cirurgia cardíaca é uma área especializada da medicina focada no tratamento cirúrgico de patologias do coração e da aorta torácica, tendo evoluído progressivamente desde o final do século XIX. As técnicas cirúrgicas avançaram ao longo dos anos, levando ao desenvolvimento de tratamentos mais sofisticados para diversas doenças cardíacas. Notavelmente, a invenção da circulação extracorpórea foi crucial, permitindo aos cirurgiões acessar o coração e realizar procedimentos cirúrgicos mais complexos.

A cirurgia cardíaca moderna abrange amplo espectro de intervenções, incluindo a revascularização do miocárdio para a doença cardíaca isquêmica, o reparo ou substituição valvar nos pacientes com valvopatias, o reparo ou substituição da aorta torácica, o transplante cardíaco e o tratamento de cardiopatias congênitas e arritmias.

Com o aumento progressivo da prevalência de doenças cardiovasculares, a demanda por procedimentos cardíacos continua a crescer. Hoje, estima-se que mais de 1 milhão de cirurgias cardíacas sejam realizadas anualmente, porém existe grande discrepância no acesso a esses procedimentos relacionada à condição socioeconômica de cada país. Em países desenvolvidos, são realizados 123 procedimentos cirúrgicos por 100 mil habitantes, enquanto países pobres e em desenvolvimento realizam apenas 61 procedimentos por 100 mil habitantes.[1]

Os determinantes de bons desfechos clínicos em pacientes submetidos a cirurgias cardíacas incluem:

- Adequada avaliação pré-operatória e gerenciamento dos fatores de risco cardiovasculares.
- Manutenção da homeostase durante o período intraoperatório.
- Protocolo de cuidados pós-operatórios direcionados para o suporte intensivo, manejo estruturado de eventuais complicações e rápido restabelecimento do paciente a sua condição clínica basal.

PROTOCOLO ERAS

O protocolo ERAS (*Enhanced Recovery After Surgery*) é uma iniciativa abrangente e multidisciplinar de melhoria do cuidado para promover a recuperação de pacientes submetidos à cirurgia cardíaca durante toda a sua jornada perioperatória. As recomendações são sempre embasadas na melhor evidência científica disponível e têm o objetivo de reduzir complicações perioperatórias, além de promover um retorno mais rápido às atividades normais. A implementação do protocolo ERAS está associada à redução de complicações gerais e do tempo de internação.[2,3]

AVALIAÇÃO PRÉ-OPERATÓRIA

A avaliação pré-operatória tem dois objetivos fundamentais: reduzir complicações perioperatórias e direcionar condutas individualizadas para cada paciente. A avaliação dos pacientes deve considerar idade, reserva funcional, fração de ejeção ventricular, presença de comorbidades e tipo de cirurgia planejada, garantindo uma abordagem personalizada e baseada em risco.

Estratificação de risco

Modelos preditivos auxiliam na identificação de riscos e no planejamento anestésico e pós-operatório. As escalas mais utilizadas incluem:

- EuroScore II: estimativa de mortalidade intra-hospitalar com base em fatores como idade, fração de ejeção, insuficiência renal, doença vascular periférica e urgência cirúrgica.
- STS *Score* (*Society of Thoracic Surgeons*): avalia a probabilidade de complicações pós-operatórias, incluindo insuficiência renal, acidente vascular cerebral (AVC) e necessidade de ventilação mecânica prolongada.

Além da estratificação de risco, é essencial uma avaliação funcional objetiva. O teste de caminhada de 6 minutos e escores de fragilidade permitem prever a tolerância ao procedimento cirúrgico e a capacidade de recuperação no pós-operatório.

Avaliação de comorbidades

A identificação de comorbidades e instituição de medidas para compensação das mesmas são essenciais para reduzir riscos e melhorar os resultados pós-operatórios.

- Insuficiência cardíaca: pacientes com fração de ejeção reduzida devem ter terapia medicamentosa otimizada e avaliação para uso de suporte inotrópico intraoperatório.
- Doenças pulmonares: pacientes com doença pulmonar obstrutiva crônica (DPOC) devem ter a terapia broncodilatadora otimizada e realizar fisioterapia respiratória pré-operatória. A identificação de pacientes com apneia do sono é importante, pois esses pacientes têm risco aumentado para complicações respiratórias no pós-operatório.
- Diabetes: o controle glicêmico (Hb glicada < 6,5%) reduz o risco de infecções e complicações vasculares, devendo a glicemia ser mantida entre 140 e 180 mg/dL no perioperatório.
- Disfunção renal crônica: pacientes com taxa de filtração glomerular reduzida ou microalbuminúria têm risco aumentando para lesão renal aguda no pós-operatório, e é necessário reforçar as medidas para a manutenção da perfusão renal, como metas individualizadas de pressão arterial, administração criteriosa de fluidos e terapia guiada por metas de monitorização hemodinâmica, além de evitar medicações com potencial nefrotóxico.
- Estado nutricional: pacientes com níveis séricos de albumina < 3 g/L têm risco aumentado de complicações perioperatórias e devem ser avaliados para suplementação nutricional de 7 a 10 dias antes do procedimento
- Cessação do tabagismo e do consumo de álcool.

PÓS-OPERATÓRIO NA UNIDADE DE TERAPIA INTENSIVA[4]

O período pós-operatório na unidade de terapia intensiva (UTI) deve iniciar com uma adequada transição de cuidado, que inclui o compartilhamento de informações relevantes do pré-operatório (comorbidades, medicamentos de uso contínuo, alergias e qualquer quadro clínico agudo recente) e intraoperatório (cirurgia realizada, eventuais intercorrências, tempo anestésico e cirúrgico, tempo de CEC e pinçamento aórtico, volume de cristaloides e coloides infundidos, balanço hídrico e sanguíneo, necessidade de transfusão, uso de drogas vasoativas, parâmetros ventilatórios e eventuais dificuldades com a via aérea, antibiótico administrado e horário da última dose, parâmetros ecocardiográficos e laboratoriais relevantes e dispositivos invasivos inseridos).

As medidas de suporte pós-operatório habitual incluem:

- Gerais: monitorização multiparamétrica, ECG contínuo, quantificação do débito dos drenos, quantificação da diurese, temperatura, glicemia capilar.
- Exames laboratoriais admissionais: hemograma completo, coagulograma, função renal, eletrólitos, gasometria arterial e venosa, lactato, função hepática, marcadores inflamatórios e troponina.
- Exames de imagem admissionais: ECG de 12 derivações e radiografia de tórax.
- Analgesia e sedação: dipirona 30 mg/kg IV a cada 6 horas ou acetaminofen 500 mg IV a cada 8 horas são as opções iniciais de analgesia. Quando necessário, poderá ser associado tramadol 50 a 100 mg IV ou morfina 2 mg IV como resgate. Nos casos de dor refratária, é acionado o grupo da dor para acompanhamento, que poderá indicar um sistema de PCA (analgesia controlada pelo paciente), ou alternativamente medicações como ketamina IV em infusão contínua ou lidocaína IV. Medicações sedativas são indicadas apenas em pacientes sem perspectiva breve de extubação.

- Antibioticoterapia profilática: cefuroxima 1,5 g IV na indução anestésica e 750 mg IV a cada 6 horas, por 24 horas na UTI.
- Profilaxia de úlceras de estresse: inibidores de bomba de prótons (pantoprazol 40 mg IV ou esomeprazol 20 mg IV) uma vez ao dia desde a admissão na UTI.
- Profilaxia de tromboembolismo venoso: medidas de prevenção mecânica como as meias elásticas de média compressão e compressores pneumáticos intermitentes devem ser utilizados desde a admissão na UTI, até o momento em que o paciente passa a receber a profilaxia química com enoxaparina 40 mg SC uma vez ao dia ou heparina não fracionada 5.000 UI subcutânea (SC) a cada 8 horas, que habitualmente ocorre após 48 horas da cirurgia.
- Terapia antiplaquetária: nos pacientes com doença arterial coronariana, o ácido acetilsalicílico (AAS) deve ser mantido na dose de 100 mg/dia tanto no pré quanto no pós-operatório, pois está associado à maior patência dos enxertos vasculares, além da redução de outras complicações pós-operatórias, como infarto do miocárdio, insuficiência renal, AVC e isquemia intestinal. Deve ser administrada dentro das primeiras 6 horas do pós-operatório.
- Extubação: apesar de pequeno número de pacientes ser extubado ainda no centro cirúrgico, o efeito residual de sedativos e bloqueadores neuromusculares na maioria das vezes requer algum tempo de ventilação mecânica controlada. No entanto, devem buscar a extubação dentro das primeiras 6 horas da admissão na UTI, pois isso está relacionado a menor tempo de permanência na UTI e menor risco de complicações pós-operatórias.
- Controle glicêmico: o controle da glicemia no pós-operatório está associado à redução de infeção de ferida operatória, sepse e mortalidade. Um adequado controle glicêmico é um parâmetro de boa qualidade do cuidado, e os protocolos de controle glicêmico devem ser direcionados para manter a glicemia abaixo de 180 mg/dL nas primeiras 24 a 48 horas de pós-operatório, com atenção para não causar hipoglicemia. Isso geralmente envolve a administração de insulina endovenosa contínua, com possibilidade de transição para subcutânea no momento adequado.

Monitorização hemodinâmica avançada[5]

A monitorização perioperatória dos pacientes submetidos à cirurgia cardíaca consiste na avaliação em tempo real de parâmetros hemodinâmicos avançados para determinar a adequação da oferta ao consumo celular de oxigênio. Isso inclui a avaliação da pressão arterial, fluxo sanguíneo, volume intravascular, tônus vascular e função contrátil do coração. Há uma série de ferramentas de monitorização hemodinâmica avançada, desde dispositivos invasivos (cateter de artéria pulmonar, ou Swan-Ganz) até outros completamente não invasivos (ecocardiografia transtorácica, dispositivos de biorreactância elétrica torácica e dispositivos fotopletismográficos com análise do contorno da onda de pulso arterial), cada um com suas vantagens e limitações específicas.

A monitorização hemodinâmica minimamente invasiva, que estima o volume sistólico e o débito cardíaco por meio de algoritmos de análise do contorno da onda de pulso arterial periférico (LiDCO/PulseCO, Flotrac, Acumen, ProAQT, PiCCO), tornou-se uma das ferramentas mais utilizadas no contexto da cirurgia cardíaca, juntamente com o ecocardiograma transesofágico (ECO-TE). Em pacientes de risco intermediário e alto, a utilização do ECO-TE no intraoperatório para a tomada de decisão está associada à redução da morbimortalidade perioperatória. Por sua praticidade, que permite a extensão de sua utilização desde o intraoperatório no centro cirúrgico até o período pós-operatório na UTI, os dispositivos de monitorização minimamente invasivos foram estudados dentro de protocolos chamados de "terapia guiada por metas" (do inglês, GDT - *goal-directed therapy*). Nesses protocolos, o estabelecimento de fluxogramas de intervenções relacionados à infusão criteriosa de fluidos, utilização de vasopressores e inotrópicos foi associado à redução da incidência de complicações perioperatórias como insuficiência renal, fibrilação atrial, sepse e tempo de internação hospitalar.

COMPLICAÇÕES PÓS-OPERATÓRIAS[6-8]

A taxa de mortalidade perioperatória intra-hospitalar é extremamente variável entre países e, também, entre hospitais de um mesmo país (p. ex., maior × menor volume de cirurgias, perfil socioeconômico dos população atendida etc.). Nos hospitais americanos e canadenses que reportam seus dados para a STS (*Society of Thoracic Surgeons*), a mortalidade intra-hospitalar para cirurgias isoladas (revascularização miocárdica ou troca valvar) gira em torno de 2%, enquanto em procedimentos combinados esse número chega a atingir 10% (Tabela 1).

Em contrapartida aos números relativamente baixos de mortalidade, a ocorrência de complicações perioperatórias pode atingir até 67% dos pacientes (Tabela 2), e, quanto maior o número de complicações, menor é a sobrevida desses pacientes (Tabela 3). Até 14% dos pacientes que apresentaram alguma complicação pós-operatória retornam ao pronto-socorro nos primeiros 30 dias após a alta hospitalar, e essas internações são relacionadas a mortalidade de cerca de 2%, além de um aumento dos custos ainda relacionados ao procedimento cirúrgico. As principais complicações pós-operatórias e os sinais clínicos para a identificação dessas complicações estão ilustrados na Figura 1, e todo hospital deve direcionar esforços para prevenir, identificar precocemente e tratar adequadamente essas intercorrências.

TABELA 1 Desfechos selecionados de procedimentos cirúrgicos cardíacos comuns em 2021

Variável	CRM (n = 153.208)	TRAo (n = 16.873)	TRAo + CRM (n = 12.543)	TRAo + TRMi (n = 2.463)	TRMi (n = 10.449)	TRMi + CRM (n = 3.416)	Reparo Mi (n = 11.601)	Reparo Mi + CRM (n = 3.443)
Mortalidade								
▪ Hospitalar	2,1	1,8	3,8	9,4	5	10	0,9	4,4
▪ Operatória*	2,5	2,3	4,4	10	5,5	11	1,1	4,8
Morbidade grave								
▪ Reoperação	2,6	4	5	9,1	5,6	8,1	3	4,7
▪ DSWI ou mediastinite	0,8	0,3	0,8	0,8	0,5	1,1	0,2	0,9
▪ AVC permanente	1,5	1,5	2,3	3,5	2,3	4	1,1	2,3
▪ Ventilação mecânica por mais de 24 horas	6,7	6,6	12	25	16	27	4,8	17
▪ Insuficiência renal	2,2	2	3,9	9	4,7	10	1,4	5,7
▪ Fibrilação atrial de início recente	26	27	38	36	29	39	27	36
▪ Readmissão em 30 dias	9,1	8,3	10	16	14	15	7,5	12
▪ Duração da internação no pós-operatório	3 (4-7)	6 (4-7)	7 (5-9)	9 (7-14)	8 (6-11)	9 (7-14)	5 (4-7)	8 (6-7)

* Mortalidade operatória definida como: (1) todos os óbitos, independentemente da causa, ocorridos durante a hospitalização em que a operação foi realizada, mesmo que após 30 dias (incluindo pacientes transferidos para outras unidades de cuidados agudos); e (2) todos os óbitos, independentemente da causa, ocorridos após a alta hospitalar, mas antes do 30º dia pós-operatório. Valores em porcentagem ou mediana (intervalo interquartil).
CRM: cirurgia de revascularização miocárdica; LOS: tempo de internação; TRAo: troca da valva aórtica; TRMi: troca da valva mitral; Mi: mitral; DSWI: infecção profunda de ferida esternal.
Fonte: adaptada de Kim et al. (2023).

TABELA 2 Número de complicações

Número de complicações	CRM (N = 13.054)	CRM + valva (N = 4.500)	Valva (N = 8.667)	Total (N = 26.221)
0	4.500 (34,5)	929 (20,6)	3.329 (38,4)	8.758 (33,4)
1	5.163 (39,6)	1.730 (38,4)	3.254 (37,5)	10.147 (38,7)
2	2.375 (18,2)	1.148 (25,5)	1.371 (15,8)	4.894 (18,7)
3	648 (5,0)	403 (9,0)	401 (4,6)	1.452 (5,5)
4	214 (1,6)	155 (3,4)	179 (2,1)	548 (2,1)
≥ 5	154 (1,2)	135 (30)	133 (1,5)	422 (1,6)

CRM: cirurgia de revascularização miocárdica.
Fonte: Pahwa et al. (2021).

TABELA 3 Sobrevida de acordo com número de complicações

Número de complicações	Sobrevida em 1 ano (IC 95%)	Sobrevida em 5 anos (IC 95%)	Mediana de sobrevida (anos)
0	98,4 (98,2, 98,7)	89,8 (89,1, 90,4)	16,5
1	97,1 (96,8, 97,4)	84,1 (83,3, 84,8)	12,8
2	95,4 (94,8, 96)	77,9 (76,7, 79,1)	9,9
3	91,2 (89,8, 92,7)	67,2 (64,8, 69,8)	7,5
4	86,8 (84, 89,7)	63,1 (59,1, 67,5)	7
≥ 5	7,31 (68,9, 77,5)	47,9 (43,2, 53)	4,6

IC: intervalo de confiança.
Fonte: Pahwa et al. (2021).

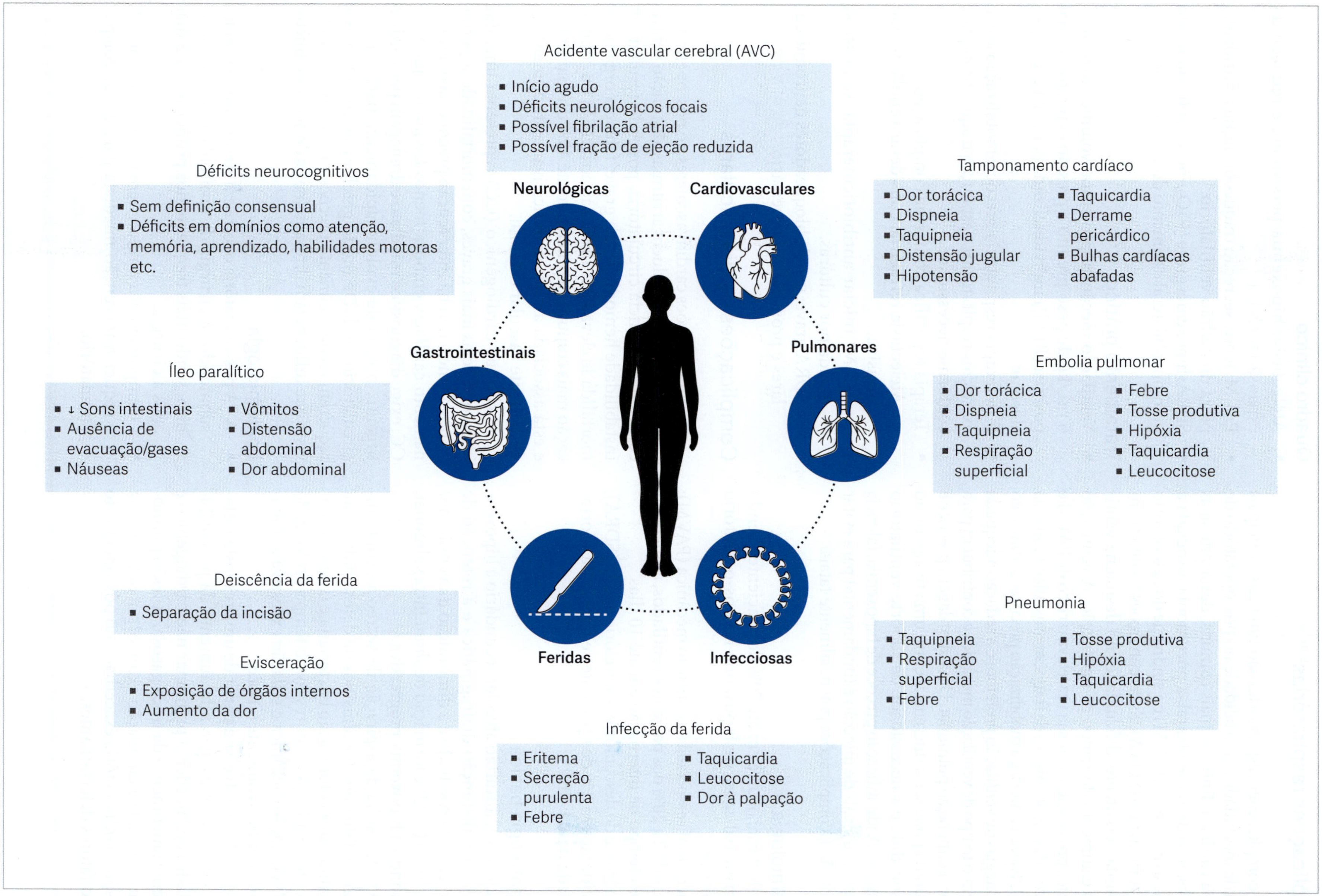

FIGURA 1 Complicações pós-operatórias – complicações comuns após cirurgia de revascularização do miocárdio, com sinais, sintomas e achados laboratoriais associados.
Fonte: Montrief et al. (2018).

Complicações respiratórias[9,10]

As complicações respiratórias são uma das principais causas de morbidade e mortalidade no pós-operatório de cirurgia cardíaca. Entre as mais comuns, destacam-se as atelectasias, o derrame pleural, a pneumonia associada à ventilação mecânica (PAVM) e a síndrome do desconforto respiratório agudo (SDRA). Essas condições resultam em hipoxemia persistente, dificuldades no desmame ventilatório e aumento do tempo de internação. A ventilação mecânica prolongada, por sua vez, eleva o risco de PAVM e favorece o desenvolvimento de fraqueza muscular adquirida na UTI. Nesse contexto, a mobilização precoce, a utilização de estratégias de ventilação protetora e a sedação adequada reduzem o tempo de ventilação mecânica e contribuem para melhor recuperação pulmonar. Uma abordagem precoce e estruturada pode ser o diferencial entre uma recuperação bem-sucedida e a necessidade de suporte ventilatório prolongado. A identificação precoce de hipoxemia, falência ventilatória e sinais de infecção é fundamental para evitar reintubação e complicações potencialmente fatais.

Epidemiologia

- Atelectasia: ocorre em até 70% dos pacientes, sendo a principal causa de hipoxemia no pós-operatório precoce.
- Pneumonia associada à ventilação mecânica (PAVM): afeta de 2 a 20% dos pacientes ventilados, aumentando o tempo de internação em até 10 dias.
- Síndrome do desconforto respiratório agudo (SDRA): incidente em 2% dos pacientes e apresenta mortalidade de até 40%.

Fisiopatologia básica

- Atelectasia: distúrbio alveolar secundário à hipoventilação, à disfunção diafragmática e à retenção de secreção. O resultado é a diminuição da ventilação/perfusão (V/Q) e formação de *shunt* intrapulmonar, levando à hipoxemia progressiva.
- PAVM: resulta da aspiração de secreções contaminadas e falha nos mecanismos de defesa pulmonar, facilitando a colonização bacteriana e o desenvolvimento de infecção. Fatores como tempo prolongado de ventilação mecânica e sedação excessiva aumentam significativamente o risco.
- SDRA: desenvolve-se a partir de uma resposta inflamatória sistêmica, gerando aumento da permeabilidade capilar, edema pulmonar não cardiogênico e comprometimento da troca gasosa. A lesão pulmonar associada à circulação extracorpórea (CEC) e a resposta inflamatória exacerbada no pós-operatório são fatores determinantes.

Quadro clínico

- Atelectasia: hipoxemia persistente e redução da expansão torácica.
- PAVM: febre, secreção traqueobrônquica purulenta, piora do padrão ventilatório.
- SDRA: hipoxemia grave ($PaO_2/FiO_2 < 200$), infiltrado pulmonar bilateral e aumento do esforço respiratório.

Tratamento prático

- Ventilação mecânica protetora: volume corrente ≤ 6 mL/kg de peso predito e pressão expiratória final positiva (PEEP) individualizada para evitar colapso alveolar.
- Fisioterapia respiratória precoce: mobilização ativa, exercícios respiratórios e aspiração traqueobrônquica conforme necessidade.
- Terapia específica conforme complicação:
  - Atelectasia refratária: considerar ventilação não invasiva.
  - PAVM: iniciar antibioticoterapia, se possível guiada por culturas.
  - SDRA grave: uso de bloqueadores neuromusculares e pronação, se necessário.

Complicações cardiovasculares

As complicações cardiovasculares no pós-operatório de cirurgia cardíaca incluem arritmias, disfunção ventricular e insuficiência circulatória, podendo resultar em instabilidade hemodinâmica grave, falência orgânica e mortalidade elevada. A fibrilação atrial (FA) é a complicação mais comum, acometendo até 40% dos pacientes, e está associada a risco significativamente aumentado de acidente vascular cerebral.

O choque cardiogênico (CC) representa uma das intercorrências mais graves, com mortalidade superior a 50% quando não há intervenção precoce. Já o tamponamento cardíaco, embora menos frequente que FA e CC, exige diagnóstico imediato e drenagem pericárdica urgente, pois pode evoluir rapidamente para colapso circulatório fatal. De modo geral, essas complicações requerem reconhecimento precoce e intervenção rápida, visto que influenciam diretamente os desfechos clínicos.

Epidemiologia

- A FA pós-operatória ocorre em até 40% dos pacientes submetidos à cirurgia de revascularização miocárdica, sendo mais frequente nos primeiros 3 a 5 dias após a cirurgia.
- O tamponamento cardíaco tem incidência de até 6% e requer intervenção imediata para evitar colapso circulatório.

- Choque cardiogênico apresenta mortalidade superior a 50% se não tratado rapidamente, sendo um dos principais desafios no manejo pós-operatório.

Fisiopatologia básica

- Fibrilação atrial pós-operatória: resulta da inflamação atrial, ativação do sistema nervoso simpático e estresse oxidativo associados ao procedimento cirúrgico. Alterações no equilíbrio eletrolítico e o uso de catecolaminas podem contribuir para a instabilidade elétrica do miocárdio.
- Tamponamento cardíaco: ocorre pelo acúmulo líquido pericárdico, que restringe o enchimento ventricular, reduzindo o débito cardíaco. O aumento da pressão intrapericárdica prejudica o retorno venoso, levando a hipotensão grave, choque obstrutivo e falência circulatória.
- Choque cardiogênico: resulta da redução da contratilidade miocárdica que pode ser isolada do ventrículo esquerdo, do ventrículo direito ou biventricular, gerando uma incapacidade do coração manter um débito cardíaco adequado à demanda metabólica orgânica.

Quadro clínico

- FA: palpitações, taquicardia irregular, hipotensão, desconforto torácico e possível redução do débito cardíaco.
- Tamponamento cardíaco: hipotensão grave, pulso paradoxal (> 10 mmHg), turgência jugular, bulhas cardíacas abafadas e oligúria.
- Choque cardiogênico: sinais de baixo débito cardíaco que incluem alterações do nível de consciência, extremidades frias, oligúria, elevação de lactato (> 4 mmol/L), acidose metabólica e hipotensão refratária.

Tratamento prático

- Fibrilação atrial pós-operatória: se qualquer sinal de instabilidade clínica, realizar imediatamente a cardioversão elétrica. Se o paciente estiver clinicamente estável, considerar a terapia farmacológica com o objetivo de controle do ritmo ou da frequência cardíaca (amiodarona ou betabloqueadores). Iniciar anticoagulação plena após a avaliação do risco hemorrágico do paciente.
- Tamponamento cardíaco: pericardiocentese imediata guiada por ecocardiografia e avaliar a necessidade de janela pericárdica cirúrgica.
- Choque cardiogênico: suporte hemodinâmico com inotrópicos, vasodilatadores ou vasopressores com o objetivo de melhorar o débito cardíaco e a oferta de oxigênio aos tecidos. Nos casos refratários, considerar o implante de dispositivos de assistência ventricular como balão intra-aórtico, Impella ou oxigenação por membrana extracorpórea (ECMO) venoarterial.

Vasoplegia

Ocorre em 5 a 25% dos pacientes após CEC e é caracterizada por hipotensão arterial e uma resistência vascular sistêmica extremamente baixa. O uso pré-operatório de inibidores da ECA e BRA, tempos de CEC mais longos, disfunção VE pré-operatória e transfusão sanguínea são alguns dos fatores associados ao aumento da incidência de vasoplegia. A base do tratamento inclui medicações vasopressoras catecolaminérgicas, preferencialmente a norepinefrina 0,05 até 2 mcg/kg/minuto. Frequentemente, é necessária a associação de vasopressina (até 0,06 U/minuto) para reversão da hipotensão. Azul de metileno (bólus de 2 mg/kg seguido de 0,5 mg/kg/hora por 6 hora) pode ser considerado nos casos de hipotensão refratária, embora com dados limitados.

Complicações neurológicas[11,12]

As complicações neurológicas no pós-operatório de cirurgia cardíaca incluem o *delirium*, disfunção cognitiva transitória e AVC, podendo impactar significativamente a recuperação do paciente e prolongar a internação na UTI.

O *delirium* é a complicação neurológica mais frequente e pode acometer até 50% dos pacientes, com maior incidência em pacientes idosos. Protocolos que utilizam a monitorização da oximetria tecidual cerebral para guiar intervenções direcionadas para melhorar o fluxo sanguíneo cerebral no intraoperatório, controle rigoroso da pressão arterial respeitando os limites individuais de autorregulação, controle glicêmico criterioso e evitar o uso de benzodiazepínicos são as principais medidas a serem implementadas para reduzir a incidência de *delirium* pós-operatório.

A disfunção cognitiva pós-operatória, caracterizada por alterações de memória e velocidade de processamento, pode estar presente em até 42% dos pacientes e é geralmente reversível. Estudos com a utilização de protocolos com monitorização intraoperatória da oximetria tecidual cerebral com NIRS mostram redução na incidência das alterações cognitivas pós-operatórias.

A complicação neurológica mais grave é o AVC, que tem incidência variável entre 1 e 17%, porém está associada a risco de morte 3 vezes maior. A etiologia é multifatorial, predominantemente relacionada a eventos embólicos, mas também à hipotensão perioperatória e hemorragias. Pacientes com estenose bilateral das carótidas internas e submetidos a reoperações são aqueles de maior risco para apresentar um AVC no pós-operatório, portanto são pacientes em que a monitorização contínua e o manejo perioperatório devem ser realizados mais intensamente para mitigar esse risco.

Medidas preventivas incluem a prescrição de estatinas e AAS em pacientes com risco aterosclerótico alto, seleção cuidadosa do local de pinçamento aórtico e o local de canulação para a CEC, principalmente em pacientes com alto grau de calcificação vascular, evitar hemodiluição e níveis criticamente baixos de hemoglobina, evitar grandes variações pressóricas, utilizando alvos de pressão arterial próximos aos níveis basais dos pacientes. A endarterectomia de carótidas preventiva com o objetivo de reduzir o risco de AVC é controversa.

Uma vez feito o diagnóstico de AVC, é fundamental o acompanhamento de uma equipe de neurologia. O tratamento com trombolíticos é raramente factível, principalmente nos primeiros dias de pós-operatório, e o tratamento endovascular, embora seja uma alternativa a ser considerada, é pouco estudado nesse contexto.

Complicações renais[13-15]

A lesão renal aguda (LRA) relacionada à cirurgia cardíaca é muito frequente, chegando a acometer 30 a 50% dos pacientes, levando ao aumento da morbimortalidade, internações hospitalares prolongadas e aumento substancial dos custos. Até 5% desses pacientes precisarão de terapia dialítica, e a mortalidade pode chegar a 63% nessa população. Mesmo pacientes com recuperação completa da função renal apresentam risco elevado de evolução para doença renal crônica e mortalidade nos anos seguintes.

Dentre os fatores de risco para o desenvolvimento de LRA relacionada à cirurgia cardíaca, destacam-se sexo feminino, idade avançada, presença de múltiplas comorbidades (p. ex., DRC preexistente, cirurgia cardíaca prévia, DPOC, diabetes *mellitus*, hipertensão, hipercolesterolemia, insuficiência cardíaca congestiva e fração de ejeção do ventrículo esquerdo < 35%) e obesidade. Pacientes com exposição intraoperatória a agentes nefrotóxicos (p. ex., meios de contraste ou antibióticos aminoglicosídeos), aqueles submetidos a cirurgia de emergência ou procedimentos cirúrgicos de alta complexidade também têm risco aumentado. A patogênese da LRA associada à cirurgia cardíaca é multifatorial, envolvendo ativação neuro-hormonal, redução do fluxo sanguíneo renal, êmbolos que obstruem as artérias renais e efeitos relacionados à CEC, como lesão de isquemia-reperfusão, hemólise, inflamação e estresse oxidativo. Além disso, os medicamentos usados durante e após o procedimento cirúrgico podem contribuir para a lesão renal. Novos biomarcadores de parada do ciclo celular como o *[TIMP2] * [IGFBP7]* permitem identificar precocemente pacientes com alto risco de LRA associada à cirurgia cardíaca. Nesses pacientes de alto risco, a implementação de um pacote de cuidados nefroprotetores com o objetivo de garantir adequada pressão arterial, débito cardíaco e ressuscitação volêmica guiada por metas hemodinâmicas, bem como evitar hiperglicemia e medicamentos nefrotóxicos, foi associada à redução da incidência de LRA e da gravidade da LRA.

Complicações hemorrágicas[16]

O sangramento intraoperatório e pós-operatório ocorre em até 15% dos pacientes submetidos à cirurgia cardíaca, está associado a maiores taxas de reexploração cirúrgica e transfusão de hemocomponentes e é um fator de risco independente para morbidade e mortalidade perioperatória, além do significativo ônus econômico. Não existe consenso sobre a definição de sangramento perioperatório excessivo em cirurgia cardíaca. Algumas métricas sugeridas são:

- Volume de sangramento > 1.000 mL em 12 horas.
- Débito de 2.000 mL em 24 horas.
- Perda sanguínea > 1,5 mL/kg/hora por 6 horas consecutivas nas primeiras 24 horas, o que seria, para um paciente de 70 kg, cerca de 100 mL/hora de sangramento por 6 horas seguidas.

Vários fatores preexistentes podem influenciar o risco de um paciente apresentar sangramento excessivo relacionado à cirurgia cardíaca. Fatores potencialmente modificáveis incluem a interrupção de medicamentos anticoagulantes/antitrombóticos antes da cirurgia ou a presença de comorbidades como hipertensão, diabetes, anemia e a deficiência de ferro pré-operatórias, que aumentam o risco para transfusão de hemácias e podem ser compensadas antes do procedimento cirúrgico. No entanto, também é importante identificar os fatores não modificáveis, como idade, raça/etnia e sexo, reconhecendo que esses pacientes estão sob maior risco para sangramentos excessivos no perioperatório. Além disso, existem vários fatores relacionados ao procedimento cirúrgico, como complexidade cirúrgica, duração da CEC e procedimento de urgência/emergência, que também devem ser considerados.

Os antifibrinolíticos são uma intervenção terapêutica fundamental para a redução da necessidade de transfusão sanguínea nas cirurgias cardíacas, e os mais utilizados são os análogos da lisina (o ácido tranexâmico e o ácido ε-aminocaproico). Vários estudos demonstraram que o ácido tranexâmico é eficaz na redução da perda sanguínea, complicações hemorrágicas e a necessidade de reoperação, sem aumentar a mortalidade. Doses mais altas, no entanto, têm sido associadas a aumento da incidência de convulsões pós-operatórias.

Nos pacientes com quadros hemorrágicos, o teste viscoelástico é uma ferramenta útil para identificar prontamente distúrbios da coagulação clinicamente relevantes durante as fases intraoperatória e pós-operatória. Em pacientes com sangramento ativo, a etiologia da coagulopatia pode ser rapidamente prontamente identificada, permitindo o manejo terapêutico preciso. O uso de fluxogramas de intervenções guiados por testes viscoelásticos foi associado à redução do sangramento perioperatório. Um estudo retrospectivo de 10 anos sobre intervenções para redução de hemorragia em quase 20 mil pacientes de cirurgia cardíaca constatou que uma abordagem diagnóstica e terapêutica guiada por testes viscoelásticos resultou em redução significativa (P = 0,006) no sangramento pós-operatório. O teste viscoelástico também foi associado à redução de transfusões de hemácias, transfusão de componentes não hemáticos, taxas de reexploração cirúrgica, tempo de internação hospitalar e custos relacionados.

CRITÉRIOS DE ALTA DA UNIDADE DE TERAPIA INTENSIVA

A alta da UTI no pós-operatório de cirurgia cardíaca é um marco crítico da recuperação do paciente, representando a transição para uma fase menos intensiva, mas ainda de alta vigilância. Essa decisão deve ser baseada em critérios objetivos e individualizados para minimizar riscos de complicações e readmissões precoces. Uma abordagem estruturada e multidisciplinar, aliada ao uso de algoritmos clínicos bem definidos, é essencial para reduzir o tempo de internação hospitalar.

A decisão de alta da UTI deve considerar os seguintes parâmetros:

- Estabilidade hemodinâmica:
  - Pressão arterial média (PAM) ≥ 65 mmHg sem necessidade de suporte vasopressor.
  - Ausência de taquicardia (> 100 bpm) ou bradicardia sintomática (< 50 bpm).
  - Débito cardíaco adequado, sem sinais de hipoperfusão tecidual (lactato sérico < 2 mmol/L).
- Estabilidade respiratória:
  - Ventilação espontânea eficaz (frequência respiratória < 25 rpm).
  - Saturação de O_2 ≥ 92% em ar ambiente ou CNO_2 até 2 LPM.
  - Tosse e reflexo de deglutição adequados.
- Função renal estável:
  - Diurese ≥ 0,5 mL/kg/hora sem necessidade de diálise.
  - Creatinina sérica estável ou em tendência de queda.
  - Ausência de acidose metabólica ou hipercalemia grave (> 6 mEq/L).
- Estado neurológico adequado:
  - Escala RASS entre –1 e +1, sem *delirium* (CAM-ICU negativo).
  - Resposta coerente a comandos e orientação preservada.
  - Ausência de sinais neurológicos focais sugestivos de AVC.
- Recuperação funcional e mobilização:
  - Paciente capaz de sentar-se na beira do leito e participar da fisioterapia ativa.
  - Tolerância ao ortostatismo sem instabilidade hemodinâmica.
  - Independência mínima para cuidados básicos.
- Controle de infecção e inflamação:
  - Ausência de febre nas últimas 48 horas.
  - Marcadores inflamatórios (PCR e procalcitonina) estáveis ou em queda.

PONTOS-CHAVE

1. Com o aumento progressivo da prevalência de doenças cardiovasculares, é esperado um aumento crescente no número de cirurgias cardíacas realizadas.
2. Os determinantes de bons desfechos clínicos em pacientes submetidos a cirurgia cardíaca incluem: (1) adequada avaliação pré-operatória e o gerenciamento dos fatores de risco; (2) a manutenção da homeostase durante o período intraoperatório e (3) um protocolo de cuidados pós-operatórios direcionados para reduzir o trauma cirúrgico, promover a rápida recuperação do paciente e prevenir complicações pós-operatórias.
3. Apesar de uma taxa de mortalidade que varia entre 2% (cirurgias isoladas) e 10% (cirurgias combinadas), a incidência de complicações pós-operatórias pode atingir até 67% dos pacientes, reduzindo a sobrevida desses pacientes e aumentando significativamente os custos do cuidado.
4. Todo hospital deve direcionar esforços para prevenir, identificar precocemente e tratar de maneira adequada as complicações pós-operatórias.

REFERÊNCIAS BIBLIOGRÁFICAS

1. Vervoort D, Lee G, Ghandour H, Guetter CR, Adreak N, Till BM, et al. Global cardiac surgical volume and gaps: trends, targets, and way forward. Ann Thorac Surg Short Rep. 2023;2(2):320-4.
2. Engelman DT, Ben Ali W, Williams JB, Perrault LP, Reddy VS, Arora RC, et al. Guidelines for perioperative care in cardiac surgery: enhanced recovery After Surgery Society recommendations. JAMA Surg. 2019;154(8):755-66.
3. Grant MC, Crisafi C, Alvarez A, Arora RC, Brindle ME, Chatterjee S, et al. Perioperative care in cardiac surgery: a joint consensus Statement by the Enhanced Recovery After Surgery (ERAS) Cardiac Society, ERAS International Society, and The Society of Thoracic Surgeons (STS). Ann Thorac Surg. 2024;117(4):669-89.
4. Stephens RS, Whitman GJ. Postoperative critical care of the adult cardiac surgical patient. Part I: Routine postoperative care. Crit Care Med. 2015;43(7):1477-97.
5. Grant MC, Salenger R, Lobdell KW. Perioperative hemodynamic monitoring in cardiac surgery. Curr Opin Anaesthesiol. 2024;37(1):1-9.

6. Kim KM, Arghami A, Habib R, Daneshmand MA, Parsons N, Elhalabi Z, et al. The Society of Thoracic Surgeons Adult Cardiac Surgery Database: 2022 update on outcomes and research. Ann Thorac Surg. 2023;115(3):566-74.
7. Pahwa S, Bernabei A, Schaff H, Stulak J, Greason K, Pochettino A, et al. Impact of postoperative complications after cardiac surgery on long-term survival. J Card Surg. 2021;36(6):2045-52.
8. Montrief T, Koyfman A, Long B. Coronary artery bypass graft surgery complications: a review for emergency clinicians. Am J Emerg Med. 2018;36(12):2289-97.
9. Tanner TG, Colvin MO. Pulmonary Complications of cardiac surgery. Lung. 2020;198(6):889-96.
10. Fischer MO, Brotons F, Briant AR, Suehiro K, Gozdzik W, Sponholz C, et al.; Venice Study Group. Postoperative pulmonary complications after cardiac surgery: the Venice international cohort study. J Cardiothorac Vasc Anesth. 2022;36(8 Pt A):2344-51.
11. Raffa GM, Agnello F, Occhipinti G, Miraglia R, Lo Re V, Marrone G, et al. Neurological complications after cardiac surgery: a retrospective case-control study of risk factors and outcome. J Cardiothorac Surg. 2019;14(1):23.
12. Gilbey T, Milne B, de Somer F, Kunst G. Neurologic complications after cardiopulmonary bypass: a narrative review. Perfusion. 2023;38(8):1545-59.
13. Scurt FG, Bose K, Mertens PR, Chatzikyrkou C, Herzog C. Cardiac surgery-associated acute kidney injury. Kidney360. 2024;5(6):909-26.
14. Wang Y, Bellomo R. Cardiac surgery-associated acute kidney injury: risk factors, pathophysiology and treatment. Nat Rev Nephrol. 2017;13(11):697-711.
15. von Groote T, Sadjadi M, Zarbock A. Acute kidney injury after cardiac surgery. Curr Opin Anaesthesiol. 2024;37(1):35-41.
16. Salenger R, Arora RC, Bracey A, D'Oria M, Engelman DT, Evans C, et al. Cardiac surgical bleeding, transfusion, and quality metrics: joint consensus statement by the enhanced recovery after Surgery Cardiac Society and Society for the Advancement of Patient Blood Management. Ann Thorac Surg. 2025;119(2):280-95.

Seção 6

Sistema gastrointestinal

Paulo César Ribeiro
Laerte Pastore Jr.

54

Terapia nutricional em pacientes críticos

Paulo César Ribeiro
Anna Carolina Pompermayer Coradelli
Mariana Oliveira Marasca

SUMÁRIO

CONCEITO E INCIDÊNCIA DE DESNUTRIÇÃO EM TERAPIA INTENSIVA

O estado nutricional é um fator determinante no desfecho de pacientes graves. É fato repetidamente provado que o paciente desnutrido, em diferentes cenários, é mais propenso à infecção, lesão por pressão e dificuldade de cicatrização, o que geralmente prolonga o tempo de internação, aumenta os custos e a chance de morrer.

Não obstante, a prevalência de desnutrição no ambiente hospitalar é elevada, variando de 20 a 50% em todo mundo. No Brasil, a desnutrição hospitalar moderada está presente em 48% e a grave em 12% dos pacientes internados. O que nos assusta é que esses índices permanecem inalterados há 30 anos e a simples internação hospitalar é um fator independente de desnutrição. Isso mostra o descaso com a terapia nutricional dentro do hospital e com o próprio paciente desnutrido.

A inflamação sistêmica aguda é um dos pilares da desnutrição no ambiente crítico. Pela atuação das citocinas inflamatórias e do espectro hormonal, a utilização de substrato energético se altera totalmente. O paciente crítico, em fase aguda, obtém sua energia obrigatoriamente da oxidação de carboidratos, gordura e proteína. O uso compulsório da proteína como combustível, usando predominantemente aminoácidos de cadeia ramificada retirados da musculatura esquelética periférica, garante que os aminoácidos que sobram da molécula proteica vão ao fígado como matéria-prima para síntese de proteínas de fase aguda que podem ser salvadoras. Essa resposta, que chamamos genericamente de resposta inflamatória ao trauma, é uma resposta de sobrevivência, elaborada há milhões de anos com o objetivo de manter um mínimo de nutrição naquele indivíduo impossibilitado de se alimentar, dando-lhe uma chance, a curto prazo, de sobreviver. Por sua importância, não é uma resposta que possamos abater com qualquer interferência nutricional ou medicamentosa.

A perda muscular, com todas as suas consequências, é parte integrante da tentativa de sobrevivência. O que a natureza não contava era com nossa atuação sobre o trauma e a infecção, mantendo os pacientes vivos por tanto tempo e prolongando a perda muscular periférica até a sua devastação.

O principal impacto da desnutrição recai, portanto, na perda de massa muscular, e com o tempo também sobre a massa visceral. É fácil entender o prejuízo em funções vitais como respiração, mastigação e deglutição, sem contar a limitação funcional, que pode ser eterna após a alta.

O objetivo da terapia nutricional no paciente crítico é manter a síntese de proteína na fase aguda e preservar funções sistêmicas – imunológica, cardiovascular, muscular, respiratória e intestinal –, entendendo que sobreviver por si só não é importante, mas sim permitir que essa vida, temporariamente interrompida, seja capaz de levar adiante seus sonhos e projetos.

RESPOSTA ENDÓCRINO-METABÓLICA AO TRAUMA E TERAPIA NUTRICIONAL

Os pacientes críticos geralmente serão submetidos a resposta endócrino-metabólica e imunológica ao trauma (também conhecida como REMIT) em algum momento da internação. Esta é definida como o conjunto de manifestações clínicas e humorais que têm o objetivo de garantir a oferta sanguínea e de nutrientes para tecidos prioritários, ou seja, coração, cérebro e o tecido lesado. Portanto, o trato digestivo, como tecido não prioritário, sofrerá com a escassez de sangue e nutrientes.

Classicamente, podem-se identificar três fases da REMIT:

1. Fase de efluxo, anteriormente chamada de fase *ebb* e atualmente chamada de fase aguda precoce.
2. Fase de fluxo, anteriormente chamada de fase *flow*, atualmente chamada de fase aguda tardia.
3. Fase pós-aguda, incluída na chamada fase *flow*.

A primeira fase, a aguda precoce, caracteriza-se por instabilidade hemodinâmica e metabólica, podendo ser necessária a administração de fluidos, hemoderivados e drogas vasoativas. A duração é variável, entre 8 e 24 horas, e haverá liberação de citocinas linfocitárias e macrofágicas, bem como interleucina-1, interleucina-6 e fator de necrose tumoral alfa.

Não se deve administrar terapia nutricional de nenhuma espécie nessa primeira fase, visto que estamos diante de um estado de hipoperfusão tecidual e, consequentemente, hipoperfusão do trato gastrointestinal e hepática. Essa fase é caracterizada por perda de massa muscular, balanço nitrogenado negativo, aumento da necessidade proteica e mobilização de aminoácidos para gliconeogênese, cicatrização de feridas e síntese hepática de proteínas de fase aguda.

Na segunda fase, a aguda tardia, tem-se estabilização dos distúrbios metabólicos, e, assim, pode-se iniciar a terapia nutricional, porém deve ser prescrita de forma cuidadosa e com volume reduzido, objetivando no máximo atingir 30% das metas nutricionais.

Ao chegar à fase pós-aguda, pode-se ter uma evolução dicotômica. O primeiro cenário é a evolução para regressão do catabolismo e início do anabolismo, levando a melhora clínica e reabilitação. O segundo cenário é a evolução para síndrome da inflamação, imunossupressão e catabolismo persistentes (do inglês, *persistent inflamation-imunosuppression and catabolism syndrome* – PICS) (Figura 1).

Um questionamento que pode surgir: na fase aguda precoce e início da fase aguda tardia, se sabemos que nessas duas fases posteriores o paciente é hipermetabólico e catabólico, por que devemos iniciar a terapia nutricional com cautela? Por que não oferecer a totalidade

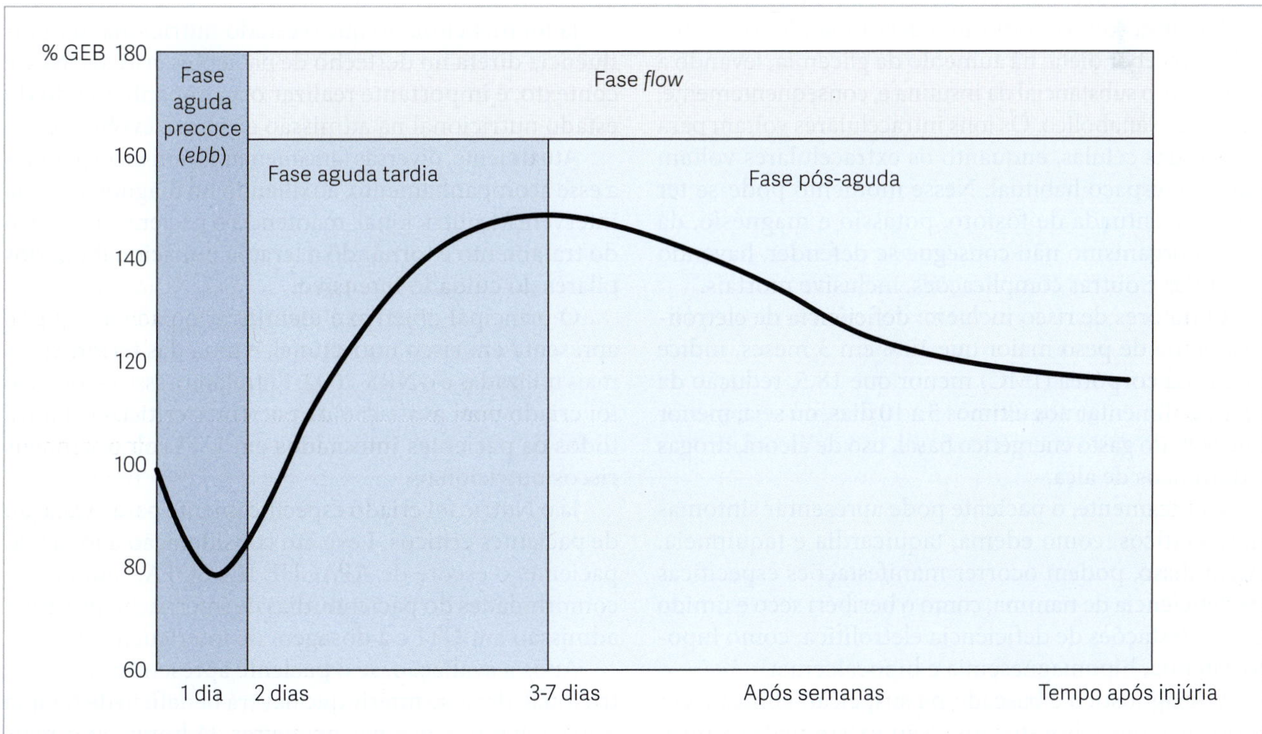

FIGURA 1 Gráfico sobre gasto energético basal (GEB) durante a REMIT conforme o tempo.
Fonte: adaptada de Delsoglio et al. (2019).

dos nutrientes necessários para evitar o catabolismo e a perda de massa muscular?

Primeiro, porque nossa terapia nutricional não abate o hipermetabolismo e o catabolismo. Favorece a síntese, mas não reduz a perda. Segundo, na fase aguda tardia, como visto acima, há abundância de substratos energéticos na circulação para garantir a nutrição de órgãos prioritários. Esses substratos endógenos podem fornecer até 1.300 calorias diárias. Somam-se a elas as calorias dadas, sem a intenção de nutrir, por meio do soro glicosado, da sedação com propofol, uso de citrato na terapia de substituição renal. Portanto, um mínimo de nutrição intencional, nesse momento metabólico, pode ser muito, causando o bloqueio dos mecanismos de preservação mitocondrial e celular e aumentando as chances de síndrome de realimentação, e de hiperalimentação, ambas condições ligadas a aumento da mortalidade.

A síndrome de realimentação é o conjunto de disfunções orgânicas secundárias a uma reação anabólica causada pela terapia nutricional. Ela se apresenta quando a terapia nutricional administrada fornece mais nutrientes do que o organismo do paciente está metabolicamente apto a receber. Ocorre em cerca de um terço das administrações dietéticas, seja enteral ou parenteral.

Com o organismo adaptado a funcionar com um mínimo de energia, principalmente em estados de desnutrição ou jejum prolongado, as bombas de membrana não conseguem manter os íons intracelulares como fósforo, potássio e magnésio dentro da célula nem os extracelulares, como o sódio, fora dela. Quando o paciente volta a receber dieta, há aumento da glicemia, levando a incremento substancial da insulina e, consequentemente, a estímulo anabólico. Os íons intracelulares voltam para dentro das células, enquanto os extracelulares voltam para seu espaço habitual. Nesse momento pode-se ter queda acentuada de fósforo, potássio e magnésio, da qual o organismo não consegue se defender, havendo arritmias e outras complicações, inclusive mortais.

Os fatores de risco incluem: deficiência de eletrólitos, perda de peso maior que 10% em 3 meses, índice de massa corpórea (IMC) menor que 18,5, redução da ingesta alimentar nos últimos 5 a 10 dias, ou seja, menor que 60% do gasto energético basal, uso de álcool, drogas e diuréticos de alça.

Clinicamente, o paciente pode apresentar sintomas inespecíficos, como edema, taquicardia e taquipneia. Além disso, podem ocorrer manifestações específicas de deficiência de tiamina, como o beribéri seco e úmido e manifestações de deficiência eletrolítica, como hipofosfatemia, hipomagnesemia e hipocalcemia.

O diagnóstico é baseado na suspeição clínica e em modificações laboratoriais. Não existe padrão-ouro laboratorial, porém os níveis de fósforo são os que se alteram mais precocemente. Portanto, deve-se ter um alto grau de suspeição clínica quando os níveis de fósforo têm uma redução de pelo menos 0,5 mg/dL nas primeiras 24 a 48 horas após o início ou a progressão da terapia nutricional. Uma queda de fósforo de 0,5 mEq, ainda que dentro da faixa de normalidade, deve ser considerada possível síndrome de realimentação.

Os pacientes devem receber suporte clínico das disfunções, correção de eventuais distúrbios hidroeletrolíticos, e não se deve realizar progressão de terapia nutricional nesse momento. Em casos graves, em que o paciente apresenta manifestações clínicas importantes, deve-se realizar regressão da terapia nutricional para 500 kcal/dia por 48 horas, ou mesmo sua suspensão. Portanto, na unidade de terapia intensiva (UTI) é primordial a monitorização do fósforo antes e depois do início da terapia nutricional, seja ela qual for.

Medidas importantes são monitorização eletrolítica, suplementação de tiamina e escalonamento lento da terapia nutricional. Quanto mais fatores de risco o paciente apresenta, mais lenta deverá será nossa progressão dietética.

O prognóstico varia conforme a gravidade das manifestações, podendo chegar a 70% de mortalidade. Maior mortalidade em pacientes críticos, idosos e portadores de vírus da imunodeficiência humana (HIV).

FERRAMENTAS DE TRIAGEM NUTRICIONAL E DIAGNÓSTICO DE DESNUTRIÇÃO

Já foi mencionado que o estado nutricional tem influência direta no desfecho de pacientes críticos. Nesse contexto, é importante realizar o acompanhamento do estado nutricional na admissão e em sua evolução.

Atualmente, diversas ferramentas foram incorporadas a esse acompanhamento, auxiliando no diagnóstico e na intervenção nutricional, mantendo o paciente no centro do tratamento e tornando a terapia nutricional um dos pilares do cuidado intensivo.

O principal objetivo é identificar o paciente que se apresenta em risco nutricional, e uma das ferramentas mais utilizadas é o NRS-2002. Entretanto, esse escore não foi criado para avaliação de pacientes críticos e coloca todos os pacientes internados em UTI sob potenciais riscos nutricionais.

Já o Nutric foi criado especificamente para avaliação de pacientes críticos. Leva em consideração a idade do paciente, o escore de APACHE II e SOFA, número de comorbidades do paciente, dias de internação prévios à admissão em UTI e à dosagem de interleucina-6.

Após a avaliação, se o paciente apresentar risco nutricional, deve-se inferir que haverá benefício de terapia nutricional precoce nas primeiras 24 horas ou o mais precocemente possível. Em casos de risco nutricional, pode-se também aplicar o escore de Glim, para avaliar se o paciente já tem critérios de desnutrição e graduar sua gravidade.

Métodos de avaliação da composição corporal

A avaliação da composição corporal é de suma importância nos pacientes de terapia intensiva, uma vez que permite o diagnóstico de situações patológicas predisponentes de complicações, como é o caso da sarcopenia, osteopenia, obesidade, desnutrição, bem como propicia o acompanhamento do doente durante a internação, podendo apoiar, inclusive, decisões terapêuticas.

Recomenda-se que essa avaliação seja realizada no momento inicial da avaliação nutricional e depois subsequentemente, conforme protocolos institucionais e evolução do paciente, no tempo de internação.

Dentre os métodos usados, pode-se citar avaliação por circunferências e dobras, bioimpedância elétrica, ultrassonografia à beira-leito para avaliar a espessura muscular de músculos como o quadríceps e reto femoral, tomografia computadorizada de conveniência (avaliação de massa muscular nos níveis L3 para abdome e T12 para tórax) e, mais recentemente, o DXA (absorciometria de duplo feixe de raios X). Cada método apresentará vantagens e desvantagens, conforme será visto brevemente a seguir.

A avaliação por circunferências e dobras consiste em um método bastante simplista e pouco utilizado, de baixo investimento, que avaliará as reservas corporais (gordura e músculo) e trará informações inferidas quanto a desnutrição e obesidade com base na relação CB/DCT (CB = circunferência do braço e DCT = dobra cutânea tricipital). No entanto, pode estar sujeito a erros e variações, sendo operador-dependente.

A bioimpedância elétrica baseia-se na variação entre resistência e reactância da corrente elétrica, utilizada para trazer informações relevantes, inclusive como ângulo de fase, que cada vez mais vem sendo estudado como marcador prognóstico. Trata-se de método simples, de custo relativamente baixo, rápido, não invasivo e que pode ser utilizado com intervalos mais curtos. No entanto, suas aferições estão sujeitas a grande variabilidade a depender da distribuição hídrica do paciente e necessitam de equação específica para a população estudada, não existindo equação universal.

Mais recentemente, tem-se a ultrassonografia à beira-leito, que vem se demostrando valiosa ferramenta para avaliação da composição corporal nos pacientes críticos, uma vez que apresenta boa viabilidade, principalmente na região do quadríceps, com a mensuração da quantidade e qualidade desse músculo. Trata-se de método não invasivo, de baixo custo e não influenciado pelo balanço hídrico, seja por doença ou nível de hidratação do paciente. Todavia, é preciso atentar para a importância de seguir os protocolos específicos que uniformizam as técnicas para diagnóstico na prática clínica, a fim de reduzir as variabilidades relacionadas ao operador.

A avaliação por tomografia computadorizada (TC) de conveniência apresenta alto grau de especificidade na discriminação de órgãos e tecidos, utilizando, para avaliação da massa muscular esquelética corpórea, mais frequentemente os cortes validados em L3, na TC abdominal, ou em T12, na TC torácica. Tratamos como exame de conveniência ou oportunidade, por seu alto custo e a presença de radiação, sendo solicitado mais frequentemente quando o paciente já o realizará por outras indicações clínicas.

Avançando nos métodos diagnósticos, o DXA permitirá a avaliação de indivíduos com percentuais de gordura entre 4 e 50%, sendo um método diagnóstico preciosista na avaliação da massa muscular e utilizando de baixas doses de radiação para sua execução. Entretanto, tendo em vista o alto custo, a dificuldade de acesso e por ser influenciado por distúrbios hídricos, ainda é pouco utilizado no ambiente de terapia intensiva.

O Quadro 1 apresenta as principais vantagens e desvantagens dos métodos de avaliação da composição corporal citados.

QUADRO 1 Vantagens e desvantagens dos métodos de avaliação da composição corporal

	Vantagens	Desvantagens
US	Não invasivo Baixo custo Não influenciado pelo balanço hídrico	Operador-dependente Requer protocolos de diagnósticos padronizados
BIA	Equipamentos portáteis Não invasivo Rápido Seguro Não requer alto grau de habilidade técnica do avaliador	Método duplamente indireto Resultados influenciados pela hidratação do paciente Nem sempre os equipamentos fornecem equações adequadas aos indivíduos que são avaliados
TC	Alta acurácia e precisão Imagens de alta resolução	Alto custo Radiação Requer técnicos especializados para avaliação das imagens
DXA	Alta acurácia e precisão Baixa radiação	Alto custo Requer técnicos especializados para avaliação das imagens

BIA: bioimpedância elétrica; DXA: absorciometria de duplo feixe de raios X; TC: tomografia computadorizada; US: ultrassonografia.

Início da terapia nutricional

O momento ideal para iniciar a terapia nutricional em pacientes críticos, assim como a quantidade prescrita são de extrema importância para não ocasionar efeitos deletérios, como já explicado.

Alguns estudos, como EPANIC (2011) e *post hoc* EPANIC (2013) e PEPANIC (2016), ajudaram a construir esse raciocínio, concluindo que o início tardio da nutrição parenteral era associado a uma recuperação mais rápida e com menos complicações, em comparação com o início precoce, antes de 48 horas da admissão.

Na mesma proposta de avaliação, tem-se o INTACT (2015), cujos autores concluíram que o fornecimento superior a 75% das necessidades nutricionais estimadas, em pacientes com lesão pulmonar aguda, aumentou a mortalidade. Ou, ainda, o EFFORT PROTEIN, que traz a discussão quanto à administração precoce de doses mais altas de proteína na UTI, a saber, por volta de 1,8 g/kg por dia, que não reduziu o tempo de alta hospitalar e pode ter provocado o aumento da mortalidade em pacientes com lesão renal aguda sem diálise, e em pacientes mais graves com Sofa > 9, bem como maiores escores de falência de órgãos, quando comparados à dose usual de proteína igual ou menor do que 1,2 g/kg por dia.

Com base nas alterações fisiopatológicas e em evidência recente, recomenda-se que a oferta nutricional calórico-proteica seja realizada de modo cauteloso e gradual, conhecido como *slow ramp-up*, iniciando com 20 a 30% da meta estabelecida e fazendo progressões diárias, ao longo de 3 a 7 dias da admissão, desde que não existam contraindicações como instabilidade hemodinâmica, síndrome de realimentação e condições metabólicas extremas, evitando assim o *overfeeding* (Figura 2).

A dúvida que paira sem resposta é o que fazer quando um paciente na UTI já está recebendo 100% de sua meta e volta a piorar, com um novo surto de infecção, e aumento da inflamação. Deve-se regredir novamente nossa terapia nutricional ou mantê-la? Há argumentos para ambas as condutas. Primeiro, se as condições metabólicas pioraram novamente, o racional é regredir a terapia nutricional. No entanto, deve-se lembrar que o paciente, ao longo da internação na UTI, muda seu padrão hormonal, inflamatório e imunológico, tendendo à caquexia e à imunossupressão. Então, o que era bom no começo pode não ser bom agora.

Avaliação das necessidades nutricionais

Necessidade energética

Assim como em outros campos da terapia intensiva, a terapia nutricional deve ser individualizada de acordo

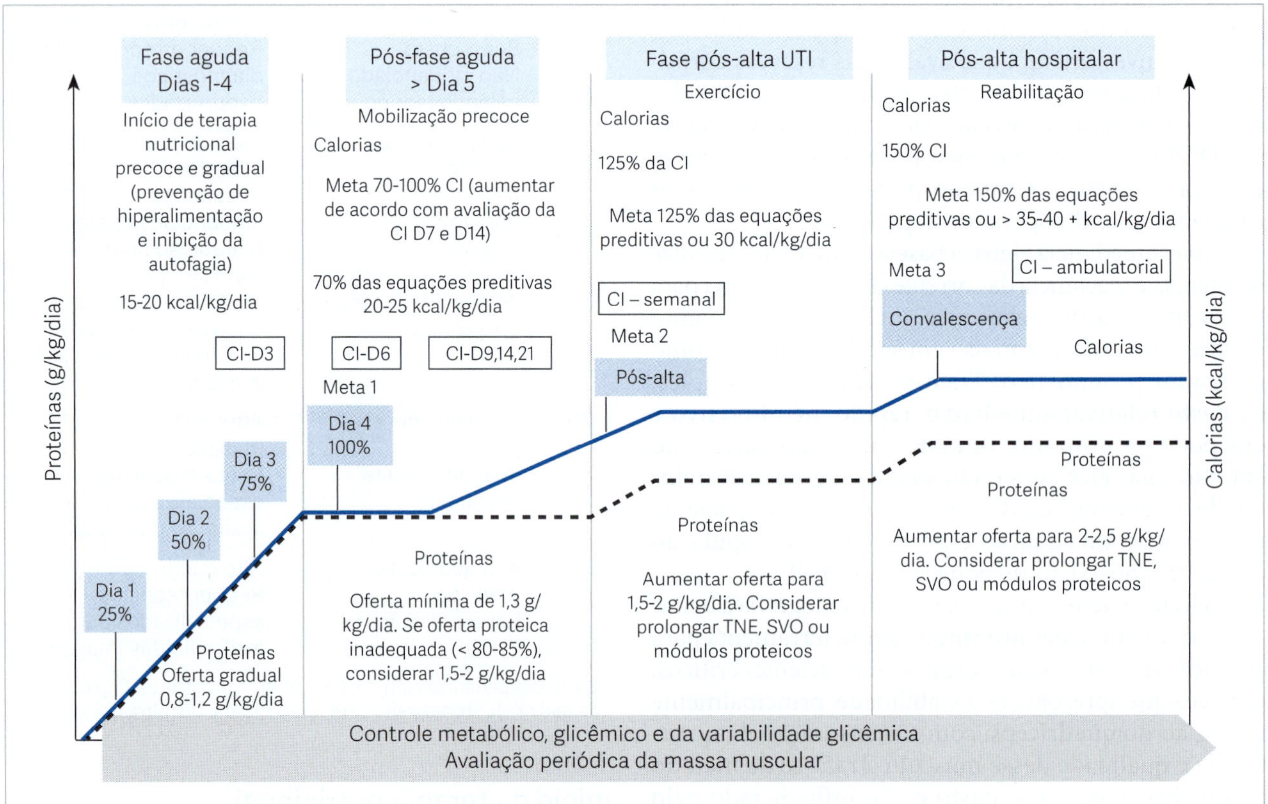

FIGURA 2 *Slow ramp-up* na oferta nutricional durante internação.

CI: calorimetria indireta; D: dia; SVO: suplementação por via oral; TNE: terapia nutricional enteral.

Fonte: adaptada de Toledo et al. (2021); van Zanten et al. (2019).

com a fase, condições clínicas, evolução da doença e *status* nutricional prévio e vigente do paciente, de maneira cautelosa para que a oferta não iniba o estado de autofagia necessário na fase inicial do doente crítico.

Dessa maneira, em se tratando da avaliação precisa da necessidade energética do paciente crítico, pode-se contar com o uso da calorimetria indireta (CI), como padrão-ouro, para avaliar o gasto energético de repouso (GER), norteando dessa maneira o aporte calórico ofertado, a fim de evitar a hipo e a hiperalimentação, tão deletérias para esses doentes.

A aferição do GER pela calorimetria indireta se dá por meio do cálculo na relação entre o consumo do volume de oxigênio (VO_2) e a produção do volume de dióxido de carbono (VCO_2) pelo metabolismo celular, estando sua estimativa influenciada por condições clínicas e medicamentosas.

Na indisponibilidade do aparelho para CI, pode-se contar com as equações preditivas ou fórmulas de bolso baseadas no peso, altura, idade, sexo e condições clínicas, apenas frisando que também estão sujeitas a variações e erros de estimativa conforme a influência do quadro clínico, tempo de internação, medicações e outros quesitos correlacionados ao ambiente da UTI.

De maneira geral, os *guidelines* recomendam o início da terapia nutricional precocemente, em quantidades reduzidas, e, após as primeiras 72 horas, lançar mão da CI, ofertando 50 a 70% das necessidades aferidas na CI ou 15 a 20 kcal/kg/dia, se optado pelas fórmulas de bolso, lembrando que a progressão deve ser gradual a depender da evolução e tolerância do paciente.

Após esse período, se não houver intercorrências ou contraindicações, ajusta-se o cálculo energético para 100% da CI ou 20 a 25 kcal/kg/dia na primeira semana de internação e segue-se com ajuste 30 a 35 kcal/kg/dia ou 150% até 200% da CI, na fase de recuperação.

Necessidade proteica

Em se tratando da estimativa de oferta proteica no paciente crítico, também se necessita individualizar o cálculo de acordo com as condições mórbidas e as fases do doente na UTI, realizando a evolução de forma gradual e cautelosa.

Um método de simples execução para guiar esse ajuste da necessidade proteica é o balanço nitrogenado (BN), em que, com base na diferença diária entre a quantidade de nitrogênio ofertada e a excretada por via urinária, pode-se inferir a adequação ou não da oferta proteica. Em linhas gerais, infere-se que há um BN equilibrado ou neutro quando a ingestão de proteínas, ou seja, nitrogênio, é igual à quantidade excretada.

Já o BN positivo (consumo de nitrogênio > excreção) infere que a proteína adicional será utilizada na síntese de novos tecidos, enquanto o BN negativo (excreção de nitrogênio > ofertado) infere que a proteína ofertada estará sendo destinada à obtenção de energia, tendo como principal meio o musculoesquelético.

Idealmente, em condições clínicas estáveis, preconiza-se BN positivo entre 4 e 6 g/dia.

Contudo, quando o BN está indisponível, utilizam-se as fórmulas de cálculo para estimar a meta proteica. Recomenda-se que esta seja superior a 1,2 g/kg/dia após o quarto dia de internação, devendo ser otimizado a administrações de 1,5 a 2 g/kg/dia em pacientes com situações específicas, a exemplo, grandes queimados, sarcopênicos, em terapia de substituição renal substitutiva e politraumatizados.

Observa-se que no paciente obeso será utilizado o peso ideal para a estimativa, sendo recomendada pelas diretrizes europeias uma carga proteica ajustada pelo balanço nitrogenado, quando viável, ou 1,3 g/kg/dia de peso ideal ou peso ajustado.

IMPORTÂNCIA DA TERAPIA NUTRICIONAL ENTERAL E PARENTERAL

Tratando-se da terapia nutricional, deve-se optar sempre pela via enteral (NE) quando o trato gastrointestinal (TGI) for viável total ou parcialmente. Mesmo doses correspondentes a 15% da meta estipulada já são benéficas.

Ressalta-se a importância de avaliar condições hemodinâmicas, previamente à introdução dietética, garantindo estabilidade com reestabelecimento da microperfusão tecidual. Essa tratativa consta no *NUTRIREA-2*, que apontou que a NE plena durante o choque (noradrenalina > 0,53 mcg/kg/minuto ou com associação de 2 drogas) deve ser evitada, uma vez que nesses casos a NE precoce não reduziu o risco de mortalidade ou infecção secundária, e associou-se à incidência significativamente maior de complicações digestivas, incluindo isquemia mesentérica.

Partindo da estabilidade hemodinâmica e perfusional, recomenda-se fortemente que a terapia nutricional trófica enteral seja estabelecida em 24 a 48 horas da admissão hospitalar, a fim de garantir benefícios não apenas nutricionais, favorecendo o trofismo intestinal, contribuindo para manutenção da função da barreira dos enterócitos, propiciando a funcionalidade da mucosa do trato gastrintestinal, reduzindo o estresse oxidativo, modulando as respostas metabólicas e minimizando as distorções da microbiota intestinal.

Tais benefícios já foram tema de grandes estudos pela ESICM (European Society of Intensive Care Medicine) e pela ASPEN (American Society for Parenteral and Enteral Nutrition), comprovando que o uso da nutrição enteral precoce foi associada com a redução de morbidade infecciosa em pacientes de UTI.

Já em relação à nutrição parenteral, frisa-se que é efetiva e segura, sendo de extrema valia em pacientes que não atingem aporte nutricional mínimo de 50% de suas necessidades. Deve ser prontamente indicada, seja em caráter suplementar ou exclusivo, principalmente em pacientes com alto risco nutricional, reduzindo assim complicações relacionadas à sarcopenia, desnutrição, caquexia e à fraqueza muscular adquirida na UTI. Deve obedecer ao mesmo princípio do *slow ramp-up*, pelos motivos já explicados.

CONSIDERAÇÕES FINAIS

Sabe-se que o paciente crítico, ao adentrar o ambiente de terapia intensiva, passará por alterações nutricionais que serão influenciadas por inúmeros fatores, desde suas condições clínicas prévias, assim como aqueles que induzirão perda de massa magra, conversão de microbioma em patobioma, disbiose, estados pró-inflamatórios, entre outros.

A terapia nutricional em pacientes de UTI tem importância cada vez mais clara, atuando na prevenção e até mesmo no tratamento de condições patológicas como desnutrição, sarcopenia, fraqueza induzida na UTI, entre outros, devendo ser avaliada e ajustada diariamente, com o uso dos recursos disponíveis, que podem individualizar e melhor guiar as metas a serem atingidas e buscadas.

PONTOS-CHAVE

1. A prevalência de desnutrição no ambiente hospitalar é alta. No Brasil, está em torno de 48,1%. A desnutrição relaciona-se com incremento do tempo de internação, risco de lesão por pressão e infecção, taxas de readmissão em UTI, mortalidade e, consequentemente, custos hospitalares.
2. REMIT é definida com o conjunto de manifestações clínicas e humorais que têm o objetivo de garantir a oferta sanguínea e de nutrientes para tecidos prioritários, ou seja, coração, cérebro e tecido lesado.
3. Hiperalimentação leva a sobrecarga metabólica importante, podendo agregar mortalidade de até 70%. Síndrome de realimentação é uma das formas de apresentação clínica.
4. As necessidades calórico-proteicas devem ser individualizadas de acordo com as condições clínicas, evolução da doença, tempo de internação e objetivos terapêuticos. O uso da calorimetria indireta e do balanço nitrogenado pode auxiliar tais cálculos.
5. A NE precoce deve ser iniciada em 24 a 48 horas da admissão, desde que haja estabilidade hemodinâmica e impossibilidade de uso da via oral.
6. A NP é segura e efetiva, devendo ser prontamente indicada em pacientes que não atingem suas metas nutricionais, principalmente aqueles com alto risco nutricional, garantindo assim melhores desfechos.
7. A progressão da terapia nutricional deve ser feita cautelosamente, respeitando o conceito do *slow ramp up*.

BIBLIOGRAFIA

1. Barreto P. Bases da terapia nutricional enteral e parenteral. Santana de Parnaíba: Manole; 2024.
2. Braunschweig CA, Sheean PM, Peterson SJ, Gomez Perez S, Freels S, Lateef O, et al. Intensive nutrition in acute lung injury: a clinical trial (INTACT). JPEN J Parenter Enteral Nutr. 2015;39(1):13-20.
3. Casaer MP, Mesotten D, Hermans G, Wouters PJ, Schetz M, Meyfroidt G, et al. Early versus late parenteral nutrition in critically ill adults. N Engl J Med. 2011;365:506-17.
4. Castro MG, Ribeiro PC, Matos LB, Abreu HB, Assis T, Barreto PA, et al. Diretriz Braspen de terapia nutricional no paciente grave. Braspen J. 2023;38(2 Suppl 2):2-46.
5. Delsoglio M, Achamrah N, Berger MM, Pichard C. Indirect calorimetry in clinical practice. J Clin Med. 2019;8(9):1387.
6. Fivez T, Kerklaan D, Mesotten D, Verbruggen S, Wouters PJ, Vanhorebeek I, et al. Early versus late parenteral nutrition in critically ill children. N Engl J Med. 2016;374:1111-22.
7. Hermans G, Casaer MP, Clerckx B, Güiza F, Vanhullebusch T, Derde S, et al. Effect of tolerating macronutrient defi cit on the development of intensive-care unit acquired weakness: a subanalysis of the Epanic trial. Lancet Respir Med. 2013;1:621-9.
8. Heyland DK, Patel J, Compher C, Rice TW, Bear DE, Lee ZY, et al. The effect of higher protein dosing in critically ill patients with high nutritional risk (Effort protein): an international, multicentre, pragmatic, registry-based randomised trial. Lancet. 2023;401(10376):568-76.
9. Knobel E. Condutas no paciente grave. 4.ed. v.1. São Paulo: Atheneu; 2016.
10. Machado JC, Castro MG, Ceniccola GD, Giacomassi IWS, Giorelli GV, Isola AM, et al. Bundles do combate à fraqueza adquirida na unidade de terapia intensiva. Braspen J. 2021;36(2):131-44.
11. McClave SA, Martindale RG, Vanek VW, McCarthy M, Roberts P, Taylor B, et al. A.S.P.E.N. Board of Directors; American College of Critical Care Medicine; Society of Critical Care Medicine. Guidelines for the provision and assessment of nutrition support therapy in the adult critically ill patient: Society of Critical Care Medicine (SCCM) and American Society for Parenteral and Enteral Nutrition (A.S.P.E.N.). J Parenter Enter Nutr. 2009;33(3):277-316.
12. Paz LS, Couto AV. Nutritional assessment in critically ill patients: literature review. Braspen J. 2016;31(3):269-77.
13. Reintam Blaser A, Starkopf J, Alhazzani W, Berger MM, Casaer MP, Deane AM, et al.; ESICM Working Group on Gastrointestinal Function. Early enteral nutrition in critically ill patients: ESICM clinical practice guidelines. Intensive Care Med. 2017;43(3):380-98.
14. Ribas D, Suen V. Tratado de nutrologia. 2.ed. Barueri: Manole; 2019.
15. Sad MH, Parra BFC, Ferrer R, Silva Júnior AV, Pfeilsticker FJA, Matos LBN, et al. Manejo nutricional em pacientes com risco de síndrome de realimentação. Braspen J. 2019;34(4):414-7.
16. Souza M, Ribas D, Fernandes S, Soriano E. Nutrologia hospitalar. Barueri: Manole; 2025.
17. Toledo D, Castro M. Terapia nutricional em UTI. 2.ed. Rio de Janeiro: Rubio; 2019.
18. van Zanten ARH, De Waele E, Wischmeyer PE. Nutrition therapy and critical illness: practical guidance for the ICU, post-ICU, and long-term convalescence phases. Crit Care. 2019;23(1):368.

55

Abdome agudo

Pedro Averbach
Marcelo Averbach

SUMÁRIO

INTRODUÇÃO

Abdome agudo é uma síndrome clínica caracterizada por dor abdominal intensa, de início súbito ou recente, geralmente acompanhada por sinais e sintomas que sugerem condição grave. Atualmente, dor abdominal responde a cerca de 5 a 10% das procuras médicas a serviços de pronto atendimento. Essa emergência médica requer diagnóstico rápido e intervenção imediata.[1] Sem tratamento precoce, o quadro pode progredir para complicações sistêmicas, como sepse e choque, aumentando significativamente a morbimortalidade.

O manejo do abdome agudo frequentemente inclui avaliação clínica, exames laboratoriais e de imagem e, em muitos casos, intervenção cirúrgica.

A classificação do abdome agudo é essencial para direcionar o diagnóstico e o tratamento em virtude da diversidade de suas causas:

- Inflamatório: causado por processos inflamatórios em órgãos intra-abdominais. Exemplos: apendicite aguda, colecistite aguda, pancreatite, diverticulite.
- Obstrutivo: decorre da interrupção do trânsito intestinal ou de outros órgãos. Exemplos: obstrução intestinal por aderências, hérnias encarceradas, tumores ou íleo paralítico.
- Perfurativo: resulta da perfuração de vísceras ocas, levando à peritonite. Exemplos: úlcera péptica perfurada, perfuração intestinal por diverticulite, apendicite perfurada.
- Vascular: causado por comprometimento do fluxo sanguíneo ou ruptura de vasos sanguíneos. Exemplos: isquemia mesentérica, trombose de veia porta, aneurisma de aorta abdominal roto.

AVALIAÇÃO E MANEJO CLÍNICOS INICIAIS

O quadro clínico do abdome agudo é composto por uma combinação de sinais e sintomas que refletem a gravidade e a natureza da condição subjacente. A apresentação pode variar dependendo da causa, da duração e do tipo de abdome agudo, mas alguns achados são comumente observados.

O manejo do paciente crítico com abdome agudo começa pelo reconhecimento precoce dos sinais de gravidade e pela estabilização inicial, seguindo a abordagem sistemática do protocolo ABCDE (vias aéreas, respiração, circulação, estado neurológico e exposição). O controle imediato das vias aéreas e a suplementação de oxigênio são prioritários em pacientes com comprometimento respiratório. A avaliação rápida deve identificar sinais de instabilidade hemodinâmica, como hipotensão, taquicardia, sinais de hipoperfusão (pele fria e úmida, tempo de enchimento capilar prolongado) e alterações neurológicas, como agitação ou letargia.

A estabilização inicial inclui ressuscitação volêmica com cristaloides isotônicos, monitoramento contínuo de sinais vitais e acesso venoso de grosso calibre. Devem-se corrigir distúrbios hidroeletrolíticos e ácido-básicos, enquanto exames laboratoriais e de imagem são realizados para orientar o diagnóstico. O controle da dor é essencial, com analgésicos de escolha dependendo da suspeita clínica. A abordagem inicial eficaz pode reduzir a mortalidade, prevenindo complicações e otimizando o tempo para intervenção definitiva.

Após a avaliação e estabilização inicial, deve-se aprofundar a investigação de acordo com a suspeita diagnóstica e o tratamento instituído com base na doença específica.

ABDOME AGUDO OBSTRUTIVO

Conceito e fisiopatologia

O abdome agudo obstrutivo é caracterizado por uma interrupção parcial ou total do trânsito intestinal, podendo ocorrer em qualquer ponto do trato gastrointestinal.

Quando a obstrução ocorre em mais de um segmento do trato digestivo, pode-se estar diante de uma obstrução em alça fechada, na qual o segmento entre os pontos obstruídos apresenta grande distensão sem uma via para drenar. É uma urgência médica que exige diagnóstico e intervenção rápidos, já que a obstrução pode evoluir para isquemia, necrose e perfuração intestinal.

Etiologias e mecanismos de obstrução: mecânica e funcional

Obstrução mecânica

A obstrução intestinal pode ser classificada em mecânica e funcional, com diferentes etiologias e mecanismos associados. A obstrução mecânica pode ser intrínseca ou extrínseca. Dentre as causas intrínsecas, destacam-se os tumores intestinais, as estenoses (p. ex., aquelas causadas pela doença de Crohn ou por radioterapia), corpos estranhos (p. ex., bezoares ou cálculos biliares impactados) e a intussuscepção intestinal, que é mais comum em crianças. Já as causas extrínsecas incluem aderências pós-operatórias, que são a causa mais comum de obstrução em adultos, hérnias encarceradas ou estranguladas, e a compressão externa por massas ou tumores. As principais causas de obstrução mecânica estão apresentadas na Tabela 1.

TABELA 1 Causas de obstrução intestinal mecânicas

Aderências (bridas)	60-75%
Neoplasias	13-20%
Hérnias encarceradas	2-15%
Doença inflamatória intestinal	5-7%
Volvo	< 5%
Outros	5-7%

Fonte: adapatada de Markogiannakis et al.;[1] Jackson e Vigiola Cruz.[2]

A obstrução funcional, também conhecida como íleo paralítico, está frequentemente associada a condições pós-operatórias abdominais, distúrbios metabólicos (p. ex., a hipocalemia), infecções graves (p. ex., sepse e peritonite), o uso de medicamentos (principalmente opioides) e neuropatias periféricas.

Patofisiologia

A obstrução intestinal causa alterações hemodinâmicas e metabólicas significativas, que podem evoluir para instabilidade se não tratadas rapidamente.

Distúrbios hidroeletrolíticos

O acúmulo de líquidos no lúmen e na parede intestinal (terceiro espaço) ocorre por distensão, aumento da permeabilidade vascular e secreção ativa pelos enterócitos. Esse "sequestro" de líquidos pode levar à hipovolemia e ao choque hipovolêmico.

O acúmulo de líquidos no trato gastrointestinal leva à perda de eletrólitos essenciais, como sódio, potássio, cloro e bicarbonato:

- Hipocalemia: resulta de perdas por vômitos ou secreções intestinais.
- Hiponatremia: perda de sódio para o terceiro espaço ou vômitos.
- Alcalose metabólica: comum em obstruções altas decorrentes da perda de ácido gástrico.
- Acidose metabólica: ocorre em obstruções baixas por acúmulo de ácidos metabólicos no sangue.

Exemplos de desequilíbrios ácido-base são:

- Obstrução alta: perda de ácido gástrico (alcalose metabólica).
- Obstrução baixa ou isquemia: produção de ácido lático por metabolismo anaeróbico, levando à acidose metabólica.

A hipovolemia pode comprometer a perfusão renal, resultando em:

- Redução do débito urinário (oligúria).
- Aumento de ureia e creatinina (azotemia prerrenal).

Compressão vascular e isquemia

A distensão excessiva do intestino comprime os vasos sanguíneos mesentéricos, o que prejudica a perfusão das alças intestinais. A redução do fluxo sanguíneo resultante pode levar à isquemia intestinal e, eventualmente, à necrose, aumentando significativamente o risco de perfuração e peritonite.[3]

Choque séptico

A isquemia e a necrose liberam mediadores inflamatórios na circulação sistêmica, o que pode desencadear um quadro de síndrome da resposta inflamatória sistêmica (SIRS), choque séptico e falência de múltiplos órgãos. O aumento da permeabilidade da mucosa intestinal facilita a translocação bacteriana, contribuindo para o desenvolvimento de sepse. Além disso, a obstrução intestinal, especialmente em casos graves com isquemia, reduz o *clearance* de toxinas intestinais, levando à absorção de subprodutos nocivos, como endotoxinas bacterianas.[4]

Choque hipovolêmico

A redução do volume intravascular resulta em hipotensão arterial, taquicardia compensatória e redução da perfusão tecidual sistêmica, o que exacerba o risco de choque.

Diagnóstico

O diagnóstico do abdome agudo obstrutivo começa pela anamnese e exame físico, que ajudam a diferenciar obstruções mecânicas e funcionais. Os sintomas clássicos incluem dor abdominal tipo cólica, distensão abdominal, parada da eliminação de gases e fezes, além de náuseas e vômitos, cuja característica pode indicar o nível da obstrução (vômitos precoces em obstruções altas e distensão proeminente em obstruções baixas). O exame físico pode revelar sinais como timpanismo à percussão (sugestivo de distensão gasosa), ausência de ruídos hidroaéreos (indicando íleo paralítico) ou ruídos metálicos exacerbados (sugerindo obstrução mecânica). A presença de sinais de irritação peritoneal ou febre pode indicar complicações, como isquemia intestinal ou perfuração.

Os exames laboratoriais complementam a avaliação clínica e ajudam a identificar complicações associadas. A dosagem de eletrólitos é fundamental, pois vômitos prolongados podem causar hipocalemia e alcalose metabólica, enquanto a obstrução de alça fechada e a isquemia intestinal podem levar a acidose metabólica por aumento do lactato, detectado na gasometria arterial. Além disso, a elevação do hematócrito pode sugerir hemoconcentração secundária à desidratação, e a leucocitose com desvio à esquerda pode indicar um processo inflamatório associado, como perfuração ou peritonite.

Os exames de imagem são essenciais para confirmar o diagnóstico e determinar a causa específica da obstrução. A radiografia simples de abdome, em incidências ortostática e em decúbito dorsal, pode mostrar níveis hidroaéreos e distensão de alças intestinais, característicos da obstrução mecânica (Figura 1). A presença de uma única alça distendida e preenchida por gás sugere íleo paralítico, enquanto múltiplas alças dilatadas com níveis

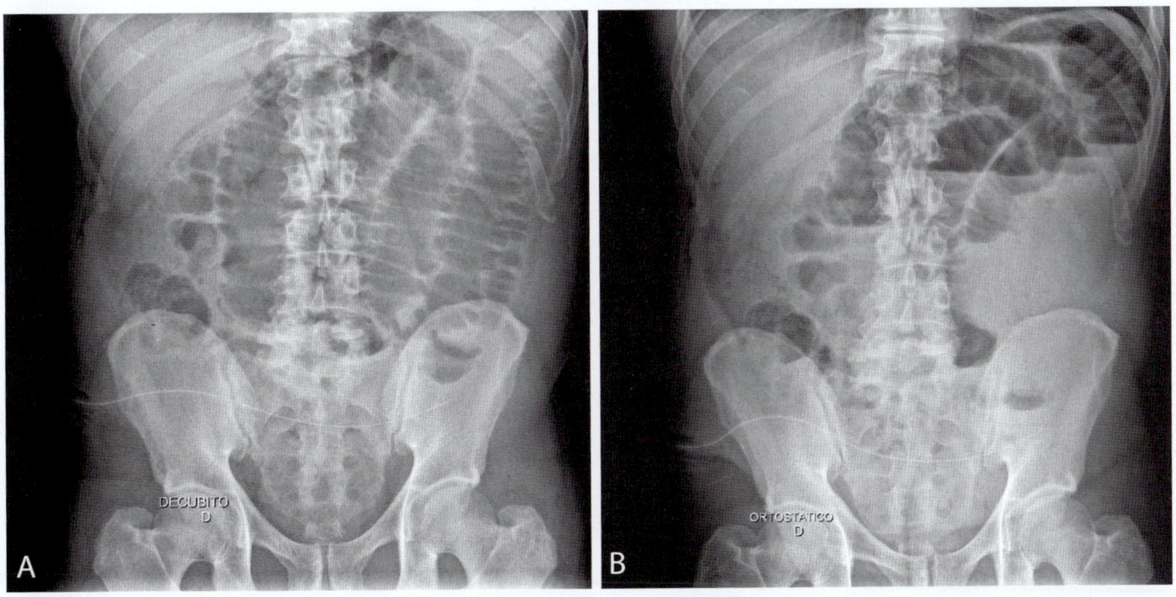

FIGURA 1 Radiografia simples de abdome mostrando distensão de alças do delgado (A) e níveis aéreos na posição ortostática (B).

hidroaéreos indicam obstrução mecânica. A ausência de ar no cólon e no reto pode sugerir obstrução completa.

A tomografia computadorizada (TC) com contraste é o exame de escolha para a avaliação detalhada da obstrução, permitindo diferenciar causas mecânicas e funcionais. Além de identificar o ponto de transição da obstrução, a TC distingue obstruções simples de obstruções em alça fechada, nas quais um segmento intestinal está completamente isolado do trânsito, aumentando o risco de isquemia e necrose. Também auxilia na identificação de causas específicas, como neoplasias, hérnias internas, bridas ou vólvulos. O realce diminuído da parede intestinal na TC sugere isquemia, enquanto a presença de pneumoperitônio indica perfuração, aspectos fundamentais para definir o manejo cirúrgico.

Tratamento

O tratamento do abdome agudo obstrutivo começa com o suporte clínico inicial, que inclui ressuscitação volêmica agressiva com cristaloides para corrigir a hipovolemia causada por vômitos e extravasamento de líquido para o terceiro espaço. O controle da dor deve ser feito com analgésicos, evitando opioides em doses elevadas para não mascarar achados clínicos. A monitorização dos sinais vitais e do equilíbrio hidroeletrolítico é fundamental, pois distúrbios como hipocalemia e acidose metabólica podem agravar o quadro. Em pacientes com sinais de sepse ou perfuração iminente, a administração precoce de antibióticos de amplo espectro pode ser necessária.

A descompressão do trato gastrointestinal por meio de uma sonda nasogástrica (SNG) é indicada para aliviar distensão, reduzir a pressão intra-abdominal e minimizar os vômitos, especialmente em obstruções altas. Essa medida é particularmente útil em obstruções por bridas, pois pode permitir a resolução espontânea da obstrução sem necessidade de cirurgia, especialmente em pacientes sem sinais de isquemia ou peritonite. Em pacientes com obstrução funcional (íleo paralítico), medidas como suporte nutricional, correção hidroeletrolítica e uso de procinéticos podem ser suficientes para a recuperação do peristaltismo (Figura 2). No entanto, nos casos de obstrução mecânica completa, principalmente se associada à isquemia intestinal, perfuração ou peritonite, a intervenção cirúrgica torna-se obrigatória. Procedimentos como a ressecção do segmento comprometido ou a lise de aderências são frequentemente necessários[5] (Figura 3).

Em situações selecionadas, o tratamento endoscópico pode ser uma alternativa menos invasiva. A colocação de *stents* metálicos autoexpansíveis é uma estratégia eficaz para descompressão paliativa em obstruções colônicas secundárias a neoplasias, permitindo alívio sintomático e preparando o paciente para uma cirurgia eletiva. Além disso, técnicas endoscópicas podem ser empregadas para descompressão em vólvulos de sigmoide, reduzindo a necessidade de cirurgia de emergência (Figura 4). A escolha do tratamento depende da causa subjacente, da gravidade clínica e das condições do paciente, sendo fundamental a abordagem multidisciplinar para otimizar os desfechos.

ABDOME AGUDO INFLAMATÓRIO

Conceito e fisiopatologia

O abdome agudo inflamatório é caracterizado pela presença de inflamação em órgãos intra-abdominais, podendo variar de processo localizado à resposta infla-

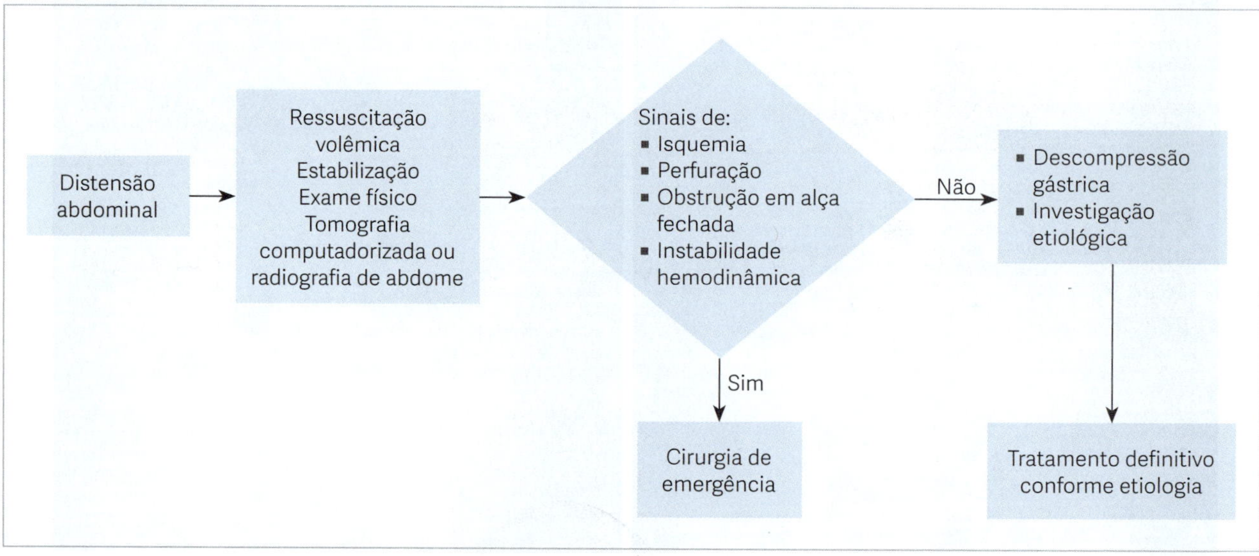

FIGURA 2 Fluxograma para o atendimento de abdome agudo obstrutivo.
Fonte: adaptada de Jackson e Vigiola Cruz.[2]

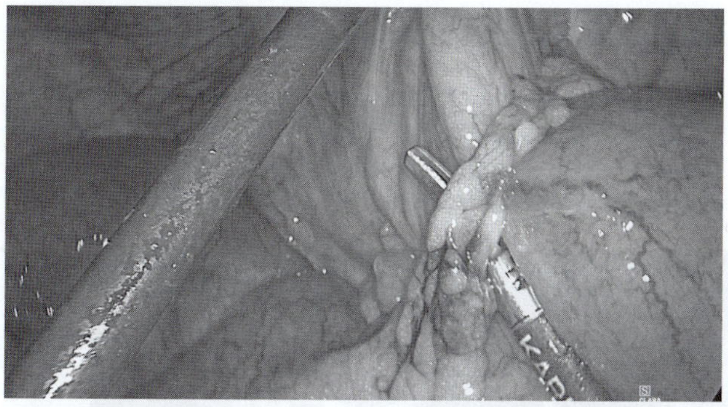

FIGURA 3 Laparoscopia revela brida causando obstrução intestinal.
(Veja imagem colorida no encarte no final do livro.)

matória sistêmica. Entre as causas mais comuns, estão a apendicite aguda, a colecistite, a diverticulite e a pancreatite. Esses quadros são desencadeados por processos infecciosos, obstruções ou isquemias que resultam em ativação local do sistema imune. A liberação de citocinas pró-inflamatórias, como interleucina-6 (IL-6) e fator de necrose tumoral alfa (TNF-alfa), promove vasodilatação, aumento da permeabilidade vascular e infiltração de leucócitos na área afetada.

Quando não controlada, a inflamação local pode progredir para SIRS, com risco de evolução para sepse e disfunção de múltiplos órgãos. A translocação bacteriana e a liberação de mediadores inflamatórios para a circulação sistêmica levam a alterações hemodinâmicas, incluindo hipotensão, taquicardia e hipoperfusão tecidual. O impacto sistêmico pode ser agravado em casos de peritonite difusa ou abscessos intra-abdominais. O quadro é especialmente grave em pacientes imunossuprimidos, idosos ou com comorbidades, nos quais o risco de sepse grave e choque séptico é significativamente maior.

Principais etiologias

Apendicite aguda

A apendicite aguda é a causa mais comum de abdome agudo inflamatório, ocorrendo por obstrução do lúmen apendicular por fecalitos, hiperplasia linfoide ou, raramente, por tumores. A obstrução leva a acúmulo de secreções, distensão e isquemia do apêndice, favorecendo infecção bacteriana secundária. Os sintomas clássicos incluem dor abdominal inicial difusa que migra para a fossa ilíaca direita, associada a febre, náuseas e leucocitose. A TC é o exame mais sensível e específico para o diagnóstico (Figuras 5 e 6), enquanto a ultrassonografia é útil em populações específicas, como em crianças e gestantes. O tratamento-padrão é a apendicectomia, mas, em casos selecionados, o manejo clínico com antibióticos pode ser considerado[6] (Figura 7).

Diverticulite aguda

A diverticulite resulta da inflamação de divertículos colônicos, mais frequentemente no cólon sigmoide. Fatores como dieta pobre em fibras e constipação crônica aumentam o risco. Os pacientes apresentam dor abdominal localizada no quadrante inferior esquerdo, febre e alterações no hábito intestinal. Em casos complicados, pode haver abscessos, fístulas ou peritonite. A TC de abdome com contraste é o padrão-ouro para o diagnóstico e a avaliação da gravidade (Figura 8). A maioria dos casos não complicados é tratada com antibióticos orais ou endovenosos, embora o uso de antibiótico nesses casos seja controverso, enquanto casos complicados podem necessitar de drenagem percutânea de abscessos ou cirurgia de urgência. Pacientes com casos leves, hígidos, jovens e com fácil acesso ao serviço de pronto atendimento podem ser tratados ambulatorialmente.[7]

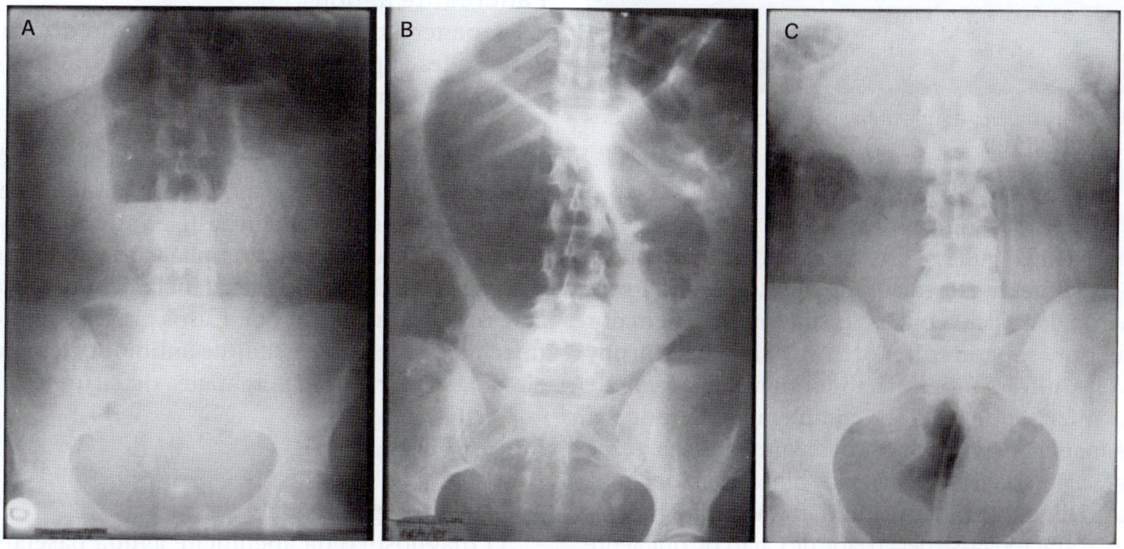

FIGURA 4 Radiografia revelando volvo de sigmoide (A) e resolução endoscópica subsequente (B e C).

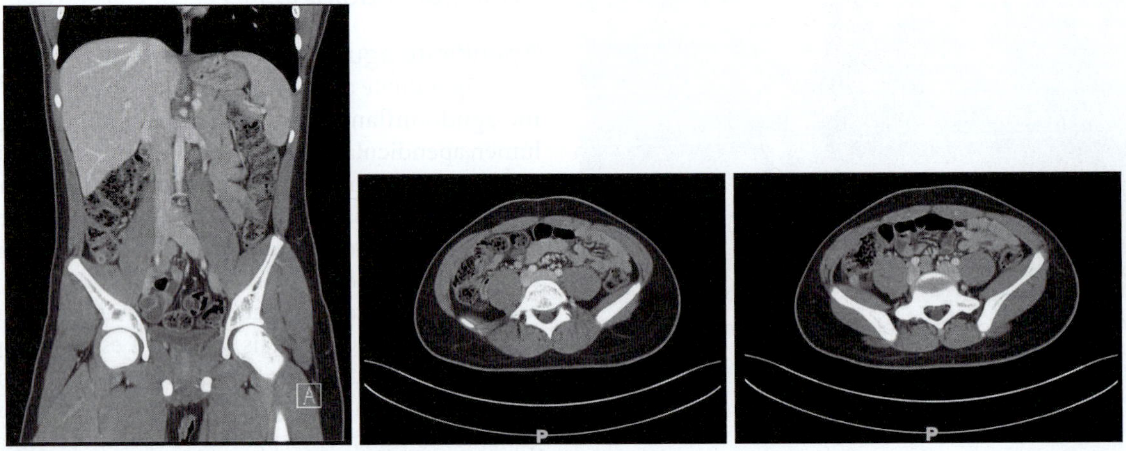

FIGURA 5 Tomografia mostrando apendicite aguda não complicada.

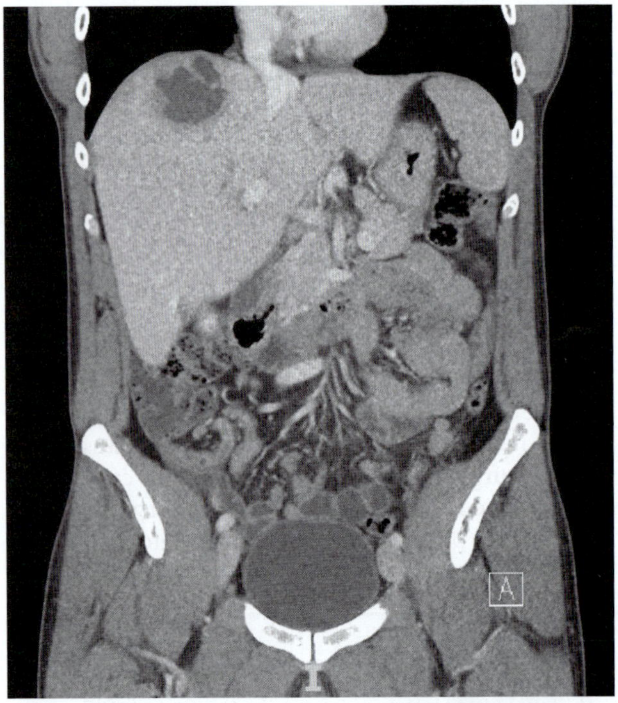

FIGURA 6 Apendicite aguda com abscesso hepático secundário.

Colecistite e colangite

A colecistite aguda ocorre pela obstrução do ducto cístico, geralmente por cálculos biliares, resultando em inflamação da vesícula biliar. Os sintomas incluem dor no quadrante superior direito, febre e sinal de Murphy positivo. A ultrassonografia abdominal é o exame de escolha inicial, podendo ser complementada por TC ou ressonância magnética.[8] A colangite, por sua vez, é uma infecção ascendente das vias biliares, associada à obstrução do ducto biliar comum, frequentemente por cálculos. Caracteriza-se pela tríade de Charcot: dor, febre e icterícia. Ambas as condições exigem antibióticos de amplo espectro, com colecistectomia precoce na colecistite e descompressão biliar urgente na colangite, por via endoscópica ou cirúrgica.[9]

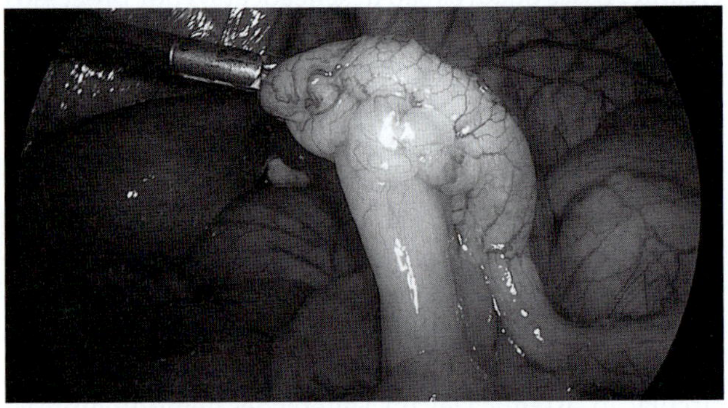

FIGURA 7 Laparoscopia: apêndice edemaciado.
(Veja imagem colorida no encarte no final do livro.)

Pancreatite aguda

A pancreatite aguda é a inflamação do pâncreas desencadeada por fatores como cálculos biliares e abuso de álcool, que representam cerca de 80% dos casos. Os pacientes apresentam dor epigástrica intensa com irradiação para as costas, associada a náuseas, vômitos e elevação das enzimas pancreáticas (amilase e lipase). A TC de abdome com contraste é indicada nos casos mais graves para avaliar complicações, como necrose ou abscessos. O manejo inicial inclui jejum, hidratação agressiva e controle da dor. Casos graves com necrose infectada podem necessitar de antibioticoterapia direcionada e intervenção percutânea ou cirúrgica.[10]

Diagnóstico

Apendicite aguda

O diagnóstico da apendicite aguda baseia-se nos sinais clínicos clássicos, como dor no quadrante inferior

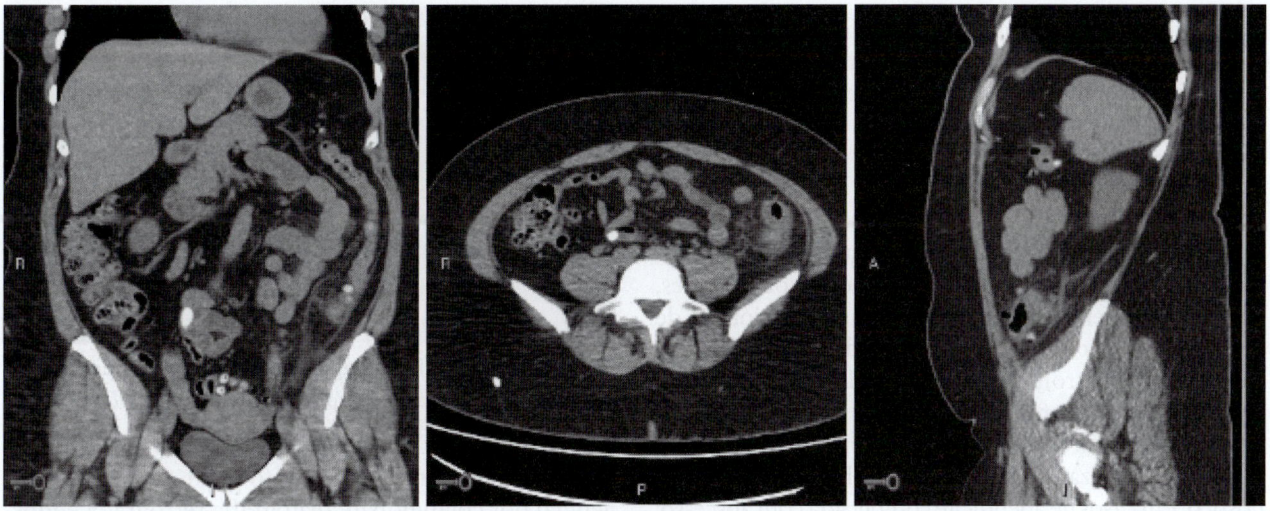

FIGURA 8 Diverticulite aguda não complicada.

direito (QID), febre e leucocitose. Exames de imagem são fundamentais, com a ultrassonografia sendo útil em crianças e gestantes, enquanto a TC é preferida em adultos pela alta sensibilidade. Escalas, como o escore de Alvarado, auxiliam na estratificação do risco e indicação para imagem ou cirurgia (Tabela 2).

TABELA 2 Escore de Alvarado

Critério	Pontuação
Dor migratória para QID	1
Anorexia	1
Náuseas/vômitos	1
Sensibilidade no QID	2
Rebote positivo	1
Febre > 37,5 °C	1
Leucocitose > 10.000/mm³	2
Desvio à esquerda (> 75% neutrófilos)	1

QID: quadrante inferior direito.
Interpretação:
- 0 a 4 pontos: baixa probabilidade de apendicite (não cirúrgico).
- 5 e 6 pontos: probabilidade intermediária (indicação para observação ou exames adicionais).
- 7 a 10 pontos: alta probabilidade de apendicite (indicação cirúrgica).

Fonte: adaptada de Di Saverio et al.[6]

Diverticulite

Na diverticulite, a dor localizada no quadrante inferior esquerdo (QIE) acompanhada de febre e leucocitose é típica. A TC de abdome com contraste é o exame padrão-ouro, permitindo a avaliação de complicações como abscessos ou perfurações. Em casos não complicados, a clínica pode ser suficiente para iniciar o manejo conservador.[10]

Colecistite e colangite

A colecistite é diagnosticada clinicamente por dor no quadrante superior direito (QSD) e sinal de Murphy positivo. A ultrassonografia é o exame inicial, complementada por TC ou colangiografia por ressonância magnética em casos duvidosos.[8] Na colangite, a tríade de Charcot (febre, dor em QSD e icterícia) orienta a abordagem diagnóstica, com suporte da ultrassonografia (que pode corroborar com achado de dilatação de vias biliares), da colangiorressonância (estudo aprofundado das vias biliares intra e extra-hepáticas) e da colangiopancreatografia retrógrada endoscópica (CPRE), tendo funções tanto diagnóstica quanto, muitas vezes, terapêutica.[9]

Pancreatite aguda

O diagnóstico da pancreatite é baseado nos critérios de Atlanta, que incluem dor epigástrica, elevação de amilase ou lipase (> 3 vezes o limite superior) e achados de imagem compatíveis (Quadro 1). A TC com contraste é indicada em casos graves ou para avaliar complicações.

QUADRO 1 Critérios de Atlanta para o diagnóstico de pancreatite*

Critérios	Descrição
Clínico	Dor epigástrica típica, com irradiação para as costas e de início súbito
Laboratorial	Elevação de amilase ou lipase (> 3 vezes o limite superior do normal)
Imagem	Achados compatíveis com inflamação pancreática em tomografia computadorizada, ultrassonografia ou ressonância magnética

* A presença de 2 ou mais critérios indica o diagnóstico dessa condição.

A estratificação da gravidade pode ser feita pelos critérios de Ranson ou pelo sistema APACHE II, fundamentais para orientar o manejo e prever desfechos.

Tratamento

Apendicite aguda

O manejo clínico da apendicite aguda envolve analgesia precoce com analgésicos não opioides ou opioides, conforme a intensidade da dor. O uso de antibióticos de amplo espectro, como cefalosporinas de terceira geração associadas a metronidazol, é indicado para casos não complicados ou antes da cirurgia. A apendicectomia, geralmente laparoscópica, é o tratamento definitivo, idealmente realizada nas primeiras 24 horas após o diagnóstico. Em casos de apendicite complicada com abscesso, pode-se optar por drenagem percutânea inicial seguida de apendicectomia eletiva (estratégia de intervalo).[6]

Diverticulite

Na diverticulite não complicada, o manejo clínico inclui dieta líquida e antibióticos orais que cubram Gram-negativos e anaeróbios, como ciprofloxacino associado a metronidazol. Nos casos complicados, com abscessos ou peritonite, hospitalização é necessária com antibióticos intravenosos e, em alguns casos, drenagem percutânea de abscessos. A cirurgia de urgência, como ressecção do segmento acometido (p. ex., colectomia com colostomia), é indicada em casos de peritonite generalizada ou falha do tratamento clínico[10] (Figuras 9 e 10).

Colecistite e colangite

O manejo inicial da colecistite inclui jejum, hidratação venosa, analgesia e antibióticos de amplo espectro, como piperacilina-tazobactam ou ceftriaxona associada a metronidazol. A colecistectomia precoce, preferencialmente por via laparoscópica, é o tratamento definitivo, realizado durante a hospitalização para prevenir recorrência.[8] Na colangite, além da antibioticoterapia,

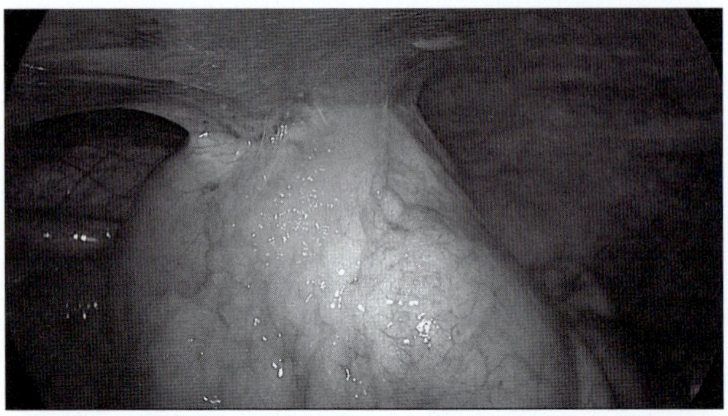

FIGURA 9 Diverticulite aguda com bloqueio do sigmoide.
(Veja imagem colorida no encarte no final do livro.)

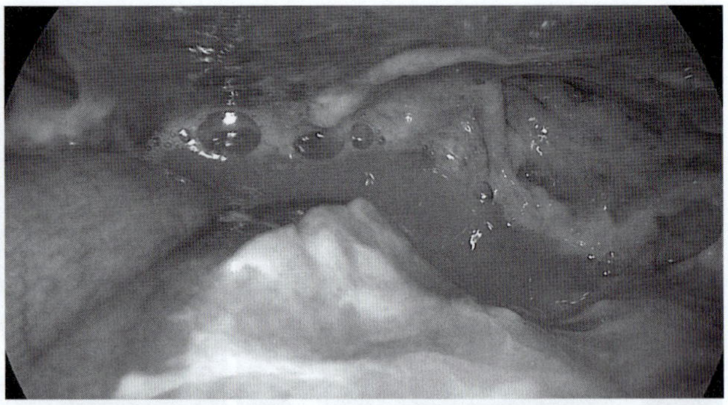

FIGURA 10 Diverticulite aguda com peritonite purulenta.
(Veja imagem colorida no encarte no final do livro.)

é essencial descomprimir o trato biliar de forma emergencial por colangiopancreatografia retrógrada endoscópica (CPRE) ou drenagem percutânea, seguido de tratamento definitivo para remoção do fator obstrutivo, como cálculos.[9]

Pancreatite aguda

O tratamento clínico da pancreatite aguda enfatiza a hidratação agressiva com cristaloides, controle da dor com opioides e suporte nutricional precoce por via enteral. Antibióticos profiláticos não são indicados, sendo reservados para casos com necrose infectada confirmada por TC guiada ou punção aspirativa. A intervenção cirúrgica ou percutânea está indicada em complicações como necrose infectada ou abscessos. Nessas situações, o *timing* é crucial, devendo-se aguardar a formação de um tecido bem delimitado (geralmente, após 4 semanas) para otimizar os resultados.[10]

ABDOME AGUDO VASCULAR

O abdome agudo vascular é uma condição grave e potencialmente fatal, resultante da redução do fluxo sanguíneo para o trato gastrointestinal, levando à isquemia e, em casos avançados, à necrose intestinal. As principais causas incluem trombose arterial ou venosa mesentérica, embolia arterial e hipoperfusão sistêmica secundária a estados de choque. Clinicamente, caracteriza-se por dor abdominal desproporcional ao exame físico, podendo evoluir para sinais de peritonite e falência de múltiplos órgãos. O diagnóstico precoce é desafiador, exigindo alta suspeição clínica e exames de imagem, especialmente a angiotomografia contrastada.

O tratamento varia conforme a etiologia e pode envolver suporte hemodinâmico, anticoagulação, trombólise ou intervenção cirúrgica para ressecção de segmentos isquêmicos. Pela elevada mortalidade, a abordagem rápida e multidisciplinar é essencial para melhorar os desfechos desses pacientes.

Causas

O abdome agudo vascular pode ser causado por diferentes mecanismos que comprometem a perfusão intestinal. A embolia arterial é a causa mais comum, resultando geralmente de tromboembolismo cardíaco em pacientes com fibrilação atrial, valvopatias ou trombos intracardíacos. Esses êmbolos costumam impactar na artéria mesentérica superior, por seu maior calibre e ângulo de bifurcação, levando à isquemia intestinal súbita. A apresentação clínica típica inclui dor abdominal intensa e desproporcional ao exame físico, acompanhada de sinais sistêmicos de hipoperfusão. Se não diagnosticada precocemente, pode evoluir para necrose intestinal e peritonite.

A trombose arterial ocorre principalmente em pacientes com aterosclerose, nos quais há estreitamento progressivo das artérias mesentéricas, levando à isquemia crônica, que pode descompensar subitamente. Esse processo é mais frequente em idosos com fatores de risco cardiovasculares, como hipertensão, tabagismo e dislipidemia. Diferente da embolia, a trombose arterial pode apresentar sintomas prodrômicos, como dor pós-prandial progressiva (angina mesentérica), anorexia e perda de peso. Já a hipoperfusão mesentérica resulta de estados de choque (séptico, cardiogênico ou hipovolêmico), levando à vasoconstrição esplâncnica intensa e isquemia intestinal difusa. Esses pacientes apresentam dor abdominal difusa e frequentemente sinais de falência de múltiplos órgãos, sendo o prognóstico reservado.

Por fim, a trombose venosa mesentérica ocorre em estados de hipercoagulabilidade, como trombofilias, neoplasias malignas e síndrome nefrótica. Diferentemente das causas arteriais, a trombose venosa tem um quadro clínico mais insidioso, com dor abdominal progressiva e sintomas inespecíficos, dificultando o diagnóstico precoce. A isquemia resulta da congestão venosa e do aumento da pressão capilar, levando ao extravasamento de líquido para a parede intestinal e ao risco de infarto hemorrágico. O reconhecimento das diferentes etiologias do abdome agudo vascular é crucial para a escolha do tratamento mais adequado, variando desde anticoagulação e trombólise até abordagens cirúrgicas de revascularização ou ressecção intestinal.

Diagnóstico

O reconhecimento precoce do abdome agudo vascular é desafiador, pois os sintomas iniciais podem ser inespecíficos. A manifestação clínica mais sugestiva é dor abdominal intensa e desproporcional ao exame físico, ou seja, o paciente relata um quadro álgico grave, enquanto o exame físico inicial pode ser pouco exuberante. Outros sintomas incluem náuseas, vômitos e diarreia, que podem ou não estar acompanhados de sangue, indicando isquemia da mucosa intestinal. Em estágios avançados, com necrose intestinal, os sinais de irritação peritoneal tornam-se evidentes, com defesa abdominal, rigidez muscular e dor à descompressão brusca, além da evolução para choque séptico ou hipovolêmico.

Os exames laboratoriais podem auxiliar na suspeita diagnóstica, embora não sejam específicos. Um achado importante é o lactato sérico elevado, reflexo da hipóxia tecidual decorrente da isquemia intestinal. A acidose metabólica com aumento do ânion *gap* também pode estar presente, indicando metabolismo anaeróbico. Além disso, a leucocitose com desvio à esquerda sugere uma resposta inflamatória exacerbada, enquanto elevações de enzimas hepáticas e amilase podem ocorrer em casos de isquemia mesentérica grave. No entanto, a ausência dessas alterações laboratoriais não exclui o diagnóstico, reforçando a necessidade de investigação por exames de imagem em pacientes com alta suspeição clínica.

A angiotomografia computadorizada (ângio-TC) é o exame de escolha para o diagnóstico do abdome agudo vascular, permitindo a avaliação rápida do fluxo sanguíneo mesentérico e a identificação de trombos, áreas de hipoperfusão e complicações como perfuração ou pneumatose intestinal. Em casos nos quais a ângio-TC não está disponível ou há contraindicações ao contraste iodado, a ultrassonografia com Doppler pode ser uma alternativa, sendo útil na avaliação da trombose venosa mesentérica. A arteriografia mesentérica, embora menos utilizada atualmente para diagnóstico primário, continua sendo uma opção, especialmente quando há necessidade de intervenção endovascular terapêutica, como trombólise ou angioplastia.

As endoscopias digestivas alta e baixa têm um papel mais restrito, mas podem ser úteis em casos suspeitos de isquemia de delgado e cólon, permitindo a visualização direta de alterações isquêmicas, como edema, ulceração ou necrose da mucosa. Além disso, podem ser usadas para avaliar o comprometimento de segmentos intestinais em pacientes com isquemia crônica. O diagnóstico do abdome agudo vascular depende da correlação entre achados clínicos, laboratoriais e de imagem, sendo essencial uma abordagem rápida e multidisciplinar para evitar desfechos catastróficos.

Tratamento

O tratamento do abdome agudo vascular deve ser iniciado rapidamente para evitar a progressão da isquemia intestinal e a necrose. A primeira etapa consiste na estabilização hemodinâmica, com reposição volêmica agressiva utilizando cristaloides para corrigir a hipovolemia e restaurar a perfusão intestinal, podendo ser necessário o uso de drogas vasoativas. O suporte com oxigênio suplementar é indicado para otimizar a oxigenação tecidual, e, em casos mais graves, pode ser necessária ventilação mecânica.

A escolha da intervenção terapêutica depende da etiologia da isquemia mesentérica. Em casos de embolia arterial, a embolectomia cirúrgica ou a trombectomia endovascular podem ser indicadas para restabelecer rapidamente o fluxo sanguíneo. Na trombose arterial associada à aterosclerose, estratégias como angioplastia com *stent* podem ser utilizadas para recanalizar a artéria afetada. Para a trombose venosa mesentérica, o tratamento primário é a anticoagulação sistêmica com heparina, podendo ser associada à trombólise endovenosa ou endovascular em casos selecionados. A decisão pelo tratamento cirúrgico ou endovascular deve considerar a gravidade do quadro e a presença de sinais de sofrimento intestinal.

Nos casos em que a isquemia evolui para necrose intestinal ou perfuração, a cirurgia de ressecção do segmento acometido torna-se obrigatória. O objetivo é remover o tecido inviável e preservar ao máximo o intestino viável para evitar a síndrome do intestino curto. Em algumas situações, pode ser necessária a realização de estomia intestinal temporária para reduzir a carga sobre o intestino remanescente e evitar complicações infecciosas. A identificação precoce da isquemia antes da instalação de necrose é essencial para evitar cirurgias extensas e melhorar o prognóstico do paciente.

O uso de antibióticos de amplo espectro deve ser instituído precocemente para prevenir ou tratar a translocação bacteriana e o desenvolvimento de sepse intra-abdominal. Drogas com cobertura para anaeróbios e bacilos Gram-negativos, como piperacilina-tazobactam ou meropenem, são geralmente recomendadas. O tratamento deve ser ajustado conforme a evolução clínica e os resultados de culturas. A abordagem do abdome agudo vascular deve ser sempre multidisciplinar, envolvendo cirurgia, radiologia intervencionista e terapia intensiva para garantir a melhor estratégia terapêutica e reduzir a alta mortalidade associada a essa condição.[11]

PONTOS-CHAVE

1. Abdome agudo é uma condição de emergência que exige reconhecimento clínico rápido, diagnóstico preciso e tratamento oportuno para evitar complicações e reduzir a mortalidade. O diagnóstico inicial deve ser guiado por uma abordagem sistemática, considerando a diferenciação entre causas obstrutivas, inflamatórias e vasculares, uma vez que cada etiologia tem particularidades na apresentação clínica e na conduta terapêutica. A dor abdominal desproporcional ao exame físico, a parada de eliminação de gases e fezes na obstrução e a resposta inflamatória sistêmica são sinais de alerta que devem direcionar a investigação precoce.
2. Os exames laboratoriais e de imagem são essenciais para confirmar o diagnóstico e guiar o manejo. Enquanto a radiografia simples pode fornecer pistas iniciais na obstrução intestinal, a tomografia computadorizada com contraste é o exame de escolha para a maioria das etiologias, incluindo isquemia mesentérica e processos inflamatórios intra-abdominais. Biomarcadores como lactato sérico, PCR e procalcitonina auxiliam na estratificação de gravidade, sendo cruciais na avaliação de sepse e disfunção orgânica.
3. O tratamento do abdome agudo varia conforme a causa subjacente, envolvendo desde suporte clínico com hidratação, analgesia e antibióticos até intervenções mais agressivas, como procedimentos endoscópicos, procedimentos vasculares e até mesmo cirurgias de urgência com ressecção intestinal.
4. Por fim, a abordagem multidisciplinar é essencial no manejo do paciente crítico com abdome agudo. Cirurgiões, intensivistas, radiologistas e emergencistas devem atuar de forma integrada para otimizar o diagnóstico e oferecer a melhor estratégia terapêutica para cada caso. O reconhecimento precoce, aliado ao uso racional de exames e intervenções baseadas em evidências, continua sendo a chave para melhorar os desfechos clínicos e reduzir a morbidade e a mortalidade nessa população de alto risco.

REFERÊNCIAS BIBLIOGRÁFICAS

1. Markogiannakis H, Messaris E, Dardamanis D, Pararas N, Tzertzemelis D, Giannopoulos P, et al. Acute mechanical bowel obstruction: clinical presentation, etiology, management and outcome. World J Gastroenterol. 2007;13(3):432-7.
2. Jackson P, Vigiola Cruz M. Intestinal obstruction: evaluation and management. Am Fam Physician. 2018;98(6):362-7.
3. Zielinski MD, Eiken PW, Bannon MP, Feller SF, Lohse CM, Huebner M, et al. Small bowel obstruction: who needs an operation? A multivariate prediction model. World J Surg. 2010;34(5):910-9.
4. Sagar PM, MacFie J, Sedman P, May J, Mancey-Jones B, Johnstone D. Intestinal obstruction promotes gut translocation of bacteria. Dis Colon Rectum. 1995;38(6):640-4.
5. Ten Broek RPG, Krielen P, Di Saverio S, Cccolini F, Biffl WL, Ansaloni L, et al. Bologna guidelines for diagnosis and management of adhesive small bowel obstruction (ASBO): 2017 update of the evidence-based guidelines from the world society of emergency surgery ASBO working group. World J Emerg Surg. 2018;13:24.
6. Di Saverio S, Podda M, De Simone B, Ceresoli M, Augustin G, Gori A, et al. Diagnosis and treatment of acute appendicitis: 2020 update of the WSES Jerusalem guidelines. World J Emerg Surg. 2020;15(1):27.
7. Hall J, Hardiman K, Lee S, Lightner A, Stocchi L, Paquette IM, et al.; Prepared on behalf of the Clinical Practice Guidelines Committee of the American Society of Colon and Rectal Surgeons. The American Society of Colon and Rectal Surgeons clinical practice guidelines for the treatment of left-sided colonic diverticulitis. Dis Colon Rectum. 2020;63(6):728-47.

8. Okamoto K, Suzuki K, Takada T, Strasberg SM, Asburn HJ, Endo I, et al. Tokyo Guidelines 2018: flowchart for the management of acute cholecystitis. J Hepatobiliary Pancreat Sci. 2018;25(1):55-72.
9. Miura F, Okamoto K, Takada T, et al. Tokyo Guidelines 2018: initial management of acute biliary infection and flowchart for acute cholangitis. J Hepatobiliary Pancreat Sci. 2018;25(1):31-40.
10. Tenner S, Vege SS, Sheth SG, Strasberg SM, Asburn HJ, Pitt HJ, et al. American College of Gastroenterology Guidelines: Management of Acute Pancreatitis. Am J Gastroenterol. 2024;119(3):419-37.
11. Bala M, Catena F, Kashuk J, De Simone B, Gomes CA, Weber D, et al. Acute mesenteric ischemia: updated guidelines of the World Society of Emergency Surgery. World J Emerg Surg. 2022;17(1):54.

56

Hemorragia digestiva: roteiros em situações críticas

Raul Cutait
Henrique Perobelli Schleinstein
Matheus Concon

SUMÁRIO

INTRODUÇÃO: CONCEITO DE HEMORRAGIA DIGESTIVA

Define-se hemorragia digestiva como qualquer sangramento proveniente do trato gastrointestinal, podendo resultar de doenças do próprio tubo digestivo, traumas ou procedimentos cirúrgicos e endoscópicos.

CLASSIFICAÇÃO

As hemorragias digestivas são classificadas de acordo com suas características.

- Episódios:
  - Aguda: em geral de início súbito.
  - Crônica: episódios intermitentes ao longo do tempo.
- Quanto ao local de origem:
  - Alta: do esôfago ao ângulo de Treitz.
  - Média: jejuno e íleo, a partir do ângulo de Treitz até a válvula ileocecal.
  - Baixa: intestino grosso e ânus.
- Quanto à intensidade:
  - Leve: com baixa ou nenhuma alteração da hemoglobina sérica; sem repercussão hemodinâmica.
  - Moderada: com algum grau de alteração da hemoglobina sérica.
  - Maciça: com queda significativa da hemoglobina sérica e alterações hemodinâmicas.
- Quanto ao tipo:
  - Hematêmese: sangramento vivo ou com sangue digerido, de origem alta.
  - Enterorragia: sangramento vivo de origem alta, média ou baixa, eliminado por via baixa.
  - Melena: sangue digerido de origem alta, média ou baixa, eliminado por via baixa.
  - Hematoquezia: sangramento vivo e com coágulos, eliminado por via baixa.

DADOS EPIDEMIOLÓGICOS

- Nos Estados Unidos, dados recentes indicam que a hemorragia digestiva maciça é responsável por cerca de 300 mil hospitalizações anuais, a um custo anual direto superior a 3 bilhões de dólares, com uma taxa de mortalidade hospitalar variando de 3 a

14%, dependendo da etiologia e das comorbidades do paciente.[1,2]

- No Brasil, essa informação não é disponibilizada. A hemorragia digestiva maciça é mais comum em homens do que em mulheres.
- A idade média dos pacientes hospitalizados por essa condição clínica é superior a 60 anos.

CAUSAS DE HEMORRAGIA DIGESTIVA

As principais afecções digestivas que podem causar de hemorragia de acordo com seu local de origem estão listadas nos Quadros 1 e 2.

QUADRO 1 Causas de sangramento digestivo alto e médio

Órgão	Afecção
Esôfago	▪ Esofagite, úlcera, varizes, trauma, anastomose ▪ Síndrome de Mallory-Weiss, tumores
Estômago	Gastrite erosiva, úlcera péptica, duodenite, tumores, varizes, lesão de Dieulafoy, angiodisplasia, trauma, anastomose, pós-gastrostomia, pós-polipectomia, úlcera de Cameron, perfuração por corpo estranho
Duodeno	Duodenite erosiva, neoplasia, fístula aortoduodenal, varizes, pós-polipectomia, pós-papilotomia, anastomose gastrojejunal
Intestino delgado	Angiodisplasia, pólipos, tumores, divertículos

QUADRO 2 Causas de sangramento digestivo baixo

Órgão	Afecção
Cólon e reto	Angiodisplasia, moléstia diverticular hipotônica, moléstias inflamatórias, úlceras, colite isquêmica, pólipos, tumores, retite, trauma, úlcera solitária do reto, varizes retais, biópsia de próstata
Ânus	Hemorroidas, fissura anal, trauma

No Quadro 3, estão listadas as causas de hemorragia digestiva, com destaque para as mais frequentes por órgão.

FATORES DESENCADEANTES DE HEMORRAGIA DIGESTIVA

Afora a evolução de cada afecção em si, existem fatores medicamentosos que favorecem o sangramento digestivo. Em todos os casos de sangramento digestivo, é importante que se suspenda, mesmo que temporariamente, o uso de qualquer um destes medicamentos:[3]

QUADRO 3 Possíveis causas de hemorragia digestiva maciça

Órgão	Afecção
Esôfago	**Varizes, úlcera péptica**, síndrome de Mallory-Weiss, trauma, anastomose
Estômago	**Varizes, angiodisplasia**, gastrite erosiva, úlcera péptica, duodenite, tumores, lesão de Dieulafoy, trauma, pós-gastrostomia, pós-polipectomia, anastomose
Duodeno	Duodenite erosiva, fístula aortoduodenal, pós-polipectomia, pós-papilotomia, anastomose gastrojejunal, varizes
Intestino delgado	**Angiodisplasia**, divertículo de Meckel
Cólon e reto	**Moléstia diverticular hipotônica, angiodisplasia, moléstias inflamatórias**, úlceras, colite isquêmica, pós-polipectomia, tumores, retite, trauma, varizes retais
Ânus	**Hemorroidas**, varizes retais, trauma

- Anticoagulantes e antiagregantes plaquetários: com uso disseminado em função de cardiopatias e doenças da coagulação, não raro são fatores desencadeantes de hemorragia. Neste grupo, incluem-se aspirina, clopidogrel, rivoxabana, apixabana, dabigatran, prasugrel, ticagrelor, dipiridamol e inibidores de glicoproteína IIb/IIIa.
- Anti-inflamatórios não hormonais: são medicamentos vastamente empregados que podem causar o aparecimento de ulcerações em todo o tubo digestivo, especialmente no estômago, dentre eles ibuprofeno, naproxeno, cetoprofeno, aspirina, celecoxibe e etoricoxibe.

AFECÇÕES E SITUAÇÕES CLÍNICAS QUE PODEM DESENCADEAR HEMORRAGIA DIGESTIVA MACIÇA

Neste capítulo, serão apresentadas afecções e situações clínicas que podem causar hemorragia digestiva maciça, como diagnosticá-las e tratá-las, sob a forma de roteiros. São situações críticas criadas pela hemorragia digestiva maciça aquelas relacionadas com risco de vida para o paciente e que pressupõem distúrbios hemodinâmicos e anemia acentuada, cujas consequências podem ser agravadas em função das comorbidades do paciente, da disponibilidade das melhores condições de tratamento (UTI, equipamentos, medicamentos) e de uma equipe médica experiente.

HEMORRAGIA DIGESTIVA MACIÇA DE ORIGEM ALTA: DIAGNÓSTICO E TRATAMENTO

A hemorragia digestiva alta (HDA) é a forma mais frequente e grave, com incidência anual estimada entre 80 e 150 casos por 100 mil habitantes em países ocidentais. Nos Estados Unidos, ela é responsável por aproximadamente 40% de todas as internações por sangramento gastrointestinal.[2] Apesar dos avanços diagnósticos e terapêuticos, a mortalidade associada à HDA permanece significativa, variando de 3 a 14%, sendo maior em pacientes idosos e na presença de comorbidades.[1]

A principal causa de HDA não varicosa continua sendo a úlcera péptica, enquanto varizes esofagogástricas são as maiores responsáveis entre as causas varicosas, especialmente em pacientes com doença hepática avançada.

Em relação à epidemiologia global, observa-se em países desenvolvidos uma redução na incidência de hemorragia digestiva alta relacionada a úlcera péptica, atribuída ao uso disseminado de inibidores de bomba de prótons (IBP) e erradicação do *Helicobacter pylori*.[4]

Pacientes com cirrose hepática têm risco aumentado para hemorragias varicosas, com mortalidade que pode ultrapassar 20% nas apresentações agudas graves.[5]

Diagnóstico

Diante da suspeita clínica de hemorragia digestiva alta, independentemente de a exteriorização do sangramento ser por via oral (hematêmese) ou retal (melena, hematoquezia ou mesmo enterorragia em casos de sangramento muito volumoso), o exame diagnóstico de eleição é a endoscopia digestiva alta. Esta permite a avaliação direta do esôfago, estômago e duodeno (até a terceira ou quarta porção), possibilitando não apenas a identificação da fonte do sangramento, mas também, em muitos casos, a realização de tratamento endoscópico imediato.

Embora altamente eficaz, a endoscopia pode apresentar limitações em situações específicas, como em casos de sangramento intermitente ou cessado há dias, quando não é possível localizar a lesão ativa, ou ainda quando a visualização é prejudicada pela presença de coágulos ou alimentos no interior do estômago.[1]

Tratamento

Vai depender da afecção responsável pelo sangramento, de sua localização e da intensidade.

Esôfago

Varizes esofágicas estão presentes em 30 a 40% de cirróticos com hipertensão portal compensada, mas em até 85% daqueles não compensados. Quando de sua ruptura, o sangramento é maciço e o tratamento de eleição é de ligadura endoscópica das varizes rotas. Na incapacidade de realizar esse procedimento, existem como alternativas a colocação do balão de Sengstaken-Blakemore, *stent* autoexpansível, ou TIPS, que pode controlar até 90% dos sangramentos. A esclerose com etanolamina ou outras substâncias deve ser evitada, pelo alto risco de complicações, tais como ulceração, perfuração e estenose. A injeção de cianoacrilato nas varizes ou a aplicação precoce de TIPS após procedimentos de ligadura podem diminuir o risco de ressangramento. O tratamento medicamentoso adicional implica, além de IBP, o uso de octriotide e antibióticos, pelo risco de translocação bacteriana.

Síndrome de Mallory-Weiss é uma das causas mais frequentes de sangramento digestivo alto e se caracteriza como uma laceração linear de 2 a 4 cm da mucosa da transição esofagogástrica e que aparece com esforços intensos para vomitar. O sangramento pode ser leve, moderado ou maciço. Quando do sangramento maciço, injeta-se localmente solução de adrenalina, complementando-se o tratamento com colocação de clipes ou aplicação de argônio, eletrocoagulação ou injeção de substância esclerosante, o que é eficaz na quase totalidade dos casos. Nos pouco frequentes casos em que não se consegue controlar a hemorragia maciça, indica-se a colocação de balão de Sengstaken-Blakemore. A última alternativa é o tratamento cirúrgico, rarissimamente empregado, e que consiste em pontos transfixantes guiados por endoscopia.

Anastomoses que incluem o esôfago e que sangram estão ao alcance de tratamento endoscópico, podendo gerar hemorragias de intensidades variáveis. Nestes casos, ela é estancada por via endoscópica, com injeção local de adrenalina e colocação de clipes.

Lesões traumáticas do esôfago requerem tratamento cirúrgico de urgência.

Em todas essas situações, indica-se o uso de IBP e jejum, por tempo definido caso a caso.

Estômago e duodeno

Varizes gástricas: ocorrem em 17 a 25% dos portadores de hipertensão portal, e até 45% deles sangram em até 3 anos, gerando hemorragia maciça, com alto índice de mortalidade.[3] O tratamento preferencial para controlar a hemorragia é a ligadura endoscópica, que a controla em 45 a 95% dos casos, devendo o tratamento ser complementado com injeções de cianoacrilato ou bucrilato nas varizes remanescentes, com o intuito de prevenir novos sangramentos. Os resultados são melhores para varizes na pequena curvatura. A escleroterapia com etanolamina é uma alternativa eficaz na impossibilidade da ligadura, mas que se relaciona com alto risco de recidiva precoce do sangramento e de ulcerações profundas. O balão de Sengstaken-Blakemore pode ser empregado quando não se consegue o controle do sangramento por meio do tratamento endoscópico. Associadamente, os pacientes devem receber altas doses de IBP.

Varizes duodenais são um evento raro, pode ocorrer em cirróticos com hipertensão portal. O tratamento é a injeção local de cianoacrilato ou, como alternativa, a ligadura das varizes.

Em relação à úlcera gastroduodenal, afora a administração de IBP, o tratamento é endoscópico, dependendo das características da úlcera. Assim, lesões Forrest Ia, Ib ou IIa são tratadas por dupla terapia, ou seja, injeção de adrenalina seguida de hemostático mecânico (clipes) ou térmico (plasma de argônio). Já nos casos de lesões Forrest IIb, recomenda-se apenas a remoção do coágulo, uma vez que o risco de ressangramento nessa condição é mínimo.[6] Para mais de 80% dos casos, o controle do sangramento ocorre com apenas uma sessão. No caso de ressangramento, repete-se o tratamento endoscópico. Para úlceras bulbares em face mesenterial cujo sangramento não é controlado, a angiografia com obstrução mecânica da artéria gastroduodenal pode ser uma opção. A cirurgia está restrita aos poucos casos em que não se consegue estancar a hemorragia e consiste em pontos transfixantes sobre o leito ulcerado.

Gastrite/duodenite erosiva costumam causar sangramento leve ou moderado. Contudo, no caso de sangramento copioso, o tratamento é endoscópico, por meio de probes térmicos ou clipes, além de se tratar as possíveis causas, tais como cirrose ou infecção por *Helicobacter pylori*, bem como suspender agentes desencadeadores, como anti-inflamatórios não hormonais e álcool.

Quanto às malformações vasculares, ectasias vasculares podem aparecer no antro e, menos frequentemente, em outros segmentos desse órgão, assim como em duodeno e jejuno, em número bastante variável. Em geral, aparecem em portadores de doenças hepáticas crônicas ou do tecido conectivo. Podem causar desde hemorragia leve até maciça. O tratamento medicamentoso consiste em uma combinação de IBP com octeotride ou outros medicamentos de eficácia não devidamente comprovada, como talidomida ou bevacizumabe, associado ao endoscópico, que consiste na aplicação de plasma de argônio, com controle da hemorragia em 40 a 100% dos casos,[7] tendo como alternativas o *laser* de Nd-YAG ou a ablação por radiofrequência. A ressecção gástrica é a alternativa quando o controle da hemorragia não é obtido por método endoscópico.

O tumor mais frequente é o adenocarcinoma. Quando ulceram, podem provocar sangramento, em geral leve ou moderado. O tratamento inicia-se com o uso de IBP e deve prosseguir de acordo com o estádio da doença. Contudo, há casos de sangramento profuso, mas em geral sem causar instabilidade hemodinâmica, e que é estancado com aplicações de radioterapia com finalidade hemostática.

No caso de sangramento de anastomose, assim como para anastomoses que incluem o esôfago, pode-se estancar o sangramento por via endoscópica, com injeção local de adrenalina e colocação de clipes.

Sangramento em local de gastrostomia endoscópica, embora seja um evento raro, quando de pequena monta requer revisão da gastrostomia, mas quando intenso existe a indicação de cirurgia, uma vez que o sangue perdido não só se exterioriza pelo local da gastrostomia como também acumula na cavidade abdominal.

Sangramento pós-polipectomia: quase sempre ocorre após a exérese de lesões polipoides com 2 cm ou mais, ao término da ressecção ou, então, tardiamente, ao redor de 2 semanas. Em ambas as situações, a conduta consiste em estancar o sangramento com injeção local de adrenalina e, a seguir, completar o tratamento com colocação de clipes hemostáticos, sendo alternativas a eletrocoagulação ou a aplicação de plasma de argônio.

Fístula aortoduodenal é um evento raro, com altíssimo índice de mortalidade, consiste na erosão da aorta em geral na parede do duodeno ou, mais comumente, em erosão a partir de prótese aórtica, causando hemorragia maciça. O tratamento, quando há tempo hábil para ser realizado, é a colocação de endoprótese de aorta, que pode ser o tratamento definitivo ou ponte para um procedimento cirúrgico posterior.

Na atualidade, sangramento pós-papilectomia endoscópica é evento bastante infrequente. Quando intenso, é tratado por via endoscópica com injeção local de solução com adrenalina, mas eventualmente requerendo a colocação de clips.

Úlcera de Cameron é um evento raro, que se manifesta sob a forma de ulcerações lineares ou erosões na mucosa gástrica do segmento herniado de portadores de hérnias de hiato com pelo menos um terço do estômago locado acima do diafragma. O sangramento é quase sempre leve e raramente causa distúrbio hemodinâmico. O tratamento é medicamentoso, com IBP em doses altas, o que controla a maioria dos casos, podendo haver a necessidade de reposição de ferro e, eventualmente, de transfusões sanguíneas. A cirurgia, que é a fundoplicatura, está indicada para quando o tratamento clínico não é exitoso.

Lesão de Dieulafoy: constitui-se em malformação vascular da submucosa, com vasos dilatados, que pode aparecer em todo o trato digestivo, mas preponderantemente no estômago e que pode sangrar sem nenhum fator conhecido. A hemorragia pode ser desde leve até maciça. O tratamento medicamentoso implica o uso de IBP e injeção local de solução de adrenalina, seguida da colocação de clipes, com sucesso superior a 95%. Como alternativa aos clipes, pode-se promover a eletrocoagulação, o emprego do plasma de argônio ou do *heat probe*.

Em relação ao trauma, as lesões traumáticas da parede gástrica requerem tratamento cirúrgico de urgência.

HEMORRAGIA DIGESTIVA MACIÇA DE ORIGEM MÉDIA: DIAGNÓSTICO E TRATAMENTO

Apenas 5% a 10% das hemorragias digestivas ocorrem no intestino delgado (entre o duodeno distal e o íleo), sendo em geral de baixa a moderada intensidade e de difícil diagnóstico.[8]

Diagnóstico

A abordagem diagnóstica da hemorragia digestiva de provável origem no intestino delgado inicia-se pela endoscopia digestiva alta, com o objetivo de excluir origem de sangramento alto. Se a endoscopia for negativa e o paciente estiver estável, investigações subsequentes incluem:

- Cápsula endoscópica: indicada em casos de sangramento leve a moderado persistente. Tem taxa de detecção diagnóstica entre 38 e 83%, dependendo da intensidade e do tempo entre o sangramento e o exame.[9]
- Enteroscopia de duplo balão: permite diagnóstico e tratamento de lesões localizadas no intestino delgado. A taxa de detecção é superior a 60%, especialmente após cápsula positiva.
- Enterotomografia: método não invasivo, útil na detecção de lesões vasculares, tumores e inflamações.
- Cintilografia com hemácias marcadas: sensível para sangramentos ativos de baixo débito (0,1 mL/minuto), mas com baixa especificidade anatômica.
- Angiografia mesentérica: é o exame de eleição para sangramento maciço, sendo capaz de detectar sangramentos com taxas de débito superiores a 0,5 a 1 mL/minuto.

Tratamento

Métodos terapêuticos

Angiografia: consiste na embolização do vaso sangrante por meio de *coils* metálicos, partículas embólicas ou adesivos biológicos. A taxa de sucesso diagnóstico varia de 52 a 86% em casos de sangramento ativo.[10]

Quando o ponto de sangramento é identificado, é resolutiva em 85 a 95%, com mortalidade associada de 5 a 15%, dependendo da gravidade clínica do paciente. Sua complicação mais grave, embora rara, é a isquemia do segmento intestinal tratado, menos frequente com cateterismo superseletivo.[11]

Quando as lesões são acessíveis, o tratamento endoscópico é o método de escolha, podendo ser realizado de três formas:

1. Eletrocoagulação bipolar ou plasma de argônio: técnicas de primeira linha, com altas taxas de sucesso, superiores a 90%.
2. Escleroterapia ou aplicação de clipes hemostáticos: opções adjuvantes em casos de sangramento ativo.
3. Fotocoagulação com *laser*: embora bastante eficaz, é menos utilizada, pela necessidade de equipamentos específicos. A recidiva do sangramento após tratamento endoscópico é frequente, variando entre 25 e 40% em séries de longo prazo.[12]

O tratamento farmacológico está indicado em casos com múltiplas lesões angiodisplásicas ou em pacientes com sangramento recorrente, por meio de octreotide ou, em casos refratários, com talidomida.

Tratamentos específicos

Quando a lesão de Dieulafoy ocorre no intestino delgado, valem as mesmas considerações terapêuticas já assinaladas para o estômago.

Divertículo de Meckel localiza-se no íleo e habitualmente é assintomático, podendo sangrar quando da presença de mucosa gástrica em seu interior, com intensidade variável. O sangramento é mais comum em crianças, sendo responsável por cerca de 50% dos casos em crianças com até 2 anos, quando pode ser maciço. Nesses casos, a investigação da causa do sangramento, uma vez afastado sangramento alto, é a cintilografia com Tecnécio-99m. O tratamento consiste na ressecção cirúrgica do divertículo.

HEMORRAGIA DIGESTIVA BAIXA MACIÇA: DIAGNÓSTICO E TRATAMENTO

As hemorragias digestivas de origem baixa (aquelas que ocorrem distal ao ligamento de Treitz, geralmente no cólon, reto ou ânus) representam aproximadamente 20 a 25% de todos os casos de hemorragia digestiva.[13]

Diagnóstico

A investigação diagnóstica é definida pela história clínica e pelas características do sangramento (Figuras 1 e 2).

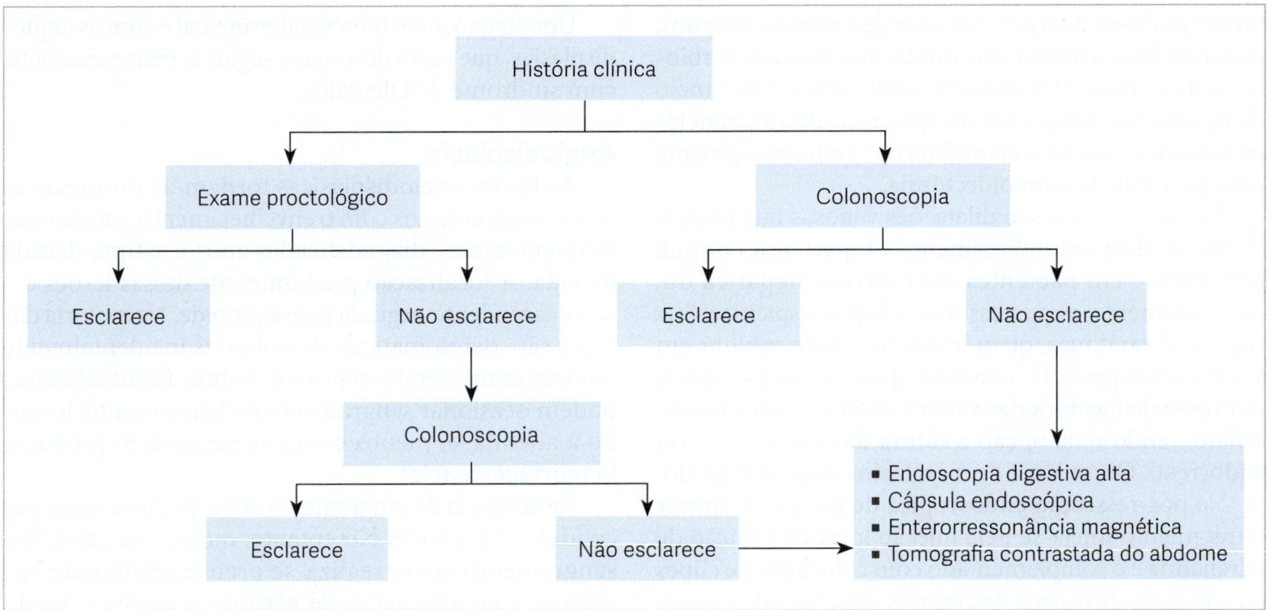

FIGURA 1 Sangramento baixo leve ou moderado.

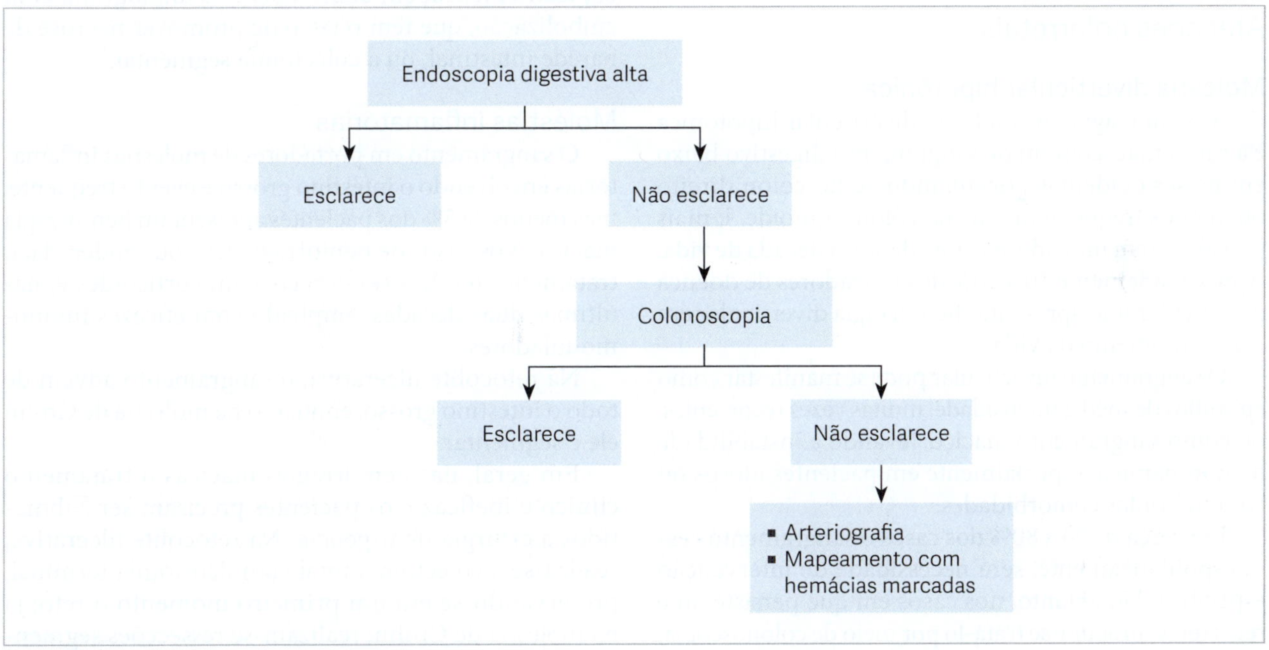

FIGURA 2 Sangramento baixo maciço.

Tratamento

O tratamento é definido pela afecção e pelas características do sangramento, indo desde a observação até a necessidade de suporte crítico em casos de hemorragia maciça.

Afecções anorretais

O exame proctológico permite identificar eventual causa de sangramento da região anorretal.

No caso de hemorroidas, o sangramento é vivo e o paciente pode apresentar prolapso associado. O sangramento pode ser intermitente, mas de volumes variados, podendo levar à anemia profunda, mas não a distúrbios hemodinâmicos. O tratamento pode ser local, por meio de ligaduras elásticas ou de aplicação de substâncias esclerosantes, como a etamolina ou, preferencialmente cirúrgico, pela hemorroidectomia.

As varizes retais são dilatações venosas que podem se desenvolver secundariamente à hipertensão portal, geralmente em pacientes com cirrose hepática ou, mais raramente, esquistossomose hepatoesplênica. Sua ruptura é rara, mas, quando ocorre, pode resultar em sangramento grave. O tratamento pode ser endoscópico, por meio de ligadura das varizes ou injeção de cianoacrilato, sendo uma opção a sutura das varizes por via endorretal. O uso local de mesalazina é recomendado.

Na pós-ressecção endoscópica de pólipo ou tumor o tratamento inicia-se pela injeção local de solução de adrenalina e é complementado com colocação de clipes ou aplicação de plasma de argônio, dependendo da área a ser tratada.

A pós-biópsia de próstata é um evento raro, requer injeção local de adrenalina, com colocação de clipes.

Afecções colorretais

Moléstia diverticular hipotônica

A hemorragia por moléstia diverticular hipotônica é a causa mais comum de sangramento digestivo baixo em países ocidentais, originando-se no cólon direito ou, menos frequentemente, no cólon sigmoide. É mais prevalente em indivíduos acima da sexta década de vida. Aproximadamente 10 a 20% dos portadores de doença diverticular irão apresentar hemorragia diverticular em algum momento da vida.[14]

O sangramento diverticular pode se manifestar como episódios de média intensidade, muitas vezes recorrentes, ou como sangramento maciço, levando à instabilidade hemodinâmica, especialmente em pacientes idosos ou com múltiplas comorbidades.

Em cerca de 70 a 80% dos casos o sangramento cessa espontaneamente, sem necessidade de intervenção específica. No entanto, nos casos em que persiste ou é recorrente, procura-se tratá-lo por meio de colonoscopia, injetando solução de adrenalina, seguida pela colocação de clipes hemostáticos. Nos casos de insucesso, está indicada a colectomia segmentar. Contudo, na maioria dos casos, não é possível identificar o divertículo sangrante. Nesses casos, resta apenas observar a evolução; caso o sangramento retorne, deve-se repetir a colonoscopia e, se a hemorragia maciça não cessar após 2 a 3 dias de observação, ou ante acentuada instabilidade hemodinâmica, impõe-se a cirurgia. Se pôde ser definido previamente o local do sangramento, realiza-se a colectomia segmentar; caso contrário, a colectomia total é ainda preconizada por muitos.

Um diagnóstico diferencial principal é com as angiodisplasias, que serão descritas a seguir e, mais raramente, com síndrome de Dieulafoy.

Angiodisplasia

As lesões angiodisplásicas tornam-se progressivamente mais comuns com o envelhecimento, sendo mais frequentemente diagnosticadas após a sétima década de vida. A localização predominante dessas lesões é o ceco-ascendente, seguida pelo sigmoide. Na maioria das vezes são assintomáticas, descobertas incidentalmente durante exames endoscópicos de rotina. Eventualmente, podem ocasionar sangramento de baixa monta, levando à anemia, e, menos comumente, podem provocar hemorragia maciça.

Na ausência de sangramento ativo, pode-se optar por conduta expectante. No entanto, quando se identifica sangramento ativo, realiza-se preferencialmente sua ablação com aplicações de plasma de argônio, sendo uma alternativa a aplicação submucosa de substâncias esclerosantes, tais como etanolamina ou álcool absoluto. Quando o sangramento ativo não é controlável endoscopicamente, cabem como opções a angiografia com embolização, que tem o risco de promover necrose da parede intestinal, ou a colectomia segmentar.[15]

Moléstias inflamatórias

O sangramento em portadores de moléstias inflamatórias envolvendo o intestino grosso é evento frequente, mas menos de 5% dos pacientes apresentam hemorragia maciça. Nos casos de hemorragia leve ou moderada, o tratamento tende a ser clínico, com corticoides e, nas últimas duas décadas, ampliado com eficazes imunomoduladores.

Na retocolite ulcerativa, o sangramento advém de todo o intestino grosso, enquanto na moléstia de Crohn ele é segmentar.

Em geral, nas hemorragias maciças o tratamento clínico é ineficaz e os pacientes precisam ser submetidos a cirurgia de urgência. Na retocolite ulcerativa, realiza-se a colectomia total com ileostomia terminal, preservando-se em um primeiro momento o reto; já na moléstia de Crohn, realizam-se ressecções segmentares, com extensão definida pelo segmento do cólon comprometido.

Colite isquêmica

A colite isquêmica é a forma mais comum de isquemia intestinal e afeta predominantemente indivíduos acima dos 60 anos, sendo a fibrilação atrial o principal fator de risco. Pode comprometer distintos segmentos do cólon, levando a sangramento digestivo de intensidade variável. Embora na maioria dos casos o sangramento seja leve ou moderado, em 10 a 15% dos pacientes ele pode ser maciço.[16]

A pesquisa diagnóstica pode ser iniciada com tomografia computadorizada com contraste endovenoso, na qual se pode suspeitar de isquemia por espessamento da parede cólica e, eventualmente, por pneumatose intestinal ou sinais de perfuração intestinal. A colonoscopia é o exame de eleição para o diagnóstico de certeza e definição do segmento comprometido e da extensão e gravidade da lesão isquêmica, idealmente realizada após estabilização clínica.

O tratamento, na vigência de sangramento leve ou moderado, consiste em antimicrobianos (ceftriaxona associada a metronidazol é uma combinação recomendada) e anticoagulação com heparina em casos de etiologia trombótica documentada; o uso de mesalazina é de eficácia controversa. No caso de hemorragia maciça, o tratamento é cirúrgico, com ressecção do segmento cólico comprometido.

Câncer

O sangramento causado pelo adenocarcinoma colorretal decorre da ulceração do tumor e, em geral, é de leve ou moderada intensidade, persistindo por semanas ou meses, principalmente sob a forma de hematoquezia intermitente, e raramente é maciço. Se não for possível controlar a hemorragia com solução de adrenalina no ponto sangrante, indica-se a ressecção cirúrgica em caráter de urgência.

Pós-polipectomia

Menos de 0,2% dos pólipos ressecados por colonoscopia apresentam hemorragia maciça, o que pode ocorrer nos casos de lesões mais volumosas ou com pedículos largos ou, então, logo após a ressecção ou, eventualmente, cerca de 2 semanas depois, por queda de escara. O tratamento preferencial consiste na injeção local de adrenalina seguida pela colocação de clipes hemostáticos, com pleno controle na quase totalidade dos casos.

MEDIDAS DE SUPORTE PARA PACIENTES COM HEMORRAGIA MACIÇA

Pacientes com hemorragia digestiva maciça devem ser manejados em ambiente hospitalar de alta complexidade, preferencialmente em unidades de terapia intensiva (UTI). As medidas de suporte visam à estabilização hemodinâmica, à prevenção de complicações e ao preparo para o tratamento definitivo da fonte hemorrágica.[17,18]

- Estabilização hemodinâmica:
  - Reposição volêmica agressiva com cristaloides isotônicos nas fases iniciais.
  - Em caso de hipotensão persistente após reposição inicial, considerar o uso de drogas vasoativas (noradrenalina como primeira escolha).
  - Acesso venoso calibroso é fundamental.
- Transfusão e correção da anemia:
  - Embora níveis normais de hemoglobina não sejam necessários de imediato, objetiva-se atingir níveis mínimos de 8 g/dL.
- Correção de coagulopatia e plaquetopenia:
  - Administração de plasma fresco congelado e/ou crioprecipitado se INR > 1,5 ou fibrinogênio < 150 mg/dL.
  - Transfusão de plaquetas em casos de plaquetopenia < 50.000/mm³.
- Monitorização e suporte cardiológico:
  - Avaliação da função cardíaca, especialmente em pacientes com histórico de insuficiência cardíaca ou lesão valvar, pois limitações na reposição rápida de volume podem ser críticas.
  - Monitorização contínua de pressão arterial e frequência cardíaca.
- Jejum:
  - Jejum absoluto até que o sangramento seja controlado e o diagnóstico etiológico, estabelecido.
- Antimicrobianos:
  - Antibióticos profiláticos são recomendados em pacientes com:
    - Cirrose (risco aumentado de infecção e ressangramento).
    - Doença inflamatória intestinal.
    - Colite isquêmica grave.
  - Regime recomendado: ceftriaxona 2 g/dia + metronidazol 1.500 mg /dia, por via intravenosa.
- Controle térmico e metabólico:
  - Correção de hipotermia, acidose e hipocalcemia, componentes que amplificam a coagulopatia em sangramentos maciços.

CONSIDERAÇÕES FINAIS

A hemorragia digestiva abrange qualquer sangramento do trato gastrointestinal, classificando-se por sua origem e intensidade, com causas variadas e frequentemente relacionadas a fatores medicamentosos. O diagnóstico e o tratamento dependem da localização e da gravidade do sangramento. Em casos de hemorragia maciça, são essenciais as medidas de suporte, que visam a estabilização hemodinâmica e prevenção de complicações e permitem procedimentos diagnósticos e de controle definitivo da hemorragia.

PONTOS-CHAVE

1. Hemorragia digestiva é qualquer sangramento do trato gastrointestinal, classificada por episódio (aguda/crônica), local de origem (alta/média/baixa), intensidade (leve/moderada/maciça) e tipo de sangramento (hematêmese, enterorragia, melena, hematoquezia).

2. Trata-se de condição comum, especialmente a hemorragia digestiva alta (HDA), com causas variadas, dependendo do local, incluindo varizes, úlceras, tumores e angiodisplasia.
3. O uso de anticoagulantes, antiagregantes plaquetários e anti-inflamatórios não hormonais pode desencadear hemorragias.
4. O diagnóstico geralmente envolve endoscopia (alta ou baixa) ou outros exames de imagem, e o tratamento é específico para a causa e intensidade, podendo incluir procedimentos endoscópicos, farmacológicos ou cirúrgicos, além de medidas de suporte para casos maciços.

REFERÊNCIAS BIBLIOGRÁFICAS

1. Stanley AJ, Laine L. Management of acute upper gastrointestinal bleeding. BMJ. 2019;364:1536.
2. Peery AF, Crockett SD, Murphy CC, Jensen ET, Kim HP, Egberg MD, et al. Burden and cost of gastrointestinal, liver, and pancreatic diseases in the United States: update 2021. Gastroenterology. 2022;162(2):621-44.
3. Laine L, Jensen DM, Garcia-Tsao G, et al. AGA clinical practice update on management of bleeding gastric varices: expert review. Gastroenterology. 2021;160(6):1945-51.
4. Cheng DW, Lu YW, Scher RL, et al. Management of patients with acute lower gastrointestinal bleeding. World J Gastrointest Pharmacol Ther. 2019;10(1):1-8.
5. Garcia-Tsao G, Bosch J. Management of varices and variceal hemorrhage in cirrhosis. N Engl J Med. 2010;362(9):823-32.
6. Kavitt RT, Gralnek IM. Ideal strategy for nonvariceal upper gastrointestinal bleeding. Curr Opin Gastroenterol. 2024;40(5):342-7.
7. Peng M, Guo X, Yi F, Shao X, Wang L, Wu Y, et al. Endoscopic treatment for gastric antral vascular ectasia. Ther Adv Chronic Dis. 2021;12:20406223211039696.
8. Gerson LB, Fidler JL, Cave DR, Leighton JA. AGA Institute clinical practice update on evaluation and management of occult and obscure gastrointestinal bleeding. Gastroenterology. 2015;149(4):1128-38.
9. Pennazio M, Spada C, Eliakim R, et al. Small-bowel capsule endoscopy and device-assisted enteroscopy for obscure gastrointestinal bleeding: ESGE guideline. Gut. 2023;72(6):1117-1141.
10. Ghassemi KA, Jensen DM. Lower GI bleeding: epidemiology and management. Curr Gastroenterol Rep. 2020;22(2):18.
11. Tate DJ, McCafferty I, Uberoi R, et al. Interventional radiology for acute gastrointestinal bleeding: an international multidisciplinary expert consensus statement. Gastroenterology. 2023;165(2):513-534.
12. ASGE Standards of Practice Committee. The role of endoscopy in the management of obscure GI bleeding. Gastrointest Endosc. 2017;85(6):1160-70.
13. Nehra AK, Dane B, Yeh BM, Fletcher JG, Leng S, Mileto A. Dual-energy, spectral and photon counting computed tomography for evaluation of the gastrointestinal tract. Radiol Clin North Am. 2023;61(6):1031-49.
14. Strate LL, Morris AM. Epidemiology, pathophysiology, and treatment of diverticulitis. Gastroenterology. 2019;156(5):1282-1298.e1.
15. Regula J, Wronska E, Pachlewski J. Gastrointestinal vascular lesions: classification, diagnosis, and therapy. Gastrointest Endosc Clin N Am. 2021;31(3):469-91.
16. Brandt LJ, Feuerstadt P. Colonic ischemia. UpToDate [Internet]. 2022 [cited 2025 May 7]. Available from: https://www.uptodate.com/contents/colonic-ischemia.
17. Jairath V, Barkun AN. Management of acute gastrointestinal bleeding. BMJ. 2022;377:e069819.
18. Laursen SB, Leontiadis GI, Stanley AJ, et al. International consensus recommendations on the management of patients with nonvariceal upper gastrointestinal bleeding. Gastroenterology. 2021;160(4):1364-84.

57

Pancreatite aguda

Vagner Birk Jeismann
José Donizeti de Meira Júnior
Gilton Marques Fonseca

SUMÁRIO

CONCEITO/DEFINIÇÃO

A pancreatite aguda (PA) é uma inflamação súbita do pâncreas, geralmente desencadeada por ativação intrapancreática precoce de enzimas digestivas. Essa ativação leva à autodigestão do parênquima, inflamação local e possível falência orgânica.

O diagnóstico requer ao menos dois dos três critérios seguintes:[1,2]

- Dor abdominal característica (epigástrica, irradiada para dorso).
- Elevação de amilase ou lipase > 3 vezes o limite superior da normalidade.
- Achados de imagem compatíveis (tomografia computadorizada, ultrassonografia e ressonância magnética).

EPIDEMIOLOGIA

A PA é uma das doenças mais comuns do trato gastrointestinal. Nos Estados Unidos, são registradas cerca de 300 mil internações anuais. A incidência global tem aumentado entre 2 e 5% ao ano, com variação de 3,4 a 73,4 casos por 100 mil habitantes. Os avanços no manejo da PA nas últimas décadas têm contribuído para a redução da mortalidade, que caiu de 1,6 para 0,8% em centros especializados.[3,4]

FISIOPATOLOGIA

A PA é caracterizada por dano às células acinares pancreáticas, levando à ativação intrapancreática de tripsinogênio em tripsina. Essa ativação desencadeia a liberação de outras enzimas digestivas, ativação do sistema da cinina e da cascata do complemento, culminando em autodigestão do tecido pancreático.

Eventos celulares envolvidos incluem: sinalização de cálcio patológica, disfunção mitocondrial, estresse do retículo endoplasmático, ativação prematura de zimogênios e autofagia prejudicada. Tóxicos como álcool, nicotina e ácidos biliares, além da obstrução ductal, são fatores desencadeantes. A interação entre células acinares e o sistema imunológico amplifica a resposta inflamatória, levando a quadros de diferentes graus de gravidade.[5,6]

ETIOLOGIA

A colelitíase e o consumo de álcool são as duas principais causas da PA, sendo responsáveis por 21 a 33% e 16 a 27% dos casos, respectivamente. A hipertrigliceridemia (normalmente acima de 1.000 mg/dL) é o fator etiológico envolvido em 2 a 5% dos casos. Hipercalcemia, pancreatite hereditária, infecções virais, tumores periampulares, neoplasias císticas e sólidas do pâncreas, assim como *pancreas divisum* e outras estenoses ductais, também podem estar associadas à PA.[5]

Além disso, a PA pode ser uma complicação de procedimentos como a colangiopancreatografia retrógrada endoscópica (CPRE) e a ultrassonografia endoscópica, com riscos estimados entre 5 e 10% e menos de 1%, respectivamente.

Mais de 500 medicamentos já foram implicados, e pelo menos 30 deles têm associação definitiva com a PA. Entre eles, destacam-se: paracetamol, mesalazina, amiodarona, esteroides anabolizantes, azatioprina, *cannabis*, carbamazepina, cisplatina, clomifeno, enalapril, estrógenos, furosemida, isoniazida, lamivudina, losartana, metronidazol, rosuvastatina, sinvastatina, tamoxifeno, sulfametoxazol/trimetoprima e ácido valproico.[7]

Cabe ressaltar que, mesmo com todos os avanços na avaliação etiológica da PA, sua causa não é identificada em muitos pacientes. A PA idiopática representa 10 a 30% dos casos na maioria das casuísticas relatadas.[4]

O Quadro 1 resume as principais causas de PA.

QUADRO CLÍNICO

A dor abdominal em andar superior ou difusa é o sintoma mais frequente. Geralmente, é descrita como constante e frequentemente irradia para as costas ("dor em faixa"). A dor pode ser agravada pela ingesta alimentar ou pelo decúbito dorsal. Sintomas associados comumente descritos incluem náuseas, vômitos e febre baixa.

Ao exame físico, costuma-se identificar dor à palpação abdominal, principalmente em epigástrio e mesogástrio. Algum grau de distensão abdominal também é comum. Sinais de irritação peritoneal, como descompressão brusca dolorosa, podem ou não estar presentes.

Ictérica importante é raramente observada, mas quando presente pode indicar condição biliar como causa subjacente da PA, ou mesmo o desenvolvimento de uma complicação local com obstrução biliar.

Achados como taquicardia, hipotensão arterial, confusão mental, febre alta e oligúria, quando presentes, merecem atenção especial por sugerirem formas graves de PA.

EXAMES SUBSIDIÁRIOS

O diagnóstico de PA é estabelecido pela identificação de 2 dos 3 critérios seguintes:[1,2]

1. Dor abdominal.
2. Amilase e/ou lipase sérica acima de 3 vezes o limite superior do normal.
3. Achados característicos em exames de imagem abdominal.

QUADRO 1 Principais causas de pancreatite aguda

Causa	Frequência estimada	Comentários clínicos e mecanismos associados
Litíase biliar	21-33%	Principal causa no Brasil. Obstrução transiente da ampola de Vater
Álcool	16-27%	Uso crônico. Atua via estresse oxidativo, aumento de secreção e ativação enzimática
Hipertrigliceridemia	2-5%	Risco se > 1.000 mg/dL. Comum em diabetes, etilismo, gestação e dislipidemias
Pós-CPRE	5-10%	Complicação iatrogênica. Pode ser prevenida com Aine retal e técnica adequada
Fármacos	< 5%	≥ 30 fármacos com associação forte. P. ex., azatioprina, furosemida, valproato
Hipercalcemia	Rara	Hiperparatireoidismo. Ativação de zimogênios via cálcio intracelular
Genética/hereditária	Rara	Mutações em *PRSS1*, *SPINK1*, *CFTR*. Associada a quadros recorrentes e familiares
Alterações anatômicas	Rara	*Pancreas divisum*, neoplasias periampulares, estenoses
Infecções virais	Rara	Mumps, coxsackie, hepatite B, CMV, HIV, covid-19
Idiopática	10-30%	Mesmo após investigação com EUS/MRCP. Suspeitar de microlitíase ou mutações

Aine: anti-inflmatório não esteroidal; CMV: citomegalovírus; CPRE: colangiopancreatografia retrógrada endoscópica; EUS: ultrassonografia endoscópica; MRCP: colangiopancreatografia por ressonância magnética; HIV: vírus da imunodeficiência humana.

A amilase sérica geralmente aumenta nas primeiras horas após o início dos sintomas e retorna ao normal em 3 a 5 dias. Já a lipase costuma elevar-se dentro de 4 a 8 e permanecer elevada por 5 a 14 dias. A amilasemia pode estar normal em até 20% dos pacientes na admissão, especialmente em casos de PA induzida por álcool ou por hipertrigliceridemia. Também deve ser considerado que a amilase pode estar elevada em situações não relacionadas à PA, como macroamilasemia, doenças das glândulas salivares e outras condições abdominais, como gastroenterites e úlcera péptica perfurada. Por esses motivos, a lipase é considerada mais sensível e específica e, portanto, é o marcador laboratorial preferido no diagnóstico da PA.[1,2,4]

Além das enzimas pancreáticas, exames laboratoriais gerais incluindo hemograma, avaliação da função renal, provas hepáticas, calcemia e outros eletrólitos e triglicérides costumam ser solicitados na admissão para avaliação etiológica, bem como da repercussão da PA em outros sistemas.[4,1]

A ultrassonografia abdominal também é recomendada na admissão para avaliação de colelitíase como possível etiologia da PA. Em pacientes com PA idiopática, recomenda-se a realização de nova ultrassonografia cerca de 7 dias após a internação, ressonância magnética (RM) e/ou ultrassonografia endoscópica, conforme condições clínicas do paciente.[1,2,4]

A tomografia computadorizada (TC) com contraste apresenta mais de 90% de sensibilidade e especificidade para o diagnóstico de PA e está indicada precocemente apenas em casos de dúvida diagnóstica, uma vez que os outros critérios são suficientes em cerca de 80% dos pacientes. Entretanto, em pacientes que não apresentam melhora após 48 a 72 horas é recomendado o uso de TC ou RM para avaliar complicações locais, como necrose pancreática.[1,8]

O Quadro 2 resume os principais exames laboratoriais e de imagem na PA.

CLASSIFICAÇÃO E ESTRATIFICAÇÃO DA GRAVIDADE

O sistema de classificação de Atlanta revisado em 2012 avalia a gravidade da PA com base na presença e duração da falência orgânica (respiratória, renal e/ou cardiovascular) e na presença de complicações locais.[1]

- Pancreatite leve: não apresenta complicações locais ou falência orgânica. É a forma mais comum (cerca de

QUADRO 2 Exames laboratoriais e de imagem na pancreatite aguda

Exame	Utilidade	Considerações
Amilase sérica	Diagnóstico inicial	Pode ser normal em até 20% dos casos. Pouco específica
Lipase sérica	Diagnóstico inicial	Mais sensível e específica. Preferida em relação à amilase
Hemograma	Avaliação de resposta inflamatória e infecção	Leucocitose e hematócrito > 44% sugerem maior gravidade
Ureia, creatinina	Avaliação de função renal	Creatinina > 2 mg/dL é marcador prognóstico
Bilirrubinas, TGO, TGP, FA, GGT	Investigação de etiologia biliar	Elevações sugerem obstrução de via biliar comum
Cálcio iônico	Investigação de hipercalcemia	Hipercalcemia pode ser causa subjacente
Triglicerídeos séricos	Investigação de hipertrigliceridemia	Considerar se > 1.000 mg/dL
Proteína C-reativa	Avaliação de gravidade (após 48-72 horas)	> 150 mg/dL associada a formas graves
Procalcitonina	Avaliação de inflamação/infecção	Auxilia no diagnóstico de necrose infectada
Ultrassonografia abdominal	Avaliação inicial para litíase biliar	Método de escolha na admissão
Tomografia com contraste	Avaliação de complicações (necrose, pseudocisto, coleção)	Não indicada rotineiramente nas primeiras 48 horas
Ressonância magnética	Avaliação complementar (PA idiopática, estenoses, neoplasias)	Útil se USG inconclusiva ou para avaliação ductal detalhada
Ultrassonografia endoscópica	Avaliação de microlitíase e neoplasias ocultas	Alta sensibilidade em pancreatite idiopática persistente

FA: fosfatase alcalina; GGT: gama-glutamiltransferase; PA: pancreatite aguda; TGO: transaminase oxalacética; TGP: transaminase glutâmica pirúvica; USG: ultrassonografia.

75 a 85% dos pacientes). Os pacientes normalmente recebem alta hospitalar em até 7 dias.

- Pancreatite moderadamente grave: apresenta falência orgânica transitória (recuperação em até 48 horas) e/ou complicações locais.
- Pancreatite grave: caracteriza-se por falência orgânica persistente além de 48 horas, com ou sem complicações locais.

Em razão da variabilidade do curso clínico na PA e da alta mortalidade em casos graves, bem como da grande dificuldade de identificar esses pacientes nas primeiras 48 horas, vários escores de risco foram desenvolvidos para prever o desfecho. Esses sistemas ajudam a determinar a necessidade de transferência precoce para unidade de terapia intensiva (UTI) e a guiar manejo clínico com base na gravidade prevista da doença. É importante ressaltar que, apesar de úteis, esses escores não devem substituir o julgamento clínico.

Escores como o de Ranson, APACHE II e BISAP estão entre os mais estudados e citados na literatura. O principal problema desses é a incapacidade de prever com precisão os tipos moderadamente graves e graves de PA. Apenas 50% dos casos identificados como moderadamente graves ou graves por qualquer sistema preditivo realmente se confirmam. Já a previsão de pancreatite leve é, sim, confiável, com apenas cerca de 3% dos casos estratificados como leves progredindo para formas mais graves. Há autores que já sugerem que o julgamento clínico de um profissional qualificado e a pontuação simples de SIRS (*systemic inflammatory response syndrome*) são tão eficazes quanto qualquer sistema de pontuação complexo.[4,5,9] Entre os escores citados, o Bisap costuma ser favorecido por desempenho semelhante e maior facilidade e praticidade na sua realização.[2]

Percebe-se na literatura uma tendência à valorização de métodos simples e amplamente disponíveis. Por exemplo, pode-se dizer que a presença de qualquer falência orgânica e/ou SIRS determinam necessidade de transferência precoce para UTI. Antecedentes de comorbidades, obesidade, assim como elevação de parâmetros como hematócrito (> 44), ureia sérica (> 42 mg/dL), proteína C-reativa (>150 mg/dL), pro-calcitonina e creatinina (> 2 mg/dL), estão associados a formas mais graves de PA e merecem atenção.[2,4]

COMPLICAÇÕES LOCAIS

Complicações locais devem ser suspeitadas quando há persistência ou recorrência da dor abdominal, novo aumento das enzimas pancreáticas séricas, piora da disfunção orgânica e/ou o desenvolvimento de sinais clínicos de sepse, como febre e leucocitose. O exame de escolha nesse cenário é TC com contraste intravenoso. A RM com contraste intravenoso também é boa opção, mas é menos utilizada especialmente no contexto de pacientes graves e instáveis.

Pode-se dizer que, do ponto de vista morfológico, existem dois tipos de pancreatite:[1,8]

- Pancreatite edematosa intersticial: corresponde a cerca de 90% dos casos e tipicamente associada à forma de apresentação leve da doença.
- Pancreatite necrotizante: está associada às formas mais graves e pode corresponder à formação de necrose pancreática (5%), peripancreática (20%) ou ambas (75%). Pacientes com necrose peripancreática isolada apresentam morbidade e mortalidade mais altas do que aqueles com pancreatite edematosa intersticial, mas inferiores àquelas de pacientes com necrose pancreática glandular.

O desenvolvimento da necrose pancreática é processo que ocorre ao longo de alguns dias. Isso explica a baixa sensibilidade da TC precoce no diagnóstico da PA necrotizante, assim como na predição de pacientes que evoluirão com formas graves. Uma vez ocorrida, o curso natural da necrose pancreática e/ou peripancreática é variável, pois pode permanecer sólida ou se tornar líquida, pode permanecer estéril ou se infectar, e pode persistir ou desaparecer ao longo do tempo.[1,8]

A necrose pancreática e peripancreática pode permanecer estéril ou se tornar infectada. Não há correlação absoluta entre a extensão da necrose e o risco de infecção. A necrose infectada é rara durante a primeira semana e pode ocorrer em até 30% das pancreatites necrotizantes. Na prática diária, o diagnóstico de necrose infectada é baseado em critérios clínicos (febre, elevação dos marcadores inflamatórios séricos, falência orgânica de nova) ou radiológicos (presença de gás extraluminal pancreático ou peripancreático na TC). A punção aspirativa com agulha fina (PAAF) para cultura ou coloração de Gram era mais valorizado antigamente. Atualmente, o risco envolvendo o procedimento invasivo, assim como falsos-negativos de até 25%, tornaram seu papel questionado de maneira que suas indicações foram restringidas a pacientes que não apresentam sinais clínicos ou radiológicos claros de infecção e que não melhoram após várias semanas, ou em casos suspeitos de superinfecção fúngica em pacientes nos quais a terapia antibiótica não melhora a febre ou a leucocitose.[1,4]

Quanto às coleções líquidas na PA, definem-se:[1,8]

- Coleção peripancreática aguda: associada à pancreatite edematosa intersticial, sem necrose peripancreática. Essas coleções são homogêneas, sem extensão intrapancreática, sem parede ou cápsula. São observadas nas primeiras 4 semanas após o início da pancreatite.

- Pseudocisto pancreático: é uma coleção líquida homogênea encapsulada por uma parede inflamatória bem definida, geralmente localizada fora do pâncreas, com mínima ou nenhuma necrose. Geralmente, ocorre mais de 4 semanas após o início da PA.
- Coleção necrótica aguda: contém quantidades variáveis de líquido e necrose, não sendo possível identificar uma cápsula ou parede inflamatória. A necrose pode envolver o parênquima pancreático e/ou os tecidos peripancreáticos.
- Necrose pancreática delimitada: apresenta densidade heterogênea e graus variáveis de loculações. Tem parede bem definida e localiza-se de forma intrapancreática e/ou extrapancreática.

TRATAMENTO

Manejo volêmico

Pacientes com PA apresentam lesão endotelial acentuada e aumento da permeabilidade vascular, o que resulta em deslocamentos de fluidos para o espaço intersticial e para o peritônio. Isso leva à diminuição do volume intravascular. A justificativa para a hidratação intravenosa precoce é baseada na hipótese de que os clínicos podem reverter a diminuição da perfusão do pâncreas.[5]

A solução de Ringer lactato é preferida em relação ao salino normal na ressuscitação e na hidratação precoce e agressiva de pacientes com PA.[2,4]

Em pacientes sem evidência de hipovolemia, deve-se administrar uma taxa inicial de ressuscitação não superior a 1,5 mL/kg de peso corporal por hora. No entanto, em pacientes com hipovolemia, os clínicos devem administrar um bólus de 10 mL/kg. A maioria dos pacientes com PA provavelmente será beneficiada de 3 a 4 litros de hidratação nas primeiras 24 horas.[4,10]

A hidratação intravenosa em pacientes com PA mostrou ser mais eficaz no início do curso da doença. Quando a doença se torna grave e/ou após 24 horas, a hidratação agressiva pode, na verdade, ser prejudicial.[2,10]

Suporte respiratório

A disfunção pulmonar é uma das primeiras manifestações sistêmicas de gravidade. A hipoxemia pode estar presente mesmo na ausência de sintomas respiratórios.

- A administração de oxigênio suplementar deve ser iniciada para manter saturação ≥ 94%.
- Oxigenoterapia de alto fluxo (OAF) ou ventilação não invasiva (VNI) pode ser indicada na presença de desconforto respiratório e hipoxemia moderada.
- Casos de insuficiência respiratória aguda, especialmente com critérios de SDRA (síndrome do desconforto respiratório agudo), devem ser tratados com intubação orotraqueal e ventilação mecânica protetora, preferencialmente em ambiente de UTI.

A avaliação da oxigenação (p. ex., relação PaO_2/FiO_2) deve fazer parte da estratificação inicial e do acompanhamento diário do paciente grave.

Controle álgico

A dor abdominal costuma ser intensa e persistente, sendo frequentemente necessária a utilização de analgesia com opioides. Não há contraindicação formal ao uso desses agentes, desde que monitorado o nível de sedação, função respiratória e presença de íleo.

- Morfina, tramadol ou fentanil podem ser usados, com ajuste conforme resposta.
- Dipirona ou paracetamol podem ser utilizados como adjuvantes.
- A monitorização da dor e da sedação é essencial, especialmente em pacientes sob ventilação.
- No tratamento inicial, o próprio jejum auxilia no controle álgico.

Nutrição

- O jejum faz parte do tratamento inicial da PA, até a melhora da dor abdominal.
- Quando possível, a alimentação oral deve ser retomada assim que a dor estiver controlada e o paciente tolerar. Não há necessidade de normalização de enzimas pancreáticas para o retorno da alimentação oral em caso de melhora da dor.
- A nutrição enteral precoce está associada a melhor desfecho em comparação ao jejum ou nutrição parenteral.
- Se o paciente não tolerar via oral em 24 a 48 horas, deve-se considerar nutrição enteral via sonda nasojejunal.
- A nutrição parenteral é reservada para casos com intolerância gastrointestinal persistente ou contraindicação absoluta à via enteral.

Antimicrobianos

- Antibióticos não são indicados profilaticamente na PA, mesmo em casos graves.[2,4]
- Estão indicados apenas na suspeita de necrose infectada ou outras infecções secundárias (colangite, pneumonia, ITU etc.).
- Na prática clínica pode ser difícil atribuir uma deterioração clínica à resposta inflamatória sistêmica ou a um processo infeccioso.
- Em geral o diagnóstico de infecção é feito com base em uma combinação de dados clínicos (febre asso-

ciada à piora de disfunções orgânicas), laboratoriais (procalcitonina, culturas positivas) e de imagem (gás nas coleções peripancreáticas).

- Avaliar o tempo de instalação da piora clínica também é importante, já que infecções da necrose peripancreática raramente se desenvolvem antes de 10 a 14 dias do início da pancreatite.
- É importante lembrar que não se deve tratar inflamação (que é sempre pronunciada na pancreatite) com antibióticos, mas apenas infecção.
- Quando indicados, preferem-se esquemas de amplo espectro com boa penetração pancreática: carbapenêmicos, quinolonas ou metronidazol associado.

Tratamento cirúrgico

A abordagem cirúrgica é raramente indicada, apenas em casos selecionados. Preferem-se inicialmente abordagens percutâneas/minimamente invasivas, que são associadas a menor morbimortalidade.

Em coleções infectadas predominantemente líquidas indica-se drenagem guiada por radiologia intervencionista. Caso não haja melhora, pode-se associar drenagem endoscópica ou cirúrgica minimamente invasiva.

Para coleções com conteúdo mais sólido, drenagens percutâneas ou endoscópicas podem ser ineficazes, necessitando de múltiplas tentativas para limpeza efetiva da coleção. Nesse contexto, procedimentos cirúrgicos minimamente invasivos podem ser vantajosos, no sentido de que podem oferecer maior eficácia com menor necessidade de procedimentos repetidos.

Abordagens cirúrgicas podem variar, incluindo técnicas como desbridamento retroperitoneal assistido por vídeo (VARD), necrosectomia transgástrica videolaparoscópica, ou cistoenterostomia.

Deve-se evitar a cirurgia precoce (< 2 semanas), pois está associada a maior mortalidade. Os procedimentos mais invasivos idealmente deveriam ser postergados por diversas semanas sempre que possível, para permitir a maturação da coleção e de sua cápsula, favorecendo a abordagem local. De forma geral, a preferência atual é pela abordagem escalonada (*step-up*), iniciando por drenagens minimamente invasivas e escalando conforme necessidade.

Tratamento endoscópico

Como já mencionado, a principal utilidade do tratamento endoscópico na PA está relacionada à drenagem ecoguiada de coleções infectadas.

CPRE urgente é reservada para tratamento de colangite documentada, ou para o tratamento eletivo de coledocolitíase documentada após melhora clínica. Não existe benefício na realização de CPRE fora desses contextos na vigência de pancreatite.

Colecistectomia

Pacientes com PA leve de etiologia biliar se beneficiam de colecistectomia precoce, nos primeiros 7 dias, ou seja, preferencialmente na mesma internação, após melhora da dor e realimentação. Existe evidência de redução de reinternações por quadros biliares em até 50% com a colecistectomia precoce.

Para os pacientes com pancreatite moderada ou grave, a recomendação geral é que a colecistectomia seja realizada após a melhora e/ou resolução de coleções liquidas/necróticas, preferencialmente entre 8 e 10 semanas.

PROGNÓSTICO

A maioria dos pacientes com PA leve evolui com resolução completa em poucos dias e sem complicações, com mortalidade próxima de zero. Em contrapartida, a PA grave, especialmente com falência orgânica persistente e necrose infectada, apresenta mortalidade que pode ultrapassar 30%.

Os principais determinantes prognósticos incluem:

- Presença de falência de órgãos (respiratória, renal ou circulatória).
- SIRS persistente.
- Infecção da necrose pancreática.
- Idade > 60 anos.
- Obesidade (IMC > 30).
- Doenças crônicas associadas (cardiopatias, diabetes, doença renal crônica, cirrose).
- Escore de BISAP ≥ 3.
- Elevação de marcadores como PCR > 150 mg/dL, ureia > 42 mg/dL, hematócrito > 44% e creatinina > 2 mg/dL.

A evolução depende também da rapidez no diagnóstico, início adequado do suporte intensivo e avaliação precoce por equipe multidisciplinar. Os casos com necessidade de abordagem invasiva (cirúrgica ou endoscópica) devem ser conduzidos em centros com experiência.

MANEJO PRÁTICO DA PANCREATITE AGUDA NO PACIENTE CRÍTICO

O manejo prático da PA, com foco em pacientes graves ou com risco de complicações, é resumido nos sete itens a seguir e no Quadro 3, considerando critérios de estratificação, suporte clínico inicial e decisão sobre intervenções específicas.

1. Diagnóstico de PA (2 de 3 critérios):
   - Dor abdominal típica.
   - Amilase/lipase > 3 vezes o limite superior da normalidade (LSN).

- Imagem compatível (USG/TC/RM).
2. Avaliar gravidade (Atlanta 2012):
   - Leve: sem falência orgânica ou complicações locais.
   - Moderadamente grave: falência transitória e/ou complicações locais.
   - Grave: falência persistente (> 48 horas).
3. Critérios para internação em UTI:
   - Falência de órgãos.
   - SIRS persistente.
   - Hipoxemia/dispneia.
   - Necessidade de suporte vasopressor.
   - Comorbidades graves.
4. Suporte inicial nas primeiras 24 horas:
   - Hidratação com Ringer lactato (1,5 mL/kg/h ou bólus 10 mL/kg, se hipovolêmico).
   - Oxigênio suplementar (OAF/VNI/VM se necessário).
   - Controle da dor (opioides).
   - Monitorização clínica e laboratorial.
5. Decisão sobre imagem:
   - USG abdominal em todos na admissão.
   - TC com contraste se ausência de melhora clínica após 48 a 72 horas ou suspeita de complicações.
6. Nutrição:
   - Dieta oral conforme tolerância.
   - Nutrição enteral via sonda se intolerância > 48 horas.
   - Nutrição parenteral apenas se contraindicação absoluta à via enteral.
7. Condutas específicas:
   - Antibióticos: apenas se suspeita de infecção (necrose infectada, sepse).
   - CPRE: se colangite/obstrução biliar.
   - Intervenção endoscópica/cirúrgica: se complicações (necrose infectada, pseudocisto sintomático etc.).
   - Priorizar abordagem escalonada (*step-up*).

QUADRO 3 Resumo das principais orientações terapêuticas na pancreatite aguda

Conduta	Orientação prática
Hidratação intravenosa	Ringer lactato preferencial. 1,5 mL/kg/h em pacientes estáveis; bólus de 10 mL/kg se hipovolêmico. Evitar hidratação agressiva após 24 h
Suporte respiratório	Oxigênio suplementar para manter $SatO_2 \geq 94\%$. Considerar OAF ou VNI. Ventilação mecânica se insuficiência respiratória ou SDRA
Controle da dor	Opioides (morfina, fentanil) como primeira linha. Monitorar sedação e função respiratória

(continua)

QUADRO 3 Resumo das principais orientações terapêuticas na pancreatite aguda (*continuação*)

Conduta	Orientação prática
Nutrição	Via oral conforme tolerância. Sonda nasoenteral se intolerância oral > 48 h. Parenteral apenas se contraindicada via enteral
Uso de antibióticos	Não usar de forma profilática. Iniciar apenas se suspeita clínica/radiológica de infecção
Indicação de imagem	USG abdominal em todos na admissão. TC com contraste se ausência de melhora em 48-72 h ou suspeita de complicações
Conduta endoscópica	CPRE apenas se colangite ou obstrução comprovada. Drenagem de pseudocistos ou necrose infectada guiada por USE
Avaliação cirúrgica	Necrose infectada refratária ou complicações graves. Evitar abordagem precoce (< 2 semanas). *Step-up* preferido
Critérios para UTI	Falência orgânica, SIRS persistente, hipoxemia, necessidade de VM ou suporte vasopressor, comorbidades relevantes

CPRE: colangiopancreatografia retrógrada endoscópica; OAF: oxigenoterapia de alto fluxo; $SatO_2$: saturação de oxigênio; SDRA: síndrome do desconforto respiratório agudo; SIRS: síndrome da resposta inflamatória sistêmica; TC: tomografia computadorizada; USE: ultrassonografia endoscópica; USG: ultrassonografia; VM: ventilação mecânica; VNI: ventilação não invasiva.

PONTOS-CHAVE

1. A pancreatite aguda é uma inflamação súbita do pâncreas, com apresentação clínica variável e potencial para evolução grave, exigindo avaliação cuidadosa da gravidade.
2. As principais causas são litíase biliar e álcool, mas múltiplos fatores podem estar envolvidos, incluindo hipertrigliceridemia, fármacos e causas idiopáticas.
3. O manejo envolve suporte clínico intensivo, avaliação contínua e abordagem escalonada para complicações, com prioridade para métodos minimamente invasivos quando intervenção for necessária.

REFERÊNCIAS BIBLIOGRÁFICAS

1. Banks PA, Bollen TL, Dervenis C, Gooszen HG, Johnson CD, Sarr MG, et al. Classification of acute pancreatitis – 2012: revision of the Atlanta classification and definitions by international consensus. Gut. 2013;62(1):102-11.
2. Leppäniemi A, Tolonen M Tarasconi A, Segovia-Lohse H, Gamberini E, Kirkpatrick AW, et al. 2019 WSES guidelines for the management of severe acute pancreatitis. World J Emerg Surg. 2019;14:27.

3. Peery AF CS, Murphy CC, Lund JL, Dellon ES, et al. Burden and Cost of Gastrointestinal, Liver, and Pancreatic Diseases in the United States: update 2018. Gastroenterology. 2019;156(1):254-72.
4. Tenner S, Sheth SG, Sauer B, Yang A, Vege SS, Conwell DL, et al. American College of Gastroenterology Guidelines: management of acute pancreatitis. Am J Gastroenterol. 2024;119(3):419-37.
5. Mederos MA, Reber HA, Girgis MD. Acute pancreatitis: a review. JAMA. 2021;325(4):382-90.
6. Lee PJ. Papachristou GI. New insights into acute pancreatitis. Nat Rev Gastroenterol Hepatol. 2019;16(8):479-96.
7. Simons-Linares CR, Elkhouly MA, Salazar MJ. Drug-induced acute pancreatitis in adults: an update. Pancreas. 2019;48(10):1263-73.
8. Zaheer A, Singh VK, Qureshi RO, Fishman EK. The revised Atlanta classification for acute pancreatitis: updates in imaging terminology and guidelines. Abdom Imaging. 2013;38(1):125-36.
9. Mounzer R, Langmead DJ, Wu BU, Evans AC, Bishehsari F, Muddana V, et al. Comparison of existing clinical scoring systems to predict persistent organ failure in patients with acute pancreatitis. Gastroenterology. 2012;142(7):1476-82.
10. de-Madaria E BJ, Maisonneuve P, García de Paredes A, Zapater P, Guilabert L, Vaillo-Rocamora A, et al. Aggressive or moderate fluid resuscitation in acute pancreatitis. N Engl J Med. 2022;387(11):989-1000.
11. Facundo HG, Montoliu RR, Llanos DRC, Naval GS, Millán EL, Gordo SL, et al. Cholecystectomy 7 days vs 4 weeks after mild biliary pancreatitis; looking a decrease the incidence of persistent choledocholithiasis and ERCP: a multicentric randomized clinical trial. Int J Surg 2022;98:106207.
12. Hallensleben ND, Timmerhuis HC, Hollemans RA, Pocornie S, van Grinsven J, van Brusnschot S, et al. Optimal timing of cholecystectomy after necrotising biliary pancreatitis. Gut 2022;71:974-82.
13. Trikudanathan G, Yazici C, Evans Phillips A, Forsmark CE. Diagnosis and management of acute pancreatitis. Gastroenterology. 2024;167(4):673-88.

58

Insuficiência hepática aguda

Ibrahim Ahmad Hussein El Bacha
Larissa Wermelinger Pinheiro

SUMÁRIO

INTRODUÇÃO

A insuficiência hepática aguda (IHA), também conhecida como hepatite fulminante, é uma condição grave e rara, caracterizada pela rápida deterioração da função hepática em indivíduos sem doença hepática preexistente. Essa condição se manifesta por coagulopatia e encefalopatia hepática (EH). A IHA é diagnosticada pela presença de um tempo de protrombina prolongado, geralmente com relação normalizada internacional (RNI) ≥ 1,5, associado a qualquer grau de alteração no estado mental. A rápida progressão da doença e a alta mortalidade tornam a IHA um desafio clínico significativo, exigindo diagnóstico preciso e tratamento imediato.

DEFINIÇÃO E CONCEITOS

A IHA é uma condição grave caracterizada pela rápida deterioração da função hepática. A definição mais amplamente utilizada nos Estados Unidos e na Europa considera a IHA como uma doença com duração inferior a 26 semanas em pacientes sem doença hepática preexistente ou cirrose, acompanhada de alterações mentais (encefalopatia) e problemas de coagulação sanguínea (RNI ≥ 1,5). É importante destacar que existem exceções a essa definição. Doenças como a hepatite autoimune, a síndrome de Budd-Chiari e a doença de Wilson podem se manifestar de forma aguda, mesmo em pessoas com doença hepática preexistente. A apresentação da IHA em relação ao tempo de evolução foi ainda mais diferenciada pela classificação de O'Grady, que se baseia na rapidez do intervalo entre o início da icterícia e o aparecimento da encefalopatia, conforme apresentado no Quadro 1.

Os principais critérios diagnósticos são:

- Coagulopatia: prolongamento do tempo de protrombina (RNI ≥ 1,5).
- Encefalopatia hepática: alterações neurológicas decorrentes do acúmulo de toxinas no sangue, que não são metabolizadas pelo fígado.

INSUFICIÊNCIA HEPÁTICA AGUDA E INSUFICIÊNCIA HEPÁTICA AGUDA SOBREPOSTA À DOENÇA HEPÁTICA CRÔNICA

A IHA pode ser confundida com cirrose agudamente descompensada ou insuficiência hepática crônica agudizada (*acute-on-chronic liver failure*, ACLF).

QUADRO 1 Formas de apresentações da IHA

Tipo de IHA	Tempo de evolução	Principais causas	Risco de edema cerebral	Risco de sobrevida sem transplante
Hiperaguda	< 7 dias	Paracetamol, hepatites A e E, injúria isquêmica	Alto	Alto
Aguda	7-21 dias	Hepatite B, DILI não paracetamol	Intermediário	Intermediário
Subaguda	> 21 dias e < 26 semanas	DILI não paracetamol, HAI	Baixo	Baixo

DILI: lesão hepática induzida por drogas; HAI hepatite autoimune; IHA: insuficiência hepática aguda.

Pacientes com cirrose geralmente apresentam um histórico de doença hepática crônica e complicações como ascite, hemorragia varicosa e EH. Portanto, é muito mais provável que o paciente hospitalizado com insuficiência hepática tenha cirrose descompensada do que IHA. Esses pacientes em geral facilmente distinguíveis de pacientes verdadeiros com IHA, e seu tratamento difere significativamente. A ACLF, por sua vez, ocorre em pacientes com cirrose preexistente que desenvolvem uma lesão hepática aguda sobreposta, resultando em deterioração rápida da função hepática com a presença de insuficiência orgânica de dois ou mais órgãos extra-hepáticos. A distinção entre essas condições é crucial, pois o manejo clínico e o prognóstico são significativamente diferentes (Quadro 2).

EPIDEMIOLOGIA

A IHA é considerada rara, com incidência estimada entre 2 mil e 3 mil casos por ano na América do Norte. A epidemiologia varia consideravelmente entre regiões geográfica. Enquanto nos países desenvolvidos do Ocidente (especialmente EUA e Europa) a intoxicação pelo paracetamol é a principal causa (cerca de 46% dos casos), seguida por outras causas medicamentosas (DILI) e hepatites virais, no Oriente e regiões em desenvolvimento as hepatites virais, especialmente hepatites B e E, são predominantes. Nas últimas décadas, houve ligeira mudança nos padrões epidemiológicos, com redução na incidência de hepatites A e B em virtude da vacinação, enquanto o uso de suplementos herbais e dietéticos tem

QUADRO 2 Diferenças entre insuficiência hepática aguda e insuficiência hepática crônica agudizada

	IHA	ACLF
Idade	Mais jovens	Mais velhos
Doença hepática crônica	Ausente	Presente
Sinais de hipertensão portal	Ausentes	Presentes
Fatores precipitantes	DILI, hepatite viral, hepatite autoimune	Infecção, álcool, sangramento do TGI
Sinais clínicos	Lesão hepática, RNI ≥ 1,5, EH	Coagulopatia, bilirrubina elevada, choque, disfunção de múltiplos órgãos
Biópsia hepática	Necrose e colapso	Fibrose
SNC	Pressão intracraniana aumentada, uso precoce de TSR para EH	EH responde à lactulona/ rifaximina
Infecção	Tardia > 5 dias	Precoce < 5 dias
Insuficiência renal	Hipoperfusão, NTA	SHR-AKI
Respiratório	SDRA raro	SDRA comum
Transplante hepático	KCC, MELD, *status* 1A na lista	MELD, sem prioridade no sistema MELD

ACLF: insuficiência hepática aguda sobre crônica; DILI: lesão hepática induzida por drogas; EH: encefalopatia hepática; IHA: insuficiência hepática aguda; KCC: critérios de King's College; MELD: modelo para doença hepática em estágio terminal, do inglês *model for end-stage liver disease*; NTA: necrose tubular aguda; RNI: razão internacional normalizada; SDRA: síndrome do desconforto respiratório agudo; SHR-AKI: síndrome hepatorrenal – injúria renal aguda; SNC: sistema nervoso central; TGI: trato gastrointestinal; TSR: terapia de substituição renal.

ganhado relevância como causa emergente em alguns países.

FISIOPATOLOGIA

A IHA envolve uma combinação de insultos hepatocelulares e respostas imunológicas desreguladas, que resultam em danos sistêmicos. Os mecanismos fisiopatológicos incluem:

- Lesão inicial do fígado:
  - Etiologias virais: ativam o sistema imune inato por meio de padrões moleculares associados a patógenos (PAMP).
  - Toxicidade ou isquemia: induzem à lesão via padrões moleculares associados ao dano (DAMP).
- Resposta inflamatória:
  - Fase inflamatória inicial (SIRS): liberação massiva de citocinas pró-inflamatórias que levam a danos em outros órgãos.
  - Fase anti-inflamatória compensatória (CARS): tende a suprimir a resposta imunológica, aumentando o risco de infecções secundárias.
- Complicações sistêmicas:
  - Edema cerebral: associado à hiperamonemia e ao aumento da pressão intracraniana (PIC).
  - Falência de múltiplos órgãos: resultante de hipoperfusão, disfunção mitocondrial e danos mediados por citocinas.
- Prognóstico: determinado pela gravidade da lesão hepática e das complicações sistêmicas, bem como pela etiologia subjacente. Por exemplo, a IHA induzida por paracetamol apresenta melhor prognóstico com tratamento imediato, enquanto causas subagudas têm piores resultados.

Itens a serem considerados na admissão e diariamente em todos os casos de IHA:

- Verificações neurológicas a cada 1 a 2 horas.
- Cabeceira da cama elevada a 30 graus.
- Cabeça em posição neutra.
- Minimizar a estimulação (aspiração traqueal, fisioterapia torácica, fricção esternal).
- Considerar N-acetilcisteína (NAC).
- Radiografia de tórax e culturas de vigilância (sangue, urina, secreção traqueal) na admissão e a cada 24 a 48 horas.
- Monitorar glicemia a cada 1 a 2 horas.
- Evitar medicamentos nefrotóxicos (aminoglicosídeos, anti-inflamatórios não esteroidais, etc.) e exames contrastados
- Profilaxia de trombose venosa profunda (dispositivo de compressão), apesar da coagulopatia.
- IBP para profilaxia de úlcera de estresse.
- Internação em unidade de terapia intensiva (UTI), sempre que possível em centro com disponibilidade de transplante hepático.
- Comunicação entre as equipes médicas, equipe multidisciplinar e familiares.

Além dos critérios prognósticos tradicionais da IHA, o Quadro 3 apresenta critérios prognósticos específicos. Esses critérios permitem uma avaliação mais precisa do risco de morte e auxiliam na tomada de decisão quanto ao transplante hepático, possibilitando sua indicação em estágios mais precoces da doença. A identificação de pacientes com baixa chance de recuperação espontânea é fundamental para otimizar o manejo e garantir a melhor assistência. O desenvolvimento de encefalopatia em pacientes com lesão hepática aguda sinaliza a necessidade urgente de transferência para um centro de transplante, pelo alto risco de mortalidade.

TESTES DIAGNÓSTICOS BASEADOS NAS POSSÍVEIS ETIOLOGIAS DA IHA

- Drogas:
  - Obter o histórico de 6 meses de medicamentos, toxinas, suplementos, ervas, cogumelos selvagens, anabolizantes e estimulantes para perda de peso.
  - Incluir um exame toxicológico de urina e soro.
  - Nível sérico de paracetamol.
  - Considerar biópsia hepática.
- Viral:
  - Solicitar sorologias:
    - Hepatite A: anti-HAV IgG e IgM.
    - Hepatite B: HBsAg, anti-HBc IgG e IgM, anti-HBs e HBV-DNA quantitativo.
    - Hepatite C: anti-HCV e HCV-RNA.
    - Hepatite E: anti-HEV IgG e IgM e DNA.
    - Sorologias e PCR para herpes-vírus, citomegalovírus e mononucleose.
- Autoimune:
  - Solicitar os seguintes autoanticorpos: FAN, anti-músculo liso, anti-LKM1, anti-SLA/LP e dosagem de IgG.
  - Considerar biópsia hepática.
- Isquemia vascular/síndrome de Budd-Chiari:
  - Solicitar ultrassonografia abdominal com Doppler; tomografia computadorizada (TC), ressonância magnética (RM); avaliação de hipercoagulabilidade; neoplasias; ecocardiograma/eletroencefalograma.
  - Considerar avaliação da radiologia intervencionista.
- Doença de Wilson:
  - Avaliar a presença de anemia hemolítica (aumento significante de bilirrubina indireta), fosfatase alcalina baixa, insuficiência renal e acidose.

QUADRO 3 Parâmetros para predição de mortalidade e necessidade de transplante hepático em pacientes com IHA

Modelo prognóstico	Constituintes individuais	Comentários sobre o uso
MELD	RNI, TB, creatinina MELD ≥ 33 para IHA induzida por paracetamol MELD ≥ 32 para IHA não por paracetamol	Sensibilidade 74%
Critérios de King's College (IHA induzida por paracetamol)	pH arterial < 7,3 OU todos os seguintes: HE ≥ grau 3, creatinina > 3,4 mg/dL, RNI > 6,5	Sensibilidade 65%
Critérios de King's College (IHA não induzida por paracetamol)	RNI > 6,5 OU três dos seguintes parâmetros: Etiologia indeterminada, DILI, idade > 40 anos, tempo de icterícia até encefalopatia > 7 dias, BT > 17,4 mg/dL, RNI > 3,5	Sensibilidade 68% Especificidade 82%
Critérios de Clichy	Idade < 30 anos – EH e fator V < 20% Idade > 30 anos – fator V < 30%	Sensibilidade 56% para IHA por paracetamol Sensibilidade 50% para IHA não por paracetamol
Critérios de Escudi (intoxicação por cogumelos)	Intervalo entre a ingestão de cogumelos e diarreia < 8 horas OU Índice de protrombina abaixo de 10% do normal (INR de ≈ 6) 4 dias ou mais após a ingestão	Não se deve esperar o desenvolvimento de encefalopatia para determinar a avaliação de transplante
Critérios de Swansea (ALFP)	Pelo menos 5 dos seguintes sintomas: vômito, dor abdominal, polidipsia/poliúria, encefalopatia, bilirrubina elevada, hipoglicemia, ureia elevada, leucocitose, ascite ou fígado brilhante no ultrassom, transaminases elevadas, amônia elevada, insuficiência renal, coagulopatia, esteatose microvesicular na biópsia hepática	São necessários 6 ou mais achados na ausência de outra causa

ALFP: doença hepática gordurosa aguda da gravidez; BT: bilirrubina total; DILI: lesão hepática induzida por drogas; EH: encefalopatia hepática; IHA: insuficiência hepática aguda; MELD: modelo para doença hepática em estágio terminal, do inglês *model for end-stage liver disease*; RNI: razão internacional normalizada; TB: tuberculose.

- Solicitar dosagem de ceruloplasmina e cobre sérica, dosagem de cobre na urina de 24 horas e avaliação do oftalmologista para pesquisa de anéis de Kayser-Fleicher.

- Síndrome de HELLP e esteatose hepática aguda da gravidez:
  - Solicitar beta-HCG, ultrassonografia abdominal e avaliação obstétrica.
- Malignidade:
  - Considerar exames de imagens: US abdominal; TC/RM abdominal e biópsia hepática.
- Etiologia indeterminada
  - Considerar biópsia hepática.

CONDUTAS NA UNIDADE DE TERAPIA INTENSIVA

1. Neurológico:

1.1. Deterioração abrupta do estado mental?
- Sim: TC de crânio para procurar hemorragia intracraniana.

1.2 Sódio sérico < 145 mMol/L?
- Sim → considerar usar solução salina hipertônica para profilaxia da hipertensão intracraniana para manter o Na sérico entre 145 e 155 mmol/L.
- Monitorar cuidadosamente a taxa de aumento do Na; discuta a meta do Na sérico com as equipes se o paciente estiver em terapia de substituição renal (TSR).

1.3 Entubado, agitado ou com dor?
- Não → evitar medicamentos sedativos (benzodiazepínicos, narcóticos, antieméticos de ação central).
- Sim → usar propofol e/ou fentanil.

1.4 Hipotermia espontânea (34 a 37 °C)?
- Sim → não aquecer o paciente.

1.5 Encefalopatia grau III/IV?
- Sim → considerar manitol 0,25 a 1 g/kg IV, a cada 6 horas, se osmolalidade sérica < 320 mOsm/L ou bólus de solução salina hipertônica para tratamento de suspeita de hipertensão intracraniana.
- Considerar o monitoramento da PIC:
  - Objetivo de manter PIC < 25 mmHg.
  - Pressão de perfusão cerebral-alvo 50 a 80 mmHg.

2. Pulmonar:
   2.1 Encefalopatia grau III/IV?
   - Sim → entubar; preferir ventilação com baixo volume corrente para evitar lesão pulmonar aguda.

   2.2 Entubado e hiperventilando espontaneamente?
   - Sim → não corrigir a ventilação.
3. Doença infecciosa:
   3.1 Colher culturas de vigilância rotineiramente e com periodicidade, tratar com antibióticos se cultura de vigilância positiva ou se houver progressão da encefalopatia para graus III/IV ou SIRS (síndrome da resposta inflamatória sistêmica) ou deterioração clínica ou hipotensão mantida ou paciente listado para transplante.
   - Considerar antibioticoterapia de amplo espectro.
4. Cardiovascular:
   4.1 Pressão arterial média (PAM) < 75 mmHg apesar da reposição de volume e encefalopatia grau III/IV?
   - Sim → iniciar vasopressores (preferir noradrenalina em vez de adrenalina ou vasopressina); considere experimentar a hidrocortisona.
5. Renal:
   5.1 Oligúria ou aumento da creatinina > 0,3 mg/dL ou amônia > 150 mcM ou sobrecarga de volume ou hipertensão intracraniana estabelecida/suspeita?
   - Não → considerar consulta renal/hemodiálise precoce.
   - Sim→ iniciar hemodiálise (HD) contínua (preferível à HD intermitente, mesmo se hemodinamicamente estável).

   5.2 Expansão volêmica guiada por avaliação hemodinâmica, evitar hipervolemia (risco de congestão pulmonar) e soluções hipotônicas.
6. Hematologia:
   6.1 Sangramento clinicamente significativo?
   - Não → não corrigir RNI pelo seu valor prognóstico para o transplante hepático.
   - Sim → corrigir trombocitopenia, hipofibrinogenemia e coagulopatia, sempre que possível guiado por tromboelastograma.

   6.2 Procedimento invasivo planejado?
   - Não → não corrigir o RNI, se possível após consulta com intensivistas/radiologistas/neurocirurgiões.
   - Sim → corrigir trombocitopenia e hipofibrinogenemia (RNI não prevê risco de sangramento em pacientes com IHA, utilizar tromboelastograma).
7. Endócrino:
   7.1 Glicose < 80 mg/dL?
   - Sim → dextrose.

   7.2 Glicose > 180 mg/dL?
   - Sim → insulina.
8. Gastrointestinal:
   8.1 Alimentação enteral é possível (VO ou SNG)?
   - Sim → começar o mais cedo possível se não houver evidência de gastroparesia, mas a via gastrointestinal deve ser evitada em pacientes com encefalopatia progressiva, nos quais a alimentação parenteral deve ser utilizada.
9. Avaliação precoce da equipe de transplante hepático:
   9.1 Encefalopatia?
   - Sim → consultar o centro ou equipe de transplante hepático precocemente.

   9.2 Possível candidato a transplante de fígado?
   - Sim → iniciar avaliação de transplante conforme protocolo do centro.
10. Todos os critérios para listagem no *status* 1A foram atendidos?
    10.1 Todos os 3 critérios a seguir devem ser atendidos:
    - Início da encefalopatia dentro de 8 semanas dos primeiros sintomas da doença hepática.
    - Paciente internado na UTI.
    - RNI > 2 ou intubado ou em terapia de substituição renal contínua.
    - Sim → considere listar, em consulta com a equipe de transplante.

COMPLICAÇÕES SISTÊMICAS DA IHA

Hemodinâmica

Pacientes com IHA geralmente apresentam hipovolemia inicial, especialmente se estiverem inconscientes por longos períodos. Isso evolui para um estado hiperdinâmico com vasodilatação periférica, resultado da resposta inflamatória sistêmica e tempestade de citocinas, levando à hipoperfusão orgânica, acidose láctica e insuficiência renal.

Medidas iniciais:

- Administração de solução salina intravenosa para restaurar o volume e manter a pressão arterial média (MAP) acima de 65 mmHg.
- Persistência de hipotensão deve levar à investigação de infecções e ao uso de antibióticos de amplo espectro e vasopressores, com preferência pela noradrenalina.
- Em casos de resposta inadequada, adicionar vasopressina e considerar hidrocortisona (300 mg

IV) para pacientes euvolêmicos com insuficiência adrenal relativa.

A responsividade a fluidos é limitada (aumento do índice cardíaco ≥ 15% em apenas 29% dos casos), sugerindo vasodilatação sistêmica profunda e ineficácia no aumento da pré-carga após expansão volêmica.

Quanto às terapias avançadas: a despeito de polêmicas sobre sua efetividade na IHA, têm sido utilizadas:

- Troca plasmática terapêutica (TPE): levaria a aumento imediato e sustentado da PAM, menor necessidade de vasopressores e redução da disfunção orgânica, como a necessidade de TRS. O mecanismo da TPE inclui remoção de citocinas inflamatórias e reposição de fatores plasmáticos benéficos.
- Sistema MARS (recirculação de adsorvente molecular): também melhoraria a PAM e a disfunção orgânica.

Essas intervenções visam a manejo hemodinâmico mais robusto e são consideradas estratégias avançadas para estabilização em pacientes com IHA.

Edema cerebral

Prevenção

- Permitir hiperventilação espontânea.
- Permitir hipotermia espontânea; geralmente, não aquecer um paciente com baixas temperaturas centrais espontâneas.
- Iniciar terapia de substituição renal precocemente, particularmente em pacientes com fatores de risco para desenvolver edema cerebral (amônia sérica > 100 a 150 mcM, encefalopatia grau III /IV, presença de SIRS, oligúria, IRA).
- Manter o sódio sérico em níveis altos-normais (145 a 155).

Conduta

- Bólus de manitol (0,5 a 1 g/kg de peso corporal IV).
- Bólus salinos hipertônicos.
- Remover mais volume e amônia (CVVH).
- Manter a pressão de perfusão cerebral (PPC) com noradrenalina (> 60 mmHg).
- Considerar a troca de plasma terapêutica.
- Considerar sedação mais profunda (propofol).
- Considerar um agente eliminador de amônia (fenilacetato de sódio, benzoato de sódio).
- Considerar hipotermia terapêutica (temperatura central de 32 a 34 °C).

Monitoramento da pressão intracraniana (PIC)

- O uso de monitores invasivos de PIC tem diminuído em decorrência de baixa incidência de edema cerebral e complicações fatais associadas.
- É indicado em pacientes com IHA e alto risco de edema cerebral (SIRS, encefalopatia hepática grave, amônia > 100 mmol/L, insuficiência renal).
- Monitoramento invasivo ajuda a identificar pacientes não aptos ao transplante pela alta probabilidade de hérnia intraoperatória ou recuperação neurológica precária.
- Métodos não invasivos, como Doppler transcraniano, mostraram certa eficácia para detectar PIC elevada, enquanto o diâmetro da bainha do nervo óptico e outros índices foram menos precisos.

Controle do sódio sérico

- A profilaxia com solução salina hipertônica (SSH) para manter hipernatremia leve (145 a 155 mM) reduz a PIC e a necessidade de noradrenalina.
- Em casos de edema cerebral, SSH (3%) é comparável ao manitol em reduzir a PIC, mas com menor risco de rebote e disfunção renal.
- A titulação do sódio durante a terapia com SSH pode ser ajustada com modificações na TSR contínua.

TERAPIA DE SUBSTITUIÇÃO RENAL PARA HIPERAMONEMIA

- Aplicação precoce de TRS, principalmente terapia de substituição renal contínua (CRRT), é recomendada em pacientes com hiperamonemia moderada a grave.
- Amônia > 200 mcM está associada à hérnia cerebral e > 100 mcM a encefalopatia grave.
- CRRT reduz efetivamente os níveis de amônia proporcionalmente à taxa de ultrafiltração, sendo mais eficaz se iniciada precocemente e mantida até amônia < 100 mcM.
- CRRT é superior à intermitente, associada a maior sobrevivência sem transplante.

TRATAMENTOS PARA EDEMA CEREBRAL REFRATÁRIO

Eliminadores de amônia

- L-ornitina L-aspartato (LOLA): embora forneça substrato para síntese de glutamina, não reduziu amônia sérica mais rapidamente que o placebo nem melhorou a encefalopatia. O efeito negativo foi atribuído à desamidação da glutamina pelas glutaminases intestinais.

- L-ornitina fenilacetato (OPA): diferentemente do LOLA, promove excreção renal de amônia ao ligar-se à glutamina antes da desamidação. Estudos iniciais mostraram segurança e eficácia dose-dependente na redução da amônia em pacientes com IHA grave. Estudos mais amplos ainda são necessários.
- Lactulona e rifaximina não apresentam benefícios claros para esses pacientes. Por sua vez, a distensão abdominal e a possibilidade de íleo pela lactulona devem ser evitadas nos pacientes listados para transplante.

Hipotermia terapêutica

- Usada em casos graves de hipertensão intracraniana (ICH) refratária, especialmente em pacientes à espera de transplante hepático.
- Reduz a PIC ao baixar a temperatura corporal para 32 a 34 °C, mas apresenta riscos significativos, como infecções, agravamento de distúrbios de coagulação e arritmias cardíacas.
- Hipotermia profilática: estudos multicêntricos comparando temperaturas normais (36 °C) e hipotérmicas (33 a 34 °C) não mostraram benefícios claros na prevenção de aumento crítico da PIC, e a estratégia não é recomendada com base nos dados atuais.

Esses tratamentos têm limitações significativas e continuam sendo explorados para melhor manejo de edema cerebral refratário em pacientes com insuficiência hepática aguda.

Além do tratamento geral do paciente descrito anteriormente, o clínico precisa estar ciente das intervenções sensíveis ao tempo e específicas da etiologia que devem ser instituídas (Quadro 5).

TRANSPLANTE HEPÁTICO

Na era anterior ao transplante hepático (TH), a mortalidade em pacientes com IHA aproximou-se de 80% com os avanços na TH e nos cuidados intensivos, as taxas de sobrevivência de pacientes e enxertos melhoraram dramaticamente ao longo últimos 20 anos, embora permaneçam inferiores aos dos pacientes vivendo com cirrose. Depois de 1 ano e 5 anos do transplante hepático, a sobrevida dos pacientes é de aproximadamente 80 e 75%, respectivamente. A maioria das mortes ocorre meses após o transplante; ao contrário, a sobrevivência a longo prazo é excelente.

CONSIDERAÇÕES FINAIS

A IHA, que é condição clínica grave e de rápida progressão, demanda reconhecimento precoce e manejo intensivo, preferencialmente em centros especializados com capacidade para transplante hepático. A etiologia, embora variada, é crucial para a conduta terapêutica específica, enquanto o suporte às disfunções orgânicas e o monitoramento contínuo das complicações, como o edema cerebral, são pilares do tratamento. A avaliação prognóstica rigorosa e a indicação oportuna de transplante hepático são decisivas para a sobrevida dos pacientes.

PONTOS-CHAVE

1. IHA é a deterioração rápida da função hepática em pacientes sem doença hepática preexistente, caracterizada por coagulopatia (RNI ≥ 1,5) e encefalopatia hepática.
2. As causas variam geograficamente; no Ocidente, a intoxicação por paracetamol é a principal, enquanto no Oriente e em países em desenvolvimento, as hepatites virais (B e E) predominam.
3. O tratamento da IHA exige internação em UTI, monitoramento neurológico rigoroso, controle de infecções, suporte hemodinâmico, renal e metabólico. Complicações graves incluem edema cerebral e falência de múltiplos órgãos.
4. Modelos como MELD e critérios de King's College auxiliam na predição de mortalidade e na indicação precoce de transplante hepático, que melhora significativamente a sobrevida em casos graves.

AGRADECIMENTO

Agradeço ao Prof. Dr. Edison Roberto Parise, pela contribuição na revisão deste capítulo.

QUADRO 4 Recomendações gerais para transfusão de hemocomponentes antes de procedimento invasivo em pacientes com IHA

Parâmetro hemostático	Transfusão/infusão	Limiar para repor
RNI	Plasma	Desconhecido
Plaquetas	Plaquetas	$< 60 \times 10^9$
Fibrinogênio	Crioprecipitado	< 100 mg/dL
Hemoglobina	Hemácias	< 7 g/dL

IHA: insuficiência hepática aguda; RNI: razão internacional normalizada.

QUADRO 5 Recomendações terapêuticas conforme a etiologia da IHA

Etiologia	Tratamento
Acetaminofeno	Protocolo IV de 300 mg/kg de dose total: ▪ 1ª bolsa = 150 mg/kg/dose de carga em 1 hora ▪ 2ª bolsa = 50 mg/kg/hora por 4 horas ▪ 3ª bolsa = 100 mg/kg por 16 horas (6,25 mg/kg/hora) Protocolo IV estendido:* ▪ 1ª bolsa = 50 mg/kg por 4 horas ▪ 2ª bolsa = 125 mg/kg por 19 horas ▪ Bolsas restantes = 100 mg/kg por 24 horas × 2 dias ou até RNI < 1,5 Protocolo oral de 72 horas: ▪ 1.330 mg/kg de dose total ▪ Dose de carga = 140 mg/kg (35 mg/kg/hora) por 4 horas ▪ Doses de manutenção = 70 mg/kg a cada 4 horas × 17 doses (por 68 horas)
DILI	Descontinuar o agente ofensor, considerar NAC para coma de grau elevado, corticosteroides para aqueles com hipersensibilidade ou características autoimunes
Hepatite B	Análogos de nucleotídeos (entecavir, tenofovir)
HSV ou VZV	Aciclovir IV
CMV	Ganciclovir IV
Envenenamento por cogumelo	Penicilina IV; silimarina IV
Doença de Wilson	Hemofiltração contínua e plasmaférese
Hepatite autoimune	Corticosteroide IV
Síndrome de Budd-Chiari	Anticoagulação com heparina de baixo peso molecular, descompressão portal com TIPS, revascularização com angioplastia ou *stent*
Síndrome HELLP/AFLP	Indução do parto e cuidados de suporte

* Fonte: Fontana, 2008.[2]
AFLP: doença hepática gordurosa aguda da gravidez; CMV: citomegalovírus; HELLP: hemólise, enzimas hepáticas elevadas, plaquetas baixas; HSV: vírus herpes simplex; IHA: insuficiência hepática aguda; IV: intravenoso; NAC: N-acetilcisteína; RNI: razão internacional normalizada; TIPS: derivação portossistêmica intrajugular trans-hepática; VTZV; vírus varicela-zóster.

BIBLIOGRAFIA

1. Arroyo V, Moreau R, Jalan R. Acute-on-chronic liver failure. N Engl J Med. 2020;382(22):2137-45.
2. Fontana RJ. Acute liver failure including acetaminophen overdose. Med Clin North Am. 2008;92(4):761-94.
3. Ginès P, Krag A, Abraldes JG, Solà E, Fabrellas N, Kamath PS, et al. Liver cirrhosis. Lancet. 2021;398(10308):1359-76.
4. Maiwall R, Kulkarni AV, Arab JP, Piano S. Acute liver failure. Lancet. 2024;404(10454):789-802.
5. Ozturk NB, Herdan E, Saner FH, Gurakar A. A comprehensive review of the diagnosis and management of acute liver failure. J Clin Med. 2023;12(23):7451.
6. Saner FH, Scarlatescu E, Gold A, Abufarhaneh E, Alghamdi SA, Tolba Y, et al. Advanced strategies for intensive care management of acute liver failure. Best Pract Res Clin Gastroenterol. 2024;73:101962.
7. Shingina A, Mukhtar N, Wakim-Fleming J, Alqahtani S, Wong RJ, Limketkai BN, et al. Acute Liver Failure Guidelines. Am J Gastroenterol. 2023;118(7):1128-53.
8. Stravitz RT, Lee WM. Acute liver failure. Lancet. 2019;394(10201):869-81.
9. Tujios S, Stravitz RT, Lee WM. Management of acute liver failure: update 2022. Semin Liver Dis. 2022;42(3):362-78.

Seção 7

Sistema renal e metabólico

Claudio Luders
Laerte Pastore Jr.

59

Distúrbios da osmolalidade plasmática: hiponatremia e hipernatremia

Maria Eliza do Amaral Carvalho

SUMÁRIO

INTRODUÇÃO

O rim é responsável por manter o *milieu intérieur* ou o meio interno, conceito desenvolvido por Claude Bernard para descrever o fluido intersticial e sua capacidade fisiológica a fim de assegurar a estabilidade protetora (homeostase) para os tecidos e órgãos dos organismos multicelulares.

O rim tem papel ativo tanto no balanço da água como no balanço do sódio, que entidades fisiológicas absolutamente distintas, embora exista a integração fisiológica da homeostase desses dois balanços.

O conhecimento da fisiologia do balanço da água é fundamental para entender a regulação da concentração do sódio plasmático, que é o principal íon do compartimento extracelular e o principal determinante da osmolalidade plasmática.

A regulação da osmolalidade plasmática é feita em situações de normalidade por mudanças na ingestão e excreção de água pelo organismo por meio do mecanismo da sede e da liberação da arginina-vasopressina ou hormônio antidiurético (HAD), sinalizada por variações da osmolalidade plasmática detectadas pela hipófise. Em contrapartida, as variações da volemia também envolvem a secreção da arginina vasopressina, mas o controle da volemia é feito primariamente pelo balanço de sódio. Assim, as variações da volemia (hipovolemia e hipervolemia) estimulam os receptores de pressão e volume arteriais, o sistema renina-angiotensina renal, o sistema nervoso simpático e a secreção não osmótica de arginina vasopressina, que vão determinar a retenção ou a perda de sódio e água pelo rim para manutenção da integridade circulatória arterial.

O fato de os órgãos efetores do controle da volemia (balanço de sódio) e controle da osmolalidade plasmática (balanço de água) envolverem o rim e a hipófise pode criar alguma confusão para o correto entendimento desses dois processos, que são absolutamente distintos, mas se integram fisiologicamente para manter a homeostase do organismo. O bom entendimento desses processos é fundamental para a avaliação clínica das diferentes causas de hiposmolalidade, que são classificadas de acordo com o estado volêmico do organismo: hiposmolalidade presente em situações de hipovolemia, euvolemia e hipervolemia.

Os estímulos para manutenção da volemia são poderosos, e a secreção de HAD se dá em níveis muito mais altos do que os alcançados pelos estímulos desencadeados pelas variações da osmolalidade plasmática. Dessa maneira, diante da hipovolemia, prepondera a secreção de HAD mesmo na presença de hiposmolalidade. É necessária, contudo, uma queda relativamente grande do volume sanguíneo circulante (maior que 10%) para que a secreção de HAD se torne significante. Os distúrbios do balanço de sódio e regulação da volemia serão abordados em outro capítulo deste livro.

DISTÚRBIOS DA OSMOLALIDADE PLASMÁTICA

Os distúrbios do balanço da água são muito comuns na prática clínica e são responsáveis pelos distúrbios da osmolalidade plasmática; basicamente, são representados pelas hiponatremias e pelas hipernatremias.

O número de osmoles efetivos que geram força osmótica e tonicidade no fluido do compartimento intracelular e no fluido do compartimento extracelular determina seus respectivos volumes. A pressão hidrostática nos capilares e a concentração de albumina no plasma ($P_{albumina}$) são os maiores determinantes da distribuição do volume extracelular (VEC) (interstício e intravascular).

A concentração de sódio no plasma (P_{Na}) reflete o volume intracelular (VIC), mas de maneira inversa; quanto menor for a concentração plasmática de sódio, maior será o volume intracelular, e, quanto maior a concentração plasmática de sódio, menor será o volume intracelular.

CONCEITO DE BALANÇO EXTERNO E INTERNO

Balanço e *steady state* são sinônimos. Ambos se referem a um estado de equilíbrio de um sistema biológico no qual a entrada de dada substância em um sistema (endógeno ou exógeno) é igual à saída total dessa mesma substância do sistema.

Na Figura 1, está representado o balanço de água e sódio do organismo no estado de equilíbrio.

Esse sistema pode estar em balanço para dada substância, como a água ou calorias, e estar fora do equilíbrio para outras substâncias, como o potássio e o hidrogênio. O desequilíbrio hidroeletrolítico ocorre quando a ingestão e a excreção de dada substância não têm um balanço zerado. Se a ingesta mais a produção são maiores que a excreção o balanço, é dito positivo; se a ingesta mais a produção são menores que a excreção, o balanço é dito negativo.

A variação do peso de um indivíduo em situação de normalidade e alimentando-se adequadamente reflete a mudança de balanço da água no organismo. Se a ingestão de água for maior que a excreção, esse excesso de ingestão vai ser refletido no ganho de peso do organismo. O peso corpóreo reflete adequadamente uma mudança aguda (48-72 horas) no balanço de água mesmo em um paciente que esteja em jejum.

Algumas definições dadas a seguir são importantes para a correta compreensão dos distúrbios do balanço da água e seu tratamento.

ÁGUA CORPÓREA TOTAL

A água corpórea total, como percentagem da massa magra do indivíduo, varia com a idade. Esses valores variam também com a quantidade de gordura do organismo, uma vez que o tecido gorduroso contém muito menos água do que o tecido muscular. Assim, no adulto jovem do sexo masculino, a água corpórea total é cerca de 60% do peso corpóreo total, enquanto no adulto do sexo feminino essa porcentagem está em torno de 50%.

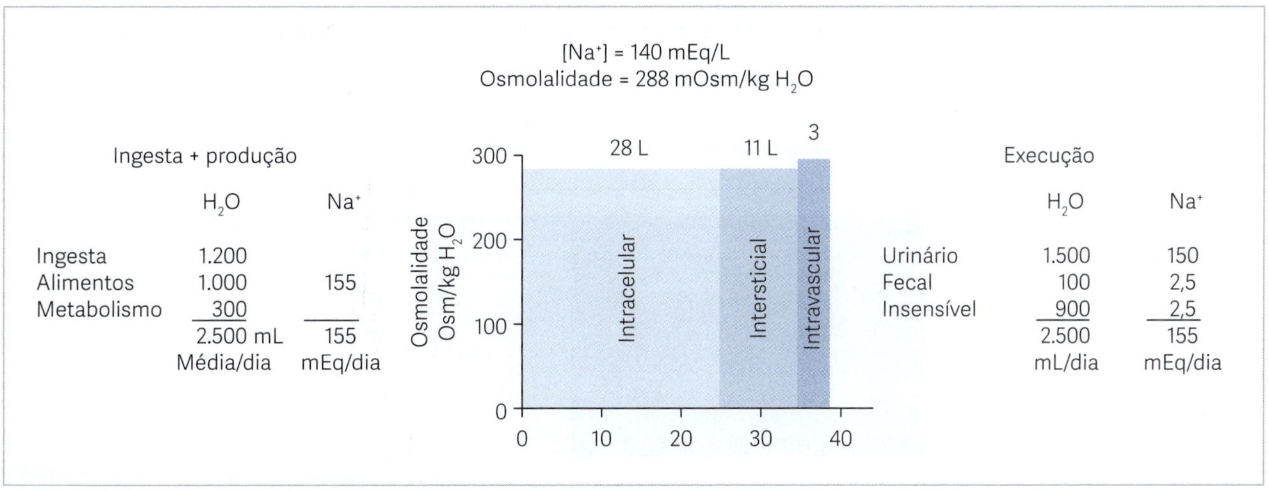

FIGURA 1 Balanço no estado de equilíbrio.
Fonte: adaptada de Valtin (1973).

Esses valores caem progressivamente com o aumento da obesidade ou com a perda de massa muscular.

A água corpórea total está distribuída em dois principais compartimentos, que contêm o fluido extracelular e o fluido intracelular separados pela membrana celular. A membrana celular é livremente permeável à água, mas não a eletrólitos, e assim mantém as diferentes composições de soluto desses dois compartimentos: sais de sódio no fluido extracelular e seus principais ânions cloreto e bicarbonato e sais de potássio no fluido intracelular, com macromoléculas orgânicas fosfatadas como os principais ânions.

Na Figura 2 está representada a distribuição da água corpórea total do organismo entre os compartimentos intracelular e extracelular. O compartimento extracelular compreende o volume intracelular e o volume intersticial.

No adulto o volume extracelular (VEC) constitui cerca de 33 a 40% da água corpórea total e é determinado pelas quantidades absolutas de sódio e água presentes nesse compartimento. O volume intracelular (VIC) corresponderia, assim, a aproximadamente 60 a 67% da água corpórea total.

Em geral, considera-se que o volume intracelular seja dois terços da água corpórea total, sendo o volume extracelular formado pelo um terço remanescente (Quadro 1).

OSMOLALIDADE PLASMÁTICA

As mudanças no volume do fluido intracelular primariamente ocorrem quando há mudanças na tonicidade plasmática.

A osmolalidade plasmática (P_{Osm}) é determinada pela razão dos solutos plasmáticos e água plasmática. A maioria dos solutos é formada por sais de sódio, com menor contribuição de outros íons (p. ex., potássio e cálcio), glicose e ureia.

A P_{Osm} normal é de 275 a 290 mOsmol/kg. A osmolalidade plasmática pode ser estimada pela seguinte equação:

QUADRO 1 Quantificação da água corpórea total em litros (indivíduo adulto, masculino, 70 kg)

Compartimento	Quantidade	Volume
Fluido corpóreo total	60% peso corpóreo	42 litros
Volume intracelular	40% peso corpóreo	28 litros
Volume extracelular	20% peso corpóreo	14 litros
Fluido intersticial	2/3 VEC	9,4 litros
Fluido venoso	1/3 VEC	4,6 litros
Fluido plasmático	85% fluido plasmático	3,9 litros
Fluido arterial	15% fluido plasmático	0,7 litro

Distribuição da água entre os componentes intracelular e extracelular
O compartimento extracelular compreende o volume intravascular e o volume intersticial
Água corpórea total (50-70% do peso corpóreo)
Principais compartimentos da água corpórea total do organismo. Valores para indivíduo adulto, masculino, 70 kg

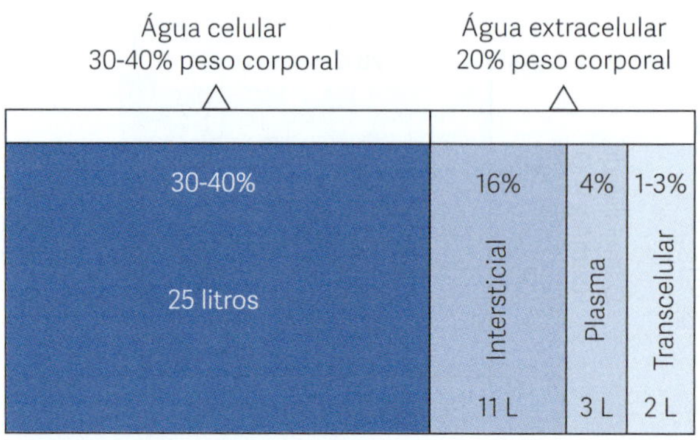

FIGURA 2 Distribuição de água entre os compartimentos intracelular e extracelular.
Fonte: adaptada de Valtin (1973).

$$P_{osm} = 2 \times [Na^+] + \frac{\text{glicose (mg/dL)}}{18} + \frac{\text{ureia (mg/dL)}}{6}$$

A multiplicação da concentração de sódio por 2 se deve aos ânions que acompanham o sódio, e divide-se a concentração de glicose em mg/dL por 18 para converter os valores em mmol/L, o mesmo acontecendo com a concentração da ureia, expressa em mg/dL, cujo valor dividido por 6 expressa a concentração da ureia em mmol/L.

As contribuições da glicose e da ureia para a osmolalidade plasmática são pequenas quando essas concentrações estão em seus valores normais, mas podem se tornar significantes quando a concentração de glicose se eleva muito, como no diabetes *mellitus* descompensado ou na uremia, quando altas taxas de glicose ou ureia são observadas no plasma, respectivamente.

A osmolalidade do plasma e do fluido extracelular é igual à osmolalidade intracelular, uma vez que a maioria das membranas celulares é livremente permeável à água e, portanto, estabelece-se um equilíbrio osmótico entre esses dois compartimentos.

TONICIDADE PLASMÁTICA

Tonicidade plasmática é a osmolalidade efetiva do plasma, que é percebida pelos osmorreceptores e determina a distribuição transcelular de água. A água pode atravessar livremente a maioria das membranas celulares e se mover de uma área de baixa tonicidade (conteúdo maior de água) para uma área de alta tonicidade (conteúdo menor de água).

A principal diferença entre a tonicidade plasmática e a osmolalidade plasmática é que a tonicidade reflete a concentração de solutos que não atravessam facilmente a membrana celular (p. ex., os sais de sódio), e assim influenciam a distribuição da água entre as células e o VEC.

A osmolalidade do plasma inclui a contribuição osmótica da ureia, mas, como a ureia atravessa livremente a membrana celular, é considerada um osmol "inefetivo", uma vez que existe equilíbrio da concentração da ureia no volume extracelular e intracelular, e assim a ureia tem pouco efeito no movimento da água através da membrana celular.

OSMORREGULAÇÃO DO PLASMA

A osmorregulação, que é a regulação da tonicidade do plasma, é feita por alterações no balanço de água. Os principais mecanismos responsáveis pela regulação do metabolismo da água são a sede e a secreção do HAD pela hipófise em resposta às variações da osmolalidade plasmática.

A supressão da liberação do HAD é o primeiro mecanismo protetor contra a retenção de água e o desenvolvimento da hiponatremia, enquanto a sede é o mecanismo primário protetor contra a perda de água e o desenvolvimento da hipernatremia.

Como a concentração sérica de sódio é determinada pela relação entre a quantidade de água e a quantidade de sódio do extracelular, essa concentração pode ser regulada por mudanças na ingestão ou excreção da água pelo organismo.

REGULAÇÃO DA INGESTÃO DE ÁGUA E HOMEOSTASE

A regulação da água corpórea ajuda a minimizar as alterações do volume celular osmoticamente induzidos, que causam efeitos adversos nos múltiplos mecanismos da função celular.

Neurônios osmorreceptores localizados no hipotálamo anterior detectam mudanças no estiramento celular pelas mudanças na osmolalidade efetiva sistêmica. A diminuição do estiramento celular aumenta os disparos dos neurônios osmorreceptores, que leva ao aumento da sede e à liberação de vasopressina pela hipófise. Para impedir a sede persistente, o limiar de liberação do HAD pela variação da osmolalidade plasmática é menor do que o limiar para desencadear a sede.

A vasopressina aumenta a reabsorção de água do fluido tubular nos túbulos distal e coletor cortical e da medula externa, o que favorece a concentração urinária. Em condições normais, a regulação osmótica da liberação da vasopressina pela hipófise posterior depende primariamente da efetiva osmolalidade do soro.

Mudanças na tonicidade do plasma são percebidas pelos osmorreceptores do hipotálamo. Esses receptores agem tanto na ingestão como na excreção da água, influenciando a sede e a liberação do HAD, respectivamente.

A Figura 3 ilustra a relação entre a concentração de HAD e a osmolalidade plasmática em humanos, com variações da osmolalidade plasmática conseguidas por variações do estado de hidratação. O limiar osmótico para sede é maior (alguns mOsmol/kg) do que o limiar para liberação do HAD.

A supressão da liberação do HAD é o primeiro mecanismo protetor contra a retenção de água e o desenvolvimento da hiponatremia, enquanto a sede é o mecanismo primário protetor contra a perda de água e o desenvolvimento da hipernatremia.

O HAD é o determinante fisiológico primário da excreção de água livre. Seu efeito principal é aumentar a permeabilidade à água da membrana luminal das células dos túbulos do córtex e da medula externa do rim, promovendo a reabsorção de água pelo equilíbrio osmótico com o interstício medular hipertônico.

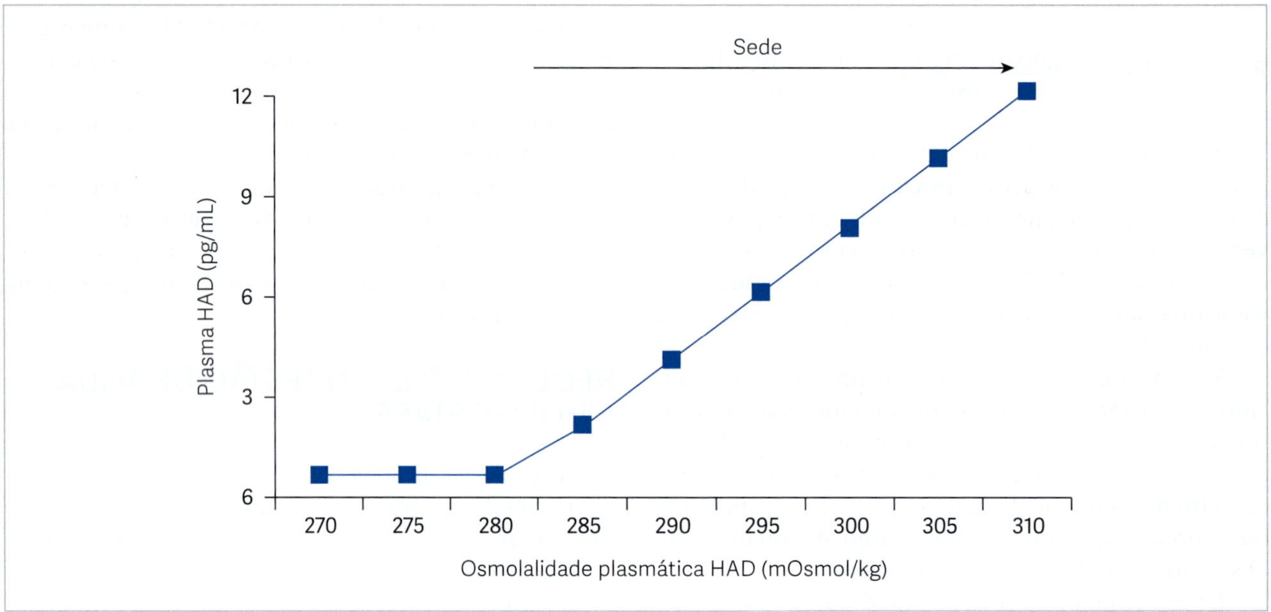

FIGURA 3 Regulação osmótica da liberação do HAD e sede.
HAD: hormônio antidiurético.

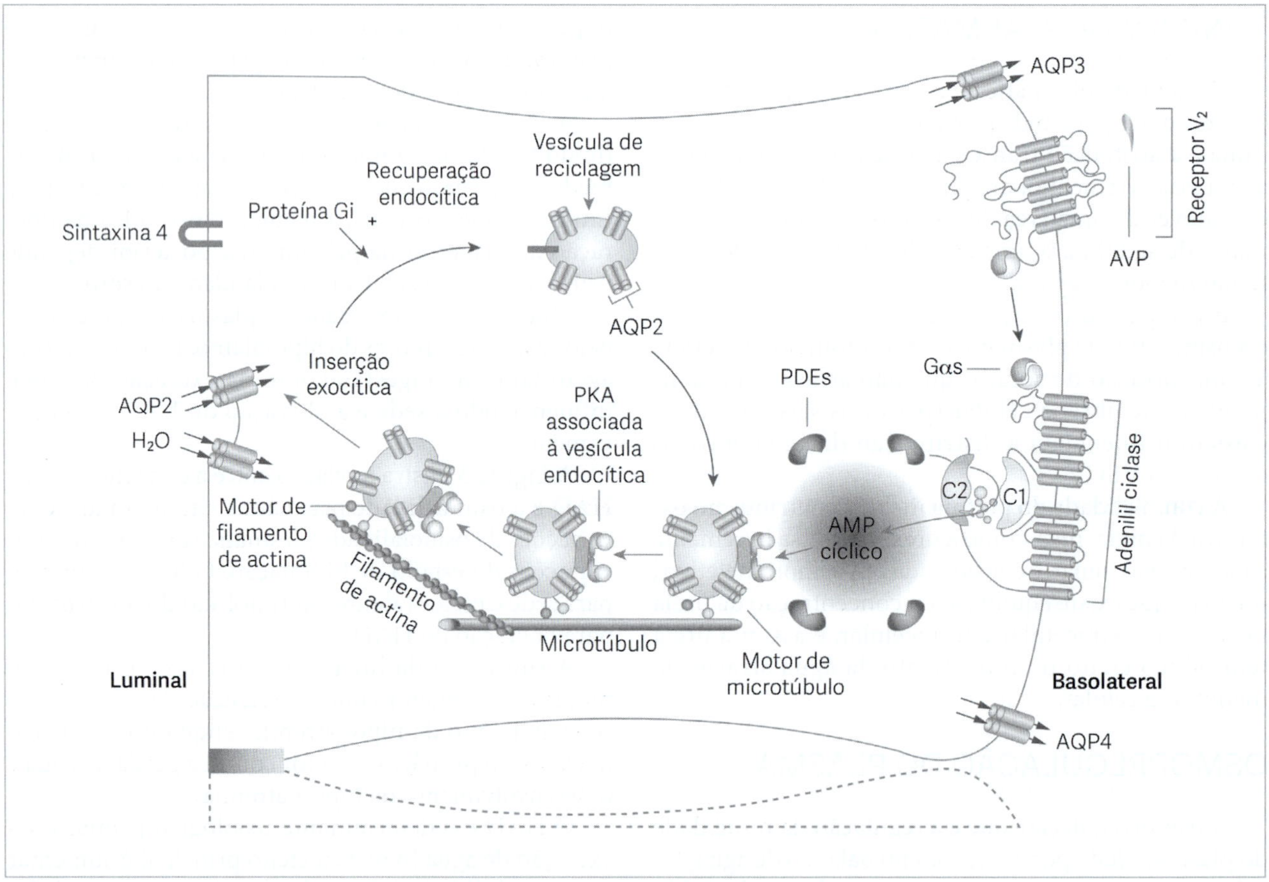

FIGURA 4 Efeito da arginina-vasopressina na permeabilidade à água no ducto coletor cortical.
AMP: adenosina monofosfato; AQP: aquaporina; AVP: arginina-vasopressina; C1: domínio catalítico 1 da adenilil ciclase; C2: domínio catalítico 2 da adenilil ciclase; Gi: proteína G inibitória; Gαs: subunidade alfa da proteína G estimulatória; PDEs: fosfodiesterases; PKA: proteína quinase A.

A Figura 4 ilustra o mecanismo pelo qual a arginina-vasopressina se liga aos receptores V2 das células do tubo coletor, iniciando uma sequência de eventos intracelulares que culminam com o aumento da permeabilidade à água. Esses eventos incluem a ativação da adenilciclase via estimulação das proteínas heterométricas G-alfa-s, aumento dos níveis de AMP cíclico, ativação da proteína kinase A e fusão de vesículas citoplasmáticas que contêm canais de água específicos (aquasporina 2) com a membrana luminal, permitindo assim que a água seja reabsorvida favoravelmente a um gradiente osmótico.

Uma vez que os canais de água alcançam a membrana luminal e permitem o movimento osmótico da água através das células para o lúmen tubular, a água retorna rapidamente para a circulação sistêmica através da membrana basolateral, que é permeável à água mesmo na ausência de HAD e tem uma superfície muito maior que a membrana luminal.

Quando o efeito do HAD cessa, os canais de água se agregam dentro de vesículas revestidas de clatrina, são removidos da membrana luminal por endocitose e assim retornam ao citoplasma.

HIPONATREMIAS

A hiponatremia é definida como a queda da concentração do sódio sérico abaixo de 136 mEq/L.

A hipernatremia está sempre associada à hipertonicidade, enquanto a hiponatremia pode estar associada à tonicidade plasmática baixa, alta ou mesmo normal.

Como já foi definido, a osmolalidade efetiva ou tonicidade se refere à contribuição à osmolalidade dada pelos solutos que não podem se mover livremente através da membrana celular, causando assim um movimento transcelular da água, como o sódio e a glicose na ausência da insulina.

Hiponatremia dilucional

Hiponatremia hipotônica e hiponatremias não hipotônicas

A hiponatremia dilucional é a forma mais comum das hiponatremias, causada pela retenção de água. Se a ingestão de água excede a capacidade dos rins de excretar água, ocorre a diluição dos solutos corpóreos, causando hiponatremia hipotônica com hiposmolalidade e hipotonicidade plasmática.

A hiponatremia hipotônica pode estar associada, contudo, com a osmolalidade plasmática normal ou mesmo alta (hiponatremias não hipotônicas) quando solutos que permeiam a membrana celular estão presentes no plasma, como a ureia na insuficiência renal ou o etanol nas intoxicações exógenas. A ureia e o etanol são solutos que vão aumentar a osmolalidade do plasma e aumentar o conteúdo de água do VEC, diluindo o sódio e levando à hiponatremia. Os pacientes com hiponatremia com osmolalidade plasmática normal ou aumentada estão sujeitos aos mesmos riscos da baixa concentração plasmática de sódio que os pacientes com hiponatremia hiposmolar.

As hiponatremias não hipotônicas (tonicidade do plasma normal ou aumentada) podem ocorrer também por solutos confinados no extracelular, como ocorre na hiperglicemia da descompensação diabética ou na retenção de manitol hipertônico. Nesses casos a osmolalidade plasmática está aumentada, assim como a tonicidade, pela presença de solutos no plasma que não atravessam a membrana celular, com a consequente movimentação da água do intracelular para o extracelular, causando desidratação das células.

O resultado final das hiponatremias dilucionais, contudo, é sempre resultante do aumento do conteúdo de água do VEC, levando à diluição do sódio plasmático.

Hiponatremia isotônica

Na maioria dos pacientes com hiponatremia o soro é hipotônico, com a concentração de sódio e a osmolalidade efetiva em valores abaixo do normal. Contudo, em algumas situações clínicas, o soro contém osmoles adicionais que aumentam a osmolalidade efetiva com redução da concentração do sódio sérico decorrente do fluxo resultante de água do intracelular para o extracelular. Exemplos desses osmoles incluem a glicose na hiperglicemia em decorrência do diabetes *mellitus* descompensado, manitol e glicina (absorção de fluidos de irrigação durante procedimentos urológicos ou ginecológicos).

A osmolalidade plasmática mantem-se próxima dos valores normais pela presença de substâncias osmoticamente ativas, porém a concentração do sódio sérico está diminuída e a hiponatremia resultante se deve à translocação de água do intracelular para o extracelular.

Hiponatremia hipertônica

A hiponatremia induzida pela hiperglicemia em estágios mais avançados da descompensação diabética continua sendo decorrente da translocação de água do intracelular para o extracelular. Contudo, a concentração aumentada de glicose no plasma causa hiperosmolalidade plasmática, e a presença da hiponatremia se deve à diluição do sódio plasmático pela movimentação da água do intracelular para o extracelular.

Durante o tratamento da descompensação diabética com a diminuição da hiperglicemia, a água retorna para o espaço intracelular, com o consequente aumento da concentração sérica do sódio, resultando em uma osmolalidade efetiva razoavelmente constante do plasma. Contudo, se a queda da osmolalidade plasmática efetiva for muito rápida, pode ocorrer edema cerebral, ocasionado agora pelo fluxo resultante de água direcionado do extracelular para o intracelular.

A hipertonicidade gerada por substâncias osmoticamente ativas no plasma, como a glicose, pode ser agravada pela diurese osmótica com a perda de água do VEC. Essa perda de água do extracelular pode causar atenuação da hiponatremia ou mesmo levar à hipernatremia, uma vez que a concentração de sódio e potássio na urina fica aquém da concentração desses íons no soro. Nesses casos, a perda de água na diurese osmótica vai causar contração do VEC, podendo causar hipernatremia a depender da magnitude da diurese osmótica.

A pseudo-hiponatremia é uma forma de hiponatremia isosmolar e isotônica identificada quando severa hipertrigliceridemia ou paraproteinemias aumentam a fase sólida do plasma e o sódio é medido por meio de fotometria de chama. Atualmente, as medidas diretas do sódio sérico com eletrodos íon-específicos eliminam esse artefato de laboratório.

Hiponatremia é um problema clínico comum principalmente nos pacientes hospitalizados. Embora a morbidade varie gradualmente dependendo do grau de hiponatremia, sérias complicações podem acontecer pela própria hiponatremia ou por erros em seu tratamento. A complicação clínica mais importante é o comprometimento do sistema nervoso central, principalmente nas hiponatremias agudas, embora as hiponatremias crônicas também possam causar complicações fatais.

Causas de hiponatremia

As hiponatremias ocorrem basicamente por três mecanismos:

1. Déficit de sódio e água no organismo com perda maior de sódio do que de água: essas hiponatremias são acompanhadas por hipovolemia porque, em razão da contração do volume extracelular, haverá redução do volume sanguíneo e da volemia circulante efetiva, desencadeando os mecanismos de retenção de sódio e água (balanço do sódio) que controlam a volemia do organismo.
2. Água em excesso: as condições que mais comumente refletem a retenção de água são déficit de excreção ou retenção causada pela excessiva ingestão de água, ultrapassando a capacidade excretora dos rins. A excreção prejudicada de água é na maioria dos casos caracterizada pela alta concentração de arginina vasopressina no plasma mesmo na presença de hipotonicidade, como ocorre na secreção inapropriada do HAD. A volemia desses pacientes é considerada normal (euvolemia), com a água corpórea total aumentada e o conteúdo de sódio do organismo normal porque não houve perda de sódio. Em pacientes psiquiátricos com ingestão excessiva de água, como nas polidipsias psicogênicas, a concentração de arginina vasopressina não está totalmente suprimida e a urina não atinge seu máximo de diluição, contribuindo para a retenção de água.
3. Sódio e água em excesso: na insuficiência cardíaca, na síndrome nefrótica e na cirrose hepática ocorre retenção de água e sódio, causando hipervolemia, mas o volume circulante efetivo está diminuído. Como consequência, os mecanismos de controle da volemia (retenção de sódio e água) são deflagrados, com níveis elevados de arginina vasopressina no plasma e aumento da água corpórea total maior que o aumento total do sódio no organismo. A despeito da hiponatremia desenvolvida por esses pacientes, os níveis de HAD continuam muito altos, porque os estímulos para controle da volemia preponderam sobre a hiponatremia e a hipotonicidade plasmática. Na insuficiência renal aguda e crônica, tem-se também retenção de água e sódio pelo organismo, mas a hipervolemia resultante não cursa com diminuição do volume circulante efetivo. A retenção de sódio e água se dá pela incapacidade dos rins de manter a homeostase do sódio e da água.

O Quadro 2 classifica as principais causas de hiponatremias hipotônicas em situações clínicas cursando com volume extracelular diminuído, essencialmente normal ou aumentado, e na ingestão excessiva de água.

Patogênese da hiponatremia hipotônica

A hiponatremia hipotônica é um distúrbio da homeostase da água e resulta da retenção de água pelo organismo. Na maioria dos casos, a retenção de água reflete a diminuição da diurese aquosa (incapacidade de diluir a urina).

Nos pacientes com hipovolemia e em algumas situações clínicas que cursam com hipervolemia, como insuficiência cardíaca, cirrose e síndrome nefrótica, a diurese aquosa diminuída decorre do volume sanguíneo arterial efetivo reduzido, que deflagra um estímulo osmótico para a liberação de vasopressina. Nos pacientes com hipervolemia por injúria renal aguda ou doença renal crônica, a filtração glomerular diminuída se combina com a incapacidade de produzir urina diluída com osmolalidade menor que 200 a 250 mOsm/kg, o que limita a produção de diurese aquosa.

A hipófise posterior é o único órgão do organismo que regula a liberação controlada da vasopressina em resposta aos estímulos fisiológicos.

Em situações patológicas, tanto a hipófise como outras células do organismo podem sintetizar e secretar vasopressina independentemente da osmolalidade sérica ou do volume circulante.

O termo secreção inapropriada do hormônio antidiurético (SIHAD) foi introduzido para designar essas situações patológicas em que ocorre secreção inapro-

QUADRO 2 Causas de hiponatremia hipotônica

1. Excreção renal de água comprometida

A. Diminuição do volume extracelular
Hiponatremia hipovolêmica
Perda renal de sódio:
- Diuréticos
- Diurese osmótica (glicose, ureia, manitol)
- Insuficiência adrenal
- Nefropatias perdedoras de sal
- Bicarbonatúria (acidose tubular renal, vômitos por tempo prolongado)
- Cetonúria

Perda extrarrenal de sódio:
- Diarreia
- Vômitos
- Perdas sanguíneas
- Sudorese excessiva
- Sequestro de fluido para o terceiro espaço
- Obstrução intestinal
- Peritonite
- Pancreatite
- Lesão muscular extensa
- Queimaduras

B. Aumento do volume extracelular
Hiponatremia hipervolêmica
- Insuficiência cardíaca congestiva
- Cirrose hepática
- Síndrome nefrótica
- Insuficiência renal aguda

C. Volume extracelular essencialmente normal
Hiponatremia euvolêmica
- Diuréticos tiazídicos (com depleção de sódio e potássio, estímulo da sede e mecanismo da diluição urinária comprometida)
- Hipotireoidismo grave
- Insuficiência adrenal
- Ingestão diminuída de solutos:
  - Bebedores de cerveja, ingestão de dietas pobres em solutos como chá e torradas
- Síndrome da antidiurese inapropriada
  - Doença do sistema nervoso central: psicoses agudas, lesões expansivas, doenças inflamatórias e desmielinizantes, AVC, hemorragia meníngea e trauma
  - Drogas causadoras de SIHAD: desmopressina, oxitocinas, inibidores da síntese de prostaglandinas, nicotina, fenotiazídicos, antidepressivos tricíclicos, inibidores da recaptação de serotonina, opioides, clorpropamida, clofibrato, carbamazepina, ciclofosfamida, vincristina
  - Doenças pulmonares causadoras de SIHAD: infecções, insuficiência respiratória aguda, ventilação com pressão positiva
- Outras causas de SIHAD: pós-operatório, dor, náusea severa, infecção por HIV

2. Excessiva ingestão de água
- Polidipsia primária: frequentemente acompanhada da redução da capacidade de excretar água
- Fórmulas alimentares muito diluídas
- Soluções de irrigação sem sódio: usadas em histeroscopias, laparoscopias, ressecção transuretral de próstata
- Ingestão acidental de grandes quantidades de água: afogamento, aulas de natação
- Enemas múltiplos com água pura

Fonte: adaptado de Adrogué (2000b).

priada do HAD (não desencadeadas por variações da osmolalidade ou variações de volemia.)

Nos últimos anos foi introduzido o termo mais abrangente síndrome da antidiurese inapropriada ou *syndrome of inappropriate antidiuresis* (SIAD) para englobar todas as situações patológicas que envolvam a secreção do HAD de forma inapropriada, além de todos os outros fatores que aumentem a permeabilidade à água no ducto coletor renal.

Em pacientes com síndrome inapropriada da antidiurese que cursa com euvolemia, a diminuição da diurese aquosa é resultante de níveis inapropriadamente elevados de vasopressina na ausência de um estímulo osmótico ou hemodinâmico. Menos frequentemente, a ingestão excessiva de água em pacientes com hiponatremia euvolêmica ultrapassa a capacidade de produção de urina diluída, resultando em retenção hídrica. O desenvolvimento de todas as formas de hiponatremia hipotônica requer que a ingestão de água exceda as perdas pelo rim e outras vias.

Na Figura 5, está representada a patogênese da hiponatremia hipotônica de acordo com a volemia. A avaliação clínica do paciente com base na história e no exame físico permite classificá-lo como hipervolêmico, hipovolêmico ou euvolêmico.

Abordagem clínica para hiponatremia hipotônica

A história clínica e o exame físico fornecem as informações essenciais para o diagnóstico da hiponatremia e permitem a classificação das hiponatremias em hiponatremia hipovolêmica, hiponatremia euvolêmica e hiponatremia hipervolêmica.

A hiperglicemia e outras causas da hiponatremia não hipotônica devem ser excluídas para confirmar a hiponatremia hipotônica.

Medidas do sódio urinário, osmolalidade urinária ou densidade urinária ajudam na diferenciação da euvolemia e da hipervolemia.

História clínica, exame físico e exames laboratoriais (sangue e urina) são em geral suficientes para determinar a causa da hiponatremia.

A Figura 6 resume os passos para a abordagem das hiponatremias hipotônicas.

Manifestações clínicas

A manifestação clínica da hiponatremia hipotônica, assim como da hipernatremia, está principalmente relacionada com alterações do sistema nervoso central. Essas alterações são mais evidentes quando a diminuição da concentração do sódio sérico é muito grande ou se dá de maneira muito rápida, ocorrendo em períodos de algumas horas. Dor de cabeça, náusea, vômitos, câimbras, letargia, inquietação, desorientação e reflexos deprimidos são observados, podendo evoluir para sonolência e depressão respiratória.

Nas hiponatremias graves, principalmente nas estabelecidas agudamente, o paciente pode apresentar convulsões e parada respiratória, herniação do tronco cerebral e morte. Essas complicações frequentemente

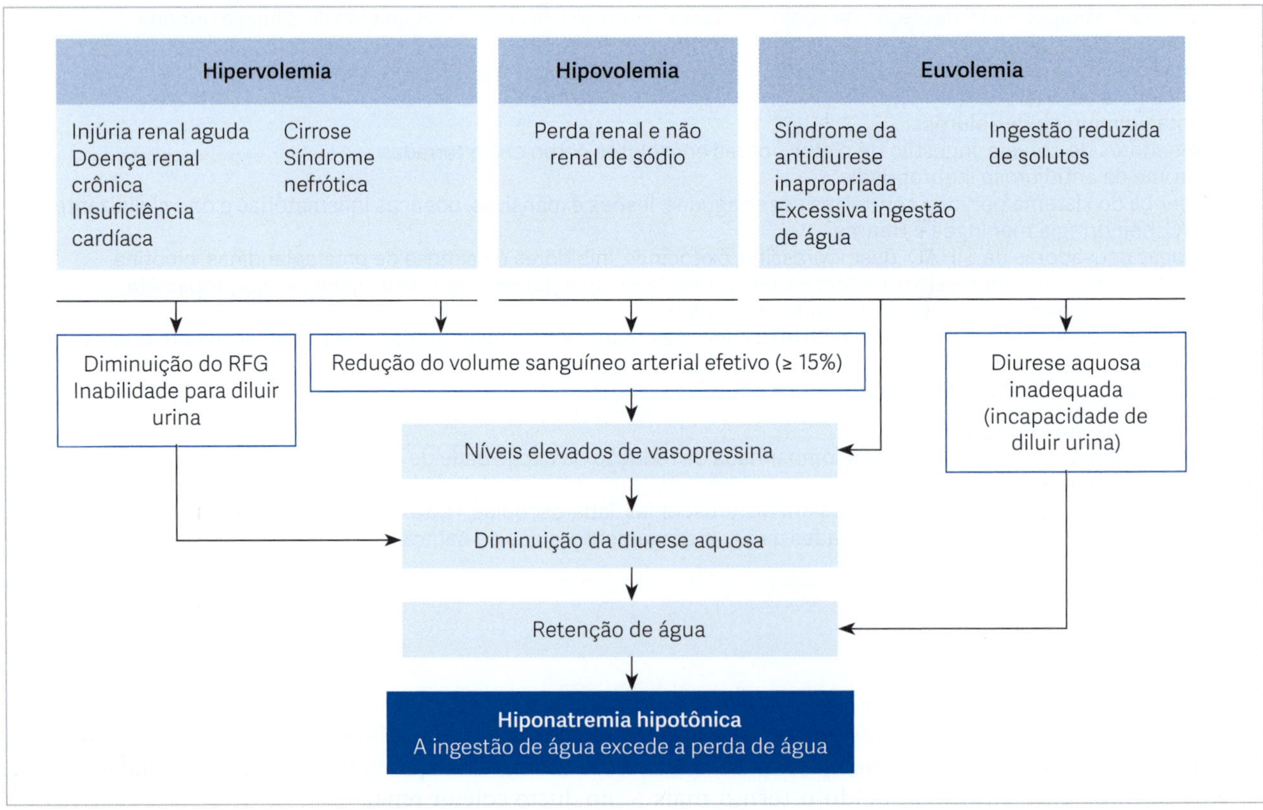

FIGURA 5 Patogênese da hiponatremia hipotônica.
RFG: ritmo de filtração glomerular.
Fonte: adaptada de Adrogué et al. (2022).

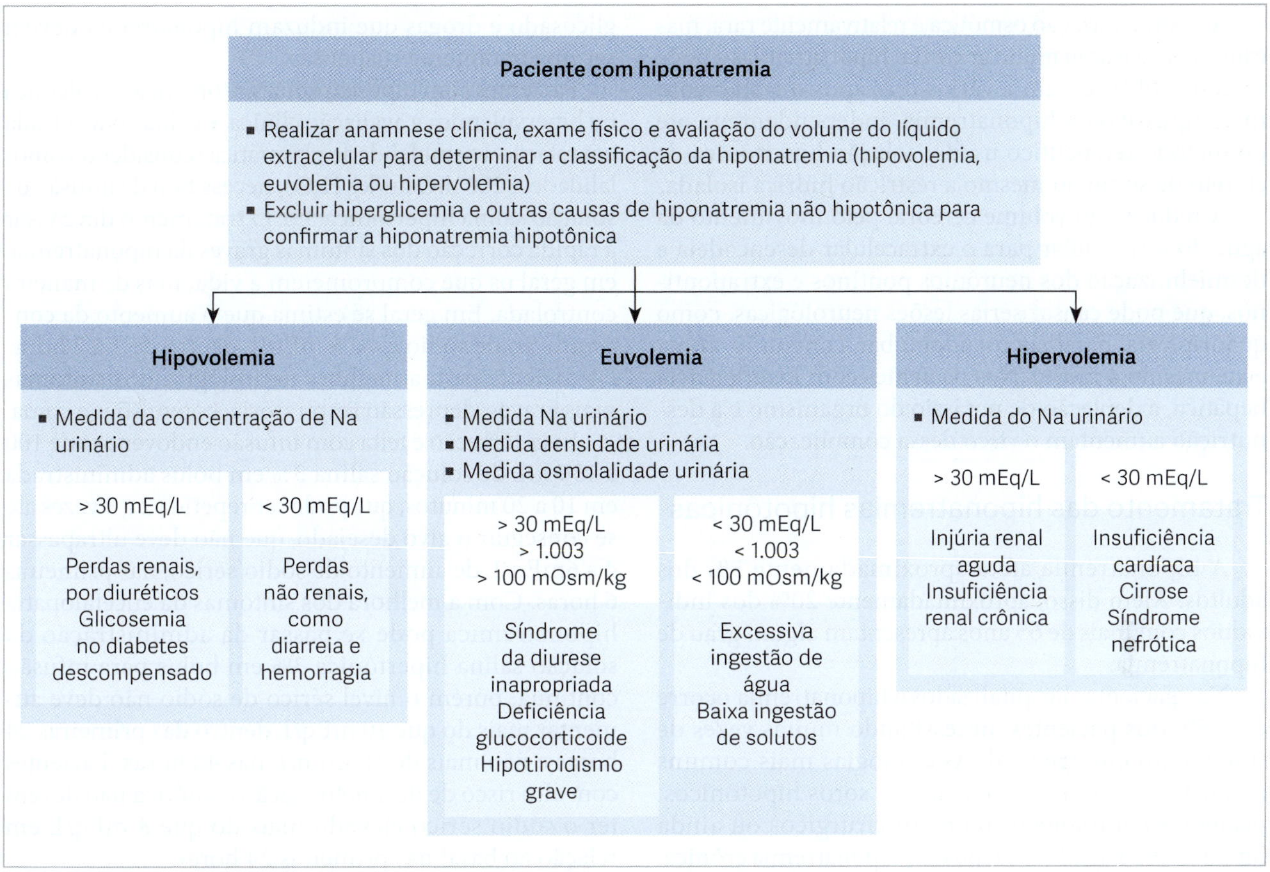

FIGURA 6 Abordagem clínica para diagnóstico da hiponatremia hipotônica.
Fonte: adaptada de Adrogué et al. (2022).

ocorrem quando existe retenção de água excessiva nos pacientes que estão essencialmente euvolêmicos, como na síndrome inapropriada da antidiurese, nos pacientes em pós-operatório ou em pacientes com polidipsia primária. Nos casos de estabelecimento menos agudo pode ocorrer comprometimento da qualidade de vida, com alterações cognitivas, desequilíbrio, quedas e fraturas.

Nos pacientes com hiponatremia e alterações do sistema nervoso central deve-se ter muita cautela em imputar à hiponatremia as alterações neurológicas existentes, uma vez que esses sintomas podem ser decorrentes de outras condições clínicas com comprometimento neurológico. Dessa maneira, uma história clínica cuidadosa deve ser feita para estabelecer a relação causal entre a hiponatremia e os sintomas neurológicos existentes. Quanto menos acentuada for a hiponatremia, maior deve ser o cuidado para considerar a hiponatremia única causadora das alterações neurológicas.

Nas hiponatremias hipotônicas, ocorre entrada de água do extracelular para as células cerebrais, resultando em edema cerebral. Pela contenção do cérebro pelos ossos cranianos, a expansão da massa encefálica fica limitada, com consequente desenvolvimento de hipertensão intracraniana, que pode levar a dano cerebral.

Como mecanismo de proteção, as células cerebrais perdem solutos (sódio, potássio e cloro) para o extracelular dentro de minutos a poucas horas após o estabelecimento da hiponatremia. Com a diminuição da osmolalidade celular ocorre perda de água das células cerebrais para o extracelular como primeira tentativa de amenizar o edema cerebral. A restauração parcial do volume cerebral ocorre dentro de poucas horas como resultado dessa perda de eletrólitos pela célula (adaptação rápida).

A normalização do volume cerebral pode ocorrer dentro de alguns dias pela perda de osmoles orgânicos das células cerebrais (adaptação lenta).

A osmolalidade cerebral baixa persiste mesmo com a normalização do volume cerebral. A correção da hiponatremia de maneira gradual e controlada restabelece a osmolalidade normal do plasma e das células cerebrais.

Os processos de adaptação do cérebro à hiposmolalidade plasmática são responsáveis pelo estabelecimento relativamente assintomático das hiponatremias, mesmo quando muito graves, se o desenvolvimento do distúrbio for relativamente lento, maior que 48 horas. A desmielinização osmótica pode ocorrer por esses mecanismos de adaptação *per se*, embora possa ocorrer também após um tratamento muito rápido da hiponatremia.

A desmielinização osmótica é relativamente rara, mas é uma complicação muito grave das hiponatremias e pode se desenvolver de um a vários dias após o tratamento mais agressivo da hiponatremia, independentemente do método terapêutico usado: solução hipertônica de cloreto de sódio ou mesmo a restrição hídrica isolada.

A redução do volume cerebral pelo movimento da água do intracelular para o extracelular desencadeia a desmielinização dos neurônios pontinos e extrapontinos, que pode causar sérias lesões neurológicas, como quadriplegia, paralisia pseudobulbar, convulsão, coma e até mesmo a morte. Nos pacientes com insuficiência hepática, a depleção de potássio do organismo e a desnutrição aumentam o risco dessa complicação.

Tratamento das hiponatremias hipotônicas

A hiponatremia afeta aproximadamente 5% dos adultos. Além disso, aproximadamente 20% dos indivíduos com mais de 65 anos apresentam algum grau de hiponatremia.

Nos pacientes hospitalizados a hiponatremia ocorre em 35% dos pacientes, necessitando muitas vezes de tratamento emergencial. As etiologias mais comuns incluem estado de pós-operatório, soros hipotônicos, pacientes neurológicos ou neurocirúrgicos ou ainda hiponatremia aguda sobreposta à hiponatremia crônica.

Nos pacientes com insuficiência cardíaca a incidência da hiponatremia chega a 30%, enquanto nos pacientes com câncer ou cirrose essa taxa chega a 50% dos casos. Mesmo as hiponatremias mais leves estão associadas a tempo maior de internação e têm impacto sobre a mortalidade.

Os níveis séricos de sódio, a presença e a gravidade de sintomas, principalmente os neurológicos, vão determinar a magnitude e o tempo de correção da hiponatremia hipotônica. O tratamento deve, portanto, levar em consideração os riscos da hiponatremia sintomática estabelecida contra os riscos da terapia feita em tempo e intensidade inapropriados.

A despeito da duração da hiponatremia, os pacientes com manifestações neurológicas mais graves, como sonolência, convulsões e comprometimento respiratório ou mesmo com sintomas menos graves, como vômitos e confusão mental, com alto risco de complicações cardiorespiratórias, necessitam de tratamento intensivo, de preferência em unidades apropriadas para tratamento do paciente crítico.

O tratamento imediato pode incluir intubação orotraqueal, suporte ventilatório e terapia anticonvulsivante. A admissão desses pacientes em unidades de terapia intensiva (UTI) pode ser, portanto, necessária para monitorização dos sinais vitais, controle evolutivo do quadro neurológico, controle da diurese e correção da hiponatremia com soluções salinas hipertônicas. Soluções hipotônicas, diluições de medicação em soro glicosado e drogas que induzam hiponatremia devem ser imediatamente suspensas.

Pacientes com hiponatremia sintomática euvolêmica ou hipervolêmica à avaliação clínica, e urina concentrada em relação à osmolalidade plasmática (considerar osmolalidade $\geq$ 200 mOsm/kg H_2O), necessitam de infusão de solução salina hipertônica 3%. O tratamento deve visar à rápida correção dos sintomas graves da hiponatremia, em geral os que comprometem a vida, mas de maneira controlada. Em geral se estima que o aumento da concentração de sódio e 4 a 6 mEq/L dentro de 1 a 2 horas é suficiente para a melhora neurológica dos sintomas mais graves: depressão respiratória, convulsões e coma.

Essa correção é feita com infusão endovenosa de 100 a 150 mL de solução salina 3% em bólus administrada em 10 a 20 minutos, que pode ser repetida 2 a 3 vezes até se conseguir o alvo desejado, que não deve ultrapassar 4 a 6mEq/L de aumento de sódio sérico, nas primeiras 6 horas. Com a melhora dos sintomas da encefalopatia hiponatrêmica pode-se passar da administração da solução salina hipertônica 3% em bólus para infusão contínua, porém o nível sérico de sódio não deve aumentar mais do que 10 mEq/L dentro das primeiras 24 horas e não mais de 18 mEq/L nas 48 horas. Pacientes com alto risco de desmielinização osmótica não devem ter o sódio sérico elevado mais do que 8 mEq/L em relação ao basal nas primeiras 24 horas.

A monitorização do sódio sérico é necessária logo após a infusão de cada bólus durante o período inicial do tratamento e, menos frequentemente, depois das 6 horas iniciais ou quando se atingir o nível de sódio sérico desejado ou a melhora do quadro neurológico. A dosagem de sódio plasmático deve, contudo, ser feita a cada 4 a 6 horas nas primeiras 24 horas da correção do sódio.

O Quadro 3 mostra as fórmulas usadas para o cálculo da correção da concentração sérica do sódio e a composição das soluções usados na correção dos vários tipos de hiponatremia.

A administração de furosemida pode seguir-se à infusão de solução salina 3% com o intuito de amenizar a expansão do volume extracelular induzida pela solução hipertônica, podendo, além disso, ajudar na correção da hiponatremia pela diurese estabelecida.

Outras perdas de água corpórea, como perdas respiratórias e perspiração, também devem ser consideradas para moderar o ritmo da infusão salina hipertônica. Além da solução salina hipertônica, outras medidas terapêuticas devem ser consideradas, como administração de hormônios na suspeita de hipotireoidismo e insuficiência da suprarrenal. Nos pacientes com hipovolemia por perda de sódio e água (p. ex., diarreia) deve ser administrada inicialmente solução salina para restabelecer a hemodinâmica, podendo ou não administrar posteriormente a solução salina hipertônica após ressuscitação volêmica, se for ainda necessário.

QUADRO 3 Fórmulas usadas no manejo da hiponatremia*

Fórmula	Uso clínico
1. Mudança na concentração de Na^+ sérico = $\frac{[Na^+]_{infusato} - [Na^+]_{sérico}}{\text{Água corpórea total} + 1}$	1. Efeito estimado da infusão de 1 litro de qualquer infusato na concentração de sódio sérico
2. Mudança na concentração de Na^+ sérico = $\frac{[Na^+ + K^+]_{infusato} - [Na^+]_{sérico}}{\text{Água corpórea total} + 1}$	2. Efeito estimado da infusão de 1 litro de infusato contendo Na^+ e Ka^+ na concentração de sódio sérico

Infusato	Concentração de Na^+ (mEq/L)	Distribuição no fluido extracelular
Solução NaCl 5%	855	100%
Solução NaCl 3%	513	100%
Solução NaCl 0,9%	154	100%
Ringer lactato	130	97%
Solução NaCl 0,45%	77	73%
Solução NaCl 0,2%	34	55%
Solução glicosada 5%	Zero	40%

* Cálculo do aumento na concentração do sódio sérico por litro de infusão de solução salina.

Pacientes com hiponatremia sintomática e urina diluída (osmolalidade < 200 mOsm/kg H_2O) mas sem sinais graves de comprometimento neurológico (polidipsias psicogênicas ou ingestão excessiva de água por afogamento) usualmente são tratados somente com restrição hídrica e rigorosa observação clínico-neurológica. Se houver piora dos sintomas como convulsão ou coma será necessária a administração de salina hipertônica.

Não há consenso acerca do melhor tratamento para as hiponatremias sintomáticas. A correção da hiponatremia deve ser feita no tempo e magnitude requeridos para reverter as manifestações de hipotonicidade, mas não deve ser nem muito rápida nem muito intensa pelo risco do desenvolvimento da desmielinização osmótica. Do ponto de vista fisiológico, relativamente pequenos aumentos na concentração sérica de sódio, da ordem de 5%, devem reduzir substancialmente o edema cerebral, e mesmo as convulsões induzidas pela hiponatremia podem ser controladas pelo aumento rápido da concentração do sódio sérico de 3 a 7 mmol/L.

A maioria dos casos de desmielinização osmótica ocorre após correções do sódio que excedem um limite de 12 mEq/L por dia, mas há relatos de casos que ocorreram após correção de 9 a 10 mEq/L em 24 horas ou 19 mEq/L em 48 horas. Os consensos de correção de hiponatremia recomendam que a correção do sódio sérico não ultrapasse 8 a 10 mEq/L por dia, seja no primeiro dia de tratamento, seja nos dias subsequentes (Quadro 3).

Em pacientes com sintomas neurológicos graves a taxa de correção inicial pode ser de 1 a 2 mmol/L por hora por algumas horas (4 a 6 horas), até que ocorra a melhora dos sintomas. Se essa melhora não ocorrer após os alvos de sódio desejados serem alcançados, esse limite pode ser cuidadosamente expandido, desde que a gravidade do quadro neurológico pela hipotonicidade seja maior que o potencial de risco de desmielinização.

A correção rápida com bólus de solução hipertônica 3% (100 a 150 Ml no máximo 3 vezes) deve cessar com a melhora dos sintomas neurológicos, principalmente os que podem comprometer a vida do paciente (coma, convulsão, depressão respiratória). Após atingir essa melhora, passa-se à correção mais lenta, com infusão de salina 3%, calculando para não haver correção maior que 10 mEq/L do sódio plasmático em 24 horas.

A infusão de solução salina hipertônica pode ser interrompida após 48 horas ou mais, quando se atingir níveis séricos de sódio de 125 a 130 mEq/L. Níveis séricos mais baixos podem ser aceitos, quando a concentração inicial de sódio for igual ou menor que 100 mEq/L, desde que se tenha obtido evidente melhora neurológica.

Pode ser então iniciada a restrição hídrica nos pacientes não hipovolêmicos, assim como a administração de cloreto de sódio em comprimidos via oral, ou mesmo o uso de medicamentos como Tolvaptan, que inibem o receptor do HAD na célula do túbulo renal. Essas estratégias podem ser usadas no tratamento a mais longo prazo.

Embora as correções da hiponatremia de maneira mais rápida que a estabelecida nas diretrizes possam ser toleradas por muitos pacientes, não há evidências que suportem que essa conduta tenha algum benefício em relação ao estabelecido.

A velocidade de infusão da solução salina hipertônica pode ser determinada aplicando-se a Fórmula 1 do Quadro 3, que projeta a mudança da concentração do sódio sérico causada pela infusão de 1 litro de qualquer tipo de solução administrada intravenosamente. Em geral esse cálculo é feito usando soluções hipertônicas 3% para correção das hiponatremias.

Exemplo:

Paciente com 70 kg, sexo masculino, em coma por hiponatremia euvolêmica. Sódio sérico de 105 mEq/L.

De acordo com a Fórmula 1 do Quadro 3, a administração de 1 litro de solução salina 3% para esse paciente aumenta o sódio sérico de 10 mEq, conforme demonstrado a seguir.

Assim, aplicando a Fórmula 1, obtém-se:

$$(513 - 105) \div (70 \times 0{,}6) + 1 = (408 \div 43) \approx 10 \text{ mEq},$$

Em que:

513 mEq Na = concentração de Na sol. NaCl 3%.
105 mEq Na = concentração de Na plasmático.
(70 × 0,6) = água corpórea total (0,6 = fração da distribuição da água corpórea total).

Portanto, a administração de 1 litro de salina hipertônica 3% vai aumentar a concentração do sódio sérico de aproximadamente 10 mEq. Nesse caso, considerando a gravidade do paciente, pode-se estimar a correção do sódio sérico de 5 mEq/L nas primeiras 4 horas de tratamento.

Se 1 litro de solução salina hipertônica 3% aumenta o sódio sérico de 10 mEq, para um aumento de 5 mEq deve-se infundir 500 Ml de solução salina hipertônica 3%. Essa infusão pode ser feita em bólus de 150 mL, repetidas até 3 vezes, ou administrando 500 mL da solução hipertônica 3% em 4 horas, em infusão contínua de 125 mL/hora.

Se houver melhora do quadro neurológico conforme o esperado, o volume restante de 500 mL de solução salina hipertônica deve ser administrado em 20 horas, à taxa de infusão de 25 mL/hora, para atingir a correção do sódio sérico de 10 mEq/L estipulada para 24 horas.

A dosagem de sódio sérico deve ser a cada 2 horas nas primeiras 6 horas e depois a cada 4 horas até 24 horas de tratamento (Quadro 4).

QUADRO 4 Diretrizes recomendadas para o tratamento da hiponatremia grave sintomática com salina hipertônica*

	Diretriz americana	Diretriz europeia
Pacientes que requerem tratamento com salina hipertônica	A despeito da duração: ▪ Hiponatremia com manifestações graves (sonolência, convulsões e acometimento respiratório) ▪ Hiponatremia com sintomas moderadamente graves (vômitos, confusão mental) em pacientes com risco de complicações graves e risco de morte	A despeito da duração: Hiponatremia com manifestações graves ▪ (sonolência, convulsões e acometimento respiratório) ▪ Hiponatremia com sintomas moderadamente graves (vômitos, confusão mental) em pacientes com risco de complicações graves e risco de morte
▪ Tratamento do sódio sérico ▪ Meta para alteração do nível do sódio sérico	4,6 mEq/L em 1-2 horas	5 mEq/L em 1-2 horas
Tratamento recomendado com salina hipertônica 3%	▪ 100 mL em bólus em veia central ou periférica em 10 minutos ▪ Repetir até 3 vezes se necessário para atingir o nível sérico de sódio desejado (preestabelecido)	150 mL em bólus em veia central ou periférica em 20 minutos Repetir esse passo no máximo 2 vezes até atingir o nível sérico do sódio desejado (preestabelecido)
Frequência recomendada para dosagem do sódio sérico	Após cada bólus e a cada 4-6 horas nas primeiras 24 horas	Após cada bólus e a cada 4-6 horas nas primeiras 24 horas
Aumento do sódio sérico recomendado e que não deve ser excedido (limite de correção)	Baixo risco de desmielinização. ▪ 10 mEq/L dentro de 24 horas[a] ▪ 18 mEq/L dentro de 48 horas[a] Alto risco para desmielinização osmótica: 8 mEq/L durante 24 horas[b]	Baixo risco de desmielinização ▪ 10 mEg/L dentro de 24 horas[a] ▪ 18 mEg/L dentro de 48 horas[a] Alto risco para desmielinização osmótica: 8 mEq/L durante 24 horas[b]

* Diretrizes Americana e Europeia para tratamento das hiponatremias. Elaboradas por consenso das Sociedades Médicas Americanas e Sociedades Médicas Europeias, respectivamente.
[a] Existe a recomendação por outros autores de uma correção mais restrita com limite de 8 mE/L durante qualquer período de 24 horas.
[b] Existe a recomendação por outros autores de uma correção mais restrita de 6 mEq/L durante o período de 24 horas.
Fonte: Adrogué et al. (2022).

HIPERNATREMIAS

A hipernatremia é definida como o aumento da concentração sérica de sódio a valores superiores a 145 mEq/L.

A hipernatremia invariavelmente causa hiperosmolalidade hipertônica e sempre leva à desidratação celular, ao menos nas primeiras horas de instalação do quadro. O sódio está limitado ao VEC porque a membrana celular é impermeável a esse íon; dessa maneira, o aumento da concentração do sódio no compartimento extracelular aumenta a tonicidade plasmática e causa a movimentação da água do intracelular para o extracelular.

A hipernatremia representa um déficit de água em relação à quantidade de sódio do organismo, que pode resultar ou da perda de água ou do ganho de sódio hipertônico, o que usualmente é consequente a intervenções clínicas inadequadas ou ganho de sódio por ingestão acidental ou consumo de alimentos contendo muito sal.

Os pacientes de maior risco incluem os portadores de quadros psicóticos, crianças (em geral por quadros diarreicos), estados febris, idosos por falta de ingestão quando dependem de outras pessoas para a oferta de água, demência ou ainda distúrbios da sede (hipodipsia).

Doses letais de cloreto de sódio são estimadas em 25 g (aproximadamente 400 mEq ou 5 colheres de chá) para crianças e 60 g (aproximadamente 1.000 mEq ou 4 colheres de sopa) para indivíduos adultos. O tratamento é a ingestão de grandes quantidades de água quando for possível, ou soro glicosado 5% como forma de administração endovenosa de água livre de soluto (a glicose entra na célula), para compensar a hipertonicidade do extracelular. Diuréticos de alça podem ser usados conjuntamente à administração de água para reduzir a hipervolemia.

Hipernatremia frequentemente se desenvolve em pacientes hospitalizados e é sempre iatrogênica, e na maioria das vezes as complicações são decorrentes mais do tratamento inapropriado que do distúrbio em si.

O Quadro 5 apresenta as principais causas de hipernatremia divididas em dois grandes grupos: por perda de água e por ganho de sódio hipertônico.

QUADRO 5 Causas de hipernatremia

1. Perda de água
- Perda de água pura
- Perdas insensíveis não repostas (pele e perda respiratória)
- Hipodipsia
- Diabetes *insipidus* neurogênico
  - Pós-traumatismo
  - Causado por tumores, cistos, histiocitose, tuberculose e sarcoidose
  - Idiopático
  - Causado por aneurismas, meningites, encefalites
  - Guillain-Barré
  - Causado por ingestão de etanol
- Diabetes *insipidus* nefrogênico congênito
- Diabetes *insipidus* nefrogênico adquirido
  - Causado por doença renal (doença medular cística)
  - Causado por hipercalcemia ou hipercalemia
  - Causado por drogas (lítio, demeclociclina, foscarnet, metoxiflurano, anfotericina B, antagonistas do receptor V2 da vasopressina
- Perda de fluido hipotônico
  - Causas renais
    - Diuréticos de alça
    - Diurese osmótica (glicose, ureia, manitol)
    - Diurese pós-quadro obstrutivo
    - Fase poliúrica da insuficiência renal aguda
    - Doença renal intrínseca
  - Causas gastrointestinais
    - Vômitos
    - Sonda nasogástrica
    - Fístula enterocutânea
    - Diarreia
    - Uso de agentes catárticos osmóticos (lactulose)
  - Causas cutâneas
    - Queimaduras
    - Suor excessivo

2. Ganho de sódio hipertônico
- Infusão de bicarbonato de sódio hipertônico
- Fórmulas alimentares hipertônicas
- Ingestão de cloreto de sódio
- Ingestão de água do mar
- Soluções eméticas ricas em sódio
- Enemas salinos hipertônicos
- Injeção intrauterina de salina hipertônica
- Infusão de solução salina hipertônica
- Diálise hipertônica
- Hiperaldosteronismo primário
- Síndrome de Cushing

Manifestação clínica

Os sinais e sintomas mais importantes da hipernatremia são os que refletem o acometimento do sistema nervoso central, e são mais evidentes quando a concentração de sódio é muito alta ou ocorre muito rapidamente (período igual ou menor que 6 horas).

Os pacientes não internados em geral têm o estabelecimento da hipernatremia em períodos mais longos e se encontram nos extremos de idade: ou muito jovens ou muito idosos. Os sintomas mais comuns nas crianças incluem hiperpneia, fraqueza muscular, inquietação, choro neurológico alto e agudo, insônia, letargia e mesmo coma. Convulsões são mais raras, a não ser nos casos de ingestão de fórmulas alimentares muito concentradas ou na reidratação muito rápida.

Ao contrário das crianças, os idosos geralmente desenvolvem poucos sintomas, até o sódio sérico ultrapassar 160 mEq/L. Sede intensa pode estar presente inicialmente, mas desaparece com a progressão da hiperosmolalidade pelo comprometimento neurológico, estando ausente nos pacientes com hipodipsia. O nível de consciência em geral se correlaciona com o grau da hipernatremia, porém outros sintomas, como fraqueza muscular, confusão mental e coma, podem ser decorrentes de outras doenças existentes, e não se deve atribuí-los, a princípio, somente à hipernatremia.

No ambiente hospitalar, as hipernatremias afetam pacientes de todas as idades. As manifestações clínicas são ainda mais difíceis de atribuir somente à hiperosmolalidade, porque na maioria das vezes esses pacientes já apresentam algum grau de disfunção neurológica de base.

O rápido estabelecimento da hipernatremia pode causar convulsão e coma pelo comprometimento cerebral causado pela desidratação celular.

Nas hipernatremias, a diminuição do volume do cérebro é consequente à saída de água do intracelular para o extracelular, o que pode causar ruptura dos vasos sanguíneos cerebrais, com sangramento intraparenquimatoso, hemorragia subaracnóidea, dano neurológico permanente e morte. A diminuição do volume cerebral é contemporizada pela resposta adaptativa das células cerebrais, que iniciam uma resposta imediata à desidratação com o aumento de eletrólitos intracelulares. Estes tendem a reabsorver a água que foi translocada para o extracelular. Essa resposta leva à normalização do volume cerebral e é responsável pelos sintomas relativamente leves da hipernatremia quando desenvolvida vagarosamente. Contudo, a normalização do volume cerebral não corrige a hiperosmolalidade do cérebro, e as células cerebrais permanecem com substâncias osmoticamente ativas (idiosmóis) aumentadas para impedir a saída de água da célula para o extracelular hipertônico. Esses idiosmóis perduram por dias até que haja a correção da hiperosmolalidade plasmática.

Tratamento

O tratamento adequado da hipernatremia requer uma dupla abordagem: identificar a causa básica e corrigir a hipertonicidade. O tratamento da causa básica pode envolver correção da perda de fluidos intestinais, controle da hipertermia, controle da hiperglicemia e glicosúria, suspensão da lactulose e diuréticos, tratamento da hipercalcemia e hipocalemia, tratamento da poliúria induzida por drogas (p. ex., lítio) e correção de fórmulas alimentares.

Nas hipernatremias hipovolêmicas, por perda de fluidos hipotônicos, a presença de hipotensão ortostática pode refletir a perda acentuada de volume, principalmente água livre, pelo organismo.

A taxa de mortalidade da hipernatremia varia de acordo com o grau e a rapidez do aumento do sódio sérico. Contudo, o impacto da hipernatremia na mortalidade é difícil de ser avaliado porque em geral incide em pacientes muito graves, com múltiplas variáveis interferindo em seu desfecho clínico.

Em pacientes com hipernatremia que se desenvolve em período de horas, a correção rápida melhora o prognóstico sem aumentar o risco de edema cerebral. Nesses pacientes, a redução da concentração de sódio sérico de 1 mmol/L por hora é o adequado. Se a duração da hipernatremia for mais longa ou de duração desconhecida, é prudente uma correção mais lenta, porque nesses casos a completa dissipação do acúmulo dos solutos das células cerebrais demora alguns dias para ocorrer. Nesses pacientes a redução da concentração sérica do sódio deve se dar a uma taxa máxima de 0,5 mmol/L por hora, devendo ser evitado o tratamento muito rápido com fluidos hipotônicos, que pode causar edema cerebral, levando ao coma, convulsão ou morte.

Assim, é recomendada uma queda no sódio sérico de 10 mEq/L por dia para todos os pacientes com hipernatremia. O alvo do tratamento é reduzir a concentração do sódio sérico para 145 mEq/L. As perdas de fluidos hipotônicos por sondas ou drenos que continuarem ocorrendo devem ser levados em conta no cálculo da correção.

Os pacientes com convulsões necessitam do uso imediato de anticonvulsivantes e da proteção de vias aéreas com ventilação adequada. Nesses casos a via preferencial para administração de água é a sonda nasogástrica ou a administração de soro glicosado 5% como forma de administração de água livre por via endovenosa, porque a glicose entra na célula e é metabolizada, não causando, assim, efeito osmótico.

As soluções usadas para correção da hipernatremia devem ser necessariamente hipotônicas: água pura, soro glicosado 5%, solução de cloreto de sódio 0,2% (Na = 34 mEq/L), ou solução salina 0,45% (Na = 77 mEq/L), conhecida como "soro fisiológico ao meio". O risco de edema cerebral é tanto maior quanto maior for o volume da solução infundida, portanto o volume deve ser restrito ao calculado para corrigir a hipernatremia. Excepcionalmente, em casos de choque grave, como ocorre nas hipernatremias por perda de água livre, pode ser usado o soro fisiológico para ressuscitação volêmica. Nos outros tipos de hipernatremia com expansão do volume extracelular, é proscrito o uso da solução salina 0,9%. O volume de água ou solução hipotônica a ser infundido pode ser calculado usando a fórmula apresentada no Quadro 3 (à similaridade da fórmula usada para a correção das hiponatremias).

A Fórmula 1 do Quadro 3 permite calcular a variação estimada da concentração de sódio plasmático causado pela retenção de 1 litro da solução infundida.

Exemplo 1: paciente de 85 anos, hipovolêmico, com sinais inequívocos de desidratação, obnubilado e febril. Peso: 80 kg; sódio sérico: 170 mEq/L; glicemia 72 mg/dL; fração de peso corpóreo em água 50% (paciente idoso tem menor porcentagem de água corpórea).

Cálculo da estimativa de variação da concentração de sódio sérico após a infusão de 1 litro de soro glicosado 5%:

Sódio sérico paciente = 170 mEq/L; concentração de sódio na solução SG 5% = zero; peso do paciente = 80 kg; água corpórea total = 80 × 0,5 = 40

$(0 - 170) \div (40 + 1) = -170 \div 41 \approx -4$

Nesse paciente, a infusão de 1 litro de soro glicosado 5% deve reduzir o sódio sérico de 4 mEq/L. O objetivo do tratamento é a redução da concentração do sódio de aproximadamente 10 mEq/L em um período de 24 horas. Se 1 litro de soro glicosado reduz o sódio plasmático de 4 mEq/L, para a redução de 10 mEq/L serão necessários 2,5 litros de soro glicosado. O tempo da correção e o volume de solução necessários são distribuídos em duas fases:

1. Fase rápida: infusão de 1 litro de soro glicosado 5% em 4 a 6 horas para a correção de 4 mEq/L do sódio sérico (volume calculado para esse paciente).
2. Fase prolongada: o volume restante de 1,5 litro é administrado em 18 a 20 horas, complementado pelas perdas insensíveis (*vide* explicação a seguir).

A água livre das perdas insensíveis deve ser acrescentada ao volume da solução a ser infundida nas 24 horas para a correção da hipernatremia. Estimou-se nesse caso a necessidade de reposição das perdas insensíveis em 1,5 L/dia (paciente febril, sem ingestão via oral). Portanto, ao volume de soro glicosado 5% restante (1.500 mL) para a correção da hipernatremia será acrescentado 1,5 L para compensar as perdas insensíveis. Dessa maneira, o volume a ser administrado nas próximas 18 a 20 horas será de 3.000 mL ou 125 mL/hora.

O nível sérico de glicose precisa ser monitorado de perto, e se necessário deve ser iniciada a terapia com insulina para evitar a hiperglicemia, que vai agravar a hipernatremia pela diurese osmótica causada pela glicose.

O controle da concentração de sódio nas primeiras 4 a 6 horas deve ser feito a cada 2 horas para acompanhar a mudança da concentração do sódio sérico. No restante das 24 horas, essas dosagens podem ser feitas a cada 4 a 6 horas para o ajuste da dose de fluidos a ser administrada. O controle laboratorial deve ser feito juntamente com um controle clínico minucioso principalmente do quadro neurológico, cuja evolução pode determinar mudanças no ritmo da correção da hipernatremia.

Outro exemplo de correção de hipernatremia envolve a perda de sódio e potássio em pacientes hepatopatas com sinais de diminuição do volume circulante efetivo (hipovolemia) causada por uso inadequado de lactulona.

Exemplo 2: paciente de 60 anos, masculino, portador de cirrose hepática; PA 100 × 50 mmHg, sem hipotensão postural, FC 110 bpm, com ascite, confuso, com *flapping* presente.

Peso = 65 kg; Na = 160 mEq/L; K = 2,6 mEq/L.

Nesse caso, a hipernatremia é reflexo da perda pela diarreia de fluido hipotônico em sódio e potássio (perda maior de água do que de eletrólitos) em razão do uso de lactulona, que deve ser imediatamente suspensa. A solução inicial a ser infundida deve ser hipotônica para contemplar a perda de fluidos causada pela diarreia. Uma escolha adequada seria a solução salina 0,2% (34 mEq Na/L) com adição de cloreto de potássio (20 mEq/L).

Nota: a concentração de sódio sérico é determinada pela razão do conteúdo de sódio e potássio do organismo livres no plasma (osmoticamente ativos) e do volume da água corpórea total, motivo pelo qual a adição de potássio à reposição requer sua inclusão no cálculo da estimativa da mudança da concentração do sódio sérico.

Cálculo da reposição com solução hipotônica:

Fração do peso em água = 0,6 – peso 65 kg
Água corpórea total = (65 × 0,6) = 39;
Na = 160 mEq/L;
K = 2,6 mEq/L

Usando a Fórmula 2 do Quadro 3 para o cálculo da correção da hipernatremia, a infusão de 1 litro de solução salina 0,2% (34 mEq/L Na) com cloreto de potássio (20 mEq/L K) irá reduzir a concentração do sódio sérico de 2,65 mEq/L.

$(34 + 20) - 160 \div (39 + 1) = -2,65$ mEq

Para reduzir a concentração de sódio sérico de 10 mEq em 24 horas será preciso infundir 3,77 litros da solução de reposição ($10 \div 2,65 = 3,77$). Adicionando 2 litros para compensar as perdas insensíveis mais o volume estimado da diarreia, teremos um volume total de 5,77, litros que deve ser administrado nas 24 horas. Para a diminuição do sódio sérico de 5 mEq/L nas primeiras 4 a 6 horas, deve-se administrar 1,8 litro da solução e o restante do volume, aproximadamente 4 litros, no restante das 24 horas (200 mL/hora).

O controle do sódio sérico deve ser feito a cada 2 horas nas primeiras 6 horas, juntamente com minuciosa observação do quadro neurológico, uma vez que esses parâmetros podem determinar mudanças no ritmo da correção da hipernatremia. Após as 4 a 6 horas iniciais da correção, se o paciente estiver evoluindo bem, pode-se espaçar o controle do sódio sérico para cada 6 horas pelo menos nas 24 horas iniciais.

O soro fisiológico 0,9% não deve ser usado na correção da hipernatremia mesmo que a concentração de sódio dessa solução seja menor do que a concentração sérica do paciente. Ao se considerar um paciente com sódio sérico de 165 mEq/L e peso de 70 kg, a retenção de 1 litro de soro fisiológico vai diminuir a concentração do sódio sérico de 0,25 mEq/L.

Aplicando a Fórmula 1 do Quadro 3, tem-se:

$$(154 - 165) \div (42 + 1) = -0{,}25$$

Embora a concentração de sódio da solução salina seja menor do que a concentração sérica do sódio do paciente, essa diferença não é suficiente para alterar significativamente a hipernatremia. Além disso, se houver perda de fluidos hipotônicos, a administração da salina 0,9% pode agravar a hipernatremia.

A única indicação seria em pacientes com hipernatremia por depleção do volume extracelular com comprometimento hemodinâmico. Mesmo nesses casos, após a restauração do volume circulatório, a administração de salina 0,9% deve ser interrompida, sendo substituída por soluções hipotônicas de sódio 0,2 ou 0,45%.

Muito cuidado deve ser tomado para evitar a correção muito rápida ou de grande magnitude da hipernatremia, pelo risco aumentado de causar edema cerebral iatrogênico, com consequências catastróficas.

As prescrições dos fluidos para a correção da hipernatremia devem ser reavaliadas com os resultados das dosagens séricas de sódio e da evolução clínica do paciente.

PONTOS-CHAVE

1. Distúrbios da osmolalidade plasmática são comuns em pacientes hospitalizados e podem levar a complicações graves, e sua correção inadequada pode causar edema cerebral ou desmielinização osmótica.
2. A regulação da água e do sódio envolve mecanismos integrados do rim, da hipófise e do sistema nervoso central. A osmorregulação é feita por mecanismos como sede e liberação de hormônio antidiurético (HAD). Alterações na ingestão ou excreção de água afetam a concentração de sódio sérico e a osmolalidade plasmática.
3. Hiponatremia e hipernatremia são distúrbios comuns que afetam a osmolalidade plasmática e têm impacto direto no sistema nervoso central.
4. Hiponatremia pode ser dilucional, isotônica ou hipertônica, dependendo da tonicidade plasmática. As causas incluem déficit de sódio e água, excesso de água ou excesso de sódio e água.
5. Manifestações clínicas da hiponatremia incluem edema cerebral, alterações neurológicas e risco de desmielinização osmótica, e o tratamento envolve correção controlada com soluções salinas hipertônicas, restrição hídrica e monitoramento rigoroso.
6. Hipernatremia é sempre associada à hipertonicidade e à desidratação celular. Suas causas incluem perda de água ou ganho de sódio hipertônico.
7. Manifestações clínicas da hipernatremia incluem comprometimento neurológico, desidratação cerebral e risco de hemorragia intracraniana, e seu tratamento envolve correção da hipertonicidade com soluções hipotônicas e abordagem da causa subjacente.
8. Correção da concentração de sódio deve ser controlada para evitar complicações, e o monitoramento do sódio sérico e do estado clínico do paciente devem ser rigorosos.

BIBLIOGRAFIA

1. Adrogué HJ, Madias NE. Hynotremia. N Engl J Med. 2000a;342(21):1581-9.
2. Adrogué HJ, Madias NE. Hypernatremia. N Engl J Med. 2000b;342(20):1493-9.
3. Adrogué HJ, Madias NE. The syndrome of inappropriate antidiuresis. N Engl J Med. 2023;389(16):1499-509.
4. Adrogué HJ, Tucker BM, Madias NE. Diagnosis and management of hyponatremia: a review. JAMA. 2022;328(3):280-91.
5. Berl T, Schrier RW. Disorders of water metabolism. In: Schrier RW (ed.). Renal and electrolyte disorders. 6.ed. Philadelphia: Lippincott Williams & Wilkins; 2003. p.1-63.
6. Halperin ML, Kamel KS, Goldstein MB. Body fluid compartments. In: Fluid, electrolyte and acid-base physiology: a problem-based approach. 4.ed. Philadelphia: Saunders Elsevier; 2010. p.246-52.
7. Halperin ML, Kamel KS, Goldstein MB. Physiology of sodium. In: Fluid, electrolyte and acid-base physiology; a problem-based approach. 4.ed. Philadelphia: Saunders Elsevier; 2010. p.253-73.
8. Halperin ML, Kamel KS, Goldstein MB. Physiology of water. In: Fluid, electrolyte and acid-base physiology. a problem-based approach. 4.ed. Philadelphia: Saunders Elsevier; 2010. p.274-92.
9. Hoorn EJ, Zietse R. Diagnosis and treatment of hyponatremia: compilation of the guidelines. J Am Soc Nephrol. 2017;28(5):1340-9.
10. Joergensen D, Tazmini K, Jacobsen D. Acute dysnatremias: a dangerous and overlooked clinical problem. Scand J Trauma Resusc Emerg Med. 2019;27:58-64.
11. Spasovski G, Vanholder R, Allolio B, Annane D, Ball S, Bicheta D, et al. Clinical practice guideline on diagnosis and treatment of hyponatremia. Nephrol Dial Transplant. 2014;29(Suppl. 2):ii1-ii39.
12. Sterns RH. General principles of disorders of water balance (hyponatremia and hypernatremia) and sodium balance (hypovolemia and edema). In: Emmett M (ed.). UpToDate Oct 08,2024.
13. Valtin H. Renal dysfunction: mechanisms involved in fluid and solute imbalance. Boston: Little, Brown and Company; 1973.

60

Equilíbrio ácido-básico e seus distúrbios no paciente crítico

Alexandre Toledo Maciel

CONCEITO DE EQUILÍBRIO ÁCIDO-BÁSICO

Equilíbrio ácido-básico é a parte da homeostasia do organismo que visa manter as concentrações de íons H^+ nas soluções fisiológicas e, em especial, no sangue, em uma faixa estreita de concentração, compatível com o adequado funcionamento das inúmeras reações bioquímicas que compõem o metabolismo normal, bem como a manutenção da oferta de O_2 aos tecidos e a preservação da conformação tridimensional (e, consequentemente, funcional) de inúmeras macromoléculas circulantes (proteínas, enzimas etc.).[1] Portanto, dá-se o nome de distúrbios ácido-básicos a toda alteração que tende a perturbar esse equilíbrio por tender a aumentar ou reduzir a concentração de H^+ no sangue.

Conceito de pH e sua importância

O pH (potencial de hidrogênio) é uma variável logarítmica que serve para quantificar a concentração de H^+ em uma determinada solução:

$$pH = -\log_{10} [H^+]$$

É possível perceber que a única variável que importa diretamente para a determinação do pH é o H^+ livre na solução. Quanto maior o pH, menor a $[H^+]$; e, quanto menor o pH, maior a $[H^+]$. Exemplo:

$$pH\ 7 \rightarrow [H^+] = 1 \times 10^{-7}\ M\ (= mol/L)$$
$$pH\ 7{,}4 \rightarrow [H^+] = 4 \times 10^{-8}\ mol/L$$

O pH é, portanto, o exame mais simples que demonstra a presença de distúrbios ácido-básicos. São alterações do pH que indicam que a $[H^+]$ livre não se encontra na faixa considerada normal e, portanto, sinaliza uma ameaça ao adequado funcionamento do metabolismo. O pH fisiológico fica entre 7,35 e 7,45. Os distúrbios que tendem a comprometer esse equilíbrio por aumentarem a $[H^+]$ (distúrbios acidificantes) ou diminuírem (distúrbios alcalinizantes) são chamados, respectivamente, de acidoses e alcaloses.

É importante salientar que acidose/alcalose e acidemia/alcalemia são conceitos distintos. Tem-se acidemia quando há predomínio de distúrbios acidificantes que fazem o pH efetivamente ficar abaixo de 7,35. Logo, para a obtenção de acidemia, é preciso que haja um predomínio de distúrbios acidificantes (acidoses). Diz-se "predomínio", porque é possível haver alcaloses em casos de acidemia, embora elas precisem ser de menor magnitude que as acidoses. Se as acidoses e alcaloses têm magnitude semelhante, a $[H^+]$ permanece normal, não havendo, portanto, alteração do pH. Isso é para reforçar a ideia de que pH normal não exclui a presença de acidoses e alcaloses; apenas não há predomínio de nenhuma das partes, sendo preservada a $[H^+]$.

Tipos de acidose e alcalose

As acidoses e alcaloses são didaticamente divididas em respiratórias e metabólicas. Isso porque os distúrbios ácido-básicos, ou seja, as alterações que geram mudanças na $[H^+]$, iniciam ou por oscilações primárias da pressão parcial de dióxido de carbono no sangue arterial (PCO_2) – considerado ácido volátil, uma vez que pode ser eliminado pela respiração – ou por oscilações primárias de outros elementos (no geral, ácidos não voláteis) cuja identidade não é consenso entre as diferentes abordagens do equilíbrio ácido-básico, como será visto adiante. Cada abordagem tem seu foco voltado para determinada variável que genericamente é chamada de "metabólica".

DIFERENTES ABORDAGENS DO EQUILÍBRIO ÁCIDO-BÁSICO

O fato de existirem diferentes abordagens significa que não há um consenso quanto à forma de explicar a fisiopatologia de um distúrbio ácido-básico. Na verdade, há consenso quanto ao fato de a PCO_2 ser a variável respiratória de interesse. Entretanto, o que varia é a maneira de olhar para a parte metabólica dos distúrbios, como será visto em cada uma das principais abordagens.

Para fazer o diagnóstico de distúrbios ácido-básicos, utilizam-se três tipos de abordagens:

1. A abordagem tradicional, descritiva, também chamada de "abordagem de Boston".
2. A abordagem baseada no *standard base excess*, também chamada de "abordagem de Copenhagen".
3. A abordagem físico-química, quantitativa, também chamada de "abordagem de Stewart".

Abordagem de Boston – baseada na PCO_2 e no HCO_3^-

Esta abordagem (também chamada abordagem tradicional ou descritiva) é a mais conhecida e se baseia fundamentalmente na equação de Henderson-Hasselbalch:

$$pH = pKa + \log([HCO_3^-]/\alpha PCO_2),$$

Na qual:

pKa = constante de dissociação do ácido carbônico.

α = coeficiente de solubilidade do CO_2 no sangue a 37 °C.

Na equação apresentada, as variáveis determinantes do pH são a PCO_2 e a concentração de HCO_3^-. Nessa abordagem, como nas demais, as alterações primariamente da PCO_2 são chamadas respiratórias, e no caso da abordagem tradicional a concentração de bicarbonato (HCO_3^-) é a variável metabólica de interesse. Embora pareça bem simples, essa abordagem só consegue ser adequadamente utilizada quando se entende que PCO_2 e HCO_3^- são interdependentes e estequiometricamente ligados, ou seja, elevações/quedas da PCO_2 vão induzir elevações/quedas do HCO_3^- e vice-versa:

$$CO_2 + H_2O \leftrightarrow H_2CO_3 \leftrightarrow HCO_3^- + H^+$$

Essa interdependência torna difícil conhecer, por vezes, o quanto uma dessas duas variáveis está alterada por um distúrbio real, primário e o quanto ela pode estar alterada por questões meramente estequiométricas, secundária a oscilações da outra variável. É preciso definir o principal distúrbio gasométrico, pois para cada distúrbio principal existe uma fórmula que indica a variação esperada da segunda variável meramente por oscilação da variável principal (Tabela 1).

Para definir o principal distúrbio gasométrico, é preciso seguir alguns passos: em primeiro lugar, avaliar se há acidemia ou alcalemia por meio da simples checagem do pH. Em caso de acidemia (pH < 7,35), por exemplo, devem-se observar os valores de PCO_2

TABELA 1 Equações para predição de alterações secundárias de HCO_3^- e PCO_2 conforme o principal distúrbio ácido-básico vigente

Distúrbio principal	HCO_3^- (mmol/L)	PCO_2 (mmHg)
Acidose metabólica	< 22	$= (1{,}5 \times HCO_3^-) + 8$
Alcalose metabólica	> 26	$= (0{,}7 \times HCO_3^-) + 21$
Acidose respiratória aguda	$= [(PCO_2 - 40)/10] + 24$	> 45
Acidose respiratória crônica	$= [(PCO_2 - 40)/3] + 24$	> 45
Alcalose respiratória aguda	$= [(40 - PCO_2)/5] + 24$	< 35
Alcalose respiratória crônica	$= [(40 - PCO_2)/2] + 24$	< 35

HCO_3^-: bicarbonato; PCO_2: pressão parcial de dióxido de carbono.

e HCO_3^- para determinar qual dessas variáveis está alterada no sentido de produzir uma acidose (se há acidemia, certamente a acidose é o principal distúrbio ácido-básico). Aquela que estiver alterada no sentido de gerar acidose (PCO_2 acima de 45 mmHg ou HCO_3^- menor que 22 mmol/L) diz se essa acidose é respiratória ou metabólica, respectivamente. Caso ambas estejam alteradas no sentido de gerar acidose, então tem-se uma acidose mista. Se apenas uma das variáveis é compatível com acidose, por exemplo, HCO_3^- baixo, espera-se que haja queda secundária da PCO_2. Para saber, o quanto da queda da PCO_2 é secundária à redução do HCO_3^-, utiliza-se a fórmula compatível com acidose metabólica (Tabela 1). Se o valor de queda da PCO_2 for aquele predito pela fórmula, então essa queda é meramente secundária e não configura um distúrbio, mas sim uma compensação secundária no sentido de minimizar as alterações no pH; sua resolução depende exclusivamente da resolução da acidose metabólica. No caso de valores de PCO_2 abaixo do predito pela fórmula, ocorre alcalose respiratória, além da acidose metabólica, ambas primárias. Diferentemente da situação anterior, nesse caso a queda da PCO_2 tem fator causal que não apenas a presença da acidose metabólica. Em contrapartida, se a PCO_2 estiver acima do previsto na fórmula, então tem-se acidose mista, mesmo que, em termos absolutos, o valor da PCO_2 esteja abaixo da faixa de normalidade (35 a 45 mmHg). Daí conclui-se que, para a adequada interpretação dos distúrbios ácido-básicos utilizando essa abordagem, é preciso sempre avaliar pH, PCO_2 e HCO_3^- em conjunto. Um valor de PCO_2 de 32 mmHg pode ser causa de alcalose respiratória como pode ser causa de acidose respiratória, a depender do contexto das demais variáveis. Outra limitação desse tipo de abordagem, além da necessidade do uso das fórmulas, é o fato de não se ter, pelo valor do HCO_3^-, o diagnóstico etiológico dos distúrbios metabólicos. A seguir, o racional estequiométrico para cada um dos distúrbios:

Acidose respiratória (evento primário: retenção de CO_2, hipoventilação)

$\uparrow CO_2 + H_2O \leftrightarrow H_2CO_3 \leftrightarrow \uparrow HCO_3^- + \uparrow H^+$

$\longrightarrow$ (reação desviada para a direita)

Alcalose respiratória (evento primário: hiperventilação)

$\downarrow CO_2 + H_2O \leftrightarrow H_2CO_3 \leftrightarrow \downarrow HCO_3^- + \downarrow H^+$

$\longleftarrow$ (reação desviada para a esquerda)

Acidose metabólica (evento primário: acúmulo de ácidos não voláteis, aumentando a $[H^+]$ e consumindo bicarbonato)

$\downarrow CO_2 + H_2O \leftrightarrow H_2CO_3 \leftrightarrow \downarrow HCO_3^- + \uparrow H^+$

$\longrightarrow$ (reação desviada para a direita)

Alcalose metabólica (evento primário: redução da concentração de ácidos não voláteis ou acúmulo de bases não voláteis, reduzindo a $[H^+]$ e gerando acúmulo de bicarbonato)

$\uparrow CO_2 + H_2O \leftrightarrow H_2CO_3 \leftrightarrow \uparrow HCO_3^- + \downarrow H^+$

$\longleftarrow$ (reação desviada para a esquerda)

Muito embora o foco do ponto de vista metabólico na abordagem tradicional seja a $[HCO_3^-]$, essa variável na verdade oscila em função do que acontece com a $[H^+]$, que, por sua vez, oscila em função da presença em excesso ou escassez de ácidos não voláteis circulantes. Entretanto, é interessante fazer um diferencial entre acidoses metabólicas em que a $[HCO_3^-]$ cai consumido pelo aumento da $[H^+]$ e as acidoses que ocorrem por perda direta do HCO_3^-, como é o caso, por exemplo, de fístulas duodenopancreáticas ou acidoses tubulares renais com bicarbonatúria. Neste último caso, a perda de carga aniônica na forma de HCO_3^- é contrabalanceada pelo aumento da reabsorção (renal ou intestinal) de outro ânion: o cloreto (Cl^-). Portanto, é comum encontrar as acidoses metabólicas divididas em hiperclorêmicas e não hiperclorêmicas. Para distinguir esses dois tipos, é comum o cálculo de outra variável: o ânion *gap*.

Ânion *gap*

Mas, afinal, quem são os tais ácidos não voláteis responsáveis pelas acidoses metabólicas? Para auxiliar no diagnóstico etiológico, é comum o cálculo do ânion *gap*, que nos diz qual é o ácido não volátil em excesso responsável pela acidose. O ânion *gap* (AG) é calculado por meio da fórmula:

$AG = [Na^+] + [K^+] - [Cl^-] - [HCO_3^-]$ (valor normal em torno de 12 mEq/L)

Então, foram divididas as acidoses nas chamadas hiperclorêmicas (comumente chamadas de acidoses com AG normal), em que a acidose é atribuída à presença de Cl^- (considerado ácido inorgânico) em excesso, e as não hiperclorêmicas, em que os ácidos em excesso não são Cl^- (também chamadas de acidoses com AG aumentado, geralmente por acúmulo de ácidos orgânicos, como é o caso do lactato). As hiperclorêmicas não aumentam o AG porque elevações do Cl^- são acompanhadas de quedas proporcionais do HCO_3^-, não alterando o valor dado pela fórmula anteriormente mostrada, de modo diferente do acúmulo de ânions não considerados na fórmula.

Fazer distinção entre os diferentes tipos de acidose metabólica tem obviamente implicações terapêuticas. Mesmo entre as acidoses metabólicas hiperclorêmicas existem diferentes etiologias. Dentre as causas de acidose hiperclorêmica no ambiente de terapia intensiva, é importante considerar que muitas vezes ela é iatrogênica, secundária ao uso frequente de soluções ricas em Cl^- para reposição volêmica. Para o diagnóstico diferencial das acidoses hiperclorêmicas, pode ser útil o cálculo do ânion *gap* urinário:

AGur = $[Na^+]$ur + $[K^+]$ur – $[Cl^-]$ur (valor normal em torno de 40 mEq/L)

Em vigência de acidose metabólica, espera-se que os rins aumentem a excreção urinária de H^+, que se faz em grande parte na forma de amônio (NH_4^+). O amônio é a junção da amônia (NH_3) com o H^+. Na prática diária, não se tem facilmente disponível a concentração urinária de NH_4^+. Pelo princípio da eletroneutralidade, soluções fisiológicas têm de obrigatoriamente possuir iguais concentrações de cátions e de ânions (assunto que será discutido mais adiante). Logo, a eliminação do NH_4^+ precisa ser acompanhada de algum ânion, que geralmente é o Cl^-, para manter a eletroneutralidade da urina. A excreção de Cl^- sem Na^+ ou K^+ faz com que a resposta renal na vigência de acidose metabólica seja redução do AGur, podendo ficar até negativo.

Em geral, existe boa correlação entre os aumentos dos níveis de NH_4^+ e a queda do AGur.[2] Entretanto, se há comprometimento da função renal por queda da filtração glomerular ou por acidose tubular renal, a tendência é de AGur elevado mesmo em vigência de acidose metabólica. Isso sugere ser o rim responsável, pelo menos em parte, pela geração da acidose. Dentre as causas extrarrenais de acidose metabólica hiperclorêmica, além da infusão de soluções ricas em Cl^-, estão as perdas não renais de bicarbonato por diarreia ou por fístulas duodenopancreáticas, como mencionado anteriormente. Essas perdas de bicarbonato são comumente acompanhadas de reabsorção de Cl^- por intermédio de bombas trocadoras Cl^-/HCO_3^-.

É preciso, entretanto, salientar que, em algumas condições específicas, o AGur não se correlaciona bem com a concentração de NH_4^+. Uma dessas situações é quando a acidose metabólica se dá predominantemente por ânions não mensuráveis, ou seja, ânions não rotineiramente dosados pelos laboratórios; nesses casos, muitas vezes os ânions que são eliminados conjuntamente com o NH_4^+ são também ânions não mensuráveis e não Cl^-. Com isso, apesar do aumento do NH_4^+ urinário, isso não reflete em quedas do AGur, pois o Cl^- urinário não se eleva de forma tão significativa.

Delta AG/delta HCO_3^-

Uma vez introduzido o conceito de *ânion gap* (detalhado adiante neste capítulo), pode-se falar em delta AG/delta HCO_3^-, que é uma variável que tem dois propósitos principais:

1. Avaliar a presença simultânea de acidose hiperclorêmica (que não interfere no AG, mas reduz o HCO_3^-) e não hiperclorêmica (que interfere no AG e reduz o HCO_3^-).
2. Avaliar a presença simultânea de acidose e alcalose metabólica, comum em pacientes críticos.

Habitualmente, considera-se que elevações de 1 mmol/L no AG serão acompanhadas de queda de 1 mmol/L no HCO_3^- (razão 1:1). Quando a queda da $[HCO_3^-]$ é maior que a elevação do AG (delta AG/delta $HCO_3^- < 1$), infere-se que existe acidose provocada tanto por excesso de Cl^- como por excesso de outros ânions (lactato e ânions não mensuráveis). No caso de a queda do HCO_3^- ser inferior ao aumento do AG (delta AG/delta $HCO^{3-} > 1$), isso significa que algum distúrbio está impedindo a queda proporcional da $[HCO_3^-]$, ou seja, existe alcalose metabólica associada. É preciso, entretanto, ter cautela no uso dessa variável pela ligação estequiométrica que existe entre HCO_3^- e CO_2, uma vez que distúrbios respiratórios primários não estão considerados na avaliação. Além disso, questiona-se a relação 1:1 entre AG e HCO_3^-; isso parece variar conforme o ânion em questão (p. ex., diferente entre lactato e cetoácidos).

Abordagem de Copenhagen – baseada no *standard base excess*

Uma vez que PCO_2 e HCO_3^- são variáveis interdependentes, havia a necessidade de estabelecer uma variável que pudesse avaliar os distúrbios metabólicos sem que houvesse a influência das variações (agudas) da PCO_2. Fala-se "agudas", pois variações crônicas da PCO_2 levam invariavelmente a compensações metabólicas.

Em 1958 foi introduzido o conceito do *base excess* (BE). Por definição, BE era a quantidade de ácido ou base que precisaria ser adicionada a 1 litro da solução (sangue, por exemplo) para trazer o pH novamente para 7,4 em condições fixas de PCO_2 (40 mmHg) e temperatura (37 °C). A ideia por trás de manter fixa a PCO_2 era justamente não deixar que ela influenciasse o valor do BE. Um valor positivo de BE significa que existe excesso de base na solução e que, portanto, seu valor determina a concentração de ácido que deveria ser adicionada à solução para obtenção do pH fisiológico de 7,4. Um valor negativo de BE diz o contrário: existe excesso de ácido (ou falta de base). As alcaloses são, então, por essa abordagem, os distúrbios ácido-básicos metabólicos que positivam o BE; as acidoses são os distúrbios ácido-básicos metabólicos que negativam o BE.

É importante lembrar que, sobretudo no paciente crítico, é comum a presença simultânea de vários distúrbios, alguns alcalinizantes, alguns acidificantes. Desse modo, o mais correto em caso de BE negativo é considerar predomínio de distúrbios acidificantes e, no caso de BE positivo, em predomínio de distúrbios alcalinizantes. O BE normal é em torno de zero (–2 a +2). Assim, conforme exposto previamente sobre o pH, um valor de BE em torno de zero não implica obrigatoriamente ausência de distúrbios ácido-básicos metabólicos. BE e pH são como produto de vetores; o valor zero pode significar ausência de distúrbios ou equivalência entre distúrbios acidificantes e alcalinizantes.

O valor do BE que consta no resultado da gasometria é na verdade calculado por meio de uma fórmula que leva em conta três variáveis efetivamente mensuradas: o pH, a PCO_2 (e automaticamente o HCO_3^- por meio da equação de Henderson-Hasselbalch) e a hemoglobina. A equação mais comumente utilizada é a equação de van Slyke:[3]

$$a - 24{,}4 = -(2{,}3 \times b + 7{,}7) \times (c - 7{,}40) + d/(1 - 0{,}023 \times b),$$

Em que:

a = concentração de bicarbonato no plasma/(mmol/L).

b = concentração de hemoglobina no sangue (mmol/L).

c = pH do plasma a 37 °C.

d = BE no sangue (mmol/L).

Fica claro, portanto, que o BE é uma variável artificial, inexistente na fisiologia; não pode ser diretamente dosada e não é diretamente regulada pelos mecanismos homeostáticos.

Standard base excess (BE extracelular)

Apesar da acurácia *in vitro* do BE e de sua independência das alterações agudas da PCO_2, a acurácia *in vivo* não era a mesma. Essa perda de acurácia *in vivo* se devia ao fato de que existem constantes "intercâmbios" de íons entre os diferentes compartimentos extracelulares (plasma, eritrócito, interstício) que eram ignorados ao se considerar um desses compartimentos isoladamente. Para aumentar a acurácia do BE e sua independência em relação à PCO_2, foi criada outra variável: o *standard base excess* – SBE (ou *base excess* extracelular), que nada mais é que um BE ajustado para uma hemoglobina de 5 g/dL, que seria um valor médio normal se, em vez de tomar por base apenas o sangue, for considerado todo o extracelular. É importante ressaltar que o SBE é uma variável que sofre bem pouco a influência de alterações agudas da PCO_2. Como mencionado previamente, alterações mais prolongadas da PCO_2 vão influenciar o SBE, e isso é esperado, uma vez que terá havido tempo suficiente para que ocorram alterações metabólicas no intuito de tentar manter o pH em sua faixa normal. Um exemplo clássico é a presença de valores baixos de Cl^- (hipocloremia) em pacientes com doença pulmonar obstrutiva crônica retentores de CO_2. A presença prolongada de hipercapnia ativa respostas de compensação renal, e entre elas está o aumento da excreção de Cl^-, o que, conforme visto previamente, ocorre em paralelo ao aumento da excreção renal de $NH4^+$.

O SBE, assim como o HCO_3^-, têm ambos a desvantagem de, por si só, não dizerem nada a respeito da etiologia do distúrbio metabólico. Com SBE negativo e HCO_3^- baixo, é possível inferir que existe predomínio de acidose metabólica. Entretanto, se essa acidose é causada por má perfusão tecidual, insuficiência renal, intoxicação exógena, infusão de soluções ricas em cloro etc., não há como inferir. Daí a importância do AG e do AGur e da mensuração do lactato, bastante úteis na definição de qual ânion está acumulando e, portanto, definindo a estratégia a ser traçada para sua correção. Sabe-se hoje que, mesmo em pacientes com hiperlactatemia, muitas vezes o principal responsável pela acidose metabólica são ânions não mensuráveis. Não há como saber isso sem a prática de calcular o AG.

Abordagem físico-química (Stewart) – baseada no *strong ion difference*

Esta abordagem tem em comum com as duas anteriores o fato de que os distúrbios ácido-básicos respiratórios são fruto de oscilações primárias da PCO_2. O que diferencia essa abordagem é a forma de avaliar a presença de distúrbios metabólicos. Diferentemente das duas abordagens anteriores, na abordagem físico-química proposta por Stewart[4] são duas as variáveis determinantes do pH, além da PCO_2. Essas variáveis são: a diferença de íons fortes (SID, do inglês, *strong ion difference*) e a concentração total de ácidos fracos (Atot).[5] Essa abordagem se fundamenta em três grandes princípios fundamentais: o da eletroneutralidade, o da conservação das massas e da dissociação da água. Primeiramente, será abordado cada um desses princípios e, depois então, será definido melhor o conceito de SID e Atot.

Eletroneutralidade

Este princípio indica que qualquer solução fisiológica (sangue, urina, liquor etc.) precisa ter obrigatoriamente a mesma concentração de cátions e de ânions. Mesmo que haja mudanças nas concentrações desses íons, o sistema precisa se organizar de modo a manter a solução eletricamente neutra. Não se deve confundir a condição de ser eletricamente neutra e ter pH neutro. Um pH neutro é, por definição, aquele pH em que as concentrações de H^+ e OH^- são iguais. Isso nada tem a ver com eletroneutralidade, que precisa ser mantida sempre, independentemente do pH da solução. Por exemplo, na água pura, a concentração de H^+ e de OH^- será sempre a igual entre elas (o que define um pH chamado neutro), mas que somente corresponde ao valor 7 na temperatura de 25 °C. Na temperatura de 37 °C, a água pura tem seu pH neutro em 6,68.[1] Isso é para dizer que a água pura pode ter diferentes concentrações de H^+ em diferentes temperaturas e, portanto, diferentes pH a depender do quanto ela se encontra em sua forma dissociada. A concentração de OH^- não interfere por si só no valor do pH. Em caso de concentrações diferentes de H^+ e OH^-, o pH será definido, como sempre, pela concentração de H^+. Em sendo as concentrações de H^+ e OH^- diferentes, outros cátions e ânions estão obrigatoriamente presentes de modo a ser preservada a eletroneutralidade.

Conservação das massas

Este princípio se baseia na lei de Lavoisier. Ele se refere ao fato de que, em um sistema fechado, embora possam ocorrer inúmeras reações bioquímicas, essas reações nunca levam a perda ou ganho de massa. A massa total do sistema é sempre a mesma, considerando que não possa haver perdas ou ganhos. Fala-se em sistema fechado porque, por exemplo, pode-se ter geração de CO_2 por meio de reações bioquímicas, e o CO_2 é volátil e pode ser exalado pelo sistema respiratório, configurando perda de massa. Em contrapartida, quando algo é adicionado ao sistema, por exemplo, a infusão de soro fisiológico na corrente sanguínea do paciente, ocorre acréscimo de massa.

Dissociação da água

Este é um princípio fundamental para a nossa compreensão da abordagem físico-química. A água é a substância mais abundante no organismo; ela se encontra em pequena parte dissociada, ou seja, na forma de H^+ (ou H_3O^+, também chamado de hidrônio) e OH^- e a maior parte na forma não dissociada (H_2O). Foi visto previamente que a concentração de H^+ é a variável única determinante do pH. Logo, sempre que houver aumento da quantidade de água dissociada, ocorrerá mais H^+ livre e, consequentemente, queda do pH (a solução fica mais ácida). Se, ao contrário, houver redução da quantidade de água dissociada, haverá menos H^+ livre na solução e consequente elevação do pH (ela fica menos ácida). Logo, é possível chamar de ácido na abordagem físico-química qualquer substância que induza a água a dissociar mais e de base qualquer substância que induza a água a dissociar menos.

Uma vez tendo falado desses três princípios, serão abordados separadamente o SID e o Atot.

SID (*strong ion difference*)

A diferença de íons fortes consiste na diferença entre a soma de cátions fortes e a soma de ânions fortes. São chamadas de fortes aquelas substâncias que se encontram sempre dissociadas, ou seja, na forma de íons em solução. O principal exemplo de cátion forte é o sódio, que sempre está na forma de Na^+, e de ânion forte tem-se o cloreto (Cl^-) como principal exemplo. Em condições fisiológicas, o SID é dado por:

$$SID = [Na^+] + [K^+] + [Ca^{2+}] + [Mg^{2+}] - [Cl^-] - [lactato^-] \text{ (em mEq/L)}$$

Na Figura 1, está representado o gamblegrama fisiológico, que mostra duas colunas de mesma altura: a da esquerda representa a concentração total de cátions e a da direita a concentração total de ânions. Conforme visto no princípio da eletroneutralidade, essas duas colunas têm que ter sempre a mesma altura. Em condições fisiológicas, observam-se mais cátions fortes do que ânions fortes, o que faz com que o SID seja sempre positivo. Pelo gamblegrama, observa-se que os ânions que fazem com que as concentrações de cátions e de ânions se equalizem são ânions fracos e resultam da soma do HCO_3^- com a parte ionizada de albumina e fósforo, classicamente chamada de A^-. É importante enfatizar que um dos determinantes do pH é o Atot e, portanto, a soma do A^- com o AH, que representa a parcela não dissociada da albumina e do fósforo.

Dentre os cátions fortes, o mais importante é o Na^+, uma vez que tem concentração muito superior à dos demais cátions. O Ca^{2+} e o Mg^{2+} são comumente ignorados por terem concentrações geralmente muito baixas em condições fisiológicas. Dentre os ânions, o Cl^- é sem dúvida o mais prevalente, pois tem concentrações fisiológicas muito superiores à do lactato. O valor normal do SID é em torno de 40 mEq/L.

Nota-se pelo gamblegrama que o SID também pode ser calculado pela soma de HCO_3^- com A^-, de modo que:

$$[Na^+] + [K^+] + [Ca^{2+}] + [Mg^{2+}] - [Cl^-] - [lactato^-] = [HCO_3^-] + [A^-]$$

Em casos de doença crítica, surgem na circulação os chamados ânions não mensuráveis, que fazem com que a igualdade acima deixe de ser verdadeira (Figura 2). São, então, considerados dois SID: o SID aparente

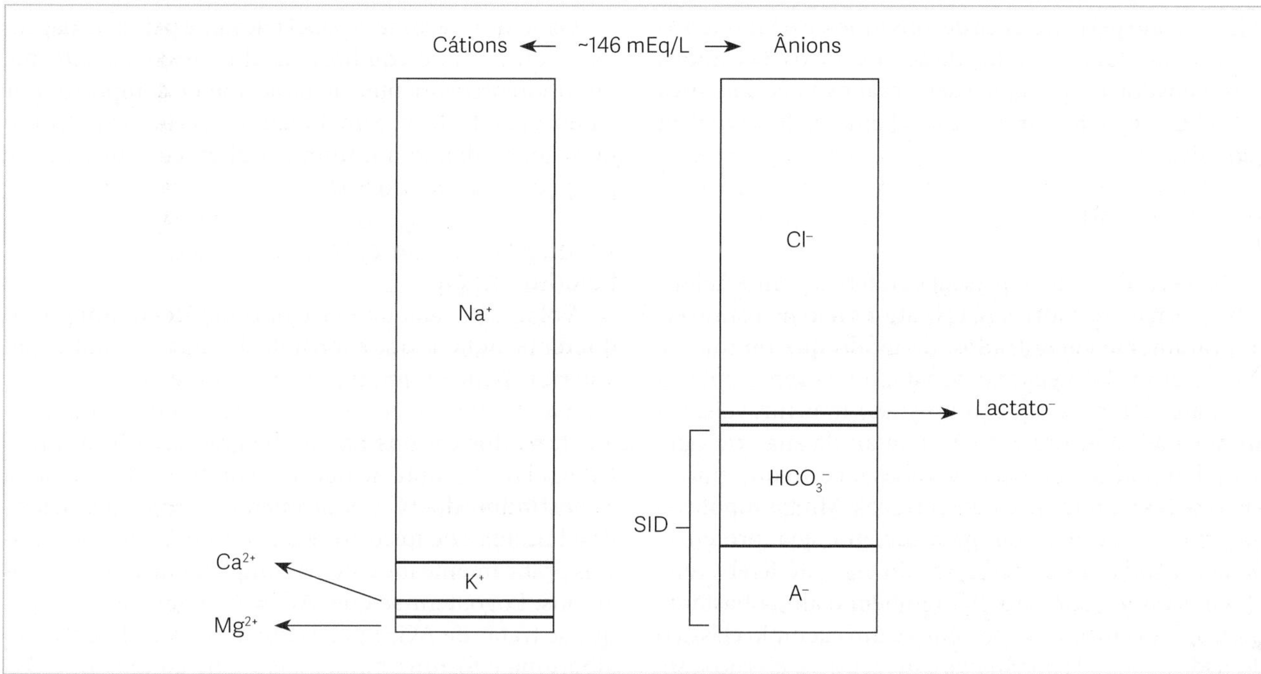

FIGURA 1 Gamblegrama normal: representação gráfica da distribuição habitual, fisiológica, de cátions e ânions no sangue humano. A quantidade de cátions e ânions precisa ser igual (eletroneutralidade). Íons como H^+ e OH^- não estão representados por terem concentrações muito inferiores aos representados no gamblegrama.

A^-: ânions fracos não voláteis (albuminato + fosfato); SID: *strong ion difference*.

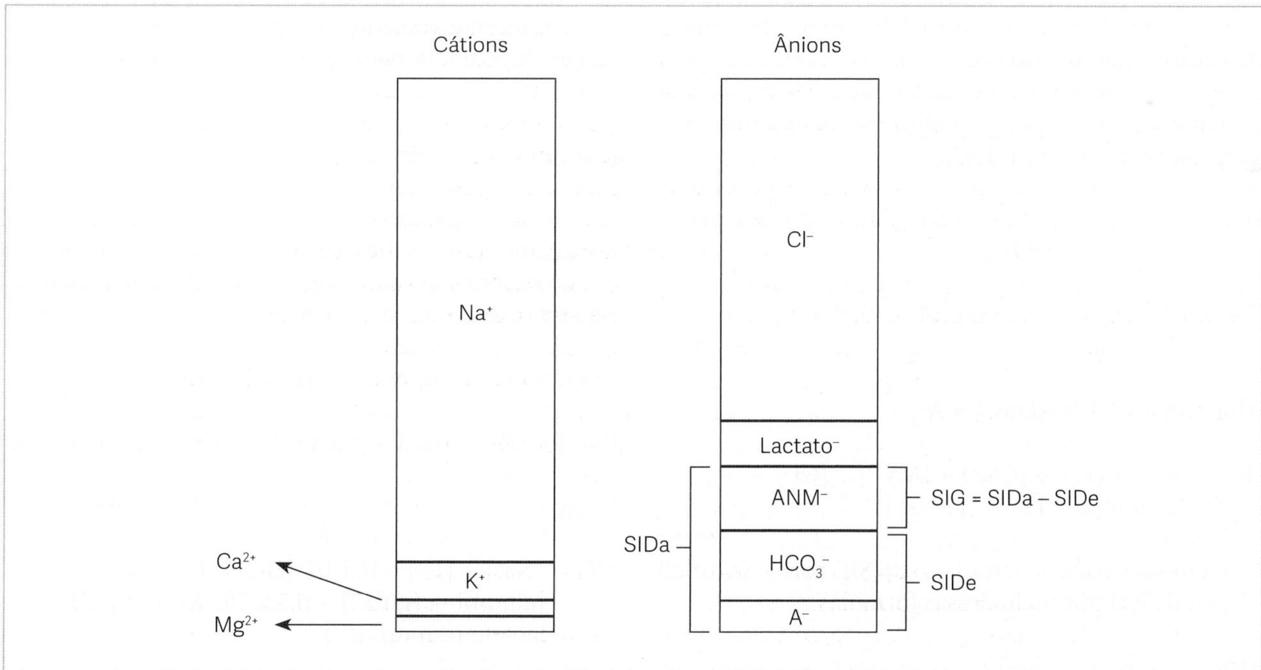

FIGURA 2 Gamblegrama no paciente crítico: representação gráfica da distribuição de cátions e ânions no sangue humano em um contexto de doença crítica em que os ânions não mensuráveis e o lactato passam a ter maior relevância. Como na fisiologia normal, também nesta situação a eletroneutralidade precisa ser preservada (concentração de cátions e ânions igual). Íons como H^+ e OH^- não estão representados por terem concentrações muito inferiores aos representados no gamblegrama.

A^-: ânions fracos não voláteis (albuminato + fosfato); ANM^-: ânions não mensuráveis; SIDa: *strong ion difference* aparente; SIDe: *strong ion difference* efetivo; SIG: *strong ion gap*.

(SIDa), dado pela diferença de íons fortes, e o SID efetivo (SIDe), resultante da soma de ácidos fracos. Os ânions não mensuráveis passam a ser dosados pela diferença entre SIDa e SIDe, variável esta chamada de *strong ion gap* (SIG):

SIG = SIDa – SIDe

Na verdade, o SIG representa a diferença entre ânions e cátions não mensuráveis. Os cátions não mensuráveis são raramente encontrados, de modo que raramente ocorre um valor negativo de SIG, o que representaria ter mais cátions do que ânions não mensuráveis. Os ânions não mensuráveis não têm ainda sua etiologia bem definida; até hoje não se sabe ao certo que ânions são esses em muitos pacientes críticos. Muitas hipóteses não consensuais existem para sua etiologia: proteínas de fase aguda,[6] intermediários do ciclo de Krebs[7] etc. O valor prognóstico do SIG também é ainda bastante incerto.[8] A cetoacidose diabética é um exemplo clássico de acidose causada por ânions não mensuráveis (no caso, os cetoácidos). O termo "não mensuráveis" significa que esses elementos não são rotineiramente dosados pelos laboratórios dos hospitais. O lactato, hoje dosado por boa parte dos laboratórios, podia ser considerado um ânion não mensurável na época em que sua dosagem não era rotineira.

O cálculo do SIG na prática diária não é de simples execução. Além de todas as variáveis necessárias para o seu cálculo, os ácidos fracos têm sua parte dissociada dependente do pH, o que implica fórmulas complexas para sua obtenção em mEq/L:

[albuminato-] = [albumina] em g/dL × (0,123 × pH – 0,631)

[fosfato-] = [fósforo] em mg/dL × (0,309 × pH – 0,469)

[albuminato-] + [fosfato-] = A^-

SIG = $[Na^+] + [K^+] + [Ca^{2+}] + [Mg^{2+}] - [Cl^-] - [lactato^-] - ([HCO_3^-] + [A^-])$

Com isso, o uso à beira-leito do SIG torna-se difícil e impraticável por meio dessas fórmulas.

Atot

O Atot nada mais é do que a concentração total de ácidos fracos não voláteis. São chamados de "fracos" justamente porque ficam apenas parcialmente dissociados em solução, sendo a parte dissociada chamada de "A^-" e a parte não dissociada de AH. Portanto:

Atot = $[A^-] + [AH]$

Os ácidos fracos têm papel relevante pela abordagem físico-química no equilíbrio ácido-básico e, conforme discutido previamente, são basicamente compostos por albumina e fósforo. Funcionam de certa forma como tampão, ajudando a minimizar alterações bruscas de pH por oscilações do SID.

Ânion *gap* no contexto da abordagem físico-química

Voltando a falar de AG agora com "foco" um pouco diferente, nota-se que a fórmula do AG (*vide* indicação anterior) pode ser interpretada no contexto do gamblegrama. A soma de Na^+ e K^+ praticamente corresponde à coluna dos cátions no gamblegrama. Subtraindo o Cl^- e o HCO_3^-, nota-se que, em condições fisiológicas, a constituinte do AG é basicamente a porção dissociada da albumina e do fósforo (lactato e ânions não mensuráveis praticamente inexistem) completando a coluna dos ânions. Logo, tem-se que: AG = A^-. Com isso, sempre que se tratar de AG, é preciso pensar, inicialmente, em albumina e fósforo, pois são eles que compõem o AG normal. Para se conhecer o AG atribuível a esses ácidos fracos, utiliza-se a seguinte fórmula:

AG esperado = 2 × [albumina (g/dL)] + 0,5 × [fósforo (mg/dL)]

Ou, alternativamente, calcula-se o AG total já ajustado para hipoalbuminemia, comum em pacientes críticos:

$[Na^+] + [K^+] - [Cl^-] - [HCO_3^-] + (0,25 \times (40 - [albumina\ (g/L)]))$

Ao "AG esperado" se somam as concentrações em mEq/L de lactato e ânions não mensuráveis para obtenção do AG total. Assim, uma forma mais fácil de estimar a quantidade de ânions não mensuráveis circulante é esta:

AG total = AG esperado + lactato + SIG

$[Na^+] + [K^+] - [Cl^-] - [HCO_3^-] = [A^-]$ + lactato + SIG;

Logo,

SIG = $[Na^+] + [K^+] - [Cl^-] - [HCO_3^-]$ – (2 × [albumina (g/dL)] + 0,5 × [fósforo (mg/dL)]) – lactato (em mEq/L)

Observa-se, então, que existe um modo mais rápido de chegar ao SIG. Quantificar o SIG, embora controverso do ponto de vista prognóstico, auxilia em algumas tomadas de decisão. Por exemplo, na abordagem de cetoacidose diabética, sabe-se que, no início do tratamento, a acidose ocorre predominantemente por ânions não mensuráveis (SIG) mas, com o tratamento, o SIG (no caso, a concentração de cetoácidos) vai diminuindo, podendo haver retardo na melhora do SBE e do HCO_3^- em função de hipercloremia iatrogênica atribuída à hidratação com soro fisiológico. Alguns autores sugerem o uso de soluções balanceadas na reposição volêmica da cetoacidose com intuito de evitar esse retardo na correção da acidemia pela "troca" de ânions não mensuráveis por cloro.[9]

Uso do SID na prática

Para entender melhor o uso do SID na prática e como alterações no SID são capazes de gerar distúrbios ácido-básicos,[10] toma-se por exemplo uma pessoa hígida submetida à infusão de soro fisiológico. Como dito anteriormente, o SID normal é em torno de 40 mEq/L. O soro fisiológico, como tem por íons fortes apenas Na^+ e Cl^- e em iguais concentrações (154 mEq/L cada), concluímos que o SID do soro fisiológico é zero. Ao se infundir soluções com SID zero em uma pessoa com SID de 40 mEq/L, espera-se que o SID do paciente vá progressivamente diminuindo. Isso na verdade é fruto da elevação mais intensa do Cl^- em relação à do Na^+ uma vez que o Cl^- parte de uma concentração inicial mais baixa que o Na^+. Toda vez que a diferença Na^+-Cl^- diminui, como esses dois íons são os principais componentes do SID plasmático, tem-se queda do SID. A elevação desproporcional do Cl^- em relação ao Na^+ funciona como "ameaça" à eletroneutralidade pois equivale a "excesso" de íons Cl^-. Essa ameaça seria a força eletroquímica que levaria a aumento da dissociação de moléculas de água no intuito de manter a solução eletricamente neutra. Embora cada molécula de água libere um H^+ e um OH^-, a concentração de H^+ sobe proporcionalmente mais porque, assim como o Cl^-, ele parte de uma concentração inicial menor do que o OH^- (fisiologicamente, h um pH levemente alcalino).

Aqui vale ressaltar mais uma vez que, para o pH, só importam as variações na $[H^+]$. Essa seria a explicação físico-química para a acidificação provocada pelo soro fisiológico. Outro exemplo é a alcalinização provocada pela infusão de bicarbonato de sódio. Nesse caso, o único íon forte é o Na^+, o que faz com que a infusão dessa solução aumente a diferença Na^+-Cl^- e, portanto, o SID. Então, tem-se um efeito oposto sobre as moléculas de água, com menos dissociação destas e, consequentemente, menos H^+ circulante. Pela abordagem físico-química a $[HCO_3^-]$ não é um determinante direto do pH, de modo que não se explicaria a elevação do pH pela infusão de bicarbonato como no caso da abordagem tradicional (de Boston). Na abordagem físico-química, como todo ânion funciona como um ácido, seria possível considerar HCO_3^- meramente um ácido fraco, portanto não poderia explicar um efeito alcalinizante.

Os ácidos fracos, como visto, também têm importância na determinação do pH. A hipoalbuminemia, muito comum nos pacientes críticos, é tida como um dos principais distúrbios alcalinizantes nesses pacientes. Entretanto, variações do SID têm sempre peso maior na determinação do pH.

Como prever o efeito da infusão de uma determinada solução no pH do sangue do paciente?

Diferentes soluções podem ter diferentes efeitos no pH do paciente a depender de como está esse pH no momento da infusão da solução. O soro fisiológico, por ter SID zero, sempre tende a ser acidificante e, portanto, a levar o pH do sangue do paciente cada vez mais para baixo, ou seja, a ser altamente acidificante mesmo quando já está em vigência de acidemia. Por isso é importante ter cautela com a infusão de altos volumes de soro fisiológico (SF 0,9%) em pacientes que já estão acidêmicos. O Ringer lactato (RL) é tido como uma solução mais balanceada, o que significa dizer que interfere menos no pH do paciente. Entretanto, do ponto de vista físico-químico, o SID do RL também é zero:

$$[Na^+] + [K^+] + [Ca^{2+}] = 130 + 4 + 3 = 137 \text{ mEq/L}$$

$$[Cl^-] + [\text{lactato}^-] = 109 + 28 = 137 \text{ mEq/L}$$

$$\text{SID do RL} = 137 - 137 = 0$$

Entretanto, considerando que o lactato contido no RL é praticamente todo metabolizado no fígado e gerando bicarbonato (que não é forte e não entra no cálculo do SID), o SID *in vivo* do RL passa a ser:

$$\text{SID} = 137 - 109 = 28$$

Esses 28 mEq/L são praticamente a concentração normal de bicarbonato presente no sangue. Foi sugerida, então, uma regra prática que compara o SID da solução com o bicarbonato sérico do paciente para predizer qual o efeito no pH do paciente causado pela infusão da referida solução, considerando PCO_2 estável:[11]

SID solução > $[HCO_3^-]$ paciente → aumento do pH

SID solução < $[HCO_3^-]$ paciente → redução do pH

SID solução = $[HCO_3^-]$ paciente → sem mudanças no pH

Portanto, o SF 0,9% será sempre acidificante, pois seu SID sempre será menor que a $[HCO_3^-]$ do paciente e o RL tende a não mexer no pH ou desviá-lo para cima em pacientes com acidemia e $[HCO_3^-]$ menor que 28 mEq/L, considerando uma função hepática normal (quanto pior a função hepática, mais o SID *in vivo* do

RL se aproxima de zero e, portanto, aumenta o seu poder acidificante).

EXISTE DIFERENÇA NA PRÁTICA ENTRE O USO DAS DIFERENTES ABORDAGENS?

Não está bem claro que o uso da abordagem físico-química é a mais adequada para o manejo do paciente crítico. Sua vantagem teórica seria o melhor discernimento entre diferentes distúrbios acidificantes e alcalinizantes presentes simultaneamente.[12] Alguns estudos mostram que o uso isolado do SBE e do HCO_3^- pode deixar de diagnosticar alguns distúrbios, ou seja, a presença de SBE e HCO_3^- normais não exclui a presença de distúrbios ácido-básicos.[13] Entretanto, conforme visto anteriormente, os cálculos das variáveis utilizadas na abordagem físico-química (SIDa, SIDe, SIG) são complexos e inviáveis à beira-leito. Para resolver essa questão, foi proposto associar o uso do AG esperado (corrigido) em conjunto com o SBE e o HCO_3^-. O uso dessas três variáveis praticamente diagnosticava os mesmos distúrbios ácido-básicos que o uso da mais complexa abordagem físico-química, calculando SIDa, SIDe e SIG.[13]

A questão talvez mais importante em termos prognósticos é o diagnóstico adequado do ácido (ou pode-se dizer do ânion) mais prevalente nos casos de acidose metabólica, que, no geral, é o distúrbio mais relacionado a prognóstico desfavorável e óbito.[14] Ao se dividir as acidoses metabólicas em três grupos nos quais o grupo 1 constituiria os pacientes cuja acidose metabólica tem predomínio do Cl^- (também chamada acidose por SID), o grupo 2 com predomínio de ânions não mensuráveis (também chamada acidose por SIG) e o grupo 3 com predomínio de lactato (acidose láctica), ocorreria aumento progressivo da mortalidade.[15] É importante salientar que, mesmo em pacientes com hiperlactatemia, muitos deles têm os ânions não mensuráveis como principais ânions responsáveis pela acidemia metabólica.[16] A mortalidade da acidose de predomínio hiperclorêmico parece ser baixa, semelhante à dos pacientes sem acidose metabólica.[15]

Por fim, a mortalidade parece estar mais relacionada à causa da acidose metabólica do que com a acidose em si, que poderia até mesmo ser considerada benéfica em algumas situações, como o choque circulatório, facilitando a liberação de O_2 para os tecidos pela sua maior dissociação da hemoglobina. É por isso também que a infusão de bicarbonato como forma de tratar acidemias deve ser muito criteriosa, uma vez que, em boa parte dos casos, isso não resolve a causa-base da acidose (excluídos aqui os casos de acidose metabólica por perda sistêmica de HCO_3^-) e ainda pode ser deletério por anular os mecanismos adaptativos que a acidemia promove na vigência de má perfusão tecidual.

PONTOS-CHAVE

1. O equilíbrio ácido-básico é essencial para a manutenção da homeostase, influenciando o funcionamento enzimático e a oferta de oxigênio tecidual.
2. Existem três principais abordagens para análise dos distúrbios ácido-básicos: tradicional (Boston), baseada no *base excess* (Copenhagen) e físico-química (Stewart), cada uma com diferentes focos metabólicos.
3. A escolha da abordagem na prática clínica ainda é debatida.
4. O diagnóstico do ânion predominante na acidose metabólica é crucial para o prognóstico, com diferentes tipos de acidose (hiperclorêmica, láctica, por ânions não mensuráveis) associados a diferentes mortalidades. A acidose hiperclorêmica, muitas vezes iatrogênica (por infusão de soro fisiológico), parece ter menor impacto na mortalidade.
5. A mortalidade está mais relacionada à causa da acidose metabólica do que à acidose em si. A infusão de bicarbonato para tratar acidemias deve ser criteriosa, pois pode não resolver a causa-base e anular mecanismos adaptativos.

REFERÊNCIAS BIBLIOGRÁFICAS

1. Magder S. Clinical approach to acid-base balance. In: Anaesthesia, pain, intensive care and emergency medicine – A.P.I.C.E. 2002.
2. Goldstein MB, Bear R, Richardson RMA, Marsden PA, Halperin ML. The urine anion gap: a clinically useful index of ammonium excretion. Am J Med Sci. 1986;292(4):198-202.
3. Siggaard-Andersen O. The van slyke equation. Scand J Clin Lab Invest. 1977;37(S146).
4. Hickish T, Farmery AD. Acid-base physiology: new concepts. Anaesthesia and intensive care medicine. 2012;13(11):567-72.
5. Morgan TJ. Clinical review: the meaning of acid-base abnormalities in the intensive care unit – effects of fluid administration. Crit Care. 2005;9(2):204-11.
6. Kneidinger N, Lindner G, Fuhrmann V, Doberer D, Dunkler D, Schneeweiss B, et al. Acute phase proteins do not account for unmeasured anions in critical illness. Eur J Clin Invest. 2007;37(10):820-5.
7. Forni LG, McKinnon W, Lord GA, Treacher DF, Peron JMR, Hilton PJ. Circulating anions usually associated with the Krebs cycle in patients with metabolic acidosis. Crit Care. 2005;9(5):R591-5.
8. Rocktaeschel J, Morimatsu H, Uchino S, Bellomo R. Unmeasured anions in critically ill patients: can they predict mortality? Crit Care Med. 2003;31(8):2131-6.
9. Maciel AT, Park M. A physicochemical acid-base approach for managing diabetic Ketoacidosis. Clinics. 2009;64(7):714-8.
10. Kaplan LJ, Kellum JA. Fluids, pH, ions and electrolytes. Curr Opin Crit Care. 2010;16(4):323-31.
11. Carlesso E, Maiocchi G, Tallarini F, Polli F, Valenza F, Cadringher P, et al. The rule regulating pH changes during crystalloid infusion. Intensive Care Med. 2011;37(3):461-8.
12. Masevicius FD. Has Stewart approach improved our ability to diagnose acid-base disorders in critically ill patients? World J Crit Care Med. 2015;4(1):62-70.
13. Dubin A, Menises MM, Masevicius FD, Moseinco MC, Kutscherauer DO, Ventrice E, et al. Comparison of three different methods

of evaluation of metabolic acid-base disorders. Crit Care Med. 2007;35(5):1264-70.

14. Maciel AT, Park M. Differences in acid-base behavior between intensive care unit survivors and nonsurvivors using both a physicochemical and a standard base excess approach: a prospective, observational study. J Crit Care. 2009;24(4):477-83.
15. Gunnerson KJ, Saul M, He S, Kellum JA. Lactate versus non-lactate metabolic acidosis: A retrospective outcome evaluation of critically ill patients. Crit Care. 2006;10(1):R22.
16. Maciel AT, Park M. Unmeasured anions account for most of the metabolic acidosis in patients with hyperlactatemia. Clinics. 2007;62(1):55-62.

61

Injúria renal aguda

Ivens Stuart Lima Leite
José Mauro Vieira Júnior

SUMÁRIO

INTRODUÇÃO

Por que é importante a discussão sobre injúria renal aguda (IRA)? Qual o seu significado? Como avaliar o paciente e realizar o manejo inicial? Quando solicitar avaliação da nefrologia? Essas perguntas serão direcionadas nas próximas páginas tentando facilitar o cuidado do paciente com piora da função renal no ambiente hospitalar.

HISTÓRIA

A doença renal já era conhecida no fim do século XIX, sendo descrita por Richard Bright, em paciente jovem com proteinúria e anasarca. Na análise da falência renal em doenças agudas, encontram-se descrições na literatura desde o começo do século XX, principalmente após trauma. No entanto, somente após a publicação de Bywaters e Beall, em 1941, houve melhor compreensão da injúria renal aguda como síndrome individual. Nesse estudo, os autores descreveram a IRA causada por lesão de esmagamento muscular em dezenas de vítimas dos bombardeios de Londres durante a Segunda Guerra Mundial. Além de descrever a patologia das lesões musculares, acompanharam a história natural da IRA, com aumento das escórias nitrogenadas e anúria, em decorrência do depósito e da precipitação de cilindros de mioglobina nos túbulos, e caracterizaram a necrose tubular aguda. Desde então, avançou-se na compreensão dessa síndrome, com a introdução da genômica, proteômica e metabolômica, além da utilização de modelos experimentais em animais *knockout*/transgênicos. Apesar disso, ainda não se dispõe de tratamento específico para essa condição, que se mantém responsável por piorar a evolução em qualquer cenário clínico.

CONCEITO/DEFINIÇÃO

Como diagnosticar IRA? IRA é diagnóstico comum em pacientes hospitalizados, associando-se a desfechos negativos a curto e longo prazo. Não é uma única doença. Trata-se, do contrário, de uma síndrome heterogênea, definida conceitualmente pela parada súbita da função renal, percebida pela queda pronunciada e rápida da taxa de filtração glomerular (TFG). Na prática, é identificada pela elevação das escórias nitrogenadas, como ureia e creatinina plasmáticas.

Ao longo do tempo, já foram utilizadas diversas definições, desde a necessidade de suporte renal artificial (SRA) por uremia grave, passando pela presença de oligúria (diurese < 400 mL/24 horas), até definições arbitrárias, como elevações da creatinina > 2 mg/dL. Atualmente, o diagnóstico e a classificação estão baseados nos critérios da diretriz KDIGO (*Kidney Disease Improving Global Outcomes*).

CLASSIFICAÇÃO DE IRA KDIGO

A definição e a classificação da gravidade da IRA foram padronizadas pelos critérios KDIGO, uniformizando e universalizando a linguagem. Nessa orientação, usam-se a diurese e a creatinina como marcadores da função renal (Quadro 1). Assim, com aumentos em relação à creatinina basal ≥ 0,3 mg/dL em 48 horas, ou ≥ 50% em período de 7 dias, ou, pelo critério da diurese, débito urinário < 0,5 mL/kg/hora por pelo menos 6 horas, independentemente do valor da creatinina, diagnostica-se injúria renal aguda KDIGO 1. No paciente com necessidade de suporte renal artificial, sua classificação será KDIGO 3, ou seja, a forma mais grave.

Recentemente, estudos epidemiológicos demonstraram que até mesmo elevações discretas da creatinina plasmática estão associadas a desfechos clínicos mais desfavoráveis. Além disso, o impacto da IRA é diretamente proporcional a sua gravidade, observando pior evolução e complicações quanto mais grave a disfunção renal. Dessa maneira, o estadiamento ajuda a avaliar gravidade e possibilita comparações da incidência e dos desfechos entre diferentes populações em ensaios clínicos e publicações científicas. Mais recentemente, estudos têm sugerido que, embora a IRA transitória (duração < 48 horas) tenha impacto em desfechos, essa situação não tem o mesmo impacto que a IRA persistente (entre 48 horas e 7 dias de duração). Da mesma maneira, há uma tendência atual a classificar a IRA com duração > 7 dias e até 90 dias, após o que o diagnóstico de doença renal crônica (DRC) é estabelecido, de doença renal aguda (DRA), com implicações prognósticas mais desfavoráveis.

Apesar de sua utilidade, há várias críticas a esses critérios estabelecidos de IRA, dentre elas:

- Para começar, usa-se a dosagem da creatinina. Embora esse exame seja barato, acessível e rápido, tem baixa sensibilidade para identificar IRA, uma vez que a creatinina só aumenta quando a TFG já sofreu uma redução significativa (~40 a 50%), e ainda demorando para atingir o estado de equilíbrio.
- A referência é importante. Para utilizar o critério da elevação da creatinina, é necessário obter o valor basal de creatinina do paciente. Ele pode não ter exames laboratoriais recentes. Evita-se o uso do valor da creatinina na admissão, porque muitas vezes já é anormal, refletindo IRA em instalação. Idealmente, usa-se creatinina antes da doença aguda. E na ausência dessa informação? Olhar retrospectivamente a evolução e reavaliar a creatinina após a recuperação da doença. No entanto, pode não haver recuperação completa da injúria renal.
- A creatinina é metabólito da creatina, sendo sintetizada no fígado, pâncreas e rins. Serve como reserva de energia no músculo esquelético como fosfocreatina. No paciente oncológico, doença hepática avançada e paciente crítico há menor produção de creatinina. Além disso, ela é influenciada pela massa muscular, sofrendo influência do estado nutricional (ingestão proteica) e da idade.
- A secreção tubular da creatinina sofre influência de drogas, alterando sua concentração plasmática, como dolutegravir, trimetoprim, entre outras, sendo responsável por pseudo-IRA.
- Além disso, creatinina é medida como concentração (mg/dL), sendo afetada pela volemia. Assim, em pacientes que apresentam balanço hídrico muito po-

QUADRO 1 Critérios e classificação da IRA

	Critério		
Estágios	Aumento da creatinina	Diminuição da diurese	Observações
1	Aumento absoluto de 0,3 mg/dL em 48 horas ou aumento de pelo menos 50% sobre o basal, em até 1 semana	< 0,5 mL/kg/hora, por pelo menos 6 horas	Caso débito urinário e creatinina não correspondam, utilizar o pior na classificação. No critério de diurese em obesos, usar peso ideal no cálculo em mL/kg/hora
2	Aumento de pelo menos 2x o valor da creatinina basal	< 0,5 mL/kg/hora, por pelo menos 12 horas	
3	Aumento de pelo menos 3x o valor da creatinina basal, ou valor da creatinina ≥ 4 mg/dL ou início de diálise	< 0,3 mL/kg/hora, por pelo menos 24 horas, ou anúria por pelo menos 12 horas	

SVD: sonda vesical de demora.
Fonte: adaptado de KDIGO (2012).

sitivo, pode haver diluição da creatinina plasmática, levando à subestimação de seu valor e retardando o diagnóstico da IRA. No tratamento da insuficiência cardíaca congestiva, pode-se observar o contrário, elevação da creatinina com uso de diurético.

- O critério de diurese exige a exclusão de obstrução urinária, necessitando de sonda vesical de demora (SVD) e de monitorização da diurese, o que na prática pode ser inviável a depender do cenário e aumenta o risco de complicações – trauma uretral e infecção urinária.
- Muitas vezes, após trauma cirúrgico, por exemplo, ocorre queda transitória da diurese, como resposta fisiológica à cirurgia, em razão do aumento da secreção de ADH, entre outros hormônios. Menos de 20% desses pacientes evoluem com IRA diagnosticada pela creatinina. Dessa maneira, alteração da diurese no pós-operatório parece superestimar o diagnóstico de IRA e talvez não tenha o mesmo significado clínico da disfunção renal diagnosticada pelo critério da creatinina.

Caso clínico 1

Paciente, 58 anos, sexo masculino, internado por sepse de foco pulmonar. Antecedentes clínicos incluem HAS, DM2 e dislipidemia. Em exames na admissão, apresenta SCr 2,2 mg/dL.
Esse paciente tem injúria renal aguda?

Como usar a creatinina basal?	Se creatinina basal 1 mg/dL	Diagnóstico de IRA KDIGO 2
	Se creatinina basal 2 mg/dL	Diagnóstico de DRC estável
	Se creatinina basal desconhecida	Acompanhar evolução da creatinina durante internação

DM2: diabetes *mellitus* tipo 2; DRC: doença renal crônica; HAS: hipertensão arterial sistêmica; SCr, creatinina sérica.

Injúria renal aguda pré-renal, renal e pós-renal

Tradicionalmente, na abordagem da injúria renal aguda, dividem-se as causas anatomicamente em pré-renal, renal e pós-renal. Esse modelo teórico parte do conceito de que a IRA pré-renal é uma situação em que, apesar da TFG reduzida, evidenciada pelo aumento das escórias nitrogenadas no plasma (ureia, creatinina) e pela diminuição da diurese, a função tubular continua preservada. Isso indica que não houve lesão tubular grave instalada (necrose tubular). Assim, os rins ainda mantêm a capacidade de conservação de sódio e de concentração urinária (NaU e FeNa reduzidas, associados a OsmU aumentada), apresentando sedimento urinário livre de cilindros de *debris* celulares. Essa lesão é potencialmente reversível por intervenções que restauram a perfusão renal, como ressuscitação volêmica ou uso de inotrópicos, quando aplicável (ver Quadro 2).

Ao contrário, na IRA renal já existe a presença de lesão estrutural, provavelmente com injúria tubular aguda instalada, com ou sem necrose. A alteração nos marcadores bioquímicos na urina, incluindo elevação do sódio urinário (NaU), da fração de excreção de sódio (FeNa) e a presença de osmolalidade urinária (OsmU) semelhante ao plasma, ajudaria a identificar a presença de lesão tubular, que provavelmente não responderá mais às manobras de ressuscitação.

A IRA pós-renal ajuda a reconhecer pacientes com lesão por mecanismo de obstrução ao fluxo urinário, sendo diagnosticada por exame de imagem do trato urinário, como ultrassonografia (US) ou tomografia computadorizada (TC), com possibilidade de obstrução em diferentes níveis. Exemplos de causas incluem hiperplasia prostática, fibrose retroperitoneal, litíase bilateral, câncer de colo uterino avançado, dentre outras. O prognóstico é reservado na presença de obstrução de causa oncológica. A identificação orienta o tratamento para desobstrução do trato urinário, mas a chance de recuperação da função renal dependerá principalmente do tempo decorrido de obstrução. Assim, sempre considerar obstrução como causa reversível da lesão renal e, na suspeita (ou confirmação) de obstrução, solicitar avaliação da urologia para pronta intervenção.

Caso clínico 2

Paciente, 33 anos, sexo feminino, admitida no pronto-socorro com história de náuseas e vômitos de repetição há 1 semana, evoluindo com confusão mental, oligúria e edema periférico. Há 1 mês, relata dois episódios de metrorragia importante.
Em exames, apresenta creatinina 14,6 mg/dL, ureia 232 mg/dL. Na investigação realizada, tomografia computadorizada de abdome e pelve com identificação de hidronefrose acentuada bilateralmente e presença de massa anexial com suspeita de neoplasia de ovário. Solicitada avaliação da urologia, sendo realizada passagem de duplo J bilateralmente, evoluindo com melhora progressiva da função renal após procedimento.

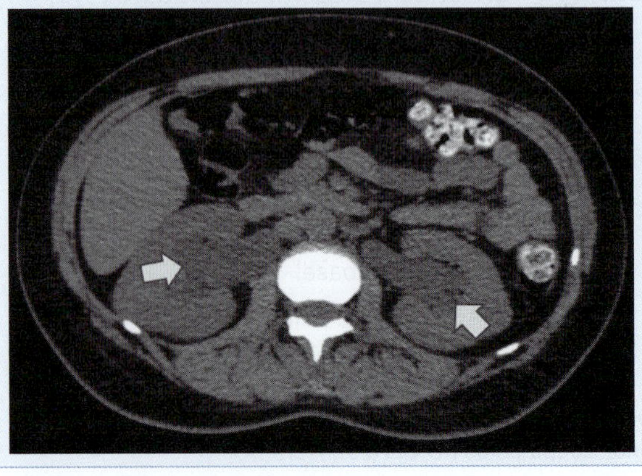

QUADRO 2 Classificação da IRA

IRA	Causas	NaU	FeNa	OsmU	Observações
Pré-renal	Choque, desidratação, hipovolemia, ICC, cirrose descompensada	< 10 mEq/L	< 1%	> 300-500 mOsm/L	Sedimento normal
Renal	Incluir causas da IRA pré-renal, nefrotoxicidade, pigmentos (heme)	> 20 mEq/L	> 1%	~300mOsm/L	Pode haver cilindros celulares, mioglobina. Não espere encontrar leucocitúria, hematúria ou cilindros hemáticos, e proteinúria é desprezível (< 500 mg/dia)
Pós-renal	Obstrução do trato urinário; pode ocorrer em diferentes níveis e por diferentes causas	Variável	Variável	Variável	A realização de exame de imagem é fundamental para diagnóstico Atenção: SVD não exclui obstrução, mau posicionamento ou obstrução alta!

FeNa: fração de excreção urinária de sódio; ICC: insuficiência cardíaca congestiva; IRA: injúria renal aguda; NaU: sódio urinário; OsmU: osmolalidade urinária; SVD: sonda vesical de demora.

Apesar da história e do reconhecimento dessa classificação (IRA pré-renal, renal e pós-renal), seu uso e a análise da bioquímica urinária (FeNa, NaU e OsmU) têm diminuído na prática clínica. O baixo uso e o questionamento da relevância dessa classificação são motivados por críticas, algumas delas elencadas a seguir:

- A sensibilidade e a especificidade da bioquímica urinária para separar IRA pré-renal e renal são baixas, principalmente na sepse e no paciente crítico.
- O uso prévio de diurético às medidas da bioquímica urinária (muito comum na UTI e no paciente com insuficiência cardíaca ou cirrose) atrapalha sua interpretação: diuréticos diminuem a reabsorção tubular de sódio, aumentando o sódio urinário e a FeNa.
- A IRA pré-renal e a renal compartilham causas semelhantes em sua gênese, sendo na verdade espectros evolutivos da mesma síndrome, o que dificulta a separação entre esses polos na prática.
- A ressuscitação volêmica do paciente ocorrerá independentemente da classificação, pois os objetivos da ressuscitação e do tratamento da doença aguda (sepse, entre outras) não dependem da potencial reversibilidade da IRA, tornando o conceito fútil.
- Os pacientes podem apresentar IRA por diversos mecanismos. Doente crítico pode ter durante a internação sepse, nefrotoxicidade por drogas, SVD obstruída, desidratação por alto débito de sonda nasoenteral, sangramento, entre outros.

Dessa maneira, em razão de prognóstico e abordagem distintos, é importante repensar e considerar a divisão da IRA em síndromes específicas, ou subfenótipos, como síndrome hepatorrenal, cardiorrenal, nefrotoxicidade e sepse, para direcionar tratamento apropriado, como será discutido adiante.

EPIDEMIOLOGIA

Qual é o significado de IRA? Por que é importante? A injúria renal aguda é extremamente comum no ambiente hospitalar. Em hospital geral terciário, tem incidência de cerca de 15 a 20% dos pacientes internados. Além disso, a IRA está associada a maior mortalidade, maior tempo de internação e custos hospitalares, além das complicações tradicionais, como hipervolemia, distúrbios hidroeletrolíticos, entre outras. A maioria dos pacientes com esse diagnóstico tem doença leve a moderada (KDIGO 1 e 2), e muitas vezes o diagnóstico não é realizado. Dessa maneira, perde-se a oportunidade de intervenção precoce para diminuir a gravidade e prevenir a progressão da injúria renal, por meio de um pacote de medidas sugeridas pelo KDIGO (Quadro 3).

Já na unidade de terapia intensiva (UTI), a incidência da IRA pode alcançar até 50 a 60% dos pacientes, impactando negativamente a evolução clínica. Entre os pacientes com IRA na UTI, cerca de 10 a 20% podem necessitar de suporte renal artificial (SRA). No entanto, a depender da população avaliada, por exemplo em unidades com cirurgias cardíacas complexas, alto volume de trauma, transplante hepático, ou em centros oncológicos, a indicação de SRA pode ser maior.

A mortalidade por IRA com necessidade de SRA varia entre 40 e 55%, sendo superior à mortalidade de outras condições mórbidas, como: infarto do miocárdio na UTI (20%), sepse sem IRA (15 a 25%) e síndrome do desconforto respiratório agudo (SDRA) em ventilação mecânica (30 a 40%). Sugere-se que a alta mortalidade atribuível à IRA seja decorrente não somente de suas complicações (uremia *per se*, distúrbios hidroeletrolíticos, hipervolemia, sangramentos, rebaixamento da consciência etc.), mas também DE efeitos sistêmicos em órgãos distantes, incluindo pulmão, coração (síndrome

QUADRO 3 Pacote de medidas para intervenção na prevenção da IRA (KDIGO)

Medidas	Observação
Evitar drogas nefrotóxicas ou ajustar dose pela função renal ou concentração sanguínea	Revisar diariamente a prescrição médica
Otimização hemodinâmica	Este item foi validado em paciente cirúrgicos, principalmente no contexto de cirurgia cardíaca.
Medir débito urinário	Medida invasiva por meio de SVD. Peso diário em jejum pode ajudar na avaliação
Suspender drogas anti--hipertensivas	Embora seja reativa à retirada de drogas como iECA ou BRA no paciente com IRA, essa medida não tem validação em todos os cenários, devendo-se individualizá-la
Administração de fluidos	Atenção à hidratação endovenosa em todo paciente com IRA. Cuidado no paciente com ICC descompensada, SHR, síndrome compartimental abdominal, uropatia obstrutiva, dentre outras
Prevenção da hiperglicemia	O controle glicêmico ajuda na prevenção da IRA
Interconsulta da nefrologia	A avaliação precoce pela nefrologia pode melhorar desfechos

BRA: bloqueadores do receptor da angiotensina; ICC: insuficiência cardíaca congestiva; iECA: inibidores da enzima conversora da angiotensina; SHR: síndrome hepatorrenal; SVD: sonda vesical de demora.

cardiorrenal), fígado, cérebro e sistema imunológico (disfunção imune). Além disso, IRA é fator de risco para desenvolvimento ou piora de DRC. Dos pacientes que sobrevivem ao evento agudo, uma parcela de até 25% pode evoluir dependente de SRA e outra parcela significativa pode evoluir com risco maior de DRC no futuro.

Em contraste com o episódio de IRA hospitalar, seja na enfermaria ou na UTI, deve-se reconhecer a existência do paciente com IRA da comunidade, dando entrada no pronto-socorro já com disfunção renal instalada. A IRA da comunidade tem destaque nos países de média e baixa renda, incluindo causas como diarreia aguda associada a desidratação, doenças tropicais (leptospirose, arboviroses, acidentes ofídicos), dentre outras causas relacionadas ao subdesenvolvimento, à desigualdade e à falta de acesso à saúde e à presença de população rural (Quadro 4).

QUADRO 4 Causas da IRA da comunidade, particularmente em países de baixa /média renda

Causas	Observação
Diarreias	Saneamento inadequado contribui para síndromes diarreicas, principalmente na população pediátrica
Doenças infecciosas: leptospirose, malária, arboviroses	Leptospirose é causa frequente de IRA quando apresenta síndrome de Weil. Apresentações graves de malária e febre amarela cursam com IRA, e se associam a pior prognóstico
Acidentes com animais peçonhentos: *Crotalus, Bothrops, Loxosceles, Lonomia*	Diferentes mecanismos, como rabdomiólise, inflamação sistêmica, hemólise e efeito tóxico tubular direto, são responsáveis pela IRA
Toxicidade por plantas/frutas e medicina alternativa (chá de ervas chinesas)	O consumo excessivo de carambola é causa de IRA por depósito de oxalato de cálcio. Na anamnese, sempre interrogar sobre uso de chás, plantas e medicamentos manipulados
Más condições no período perinatal	O acesso precário ao pré-natal contribui para episódios de IRA associados à pré-eclâmpsia não identificada
Sepse comunitária	Pacientes com sepse comunitária, independentemente do foco, dão entrada no hospital muitas vezes com IRA já instalada, por atraso no reconhecimento da sepse
IRA no *sick day*	Pacientes em uso de diuréticos, iECA/BRA ou iSGLT2 devem ser orientados para suspender esses medicamentos durante preparo para colonoscopia, quadro infeccioso agudo, diarreia, febre ou náuseas/vômitos (*sick day*). Nessas situações, a manutenção dessas drogas (ou combinação) pode aumentar o risco de IRA por acentuar a desidratação e prejudicar a autorregulação do fluxo sanguíneo renal

BRA: bloqueadores do receptor da angiotensina; iECA: inibidores da enzima conversora da angiotensina; IRA; injúria renal aguda; iSGLT2: inibidores do transportador sódio-glicose tipo 2.

Fatores de risco

Existem vários motivos para explicar a alta incidência de IRA que se tem observado. Pode-se justificar em parte pelo envelhecimento da população, presença de doenças associadas, aumento de medicamentos e tratamentos com risco de nefrotoxicidade e crescente número de procedimentos invasivos e complexos. Fato digno de nota, sabe-se que a DRC afeta até 10% da população mundial. A DRC já ocupa espaço entre as principais causas de morbidade e mortalidade mundiais, e, segundo o *Global Burden of Diseases*, deve alcançar a quinta posição nos próximos anos. Isoladamente, a DRC é o principal fator de risco para IRA. Outros fatores de risco associados estão apresentados no Quadro 5.

Causas

Conforme descrito anteriormente, as causas dependem das características da população e cenário avaliado: comunidade ou intra-hospitalar. Apesar disso, sepse é a causa mais frequente de IRA, sendo responsável por até metade dos casos. No paciente com sepse, cerca de 30% podem evoluir com IRA, e na presença de choque séptico o risco alcança até 50%. Assim, IRA é uma das principais falências orgânicas associadas na sepse.

Além da sepse, outras causas importantes de IRA em nosso meio são: pós-operatório de cirurgias de grande porte (~20%), nefrotoxicidade (~20%), seguidas da IRA no paciente cardiopata e cirrose hepática descompensada, e IRA associada ao trauma (Quadro 6).

FISIOPATOLOGIA

A Figura 1 resume os principais mecanismos fisiopatológicos envolvidos na IRA. Em resumo, vasoconstrição, lesão endotelial, inflamação intrarrenal, além de lesão tubular, secundária à disfunção mitocondrial e estresse oxidativo, parecem ser vias comuns a vários insultos aos rins, sejam eles por sepse, choque, hemorragia ou drogas nefrotóxicas, por exemplo. Nas últimas décadas, tem sido demonstrado também o papel da congestão venosa e da hipertensão intra-abdominal, sendo o exemplo paradigmático para esses mecanismos a síndrome cardiorrenal (ver a seguir em situações especiais). Subjacentes a esses mecanismos hemodinâmicos e celulares estão descritos mecanismos moleculares como alterações da heme oxigenase 1, perda da polaridade das células tubulares, resposta molecular de apoptose celular e alterações de proteínas reguladoras do ciclo celular. Como consequência final dessa cascata de eventos, ocorrem disfunção renal e alterações da função tubular, podendo haver alterações e ruptura da estrutura celular do órgão, como desdiferenciação celular, necrose e descamação das células (por perda de moléculas de adesão intercelular). Tais mecanismos podem evoluir com reparo e resolução da IRA, com recuperação parcial ou total da TFG, ou com senescência do órgão, deflagração dos mecanismos de fibrose e obsolescência glomerular, com progressão para DRC.

QUADRO CLÍNICO

O quadro clínico do paciente com injúria renal é influenciado pelo contexto em que se insere. A IRA pode estar presente, por exemplo, no paciente com sepse de foco pulmonar, no idoso em tratamento oncológico, no paciente com pancreatite biliar necro-hemorrágica ou no pós-operatório de transplante hepático em paciente que já apresentava injúria renal por síndrome hepatorrenal. Além disso, é frequente em pacientes com insuficiência cardíaca congestiva (ICC) descompensada (síndrome cardiorrenal).

QUADRO 5 Fatores de risco para IRA

Fatores de risco	Observação
Doença renal crônica	É o principal fator de risco e aumenta a probabilidade de não recuperação da IRA
Hipovolemia/ desidratação	Causa comum. Interrogar baixa ingestão hídrica, náuseas, vômitos, diarreia e sangramentos. No paciente internado, avaliar balanço hídrico, diurese, volume de débito de SNE/SNG. Hipovolemia pode agravar a IRA em pacientes com autorregulação do fluxo sanguíneo prejudicada (p. ex., na ICC, cirrose hepática, uso de BRA/iECA)
Uso de drogas nefrotóxicas	Podem contribuir isoladamente ou em associação com outros fatores de risco
Comorbidades, como ICC ou cirrose	Estado de vasoconstrição persistente, além de congestão venosa (na ICC)
HAS, DM	HAS determina doença da microvasculatura renal, comprometendo FSR. DM não aparece como variável de risco independente da DRC em muitas coortes
Vasculopatia periférica	Marcador de aterosclerose universal

BRA: bloqueadores do receptor da angiotensina; DM: diabetes *mellitus*; DRC: doença renal crônica; FSR: fluxo sanguíneo renal; HAS: hipertensão arterial sistêmica; ICC: insuficiência cardíaca congestiva; iECA: inibidores da enzima conversora da angiotensina; IRA: injúria renal aguda; SNE: sonda nasoenteral; SNG: sonda nasogástrica.

QUADRO 6 Causas de IRA hospitalar/UTI

Causas	Observação
Sepse	A causa mais frequente responde por ~50% dos casos
Cirurgias de grande porte	Causa frequente. O cenário mais estudado é a cirurgia cardíaca aberta
Trauma, pancreatite aguda, grande queimado	Situações em que, além de choque/hipovolemia, ocorre intensa resposta inflamatória (SIRS, decorrente da liberação de DAMP e PAMP)
Cirrose hepática descompensada	Além das causas comuns de IRA a qualquer doença, risco de evolução para SHR, com patogênese e tratamento específico. Cerca de 50% dos cirróticos desenvolvem IRA na internação
ICC descompensada	Causa frequente, explicada principalmente por congestão venosa visceral, e menos por baixo débito (pode ocorrer inclusive na ICFEp)
Pós-operatório de transplante de fígado	Causa frequente, com alta prevalência de necessidade de SRA e risco maior de disfunção prolongada
Nefrotoxicidade	NIA é 3ª causa de IRA no paciente hospitalizado, mas muitas vezes é subdiagnosticada. Diferentes mecanismos fisiopatológicos estão envolvidos a depender da droga
IRA no paciente hematológico	TMO, principalmente alogênico, tem risco de IRA em 20% dos casos. O mecanismo é multifatorial. Terapia CAR-T *cell* pode evoluir com resposta de liberação de citoquinas e IRA
IRA no paciente oncológico	Nessa população o risco de IRA deve-se a: nefrotoxicidade do tratamento oncológico, incluindo novas terapias, sepse, obstrução, síndrome de lise tumoral e hipercalcemia da malignidade, dentre outras causas
IRA obstrutiva	Causa menos comum. Pode ser acompanhada de complicações como pielonefrite aguda, sangramento, acidose tubular renal tipo 4 ou hiperpotassemia. Quando obstrução é relacionada a câncer metastático, tem prognóstico ruim. Atenção à poliúria e a risco de hipovolemia após a desobstrução urinária, pela diminuição das aquaporinas no ducto coletor

CAR-T *cell: chimeric antigen receptor T cells*; DAMP: *damage-associated molecular patterns*; ICC: insuficiência cardíaca congestiva; ICFEp: insuficiência cardíaca com fração de ejeção preservada; IRA: injúria renal aguda; NIA: nefrite intersticial aguda; PAMP: *pathogen-associated molecular patterns*; SHR: síndrome hepatorrenal; SIRS: síndrome da resposta inflamatória sistêmica; SRA: suporte renal artificial; TMO: transplante de medula óssea.

Para cada uma dessas situações, existem características clínicas específicas. No entanto, há aspectos da injúria renal aguda que se manifestam de forma comum em várias causas e contextos. Dessa forma, frequentemente pacientes com IRA apresentam hipervolemia por balanço hídrico positivo persistente, causado pela incapacidade de excretar água e sódio. Vale lembrar que apenas ~40 a 50% dos pacientes com IRA são classificados como oligúricos, e, embora congestão/edema pulmonar sejam consequência da IRA, sua ocorrência é maior naqueles casos. Sabidamente, o balanço hídrico positivo está associado a maior mortalidade e pode contribuir para a disfunção renal em si. Do ponto de vista renal, a sobrecarga volêmica pode causar edema renal intracapsular, prejudicando a perfusão, como nos casos de síndrome compartimental abdominal. Além disso, a elevação da pressão venosa central prejudica a perfusão renal ao impedir o retorno venoso.

Na presença de elevação acentuada de ureia e creatinina (uremia grave), pode-se presenciar rebaixamento do nível da consciência e até mesmo crise convulsiva. Além disso, a uremia pode aumentar o risco de sangramento por interferência na agregação e atividade plaquetária. Atualmente, o risco de sangramento espontâneo por uremia é raramente observado, já que não se permite que pacientes alcancem níveis perigosos de uremia (ureia > 300 mg/dL). No entanto, em pacientes já em risco de sangramento pela doença de bases, a elevação da ureia deve ser considerada fator de risco para sangramento, como nos pacientes com cirrose hepática e varizes esofágicas, no paciente em pós-operatório, no paciente hematológico e em plaquetopênicos em geral, dentre outros.

A incapacidade de excretar potássio pode causar hiperpotassemia e suas complicações, desde queixas musculares – fraqueza muscular ascendente – até alterações eletrocardiográficas e risco de arritmias e parada cardiorrespiratória.

O balanço ácido-básico estará prejudicado, causando acidose metabólica e seus efeitos deletérios. Acidemia grave (pH < 7,1) pode causar instabilidade hemodinâmica por disfunção ventricular, arritmias e menor resposta à droga vasoativa. Acidose metabólica pode decorrer de IRA (incapacidade de excretar ácidos orgânicos) ou doença associada (hipoperfusão causando acidose láctica).

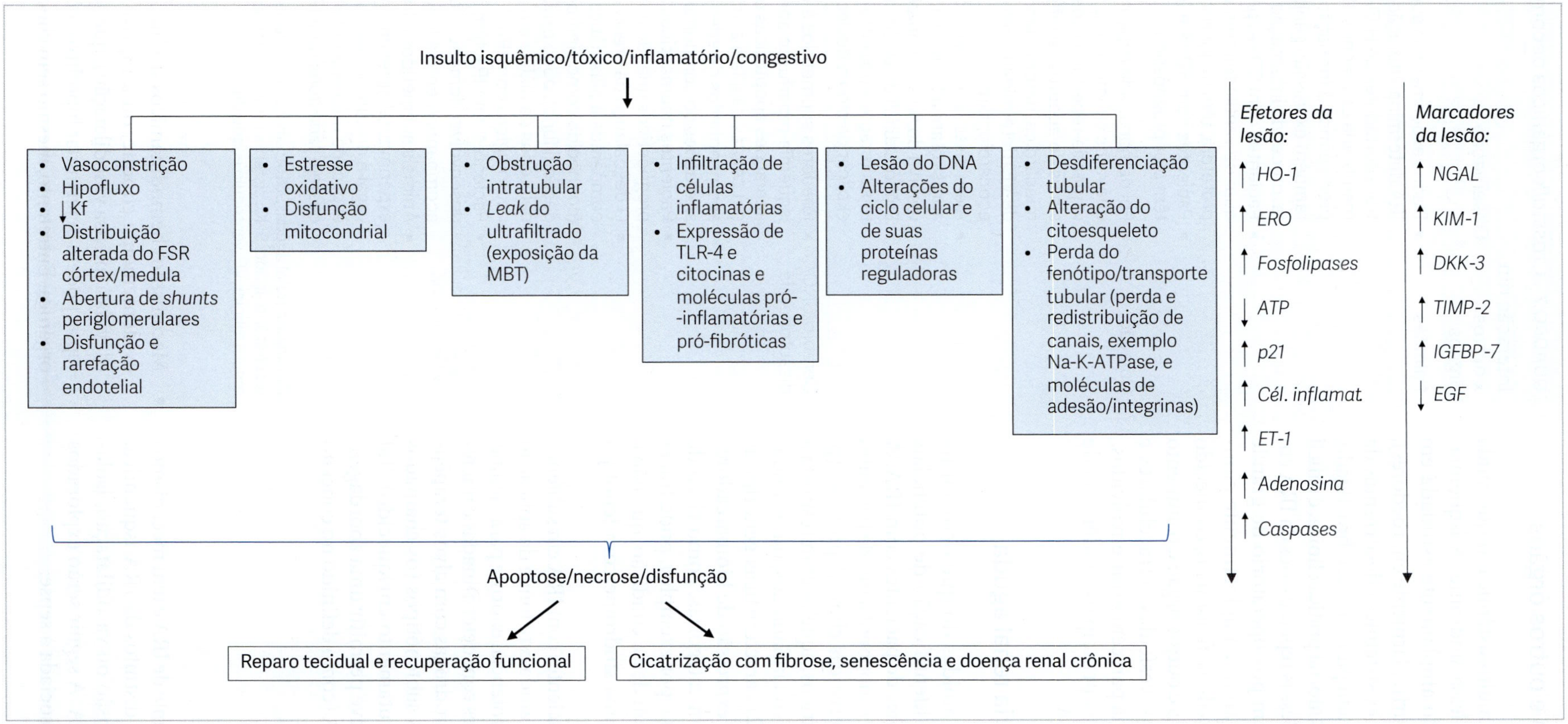

FIGURA 1 Fisiopatologia da IRA.

ATP: adenosina trifosfato; DKK3: *Dickkopf-related protein 3*; EGF: *epidermal growth factor*; ERO: espécies reativas de oxigênio; ET-1: endotelina 1; FSR: fluxo sanguíneo renal; HRO-1: heme-oxigenase 1; IGFBP-7: *insulin-like growth factor binding protein 7*; Kf: coeficiente de ultrafiltração; KIM-1: *kidney injury molecule* 1; MBT: membrana basal tubular; NGAL: *neutrophil gelatinase-associated lipocalin*; TIMP-2: *tissue inhibitor of metalloproteinases 2*; TLR-4: *toll-like receptor 4*.

Interação entre o rim e outros órgãos

A IRA é uma doença multissistêmica, o que ajuda a explicar o prognóstico dessa síndrome. A isquemia-reperfusão renal tem sido amplamente estudada em modelos experimentais (particularmente em roedores), demonstrando repercussões sistêmicas decorrentes da IRA nesse modelo, que afetam pulmões, cérebro, fígado, intestino e coração. No entanto, na prática clínica, é difícil definir o papel específico dessas repercussões da IRA em cenários como sepse ou em pós-operatório de grande porte. Apesar de não estarem completamente compreendidos os mecanismos desse fenômeno, conhecido como *crosstalk* entre os rins e outros órgãos, o aumento de determinadas citocinas, vesículas extracelulares e os efeitos diretos da uremia parecem estar envolvidos.

O Quadro 7 resume as principais evidências de *crosstalk* decorrente da IRA.

QUADRO 7 *Crosstalk* orgânicos decorrente da IRA

Interação rim x outros órgãos	Observação
Pulmões	▪ Dados experimentais sugerem que IRA determina alteração de transportadores de H_2O e Na^+ na membrana celular dos alvéolos, predispondo à formação de edema; há também expressão gênica favorecendo inflamação alveolar ▪ Pacientes com SDRA, principalmente quando ventilados sem ventilação protetora, têm maior risco de IRA ▪ Pacientes com SDRA e IRA associada têm pior prognóstico
Coração	▪ Foi demonstrado experimentalmente que ratos submetidos a IRA com isquemia-reperfusão apresentam sinais de apoptose e inflamação miocárdica, determinando disfunção de VE (determinada pelo ecocardiograma) ▪ Além disso, animais com IRA apresentam alteração no fluxo e reserva do fluxo coronariano ▪ Embora difícil de avaliar clinicamente, tais alterações podem ajudar a explicar os piores desfechos da IRA
Cérebro/SNC/ disautonomia	▪ Roedores submetidos à IRA por isquemia-reperfusão apresentam alterações apoptóticas e inflamatórias em células da glia e astrócitos, acompanhados de edema cerebral e alterações do comportamento ▪ Pacientes neurocríticos têm piores prognósticos quando apresentam IRA ▪ O desbalanço da ureia cerebral, comparada à plasmática, após o SRA (conhecida como síndrome de desequilíbrio), pode explicar os efeitos deletérios da diálise em populações neurológicas com IRA ▪ Pacientes com IRA têm maior risco de desenvolver demência, no acompanhamento a longo prazo ▪ Animais submetidos à IRA experimental apresentam disfunção vagal e disautonomia, o que pode explicar a resposta inflamatória desregulada após uma IRA

IRA: injúria renal aguda; SDRA: síndrome do desconforto respiratório agudo; SNC: sistema nervoso central; SRA: suporte renal artificial; VE: ventrículo esquerdo.

Subfenótipos na injúria renal aguda

Há alguns anos, nos moldes do que ocorreu na sepse e na SDRA, houve identificação de potenciais subfenótipos em populações de pacientes com IRA. A possibilidade de reconhecer subpopulações de pacientes com IRA, com (1) características clínicas próprias (p. ex., pós-operatórios, oligúricos, aqueles com resposta a diuréticos, aqueles sépticos ou inflamados, ou secundários à nefrotoxicidade), (2) características genotípicas ou proteômicas próprias (expressão de biomarcadores que agrupem pacientes em categorias, como risco de SRA ou maior rico de DRC, por exemplo), pode trazer maior racional à abordagem dessa condição, que não é uma doença única, mas uma síndrome com fenótipo complexo.

A caracterização dos pacientes com IRA em subfenótipos está avançando, mas ainda está longe da aplicação clínica. Não obstante, tem potencial enorme para facilitar o recrutamento de pacientes com determinadas características comuns, para testar drogas com alvos terapêuticos de acordo com esses subfenótipos (os chamados ensaios clínicos com recrutamento enriquecido). Tal abordagem poderá em breve permitir uma abordagem mais personalizada na IRA (como definido no conceito da medicina de precisão).

Situações especiais

Sepse

A sepse é causa importante de IRA e tem mecanismos patogênicos que parecem distintos da IRA isquêmica. Aparentemente, a hipotensão ou vasodilatação, isoladamente, não explica a IRA. A seguir serão explorados os mecanismos da IRA associada à sepse:

- Mecanismos hemodinâmicos sistêmicos e regionais: evidentemente choque, ou a hipovolemia relativa (devida à intensa vasodilatação), que acompanham a sepse, podem determinar hipofluxo renal e disfunção orgânica. Entretanto, mesmo sem choque estabelecido (PAM < 65 mmHg), os pacientes, particularmente aqueles com hipertensão arterial sistêmica (HAS) ou doença renal crônica de qualquer natureza, são suscetíveis a isquemia relativa, o que contribui para a queda da filtração glomerular.

- Mecanismos não hemodinâmicos: entretanto, observa-se comumente a ocorrência de IRA em pacientes "ressuscitados" adequadamente e muitas vezes com pressão arterial normal ou até mesmo elevada. Em quase metade dos modelos experimentais descritos de sepse, não há diminuição do fluxo sanguíneo renal (FSR), podendo até mesmo estar elevado. Dados experimentais *in vivo* e *in vitro* obtidos nas últimas décadas revelaram alguns mecanismos celulares e moleculares para explicar a queda da TFG nesse contexto: ativação de cascata inflamatória sistêmica e intrarrenal, estresse oxidativo, alterações da função mitocondrial e disfunção do metabolismo celular, apoptose renal e alterações endoteliais e da microcirculação, com alteração da distribuição do FSR intrarrenal, e resultante hipóxia tecidual.

Até a década de 1990, muito do que se conhecia a respeito da fisiopatologia da IRA derivava do modelo experimental de isquemia-reperfusão renal por meio do clampeamento transitório das artérias renais de animais de experimentação. Esse clássico modelo de necrose tubular aguda grave e reversível em animais foi muito útil para a compreensão de mecanismos fisiopatológicos. Entretanto, tal modelo não explica a IRA do paciente crítico, em particular com sepse. Da mesma maneira, a inadequação desse modelo experimental de IRA talvez explique a dissociação encontrada entre resultados positivos utilizando medidas preventivas ou terapêuticas na bancada, mas nunca confirmada à beira do leito, em ensaios clínicos. Assim, nos últimos anos, modelos variados de sepse (p. ex., injeção sistêmica de lipopolissacarídeo – LPS –, injeção de *E. coli*, inalação pulmonar de *Pseudomonas* sp., injeção de coágulo infectado intraperitoneal ou ligadura e perfuração do ceco) exploraram os mecanismos da IRA.

Além da observação de que o FSR pode estar preservado, há desvio do FSR do córtex para a medula renal, comprometendo a filtração, ou mesmo a abertura de *shunts* periglomerulares, permitindo o *bypass* entre as arteríolas aferentes e eferentes. Na sepse existe uma maciça liberação na circulação de citocinas e quimiocinas, além da formação de óxido nítrico e peroxinitrito, que podem explicar as alterações micro-hemodinâmicas renais, e da inflamação local, da produção de espécies reativas de oxigênio (ROS) e da ativação do processo de apoptose. Existem receptores de fator de necrose tumoral (TNF) em vários tipos celulares renais (célula mesangial, túbulos). Além disso, existe, nas células tubulares, toda a maquinaria para a produção local de diversas citocinas, após o estímulo inflamatório/infeccioso. A sepse pode induzir a expressão de proteínas do tipo TLR-4 em células renais, decorrente da liberação de DAMP (*damage-associated molecular patterns*), como fragmentos de DNA, histonas etc., e PAMP (*pathogen-associated molecular patterns*), que determinam alterações inflamatórias locais e dano tubular.

Em resumo, está claro que a IRA da sepse tem características fisiopatológicas próprias, com participação de inflamação, estresse oxidativo, lesão mitocondrial, apoptose, alterações da microcirculação/autorregulação e hipóxia tecidual. Se por um lado isso torna o cenário ainda mais complexo para a compreensão dessa síndrome, por outro abre uma possibilidade infinita para a utilização de biomarcadores e para a descoberta de medidas terapêuticas específicas. Assim, na sepse é importante não ficar restrito à abordagem hemodinâmica limitada e reducionista em que se investiu por muitos anos, que objetivou, sem sucesso, atenuar ou proteger a IRA por meio do aumento do FSR, utilizando drogas como agonistas dopaminérgicos, bloqueadores de cálcio e antagonistas de endotelina e adenosina.

Doença renal na sepse

Injúria tubular aguda, com ou sem necrose (NTA), é o achado patológico mais frequentemente associado com a IRA, tanto experimentalmente (modelos de isquemia-reperfusão, modelo de rabdomiólise e nefrotoxicidade, dentre outros) quanto na prática clínica, naqueles casos em que se empregou a biópsia, ou em estudos de necropsia. Entretanto, esses achados não são descritos comumente na IRA da sepse. Muito provavelmente os mecanismos fisiopatológicos descritos anteriormente no rim da sepse determinam alterações funcionais ou moleculares reversíveis, como alteração na polaridade da célula ou no transporte tubular, disfunção mitocondrial, e podem desencadear parada do metabolismo celular levando à disfunção renal, mesmo sem necrose ou apoptose evidentes.

Síndrome hepatorrenal

Pacientes cirróticos, particularmente aqueles com formas avançadas, com ascite, comumente desenvolvem IRA, seja no contexto de sepse, nefrotoxicidade ou mesmo descompensações relacionada à doença ou a seu tratamento, como na hipovolemia induzida por laxativos e/ou diuréticos, ou em decorrência da peritonite bacteriana espontânea. Dessa maneira, provavelmente todo paciente cirrótico com IRA deve ser considerado para um desafio com fluido, principalmente coloides (albumina humana), por cerca de 24 a 48 horas, associados ou não a cristaloides, no intuito de reverter uma condição hemodinâmica desfavorável. Naqueles casos em que a IRA não responder a essa ressuscitação inicial, há chance de se estar diante da IRA do tipo NTA, com duração prolongada, muitas vezes necessitando de SRA, mas com chance de reversibilidade. Entretanto, em cerca de 20% das IRA do cirrótico pode haver a temida síndrome hepatorrenal, situação de IRA grave, funcional, com prognóstico sombrio e que na maioria das vezes necessitará de transplante de fígado para a sua correção.

Síndrome cardiorrenal

A IRA em pacientes com insuficiência cardíaca aguda ou ICC descompensada recebe a denominação de síndrome cardiorrenal (SCR) tipo I, para diferenciá-la de outras interações entre o sistema cardiovascular e renal, por exemplo, nas consequências cardíacas de pacientes com DRC.

Nesse cenário, a elevação da pressão venosa central com congestão renal a partir da hipertensão venosa contribui de maneira independente para queda da filtração glomerular. Dessa maneira, esse mecanismo fisiopatológico particular exige abordagem terapêutica distinta, com uso de diuréticos e descongestão. Já em situações em que o baixo débito contribui para hipoperfusão renal e ativação do eixo neuro-humoral (p. ex., ativação do sistema nervoso adrenérgico, do sistema renina-angiotensina-aldosterona – SRAA – e do hormônio antidiurético – ADH), o tratamento deve focar medidas para correção da disfunção da bomba cardíaca.

Rabdomiólise

A rabdomiólise tem várias causas, como se vê no Quadro 8, mas os mecanismos comuns de agressão aos rins parecem ser os mesmos, independentemente da etiologia: lesão tubular mediada pelo heme da mioglobina, causando estresse oxidativo, além de obstrução intratubular e vasoconstrição renal. Pacientes com lesão muscular secundária a trauma apresentam maior risco de IRA quando comparados a rabdomiólise por exercício, estatina, infecção ou miopatia inflamatória.

Nos exames laboratoriais ter-se-á elevação da enzima CPK, hiperpotassemia e hiperfosfatemia por lise celular. No entanto, CPK pode atrasar para alcançar pico em até 1 a 3 dias após o evento. A dosagem de mioglobina tem limitação em razão da menor meia-vida. Outro achado encontrado pode ser urina vermelha: fita urinária positiva para sangue, porém zero hemácias na urina. Embora a elevação da CPK seja um marcador importante de rabdomiólise e de lesão tecidual e contribua para a patogênese da IRA, valores absolutos de CPK não têm sido demonstrados como fator independente de lesão renal. No entanto, observa-se que níveis de CPK acima de 5.000 a 10.000 U/L aumentam o risco de IRA, e pelo menos um estudo seminal de coorte na região de Boston, nos Estados Unidos, identificou níveis de CPK > 40.000 U/L como fator de risco para necessidade de SRA e óbito.

QUADRO 8 Causas importantes de rabdomiólise

Medidas	Observação
Isquemia de grupamentos musculares	Politrauma, choque, doença arterial oclusiva aguda
Exercício extenuante	Pode ser acompanhada de distúrbios hidroeletrolíticos graves, como hiponatremia grave
Drogas e toxinas	Estatinas, daptomicina, propofol, *ecstasy*, álcool, cocaína, peçonhas (acidentes ofídicos)
Infecções	Leptospirose e toxoplasmose, entre outras
Causas neurológicas	Síndrome neuroléptica aguda, *status epileticus*, hipertermia maligna
Choque, cirurgias de grande porte	Obesos mórbidos são grupo de risco

Nefrotoxicidade

Evidências na literatura sugerem que até 20% dos episódios de IRA estão relacionados ao uso de drogas, com ampla diversidade de substâncias com potencial nefrotóxico. Os rins, por receberem alto débito cardíaco e fluxo sanguíneo, e por lidarem com transporte tubular (reabsorção e secreção) de diversas drogas, têm risco de alcançar altas concentrações de drogas no parênquima renal, tornando-os particularmente vulneráveis à toxicidade, principalmente no paciente crítico, que apresenta outros fatores de risco associados.

Quando suspeitar de nefrotoxicidade? Geralmente há piora progressiva da função renal de causa não bem definida. A tríade clássica eosinofilia, *rash* maculopapular e febre está presente em menos de 10% dos pacientes com diagnóstico confirmado de nefrite intersticial aguda (NIA), uma das causas de nefrotoxicidade, determinada por uma reação alérgica de hipersensibilidade nos rins, determinando intensa inflamação linfocítica no tecido. Lembrar que a nefrotoxicidade por ocorrer em associação a outras causas de IRA. Na suspeita de nefrotoxicidade, suspender todas as medicações provavelmente implicadas. O Quadro 9 apresenta exemplos comuns de nefrotoxicidade e seus mecanismos de ação.

INVESTIGAÇÃO E DIAGNÓSTICO

Como realizar abordagem inicial do paciente com injúria renal aguda? É importante sistematizar a abordagem do paciente com IRA para facilitar a investigação e o tratamento. Quando reconhecida, é necessário avaliar imediatamente o paciente, com atenção especial às causas reversíveis, revisando dessa maneira a história clínica (ou cirúrgica). Qual o motivo de ida ao pronto-socorro ou da

QUADRO 9 Exemplos de algumas drogas nefrotóxicas e seus mecanismos

Drogas	Mecanismos de ação	Síndrome clínica	Observações
Quinolonas	Precipitação (ciprofloxacino) NIA	IRA/NIA	–
Aminoglicosídeos	Lesão tubular direta	NTA, poliúria, alterações eletrolíticas	Preferir dose única diária e realizar monitorização dos níveis plasmáticos na prevenção da IRA
Vancomicina	Lesão tubular direta NIA Obstrução intratubular por cilindros de vancomicina	IRA, NIA	▪ Monitorização e ajuste dos níveis plasmáticos, assim como infusão contínua, podem ajudar na prevenção ▪ Nos casos de NIA, muitas vezes IRA de rápida instalação
Sulfas	Obstrução intratubular NIA	IRA	Atenção: furosemida tem anel de sulfa na molécula, e há descrição de alergia (e NIA) em paciente com alergia a sulfas que usam o diurético
Betalactâmicos	NTA NIA	IRA, NIA	–
AINE	Lesão hemodinâmica NIA	IRA NIA acompanhada ou não de proteinúria	Induz vasoconstrição na arteríola eferente, aumentando o risco de IRA hemodinâmica em situações de isquemia. NIA pode vir acompanhada de doença glomerular por lesão mínima e proteinúria nefrótica. NIA por AINE não apresenta *rash* ou eosinofilia
iECA, BRA	Lesão hemodinâmica	IRA, geralmente reversível	A vasodilatação da arteríola eferente predispõe à IRA hemodinâmica em situações de isquemia
iSGLT2	Lesão hemodinâmica	Disfunção renal, geralmente transitória, após o início do tratamento	Diurético osmótico por glicosúria. Assim, predispõe à IRA hemodinâmica
Inibidores da bomba de próton	NIA	IRA	É fator de risco para nefrotoxicidade pelos inibidores de *checkpoint* imune
Cisplatina	Lesão tubular direta	IRA, poliúria, hipomagnesemia	–
Metotrexate	Obstrução intratubular	IRA	–
Polimixinas	Lesão tubular direta	IRA, hipomagnesemia	Mais comum na polimixina E
Anfotericina B	Lesão tubular direta	IRA, hipomagnesemia, poliúria, hipocalemia ou ATR	Menos comum na apresentação lipossomal
Inibidores do VEGF	Lesão endotelial e podocitária	IRA, proteinúria, HAS ou MAT	Lesão reversível quando identificada precocemente
Lítio	Lesão tubular direta	IRA, poliúria, hipernatremia	Causa DI nefrogênico, hipercalcemia (pelo aumento do PTH)
Inibidores do *checkpoint* imune	NIA	IRA acompanhada ou não de outras síndromes de autoimunidade, como hipofisite, pneumonite, adrenalite, colite	Geralmente ocorre semanas após o uso. Pode ser reintroduzida com risco aceitável de recidiva (~15%). Boa resposta a esteroides
Ifosfamida	Lesão tubular direta	IRA, alterações eletrolíticas	–

AINE: anti-inflamatórios não esteroidais; ATR: acidose tubular renal; BRA: bloqueadores do receptor da angiotensina; DI: diabetes *insipidus*; iECA: inibidores da enzima conversora da angiotensina; IRA: injúria renal aguda; MAT: microangiopatia trombótica; NIA: nefrite intersticial aguda; NTA: necrose tubular aguda; PTH: paratormônio; VEGF: fator de crescimento endotelial vascular.

internação hospitalar? Interrogar antecedentes clínicos, cirúrgicos, medicamentos de uso contínuo (não esquecer medicamentos manipulados, chás, drogas ilícitas). Além disso, rever a prescrição hospitalar. Checar sinais vitais – pressão arterial sistêmica, frequência cardíaca, saturação de oxigênio, temperatura axilar, incluir glicemia capilar ou glicemia sérica. Realizar exame físico direcionado.

E quais exames solicitar? Na avaliação inicial, solicitar exames incluindo hemograma, ureia, creatinina, sódio, potássio, cálcio total ou iônico, fósforo, magnésio, gasometria venosa, CPK e urina tipo I.

A depender da suspeita de outras doenças e do contexto clínico, incluir outros exames, como DHL, ácido úrico (suspeita de lise tumoral), FAN (suspeita de doença autoimune), complemento (idem), Anca (suspeita de vasculite e GNRP), eletroforese de proteínas/imunofixação (suspeita de mieloma múltiplo), dentre outros. No paciente transplantado, a depender do esquema de imunossupressão, solicitar nível de tacrolimos ou ciclosporina para avaliar nefrotoxicidade e realizar ajuste medicamentoso. Cuidado: anemia, fósforo e PTH não diferenciam entre IRA e DRC. Nunca esquecer de solicitar urina tipo I e proteinúria (inicialmente, em amostra isolada de urina, solicitar creatinina e proteína). O que avaliar no exame de urina? Buscar a presença de proteinúria (lembrar que a fita urinária avalia apenas albuminúria) e sedimento ativo (leucocitúria, hematúria). Avaliação do sedimento urinário é obrigatória. Proteinúria é marcador de lesão renal. Albuminúria anormal reflete disfunção da permeabilidade glomerular ou reabsorção tubular ineficaz. Assim, na urina tipo I da IRA não se deve observar proteinúria, hemácias ou leucócitos, situações capazes de motivar diagnóstico diferencial.

Na presença de sedimento urinário ativo (hematúria microscópica, dismorfismo eritrocitário, leucocitúria, cilindros) acompanhado ou não de proteinúria significativa, o clínico deverá suspeitar de que a disfunção renal pode estar associada a doenças renais específicas, seja do compartimento glomerular, vascular ou tubular, seja relacionada a doenças sistêmicas ou doenças limitadas aos rins. Da mesma maneira, a presença de alguns achados (*rash* cutâneo, febre, hipertensão maligna, sinais de hemólise, hipercalcemia, anemia desproporcional) pode ajudar na suspeita de outras doenças, por exemplo:

- Glomerulonefrite rapidamente progressiva (por lúpus eritematoso sistêmico ou vasculites Anca-relacionadas).
- Gamopatias monoclonais (mieloma múltiplo).
- Microangiopatia trombótica secundária a HAS maligna, SHU atípica, esclerodermia ou síndrome anticardiolipina.
- Nefrite tubulointersticial aguda (NIA).

Esses são alguns dos diagnósticos diferenciais de pacientes com IRA. Assim, a suspeita clínica e o diagnóstico precoces são importantes para direcionar o tratamento específico.

É importante descartar a obstrução como causa da IRA. Assim, solicitar exame de imagem. Ultrassom de rins e vias urinárias deve ser a escolha inicial: não invasivo, pode ser realizado à beira-leito e repetido inúmeras vezes. Na imagem, avaliar tamanho longitudinal e ecogenicidade do parênquima, buscando perda de diferenciação corticomedular, assim como sinais de obstrução (hidronefrose, ausência de jato ureteral no Doppler). Avalia-se ecogenicidade renal ao comparar o rim com órgão próximo (fígado ou baço). Na DRC tem-se maior ecogenicidade, uma vez que o tecido fibroso aumenta a ecogenicidade. Apesar disso, ultrassom tem limitações no paciente obeso e dificuldade em visualizar obstrução em ureter médio e distal. No paciente com alta suspeita de obstrução e provável abordagem urológica, solicitar TC abdome e pelve sem contraste iodado.

Na indicação de exame com contraste iodado, questionar a necessidade do contraste: vai ajudar no diagnóstico e tratamento? Os estudos são controversos sobre a relação entre contraste iodado, elevação da creatinina sérica e desfechos clínicos associados como IRA com necessidade de diálise. Recentemente, houve mudança na terminologia para IRA associada a contraste. Observa-se que os contrastes iodados evoluíram, apresentando menor toxicidade e sendo utilizados em menor volume nos exames. Por sua vez, o paciente crítico está exposto a drogas nefrotóxicas, hipovolemia, disfunção cardíaca, sepse e outros fatores de risco para IRA. Dessa maneira, não se pode atribuir a piora da função renal exclusivamente ao contraste. Pensando nisso, evitar contraste iodado quando pode haver mudança na conduta clínica ou cirúrgica é mais prejudicial ao paciente.

Além da avaliação anatômica do trato urinário, ultrassom pode ajudar na avaliação da volemia, congestão pulmonar e função cardíaca, incluindo respectivamente o diâmetro da veia cava inferior e da sua colapsabilidade, avaliação do parênquima pulmonar (presença de linhas B e derrame pleural), e do ecocardiograma (avaliação do VTI e E/E').

E quando solicitar biópsia renal? A biópsia renal não deve ser utilizada como exame inicial na investigação de IRA. Esse é um exame limitado no paciente crítico pelos riscos de complicações, principalmente sangramento. No entanto, deve ser indicada quando suspeita de doença glomerular ou injúria renal com etiologia não esclarecida.

Biomarcadores

A discussão sobre ureia e creatinina está sujeita a diversas críticas ao seu uso na prática. Sabe-se que a lesão renal ocorre antes das alterações observadas na creatinina, existindo um *continuum* desde a lesão celular até a perda da função renal. Dessa maneira, surgem biomarcadores para identificar lesão subclínica e pacientes com alto risco de IRA, ou seja, para aplicação na predição precoce da IRA. Apesar dos avanços significativos na última década na pesquisa de potenciais novos biomarcadores, existem diversas limitações na prática clínica, seja por falta de disponibilidade, custo, falta de valores de referência e de informações sobre qual o melhor biomarcador para cada cenário ou população.

Assim, biomarcadores urinários como NGAL, o produto TIMP2xIGFBP-7, KIM-1, pró-encefalina, L-FABP, IL-18, DKK3, dentre outros, têm sido testados e validados com acurácias variáveis. Embora o custo e o acesso a esses biomarcadores possam dificultar seu uso, a principal limitação está na falta de opções terapêuticas nos pacientes em que o diagnóstico é realizado precocemente, 24 a 48 horas antes do aumento da creatinina plasmática.

Alguns autores sugerem aplicar os biomarcadores no diagnóstico diferencial da IRA, como o CXCL9, que tem excelente acurácia no diagnóstico de NIA. Indo além do diagnóstico precoce da IRA, o DKK3 pode ser útil na avaliação prognóstica da recuperação da IRA, ajudando a identificar pacientes após cirurgia cardíaca que estão em maior risco de evoluir para DRC.

Conceito de lesão sem disfunção

Recentemente, foi demonstrado que muitos pacientes apresentam alterações de biomarcadores de lesão renal, como o NGAL, após agressão renal clínica, mas não evoluem com fenótipo de IRA (disfunção renal clínica). Essa condição, conhecida como lesão renal aguda subclínica, parece estar associada a piores prognósticos quando comparada a pacientes que não apresentam a elevação dos biomarcadores. O real significado dessa entidade, sua caracterização, assim como a melhor estratégia a ser utilizada para esses pacientes, ainda são um terreno científico a ser explorado. É possível que em um futuro próximo se reconheça e classifique essa condição (lesão celular, sem disfunção), já que parecem ter significado clínico de pior prognóstico e maior risco de IRA clínica.

TRATAMENTO

Atualmente, não existe terapia farmacológica para prevenção ou tratamento da IRA. O tratamento é de suporte clínico, sendo direcionado para doença de base responsável e das complicações associadas à IRA, como hipervolemia, acidose metabólica e distúrbios hidroeletrolíticos. Não se pode esquecer de procurar causas reversíveis como desidratação, hipotensão arterial, drogas nefrotóxicas e obstrução urinária.

Como realizar hidratação endovenosa no paciente desidratado com IRA?

No paciente desidratado, a reposição volêmica inicial é oportunidade limitada para manipular pH e corrigir distúrbios ácido-básicos. Após o manejo inicial, o risco de hipervolemia dificulta essa abordagem. A solução salina (soro fisiológico 0,9%) prescrita na maioria das situações não é fisiológica ou isotônica. Soro fisiológico 0,9% (SF 0,9%) tem maior conteúdo de cloreto em relação ao espaço extracelular (154 *vs.* 110 mmol/L). Assim, a hidratação com SF 0,9% aumenta o risco de acidose metabólica hiperclorêmica e piora da hipercalemia por *shift* transcelular. Além disso, pode potencialmente contribuir para disfunção renal, pela capacidade de induzir vasoconstricção da arteríola aferente. Dessa maneira, deve-se individualizar a escolha da solução prescrita para hidratação endovenosa, observando a presença de acidose ou alcalose, sódio e contexto clínico.

Na presença de acidose metabólica hiperclorêmica, preferir solução bicarbonatada. Já em outras acidoses metabólicas, com ânion *gap* (AG) elevado (sepse, cetoacidose diabética), há pouca evidência do benefício do uso de bicarbonato. Acidose metabólica com AG elevado decorrente de uremia (IRA ou DRC) é exceção, com boa resposta ao uso de bicarbonato. O estudo BICAR-ICU, que usou solução bicarbonatada em pacientes críticos com acidose, demonstrou que em pacientes com pH < 7,2 e IRA KDIGO 2 ou 3, que necessitam de ressuscitação volêmica, o uso de bicarbonato nesse contexto diminuiu a necessidade de diálise e melhorou a sobrevida. Estudo com amostra mais robusta, e portanto maior poder estatístico, está atualmente sendo conduzido para confirmação ou não desses resultados.

Da mesma maneira, sabendo do papel pouco fisiológico da solução salina 0,9%, diversos autores testaram o uso de soluções balanceadas (p. ex., Ringer Lactato, Plasmalyte), com presença de tampões, menor concentração de cloro e pH mais fisiológico, em pacientes graves, na emergência ou na UTI. Esses estudos, em sua maioria, tiveram resultados positivos em desfechos combinados ou em subgrupos populacionais (pacientes sépticos, predominantemente). Dessa forma, a solução balanceada deve ser priorizada, em detrimento do SF 0,9%, na ressuscitação de pacientes críticos, excetuando aqueles neurocríticos, nos quais níveis mais altos de Na e Cl podem desempenhar papel na neuroproteção.

Ao contrário, como realizar o manejo do paciente com hipervolemia?

Nessa situação, prescrevem-se diuréticos. Não há evidência de que o uso de diuréticos reduza a progressão ou gravidade da IRA, exceto na síndrome cardiorrenal. Furosemida é o diurético mais usado no paciente crítico.

Deve-se individualizar a dose baseada na resposta inicial, *status* volêmico e contexto clínico. Além disso, revisar balanço hídrico e prescrição. Discutir com farmácia sobre diluição de antibioticoterapia, sedação e drogas vasoativas. Avaliar a possibilidade de transicionar medicações para via oral ou via entérica por sonda. Orientar restrição hídrica (800 a 1.000 mL em 24 horas) na presença de oligúria e sinais clínicos de hipervolemia. Paciente com hipervolemia e edema pulmonar com hipóxia grave, em contexto de IRA, provavelmente terá indicação de diálise (a ser visto adiante). Deve-se sempre individualizar alvo de hemoglobina e limiar para transfusão sanguínea. Não existe alvo específico para IRA.

Diariamente, é preciso revisar a prescrição, interrogando a necessidade de suspensão temporária ou ajuste de dose de medicamentos para taxa de filtração glomerular estimada (TFGe). As doses dos medicamentos podem ser alteradas várias vezes durante o curso da IRA. No paciente grave, discutir a conciliação medicamentosa durante a doença aguda. Questionar o uso medicamentos que possam diminuir a perfusão renal, principalmente no contexto de sepse, desidratação e hipotensão arterial com risco de agravar a injúria renal, como: iECA, bloqueadores do receptor da angiotensina (BRA), inibidores do cotransportador de sódio-glicose 2 (iSGLT2), anti-hipertensivos, entre outros. A decisão de (des)continuar não foi abordada em nenhum ensaio clínico.

Ao ajustar a dose de antibióticos, é preciso cuidado para evitar subtratamento. Sepse é uma das principais causas de mortalidade. O ajuste inadequado de antimicrobianos tem risco de falha terapêutica e resistência antimicrobiana. Além disso, no paciente já em diálise, deve-se ter atenção para a correção de antibiótico para esquema de diálise, principalmente diálise contínua. Quando disponível, realizar dosagem terapêutica (vancomicina, aminoglicosídeos) para ajuste medicamentoso e consultar farmácia clínica para ajudar.

Como realizar o manejo da hipercalemia?

Não esquecer de suspender medicamentos que aumentam o potássio: iECA, BRA, espironolactona, entre outros. Discutir com nutrição/nutrologia sobre modificação dietética. O principal tratamento da hipercalemia será aumentar a excreção renal de potássio! Cuidado ao pensar diretamente na prescrição de diurético. No paciente desidratado, priorizar a otimização volêmica. Assim, evitar diuréticos na presença de hipovolemia. Como já discutido, individualizar a solução prescrita olhando para a presença ou não de acidose metabólica. O Ringer lactato é seguro na hipercalemia. Não esquecer de associar outros tratamentos, principalmente na hipercalemia grave, como solução polarizante (ou apenas insulina quando glicemia > 250 mg/dL) e beta-2-agonistas como medidas para translocação transcelular de potássio. No manejo agudo, evitar poliestireno sulfonato de sódio/cálcio como resina de troca em razão de eficácia limitada, efeito tardio e risco de complicações, como perfuração intestinal.

Atualmente, têm-se novas opções para tratamento agudo de hipercalemia, como ciclossilicato de zircônio sódico, porém com preço pouco acessível e sem evidência de seu uso no cenário da IRA. Em casos de refratariedade no controle da hipercalemia, não retardar a indicação da diálise.

E o tratamento em situações especiais de IRA?

- Rabdomiólise: nesse contexto, a hidratação endovenosa precoce busca prevenir IRA por pigmento por meio da melhora na perfusão renal e do aumento do fluxo urinário para evitar obstrução tubular. Não há nenhum ensaio clínico demonstrando superioridade da alcalinização urinária, apenas séries de casos. Além disso, estudos têm resultados conflitantes em relação aos benefícios do uso de manitol. O uso de manitol tem riscos de hiperosmolalidade, hipernatremia por perda de água livre (diurético osmótico) e hipervolemia. As indicações de diálise seguem aquelas que serão discutidas a seguir. A hemodiálise intermitente é muitas vezes ineficaz na redução de mioglobina pelo rebote após a sessão. A diálise contínua é mais eficaz por maior *clearance* de mioglobina, no entanto não há evidências quanto à mudança no curso da doença.
- IRA associada a contraste: para prevenção da IRA associada ao contraste iodado, apenas a infusão de solução salina no período pericontraste tem papel relevante em pacientes com maior risco. Para quem indicar hidratação endovenosa? Para pacientes com risco elevado: TFGe < 30 a 45 mL/minuto, principalmente quando associada a proteinúria, diabetes ou outra doença estrutural que leve à DRC. Algumas outras, como cirrose hepática e mieloma múltiplo, parecem ser de risco para desenvolvimento da IRA associada ao contraste iodado. Como prescrever? SF 0,9% ou soluções balanceadas, 3 mL/kg/hora por 1 hora antes do exame. Após o exame, 1 mL/kg/hora por 6 horas. Esquemas com 0,5 a 1 mL/kg/hora de cristaloides, 12 horas antes e 12 horas após o exame contrastado também parecem eficazes. É preciso cuidado na hidratação endovenosa no paciente já com hipervolemia ou risco para edema pulmonar, como aqueles com ICC. Além disso, priorizar o uso de agentes com menor osmolalidade e menor volume infundido em cada exame. A alcalinização com uso de bicarbonato ou o uso de N-acetilcisteína não demostraram benefício em estudos definitivos

(*PRESERVE trial*). O emprego de SRA no período peri-infusão de contraste iodado não preserva a função renal residual ou limita o risco de reação alérgica, não sendo, portanto, indicada rotineiramente.

- Síndrome hepatorrenal: a persistência ou progressão da injúria renal aguda após suspensão de diuréticos e reposição de albumina por 24 48 horas exige a necessidade de vasoconstritores esplâncnicos acompanhados da infusão de albumina. A droga de escolha é o análogo da vasopressina, a terlipressina, seja mediante injeção intermitente subcutânea ou infusão endovenosa contínua. Na UTI, noradrenalina é alternativa mais barata, com resultados semelhantes.
- Sepse: na ressuscitação volêmica, preferir o uso de solução cristaloide balanceada. No que se refere à nefroproteção por vasoconstritores, existe evidência de que a vasopressina pode ser superior à noradrenalina, principalmente naqueles pacientes sépticos com IRA grave KDIGO 3. O agente vasoconstritor angiotensina tem obtido bons dados experimentais e clínicos preliminares no tratamento da sepse, principalmente em pacientes com níveis elevados de renina, mas esses achados precisam ser confirmados.

O paciente vai precisar de suporte renal artificial (diálise)?

Na presença de hipervolemia, hiperpotassemia ou acidose metabólica refratária, além de uremia progressiva, deve-se considerar a indicação de SRA. Na prática, considera-se SRA no paciente com IRA durante sua evolução clínica quando ocorrem:

- Oligúria ou, mesmo na presença de diurese, balanço hídrico persistentemente positivo, evoluindo com hipervolemia e congestão pulmonar e refratariedade a diuréticos, mesmo em doses adequadas.
- Ausência de resposta ao tratamento inicial para hipercalemia ($K^+ > 6$ mEq/L).
- Acidose metabólica refratária ao tratamento clínico, principalmente quando pH < 7,2 ou valores do tampão $HCO_3^- < 15$ mEq/L associados a hipervolemia e oligúria, dificultando a reposição de bicarbonato de sódio. É importante excluir cetoacidose diabética.
- Ureia > 200 a 240 mg/dL. Atualmente, complicações de uremia grave (sangramento, alteração do nível de consciência, pericardite) são raras: a diálise costuma ser indicada mais precocemente, antes dessas complicações.

Não existe critério único para justificar diálise. Deve-se individualizar a indicação baseada no contexto clínico e evolução, considerando outras falências orgânicas, possibilidade de reversibilidade da disfunção mais próxima, doenças associadas, necessidade de procedimentos cirúrgicos ou invasivos, dentre outros aspectos particulares de cada paciente. O melhor momento para iniciar a diálise é controverso: diversos estudos buscam responder a essa dúvida.

Teste de estresse com furosemida

Como saber qual paciente vai progredir a disfunção renal? Na prática, na avaliação de paciente com IRA oligúrica, após ressuscitação volêmica adequada, questiona-se o risco de evoluir para necessidade de suporte renal artificial, ou se de fato foi possível manejá-lo conservadoramente até eventual recuperação. A utilidade desse teste é, portanto, buscar diferenciar entre:

1. Rins que podem ter reduzido temporariamente o débito urinário decorrente de hipoperfusão, sendo resposta adaptativa. Nesse cenário, a manipulação hemodinâmica (aumento da pressão arterial média ou débito cardíaco) pode melhorar a perfusão renal, e a resposta ao diurético caracterizar menor lesão renal.
2. A meta hemodinâmica já foi realizada e não houve resposta ao diurético. Assim, provavelmente já existe evolução com injúria renal instalada. Dessa maneira, realizar hidratação endovenosa pode acentuar a sobrecarga de volume e acelerar a necessidade de hemodiálise.

Portanto, o teste de estresse com furosemida pode ser usado como triagem, ajudando a identificar pacientes com injúria renal com risco de progressão e necessidade de diálise. Para quem? Para pacientes com IRA KDIGO 1 ou 2 oligúrica após manejo volêmico e hemodinâmico inicial. Como realizar? Prescrever furosemida 1 mg/kg via endovenosa em bólus (1,5 mg/kg no paciente que usou diurético na semana anterior). Como avaliar a resposta? Avaliar o débito urinário nas 2 horas seguintes à administração do diurético. No paciente com diurese < 200 mL/2 horas, tem-se lesão renal com risco de progressão da IRA e necessidade de diálise com boa predição (área sob a curva ROC 0,87). Quando diurese > 200 mL/2 horas, o paciente passou no teste, indicando que a função tubular está intacta, sendo provável a recuperação renal a curto prazo. Cuidado: não realizar o teste no paciente hipovolêmico e integrar esse resultado com outras manifestações clínicas, dentro de um contesto mais abrangente.

Suporte renal artificial

Na prática clínica, os pacientes com IRA são tratados principalmente com métodos de hemodiálise, seja (1) clássica, à semelhança dos pacientes com DRC estágio 5, (2) hemodiálise do tipo prolongada, mais conhecida como estendida ou de baixa eficiência (*slow low efficiency dialysis*-SLED, ou *extended daily dialysis* – EDD), ou (3) diálise lenta contínua, em suas diferentes modalidades empregadas (*clearance* difusional na hemodiálise lenta contínua, convectivo na hemofiltração lenta contínua, ou combinados na hemodiafiltração lenta contínua).

A diálise peritoneal é pouco utilizada. Alguns poucos centros têm ótima experiência com esse método, mas ao redor do mundo tem sido reservada para situações muito particulares: pacientes com ICC grave, hepatopatia, ou quando situações de limitação de recursos, como em catástrofes ou epidemias, como na recente pandemia da covid-19. O Quadro 10 lista as diferentes modalidades e suas características.

Em resumo, no Hospital Sírio-Libanês, a diálise mais empregada nas áreas críticas, à semelhança dos principais centros médicos com experiência no tratamento da IRA grave, é a hemodiafiltração lenta contínua, com uso da anticoagulação regional com citrato como

QUADRO 10 Modalidade de SRA no tratamento da IRA

Modalidade	Descrição	Vantagens/desvantagens potenciais	Observações
HD clássica	*Clearance* difusional, alta eficiência e curta duração (entre 3-5 horas), realizada entre 3-5 dias/semana, ou sob demanda	▪ Alto poder de depuração, porém maior risco de instabilidade hemodinâmica ▪ Risco de síndrome de desequilíbrio, principalmente no paciente neurocrítico ▪ Pelo fluxo de sangue elevado (> 300 mL/minuto) e curta duração, geralmente dispensa anticoagulação ▪ Dificuldade no manejo de balanço hídrico de pacientes com infusão de grandes volumes	Utiliza máquinas normalmente já disponíveis nos hospitais, associadas à osmose portátil Algumas estratégias utilizadas para aumentar a tolerância hemodinâmica e permitir UF são: temperatura baixa do banho, concentrações elevadas de sódio no banho, ou infusão de substâncias osmoticamente ativas, como albumina humana 20%
HD prolongada	Técnica realizada com *clearance* difusional, duração prolongada (6-12 horas), fluxos de sangue e dialisado baixos, realizada entre 3-5 dias/semana, ou sob demanda	▪ Maior tolerância hemodinâmica do que HD clássica ▪ Pouco estudada em cenários específicos como paciente neurocrítico e insuficiência hepática ▪ Normalmente exige uso de anticoagulação na sessão de diálise	▪ Utiliza equipamento igual ao da HD clássica ▪ Algumas estratégias utilizadas para aumentar a tolerância hemodinâmica e permitir UF são: temperatura baixa do banho, concentrações elevadas de sódio no banho, ou infusão de substâncias osmoticamente ativas, como albumina humana 20%
Hemodiálise lenta contínua (CVVHD)	*Clearance* difusional, realizada continuamente (por pelo menos 24 horas), com fluxos baixos, em plataformas específicas	▪ Permite remoção de fluidos com maior estabilidade hemodinâmica ▪ Indicada no paciente neurocrítico, instabilidade hemodinâmica (noradrenalina > 0,3 a 0,5 mcg/kg/minuto), insuficiência hepática grave e disnatremias graves ▪ Exige anticoagulação, sendo a anticoagulação regional com citrato a modalidade mais segura e eficiente	Os banhos de diálise podem ser ajustados sob demanda, permitindo tratamento individualizado
Hemofiltração lenta contínua (CVVH)	*Clearance* difusional, realizada continuamente (por pelo menos 24 horas), com fluxos baixos, em plataformas específicas	Semelhante à hemodiálise lenta contínua, mas permite a remoção de moléculas médias (p. ex., citoquinas e outros mediadores inflamatórios)	A solução de reposição pode ser administrada pré- ou pós-capilar. A primeira opção resulta em perda da eficiência (dose deve ser ajustada), mas resulta em menor risco de coagulação do sistema
Hemodiafiltração lenta contínua (CVVHDF)	Usa a combinação *clearance* difusional e convectivo	Não apresenta superioridade sobre as outras modalidades de métodos contínuos quando respeitada a dose de efluente de 25-30 mL/kg/hora	A proporção entre os *clearances* é variável (1:1; 2:1), não havendo superioridade demonstrada

(continua)

QUADRO 10 Modalidade de SRA no tratamento da IRA (*continuação*)

Modalidade	Descrição	Vantagens/desvantagens potenciais	Observações
UF isolada	Trata-se da remoção isolada de fluidos, não realizando diálise	▪ Em pacientes que não necessitam de diálise, a UF isolada confere maior tolerância hemodinâmica ▪ Pode ser utilizada como complemento aos métodos dialíticos anteriores ▪ É muito empregada continuamente (SCUF), em cenários de ICC descompensada	Embora a SCUF tenha sido amplamente testada em ICC, não é superior ao uso de diuréticos, sendo reservada para pacientes com refratariedade aos diuréticos
Diálise peritoneal	Pode ser realizada como método intermitente ou contínuo, por meio de cateter de Tenckhoff implantado na cavidade peritoneal	▪ Depende de soluções ricas em glicose para realizar UF, usando a membrana peritoneal como membrana semipermeável. Assim, tem risco elevado de hiperglicemia no paciente crítico ▪ Boa tolerância hemodinâmica e não necessita de anticoagulação ▪ UF é imprevisível ▪ Risco de aumento da PIA no paciente em ventilação mecânica ▪ Cirurgias abdominais podem contraindicar o método	Embora alguns serviços de excelência descrevam bons resultados com essa modalidade, seu uso não é disseminado no cenário da IRA em UTI Na pandemia por SARS-CoV 2 foi resgatada com sucesso, diante da limitação de recursos para HD
Uso de membranas adsortivas	Para realizar *clearance* adsortivo significativo há necessidade de membranas específicas (*Cytosorb, Oxiris*)	▪ Geralmente é utilizada em associação a outros métodos ▪ Ainda tem alto custo, principalmente porque depende de trocas frequentes da membrana	Embora existam membranas já em testes (RCT), dados preliminares não sugerem papel relevante em desfechos
Hemofiltração de alto volume	Utilização de doses de *clearance* convectivo continuamente entre 70-100 mL/kg/hora	▪ Tecnicamente muito difícil a sua execução por sobrecarga da enfermagem ▪ Alto custo ▪ Impacto negativo provavelmente decorrente de *clearance* de nutrientes, citoquinas anti-inflamatórias e antimicrobianos	Atualmente, seu uso não está indicado, em decorrência de resultados negativos no choque séptico
Hemodiálise com filtros de médio e alto *cutoff*	Diálise (*clearance* difusional) utilizando filtros com membranas altamente porosas, permitindo passagem de moléculas entre 15-50 kDa	▪ Depende do uso de água ultrapura ▪ Risco de depuração excessiva de antimicrobianos ▪ Risco de hipoalbuminemia ▪ Alto custo	O uso de membranas de alto *cutoff* (~50 kDa) em mieloma múltiplo não mostrou benefício Atualmente, tem sido testada no cenário crítico com resultados promissores, embora mais estudos sejam aguardados para justificar seu emprego

CVVH: *continuous venovenous hemofiltration*; CVVHD: *continuous venovenous hemodialysis;* CVVHDF: *continuous venovenous hemodiafiltration*; HD: hemodiálise clássica; ICC: insuficiência cardíaca congestiva; IRA: injúria renal aguda; PIA: pressão intra-abdominal; RCT: estudo randomizado controlado; SCUF: *slow continous ultrafiltration*; SRA: suporte renal artificial; UF: ultrafiltração.

primeira escolha para anticoagulação, dose do efluente de 25 a 30 mL/kg/hora e soluções de banhos/reposição (na proporção de 1:1) individualizados, preparados na farmácia da UTI a partir de solução com concentração de sódio de 105 mEq/L. Recentemente, a instituição, com o intuito de padronizar o cuidado, diminuir riscos e carga de trabalho, adotou soluções-padrão, inclusive o uso de citrato 0,5% como solução de reposição pré-filtro, em oposição ao citrato trissódico 4%. Atualmente, o protocolo de infusão e correção do citrato está incorporado em plataforma integrada com reposição de cloreto de cálcio pós-filtro, iniciando-se o citrato na dose de 3 mmol/L de sangue tratado e corrigindo tal infusão a partir dos níveis de cálcio pós-filtro.

A escolha do método de SRA depende da disponibilidade e do contexto. Não há diferença em desfechos clínicos entre as modalidades. Nas últimas décadas, houve diversos estudos randomizados testando diferentes estratégias no tratamento com SRA em pacientes críticos, motivados pela intenção de reduzir a morbidade e a mortalidade do paciente com IRA.

Dessa maneira, estudos clínicos testaram diferentes modalidades, tipos de *clearance*, doses e *timing* do início da diálise. Portanto, já existem evidências na literatura de que doses mais elevadas de diálise não são superiores àquelas praticadas atualmente, muito menos de que *clearance* convectivo tem papel relevante no tratamento de pacientes graves com IRA. Além disso, tentativas de iniciar o SRA (*timing*) em fases mais precoces da IRA não demonstraram superioridade à prática de indicar diálise com níveis de ureia próximos ou superiores a 240 mg/dL. No entanto, foi demonstrado que a prática de aguardar níveis de ureia acima de 280 a 300 mg/dL não parece segura. Há alguma evidência de maior mortalidade e de piores desfechos clínicos quando se retarda muito o SRA, principalmente nos pacientes sedados e neurocríticos, dados que necessitam de confirmação.

E o acesso vascular? No paciente com IRA e indicação de SRA, a veia jugular interna direita (VJID) é local de preferência para acesso de diálise por melhor fluxo sanguíneo. Dessa maneira, no paciente grave em que já é antecipada evolução com disfunção renal e necessidade de diálise, preferir passagem de acesso venoso central para droga vasoativa e medicamentos em outro sítio, priorizando VJID para futuro acesso de diálise. Além disso, evitar a passagem de acesso nas veias subclávias por maior risco de estenose, impedindo o acesso vascular definitivo para diálise, caso o paciente evolua com necessidade prolongada de diálise e DRC.

PROGNÓSTICO

A IRA é associada à elevada mortalidade, especialmente nos pacientes com apresentação grave e necessidade de diálise. Enquanto cerca de 20% dos pacientes hospitalizados com IRA evoluem para óbito, a mortalidade alcança 40 a 50% em pacientes em UTI. Na presença de outras disfunções orgânicas, como insuficiência respiratória grave e choque, a mortalidade pode ultrapassar 60%. Atualmente, sabe-se que o paciente com IRA pode evoluir com DRC a longo prazo. Em coortes recentes, até 25% dos pacientes têm alta hospitalar em tratamento dialítico, sendo classificados como doença renal aguda (persistência da IRA entre 7 e 90 dias) ou DRC (duração superior a 90 dias). Embora achado variável, apenas cerca de 20% desses pacientes que se mantêm em SRA por mais de 90 dias recuperam a função renal parcialmente no longo prazo (em até 1 ano), com possibilidade de descontinuar a diálise ambulatorial.

A explicação por trás dessas observações parece residir em alguns fatores, descritos a seguir.

Atualmente, a população assistida em UTI é composta de idosos com elevada carga de doenças, resultando em redução da TFG basal ou, mesmo na presença prévia de DRC, seja por diabetes *mellitus* (DM), HAS ou nefrotoxicidade crônica. Além disso, mesmo quando a função renal parece preservada, a reserva funcional é menor, tornando esses pacientes mais vulneráveis à IRA e à progressão para DRC.

O avanço da medicina moderna proporcionou arsenal terapêutico mais amplo. No entanto, muitas dessas intervenções e medicamentos apresentam risco renal. Os pacientes frequentemente passam por múltiplos insultos, como cirurgias extensas, transplantes de órgãos sólidos ou hematológico, procedimentos invasivos endovasculares com risco de ateroembolismo, infecções graves e exposição a medicamentos nefrotóxicos. Agressões sucessivas podem induzir alterações epigenéticas, celulares e moleculares no parênquima renal, promovendo senescência celular, inflamação crônica e rarefação vascular. Além disso, tais mecanismos podem ativar miofibroblastos e favorecer a transdiferenciação tubular, contribuindo para depósito de colágeno e fibrose renal.

Dessa maneira, entende-se que pacientes que sobrevivem à IRA, especialmente aqueles com formas graves ou que necessitaram de diálise, devem receber acompanhamento nefrológico individualizado. Estratégias já utilizadas para proteger a função renal em pacientes com DRC, como bloqueadores do sistema renina-angiotensina e inibidores do SGLT2, podem ser benéficas para esse grupo, embora mais pesquisas sejam necessárias para validar essa abordagem. Embora o acompanhamento com nefrologistas no pós-IRA, principalmente para aquelas formas graves, pareça ter um racional, ainda não se sabe qual população de fato se beneficia de tal estratégia.

CUIDADOS PALIATIVOS NA INJÚRIA RENAL AGUDA

A elevada mortalidade associada à IRA, sobretudo em pacientes idosos, frágeis e multimórbidos, tem motivado interesse crescente no papel de cuidados paliativos nessa população. Na prática, observa-se que pacientes com outras condições de melhor prognóstico recebem cuidados paliativos com mais frequência e precocemente em comparação àqueles com IRA grave que necessitam de SRA. Nos Estados Unidos, apenas 5% dos pacientes hospitalizados com IRA recebem cuidados paliativos, apesar da alta morbimortalidade.

Estudos destacam o escore de fragilidade como fator independente associado a piores desfechos na IRA. Diante disso, tem sido comum o uso do conceito de *trial* terapêutico, caracterizado por suporte renal intensivo, durante período variável de 7 a 10 dias, seguido por reavaliação dos benefícios do tratamento em face da evolução do paciente. Essa abordagem deve ser discutida e alinhada entre todos os envolvidos no cuidado, incluindo equipe médica, paciente e familiares. Pacientes com IRA prolongada sob SRA muitas vezes são considerados críticos crônicos, com prognóstico reservado.

PONTOS-CHAVE

1. A IRA tem impacto relevante nos pacientes acometidos, determinando risco independente para maior mortalidade, tempo de internação prolongado, risco de readmissão e elevados custos hospitalares.
2. Os desfechos discutidos têm se alterado pouco nas últimas décadas, a despeito de diversos estudos testando intervenções na IRA mais grave, como modalidade, doses, tipos de *clearance* e *timing* da terapia dialítica.
3. A IRA deve ser reconhecida prontamente, mesmo em suas formas iniciais e menos graves, com o intuito de prevenir sua progressão por intervenções sugeridas pelo pacote de medidas das diretrizes do KDIGO.
4. Não há estratégia medicamentosa específica para a prevenção ou tratamento da IRA. Existem, entretanto, estratégias, como maior ou menor evidência, para diminuir o risco ou atenuar sua gravidade, por exemplo, uso de cristaloides balanceados, controle da pressão intra-abdominal, uso judicioso de diuréticos para prevenção da congestão, suporte hemodinâmico e atenção aos potenciais agentes nefrotóxicos, dentre outros.
5. A IRA é uma síndrome que ocorre em diversas situações, algumas delas muito particulares, determinando subfenótipos, que devem ser estudados especificamente. Somente uma abordagem individualizada, lançando mão da avaliação com biomarcadores, oferecerá chance de encontrar terapias mais eficazes para a prevenção e eventualmente o tratamento dessa condição.

BIBLIOGRAFIA

1. Babroudi S, Weiner DE, Neyra JA, Drew DA. Acute kidney injury receiving dialysis and dialysis care after hospital discharge. J Am Soc Nephrol. 2024;35(7):962-71.
2. Burdmann EA, Jha V. Acute kidney injury due to tropical infectious diseases and animal venoms: a tale of 2 continents. Kidney Int. 2017;91(5):1033-46.
3. de Moura Pedro RA, Cunha GB, Pietrobom I, Scharanch BC, Cubos DC, Franco RA, et al. Postoperative oliguria after intermediate and high-risk surgeries in critical care: a cohort analysis. J Crit Care. 2025;85:154976.
4. Gupta S, Gudsoorkar P, Jhaveri KD. Acute kidney injury in critically ill patients with cancer. Clin J Am Soc Nephrol. 2022;17(9):1385-98.
5. KDIGO clinical practice guideline for acute kidney injury. Kidney Int Suppl. 2012;2:1-138.
6. Kellum JA, Romagnani P, Ashuntantang G, Ronco C, Zarbock A, Anders HJ. Acute kidney injury. Nat Rev Dis Primers. 2021;7(1):52.
7. Li Y, Zhang Y, Li R, Zhang M, Gao X. Timing of initiation of renal replacement therapy for patients with acute kidney injury: a meta-analysis of RCTs. Ther Apher Dial. 2023;27(2):207-21.
8. Lu Y, Neyra JA. How I treat rhabdomyolysis-induced AKI? Clin J Am Soc Nephrol. 2024;19(3):385-7.
9. McMahon BA, Chawla LS. The furosemide stress test: current use and future potential. Ren Fail. 2021;43(1):830-9.
10. Mendes RS, Silva PL, Robba C, Battaglini D, Lopes-Pacheco M, Caruso-Neves C, et al. Advancements in understanding the mechanisms of lung-kidney crosstalk. Intensive Care Med Exp. 2024;12(1):81.
11. Nadim MK, Kellum JA, Forni L, Francoz C, Asrani SK, Ostermann M, et al. Acute kidney injury in patients with cirrhosis: Acute Disease Quality Initiative (ADQI) and International Club of Ascites (ICA) joint multidisciplinary consensus meeting. J Hepatol. 2024;81(1):163-83.
12. Ostermann M, Bagshaw SM, Lumlertgul N, Wald R. Indications for and timing of initiation of KRT. Clin J Am Soc Nephrol. 2023;18(1):113-20.
13. Ostermann M, Bellomo R, Burdmann EA, Doi K, Endre ZH, Goldstein SL, et al. Controversies in acute kidney injury: conclusions from a kidney disease: Improving Global Outcomes (KDIGO) Conference. Kidney Int. 2020;98(2):294-309.
14. Ostermann M, Legrand M, Meersch M, Srisawat N, Zarbock A, Kellum JA. Biomarkers in acute kidney injury. Ann Intensive Care. 2024;14(1):145.
15. Peerapornratana S, Manrique-Caballero CL, Gómez H, Kellum JA. Acute kidney injury from sepsis: current concepts, epidemiology, pathophysiology, prevention and treatment. Kidney Int. 2019;96(5):1083-99.
16. Perazella MA, Rosner MH. Drug-induced acute kidney injury. Clin J Am Soc Nephrol. 2022;17(8):1220-33.
17. Prowle JR, Forni LG, Bell M, Chew MS, Edwards M, Grams ME, et al. Postoperative acute kidney injury in adult non-cardiac surgery: joint consensus report of the Acute Disease Quality Initiative and PeriOperative Quality Initiative. Nat Rev Nephrol. 2021;17(9):605-18.
18. Stanski NL, Rodrigues CE, Strader M, Murray PT, Endre ZH, Bagshaw SM. Precision management of acute kidney injury in the intensive care unit: current state of the art. Intensive Care Med. 2023;49(9):1049-61.
19. Wald R, Gaudry S, da Costa BR, Adhikari NKJ, Bellomo R, Du B, et al. Initiation of continuous renal replacement therapy versus intermittent hemodialysis in critically ill patients with severe acute kidney injury: a secondary analysis of Starrt-AKI trial. Intensive Care Med. 2023;49(11):1305-16.
20. Zampieri FG, da Costa BR, Vaara ST, Lamontagne F, Rochwerg B, Nichol AD, et al. A Bayesian reanalysis of the Standard versus Accelerated initiation of renal-replacement therapy in acute kidney injury (Starrt-AKI) trial. Crit Care. 2022;26(1):255.
21. Zhang T, Widdop RE, Ricardo SD. Transition from acute kidney injury to chronic kidney disease: mechanisms, models, and biomarkers. Am J Physiol Renal Physiol. 2024;327(5):F788-F805.

62

Terapias de substituição renal no paciente crítico

Paulo Cesar Ayroza Galvão
Rosa Maria Moysés
Camila Nihei

SUMÁRIO

INTRODUÇÃO

A injúria renal aguda (IRA) é uma complicação grave e frequente em pacientes internados em unidades de terapia intensiva (UTI).[1] No paciente crítico, somam-se fatores como infecção, hipotensão/choque, insuficiência respiratória, necessidade de ventilação mecânica, nefrotoxicidade por drogas, intervenções cirúrgicas, entre outros, que interferem diretamente na função renal, tornando a IRA uma síndrome muito heterogênea em termos de sua etiologia, fisiopatologia e apresentação clínica. Contudo, independentemente dessa variabilidade, a IRA acomete entre 30 e 60% dos pacientes críticos e apresenta taxas de morbidade e mortalidade elevadas.[2]

Este capítulo visa explanar o conhecimento sobre as terapias de substituição renal (TSR) nesse cenário, abordando suas indicações, modalidades, aspectos técnicos e o manejo de complicações.

FISIOPATOLOGIA DA INJÚRIA RENAL AGUDA NO PACIENTE CRÍTICO

A IRA no paciente crítico é uma condição complexa e multifatorial. A interação entre fatores como hipoperfusão renal, resposta inflamatória sistêmica (especialmente na sepse), exposição a agentes nefrotóxicos e disfunção de múltiplos órgãos contribui para a lesão e a disfunção renal. A sepse, por exemplo, é causa comum de IRA em pacientes de UTI, e sua fisiopatologia envolve uma complexa interação de processos que levam à disfunção renal, conforme detalhado em revisões abrangentes.[2] A compreensão desses mecanismos é fundamental para o reconhecimento precoce e o manejo adequado da IRA.

INDICAÇÕES FORMAIS PARA TERAPIA DE SUBSTITUIÇÃO RENAL

O tratamento inicial da IRA em muitos casos é clínico, com foco na remoção de fatores agressores (como drogas nefrotóxicas), otimização hemodinâmica e volêmica para manter a perfusão renal adequada, assim como a correção de distúrbios hidroeletrolíticos e ácido-básicos. Isso pode incluir hidratação, uso de drogas vasoativas, inotrópicos, diuréticos, bicarbonato de sódio e resinas trocadoras de potássio.

A terapia substitutiva renal é formalmente indicada em situações clássicas e refratárias ao tratamento clínico:

- Hiperpotassemia refratária: na qual já foram tentadas medidas terapêuticas, especialmente se associada a sinais de alteração da repolarização cardíaca, identificáveis por alterações eletrocardiográficas como onda T pontiaguda, alargamento do QRS e achatamento da onda P.
- Acidose metabólica refratária: causada pela retenção de ácidos não voláteis e que não responde à reposição de bicarbonato.
- Hipervolemia: não responde ao tratamento com restrição hídrica e diuréticos, e pode se manifestar por congestão pulmonar, edema, ascite, derrame pleural e insuficiência cardíaca associada.
- Azotemia: identificada principalmente por níveis elevados de ureia e creatinina plasmática associados a alteração em vários sistemas orgânicos, em especial no sistema nervoso central (sonolência, confusão mental e tremores) e no sistema digestivo (anorexia, náuseas e vômitos).

Além dessas indicações clássicas, a TSR pode ser considerada em outras situações clínicas e distúrbios metabólicos:

- Hiponatremia ou hipernatremia.
- Hipocalcemia ou hipercalcemia.
- Insuficiência cardíaca refratária.
- Insuficiência hepática com hiperamonemia.
- Hipotermia.
- Intoxicação exógena.

DEBATE SOBRE O *TIMING* DE INÍCIO DA TSR

Quando não há indicações clássicas para a TSR, o momento de seu início ainda é controverso. Embora vários estudos tenham avaliado essa questão, não foi encontrado um nível específico de taxa de filtração glomerular a partir do qual a TSR seria indicada. Aparentemente, o nível sérico de ureia continua sendo o parâmetro mais relevante a ser considerado. Estudos indicam que protelar o início da TSR em pacientes com níveis de ureia acima de 220 mg/dL não é recomendado.[3]

Estudos multicêntricos randomizados, como STARRT-AKI[4] AKIKI[5] e AKIKI 2,[6] têm fornecido evidências importantes sobre o *timing* de início da TSR. As diretrizes atuais, como as da *Kidney Disease: Improving Global Outcomes* (KDIGO) sugerem uma abordagem individualizada, considerando a presença de indicações urgentes e a evolução clínica do paciente. A decisão de iniciar TSR em pacientes críticos com IRA também deve considerar o desequilíbrio entre a demanda metabólica imposta ao rim e a capacidade do organismo de suprir suas necessidades energéticas e funcionais.

O rim lesionado enfrenta demanda aumentada pela necessidade de filtrar toxinas, regular eletrólitos e equilibrar fluidos, enquanto sua oferta de recursos (p. ex., oxigênio, fluxo sanguíneo adequado e nutrientes) está comprometida por fatores como hipotensão, vasoconstrição ou inflamação sistêmica. Quando a demanda excede a oferta, ocorre dano celular progressivo, perpetuando a lesão renal. Estudos como AKIKI 2 e ELAIN sugerem que o momento ideal para iniciar a TSR está relacionado à reserva funcional do rim para compensar essa disparidade.

A TSR atua reduzindo a demanda metabólica (removendo solutos tóxicos e fluidos) e, indiretamente, melhorando a oferta ao estabilizar a hemodinâmica (p. ex., controle de edema pulmonar que compromete a oxigenação). Contudo, intervenções precoces demais podem suprimir a função renal residual, enquanto a tardia permite acúmulo de danos. As diretrizes KDIGO 2024 reforçam que a personalização da TSR, com biomarcadores como NGAL (que reflete estresse tubular) e cistatina C (filtração glomerular), ajuda a identificar o ponto ótimo onde a terapia substitui a função renal, sem prejudicar sua recuperação espontânea. Assim, o equilíbrio entre demanda e oferta direciona não apenas quando iniciar a TSR, mas como otimizá-la para evitar dano adicional.[5-7]

MODALIDADES DE TSR: *CLEARANCE* DIFUSIVO *VERSUS CLEARANCE* CONVECTIVO

O nefrologista se depara com diversas dificuldades na indicação da TSR, como a necessidade de acesso vascular e, principalmente, as condições hemodinâmicas do paciente para suportar o procedimento. Diferentes métodos dialíticos foram desenvolvidos para se adequar às condições específicas de cada paciente.

As TSR se utilizam de membranas semipermeáveis através das quais são realizados dois processos físicos distintos: transporte convectivo e transporte difusional.[7]

- Transporte difusional: ocorre movimento de solutos de uma área de maior concentração (p. ex., ureia no sangue) para uma de menor concentração (p. ex., ureia na solução de diálise).
- Transporte convectivo: é aplicada uma pressão transmembrana que promove *clearance* pelo arraste de solutos.

Assim, na hemodiálise utiliza-se estritamente *clearance* difusivo, na hemofiltração, apenas *clearance* convectivo, e a hemodiafiltração é um método misto, que une as duas modalidades. O *clearance* da hemofiltração é numericamente igual ao volume ultrafiltrado em mL/

min. Na hemodiafiltração, o *clearance* é a soma dos *clearances* convectivo e difusional. O *clearance* difusional é numericamente igual ao fluxo do dialisato, respeitando os limites de zero a 1.500 mL/h para o fluxo do dialisato e 50 a 170 mL/min para o fluxo de sangue.

MODALIDADES DE TSR: INTERMITENTE, CONTÍNUA E PROLONGADA

Hemodiálise intermitente convencional

Hemodiálise intermitente é o nome dado ao método extracorpóreo que tem origem e se assemelha ao procedimento realizado nos pacientes com doença renal crônica avançada. Até a década de 1980 era praticamente a única alternativa, além da diálise peritoneal, para o tratamento da LRA grave. Na realidade, se não houver instabilidade hemodinâmica, a maior parte dos pacientes com LRA pode ser tratada com essa modalidade. No entanto, sabe-se que hipotensão e o choque estão presentes na maioria dos pacientes críticos com LRA. O paciente hemodinamicamente instável, em uso de drogas vasoativas, tolera muito mal, ou não tolera, os procedimentos intermitentes, daí surgindo, como necessidade, procedimentos que sejam menos intensos. Entretanto, quanto menos intenso é o procedimento, menor o seu *clearance*, e isso tem de ser compensado com o aumento de sua duração, surgindo os chamados procedimentos contínuos, como a hemodiálise de fluxo lento, a hemofiltração e a hemodiafiltração.

A hemodiálise intermitente seria o procedimento de escolha para o tratamento da LRA dialítica em pacientes hemodinamicamente estáveis.[8]

O fluxo de sangue é obtido por meio da utilização de uma bomba rolete para obter um valor entre 250 e 350 mL/min. O movimento de solutos é bidirecional: há solutos que se movem do sangue para o dialisato, como ureia e potássio, e outros solutos, como cálcio e bicarbonato, que se movem do dialisato para o sangue.

A maior parte do transporte de solutos ocorre por difusão, e a remoção de fluido é por ultrafiltração decorrente do gradiente de pressão hidráulica no dialisador. A ultrafiltração pode ser aumentada pela elevação da pressão hidrostática no *set* venoso do sistema, ou então pela colocação de uma pressão negativa no *set* que drena o dialisato.

O volume de ultrafiltração vai depender também das características da membrana de diálise que está sendo utilizada, que são fornecidas pelo fabricante. A depuração de ureia também varia dependendo do tipo de dialisador, de seu tamanho e do fluxo de sangue, mas pode chegar a 150 mL/min. Como se vê, a hemodiálise é muito eficiente para a correção da azotemia e para a retirada de volume.

O tempo de duração de cada procedimento é variável, geralmente variando entre 2 e 4 horas. De forma prática, esse tempo é determinado pelas condições clínicas e tolerância do paciente, e pela frequência semanal com que é realizada a TSR.

Porém, como mencionado anteriormente, em algumas situações clínicas, muito comuns em UTI, a hemodiálise intermitente se torna de execução difícil ou impossível, como na presença de instabilidade hemodinâmica, choque, insuficiência cardíaca grave ou encefalopatias com edema cerebral. Nessas situações, os procedimentos contínuos devem ser considerados.

Hemodiálise intermitente prolongada

São também denominadas terapias híbridas, como a hemodiálise de baixa eficiência prolongada (SLED – *sustained low-efficiency dialysis*), pois combinam características das modalidades intermitentes e contínuas. Elas geralmente envolvem sessões mais longas (6 a 12 horas), mas com fluxos de sangue e dialisato menores, proporcionando melhor tolerância hemodinâmica e eficiência de depuração intermediária.

TERAPIAS DE SUBSTITUIÇÃO RENAL CONTÍNUAS

A impossibilidade de realizar diálise peritoneal ou hemodiálise intermitente no paciente crítico, pelos motivos já expostos, motivou o desenvolvimento de uma série de diferentes procedimentos de substituição renal extracorpórea, chamados, de modo genérico, de terapia de substituição renal contínua (TSRC). São métodos de depuração, utilizando equipamentos com autonomia para funcionamento ininterrupto superior a 24 horas.

Em situações clínicas comuns em UTI, como instabilidade hemodinâmica, choque, insuficiência cardíaca grave ou encefalopatias com edema cerebral, a HDI torna-se difícil ou impossível, exigindo a consideração de procedimentos contínuos.[7,8] As principais modalidades são:

- Hemofiltração venovenosa contínua (CVVH): o filtro tem membrana semipermeável de alto fluxo, e o ultrafiltrado é total ou parcialmente reposto com soluções apropriadas. O volume reposto pode ser igual ao ultrafiltrado (se não houver necessidade de balanço hídrico negativo) ou menor (se houver). A solução de reposição pode ser pré-dilucional (no *set* arterial, antes da passagem pelo dialisador) ou pós-dilucional (no *set* venoso, após passagem pelo dialisador). O *clearance* de solutos é exclusivamente convectivo.

- Hemodiafiltração venovenosa contínua (CVVHDF): técnica em que o circuito é modificado da CVVH com o acréscimo de dialisato no compartimento apropriado do hemofiltro, em contracorrente ao fluxo sanguíneo. Utiliza membrana de alto fluxo e solução de reposição para perdas parciais ou totais. O *clearance* de solutos é convectivo e difusional.
- Ultrafiltração lenta contínua (SCUF): forma de CVVH sem uso de solução de reposição, mais utilizada no manejo de pacientes com edema refratário, com ou sem insuficiência renal. O objetivo principal é a manipulação de líquidos, não de solutos, especialmente em pacientes com insuficiência cardíaca refratária e edema agudo de pulmão sem azotemia significativa.
- Hemodiálise venovenosa contínua (CVVHD): *clearance* de solutos quase totalmente difusional. Procedimentos com membranas de baixa permeabilidade ultrafiltram pequenos volumes, não necessitando de soluções de reposição, o que simplifica a instalação do procedimento.

ESCOLHA DA MODALIDADE: CRITÉRIOS CLÍNICOS E CONTEXTUAIS

A escolha da modalidade de TSR no paciente crítico é multifatorial e deve ser individualizada, considerando:

- Estabilidade hemodinâmica: pacientes hemodinamicamente instáveis se beneficiam das TRSC em razão de menor flutuação de volume e menor impacto na pressão arterial, o que é crucial em pacientes em uso de drogas vasoativas.
- Necessidade de remoção de volume: a HDI proporciona remoção mais rápida de solutos e volume. Porém, pela distribuição em maior tempo, as TRSC oferecem possibilidade de maior retirada de volume em 24 e, portanto, um controle mais gradual e preciso. Principalmente naqueles pacientes em que o balanço hídrico acumulado seja muito elevado.
- Necessidade de remoção de solutos: pacientes com distúrbios hidroeletrolíticos e ácido-base muito intensos podem se beneficiar de TRSC. Apesar da menor eficiência pelos baixos fluxos, podem compensar em vista do tempo da terapia. Considerar em casos de acidose grave ou paciente como lise tumoral, por exemplo.
- Acesso vascular: a disponibilidade e a patência do acesso vascular são pré-requisitos para qualquer modalidade.
- Recursos disponíveis: disponibilidade de equipamentos, equipe treinada e o custo são fatores importantes na decisão.
- Comorbidades: condições como cardiopatias, hepatopatias, coagulopatias ou risco de sangramento podem influenciar a escolha da modalidade e da estratégia de anticoagulação.

ACESSO VASCULAR

O acesso vascular é essencial para o paciente em TSR. Os vasos mais utilizados são veia jugular, subclávia e femoral. Todos permitem a colocação de cateteres de duplo lúmen, que podem gerar bons fluxos sanguíneos (até 400 mL/min). Em termos de conforto para o paciente, o acesso femoral é menos favorável para aqueles que podem deambular. A incidência de infecção e a duração do acesso são semelhantes entre os sítios, mas a recirculação, que pode levar à dose insuficiente de diálise, é maior na veia femoral quando o fluxo de sangue excede 250 mL/min.[9] Com fluxos menores, a recirculação é comparável nos três acessos.

ANTICOAGULAÇÃO

A anticoagulação é um aspecto crítico nas TSRC. Uma anticoagulação insuficiente pode deteriorar a *performance* do filtro, resultando em diálise inadequada e, eventualmente, coagulação do circuito, interrupção do procedimento e perda sanguínea. Em contrapartida, o excesso de anticoagulação pode levar a complicações hemorrágicas para o paciente.

As principais estratégias de anticoagulação incluem:

- Anticoagulação regional com citrato de sódio: é feita pela infusão de solução com citrato no sistema, pré-dilucional. O citrato liga-se ao cálcio ionizado, diminuindo suas concentrações no sistema e inibindo a coagulação. Aproximadamente 60% do cálcio complexado ao citrato é eliminado por difusão ao passar pelo filtro. O restante retorna ao paciente, onde o citrato é metabolizado pelo fígado, gerando bicarbonato e liberando o cálcio de volta a sua forma ionizada. A compensação do cálcio perdido no dialisato é feita pela administração intravenosa de cloreto ou gluconato de cálcio, ajustada para manter o cálcio iônico plasmático normal.[10] Esta é a preferida em pacientes com alto risco de sangramento, por não ser sistêmica.
- Heparina: pode ser utilizada na dose de 500 a mil unidades por hora, em infusão contínua, quando a anticoagulação regional com citrato não é possível. Nesse caso, tanto o circuito quanto o paciente estarão anticoagulados. No entanto, muitos pacientes críticos apresentam alto risco de sangramento, o que limita o uso de heparina e a anticoagulação plena.

METAS TERAPÊUTICAS E MANEJO DE COMPLICAÇÕES

A dose da TSR, particularmente para as modalidades contínuas, é crucial para otimizar a remoção de solutos e fluidos. As diretrizes KDIGO recomendam uma dose de efluente de 20 a 25 mL/kg/h para as TRSC, embora doses mais elevadas possam ser consideradas em situações específicas de hipercatabolismo ou intoxicação.

As metas terapêuticas da TSR no paciente crítico são:

- Controle da volemia: alcançar balanço hídrico neutro ou negativo, conforme a necessidade clínica.
- Correção de distúrbios eletrolíticos e ácido-básicos: normalizar eletrólitos e o pH sanguíneo.
- Remoção de toxinas urêmicas: diminuir os níveis de ureia, creatinina e outras toxinas.
- Suporte à recuperação da função renal: minimizar injúrias adicionais aos rins e criar um ambiente favorável à recuperação.

As TSR, embora vitais, não são isentas de complicações. O manejo efetivo exige monitoramento contínuo e intervenções rápidas. As principais complicações incluem:

- Hipotensão: especialmente em pacientes hemodinamicamente instáveis, embora menos comum nas TRSC.
- Distúrbios eletrolíticos: hipo ou hipernatremia, hipocalcemia, hipofosfatemia, hipomagnesemia. O controle rigoroso do dialisato e da solução de reposição é fundamental.
- Arritmias cardíacas: podem ser precipitadas por distúrbios eletrolíticos ou hemodinâmicos.
- Sangramento: Principalmente associado à anticoagulação, exigindo balanço cuidadoso entre a patência do circuito e o risco hemorrágico do paciente.
- Infecção do acesso vascular: uma complicação comum e grave, exigindo técnica asséptica rigorosa na inserção e manutenção do cateter.
- Síndrome de desequilíbrio: embora mais rara em TRSC, pode ocorrer em pacientes com azotemia muito elevada e início abrupto de diálise, em razão de rápido declínio da osmolaridade plasmática ocasionando edema cerebral.

DIÁLISE PERITONEAL

A diálise peritoneal (DP) pode ser uma opção de TSR, notadamente pelo baixo custo e facilidade de execução, requerendo treinamento mínimo da equipe médica e de enfermagem. Pacientes com instabilidade hemodinâmica e aqueles com condições neurológicas agudas, como acidente vascular cerebral, trauma cranioencefálico e hemorragia intracraniana, podem se beneficiar da DP, pois manipula o volume e interfere na osmolaridade plasmática de forma mais lenta. No entanto, em centros mais avançados, a DP tem sido gradualmente substituída por técnicas extracorpóreas decorrentes da sua menor eficiência dialítica e, em muitos casos (principalmente cirúrgicos), da inviabilidade do peritônio.

O acesso à cavidade peritoneal é feito por cateteres flexíveis, como o cateter de Tenckhoff, que são mantidos por tempo indeterminado na cavidade abdominal, preferencialmente com túnel subcutâneo para reduzir a incidência de infecções. Quanto mais hipertônica a solução, maior o volume ultrafiltrado.

DPI é utilizada por períodos de pelo menos 24 horas, e em pacientes críticos hipercatabólicos, pode-se optar por dialisar continuamente, de maneira semelhante à diálise peritoneal ambulatorial contínua (DPAC). Em UTI, cicladores para diálise peritoneal (como na diálise peritoneal automatizada – DPA) podem ser usados para maior eficiência e menor necessidade de equipe.[11]

SITUAÇÕES ESPECIAIS: ECMO, SPAD, REMOÇÃO DE CO_2

- SPAD: diálise com albumina de passo único é uma modalidade para pacientes com disfunção hepática aguda ou agudização em doença hepática crônica. Ela promove a remoção de toxinas ligadas à albumina como bilirrubinas, ácidos biliares e amônia. Comparada aos sistemas de recirculação de albumina como a MARS, a SPAD tem menor custo e menor complexidade. No entanto, evidências sobre seu impacto na mortalidade são limitadas e o maior benefício é observado como ponte para transplante hepático ou recuperação hepática.[12]
- Remoção de CO_2: estratégia adjuvante em pacientes críticos com IRA e hipercapnia refratária, especialmente na síndrome do desconforto respiratório agudo (SDRA) ou na doença pulmonar obstrutiva crônica (DPOC) descompensada. Estudos preliminares, como o de Ronco et al. (2018), destacam que a combinação de TRSC com técnicas de remoção de CO_2 pode reduzir a necessidade de ventilação mecânica invasiva, minimizando riscos como barotrauma e infecções associadas. Contudo, a aplicação clínica ainda é limitada por desafios técnicos, como o equilíbrio ácido-base e o risco de alcalose metabólica secundária à geração excessiva de bicarbonato. Embora promissora, a evidência atual baseia-se em relatos de caso e séries pequenas, necessitando de ensaios clínicos robustos para definir seu papel na prática rotineira.[13]

ECMO (oxigenação por membrana extracorpórea): a IRA é uma complicação frequente em pacientes sob

ECMO. A TSR pode ser integrada ao circuito de ECMO, o que demanda considerações especiais em relação à anticoagulação e ao monitoramento. As diretrizes da ELSO (*Extracorporeal Life Support Organization*) são cruciais para o manejo da TSR nesse cenário complexo.[14]

CONSIDERAÇÕES FINAIS

As terapias de substituição renal desempenham papel crucial no manejo da LRA em pacientes críticos. A escolha da modalidade, o momento de início e as estratégias de anticoagulação e reposição de fluidos devem ser individualizadas, considerando as condições clínicas e hemodinâmicas de cada paciente para otimizar os resultados e minimizar complicações.

PONTOS-CHAVE

1. A IRA é uma complicação grave e frequente em pacientes críticos, com altas morbidade e mortalidade.
2. A indicação da TSR baseia-se em situações clínicas clássicas, como hiperpotassemia, acidose metabólica refratária, hipervolemia e azotemia, embora o momento ideal para seu início possa ser controverso.
3. Existem diferentes tipos de TSR, incluindo hemodiálise intermitente, terapias contínuas (CVVH, CVVHDF, SCUF, CVVHD) e diálise peritoneal, cada uma com características e indicações específicas.
4. O manejo da anticoagulação e das soluções de reposição é um aspecto fundamental das TSR, exigindo atenção para garantir a eficácia do tratamento e a segurança do paciente.

REFERÊNCIAS BIBLIOGRÁFICAS

1. Lewington AJP, Cerda J, Mehta RL. Raising awareness of acute kidney injury: a global perspective of a silent killer. Kidney Int. 2013;84:457-67.
2. Honore PM, Jacobs R, Joannes-Boyau O, De Regt J, Boer W, De Waele E, et al. Septic AKI in ICU patients: diagnosis, pathophysiology, and treatment type, dosing, and timing: a comprehensive review of recent and future developments. Ann Intens Care. 2011;1(1):32.
3. Wierstra BT, Kadri S, Alomar S, Burbano X, Barrisfordand GW, Kao RLC. The impact of "early" versus "late" initiation of renal replacement therapy in critical care patients with acute kidney injury: a systematic review and evidence synthesis. Crit. Care. 2016;20:122.
4. The STARRT-AKI Investigators, for the Canadian Critical Care Trials Group, the Australian and New Zealand Intensive Care Society Clinical Trials Group, the United Kingdom Critical Care Research Group, the Canadian Nephrology Trials Network, and the Irish Critical Care Trials. Timing of initiation of renal-replacement therapy in acute kidney injury. N Engl J Med. 2020;383:240-51.
5. Gaudry S, Hajage D, Schortgen F, MartinLefevre L, Pons B, Boulet E, et al., for the Akiki Study Group. Initiation strategies for renal-replacement therapy in the intensive care unit. N Engl J Med. 2016;375:122-33.
6. Gaudry S, Hajage D, Martin-Lefevre L, Lebbah S, Louis G, Moschietto S, et al. Comparison of two delayed strategies for renal replacement therapy initiation for severe acute kidney injury (Akiki 2): a multicentre, open-label, randomised, controlled trial. Lancet. 2021;3;397(10281):1293-300.
7. Gaudry S, Palevsky PM, Dreyfuss D. Extracorporeal kidney-replacement therapy for acute kidney injury. N Engl J Med. 2022;386:964-75.
8. Teixeira JP, Neyra JA, Tolwani A. Continuous KRT: a contemporary review. Clin J Am Soc Nephrol. 2023 Feb 1;18(2):256-69.
9. Kraus M, McMcusky M, Clark W. Temporary hemodialysis catheter recirculation studies: a comparison of design and site selection. Blood Purification. 1995;13:39.
10. Tolwani AJ, Prendergast MB, Speer RR, Stofan BS, Wille KM. A practical citrate anticoagulation continuous venovenous hemodiafiltration protocol for metabolic control and high solute clearance. Clin J Am Soc Nephrol. 2006;1:79-87.
11. Al Sahlawi M, Ponce D, Charytan DM, Cullis B, Perl J. Peritoneal dialysis in critically ill patients: time for a critical reevaluation? Clin J Am Soc Nephrol. 2023;18:512-20.
12. Rifai K, et al. Single-pass albumin dialysis (SPAD): A non-recirculating albumin dialysis system. Hepatology. 2003;38(4 Suppl 1):365A.
13. Ronco C, et al. Continuous renal replacement therapy and extracorporeal carbon dioxide removal in critically ill patients. Intens Care Med. 2018;44(12):2223-32.
14. Schmidt M, et al. Renal replacement therapy during ECMO: a nationwide multicenter cohort study. Crit Care Med. 2017;45(10):e1009-e1017.

63

Emergências endocrinológicas

Yuri de Albuquerque Pessoa dos Santos
Denise Duarte Iezzi

SUMÁRIO

INSUFICIÊNCIA ADRENAL AGUDA E CIRCI

Introdução

A insuficiência adrenal aguda representa uma das principais emergências endócrinas no ambiente da terapia intensiva. Ela se caracteriza pela produção inadequada de glicocorticoides (principalmente o cortisol) e, em menor grau, mineralocorticoides (p. ex., a aldosterona), comprometendo a resposta ao estresse fisiológico. Pode ocorrer como condição primária (doença de Addison, sangramento adrenal, infiltração neoplásica ou infecciosa) ou secundária (supressão do eixo hipotálamo-hipófise-adrenal por uso crônico de corticosteroides ou lesões hipofisárias).

Em pacientes críticos, a forma funcional mais reconhecida é denominada *critical illness-related corticosteroid insufficiency* (CIRCI), um estado de resposta inadequada do eixo adrenocortical em face da inflamação sistêmica grave, como sepse, politrauma, pancreatite ou choque hemorrágico.

Fisiopatologia

A CIRCI não se baseia necessariamente na falência estrutural da adrenal, mas sim na produção insuficiente relativa de cortisol para a magnitude do estresse, além de resistência periférica aos glicocorticoides. Há desregulação na expressão dos receptores de glicocorticoides e alterações no metabolismo local do cortisol, incluindo redução da atividade da 11-beta-hidroxiesteroide desidrogenase tipo 1. O resultado é uma resposta inflamatória descontrolada, com disfunção endotelial, aumento da permeabilidade vascular, vasoplegia refratária e disfunção microcirculatória.

Manifestações clínicas

Os sinais e sintomas de insuficiência adrenal em pacientes críticos são inespecíficos e se sobrepõem à apresentação de choque séptico, tornando o diagnóstico desafiador. O quadro clínico clássico inclui hipotensão refratária a volume e vasopressores, hipoglicemia, hiponatremia, hipercalemia, acidose metabólica, hipoatividade gastrointestinal, confusão mental, febre persistente e, nos casos primários, hiperpigmentação cutânea. A progressão para falência de múltiplos órgãos pode ocorrer rapidamente se não reconhecida e tratada.

Diagnóstico

O diagnóstico da CIRCI é principalmente clínico, dada a urgência terapêutica. A dosagem do cortisol basal (preferencialmente colhida antes do início da corticoterapia) é útil, sendo valores < 10 mcg/dL indicativos de insuficiência e > 34 mcg/dL geralmente considerados suficientes. Para valores intermediários (10 a 34 mcg/dL), recomenda-se o teste de estímulo com ACTH (250 mcg intravenoso – IV), considerando-se uma resposta inadequada o incremento < 9 mcg/dL. No entanto, tais testes não devem atrasar o início da terapia em pacientes instáveis.

A diferenciação entre insuficiência adrenal primária e secundária pode ser feita por meio da dosagem de ACTH (elevado na primária e baixo na secundária) e aldosterona/renina. Em situações agudas, a dosagem de cortisol total continua sendo a ferramenta de triagem mais viável.

Tratamento

O tratamento deve ser instituído imediatamente após a suspeita clínica. Em pacientes com choque séptico ou refratário a vasopressores, recomendam-se:

- Hidrocortisona: 50 mg IV a cada 6 horas ou infusão contínua de 200 mg/dia. Um bólus inicial de 100 mg pode ser administrado na fase aguda. A infusão contínua está associada a menor variabilidade glicêmica e menor incidência de hiperglicemia e *delirium*.
- Reavaliação após estabilização: redução progressiva da dose deve ser considerada após 5 a 7 dias ou assim que houver reversão do choque. A retirada abrupta pode precipitar nova instabilidade.
- Fludrocortisona: usualmente desnecessária quando se utiliza hidrocortisona em doses elevadas, que tem efeito mineralocorticoide intrínseco. No entanto, pode ser considerada (50 mcg VO/dia) em casos de choque refratário, especialmente na insuficiência adrenal primária.
- Monitoramento intensivo: pressão arterial, glicemia, eletrólitos (Na^+, K^+, Mg^{2+}), função renal e necessidade de catecolaminas. Deve-se evitar hiperglicemia, hipocalemia e sobrecarga volêmica.

Prognóstico e evidências

Estudos como CORTICUS, ADRENAL e APROCCHSS avaliaram os efeitos da corticoterapia em pacientes com sepse e choque séptico, com resultados diversos. A análise conjunta sugere que a hidrocortisona reduz o tempo de uso de vasopressores, mas não afeta consistentemente a mortalidade. No subgrupo de pacientes com choque vasodilatado e refratário, os benefícios parecem mais significativos. Em todos os casos, a decisão deve ser individualizada, levando em consideração o perfil clínico, risco-benefício da terapia e resposta hemodinâmica precoce à corticoterapia.

A insuficiência adrenal continua sendo uma das causas reversíveis de choque mais subdiagnosticadas em terapia intensiva. A familiaridade com seus sinais, a vigilância laboratorial e a intervenção precoce são medidas determinantes para o prognóstico desses pacientes.

DIABETES *INSIPIDUS* NO PÓS-OPERATÓRIO NEUROCIRÚRGICO

Introdução

O diabetes *insipidus* (DI) central é uma síndrome clínica caracterizada pela deficiência na produção ou secreção de vasopressina (hormônio antidiurético – ADH), resultando em poliúria hiposmolar e hipernatremia progressiva. No contexto da terapia intensiva, sua ocorrência é particularmente importante em pacientes no pós-operatório de cirurgias hipofisárias (p. ex., adenomectomia transesfenoidal), craniofaringiomas, meningiomas paraselares ou após traumas cranioencefálicos.

A taxa de incidência após neurocirurgias hipofisárias varia de 10 a 30%, podendo ser transitória, permanente ou apresentar padrão trifásico (fase de DI, seguida por secreção inapropriada de ADH e, por fim, DI permanente).

Fisiopatologia

A vasopressina é sintetizada nos núcleos supraóptico e paraventricular do hipotálamo e transportada até a neuro-hipófise, na qual é armazenada e liberada em resposta à hiperosmolalidade plasmática ou hipovolemia. Sua deficiência leva à incapacidade de reabsorção de água nos túbulos coletores renais, causando excreção de grandes volumes de urina diluída. Em pacientes neurocirúrgicos, o comprometimento pode decorrer de lesão direta da haste hipofisária, isquemia hipotalâmica, manipulação da neuro-hipófise ou edema local.

Manifestações clínicas

A apresentação clássica inclui poliúria (> 3 L/dia ou > 2 mL/kg/hora), polidipsia e hipernatremia. No paciente crítico sedado, esses achados devem ser inferidos indiretamente pelo aumento do débito urinário com densidade urinária < 1.005, elevação progressiva do sódio sérico (> 145 mEq/L) e sinais de desidratação (hipotensão, taquicardia, aumento da osmolaridade plasmática). Em casos graves, pode evoluir para encefalopatia hipernatrêmica com convulsões, rebaixamento do nível de consciência e coma.

Diagnóstico

O diagnóstico no paciente crítico é baseado na combinação de dados clínicos e laboratoriais. Os critérios incluem:

- Diurese persistente > 300 mL/hora por pelo menos 2 a 3 horas.
- Densidade urinária < 1.005 ou osmolalidade urinária < 300 mOsm/kg.
- Osmolalidade plasmática > 300 mOsm/kg.
- Sódio sérico > 145 mEq/L.

A resposta à desmopressina pode ser usada como teste diagnóstico e terapêutico. Testes formais de privação hídrica raramente são indicados na unidade de terapia intensiva (UTI) pelo risco de descompensação rápida.

Tratamento

O objetivo do tratamento é restaurar o equilíbrio hídrico e corrigir os distúrbios eletrolíticos. A abordagem deve incluir:

- Reposição hídrica: deve-se repor as perdas com solução hipotônica (água por sonda ou soro glicosado 5%) para evitar rápida elevação da osmolalidade. A reposição deve ser feita de forma calculada, com monitoramento rigoroso de diurese e eletrólitos.
- Desmopressina (DDAVP): é o análogo sintético da vasopressina, com seletividade pelo receptor V2. Pode ser administrada por via IV (0,5 a 1 mcg a cada 12 a 24 horas), SC (1 a 2 mcg), intranasal (10 a 40 mcg) ou oral. A resposta é geralmente rápida, com redução da diurese e aumento da concentração urinária. A dose deve ser titulada com base na resposta clínica e na monitorização da natremia.
- Correção da hipernatremia: deve ser feita de forma lenta (≤ 10 a 12 mEq/L em 24 horas) para evitar risco de edema cerebral. Em hipernatremia aguda (< 48 horas), a correção pode ser mais rápida; em hipernatremia crônica, deve-se ser ainda mais cauteloso.
- Monitoramento contínuo: balanço hídrico rigoroso, avaliação horária da diurese, monitoramento frequente do sódio sérico, densidade urinária, osmolalidade urinária e estado neurológico. A presença de variações bruscas na natremia deve ser sinal de alerta para ajuste terapêutico imediato.

Prognóstico

A maioria dos casos de DI pós-neurocirurgia é transitória e resolve-se em até 5 a 7 dias, porém aproximadamente 5 a 10% dos pacientes evoluem com DI permanente. A forma trifásica, com alternância de DI, secreção inapropriada de ADH e retorno ao DI, é desafiadora e exige vigilância contínua.

O manejo adequado do DI impacta diretamente no desfecho neurológico, evitando complicações como encefalopatia hipernatrêmica, hipovolemia e instabilidade hemodinâmica. A colaboração entre intensivistas, endocrinologistas e neurocirurgiões é fundamental para o manejo otimizado desses pacientes.

HIPERCALCEMIA GRAVE

Introdução

A hipercalcemia é uma condição clínica caracterizada pela elevação anormal dos níveis de cálcio no sangue, sendo considerada grave quando o cálcio total ultrapassa 14 mg/dL ou o cálcio iônico excede 1,75 mmol/L. No contexto da terapia intensiva, representa uma emergência médica que pode levar a disfunção neurológica, falência renal, arritmias cardíacas e morte. A hipercalcemia pode ser classificada de acordo com a etiologia em formas PTH-dependentes (como o hiperparatireoidismo primário) e PTH-independentes (como hipercalcemia associada ao câncer). As neoplasias malignas são responsáveis por aproximadamente 80% dos casos de hipercalcemia grave em pacientes hospitalizados.

Os principais mecanismos fisiopatológicos da hipercalcemia incluem:

- Aumento da reabsorção óssea de cálcio (mediado por PTHrP ou citocinas tumorais).
- Aumento da absorção intestinal de cálcio (por excesso de vitamina D ativa).

- Redução da excreção renal de cálcio.
- Secreção ectópica de PTH ou produção endógena excessiva no hiperparatireoidismo.

Manifestações clínicas

Os sintomas da hipercalcemia são variados e dependem tanto do valor absoluto quanto da velocidade de instalação da elevação do cálcio. Em casos leves (< 12 mg/dL), os pacientes podem ser assintomáticos. Na hipercalcemia moderada (12 a 14 mg/dL), ocorrem sintomas inespecíficos como fadiga, anorexia, náuseas, constipação e poliúria. Em casos graves (> 14 mg/dL), há risco elevado de desidratação, alterações do sensório (confusão, letargia, estupor e coma), encefalopatia, fraqueza muscular, pancreatite aguda, úlcera péptica e arritmias cardíacas, incluindo taquiarritmias ventriculares e encurtamento do intervalo QT.

A nefropatia hipercalcêmica é um achado importante em pacientes com hipercalcemia prolongada, caracterizada por redução da taxa de filtração glomerular decorrente de vasoconstrição renal, deposição de cálcio nos túbulos renais e diurese salina com perda de volume. A hipercalcemia pode ser o fator precipitante ou agravante de insuficiência renal aguda no paciente crítico.

Diagnóstico

A avaliação diagnóstica da hipercalcemia começa com a confirmação laboratorial por meio da dosagem do cálcio total sérico corrigido pela albumina (cálcio corrigido = cálcio total + 0,8 × [4 – albumina]) e, idealmente, do cálcio iônico. Após a confirmação, deve-se investigar a etiologia com dosagem do paratormônio intacto (PTH). Valores elevados ou inapropriadamente normais sugerem hiperparatireoidismo primário ou terciário. Valores baixos de PTH indicam causa não PTH-dependente e requerem investigação de PTHrP (proteína relacionada ao PTH), 25(OH)D, 1,25(OH)2D, proteína monoclonal, exames de imagem (TC de tórax, PET-CT, cintilografia óssea) e revisão de uso de fármacos (tiazídicos, lítio, vitamina A ou D).

Exames complementares incluem função renal, eletrólitos, ECG (que pode demonstrar encurtamento do QT, bloqueios atrioventriculares ou taquiarritmias ventriculares), gasometria arterial e exames de imagem quando há suspeita de metástases ósseas.

Tratamento

O tratamento da hipercalcemia grave deve ser iniciado de forma imediata. As medidas iniciais visam à estabilização clínica e à correção da hipercalcemia, conforme segue:

- Hidratação vigorosa com solução salina 0,9%: é a primeira medida terapêutica e visa reverter a hipovolemia e aumentar a excreção renal de cálcio. A taxa inicial recomendada é de 200 a 500 mL/hora, podendo ser ajustada conforme o estado volêmico, função cardíaca e urinária. Deve-se manter diurese adequada (> 100 mL/hora).
- Diuréticos de alça (furosemida): após expansão volêmica, podem ser utilizados para aumentar a calciúria, desde que haja adequada reposição de volume e eletrólitos. Não devem ser usados na fase inicial, pois podem agravar a hipovolemia.
- Calcitonina: promove redução rápida do cálcio sérico (diminuição de até 1 a 2 mg/dL em 4 a 6 horas). A dose habitual é de 4 a 8 UI/kg SC ou intramuscular (IM) a cada 12 horas. A resposta diminui após 48 horas em decorrência de taquifilaxia.
- Bifosfonatos intravenosos: inibem a reabsorção óssea e têm ação sustentada. Zoledronato (4 mg IV em 15 minutos) ou pamidronato (60 a 90 mg IV em 2 a 4 horas) são preferidos em casos de hipercalcemia associada à malignidade. O início do efeito ocorre em 24 a 72 horas, e a resposta dura até 2 semanas.
- Denosumabe: anticorpo monoclonal anti-RANKL, indicado em pacientes com hipercalcemia refratária aos bifosfonatos ou com disfunção renal. A dose habitual é de 120 mg SC a cada 4 semanas, com doses adicionais nos dias 8 e 15 do primeiro ciclo.
- Corticosteroides: úteis em hipercalcemia associada a doenças granulomatosas (sarcoidose, tuberculose) ou linfomas, pois reduzem a conversão de 25(OH) D para sua forma ativa.
- Hemodiálise: indicada em pacientes com hipercalcemia grave (> 18 mg/dL) com insuficiência renal, instabilidade hemodinâmica ou falência das medidas clínicas. Utiliza-se dialisato com baixo teor de cálcio.

Monitoramento

Os níveis de cálcio devem ser monitorados a cada 4 a 6 horas nas primeiras 24 horas de tratamento e, posteriormente, a cada 12 a 24 horas. Monitorar também creatinina, eletrólitos (magnésio e potássio), balanço hídrico e sinais de sobrecarga de volume. O eletrocardiograma (ECG) deve ser repetido se houver alteração eletrolítica significativa ou sintomatologia cardiovascular.

A correção efetiva e sustentada da hipercalcemia pode melhorar rapidamente o estado mental, a função renal e reduzir a necessidade de suporte vasopressor.

A identificação da etiologia é essencial para prevenir recorrência e instituir tratamento definitivo.

CRISE TIREOTÓXICA

Introdução

A crise tireotóxica, também conhecida como tempestade tireoidiana, representa a forma mais grave e com risco iminente de morte do hipertireoidismo. Trata-se de condição rara, mas frequentemente subdiagnosticada, que ocorre geralmente em pacientes com hipertireoidismo preexistente, particularmente doença de Graves-Basedow, e que são submetidos a situações de estresse fisiológico intenso, como infecções, trauma, cirurgia, parto ou suspensão abrupta de antitireoidianos. A mortalidade pode superar 20% mesmo com tratamento adequado.

Fisiopatologia

A tempestade tireoidiana é desencadeada pela elevação súbita e excessiva dos hormônios tireoidianos circulantes (T3 e T4) e sua ação exacerbada nos tecidos periféricos. Há aumento do metabolismo basal, sensibilidade aumentada às catecolaminas, hipercatabolismo proteico e disfunção endotelial, levando a uma resposta inflamatória sistêmica com disfunção cardiovascular, neurológica, gastrointestinal e hepática.

Manifestações clínicas

A apresentação clínica inclui febre alta (> 39 °C), taquicardia intensa, agitação psicomotora, ansiedade, *delirium*, náuseas, vômitos, diarreia, icterícia colestática, tremores, hipertensão com pulso amplo, insuficiência cardíaca de alto débito e, em casos graves, coma. As manifestações são frequentemente abruptas e podem evoluir para colapso cardiovascular e falência multiorgânica. O escore de Burch-Wartofsky é utilizado para auxiliar no diagnóstico, sendo > 45 pontos altamente sugestivo.

Diagnóstico

O diagnóstico é clínico, baseado na gravidade das manifestações e no contexto de hipertireoidismo conhecido ou presumido. Os exames laboratoriais confirmam TSH suprimido (< 0,01 mU/L) e elevação de T3 e/ou T4 livre. Devem-se avaliar eletrólitos, função hepática, perfil cardiovascular e marcadores inflamatórios. A identificação da causa precipitante (infecção, trauma, cirurgia) é fundamental.

Tratamento

O tratamento da crise tireotóxica deve ser iniciado imediatamente e aborda cinco pilares principais:

1. Inibição da síntese hormonal: propiltiouracil (PTU) 500 a 1.000 mg VO ou SNG de ataque, seguido de 250 mg VO a cada 4 horas. Alternativamente, metimazol 20 a 30 mg VO a cada 6 horas, mas com menor efeito sobre a conversão periférica de T4 em T3.
2. Bloqueio da liberação hormonal: iodo inorgânico (Lugol 5 gotas VO a cada 8 horas ou solução de iodo forte) iniciado pelo menos 1 hora após o PTU para evitar aumento paradoxal da síntese hormonal.
3. Bloqueio da ação periférica dos hormônios: propranolol 40 a 80 mg VO a cada 6 horas (ou esmolol IV em pacientes instáveis). Inibe parcialmente a conversão periférica de T4 em T3 e controla manifestações adrenérgicas.
4. Redução da conversão periférica: hidrocortisona 100 mg IV a cada 8 horas. Além de reduzir conversão de T4 em T3, cobre possível insuficiência adrenal relativa.
5. Suporte clínico intensivo: inclui antitérmicos (sem anti-inflamatórios não esteroides – AINE), controle hemodinâmico, reposição volêmica cuidadosa, suporte ventilatório se necessário e antibioticoterapia empírica até a exclusão de foco infeccioso.

Prognóstico

Com tratamento intensivo e precoce, a melhora ocorre em 24 a 72 horas. A persistência de taquiarritmia ou hipertermia após 48 horas pode indicar necessidade de intensificação terapêutica ou de pesquisa de foco infeccioso não controlado. O prognóstico é diretamente relacionado à precocidade do diagnóstico e ao manejo adequado.

COMA MIXEDEMATOSO

Introdução

O coma mixedematoso representa a forma mais grave de hipotireoidismo descompensado, caracterizado por depressão profunda do metabolismo sistêmico, hipoventilação e depressão neurológica. Embora raro, apresenta alta mortalidade (30 a 60%) e afeta principalmente mulheres idosas com hipotireoidismo conhecido ou não diagnosticado. Frequentemente é precipitado por infecção, trauma, uso de sedativos, infarto do miocárdio ou exposição ao frio.

Fisiopatologia

A deficiência de hormônios tireoidianos leva à redução da taxa metabólica basal, hipoventilação alveolar, hiponatremia dilucional, bradicardia, acúmulo de mucopolissacarídeos no interstício, depressão neurológica e diminuição da resposta ventilatória à hipercapnia e hipóxia. A associação com insuficiência adrenal funcional é comum e agrava o quadro clínico.

Manifestações clínicas

As manifestações incluem rebaixamento do nível de consciência, confusão, letargia, coma, hipotermia (< 35 °C), bradicardia, hipoventilação, hiponatremia, hipoglicemia, fácies mixedematosa (macroglossia, edema periorbitário), reflexos lentificados e pele seca e fria. Pode haver derrame pleural e pericárdico. A apresentação pode mimetizar sepse ou estados hipometabólicos graves.

Diagnóstico

O diagnóstico é baseado no contexto clínico associado a TSH elevado (geralmente > 20 mU/L) e T4 livre extremamente baixo ou indetectável. Pode haver hiponatremia, hipercapnia, hipoxemia, hipoglicemia, elevação de transaminases e creatinina, além de ECG com baixa voltagem e bradicardia sinusal. A dosagem de cortisol basal é importante para exclusão de insuficiência adrenal associada.

Tratamento

O tratamento é uma emergência médica e deve ser iniciado sem demora:

1. **Reposição hormonal:** o modo ideal de terapia com hormônio tireoidiano em pacientes com coma mixedamotoso é controversa, em grande parte porque a condição é tão rara que não há ensaios clínicos comparando a eficácia de diferentes regimes de tratamentos, permanecendo a discussão se pacientes devem ser tratados com levotiroxina (T4), lioiodotoronina (T3) ou ambos. Em pacientes graves, há a preferência por dar ambos os hormônios, porque a atividade biológica do T3 é maior, seu início de ação é mais rápido do que do T4 e, em pacientes críticos, há menor conversão de T4 em T3. No entanto, as concentrações séricas elevadas devem ser evitadas especialmente em pacientes cardiopatas. Os hormônios tireoidianos devem ser administrados por via intravenosa, quando disponível, como *bolus* lento, porque a absorção gastrointestinal pode ser prejudicada. Em locais como no Brasil em que as medicações endovenosas não estão disponíveis, usamos adaptadas, sem estudos controlados, as mesmas doses via oral ou retal. O controle de TSH com o tratamento só deve ser feito em 4-8 semanas, enquanto o T4 pode ser colhido semanalmente.
   - Levotiroxina, IV, 200-400 mcg em dose de ataque, seguida de manutenção com 50-100 mcg/dia.
   - Liotironina IV 5-20 mcg 12/12h.
2. **Corticosteroides:** hidrocortisona 100 mg IV a cada 8 horas, iniciada empiricamente até exclusão de insuficiência adrenal. A retirada deve ser gradual após estabilização.
3. **Suporte clínico:** aquecimento passivo (cobertores, ambiente aquecido), suporte ventilatório (em casos com hipoventilação ou hipoxemia), correção eletrolítica e monitoramento hemodinâmico contínuo.
4. **Tratamento da causa precipitante:** antibióticos empíricos, suspensão de sedativos ou correção de distúrbios metabólicos.

Prognóstico

A resposta ao tratamento pode ser lenta, com melhora clínica após 48 a 72 horas. O prognóstico é reservado e depende da precocidade da intervenção, da idade do paciente e da presença de comorbidades. A recuperação completa pode levar semanas, exigindo reabilitação e monitoramento endócrino ambulatorial contínuo.

APOPLEXIA HIPOFISÁRIA

Introdução

A apoplexia hipofisária é uma emergência neuroendócrina caracterizada por hemorragia ou infarto súbito de um adenoma hipofisário, geralmente previamente não diagnosticado. A condição é potencialmente fatal e pode levar a insuficiência hipofisária aguda, compressão de estruturas ópticas e alteração do nível de consciência. A maioria dos casos ocorre em macroadenomas funcionantes ou não funcionantes. A incidência é estimada em 2% dos pacientes com adenomas, mas pode estar subestimada em razão das formas subclínicas.

Fisiopatologia

O crescimento tumoral rápido, a instabilidade vascular ou a hipoperfusão podem causar necrose isquêmica e/ou sangramento intratumoral. A presença de fatores precipitantes como cirurgia, anticoagulação, coagulopatias, trauma cranioencefálico ou testes dinâmicos com hormônios pode aumentar o risco. O edema e o hematoma expansivo levam à compressão da haste hipofisária, do quiasma óptico e do parênquima hipofisário remanescente, resultando em disfunção hormonal abrupta e sintomas neurológicos.

Manifestações clínicas

A apresentação típica inclui cefaleia súbita e intensa (descrita como "explosiva" ou "em trovoada"), alterações visuais (diplopia, defeito do campo visual, amaurose), náuseas, vômitos, oftalmoplegia por compressão de pares cranianos (III, IV, VI), ptose palpebral, e rebaixamento do nível de consciência. A insuficiência adrenal aguda secundária a hipopituitarismo é comum, podendo causar hipotensão, hipoglicemia e choque.

Diagnóstico

A suspeita clínica deve ser imediata diante de cefaleia súbita associada a sinais neurológicos e instabilidade hemodinâmica. A ressonância magnética (RM) da sela túrcica com contraste é o exame de escolha, permitindo a visualização do hematoma ou necrose intratumoral, assim como a compressão do quiasma óptico. A tomografia computadorizada (TC) pode ser útil na fase inicial, especialmente em ambientes com menor disponibilidade de RM.

O perfil hormonal deve ser avaliado com urgência: cortisol, ACTH, TSH, T4 livre, prolactina, LH, FSH e GH. Níveis baixos de cortisol e TSH/T4 livre confirmam hipopituitarismo, sendo a deficiência de ACTH a mais urgente.

Tratamento

O tratamento imediato inclui:

- Reposição hormonal urgente: hidrocortisona 100 mg IV em bólus, seguido de 50 a 100 mg IV a cada 6 a 8 horas, com transição para administração oral conforme estabilidade clínica. A administração de corticosteroides é crítica para reversão da insuficiência adrenal aguda.
- Suporte clínico: estabilização hemodinâmica, suporte ventilatório se necessário, correção de hipoglicemia e distúrbios hidroeletrolíticos.
- Avaliação neurocirúrgica precoce: a indicação de cirurgia descompressiva transesfenoidal deve ser considerada em casos com deterioração visual progressiva, rebaixamento de consciência ou falência do tratamento clínico. Em casos leves e com estabilidade clínica, o manejo conservador pode ser apropriado.
- Monitoramento hormonal: a avaliação seriada das funções hipofisárias deve ser realizada durante a internação e no acompanhamento ambulatorial, dado o risco de hipopituitarismo permanente.

Prognóstico

A evolução clínica depende da rapidez no diagnóstico e tratamento. A maioria dos déficits visuais melhora com a descompressão precoce. O hipopituitarismo pode ser transitório ou permanente, exigindo substituição hormonal crônica. O acompanhamento multidisciplinar com endocrinologia e neurocirurgia é essencial para manejo a longo prazo.

PONTOS-CHAVE

1. Emergências endócrinas são condições potencialmente fatais e de manejo complexo no ambiente de terapia intensiva.
2. O diagnóstico precoce e o início imediato do tratamento são essenciais para a redução da mortalidade.
3. As entidades mais relevantes em UTI incluem insuficiência adrenal aguda (incluindo CIRCI), hipercalcemia grave, diabetes *insipidus*, crise tireotóxica e coma mixedematoso, além de apoplexia hipofisária em contextos neurocirúrgicos.

BIBLIOGRAFIA

1. Annane D, Renault A, Brun-Buisson C, Megarbane B, Quenot JP, Siami S, et al. Hydrocortisone plus fludrocortisone for adults with septic shock. N Engl J Med. 2018;378(9):809-18 (Aprocchss trial).
2. Beuschlein F, Else T, Bancos I, Hahner S, Hamidi O, van Hulsteijn L, et al. European Society of Endocrinology and Endocrine Society Joint clinical guideline: diagnosis and therapy of glucocorticoid-induced adrenal insufficiency. J Clin Endocrinol Metab. 2024;109(7):1657-83.
3. Bridwell RE, Willis GC, Gottlieb M, Koyfman A, Long B. Decompensated hypothyroidism: a review for the emergency clinician. Am J Emerg Med. 2021;39:207-12.
4. de Vries F, Lobatto DJ, Verstegen MJT, van Furth WR, Pereira AM, Biermasz NR. Postoperative diabetes insipidus: how to define and grade this complication? Pituitary. 2021;24:284-91.
5. Elshimy G, Chippa V, Correa R. Myxedema. In: StatPearls [Internet]. Treasure Island (FL): StatPearls Publishing; 2023.
6. Guise TA, Wysolmerski JJ. Cancer-associated hypercalcemia. N Engl J Med. 2022;386(15):1443-51.
7. Maier JD, Levine SN. Hypercalcemia in the intensive care unit: a review of pathophysiology, diagnosis, and modern therapy. J Intensive Care Med. 2013;28(5):299-316.
8. Mayol Del Valle M, De Jesus O. Pituitary apoplexy. In: StatPearls [Internet]. Treasure Island (FL): StatPearls Publishing; 2023.
9. Sharma A, Stan MN. Thyrotoxicosis: diagnosis and management. Mayo Clinic Proceedings. 2019;94(6):1048-64.
10. Sprung CL, Annane D, Keh D, Moreno R, Singer M, Freivogel K, et al. Hydrocortisone therapy for patients with septic shock. N Engl J Med. 2008;358(2):111-24 (Corticus trial).
11. Téblick A, Gunst J, Van den Berghe G. Critical illness-induced corticosteroid insufficiency: what it is not and what it could be. J Clin Endocrinol Metab. 2022;107(7):2057-64.
12. Venkatesh B, Finfer S, Cohen J, Rajbhandari D, Arabi Y, Bellomo R, et al.; ADRENAL Trial Investigators and the Australian – New Zealand Intensive Care Society Clinical Trials Group. Adjunctive glucocorticoid therapy in patients with septic shock. N Engl J Med. 2018;378(9):797-808.

64

Complicações hiperglicêmicas em UTI

Denise Duarte Iezzi

INTRODUÇÃO

A cetoacidose diabética (CAD) e os estados hiperosmolares não cetóticos (EHNC) são as complicações hospitalares mais frequentes e graves dos diabéticos. Na última década, houve um aumento de 5 a 10 vezes nessas complicações, especialmente em adultos com menos de 45 anos e na incidência de CAD ou quadro misto de CAD + EHNC. Ambos podem ocorrer em diabetes *mellitus* tipo 1 (DM1) e tipo 2 (DM2), embora CAD seja mais comum em DM1 jovem e EHNC em DM 2 idoso.

DEFINIÇÃO

A CAD é caracterizada pela tríade de hiperglicemia ou histórico de diabetes, aumento da concentração de cetonas no sangue e/ou urina e acidose metabólica com bicarbonato ≤ 18 mmol/L, enquanto o EHNC é caracterizado por hiperglicemia grave, hiperosmolalidade e desidratação, na ausência de cetose e acidose significativa. O distúrbio metabólico na CAD resulta da combinação de deficiência absoluta ou relativa de insulina (níveis insuficientes para suprimir a gliconeogênese e a produção de cetonas) e elevação de hormônios contrarreguladores (glucagon, epinefrina, norepinefrina, cortisol e hormônio do crescimento). No EHNC, há uma quantidade residual de secreção de insulina que inibe a cetose, mas não controla a hiperglicemia.

Tanto a CAD quanto o EHNC podem ocorrer em qualquer idade entre pessoas com DM1, DM2 ou qualquer outro tipo de diabetes. A CAD é mais comum em jovens com DM1 e o EHNC é mais frequentemente relatado em idosos com DM2. Embora qualquer doença aguda ou estresse fisiológico possa precipitar CAD e EHNC, as causas mais frequentes são infecções, particularmente infecções do trato urinário e pneumonia.

Nos últimos anos, os inibidores do cotransportador de sódio-glicose tipo 2 (SGLT2) tem aumentado o risco de CAD, mais frequentemente quando usados em DM1, mas também no DM2. A incidência de CAD e EHNC foi relatada como tendo aumentado durante a pandemia de covid-19.

Diagnóstico precoce e tratamento da CAD e do EHNC são essenciais para melhorar a morbimortalidade e complicações associadas. Os pilares do tratamento da CAD e EHNC são reposição de fluidos, terapia com insulina, reposição de eletrólitos e tratamento do fator precipitante.

EPIDEMIOLOGIA

As internações por complicações agudas de DM correspondem a 1% do total, e as crises hiperglicêmicas relacionadas a CAD correspondem a 38% das admissões hospitalares, EHNC a 35% e distúrbios mistos CAD/EHNC a 27%. A maioria dos eventos de CAD ocorre em adultos jovens de 18 a 44 anos (61,7%) com DM1 (70,6%), enquanto os eventos de EHNC são mais comuns entre adultos de meia-idade de 45 a 64 anos (47,5%) com DM2 (88,1%).

Além disso, vários estudos revelaram que mais da metade dos afro-americanos e hispânicos/latinos adultos com diabetes recém-diagnosticados apresentam CAD e tem DM2. A apresentação clínica nesses casos é aguda, como em CAD clássica observada em pessoas com DM1; no entanto, após estabilização imediata e um ciclo curto de terapia com insulina, os pacientes se tornam euglicêmicos frequentemente porque ocorre restauração da função das células beta pancreáticas e sensibilidade à insulina, com cessação gradual do uso de insulina e uso de drogas orais ou não insulínicas (análogos de GLP-1) e dieta. Esse tipo de diabetes é chamado de diabetes atípico ou propenso à cetose (*insulin prone* ou *ceto-prone*). Os indivíduos têm problemas clínicos e metabólicos do DM2, incluindo altas taxas de obesidade (90%), uma forte história familiar de diabetes, uma reserva mensurável e alta de insulina, ausência de marcadores autoimunes de células beta e capacidade de descontinuar insulinoterapia durante o acompanhamento.

Em estudos epidemiológicos realizados nos EUA e Europa nos últimos anos, houve um aumento preocupante nas taxas de emergências hiperglicêmicas em adultos com DM1 e DM2 em relação a estudos observacionais anteriormente realizados entre 2000 e 2009. Durante a primeira década do século XXI, taxas de incidência relatadas de CAD em adultos com DM1 na Europa, EUA e Israel variaram entre 0 e 56 eventos por mil pessoas/ano, tendo apenas um estudo realizado na China entre 2010 e 2012 que mostrou taxa de 263 por mil pessoas/ano. Nenhum dado em nível populacional é disponível para EHNC ou CAD/EHNC mistos, mas alguns estudos agruparam todos os estados hiperglicêmicos, pois é desafiador classificar eventos de forma confiável com utilização de banco de dados de seguros ou administrativos, já que os estudos ficam muito heterogêneos do ponto de vista étnico e socioeconômico-cultural. Entre as pessoas com DM1, a maioria reinterna, então o mesmo paciente tem vários dados recompilados. Os dados atuais sugerem crise hiperglicêmica com taxas de 44,5 a 82,6 por mil pessoas/ano entre DM1 e 3,2 por mil pessoas/ano entre DM2.

Em uma proporção substancial de indivíduos hospitalizados com CAD, o episódio é recorrente, ressaltando a importância de descobrir gatilhos desses pacientes e evitar recorrência. Em um estudo realizado nos EUA entre 2006 e 2012, 21,6% das pessoas hospitalizadas por CAD tinham mais de um episódio ao longo de 6 anos, com 5,8% dos indivíduos representando 26,3% das hospitalizações por CAD. Da mesma forma, a análise de dados de pacientes internados do Reino Unido em 2014 revelou que 33,7% das pessoas admitidas com CAD tiveram pelo menos um episódio de CAD no ano anterior. Em geral, a taxa de readmissão após episódios de CAD ou crises hiperglicêmicas em geral varia entre 10 e 20%, com 40 a 65% dessas reinternações por crises hiperglicêmicas recorrentes (as demais por outras causas, incluindo ocasionalmente por hipoglicemia grave) principalmente ocorrendo dentro de 2 semanas após a alta do primeiro episódio.

MORBIDADE E MORTALIDADE

As crises hiperglicêmicas estão associadas a morbidade, mortalidade e custos substanciais. Nos EUA, o tempo médio de internação para pacientes hospitalizados com CAD é 3 dias entre pessoas com DM1 e 3,7 dias entre pessoas com DM2 e vem encurtando ao longo do tempo. No Reino Unido, o tempo médio de permanência é geralmente maior, de 5,6 dias.

Os custos hospitalares nos EUA por admissões variaram entre U$ 21.215 e U$ 36.600, são mais altos para indivíduos com DM2 do que para DM1 e vêm aumentando. Embora a mortalidade por CAD pareça estar diminuindo em estudos realizados entre 2007 e 2014, essas melhorias estabilizaram na última década, com aumento de incidência.

Estimativas recentes mostram mortalidade hospitalar durante a internação nos EUA em pacientes com CAD/EHNC misto maior do que aqueles com EHNC (OR 2,7; IC 95% 1,5-4,9) ou com CAD (OR ajustado 1,8; IC de 95% 0,9-3,6), com taxas de mortalidade hospitalar de 8% para CAD/EHNC misto, 5% para EHNC e 3% para CAD. No Japão, a mortalidade dos pacientes internados foi 3,3 a 5,7% em admissões por CAD, 13,2% em EHNC e 5,3% em admissões mistas de CAD/EHNC.

As taxas de mortalidade relatadas em população de baixa e média renda é maior, por ocorrer retardo ou no diagnóstico e tratamento. Assim ocorre na Índia, no Paquistão e na Nigéria.

Pessoas que receberam alta após um episódio de CAD têm mortalidade corrigida por idade em 1 ano 13 vezes superior à mesma faixa etária em população geral. Isso é mais verdadeiro entre indivíduos mais jovens (com idade entre 15 e 39 anos), nos quais a taxa de mortalidade é 49 vezes maior do que a população em geral. Nos EUA, mortalidade por todas as causas dentro de 30 dias de uma crise hiperglicêmica é de 0,1% entre os pacientes com DM1 e de 2% entre pacientes com DM2. Em 1 ano as taxas de mortalidade foram de 0,9 e 9,5% em pacientes com DM1 e DM2, respectivamente.

Em comparação a pacientes com uma única CAD, aqueles com 2 a 5 admissões têm risco de morte três vezes maior, enquanto aqueles com 6 ou mais admissões têm um valor sêxtuplo maior de risco de morte. Dados de mortalidade para EHNC são escassos, com um estudo relatando uma taxa de mortalidade em 30 dias após EHNC de 16%.

FATORES DE RISCO

Entre 6 e 21% dos adultos apresentam CAD como diagnóstico inicial de DM1. Em adultos com história de diabetes, os fatores desencadeantes de CAD no pré-escolar mais comuns são: infecções, intercorrências e/ou doenças psicológicas, estresse e omissão ou uso insuficiente de terapia com insulina.

Em todo o mundo, infecção é o fator precipitante mais comum para CAD, ocorrendo em 14 a 58% dos casos. Outras condições agudas que podem precipitar CAD incluem acidente vascular cerebral (AVC), álcool e abuso de substâncias, pancreatite, embolia pulmonar, miocardite, infarto agudo do miocárdio e trauma. A omissão da insulinoterapia, muitas vezes no contexto de fatores socioeconômicos, é uma das principais causas de CAD, particularmente entre adultos com DM1 que vivem em condições economicamente desfavorecidas. Em um estudo que avaliou fatores socioeconômicos e psicológicos associados à recorrência da CAD em pacientes de minorias raciais e étnicas, a descontinuação da insulinoterapia contabilizou mais de dois terços das admissões por CAD. Um estudo epidemiológico publicado em 2020 mostrou que, no Brasil, 12,2% dos CAD são primodescompensações de DM1, 25% infecções, 39% omissão de insulina, 15% outros e 8,8% causas desconhecidas.

Fatores associados a risco mais elevado de crise hiperglicêmica em pessoas com DM1 incluem idade mais jovem, história prévia de doenças hiperglicêmicas e hipoglicêmicas, presença de doença renal, neuropatia, depressão, tabagismo, álcool e abuso de substâncias, hemoglobina A1c alta (HbA1c) e determinantes sociais da saúde (SDOH). Em pessoas com DM2, os fatores de risco incluem idade mais jovem, história de hiperglicemia ou hipoglicemia, presença de comorbidades (ambas relacionadas e não relacionadas ao diabetes) e elevação de HbA1c e SDOH. Estudos sugeriram que a privação de habitação, insegurança e falta de seguro ou presença de baixas condições de saúde levam ao aumento do risco de CAD e EHNC, com aproximadamente 40% das crises hiperglicêmicas ocorrendo em pessoas de baixa renda. Insegurança alimentar também é um fator, com dieta ruim, por baixa renda.

O nível socioeconômico também está associado a três vezes mais CAD em jovens e adultos jovens com DM2. Além disso, SDOH e condições de saúde mental são os principais fatores de risco associados a fatores recorrentes de CAD.

Pessoas com diabetes que têm história da CAD (em comparação com aqueles sem história) tiveram prevalência significativamente maior de transtornos de saúde mental, como depressão, angústia, abuso de substâncias, psicoses e transtorno bipolar.

As comorbidades psicológicas incluem:

- Transtornos alimentares: foram relatados em episódios recorrentes de CAD em jovens mulheres.
- Depressão e psicomorbidades: têm correlação com diminuição do monitoramento da glicose sanguínea e engajamento no tratamento, que estão associados ao risco de hospitalização por crises hiperglicêmicas. Além disso, estudos observacionais reportaram que pessoas com DM1 e história da CAD têm prevalência aumentada de depressão e risco de hospitalização por tentativa de suicídio, com o maior risco nos 12 meses seguintes ao episódio de CAD.

De suma importância, a relação entre as condições de saúde e crises hiperglicêmicas é bidirecional, e todos os indivíduos com crises hiperglicêmicas devem ser rastreados para problemas de saúde mental.

Estudos mostram melhora e estabilidade do controle glicêmico em usuários de bomba de insulina. Contudo, outros estudos mostraram taxas mais altas de CAD com bombas de insulina no DM1. Em utilizadores de bombas que apresentem CAD, os fatores precipitantes mais comuns são erro de gestão e subjacente infecção. O erro de gestão normalmente está associado ao mau funcionamento da bomba, e, como o paciente não tem reserva de insulina lenta, a parada do dispositivo acarreta inacessibilidade à insulina. Como existe um sistema integrado de monitorização glicêmica (GCM), tem sido difícil isso acontecer.

Vários estudos relataram CAD em apresentação de DM1 recém-diagnosticada durante ou após uma infecção por covid-19. Os mecanismos precisos para o novo início em pessoas com covid-19 não são conhecidos, mas vários complexos inter-relacionados podem estar envolvidos, incluindo hiperglicemia por corticoide, hiperglicemia por gravidade, efeitos diretos ou indiretos da síndrome respiratória aguda grave e coronavírus 2 na célula beta dando pancreatite assintomática. As taxas de CAD durante a pandemia de covid-19 aumentaram principalmente entre indivíduos com diabetes recém-diagnosticado e DM2 preexistente. As taxas de CAD diminuíram entre pessoas com DM1 preexistente no Reino Unido e em países ricos e aumentaram entre as pessoas com DM1 nos EUA e em regiões com adultos mais velhos, fatores de risco para DM2, minorias raciais e étnicas.

Algumas classes de medicamentos podem afetar o metabolismo de carboidratos e precipitar o desenvolvimento de CAD e EHNC. Glicocorticoides podem precipitar crise aguda e hiperglicemia sustentada. Medicamentos antipsicóticos podem também aumentar o risco de CAD, embora o mecanismo preciso seja incerto.

Aproximadamente 1 a 2% dos pacientes que recebem inibidores de *checkpoint* (imunobiológicos) desenvolvem novo diabetes autoimune, que funciona como DM 1, sendo classificado como tipo 3 e caracterizado pelo rápido início da hiperglicemia, progressão da deficiência endógena de insulina e alto risco de CAD ou hipoglicemia grave, se não for detectado e tratado prontamente com insulinoterapia. Uma revisão sistemática recente de 278 pacientes com diabetes autoimune associado a inibidor de *checkpoint* mostrou que a CAD estava presente no momento do diagnóstico em 69,7%, enquanto hiperglicemia sem acidose foi vista no restante.

O risco de CAD também aumenta com os inibidores de SGLT2 em adultos com DM1 e DM2 deficientes em insulina. A CAD associada a inibidor de SGLT2 ocorre em aproximadamente 4% das pessoas com DM1. O risco pode ser 5 a 17 vezes maior do que em pessoas com DM1 não tratadas com inibidores de SGLT2. Em contraste, estudos observacionais e ensaios clínicos randomizados mostraram que CAD é incomum em pessoas com DM2 tratadas com inibidores de SGLT2, com incidência estimada de 0,6 a 4,9 eventos por mil pacientes/ano. Metanálise de quatro ensaios clínicos randomizados encontrou o risco relativo (RR) de CAD em participantes com DM2 tratados com inibidores de SGLT2 *versus* placebo ou braço comparador ativo de 2,46 (95% IC 1,16-5,21), enquanto outra metanálise de cinco estudos observacionais encontrou o RR de 1,74 (IC 95% 1,07-2,83).

Os fatores de risco para CAD em indivíduos com DM2 tratados com inibidores de SGLT2 incluem dietas com baixo teor de carboidratos e jejum prolongado, desidratação, ingestão excessiva de álcool e a presença de autoimunidade – diabetes tipo Lada (*late autoimmune diabetes of adult*) classificado errado – entre fatores precipitantes típicos. Notavelmente, em uma série, 35% das pessoas tratadas com inibidores de SGLT2 apresentando CAD apresentaram níveis glicêmicos < 200 mg/dL e, em outra série, 71% das pessoas tratadas com SGLT2 que apresentaram CAD tinham glicemia ≥ 250 mg/dL. O mecanismo pelo qual essa classe de drogas causa CAD vem do menor *clearance* renal de cetoácidos, aumento de lipólise com produção de corpos cetônicos e efeito em células alfa pancreáticas, aumentando a concentração de glucagon e causando desbalanço entre glucagon e insulina. As diferenças na incidência de CAD das metanálises ocorrem pela heterogeneidade da produção de insulina dos pacientes e do tipo de dieta: quanto mais pobre em carboidratos ou mais jejum, mais suscetível era o indivíduo à CAD.

O esgotamento do volume é o principal fator de EHNC, que ocorre comumente em idosos com glicose muito acima da meta, pacientes que estão em risco particularmente alto e param de urinar. Com esses níveis de glicemia, os pacientes desenvolvem poliúria, desidratação decorrente de poliúria, mecanismos de comprometimento da sede relacionado à idade e acesso limitado a fluidos. A infecção é o principal fator precipitante de EHNC em 30 a 60% dos pacientes, com infecções do trato urinário ou pneumonia como segunda opção. Outras causas precipitantes comuns do EHNC incluem AVC, infarto agudo do miocárdio, pancreatite aguda e o uso de medicamentos que afetam o metabolismo de carboidratos, diminuindo a liberação de insulina ou atividade. Estes incluem corticosteroides, agentes simpatomiméticos e antipsicóticos.

PATOGÊNESE

A principal diferença entre CAD e EHNC é o grau de insuficiência de insulina. A patogênese dessas duas doenças é apresentada na Figura 1.

A CAD é caracterizada por grave deficiência de insulina e um aumento das concentrações de hormônios contrarreguladores (glucagon, cortisol, epinefrina e hormônio de crescimento). As mudanças resultantes em relação insulina/glucagon levam a um aumento de gliconeogênese, glicogenólise aumentada e utilização de glicose diminuída pelos tecidos. A combinação de deficiência de insulina e aumento dos hormônios contrarreguladores resulta na liberação de ácidos graxos livres de tecidos adiposos (lipólise), levando à oxidação de ácidos graxos livres hepáticos e à produção de corpos cetônicos, ocasionando cetonemia e acidose metabólica.

No EHNC, em comparação com a CAD, há deficiência de insulina menos grave e existe insulina suficiente para prevenir a cetogênese, mas não suficiente para prevenir a hiperglicemia, pelo aumento da produção de glicose hepática(glicogenólise) e pela diminuição de sua utilização por tecidos periféricos. Hiperglicemia leva a diurese osmótica, depleção de volume e hemoconcentração. Se a ingestão de líquidos não for mantida, isso ocasiona estado hiperosmolar, insuficiência renal e, em última instância, declínio na função cognitiva. A hiperglicemia na descompensação hiperglicêmica está associada a um estado inflamatório que é caracterizado por elevação de citocinas e provas inflamatórias (fator

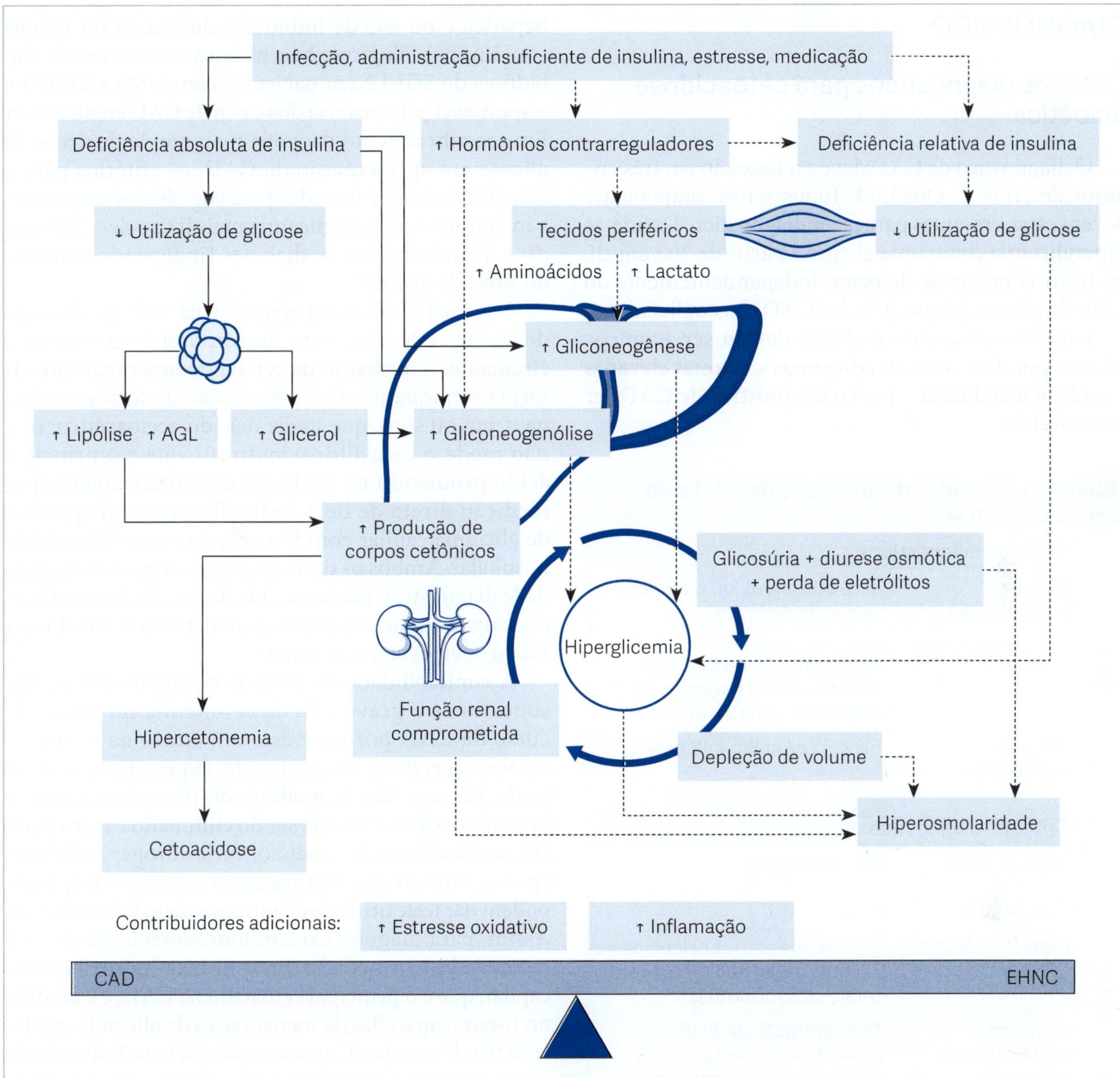

FIGURA 1 Patogênese da cetoacidose diabética e do estado hiperosmolar não cetótico.

AGL: ácidos graxos livres; CAD: cetoacidose diabética; EHNC: estado hiperosmolar não cetótico.

Fonte: adaptada de Umpierrez et al. (2024).

de necrose tumoral-A e interleucina-1, 6 e 8), proteína C-reativa, espécies reativas de oxigênio e biomarcadores de oxidação, mesmo na ausência de infecção óbvia ou doença cardiovascular. Todas essas medidas retornam aos valores quase normais dentro de 24 horas após a correção da hiperglicemia com insulinoterapia e hidratação.

DIAGNÓSTICO

Critérios diagnósticos para cetoacidose diabética

O diagnóstico de CAD deve ser baseado em três critérios, descritos no Quadro 1. Todos os três componentes devem estar presentes para fazer diagnóstico. Define-se hiperglicemia como uma glicose a partir de 200 mg/dL ou história prévia de diabetes, independentemente do valor de glicose, já que 10% das CAD são euglicêmicas.

Hiperglicemia e/ou diabetes devem ser acompanhados por dois critérios adicionais – cetonas elevadas e acidose metabólica – para o diagnóstico de CAD ser estabelecido.

QUADRO 1 Critérios diagnósticos da CAD e do EHNC-diferencial

	Critérios diagnósticos	
CAD	Diabetes/ hiperglicemia	Gli ≥ 200 mg/dL ou histórico prévio de diabetes
	Cetose	Concentração de BHB ≥ 3 mmol/L ou tira reagente de cetona na urina 2+ ou maior
	Acidose metabólica	pH < 7,3 e/ou Bic < 18 mmol/L
	Critérios diagnósticos	
EHNC	Hiperglicemia	Gli ≥ 600 mg/dL
	Hiperosmolaridade	Osm sérica efetiva calculada > 300 mOsm/kg ou Osm sérica total > 320 mOsm/kg
	Ausência significativa de cetonemia	Concentração de BHB < 3 mmol/L ou tira reagente de cetona na urina menor que 2+
	Ausência de acidose	pH ≥ 7,3 e Bic ≥ 15 mmol/L

BHB: beta-hidroxibutirato; Bic: bicarbonato; CAD: cetoacidose diabética; EHNC: estado hiperosmolar não cetótico; Gli: glicose plasmática; Osm: osmolalidade.

Embora hiperglicemia continue sendo um critério diagnóstico importante, os níveis glicêmicos são normais em aproximadamente 10% dos pacientes com CAD, a chamada CAD euglicêmica, que é definida como níveis plasmáticos de glicose < 200 mg/dL na presença de cetose e acidose metabólica.

A CAD euglicêmica pode ser causada por uma variedade de fatores, incluindo presença de insulina exógena, redução da ingestão de alimentos, gravidez ou gliconeogênese prejudicada por álcool, insuficiência hepática e/ou uso de inibidores de SGLT2 ou terapia com imunobiológicos. Nos últimos anos, o uso de inibidores de SGLT2 em pacientes com DM1 e DM2 foi responsável pela maioria dos casos de CAD euglicêmico. Em reconhecimento da gama mais ampla de níveis de glicose em apresentação da CAD, os critérios para o diagnóstico foram alterados para englobá-los e passaram a incluir um valor de glicemia mais baixo de > 200 mg/dL e história prévia de diabetes (independentemente do nível de glicose).

O principal recurso diagnóstico na CAD é a detecção de elevação de concentração corporal da cetona total circulante. A avaliação da cetona pode ser realizada de forma semiquantitativa pela reação de nitroprussiato na urina ou soro, que mede o ácido acetoacético; mas não mede o beta-hidroxibutirato, que é o principal ácido produzido na CAD; ou quantitativamente por medição direta de beta-hidroxibutirato no aparelho de glicemia capilar com fita própria ou no laboratório hospitalar. Ambos os tipos de cetonas têm alta sensibilidade diagnóstica, mas a medida de beta-hidroxibutirato no sangue é mais específica para detectar CAD do que medir acetoacetato na urina.

A confiabilidade do teste de cetona na urina pode subestimar a gravidade da cetonemia no início do curso da CAD porque existe um atraso na formação de acetoacetato e, inversamente, superestima-se mais tarde, por ocasião da melhora do paciente, quando o beta-hidroxibutirato está sendo eliminado e convertido em acetoacetato. Além disso, várias drogas sulfidrilas (p. ex., captopril) e medicamentos como o valproato podem dar teste urinário de nitroprussiato falso-positivo. Assim, para diagnóstico e monitoramento da terapia, recomenda-se a medição direta de beta-hidroxibutirato capilar, que é o principal cetoácido na CAD, e é medido no mesmo aparelho de mensuração de glicemia capilar com fita de cetonas. Concentrações de beta-hidroxibutirato > 3 mmol/L correlacionam-se bem com distúrbios ácido-base, tendo sensibilidade de > 90% e especificidade para o diagnóstico de CAD.

A maioria das pessoas com CAD apresenta acidose metabólica com ânion *gap* alto. O ânion *gap* é calculado subtraindo os principais ânions medidos (cloreto e bicarbonato) das principais medidas de cátion (sódio). Um ânion *gap* > 12 mmol/L indica a presença de acidose metabólica de ânion *gap* alto.

No entanto, os distúrbios ácido-básicos estão presentes em cerca de um terço dos casos de CAD por causa de hiperglicemia, diurese osmótica induzida por hiperglicemia, natriurese, náuseas e vômitos levando à contração de volume e alcalose metabólica e alcalose respiratória compensatória com hiperventilação decorrente de respiração profunda (respiração de Kussmaul). Então, alguns pacientes têm distúrbios mistos. Além disso, os noruegueses mostraram acidose hiperclorêmica em consequência do tratamento (rebote), que é comumente observada após o tratamento bem-sucedido da CAD e pode atrasar a transição de volta para insulina subcutânea, confundindo-se com CAD persistente.

A gravidade da CAD é classificada como leve, moderada ou grave com base na magnitude da acidose metabólica (pH no sangue, bicarbonato sérico e níveis de cetona) e na presença de alterações de *status* mentais, conforme apresentado no Quadro 2. Essa categorização pode ser clinicamente útil para orientar alocação do indivíduo para receber cuidados (p. ex., unidades de internação, UTI ou unidade de terapia semi-intensiva) e para identificar pacientes com CAD leve ou moderada que podem receber insulina subcutânea em múltiplas doses em vez de infusão intravenosa de insulina.

No entanto, nem todas as variáveis precisam ser cumpridas para definir como leve, moderada ou grave, e admissão, local e nível de atendimento são, em última análise, uma decisão clínica e local, a depender das condições de cada hospital.

Critérios de diagnóstico para os estados hiperosmolares não cetóticos

EHNC é um estado de hiperglicemia significativa e hiperosmolalidade na ausência de cetonemia grave e acidose.

O diagnóstico de EHNC deve ser baseado nos quatro critérios apresentados no Quadro 1. Todos os quatro componentes devem estar presentes para fazer o diagnóstico.

Quadro clínico

O Quadro 3 ilustra os achados clínicos comuns em indivíduos admitidos com CAD e EHNC.

Na CAD, o tempo entre o início dos sintomas e apresentação aguda pode ser de horas a alguns dias, enquanto no EHNC pode levar dias ou semanas para se desenvolver. Ambas as condições podem apresentar-se com poliúria, polidipsia, perda de peso, vômitos, desidratação e alteração no nível cognitivo. O componente respiratório visto clinicamente para acidose metabólica encontrada na CAD é a respiração de Kussmaul, que consiste em respirações profundas com odor de acetona (um produto de decomposição da cetona, ácido acetoacético). As alterações cognitivas são geralmente encontradas em doentes com CAD grave e EHNC. Náuseas, vômitos e dores abdominais são comuns na CAD (> 50%), mas são incomuns em EHNC. É preciso cautela com pacientes que apresentam dores abdominais para fazer diferencial de causa precipitante de CAD.

Sobreposição clínica entre CAD e EHNC foi relatada em mais de um terço das pessoas com crises hiperglicêmicas. Embora a maioria dos pacientes com EHNC tenha pH de admissão > 7,30 e bicarbonato > 18 mmol/L, cetonemia leve pode estar presente.

Se houver suspeita de CAD ou EHNC, as amostras devem ser colhidas para glicose, eletrólitos, gasometria

QUADRO 3 Apresentação clínica em pacientes com CAD e EHNC

Característica	CAD	EHNC
Tempo de desenvolvimento	Desenvolve-se em horas a dias	Desenvolve-se em dias a 1 semana
Nível de consciência	Geralmente, alerta	Alteração no estado cognitivo é comum
Sintomas comuns	Poliúria, polidipsia, perda de peso e desidratação	Poliúria, polidipsia, perda de peso e desidratação
Outros sintomas	Náuseas, vômitos e dor abdominal	Frequentemente, apresenta-se com outras doenças agudas críticas
Padrão respiratório	Respiração de Kussmaul	Não é uma característica primária do EHNC
	1/3 das emergências hiperglicêmicas têm apresentação mista CAD/EHNC	

CAD: cetoacidose diabética; EHNC: estado hiperosmolar não cetótico.

QUADRO 2 Classificação da CAD e nível de cuidado sugerido por gravidade: leve, moderada ou grave

Característica	CAD leve	CAD moderada	CAD grave
Histórico de diabetes	Glicose ≥ 200 mg/dL	Glicose ≥ 200 mg/dL	Glicose ≥ 200 mg/dL
Cetonemia	BHB 3-6 mmol/L	BHB 3-6 mmol/L	BHB > 6 mmol/L
Acidose	pH > 7,25 a < 7,30 ou Bic 15-18 mmol/L	pH 7-7,25 ou Bic 10 a < 15 mmol/L	pH < 7 ou Bic < 10 mmol/L
Nível de consciência	Alerta	Alerta/sonolento	Estupor/coma
Nível de cuidado sugerido	Enfermagem regular ou observação	Unidade semi-intensiva	UTI

BHB: beta-hidroxibutirato; Bic: bicarbonato; CAD: cetoacidose diabética; UTI: unidade de terapia intensiva.

venosa, hemograma completo e níveis de cetona na urina e/ou plasma.

O *status* da volemia deve ser avaliado com parâmetros de sinais vitais. Taquicardia e hipotensão se correlacionam com hipovolemia grave. No entanto, alguns pacientes podem manter a estabilidade hemodinâmica e a capacidade de manter o volume intravascular pela hipertonicidade associada a hiperglicemia e o subsequente movimento de água intracelular para o espaço extracelular. Devem ser examinados para sinais de infecção, isquemia e outros potenciais precipitantes da crise.

Além disso, um eletrocardiograma deve ser realizado para avaliar alterações relacionas a hipercalemia e isquemia.

É importante considerar os diferenciais de diagnóstico de cetonas elevadas, incluindo cetose de fome, cetoacidose alcoólica e cetose da gravidez e hiperêmese. O diagnóstico de cetose por fome é sugerido por uma história de ingestão alimentar de < 2.090 kJ/dia (500 kcal/dia), que está associada a baixa concentração de insulina, levando à produção de cetonas. Pessoas com uso crônico de etanol, com compulsão alimentar recente culminando em vômitos e fome aguda podem desenvolver cetoacidose com ou sem hiperglicemia. O vômito da hiperêmese gravídica leva a um excesso de hormônios contrarreguladores, também predispondo à formação de cetonas.

TRATAMENTO DA CETOACIDOSE DIABÉTICA E DOS ESTADOS HIPEROSMOLARES NÃO CETÓTICOS

A CAD e o EHNC apresentam patogênese semelhante: deficiência de insulina, aumento dos hormônios contrarreguladores e perda de fluidos e eletrólitos. O gerenciamento de CAD e EHNC inclui a administração de fluidos intravenosos, insulina e eletrólitos, bem como identificação e tratamento da causa precipitante. O teste de glicose no sangue deve ser feito durante o tratamento a cada 1 a 2 horas usando um medidor de glicose calibrado para o hospital e sangue coletado a cada 4 horas para medição de eletrólitos, fosfato, creatinina, beta-hidroxibutirato e pH venoso (gasometria) até a resolução da CAD.

Em doentes com EHNC, além de medir a glicose, creatinina e eletrólitos, a osmolaridade sérica deve ser medida a cada 4 horas. O tratamento de CAD e EHNC que enfatiza fluidos intravenosos, insulina de ação curta e potássio é ilustrado na Figura 2.

A maioria das pessoas com CAD leve não complicado pode ser tratada no departamento de emergência ou em uma unidade semi-intensiva com maior disponibilidade de enfermagem. Em tais pacientes, várias comparações do tratamento da CAD na UTI *versus* semi-intensiva e enfermaria-geral não demonstraram clareza de diferenças na taxa de mortalidade, duração de permanência hospitalar ou tempo para resolução de cetoacidose. A internação em UTI em pessoas com CAD leve tem sido associada a mais exames laboratoriais e maior custo de hospitalização.

Em contraste, indivíduos com CAD grave, EHNC ou aqueles com doença crítica como a causa precipitante (p. ex., infarto do miocárdio, sangramento gastrointestinal, sepse ou com alterações cognitivas) devem ser tratados em UTI.

Ressuscitação volêmica

Ressuscitação volêmica intravenosa inicial aumenta a perfusão de tecidos/órgãos (que diminui a formação de lactato), melhora a perfusão renal (que promove a excreção renal de glicose e corpos cetônicos), corrige déficits eletrolíticos e diminui a osmolaridade plasmática. Além disso, a correção de um déficit de volume melhora a sensibilidade à insulina, reduzindo concentrações de hormônios contrarreguladores.

Pacientes com alto risco de sobrecarga de fluidos, incluindo idosos, gestantes e pessoas com doenças cardíacas, renais ou outras comorbidades graves, devem receber volume em menor velocidade, com reavaliações frequentes de volemia.

A escolha da solução cristaloide é ainda controversa, e o soro fisiológico (SF) 0,9% ainda tem menor custo e maior acessibilidade. Porém, pela acidose hiperclorêmica de rebote, uma metanálise e dois estudos prospectivos mostraram superioridade do uso de soluções cristaloides balanceadas.

Em pacientes com CAD, a glicose plasmática ≤ 250 mg/dL ocorre em 4 a 8 horas, sem resolução ainda da cetoacidose, momento em que devemos acrescentar 5 a 10 g/hora de glicose ao SF 0,9%, para prevenir hipoglicemia e permitir a administração contínua de insulina até que a cetonemia seja corrigida.

Em pacientes com EHNC, o tempo habitual para resolver hiperglicemia está entre 8 e 10 horas e o declínio não deve exceder 90 a 120 mg/dL/hora para prevenir edema cerebral. Da mesma forma, a taxa de declínio do sódio sérico não deve exceder 10 mmol/L em 24 horas e a taxa de queda na osmolalidade não deve ser maior que 3 a 8 mOsm/kg/hora, minimizando o risco de complicações neurológicas.

A reposição inicial de fluidos diminui a concentração de glicose e a osmolalidade, causando um deslocamento da água para o espaço intracelular, o que pode resultar em aumento do sódio sérico (uma redução de 100 mg/dL de glicose resultará em um aumento de 1,6 mmol/L na concentração de sódio). O aumento inicial do sódio sérico não é uma indicação para dar fluidos hipotônicos, e a administração de cloreto de sódio a 0,45% só é indicada se a osmolalidade não estiver em declínio, apesar da reposição adequada, equilíbrio hídrico e administração adequada de insulina.

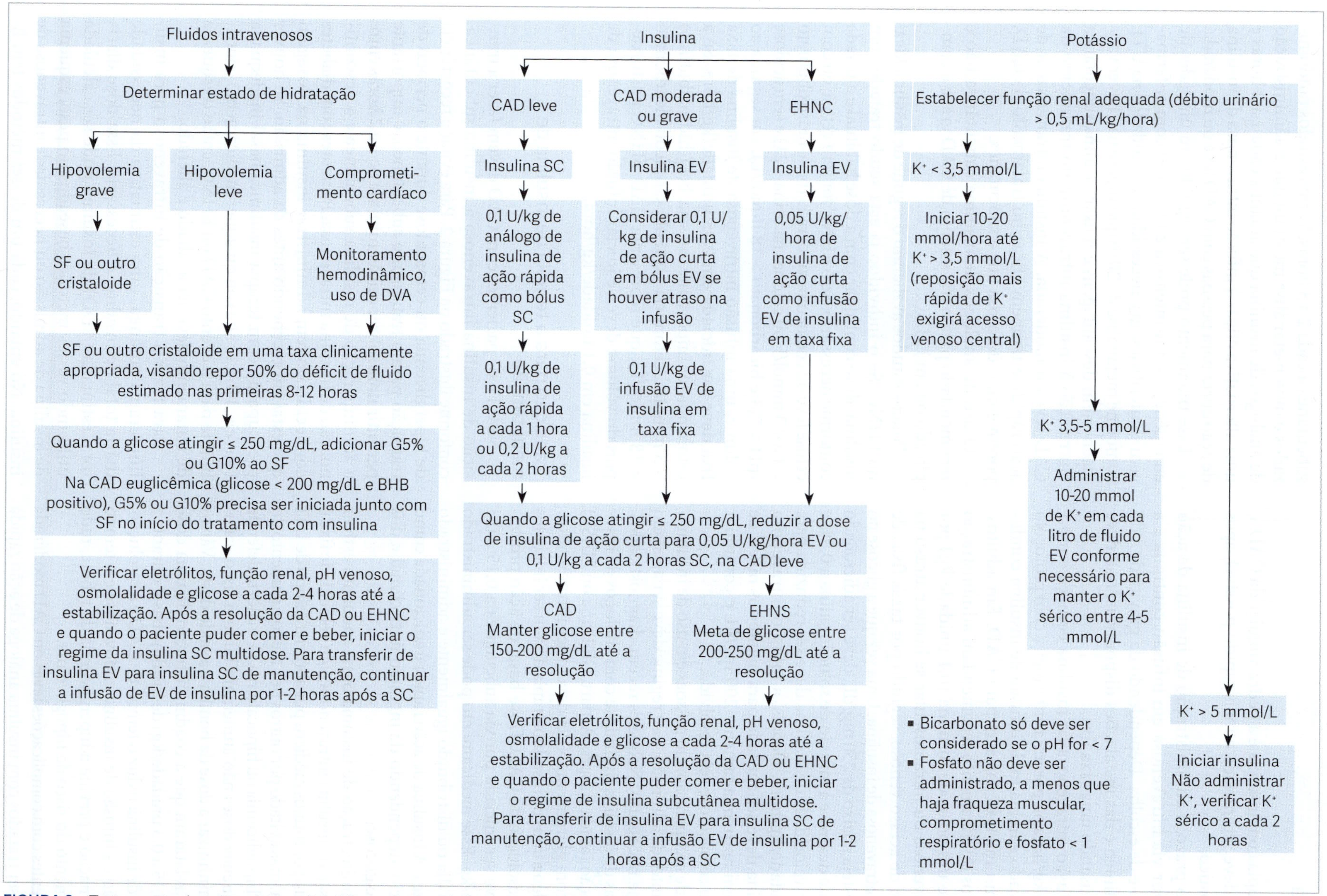

FIGURA 2 Tratamento da cetoacidose diabética e do estado hiperosmolar não cetótico.

BHB: beta-hidroxibutirato; CAD: cetoacidose diabética; DVA: drogas vasoativas; EHNC: estado hiperosmolar não cetótico; EV: endovenosa; G5%: solução de glicose a 5%; G10% solução de glicose a 10%; SC: subcutânea; SF: soro fisiológico.

Fonte: adaptada de Umpierrez et al. (2024).

Insulina

A terapia com insulina é a pedra angular da CAD, e a gestão deve ser iniciada o mais rápido possível, após o diagnóstico.

Curto prazo: a administração de insulina de ação rápida por via intravenosa em infusão contínua é a preferida e de escolha. Dependendo da gravidade e do estado clínico e das instalações disponíveis, isso deve ser feito usando uma taxa fixa.

A infusão intravenosa de insulina começa em 0,1 unidade/kg/hora ou por uma enfermeira com protocolo padronizado e treinado de infusão de insulina conduzido com uma taxa variável para CAD. Em adultos, protocolos de tratamento recomendam administração inicial de um bólus de insulina (0,1 unidade/kg) por via intravenosa ou intramuscular se houver atraso na obtenção de acesso venoso, seguido por taxas fixas de infusão intravenosa de insulina. Uma vez que a glicose no sangue esteja abaixo de 250 mg/dL, deve ser adicionado 5 a 10% de dextrose à infusão de solução salina a 0,9% e a taxa de velocidade de insulina deve ser reduzida para 0,05 unidade/kg/hora. Depois, a infusão intravenosa de insulina deve ser ajustada para manter os níveis de glicose em aproximadamente 200 mg/dL e continuar até que a cetoacidose seja resolvida.

Fase de recuperação: em pessoas em uso de insulinoterapia antes da admissão, esse regime deve ser ajustado conforme necessário. Naqueles recém-diagnosticados, esquemas de insulina multidose com análogos de insulina de ação rápida (Lispro, Aspart, Glulisina ou FIASP) e basal com glargina ou NPH devem ser introduzidos.

Os algoritmos de insulinoterapia devem ser iniciados após a resolução da CAD. Dose basal de ação prolongada deve ser iniciada por via subcutânea a 0,15 a 0,3 unidade/kg. Esse medicamento pode ser administrado 1 vez ao dia ou distribuído igualmente e administrado em 2 vezes. A insulina de ação rápida é adicionada como necessário, dependendo da ingestão nutricional e dos níveis de glicose.

A administração de insulina basal enquanto estiver em infusão de insulina intravenosa com velocidade fixa é defendida por muitos médicos por abreviar tempo de UTI e bomba, mas evitado por outros por medo e aumento do risco de hipoglicemia ou hipocalemia. A maioria defende que pequenas doses não aumentam tanto o risco e ajudam a minimizar a dose da bomba e a saída desta. Vários estudos relataram que a coadministração de uma dose baixa (0,15 a 0,3 unidade/kg) de insulina basal durante a infusão de insulina reduz o tempo de CAD e a resolução, a duração da infusão de insulina endovenosa e o tempo de internação e previne a hiperglicemia de rebote, tudo sem aumento do risco de hipoglicemia.

Pacientes com complicações leves ou CAD moderada podem ser tratados com insulina análoga de ação rápida subcutânea a cada 2 a 3 horas. Vários estudos randomizados e uma metanálise mostram que a administração de análogos de insulina que atuam a cada 1 a 2 horas é uma alternativa eficaz à infusão intravenosa de insulina de ação curta para pessoas com CAD leve ou moderada.

Esse tratamento pode ser seguido em unidades de emergência, semi-intensiva e unidades com enfermagem semicrítica sem a necessidade de cuidados na UTI, conforme metanálise de 2016 que sugere não haver vantagens nem desvantagens em usar insulina subcutânea em relação à insulina intravenosa no tratamento da CAD leve ou moderada. A insulina intramuscular de ação rápida é também eficaz no tratamento da CAD, porém é mais dolorosa que a subcutânea.

O uso de análogos de insulina subcutânea não é recomendado para o tratamento de CAD grave e complicado ou em EHNC.

Poucos estudos avaliaram o regime de insulina ideal no EHNC. Se o indivíduo já está sendo tratado com insulina, deve continuar com a dose habitual e ajustada conforme necessário. Se o EHNC for sem cetose ou com cetose leve ou cetonemia moderada (beta-hidroxibutirato > 1 a < 3 mmol/L ou cetonas na urina < 21) e sem acidose (pH > 7,3 e bicarbonato > 18 mmol/L), em seguida ao volume, uma infusão intravenosa de insulina de taxa fixa deve ser iniciada em 0,05 unidade/kg/hora. Se a cetonemia for importante (ou seja, beta-hidroxibutirato > 3 mmol/L, cetonúria > 21, pH < 7,30 ou bicarbonato < 18 mmol/L), que representa CAD/EHNC misto, depois do volume deve-se iniciar infusão intravenosa de insulina em 0,1 unidade/kg/hora.

Transição para a terapia de insulina de manutenção

Na UTI, os pacientes com CAD devem fazer a transição de insulina intravenosa à insulina subcutânea, conforme ilustrado na Figura 2. Para evitar a recorrência de hiperglicemia ou cetoacidose durante o período de transição para o tratamento subcutâneo, é importante permitir uma sobreposição mínima de 1 a 2 horas entre a administração de insulina subcutânea e a descontinuação de insulina intravenosa. Pacientes com diabetes conhecido podem administrar insulina na dosagem que estavam recebendo antes da admissão. Se houver preocupação com terapia insulínica basal inadequada (ou seja, HbA1c alta) ou qualquer medicamento contribuinte para o evento CAD ou EHNC, então o esquema de tratamento deve ser avaliado e alterado.

Para fazer a transição de intravenoso para insulinoterapia cutânea, uma estimativa da necessidade diária total de insulina é necessária. Essa dose diária total estimada (TDD) de insulina pode ser calculada utilizando vários métodos baseados no peso, esquema de insulina de admissão ou necessidade intravenosa de insulina. No entanto, cada um desses métodos tem limitações que devem ser levadas em conta na avaliação da dose. Primeiro, uma fórmula baseada em peso pode ser considerada para o cálculo do TDD usando 0,5 a 0,6 unidade/kg/dia em pacientes virgens de insulina, com o entendimento de que a composição corporal e/ou resistência à insulina têm importância e podem impactar essa estimativa.

Da mesma forma, para pessoas com fatores de risco para hipoglicemia, incluindo insuficiência renal ou fragilidade, um cálculo usando aproximadamente 0,3 unidade/kg/dia pode ser mais apropriado. Em segundo lugar, a consideração do preceito regime de insulina ambulatorial da missão e os níveis de HbA1c podem ajudar a orientar a transição de necessidades de dosagem. No entanto, é necessário entender como se comporta o uso de medicamentos anteriores e fatores dietéticos que podem ter influenciado a dosagem de insulina em ambulatório.

Recomendações: o TDD pode ser calculado considerando o período de velocidade de perfusão venosa de insulina, mas com cautela, dada a variação potencial nas necessidades de insulina com base em fatores como a glicotoxicidade, a duração do tratamento com insulina intravenosa, concomitante infusão de dextrose, medicamentos associados com hiperglicemia e ingestão nutricional. Uma vez que uma estimativa de TDD tenha sido determinada, um esquema de insulina multidose deve ser iniciado, com administração de insulina basal (50% do TDD) pelo menos 1 a 2 horas antes da cessação da infusão intravenosa de insulina e com os outros 50% de insulina análoga pré-refeições.

Caso se opte pelo uso de insulina NPH como basal, ela deve ser dividida em 2 ou 3 doses (pré-café, pré-almoço e ao deitar-se), e no caso de insulina glargina em 1 ou 2 doses.

Não há estudos atuais sobre transição para insulina de ação ultralonga (p. ex., degludeca, glargina U300).

Potássio

Apesar de haver depleção de potássio de 3 a 6 mmol/kg decorrente de diurese osmótica de longa duração, vômito e hiperaldosteronismo, a maioria dos pacientes com CAD apresenta níveis séricos elevados de potássio. Isso ocorre porque a acidose metabólica e a deficiência de insulina causam o movimento do potássio do intracelular para o compartimento extracelular. Com terapia insulínica, correção de acidose, expansão volêmica e aumento da caliurese, o potássio diminui e em 48 horas da admissão declina em 1 a 2 mmol/L e vai caindo durante o tratamento de CAD, EHNC e CAD/EHNC mistos. Para prevenir hipocalemia, reposição de potássio deve ser iniciada após os níveis séricos caírem abaixo de 5 mmol/L, para manter um nível de potássio de 4 a 5 mmol/L.

Durante o tratamento, a maioria dos doentes com CAD, precisa repor 20 a 30 mmol de potássio por litro de fluido intravenoso, o suficiente para manter o potássio sérico no alvo. Níveis normais ou baixos de potássio estão presentes na admissão em 5 a 10% dos pacientes com CAD; em tais casos, a reposição de potássio deve ser feita na velocidade de 10 mmol/hora e terapia com insulina deve ser adiada até que o nível de potássio aumente para > 3,5 mmol/L para evitar arritmias e fraqueza muscular respiratória, que aumentam muito a mortalidade. Hipocalemia grave < 2,5 mmol/L durante o tratamento da CAD e do EHNC foi relatada como associada a aumento de 3 vezes na mortalidade. Hiper ou hipocalemia estão associadas com maior tempo de internação.

Bicarbonato

A administração rotineira de bicarbonato não é recomendada. A administração de fluidos intravenosos e de insulina é aliada suficiente para resolver o metabolismo e a acidose de CAD. Vários estudos têm mostrado que a administração de bicarbonato em CAD não traz benefício, com malefícios na hipocalemia, consumo de oxigênio tecidual e acidose cerebral. Assim, só deve ser administrado na condição em que a acidose metabólica grave tenha efeitos vasculares adversos.

A administração de bicarbonato deve ser considerada se a acidose for grave (ou seja, pH < 7,0). Se indicado, então 100 mmol de bicarbonato de sódio (solução a 8,4%) em 400 mL de água estéril (uma solução isotônica) pode ser administrado a cada 2 horas para atingir um pH > 7.

Fosfato

Na CAD, há uma mudança de fosfato de líquido intracelular para extracelular, com uma perda excessiva de fosfato urinário levando à hipofosfatemia. As perdas podem ser de até 1 mmol/kg; contudo a menos que haja evidência de fraqueza muscular com doenças respiratórias ou cardíacas com o fosfato < 1 mmol/L, a administração de rotina de fosfato não é indicada. Vários estudos prospectivos randomizados não conseguiram mostrar qualquer benefício da reposição de fosfato sobre o CAD ou EHNC.

CRITÉRIOS PARA RESOLUÇÃO DE CETOACIDOSE DIABÉTICA E DOS ESTADOS HIPEROSMOLARES NÃO CETÓTICOS

A resolução da CAD é definida ao alcançar cetona plasmática < 0,6 mmol/L e pH > 7,3 ou bicarbonato > 18 mmol/L. Idealmente, a concentração de glicose no sangue também deve ser < 200 mg/dL.

É importante salientar que a cetonúria não é parâmetro e deve ser evitada como critério resolutivo de CAD, dado que o beta-hidroxibutirato é convertido em acetoacetato à medida que a acidose melhora, resultando em superestimação da monitorização.

Embora não haja consenso sobre a definição para resolução de EHNC, considera-se resolvido quando a osmolalidade sérica calculada cai para < 300 mOsm/kg, a hiperglicemia foi corrigida, o débito urinário é > 0,5 mL/kg/hora, o padrão cognitivo melhorou e a glicemia é < 250 mg/dL.

COMPLICAÇÕES DURANTE O TRATAMENTO

Hipoglicemia

A hipoglicemia é uma condição comum encontrada no tratamento da CAD.

Em estudos de tratamento com CAD, o risco de hipoglicemia (< 70 mg/dL) variou entre 16 e 28%, com hipoglicemia grave (< 40 mg/dL) ocorrendo em 2% dos casos. A incidência de hipoglicemia grave está relacionada a um aumento da mortalidade de 4,8 vezes de acordo com estudos.

Hipocalemia

A hipocalemia é complicação comum em razão do deslocamento intracelular do potássio após o tratamento com insulina. Ocorre em 55% dos pacientes com CAD e em 51% dos pacientes com EHNC. A incidência de hipocalemia grave (< 2,5 mmol/L) ocorre em 16% das pessoas com CAD e em 9% das pessoas com EHNC e foi associada a aumento do tempo de internação (IC 1,3-18,8), mortalidade (OR ajustado 4,9; 95%).

Acidose metabólica com ânion *gap* normal

Acidose hiperclorêmica pode ser observada durante a fase de recuperação da CAD, mas o risco é desconhecido. É provável que seja causada pela perda de cetoânions e por reposição de fluidos com cloreto durante o tratamento.

Observada durante a recuperação da CAD, é autolimitada, com poucas consequências clínicas. Importante é não interpretar como ausência de melhora da CAD, pois os corpos cetônicos já normalizaram e o paciente já melhorou.

Trombose

Tanto CAD como especialmente EHNC são considerados estados protrombóticos. Há evidências de que a coagulação se altera com hiperosmolaridade e desidratação, mas isso é reversível. Embora existam estudos com aumento do risco de doenças venosas e arteriais e tromboembolismo no EHNC, um estudo taiwanês mostrou ser totalmente prevenível com o uso de heparina de baixo peso molecular em dose profilática nos pacientes internados.

Edema cerebral

O edema cerebral é raro em adultos. A causa subjacente não é totalmente compreendida, mas pode refletir alterações osmóticas, hipoperfusão e/ou respostas inflamatórias, ocorrendo em < 0,1% dos eventos.

Em pacientes adultos com EHNC e CAD, mudanças rápidas na osmolaridade também podem estar associadas a edema cerebral.

O edema cerebral é um problema grave, complicação com mortalidade de 30% em comparação com aqueles sem edema. Pode ser subclínico e visível apenas em estudos de imagem. Reconhecendo o risco potencial e fatores de risco como osmolaridade mais alta e AVC, deve-se ter limiar mais baixo para alterações no nível de consciência e imagens cerebrais, além de usar uma taxa mais lenta para correção da hiperosmolaridade.

Síndrome da desmielinização osmótica

Anteriormente conhecida como mielinólise pontina osmótica central, a síndrome de desmielinização pode ocorrer com correção rápida de hiponatremia. A incidência é confusa, e o risco é especificamente associado à correção rápida de hiponatremia. Pode complicar o tratamento de adultos com EHNC, nos quais ocorre relativa hiponatremia.

Lesão renal aguda

Cerca de 50% dos pacientes adultos admitidos com CAD e EHNC têm lesão renal aguda, que é mais comum em idosos, aqueles com maior osmolaridade e com maiores níveis de glicose na admissão. Geralmente, remite com reidratação. Monitoramento de função renal é fundamental.

PONTOS-CHAVE

1. CAD e EHNC são as principais causas de internação por crises glicêmicas em UTI, tendo havido 5 a 10 vezes de aumento nos últimos anos.
2. Os profissionais de UTI, diante de sua incidência, inclusive relacionada a SGLT2, utilizado em quase todos os DM2 e alguns DM1, devem estar treinados e familiarizados com o diagnóstico, o acompanhamento evolutivo e o tratamento de CAD.

3. Todo hospital deveria ter fita de cetonemia, que mede beta-hidroxibutirato e não acetoacetato, de baixo custo e com a medida feita no aparelho de glicemia capilar. A mensuração de cetonúria não marca melhora nem resolução da CAD. Como uma parte dos pacientes tem acidose hiperclorêmica evolutiva, gasometria venosa pode causar confusão quanto à resolução e excesso de reposição volêmica.
4. Deve haver preocupação terapêutica com potássio inicial, reposição desde 5 mmol/L, e, se a dosagem inicial estiver < 2,5, retardar insulina no CAD. Se estiver entre 3,5 e 5, repor, medir e depois iniciar insulina.
5. Muitas CAD reinternam, então é preciso chamar o endocrinologista para iniciar a educação e o arrojamento biopsicossocial logo que possível com família e paciente.
6. Tão logo a CAD esteja resolvida, o paciente deve iniciar basal de insulina com glargina ou NPH na dose de 0,1 a 0,3 U/kg/dia. Caso isso não ocorra com a devida antecedência, deve ser iniciada 2 horas antes da retirada da bomba de insulina endovenosa contínua.
7. CAD leve pode receber insulina análoga de ação curta de 2 em 2 horas ou de 3 em 3 horas e ir para unidade de internação comum ou semi-intensiva. Não existe necessidade formal de UTI, que aumenta custos, caso exista dimensionamento de enfermagem treinada.

BIBLIOGRAFIA

1. Ahmed F, Abugroun A, Elhassan M, Seyoum B. The impact of age on outcomes of hyperosmolar hyperglycemia among adult patients with diabetes – from the National Inpatient Sample. J Endocrine Soc. 2020;4(Suppl 1):SUN-625.
2. Danne T, Garg S, Peters AL, Buse JB, Mathieu C, Pettus JH, et al. International Consensus on Risk Management of Diabetic Ketoacidosis in Patients With Type 1 Diabetes Treated With Sodium-Glucose Cotransporter (SGLT2) Inhibitors. Diabetes Care. 2019;42(6):1147-54.
3. Glaser N, Fritsch M, Priyambada L, Rewers A, Cherubini V, Estrada S, et al. Ispad clinical practice consensus guidelines 2022: diabetic ketoacidosis and hyperglycemic hyperosmolar state. Pediatr Diabetes. 2022;23(7):835-56.
4. Hoag BD, Knoll M, Paprocki E. A case series of hyperglycemic hyperosmolar state during the global covid-19 pandemic. J Endocrine. 2021;5(S1):A334.
5. Louwagie EJ, Diego JN, Farooqi CS, Kamal MM. Euglycemic ketoacidosis following coadministration of an SGLT2 inhibitor and tirzepatide. JCEM Case Rep. 2025;3(3):luaf028.
6. Mason T, Ansar S. Diabetic ketoacidosis precipitated by ketogenic diet and SGLT-2 inhibitor use in an individual with T2DM. J Endocrine Soc. 2022;6(S1):A307.
7. Okada A, Yamana H, Morita K, Sato Y, Yamaguchi S, Kurakawa KI, et al. Potassium concentration in initial fluid therapy and in-hospital mortality of patients with diabetic ketoacidosis. J Clin Endocrinol Metab. 2021;106(5):e2162-e2175.
8. Rappaport SH, Endicott JA, Gilbert MP, Farkas JD, Clouser RD, McMillian WD. A retrospective study of early vs delayed home dose basal insulin in the acute management of diabetic ketoacidosis. J Endocr Soc. 2019;3(5):1079-86.
9. Shaka H, Aguilera M, Aucar M, El-Amir Z, Wani F, Muojieje CC, et al. Rate and predictors of 30-day readmission following diabetic ketoacidosis in type 1 diabetes mellitus: a US analysis. J Clin Endocrinol Metab. 2021;106(9):2592-9.
10. Silgado ML, Tangri A. Tarhoni I, Bagar D, Hasan M, Kubbar A, et al. Inpatient outcomes of combined diabetic ketoacidosis and hyperosmolar hyperglycemic state. J Endocrine Soc. 2022;6(S1):A377.
11. Srinivasan A, Wilson B, Pansuriya T, Qasmi ST, Kesavan RB. Diabetic ketoacidosis and acute pancreatitis in covid-19 setting. J Endocrine Soc. 2021;5(S1):A375-A376.
12. Thomas M, Harjutsalo V, Feodoroff M, Forsblom C, Gordin D, Groop PH. The long-term incidence of hospitalization for ketoacidosis in adults with established T1D: a prospective cohort study. J Clin Endocrinol Metab. 2020;105(1):dgz003.
13. Umpierrez GE, Davis GM, ElSayed NA, Fadini GP, Galindo RJ, Hirsch IB, et al. Hyperglycemic crises in adults with diabetes: a consensus report. Diabetes Care. 2024;47(8):1257-75.
14. Zayas FJ, Hernandez-Negron M, Garcia MM. Development of diabetes type 3 after SARS-COV-2 pancreatic B cell injury. J Endocrine Soc. 2021;5(S1):A373.

Seção 8

Trauma

Sergio Samir Arap
Fernando da Costa Ferreira Novo
Octacílio Martins Jr.

65

Cuidado inicial ao politraumatizado

Octacílio Martins Junior
Fernando da Costa Ferreira Novo

SUMÁRIO

INTRODUÇÃO

Trauma é a principal causa de morte entre pessoas de 1 a 44 anos, a terceira causa entre 45 e 65 anos e uma das principais causas após os 65 anos. Na faixa infantil e na adolescência, a mortalidade por trauma ultrapassa todas as outras causas de morte juntas, sendo o trauma responsável por até 80% das mortes na adolescência.[1,2]

Segundo a Organização Mundial da Saúde (OMS), mais de 8 pessoas morrem a cada minuto em decorrência de ferimentos ou violência, o que representa aproximadamente 4,4 milhões de mortes por ano, em todas as idades e grupos econômicos. Os acidentes de trânsito são a principal causa de morte na faixa etária de 5 a 29 anos.

Apesar da significativa melhora na prevenção e no atendimento médico, a prevalência de mortes nos EUA aumentou gradativamente desde 2001 até 2022. Esse aumento ocorreu tanto na população mais jovem quanto na população com mais de 65 anos. A queda, a principal causa de trauma na população idosa, passou de 30% em 2001 para quase 50% em 2022. Outro dado alarmante mostra que as mortes por suicídio dobraram, e os homicídios permaneceram relativamente inalterados. Desde 2018, as lesões por arma de fogo ultrapassaram as lesões relacionadas ao transporte como principal causa de morte na faixa etária de 1 a 25 anos.[1]

Para confirmar a gravidade do problema da mortalidade por trauma, durante o período de 2020 e 2021, foi 58 vezes maior do que a mortalidade por vírus da imunodeficiência humana (HIV) e equivalente a aproximadamente 75% das mortes por covid-19.[1]

Para que se tenha uma noção dos gastos com trauma, em 2019 os EUA estimaram que o custo total ao longo da vida e a perda de vidas foram de 4,2 trilhões de dólares, ou 19% do Produto Interno Bruto (PIB) americano.[1]

Após a tragédia ocorrida com o cirurgião James K. Styner e sua família, em 17 de fevereiro de 1976, com a queda de seu avião particular, ele percebeu que o atendimento prestado a ele e a seus filhos em um hospital de pequeno porte na cidade de Lincoln, no estado de Nebraska, EUA, foi ruim e totalmente inadequado. Com base nesse fato, ele e seus colegas elaboraram um protocolo de atendimento aos pacientes traumatizados, e em 1980 o Comitê de Trauma do Colégio Americano de

Cirurgiões introduziu o curso ATLS® (*Advanced Trauma Life Support®* – Suporte Avançado de Vida no Trauma).

O curso do ATLS® ensina que o atendimento ao paciente traumatizado, com lesões com risco de vida imediato, baseia-se em três conceitos:

- Tratar primeiro a maior ameaça à vida.
- A falta de diagnóstico definitivo não deve retardar a aplicação de um tratamento urgente.
- A história detalhada não é essencial para iniciar a avaliação e o tratamento de um paciente com lesões agudas.

No atendimento ao paciente traumatizado o tempo é fundamental, e muitas vezes não é possível proceder à investigação propedêutica usual antes de realizar o tratamento, uma vez que existem lesões que levam a óbito se não forem tratadas rápida e efetivamente. Bons exemplos dessa situação são o diagnóstico e o tratamento imediato do pneumotórax hipertensivo. O diagnóstico é exclusivamente clínico, por meio da inspeção e ausculta torácica, e o tratamento é a descompressão torácica imediata. A situação não comporta, de maneira alguma, a realização de radiografia de tórax, o que retardaria em muito o tratamento, correndo o risco de óbito do paciente na sala de raios X.

A abordagem sistematizada do traumatizado por meio dos princípios do ATLS® visa ao atendimento adequado, sem perda de tempo, melhorando o prognóstico do paciente e não causando agravamento das lesões já existentes decorrentes do trauma. Inicialmente, é preciso tratar as lesões com maior risco de vida e, em seguida, por ordem de prioridade, as demais lesões, em sequência temporal previsível. Segundo esse conceito, deve-se tratar primeiro a hemorragia externa exsanguinante, seguindo a desobstrução da via aérea e o cuidado com a ventilação.

Esse foi, sem dúvida, um marco no atendimento do paciente traumatizado, e após sua introdução e difusão pelo mundo a melhoria dos índices de mortalidade mostrou a obrigatoriedade desse curso para todos aqueles que tratam do traumatizado.

O processo de atendimento inicial inclui nove fases, que serão didaticamente separadas e comentadas a seguir:

1. Avaliação pré-hospitalar.
2. Triagem.
3. Preparação na unidade de saúde, incluindo avaliação dos recursos.
4. Avaliação primária (XABCDE), com reanimação imediata de pacientes com lesões com risco de vida.
5. Medidas auxiliares da avaliação primária e reanimação.
6. Reavaliação e monitoramento contínuo pós-reanimação.
7. Avaliação secundária (exame da cabeça aos pés e história do paciente) e medidas auxiliares.
8. Determinação da necessidade de transferência.
9. Tratamento definitivo.

As avaliações primárias e secundárias são repetidas frequentemente para identificar qualquer alteração no estado do paciente que indique a necessidade de intervenção adicional. A sequência de atendimento do paciente traumatizado consiste em etapas sequenciais lógicas que devem ser obedecidas para que o tratamento seja o mais racional e lógico possível. Muitas das atividades comentadas a seguir ocorrem em paralelo ou simultaneamente, e o trabalho em equipe, com divisão de tarefas preestabelecidas, deve ser treinado com simulações visando ao atendimento adequado pela equipe.

PREPARAÇÃO

A preparação para o atendimento do traumatizado consiste basicamente em duas fases, a pré-hospitalar e a intra-hospitalar. Cada uma dessas fases tem características próprias, e os profissionais envolvidos no atendimento devem ter treinamento adequado para que o paciente traumatizado seja corretamente tratado e suas lesões estabilizadas, e para que não seja acrescentado, pelo médico que está atendendo, nenhum outro tipo de lesão às já existentes (prevenir o "segundo trauma").

Fase pré-hospitalar

Nesta fase, as principais prioridades consistem em controle da hemorragia externa, manutenção da via aérea desobstruída, identificação e tratamento do choque, imobilização adequada e transporte imediato para o hospital apropriado mais próximo, que tenha condições para receber esse tipo de paciente. Não se deve perder muito tempo com o paciente no local; tão logo se tenham as condições de transporte, ele deve ser encaminhado ao hospital adequado, por via terrestre (ambulância) ou por via aérea (helicóptero).

O Comitê de Trauma do Colégio Americano de Cirurgiões, juntamente com órgãos de Segurança de Trânsito Rodoviário e com Serviços Médicos de Emergência, estabeleceu diretrizes para identificar, na cena do trauma, os pacientes, adultos ou pediátricos, gravemente feridos que possam se beneficiar de atendimento em um centro de trauma (Quadro 1).[3]

O atendimento pré-hospitalar está bem ilustrado em curso apropriado, o *Prehospital Trauma Life Support®* – Suporte de Vida Pré-hospitalar em Trauma (PHTLS®), também amplamente disponível em nosso meio.[2]

A equipe que atendeu o paciente na cena do acidente é a responsável por sua transferência e pela transmissão das informações desse paciente para a equipe hospitalar

QUADRO 1 Diretriz nacional para triagem de pacientes feridos na cena do trauma (modificado)

Critérios vermelhos: alto risco de ferimentos graves*	
Padrões de lesões	**Nível de consciência e sinais vitais**
▪ Lesões penetrantes na cabeça, pescoço, tronco e extremidades proximais ▪ Deformidade do crânio, suspeita de fratura ▪ Suspeita de lesão medular com nova perda motora ou sensorial ▪ Instabilidade da parede torácica, deformidade ou suspeita de tórax instável ▪ Suspeita de fratura pélvica ▪ Suspeita de fratura de dois ou mais ossos longos proximais ▪ Extremidade esmagada, desluvada, mutilada ou sem pulso ▪ Amputação proximal ao punho ou tornozelo ▪ Sangramento ativo que requer torniquete ou compressão contínua da ferida	Todos os pacientes: ▪ Incapaz de seguir comandos (Glasgow motor < 6) ▪ FR< 10 ou > 29 respirações/minuto ▪ Dificuldade respiratória ou necessidade de suporte respiratório ▪ Oximetria de pulso em ar ambiente < 90% Idade 0-9 anos: ▪ PAS < 70 mmHg + (2x idade em anos) Idade 10-64 anos: ▪ PAS < 90 mmHg ou ▪ FC > PAS
Critérios amarelos: risco moderado de lesões graves**	
Mecanismo de lesão	**Julgamento do socorrista**
▪ Acidente de carro de alto risco - Ejeção parcial ou completa - Intrusão significativa (incluindo o teto): · > 30 cm do local do ocupante ou · > 45 cm de qualquer local ou · Necessidade de extricação do paciente preso - Morte no habitáculo - Criança (de 0-9 anos) sem restrição ou em assento de segurança infantil não seguro - Dados de telemetria do veículo consistentes com ferimentos graves ▪ O condutor se separou do veículo de transporte por causa do impacto significativo (p. ex., motocicleta, quadriciclo, cavalo etc.) ▪ Pedestre/ciclista arremessado, atropelado ou com impacto significativo ▪ Queda de altura > 3 m (todas as idades)	Considere fatores de risco, incluindo: ▪ Quedas de baixo nível em crianças pequenas (idade ≤ 5 anos) ou adultos mais velhos (idade ≥ 65 anos) com impacto significativo na cabeça ▪ Uso de anticoagulantes ▪ Suspeita de abuso infantil ▪ Necessidades especiais de saúde com muitos recursos ▪ Gravidez > 20 semanas ▪ Queimaduras associadas com trauma ▪ As crianças devem ser triadas preferencialmente para centros com capacidade pediátrica Se estiver preocupado, leve o paciente a um centro de trauma

* Pacientes que atendem a qualquer um dos critérios vermelhos acima devem ser transportados para o centro de trauma de nível mais alto disponível dentro das restrições geográficas do sistema regional de trauma.
** Pacientes que atendem a qualquer um dos critérios amarelos que não atenderam aos critérios vermelhos devem ser transportados preferencialmente para um centro de trauma, conforme a disponibilidade dentro das restrições geográficas do sistema regional de trauma (não precisa ser o centro de trauma de nível mais alto).
FC: frequência cardíaca; FR: frequência respiratória; Glasgow: escala de coma de Glasgow; PAS: pressão arterial sistólica.

que o receberá. Nesse momento, as informações devem ser passadas de maneira rápida, concisa e eficiente.

Uma das maneiras de transmitir as informações para a equipe que irá receber o paciente é por meio da ferramenta MIST (Quadro 2).[4]

QUADRO 2 Ferramenta MIST

M	Mecanismo de lesão/queixa médica
I	Lesões/informações relacionadas ao atendimento
S	Sinais e sintomas, incluindo o escore de Glasgow e os sinais vitais
T	Tratamento administrado e resposta obtida

Fase intra-hospitalar

Quando da chegada do paciente traumatizado à sala de emergência, toda a equipe responsável pelo atendimento deve estar preparada para o atendimento, uma vez que já foi comunicada com antecedência. Todo o equipamento básico para o adequado atendimento deve estar à disposição e já testado para que nenhuma surpresa ocorra no momento de sua utilização. Da mesma maneira, as soluções cristaloides a serem utilizadas (Ringer lactato e solução fisiológica) devem estar já aquecidas para prevenir hipotermia. Aparelhos para monitorização, assim como todo o material e pessoal necessário de laboratório, também devem estar na sala de atendimento.

Toda a equipe que entrará em contato com o paciente deverá estar protegida contra doenças infectocontagiosas, como a hepatite e a aids, com equipamentos de proteção individual (EPI) como máscara, luvas, óculos de proteção e avental impermeável.

Os hospitais devem conhecer sua capacidade antes da chegada dos pacientes. Pessoal treinado, equipamentos necessários e checados, além da divisão prévia das tarefas, constituem etapa fundamental para o recebimento do paciente traumatizado. Tudo isso em conjunto é particularmente importante na tomada de decisões sobre o que fazer com os pacientes. Acordos prévios com outras instituições para a transferência inter-hospitalar de pacientes com lesões que excedam os limites do médico e/ou capacidades institucionais permitem o progresso eficiente em direção ao tratamento definitivo dos pacientes.

Caso o serviço não tenha condições de prestar o tratamento definitivo ao paciente, ele deve ser transferido para o hospital mais próximo que tenha essa condição. Essa transferência pode ser realizada utilizando-se a ferramenta S-xABCDE-Bar, que permite uma comunicação de transferência abrangente e sistemática, garantindo que todas as informações relevantes sejam repassadas à equipe responsável pelos cuidados do paciente traumatizado (Quadro 3).[5]

AVALIAÇÃO PRIMÁRIA

Nesta fase, o paciente traumatizado deve ser avaliado rápida e eficientemente com base em uma abordagem sistemática que identifica, prioriza e trata condições potencialmente fatais. Essas prioridades e a sequência de cuidados, conhecida como algoritmo xABCDE, são descritas no Quadro 4.

A sequência de atendimento, obrigatoriamente, deve ser:

- X: controle de hemorragia externa exsanguinante (*eXanguinating eXternal hemorrhage*).
- A: via aérea com controle da coluna cervical (*Airway*).
- B: respiração e ventilação (*Breathing*).
- C: circulação com controle da hemorragia (*Circulation*).
- D: incapacidade/avaliação neurológica (*Disability*).
- E: exposição/controle ambiental (*Exposure*).

As prioridades para o atendimento dos pacientes pediátricos são as mesmas dos adultos, logicamente respeitando suas particularidades fisiológicas e anatômicas. Isso vale também para a avaliação da paciente gestante, na qual a prioridade é a mãe.

O trauma no paciente idoso é uma causa comum de óbito. Deve ser lembrado que o idoso tem uma reserva fisiológica menor e que as comorbidades que possam

QUADRO 3 Ferramenta S-xABCDE-Bar para auxiliar na comunicação durante a transferência de pacientes

Acrônimo	Intenção	Informação
SxABCDE	Situação x – via aérea – respiração – circulação – estado neurológico – exposição	▪ Médico de referência e unidade de saúde ▪ Nome, idade, sexo, mecanismo de lesão ▪ Indicação para transferência ▪ Intervenções para controle da hemorragia de emergência (compressão, torniquete) ▪ Via aérea: avaliação, intervenção ▪ Respiração: avaliação, intervenção ▪ Circulação: avaliação, intervenção ▪ Estado neurológico: avaliação, intervenção ▪ Ambiente/exposição: avaliação, intervenção
B	Informação	▪ História ampla ▪ Fluidos/sangue administrados ▪ Medicamentos (data/hora) ▪ Imagens ▪ Reduções/imobilizações
A	Avaliação	Situação atual: ▪ Fisiologia ▪ Resposta às intervenções ▪ Possíveis lesões
R	Recomendação	▪ Modo e capacidade de transporte ▪ Intervenções de transporte ▪ Outras intervenções necessárias

QUADRO 4 Avaliação inicial e reanimação simultâneas

Acrônimo	Avaliação	Principais causas e problemas
X	EXsanguinação e hemorragia externa (*eXsanguinating eXternal hemorrhage*)	Sangramento intenso de extremidades abertas e outras feridas
A	Via aérea com controle da coluna cervical (*Airway*)	Incapacidade de manter a permeabilidade da via aérea por lesão direta, estado mental alterado, choque
B	Respiração (*Breathing*)	Comprometimento da oxigenação e/ou ventilação decorrente de lesão direta, choque
C	Circulação (*Circulation*)	▪ Presença de choque por causas hemorrágicas, neurogênicas, cardiogênicas ou outras fontes ▪ Controle de hemorragia ▪ Restauração e manutenção da perfusão do órgão-alvo
D	Estado neurológico (*Disability*)	Lesão no sistema nervoso central: ▪ Traumatismo cranioencefálico ▪ Lesão da medula espinal
E	Exposição/meio ambiente (*Exposure/Environment*)	▪ Exposição para evitar lesões não identificadas, respeitando o paciente ▪ Manobras para prevenir a hipotermia

existir também pioram o prognóstico desse tipo de paciente que sofre um trauma. O uso crônico de medicamentos também pode alterar a resposta fisiológica em face da agressão. Dessa maneira, a rápida identificação e início do tratamento constituem importante arma na abordagem do paciente idoso traumatizado.

X: controle de hemorragias externas exsanguinantes

O controle de hemorragia externa exsanguinante é uma das "novidades" da 11ª edição do ATLS®. Esse controle visa à rápida interrupção da hemorragia externa com manobras simples como compressão direta, enfaixamentos e colocação de torniquetes. Vasos visíveis e facilmente clampeados devem ser ligados. Em relação aos torniquetes, é preciso ter em mente que devem ser posicionados imediatamente proximais (5 a 8 cm) à lesão sangrante que não parou de sangrar com a compressão direta. São principalmente aplicáveis em hemorragias contínuas de membros superiores e inferiores. O torniquete deve ser apertado até a interrupção total do sangramento. A aplicação precoce do torniquete nessas situações está associada a melhor prognóstico.

Algumas situações dramáticas, como sangramentos na região da face, cervical, boca e faringe, são de difícil controle com compressão local e necessitam, muitas vezes, de abordagem imediata por angiografia com embolização ou até mesmo cirurgia.

A: via aérea com controle da coluna cervical

A principal preocupação deve ser com a via aérea, no sentido de sua desobstrução e permeabilidade. Logo no primeiro contato com o paciente, consegue-se diagnosticar a possível obstrução de via aérea. Se ele estiver consciente e conseguir se comunicar com o examinador e nenhum som decorrente da passagem de ar pela via aérea é notado, a via aérea encontra-se desobstruída.

Em contrapartida, se existem sinais clínicos de obstrução da via aérea (estridor, rouquidão, esforço inspiratório), a primeira atitude deve ser no sentido de a desobstruir. Essa obstrução pode ser causada pela presença de corpos estranhos (vômito, sangue, coágulos, dente, próteses etc.) ou pela própria língua, em pacientes em coma ("queda" da língua). A remoção de corpos estranhos deve ser feita manualmente ou com auxílio de aspiradores rígidos.

Existem algumas situações nas quais é fundamental a obtenção de uma via aérea definitiva por meio da colocação de um tubo traqueal, seja oro ou nasotraqueal, ou pela via cirúrgica (cricotireoidostomia) (Quadro 5).[1,6]

Pacientes com alteração do nível de consciência (Glasgow ≤ 8) necessitam urgentemente de via aérea permeável e definitiva. Nesse tipo de situação, a "queda" da língua leva à obstrução da passagem de ar para a traqueia, além do risco de o paciente apresentar vômitos com consequente aspiração. Manobras como a elevação do mento (*chin lift*) e a tração da mandíbula (*jaw thrust*) também podem ser tentadas para facilitar a passagem de ar pela via aérea em pacientes com alteração do nível de consciência, porém são de efeito temporário. Nesses pacientes, a obtenção de via aérea definitiva é fundamental, como a intubação (oro ou nasotraqueal) ou cirurgicamente (cricotiroidostomia), no caso de impossibilidade de intubação (Figuras 1 e 2).[1,6]

Nessa fase, todo o cuidado deve ser tomado com a coluna cervical, principalmente nos pacientes inconscientes. O paciente deve ser mantido com o colar cervical e com o pescoço alinhado, evitando-se os movimentos

QUADRO 5 Indicações para a obtenção de via aérea definitiva em trauma

Necessidade de proteção da via aérea	Necessidade de ventilação ou oxigenação
Paciente inconsciente	Apneia: ▪ Paralisia neuromuscular ▪ Inconsciência
Trauma maxilofacial grave	Respiração inadequada: ▪ Taquipneia ▪ Hipóxia ▪ Hipercarbia ▪ Cianose ▪ Combatividade
Risco de aspiração: ▪ Sangramento oral ▪ Vômitos	Trauma craniano grave (hiperventilação)
Risco de obstrução: ▪ Hematoma cervical ▪ Lesão de laringe ou traqueia ▪ Lesão por inalação e queimaduras de face ▪ Estridor ▪ Alteração da voz	Hemorragia maciça e necessidade de reposição volêmica

Fonte: adaptado de American College of Surgeons (2025).

laterais e anteroposteriores. O colar cervical só deverá ser removido quando se tiver certeza da ausência de lesões cervicais.

Na eventualidade de ser preciso fazer a remoção temporária do colar cervical, um membro da equipe deverá permanecer na cabeceira do paciente segurando sua cabeça até que o colar seja reposicionado. Lembrar que apenas o exame clínico neurológico não exclui a presença de lesão cervical, e todo paciente vítima de trauma com alteração do nível de consciência tem lesão cervical até ser provado o contrário.

A intubação pode ser realizada com a utilização de sedação e paralisação e é chamada de sequência rápida de intubação. É realizada do seguinte modo:

1. Estar preparado para realizar a cricotireoidostomia na eventualidade de não se conseguir a intubação.
2. Pré-oxigenar o paciente com oxigênio a 100%.
3. Aplicar leve pressão sobre a cartilagem cricoide (manobra de Sellick).
4. Sedação: etomidato (0,2 a 0,3 mg/kg) ou cetamina (0,5 mg/kg) por via endovenosa (EV).
5. Bloqueador neuromuscular: succinilcolina (1 a 2 mg/kg) EV.

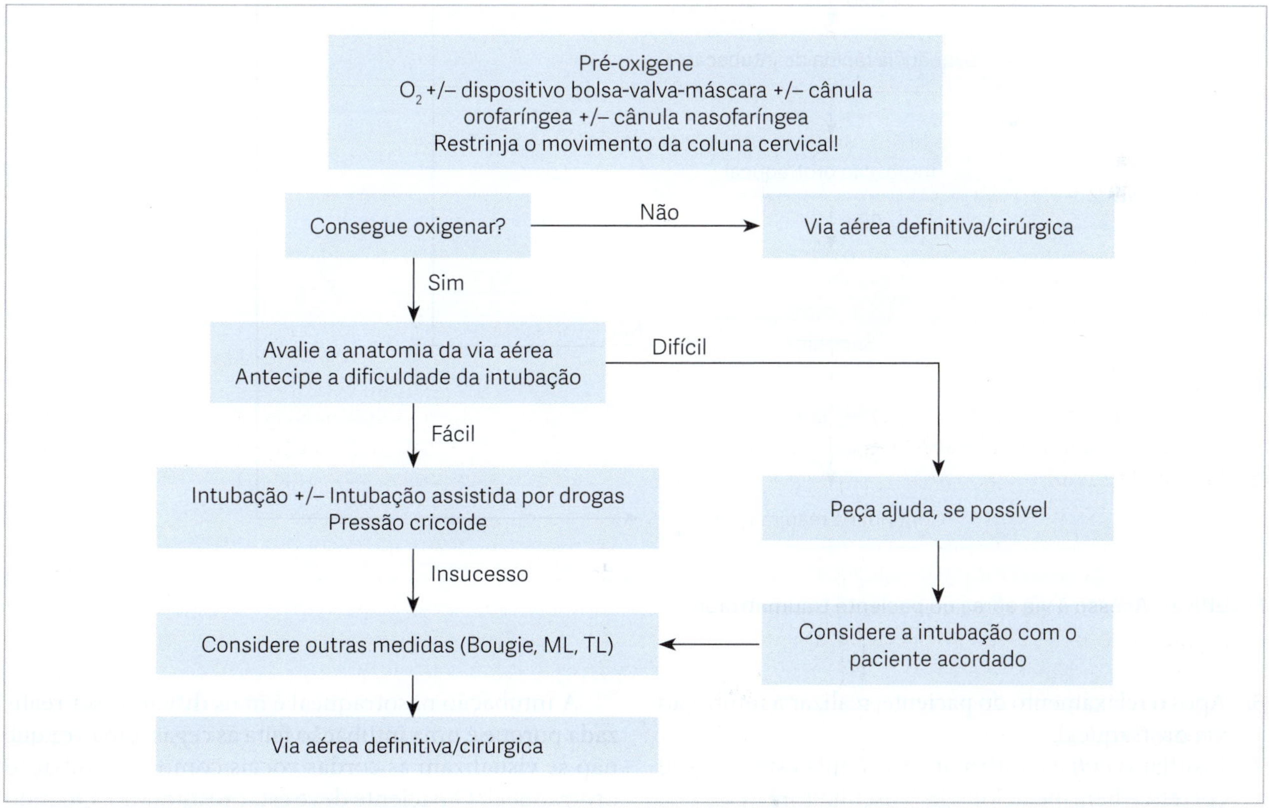

FIGURA 1 Esquema de decisão de via aérea.

ML: máscara laríngea; TL: tubo laríngeo.

Fonte: adaptada de American College of Surgeons (2025).

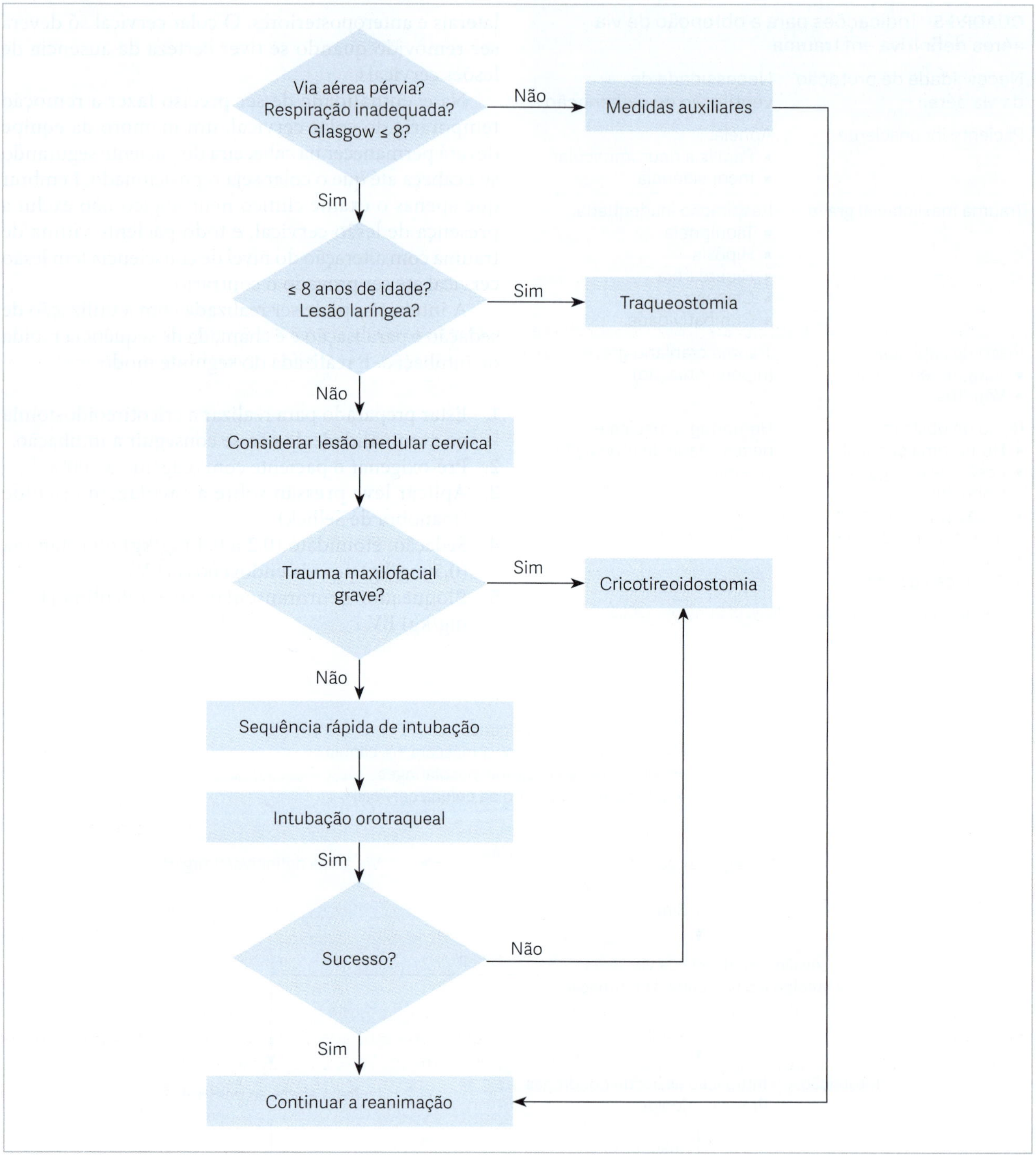

FIGURA 2 Acesso à via aérea no paciente traumatizado.

6. Após o relaxamento do paciente, realizar a intubação via orotraqueal.
7. Insuflar o *cuff* e confirmar se a cânula está no local correto e bem-posicionada (ausculta torácica).
8. Liberar a pressão sobre a cartilagem cricoide.
9. Ventilar o paciente.

A intubação nasotraqueal é mais difícil de ser realizada porque é uma intubação feita às cegas, uma vez que não se visualizam as cordas vocais como na intubação orotraqueal. O paciente deve estar respirando. Quando ele inspirar, as cordas vocais estarão abertas e o médico, já com a cânula no interior da narina posicionada previamente, introduzirá a cânula para o interior da traqueia. A confirmação da intubação será feita pela saída de ar pela cânula.

A cricotireoidostomia está indicada quando não se consegue a intubação oro ou nasotraqueal. Pode ser feita por punção ou por cirurgia. A técnica por punção é mais fácil, de preferência realizada em crianças, porém é uma medida temporária (30 a 45 minutos) até que se consiga realizar a técnica cirúrgica ou alternativa. Utiliza-se Jelco® número 12 ou 14 introduzido através da membrana cricotireóidea. A técnica cirúrgica é a mais utilizada e consiste na realização de uma incisão desde a pele até a membrana cricotireóidea, dilatação do orifício criado e colocação de cânula de plástico com insuflação do *cuff*. Essa técnica não deve ser realizada em crianças abaixo dos 12 anos, pois pode provocar a destruição da cartilagem cricoide, que é a única armação circunferencial da parte superior da traqueia. Além disso, a membrana é muito pequena, geralmente não palpável.

Lembrar que durante todas as manobras de desobstrução da via aérea, e na realidade durante todo o atendimento inicial, a coluna cervical não poderá ser manipulada de maneira agressiva, e o colar cervical deverá ser mantido até que se tenha certeza de que não existem lesões cervicais.

B: respiração e ventilação

Após a correta desobstrução da via aérea e sua permeabilidade, é preciso saber se o ar que está chegando aos pulmões consegue alcançar os alvéolos pulmonares para que as trocas gasosas sejam feitas adequadamente. É nessa fase que o diagnóstico do funcionamento pulmonar e diafragmático deve ser realizado.

Alterações como pneumotórax (hipertensivo, aberto ou simples), hemotórax, grandes fraturas de arcos costais, lesões de via aérea (traqueia e brônquios), tórax instável e contusão pulmonar devem ser diagnosticadas nessa fase para que o correto tratamento seja imediatamente instituído.

A maioria dessas alterações pode ser tratada ou minimizada com a simples drenagem pleural. Particularmente o pneumotórax hipertensivo pode ser fácil e rapidamente tratado com punção ao nível do segundo espaço intercostal, na linha hemiclavicular, ou no quinto espaço intercostal, entre a linha axilar anterior e a média. Toracostomia digital ao nível do quinto espaço intercostal também pode ser utilizada. Após a descompressão por agulha ou digital ser realizada, segue-se a drenagem pleural com dreno tubular multiperfurado, sob selo d'água, ao nível do quarto-quinto espaço intercostal.

Todo paciente traumatizado deve receber oxigênio suplementar. Se não estiver intubado, máscara com reservatório é o ideal. O uso do oxímetro de pulso é uma medida que auxilia na monitorização da oxigenação adequada, que deverá estar acima de 95%.

C: circulação com controle da hemorragia

A quarta etapa do exame primário consiste na identificação do estado hemodinâmico do paciente. Deve ser lembrado que todo paciente traumatizado e que apresenta sinais de choque deve ser interpretado como tendo choque hipovolêmico, por perda sanguínea, até que se prove o contrário.

Nessa fase existem duas condutas básicas: interrupção da hemorragia e reposição volêmica.

Clinicamente, pode-se identificar tal situação com base em três parâmetros: avaliação do nível de consciência, coloração da pele e do pulso. Esses parâmetros podem ser rapidamente avaliados em situações de perda sanguínea e constituem bons sinais de alerta e de fácil obtenção. Porém, nas fases iniciais do choque, esses sinais podem ainda estar ausentes por causa de mecanismos compensatórios. Diante disso, a obtenção de gasometria arterial e de lactato são fundamentais, pois já podem estar alterados e mostrar que, no nível celular, as alterações já iniciaram.

Quando existe redução do volume circulante, ocorre diminuição da perfusão cerebral, levando a alterações no nível de consciência. Da mesma maneira, a coloração da pele, particularmente na face e nas extremidades, pode alertar para alterações na volemia. A palpação de pulsos centrais como o femoral ou o carotídeo também pode dar informações valiosas quanto ao estado circulatório. Por exemplo, um pulso fino e rápido geralmente mostra hipovolemia, ao passo que um pulso irregular pode sugerir alterações do ritmo cardíaco.

Dois acessos venosos calibrosos devem ser obtidos por meio de punções periféricas, de preferência nos membros superiores. Muitas vezes, em grave choque hipovolêmico, fica difícil a identificação de veias periféricas, o que torna a dissecção venosa uma boa opção. Outra possibilidade de acesso, tanto em adultos como em crianças, é o acesso intraósseo.

No momento da punção ou dissecção venosa deve ser colhida amostra sanguínea para tipagem e exames laboratoriais.

A reposição volêmica começa com a administração rápida de soluções cristaloides (Ringer lactato ou soro fisiológico 0,9%) no volume de mil para os adultos e 20 mL/kg para pacientes pediátricos. Lembrar que todo o volume infundido deve estar previamente aquecido (37 a 40 °C).

Se o paciente permanecer não responsivo à reposição volêmica ou se de início a perda volêmica for maciça, inicia-se a administração de sangue. Na eventualidade de ainda não se dispor de sangue tipo-específico, a utilização de sangue tipo O negativo deve ser iniciada. Na maioria das vezes o choque em pacientes traumatizados é hipovolêmico, e é por essa razão que inicialmente se deve repor o volume e, após a reposição, iniciar com drogas vasoativas.

Além da reposição volêmica, o controle da hemorragia externa deverá ser feito por meio da compressão do local sangrante ou da colocação de torniquetes próximos da lesão, principalmente em sangramentos externos de membros superiores e inferiores, se ainda não tiver sido feito.

A hemorragia pode ocorrer também no interior de cavidades como a abdominal, torácica, retroperitoneal ou nos tecidos que circundam as fraturas, particularmente de ossos longos. Outra fonte importante de sangramento é a bacia, particularmente nas disjunções de sínfise púbica e sacroilíaca.

Quando existe a suspeita de sangramento intenso, deve ser iniciado o protocolo de transfusão maciça, na proporção de 1:1:1, isto é, 1 sangue:1 plasma:1 aférese de plaquetas.

D: incapacidade/avaliação neurológica

Nessa fase é realizado o exame neurológico inicial com o intuito de avaliar o estado de consciência do paciente. Utiliza-se a Escala de Coma de Glasgow (Quadro 6).[7-9]

Além da avaliação do nível de consciência pela Escala de Coma de Glasgow, avalia-se também o tamanho e a reatividade das pupilas, sinais de localização e nível de sensibilidade.

A diminuição do nível de consciência de um paciente traumatizado pode ser devida a contusão cerebral ou indicar má oxigenação cerebral decorrente de má perfusão cerebral. As causas seriam choque hipovolêmico, hipóxia e alterações na ventilação e na perfusão. Outras causas que podem ser encontradas são hipoglicemia, uso de narcóticos, intoxicação por álcool e/ou drogas.

E: exposição/controle ambiental

O paciente deve ser completamente despido para a total avaliação. Quando necessário, as roupas devem ser cortadas para evitar ao máximo a manipulação desnecessária do doente. O dorso do paciente deve ser avaliado após a manobra de rolamento com o auxílio de 4 profissionais – um mantendo a imobilidade cervical e comandando o rolamento, outros dois localizados de um dos lados do paciente, um segurando o ombro, membros superiores e a pelve e outro segurando a pelve e os membros inferiores. O quarto profissional examina o dorso. Cuidados devem ser tomados nessa fase para evitar a hipotermia, com a administração de soluções (soro fisiológico ou Ringer lactato) aquecidas a 40 °C e com colchões aquecidos, assim como o ambiente da sala de emergência.

REANIMAÇÃO E MEDIDAS AUXILIARES

Nessa fase de reanimação as medidas tomadas devem ser direcionadas sempre no intuito de diagnosticar aquelas situações que levam perigo à vida do paciente. Uma vez diagnosticadas tais situações, elas devem ser imediatamente tratadas: avaliação e reanimação são simultâneas.

Existem medidas auxiliares, que poderão ajudar no tratamento do paciente traumatizado e são apresentadas a seguir.

Monitorização eletrocardiográfica

A adequada monitorização eletrocardiográfica permite o rápido diagnóstico de alterações cardíacas, que podem comprometer a estabilidade hemodinâmica do paciente traumatizado. Certas arritmias podem aparecer em algumas situações específicas, e seu conhecimento pode apressar o tratamento.

Por exemplo, taquicardia inexplicada, fibrilação atrial, arritmias ventriculares e alterações do segmento ST podem indicar contusão miocárdica. Atividade elétrica sem pulso pode indicar tamponamento cardíaco, pneumotórax hipertensivo e/ou grave hipovolemia. Bradicardia, conduções aberrantes e batimentos cardíacos prematuros podem ocorrer em casos de hipóxia e hipoperfusão. Hipotermia grave também pode levar a arritmias.

Sonda gástrica e vesical

A sondagem gástrica está indicada para reduzir a distensão gástrica e reduzir o risco de aspiração, porém não o previne totalmente. A presença de sangue no aspirado gástrico pode ser decorrente de sangue deglutido, traumatismo durante a passagem ou lesão do trato digestivo superior. Se a placa cribiforme do cérebro estiver fraturada ou existirem sinais de fratura de base de crânio, a passagem da sonda deverá ser pela boca, não pelo nariz.

A sondagem vesical é importante para quantificar o débito urinário, que reflete a perfusão renal. Se a reposição volêmica está sendo realizada adequadamente, o rim está sendo perfundido e o débito urinário estará adequado. Em adultos espera-se débito urinário de 0,5 mL/kg/hora, enquanto na criança maior de 1 ano de idade esse valor deve ser de 1 mL/kg/hora. Na suspeita de lesão uretral, a passagem da sonda vesical está contraindicada. Suspeita-se de lesão uretral quando ocorrer: (1) uretrorragia; (2) equimose perineal; (3) presença de

QUADRO 6 Escala de coma de Glasgow

A – Abertura ocular	
▪ Sem resposta	1
▪ Ao estímulo de pressão	2
▪ Ao estímulo verbal	3
▪ Espontâneo	4
▪ Não testável	0
B – Melhor resposta verbal	
▪ Sem resposta	1
▪ Sons incompreensíveis	2
▪ Palavras inapropriadas	3
▪ Conversação confusa	4
▪ Orientado	5
▪ Não testável	0
C – Melhor resposta motora	
▪ Sem resposta (flacidez)	1
▪ Extensão (descerebração)	2
▪ Flexão anormal (decorticação)	3
▪ Flexão inespecífica (retirada)	4
▪ Localiza estímulo de pressão	5
▪ Obedece a comandos simples	6
▪ Não testável	0
Total (A + B + C):	3-15

sangue no escroto; (4) não identificação da próstata no exame retal e (5) fraturas graves de bacia.

Monitorização de parâmetros clínicos

A monitorização contínua do paciente traumatizado na fase de reanimação é importante para a avaliação do tratamento prestado. Nesse sentido, parâmetros clínicos como as medidas do pulso, pressão arterial, frequência cardíaca e respiratória, além da diurese, são fundamentais na sequência do tratamento e na tomada de decisões. Deve ser lembrado também que valores obtidos com a oximetria, temperatura corpórea e dados laboratoriais (gasometria arterial) também podem auxiliar durante a reanimação.

Radiografia simples

A radiografia simples de tórax em posição anteroposterior e a radiografia da pelve devem ser realizadas, de preferência na sala de emergência, com equipamento portátil, para não retardar a reanimação do paciente traumatizado. Esses exames radiológicos podem fornecer dados importantes a respeito de lesões que mereçam tratamento específico. Exames radiológicos essenciais devem ser feitos também em pacientes grávidas.

Lavagem peritoneal diagnóstica e ultrassonografia abdominal

São métodos diagnósticos importantes na identificação precoce de sangramentos ocultos abdominais, particularmente em pacientes vítimas de traumatismos abdominais fechados. Esses exames deverão, sempre que possível, ser realizados na sala de emergência, para evitar ao máximo o transporte do paciente.

A lavagem peritoneal diagnóstica (LPD) é um método invasivo, mas com sensibilidade para detecção de sangramento intraperitoneal de 98%. Deve ser realizada por pessoas treinadas, para que falsos-positivos não ocorram. Consiste na introdução de cateter multiperfurado após a realização de pequena (3 a 4 cm) laparotomia mediana infraumbilical (supraumbilical em casos de suspeita de fratura de bacia) e infusão de 1.000 mL (adulto) ou de 10 mL/kg (criança) de Ringer ou soro fisiológico aquecido no interior da cavidade abdominal. O aspirado de sangue feito por cateter ou a recuperação de líquido avermelhado após a administração do líquido indica lavagem peritoneal positiva e provável necessidade de cirurgia. Para exame mais pormenorizado, o líquido da lavagem pode ser encaminhado para o laboratório, e a presença de mais de 100.000 hemácias/mL, 500 leucócitos/mL, amilase acima de 175 UI/litro ou a presença de fibras vegetais também indica a necessidade de cirurgia. Atualmente a lavagem peritoneal diagnóstica vem sendo substituída pela ultrassonografia.

A ultrassonografia abdominal, também conhecida por "FAST" (*focused assessment with sonography for trauma*) ou avaliação com ultrassonografia dirigida para trauma, consiste na realização desse tipo de propedêutica em pacientes vítimas de traumatismos abdominais fechados, quando se suspeita de sangramentos intra-abdominais. É um método não invasivo, rápido, que pode ser repetido e que utiliza aparelho barato e portátil, podendo ser realizado por cirurgiões na sala de emergência.[10]

Em um paciente com alterações hemodinâmicas, a presença de sangue intraperitoneal tanto no FAST quanto no LPD indica a necessidade de intervenção cirúrgica.

Durante a avaliação inicial e após a fase de reanimação, e dependendo das condições do local onde o paciente está sendo atendido, a equipe determinará se o paciente traumatizado precisará ser transferido. Essa transferência deverá ser feita para o hospital mais próximo, mas que tenha condições para o tratamento definitivo desse paciente. Deve ser lembrado que a transferência para outro serviço deve obrigatoriamente ser precedida de contato telefônico. Todo o histórico desde a chegada do paciente, incluindo a conduta tomada, resultados de exames laboratoriais e radiológicos realizados até o momento da transferência, deve acompanhar o paciente. Além disso, é importante que um médico, sempre que possível, acompanhe o paciente durante a transferência.

AVALIAÇÃO SECUNDÁRIA

Essa etapa do atendimento somente deverá ser iniciada quando a avaliação primária (XABCDE) tiver sido completada, quando a fase de reanimação tiver compensado o paciente de suas alterações hemodinâmicas e o paciente estiver com suas funções vitais normalizadas ou no caminho da normalização.

Se após a avaliação inicial o paciente ainda se encontrar instável hemodinamicamente, isso indica que não foi possível compensá-lo. As possibilidades seriam choque hipovolêmico (hemorragia grave) – o mais provável – ou outros tipos de choque (cardiogênico, neurogênico e séptico). Se for choque hemorrágico, está indicada a laparotomia exploradora imediata, se o sangramento estiver no abdome, ou a toracotomia exploradora, se a fonte for torácica, para interromper o sangramento. Com isso, o exame secundário ficará para depois da compensação do paciente.

O exame secundário consiste na avaliação sistemática e cuidadosa do paciente traumatizado da cabeça aos pés. É nessa fase que a história ampla e o exame físico completos serão realizados, inclusive com reavaliação de todos os sinais vitais.

Exames radiológicos específicos (urografia excretora, exames contrastados de esôfago, estômago e duodeno etc.), exames radiológicos em posições específicas (perfil, oblíquas etc.), exames endoscópicos (endoscopia digestiva alta, broncoscopia, colonoscopia), outros métodos de imagem (tomografia computadorizada, ressonância nuclear magnética etc.), arteriografias, Doppler e exames laboratoriais diferenciados serão realizados também nessa fase.

No traumatizado grave, com trauma multissistêmico, a tomografia de corpo inteiro, com contraste em três fases, é o exame central do atendimento.

A: história

Deve ser perguntado sobre o mecanismo de trauma (cinemática do trauma), número de vítimas do acidente, número de óbitos no local e condições no local do acidente. Muitas vezes o paciente está inconsciente ou intubado, impossibilitando o fornecimento desses dados, e nessas condições as informações poderão ser dadas pelos familiares ou por pessoas que ajudaram no atendimento pré-hospitalar (p. ex., bombeiros). São também informações úteis a respeito do paciente traumatizado o diagnóstico de alergias, medicamentos em uso, doenças prévias, gravidez e última ingestão alimentar.

Outras informações importantes no caso de acidentes automobilísticos são o uso de cinto de segurança, deformidade causada no volante e no painel, ejeção do passageiro do veículo e direção do maior impacto. As diversas lesões que podem ocorrer com o paciente traumatizado podem ser suspeitadas de acordo com o mecanismo que as provocou (Quadro 7).[6]

Em se tratando de ferimentos penetrantes por projéteis de arma de fogo, se possível, determinar o calibre utilizado, quantos tiros foram ouvidos e distância do agressor no momento do(s) disparo(s). Os traumas penetrantes causados por arma branca, dependendo da localização, também podem sugerir padrões de lesão suspeitas. Isso vale para as quedas de altura (Quadros 8 e 9).[6]

Procurar informações a respeito das condições ambientais locais, ou seja, se ocorreu explosão juntamente com o acidente, incêndio, se o local era arejado ou se o acidente ocorreu em ambiente fechado, e presença de produtos químicos ou tóxicos.

QUADRO 7 Trauma fechado: mecanismos de trauma e possíveis padrões de lesão relacionados

Mecanismo de trauma	Padrões de lesão suspeitadas
Impacto frontal (colisão automobilística): ▪ Volante dobrado ▪ Marca do joelho no painel ▪ Fratura "olho de touro" no para-brisa	▪ Fratura de coluna cervical ▪ Tórax flácido anterior ▪ Contusão miocárdica ▪ Pneumotórax ▪ Ruptura traumática da aorta ▪ Lesão hepática ou esplênica ▪ Fratura/disjunção posterior de bacia e joelho ▪ Trauma cranioencefálico ▪ Fraturas de face
Impacto lateral (colisão automobilística)	▪ Lesão ligamentar contralateral do pescoço ▪ Fratura de coluna cervical ▪ Trauma cranioencefálico ▪ Tórax instável lateral ▪ Pneumotórax ▪ Ruptura traumática da aorta ▪ Ruptura diafragmática ▪ Lesão hepática, esplênica, renal dependendo do lado da lesão ▪ Fratura da bacia ou acetábulo
Impacto traseiro (colisão automobilística)	▪ Lesão cervical ▪ Trauma cranioencefálico ▪ Lesão de partes moles cervicais
Ejeção do veículo	▪ Risco de graves e complexas lesões
Acidente auto x pedestre	▪ Trauma de crânio ▪ Ruptura traumática da aorta ▪ Lesão de vísceras abdominais ▪ Fratura de membros inferiores e bacia

Fonte: adaptado de American College of Surgeons (2018).

QUADRO 8 Trauma penetrante: mecanismos de trauma e possíveis padrões de lesão relacionados

Mecanismo de trauma	Padrões de lesão suspeitadas
Arma branca:	
▪ Anterior do tórax	▪ Tamponamento cardíaco ▪ Hemotórax ▪ Pneumotórax ▪ Hemopneumotórax
▪ Toracoabdominal esquerda	▪ Lesão diafragmática esquerda ▪ Lesão esplênica ▪ Hemopneumotórax
▪ Abdome	▪ Possibilidade de lesão de víscera abdominal se houver penetração peritoneal
Arma de fogo:	
▪ Tronco	▪ Alto risco de lesão ▪ Trajetória do projétil/projétil retido auxilia a predizer lesão
▪ Membros	▪ Lesão neurovascular ▪ Fraturas ▪ Síndrome compartimental

Fonte: adaptado de American College of Surgeons (2018).

QUADRO 9 Queda de altura: mecanismos de trauma e possíveis padrões de lesão relacionados

Mecanismo de trauma	Padrões de lesão suspeitadas
Queda de altura	▪ Trauma cranioencefálico ▪ Lesão axial da coluna ▪ Lesões de vísceras abdominais ▪ Fratura pélvica ou acetábulo ▪ Fratura bilateral de membros inferiores (incluindo calcâneos)

Fonte: adaptado de American College of Surgeons (2018).

Exame físico

Cabeça

Avaliação de todo o crânio, procurando lacerações, contusões, hematomas, afundamentos e fraturas. Pesquisar a acuidade visual, tamanho e reação das pupilas, alterações funcionais do globo ocular, hemorragia conjuntival, lesões oculares e palpebrais, hemotímpano, lesões de pavilhão auricular.

Alterações maxilofaciais

Pesquisar fraturas nasais, zigomáticas e da órbita. Lembrar que o trauma maxilofacial que não leva a comprometimento da via aérea pode ter seu tratamento postergado, priorizando as lesões mais críticas.

Coluna cervical e medula

Todo paciente traumatizado, particularmente aqueles com traumatismos cranianos, precisam permanecer imobilizados com colar cervical até que a lesão de coluna seja totalmente descartada. Lembrar que a ausência de sinais neurológicos não exclui lesão medular.

O exame da região cervical deve ser realizado não só por meio da inspeção, mas também com palpação e ausculta. Pesquisar enfisema de subcutâneo, desvio de traqueia e fratura de laringe. Palpar os pulsos carotídeos e avaliar a presença de sopros. Nos ferimentos penetrantes, lembrar que a presença dos pulsos não exclui lesão arterial, e, se a lesão estiver no trajeto dos vasos, o exame de duplex e/ou arteriografia devem ser realizados. Evitar a exploração digital, na região cervical, dos trajetos ou orifícios de entrada ou saída de projéteis de arma de fogo, pois pode ocorrer o destamponamento de lesões arteriais ou venosas que possam existir, com consequente sangramento abundante. A melhor conduta nesses casos é a exploração cirúrgica sob anestesia geral.

Tórax

Avaliar a expansibilidade torácica bilateralmente e anteroposterior, além da palpação cuidadosa de todos os arcos costais, clavícula e esterno. Ausculta torácica cuidadosa, sempre comparando os dois lados, e ausculta cardíaca. Se um dreno torácico tiver sido introduzido na avaliação primária, ele deve agora ser reavaliado em relação a seu adequado funcionamento. Deve ser feita avaliação radiológica, para observar se o dreno está bem localizado, se existe pneumo ou hemotórax residual e se existe alargamento de mediastino.

Lembrar que os idosos suportam menos as fraturas de arcos costais e podem entrar em quadro de insuficiência respiratória rapidamente. Em contrapartida, as crianças podem apresentar lesões intratorácicas graves sem mostrar alterações externas no exame clínico do tórax.

Abdome

O exame abdominal normal inicial não exclui a presença de lesão abdominal. Além disso, a lesão de órgãos retroperitoneais, particularmente o pâncreas, pode demorar algumas horas para levar à sintomatologia dolorosa. É por isso que todo paciente com traumatismo abdominal deve ser reavaliado repetidas vezes após o trauma.

Pacientes com alterações hemodinâmicas inexplicáveis, lesão neurológica, intoxicação alcoólica ou por drogas ou com palpação abdominal duvidosa devem ser mais bem investigados com lavagem peritoneal diagnóstica, ultrassonografia (FAST) ou, se estáveis, com tomografia computadorizada.

A tomografia computadorizada (TC) de abdome constitui um excelente exame para o diagnóstico de lesões de vísceras parenquimatosas (fígado e baço)

e retroperitoneais (pâncreas e rins). Porém, deve ser lembrado que constitui exame demorado, que necessita de transporte e, portanto, reservado apenas para os pacientes que se encontram estáveis do ponto de vista hemodinâmico e respiratório.

O Quadro 10 mostra as vantagens e desvantagens dos métodos atualmente utilizados para a abordagem do traumatismo abdominal fechado.

Fratura de bacia, vértebras e de arcos costais inferiores pode levar a sinais clínicos capazes de sugerir lesões abdominais (Quadro 11).

O conhecimento do mecanismo do trauma pode sugerir a presença de algumas lesões, por exemplo, lesão de baço ou fígado em traumatismos toracoabdominais ou lesões de delgado em razão de traumas abdominais em pacientes com cinto de segurança abdominal.

Períneo, reto e vagina

A região perineal deve ser examinada para a procura de contusões, hematomas e lacerações. Lembrar da suspeita de lesão uretral na presença de equimose perineal.

O exame retal deve preceder a passagem de sonda vesical, particularmente se houver suspeita de lesão de uretra.

A avaliação da genitália feminina, inclusive com o toque vaginal, também é obrigatória para a pesquisa de sangramentos, espículas ósseas e lacerações vaginais.

Se a paciente referir gravidez, a ausculta dos batimentos cardíacos fetais, assim como a avaliação da vitalidade fetal, é tempo obrigatório, porém a prioridade sempre será a mãe.

Sistema musculoesquelético

As extremidades devem ser cuidadosamente avaliadas quanto à presença de fraturas, perfusão distal e movimentação tanto ativa quanto passiva.

QUADRO 11 Lesões ósseas e traumatismo de órgãos abdominais

Lesão óssea	Lesão associada
Arcos costais inferiores	Fígado e baço
Coluna torácica inferior	Pâncreas e intestino delgado
Processo transverso lombar	Vísceras abdominais, rins
Fratura pélvica	Órgãos pélvicos, diafragma e vasos retroperitoneais

Especial atenção deve ser dada aos pequenos ossos das mãos, punhos, pés e tornozelos, cujo diagnóstico de fratura é difícil na fase inicial do exame e muitas vezes exige o auxílio de radiografias específicas com incidências diferenciadas.

Diagnóstico diferencial importante é o da síndrome compartimental, que, se não diagnosticada e tratada a tempo por meio da fasciotomia, pode levar a lesões irreversíveis.

Além das vértebras cervicais, as torácicas e lombares também devem ser minuciosamente avaliadas, muitas vezes somente após incidências específicas radiológicas é que algumas fraturas são diagnosticadas.

Lesões de partes moles e de articulações são difíceis de serem diagnosticadas se o paciente apresenta alteração do nível de consciência. Portanto, a reavaliação frequente nesses casos deve ser a norma.

Sistema neurológico

O nível de consciência avaliado na avaliação primária com base na escala de coma de Glasgow será reavaliado, assim como o tamanho e a reatividade pupilar.

QUADRO 10 Comparação entre LPD, US e TC no trauma abdominal fechado

	LPD	US	TC
Indicação	Sangramento	Líquido livre	Sangramento e lesão de vísceras
Vantagens	▪ Diagnóstico precoce ▪ Acurácia 98%	▪ Diagnóstico precoce ▪ Barato ▪ Não invasivo ▪ Pode ser repetido ▪ Rápido ▪ Acurácia 86-98%	▪ Específico para lesões ▪ Não invasivo ▪ Bom para retroperitônio ▪ Tratamento conservador de fígado e baço ▪ Acurácia 92-98%
Desvantagens	▪ Invasivo ▪ Ruim para lesões diafragmáticas e de retroperitônio ▪ Baixa especificidade	▪ Operador-dependente ▪ Ruim em obesos ▪ Ruim com distensão abdominal ▪ Ruim para lesões diafragmáticas, intestinais e pancreáticas	▪ Caro ▪ Demorado ▪ Necessita de transporte ▪ Pessoal especializado ▪ Radiação ▪ Pode não diagnosticar lesões diafragmáticas e/ou intestinais

LPD: lavagem peritoneal diagnóstica; TC: tomografia computadorizada; US: ultrassonografia.

O paciente deverá estar imobilizado e transportado em prancha longa e com colar cervical, que só poderão ser removidos após a adequada manobra de rolamento realizada na sala de emergência.

O exame neurológico mais preciso e aprofundado deverá ser realizado com o intuito de diagnosticar alterações de sensibilidade e motricidade. A presença de alterações neurológicas deve ser documentada, para futuras comparações em novo exame neurológico; obrigatoriamente, nessa situação, o neurocirurgião deverá ser consultado precocemente.

A reavaliação deverá ser realizada constantemente para que nenhuma surpresa ocorra com o passar das horas. A monitorização dos parâmetros clínicos e do volume urinário/hora também deve ser avaliada com frequência.

TRATAMENTO DEFINITIVO

Dependendo das lesões apresentadas pelo paciente traumatizado, o hospital que o recebeu determinará se tem ou não condições de prestar o tratamento definitivo. No caso de não ter condições para esse tratamento, o médico responsável pelo primeiro atendimento deverá entrar em contato com o médico responsável pelo hospital mais próximo que tenha condições de atendimento deste paciente.

DOCUMENTAÇÃO

Deve ser realizado o registro sequencial de tudo o que foi feito com o paciente desde sua chegada à sala de emergência, assim como anotações referentes aos exames pedidos, com seus resultados, alterações no exame físico, medidas terapêuticas adotadas e suas consequências.

Evidências forenses como projéteis de arma de fogo, roupas, drogas etc. devem ser guardadas para posterior encaminhamento a quem de direito.

Em caso de transferência, todo o histórico e resultados de exames e de imagem devem seguir com o paciente.

PONTOS-CHAVE

1. O trauma é um sério problema da sociedade contemporânea, sendo responsável por perdas incalculáveis.
2. O atendimento do traumatizado consiste na avaliação rápida e no tratamento segundo prioridades, baseadas no mecanismo de trauma, nos sinais vitais e nas lesões.
3. O doente traumatizado deve ser continuamente reavaliado e monitorado quanto a sinais vitais, débito urinário, eletrocardiografia e oximetria de pulso.

REFERÊNCIAS BIBLIOGRÁFICAS

1. American College of Surgeons. Advanced Trauma Life Support (ATLS). Course manual. 11.ed. Chicago, 2025.
2. Prehospital Trauma Life Support (PHTLS). 10.ed. Burlington, 2023.
3. Recomendações do Painel Nacional de Especialistas em Triagem de Campo, 2021. J Trauma Acute Care Surg. 2022;93(2):e49-e60.
4. Iedema R, Ball C, Daly B, Young J, Grern T, Middleton PM, et al. Design and trial of a new ambulance-to-emergency department handover protocol: "IMIST-AMBO". BMJ Qual Saf. 2012;21:627e633.
5. Shahid S, Thomas S. Situation, Background, Assessment, Recommendation (SBAR) communication tool for handoff in health care: a narrative review. Saf Health. 2018;4(7).
6. American College of Surgeons. Suporte avançado de vida no trauma: manual do curso de alunos. 10.ed. Chicago, 2018.
7. Teasdale G, Jennett B. Assessment of coma and impaired consciousness: a practical scale. Lancet. 1974;2(7872):81-4.
8. Teasdale G, Murray G, Parker L, Jennett B. Adding up the Glasgow Coma Score. Acta Neurochir Suppl (Wien). 1979;28(1):13-6.
9. Glasgow Coma Scale 2015 [acesso 23 jun. 2025]. Disponível em: www.glasgowcomascale.org.
10. Scalea TM, Rodriguez A, Chiu WC, Brenneman FD, Fallon WF Jr, Kato K, et al. Focused Assessment with Sonography for Trauma (FAST): results from an International Consensus Conference. J Trauma. 1999;46(3):466-72.

66

Conceitos fundamentais no traumatismo cranioencefálico

Kléver Forte de Oliveira
Hector Tomas Navarro Cabrera

SUMÁRIO

INTRODUÇÃO

O traumatismo cranioencefálico (TCE), que pode ser entendido como uma lesão cerebral decorrente da atuação de energia mecânica externa, constitui uma das principais causas de morbidade e mortalidade no mundo, representando um desafio para a saúde pública global. Nos pacientes vítimas de politraumatismo, o TCE é a principal causa de mortalidade e incapacidade futura. Dos pacientes que sobrevivem, cerca de metade apresentará sequelas neurológicas moderadas a graves no longo prazo.[1-6]

EPIDEMIOLOGIA

O TCE representa um dos principais desafios contemporâneos em saúde pública, com impactos expressivos em mortalidade, incapacidade e custo social. Apresenta incidência estimada de 50 a 60 milhões de casos anualmente no mundo, sendo importante causa de mortalidade. É estimado que cerca de metade da população mundial terá um ou mais TCE ao longo da vida. É mais comum em homens do que em mulheres. Na faixa etária entre 1 e 45 anos, os traumatismos em geral são a principal causa de mortalidade. Isoladamente, o TCE é o principal responsável por essas mortes.[2-7]

Por ser principalmente prevalente em adultos jovens, o TCE gera enorme fardo social e econômico, tanto pelo custo associado com cuidados a longo prazo quanto por acometer indivíduos em idade economicamente ativa, levando a perda de produtividade.[4,6] O custo anual mundial estimado com TCE é de cerca de 400 bilhões de dólares.[3,4]

Diversas são as circunstâncias que resultam em TCE, sendo os principais mecanismos contusos ou penetrantes. As quedas lideram como principal causa isolada de TCE, sendo responsáveis por cerca de 35% dos casos. Em segundo lugar, temos os acidentes automobilísticos, responsáveis por 17% dos eventos. Porém, estes últimos, geralmente devido a maior energia cinética associada ao TCE, são a principal causa de mortalidade no TCE. Os traumatismos penetrantes por armas de fogo são mais letais que os acidentes automobilísticos. Entretanto, felizmente são menos frequentes, por isso não representam a principal causa de mortalidade no TCE. A mortalidade nos TCE graves é estimada, na literatura, em 30 a 40%.[1-5] Cerca de 60% dos sobreviventes enfrentarão limitações significativas, que podem envolver a esfera física, emocional, cognitiva ou social.[3]

O ponto central de abordagem dos traumatismos em geral, incluindo o TCE, é a educação e a prevenção. Nos últimos 30 anos, em todo o mundo, esforços foram direcionados para educação e prevenção dos traumatismos, gerando efetivamente redução da incidência global do TCE. Entretanto, apesar da redução da incidência, houve aumento da proporção de TCE moderados e graves, especialmente na população mais velha.[6]

FISIOPATOLOGIA

Durante a avaliação da fisiopatologia do TCE, é importante a diferenciação entre as lesões primárias e as lesões secundárias decorrentes do traumatismo. As lesões primárias são aquelas decorrentes do próprio traumatismo e que acontecem imediatamente, resultando em lesão tecidual/neuronal encefálica (lesão por aceleração e desaceleração, rotação ou impacto do parênquima contra o crânio) e/ou rompimento de vasos, não sendo reversíveis ou evitáveis após a ocorrência do traumatismo. Já as lesões secundárias são aquelas decorrentes da isquemia, lesão celular ou molecular, edema vasogênico ou edema citotóxico, após a lesão primária. As lesões primárias causam desregulação na função celular, prejuízo na regulação do fluxo sanguíneo cerebral, alterações inflamatórias no metabolismo cerebral, hipóxia, estresse oxidativo e vasoespasmo cerebral. Esse é o ponto divisor de águas no tratamento do TCE, pois a perpetuação desse processo leva às lesões secundárias e pode resultar em morte celular e edema encefálico generalizado, com hipertensão intracraniana (HIC).[1-5]

Para melhor entendimento dos aspectos da hemodinâmica cerebral, é fundamental rever um conceito clássico, proposto em 1783 por Alexander Monro e validado experimentalmente por seu aluno, George Kellie, em 1824, em estudos *post mortem*. Revisões adicionais foram sendo feitas com a progressão da ciência, sendo o líquido cefalorraquidiano (ou liquor) adicionado como parte integrante da equação volumétrica craniana por George Burrows em 1846. Finalmente, em 1926, Harvey Cushing resumiu a doutrina de Monro-Kellie de maneira semelhante ao que conhecemos hoje.[1,8]

A doutrina de Monro-Kellie define o crânio como um compartimento rígido, preenchido por quatro componentes principais: o cérebro, o liquor, o sangue arterial e o sangue venoso. Do total, estima-se que cerca de 80% desse volume seja de tecido neural, restando 10% de liquor e 10% de sangue. A pressão dentro do compartimento do crânio é definida como pressão intracraniana (PIC), sendo resultado da relação entre esses componentes. Aumento em um dos componentes resultaria em redução compensatória dos demais, para que o volume seja mantido constante. Os primeiros componentes a sofrerem ajustes, em situações normais, seriam o liquor e o sangue, respectivamente. Esse seria o mecanismo da autorregulação cerebral. Sua principal função é evitar a elevação da PIC e consequente HIC, preservando a pressão de perfusão cerebral (PPC).[1,5,8]

A PPC é obtida com base na diferença entre a pressão arterial média (PAM) e a PIC, sendo seu alvo, em pacientes com TCE grave, 60 a 70 mmHg. Em uma avaliação inicial básica, é possível inferir que um aumento da PIC, não compensado por aumento da PAM, leva à redução da PPC e a consequente redução do fluxo sanguíneo cerebral (FSC). Isso, em último caso, leva a isquemia e hipóxia cerebral.[3,5,8] Esse é o mecanismo que gera agravamento das lesões iniciais e surgimento das lesões secundárias no TCE, sendo este o principal ponto de intervenção nos cuidados pós-traumatismo: a prevenção das lesões secundárias.[5]

No geral, um valor de PIC > 15 mmHg é considerado anormal. Porém, o limiar para intervenção seria PIC > 20 a 22 mmHg por mais de 5 minutos.[1,4] Valores de PIC entre 20 e 40 mmHg representam HIC moderada. Acima de 40 mmHg indicam HIC grave com risco de morte. Por fim, valores mantidos acima de 60 mmHg representam ausência de fluxo sanguíneo cerebral e quase sempre são fatais.[1]

CLASSIFICAÇÃO CLÍNICA DO TRAUMATISMO CRANIOENCEFÁLICO

O TCE pode ser classificado clinicamente com base na pontuação do paciente na escala de coma de Glasgow (ECG), após ressuscitação inicial, da seguinte forma:[5,7]

- TCE leve: pontuação entre 13 e 15.
- TCE moderado: pontuação entre 9 e 12.
- TCE grave: pontuação menor ou igual a 8.

Essa classificação auxilia na estimativa prognóstica e na tomada de decisões clínicas iniciais. Com base na ECG, pode-se estimar a incapacidade permanente futura que o paciente apresentará:[5]

- TCE leve: incapacidade estimada em 10%.
- TCE moderado: incapacidade estimada em 60%.
- TCE grave: incapacidade altamente provável (estimada em 100%).

No geral, a mortalidade associada ao TCE é de 20 a 30%, variando conforme a gravidade do caso apresentado.[5]

CONDUTAS GERAIS

De modo geral, durante todas as fases do tratamento do TCE, o objetivo central será a prevenção de lesões secundárias. Os dois aspectos iniciais mais importantes são a prevenção da hipotensão e da hipóxia. A hipotensão é definida como a pressão arterial sistólica (PAS) < 90 mmHg. Já hipóxia é a ocorrência de saturação periférica de oxigênio (SpO_2) < 92% ou pressão parcial do oxigênio arterial (PaO_2) < 60 mmHg. A ocorrência dessas duas alterações hemodinâmicas gera aumento significativo na mortalidade decorrente do TCE.[5]

Pré-hospitalar

O foco no atendimento pré-hospitalar do TCE, como em todas as fases do tratamento, é a prevenção da hipotensão e da hipóxia, visando prevenir a ocorrência das lesões secundárias.[4]

As principais medidas nessa fase do atendimento visam à rápida estabilização inicial e ao transporte do paciente do local do acidente para o atendimento de emergência hospitalar adequado. Deve ser assegurada a manutenção de oxigenação sanguínea e da pressão arterial, com início da expansão volêmica e suporte de oxigênio ainda no local. Pacientes com ECG < 9 devem ter sua via aérea assegurada para adequada ventilação e oxigenação. Alguns estudos já foram realizados para avaliar a utilização da salina hipertônica no ambiente pré-hospitalar para pacientes vítimas de TCE, porém não foi evidenciada melhora no desfecho neurológico desses pacientes, de modo que as evidências atuais não recomendam seu uso.[5]

Atendimento de emergência

O atendimento inicial no ambiente hospitalar para todo paciente vítima de traumatismo, incluindo os pacientes com TCE, é internacionalmente padronizado pelo protocolo de atendimento *Advanced Trauma Life Support®* (ATLS®), desenvolvido pelo American College of Surgeons (ACS). De modo geral, segue-se o protocolo ABCDE de atendimento. Na versão mais recente do ATLS®, publicada em 2025, houve uma mudança no atendimento inicial, tendo sido adicionado um x no início da sigla, formando o xABCDE:[5,9]

- x: controle de hemorragias externas exsanguinantes, passíveis de controle com aplicação de compressão ou torniquete.
- A (*Airway*): consiste em garantir uma via aérea adequada e no controle da coluna cervical com colar cervical. Deve-se checar a patência da via aérea e fornecer oxigenação suplementar conforme adequado. Em caso de pacientes com ECG < 9, comprometimento iminente de vias aéreas, apneia ou traumatismos graves de face, uma via aérea definitiva deve ser viabilizada.
- B (*Breathing*): respiração e ventilação. Nessa etapa, deve-se avaliar a presença de a condições com risco iminente de morte por complicações torácicas, como pneumotórax, hemotórax, tamponamento cardíaco ou obstrução de vias aéreas.
- C (*Circulation*): identificação e controle de focos de hemorragias e ressuscitação volêmica, garantindo acessos venosos calibrosos.
- D (*Disability*): momento de realização de um exame neurológico breve, com determinação da ECG, reatividade pupilar, presença de déficits focais, posturas anormais ou fraturas cranianas com afundamento.
- E (*Exposure/Environmental Control*): despir completamente o paciente para avaliar lesões, com exame inclusive do dorso do paciente, evitando exposições prolongadas desnecessárias e hipotermia.

Após a ressuscitação inicial com o xABCDE, os pacientes com suspeita para TCE (especialmente aqueles apresentando alteração mental, perda de consciência, amnésia pós-traumática ou déficits neurológicos focais) devem ser submetidos rapidamente a uma tomografia computadorizada (TC) de crânio sem contraste, se disponível.[5,6,9]

Um aspecto importante a ser avaliado já nesse momento é a ocorrência de crises convulsivas pós-traumáticas e seu adequado tratamento, pois a ocorrência de crises pode levar ao agravamento das lesões e até a herniação cerebral. Mais comumente, o paciente pode apresentar crises focais de caráter motor. Entretanto, mesmo em sua ausência, pacientes com TCE grave (ECG 3 a 8) têm indicação de utilização de profilaxia com fenitoína ou levetiracetam por 7 dias, dada a chance de até 12% desses pacientes apresentarem crises na primeira semana.[2,3]

Vários medicamentos já foram estudados para uso no atendimento de pacientes vítimas de TCE, alguns com benefício comprovado e outros sem benefício ou com malefício evidenciado, sendo seu uso desencorajado:

- Ácido tranexâmico: redução da mortalidade comprovada em pacientes com TCE leve a moderado, sem lesão expansiva intracraniana, com a administração de 1 g da substância em 10 minutos dentro das primeiras 3 horas do evento inicial, seguido da administração de mais 1 g em infusão nas 8 horas seguintes.[3,10,11]
- Corticosteroides: amplamente utilizados no passado, seu uso foi desencorajado após a evidência de aumento da mortalidade nos pacientes tratados, conforme o estudo MRC CRASH (*Medical Research Council, corticosteroid randomisation after significant head injury study, United Kingdom*).[3,12]
- Progesterona: potente neuroesteroide sintetizado no sistema nervoso central, falhou em demonstrar benefício na mortalidade e desfecho funcional dos pacientes em estudos duplo-cegos randomizados.[3]
- Eritropoietina: demonstrada, em estudos com animais, sua capacidade de reduzir apoptose neuronal e resposta inflamatória, além de funcionar como fator neurotrófico. Porém, ainda com resultados controversos em estudos duplo-cego randomizados, com alguns demonstrando benefícios (redução da mortalidade, porém sem melhora funcional) e outros falhando em demonstrá-lo. Mais estudos ainda serão necessários para demonstrar sua viabilidade e eficácia.[3]

- Amantadina: avaliado como agente para recuperação funcional cognitiva de pacientes pós-TCE, porém falhou em demonstrar benefício consistente.[3]
- Antagonista do receptor de interleucina-1 (IL-1ra) (Anakinra®): os estudos com IL-1ra no TCE mostram segurança, boa penetração no cérebro e capacidade de modular processos inflamatórios. No entanto, ainda são necessários ensaios clínicos para determinar o real impacto clínico dessa intervenção em pacientes com TCE, já que a maioria dos estudos em andamento se encontra na fase II.[3,13,14]

Abordagem neurocirúrgica

Após a realização da TC de crânio, os pacientes devem ser avaliados por um neurocirurgião em caso de achados anormais no exame. A evidência de lesões intracranianas com efeito de massa significativo pode requer a realização de abordagem neurocirúrgica para aliviar o efeito de massa.[1,5]

É de fundamental importância, para a correta avaliação do paciente, o conhecimento sobre a existência das lesões cerebrais focais e difusas, que podem coexistir no mesmo paciente.[1]

As lesões cerebrais difusas são aquelas caracterizadas pelo acometimento de todo o cérebro, geralmente secundárias à rotação do encéfalo, com lesões por estiramento ou ruptura de neurônios ou pequenos vasos. As duas principais formas de manifestação são a concussão cerebral, caracterizada principalmente pela perda de consciência por um período de até 6 horas, e a lesão axonal difusa (LAD), com perda de consciência por mais de 6 horas, sem outras causas que a justifiquem. Na LAD, a atuação de forças rotacionais e de cisalhamento gera a lesão dos axônios dentro dos tratos de substância branca, ocasionando edema local e dificultando a transmissão de sinais. Difusamente, pode-se desenvolver a tumefação (ou edema) cerebral, caracterizado por uma mescla de edema celular e vasogênico, com alteração da permeabilidade da membrana celular. A presença de LAD pode ser evidenciada por meio da realização de exame de ressonância magnética do encéfalo, e sua presença indica pior prognóstico funcional.[1,2]

Publicado por Marshall et al. em 1992, a Classificação de Marshall consiste em um sistema padronizado para categorizar os achados tomográficos iniciais em pacientes vítimas de TCE. Tem função prognóstica, auxiliando a tomada de decisão quanto à conduta. Apresenta as seguintes categorias:[1,15]

- Lesão difusa I: sem alterações visíveis na TC.
- Lesão difusa II: cisternas da base presentes, desvio das estruturas da linha mediana (DLM) $\leq$ 5 mm, sem lesões de alta densidade > 25 cm^3.
- Lesão difusa III: cisternas da base comprimidas ou ausentes, DLM $\leq$ 5 mm, sem lesão de alta densidade > 25 cm^3.
- Lesão difusa IV: DLM > 5 mm, sem lesões de alta densidade com volume superior a 25 cm^3.
- Lesão de massa evacuada: lesão de alta densidade > 25 cm^3 tratada cirurgicamente.
- Lesão de massa não evacuada: lesão de alta densidade > 25 cm^3 não evacuada cirurgicamente.

O aumento do escore na escala de Marshall está associada a piora prognóstica.[1,15]

Já no tocante às lesões focais, as principais que podemos evidenciar são: hematoma extradural (ou epidural), hematoma subdural agudo, hematoma intraparenquimatoso (ou intracerebral), a hemorragia subaracnóidea traumática, as contusões cerebrais e as fraturas cranianas.[1,5]

O hematoma extradural (HED) é decorrente do rompimento de estruturas vasculares no espaço epidural, geralmente próximo às fraturas cranianas, sendo limitado pelas regiões de suturas cranianas. Já o hematoma subdural agudo é geralmente decorrente do rompimento de veias corticais, causados por mecanismo de aceleração e desaceleração. Por esse motivo, é mais frequentemente associado a lesões cerebrais difusas. Por fim, as contusões cerebrais se formam ao redor de pequenos vasos ou áreas de necrose cerebral, por lesão direta do tecido cerebral secundária às fraturas com afundamento craniano ou por esmagamento do cérebro contra o crânio. Em alguns casos, pode ocorrer o rompimento da pia-máter durante a lesão, sendo então a contusão chamada de laceração cortical.[1]

No geral, a abordagem cirúrgica dessas lesões está indicada quando está presente alguma das seguintes situações:[1,5]

- Hematomas extradurais > 30 cm^3.
- Hematomas extradurais com espessura maior de 15 mm, ECG < 9, DLM > 5 mm ou déficit neurológico focal.
- Hematomas subdurais com espessura maior que 10 mm.
- Hematomas subdurais associados a DLM > 5 mm, ECG < 9 com rápida piora ou PIC > 20 mmHg.

Alguns outros pacientes, mesmo que na ausência dos critérios mencionados, devem ser considerados para tratamento cirúrgico:[1,5]

- Pacientes com lesão intraparenquimatosa e déficit neurológico progressivo.
- Efeito de massa.
- HIC refratária.

- ECG entre 6 e 8 com lesões frontais ou temporais > 20 cm^3.
- DLM > 5 mm e/ou compressão de cisternas.
- Lesão > 50 cm.

Em relação ao monitoramento invasivo da PIC, ele é recomendado em pacientes comatosos (ECG < 9) com alteração na TC do crânio. Podem ser usados, principalmente, derivações ventriculares, cateter intraparenquimatoso ou um cateter combinado de monitorização da PIC ventricular, que permite monitorização e a drenagem liquórica em tempo real. O tratamento clínico inicial pode envolver uma combinação dos seguintes tratamentos: elevação da cabeceira, drenagem liquórica, utilização de fluidos hiperosmolares, hiperventilação e coma barbitúrico. Nos pacientes com HIC refratária ao tratamento clínico otimizado, a craniectomia descompressiva está indicada como medida salvadora para controle da PIC.[2,5]

A craniectomia descompressiva consiste na remoção de um *flap* ósseo do crânio, que pode ser armazenado e depois devolvido ou substituído por uma prótese, no procedimento chamado cranioplastia, indicado apenas quando o edema cerebral já cedeu.[2] A recomendação é de realização de craniectomias de ao menos 12 × 15 cm de tamanho (ou 15 cm de diâmetro), pois estão associadas a maior redução mortalidade. Há evidência na literatura de que a craniectomia descompressiva, quando utilizada no contexto de HIC refratária, reduz a mortalidade, porém ao custo de aumentar incapacidade e ocorrência de estado vegetativo persistente, algo que deve ser levado em conta e discutido com os familiares durante a indicação desse tipo de procedimento.[7]

CONSIDERAÇÕES ESPECIAIS

Na abordagem hospitalar, especialmente, no ambiente de uma unidade de terapia intensiva (UTI), o padrão atual é a utilização da monitorização multimodal, que consistem na utilização de múltiplos parâmetros fisiológicos de monitorização no mesmo paciente, visando à detecção precoce de mudanças, intervenções personalizadas mais rápidas e efetivas e melhor desfecho clínico.[3]

Entendendo a gravidade do TCE e sua alta taxa de morbidade e mortalidade associadas, é possível inferir a importância da reabilitação na sobrevida desses pacientes. As sequelas de um TCE podem ser diversas, incluindo sequelas físicas, distúrbios emocionais e/ou comportamentais, prejuízo nas funções cognitivas, entre outras, que impactam diretamente na vida diária do paciente e de seus familiares. É fundamental um adequado processo de reabilitação e reintegração à família, ao trabalho e ao convívio social. Este, porém, é um processo complexo, que envolve a avaliação das condições de funcionalidades pré-mórbidas, a dedicação do paciente, um suporte social adequado e a atuação de uma equipe multidisciplinar. Diferentes tipos de reabilitação são necessários nas diferentes fases de recuperação.[4]

O TCE é reconhecido como fator de risco para doenças neurodegenerativas no longo prazo, especialmente o desenvolvimento de déficit cognitivo, demência, epilepsia, parkinsonismo e acidentes vasculares cerebrais isquêmicos, reforçando seu papel como uma doença progressiva e duradoura.[4]

De modo geral, o TCE é condição grave, que gera alto custo pessoal e social. A prevenção é a ação mais eficaz, pois consegue salvar vidas, reduzir a prevalência de incapacidades geradas pelo TCE e reduzir o custo financeiro imenso associado a essa condição. As medidas de prevenção podem ser primárias (visando prevenir a ocorrência da lesão) ou secundária (visando reduzir a gravidade da lesão, caso ela ocorra). Ambas são efetivas, especialmente quando utilizadas em conjunto. São importantes as campanhas de educação e prevenção de TCE no geral, bem como direcionados para populações de maior risco; a adoção de medidas para aumentar a segurança no trânsito, por exemplo, de limites de velocidade, vias mais seguras e operações de combate à direção após o consumo de álcool e uso de celular ao volante; a prevenção de quedas em idosos. Como exemplos práticos de prevenção secundária, têm-se o uso obrigatório de cinto de segurança e a utilização de capacete na condução de alguns tipos de veículos (p. ex., motocicletas), que visam reduzir a gravidade de lesões, caso estas ocorram.[4]

CONSIDERAÇÕES FINAIS

O TCE permanece como condição grave, de alta letalidade e grande impacto social e econômico. Diante da complexidade da doença, estratégias integradas de manejo são essenciais – desde a prevenção primária até a reabilitação multidisciplinar. O papel do neurocirurgião é central no reconhecimento precoce das indicações cirúrgicas, no controle da HIC e na tomada de decisões críticas que influenciam diretamente o prognóstico. Por fim, cabe também ao sistema de saúde promover vigilância epidemiológica contínua e políticas públicas eficazes que reduzam a incidência e a gravidade do TCE.

A integração entre diagnóstico precoce, neurocirurgia precisa e reabilitação multidisciplinar é o caminho para mitigar os efeitos devastadores dessa condição.

PONTOS-CHAVE

1. TCE é uma das principais causas de morbidade e mortalidade global, com alta incidência e significativo custo social e econômico, prevalente em adultos jovens e frequentemente resultado de quedas e acidentes automobilísticos.
2. A distinção entre lesões primárias (imediatas e irreversíveis) e secundárias (evitáveis, decorrentes de isquemia, hipóxia e edema) é crucial. A prevenção de hipotensão e hipóxia é o pilar do tratamento do TCE, visando manter a pressão de perfusão cerebral e evitar o agravamento do quadro.
3. O TCE é classificado pela escala de coma de Glasgow (leve, moderado, grave), o que orienta o prognóstico e decisões clínicas. O atendimento de emergência segue o protocolo xABCDE do ATLS®, priorizando controle de hemorragias, via aérea, ventilação, circulação e avaliação neurológica rápida, seguida por TC de crânio.
4. O manejo do TCE envolve avaliação neurocirúrgica para lesões com efeito de massa, tratamento de crises convulsivas pós-traumáticas e uso de medicamentos com benefício comprovado (p. ex., ácido tranexâmico). O monitoramento da PIC e a reabilitação multidisciplinar são essenciais para otimizar desfechos e mitigar sequelas a longo prazo.

REFERÊNCIAS BIBLIOGRÁFICAS

1. Andrade AF De, Paiva WS, Amorim RLO De, Figueiredo EG, Rusafa Neto E, Teixeira MJ. Mecanismos de lesão cerebral no traumatismo cranioencefálico. Rev Assoc Med Bras. 2009;55(1):75-81.
2. Capizzi A, Woo J, Verduzco-Gutierrez M. Traumatic brain injury: an overview of epidemiology, pathophysiology, and medical management. Med Clin North Am. 2020;104(2):213-38.
3. Khellaf A, Khan DZ, Helmy A. Recent advances in traumatic brain injury. J Neurol. 2019;266(11):2878-89.
4. Maas AIR, Menon DK, Adelson PD, Andelic N, Bell MJ. Traumatic brain injury: integrated approaches to improve prevention, clinical care, and research. Lancet Neurol. 2017;16(12):987-1048.
5. Vella MA, Crandall ML, Patel MB. Acute management of traumatic brain injury. Contemporary management of civilian trauma. Surg Clin North Am. 2017;97(5):1015-30.
6. Yan J, Wang C, Sun B. Global, regional, and national burdens of traumatic brain injury from 1990 to 2021. Font Public Health. 2025;13:1556147.
7. Jiang JY, Gao GY, Feng JF, Mao Q Chen LG, Yang XF, Liu JF, et al. Traumatic brain injury in China. Lancet Neurol. 2019;18(3):286-95.
8. Benson JC, Madhavan AA, Cutsforth-Gregory JK, Johnson DR, Carr CM. The Monro-Kellie doctrine: a review and call for revision. AJNR. 2023;44(1):2-6.
9. American College of Surgeons Committee on Trauma. Advanced Trauma Life Support®: standardized trauma care when seconds count. Chicago, IL: American College of Surgeons; 2025
10. Slomski A. Tranexamic acid improves outcomes in TBI. JAMA. 2019;322(24):2375.
11. The Crash-3 Trial Collaborators. Effects of tranexamic acid on death, disability, vascular occlusive events and other morbidities in patients with acute traumatic brain injury (Crash-3): a randomised, placebo-controlled trial. Lancet. 2019;394(10210):1713-23.
12. Crash Trial Collaborators. Effect of intravenous corticosteroids on death within 14 days in 10 008 adults with clinically significant head injury (MRC Crash trial): randomised placebo-controlled trial. Lancet. 2004;364(9442):1321-8.
13. Cliteur MP, Van Der Kolk AG, Hannink G, Hofmeijer J, Jolink W, Klijn C, et al. Anakinra in cerebral haemorrhage to target secondary injury resulting from neuroinflammation (Action): study protocol of a phase II randomised clinical trial. Eur Stroke J. 2024;9(1):265-73.
14. Lindblad C, Rostami E, Helmy A. Interleukin-1 receptor antagonist as therapy for traumatic brain injury. Neurotherapeutics. 2023;20(6):1508-28.
15. Marshall LF, Marshall SB, Klauber MR, Van Berkum Clark M, Eisenberg H, Jane JA, et al. The diagnosis of head injury requires a classification based on computed axial tomography. J Neurotrauma. 1992;9(Suppl 1):S287-292.

67 Traumatismo raquimedular

Roger Schmidt Brock
Walterney Amancio Filho

SUMÁRIO

CONCEITO/DEFINIÇÃO

O traumatismo raquimedular (TRM) é definido como qualquer lesão traumática à coluna vertebral (cervical, dorsal ou lombossacra) secundária a uma causa externa, podendo ou não estar associado à lesão medular. Pacientes com traumatismo raquimedular têm alto índice de morbidade, e, quando associado a lesão medular aguda (LMA), a maioria apresenta comprometimento motor, sensitivo e autonômico, geralmente proporcionais à quantidade de dano neurológico sofrido. Assim, o manejo da lesão medular aguda deve ser arquitetado no objetivo de evitar lesões secundárias para preservar a função neurológica.

Enquanto novas terapias de regeneração ao dano medular e de reabilitação são buscadas, o conceito de descompressão precoce e a otimização da perfusão medular emergem como fundamentais na preservação da função neurológica.[1]

EPIDEMIOLOGIA

A incidência de TRM e LMA varia nas diferentes regiões do mundo, com diferenças estatísticas significativas entre países desenvolvidos e subdesenvolvidos.[2] Nos Estados Unidos, mais de 1 milhão de pacientes convivem com sequelas de lesão medular e há mais de 12 mil novos casos a cada ano.[2] No Brasil, a incidência de TRM nas diferentes regiões do país é de aproximadamente 21 casos por milhão, com homens sendo três a quatro vezes mais acometidos que mulheres, correspondendo a cerca de 85% do total dos pacientes, com pico de idade entre 34 e 58 anos.[3] O acometimento de múltiplos níveis também não é incomum, ocorrendo em 23% dos pacientes, especialmente nos politraumatizados.

A principal causa de TRM é queda de altura, seguida por acidentes automobilísticos e agressão física/violência. Os pacientes apresentam-se em sua grande maioria com fraturas da coluna vertebral, e, destes, 15 a 20% apresentaram déficit neurológico associado, a maioria por lesão completa.[2]

FISIOPATOLOGIA BÁSICA

A fisiopatologia da LMA é dividida em lesão primária e secundária.

- A lesão primária é definida pelo insulto físico direto na medula espinal, que ocorre no momento do traumatismo por transferência de energia por um mecanismo penetrante ou contuso. As lesões penetrantes constituem os ferimentos por arma de fogo (alta velocidade), lesão por fragmentação causada por mecanismo de explosão ou ferimentos por arma branca (baixa velocidade). Por sua vez, as lesões contusas são causadas em geral por esmagamento, colisões, quedas, com compressão do canal vertebral ou desalinhamento das estruturas da coluna vertebral.

- A lesão secundária ocorre nos momentos seguintes ao trauma, quando se inicia uma cascata de insultos fisiológicos, bioquímicos e intra/extracelulares, oriundos em grande parte da ruptura da microvasculatura local, hemorragia e isquemia concomitante do tecido medular. A lesão neuronal provoca um aumento da concentração de glutamato extracelular, amplificando a morte celular por mecanismo excitotóxico. Soma-se em decorrência da lesão neuronal, influxo de citocinas, ativação de células inflamatórias e liberação de peptídeos vasoativos, que contribuem diretamente para o edema medular.

O processo de LMA se estende por dias, com células entrando em estado pró-apoptótico, introduzindo naquele microssistema subprodutos citotóxicos, como íons de potássio, ATP, espécies reativas de oxigênio, o que mantém continuamente a cadeia de morte celular. Esse estado pró-inflamatório provoca uma barreira física à migração celular, o que restringe intensamente a plasticidade anatômica e a regeneração endógena do sítio acometido após a lesão medular.

Vale ressaltar que, embora diferentes mecanismos de lesão primária resultem em diferentes graus de lesão secundária, as sequelas neurológicas precoces são na maioria das vezes resultado da destruição da microvasculatura sensitivo-motora medular e de lesão mecânica direta do parênquima medular.[3]

ABORDAGEM INICIAL

A prevenção de lesão secundária e a descompressão e estabilização precoce são os princípios cardinais no manejo da lesão medular aguda oriunda do traumatismo raquimedular, iniciando no ambiente pré-hospitalar e seguindo pelo atendimento inicial, diagnóstico, tratamento intensivo e cirúrgico, quanto necessário, até a reabilitação e readequação do paciente lesado medular.[4]

O manejo pré-hospitalar inclui o correto manejo da vítima a fim de prevenir agravamento da lesão de forma iatrogênica pela mobilização incorreta do paciente. A imobilização recomendada inclui o uso de colar cervical rígido em associação com imobilizadores laterais, *head blocks*, e imobilização de tronco em prancha rígida.[4,5] Tão logo o paciente seja admitido em centro especializado, deve-se atentar para a mobilização em bloco e remoção. Estudos recentes demonstram associação do uso de pranchas rígidas em pacientes lesados medulares e aumento das úlceras de pressão com infecções associadas durante a internação.

Após a chegada ao hospital, a prioridade é o exame primário pelo médico da emergência e/ou cirurgião-geral e a estabilização das vias aéreas, respiração e circulação ("ABC" do *advanced trauma life support* – ATLS®).

A lesão medular secundária causada por hipotensão com consequente isquemia medular deve ser evitada. Nesse sentido, a hipotensão e o choque neurogênico devem ser tratados agressivamente com reposição volêmica. Os objetivos são uma pressão arterial sistólica de 90 a 100 mmHg, frequência cardíaca de 60 a 100 batimentos por minuto com débito urinário de > 30 mL/hora com normotermia.[6] O 3° Simpósio Internacional de Neurotrauma da Associação Americana de Neurocirurgiões (AANS) e o *Congress of Neurological Surgeons* (CNS) preconiza uma pressão arterial média > 85 mmHg e evitar uma queda na pressão arterial sistólica menor que 90 mmHg pelos primeiros 7 dias. Na falha na manutenção dos níveis pressóricos adequados, vasopressores estão indicados, e estes devem ser utilizados conforme o nível acometido. Pacientes acometidos acima do nível de T6 devem ter como escolha vasopressores com atividade alfa e beta-adrenérgicas, em decorrência de bradiarritmias que ocorrem por falta de oposição à atividade vagal. Lesões abaixo de T6 vão causar hipotensão pela vasodilatação, portanto vasopressores com atividade apenas alfa-adrenérgicas são eficazes.[6]

Reduções temporárias na pressão arterial média (PAM) após a LMA apresentam associação com pior desfecho clínico, e a indução da hipertensão sistêmica temporária pode ajudar a prevenir lesão secundária por meio da manutenção da pressão de perfusão medular (PPM).[7] A otimização da PPM pode ser realizada por meio da diminuição da pressão intraespinal mediante a colocação de dreno lombar externo, para drenagem do líquido cefalorraquidiano, aumentando assim a PPM, o que tem se mostrado alternativa promissora.[7]

Pacientes com rebaixamento do nível de consciência ou sedados devem ser submetidos diretamente à avaliação radiológica para investigação de traumatismo raquimedular, enquanto pacientes conscientes, orientados e cooperativos serão primeiramente avaliados de forma clínica. Nesses pacientes, deve-se realizar o exame físico neurológico baseando-se nos critérios do *International Standards for Neurological Classification of Spinal Cord Injury* (ISNCSCI).[8]

Ausência de dor cervical ao exame de palpação e de movimentação ativa cervical, preservando a amplitude do movimento na ausência de déficit neurológico e de lesão sistêmica distratora, permite a retirada do colar cervical sem exames de imagem complementares.

Detalhes sobre a natureza e a gravidade do trauma podem ajudar a definir mecanismos de lesão e a biomecânica nele envolvida, buscando parâmetros para aferir a presença de instabilidade.

White e Panjabi definiram instabilidade como "a perda da habilidade da coluna de manter, sob forças fisiológicas, seu padrão de dispersão de forma a não promover déficit neurológico inicial ou adicional, piora de deformidades ou dor incapacitante".[2]

As estruturas anatômicas envolvidas na estabilidade dessa região são os discos intervertebrais e as estruturas ósseas e ligamentares. As estruturas ósseas relacionadas à estabilidade são os corpos vertebrais, as facetas e os elementos do arco posterior. O arco posterior (definido por todas as estruturas posteriormente ao ligamento longitudinal posterior) e as facetas têm características que permitem menor contenção de carga, mas ainda assim são importantes na estabilidade. O arco posterior tem pouca função contençora de peso, mas é importante para fixação dos ligamentos.

Os ligamentos espinais permitem vários graus de movimentos da coluna vertebral e ajudam a manter seu suporte estrutural. Permitem os movimentos fisiológicos normais enquanto eliminam os extremos dos movimentos e absorvem energia excessiva.

O choque medular refere-se ao estado clínico neurológico do paciente, quando há perda completa da função motora e sensitiva abaixo do nível da lesão, perda dos reflexos tendinosos profundos e ausência do reflexo bulbocavernoso. É importante frisar que a ausência do reflexo bulbocavernoso é indicativa de choque medular, e que isso, por si só, faz com que as tentativas de interpretação de prognóstico sejam imprecisas nos pacientes em investigação de LMA.[9]

EXAMES DE IMAGEM

O uso de radiografias simples, tomografia computadorizada (TC) e ressonância magnética (RM) vem se alterando de acordo com a maior disponibilidade, qualidade, tempo de aquisição e processamento de imagem.

Na suspeita clínica de lesão espinal realiza-se radiografia simples, quando possível incluído filme em posição ortostática para demonstrar a perda da integridade da banda de tensão posterior sob carga axial. Áreas suspeitas devem ser posteriormente investigadas com TC de alta definição.

TC com reconstrução nos planos sagital e coronal deve ser realizada em qualquer paciente sintomático com suspeita de lesão medular para o diagnóstico de fraturas e deformidades na coluna. Há tendência crescente de realização de TC de tórax, abdome e pelve nos pacientes politraumatizados para a exclusão de lesões viscerais antes que a avaliação formal da coluna espinal seja realizada, permitindo uma visualização rápida de toda a coluna. Hauser et al. (2003) demonstraram que a qualidade da TC do tronco é suficiente e até mesmo mais eficaz que a da radiografia simples.[2]

Outra opção que vem sendo cada vez mais discutida é o papel da RM no contexto da LMA para avaliação e prognóstico, ao examinar a extensão da lesão intramedular e predizer a gravidade da lesão.[4]

RM está indicada na presença de déficit neurológico e no diagnóstico de lesões ligamentares. Lee et al.[10] relataram ser a RM com sequência pesada em T2 com supressão de gordura um método de alta sensibilidade, especificidade e acurácia na avaliação da integridade do complexo ligamentar posterior.[4]

Embora a maioria dos sistemas de classificação pela RM seja útil para predizer desfecho, eles não são utilizados para definir conduta cirúrgica, ou mesmo para orientar planejamento, sendo a TC o exame de escolha nos casos com lesão neurológica associada.[11]

Com base nos achados da TC, a lesão deve ser classificada com base no mecanismo de trauma, estabilidade da coluna vertebral e presença ou ausência de déficit neurológico. Classificações como a TLICS (*Thoracolumbar Injury Classification and Severity Score*) e o SLICS (*Subaxial Cervical Spine Injury Classification and Severity Score*), assim como as classificações publicadas e validadas pela AO Spine, definem as lesões em estáveis e instáveis, sendo estas últimas imperativas de imobilização de estabilização cirúrgica.[12]

TRATAMENTO CLÍNICO

Embora amplamente estudado, não se observou nenhum tratamento possível de reversão ou prevenção do déficit neurológico no paciente lesado medular. O tratamento clínico medicamentoso direcionado para LMA baseia-se no uso de agentes neuroprotetivos para modulação dos mecanismos fisiopatológicos conhecidos, proteção contra a apoptose celular e estimulação da regeneração.[13]

Os agentes farmacológicos estudados para neuroproteção – gangliosídeo, naloxona, nimodipino e mesilato de tirilazad – não apresentaram impacto significante na melhora funcional. A metilprednisolona succinada sódica, quando administrada em altas doses intravenosas nas primeiras 8 horas do TRM, apesar de controversa, demonstrou melhora no desfecho funcional, segundo o NASCIS (*National acute spinal cord injury study II*).[13] Entretanto, revisões sistemáticas recentes questionam seu uso de forma ampla e irrestrita pelo aumento de morbidades como infecções, sangramento gastrodigestivos e até mesmo óbito.

Pacientes vítimas de lesão medular acima da terceira vértebra cervical vão apresentar perda da inervação dos músculos diafragma, musculatura abdominal e intercostais, sendo incompatível com a vida sem o devido suporte ventilatório.[8] Pacientes com lesões altas vão exibir padrão paradoxal de respiração, com retração abdominal durante a inspiração e protrusão na fase expiratória, isso pela fragilidade dos músculos intercostais externos e pela flacidez da parede abdominal.[8] Já aqueles pacientes com lesões incompletas altas como C2-C4, ou abaixo de C5, podem ainda manter uma ventilação espontânea, com esforço elevado. Mas a taxa de falha e necessidade de ventilação mecânica é elevada nos 4 primeiros dias.[8] Alguns estudos indicam a intubação eletiva nesses pacientes, visto que aguardar a insuficiência respiratória pode levar a intubação de urgência e com isso manipulação incorreta da cervical e hipóxia, com risco de maior dano neurológico.[8]

Em paciente vítima de lesão medular alta, o diafragma é responsável por 90% da sua ventilação, e a perda da musculatura expiratória leva a acúmulo de secreções e a aumento de produção de secreções secundária a disfunção autonômica. A associação de aumento de secreção com incapacidade de eliminá-la favorece o surgimento de atelectasias.[8,9] A preservação da função do diafragma é o objetivo primário, sendo utilizada a ventilação invasiva em modo assistido com fluxo como parâmetro para novo ciclo inspiratório. Em caso de falha no disparo de novo ciclo inspiratório, retiramos o auto-PEEP, principal causador dessa falha. E, em caso de má sincronia do paciente com o ventilador, medidas como aumento do tempo expiratório, adição de pressão positiva no final da expiração (PEEP) externa e redução da sensibilidade do disparo de fluxo podem ser utilizadas. O volume corrente deve ser mantido entre 15-20 mL/kg.

Outra medida importante é a drenagem de secreções, que pode ser atingida com drenagem postural e técnicas de tosse assistida. Em relação ao PEEP, este deve ser mantido em 0 cmH_2O, pois ele pode ser a causa de aprisionamento de ar em pacientes com déficit em musculatura expiratória.[8]

A traqueostomia, quando realizada em menos de 7 dias da hospitalização, especialmente em pacientes vítimas de lesão medular em nível cervical, mostrou diminuir o tempo de internação, menores taxas de complicações laringotraqueais e período menor de tempo sob ventilação mecânica.

Eventos tromboembólicos acometem cerca de 10% dos pacientes com LMA no primeiro ano pós-trauma, sendo idade e paraparesia crural fatores de risco independentes para tromboembolismo venoso (TEV). É recomendado que todos os pacientes com TRM e LMA iniciem assim que possível a profilaxia mecânica e química para TEV, iniciando prioritariamente nas primeiras 72 horas pós-trauma e continuando por 3 meses, se não houver contraindicações. Heparina de baixo peso molecular é a medicação de escolha inicial.[8,11]

Alterações metabólicas após LMA, como aumento da excreção do nitrogênio associada à atrofia por denervação muscular, são fatores preditores independentes para formação de úlcera de estresse. A proteção gástrica com inibidores de bomba de próton é indicada assim que possível e deve ser mantida por no mínimo 4 semanas. O suporte nutricional também deve ser iniciado nas 72 horas após o TRM, sendo preferida a via enteral à parenteral, pelo elevado risco de infecção. Não há evidências suficientes no aspecto nutricional que demonstrem melhora no desfecho neurológico a partir do suporte nutricional precoce.[11]

A reabilitação fisioterápica é importante para prevenir contraturas articulares e a perda de força muscular, assim como conservar a densidade mineral óssea e garantir o pleno funcionamento ventilatório e digestivo.[12] Além disso, a fisioterapia promove a ativação celular e o remodelamento funcional do córtex cerebral, provocando mudanças adaptativas e reorganizando os circuitos neurais centrais com o objetivo de melhorar a funcionalidade perdida pela LMA.[12] Existe uma forte associação entre a recuperação do estado funcional e a presença de lesão completa ou incompleta, bem como o nível da lesão.[13]

Uma das grandes preocupações com pacientes com lesão medular é a formação de úlceras de pressão. De 27 a 40% dos pacientes desenvolvem úlcera de pressão já na primeira internação.[12] Seu surgimento está relacionado a diversos fatores, porém os mais relevantes são aqueles associados ao posicionamento e ao tempo de imobilização.[12] As medidas mais eficazes na profilaxia de úlceras de pressão são a mudança de decúbito a cada 2 horas associada a colchões com amortecimento apropriado. Deve ser evitada a posição de decúbito lateral em 90 graus, visto ser essa a de mais risco para formação de úlceras em região de trocanter.

A estimulação epidural associada à reabilitação fisioterápica em pacientes com LMA pode melhorar significativamente a função motora em pacientes com lesão incompleta.[12] Nos pacientes com LMA que permanecem acamados por um longo período, nas sessões de fisioterapia, é importante considerar o risco de hipotensão ortostática no momento da mobilização.[12]

A dor no paciente lesado medular é importante fator de agravo da qualidade de vida nesses pacientes, sendo as mais comuns a dor neuropática e a nociceptiva. A nociceptiva é a mais comum, pelas causas musculoesqueléticas como lesões musculares, ósseas, deformidades e espasticidade. Dores de origem visceral podem surgir em razão de alterações em abdome, tórax ou pelve.

A dor neuropática tem origem no nível da lesão medular, por compressão de estruturas nervosas ou abaixo do nível da lesão, como consequência de isquemia da medula espinal ou compressão. O manejo da dor nociceptiva é baseado no uso de analgésicos simples e opioides. Anti-inflamatórios são utilizados por curto período. Nas dores nociceptivas de origem visceral, a causa-base deve ser investigada. Em situações de dor neuropática, os anticonvulsivantes, antidepressivos e opioides fortes e fracos são as medicações mais indicadas.[8] De forma geral conseguimos um nível de redução do quadro doloroso de 50%.[8] Os anticonvulsivantes são as medicações iniciais, seguidos dos antidepressivos tricíclicos, ambos considerados de primeira linha.[8] Os opioides fracos e fortes são considerados de segunda e terceira linhas.[8]

O manejo da dor inclui exercícios fisioterápicos, orientações como evitar sobrecarga em cadeias musculares funcionais e estimulação neural elétrica transcutânea (TENS), além da terapêutica multidisciplinar. Dois estudos clínicos randomizados recomendaram o uso da TENS para melhora da dor, com relevância estatística. A espasticidade também é um achado frequente no paciente com TRM. Medicação é a primeira linha de tratamento nos casos de espasticidade moderada a grave. Em situações de dor decorrente da espasticidade, o dantrolene é a medicação de escolha. Se efeitos colaterais não suportáveis, o baclofeno é a segunda opção. Uma revisão sistemática recente demonstrou que exercícios passivos de amplitude de movimento (em comparação com nenhuma intervenção) demonstraram reduzir espasticidade.[9]

TRATAMENTO CIRÚRGICO

Nos pacientes com lesões instáveis, comprometimento neurológico e compressões medulares, o tratamento cirúrgico torna-se obrigatório. O tratamento cirúrgico precoce demonstrou melhorar o desfecho funcional após a LMA e associou-se à diminuição do tempo de permanência hospitalar (LOS) para pacientes com lesões Asia A e B.[14,15]

O STASCIS (*Estudo do tempo cirúrgico em lesão medular aguda*), maior estudo de coorte prospectivo multicêntrico, constatou que, dos 313 pacientes com lesão medular cervical, o tratamento cirúrgico por meio da descompressão precoce, realizado dentro de 24 horas de lesão, aumentou em cerca de 2,8 vezes as chances de melhora da escala ASIA em 2 graus, quando comparado aos pacientes que realizaram a descompressão com mais de 24 horas do trauma.[15]

Um estudo canadense multicêntrico de coorte na sua casuística reforçou esses achados relatando uma maior proporção de pacientes que receberam cirurgia precoce e apresentaram melhora de pelo menos dois graus na escala ASIA (escala de deficiência da Associação Americana de Lesões Espinhais).[15]

A partir desses achados positivos, as diretrizes do AO Spine, delineadas por um painel internacional de especialistas, sugerem cirurgia descompressiva precoce, quando viável.[14,15]

COMPLICAÇÕES

As complicações decorrentes do estado de imobilidade crônica e secundárias ao quadro neurológico do paciente já foram discutidas em oportunidades prévias em outros capítulos deste livro.

As complicações decorrentes do tratamento cirúrgico estão relacionadas ao posicionamento inadequado dos instrumentais de fixação, com possível lesão às estruturas vasculares e neurais. A incidência de sintomas por má colocação de parafusos pediculares torácicos varia de 0,5 a 6%. Fístula liquórica e infecção são também complicações possíveis após tratamento cirúrgico.[12]

Infecções do sítio cirúrgico ocorrem em até 8%, com 3% de índice de complicações com os implantes. O risco de piora neurológica com instrumentação posterior é de 1 a 3%, sendo os parafusos pediculares os responsáveis pela maioria das lesões com acometimento radicular. Pseudoartrose pode ser esperada em até 20% dos pacientes ao longo de 10 anos de acompanhamento. No geral, grandes séries demonstram necessidade de revisão cirúrgica em 9% dos pacientes.[13]

PROGNÓSTICO

Pacientes sem déficit neurológico devem esperar evolução bastante favorável. O índice de retorno às atividades prévias é de 90%. Dor residual e nível de escolaridade anterior ao trauma parecem ser os principais fatores determinantes. Aqueles com déficits neurológicos apresentam restrições importantes, embora caiba à sociedade cada vez mais permitir a inclusão desses pacientes em um meio economicamente ativo. É importante manter o segmento de reabilitação e vigilância infecciosa, assim como o de cuidados e tratamento para espasticidade. Qualquer deterioração tardia deve ser prontamente investigada para lesões medulares com siringomielia ou progressão da deformidade.[15]

PONTOS-CHAVE

1. O traumatismo raquimedular (TRM) é uma lesão traumática da coluna vertebral que pode ou não estar associada à lesão medular. Pacientes com TRM têm alto índice de morbidade, com a maioria apresentando comprometimento motor, sensitivo e autonômico quando associado à lesão medular aguda (LMA).
2. O manejo da LMA tem como objetivo evitar lesões secundárias para preservar a função neurológica, e conceitos como descompressão precoce e otimização da perfusão medular são fundamentais para preservar a função neurológica.

3. A fisiopatologia da LMA é dividida em lesão primária (insulto físico direto na medula espinal) e lesão secundária (cascata de insultos fisiológicos, bioquímicos e intra/extracelulares após o trauma). As sequelas neurológicas precoces resultam principalmente da destruição da microvasculatura sensitivo-motora medular e lesão mecânica direta do parênquima medular.
4. Os princípios cardinais no manejo da lesão medular aguda oriunda do TRM são a prevenção de lesão secundária e a descompressão e estabilização precoce, começando no ambiente pré-hospitalar e continuando pelo atendimento inicial, diagnóstico, tratamento intensivo e cirúrgico, e reabilitação.
5. O tratamento cirúrgico precoce demonstrou melhorar o desfecho funcional após a LMA e associou-se à diminuição do tempo de permanência hospitalar para pacientes com lesões ASIA A e B, com estudos como o STASCIS mostrando que a descompressão precoce (dentro de 24 horas da lesão) aumenta as chances de melhora na escala ASIA.

REFERÊNCIAS BIBLIOGRÁFICAS

1. Wilson JR, Forgione N, Fehlings MG. Emerging therapies for acute traumatic spinal cord injury. CMAJ. 2013;185(6):485-92.
2. Van Den Berg MEL, Castellote JM, Mahillo-Fernandez I, De Pedro-Cuesta J. Incidence of spinal cord injury worldwide: a systematic review. Neuroepidemiology. 2010;34(3):184-92.
3. Botelho RV, Albuquerque LDG, Bastianello Junior R, Arantes Júnior AA. Epidemiology of traumatic spinal injuries in Brazil: systematic review. Arq Bras Neurocir Brazilian Neurosurgery. 2014;33(02):100-6.
4. Aito S, Tucci L, Zidarich V, Werhagen L. Traumatic spinal cord injuries: evidence from 30 years in a single centre. Spinal Cord. 2014;52(4):268-71.
5. Wilson JR, Voth J, Singh A, Middleton J, Jaglal SB, Singh JM, et al. Defining the pathway to definitive care and surgical decompression after traumatic spinal cord injury: results of a Canadian population-based cohort study. J Neurotrauma. 2016;33(10):963-71.
6. Evaniew N, Sharifi B, Waheed Z, Fallah N, Ailon T, Dea N, et al. The influence of neurological examination timing within hours after acute traumatic spinal cord injuries: an observational study. Spinal Cord. 2020;58(2):247-54.
7. Yue JK, Winkler EA, Rick JW, Deng H, Partow CP, Upadhyayula PS, Birk HS, Chan AK, Dhall SS. Update on critical care for acute spinal cord injury in the setting of polytrauma. Neurosurg Focus. 2017;43(5):e19.
8. Hawryluk G, Whetstone W, Saigal R, Ferguson A, Talbott J, Bresnahan J, et al. Mean arterial blood pressure correlates with neurological recovery after human spinal cord injury: analysis of high frequency physiologic data. Neurotrauma. 2015;32(24):1958-67.
9. Yue JK, Hemmerle DD, Winkler EA, Thomas LH, Fernandez XD, Kyritsis N, et al. Clinical implementation of novel spinal cord perfusion pressure protocol in acute traumatic spinal cord injury at US level I trauma center: Track-SCI study. World Neurosurg. 2020;133:e391-e396.
10. Lee HM, Kim HS, Kim DJ, Suk KS, Park JO, Kim NH. Spine. 2000;25(16):2079-84.
11. Burke JF, Yue JK, Ngwenya LB, Winkler EA, Talbott JF, Pan, JZ, Ferguson AR, et al. Ultra-early (< 12 hours) surgery correlates with higher rate of American Spinal Injury Association Impairment Scale conversion after cervical spinal cord injury. Neurosurgery. 2019;85(2):199-203.
12. Vaccaro AR, Lehman Jr RA, Hurlbert RJ, Anderson PA, Harris, M, Hedlund R, et al. A new classification of thoracolumbar injuries: the importance of injury morphology, the integrity of the posterior ligamentous complex, and neurologic status. Spine (Phila Pa 1976). 2005;30(20):2325-33.
13. Fehlings MG, Wilson JR, Tetreault LA, Aarabi B, Anderson P, Arnold PM, et al. A clinical practice guideline for the management of patients with acute spinal cord injury: recommendations on the use of methylprednisolone sodium succinate. Global Spine J. 2017;7(Suppl 3):203S-211S.
14. Fehlings MG, Vaccaro A, Wilson JR, Singh A, Cadotte DW, Harrop JS, et al. Early versus delayed decompression for traumatic cervical spinal cord injury: results of the Surgical Timing in Acute Spinal Cord Injury Study (STASCIS). PloS One. 2012;7:e32037.
15. Fehlings MG, Tetreault L, Wilson J, Aarabi B, Anderson P, Arnold PM, et al. A clinical practice guideline for the management of patients with acute spinal cord injury and central cord syndrome: recommendations on the timing (≤ 24 hours versus >24 hours) of decompressive surgery. Global Spine J. 2017;7(2S):354S.
16. Shabani S, Kaushal M, Soliman HM, Nguyen HS, Aarabi B, Fehlings MG, et al. AO Spine global survey: international trends in utilization of magnetic resonance imaging/computed tomography for spinal trauma and spinal cord injury across AO regions. J Neurotrauma. 2019;36(24):3323-31.

68

Trauma torácico

Juliana Rocha Mol Trindade
Augusto Ishy
Angelo Fernandez

SUMÁRIO

INTRODUÇÃO

O trauma torácico é uma das principais causas de morbimortalidade em pacientes vítimas de trauma físico, sendo frequentemente associado a acidentes de trânsito, quedas de altura, agressões e lesões em ambientes industriais. As lesões torácicas variam desde muito leves com baixo risco a extremamente graves e fatais, por isso sua classificação é bastante problemática, variável de acordo com a visão de determinado autor, principalmente no aspecto didático.

O conceito de trauma torácico envolve desde contusões da parede, lesões pulmonares de pequena monta até rupturas de órgãos vitais, como o coração e/ou grandes vasos. Este capítulo visa fornecer uma visão abrangente sobre as características, avaliação e manejo do trauma torácico, com foco nas lesões mais comuns e nos protocolos terapêuticos atuais.

CLASSIFICAÇÃO DO TRAUMA TORÁCICO

O trauma torácico pode ser classificado de diversas formas, dependendo de sua natureza e extensão. Não existe um critério universal, mas a seguir serão agrupadas e sistematizadas as lesões mais frequentes.

Trauma fechado (*blunt trauma*)

Representa a maioria dos casos e é causado por impactos contusos contra elementos sólidos, como ocorre em acidentes automobilísticos, quedas ou agressões físicas. As lesões ocorrem sem penetração dos elementos superficiais (pele, subcutâneo ou músculos).

Trauma penetrante

Resulta da ação de objetos perfurocortantes no tórax, como facadas, arma de fogo ou ferimentos por objetos pontiagudos ou cortantes. Esse tipo de trauma frequentemente provoca lesões mais específicas e de maior risco imediato, como pneumotórax e lesões nos grandes vasos.

Traumas contusopenetrantes ou toracotomias traumáticas

Lesões extremamente graves e geralmente causadas por esmagamento ou explosões, eventualmente com abrasões de tecidos superficiais ou queimaduras extensas, fraturas esqueléticas múltiplas e lacerações profundas. São mais comuns em enfrentamentos bélicos e muitas vezes causa de óbito imediato no local do acidente.

A avaliação inicial do trauma torácico segue o protocolo ABCDE (via aérea, respiração, circulação, deficiência neurológica e exposição), com atenção particular à manutenção da via aérea e à oxigenação do paciente, o primeiro, mais agudo e potencialmente fatal dos parâmetros avaliados no exame clínico inicial.

LESÕES COMUNS NO TRAUMA TORÁCICO

O trauma torácico pode envolver diversas estruturas anatômicas, resultando em diferentes tipos de lesões, frequentemente associadas. As mais comuns serão apresentadas a seguir.

Fraturas de costelas e esterno

As fraturas de costelas são comuns em traumas contusos, especialmente em acidentes automobilísticos. Embora muitas dessas fraturas sejam simples e autolimitadas, elas podem ser complicadas por pneumotórax ou hemotórax, especialmente se houver fraturas múltiplas ou fraturas com grande desvio. O esterno também pode ser fraturado em colisões de alto impacto e está associado a lesões cardíacas graves.

O trauma torácico envolvendo parede necessita de analgesia adequada, suporte ventilatório e mobilidade precoce. A analgesia adequada é a estratégia inicial para controle de dor.

Embora controverso, o uso indiscriminado de opioides deve ser evitado pelos efeitos colaterais e, nos casos de dor mais intensa e de difícil controle, lançar mão de técnicas de analgesia multimodal, como bloqueio de receptores de dor central e periféricos. Para pacientes que necessitam de estratégias mais agressivas, bloqueios anestésicos locais (intercostais, plexulares ou peridural) podem ser considerados, principalmente nos casos com maior risco de complicações respiratórias, como idosos e vítimas de múltiplas fraturas com instabilidade.

Intervenções para fixação de fraturas costais múltiplas vêm sendo propostas com frequência cada vez maior (Figura 1). Instrumentais para esses procedimentos foram desenvolvidos e se mostraram bastante úteis em diversas situações. A indicação da videotoracoscopia para resolução das afecções pleurais, frequentemente associada às lesões parietais, também teve um impacto bastante positivo na evolução favorável dos casos mais complexos.

Pneumotórax

O pneumotórax ocorre quando há ar livre na cavidade pleural, o que pode ser causado pelo rompimento da pleura visceral ou pela entrada de ar através de um ferimento que lese e exponha a pleura visceral. Essa situação está associada a injúrias da parede, muitas vezes sem que haja solução de continuidade, por isso vale pensar sempre em pneumotórax quando o mecanismo do trauma envolver desacelerações bruscas. Também é comum encontrar a situação mista, caracterizada pelo hemopneumotórax, com sangramentos originados da parede, através da pleura parietal ou de lesões secundárias a lacerações pulmonares. Simplificando bastante, o pneumotórax pode ser classificado como:

- Pneumotórax simples (ou fechado): o ar se acumula na cavidade pleural sem comunicação direta com o ambiente externo, causando colapso pulmonar de extensão variável. Nessas situações, a drenagem simples pode ser a solução adequada.

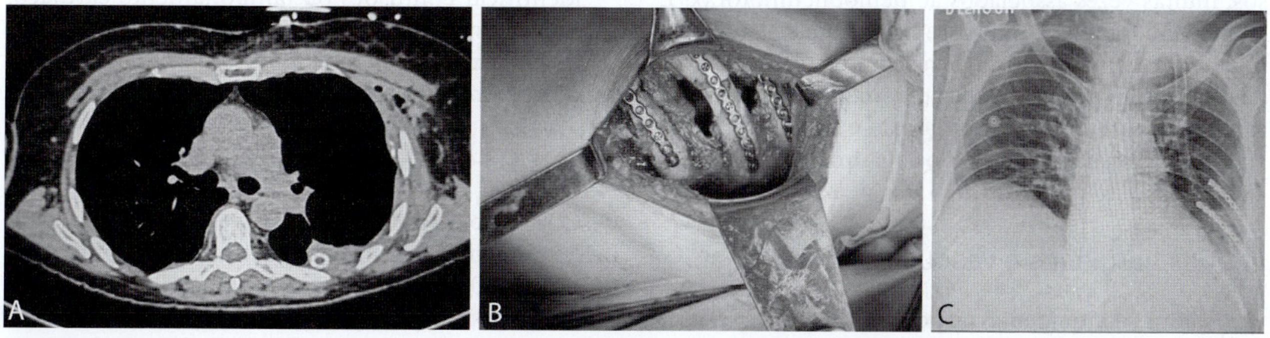

FIGURA 1 Trauma torácico fechado com diagnóstico de fratura de arcos costais e hemotórax. Foi submetido a drenagem pleural no atendimento inicial e videopleuroscopia para limpeza da cavidade e fixação de arcos costais. Imagens da tomografia (A), campo cirúrgico mostrando a fixação da fratura com placas de titânio (B) e radiografia controle no pós-operatório (C).
(Veja imagem colorida no encarte no final do livro.)

- Pneumotórax aberto: quando existe solução de continuidade entre o meio externo e a cavidade pleural. Nessas situações, o fechamento da continuidade deve ser prioritário.
- Pneumotórax hipertensivo: caracterizado pela pressão intratorácica crescente, que pode levar à compressão dos pulmões e grandes vasos, com significativo desvio do mediastino, representando emergência médica tanto ventilatória quanto hemodinâmica. Procedimentos de descompressão (drenagem) são fundamentais nessa emergência.

O pneumotórax de maior monta pode ser diagnosticado rapidamente por meio do exame clínico (o que, com frequência, é negligenciado) e confirmado por radiografia de tórax ou ultrassonografia.

Hemotórax

O acúmulo de sangue na cavidade pleural, conhecido como hemotórax, frequentemente resulta de lesões vasculares, tanto pulmonares quanto parietais. Como mencionado, é comum estar associado ao pneumotórax, o que caracteriza o hemopneumotórax traumático. Pode ser identificado por sinais clínicos secundários à hipotensão ou choque e confirmado por métodos de imagem (radiografia, tomografia ou ultrassom do tórax), quando a opacidade homogênea pode ser observada.

O tratamento inicial geralmente inclui drenagem torácica, mas com a popularização da videotoracoscopia esse método tem sido indicado cada vez mais precocemente, substituindo, com vantagens, a drenagem pleural percutânea feita às cegas se o paciente apresenta condições clínicas favoráveis.

Contusão pulmonar

A contusão pulmonar ocorre por impacto direto no pulmão ou em lesões causadas por desaceleração aguda. Esse tipo de trauma causa rupturas do parênquima, provocando hemorragia e edema intraparenquimatosos, muitas vezes associados ao hemopneumotórax. É comum em traumas contusos, e sua gravidade é variável, podendo até provocar insuficiência respiratória em razão da diminuição da capacidade de troca gasosa. O manejo inicial envolve suporte ventilatório e monitoramento rigoroso, além da resolução dos quadros pleurais associados (quando presentes).

Lesões cardíacas e vasculares

Traumas contundentes ou penetrantes podem causar lesões no coração e grandes vasos. O tamponamento cardíaco é uma condição grave em que o acúmulo de sangue no pericárdio impede a adequada diástole, reduzindo a fração de ejeção e causando falência circulatória. Lesões na aorta torácica, particularmente na região do arco aórtico, ou da veia cava superior causam hemorragias graves, que podem ser fatais se não identificadas e tratadas rapidamente.

Fraturas da coluna torácica

Embora menos frequentes, as fraturas da coluna torácica podem ocorrer em traumas de grande energia, como quedas de altura ou acidentes automobilísticos. Essas fraturas podem estar associadas a lesões neurológicas, como paraplegia, e devem ser identificadas, se possível, no local do trauma, para que os cuidados de imobilização sejam tomados no transporte, evitando piora do quadro secundário a lesões raquimedulares.

DIAGNÓSTICO E AVALIAÇÃO

O diagnóstico inicial do trauma torácico envolve uma abordagem sistemática que inclui história clínica, conhecimento e interpretação do mecanismo de trauma, exame físico acurado e exames de imagem.

- Exame físico: a avaliação dos sinais vitais seguindo a regra ABCDE implica inspeção, palpação e ausculta para identificar deformidades, crepitação subcutânea (indicativa de pneumotórax ou pneumomediastino, fraturas do esterno ou costelas), tiragem, respiração paradoxal e estase jugular (indicativa de possível tamponamento cardíaco). Não menos importante é a avaliação hemodinâmica da fase aguda por meio de medida de pulso e pressão arterial sequencial.
- Exames de imagem: a radiografia do tórax é o exame inicial para identificar lesões como pneumotórax, hemotórax e fraturas ósseas. A tomografia computadorizada (TC) pode ser necessária para uma avaliação mais detalhada, mas só deve ser feita em condições de estabilidade. A ecocardiografia transtorácica, quando disponível na emergência, pode ser útil para identificar contusões ou tamponamento cardíaco. Salas de emergência bem equipadas dispõem do FAST (*focused assessment with sonography in trauma*) e de pessoal treinado em seu manuseio.

MANEJO DO TRAUMA TORÁCICO

O manejo do trauma torácico varia dependendo do mecanismo do trauma, e da identificação da gravidade das lesões. O foco inicial é garantir a via aérea (A), a ventilação (B) e a condição hemodinâmica (C). A estabilização sistemática e precoce das condições ventilatórias e hemodinâmicas na fase aguda permite que as avaliações secundárias mediante os exames subsidiários sejam feitas com mais segurança e definam as intervenções necessárias na fase subaguda.

Oxigenoterapia, aquecimento e suporte ventilatório

A manutenção da oxigenação adequada é crucial. O uso de oxigênio suplementar é indicado em casos de hipoxemia, independentemente da causa. Em casos graves de insuficiência respiratória, a intubação endotraqueal e a ventilação mecânica podem ser necessárias, tendo sempre em mente que a pressão positiva pode piorar pneumotórax não identificado. Manter o aquecimento em situações hemodinâmicas desfavoráveis deve sempre ser lembrado.

Drenagem torácica

A drenagem pleural é frequentemente necessária e pode ser emergencial em casos de pneumotórax ou hemotórax, principalmente quando houver instabilidade. A inserção de um tubo torácico pode aliviar a pressão pleural e restaurar a função pulmonar e hemodinâmica. O procedimento deve ser realizado com cuidado para evitar complicações como lesões nos pulmões ou nos grandes vasos. Nas situações de urgência, devem ser seguidas as recomendações da *Advanced Trauma Life Support*® (ATLS®). Em situações mais controladas, em que houver a possibilidade de avaliar os exames de imagem, estes devem ser o guia para o posicionamento do dreno (Figura 2). Os drenos de inserção direta, tipo Wayne, ou os que usam a técnica Seldinger de dilatação estão substituindo os drenos tubulares convencionais, principalmente no atendimento *in loco* do acidente, na fase pré-transporte.

Na fase subaguda, a videotoracoscopia tem sido cada vez mais indicada e usada para tratamento das afecções pleurais secundárias ao trauma. Embora os dados ainda sejam discutíveis, essa abordagem parece ser mais resolutiva, definir diagnósticos não identificados e reduzir significativamente o risco de reintervenções.

Tratamento cirúrgico

Fase aguda

Lesões graves, como toracotomias traumáticas, fraturas expostas dos ossos da caixa torácica, lesões cardíacas ou dos grandes vasos e lacerações pulmonares extensas, podem exigir cirurgia imediata, chamada de emergencial ou de salvamento. A toracotomia exploradora, ainda na admissão, pode ser salvadora em situações críticas. A reparação de ferimentos cardíacos ou dos grandes vasos, da traqueia ou de brônquios proximais pode requerer a abordagem cirúrgica imediata, na própria sala de admissão, e está baseada fundamentalmente em critérios clínicos, sem esperar por exames subsidiários.

Quando disponíveis, os exames complementares beira-leito, como ultrassonografia (FAST) e equipamentos de radiografia portátil, são de grande utilidade. A mortalidade nessas situações é muito alta, sendo a intervenção mais efetiva nos traumas penetrantes e nos casos de trauma torácico isolado, sem outras lesões associadas.

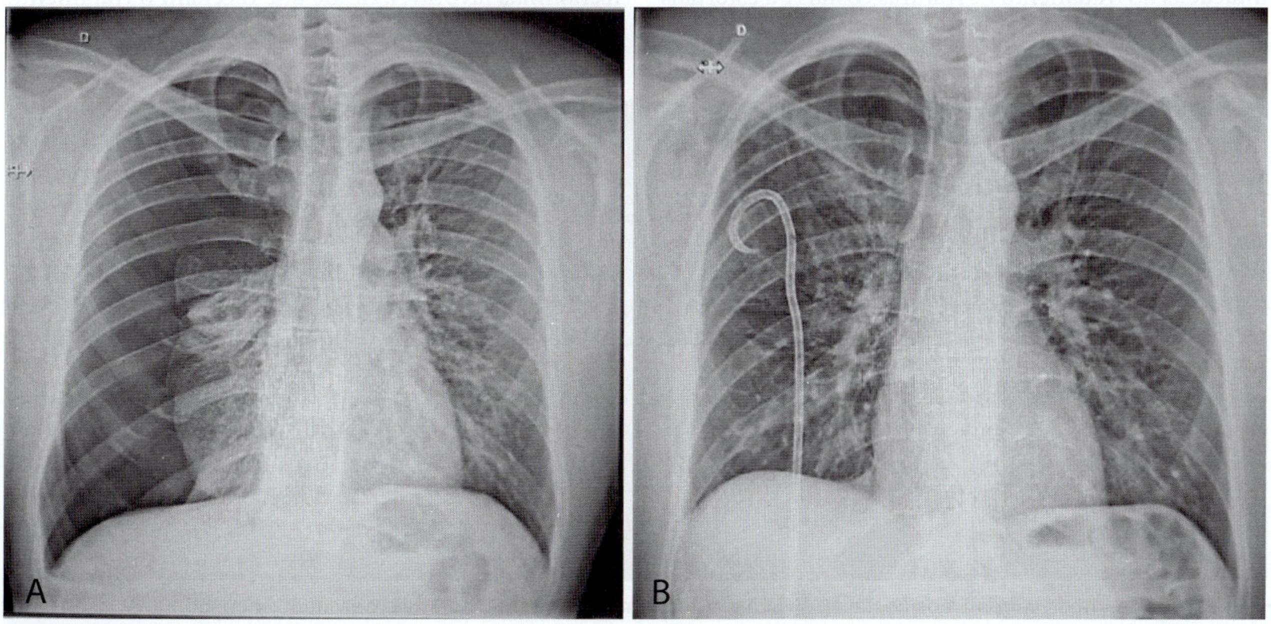

FIGURA 2 Radiografias de pneumotórax no trauma torácico fechado (A) e de expansão pulmonar após drenagem pleural (B). Neste caso, foi usado o sistema de drenagem por punção, com um cateter tipo Wayne acoplado a uma válvula unidirecional tipo Heimlich, com excelente resultado.

A abordagem habitual é a toracotomia anterolateral esquerda, com possibilidade de extensão contralateral, objetivando alcançar a lesão principal e controlar o dano maior e, assim que possível, transportar o paciente para o centro cirúrgico para correção definitiva das lesões identificadas.

Já a toracotomia de urgência é realizada nas primeiras horas do trauma, após avaliação por imagem, situação ventilatória e hemodinâmica controlada (inclusive por meios artificiais, como ventilação mecânica e/ou uso de drogas vasoativas) e com a lesão a ser tratada potencialmente identificada. Está reservada para lesões cardíacas compensadas, lesões traqueobrônquicas ou esofágicas e, em alguns casos, lesões vasculares tamponadas, sem risco agudo de exsanguinação. A indicação vem dos sinais progressivos de instabilidade hemodinâmica ou ventilatória, ou pelo controle do débito da drenagem pleural, quando o sangramento imediato é maior que 1.500 mL ou quando o débito se mostra maior que 300 mL/h nas horas subsequentes.

Há também indicação de abordagem cirúrgica nos casos de escape aéreo volumoso em todas as fases da respiração, resultando na incapacidade de expansão do pulmão do lado afetado e indicando lesão traqueobrônquica maior.

Fase subaguda

Na maioria das vezes, a estabilização dos parâmetros hemodinâmicos e ventilatórios permite uma avaliação por imagem e a definição da sequência de tratamento. Novas técnicas de estabilização da parede (placas fixadoras e próteses de substituição) são cada vez mais indicadas no tratamento de fraturas costais ou esternais complexas (Figura 3).

A videotoracoscopia (Figura 4) se mostrou altamente efetiva na resolução dos processos pleurais secundários, como hemotórax coagulado, pneumotórax encistado, encarceramento pulmonar, ressecção de fragmentos costais em fraturas cominutivas, identificação e tratamento das hérnias diafragmáticas, correção de fístulas com fuga aérea, entre outras possibilidades. Ao contrário do que se afirmou por muito tempo, a drenagem torácica exclusiva pode não ser o tratamento ideal, tanto na fase aguda quanto na fase subaguda do trauma. As discussões multidisciplinares entre os cirurgiões da emergência e os especialistas em cirurgia torácica, aliadas à melhor disponibilidade de exames de imagem nas salas de admissão, têm sido bastante profícuas, mudando paradigmas antigos e arraigados.

Técnicas de analgesia sistêmicas, bloqueios nervosos, crioanalgesia e fisioterapia analgésica melhoraram o conforto e reduziram as complicações secundárias à dor, devendo sempre acompanhar o pós-operatório. O objetivo da analgesia é manter o pulmão expandido, evitar a hipoventilação, que levaria a atelectasias e complicações infecciosas secundárias, e facilitar as manobras de fisioterapia e reabilitação precoce.

PROGNÓSTICO E DESFECHOS

O prognóstico do trauma torácico depende de diversos fatores, incluindo gravidade das lesões, órgãos acometidos, rapidez na identificação das lesões, presteza do atendimento médico e a prevenção de potenciais complicações. Pacientes com lesões no coração, grandes vasos ou aorta têm prognóstico muito mais reservado, enquanto lesões pulmonares isoladas podem ter desfecho mais favorável, desde que recebam o tratamento adequado a tempo.

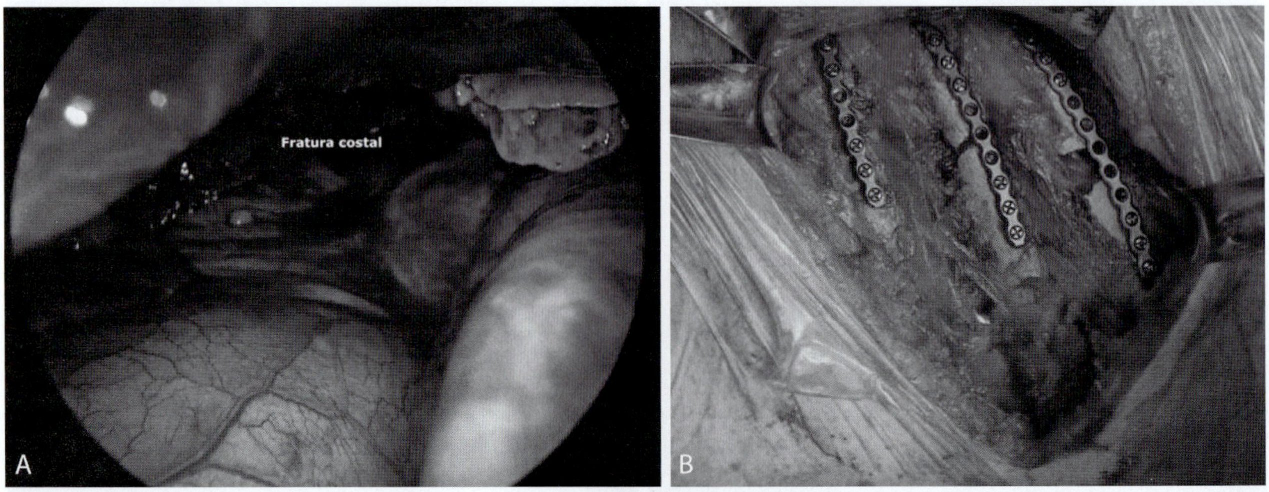

FIGURA 3 Fratura de vários arcos costais (A) vista em imagem transpleural, por meio de videotoracoscopia. A: visão toracoscópica da fratura costal. A lesão é nitidamente instável, com grande desvio do fragmento de osso que rompeu a pleura parietal, como se vê pela face pleural. B: fixação dos ossos com placas, estabilizando a parede. Essas intervenções combinadas certamente melhoram o quadro agudo e minimizam as complicações.

(Veja imagem colorida no encarte no final do livro.)

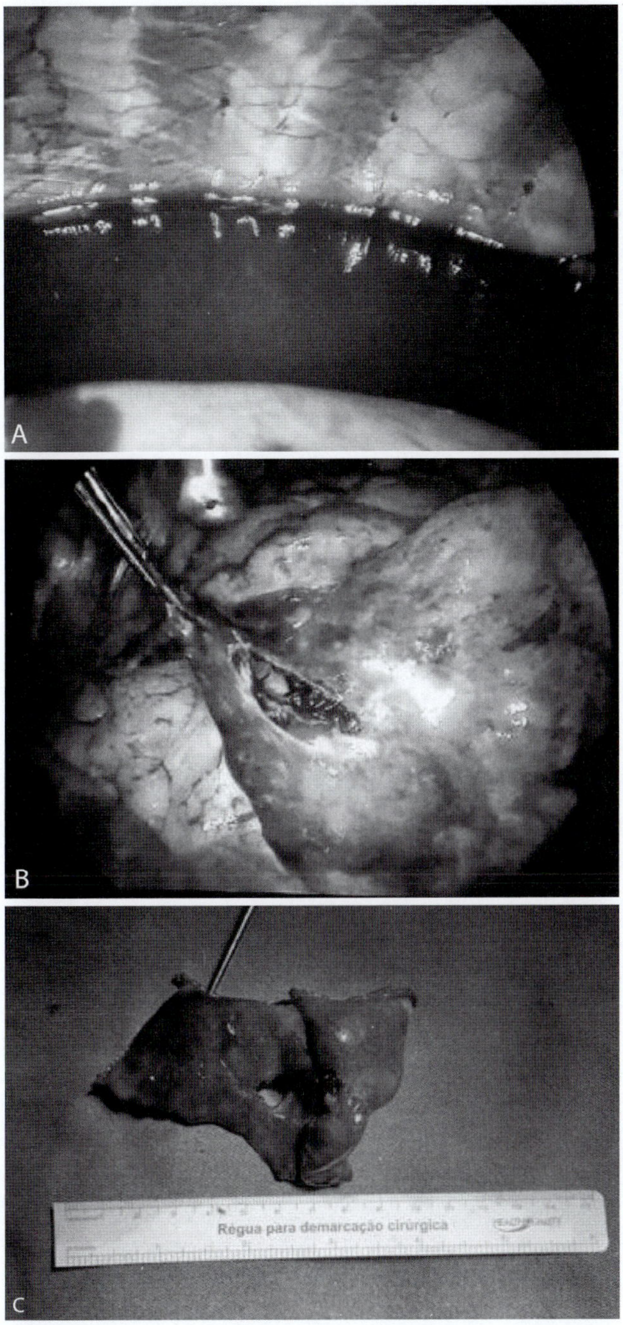

FIGURA 4 Trauma torácico perfurante por arma de fogo em paciente estável com diagnóstico de hemopneumotórax. A videopleuroscopia identificou o hemotórax, com coágulos formados na cavidade (A). Vale notar que a drenagem exclusiva não eliminaria boa parte dos coágulos. Além disso, o segmento pulmonar com lesão perfurocontusa extensa provocaria uma fuga aérea prolongada, com alto risco de contaminação (B). A intervenção mais agressiva permitiu ressecar o parênquima pulmonar lesado (C) de forma minimamente invasiva e com baixo risco.

(Veja imagem colorida no encarte no final do livro.)

CONSIDERAÇÕES FINAIS

O trauma torácico é uma condição clínica variável, potencialmente complexa e que exige diagnóstico preciso, rápido e manejo apropriado. As lesões torácicas podem variar desde fraturas simples, cujo tratamento seria exclusivamente o controle álgico e reabilitação fisioterápica, até lesões fatais envolvendo órgãos vitais, o que dificulta uma classificação sistemática precisa e um organograma de prioridades de atendimento de fácil compreensão.

Quem se dispõe a atender esses pacientes deve abrir seu leque de conhecimentos e habilidades, ampliar seu raciocínio clínico, compreender os potenciais riscos e reduzir as possibilidades de iatrogenias em situações emergenciais.

O progresso do atendimento pré-hospitalar, a disponibilidade de exames de imagem nas salas de emergência e a interação entre múltiplas especialidades e áreas do conhecimento médico melhoraram significativamente os desfechos.

O tratamento bem-sucedido depende da identificação precoce das lesões, decisões adequadas sob tensão e pressão e intervenções imediatas para estabilizar a função respiratória e circulatória, sempre olhando à frente para facilitar as condições de reabilitação. A abordagem inicial tem forte influência no prognóstico e deve ser feita de forma sistemática desde o local do trauma. O acompanhamento multidisciplinar sequencial envolve cirurgiões, anestesistas, intensivistas, fisioterapeutas, métodos de imagem e reabilitação e é fundamental para o manejo adequado e a melhoria da evolução dos pacientes.

PONTOS-CHAVE

1. O trauma torácico é uma causa importante de morbidade e mortalidade, frequentemente associado a acidentes de trânsito, quedas e agressões. Suas lesões variam de contusões leves a rupturas de órgãos vitais, demandando avaliação e manejo individualizados.
2. As lesões mais frequentes incluem fraturas de costelas/esterno, pneumotórax, hemotórax e contusão pulmonar. O diagnóstico inicial segue o protocolo ABCDE, priorizando via aérea, oxigenação e estabilização hemodinâmica, com exames de imagem complementares (radiografia, TC).
3. O tratamento pode envolver oxigenoterapia, drenagem torácica e, em casos graves, toracotomia de emergência ou urgência. Técnicas como a videotoracoscopia têm impacto positivo. O prognóstico é influenciado pela gravidade das lesões, órgãos acometidos e rapidez do atendimento.

BIBLIOGRAFIA

1. Benhamed A, Ndiaye A, Emond M, Lieutaud T, Boucher V, Gossiome V, et al. Road traffic accident-related thoracic trauma: epidemiology, injury pattern, outcome, and impact on mortality: a multicenter observational study. Plos One. 2022;17(5):e0268202.
2. Devine EE, Forrester JD. Pleural space management in thoracic trauma. J Orthop Trauma. 2024;38(12S):S27-S32.
3. Dogrul BN, Kiliccalan I, Asci ES, Peker SC. Blunt trauma related chest wall and pulmonary injuries: an overview. Chin J Traumatol. 2020;23(3):125-38.
4. Forrester JD, Choudhry MS, Fernandez-Moure J, Kurle J, Patel B, Tung J, et al. Chest Wall Injury Society recommendations for long-term follow-up after nonoperatively and operatively managed traumatic rib and sternal fractures. J Trauma Acute Care Surg. 2025;98(2):277-86.
5. Ghneim MH, O'Connor JV, Scalea TM. Damage control thoracic surgery: what you need to know. Trauma Acute Care Surg. 2025;98(1):11-9.
6. Griffard J, Kodadek LM. Management of blunt chest trauma. Surg Clin North Am. 2024;104(2):343-54.
7. Marro A, Chan V, Haas B, Ditkofsky N. Blunt chest trauma: classification and management. Emerg Radiol. 2019;26(5):557-66.
8. Meredith JW, Hoth JJ. Thoracic trauma: when and how to intervene. Surg Clin N Am. 2007;87(1):95-118.
9. Reuter M. Trauma of the chest. Eur Radiol. 1996;6(5):707-16.
10. Wall Jr MJ, Mattox KL. Tips and tricks in the operative management of esophageal, trachea, and bronchial injuries: what you need to know. J Trauma Acute Care Surg. 2025;98(3):347-56.
11. Weatherby DJ. Discussion of surgical indications: the black, white, and gray. J Orthop Trauma. 2024 1;38(12S):S7-S10.
12. Werner M, Benjamin B, Duranteau J. Bleeding management of thoracic trauma. Curr Opin Anesthesiol. 2025;38(2):107-13.

69 Trauma abdominal

Lenira Rengel
Roberto Rasslan

SUMÁRIO

INTRODUÇÃO

O trauma abdominal é uma condição crítica e frequente nos atendimentos de emergência, podendo comprometer estruturas vitais e demandar abordagem rápida e eficaz. Ele pode ser classificado como trauma abdominal fechado ou trauma abdominal penetrante, a depender da presença ou não de lesão cutânea com solução de continuidade.

Ambas as formas apresentam mecanismos e condutas específicos, mas compartilham a necessidade de avaliação sistematizada, a identificação precoce de lesões graves e a tomada de decisões terapêuticas adequadas.

ANATOMIA E DIVISÃO ABDOMINAL

A cavidade abdominal estende-se do 6º espaço intercostal até o períneo. Para facilitar o entendimento e a abordagem em trauma, o abdome é dividido em zonas anatômicas:

- Zona anterior: do apêndice xifoide ao púbis, limitada lateralmente pelas linhas axilares anteriores.
- Flancos e dorso: regiões posteriores à linha axilar anterior.
- Região toracoabdominal: entre a linha intermamilar e os rebordos costais.

MECANISMOS DE TRAUMA

Trauma fechado

Ocasionado por forças contusas, como em acidentes automobilísticos, atropelamentos, quedas e traumas diretos. As principais lesões decorrem de:

- Desaceleração.
- Compressão contra estruturas ósseas.
- Aumento súbito da pressão intra-abdominal.

Trauma penetrante

Causado por objetos cortantes ou perfurantes (armas brancas, projéteis, empalamentos). A gravidade depende do tipo de objeto, da energia envolvida e dos órgãos atingidos.

AVALIAÇÃO INICIAL NO TRAUMA

A avaliação deve seguir a sequência ABCDE do *Advanced Trauma Life Support*® (ATLS®). O item "C" (Circulação) exige atenção especial, pois sangramentos ocultos, como no abdome, podem causar choque.

O exame físico dirigido inclui:

- Inspeção: equimoses, escoriações, sinal do cinto.
- Palpação: dor, defesa, abdome em tábua, sinal de Kehr.
- Percussão: hipertimpanismo.
- Toque retal: sangramentos, espículas ósseas, próstata alta.

Atenção: pacientes alcoolizados, rebaixados ou com politrauma podem mascarar sinais. A complementação com exames é essencial.

PROPEDÊUTICA DIAGNÓSTICA

Exames laboratoriais: hemograma, eletrólitos, função renal, coagulograma, amilase, lipase, transaminase oxalacética (TGO)/transaminase pirúvica (TGP), gasometria, lactato.

Exames de imagem:

- FAST (avaliar líquido livre, indicado em instabilidade).
- Lavado peritoneal diagnóstico (em instáveis sem FAST).
- Tomografia (padrão-ouro nos estáveis).
- Laparoscopia diagnóstica (estáveis com dúvida diagnóstica, especialmente para diafragma).

CONDUTAS E INDICAÇÕES CIRÚRGICAS

Trauma abdominal fechado

Nos pacientes hemodinamicamente estáveis, a conduta preferencial é o manejo não operatório (NOM), principalmente nas lesões de fígado e baço de baixo grau (I a III). A falha do NOM pode ocorrer por:

- Sangramento oculto persistente.
- Lesões não detectadas inicialmente.
- Hemoperitônio volumoso.
- *Injury Severity Score* (ISS) > 34.
- Lesões grau IV ou V.
- Necessidade de transfusão > 4 concentrados de hemácias (CH).

Trauma abdominal penetrante

A maioria dos casos exige cirurgia, mas a abordagem depende da condição clínica e da região anatômica atingida.

Indicações de laparotomia imediata

- Instabilidade hemodinâmica.
- Peritonite.
- Evisceração.
- Empalamento.
- Confirmação ou forte suspeita de violação do peritônio.

Pacientes estáveis

- Exames de imagem (tomografia computadorizada) são fundamentais.
- Laparoscopia pode ser utilizada para esclarecimento de dúvidas, principalmente para avaliar o diafragma em feridas toracoabdominais.

LESÕES ESPECÍFICAS E CONDUTAS

Os achados tomográficos e a conduta a ser tomada nas lesões hepáticas e esplênicas estão reunidos nos Quadros 1 e 2, respectivamente, listadas de acordo com o grau da lesão.

QUADRO 1 Lesões hepáticas

Grau	Achados tomográficos	Conduta
I	Hematoma subcapsular < 10%; laceração < 1 cm	NOM
II	Hematoma 10-50%; laceração 1-3 cm	NOM
III	Hematoma > 50% ou > 2 cm; laceração > 3 cm	NOM
IV	Laceração envolvendo 25-75% do lobo hepático	Cirurgia
V	Lesão > 75% do lobo ou com lesão vascular	Cirurgia
VI	Avulsão hepática completa	Cirurgia (grave)

NOM: manejo não operatório.

QUADRO 2 Lesões esplênicas

Grau	Achados tomográficos	Conduta
I	Hematoma subcapsular < 10%; laceração < 1 cm	NOM
II	Hematoma 10-50%; laceração 1-3 cm	NOM
III	Hematoma > 50% ou em expansão; laceração > 3 cm	Avaliar cirurgia
IV	Laceração com desvascularização de > 25% do baço	Cirurgia
V	Explosão esplênica ou lesão hiliar	Esplenectomia

NOM: manejo não operatório.

Lesões de vísceras ocas

Devem ser suspeitadas quando há:

- Dor difusa com sinais peritoneais.
- Pneumoperitônio.
- Extravasamento de contraste em tomografia computadorizada (TC).

Conduta: laparotomia com rafia ou ressecção da víscera, com reconstrução intestinal quando possível.

Lesões retroperitoneais

Mais comuns em traumas dorsais penetrantes e fraturas pélvicas. Avaliação por TC é fundamental. Conduta: observação, laparoscopia ou cirurgia, a depender da estabilidade e dos achados.

Lesões diafragmáticas

Frequentes em ferimentos toracoabdominais. Difíceis de detectar em exames, mesmo na TC. Conduta: laparoscopia diagnóstica em estáveis. Sutura cirúrgica do diafragma confirmada por via abdominal ou torácica.

INTERVENÇÕES CIRÚRGICAS

As técnicas cirúrgicas utilizadas no trauma abdominal variam de acordo com o órgão acometido, o grau da lesão e a estabilidade do paciente. A seguir, são listadas as principais abordagens.

Trauma hepático

- Hepatorrafia: sutura direta da lesão hepática, indicada em sangramentos localizados.
- *Packing* hepático: compressas são colocadas ao redor do fígado para controle temporário da hemorragia.
- Hepatectomia parcial ou segmentar: realizada em lesões extensas e localizadas, geralmente nos graus IV e V.
- *Wrapping* hepático: uso de malhas para compressão externa e contenção do sangramento.

Trauma esplênico

- Esplenorrafia: sutura do baço com preservação do órgão, indicada nas lesões de baixo grau.
- Embolização arterial: técnica de radiologia intervencionista usada como suporte à NOM ou em sangramentos controlados.
- Esplenectomia parcial ou total: indicada em lesões graves, instabilidade ou falha de outras abordagens.

Trauma penetrante

- Laparotomia exploradora: abordagem-padrão em pacientes instáveis ou com sinais claros de lesão intra-abdominal.
- Laparoscopia diagnóstica/terapêutica: indicada para pacientes estáveis com dúvida sobre lesões, principalmente do diafragma e retroperitônio. Reduz o número de laparotomias não terapêuticas.

CONSIDERAÇÕES FINAIS

O trauma abdominal é uma das principais causas de morte evitável em vítimas de trauma. Sua abordagem eficaz exige conhecimento anatômico, avaliação clínica sistematizada e uso racional dos exames de imagem e intervenções.

A classificação em trauma fechado e penetrante direciona a conduta, mas é a estabilidade hemodinâmica do paciente que define a urgência e o tipo de abordagem.

O NOM ganhou destaque em lesões esplênicas e hepáticas de baixo grau, com excelentes resultados quando bem indicado e monitorado. A laparoscopia também assumiu papel importante, oferecendo diagnóstico e tratamento com menor morbidade.

A decisão terapêutica deve ser individualizada, considerando mecanismo de trauma, gravidade das lesões e recursos disponíveis. Equipes treinadas, protocolos bem definidos e agilidade na tomada de decisão são essenciais para melhorar os desfechos clínicos.

PONTOS-CHAVE

1. O trauma abdominal é classificado em fechado ou penetrante, exigindo avaliação sistematizada seguindo o ABCDE do ATLS®, com atenção especial ao choque hipovolêmico decorrente de sangramentos ocultos.
2. O diagnóstico é complementado por exames laboratoriais e de imagem; o FAST e o lavado peritoneal diagnóstico são indicados em pacientes instáveis, enquanto a tomografia é o padrão-ouro para pacientes estáveis.
3. O manejo não operatório (NOM) é preferencial em pacientes estáveis com lesões de baixo grau de fígado e baço (I a III) em trauma fechado. No trauma penetrante, a laparotomia imediata é indicada para instabilidade hemodinâmica, peritonite, evisceração, empalamento ou violação peritoneal confirmada/suspeita.
4. As técnicas cirúrgicas variam conforme o órgão e o grau da lesão (p. ex., hepatorrafia, *packing* hepático, esplenorrafia, esplenectomia). A laparoscopia tem papel crescente no diagnóstico e tratamento de pacientes estáveis, especialmente para avaliar o diafragma e o retroperitônio, reduzindo laparotomias não terapêuticas.

BIBLIOGRAFIA

1. Evans T, Guiab K, Roberts A, Saadat G, Capron G, Schlanser V, et al. Outcomes in blunt vs penetrating pelvic vascular injuries. Am Surg. 2023;89(5):1781-6.
2. Pau L, Navez J, Cawich SO, Dapri G. Laparoscopic management of blunt and penetrating abdominal trauma: a single-center experience and review of the literature. J Laparoendosc Adv Surg Tech A. 2021;31(11):1262-8.
3. Prichayudh S, Rassamee P, Sriussadaporn S, Pak-Art R, Sriussadaporn S, Kritayakirana K, et al. Abdominal vascular injuries: blunt vs. penetrating. Injury. 2019;50(1):137-41.
4. Rodriguez VI, Perez B, Fernandez A, Varela C, Teran A. Hollow viscus perforation in blunt abdominal trauma: a 14-year experience from a trauma center. World J Surg. 2024;48(4):855-62.

70

Embolia gordurosa

Felipe Marquesini Sanches
Gabriella Gomes de Carvalho
Carlos Viana Poyares Jardim

SUMÁRIO

CONCEITO E DEFINIÇÃO

A síndrome da embolia gordurosa (SEG) é uma complicação sistêmica potencialmente grave, decorrente da migração de partículas lipídicas, em geral originadas da medula óssea, para a circulação sanguínea, com impacto funcional em múltiplos órgãos, especialmente nos pulmões, no cérebro e na pele. Essa condição deve ser diferenciada da embolia gordurosa isolada, frequentemente assintomática e de achado incidental, sobretudo após fraturas de ossos longos ou manipulações ortopédicas.

A SEG representa uma forma clínica ativa e inflamatória da embolia gordurosa, com manifestações que habitualmente se iniciam entre 24 e 72 horas após o evento precipitante, como trauma, cirurgia ortopédica ou procedimentos com manipulação de tecido adiposo. Embora a tríade clássica de insuficiência respiratória, alteração do nível de consciência e *rash* petequial seja bem descrita, ela ocorre em apenas uma fração dos pacientes.

Trata-se de um diagnóstico essencialmente clínico, com quadro variável e por vezes sutil, exigindo alto grau de suspeição e intervenção precoce em ambiente intensivo.

EPIDEMIOLOGIA

A SEG apresenta baixa incidência clínica, mas impacto prognóstico relevante, especialmente em pacientes com trauma de alta energia. Estimativas populacionais apontam taxas variando de 0,07 a 0,1% em séries hospitalares gerais de trauma, e até 1,7% em coortes com fraturas de fêmur submetidas a cirurgia. Em um estudo japonês com mais de 160 mil pacientes, fraturas abertas e fraturas de ossos longos dos membros estiveram fortemente associadas à SEG, sendo o atraso na fixação ortopédica um fator de risco independente (OR 2,21).

Dados do maior banco de trauma norte-americano, o *National Trauma Data Bank* (NTDB), envolvendo 5,8 milhões de pacientes, demonstraram incidência de 8 casos por 100 mil internações, com mortalidade hospitalar média de 11,8%, chegando a 17,6% entre idosos com fratura de colo femoral. Além disso, pacientes que desenvolvem SEG frequentemente apresentam maior tempo de internação, risco aumentado de complicações infecciosas, neurológicas e renais, além de maiores custos hospitalares.

Tradicionalmente, a SEG é mais prevalente em homens jovens (10 a 39 anos) com fraturas fechadas de ossos longos ou da pelve, sobretudo em contextos de trauma de alta energia. A maior proporção de medula rica em gordura neutra e ácidos graxos insaturados nesse grupo etário pode contribuir para a patogênese. Contudo, a literatura recente aponta a ocorrência de SEG também em contextos não ortopédicos, como lesões extensas de partes moles, queimaduras graves, reanimações prolongadas, transplantes de órgãos, manipulação de medula óssea, lipoaspiração, anemia falciforme, enxertia de gordura e até mesmo uso de emulsões lipídicas intravenosas ou corticosteroides.

O caráter subclínico ou atípico da SEG contribui para seu subdiagnóstico, especialmente fora do contexto ortopédico. Em uma coorte prospectiva de pacientes com fraturas de ossos longos ou pelve sem sintomas neurológicos submetidos a ressonância magnética de crânio, a incidência de embolia gordurosa cerebral detectada por imagem foi de 5%. Esses dados indicam que a SEG pode ser mais frequente do que se reconhece clinicamente.

Apesar da variedade de cenários clínicos e da dificuldade diagnóstica, dados contemporâneos sugerem uma redução da incidência de SEG ao longo das décadas. Em uma revisão sistemática publicada em 2021 com mais de 3 mil pacientes com fraturas de fêmur, a taxa de SEG caiu de 7,9% nas décadas de 1960 e 1970 para 1,7% após 2000, possivelmente refletindo avanços na estabilização precoce das fraturas, técnicas cirúrgicas menos invasivas e melhora dos cuidados intensivos.

FISIOPATOLOGIA

A SEG decorre de uma sequência complexa de eventos fisiopatológicos iniciada pela embolização de partículas lipídicas na microcirculação, culminando em inflamação sistêmica, lesão endotelial e disfunção orgânica. Dois modelos principais, um mecânico e outro bioquímico, explicam sua gênese, sendo atualmente reconhecidos como mecanismos complementares e interdependentes (Figura 1).

A teoria mecânica, proposta por Gauss em 1924, sustenta que traumas de alta energia ou procedimentos ortopédicos geram aumento súbito da pressão intramedular, forçando a extrusão de gordura da medula óssea para a circulação venosa por meio de canais vasculares rompidos. Essas partículas lipídicas impactam arteríolas pulmonares, provocando obstrução, hipóxia, hemorragia intersticial e elevação da resistência vascular pulmonar. Em alguns pacientes, especialmente na presença de forame oval patente ou anastomoses arteriovenosas pulmonares, os êmbolos podem atingir a circulação sistêmica e acometer órgãos como cérebro, retina e pele. Mesmo na ausência de comunicações

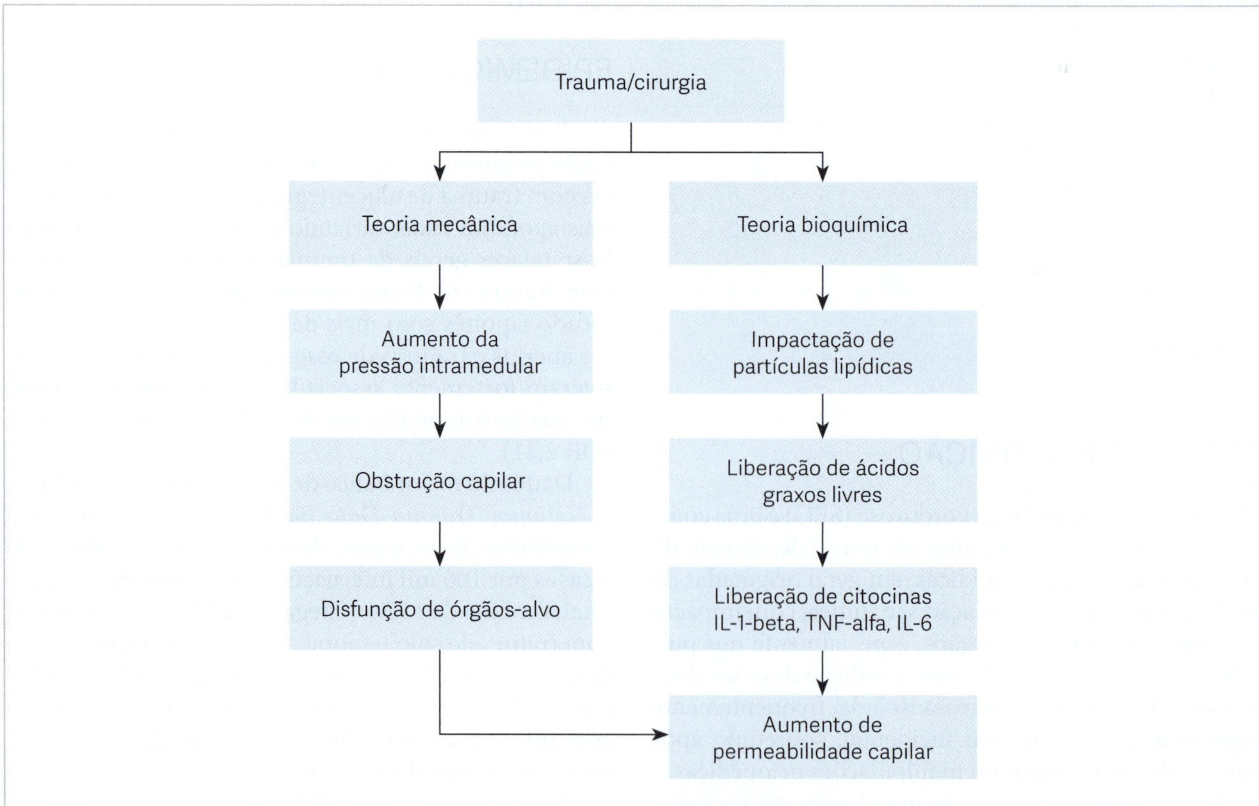

FIGURA 1 Esquema simplificado das teorias fisiopatológicas da síndrome da embolia gordurosa (SEG).
IL: interleucina; TNF-alfa: fator de necrose tumoral alfa.

anatômicas, mecanismos como *shunts* pulmonares funcionais sob estresse hemodinâmico podem explicar manifestações extrapulmonares.

A teoria bioquímica, por sua vez, sugere que a gordura impactada nos capilares pulmonares sofre hidrólise por lipases teciduais, liberando ácidos graxos livres (AGL) altamente tóxicos ao endotélio. Isso desencadeia liberação de citocinas inflamatórias como IL-1-beta, TNF-alfa e IL-6, promovendo aumento da permeabilidade capilar, edema intersticial, lesão alveolar difusa e disfunção multiorgânica. Em modelo experimental, Lin et al. demonstraram que a lesão pulmonar associada à SEG envolve ativação da via do fator de crescimento endotelial vascular (VEGF) e a cascata da proteína quinase ativada por mitógeno (MAPK), com aumento de IL-1-beta e iNOS; o bloqueio farmacológico do receptor 2 do fator de crescimento endotelial vascular (VEGFR-2) atenuou o processo inflamatório e reduziu o dano alveolar.

Adicionalmente, há evidências de que a resposta inflamatória endotelial induzida por AGL e citocinas pode ativar a cascata de coagulação, favorecendo a agregação plaquetária, deposição de fibrina e formação de microtrombos. Esses eventos pró-trombóticos amplificam a obstrução capilar iniciada mecanicamente e contribuem para a disfunção orgânica, especialmente pulmonar e cerebral. Ainda que não caracterizado como uma teoria autônoma, esse mecanismo é reconhecido como parte essencial da fisiopatologia integrada da SEG.

Um estudo experimental com modelo murino reforçou que o acometimento pulmonar é mais intenso e duradouro do que em outros órgãos. Mesmo após a embolização gordurosa, não foram identificadas alterações estruturais ou moleculares no coração por até 10 semanas, enquanto os pulmões apresentaram inflamação persistente e remodelamento tecidual significativo, sugerindo maior suscetibilidade pulmonar à resposta inflamatória induzida pelo insulto lipídico.

Dessa forma, a SEG é compreendida como síndrome inflamatória sistêmica desencadeada por embolização lipídica, cujos efeitos são modulados por fatores anatômicos, moleculares e hemodinâmicos. O entendimento desses mecanismos é fundamental para guiar estratégias terapêuticas que envolvam tanto a prevenção da embolização quanto a modulação da resposta inflamatória e da microtrombose.

QUADRO CLÍNICO

A SEG costuma ter início insidioso entre 24 e 72 horas após o evento precipitante, como trauma ortopédico ou cirurgia, embora formas fulminantes, sobretudo após manipulação intramedular ou politrauma grave, possam se manifestar em menos de 12 horas. Observações mais recentes, como em uma série de nove casos publicada em 2025, sugerem que a apresentação pode ser ainda mais precoce após procedimentos como lipoaspiração, com início médio dos sintomas em menos de 2 horas. A tríade clássica de hipoxemia, alteração do sensório e *rash* petequial está presente em menos de 50% dos casos. A ampla variabilidade das manifestações e a ausência de marcador diagnóstico específico tornam fundamental a suspeição clínica, especialmente em cenários críticos com fatores de risco. As principais manifestações por sistema estão listadas no Quadro 1 e descritas na sequência.

QUADRO 1 Manifestações clínicas por sistema na SEG

Sistema	Principais manifestações
Respiratório	Taquipneia, hipoxemia, dispneia, SDRA, hemoptise, cianose
Neurológico	Rebaixamento do nível de consciência, agitação, convulsões, coma
Dermatológico	*Rash* petequial em axilas, conjuntivas, região cervical
Oftalmológico	Hemorragias retinianas, papiledema, retinopatia de Purtscher
Cardiovascular	Taquicardia, hipotensão, arritmias, disfunção de ventrículo direito
Sistêmico	Febre, sudorese, mal-estar
Renal e hepático	Oligúria, lipidúria, hematúria, icterícia
Hematológico	Anemia, trombocitopenia, coagulopatia

SDRA: síndrome do desconforto respiratório agudo; SEG: síndrome da embolia gordurosa.

Manifestações respiratórias

Manifestações respiratórias são as mais precoces e prevalentes na SEG, surgindo entre 12 e 72 horas após o evento precipitante e presentes em até 90% dos casos. A apresentação clínica varia de dispneia leve a insuficiência respiratória grave, sendo a principal causa de internação em unidades de terapia intensiva (UTI). Em casos mais graves, pode haver progressão rápida para síndrome do desconforto respiratório agudo (SDRA), com necessidade de ventilação mecânica em cerca de 40% dos pacientes. A disfunção pulmonar está relacionada a alterações inflamatórias difusas, secundárias à liberação de ácidos graxos livres e citocinas pró-inflamatórias nos capilares alveolares. A investigação por imagem é fundamental para diferenciar SEG de outras causas de hipoxemia no trauma, como contusão pulmonar, tromboembolismo pulmonar (TEP) ou aspiração, e será detalhada adiante.

Manifestações neurológicas

As manifestações neurológicas estão presentes em até 85% dos casos, geralmente após ou simultaneamente aos sintomas respiratórios. A apresentação varia desde confusão leve e sonolência até coma, observado em mais de 70% dos pacientes com embolia gordurosa cerebral. Embora o quadro confusional agudo seja mais comum, sinais focais como hemiparesia, afasia ou crises convulsivas ocorrem em até 20% dos casos. Distorções motoras, como posturas de descorticação, também são descritas. Edema cerebral grave e hipertensão intracraniana refratária são incomuns, mas possíveis. Sequelas neurológicas podem persistir, especialmente nos quadros mais graves.

Manifestações cutâneas

O *rash* petequial, apesar de altamente sugestivo da SEG, está presente em menos de 50% dos casos e tende a surgir tardiamente (geralmente entre 3 e 5 dias após o evento). As lesões são tipicamente não palpáveis e se localizam em áreas não declivosas, como região cervical, axilas e conjuntivas. A Figura 2 apresenta uma ilustração clínica simulando a distribuição e aspecto típico dessas petéquias.

Manifestações oculares

As manifestações oftalmológicas incluem hemorragias retinianas, papiledema e, nos casos mais graves, retinopatia de Purtscher. Essas alterações decorrem da embolização de gordura na microcirculação retiniana e são mais facilmente detectadas por exame fundoscópico detalhado. A retinopatia de Purtscher se caracteriza por áreas de isquemia retiniana, exsudatos algodonosos e escotomas, podendo causar déficit visual transitório ou permanente.

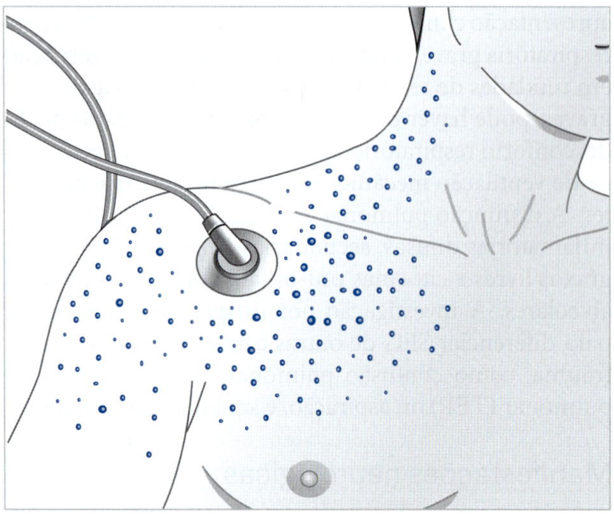

FIGURA 2 *Rash* petequial típico da síndrome da embolia gordurosa, ilustrado na região cervical e infraclavicular.

Exames subsidiários

O diagnóstico da SEG é essencialmente clínico, mas exames laboratoriais e de imagem auxiliam na confirmação diagnóstica, na exclusão de diagnósticos diferenciais e na avaliação da gravidade. Atualmente não há exame específico ou biomarcador validado. As alterações laboratoriais são inespecíficas, mas frequentes, e estão apresentadas no Quadro 2.

QUADRO 2 Exames laboratoriais e gasométricos

Exame	Achados sugestivos
Gasometria arterial	PaO_2 < 60 mmHg, aumento do gradiente alveoloarterial
Hemograma	Anemia, trombocitopenia
VHS	Aumentada
Bioquímica	Aumento de creatinina, bilirrubinas, lipidúria

FR: frequência respiratória; $PaCO_2$: pressão parcial de dióxido de carbono; PaO_2: pressão parcial de oxigênio no sangue arterial; VHS: velocidade de hemossedimentação.

Exames de imagem

- Radiografia de tórax: geralmente evidencia opacidades bilaterais mal definidas, com predomínio peri-hilar ou em lobos inferiores.
- Tomografia computadorizada de alta resolução (TCAR): é mais sensível do que o raio X de tórax, revelando opacidades em vidro fosco bilaterais, espessamento septal interlobular (padrão *crazy-paving*), consolidações, nódulos centrilobulares subpleurais e efusões pleurais. A distribuição em mosaico com áreas de *lobular sparing* pode estar presente. Esses achados tendem a se resolver em cerca de 2 semanas com suporte clínico.
- Ressonância magnética (RM) de crânio: exame mais sensível para acometimento cerebral, sobretudo na sequência com difusão (DWI). Mostra o característico padrão *starfield*, com múltiplas lesões puntiformes hiperintensas, especialmente na substância branca de zonas de fronteira vascular, gânglios da base, tálamo e cerebelo. Essas lesões refletem edema citotóxico e são geralmente reversíveis, embora possam coalescer ou evoluir em tamanho nas primeiras semanas. O padrão de evolução está associado ao prognóstico neurológico.
- Tomografia de crânio: frequentemente normal, podendo apresentar rarefação da substância branca periventricular ou edema difuso nos casos mais graves.
- Lavado broncoalveolar (LBA): quando realizado precocemente (em até 24 horas), pode demonstrar macrófagos contendo gotículas lipídicas. No entanto, trata-se de achado inespecífico e que também pode ocorrer em quadros de sepse, nutrição parenteral ou disfunção multiorgânica.

DIAGNÓSTICO

O diagnóstico da síndrome da embolia gordurosa é essencialmente clínico e de exclusão, baseado na correlação entre fatores de risco, manifestações sistêmicas e exclusão de diagnósticos diferenciais. A apresentação é variável, frequentemente incompleta, e pode simular outras causas de insuficiência respiratória e rebaixamento dox nível de consciência, como TEP, contusão pulmonar, sepse, encefalopatia hipóxica ou intoxicações. Nesse contexto, critérios diagnósticos como os de Gurd e Wilson (1974), Schonfeld e Lindeque (Quadros 3 a 5) são comumente utilizados para apoiar a suspeita clínica.

Cabe ressaltar, no entanto, que nenhum desses critérios foi prospectivamente validado nem padronizado em diretrizes oficiais, e todos apresentam sensibilidade limitada. Ainda assim, permanecem como ferramentas práticas para nortear a decisão clínica, especialmente em cenários de urgência em que o reconhecimento precoce impacta o prognóstico.

TRATAMENTO

O tratamento da SEG é focado no rápido diagnóstico e no suporte intensivo, priorizando a oxigenação adequada, a estabilidade hemodinâmica e a prevenção de complicações. Não há terapias farmacológicas específicas com eficácia comprovada até o momento.

QUADRO 3 Critério de Gurd e Wilson

Maiores	*Rash* petequial Insuficiência respiratória Envolvimento cerebral
Menores	Febre Taquicardia > 120 bpm Anemia (queda de Hb de 20%) Trombocitopenia (queda de 50%) Icterícia Anúria ou oligúria Alterações retinianas VHS elevada (> 71 mm/hora) Macroglobulinemia gordurosa
Diagnóstico: 1 maior + ≥ 4 menores	

Hb: hemoglobina; VHS: velocidade de hemossedimentação.

QUADRO 4 Critério de Schonfeld

	Pontos
Rash petequial	5
Infiltrado difuso em radiografia	4
Hipoxemia (< 70 mmHg)	3
Febre (> 38 °C) Taquicardia (> 120 bpm) Taquipneia (> 30 ipm) Confusão	1 ponto para cada
Diagnóstico: escore total ≥ 5	

QUADRO 5 Critério de Lindeque

PaO_2 < 60 mmHg
$PaCO_2$ > 55 mmHg ou pH < 7,3
FR > 35/minuto mesmo após sedação
Taquicardia, dispneia, aumento do trabalho respiratório
Diagnóstico com ≥ 1 desses critérios

PaO_2: pressão parcial de oxigênio no sangue arterial.

Estabilização precoce e conduta ortopédica

- A fixação precoce de fraturas de ossos longos é a principal medida preventiva. Estudos demonstram que a estabilização realizada em até 24 horas reduz significativamente complicações pulmonares e o tempo de internação. Contudo, em pacientes com sinais clínicos de SEG já estabelecida, a cirurgia pode exacerbar o quadro. Nesses casos, adota-se o conceito de *damage control*, realizando fixação temporária com avaliação cuidadosa do momento ideal para a estabilização definitiva.
- Durante procedimentos ortopédicos, técnicas que reduzem a pressão intramedular, como lavagem do canal, uso de brocas (*reamers*) não canuladas e inserção cuidadosa de haste intramedular, podem reduzir a liberação de êmbolos. Procedimentos com menor impacto, como fixação externa ou com placas, são preferíveis em pacientes de alto risco.

Suporte respiratório

- Assegurar a adequada oxigenação e ventilação, com uso de oxigenoterapia suplementar, caso necessário, visando manter PaO_2 ≥ 90 mmHg.
- O uso de dispositivos que fornecem pressão positiva contínua nas vias aéreas, como o CPAP ou o CNAF, pode ser benéfico para manter uma adequada oferta de oxigênio.
- A intubação orotraqueal pode ser necessária em casos de insuficiência respiratória grave e/ou rebaixamento do nível de consciência, principalmente em pacientes que evoluem com perda da capacidade de proteção de via aérea.
- Em relação à estratégia de ventilação mecânica: em pacientes que se apresentam com padrão de SDRA, é recomendado priorizar parâmetros de ventilação protetora (volume corrente de até 6 mL/kg, *driving pressure* < 15 mmHg e pressão de platô < 30 mmHg). A escolha da pressão expiratória final

positiva (PEEP) deve ser individualizada e titulada pela melhor complacência pulmonar.

- O uso de bloqueadores neuromusculares em infusão contínua não é sempre necessário nesses casos. Recomenda-se focar apropriada analgesia e sedação para adequado manejo ventilatório.

Suporte hemodinâmico

- A ressuscitação volêmica adequada e a rápida estabilização hemodinâmica tendem a atenuar os efeitos da SEG. O tratamento da hipovolemia pode ser realizado com cristaloides ou albumina. Alguns estudos reforçam o uso de albumina por sua capacidade de quelar os ácidos graxos livres, impedindo a progressão da SEG, no entanto não há comprovação de eficácia.
- Caso o paciente apresente sinais de choque distributivo, recomenda-se o uso de vasopressores, preferencialmente a noradrenalina. Da mesma forma, o surgimento de disfunção ventricular direita justifica o início de inotrópicos, sendo a dobutamina uma das principais opções.

Terapias adjuvantes

- Corticosteroides: estudos sugerem que doses de metilprednisolona (9 a 90 mg/kg de dose total) podem reduzir o risco de hipoxemia e SEG em pacientes com fraturas de ossos longos. Uma metanálise de 7 estudos demonstrou redução de até 78% na incidência de SEG sem aumento de infecções e sem impacto na mortalidade. Assim, seu uso não é rotineiramente indicado, mas pode ser considerado em cenários selecionados.
- Heparina: a anticoagulação dos pacientes com SEG não é recomendada rotineiramente, visto que o risco hemorrágico pode superar possíveis benefícios teóricos. Quanto à tromboprofilaxia: recomenda-se seguir as recomendações de tromboprofilaxia para pacientes críticos.
- Hemoderivados: a transfusão de hemoderivados deve ser realizada somente quando necessária e seguindo os mesmos critérios aplicados aos pacientes críticos.
- Nutrição e hidratação: os pacientes com SEG devem receber adequada nutrição e hidratação, porém recomenda-se evitar balanço hídrico positivo pela possibilidade de piorar as trocas gasosas.
- Filtro de veia cava inferior: o filtro de veia cava inferior ainda não foi estudado como tratamento profilático da SEG, e seu uso não é recomendado.
- ECMO venovenosa: o uso de ECMO (oxigenação por membrana extracorpórea) pode ser considerado em pacientes com SEG grave, especialmente naqueles que evoluem com SDRA refratária às medidas convencionais. Uma revisão recente destacou o uso da ECMO venovenosa como ponte para recuperação pulmonar, com tempo médio de instalação de 13,8 ± 5,3 horas após o início da hipoxemia grave e duração de suporte variando de 65 a 288 horas. A maioria dos casos apresentou melhora progressiva da oxigenação e estabilização hemodinâmica, reforçando o potencial benefício do início precoce da terapia. É essencial monitorar sinais de disfunção da membrana de oxigenação por acúmulo de lipídios, que pode comprometer a eficácia do suporte e demandar troca do oxigenador.

Avaliação neurológica

Monitoramento neurológico rigoroso é essencial, dado o risco de edema cerebral. A monitorização clínica seriada, o uso de neuroimagem e, se necessário, medidas para controle de hipertensão intracraniana (PIC > 20 mmHg) devem ser instituídos.

Com o objetivo de facilitar a tomada de decisão clínica e sistematizar a abordagem da SEG, a Figura 3 apresenta um algoritmo terapêutico prático, que organiza as principais condutas conforme os diferentes cenários clínicos.

PROGNÓSTICO

A SEG apresenta evolução variável, dependendo sobretudo do diagnóstico precoce, manejo adequado das vias aéreas e estabilização hemodinâmica. Na maioria dos casos, especialmente nas formas leves, o desfecho é favorável com suporte intensivo apropriado.

Os sintomas respiratórios tendem a se resolver em 3 a 7 dias, com regressão das alterações radiológicas em até algumas semanas. A recuperação neurológica também costuma ser completa, mesmo em casos com manifestações intensas. Estudos relatam melhora funcional plena em até 90% dos pacientes com envolvimento neurológico que recebem suporte adequado.

Formas graves, com evolução para SDRA, edema cerebral difuso ou choque refratário, podem levar a desfechos adversos, incluindo parada hipóxica e falência orgânica. Nessas situações, a mortalidade pode alcançar níveis semelhantes aos descritos em estudos populacionais, chegando a 15% em pacientes com apresentações mais graves e reconhecimento tardio. Dados mais recentes apontam taxas de mortalidade entre 7 e 10%, refletindo os avanços no suporte intensivo.

Fatores associados a piores desfechos incluem:

- Diagnóstico tardio.
- Trauma não ortopédico.
- Procedimentos estéticos (p. ex., lipoenxertia).
- Presença de SDRA grave e/ou edema agudo cerebral.

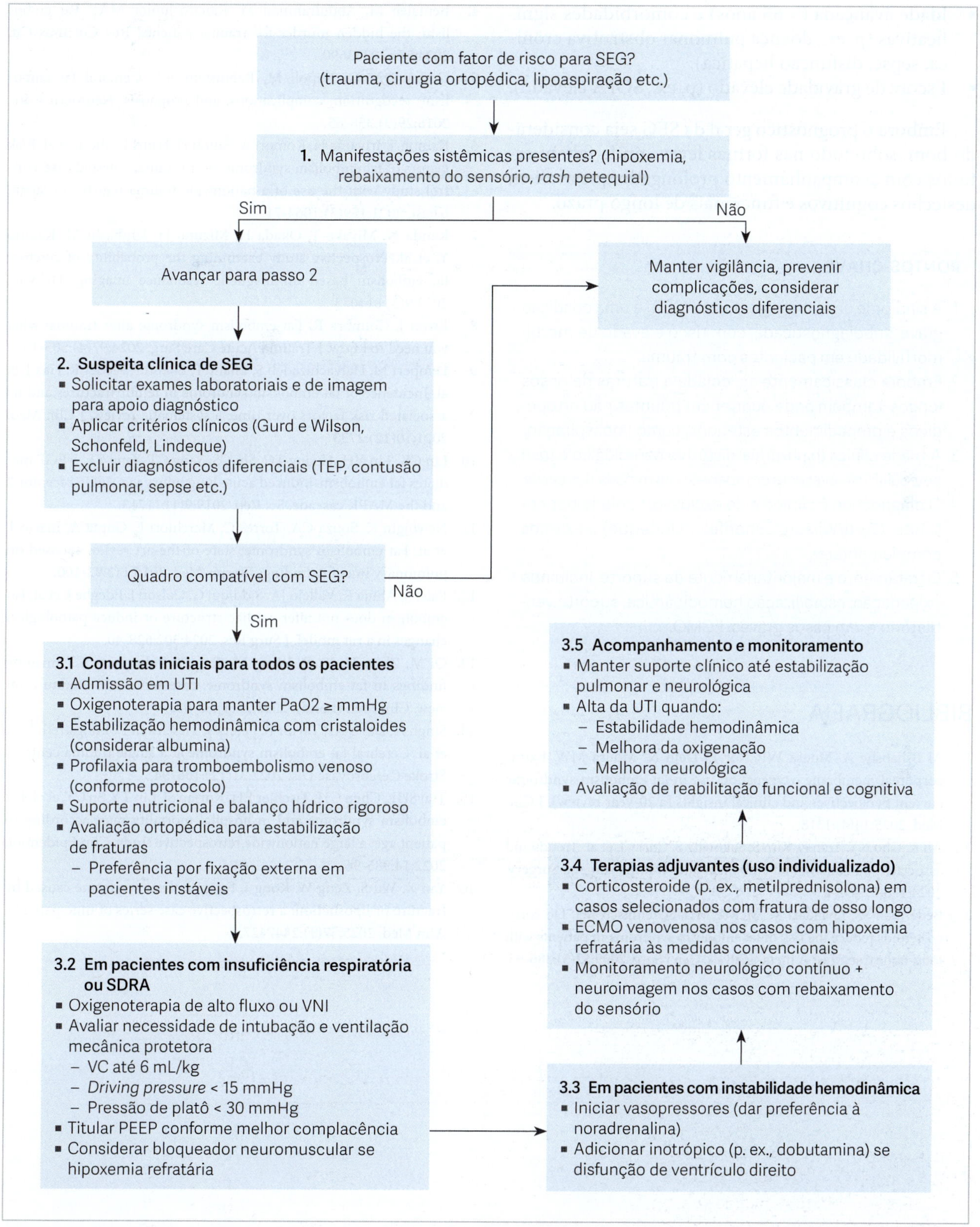

FIGURA 3 Algoritmo terapêutico da síndrome da embolia gordurosa (SEG). O algoritmo contempla desde a suspeita inicial e exclusão de diagnósticos diferenciais até as principais medidas terapêuticas. As condutas estão agrupadas por prioridade: suporte clínico inicial, suporte respiratório e hemodinâmico, terapias adjuvantes e estratégias de acompanhamento.

ECMO: oxigenação por membrana extracorpórea; PaO_2: pressão parcial de oxigênio no sangue arterial; PEEP: pressão expiratória final positiva; SDRA: síndrome do desconforto respiratório agudo; SEG: síndrome da embolia gordurosa; TEP: tromboembolismo pulmonar; VC: volume corrente.

- Idade avançada (> 65 anos) e comorbidades significativas (p. ex., doença pulmonar obstrutiva crônica, sepse, disfunção hepática).
- Escore de gravidade elevado (p. ex., SOFA elevado).

Embora o prognóstico geral da SEG seja considerado bom, sobretudo nas formas leves, ainda faltam estudos com acompanhamento prolongado que avaliem desfechos cognitivos e funcionais de longo prazo.

PONTOS-CHAVE

1. A síndrome da embolia gordurosa (SEG) é uma condição grave, subdiagnosticada, com risco elevado de morbimortalidade em pacientes com trauma.
2. Embora classicamente associada a fraturas de ossos longos, também pode ocorrer em traumas não ortopédicos e procedimentos estéticos, como lipoaspiração.
3. A tríade clínica (hipoxemia, distúrbio neurológico e *rash* petequial) está presente em apenas uma minoria dos casos.
4. O diagnóstico é clínico e de exclusão, apoiado por critérios (Gurd/Wilson, Schonfeld, Lindeque) e exames complementares.
5. O tratamento é majoritariamente de suporte, incluindo oxigenação, estabilização hemodinâmica, suporte ventilatório e, em casos graves, ECMO.

BIBLIOGRAFIA

1. Al Bshabshe A, Mousa WF, Nor El-Dein N, Mousa MW. Extracorporeal membrane oxygenation use in fat embolism syndrome: current perspectives and clinical insights (a 20-year review). J Clin Med. 2025;14(4):1318.
2. Ali K, Cho NY, Tran Z, Kim S, Sakowitz S, Curry J, et al. Trends and associated outcomes of fat embolism after trauma surgery. Surgery. 2024;176(2):492-8.
3. Bederman SS, Bhandari M, McKee MD, Schemitsch EH. Do corticosteroids reduce the risk of fat embolism syndrome in patients with long-bone fractures? A meta-analysis. Can J Surg. 2009;52(5):386-93.
4. Bentaleb M, Abdulrahman M, Ribeiro-Junior MAF. Fat embolism: the hidden murder for trauma patients! Rev Col Bras Cir. 2024;51:e20243690.
5. Godoy DA, Di Napoli M, Rabinstein AA. Cerebral fat embolism: recognition, complications, and prognosis. Neurocrit Care. 2018;29(3):358-65.
6. Kainoh T, Iriyama H, Komori A, Saitoh D, Naito T, Abe T, et al. Risk factors of fat embolism syndrome after trauma: a nested case-control study with the use of a nationwide trauma registry in Japan. Chest. 2021;159(3):1064-71.
7. Kanda N, Miyake T, Okada H, Mizuno H, Ichihashi M, Kakino Y, et al. Prospective study examining the probability of cerebral fat embolism based on magnetic resonance imaging. Heliyon. 2023;9(3):e14073.
8. Kwon J, Coimbra R. Fat embolism syndrome after trauma: what you need to know. J Trauma Acute Care Surg. 2024;97(4):505-13.
9. Lempert M, Halvachizadeh S, Ellanti P, Ellanti P, Pfeifer R, Hax J, et al. Incidence of fat embolism syndrome in femur fractures and its associated risk factors over time: a systematic review. J Clin Med. 2021;10(12):2733
10. Lin CK, Lin YH, Huang TC, Shi CS, Yang CT, Yang YL. VEGF mediates fat embolism-induced acute lung injury via VEGF receptor 2 and the MAPK cascade. Sci Rep. 2019;9(1):11713.
11. Newbigin K, Souza CA, Torres C, Marchiori E, Gupta A, Inacio J, et al. Fat embolism syndrome: state-of-the-art review focused on pulmonary imaging findings. Respir Med. 2016;113:93-100.
12. Patel S, Ahuja R, Vallejo JA, Siddiqui G, Colson J, Edegbe J, et al. Fat embolism does not alter cardiac structure or induce pathological changes in a rat model. J Surg Res. 2024;302:628-40.
13. Qi M, Zhou H, Yi Q, Wang M, Tang Y. Pulmonary CT imaging findings in fat embolism syndrome: case series and literature review. Clin Med (Lond). 2023;23(1):88-93.
14. Singh A, Davis AP, Taylor B, Peters S, Tirschwell D, Longstreth WT, et al. Cerebral fat embolism syndrome at a single trauma center. J Stroke Cerebrovasc Dis. 2022;31(12):106794.
15. Tsai SHL, Chen CH, Tischler EH, Kurian SJ, Lin TY, Su CY, et al. Fat embolism syndrome and in-hospital mortality rates according to patient age: a large nationwide retrospective study. Clin Epidemiol. 2022;14:985-96.
16. Yan X, Wu S, Zeng W, Kong J. Fat embolism syndrome caused by fracture or liposuction: a retrospective case series of nine patients. Ann Med. 2025;57(1):2447427.

71

Abordagem do grande queimado

Dimas André Milcheski
Guilherme Frederico Ferro Alves
Rafael Adailton dos Santos Junior

SUMÁRIO

CONCEITOS E DEFINIÇÕES

As queimaduras são lesões provocadas por transferência de energia por diversas fontes, como calor, frio, radiação e reações químicas. Elas têm variadas etiologias, sendo as mais comuns por escaldadura, chama direta, eletricidade, agentes químicos e radiação ultravioleta.[1]

Queimaduras normalmente apresentam repercussões locais, porém, a depender da extensão e intensidade de acometimento, podem levar a repercussões sistêmicas significativas. Usualmente, a extensão da área queimada determina a gravidade do quadro clínico do paciente, e a profundidade da queimadura determina a necessidade de tratamento com curativos ou cirurgia (excisão tangencial e enxerto de pele). Além da gravidade da queimadura em si, o mecanismo de trauma favorece lesões em outras áreas, logo, todo paciente vítima de queimadura deve ser triado de acordo com os preceitos de protocolo de atendimento ao traumatizado como o ATLS® (*American Trauma Life Support®*).

Por exemplo, pacientes vítimas de queimaduras solares não costumam necessitar de tratamento específico além de analgesia e hidratação, por se tratar de queimaduras superficiais. Enquanto isso, pacientes vítimas de queimaduras por explosões necessitam de atendimento para politrauma, com tratamento de lesões que ameaçam a vida em ordem de urgência e tratamento subsequente da queimadura em si conforme a apresentação do paciente.

A complexidade de tratamento pode ser ainda maior quando se considera a possibilidade de intoxicação e efeitos tóxicos de componentes quando há queimadura química. Por exemplo, diversos ácidos podem necessitar de antídotos como o gluconato de cálcio tópico ou sistêmico para controle de reações exotérmicas. Além disso, deve-se lembrar das queimaduras das vias aéreas pela temperatura ou por produtos químicos e a fuligem.

Também não se pode esquecer que pacientes queimados frequentemente apresentam internações prolongadas. Dessa forma, estão sujeitos a múltiplas abordagens cirúrgicas para as fases aguda e crônica, assim como a complicações inerentes ao processo de hospitalização.[1]

EPIDEMIOLOGIA

No Brasil, as queimaduras acometem 1 milhão de pessoas ao ano, e 10% destas procuram atendimento hospitalar, com mortalidade de 2,5% nesse grupo.[2] As crianças são a principal faixa etária acometida pelas queimaduras, principalmente por escaldaduras, que também é a principal etiologia ao considerar os pacientes com mais de 65 anos de vida. O sexo mais acometido é o masculino em todas as faixas etárias.[2,3]

As queimaduras geram ainda grande impacto econômico, em virtude dos custos associados aos cuidados médicos e pelo acometimento de pessoas em fase produtiva da vida. Conforme relatório da Organização Mundial da Saúde (OMS), em 2016, 10 milhões de pessoas foram consideradas incapazes, concentradas em países de baixa e média renda.[2] No Brasil, em média foram gastos 450 milhões de reais em internações por queimaduras na última década.[1]

FISIOPATOLOGIA

As queimaduras são um dos traumas com maior repercussão inflamatória e metabólica no indivíduo. Nesse aspecto, há quatro fases bem definidas na evolução do paciente queimado:

- Inicialmente, há a fase de emergência, com aumento de catecolaminas por resposta à dor, favorecimento de taquicardia, taquipneia, hipertensão e ansiedade.
- A segunda fase é a de deslocamento de líquidos, que é mais intensa entre 6 a 8 horas do trauma e dura por até 24 horas, com início de resposta inflamatória pelas células danificadas, aumento do fluxo de fluidos para o terceiro espaço e permeabilidade vascular aumentada, com favorecimento à hipotensão.
- A terceira fase é a hipermetabólica, com duração de até semanas, em que há resposta ativa do organismo e deslocamento de recursos para reconstrução tecidual, com aumento significativo das necessidades calóricas e de micronutrientes.
- Na fase de resolução, há a formação de cicatriz e a reabilitação para função normal, também quando são abordadas as sequelas das queimaduras.[4]

Essas repercussões são reflexo de uma intensa descarga de mediadores inflamatórios sistêmicos como citocinas pró-inflamatórias (interleucina 1 e fator de necrose tumoral), assim como por fatores liberados pela própria escara necrótica no caso de queimaduras mais profundas (LPC – complexo lipoproteico). Além disso, o LPC está associado à imunossupressão sistêmica, o que propicia a ocorrência de infecções oportunistas, locais, de outros sítios e de corrente sanguínea.[5] Do ponto de vista metabólico, há intensa lipólise, glicólise e proteólise com impacto no peso e no índice de massa corporal (IMC) dos pacientes.[6]

Considerando alterações locais, deve-se reconhecer o conceito das zonas de Jackson, segundo o qual se divide a área queimada em três porções: a central, de necrose, em que o tecido já é desvitalizado; circundando-a há a área de estase, em que a lesão tecidual é reversível, caso haja cuidado adequado; e a zona mais externa é a de hiperemia, uma área hiper-reativa que não progride.[5,6]

QUADRO CLÍNICO

As manifestações clínicas, repercussões e cuidados variam de acordo com a profundidade e com a extensão das queimaduras.

Quanto à profundidade, as queimaduras podem ser mais classicamente divididas em três graus:[7,8]

- 1º grau: queimaduras restritas à epiderme, com dor local, sem formação de bolhas, com posterior destacamento da epiderme.
  - Exemplo: queimadura solar.
- 2º grau: queimaduras que acometem até a derme, com dor importante e formação de flictenas. Essas queimaduras são ainda subdivididas em 2º grau superficial, quando acometem até a derme papilar e podem restaurar apenas com curativos, e 2º grau profundo, quando atingem até a derme reticular e necessitam de abordagem cirúrgica com desbridamento e enxertia de pele.
  - Exemplo: queimadura por escaldadura e chama direta.
- 3º grau: queimaduras que acometem até o subcutâneo, fáscia, músculo e ossos. A pele se apresenta em tom branco nacarado ou carbonizada, e costuma não haver dor em virtude da perda de todas as terminações nervosas.
  - Exemplo: queimadura elétrica.

Outra classificação importante é com relação à extensão das lesões, baseada na superfície corporal queimada (SCQ). Para o cálculo da área, alguns métodos podem ser utilizados, desde métodos mais genéricos até mais complexos. A seguir, são apresentados três métodos comuns de aferição:[8]

1. Regra dos nove (Wallace): áreas específicas do corpo são graduadas como múltiplos de 9 no paciente adulto e com algumas variações no paciente pediátrico (Figura 1).
2. Regra da palma da mão: a palma da mão do paciente representa em média 1% de superfície e é utilizada como ferramenta de estimativa da área queimada. Não incluir os dedos na medida.
3. Diagrama de Lund Browder: as áreas corporais são estratificadas em unidades menores para serem quantificadas com maior exatidão. Em geral, essa ferramenta é utilizada em serviços de referência e por cirurgiões plásticos para uma avaliação mais acurada, após o primeiro atendimento.

Segundo a Sociedade Brasileira de Cirurgia Plástica (SBCP), com base na extensão dessa superfície é possível classificar o paciente em pequeno, médio e grande queimado:[9]

- Pequeno queimado: queimaduras de 2º grau de até 5% em menores de 12 anos e até 10% em maiores de 12 anos; qualquer queimadura de 1º grau.

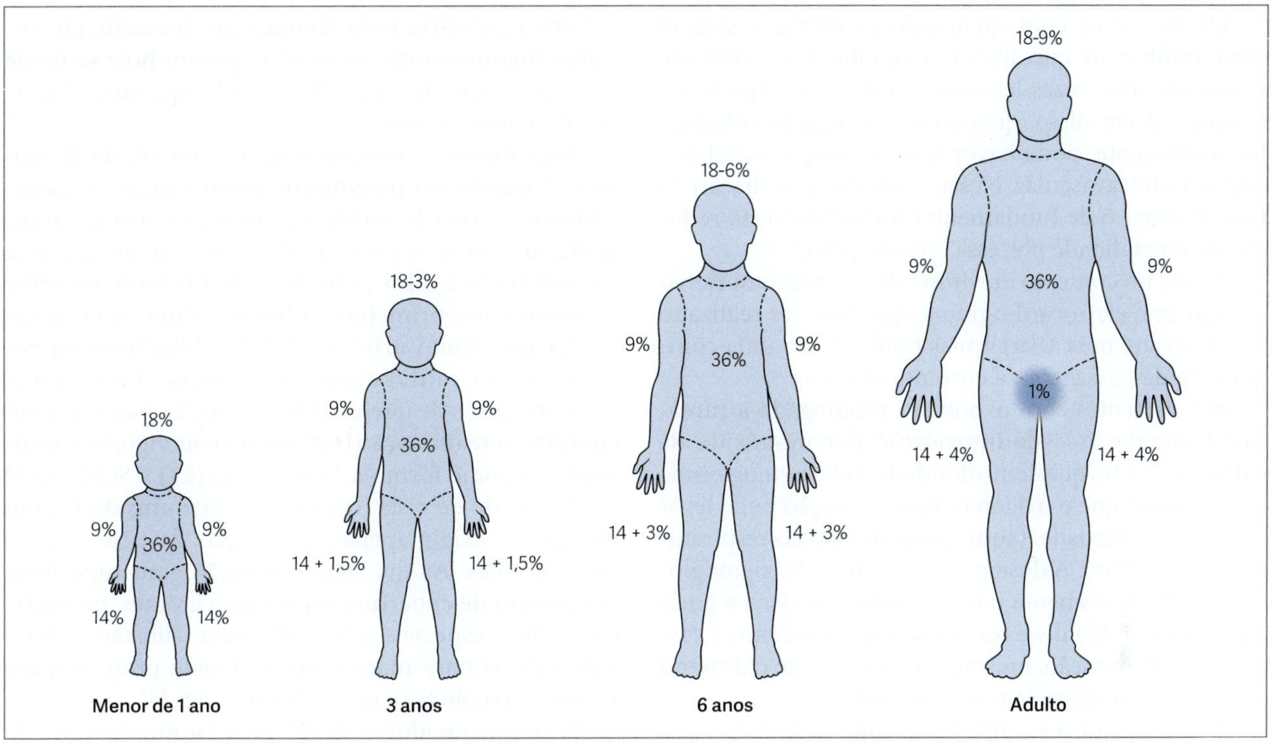

FIGURA 1 Diagrama de Wallace (regra dos nove).
Fonte: adaptada de SBCP, 2008.

- Médio queimado: queimaduras de 2º grau de 5 a 10% em menores de 12 anos e entre 10 e 15% em maiores de 12 anos; queimaduras de 3º grau até 5% em menores de 12 anos e menores que 10% em maiores de 12 anos.
- Grande queimado: queimaduras de 2º grau maiores que 15% em menores de 12 anos e maiores que 20% nos maiores de 12 anos; queimaduras de 3º grau maiores que 5% em menores de 12 anos e maiores que 10% nos maiores de 12 anos.

Deve-se observar que pacientes vítimas de queimaduras elétricas de 2º grau em períneo e/ou 3º grau em face, mãos, pés e axila são classificados como grandes queimados. Isso ocorre em razão da complexidade do tratamento e do alto risco de sequelas mutilantes.[9]

Além de extensão e profundidade, outros fatores são de fundamental importância no quadro clínico do paciente queimado, como a presença de lesões associadas, principalmente lesões inalatórias, que por si só é o maior fator de risco de morte na fase aguda do trauma.[9,10] Dessa forma, não se deve esquecer de avaliar a oxigenação nem de ofertar oxigênio a 100% via máscara não reinalante a todo paciente vítima de queimadura em ambiente fechado pelo risco de hipóxia (tanto pela lesão de vias aéreas como pela intoxicação por monóxido de carbono).

A lesão renal aguda é, frequentemente, associada ao paciente grande queimado, considerando o aumento da permeabilidade vascular e a perda para terceiro espaço. É mais frequente em vítimas de queimaduras elétricas, pelas lesões musculares associadas e mioglobinúria subsequente. Por isso a reanimação volêmica é tão importante no manejo de fase aguda do queimado, como forma de reduzir a morbidade e a mortalidade por essa complicação.[5,11]

Os pacientes podem ainda apresentar complicações locais, como infecção de pele, cicatrização hipertrófica, formação de queloides e bandas cicatriciais. As infecções podem ser oportunistas pela perda da barreira cutânea e pela redução da capacidade de resposta imunológica (que também pode impedir manifestações flogísticas locais). Ao mesmo tempo, esses pacientes necessitam de medidas invasivas, como sondas vesicais, tubos traqueais e cateteres centrais, que também podem servir de porta de entrada para agentes infecciosos.[5,12]

EXAMES COMPLEMENTARES

O exame clínico é a base de cuidados ao paciente queimado. Contudo, alguns exames auxiliares podem ser benéficos em queimaduras específicas e na avaliação de determinadas complicações.

Os pacientes com queimaduras elétricas sofrem rabdomiólise, o que libera mioglobina na corrente sanguínea, por vezes levando a lesão renal aguda intrínseca. Além disso, quando a reanimação volêmica for insuficiente, pode haver lesão renal pré-renal por depleção intravascular. Nesse contexto, a avaliação da função renal é de fundamental importância na redução de mortalidade por essa complicação.[11]

Ainda no contexto da vítima de queimadura elétrica, tem-se o eletrocardiograma, que deve ser realizado na admissão, pois as arritmias também são uma complicação da passagem da corrente elétrica.[11]

Em pacientes com exposição prolongada à fumaça há grande risco de intoxicação por monóxido de carbono (CO), que tem afinidade pela hemoglobina muito maior que o oxigênio. Essa condição pode levar a cefaleia, ansiedade, taquicardia, disfunção respiratória, coma e óbito. A dosagem sérica de carboxiemoglobina é uma ferramenta para estratificar o risco e guiar a terapêutica. Ela deve ser dosada quando houver suspeita de intoxicação, mesmo na presença de oximetria normal, pois esta pode não se alterar.[13]

A broncoscopia é outra ferramenta diagnóstica importante para avaliar e tratar lesões de via aérea. A lesão inalatória é um marcador independente de mortalidade no paciente queimado e deve ser suspeitada em pacientes com queimadura de face, queimaduras de cílios, sobrancelhas, vibrissas, que apresentem escarro carbonáceo e queimadura de orofaringe. Nesse contexto, a realização de broncoscopia nas primeiras 24 horas do atendimento ao queimado pode reduzir a mortalidade tanto pelo diagnóstico de lesões ocultas clinicamente quanto pela possibilidade de realizar toalete brônquico.[10]

Outros exames subsidiários são importantes a depender da evolução clínica, como as culturas de secreções, de ferida e de corrente sanguínea quando o paciente evolui com sepse de foco a esclarecer. Não se deve esquecer dos materiais invasivos, que ocasionalmente também devem ser trocados, e dos retirados, que precisam ser encaminhados para cultura, e dos novos – todos com suas datas de inserção sempre anotadas em curativos e prontuário.

TRATAMENTO

O manejo do paciente queimado na fase aguda é de fundamental importância em sua evolução e na prevenção de complicações tardias.

Destaca-se o papel da reanimação volêmica nas primeiras horas do trauma para controle hemodinâmico. Nas primeiras 24 a 48 horas do trauma, a reposição é feita com solução cristaloide baseada no peso e na superfície corporal queimada (SCQ) do paciente, sem considerar as áreas de 1° grau. Historicamente, diversas fórmulas já foram utilizadas para estimar o volume necessário para reanimação. Inicialmente volumes maiores eram infundidos, porém hoje se tende a ser mais específico pelas lesões subsequentes à hipervolemia nesses casos.[8,9]

Atualmente, a recomendação é por oferta de volume baseado em parâmetros hemodinâmicos, como débito urinário e frequência cardíaca. De forma abrangente, utiliza-se a fórmula de Parkland modificada, com oferta de 2 mL × peso (kg) × SCQ (%) do paciente de volume nas primeiras 24 horas. Como meta, deve-se ter um débito urinário de 0,5 mL/kg/hora no paciente adulto, 1 mL/kg/hora em crianças e 1 a 2 mL/kg/hora nos casos de queimaduras elétricas. Nesse último contexto, a reanimação inclusive é mais vigorosa, utilizando-se como fórmula 4 mL × peso (kg) × SCQ (%).[8,9]

Do ponto de vista local, as queimaduras de 1° grau costumam exigir apenas hidratação da pele e analgesia simples. As queimaduras de 2° grau superficial necessitam de cobertura tópica com cremes, pomadas e curativos especiais à base de prata (substância bacteriostática) para manter um ambiente propício para restaurar o epitélio e prevenir infecções.[8,14]

Já as queimaduras de 2° grau profundo e de 3° grau exigem tratamento cirúrgico. Esse tratamento se baseia no desbridamento precoce das lesões (excisão tangencial), assim que estiverem com extensão e profundidade delimitadas, associado a enxertia de pele. Os desbridamentos podem ser feitos de forma seriada, considerando a perda sanguínea de cada cirurgia, recomendando-se desbridar no máximo 10% de superfície corporal a cada abordagem.[8,14]

Os pacientes grandes queimados apresentam pouca disponibilidade de área doadora para cobertura e lesões extensas, com consequências metabólicas potencialmente fatais. Nessa situação, há a opção de curativos temporários, curativos biológicos, matrizes dérmicas acelulares, aloenxerto de pele (pele de cadáver), xenoenxerto (pele de tilápia e pele de rã). Esses artifícios encontram barreiras na disponibilidade e no alto custo.[14]

Os retalhos regionais ou a distância, pediculados ou microcirúrgicos são de exceção no tratamento do paciente queimado. Eles são requeridos no contexto de queimaduras profundas com exposição de áreas nobres, principalmente articulações e queimaduras elétricas com grande lesão tecidual.[14]

A nutrição é um pilar importante no manejo do paciente queimado, uma vez que as necessidades calóricas aumentam exponencialmente com o trauma. Dessa forma, nos pacientes grandes queimados a terapia de suporte nutricional enteral, e, se necessário, parenteral, pode ser fundamental, devendo ser iniciada o mais precocemente possível, quando o paciente tem estabilidade hemodinâmica. A forma mais comumente utilizada para estimar essa necessidade é a fórmula de Harris-Benedict.[6]

Diante das complicações, o tratamento deve ser direcionado. Infecções são manejadas com antibioticoterapia sistêmica e tratamento do foco, inicialmente empírica e guiada por culturas assim que possível.[12,15] Síndrome compartimental é manejada com escarotomias e fasciotomias (Figura 2).[8,14] Quando houver disfunção renal, deve-se ofertar tratamento de suporte com terapia de substituição renal temporária ou definitiva e correção de distúrbios ácido-básicos e hidroeletrolíticos.[5,9] Quanto à síndrome do desconforto respiratório agudo, o paciente deve receber terapia de suporte com ventilação com pressão positiva.[16] Vale destacar ainda o papel do oxigênio suplementar a 100% e da terapia hiperbárica em pacientes com intoxicação pelo monóxido de carbono.[13]

COMPLICAÇÕES

O paciente queimado está sujeito a diversas complicações em virtude das lesões locais e sistêmicas, assim como pela imunossupressão consequente à queimadura.

A lesão renal é uma das principais complicações do paciente queimado, e pode ocorrer por falha na reidratação nas primeiras horas de atendimento, ou por lesão renal direta em virtude de depósito de mioglobina nos túbulos renais. A importância dessa complicação é que ela responde pela maior mortalidade nas primeiras horas de admissão pela queimadura.[5,11]

As infecções são outras complicações dos pacientes queimados. Apesar disso, é consenso que não há indicação de antibioticoprofilaxia sistêmica nesses pacientes pelo risco de seleção microbiana e de resistência a antibióticos. A indicação formal no tratamento inicial é de antibioticoterapia tópica para os grandes queimados. Essas complicações infecciosas podem ocorrer em diferentes sítios (pele, corrente sanguínea, trato respiratório e urinário) e devem ser manejadas de acordo com o foco. Destaca-se o importante papel das bactérias Gram-negativas na infecção do paciente queimado. A antibioticoterapia deve ser particularizada de acordo com o sítio e o perfil de resistência do serviço.[12,15]

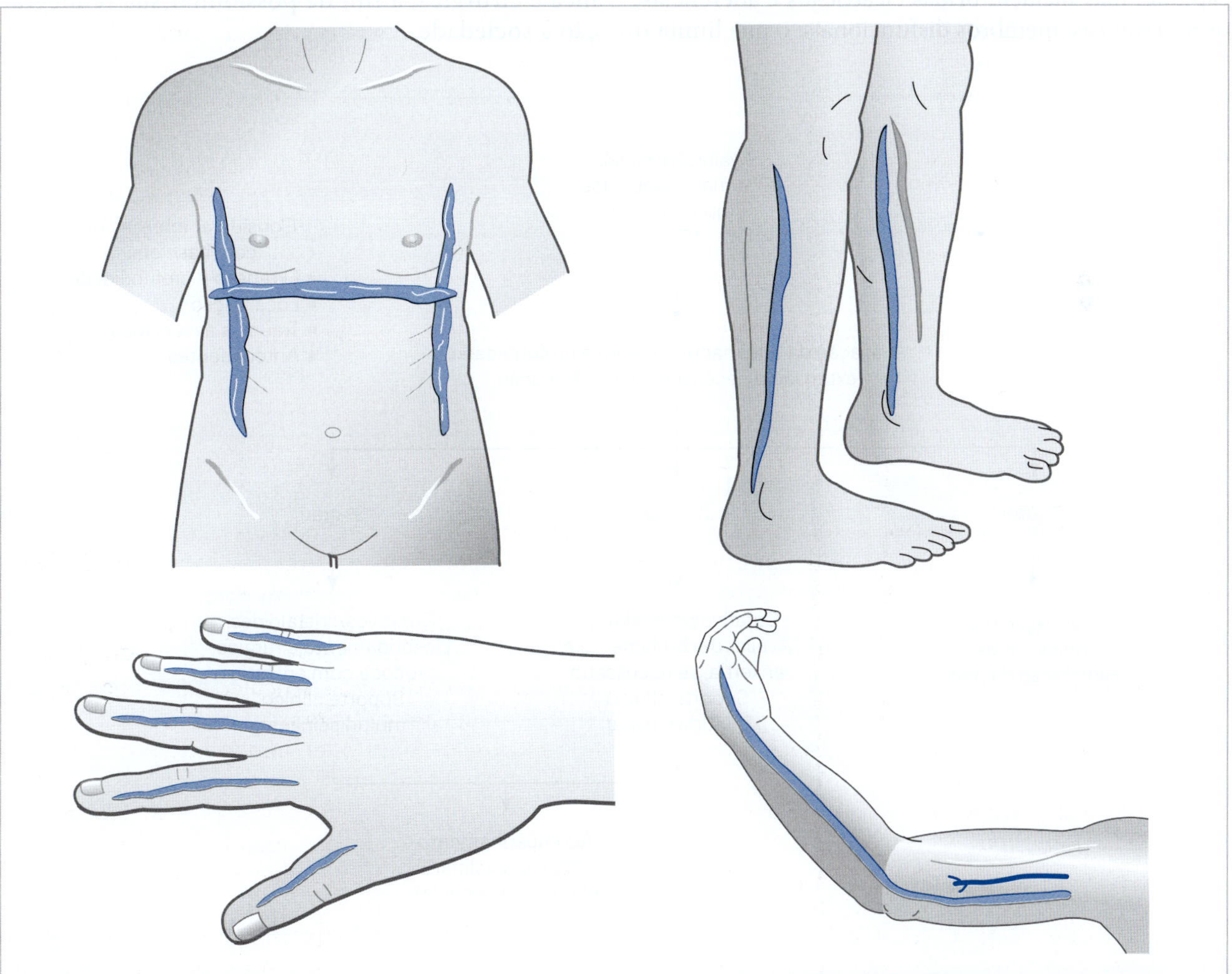

FIGURA 2 Linhas de escarotomias.
Fonte: adaptada de Brasil, 2012.

A síndrome da angústia respiratória aguda (SARA) é decorrente do aumento da permeabilidade vascular pela inflamação, da vasodilatação sistêmica e dos altos volumes de cristaloides necessários para a reanimação volêmica. A SARA pode ser suspeitada ou diagnosticada em face da dificuldade de ventilação associada a alterações em gasometria arterial e exames radiológicos.[16]

A síndrome compartimental pode ser outra complicação do paciente queimado. Nos membros, ela resulta tanto do edema muscular advindo do trauma direto e reanimação volêmica quanto da inelasticidade da fáscia ou de uma escara cutânea formada por uma queimadura de 3º grau. A dor deve ser o principal sinal de alerta para essa complicação e como estágio final há alteração de pulso e perfusão com risco de comprometer a viabilidade do membro. No tórax, pode levar à restrição dos movimentos respiratórios e no abdome à disfunção visceral por alteração de perfusão, com destaque para disfunção renal e isquemia intestinal.[8]

As complicações tardias fogem ao escopo deste capítulo, mas incluem bridas cicatriciais e aderências, dores crônicas, membros disfuncionais, o que limita o paciente e cerceia sua independência social, com grande impacto psicológico sobre ele. Esses pacientes frequentemente necessitam de procedimentos cirúrgicos auxiliares para melhor qualidade de vida.

PROGNÓSTICO

O prognóstico do paciente queimado depende principalmente da profundidade e da extensão da lesão, bem como das condições associadas e prévias do doente. A lesão inalatória é fator independente que agrega mortalidade a esse doente, e o atendimento inicial tem grande impacto.

Após o primeiro atendimento, esforços devem ser direcionados para prevenir a infecção no paciente queimado, considerando que esta é a segunda onda de mortalidade do paciente queimado, respondendo pela maioria dos óbitos em virtude de padronização e melhora do atendimento inicial.

O prognóstico de longo prazo dos pacientes que sobrevivem ao trauma depende da reabilitação clínica e cirúrgica, a fim de possibilitar sua reintegração à sociedade.

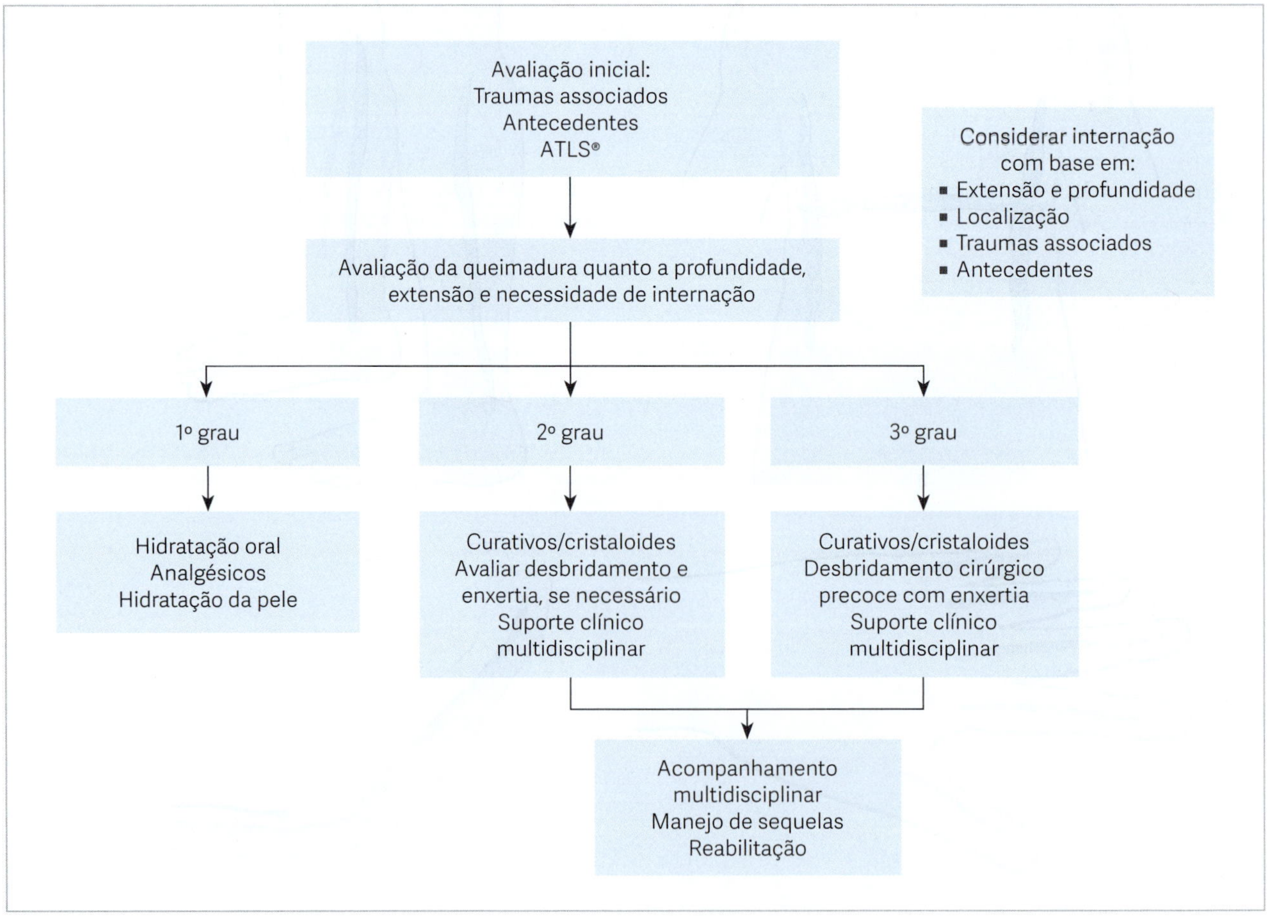

FIGURA 3 Quadro-rotina do Hospital Sírio-Libanês.

ATLS®: *American Trauma Life Support®*.

PONTOS-CHAVE

1. A queimadura é um trauma de grande repercussão sistêmica.
2. A queimadura térmica continua sendo a principal etiologia, distribuída entre escaldaduras para crianças e idosos e queimadura por chama direta em adultos.
3. O reconhecimento da gravidade é fundamental na terapêutica adequada e na melhora do prognóstico.
4. A reanimação volêmica inicial adequada, bem como os cuidados locais, são o alicerce para a boa evolução dos pacientes.
5. Infecções devem ser prevenidas, pois são a principal causa de mortalidade nesse grupo.
6. Acompanhamento multidisciplinar de longo prazo é fundamental para a reintegração desses pacientes.

REFERÊNCIAS BIBLIOGRÁFICAS

1. Portaluppi L, Berttiol CS, Nazário AC, Nazário NO. Tendência de internação por queimadura, faixa etária 0-14 anos, Brasil, 2012-2022. Rev Bras Cir Plást. 2024;39(3):e0907.
2. Cunha CB, Campos RC, Azevedo TAM, Gianini VHA, Alves BB, Cavalheiro LT. Perfil clínico e epidemiológico de pacientes vítimas de queimaduras, um estudo retrospectivo. Rev Bras Cir Plást. 2023;38(4):1-7.
3. Silva RLM, Santos Junior RA, Lima GL, Cintra BB, Borges KS. Profile of children of burn injuries in children admitted to the Emergency Hospital of Sergipe. Rev Bras Queimaduras. 2016;15(3):158-63.
4. Lee RC, Teven CM. Acute management of burn and electrical trauma. In: Song DH (org.). Plastic surgery. Lower extremity, trunk, and burns 4th ed. v. 4 London, Netherlands: Elsevier; 2018. p.392-423.
5. Miranda HPF, Camargo IN, Cunha IA, Freitas JB, Silva JM, Mota MR. Queimaduras: fisiopatologia das complicações sistêmicas e manejo clínico [Burns: pathophysiology of systemic complications and clinical management]. Braz J Develop. 2021;7(6):64377-93.
6. Arruda AM, Gadelha PCFP, Soares BLM, Dowsley CCC, Lemos MCC, Santos ACO. Changes in body composition of burn patients during the phases of response to trauma. Rev Bras Enferm. 2023;76(6):e20230039.
7. Pampolim GE, Jantorno BC, Miranda BS, Oliveira GPL, Verzola IG, Sogame LCM. Atuação da fisioterapia no paciente queimado e identificação do perfil clínico em um centro de referência estadual. Rev Bras Queimaduras. 2019;18(2):90-5.
8. Brasil. Ministério da Saúde. Secretaria de Atenção à Saúde. Departamento de Atenção Especializada. Cartilha para tratamento de emergência das queimaduras. Brasília: Ministério da Saúde; 2012.
9. Sociedade Brasileira de Cirurgia Plástica (SBCP). Projeto Diretrizes Queimaduras: diagnóstico e tratamento inicial. 2008.
10. Carto LSN, Rocha CMCG, Campos ALS, Rezende APC, Ribeiro MS, Rézio GS, et al. Lesão inalatória confirmada por broncoscopia nos pacientes admitidos em uma UTI de queimados. Rev Bras Queimaduras. 2022;21(1):45-52.
11. Carvalho CM, Faria GEL, Milcheski DA, Gomez DS, Ferreira MC. Estudo clínico epidemiológico de vítimas de queimaduras elétricas nos últimos 10 anos. Rev Bras Queimaduras. 2012;11(4):230-3.
12. Araújo A, Tacla EM. Perfil microbiológico e de resistência aos antimicrobianos dos pacientes internados na Unidade de Queimaduras do Hospital Geral "José Pangella" de Vila Penteado. Rev Bras Cir Plást. 2020;35(2):175-81.
13. Garcia Cleque JP, Parot Varela MM, Quevedo MG, Legal S, Vidal FA, et al. Intoxicación por monóxido de carbono: estudio observacional de pacientes que acudieron a urgencias durante 2020. Arch Med Familiar Gen. 2023;20(1)10-17.
14. Sociedade Brasileira de Cirurgia Plástica (SBCP). Projeto Diretrizes AMB/SBCP. Queimaduras: parte II – Tratamento da lesão. 2008.
15. Mota WM, Araújo CAL, Oliveira AMRR, Gomez DS, Silva Junior JM, Gemperli R. Critérios diagnósticos de infecção no paciente queimado. Rev Bras Queimaduras. 2014;13(3):130-5.
16. Simões TFP, Moura RMF, Brito PR. Principais complicações respiratórias no adulto queimado internado em um hospital de referência do estado de Minas Gerais. Rev Bras Queimaduras. 2019;18(2):96-101.

Seção 9

Neurointensivismo

Fábio Santana Machado
Laerte Pastore Jr.

72

POCUS cerebral

Fabio Santana Machado
Thiago Henrique Silva

SUMÁRIO

INTRODUÇÃO

A monitorização de variáveis clínicas de forma contínua e/ou à beira-leito e a oportunidade de tomar decisões que evitem ou reduzam lesões em órgãos vitais são a razão de existir das unidades de terapia intensiva (UTI). Ao longo dos últimos anos, estabeleceu-se o uso do POCUS (*point-of-care ultrasound*), seja para avaliação de vias aéreas, insuficiência respiratória, monitorização hemodinâmica e avaliação de reposição de fluidos e até na parada cardíaca. Protocolos como RUSH, LUS, FAST, BLUE e FALLS têm ajudado sobremaneira os intensivistas, emergencistas e cirurgiões na tomada rápida de decisões à beira do leito.

Entretanto, a avaliação *point-of-care* encefálica era secundarizada, com base no princípio de que a manutenção de metas mínimas de perfusão global protegeria o cérebro, um conceito hoje entendido como insuficiente,[1] ainda mais diante de lesões neurológicas agudas das mais diversas naturezas. Dado que as necessidades metabólicas do cérebro são únicas – uma vez que depende sobremaneira da manutenção do fluxo sanguíneo constante por não possuir reservas de glicose –, a hemodinâmica encefálica se comporta de forma distinta, com seus complexos mecanismos de autorregulação de fluxo e acoplamento elétrico-metabólico.

Diante desse complexo cenário, emerge a monitorização multimodal como ferramenta que – com base em dados fisiológicos como pressão intracraniana, oximetria tecidual, bioquímica liquórica, resposta pupilar e velocidades de fluxo sanguíneo – contribui sobremaneira para a interpretação da fisiopatologia específica de cada condição, sua abordagem clínica e seu seguimento no contexto do paciente neurocrítico.

Nesse sentido, vem ganhando cada vez mais espaço o uso do POCUS para avaliação tanto do parênquima quanto da velocidade de fluxo sanguíneo cerebral, um exame seguro, de relativo baixo custo, aplicável com facilidade à beira do leito e que pode ser repetido ao longo do dia no cuidado do paciente neurocrítico.[2] O exame *point-of-care* é usualmente realizado por intensivistas com o duplex transcraniano (sonda setorial e sonda linear), mas também pode ser realizado com aparelho de Doppler transcraniano dedicado (sonda dedicada de 2-2,5 MHz); para este último é necessário maior curva de aprendizagem e certificação em neurossonologia clínica.

A avaliação com o duplex transcraniano, em particular, pode ser extremamente útil para avaliação de várias condições: avaliação de hidrocefalia, avaliação do fluxo sanguíneo cerebral, identificação de colapso circulatório, avaliação da autorregulação, identificação de hematomas e áreas isquêmicas etc. Com a sonda linear é possível a avaliação da bainha do nervo óptico, exame bastante útil para rastreio de hipertensão intracraniana.[3] Além das indicações para monitorização diante de doenças *per se*, o fato de ser um exame *point-of-care* aproxima o médico de seu paciente, fazendo as visitas ao leito mais frequentes e por isso tornando a observação do doente criticamente enfermo mais acurada.[2]

Em 2020, foi publicado o primeiro consenso para definição de habilidades básicas e níveis de competência para uso do ultrassom *point-of-care* no contexto do cuidado de pacientes neurocríticos.[4] Esse consenso de *experts* categoriza as habilidades em ultrassonografia cerebral em básicas, básicas-*plus*, pré-avançadas e avançadas. Neste capítulo, serão tratadas as habilidades consideradas básicas (conceitos básicos e insonação da artéria cerebral média) e algumas consideradas básicas-*plus* (avaliação do mesencéfalo, III ventrículo, desvio de linha média, vasoespasmo e bainha de nervo óptico).

Em 2021 a Sociedade Europeia de Medicina Intensiva (ESICM) publicou o primeiro consenso e recomendações de especialistas sobre o uso do ultrassom à beira do leito para pacientes críticos, trazendo o conceito de *head-to-toe*, ou seja, o uso da sonografia beira-leito de corpo inteiro do paciente crítico, recomendando pela primeira vez a ultrassonografia encefálica e o uso do *color-coded transcranial Doppler* (TCCD) ou duplex transcraniano.[5]

Este capítulo tem por objetivo apresentar a técnica, as principais indicações e usos do POCUS à beira do leito do paciente crítico.

TÉCNICA

Como descrito anteriormente, existem basicamente duas técnicas para o uso do ultrassom cerebral no paciente crítico: o dúplex transcraniano e o Doppler dedicado (ou Doppler transcraniano). Este último consegue caracterizar as velocidades de fluxo dos vasos de acordo com a profundidade, característica da onda, sonograma e direção do fluxo. Foi introduzido no ambiente de cuidados neurocríticos há mais de 40 anos, e é importante método para avaliações avançadas como teste de autorregulação, pressão de fechamento crítico, reatividade cerebrovascular, avaliações indiretas da complacência cerebral e diversas outras. Por ser um aparelho "cego", não é possível identificar os vasos conforme sua anatomia e relação com outras estruturas, sendo necessário maior curva de aprendizado e certificação em neurossonologia para realização do exame. É um dos exames de escolha para avaliação de colapso circulatório no protocolo de morte encefálica, validado pela legislação brasileira, com papel fundamental no ambiente de UTI.

Já o duplex transcraniano tem a vantagem de aliar a imagem bidimensional do modo B (*brightness*), onde é possível avaliar a anatomia do parênquima cerebral, estruturas ósseas e espaços liquóricos, além dos vasos do polígono de Willis, por meio do modo *color coded*. Dessa forma, pode ser realizado por operadores com menor curva de aprendizado, e, pela maior disponibilidade dos aparelhos no ambiente de UTI (geralmente a mesma sonda do ecocardiograma com *preset* específico), é o exame de escolha para que médicos intensivistas e emergencistas realizem à beira do leito do paciente neurocrítico.[5]

Considerações iniciais

Para o exame do duplex transcraniano é necessária disponibilidade de aparelho de ultrassom com sonda setorial ou trapezoide com frequência entre 2 e 2,5 MHz, com *preset* específico para Doppler transcraniano. O examinador deve se posicionar por trás da cabeceira do leito do paciente, em posição confortável e, idealmente, onde consiga visualizar a monitorização multiparamétrica.

Nesse exame são utilizadas três técnicas para avaliação ultrassonográfica:

1. Modo B (bidimensional), para avaliação do parênquima cerebral.
2. Modo *color* (que é uma extensão do modo B) para avaliação de fluxo sanguíneo baseando-se no efeito Doppler.
3. Doppler pulsado, que fornece a direção e a velocidade do fluxo sanguíneo em tempo real.

Com este último, o examinador será capaz de identificar o formato da onda, a característica sonora e a velocidade de fluxo, caracterizando a velocidade de pico sistólico (VPS) e a velocidade diastólica final (VDF). Desses parâmetros-chave derivam mais três variáveis importantes:

1. A velocidade média (VM), que se calcula VM = (VPS + 2VDF)/3.
2. O índice de pulsatilidade (IP), que se calcula IP = (VPS – VDF)/VM.
3. O índice de resistividade (IR), que se calcula IR = (VPS – VDF)/VPS.

Tais variáveis são muito utilizadas na prática clínica, sendo a velocidade média a variável mais utilizada em estudos observacionais para se estabelecerem valores fisiológicos esperados para sexo e idade, conforme a Figura 1. Já o IP e o IR se relacionam com a resistência cerebrovascular: quanto maiores esses índices, maior será a resistência cerebrovascular no exame em questão. Destes, o IP é o que apresenta a maior quantidade de estudos relacionando seu uso para o ambiente de cuidados neurocríticos.

É importante destacar que, ao utilizar o modo Doppler pulsado no duplex (TCCD) e posicionar a amostra (*gate*) por sobre o vaso, não se deve fazer correção de ângulo, pois os valores de referência estabelecidos em literatura são derivados do Doppler trans-

Janela transtemporal	Morfologia da onda	Profundidade	Velocidade
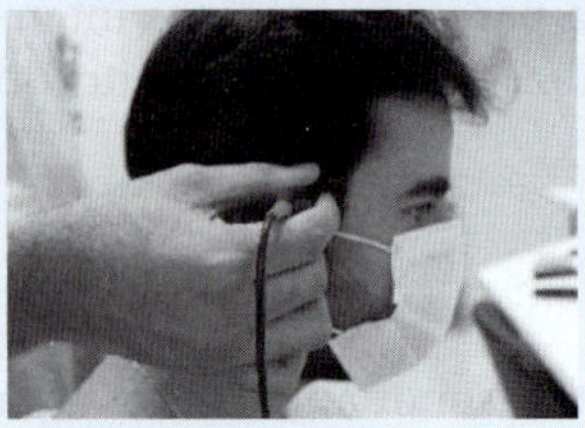	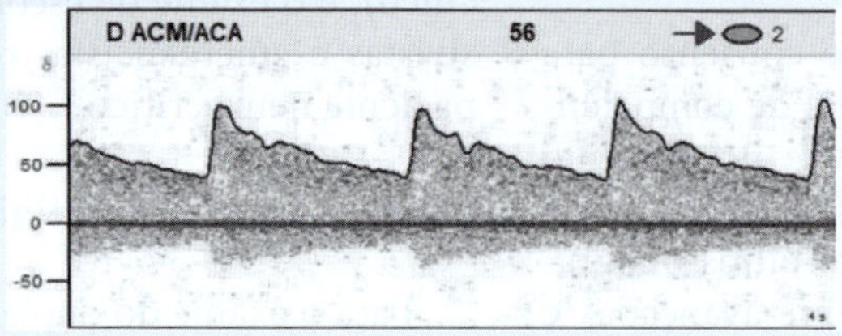	ACM 30-60 mm	55 ± 12
		Bifurcação ACM/ACA 55-65 mm	–
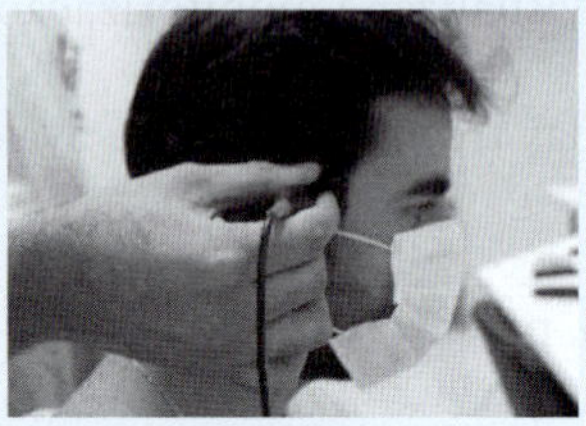	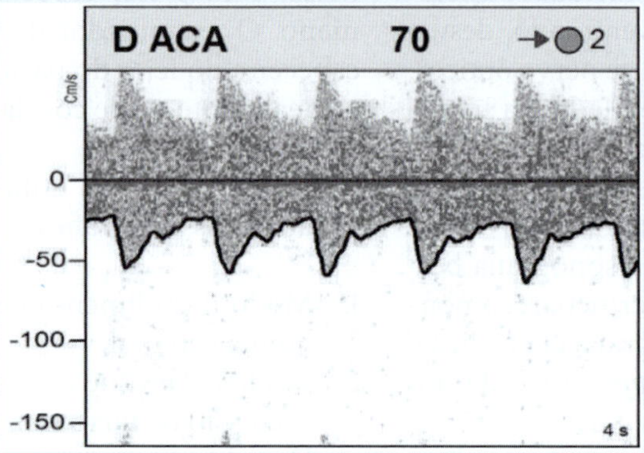	ACA 60-80 mm	50 ± 11
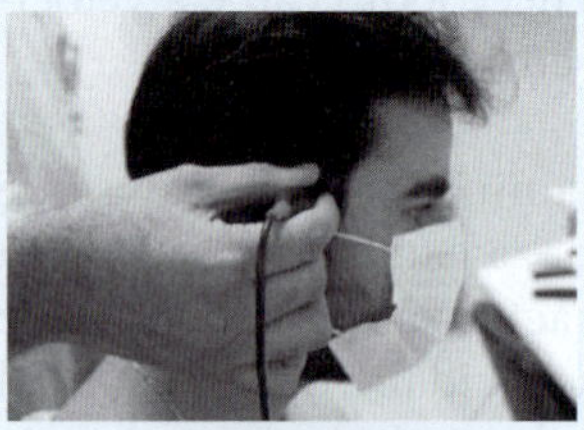	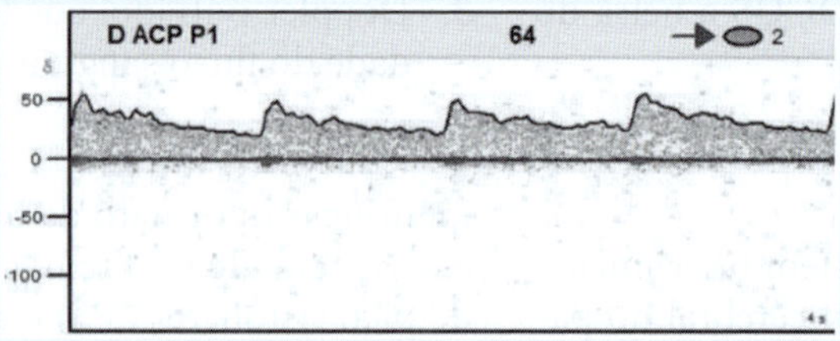	ACP (P1) 60-70 mm	39 ± 10
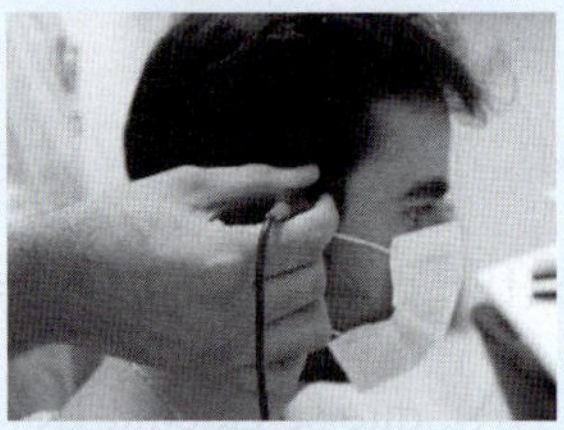	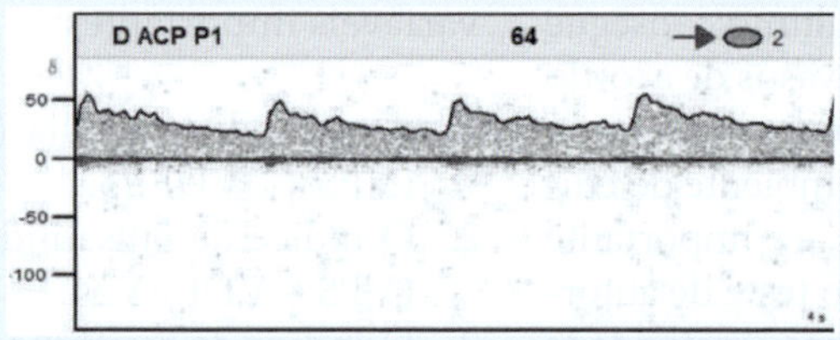	ACP (P2) 60-70 mm	40 ± 10
Janela submandibular			
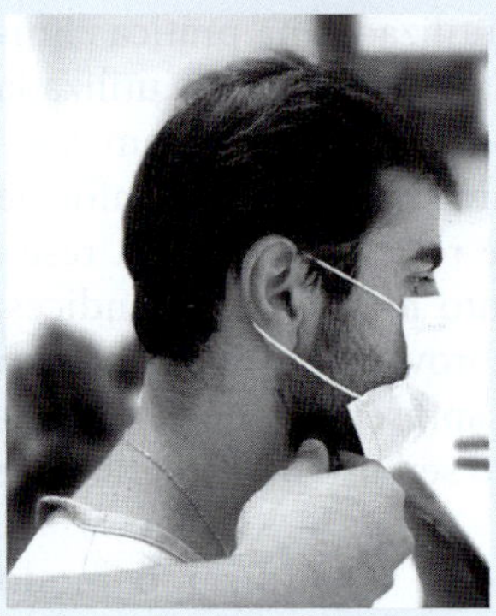	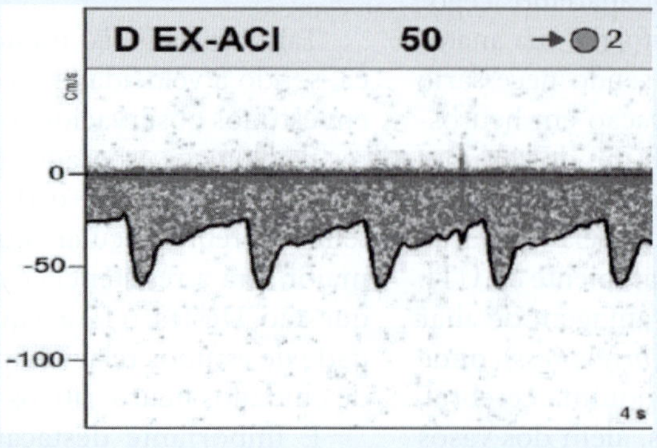	ACI 55-65 mm	39 ± 9

(continua)

(*continuação*)

Janela oftálmica			
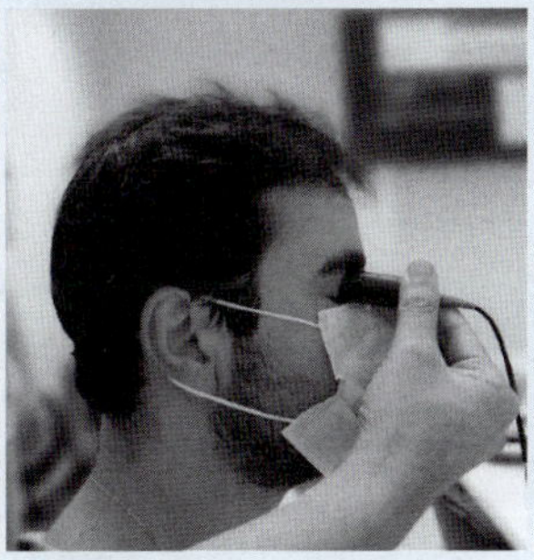	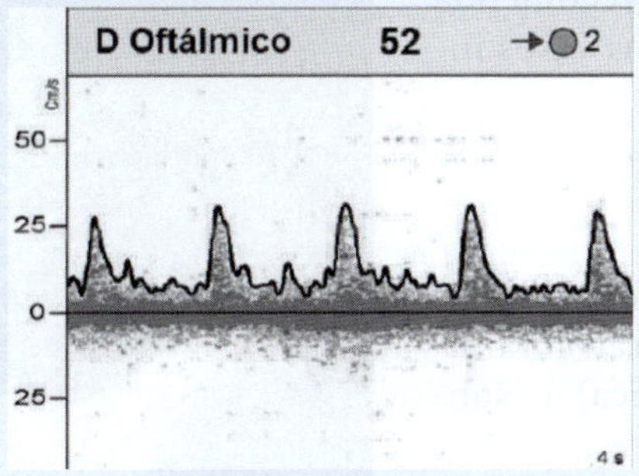	40–60 mm	21 ± 5
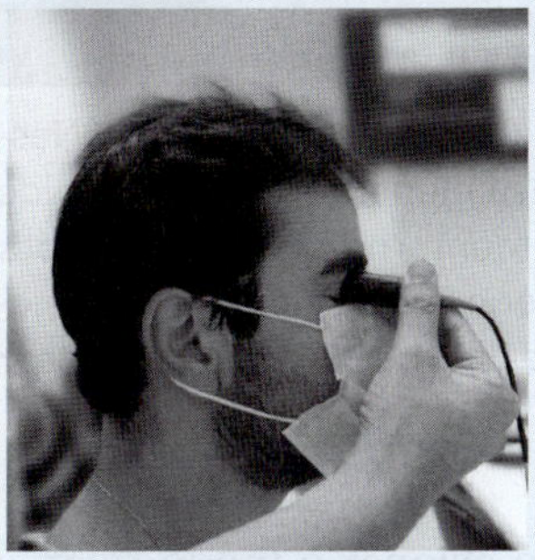	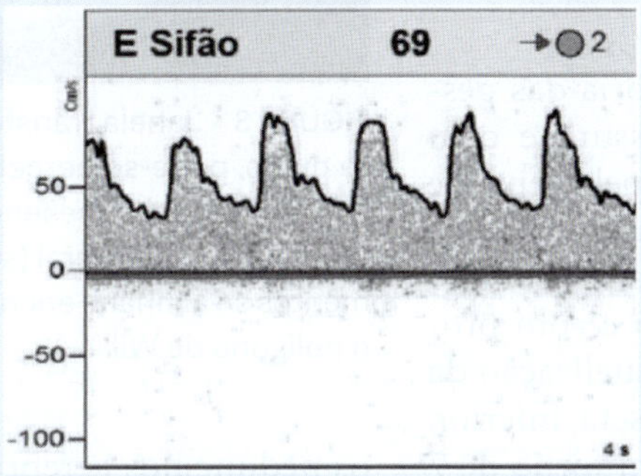	60-80 mm	41 ± 11
Janela transforaminal			
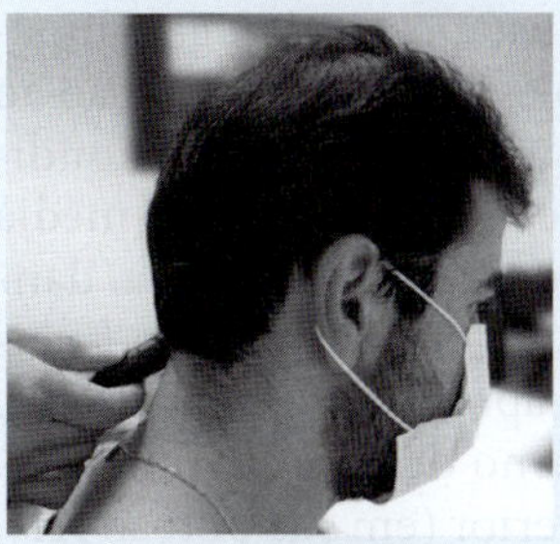	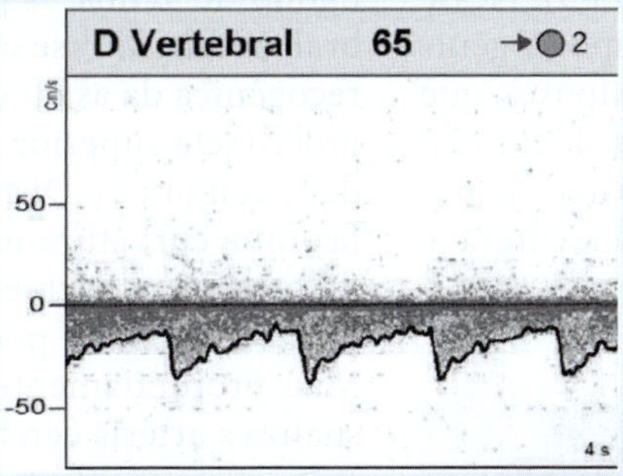	60-80 mm	38 ± 10
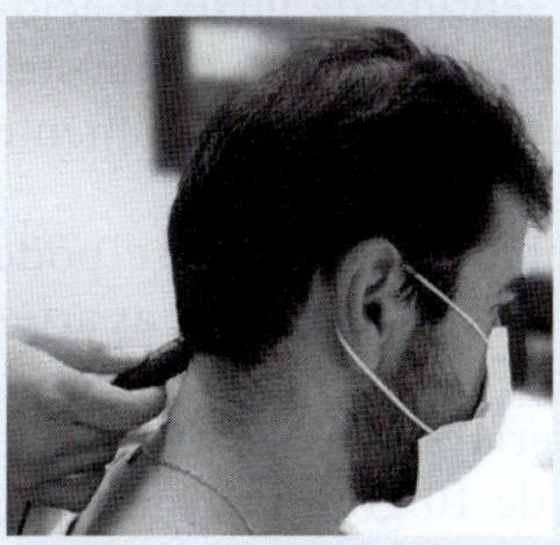	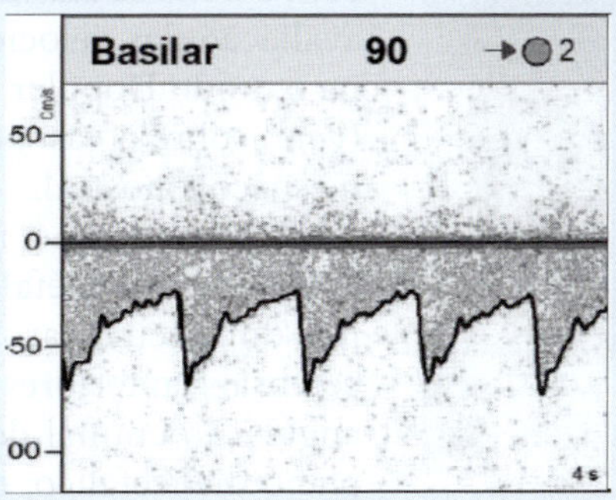	80-120 mm	41 ± 10

FIGURA 1 Janelas acústicas para o exame de Doppler transcraniano. À esquerda, imagem da posição do transdutor no paciente, conforme a janela. Na segunda coluna, morfologia da onda. Na terceira coluna, profundidades. Na quarta coluna, velocidades médias.

ACA: artéria cerebral anterior; ACI: artéria carótida interna; ACM: artéria cerebral média; ACP: artéria cerebral posterior.

Fontes: acervo dos autores (imagens); Zétola et al.[18] (valores de referência).

(Veja imagem colorida no encarte no final do livro.)

craniano dedicado (TCD), que assume ângulo zero, e a correção de ângulo modificaria as velocidades de referência. Dessa forma, a literatura não recomenda utilizar a correção de ângulo no estudo dos vasos intracranianos.[6]

Janelas acústicas

No exame do duplex transcraniano, são utilizadas quatro janelas acústicas: transtemporal, transforaminal (suboccipital), transorbitária (oftálmica) e submandibular, conforme a Figura 1.

Janela transtemporal

Situa-se sob o osso temporal, na maioria das pessoas o osso craniano com menor espessura e com melhor possibilidade de ser atravessado pelo feixe de ultrassom. Com o *probe-marker* na linha dos olhos e posicionando-o entre o trágus e a cavidade orbitária (Figuras 1 e 2), a 90 graus com o crânio e com profundidade de 16 cm, deve-se alinhar a visualização da calota craniana contralateral ao *probe* (seta inferior, Figura 3) com imagem hiperecogênica em torno de 7 a 10 cm de profundidade, que corresponde à asa menor do osso esfenoide (seta superior, Figura 3). Nesse alinhamento deve aparecer uma imagem hipoecogênica em forma de borboleta (ou do Mickey Mouse), que corresponde ao mesencéfalo (contornado na Figura 3).

No modo B, é possível visualizar as cisternas perimesencefálicas, o aqueduto, a substância nigra e

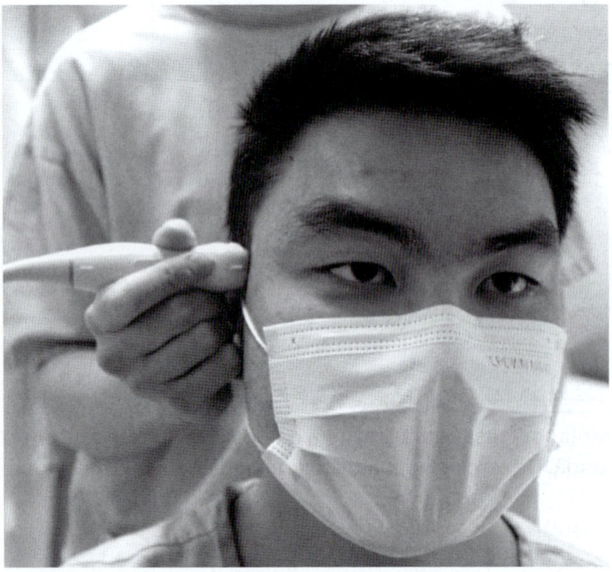

FIGURA 2 Janela transtemporal no duplex transcraniano, com *probe-marker* posicionado na linha dos olhos do paciente e transdutor perpendicular (90 graus) em relação ao osso temporal.

Imagem reproduzida mediante autorização do paciente.

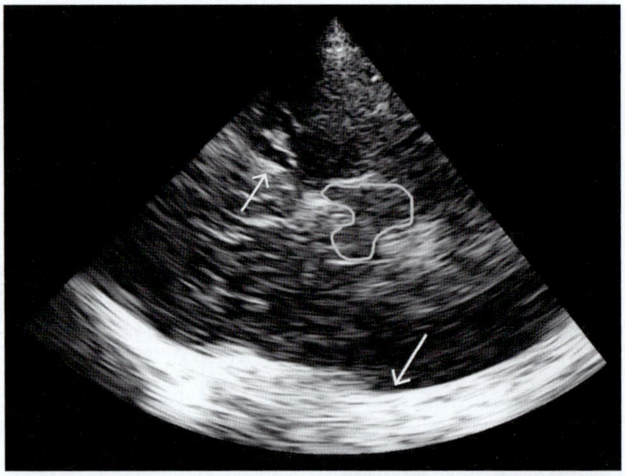

FIGURA 3 Janela transtemporal, plano mesencefálico. Neste plano, pode-se perceber a asa menor do osso esfenoide (seta superior), o mesencéfalo (contorno central) e a calota craniana contralateral (seta inferior). Quando esses três elementos se alinham, encontra-se uma boa janela para insonar o polígono de Willis.

os pedúnculos cerebrais. Ao acionar o modo *color*, é possível a visualização dos vasos que compõem o polígono de Willis. A porção proximal da artéria cerebral média (M1) se origina justaposta à imagem hiperecogênica da asa menor do esfenoide, em direção ao *probe* (seta superior), entre 55 e 65 mm de profundidade (Figura 4). Distalmente, a artéria cerebral média faz uma curvatura na altura da fissura sylviana, dando origem ao segmento M2, entre 30 e 60 mm (mais distal), também podendo apresentar ramificações. Mais profundamente, em torno de 60 a 80 mm se visualiza a artéria cerebral anterior (em sua porção A1), com o fluxo se afastando do *probe* (seta inferior). Para avaliação das velocidades e sentido de fluxo se aciona o modo Doppler pulsado e se posiciona a amostra (*gate*) sobre o vaso, de forma a preencher totalmente o espaço amostral.

Esse é o plano mesencefálico,[7] no qual se pode avaliar o mesencéfalo, estruturas adjacentes e as artérias do sistema carotídeo anterior (cerebrais médias, cerebrais anteriores e posteriores). Com uma leve angulação cranial do *probe* de 10 graus, chega-se ao plano diencefálico, ou plano do III ventrículo (Figura 5). Nesse plano, visualiza-se o III ventrículo como duas linhas hiperecogênicas paralelas (correspondente a parede de células ependimárias), com espaço praticamente virtual hipoecogênico (líquor) entre as linhas. Ajustando o *zoom* é possível perceber o pulsar do líquor nesse espaço. Com mais uma leve angulação cranial de 10 graus, chega-se ao plano ventricular, onde é possível medir os cornos anteriores dos ventrículos laterais seja de forma direta ou com ajuda do modo M do ultrassom.

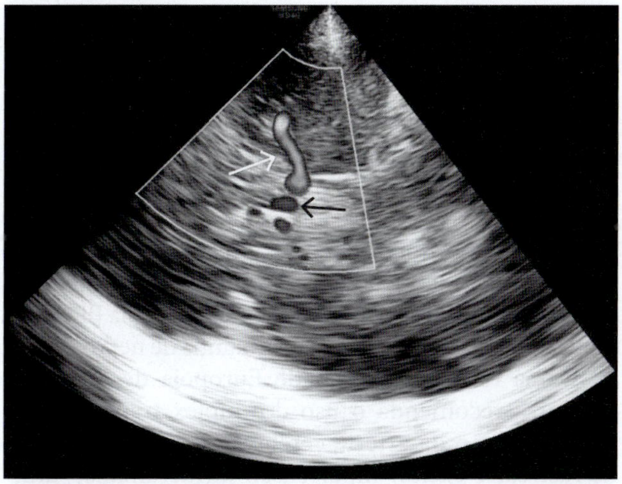

FIGURA 4 Janela transtemporal, plano mesencefálico. A seta superior, à esquerda, indica a artéria cerebral média desde sua origem. A seta inferior, à direita, aponta a artéria cerebral anterior.

(Veja imagem colorida no encarte no final do livro.)

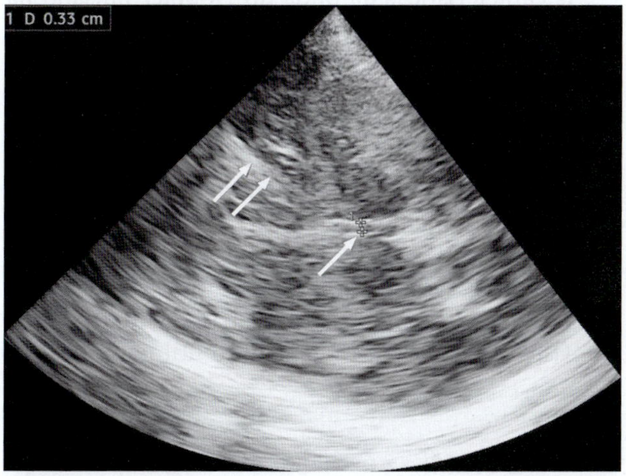

FIGURA 5 Plano diencefálico. Ao iniciar a avaliação pelo plano mesencefálico, uma pequena angulação de 10 graus leva ao plano do diencéfalo, no qual se percebem duas linhas hiperecogênicas que delimitam o III ventrículo (seta à direita). As setas duplas, à esquerda, demonstram a asa menor do osso esfenoide como ponto anatômico de referência.

Janela transforaminal (suboccipital)

Esta janela acústica é importante para avaliação do sistema vertebrobasilar, e pode ser feita de duas formas. Inicia-se o exame com uma leve lateralização da cabeça do paciente e posicionando o *probe* logo abaixo e medial ao processo mastoide (na linha da inserção do cabelo), direcionando o transdutor para a ponte nasal. Em torno de 45 a 55 mm, visualizam-se as artérias vertebrais em sua porção V3 (extracraniana), e mais profundamente – em torno de 60 a 80 mm –visualiza-se a porção intracraniana das artérias vertebrais (V4). Dada a tortuosidade da artéria basilar, em alguns pacientes é possível identificar essa artéria com base no ponto descrito anteriormente, mais profundamente entre 80 e 120 mm. Caso não se consiga visualizar, é possível posicionar o transdutor na linha média com discreta angulação cranial para identificar a artéria basilar. Essa habilidade é considerada básica-*plus*.[4]

Janela transorbital (oftálmica)

A janela transorbital é a janela de escolha tanto para avaliação da bainha de nervo óptico (BNO), utilizando transdutor linear, quanto para avaliação da velocidade de fluxo da artéria oftálmica (AO) e do sifão carotídeo (SIF) (Figura 1). A avaliação da BNO será discutida mais adiante neste capítulo. Para avaliação das velocidades da AO e SIF, o transdutor deve ser gentilmente posicionado sob a pálpebra fechada e angulado medial e cranialmente. Em torno de 40 a 60 mm, deve ser encontrado um fluxo positivo (cor vermelha) referente à AO, que tem por característica um fluxo de alta resistência (com IP elevado) por se tratar de um vaso extracraniano. Em torno de 60 a 80 mm, encontram-se os vasos componentes do sifão carotídeo que podem ter fluxo bidirecional, dada a tortuosidade do segmento carotídeo intracraniano (Figura 1).

Janela submandibular

A janela submandibular é a janela de escolha para avaliação da porção extracraniana da artéria carótida interna (ACI). O *probe* deve ser posicionado anterior e medialmente ao músculo esternocleidomastóideo, logo abaixo da mandíbula e direcionado para cima, com profundidade de 50 a 55 mm. Deve ser encontrado fluxo se afastando do transdutor, e ao acionar o Doppler pulsado percebe-se fluxo de baixa resistência característico da circulação intracraniana.

APLICAÇÕES CLÍNICAS DO DUPLEX TRANSCRANIANO

Ao longo dos últimos anos, o ultrassom vem se tornando aparelho essencial nos ambientes de urgência, emergência e terapia intensiva. O uso do POCUS cerebral, conforme descrito neste capítulo, depende sobremaneira do entendimento das características fisiopatológicas de cada condição, entendendo-o como exame dinâmico, funcional, que se correlaciona com diversas variáveis clínicas e que deve ser continuamente repetido após novas condutas terapêuticas ou mudanças no quadro clínico do paciente, dentro do contexto da monitorização multimodal. Nesse sentido, serão descritas a seguir as aplicabilidades clínicas para algumas das principais condições enfrentadas no dia a dia das UTI, levando em conta a classificação de habilidades desenvolvida por Robba et al.[4]

Hipertensão intracraniana

No contexto do POCUS cerebral, duas técnicas diferentes têm características interessantes para identificação do paciente com risco ou com hipertensão intracraniana estabelecida: o duplex transcraniano e a bainha de nervo óptico. Ambos são exames de curva de aprendizado não muito longa, de fácil realização e reprodutibilidade à beira do leito, de baixo custo e com mínima contraindicação, tornando-os excelentes exames de rastreio para HIC, sem, contudo, substituir a monitorização invasiva da pressão intracraniana, que ainda é considerada o padrão-ouro.[8]

Conforme descrito, a habilidade de insonar a artéria cerebral média e calcular o índice de pulsatilidade é considerada por *experts* uma habilidade básica do intensivista; já avaliar o diâmetro da bainha do nervo óptico é considerada habilidade básica-*plus*, sendo atualmente de suma importância no contexto dos cuidados do paciente neurocrítico. Nos tópicos a seguir, serão discutidas ambas as técnicas, abordando seus usos e limitações.

Uso do Doppler transcraniano

Dentre as diversas aplicações do Doppler transcraniano à beira do leito, a monitorização não invasiva de pacientes em risco de hipertensão intracraniana é sem dúvida uma das aplicações mais estudadas, com contribuições seminais com os estudos de Aaslid e Czosnyka. Um estudo de Ract (2007) definiu valores de velocidades de fluxo que indicariam hipertensão intracraniana (HIC) associada à hipoperfusão: VM < 30 cm/s, VDF < 20 cm/s e IP > 1,4. De acordo com os autores, se dois desses parâmetros forem atingidos, condutas terapêuticas voltadas para o restabelecimento do fluxo sanguíneo cerebral poderiam reduzir a extensão da lesão secundária. Estudo de Czosnyka (1998) propôs uma fórmula para o cálculo da pressão de perfusão cerebral (PPC) estimada de acordo com variáveis extraídas do TCD: PPCest = PAM × VFD/VM + 14. Para o cálculo da PIC estimada pelo Doppler, basta utilizar a fórmula: PPC = PAM - PIC.

No entanto, estudos subsequentes falharam em demonstrar uma correlação mais acurada dessas variáveis clínicas com números absolutos de PIC e HIC, provavelmente porque o DTC é mais sensível para detectar mudanças no leito vasogênico do compartimento intracraniano (com as mudanças de resistência ao fluxo) do que nos compartimentos cerebral e liquórico. Além disso, o índice de pulsatilidade – principal variável utilizada nos estudos sobre DTC e HIC – sofre a influência de outros fatores clínicos que podem modificar seus achados, como doença de pequenos vasos, hipertensão, diabetes, rigidez aórtica, hipovolemia, baixo débito cardíaco e uso de dispositivos de suporte circulatório.

Contudo, vários dos trabalhos apontam para uma sensibilidade razoável do TCD em identificar limiares de PIC acima de 20 mmHg e excluir HIC clinicamente relevante, como nos estudos de Rasulo de 2017 e mais recentemente no trial multicêntrico IMPRESSIT-2,[9] que indicou alto valor preditivo negativo (VPN) com área sob a curva (AUC) de 76% para um limiar de PIC de 20,5 mmHg, demonstrando razoável precisão para exclusão de hipertensão intracraniana. Já Robba et al.[10] demonstraram uma AUC de 0,91 com a combinação da PPC estimada associada com avaliação da bainha de nervo óptico.

Dessa forma, a Sociedade Europeia de Medicina Intensiva recomenda o uso do duplex transcraniano com avaliação da artéria cerebral média como forma de rastrear e excluir hipertensão intracraniana,[5] utilizando-se do IP e velocidade diastólica como critérios, categorizando esta como uma habilidade básica para o médico intensivista. A PIC estimada > 22 com IP > 1,4 são critérios validados para uso na prática clínica para rastreio de HIC.[2]

As características da onda do Doppler pulsado na HIC podem ser encontradas na Figura 6. É importante destacar que, apesar de utilizar o TCE como base para a maioria dos estudos, a HIC não é consequência exclusiva dessa doença, podendo aparecer em quaisquer cenários de lesão encefálica aguda, como hemorragia subaracnóidea, acidente vascular, meningoencefalites, carcinomatose meníngea, dentre outras.

Bainha de nervo óptico

O exame ultrassonográfico da bainha do nervo óptico (BNO) tem se mostrado muito útil para identifi-

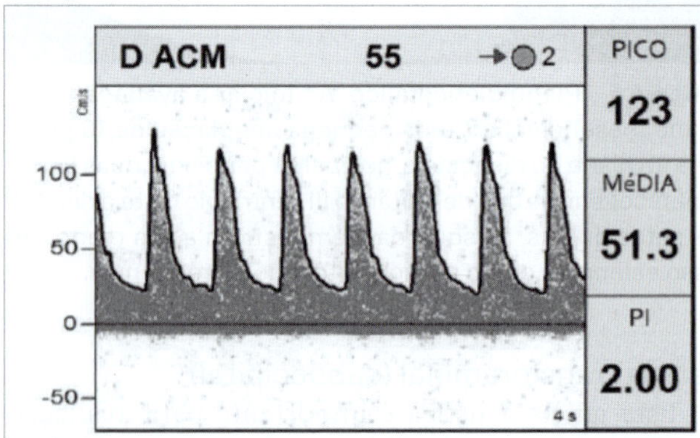

FIGURA 6 Morfologia característica da curva do Doppler transcraniano na hipertensão intracraniana. Nota-se rápida aceleração sistólica e rápida desaceleração diastólica, formando onda apiculada com elevado índice de pulsatilidade (> 1,4). A velocidade diastólica final (VDF) pode ou não estar < 20 cm/s; porém, se presente, confere gravidade ao quadro. Nesse caso, a VDF = 15,45 cm/s e a pressão de perfusão cerebral (PPC) estimada = 35 sugerem hipofluxo secundário à hipertensão intracraniana.

(Veja imagem colorida no encarte no final do livro.)

cação de pacientes com hipertensão intracraniana de forma não invasiva. Contudo, assim como as demais ferramentas da monitorização multimodal, tem suas limitações. A primeira delas decorre das propriedades viscoelásticas da bainha do nervo, que podem levar à deformação plástica quando submetida a pressões elevadas, como aquelas observadas em pacientes com HIC, o que pode distorcer a relação entre o diâmetro da bainha do nervo óptico e a pressão intracraniana.

Além disso, tanto discrepâncias entre métodos e técnicas de avaliação da BNO[11] quanto o uso de *cutt-offs* diferentes – variando de 4,8 a 6,4 mm – nos mais diferentes estudos tornam difícil a construção de evidências mais robustas para seu uso, limitando sua aplicação. Nesse sentido, foi publicado em 2024 um consenso de *experts* para tentar construir um padrão baseado em 23 critérios de qualidade para o exame ultrassonográfico da BNO.[3]

Para realização do exame, deve-se utilizar um transdutor linear de frequência mínima de 7,5 MHz, com *preset* adequado para globo ocular. Caso esse *preset* não esteja disponível, deve-se ajustar o índice mecânico para ≤ 0,23 e o índice termal para ≤ 1 como forma de reduzir o risco de lesão térmica ao globo ocular. Posiciona-se o transdutor sob a pálpebra fechada no eixo transverso, de forma a visualizar o disco óptico, a entrada do nervo óptico no globo e o maior eixo visível do nervo, no centro da imagem. Especial atenção deve ser dada à qualidade da imagem, pois deve ser captada a imagem com melhor diferenciação entre o nervo óptico e os componentes da bainha. Ao nível da retina deve-se iniciar marcação de 3 mm de profundidade e a medida da bainha realizada nessa altura, conforme a Figura 7. Importante destacar que a medida deve ser realizada a partir das linhas hiperecogênicas – que correspondem ao espaço subaracnóideo –, conformando a bainha interna do nervo óptico.

Os valores de *cutt-off* utilizados na prática variam bastante, conforme mencionado. Em estudo de 2020,[10] os autores encontraram AUC de 0,85 para predizer PIC > 20 mmHg utilizando BNO ≥ 5,2 mm. Diretrizes[12] têm sugerido o uso de valores ≥ 6 mm como corte para rastreio de HIC. Entretanto, metanálise recém-publicada[13] – que incluiu 18 estudos observacionais e 1.484 pacientes – demonstrou que valores de corte entre 4,1 e 5,95 mm foram capazes de predizer HIC de causa não traumática. Esse estudo encontrou AUC de 0,925 (IC 0,84-0,927) para uso da BNO em pacientes com HIC de causas como meningite, hemorragia subaracnóidea, hidrocefalia, dentre outras. Dada a heterogeneidade das condições incluídas no estudo, os próprios autores recomendam que esses achados não sejam extrapolados para a prática antes da publicação de estudos maiores para a população de pacientes com HIC de causa não traumática, porém seus achados evidenciam o valor da avaliação da BNO pelo POCUS cerebral e seu uso de forma seriada dentro da UTI.

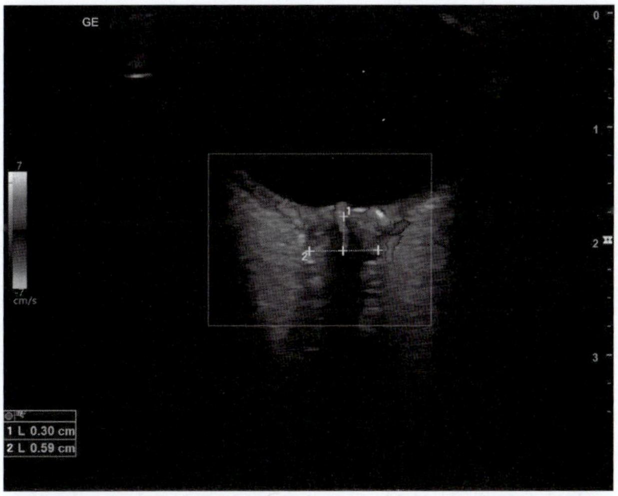

FIGURA 7 Bainha do nervo óptico. A marcação inicial (1) se dá na retina; desenha-se uma reta de 3 mm perpendicular à retina. O ponto final dessa reta delimita o plano (2) no qual deve ser feita a medida da bainha interna do nervo óptico. Nesta imagem, o modo color foi utilizado para visualização da artéria central da retina, que ajuda na delimitação dos planos.
Fonte: imagem gentilmente cedida pela Dra. Juliana Caldas.
(Veja imagem colorida no encarte no final do livro.)

Recomenda-se que a medida da bainha do nervo óptico seja realizada na chegada do paciente com risco de hipertensão intracraniana ao ambiente de UTI, e refeita de forma seriada no caso de primeiras medidas normais, e sempre que houver mudança no quadro clínico ou em outros exames complementares. Essa avaliação sequencial dará mais segurança ao diagnóstico de hipertensão intracraniana em caso de mudanças do que uma única medida baseada em quaisquer dos *cutt-offs* discutidos anteriormente.

Hemorragia subaracnóidea

A hemorragia subaracnóidea (HSA) é uma das condições mais desafiadoras no ambiente de UTI, tem fisiopatologia complexa e é considerada uma doença sistêmica, com repercussões em vários órgãos e sistemas corporais. Seu curso flutuante com vários potenciais mecanismos de lesão tornam essa doença um enorme desafio na prática clínica. O duplex transcraniano cumpre papel relevante no cuidado diário dessa doença no ambiente de UTI, seja identificando hidrocefalia aguda ou hipertensão intracraniana na fase de lesão cerebral precoce, seja diagnosticando precocemente o vasoespasmo cerebral no contexto da isquemia cerebral tardia.[14]

O vasoespasmo das artérias cerebrais é uma das mais temidas complicações da HSA, e pode ocorrer tanto de forma precoce nos primeiros dias como tardiamente, tendo seu pico de incidência entre 7 e 14 dias. Apesar de ser a condição mais comumente associada a isquemia cerebral tardia (ICT), o achado de vasoespasmo pelo Doppler transcraniano foi capaz de predizer apenas 60% das ocorrências de ICT em um estudo de 2009, e apresentou AUC de 0,65 em estudo publicado em 2024 para predição de ICT. Dessa forma, apesar de o controle com Doppler transcraniano ser considerado importante para o manejo – conforme recomendação IIa da Diretriz da AHA de 2023[15] –, a ausência de vasoespasmo no Doppler não exclui a presença de ICT em curso.

Para identificação do vasoespasmo é necessário que todas as artérias do polígono de Willis sejam insonadas, tornando esta uma habilidade considerada básica-*plus*.[4] Vasoespasmo proximal resulta em aumento focal das velocidades no território afetado, sem aumento concomitante das velocidades da circulação extracraniana. De acordo com Lindegaard (1988), achados de velocidade média da artéria cerebral média (ACM) ≥ 200 cm/s predizem um lúmen arterial de 1 mm ou menos. Com o aumento focal da velocidade, a relação entre VM ACM/VM da ACI ipsilateral se torna ≥ 3. Essa razão é conhecida como índice de Lindegaard e classifica o vasoespasmo de acordo com o Quadro 1.

Para identificar possível vasoespasmo no sistema vertebrobasilar, utiliza-se o índice de Soustiel, que relaciona as velocidades de fluxo das artérias vertebrais em seu segmento extracraniano (entre 45 e 55 mm) e a basilar, conforme a Tabela 1.

A avaliação de vasoespasmo das demais artérias intracranianas foge do escopo do intensivista e não será abordada neste capítulo. O intensivista com treinamento em POCUS cerebral está apto a identificar o vasoespasmo para tomada de decisão à beira do leito. Um exemplo de formato de onda no vasoespasmo está presente na Figura 8.

Monitoramento na neuro-UTI

Hidrocefalia

O uso do duplex para avaliação de hidrocefalia aguda é mais uma vantagem do uso dessa técnica à beira do leito e que pode ser repetida sempre que necessário. Estudos mostram que há uma correlação excelente entre mensurações utilizando o duplex e a tomografia de crânio, das larguras do III ventrículo, dos ventrículos laterais e seus cornos.[16] Mudanças maiores que 5,5 mm no tamanho dos ventrículos laterais se associaram com a necessidade de reabertura do dreno em pacientes em desmame de derivações ventriculares, com sensibilidade de 100% e especificidade de 83%, conforme demonstrado por Kiputh (2011).

Para realização dessa avaliação, sugere-se mensurar a largura basal do III ventrículo do paciente conforme a Figura 5 e manter mensurações sequenciais seja por turno ou guiadas por mudanças no quadro clínico do paciente.

QUADRO 1 Critérios para vasoespasmo proximal da artéria cerebral média: índice de Lindegaard

Velocidade média (cm/s)	VM ACM / VM ACI	Interpretação
< 120	≤ 3	Hiperemia
≥ 120	3-4	Vasoespasmo leve + hiperemia
≥ 120	4-5	Vasoespasmo moderado + hiperemia
≥ 120	5-6	Vasoespasmo moderado
≥ 180	≥ 6	Vasoespasmo moderado a grave
≥ 200	4-6	Vasoespasmo moderado + hiperemia
> 200	3-4	Hiperemia + vasoespasmo residual
>200	< 3	Hiperemia

ACI: artéria carótida interna; ACM: artéria cerebral média; VM: velocidade média.
Fonte: adaptado de Alexandrov.[1]

TABELA 1 Critérios para vasoespasmo da artéria basilar: índice de Soustiel

	Índice de Soustiel	Velocidade da basilar (cm/s)
Vasoespasmo da artéria basilar	> 2	> 70
Moderado ou grave vasoespasmo da artéria basilar	> 2,5	> 85
Grave vasoespasmo da artéria basilar	> 3	> 85

Fonte: adaptado de Alexandrov.[1]

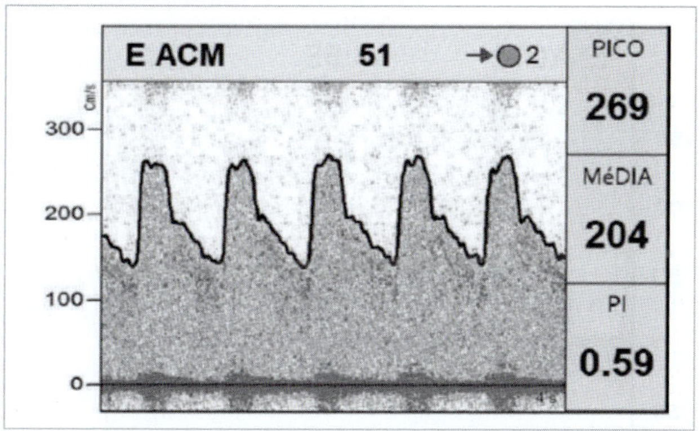

FIGURA 8 Vasoespasmo cerebral em paciente de 52 anos portadora de HSA Fisher III. Nota-se velocidade média > 200 cm/s, o que sugere um diâmetro < 1 mm no vaso em questão. A sensibilidade para detecção de vasoespasmo utilizando o parâmetro de VM ≥ 200 cm/s na artéria cerebral média é maior que 90%. Nesta paciente, a velocidade na artéria carótida interna ipsilateral era de 32 cm/s, resultando em um índice de Lindegaard de 6,37, classificado como vasoespasmo grave.

HSA: hemorragia subaracnóidea.

(Veja imagem colorida no encarte no final do livro.)

Desvio de linha média

A avaliação do desvio de linha média (DLM) pelo duplex tem seu papel em pacientes em risco de desenvolver hipertensão intracraniana focalizada,[4] em que o aumento da pressão em um dos hemisférios pode levar à herniação das estruturas para o hemisfério contralateral, como no TCE, no acidente vascular isquêmico maligno ou na hemorragia intraparenquimatosa. Existe boa correlação entre o DLM avaliado pelo duplex e pela tomografia, conforme demonstrado por Motuel (2014). Para essa avaliação, deve-se mensurar a distância do III ventrículo até a calota ipsilateral (a), subtrair a distância até a calota contralateral (b) e dividir por 2 [(a-b)/2]. O resultado deve ser acompanhado de forma sequencial, com sua primeira medida à admissão do paciente, e avaliado como tendência e não como número absoluto.

Colapso circulatório e morte encefálica

No Brasil, o diagnóstico de morte encefálica é regulamentado pela Resolução n. 2.173, de 23 de novembro de 2017, do Conselho Federal de Medicina (CFM). Definida como a perda completa e irreversível das funções encefálicas, faz parte do dia a dia das UTI pelo país. Para definição de morte encefálica no território nacional, é necessário o preenchimento de todos os requisitos clínicos e de exames complementares no contexto do protocolo de morte encefálica a ser realizado em cada instituição.[17] De acordo com o CFM, existem quatro tipos de exames complementares que podem fazer parte do protocolo, juntamente com as provas clínicas:

1. Eletroencefalograma.
2. Arteriografia cerebral.
3. Cintilografia cerebral.
4. Doppler transcraniano.

Aqui, será abordado o Doppler transcraniano. Pela legislação brasileira, esse exame deve ser realizado por neurossonologista certificado, porém os médicos intensivistas e emergencistas podem realizar esse exame no dia a dia diante da suspeita de colapso circulatório e para definição prognóstica junto à equipe de saúde e familiares.

Diante de lesões cerebrais devastadoras, podem ocorrer aumentos graves na PIC, com concomitante queda abrupta da PPC, resultando em mudanças na hemodinâmica cerebral de forma progressiva e característica no formato de onda de fluxo visível ao Doppler transcraniano. Com o aumento progressivo da PIC, ela se iguala à pressão diastólica, observando ausência de fluxo diastólico ao Doppler. Com aumentos ainda maiores, observa-se a inversão do fluxo diastólico (fluxo alternante) e por fim aparecem os picos sistólicos curtos (< 50 cm/s). Todos esses achados são compatíveis com colapso circulatório no vaso estudado. Um exemplo de colapso circulatório pode ser visto na Figura 9.

As evidências apontam alta sensibilidade (90%) e especificidade (98%), conforme demonstrado por Llompart-Pou (2013), com a vantagem de ter pouca ou nenhuma interferência do ambiente de UTI (como tem o EEG) ou de não necessitar deslocar o paciente – muitas vezes em condição muito grave – do leito de UTI para outro setor do hospital.

CONSIDERAÇÕES FINAIS

Conforme demonstrado, são várias as indicações atuais do POCUS cerebral no ambiente de emergências e terapia intensiva. Há cada vez mais estudos demonstrando novas utilidades para o POCUS cerebral, como identificação e monitoramento do volume de sangramentos intracranianos (sejam intraparenquimatosos ou sub/extradurais), identificação de isquemia cerebral, utilidade para guiar implante de dispositivos como cateteres de derivação ventricular, dentre outros, que não caberiam no escopo deste capítulo.

Atualmente, a evidência disponível[2-5,7] demonstra que é importante o treinamento dos médicos intensivistas para habilidades básicas com o uso do ultrassom cerebral, uma ferramenta que vem se tornando fundamental para o cuidado personalizado do paciente neurocrítico.

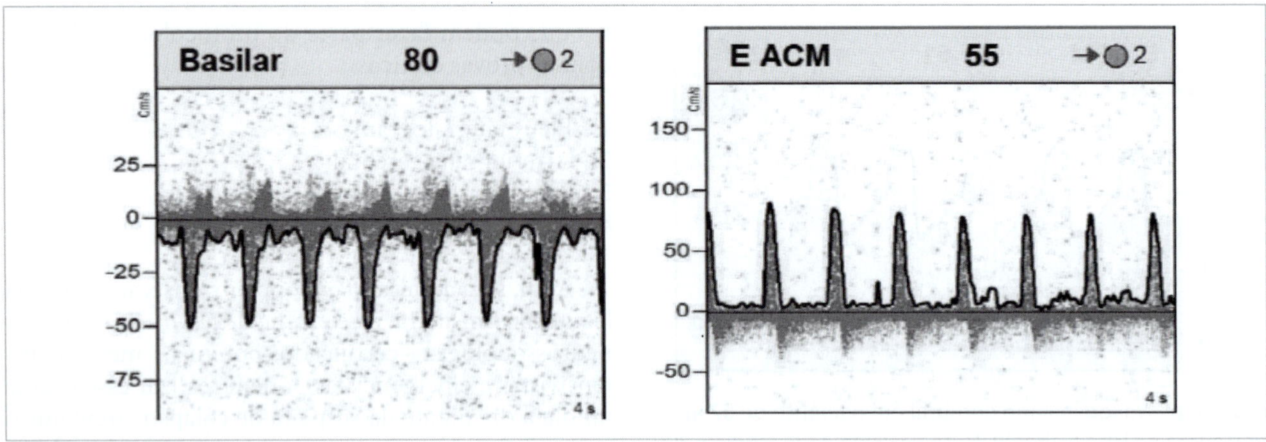

FIGURA 9 Colapso circulatório.
(Veja imagem colorida no encarte no final do livro.)

PONTOS-CHAVE

1. POCUS cerebral é uma ferramenta útil e segura à beira do leito, especialmente na UTI, por permitir a avaliação dinâmica do parênquima e do fluxo sanguíneo cerebral em pacientes neurocríticos, com possibilidade de repetição frequente e sem necessidade de deslocamento do paciente.
2. O duplex transcraniano é o método preferido por intensivistas, por ser mais acessível, ter curva de aprendizado menor e permitir análise anatômica e hemodinâmica dos vasos cerebrais com o uso de transdutores comuns e modos B, *color* e Doppler pulsado.
3. As principais aplicações incluem rastreio de hipertensão intracraniana, detecção de vasoespasmo, avaliação de hidrocefalia e colapso circulatório, além de auxiliar na condução do protocolo de morte encefálica, conforme regulamentação brasileira.
4. O uso do POCUS cerebral está respaldado por consensos internacionais, que recomendam o treinamento de intensivistas em habilidades básicas e básicas-*plus*, reforçando seu papel crescente na monitorização multimodal de pacientes com lesões neurológicas agudas.

REFERÊNCIAS BIBLIOGRÁFICAS

1. Godoy DA, Murillo-Cabezas F, Suarez JI, Badenes R, Pelosi P, Robba C. "The Mantle" bundle for minimizing cerebral hypoxia in severe traumatic brain injury. Crit Care. 2023;27(1):13.
2. Caldas J, Rynkowski CB, Robba C. POCUS, how can we include the brain? An overview. J Anesth Analg Crit Care. 2022;2(1):55.
3. Hirzallah MI, Lochner P, Hafeez MU, Lee AG, Krogias C, Dongarwar D, et al. Optic nerve sheath diameter point-of-care ultrasonography quality criteria checklist: an international consensus statement on optic nerve sheath diameter imaging and measurement. Crit Care Med. 2024 ;52(10):1543-56.
4. Robba C, Poole D, Citerio G, Taccone FS, Rasulo FA, Aries M, et al. Brain ultrasonography consensus on skill recommendations and competence levels within the critical care setting. Neurocrit Care. 2020;32(2):502-11.
5. Robba C, Wong A, Poole D, Al Tayar A, Arntfield RT, Chew MS, et al. Basic ultrasound head-to-toe skills for intensivists in the general and neuro intensive care unit population: consensus and expert recommendations of the European Society of Intensive Care Medicine. Intens Care Med. 2021;47:1347-67.
6. Alexandrov AV, editor. Cerebrovascular ultrasound in stroke prevention and treatment. 2nd ed. Hoboken (NJ): Wiley-Blackwell; 2011. 304 p.
7. Robba C, Goffi A, Geeraerts T, Cardim D, Via G, Czosnyka M, et al. Brain ultrasonography: methodology, basic and advanced principles and clinical applications: a narrative review. Intensive Care Med. 2019;45(7):913-27.
8. Hawryluk GWJ, Aguilera S, Buki A, Bulger E, Citerio G, Cooper DJ, et al. A management algorithm for patients with intracranial pressure monitoring: the Seattle International Severe Traumatic Brain Injury Consensus Conference (SIBICC). Intensive Care Med. 2019; p.1783-94.
9. Rasulo FA, Calza S, Robba C, Taccone FS, Biasucci DG, Badenes R, et al. Transcranial Doppler as a screening test to exclude intracranial hypertension in brain-injured patients: the Impressit-2 prospective multicenter international study. Crit Care. 2022;26(1):110.
10. Robba C, Pozzebon S, Moro B, Vincent JL, Creteur J, Taccone FS. Multimodal non-invasive assessment of intracranial hypertension: an observational study. Crit Care. 2020;24(1):379.
11. Stevens RRF, Gommer ED, Aries MJH, Ertl M, Mess WH, Huberts W, et al. Optic nerve sheath diameter assessment by neurosonology: a review of methodologic discrepancies. J Neuroimaging. 2021;31(5):814-25.
12. Melmed KR, Schlick KH, Rinsky B, Dumitrascu OM, Volod O, Nezhad M, et al. Assessing cerebrovascular hemodynamics using transcranial Doppler in Patients with mechanical circulatory support devices. J Neuroimaging. 2020;30(3):297-302.
13. Care N, Melo RH, Pereira LG, Machado FS, Robba C. Optic Nerve sheath diameter sonography for the diagnosis of increased intracranial pressure in nontraumatic neurocritically ill patients: a diagnostic accuracy systematic review and meta-analysis. Neurocrit Care. 2025.
14. Robba C, Busl KM, Claassen J, Diringer MN, Helbok R, Park S, et al. Contemporary management of aneurysmal subarachnoid

haemorrhage: an update for the intensivist. Intensive Care Med. 2024;50(5):646-64.

15. Hoh BL, Ko NU, Amin-Hanjani S, Hsiang-Yi Chou S, Cruz-Flores S, et al. 2023 Guideline for the management of patients with aneurysmal subarachnoid hemorrhage: a guideline from the American Heart Association/American Stroke Association. Stroke. 2023;54(7):E314-70.
16. Robba C, Goffi A, Geeraerts T, Cardim D, Via G, Czosnyka M, et al. Brain ultrasonography: methodology, basic and advanced principles and clinical applications: a narrative review. Intens Care Med. 2019;45:913-27.
17. Westphal GA, Veiga VC, Franke CA. Determinação da morte encefálica no Brasil. Rev Bras Ter Intensiva. 2019;31(3):403-9.
18. Zétola VF, Lange MC, editores. Manual de Doppler transcraniano. Curitiba: Instituto de Medicina Flumongano; 2006.

73

Manutenção e manuseio da hipertensão intracraniana

Fábio Santana Machado
Marcos Stavale Joaquim
Manoel Jacobsen Teixeira
Thiago Henrique Silva

SUMÁRIO

INTRODUÇÃO

A hipertensão intracraniana (HIC) é um evento frequente e de grande importância clínica em pacientes com trauma cranioencefálico (TCE) grave, acidente vascular cerebral (AVC) isquêmico extenso, hemorragia subaracnóidea (HSA) (*Hunt-Hess* > 3) e hemorragia intraparenquimatosa (HIP) de origem hipertensiva.

A pressão intracraniana (PIC) é a pressão exercida, por área da superfície interna da caixa craniana, pelo conteúdo desse compartimento. Esse conteúdo é determinado pelo volume do parênquima encefálico (80%), volume sanguíneo cerebral (10%) e volume liquórico (10%) (Figura 1). Desde os séculos XXVIII e XIX, as bases para o entendimento das pressões e fluxos intracranianos foram lançadas. Esses conceitos foram denominados doutrina de Monro (1783) e Kellie (1824), segundo a qual a caixa craniana não é expansível, o encéfalo é praticamente não compressível, o volume de sangue dentro da caixa craniana é constante quase todo o tempo e a drenagem venosa do crânio é fundamental para a perfusão arterial encefálica.

O aumento de qualquer um desses componentes dentro de uma caixa não expansível poderá causar hipertensão intracraniana (HIC), redução de fluxo sanguíneo encefálico (FSE), isquemia e morte neuronal se não houver algum mecanismo compensatório ou tratamento. Geralmente a diminuição do volume liquórico é o mecanismo de compensação mais atuante no início do fenômeno, embora limitado.

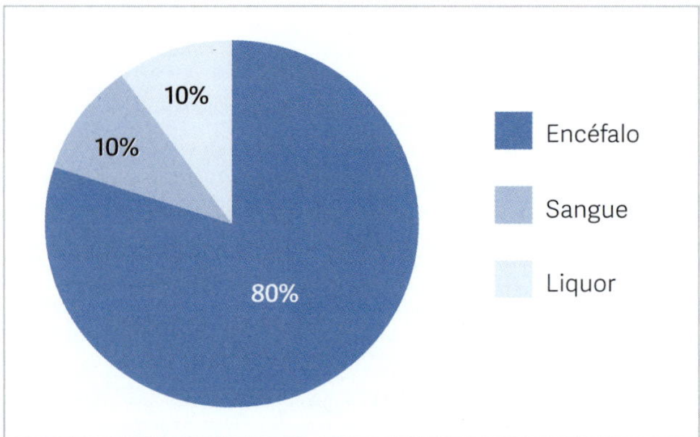

FIGURA 1 Componentes do conteúdo intracraniano.

A HIC é uma das causas principais de lesão encefálica secundária de origem intracraniana. Em 1965, Nils Lundberg monitorizou 400 pacientes e chegou à seguinte conclusão: "As intervenções para reduzir a pressão intracraniana como soluções hipertônicas, hiperventilação, hipotermia, drenagem de liquor e evacuação de contusões localizadas podem ser mais racionalmente aplicadas com o uso da monitorização da PIC".

FISIOPATOLOGIA DA HIPERTENSÃO INTRACRANIANA

Pressão intracraniana normal, mecanismos de elevação e mecanismos de adaptação

A PIC normal é pulsátil e oscila com os ciclos respiratório e cardíaco. Normalmente as pressões intracranianas apresentam os seguintes valores:

- PIC é igual à pressão venosa encefálica, que é menor que 10 mmHg.
- A pressão carotídea é de 90 mmHg.
- A pressão arteriolar é de 60 mmHg.
- A pressão jugular é de 3 mmHg.

A pressão de perfusão encefálica (PPE) é a diferença entre a pressão carotídea e a PIC, e a intensidade de sua queda é diretamente proporcional á velocidade do aumento do conteúdo encefálico.

A elevação da PIC pode ser causada pelo aumento de qualquer um dos componentes que formam os conteúdos intracranianos (Figura 2). Portanto, a HIC ocorrerá por consequência de tumores, hematomas ou edema encefálico (Quadro 1) propriamente dito, pelo aumento do compartimento liquórico (hidrocefalias) ou vascular (*swelling* ou hiperemia). Como já foi definido, o valor da PIC está diretamente relacionado ao volume intracraniano, e a relação entre o volume (V) e a pressão intracraniana (P) pode ser definida como complacência ($\Delta V/\Delta P$) ou como elastância ($\Delta P/\Delta V$) do espaço intracraniano. Essa variação de volumes e o comportamento dos fenômenos fisiopatológicos podem ser bem vistos na Figura 2.

Os principais mecanismos compensatórios ao aumento da PIC dependem da extrusão de líquido de dentro do crânio (Figura 2). Quando o volume acrescido ultrapassar o extruído, ocorrerá HIC. HIC aguda evolui em 4 fases, como podemos notar na Figura 2:

- A primeira fase corresponde ao segmento horizontal (momento A ou ponto 1) da curva de Langfitt, no qual o volume extruído compensa o aumento do volume intracraniano e por isso não há aumento da PIC.
- Na segunda fase, esgotam-se os mecanismos compensatórios e surgem surtos intermitentes e transitórios de HIC que aparecem nos traçados contínuos de monitorização de PIC como ondas pressóricas patológicas (ponto 2).

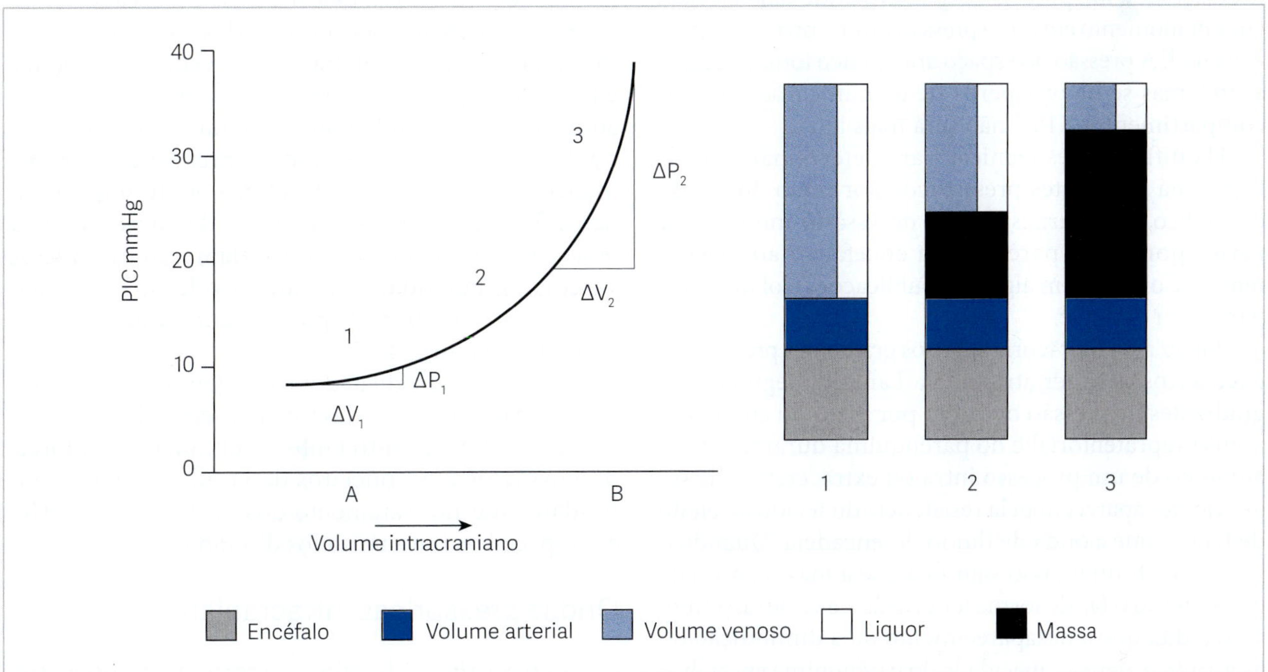

FIGURA 2 As variações de volume e o comportamento da PIC. Curva de Langfitt.
PIC: pressão intracraniana.

QUADRO 1 Tipos de edema cerebral

	Iônico ou osmótico	Vasogênico	Citotóxico	Intersticial
Mecanismo	Infiltração no espaço extracelular	Infiltração no espaço extracelular	Inchaço celular pelo influxo de sódio e água	Infiltração do liquor por aumento da pressão ventricular
Localização	Preferencialmente na substância branca	Preferencialmente na substância branca	Preferencialmente na substância cinzenta	Preferencialmente na substância branca periventricular
Doenças	Tumores Inflamação TCE	Tumores Inflamação TCE	Doenças cerebrovasculares, isquemia global, insuficiência hepática fulminante, hiponatremia	Hidrocefalia obstrutiva
Permeabilidade capilar	Aumentada	Aumentada	Normal	Normal

TCE: traumatismo cranioencefálico.

- Na terceira fase, corresponde ao segmento mais ascendente da curva de Langfitt, onde mínimos aumentos do volume intracraniano associam-se a grandes aumentos da PIC (momento B ou ponto 3).
- Na quarta fase, há uma paralisia vasomotora completa, e em seu ápice a PIC se iguala à pressão arterial média (PAM).

Transmissão da pressão intracraniana

A PIC não é igual em todos os pontos do encéfalo, apesar de se aceitar como PIC única. A pressão no encéfalo adjacente a um processo expansivo pode estar elevada em um momento em que a pressão intraventricular ainda é normal. A pressão no espaço aracnóideo lombar é igual à PIC, mas se houver perda de comunicação entre os compartimentos a PIC não será mais igual.

Há dificuldades técnicas para determinar se realmente há gradientes pressóricos por meio do tecido encefálico, pois para isso seria necessário monitorizar vários pontos do parênquima encefálico ao mesmo tempo. Contudo, em algumas publicações isoladas, isso parece ser verdade.

Talvez a melhor teoria sobre os gradientes pressóricos encefálicos deva ser atribuída a Langfitt. Segundo ele, gradientes de pressão ocorrem por meio do compartimento supratentorial e do parênquima durante rápido aumento de um processo intra ou extracerebral. Esses gradientes aparecem pela resistência do tecido ao efeito de tensão que a onda de fluido desencadeia. Quando o gradiente diminui, isso significa que a massa parou de expandir ou o faz de forma lenta. Não há certeza, porém se acredita que o desaparecimento ou a diminuição do gradiente se deva à capacidade do parênquima encefálico de se adaptar a uma massa expansiva que se propaga mais lentamente.

Mecanismos fisiopatológicos da hipertensão intracraniana

Papel da cascata vasodilatadora, isquêmica e inflamatória no processo de hipertensão intracraniana

A hipertensão intracraniana pode ser o evento final de várias catástrofes intracranianas (TCE, AVCH, HSA etc.). Isso ocorre porque o aumento da PIC invariavelmente desencadeia uma queda de PPE, FSE, e como consequência, temos isquemia focal e/ou global. A isquemia cerebral é um evento catastrófico, pois o neurônio não tolera hipóxia. Esse processo desencadeia lesão na barreira hematoencefálica, acidose, vasodilatação e inflamação. Essa combinação de eventos perpetua o edema cerebral, a lesão de isquemia e reperfusão e o aumento da PIC. Tudo isso leva a um ciclo vicioso que muitas vezes pode ser agravado por reposição volêmica inadequada (Figuras 3 e 4). Outro ponto importante nessa fisiopatologia é a inflamação desencadeada pela lesão primária e pela HIC. A inflamação causa lesão vascular, hiperemia, aumento do volume encefálico, morte neuronal por apoptose e, consequentemente, mais HIC (Figuras 4 e 5).

As cascatas vasodilatadora, isquêmica e inflamatória são fundamentais no desenvolvimento da hipertensão intracraniana, entretanto na última década foram desenvolvidos os conceitos de Lund, que têm papel fundamental no tratamento dos pacientes com HIC, em especial os traumatizados de crânio.

Ondas pressóricas intracranianas

A curva típica de pressão intracraniana tem três componentes, gerados pela pulsação arterial do círculo de Willis e do parênquima encefálico (Figura 6). P1 é

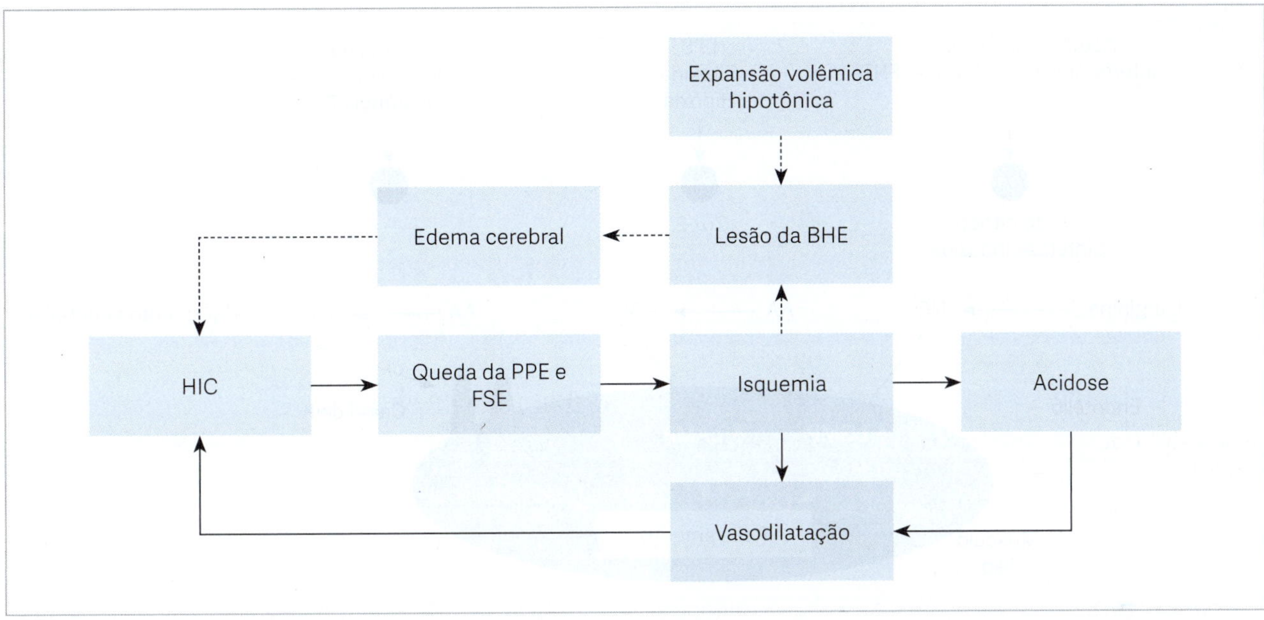

FIGURA 3 Cascata vasodilatadora. O aumento da PIC desencadeia redução da pressão de perfusão encefálica e FSE, levando a isquemia e acidose, que produz vasodilatação e consequentemente aumento do volume sanguíneo encefálico e HIC. A lesão da BHE associada ou não à reposição de solução hipotônica desencadeará edema cerebral e mais elevação da PIC.
BHE: barreira hematoencefálica; FSE: fluxo sanguíneo encefálico; HIC: hipertensão intracraniana; PIC: pressão intracraniana; PPE: pressão de perfusão encefálica.

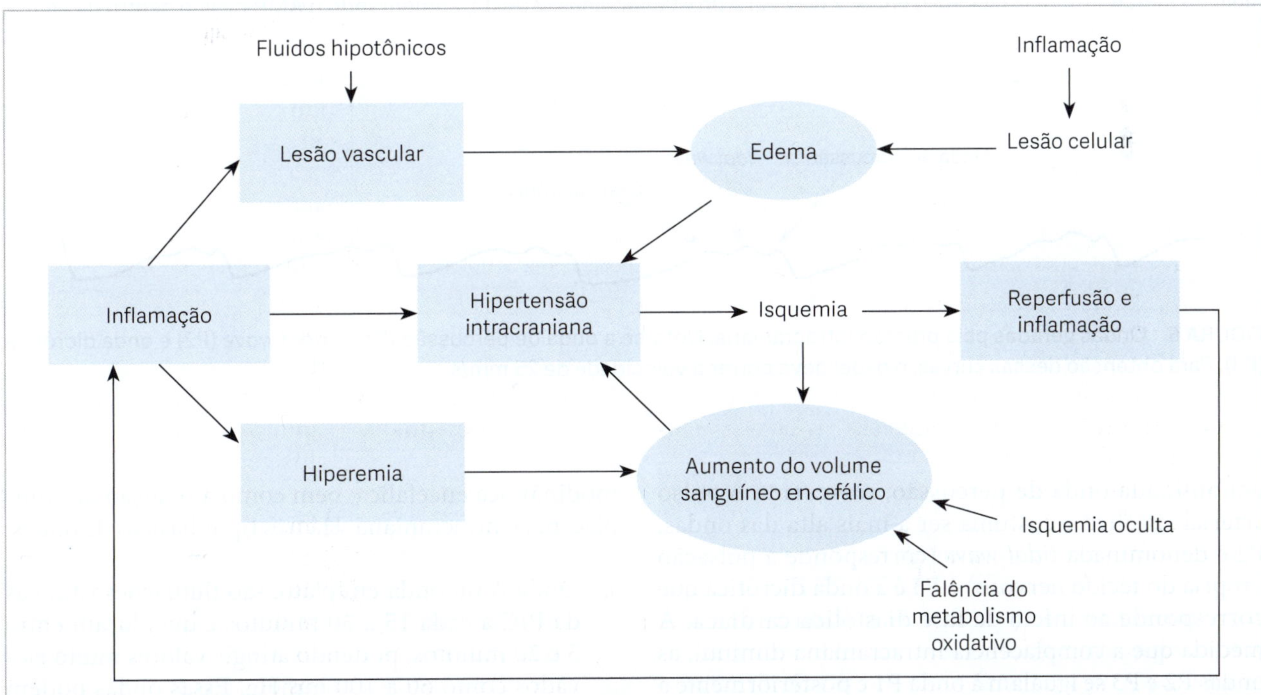

FIGURA 4 Inflamação e hipertensão intracraniana. Toda lesão encefálica é acompanhada de processo inflamatório. A inflamação propicia o aumento da PIC, pois desencadeia lesão vascular e vaso dilatação (hiperemia). O primeiro mecanismo causa edema encefálico e HIC. O segundo mecanismo produz aumento do volume sanguíneo encefálico e elevação da PIC. O resultado desses fenômenos é redução do FSE, isquemia e reperfusão. Isso gera um ciclo que perpetua a HIC e a morte neuronal.
FSE: fluxo sanguíneo encefálico; HIC: hipertensão intracraniana; PIC: pressão intracraniana.

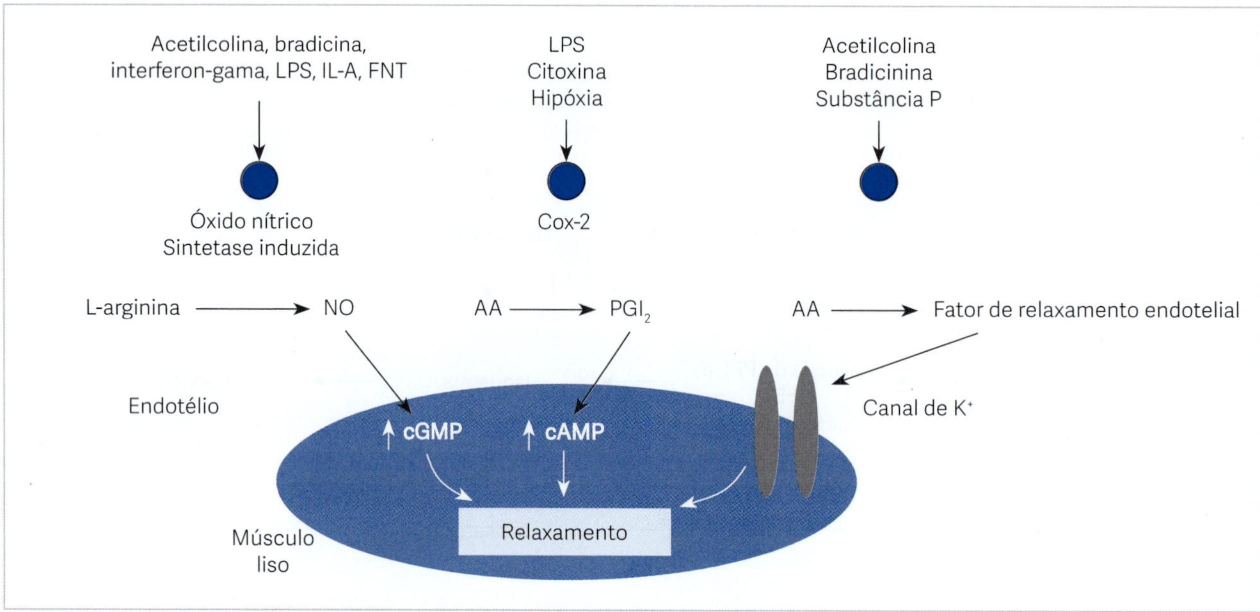

FIGURA 5 Inflamação e vasodilatação encefálica. Várias substâncias podem produzir vasodilatação encefálica. A primeira classe de moléculas (teoria neurogênica da inflamação) são acetilcolina, bradicinina e substância P. Essas moléculas produziriam vasodilatação por ação direta nos receptores de canais de potássio, produzindo influxo de potássio e relaxamento do vaso. Esse fenômeno pode ser maximizado por ativação da cascata do ácido aracdônico (AA). A segunda classe de moléculas envolve as citosinas (interleucina-1 – IL-1 –, inteferon gama – I-G –, fator de necrose tumoral – FNT –, entre outras), que produzem relaxamento vascular por ação do óxido nítrico (NO), que por sua vez aumenta o GMP-cíclico intracelular. A terceira classe de moléculas envolve lipopolissacarídeos (LPS) e citocinas. Essas substâncias produzem vasodilatação por meio do metabolismo da ciclo-oxigenase 2 (COX-2) e prostaglandinas I2 (PGI_2), aumentando o AMP-cíclico dentro da célula.

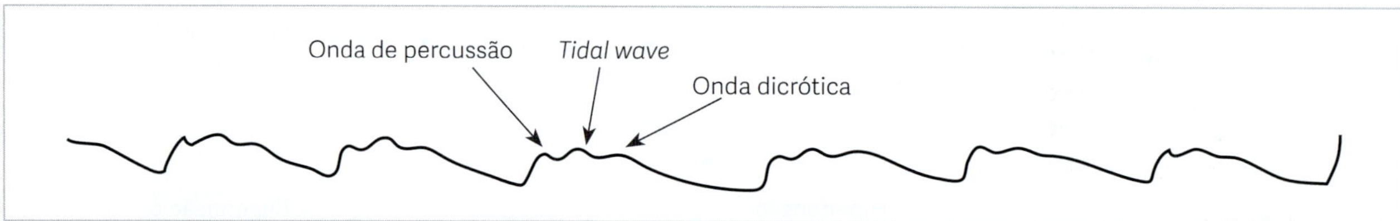

FIGURA 6 Ondas geradas pela pressão intracraniana. Nota-se a onda de percussão (P1); a *tidal wave* (P2) e onda dicrótica (P3). Para obtenção dessas curvas, o papel deve correr à velocidade de 25 mm/s.

denominada onda de percussão, representa o pulso arterial sistólico e costuma ser a mais alta das ondas. P2 é denominada *tidal wave* (corresponde à pulsação própria do tecido nervoso) e P3 é a onda dicrótica que corresponde ao início da fase diastólica cardíaca. À medida que a complacência intracraniana diminui, as ondas P2 e P3 se igualam à onda P1 e posteriormente a ultrapassam (Figura 7).

Os registros contínuos da PIC propiciaram a identificação de curvas pressóricas patológicas, caracterizadas por aumento transitório da PIC por períodos longos ou curtos, seguido do retorno espontâneo aos valores normais. Essas ondas sinalizam para o desequilíbrio progressivo dos mecanismos de compensação da hemodinâmica encefálica, bem como a redução da complacência intracraniana. Há três tipos básicos de ondas:

1. Onda A ou onda em platô: são flutuações rítmicas da PIC a cada 15 a 30 minutos e que duram entre 5 e 20 minutos, podendo atingir valores muito elevados como 60 a 100 mmHg. Essas ondas podem ter seu aparecimento precipitado pelo aumento da pressão intratorácica, estimulação do paciente ou espontaneamente, por comprometimento grave da complacência intracraniana (Figura 8). Durante a onda A, há diminuição importante da PPE. O volume sanguíneo encefálico eleva-se mais rapidamente no início da onda e mais lentamente em seu transcurso,

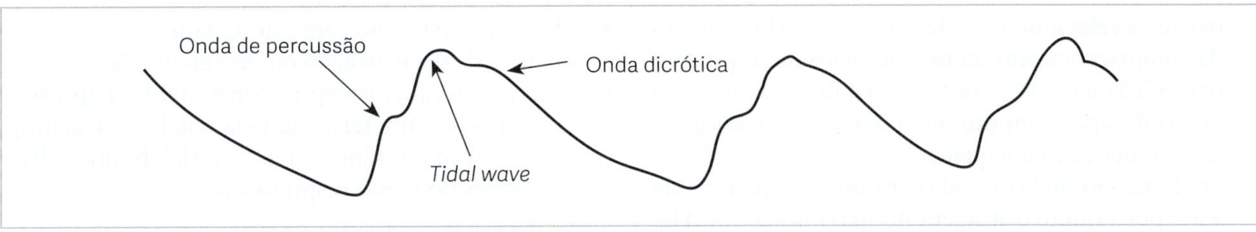

FIGURA 7 Comportamento ondas de pressão intracraniana durante um surto de hipertensão intracraniana. Nota-se que a onda de percussão (P1) torna-se menor que a *tidal wave* (P2). Isso sugere redução da complacência encefálica. Para obtenção dessas curvas, o papel deve correr à velocidade de 25 mm/s.

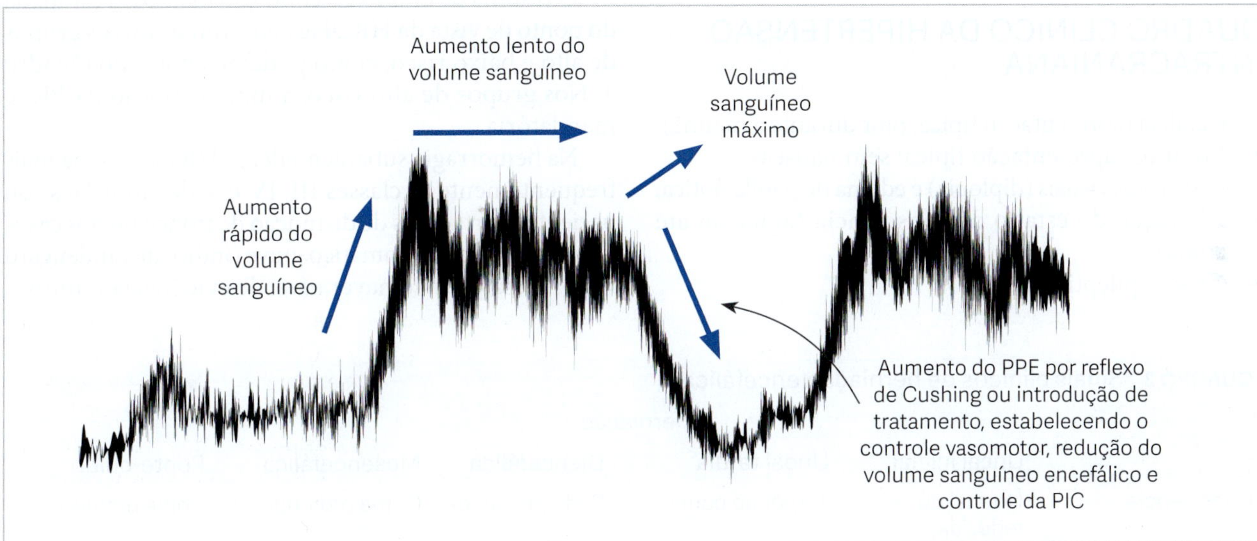

FIGURA 8 Ondas em platô ou onda A. Nota-se a parte ascendente da curva, que corresponde a uma alteração importante da autorregulação encefálica e ao aumento rápido do volume sanguíneo encefálico (VSE). A fase de platô corresponde a um contínuo e lento aumento do VSE, que não desencadeia aumento da PIC pela redução compensatória do compartimento venoso e liquórico. A fase de descenso equivale aos mecanismos compensatórios já descritos ou a tratamento instituído. Nessa última fase, ocorre melhora da autorregulação e uma redução do VSE e consequentemente redução da PIC.

PIC: pressão intracraniana; PPE: pressão de perfusão encefálica.

sendo máximo no momento imediatamente antes da redução espontânea da PIC. Essa queda espontânea ocorre por um aumento reflexo da PAM e consequentemente da PPE, o que reverte a isquemia e vasodilatação anóxico-isquêmica. A ocorrência desse mecanismo demonstra que há alguma autorregulação ainda, e por isso o intensivista deve estar atento para evitar novos episódios de aumento da PIC. Aumentos periódicos e sucessivos da PIC (ondas em platô) desencadearão o fenômeno de falência vasomotora, em que toda a autorregulação encefálica foi perdida.

2. Onda B (Figura 9): elevações pontiagudas que ocorrem a cada 1 a 2 minutos, podendo atingir valores elevados como 50 mmHg. Seu significado não é claro,

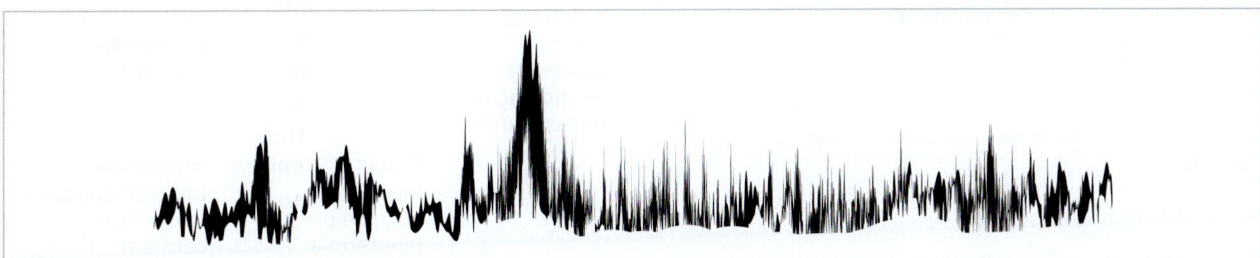

FIGURA 9 Ondas B.

mas está relacionado a algum grau de diminuição da complacência intracraniana, ciclos de respiração periódica ou retenção de CO_2. Habitualmente, essas ondas desaparecem durante uma assistência ventilatória mecânica adequada.

3. Onda C: são ondas rápidas em uma frequência de 4 a 8 por minuto e atingem no máximo 20 mmHg. Relacionam-se a alterações normais da PIC, diante de variações de pressão arterial sistêmica, e não têm significado clínico. Essas ondas também são denominadas Trabe-Hering-Meyer.

QUADRO CLÍNICO DA HIPERTENSÃO INTRACRANIANA

- Cefaleia (apresentação típica: pior durante a manhã).
- Vômitos (apresentação típica: sem náuseas).
- Distúrbios visuais (diplopia) e edema de papila óptica.
- Alteração do estado de consciência (agitação até coma).
- Crises epilépticas.
- Sinais de herniação cerebral (Quadro 2).
- Postura de decorticação ou descerebração.
- Alterações cardiorrespiratórias, sendo a apresentação típica caracterizada pela tríade de Cushing, que consiste em hipertensão arterial, bradicardia e alterações do ritmo respiratório.

GRUPOS DE RISCO PARA HIC E INDICAÇÕES DE MONITORIZAÇÃO DE PIC

O trauma de crânio é a condição mais bem estudada do ponto de vista da HIC. Há bem conhecidos os grupos de alto e baixo risco, como podemos notar no Quadro 3. Nos grupos de alto risco, a monitorização da PIC é mandatória.

Na hemorragia subaracnóidea, a HIC se associa mais frequentemente às classes III, IV e V de Hunt-Hess ou pacientes portadores de disfunção de tronco ou nos casos de vasoespasmo sintomático grave (índice de Lindengard > 6). Apesar de não haver nível de evidência definitiva,

QUADRO 2 Sinais clínicos de herniação encefálica

	Herniação				
	Uncal inicial	Uncal tardia	Diencefálica	Mesencefálica	Ponte-bulbo
Consciência	Normal ou reduzida	Torpor ao coma	Redução rápida	Coma profundo	Coma profundo
Respiração	Normal	Hiperventilação	Suspiros e bocejos Cheyne-Stokes na fase tardia	Taquipneia	Superficial Irregular na fase bulbar (atáxica)
Pupilas	Midríase fixa ipsilateral à lesão	Aumento da midríase ipsilateral	Pequenas, Reflexo foto-moto reduzido	Médio-fixas, discóricas	Médio-fixas
Reflexo oculocefálico	Presente Desvio conjugado ou desconjugado	Presente Oftalmoplegia do olho ipsilateral à lesão	Presente Desvio conjugado	Diminuído Pode estar desconjugado	Ausente
Reflexo oculovestibular*	Presente	Oftalmoplegia: olho ipsilateral não se move	Presente Desvio conjugado	Diminuído Pode estar desconjugado	Ausente
Motricidade	Resposta à dor apropriada, Babinski contralateral	Decorticação ou descerebração	Resposta à dor apropriada, paratonia ipsilateral, Babinski bilateral e decorticação na fase tardia	Descerebração, maior do lado aposto ao da lesão	Arreativo Babinski bilateral. Pode haver resposta flexora em membros inferiores
Outros				Diabetes *insipidus*, hipertermia, seguida por hipotermia	Hipotensão Irregularidades da frequência cardíaca

* Estas respostas referem-se à estimulação calórica com água gelada.

QUADRO 3 Risco de hipertensão intracraniana no TCE

Risco de HIC	Glasgow	TC de crânio	Fatores de risco*	Risco de HIC
Baixo	13-15	–	–	3%
	9-12	–	–	10-20%
	< 9	Normal	Não	13%
Alto	< 9	Normal	Sim	53-63%
	< 9	Anormal	–	53-63%

Fatores de risco: ao menos 2 dos seguintes: idade > 40 anos; algum episódio de PA sistólica < 90 mmHg; postura anormal, uni ou bilateral. HIC: hipertensão intracraniana; Glasgow: escore da escala de coma de Glasgow; TC crânio anormal: presença de hematomas, contusões, edema ou compressão de cisternas; TCE: traumatismo cranioencefálico.

há consenso de que os pacientes nessas condições devem ser monitorizados. Pacientes que necessitem de terapêutica intensiva podem se beneficiar dessa monitorização.

Nos pacientes portadores de hemorragia intraparenquimatosa de origem hipertensiva, as evidências são parcas. Talvez os pacientes de maior risco de desenvolver HIC (hematomas com volume superior a 30 cm^3, inundação ventricular ou hematomas associados a Glasgow < 9) se beneficiem de monitorização, mas não há consenso.

No AVC isquêmico, a HIC não é evento frequente. Quando há HIC, habitualmente estão associadas a oclusões vasculares maiores intracerebrais e a infartos multilobares. Habitualmente, a PIC aumenta entre o terceiro e o quinto dias. Apesar de a mortalidade na primeira semana estar associada a HIC, não há consenso se é necessário monitorizar.

DIAGNÓSTICO

Os métodos para o diagnóstico de hipertensão intracraniana podem ser classificados em invasivos e não invasivos. O método mais sensível e mais específico para o diagnóstico da hipertensão intracraniana é a monitorização (medida) da PIC, que é um método invasivo. Os métodos não invasivos para o diagnóstico de HIC são descritos a seguir.

Critérios maiores:

1. Cisternas comprimidas (Marshall CT *score-diffuse* injury III).
2. Desvio da linha média > 5 mm (Marshall CT *score-diffuse injury* IV).
3. Lesão com efeito de massa não operada.
4. Hemorragia subaracnóidea Hunt-Hess ≥ 3.
5. Glasgow ≤ 8 em hemorragia intracraniana não traumática com volume superior a 30 mL.

Critérios menores:

1. Escala de coma de Glasgow (GCS) *motor score* ≤ 4 (sem melhora).
2. Assimetria pupilar.
3. Anormalidade da reatividade pupilar.
4. Classificação tomográfica de Marshall II (cisternas basais (+) associadas a desvio da linha média 0 a 5 mm e/ou lesão de densidade alta ou mista ≤ 25 cm^3).
5. Pressão intracraniana não invasiva (nICP) anormal, definida por dois métodos de nICP:

- Doppler transcraniano (TCD) ou *duplex color* transcraniano (TCCD).
  - Valor estimado de nICP > 20 a 22 mmHg (em um ou ambos os lados).
  - Cálculo por fórmula:
    nICP = PAM × (1 – VdF/VmF) – 14
    (PAM = pressão arterial média; VdF = velocidade diastólica final; VmF = velocidade média final).
- Medida da bainha do nervo óptico (ONSD – *optic nerve sheath diameter*).
  - ONSD > 6 mm (em um ou ambos os olhos).

Critérios auxiliares:

- Índice de pulsatilidade (PI) > 1,3 associado a VdF < 20 cm/s (em um dos lados ou ambos).
- Índice de reatividade pupilar (NPi) < 3 (em um dos lados ou ambos).
- Redução do valor do NPi basal de 1 (em um dos lados ou ambos).
- Aumento em 0,5 mm na ONSD do valor basal (em um dos lados ou ambos).
- Aumento em 0,5 no PI do valor basal (em um dos lados ou ambos).

Relevância clínica

A monitorização da PICn é o padrão-ouro para diagnóstico e guia de tratamento da hipertensão intracraniana. Este método é discutido no capítulo de monitorização. A monitorização facilita o entendimento do racional que existe entre o equilíbrio da oferta encefálica de oxigênio (otimização do FSE) e o consumo encefálico de oxigênio (diminuir o consumo). É um equilíbrio fundamental para que não haja isquemia encefálica global e/ou regional. A PIC é um dos determinantes da pressão de perfusão encefálica (PPE), que é diretamente proporcional ao fluxo sanguíneo encefálico (FSE), daí sua importância.

> PIC normal é < 10 mmHg. PIC > 20-22 mmHg, por mais de 10 minutos, necessita de avaliação e, provavelmente, tratamento.

Os valores da PIC são importantes, porque norteiam o tratamento do paciente:

- Valor normal: < 10 mmHg (adultos).
- Valor normal: 3 a 7 mmHg (crianças).
- Hipertensão intracraniana (HIC) leve: 15 a 25.
- HIC moderada: 25 a 40.
- HIC grave: > 40.
- Dose de HIC. A dose de PIC é um conceito que se associa a pior resultado clínico, ou seja, quanto mais elevações da PIC ao longo do dia o paciente apresentar, maiores serão as chances de um desfecho clínico desfavorável.
- HIC refratária é definida pela PIC mantida acima de 22 a 25 mmHg apesar das medidas de fases 1 e 2.

TRATAMENTO INICIAL DO PACIENTE NEUROLÓGICO AGUDO

A hipertensão intracraniana é a lesão encefálica secundária intracraniana mais frequente na primeira semana de TCE grave, AVC hemorrágico e da hemorragia subaracnóidea. O óbito na primeira semana nos pacientes com acidente vascular isquêmico é por HIC. Além disso, a HIC é responsável por importante morbidade e mortalidade dessas condições. Por tudo isso, é fundamental o tratamento rápido com o objetivo de controlar a PIC e manter a pressão de perfusão encefálica.

Inicialmente, o paciente com lesão neurológica não está monitorizado e deve ser tratado prontamente para minimizar as principais lesões encefálicas secundárias de origem sistêmica (hipoxemia, hipercapnia, hipocapnia e hipotensão). Deve-se lembrar que esses pacientes podem inclusive apresentar HIC no momento do atendimento inicial. O manejo inicial desses pacientes segue as orientações da Figura 10.

TRATAMENTO DO PACIENTE COM HIPERTENSÃO INTRACRANIANA

Tratamento da HIC baseado na monitorização da PIC

O controle da PIC durante a monitorização invasiva segue três estágios ou níveis de intensidade de tratamento. A mudança de um estágio para o outro deve se basear no contexto de avaliação clínica e não apenas no escalonamento de tratamento apenas pelo valor a PIC está maior ou menor que 20 a 22 mmHg.

Nível ou estágio zero de tratamento na suspeita de HIC (ausência de monitorização de PIC invasiva)

- Admissão na UTI.
- Entubação orotraqueal e ventilação mecânica se Glasgow < 9 ou outra situação que julgue pertinente.
- Exame neurológico e pupilar seriado.
- Elevação da cabeceira 30 a 45 graus.
- Analgesia para controle da dor presente (não é para controle da PIC).
- Sedação para controle de agitação ou adequação da sincronia ao ventilador (não é para controle da PIC).
- Monitoramento e controle da temperatura. Prevenir febre. Temperatura central < 38 °C.
- Inserção de cateter venoso central e linha arterial.
- Inserção de capnografia, se entubado.
- Considerar medicações antiepilépticas ou anticrise na primeira semana.
- Manter PPC 65 a 70 mmHg, Hb entre 8 e 9 g/dL e $SatO_2 \geq 94\%$.
- Evitar hiponatremia.
- Otimizar retorno venoso.

Nível ou estágio 1 de tratamento

Neste nível, recomendam-se as seguintes estratégias de tratamento:

- Manter a PIC abaixo de 20 a 22 mmHg.
- Manter a PPC 60 a 70 mmHg.
- Aumentar analgesia e sedação para reduzir a PIC.
- Manter a $PaCO_2$ entre 35 e 38 mmHg.
- Manitol em bólus intermitente (0,25 a 1 g/kg) ou salina hipertônica a 20% (0,5 a 1 mL/kg) para manter a PIC controlada. Evitar sódio plasmático acima de 155 mEq/L ou osmolalidade plasmática acima de 320 mOsm/L.
- Em caso de derivação ventricular externa, a drenagem liquórica pode ser realizada lentamente. Evitar

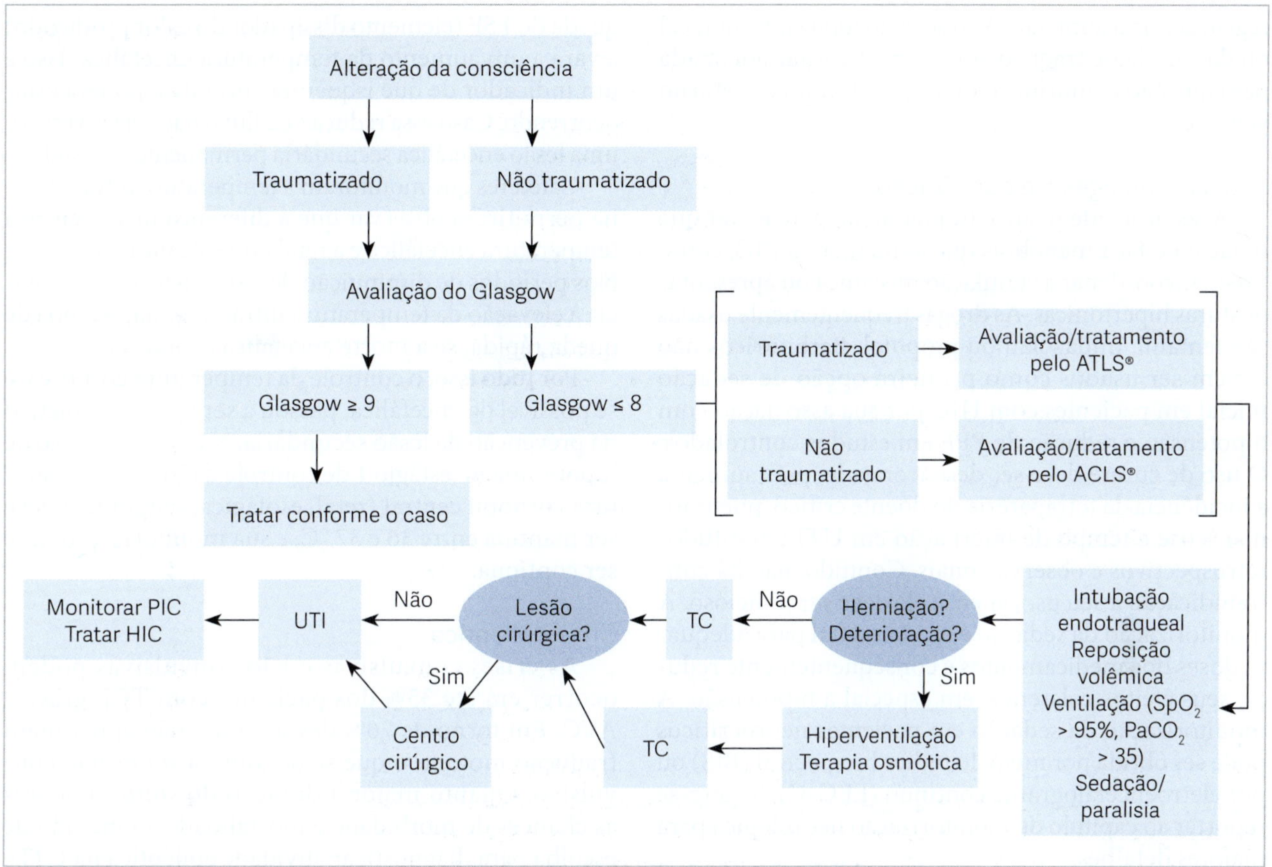

FIGURA 10 Algoritmo: atendimento inicial do paciente com lesão neurológica aguda. Todo paciente com alteração de consciência deve ser avaliado pelo algoritmo do ATLS® *(Advanced Trauma Life Support®)* se for traumatizado ou pelo do ACLS® *(Advanced Cardiac Life Support®)* no caso dos não traumatizados ou clínicos. Em todos os pacientes com Glasgow ≤ 8, proteção da via aérea (intubação endotraqueal), normoventilação e oxigenação são obrigatórias. Em caso de piora da consciência ou sinais clínicos de herniação, uso de hiperventilação e drogas hiperosmóticas (manitol ou solução salina hipertônica) são primeira linha de tratamento, bem como a realização da tomografia de crânio. Nos pacientes neurologicamente estáveis, a tomografia é realizada, sendo dispensadas a hiperventilação e a terapia osmótica. Nos pacientes traumatizados, neurocirúrgicos ou não, a internação em UTI e a monitorização de pressão intracraniana (PIC), se disponível, são obrigatórias.

durante a drenagem liquórica que a PIC reduza abaixo de 15 mmHg.

- Considerar o reposicionamento do cateter de PIC intraparenquimatosa para posição intraventricular.
- Considerar terapia anticrise ou antiepiléptica na primeira semana.
- Considerar monitorização de eletroencefalograma (EEG).

No estágio 1 de tratamento, os aspectos discutidos a seguir são importantes.

Posição do paciente

Há poucas evidências sobre o impacto da elevação da cabeceira no controle da HIC. Entretanto, fisiopatologicamente falando, faz todo o sentido a elevação do decúbito. Esse fenômeno desencadeia o aparecimento de gradiente pressórico entre o óstio da jugular e o átrio direito. Isso facilita a drenagem venosa. Como o sistema venoso encefálico corresponde a 75% do volume de sangue intracraniano, isso possibilita um controle rápido da PIC, o que é verificado na prática clínica. Contudo, em pacientes instáveis hemodinamicamente, a elevação da cabeceira poderá desencadear hipotensão, diminuição da PPE e isquemia, tendo como consequência vasodilatação e aumento da PIC. Entretanto, em pacientes estáveis, a elevação da cabeceira levará a aumento do retorno venoso e diminuição da PIC.

Provavelmente, a altura da cabeceira ideal deve ser entre 15 e 30 graus. Acima de 30 graus poderá haver queda da PPE e piora do controle da PIC. Abaixo de 15 graus muitas vezes pode não haver aumento da PIC, mas haverá aumento da incidência de pneumonia associada a ventilação mecânica, aumentando a morbidade e a mortalidade do doente neurológico. Todo paciente neurológico grave deve manter o tronco e principalmente a região cervical alinhada. A fixação do tubo endotraqueal ou da cânula de traqueostomia precisa estar adequada para que não comprima o pescoço e diminua o retorno venoso.

Sedação, analgesia e curarização

A sedação adequada é fundamental para evitar que o paciente faça manobras que aumentem a PIC, como tossir, incoordenar a ventilação mecânica ou apresentar posturas hipertônicas. As drogas frequentemente usadas são fentanil, midazolan ou propofol. Barbitúricos não devem ser usados como primeira opção de sedação inicial em pacientes com HIC por sua associação com hipotensão e redução de PPE em estudos controlados. O uso de curare deve ser desencorajado, pois aumenta a incidência da tetraparesia do doente crítico, pneumonia, sepse e tempo de internação em UTI em estudos retrospectivos e observacionais. Contudo, não há contraindicação a seu uso, apenas ele deve ser judicioso. A monitorização da sedação é fundamental para adequar as doses dos medicamentos e consequentemente reduzir seus efeitos colaterais, em especial a hipotensão. A monitorização da sedação em pacientes neurocríticos pode ser obtida por meio do índice biespectral (BIS) ou por eletroencefalograma contínuo (EEG-C). Sugere-se reportar ao capítulo de monitorização neurológica para maiores detalhes.

Corrigir hipoxemia, anemia e manter normocapnia

O cuidado aqui é fundamental para prevenir a lesão encefálica secundária de origem sistêmica. Em linhas gerais, sugere-se manter:

- PaO_2 entre 100 e 120 mmHg ou saturação de oxigênio entre 92 e 94%.
- Manter níveis de hemoglobina e hematócrito por volta de 9 e 27 a 30%, respectivamente.
- Manter a PCO_2 entre 35 e 38 mmHg. Não esquecer de instalar o capnógrafo para monitorização contínua de CO_2 expirado e fazer a calibração diária e sempre que achar necessária.

Normotermia

Estudos experimentais demonstraram que a hipertermia agrava as lesões isquêmicas. Vários estudos clínicos mostraram a febre como um marcador de mau prognóstico entre os pacientes com TCE e AVC. A monitorização da temperatura encefálica (> 38 °C) também se associa a um pior prognóstico.

Como a febre ou hipertermia aumenta a PIC? O aumento da temperatura sistêmica induz um aumento da temperatura encefálica, como visto anteriormente. Esse aumento de temperatura desencadeia um aumento do FSE e consequentemente do volume sanguíneo encefálico e da pressão intracraniana. Em contrapartida, uma queda do FSE (elemento dissipador do calor produzido) levará a um aumento da temperatura encefálica. Isso é um indicador de que isquemia encefálica poderá estar ocorrendo. Caso essa redução de fluxo não seja revertida, uma lesão encefálica secundária permanente se instalará.

Cateteres que monitoram a temperatura intracraniana permitiram observar que a diferença média entre a temperatura encefálica e a retal pode alcançar até 1,1 °C. Nos períodos de diminuição de FSE existe uma tendência à elevação da temperatura intracraniana, seguida de queda rápida, se a morte encefálica acontecer.

Por tudo isso, o controle da temperatura corpórea, e se possível da encefálica, passou a ser mais um objetivo na prevenção da lesão secundária. Não há indicação de hipotermia no estágio 1 de controle da PIC. A temperatura corporal central (retal, esofágica, sanguínea) deve ser mantida entre 36 e 37 °C, e sua monitorização deve ser contínua.

Crise epiléptica

As crises convulsivas e não convulsivas podem ocorrer em até 35% dos pacientes com TCE grave e AVC. Em torno de 76% dessas crises não apresentam tradução motora, o que se denomina *status* não convulsivo. Quanto maior a duração do *status*, maiores as chances de morbidade e mortalidade. O método de escolha para diagnosticar atividade epiléptica na UTI é o encefalograma (EEG).

O EEG é uma excelente monitorização para pacientes com HIC, pois se correlaciona bem com a atividade elétrica regional (localização topográfica), detecta isquemia e diagnostica disfunção neuronal em um estágio ainda reversível. As alterações no EEG (ondas lentas) surgem quando o FSE reduz para 20 a 25 mL/100 g/min. Como a lesão neuronal irreversível se estabelece quando o FSE se encontra abaixo de 10 a 12 mL/100 g/min, nota-se que há uma janela terapêutica muito interessante ainda não explorada adequadamente. As principais indicações do EEG em terapia intensiva neurológica são: monitorizar isquemia hemisférica instável, progressão de uma lesão focal, diagnosticar crise epilépticas, adequação da sedação e especialmente do coma barbitúrico (Figura 11), diagnosticar distúrbios encefálicos secundários a medicamentos e alterações metabólicas e auxiliar no estabelecimento do prognóstico.

Terapia hiperosmolar

A terapia hiperosmolar é aplicada há muito tempo no controle da PIC. O gradiente osmótico de 1 mOsm entre o intravascular e o encéfalo gera uma pressão osmótica de 19,3 mmHg. Atualmente, duas medicações são as preferidas para essa finalidade: o manitol e a solução salina hipertônica. A depender da concentração estabelecida de cada substância, pode haver osmolalidade e concentrações de sódio diferentes (Tabela 1).

TABELA 1 Osmolalidade e conteúdo de sódio de soluções administradas em pacientes neurocríticos

Tipo de solução	Concentração de sódio (mEq /L)	Osmolalidade (mOsm/kg)
Soro fisiológico 0,9%	154	308
Solução de Ringer lactato	130	275
Manitol 20%	–	1.098
Salina a 1,7%	291	582
Salina a 3%	513	1.026
Salina a 7,5%	1.283	2.566
Salina a 10%	1.712	3.424
Salina a 23,4%	4.004	8.008
Salina a 29,2%	5.000	10.000

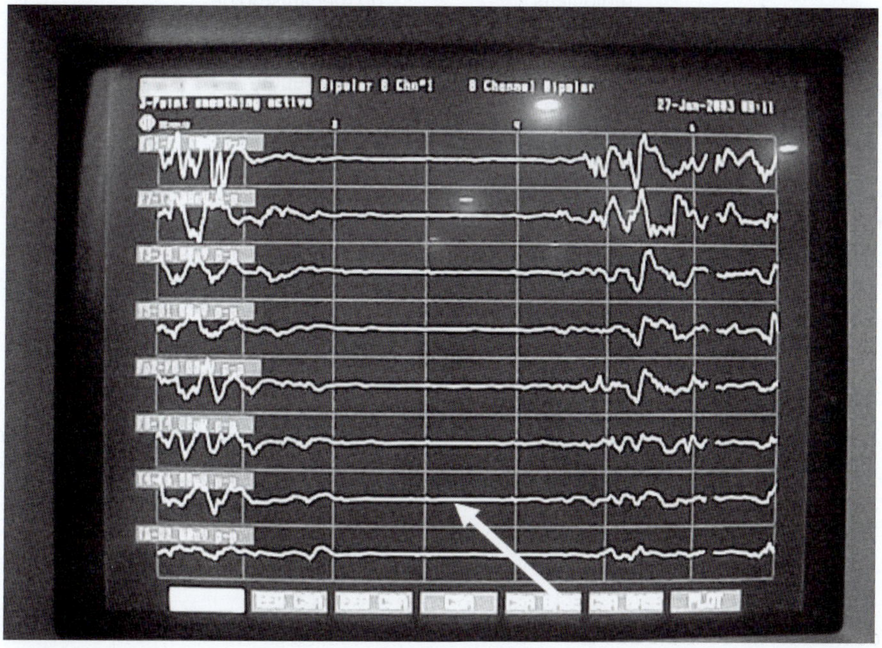

FIGURA 11 Paciente de 50 anos com HIC após TCE grave. EEG-C de 8 canais mostra os surtos de supressão durante a indução de coma barbitúrico.

EEG-C: eletroencefalograma contínuo; HIC: hipertensão intracraniana; TCE: traumatismo cranioencefálico.

O manitol é uma molécula osmoticamente ativa usada há mais de 4 décadas no tratamento da HIC. O coeficiente de reflexão do manitol é igual a 0,9. Denomina-se coeficiente de reflexão a capacidade da barreira hematoencefálica (BHE) de impedir a passagem de determinada substância. Quanto mais próximo de 1, menor é capacidade de ultrapassar a BHE. O efeito do manitol em reduzir a PIC baseia-se em dois grandes mecanismos: efeitos rápido e lento. O efeito rápido deve-se principalmente ao aumento da volemia, do débito cardíaco e da PPE/FSE e consequente redução da isquemia, da vasodilatação isquêmica e do volume sanguíneo encefálico. O efeito lento é discutível e parece ser muito mais fisiopatológico do que clínico (Figura 12). Esse efeito se baseia em:

- Hemodiluição e melhora reológica do sangue e consequente aumento de FSE na microcirculação.
- Redução da produção liquórica em 50%.
- Depuração de radicais livres, em especial do radical hidroxila (OH^-), que melhoraria a autorregulação encefálica e reduziria a lesão neuronal.
- A desidratação encefálica decorrente da poliúria osmótica induzida pela droga também contribui para a redução da PIC, apesar de alguns autores questionarem esses dados.

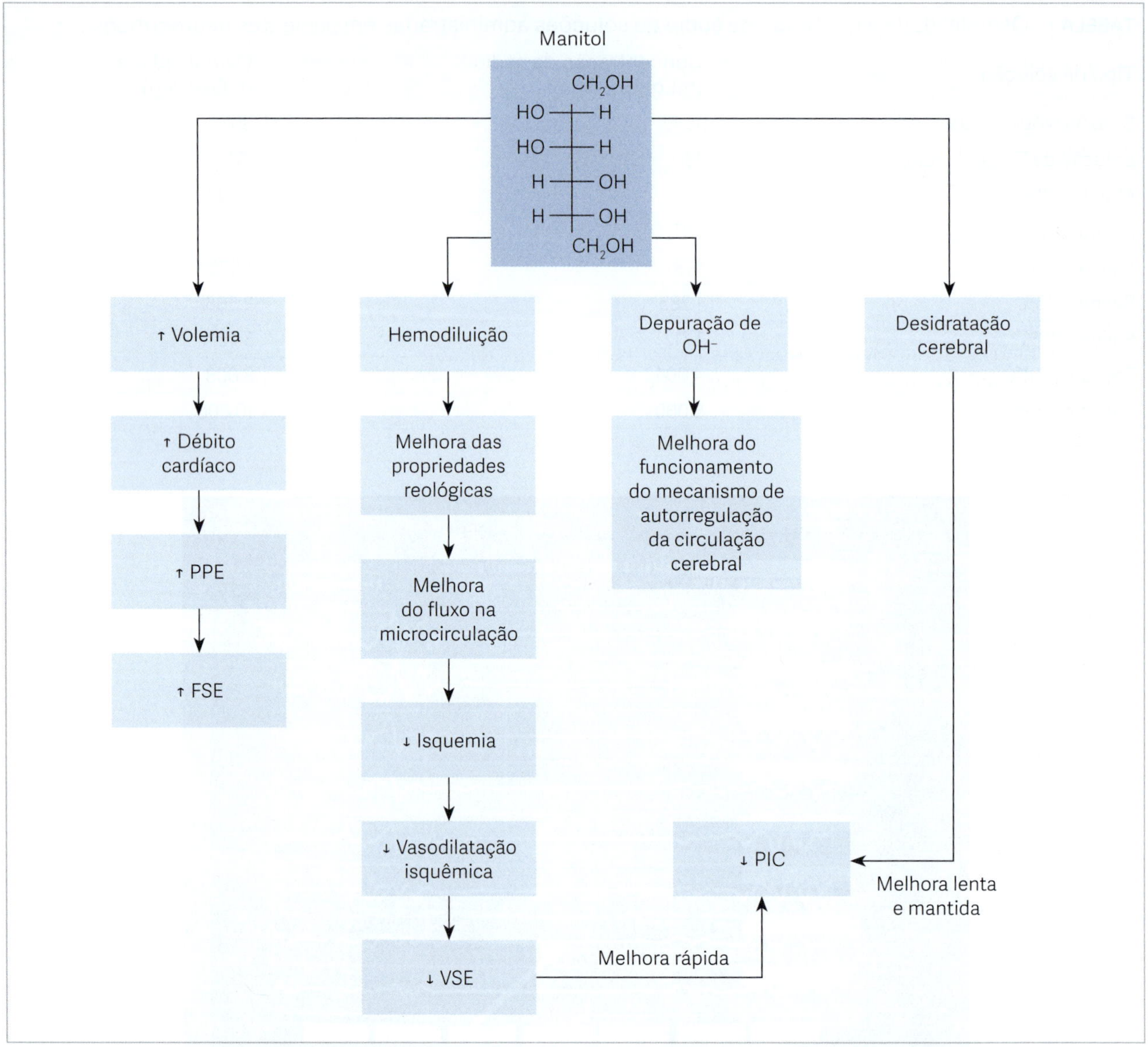

FIGURA 12 Efeito do manitol no controle da PIC.

FSE: fluxo sanguíneo encefálico; PIC: pressão intracraniana; PPE: pressão de perfusão encefálica; VSE: volume sanguíneo encefálico.

Manitol é eficiente em controlar a elevação da PIC e deve ser administrado na dose de 0,25 a 1 g/kg, em bólus (10 a 15 minutos) e não em infusão contínua. Seu efeito osmótico é maior após 15 a 30 minutos e persiste por 90 minutos a 6 horas. Deve-se evitar sua administração profilática. A reposição volêmica deverá ser feita para evitar a hipovolemia, que é o principal efeito colateral dessa droga pelo efeito diurético. A preocupação com insuficiência renal em pacientes críticos é uma realidade, por isso a osmolaridade plasmática deverá ser monitorada diariamente e mantida < 320 mOsm/L.

Outro efeito adverso descrito é o denominado "rebote do manitol". Este efeito é descrito como aumento da PIC algumas horas após o uso da droga. Há dois mecanismos para explicá-lo:

1. O primeiro refere-se à passagem da medicação pela BHE e com isso à passagem de H_2O concomitante, aumentando o edema vasogênico.
2. O segundo, que deve ser o mais provável, deve-se à hipovolemia e à redução da PPE, desencadeando uma vasodilatação isquêmica, aumento do volume sanguíneo encefálico e da PIC.

O manitol só está indicado sem monitorização da PIC nos casos de herniação transtentorial ou deterioração neurológica aguda atribuível à hipertensão intracraniana.

O uso da solução salina hipertônica (SSH) foi descrito em 1919 por Weed e McKibben. No fim dos anos de 1970, Worthley et al. publicaram o relato de uso em dois pacientes com HIC refratária, nos quais houve redução da PIC e melhora da função renal. O efeito SSH se deve a vários mecanismos:

- Baixa permeabilidade da BHE ao sódio. O coeficiente de reflexão do sódio é próximo de 1. Como seu coeficiente é maior que o do manitol, teoricamente, a SSH teria um efeito osmótico mais efetivo que o manitol.
- SSH produz um gradiente entre os compartimentos intravascular, intracelular e intersticial, levando ao encolhimento do tecido encefálico (quando a BHE está intacta) e desse modo reduzindo a PIC. Esse efeito diminui o conteúdo de água neuronal e glial, bem como das células endoteliais.
- Seu efeito expansor potente favoreceria o aumento do volume sanguíneo circulante, elevação da pressão arterial média e da PPE.
- Restauração do potencial de membrana neuronal.
- Manutenção da integridade da BHE.
- Modulação da resposta inflamatória por redução da adesão.
- Monitorização da osmolalidade e do sódio sérico:
  1. Administrar a SSH a 7,5% (volume de 250 mL) ou SSH a 20% (30 mL ou 0,5 mL/kg) ou SSH a 30% (20 mL). Infundir em 5 a 10 minutos para minimizar hipotensão arterial. Havendo boa resposta, pode-se repetir a SSH em 1 ou 2 horas a depender do nível do sódio plasmático e do grau de HIC. Evitar o uso da SSH por período superior a 4 dias, pois isso aumenta muito a incidência de hipernatremia superior a 155 mEq/L de sódio plasmático.
  2. Evitar infusão contínua de SSH com o objetivo de controle da HIC.
  3. Monitorar sódio sérico a cada 6 horas e osmolalidade sérica a cada 12 horas.
  4. Evitar sódio sérico maior que 155 mEq/L, pois isso está associado ao aumento de mortalidade em pacientes neurocríticos.
  5. Evitar osmolalidade plasmática superior a 320 mOsm, porque aumenta a incidência de insuficiência renal, principalmente em pacientes hipovolêmicos.

Essa terapêutica não é isenta de riscos e complicações. As complicações podem ser divididas em sistêmicas e neurológicas:

- As complicações sistêmicas são: hiperosmolalidade, hipernatremia, congestão pulmonar, hipocalemia, acidose hiperclorêmica, coagulopatia, flebite e insuficiência renal.
- As complicações neurológicas são: coma ou alteração da consciência, hipertensão intracraniana rebote, crise epiléptica, mielinose encefálica, hemorragia intraparenquimatosa ou subdural.

Nível ou estágio 2 de tratamento

Neste nível, recomendam-se as seguintes estratégias de tratamento:

- Mantidas as orientações do estágio 1.
- Manter a $PaCO_2$ entre 32 e 35 mmHg.
- Bloqueador neuromuscular se a sedação não estiver sendo eficiente para o controle da PIC.
- Realizar testes de autorregulação para guiar a PAM e a PPC de forma individual. Sugestões para realização do teste de autorregulação:
  - O teste deve ser realizado pelo médico para avaliar a resposta e a segurança.
  - Nenhum ajuste terapêutico (cabeceira, sedação, manitol) deve ser realizado durante o teste de autorregulação.
  - O vasopressor ou inotrópico deve ser ajustado para aumento da PAM em 10 mmHg. Esse aumento não deve ser realizado no intervalo inferior a 20 minutos.
  - Durante o teste de autorregulação, parâmetros como PAM, PPC, PIC e pressão tissular de oxigênio no tecido cerebral devem estar sendo monitorados durante e após o teste.
  - Os ajustes de inotrópico e vasopressor baseados no resultado do teste.
- O aumento da PPC com fluidos, vasopressores e/ou inotrópicos para reduzir a PIC pode e deve ser realizado quando a autorregulação está presente.

A respeito do estágio 2 de tratamento, a pressão de perfusão encefálica é calculada pela fórmula:

PPE = PAM – PIC

A PPE é um dos determinantes do FSE, como se pode observar na fórmula FSE = PPE / RVE,

em que RVC = resistência vascular encefálica.

A PPE deve ser monitorizada de modo contínuo em todo paciente neurológico com HIC. Para que isso seja factível, é necessária a monitorização invasiva e contínua da PIC e da PAM. Reduções da PPE para valores críticos abaixo de 60 ou elevações da PIC acima de 20 mmHg por mais de 10 minutos parecem ser suficientes para ocasionar lesão secundária isquêmica. A PPE deve ser mantida entre 65 e 70 mmHg, principalmente em pacientes com trauma de crânio, entretanto essa recomendação pode ser estendida a outras situações neurológicas.

Entretanto, pode haver casos em que a PPE mais elevada é necessária para a adequação do FSE. Esse conceito de necessidades pressóricas mais elevadas não é baseado em boas evidências. Contudo, pode-se usar o conceito de autorregulação denominado PRx. O PRx é obtido pela correlação entre a PAM e a PIC. Valores negativos dessa correlação denotam uma autorregulação adequada. Isso significa que variações da PAM em uma faixa de segurança não afetaram o FSE. Em contrapartida, valores de PRx positivos ou próximos de 1 indicam que a autorregulação está comprometida e que o paciente não tolerará variações de PAM. Nesse caso, pequena redução da PAM poderá desencadear oligoemia e elevação da hiperemia ou da hiperperfusão.

Hiperventilação

A hiperventilação provoca hipocapnia, queda do pH perivascular e vasoconstrição encefálica. A hipercapnia produz efeito contrário. A variação de 1 mmHg na $PaCO_2$ altera em 4% o FSE. Isso ocorre porque o dióxido de carbono atravessa livremente a barreira hematoencefálica e modifica o pH perivascular. Como o pH arteriolar é um dos principais reguladores da contratilidade das arteríolas encefálicas, isso provoca modificações importantes do diâmetro vascular. Esse mecanismo leva a diminuição do volume sanguíneo encefálico e a diminuição da PIC. Obviamente, em territórios encefálicos extremamente acidóticos e com vasodilatação máxima (perda da autorregulação), a hiperventilação provocará pouco ou nenhum efeito.

Estudos experimentais em animais e humanos demonstram que $PaCO_2$ < 25 está associado a aumento da produção de lactato liquórico, isquemia regional e até mesmo global. Estudos clínicos demonstraram pior prognóstico em pacientes com TCE grave que foram submetidos a esses níveis de $PaCO_2$. Outro efeito da hiperventilação é o aumento da afinidade da hemoglobina ao O_2, que foi denominado efeito Bohr.

A alcalose respiratória induzida pela hiperventilação prolongada (> 24 horas) perde seu efeito vasoconstritor. Isso é comprovado não só pela perda do efeito vasoconstritor, mas também pela normalização do pH liquórico.

Por tudo isso, todo paciente com HIC deve seguir algumas orientações em relação à sua ventilação:

- Em geral, o paciente deverá ser mantido com $PaCO_2$ em torno de 35 mmHg (35 a 38 mmHg).
- Os níveis de CO_2 devem ser monitorados continuamente pela capnometria para evitar hiperventilação inadvertida.
- Evitar hiperventilação profilática ($PaCO_2$ < 35).
- A hiperventilação poderá ser necessária por períodos curtos quando existir deterioração neurológica aguda.
- Pode-se utilizar a hiperventilação por períodos mais prolongados se a HIC for refratária às medidas habituais para seu controle. Nesses casos, a hiperventilação não poderá ser mais duradoura que 2 a 3 horas. Após esse período curto de tempo, tenta-se normoventilar novamente e se observa o comportamento da PIC.
- $PaCO_2$ < 30 mmHg pode ser muito perigoso e só devem ser atingidos com muita cautela. Uma medida de fluxo como monitorização da oximetria do bulbo jugular, oximetria tecidual, Doppler transcraniano, tomografia de difusão, dentre outros, poderá auxiliar na identificação dos casos de isquemia encefálica regional ou global decorrentes da hiperventilação.
- A hiperóxia (PaO_2 > 150 mmHg) deve ser evitada a qualquer custo, pois diminui o FSE. PaO_2 acima de 200 mmHg pode reduzir o FSE em até 10%. Contudo, há estudos ainda não conclusivos que apontam um efeito protetor da hiperóxia.

Nível ou estágio 3 de tratamento

Nos pacientes sem lesões operáveis e que evoluem com HIC apesar das medidas discutidas anteriormente, denomina-se essa condição hipertensão intracraniana refratária. Nesse contexto, o paciente permanece com valores de PIC acima de 22 a 25 mmHg, apesar das medidas de estágios 1 e 2. Acredita-se que por volta de 20% dos pacientes com TCE possam evoluir com HIC refratária. Quando os pacientes apresentam HIC refratária, algumas estratégias podem ser adicionadas e outras, intensificadas. Entre as medidas que podem ser intensificadas, pode-se citar: otimização da hiperventilação e da terapia osmótica, além de garantir uma PPC na faixa de autorregulação do paciente (individualizado).

Nesse nível, recomendam-se as seguintes estratégias de tratamento:

- Mantidas as orientações dos estágios 1 e 2.
- Uso de tiopental ou pentobarbital sódico.
- Hipotermia leve (35 a 36 °C) usando medidas de resfriamento.
- Craniectomia descompressiva.

Quanto ao estágio 3 do tratamento, os barbitúricos (tiopental) para uso clínico foram introduzidos por Lundy em 1935. Seu efeito clínico é obtido com 12 a 20 segundos após a infusão. sua meia-vida plasmática é de 3 minutos e rapidamente ele redistribui pelos tecidos. A sua metabolização é hepática, mas a duração depende muito mais de seu efeito acumulativo. Essa classe de drogas abole a atividade sináptica e economiza pelo menos metade do consumo de energia neuronal quando EEG não mostra atividade elétrica. Esse medicamento ocasiona aumento do pH intracelular e diminuição da produção de lactato e piruvato pela inibição da fosfofrutoquinase.

A diminuição do metabolismo e o consumo de oxigênio neuronal desencadeiam vasoconstrição secundária, diminuição do volume sanguíneo encefálico e da PIC. Apesar de seu efeito sobre a HIC, os barbitúricos induzem vasodilatação sistêmica, depressão miocárdica, hipotensão arterial e acúmulo de secreções pulmonares. Esses efeitos colaterais podem piorar o prognóstico do doente neurológico por causa da redução do FSE e, consequentemente, da isquemia encefálica global ou regional.

Essas drogas só devem ser utilizadas quando as outras medidas para controle da PIC (inclusive sedação adequada) não forem efetivas. A redução da PIC não pode ser ocasionada pela queda na PAM e no débito cardíaco. Preferencialmente, deve ser feita monitorização contínua com EEG ou BIS para orientar as doses de tionembutal (obtenção de "supressão/surtos"). As doses de tionembutal necessárias variam bastante, mas geralmente são de 5 a 10 mg/kg em 15 a 30 minutos (bólus), com manutenção de 1 a 4 mg/kg/hora.

A hipotermia se mostrou como neuroprotetor durante operações cardíacas. Mais recentemente, esse efeito foi demonstrado na parada cardíaca por fibrilação ventricular (diminuindo morbidade e mortalidade). O efeito neuroprotetor da hipotermia se deve a três mecanismos básicos: redução da cascata inflamatória, aumento da tolerância à hipóxia, reduzindo o consumo cerebral de oxigênio e PIC. Entretanto seu uso só está recomendado nessa fase por não haver benefícios nos estágios 1 e 2 (estudos randomizados) e pelos efeitos colaterais gravíssimos.

A craniectomia descompressiva para o controle da HIC refratária é a estratégia que melhor apresenta evidência porque se baseia em dois estudos prospectivos e randomizados (DECRA E RESCUEicp). Os estudos randomizados em acidente vascular isquêmico maligno de artéria cerebral média também evidenciam seu benefício. Entretanto, em hematomas intraparenquimatososos e hemorragia subaracnóidea essa conduta ainda não está bem definida, mas tem sido realizada com alguns bons resultados.

No caso do TCE com hipertensão intracraniana refratária, recomenda-se a realização da craniectomia descompressiva nas primeiras 12 horas de instalação da HIC refratária. A técnica cirúrgica poderá ser hemicraniectomia ou craniectomia bifrontal, a depender do paciente.

As informações em pacientes com AVC isquêmico derivam de três estudos clínicos controlados, mas com pequeno número de pacientes. Com base nesses estudos, as principais indicações são:

- Infarto hemisférico extenso (AVCi extenso de artéria cerebral média), associado a um efeito de massa e HIC.
- Em infartos cerebelares extensos associados ou não a hidrocefalia.
- O procedimento deve considerado nas primeiras 24 horas.
- Os pacientes menores de 60 anos apresentam redução de mortalidade e melhora funcional.
- A craniectomia descompressiva em pacientes acima de 60 anos diminui a mortalidade, mas aumenta o número de pacientes com sequelas graves.

Tratamento da HIC na ausência de monitorização da PIC

Muitos locais não apresentam a monitorização da PIC, ou sua instalação não será imediata. Portanto, o cuidado de saúde deve continuar e ser o melhor possível nessas condições. A Figura 13 apresenta um fluxograma para ajudar no manejo desses pacientes.

O fluxograma da Figura 13 tem por objetivo auxiliar na monitorização e no diagnóstico da HIC de forma não invasiva. No caso da cor vermelha, pode-se parar de reavaliar, mas a cor amarela exige vigilância da monitorização e análise do caso. Em contrapartida, a cor vermelha exige, além da monitorização, a instalação de uma estratégia de tratamento. O exame neurológico deve constar da escala de coma de Glasgow, exame pupilar e escore motor. No caso das pupilas, deve-se considerar a anormalidade pupilar quando ocorre assimetria > 2 mm ou midríase bilateral ou nova perda de reatividade pupilar. Em relação ao exame neurológico, considera-se anormal a piora de 1 ponto ou mais no escore motor da escala de coma de Glasgow ou novo déficit focal ou síndrome de herniação.

Em relação aos métodos não invasivos para monitorar a PIC, o médico deve usar pelo menos dois métodos diferentes para tomada de decisão. Os métodos mais usados e seus valores de referência para tomada de decisão são descritos a seguir:

- PICn determinada por Doppler transcraniano (TCD) ou *duplex color* transcraniano (TCCD).
  a. Valor estimado de nICP > 20 a 22 mmHg (em um ou ambos os lados).
  b. Cálculo por fórmula:
     nICP = PAM × (1 – VdF/VmF) – 14
     (PAM = pressão arterial média; VdF = velocidade diastólica final; VmF = velocidade média final).
- Medida da bainha do nervo óptico (ONSD – *optic nerve sheath diameter*) ONSD > 6 mm (em um ou ambos os olhos).
- Índice de pulsatilidade (PI) > 1,3 associado a VdF < 20 cm/s (em um dos lados ou ambos).
- Índice de reatividade pupilar (NPi) < 3 (em um dos lados ou ambos).
- Redução do valor do NPi basal de 1 (em um dos lados ou ambos).
- Aumento em 0,5 mm na ONSD do valor basal (em um dos lados ou ambos).

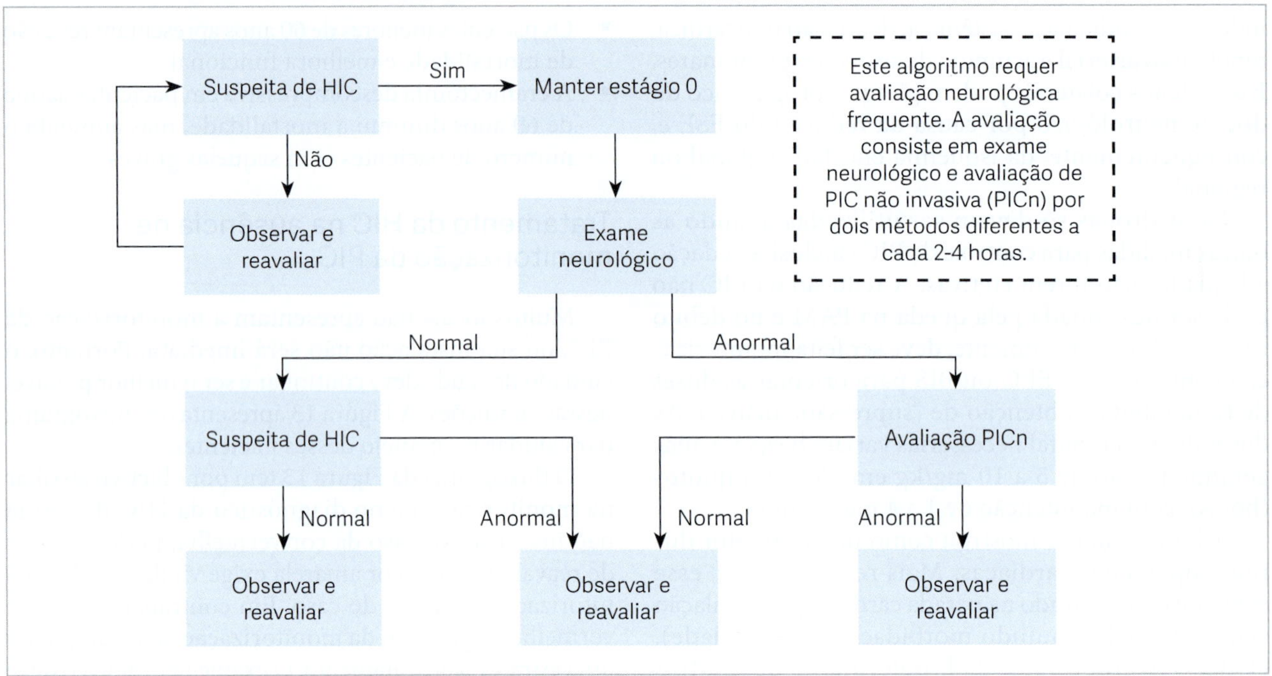

FIGURA 13 Fluxo de monitorização na suspeita de HIC.
HIC: hipertensão intracraniana.

- Aumento em 0,5 no PI do valor basal (em um dos lados ou ambos).

Tratamento da HIC na ausência de monitorização da PIC, mas com tomografia de crânio

O uso da tomografia de crânio combinado com o exame neurológico e PICn melhora a avaliação do paciente (Figura 14). Os critérios de avaliação da PICn invasiva são os mesmos já explicitados, bem como a frequência de avaliações. Entretanto, o número de tomografias irá depender da evolução clínica e do protocolo institucional.

Após a avaliação do exame neurológico e da tomografia, pode-se propor um tratamento baseado nessas variáveis e não ausência da monitorização da PIC invasiva, entretanto se recomenda o uso da PICn para tomada de decisão como na Figura 15. Quando possível, transferir o paciente para uma unidade de neurotrauma.

A definição de piora neurológica é fundamental para a tomada de decisão. Nesse fluxo, a piora neurológica foi definida por qualquer um dos elementos a seguir:

- Redução de ≥ 1 no escore motor da escala de coma de Glasgow.
- Perda de reatividade pupilar nova.
- Nova assimetria pupilar ≥ 2 mm ou midríase bilateral.
- Novo déficit focal.
- Síndrome de herniação (tríade de Cushing etc.).

O fluxograma da Figura 15 indica três níveis de tratamento:

- Nível 1 de tratamento:
  - Salina hipertônica ou manitol a cada 4 horas.
  - Manter normotermia. Temperatura central ≤ 37,5 °C.
- Nível 2 de tratamento:
  - Hiperventilação, $PaCO_2$ entre 30 e 35 mmHg.
  - Salina hipertônica 3% em infusão contínua.
  - Aumento da sedação.
- Nível 3 de tratamento:
  - Craniectomia descompressiva.
  - Barbitúrico.
  - Hipotermia leve (temperatura central entre 35 e 37 °C).

Sugestões para realização de tomografia:

- TC na admissão.
- TC 12 horas depois da primeira TC.
- TC 24 horas depois da última tomografia.
- TC 48 horas depois da última tomografia.
- TC também pode ser utilizada conforme a necessidade.

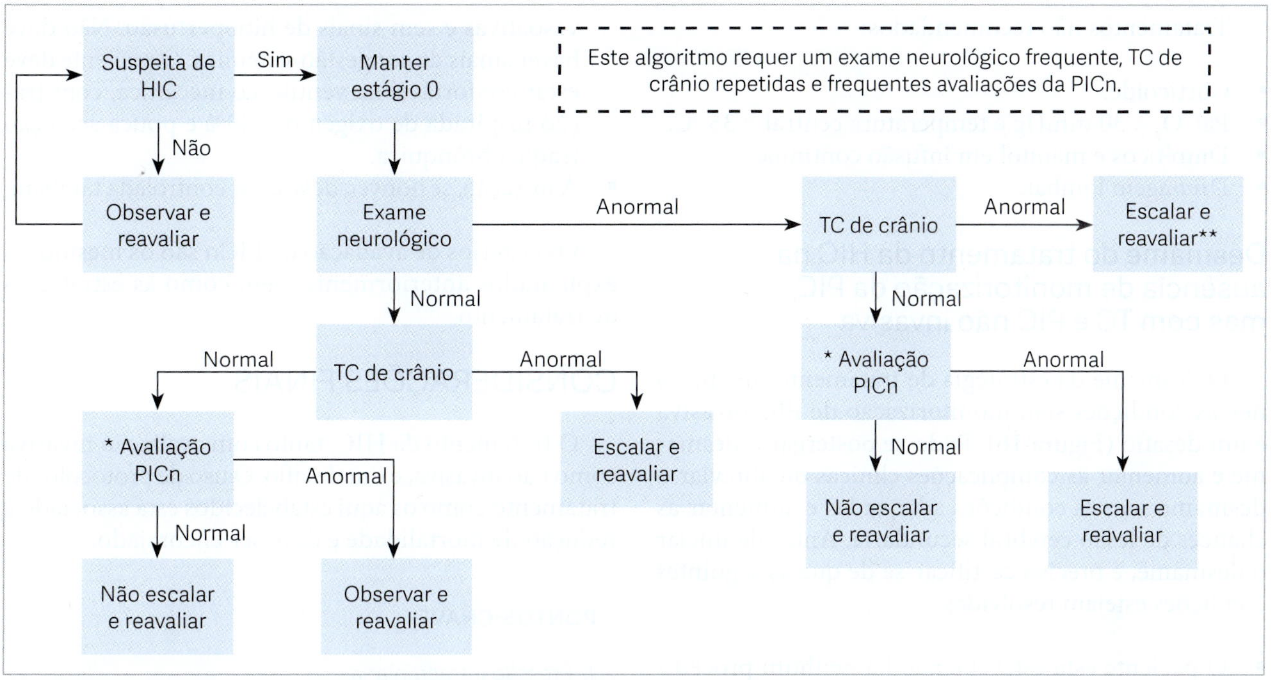

FIGURA 14 Combinação da tomografia de crânio, exame neurológico e PICn para avaliação e condução de uma paciente com suspeita de HIC.

* A avaliação da PICn deve ser repetida em condições fisiológicas similares (CO_2, PAM, temperatura, posição etc.). Devem-se usar dois métodos de avaliação pra PICn.

** Considerar PICn para ajudar como guia da terapia e planejar nova TC de crânio.

HIC: hipertensão intracraniana; PICn: pressão intracraniana não invasiva; TC: tomografia computadorizada.

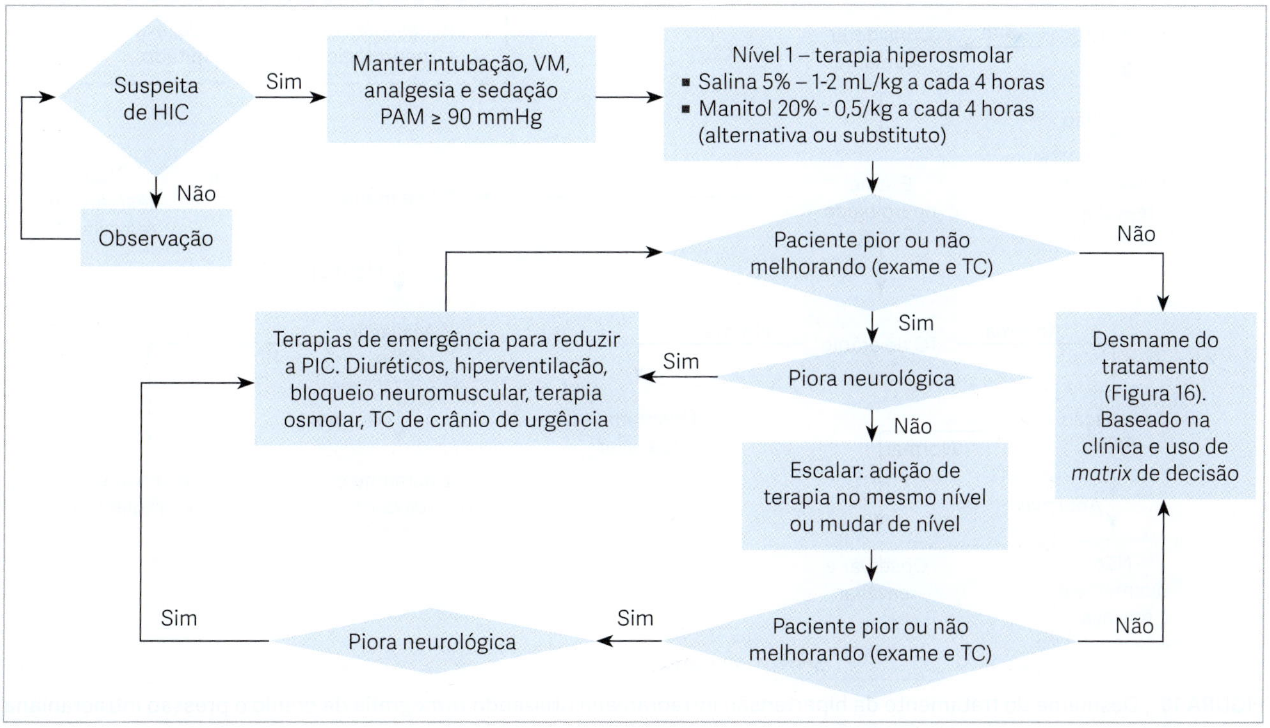

FIGURA 15 Tratamento baseado no exame neurológico e na tomografia. Este fluxograma de tratamento da HIC sem monitorização deve ser conduzido pela mesma pessoa ou time. Um neurocirurgião deve ser consultado o mais rápido possível ou se houver sinal clínico ou tomográfico de efeito de massa.

HIC: hipertensão intracraniana; PAM: pressão arterial média; PIC: pressão intracraniana; TC: tomografia computadorizada; VM: velocidade média.

Tratamentos não recomendados:

- Corticoide.
- $PaCO_2$ < 30 mmHg e temperatura central < 35 °C.
- Diuréticos e manitol em infusão contínua.
- Drenagem lombar.

Desmame do tratamento da HIC na ausência de monitorização da PIC, mas com TC e PIC não invasiva

O desmame da estratégia de tratamento instituído nessas condições sem monitorização de PIC invasiva é um desafio (Figura 16). Pode-se postergar o desmame e aumentar as complicações clínicas ou abreviar o desmame sem as condições adequadas e aumentar as chances de lesão cerebral secundária. Antes de iniciar o desmame, é preciso certificar-se de que as seguintes condições estejam resolvidas:

- O paciente está estável e não há nenhum procedimento programado nas próximas 24 a 48 horas.
- Há estabilidade cardiovascular e respiratória. O paciente deve estar com baixas doses de drogas vasoativas e sem sinais de hipoperfusão. Não deve haver sinais de congestão sistêmica. O paciente deve estar confortável na ventilação mecânica, com fração inspirada de oxigênio ≤ 40% e pouca secreção traqueobrônquica.
- A infecção, se houver, deve estar controlada também.

Os critérios de avaliação da PICn são os mesmos já explicitados anteriormente, bem como as estratégias de tratamento.

CONSIDERAÇÕES FINAIS

O tratamento da HIC, tanto com avaliação invasiva como não invasiva, é um desafio. O uso de protocolos de tratamento como os aqui estabelecidos está associado à redução de mortalidade e deve ser encorajado.

PONTOS-CHAVE

1. Pressão intracraniana.
2. Hipertensão intracraniana.
3. Mecanismos de controle da pressão intracraniana.

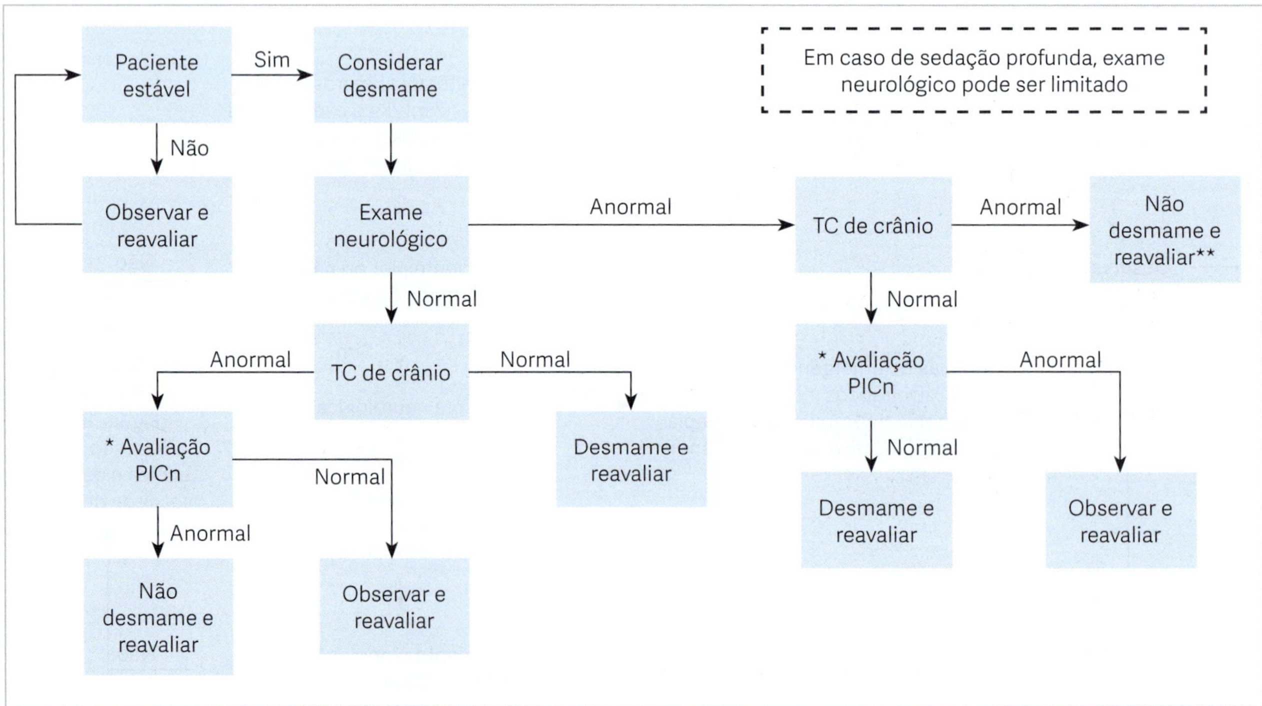

FIGURA 16 Desmame do tratamento da hipertensão intracraniana utilizando tomografia de crânio e pressão intracraniana não invasiva.

* A avaliação da PICn deve ser repetida em condições fisiológicas similares (CO_2, PAM, temperatura, posição etc.). Devem-se usar dois métodos de avaliação para PICn.

** Considerar PICn para ajudar como guia da terapia e planejar nova TC de crânio.

PAM: pressão arterial média; PICn: pressão intracraniana não invasiva; TC: tomografia computadorizada.

4. Monitoração da pressão intracraniana.
5. Tratamento da hipertensão intracraniana.

BIBLIOGRAFIA

1. Bulger EM, May S, Brasel KJ, Schreiber M, Kerby JD, Tisherman SA, et al.; ROC Investigators. Controlled trial severe traumatic brain injury: a randomized JAMA. 2010;304(13):1455-64.
2. Chang JJJ, Youn TS, Benson D, Mattic H, Andrade N, Harper CR, et al. Physiologic and functional outcome correlates of brain tissue hypoxia in traumatic brain injury. Crit Care Med. 2009;37:283-90.
3. Chesnut RM, Prough DS. Critical care of severe head injury. New Horizons. 1995;3(3):365-593.
4. Chesnut RM, Temkin N, Videtta W, Petroni G, Lujan S, Pridgeon J, et al. Consensus-Based Management Protocol (Crevice Protocol) for the treatment of severe traumatic brain injury based on imaging and clinical examination for use when intracranial pressure monitoring is not employed. J Neurotrauma. 2020;37(11):1291-9.
5. Cooper DJ, Rosenfeld JV, Murray L, Arabi YM, Davies AR, D'Urso P, et al. Decompressive craniectomy in diffuse traumatic brain injury. N Engl J Med. 2011;364(16):1493-502.
6. Cruz J. Neuroemergências. São Paulo: Atheneu; 2005.
7. Fritz HG, Bauer R. Secondary injuries in brain trauma: effects of hypothermia. J Neurosurg Anesthesiol. 2004;16(1):44-52.
8. Geeraerts T, Merceron S, Benhamou D, Vigué B, Duranteau J. Non-invasive assessment of intracranial pressure using ocular sonography in neurocritical care patients. Intensive Care Med. 2008;34(11):2062-7.
9. Hawryluk GWJ, Aguilera S, Buki A, Bulger E, Citerio G, Cooper DJ, et al. A management algorithm for patients with intracranial pressure monitoring: the Seattle International Severe Traumatic Brain Injury Consensus Conference (SIBICC). Intensive Care Med. 2019;45(12):1783-94.
10. Jordan KG. Neurophysiologic monitoring in the neuroscience intensive care unit. Neurologic Clinics. 1995;13(3):579-626.
11. Kochanowicz J, Krejza J, Mariak Z, Bilello M, Lyson T, Lewko J. Detection and monitoring of cerebral hemodynamic disturbances with transcranial color-coded duplex sonography in patients after head injury. Neuroradiology. 2006;48(1):31-6.
12. Lam AM, Mayberg TS. Jugular bulb venous oximetry monitoring. Anesthesiology Clin N Amer. 1997;15:533-49.
13. Robba C, Picetti E, Vasquez-Garcia S, Abulhasan YB, Ain A, Adeleye AO, et al. The Brussels consensus for non-invasive ICP monitoring when invasive systems are not available in the care of TBI patients (the B-Iconic consensus, recommendations, and management algorithm). Intensive Care Med. 2025;51(1):4-20.
14. Schwarz S, Georgiadis D, Aschoff A, Scwhab S. effects of hypertonic (10%) saline in patients with raised intracranial pressure after stroke. Stroke. 2002;33(1):136-40.
15. Smith M. Monitoring intracranial pressure in traumatic brain injury. Anesth Analg. 2008;106(1):240-8.
16. Stávale MA. Bases da terapia intensiva neurológica. São Paulo: Santos; 1996. p.1-647.
17. Steinert LA, Andrews PJD. Monitoring the injured brain: ICP and CBF. Br J Anaesth. 2006;97(1):26-38.
18. Steiner LA, Czosnyka M, Piechnik SK, Smielewski P, Chatfield D, Menon DK, et al. Continuous monitoring of cerebrovascular pressure reactivity allows determination of optimal cerebral perfusion pressure in patients with traumatic brain injury. Crit Care Med. 2002;30(4):733-8.
19. Young GB, Ropper AH, Bolton, CF (eds.). Coma and impaired consciousness. New York: McGraw-Hill; 1998.
20. White H, Venkatesh B. Cerebral perfusion pressure in neurotrauma: a review. Anesth Analg. 2008;107(3):979-88.

74

Monitorização neurológica multimodal

José Paulo Ladeira
Adriana Cristina de Souza

SUMÁRIO

CONCEITO

A monitorização neurológica intensiva utiliza vários instrumentos de monitorização, que podem ser divididos em dois grupos: os que realizam a avaliação funcional como o exame neurológico seriado e o eletroencefalograma; e os que realizam a avaliação perfusional do sistema nervoso central (SNC), como o Doppler transcraniano e a pressão de perfusão cerebral. Não há recurso de monitorização que isoladamente responda a todas as questões referentes a determinado paciente. Surge então a necessidade da utilização de vários métodos de monitorização (monitorização multimodal) integrados que avaliem a perfusão cerebral, a função neurológica, a pressão intracraniana (PIC) e as demais técnicas de monitorização respiratória e hemodinâmica (Quadro 1), permitindo a avaliação mais confiável e próxima da real condição clínica do paciente.[1,2]

QUADRO 1 Monitorização multimodal e função avaliada

Avaliação clínica neurológica	Glasgow, pupilas, sinal de lateralização, pupilometria
Autorregulação cerebral	PRx, ORx
Fluxo sanguíneo cerebral	PIC/PPC/DTC
Oxigenação cerebral	SjO_2, $PtiO_2$, NIRS
Metabolismo cerebral	SPECT/microdiálise
Marcadores de dano cerebral	S1008/NSE
Função cerebral global e localizada	EEG, potencial evocado

DTC: Doppler transcraniano; NSE: enolase específica neuronal; NIRS: espectroscopia por infravermelho; ORx: índice de reatividade do O_2; PIC: pressão intracraniana; PPC: pressão de perfusão tecidual; PRx: índice de reatividade vascular; $PtiO_2$: pressão tecidual de O_2 cerebral; SjO_2: saturação venosa de bulbo da jugular.

AVALIAÇÃO NEUROLÓGICA FUNCIONAL

Quando a oferta de oxigênio cerebral cai abaixo da demanda cerebral, a função neurológica se altera. Como essa alteração funcional surge antes de ocorrer perda da integridade celular, a monitorização da função neurológica provê sinais precoces de oferta inadequada de oxigênio, permitindo a intervenção sobre a evolução da doença de base ou sobre a lesão secundária vigente. Outras causas podem alterar a função neurológica, como uma crise convulsiva ou a intoxicação exógena, apesar do suprimento adequado de oxigênio. Dentro dessas perspectivas, a avaliação da função neurológica pode ser realizada de diversas formas à beira do leito.

Exame neurológico – *Neurocheck*

Entre todas as formas de monitorização neurológica do paciente consciente, o exame físico seriado é a melhor ferramenta, pois sua execução dispensa aparelhamento complexo e pode ser repetida conforme necessário. No entanto, conforme a atividade neurológica vai se reduzindo, a sensibilidade do exame clínico se reduz da mesma forma. A avaliação deve ser realizada de maneira repetitiva e deve ser direcionada para as estruturas neurológicas em risco, além de uma avaliação geral incluindo nível de consciência (documentada preferencialmente por escala neurológica como a escala de coma de Glasgow), resposta motora a estímulos verbais e dolorosos e avaliação dos reflexos de tronco cerebral. No entanto, no ambiente da terapia intensiva, o exame neurológico apresenta limitações significativas: os pacientes geralmente apresentam condições clínicas ou doenças que frequentemente limitam a obtenção de um exame neurológico fidedigno, e o exame é aplicado de forma descontinuada e por vários profissionais com níveis diversos de habilidades para realizá-lo, produzindo resultados variáveis.

Um exemplo dessa situação seria a súbita identificação de sinais de herniação transtentorial (bradicardia/hipertensão e anisocoria) em paciente intubado, sedado e usando bloqueadores neuromusculares, no qual todas as fases das manifestações clínicas iniciais da hipertensão intracraniana (cefaleia, vômitos, hemiparesia e progressão para coma) não foram percebidas pela condição necessária de suporte aplicada ao paciente. Por isso, sempre que possível, recomenda-se a redução ou suspensão diária da sedação aplicada para realização de avaliação neurológica mais fidedigna, além de permitir a redução nos dias de ventilação mecânica e de internação na unidade.

Apesar de suas limitações, o exame físico neurológico constitui a forma mais tradicional de monitorização. De forma sumária, a Figura 1 apresenta parâmetros que devem ser avaliados no exame físico do paciente comatoso em suporte neurológico intensivo, assim como sua periodicidade de avaliação, podendo ser adaptada conforme as necessidades do paciente.

Eletroencefalograma

O registro dos potenciais elétricos excitatórios e inibitórios pós-sinápticos produzidos na camada piramidal do córtex cerebral constitui o traçado do eletroencefalograma (EEG). Um canal de registro do EEG reflete quase exclusivamente a atividade funcional do córtex imediatamente abaixo dele; assim, a monitorização de múltiplos canais é necessária. Além disso, lesões pequenas como um infarto lacunar podem não ser detectadas, bem como alterações subcorticais. Igualmente ao eletrocardiograma, os canais de leitura do EEG são colocados de forma padronizada para permitir a comparação de resultados entre exames e entre pacientes.[3]

O número de canais utilizados pode ser variável, e podem-se criar várias relações unipolares ou dipolares entre os canais para leitura da atividade elétrica de determinada região do cérebro; o padrão para identificação de crises convulsivas é a utilização de 16 a 21 canais, enquanto apenas dois são necessários para identificar o padrão de surto-supressão no coma barbitúrico.

Como padrão para reconhecimento, as ondas elétricas do EEG são descritas em termos de frequência (Hertz = ciclos/segundo) e amplitude (voltagem) e são classificadas em delta (0 a 4 Hz), teta (4 a 8 Hz), alfa (8 a 13 Hz) e beta (> 13 Hz).

As ondas delta ocorrem predominantemente durante o sono, em anestesia profunda e em vários estados patológicos, como isquemia, intoxicação exógena e alterações metabólicas graves. As ondas teta podem ocorrer nas mesmas situações. As ondas alfa são identificadas principalmente na região occipital no paciente alerta com os olhos fechados, porém são encontradas em pacientes em anestesia superficial ou em comatosos. As ondas beta são encontradas em indivíduos concentrados ou em pacientes levemente sedados com benzodiazepínicos ou barbitúricos. A anestesia profunda, isquemia ou outras condições patológicas determinam o desaparecimento de ondas alfa e beta, com predomínio das ondas de frequência mais lentificadas (delta e teta).

Em relação à interpretação do EEG, há grande dificuldade por parte da equipe multiprofissional em interpretar a monitorização pura e simples dos traçados, gerando grande dependência do especialista para a interpretação do exame. Formas mais simplificadas surgiram recentemente, buscando utilizar uma interface mais amigável para a equipe multiprofissional, utilizando a eletroencefalografia quantitativa espectral, que busca transformar os sinais do EEG em medidas de frequência *versus* tempo e de amplitude *versus* tempo, facilitando a interpretação do exame. Os dados podem ser expressos de diversas formas, como gráficos de tendências ou gráficos de barras, apresentando os valores de porcentagem de amplitude das ondas alfa, a amplitude total das ondas captadas e a relação alfa/delta, permitindo melhor compreensão dos dados obtidos.

Mesmo quando esses dados são analisados para a decisão de conduta terapêutica, o EEG tradicional e o especialista devem ser consultados para validação da

Escala de avaliação neurológica e neurocirúrgica
Neurocheck

Etiqueta de identificação

Paciente: ______________________________ Idade: ______________

			Data: ____/____/____ Dia: ____								Data: ____/____/____ Dia: ____						
			Admissão	07h	11h	13h	17h	19h	23h	05h	7h	11h	13h	17h	19h	23h	07h
1 – Escala de Glasgow pupilar	Abertura ocular	4 – Espontânea 3 – Voz 2 – À dor 1 – Nenhuma															
1 – Escala de Glasgow pupilar	Resposta verbal	5 – Orientado 4 – Confuso 3 – Palavras inapropriadas 2 – Palavras incompreensíveis 1 – Nenhuma															
1 – Escala de Glasgow pupilar	Resposta motora	6 – Obedece a comandos 5 – Localiza dor 4 – Movimento de retirada 3 – Flexão normal 2 – Extensão anormal 1 – Nenhuma															
1 – Escala de Glasgow pupilar	Reação pupilar à luz	0 = Se as duas reagem (–1) = Se apenas uma reage (–2) = Se nenhuma reage															
1 – Escala de Glasgow pupilar	Total da pontuação dos itens destacados em azul:																
2	Pupila "D"	Diâmetro / RFM: (1 – presente/0 – ausente)															
2	Pupila "E"	Diâmetro / RFM: (1 – presente/0 – ausente)															
3 – Avaliação de consciência	a) Nível de consciência	0 – Alerta 1 – Despertar com estímulo verbal 2 – Despertar somente com estímulo doloroso 3 – Resposta reflexa ou sem resposta aos estímulos dolorosos															
3 – Avaliação de consciência	b) Orientação	0 – Ambas corretas 1 – Uma questão correta 2 – Nenhuma questão correta															
3 – Avaliação de consciência	c) Comandos	0 – Ambas corretas 1 – Uma questão correta 2 – Nenhuma questão correta															
4	Motricidade ocular bilateral	0 – Normal 1 – Paresia do olhar conjugado 2 – Olhar desconjugado															
5 – Déficit motor	MMSS estendidos 90º em posição sentado ou MMSS 45º em posição sentado por 10 segundos D = direito E = esquerdo	0 – Sem queda 1 – Queda, mas não atinge o leito 2 – Força contra gravidade, mas não sustenta 3 – Sem força contra a gravidade, mas qualquer movimento 4 – Sem movimento															
6 – Déficit motor MMII	Elevar a perna por 30º por 5 segundos D = direito E = esquerdo	0 – Sem queda 1 – Queda, mas não atinge o leito 2 – Força contra gravidade, mas não sustenta 3 – Sem força contra a gravidade, mas qualquer movimento 4 – Sem movimento															
7	Linguagem	0 – Normal 1 – Afasia leve/moderada (compreensível) 2 – Afasia grave (sem troca de informações) 3 – Mutismo															
8	Disartria	0 – Normal 2 – Leve/moderada 2 – Disartria grave/intubado															
9	Campo visual	2 – Perda do campo temporal bilateral 1 – Perda do campo temporal unilateral 0 – Sem perda do campo															
	TOTAL (somar a pontuação dos itens destacados em cinza)																
	RASS																
	Confusion assessment method in the ICU – ICU/CAM 0 = SEM *delirium* / 1 = *Delirium* hipoativo / 2 = *Delirium* hiperativo																
	Assinatura																

FIGURA 1 *Neurocheck* do Hospital Sírio-Libanês.

(continua)

Legenda *neurocheck*

1. Orientação
- Idade e mês

2. Pupilômetro

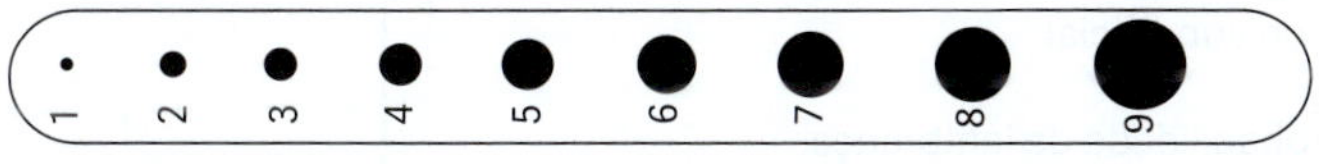

3. Comandos
- Abrir e fechar olhos
- Apertar e soltar a mão com a mão não plégica

4. Linguagem: Não fala = 3; Acerta 2 figuras = 2; Acerta 3-5 figuras = 1; Acerta 6 figuras = 0.

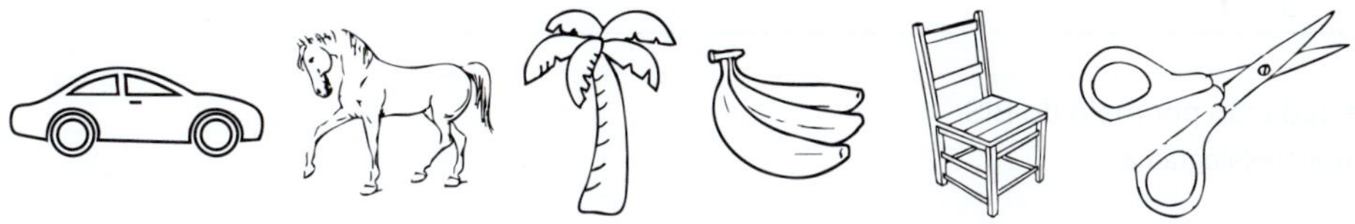

5. Disartria: Fala normal = 0 Fala alterada, mas entende = 1 Não entende nada ou muito pouco = 2
- Mamãe
- Tique-Taque
- Paralelo
- Obrigado
- Estrada de ferro
- Jogador de futebol

FIGURA 1 *Neurocheck* do Hospital Sírio-Libanês (*continuação*).

análise quantitativa e descarte da presença de artefatos no traçado.

Na monitorização neurológica, o EEG permite a realização do diagnóstico de crise convulsiva subclínica, a avaliação indireta do fluxo cerebral por meio da atividade metabólica, a indicação da presença de agressões secundárias isquêmicas, e ainda serve como índice prognóstico em doenças específicas, como na encefalopatia anóxica. Sua aplicação na forma de monitorização contínua é de grande valia no diagnóstico e tratamento do estado de mal epiléptico, além de permitir o diagnóstico diferencial de movimentos involuntários, espasmos e tremores, desvios do olhar e de posturas patológicas (decorticação/descerebração).

Em situações de isquemia aguda, mesmo quando a tomografia computadorizada não mostra alterações, o EEG já evidencia redução da atividade metabólica da região afetada, evidenciando a redução do fluxo sanguíneo cerebral. Na hemorragia subaracnóidea, a redução da porcentagem de atividade alfa relaciona-se com a ocorrência de vasoespasmo na evolução clínica. No trauma de crânio grave, crises convulsivas ocorrem em até 20% dos casos, podendo ser difícil sua identificação sem o EEG na vigência de bloqueadores neuromusculares.[4]

Um novo índice derivado da análise eletroencefalográfica tem conquistado espaço na terapia intensiva para monitorização da sedação. O índice biespectral (BIS) é um valor numérico variando de zero a 100, composto a partir da análise de três aspectos das ondas do EEG: espectro, dominância de tempo e alcance espectral. Inicialmente, seu uso em terapia intensiva foi criticado, pois não havia concordância entre os valores do BIS e as escalas de avaliação de sedação. Recentemente, com a correção do *software* e do sensor utilizado, a concordância entre várias escalas de sedação e os valores do BIS foi documentada. Os valores do BIS podem ser avaliados e interpretados na Figura 2.[5,6]

Potenciais evocados

O EEG avalia a atividade elétrica cortical espontânea produzida no SNC. A avaliação do potencial evocado (PE) consiste no registro de atividade elétrica do SNC determinada por um estímulo sensorial (elétrico, auditivo ou visual), ou motor (elétrico ou magnético). Existem três formas de PE sensoriais: periférico ou de nervos cranianos, subcortical e cortical. O PE motor pode ser obtido por estímulo elétrico ou magnético aplicado diretamente no córtex cerebral ou na medula, sendo captado na medula, nervo periférico ou músculo estriado. A análise do PE é realizada sobre o período de latência e sobre a amplitude do sinal elétrico captado. A latência é o intervalo entre o estímulo e a intensidade máxima do PE. Por amplitude, compreende-se o valor

Níveis de sedação pelo índice biespectral	
BIS	**Estado hipnótico**
100	Acordado Sedação leve a moderada
70	Estado hipnótico superficial < 70 = baixa probabilidade de lembrança
60	Estado hipnótico moderado < 60 = baixa probabilidade de consciência
40 0	Estado hipnótico profundo Supressão do EEG

FIGURA 2 Estratificação de sedação por meio do BIS.
BIS: índice biespectral; EEG: eletroencefalograma.

do pico de intensidade do PE em relação ao nível zero de referência; alguns tipos de PE apresentam dois ou mais picos, sendo possível avaliar a latência entre picos.

Na terapia intensiva, a utilização do PE permite avaliar a integridade funcional das estruturas que compõem determinada via neuronal, como no acidente vascular isquêmico de tronco encefálico. O uso de PE visuais permite a diferenciação entre síndrome de *locked-in* e coma psicogênico ou lesões isoladas de tronco. A ausência de PE somatossensitivos pode sugerir uma lesão cervical alta ou na junção craniocervical que explique a falta de resposta a estímulos periféricos. O uso da monitorização contínua de PE de via neuronal em risco representa uma modalidade única de monitorização, pois permite a identificação precoce da disfunção.

A avaliação conjunta de PE corticais somatossensitivos e de PE auditivos é de grande valia nos pacientes em coma, pois a integridade de ambos na vigência do coma geralmente assegura bom prognóstico, mesmo quando os demais sinais clínicos indicam o contrário. Quando há ausência de PE corticais somatossensitivos e presença de PE auditivos, o melhor prognóstico a ser esperado é o de estado vegetativo persistente. Quando ambos estão ausentes, a morte encefálica é bem provável. É importante lembrar que o uso de agentes sedativos, como no coma barbitúrico, não elimina o PE auditivo nem a latência inicial e intermediária do PE somatossensitivo, mesmo na ausência de atividade eletroencefalográfica cerebral.[7]

AVALIAÇÃO NEUROLÓGICA METABÓLICA E PERFUSIONAL

Todas as modalidades de monitorização cerebral discutidas até o momento avaliam a função cerebral. Quando uma alteração é indicada pela monitorização, essas modalidades não necessariamente indicam o mecanismo da lesão, em que a hipoperfusão é frequente. Assim, as modalidades de monitorização da perfusão cerebral são complementares àquelas da função. A hipoperfusão somente passa a determinar disfunção neuronal quando ocorre redução maior do que a metade do valor normal da perfusão.

Apesar de ser uma diretriz lógica e necessária, a manutenção da perfusão cerebral adequada acima do limite da compensação da autorregulação cerebral não garante um fluxo cerebral adequado. Exemplo dessa situação é a estenose de carótida e o vasoespasmo cerebral para o lado da isquemia e a hiperemia cerebral após trauma encefálico grave para o lado da perfusão luxuriante.

Não existe método à beira do leito, para avaliação de fluxo sanguíneo cerebral, que seja barato, contínuo, não invasivo e com boa sensibilidade também para as estruturas profundas do encéfalo. Métodos de detecção direta do fluxo sanguíneo cerebral através de radioisótopos são utilizados em poucos centros de pesquisa. Outros métodos, como o SPECT (*Single Photon-Emission Computadorized Tomography*), assim como a tomografia computadorizada com xenônio ou com emissão de pósitrons e a ressonância magnética cerebral são bons métodos, porém ainda não disponíveis no leito. No entanto, a determinação do fluxo sanguíneo cerebral fornece importantes informações sobre eventos fisiopatológicos no trauma de crânio e no acidente isquêmico cerebral.

Pressão intracraniana

Descrita por Lundberg em 1960, a avaliação da pressão intracraniana (PIC) é o método principal da monitorização neurológica multimodal. Elevações da

PIC estão associadas a queda da perfusão cerebral, hipóxia tecidual, infarto cerebral e lesão neuronal fixa.

A avaliação da PIC requer o posicionamento de um cateter no sistema ventricular ou no parênquima cerebral. O posicionamento subdural e epidural fica restrito aos pacientes de alto risco de sangramento cerebral. Quando localizado no ventrículo, o cateter permite a drenagem de liquor pelo sistema de derivação ventricular externa, auxiliando no controle da PIC. Os sistemas atuais utilizam sensores de pressão por fibra ótica, localizados na ponta do cateter, dispensando os sistemas de coluna de água (Figura 3).

A PIC é resultado da interação do fluxo sanguíneo cerebral, do volume sanguíneo cerebral, da resistência elástica cerebral, da integridade da barreira hematoencefálica, de lesões com efeito de massa, do metabolismo cerebral e da preservação da homeostase celular. Qualquer doença que afete um ou mais desses fatores justifica a monitorização da PIC.

No trauma de crânio, os pacientes que apresentam Glasgow abaixo de 9 pontos e tomografia de crânio alterada têm alto risco de cursarem com hipertensão intracraniana (HIC), merecendo a monitorização da PIC. Para pacientes com Glasgow abaixo de 8 e tomografia normal, mas que apresentem idade acima de 40 anos, hipotensão em algum momento da evolução ou postura motora patológica (descerebração/decorticação), o risco de HIC também é elevado, justificando-se a monitorização da PIC também nesse grupo.

Além dos valores absolutos da PIC, a análise da morfologia das ondas permite identificar a falência de mecanismos de compensação e predizer elevações da PIC. A análise usual utiliza o registro contínuo dos valores da PIC em velocidade de 50 mm/hora. A outra forma de avaliação é a análise de cada pulso arterial registrado pelo monitor.

Cada pulso cardíaco gera o registro de uma onda da PIC. Essa onda tem 3 picos consecutivos decrescentes em valor, chamados de P1, P2 e P3. P1 é resultado do fluxo sanguíneo cerebral em progressão. P2 representa a propagação e reverberação da onda de pulso em face da complacência do tecido cerebral; P3 representa o fechamento da válvula aórtica. Usualmente, a correlação entre a amplitude de P2 e P1 é abaixo de 0,8; conforme os mecanismos de compensação da PIC vão se esgotando, a complacência cerebral se reduz e o valor de P2 se eleva, gerando uma relação P2/P1 entre 0,9 e 1,2. Quando há iminência da HIC, o valor de P2/P1 fica acima de 1,2, indicando a falência dos sistemas de compensação da PIC (Figura 4).

A análise contínua das ondas da PIC também fornece informações importantes para o cuidado do paciente (Figura 5). As ondas A são ondas de grande amplitude (50 a 100 mmHg) sustentadas por 5 a 20 minutos e são indicativas de sofrimento cerebral. As ondas B São oscilantes, com amplitudes de até 50 mmHg e duração de 1 a 2 minutos, e são indicativas de redução da complacência cerebral. As ondas C têm amplitude de até 20 mmHg e ocorrência de até 8 vezes por minuto. As ondas A e B demandam tratamento.

Doppler transcraniano

As ondas do ultrassom são utilizadas para a avaliação da velocidade do fluxo sanguíneo cerebral nas artérias da base do crânio e da porção extracraniana

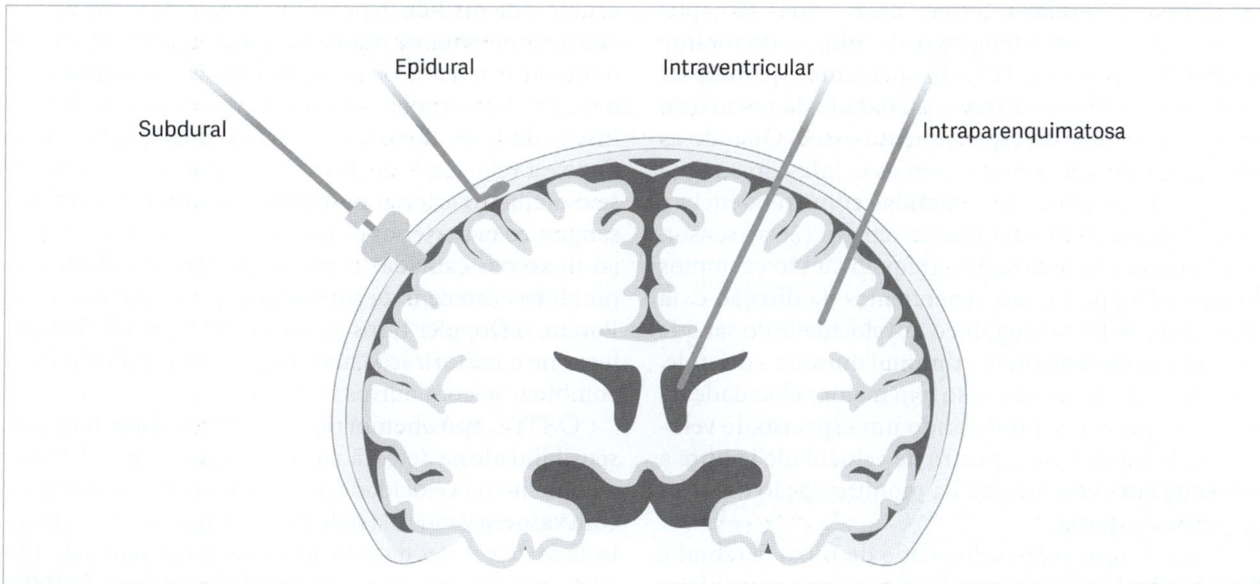

FIGURA 3 Sítios possíveis para posicionamento do cateter de pressão intracraniana.

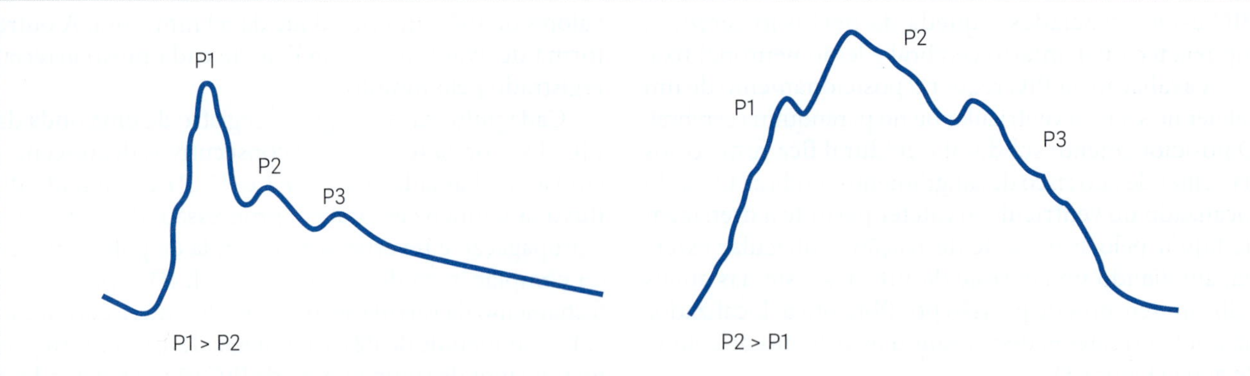

FIGURA 4 Relação fisiológica entre os valores de P1, P2 e P3. Conforme a piora da complacência cerebral, o valor de P2 se eleva em relação ao valor de P1, indicando a redução da complacência cerebral e evolução em direção à HIC.

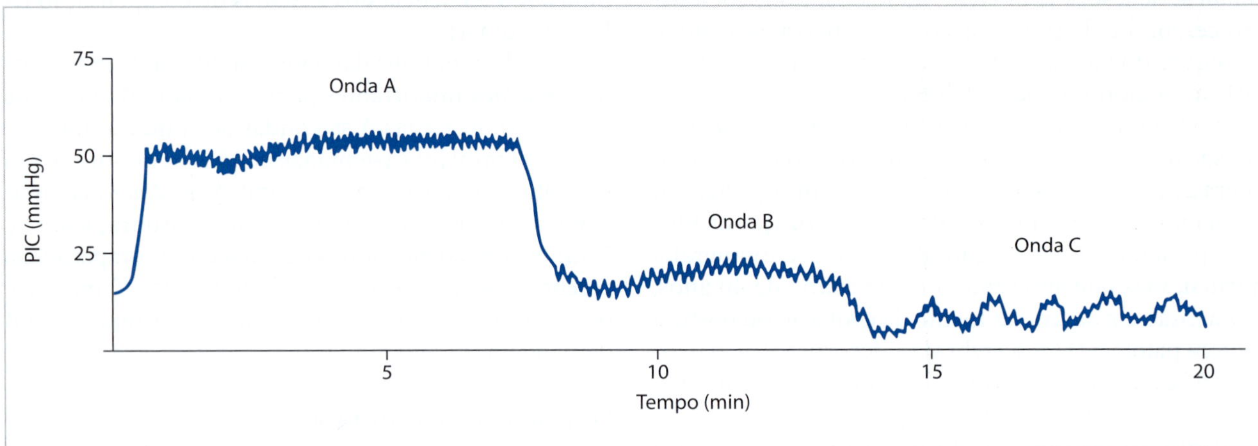

FIGURA 5 Comportamento temporal da PIC.

PIC: pressão intracraniana.

das artérias carótidas internas. Essas ondas são aplicadas através do osso temporal, da órbita e do forame magno. Em cerca de 10% dos pacientes, principalmente em mulheres idosas, a qualidade da insonação é ruim em virtude do espessamento ósseo. Quando as ondas entram em contato com as células do sangue em movimento, elas são refletidas com frequência e velocidade diferentes das iniciais em direção ao sensor. Essas mudanças de direção e frequência são exemplos do efeito Doppler e são dependentes da direção e da velocidade do fluxo sanguíneo. A velocidade do sangue aumenta durante a sístole e diminui durante a diástole, e as células no centro do vaso têm maior velocidade do que as da periferia, produzindo um espectro de velocidade de fluxo. Esse espectro de velocidade lembra a forma da curva de pressão da monitorização invasiva da pressão arterial.

A associação entre velocidade de fluxo cerebral e fluxo cerebral propriamente dito é indireta e sofre várias limitações técnicas e fisiopatológicas. A limitação técnica ocorre na determinação da velocidade de fluxo, pois a acurácia da medida depende do ângulo de insonação, o que pode determinar resultados variáveis entre repetições de exame. As limitações fisiopatológicas ocorrem porque o racional do acoplamento entre velocidade de fluxo e intensidade de fluxo baseia-se em duas premissas: o fluxo e a velocidade de fluxo são proporcionais somente se o diâmetro arterial permanecer constante, e o fluxo sanguíneo nas artérias da base do crânio é proporcional ao fluxo nas camadas corticais do cérebro. Ambas as premissas carecem de suporte adequado da literatura. Porém, o Doppler transcraniano (DTC) ainda tem seu lugar na monitorização neurológica, principalmente em combinação com outros métodos.

O DTC após hemorragia subaracnóidea tem boa sensibilidade na detecção de vasoespasmo, por detectar o aumento na velocidade de fluxo no segmento arterial com vasoespasmo pela redução do diâmetro. A avaliação isolada de valores da velocidade de fluxo acima de 120 a 140 cm/segundo tem especificidade próxima de 100% na detecção de vasoespasmo, porém a sensibilidade é limitada.[8]

No trauma de crânio grave, o DTC, em associação com outras medidas de perfusão cerebral, permite a identificação da hiperemia cerebral ou de vasoespasmo. A elevação progressiva de PIC também pode ser identificada pela mudança no padrão da curva de fluxo. No entanto, não pode ser utilizada em substituição a monitorização contínua da PIC, pois fatores como autorregulação de fluxo cerebral, vasoespasmo ou estenose proximal de carótida podem alterar as medidas do DTC, independentemente do valor da PIC.

Na hipertensão intracraniana, ocorrem mudanças características nas ondas do DTC. Com o aumento da pressão intracraniana ocorre diminuição da pressão de perfusão cerebral, diminuindo a velocidade de fluxo. Essa diminuição preferencialmente afeta os valores da velocidade diastólica e aumenta a resistência vascular, evidenciado por valores aumentados do índice de pulsatilidade, calculado pela diferença entre a PA sistólica e diastólica, dividida pela velocidade média do fluxo na artéria cerebral média (IP). Valores de IP de entre 1,2 e 1,3 têm sensibilidade de 80 a 100% e especificidade de 80 a 97% para valores de PIC acima de 20 mmHg.

Na morte encefálica, o DTC apresenta uma forma característica de velocidade de fluxo que consiste em fluxo sistólico intracraniano de pequena intensidade e saída de fluxo na fase diastólica (fluxo retrógrado). A sensibilidade do exame para morte encefálica é acima de 90% e a especificidade é de 100%.[9]

Monitorização da oferta e consumo de oxigênio cerebral

O correto balanço entre oferta e consumo cerebral de oxigênio determina a função cerebral adequada. Apesar de o fluxo cerebral influenciar esse balanço, seu valor numericamente adequado não assegura uma oferta suficiente para preservar a função, devendo ser interpretado em conjunto com as medidas de oferta e consumo. Medidas diretas de consumo cerebral não estão disponíveis à beira do leito. No entanto, formas indiretas permitem uma avaliação mais próxima da realidade metabólica cerebral. Por exemplo, a atividade metabólica cerebral cortical é responsável por 50% do consumo de oxigênio; a ausência induzida de atividade elétrica cerebral ao EEG garante a redução do consumo na mesma proporção. Nos últimos anos, a monitorização cerebral foi direcionada para a avaliação de índices globais de perfusão e metabolismo cerebral, utilizando o Doppler transcraniano e a oximetria de bulbo de jugular.

As modalidades recentemente introduzidas, no entanto, como a medida da pressão parcial tecidual de O_2 cerebral e a microdiálise, oferecem novas oportunidades por fornecerem informações sobre uma área específica do cérebro. Assim, a combinação da monitorização regional e global pode oferecer a melhor informação disponível para direcionamento do tratamento. Além disso, a introdução de exames de neuroimagem funcional de melhor aplicação clínica contribui para complementar a monitorização neurológica multimodal. A monitorização da saturação venosa de bulbo de jugular (SjO_2) é a mais utilizada.

Saturação venosa cerebral

A avaliação da saturação da hemoglobina no bulbo da veia jugular (SjO_2) é realizada por meio de amostras de sangue colhidas de cateter localizado no bulbo da veia jugular interna ou por metodologia de avaliação contínua da saturação da hemoglobina através de cateteres com fibra óptica. O valor da SjO_2 é determinado pelo fluxo sanguíneo cerebral (FSC), pela saturação arterial de oxigênio e pela taxa de extração cerebral de oxigênio (taxa metabólica cerebral – TMC). A equação de Fick relaciona essas variáveis da seguinte forma: TMC = FSC × $CavO_2$ cerebral. A diferença arteriovenosa de O_2 cerebral ($CavO_2$) é dependente do conteúdo arterial de O_2. O conteúdo sanguíneo de O_2 depende principalmente do valor da hemoglobina e da saturação de O_2 do sangue.

Considerando o valor da hemoglobina constante, o conteúdo sanguíneo de O_2 depende principalmente da saturação da hemoglobina. Considerando o conteúdo arterial da hemoglobina constante, o valor da saturação do sangue de bulbo de jugular pode ser utilizado para analisar o balanço entre a oferta e o consumo de O_2 cerebral. A extração cerebral de O_2 e o valor da SjO_2 continuarão os mesmos enquanto houver acoplamento entre mudanças na TMC e no fluxo sanguíneo cerebral. Quando o consumo superar a oferta, ocorrerá aumento da extração e queda da SjO_2. Tanto a SjO_2 quanto a oximetria cerebral utilizam a técnica de oximetria por reflexão para determinar a saturação da hemoglobina.

A oximetria por reflexão baseia-se no princípio de que a luz infravermelha penetra por vários centímetros nos tecidos, e a hemoglobina é o componente que determina a maior parcela de absorção. Várias críticas podem ser aplicadas a esse método. A avaliação global do equilíbrio entre oferta e consumo pode não detectar a presença de pequenas áreas isquêmicas corticais em virtude de a massa tecidual acometida não alterar significativamente a SjO_2. A mistura com o retorno venoso extracraniano também pode mascarar alterações no balanço entre oferta e consumo. A drenagem venosa cortical é realizada preferencialmente pela veia jugular dominante (geralmente a veia jugular direita), enquanto a drenagem de estruturas subcorticais é realizada pela veia contralateral. Apesar das críticas, o método é parte integrante da monitorização multimodal do paciente neurológico grave.

Vale ressaltar que a monitorização da SjO_2 é parte integrante da abordagem da monitorização multimodal, assim como a monitorização da PIC, o uso de potenciais evocados ou a monitorização da pressão arterial média. Valores entre 55 e 75% para a SjO_2 são considerados normais. A redução da SjO_2 representa um aumento na taxa de extração de O_2, geralmente determinado por hipóxia sistêmica, baixo fluxo cerebral por hipotensão, vasoespasmo ou queda da pressão de perfusão cerebral por elevação da PIC. Convulsão e febre também podem determinar a queda da SjO_2. A elevação da SjO_2 pode representar perda da autorregulação da perfusão cerebral ou de *shunt* cerebral associado a fístulas arteriovenosas ou da microcirculação. O Quadro 2 apresenta uma interpretação da oximetria de bulbo de jugular.[10]

QUADRO 2 Interpretação da oximetria do bulbo de jugular

SjO_2 (%)	Interpretações possíveis
90-100	Morte encefálica, hipotermia, MAV
75-90	Hiperemia encefálica, hipercapnia, MAV
60-75	**Normal, não descarta isquemia focal**
50-60	Aumento da extração, isquemia leve
45-50	Isquemia moderada, pode elevar o lactato
< 45	Isquemia grave, pode causar lesão irreversível

MAV: malformação arteriovenosa.

$PtiO_2$ cerebral

Enquanto a SjO_2 fornece informações a respeito do balanço global entre oferta e consumo de oxigênio, a pressão parcial de O_2 no tecido cerebral ($PtiO_2$) fornece informações sobre o balanço regional cerebral. A medida direta da $PtiO_2$ pode ser realizada por meio do implante de eletrodos de Clarke modificados, que fornecem informações de uma região pequena e específica de um cérebro metabolicamente heterogêneo.

$PtiO_2 = FSC \times (PaO_2 - PvO_2)$, sendo FSC = fluxo sanguíneo cerebral, PaO_2 = pressão parcial arterial de oxigênio e PvO_2 = pressão parcial venosa de oxigênio. Os valores normais situam-se entre 35 e 30 mmHg. Para cada mmHg equivale a 0,003 mL O_2/100 g de tecido cerebral.

Quando o eletrodo é colocado em região de tecido cerebral normal, há boa correlação com a SjO_2, inclusive na avaliação prognóstica, se períodos prolongados de hipóxia tecidual acontecem. Estudos observacionais demonstraram que valores de $PtiO_2$ abaixo de 15 mmHg se correlacionam com desfecho neurológico desfavorável e abaixo de 6 mmHg, ao infarto cerebral. Valores acima de 20 mmHg são desejados.

Oximetria cerebral

A oximetria cerebral foi desenvolvida para avaliar de forma não invasiva a adequação da oxigenação cerebral (*near infra-red spectroscopy* – NIRS). O sensor normalmente é colocado sobre a pele da região frontal. A luz infravermelha é emitida através do escalpe e do crânio, chegando ao córtex cerebral, onde sofrerá reflexão pela hemoglobina (saturada e insaturada). Como cerca de 80% do volume sanguíneo cerebral encontra-se no território venoso, a saturação de oxigênio cerebral representa basicamente a saturação venosa dessa região. Geralmente, os dispositivos comercialmente disponíveis utilizam a monitorização bilateral da região frontal do cérebro. A utilidade do método reside em seu emprego como forma de detecção precoce de mudanças na oxigenação cerebral, não sendo bom método para avaliação absoluta da saturação venosa de O_2. Valores normais demonstram saturação local de 6 a 80%. Quedas de 20% no valor basal são indicativos de déficit de oxigenação local. O Quadro 3 demonstra uma avaliação da extração cerebral de oxigênio pela oximetria e os cenários fisiopatológicos possíveis.[12]

QUADRO 3 Interpretação da oximetria transcraniana

	FSC 50 mL/100 g/min	ECO_2 24 a 42%
Normal	nl	nl
Hipometabolismo (acoplamento preservado)	↓	↓
Hipermetabolismo (acoplamento preservado)	↑	↑
Oligemia	↓	↑
Hiperemia	↑	↓

Microdiálise

A técnica de microdiálise (MD) *in vivo* consiste na introdução de um cateter de 0,2 a 0,6 mm de diâmetro composto por uma membrana semipermeável em uma região específica do cérebro, geralmente o córtex frontal. Quando colocado, o cateter é perfundido continuamente com uma solução de diálise geralmente iônica e semelhante ao plasma com velocidade de 0,1 a 2,0 mcL/min. No tecido, os solutos presentes no interstício se difundem no sentido do cateter de acordo com o gradiente de concentração. Consequentemente, em uma situação ideal, a concentração do soluto mensurada na solução recuperada (dialisato) pelo cateter representa a mesma concentração intersticial daquele soluto.[13]

A microdiálise cerebral, portanto, é um método que permite a determinação da concentração de solutos de baixo peso molecular (moléculas pequenas e neurotransmissores) no interstício. O método permite a análise quantitativa das concentrações de glicose, glicerol, piruvato, lactato e de neurotransmissores como aspartato e glutamato. No entanto, apesar de vários estudos demonstrarem boa correlação do método com a detecção de hipóxia ou isquemia e atividade convulsiva em situações de acidentes vasculares isquêmicos, vasoespasmo cerebral, hemorragia meníngea, trauma e epilepsia, o método não é livre de críticas, pois a determinação de valores normais para tais marcadores ainda não existe.

Embora não existam evidências suficientes quanto ao uso da microdiálise, uma conferência do comitê europeu da Sociedade Europeia de Medicina Intensiva (ESICM) recomendou que o uso da microdiálise pode ser feito em pacientes com traumatismo craniano que requerem monitorização da pressão intracraniana, e que dos marcadores bioquímicos monitorados na MD a relação lactato/piruvato é considerada o melhor e mais precoce marcador de injúria isquêmica secundária.[15]

A interpretação de variações moderadas desses marcadores ainda precisa de melhor definição, e o posicionamento do cateter em tecido lesado ou tecido saudável determina resultados diferentes dos marcadores analisados. A frequência adequada de monitorização desses parâmetros também não é determinada. Portanto, o uso desse método ainda é restrito a poucas instituições. No Quadro 4, pode-se analisar as principais variáveis obtidas pela microdiálise e interpretá-la.[14]

QUADRO 4 Interpretação dos valores da microdiálise cerebral

Marcador bioquímico	Mecanismo de lesão	Comentários
Glicose baixa	▪ Hipóxia/isquemia ▪ Oferta reduzida de glicose ▪ Hiperglicólise cerebral	Deve ser avaliado em conjunto com a glicose sérica
Relação lactato/piruvato aumentada	▪ Hipóxia/isquemia ▪ Estado oxidativo ▪ Oferta de glicose reduzida ▪ Disfunção mitocondrial	Confiável marcador de isquemia
Glicerol aumentado	▪ Hipóxia/isquemia ▪ Degradação da membrana celular	Pode ocorrer sobreposição por glicerol sistêmico ou por glicerol oriundo do metabolismo da glicose
Glutamato aumentado	▪ Hipóxia/isquemia ▪ Excitotoxicidade	Ampla variabilidade entre pacientes

Ultrassonografia do nervo óptico

Na lesão neurológica grave, a detecção do aumento da PIC continua a ser crucial, uma vez que está associada a prognóstico desfavorável. Dispositivos invasivos para medição da pressão intracraniana ventricular são o padrão ouro para a medição contínua e confiável da PIC. No entanto, seu posicionamento pode ser desafiador em virtude dos distúrbios de coagulação, da falta de disponibilidade cirúrgica ou de infecções. Além disso, o mau funcionamento ou obstrução ventricular de cateteres ocorre em torno de 6%.

Recentemente, a ultrassonografia ocular tem sido sugerida como indicador do aumento da PIC, com base na medida do diâmetro da bainha do nervo óptico. O aspecto ultrassonográfico normal do nervo óptico é do centro para a periferia: as fibras nervosas aparecem hipoecogênicas, envoltas pela pia-máter de aspecto ecogênico, o espaço subaracnóideo aparece anecoico ou hipoecoico e está envolto pela dura-máter hiperecogênica e pela gordura periorbital. O diâmetro do nervo óptico (DNO) pode ser medido como a distância dentro da pia-máter, e o diâmetro da bainha óptica (DBNO), a distância dentro da dura-máter. DNO e DBNO são medidos 3 mm para trás do globo, usando um paquímetro eletrônico e um eixo perpendicular ao nervo ótico (Figura 6).

Em pacientes neurointensivos, sedados, há correlação entre os valores ecográficos do diâmetro da bainha do nervo óptico e as medidas invasivas da pressão intracraniana. Valores do DBNO abaixo de 6 mm são associados

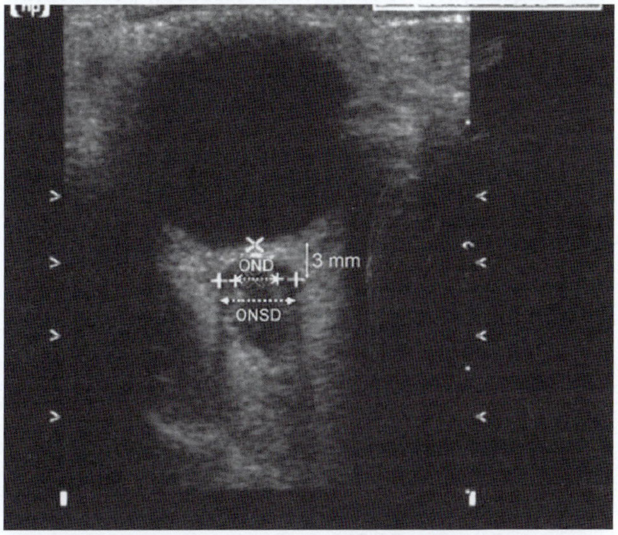

FIGURA 6 Ultrassonografia ocular bidimensional. Bainha do nervo óptico diâmetro (DBNO) e do diâmetro do nervo óptico (OND) é medida 3 mm atrás do globo, em um eixo perpendicular ao nervo óptico.

com PIC menores de 20 mmHg. Além disso, as mudanças na DBNO também estão fortemente relacionadas com as alterações da PIC.

Pupilometria

Várias vias anatômicas estão envolvidas na resposta pupilar fisiológica. A pupilometria fornece observações imperceptíveis ao olho humano. O índice neurológico pupilar (INP) avalia o tamanho pupilar, sua velocidade de constrição e de dilatação. Valores de INP abaixo de 3 são preditores de HIC com até 16 horas de antecedência.

Autorregulação cerebral

A avaliação da autorregulação cerebral pode ser realizada de forma contínua por meio do índice de reatividade cerebral (PRx). Este índice utiliza o efeito da variação da PAM sobre a PIC de forma precisa. É calculado com base no índice de correlação de Pearson, em uma média de 10 segundos de medidas de PIC e PAM por 4 minutos. Seus valores podem variar de –1 até +1,21. Valores abaixo de 0,2 demonstram autorregulação preservada. A PRx alterada é forte preditora de resultado funcional ruim e mortalidade elevada no TCE.

CONSIDERAÇÕES FINAIS

A monitorização neurológica multimodal é essencial para o manejo do paciente grave, integrando diversas técnicas para a avaliação abrangente da função, perfusão, oxigenação e metabolismo cerebral, permitindo intervenções precoces e individualizadas para otimizar o prognóstico neurológico.

PONTOS-CHAVE

1. A monitorização neurológica multimodal combina avaliações funcionais (exame neurológico seriado, EEG, potenciais evocados) e perfusionais (PIC, PPC, DTC) para a visão completa da condição cerebral.
2. O exame neurológico, apesar das limitações em pacientes sedados, continua sendo a ferramenta mais tradicional, enquanto o EEG é crucial para diagnosticar crises convulsivas subclínicas e avaliar a atividade metabólica cerebral.
3. A monitorização da pressão intracraniana (PIC) é o método principal, com a análise da morfologia das ondas e dos índices PRx/P2/P1 fornecendo informações sobre a complacência cerebral e a iminência de hipertensão intracraniana.
4. Novas modalidades como a $PtiO_2$, a oximetria cerebral e a microdiálise oferecem informações regionais detalhadas sobre a oxigenação e o metabolismo cerebral, complementando as avaliações globais.

REFERÊNCIAS BIBLIOGRÁFICAS

1. Kett-White R, Hutchinson PJ, Czosnyka M, Boniface S, Pickard JD, Kirkpatrick PJ. Multi-modal monitoring of acute brain injury. Advan Tech Stand Neurosur. 2002;27:87-134.
2. De Deyne C, Struys M. New developments in cerebral monitoring. Curr Opin Anaesth. 2000;13(5):517-21.
3. Klem GH, Lüders HO, Jasper HH, Eleger C. The te-twenty electrode system of the International Federation of Clinical Neurophysiology. Electroencephalogr Clin Neurophysiol. 1999; Suppl 52:3-6.
4. Procaccio F, Polo A, Lanteri P, Sala F. Electrophysiologic monitoring in neurointensive care. Curr Opin Crit Care. 2001;7(2):74-80.
5. Deogaonkar A, Gupta R, DeGeorgia M, Sabharwal V, Gopakumaran B, Schubert A, et al. Bispectral index monitoring correlates with sedation scales in brain-injured patients. Crit Care Med. 2004;32(12):2403-6.
6. Nasraway SA, Wu EC, Kelleher RM, Yasuda CM, Donnelly AM. How reliable is the Biespectral Index in critically ill patients? A prospective, comparative single-blinded observer study. Crit Care Med. 2002;30(7):1483-87.
7. Guerit MJ. Medical technology assessment EEG and evoked potentials in the intensive care unit. Neurophysiol Clin. 1999;29(4):301-17.
8. Bellner J, Romner B, Reinstrup P, Kristiansson KA, Ryding E, Brandt L, et al. Transcranial Doppler sonography pulsatility index (PI) reflects intracranial pressure (ICP). Surg Neurol. 2004;62(1):45-51.
9. Vora Y, Suarez-Almazor M, Steinke DE, Martin ML, Findlay JM. Role of transcranial Doppler monitoring in the diagnosis of cerebral vasospasm after subarachnoid hemorrhage. Neurosurgery. 1999;44(6):1237-47.
10. White H, Baker A. Continuous jugular venous oximetry in the neurointensive care unit: a brief review. Can J Anesth. 2002;49(6):623-9.
11. Gupta AK, Hutchinson PJ, Al-Rawi P, Gupta S, Swart M, Kirkpatrick PJ, et al. Measuring brain tissue oxygenation compared with jugular venous oxygen saturation for monitoring cerebral oxygenation after traumatic brain injury. Anesth Analg. 1999;88(3):549-53.
12. Owen-Reeve H, Smith M, Elwell CE, Goldstone JC. Near infrared spectroscopy. Br J Anaesth. 1999;82(3):418-26.
13. Johnston AJ, Gupta AK. Advanced monitoring in the neurology intensive care unit: microdialysis. Curr Opin Crit Care. 2002;8(2):121-7.
14. Hillered L, Vespa PM, Hovda DA. Translational neurochemical research in acute human brain injury: the current status and potential future for cerebral microdialysis. J Neurotrauma. 2005;22(1):3-41.
15. Andrews JP, Citerio G, Longhi L, Polderman K, Sahuquillo J, Vajkoczy P, et al. Nicem Consensus on neurological monitoring in acute neurological disease. Intensive Care Med. 2008;34(8):1362-70.
16. Geeraerts T, Merceron S, Benhamou D, Vigué B, Duranteau J. Non invasive assessment of intracranial pressure using ocular sonography in neurocritical care patients. Intens Care Med. 2008;34(11):2062-7.
17. Hawryluk GW, Aguilera S, Buki A, Bulger E, Citerio G, Cooper DJ, et al. A management algorithm for patients with intracranial pressure monitoring: the Seattle International Severe Traumatic Brain Injury Consensus Conference (SIBICC). Intens Care Med. 2019;45(12):1783-94.
18. Al-Mufti F, Lander M, Smith B, Morris NA, Nuoman R, Gupta R, et al. Multimodality monitoring in neurocritical care: decision-making utilizing direct and indirect surrogate markers. J Intensive Care Med. 2018;34(6):449-63.
19. Goyal K, Khandelwal A, Kedia S. Multimodal neuromonitoring: current scenario in neurocritica l care. J Neuroanaesthesiol Crit Care. 2019;6(02):62-71.

75

Alteração do nível de consciência e coma

Fábio Santana Machado

SUMÁRIO

INTRODUÇÃO

Define-se consciência como um perfeito conhecimento de si próprio e do ambiente. O termo "coma" deriva do grego *koma*, que significa "estado de dormir". É, portanto, um estado em que o indivíduo não demonstra conhecimento de si próprio e do ambiente, caracterizado pela ausência ou extrema diminuição do alerta comportamental (nível de consciência), no qual o indivíduo não responde aos estímulos internos e externos e permanece com os olhos fechados.

Estupor e coma são estados clínicos nos quais há dificuldade ou total incapacidade para despertar o indivíduo. Antes do aparecimento das escalas de avaliação de comas, alguns termos eram utilizados para descrever situações de alteração da consciência, como letargia, obnubilação e estupor. Esses descritores são imprecisos e devem ser evitados na prática clínica.

Letargia é um estado de redução leve do nível de alerta. Os indivíduos tendem a ficar menos atentos ao que ocorre ao seu redor e têm uma lentidão do pensamento.

A obnubilação se refere a redução moderada no nível de alerta ou de alteração de consciência; já o estupor é um estado de sonolência muito profunda, do qual o paciente só pode ser despertado brevemente após vigorosa estimulação (sacudidas repetidas, chamados altos, beliscões ou picada de agulha).

Qualquer alteração do nível de consciência é sempre indicativa de gravidade, independentemente da etiologia, pois traduz uma falência dos mecanismos de manutenção do estado de alerta. Representa uma emergência clínica que requer intervenções imediatas para a preservação das funções cerebrais.

ETIOLOGIA E FISIOPATOLOGIA

O sistema reticular ativador ascendente (SRAA) é uma rede de neurônios que se origina na parte posterior da transição pontomesencefálica e é responsável pela indução e manutenção do estado de vigília. Esses neurônios se projetam para o tálamo e o hipotálamo e daí para o córtex cerebral (Figura 1). Dois componentes da consciência devem ser analisados:

- Nível de consciência: relacionado ao grau de alerta do indivíduo. Depende da função da formação reticular ativadora ascendente (FRAA) e de suas projeções para todo o córtex.

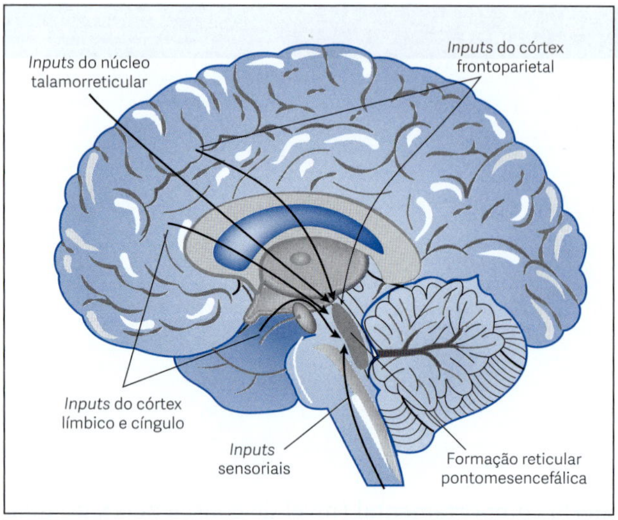

FIGURA 1 Complexo formador da consciência.

- Conteúdo de consciência: relacionado a funções do córtex cerebral (cognitivas e afetivas) como memória, linguagem, humor etc. É afetado por lesões restritas a essas estruturas.

Alterações no nível de consciência podem ser produzidas em três eventualidades:

1. Lesões focais na parte superior do tronco cerebral que lesem ou que provoquem disfunção do SRAA.
2. Por lesão difusa do córtex cerebral.
3. Lesão do SRAA e do córtex cerebral conjuntamente.

O mecanismo de coma por alterações tóxicas, metabólicas, quadros infecciosos e hipotermia é menos conhecido. Uma explicação simplificada é que o aporte de oxigênio e substratos para as células do sistema nervoso central (SNC) está comprometido, o que altera o metabolismo cerebral ou interfere na excitabilidade neuronal em algum nível. Muitos casos de alteração do nível de consciência que se apresentam a uma unidade de emergência se devem a traumatismos cranianos, doenças cerebrovasculares, intoxicações, alterações metabólicas, mecanismos combinados, estado pós-convulsivo ou após uma parada cardíaca.

Uma ampla gama de condições clínicas e doenças neurológicas leva a estupor e coma. Utilizando-se a tenda do cerebelo como divisor anatômico, podem-se encontrar alterações de consciência nas encefalopatias focais infratentoriais que acometem diretamente a FRAA, nas encefalopatias focais supratentoriais e nas encefalopatias difusas e/ou multifocais (Tabela 1).

Na série histórica de Fred Plum e Jerome Posner, de 1980, de 500 casos de coma de etiologia indeterminada, a maioria (65,2%) era devida a encefalopatias difusas ou multifocais, 20,2% a encefalopatias focais supratentoriais e 13% encefalopatias focais infratentoriais; 1,6% dos pacientes não tinha alteração real da consciência, mas sim um diagnóstico que parecia

TABELA 1 Etiologia das alterações de consciência

Mecanismos	Causas
Alterações não estruturais (simétricas)	▪ Toxinas (chumbo, tálio, cianureto, etilenoglicol, metanol, cogumelos venenosos e monóxido de carbono). ▪ Drogas (hipnótico-sedativas, barbitúricos, tranquilizantes, álcool, salicilatos, paraldeído, brometos, inibidores da monoaminoxidase, anticolinérgicos, antidepressivos, opiáceos, psicotrópicos, anfetaminas, lítio). ▪ Metabólicas (hipóxia, hipoglicemia, hipernatremia, hipercapnia, coma hiperosmolar, cetoacidose diabética, acidose láctica, hipercalcemia, hipocalcemia, hipermagnesemia, hipotireoidismo, insuficiência suprarrenal aguda, encefalopatia de Reye, encefalopatia hepática, encefalopatia urêmica, encefalopatia pós-diálise, hipertermia, porfiria, aminoacidemia, encefalopatia de Wernicke). ▪ Infecções (meningite bacteriana, encefalites virais, sífilis, febre tifoide, malária, sepse, encefalomielite pós-infecciosa, síndrome de Waterhouse-Friderichsen). ▪ Doenças psiquiátricas (catatonia). ▪ Outros: estado pós-ictal, isquemia difusa (infarto agudo do miocárdio, insuficiência cardíaca congestiva, arritmias cardíacas), estado de mal epilético não convulsivo, embolia gordurosa, encefalopatia hipertensiva, hipotensão, hipertermia maligna.
Alterações estruturais simétricas	▪ Supratentoriais: hemorragia subaracnoide, oclusão bilateral das artérias carótidas internas, oclusão bilateral das artérias cerebrais anteriores, trombose do seio sagital superior, hidrocefalia, concussão cerebral, lesão axonal difusa, hemorragia talâmica bilateral). ▪ Infratentoriais: mielinólise pontina central, tumores na linha média do tronco cerebral, oclusão total da artéria basilar).
Alterações estruturais assimétricas	▪ Supratentoriais: púrpura trombocitopênica trombótica, endocardite bacteriana, endocardite marântica, tumores ou lesões expansivas unilaterais com herniação (abscessos, tumores, hematomas intracranianos), coagulação intravascular disseminada, embolia gordurosa, hematoma subdural bilateral, apoplexia pituitária, hemorragias intracerebrais, infarto cerebral extenso ou bilateral, adrenoleucodistrofia, leucoencefalopatia multifocal progressiva, doença de Creutzfeldt-Jakob, leucoencefalopatia associada com quimioterapia, empiema subdural, encefalomielite disseminada aguda (ADEM), esclerose múltipla, tromboflebite cerebral, vasculite cerebral). ▪ Infratentoriais: infartos do tronco cerebral, hemorragia do tronco cerebral, romboencefalite.

coma. Dado que foram estudados os casos de coma de etiologia desconhecida, foram excluídos casos de coma por traumatismos cranioencefálicos (TCE).

As meningites, múltiplas metástases cerebrais, hemorragia subaracnoide (HSA) e hipertensão intracraniana (HIC) podem determinar quadro de encefalopatia difusa. Já hipoglicemia e encefalopatias hepática e urêmica podem apresentar-se com sinais localizatórios. Embora as encefalopatias difusas e as multifocais tenham etiologias distintas, é impossível discernir clinicamente entre uma e outra.

Lesões isoladas supratentoriais focais podem comprometer o nível de consciência, mas são insuficientes para levar ao coma, a menos que determinem compressão de estruturas no hemisfério contralateral (hérnias subfalcinas) ou no compartimento infratentorial (hérnias transtentoriais). Portanto, para que uma lesão focal cause coma, ela deve comprometer a FRAA do tronco encefálico (TE) por herniação transtentorial ou comprometer também o hemisfério contralateral por meio de uma herniação subfalcina (por sob a foice do cérebro). A Tabela 2 mostra a prevalência das etiologias de coma.

As situações em que ocorre verdadeira alteração do nível de consciência são:

- Coma.
- Estado vegetativo persistente.
- Estados confusionais agudos.
- Morte encefálica.

Algumas situações podem gerar confusão, pois não causam verdadeira alteração de consciência:

- Retirada psíquica ou abulia.
- Síndrome do cativeiro ou *locked-in*.
- Catatonia.

Coma pressupõe olhos fechados. Quando há recuperação da abertura ocular e da vigília sem recuperação da perceptividade (função do córtex cerebral), configura-se a situação de estado vegetativo (EV). A abertura ocular e a vigília ocorrem pela recuperação da função da FRAA, porém ainda sem evidências de função do córtex cerebral.

Existe uma exceção à regra de que o paciente em coma deve estar com os olhos fechados. Nas lesões pontinas extensas, que levam a disfunção da FRAA (e, portanto, rebaixamento de consciência) associada com lesão dos núcleos do nervo facial, o paciente é incapaz de fechar os olhos, não pisca e a mímica facial está ausente. Nessa situação, o paciente está inconsciente e tem olhos abertos por uma incapacidade anatômica de fechá-los. Na escala de coma de Glasgow (ECG), a pontuação é falsamente alta, em razão dos pontos obtidos com a abertura ocular.

TABELA 2 Prevalência etiológica dos estados de coma

Causas	Nº	% (IC95%)
Estruturais	**46**	**40 (31 a 49)**
Hemorragia cerebral	20	17,4
Hemorragia subaracnoide	9	7,8
Infarto cerebral	5	4,3
Hematoma subdural	4	3,5
Hematoma epidural	3	2,6
Contusão cerebral	2	1,7
Tumor cerebral	1	0,9
Trombose venosa cerebral	1	0,9
Mielinólise pontina central	1	0,9
Metabólicas	**69**	**60 (51 a 69)**
Abuso de drogas	26	22,6
Álcool	9	7,8
Hipoglicemia	5	4,3
Sepse	5	4,3
Pneumonia	5	4,3
Insuficiência cardíaca congestiva	3	2,6
Hipóxia	2	1,7
Narcose carbônica	2	1,7
Coma hepático	2	1,7
Convulsões	2	1,7
Uremia	2	1,7
Hiponatremia	1	0,9
Cetoacidose diabética	1	0,9
Asma	1	0,9
Hipertermia maligna	1	0,9
Desconhecida	2	1,7

Fonte: adaptada de Tokuda et al., 2003.

HISTÓRIA CLÍNICA, ANTECEDENTE E EXAME CLÍNICO

Familiares, amigos e outras pessoas podem dar informações importantes, assim como membros das equipes de resgate, que podem ajudar a esclarecer a etiologia do coma. O próprio paciente pode carregar consigo cartões ou papéis que indiquem se é portador de alguma doença e os de que faz uso. Na Tabela 3, encontra-se um método mnemônico para as hipóteses diagnósticas mais frequentes nos pacientes em coma. Se existirem registros de internações anteriores, estes podem também fornecer dados relevantes. As principais questões a serem formuladas são:

TABELA 3 Hipóteses diagnósticas com base no método mnemônico AEIOU-TIPS
Acid-base and electrolytes (ácido-base e eletrólitos)
Epilepsy (epilepsia)
Infections (sistêmicas ou do sistema nervoso central)
Overdose
Uremia
Traumatism (traumatismo)
Insulin (estado hiperosmolar hiperglicêmico, cetoacidose diabética, coma mixedematoso)
Psychogenic (psicogênico)
Stroke (acidente vascular cerebral)

- Como foi a sequência temporal da alteração de consciência: abrupta (HSA, crise convulsiva, acidente vascular cerebral hemorrágico), gradual (tumor cerebral, hidrocefalia) ou flutuante (convulsões e crises subentrantes, hematoma subdural e encefalopatias metabólicas).
- Ocorrência de sintomas ou sinais focais precedendo a perda de consciência. Por exemplo, uma hemiparesia anterior ao coma sugere lesão estrutural, provavelmente com algum efeito de massa. Sintomas visuais, diplopia e vertigem sugerem isquemia no território da circulação posterior.
- Ocorrência de episódios de quadros neurológicos anteriores que sugiram ataques isquêmicos transitórios ou crises epilépticas.
- Doenças recentes que o paciente teve, assim como alterações de comportamento e alterações de hábitos ou da capacidade de realizar suas funções. Uma febre sugere infecção; uma cefaleia progressiva pode ser devida a um processo expansivo intracraniano ou infecção; quedas recentes levantam suspeitas de um hematoma subdural; confusão mental ou *delirium* podem indicar uma causa metabólica ou tóxica.
- Drogas utilizadas pelo paciente, tanto as prescritas quanto aquelas utilizadas sem indicação médica.
- Antecedentes de alcoolismo ou abuso de drogas.

O exame clínico geral não deve ser negligenciado no paciente comatoso. Sinais e pistas importantes que ajudam a esclarecer a etiologia podem ser encontrados.

Sinais vitais

Hipertensão arterial grave pode sugerir síndrome da leucoencefalopatia posterior reversível, encefalopatia hipertensiva ou hemorragia intracerebral hipertensiva. Hipotensão arterial pode refletir falência respiratória por sepse, hipovolemia ou insuficiência cardíaca, assim como a ação de certas drogas ou síndrome de Addison.

Hipertermia geralmente sugere etiologia infecciosa. Síndrome neuroléptica maligna, hipertermia maligna ou intoxicação por anticolinérgicos são outras possibilidades. A hipotermia pode ser acidental (exposição ao frio), primária (devida à disfunção hipotalâmica, como na encefalopatia de Wernicke ou tumores) ou secundária (insuficiência adrenal, hipotireoidismo, sepse, intoxicação por álcool ou drogas).

Padrão ventilatório

A observação de um padrão de hipo ou hiperventilação pode ser útil no diagnóstico do paciente comatoso, especialmente se combinada com a análise da gasometria. Mais adiante há referência aos padrões respiratórios decorrentes de lesões do SNC.

Alterações cutâneas e das mucosas

Um rápido exame da pele pode revelar escoriações, hematomas e equimoses que podem sugerir traumatismo craniano, especialmente as equimoses periorbitárias ("olhos de guaxinim") e o sinal de Battle (equimose sobre o processo mastoide). Petéquias e equimoses podem indicar diáteses hemorrágicas, como trombocitopenia e coagulação intravascular disseminada (CIVD), infecções (meningococcemia) e vasculites. Na endocardite bacteriana, algumas vezes, podem ocorrer hemorragias subungueais e conjuntivais. Após uma crise convulsiva, podem aparecer petéquias confinadas ao segmento cefálico, que são devidas ao aumento súbito da pressão venosa.

A sudorese ocorre nos quadros febris, hipoglicemia e feocromocitoma. Lesões bolhosas são características da intoxicação por barbitúricos. Icterícia pode indicar doença hepática ou hemólise. A intoxicação por monóxido de carbono confere uma coloração muito rosada, especialmente dos lábios e das membranas mucosas. Sinais de picadas de agulhas sugerem abuso de drogas endovenosas. Palidez, especialmente quando acompanhada por um aspecto inchado, pode ser devida a uremia, mixedema ou anemia grave como na anemia perniciosa profunda. Sinais de mordedura de lingual ou da parte interna da bochecha indicam convulsão generalizada.

Outros

Lesões ortopédicas indicam trauma; algumas lesões ortopédicas, como luxação do ombro, luxação manubrioesternal ou fraturas-achatamento de vértebras, também podem ocorrer nas crises convulsivas. Saída de líquido cefalorraquidiano (LCR) pela narina e hemotímpano sugere fratura de crânio.

Rigidez de nuca pode ser indicativa de irritação meníngea, que deve levantar a suspeita de meningite e

HSA. O exame dos pulmões, do coração e do abdome pode dar pistas para outras doenças sistêmicas.

EXAME NEUROLÓGICO

No exame neurológico do paciente em coma ou com algum grau de alteração de consciência, devem ser analisados os seguintes parâmetros:

- Nível de consciência.
- Pupilas e fundo de olho.
- Motricidade ocular extrínseca.
- Padrão respiratório.
- Padrão motor.

O exame deve ser objetivo, de forma a permitir decidir da forma mais rápida possível a melhor conduta a ser seguida e a necessidade ou não de investigação suplementar.

Nível de consciência

A capacidade de despertar é avaliada por chamados e barulhos e pela estimulação sensitiva dolorosa (pressionando-se a região supraorbitária, o ângulo da mandíbula, apertando-se o músculo trapézio, pressionando-se o esterno com os nós dos dedos ou comprimindo-se o leito ungueal). A resposta normal consiste em abertura ocular, vocalização, mímica de dor e retirada do estímulo.

Para a quantificação rápida, utiliza-se a ECG (Tabela 4), em que são avaliados três parâmetros de resposta: abertura ocular (AO), a melhor resposta verbal (MRV) e a melhor resposta motora (MRM). A gradação varia de 3 a 15. Atualmente, pode-se usar a escala de coma Glasgow-pupilar (ECG-P), a qual melhorou a avaliação prognóstica da ECG. A ECG-P segue a escala normal de Glasgow, mas se subtrai 1 ou 2 pontos caso uma pupila ou as duas pupilas não reajam à luz, respectivamente. Portanto, a ECG-P varia de 1 a 15 pontos.

A ECG foi originalmente elaborada para a avaliação de pacientes com TCE. Para esse fim, tem validação científica para gravidade e prognóstico. Pela facilidade de sua aplicação, ela é utilizada de modo geral para outras situações de comprometimento de consciência além dos TCE, como HSA, coma pós-anóxico, meningite bacteriana etc. A ECG pode ser usada para:

- Definir coma (graduação na ECG de 8 ou menos).
- Para graduar a gravidade do traumatismo de crânio (leve 13-15, moderado, 9-12, grave 8 ou menos).
- Para identificar candidatos à entubação (isto é, os pacientes com graduação de 8 ou menos necessitam de entubação pois não são capazes de proteger suas vias aéreas).
- Como indicador de prognóstico:
  - Na avaliação inicial de pacientes em coma não traumático, pacientes com graduação de 6 ou mais na ECG têm sete vezes maior probabilidade de acordar dentro de 2 semanas do que pacientes com escore de 5 ou menos na ECG).
  - Na avaliação inicial de pacientes em coma após reanimação cardiorrespiratória; nos pacientes que não mostram resposta a estímulos verbais ou nóxicos 1 hora após parada cardiorrespiratória (PCR), a ausência dos reflexos fotomotor e corneopalpebral aumentam muito a possibilidade de uma evolução desfavorável. Se os déficits neurológicos persistem 3 dias após a PCR, as chances de recuperação são praticamente inexistentes.

Como se observa na Tabela 5, a ECG não alcança seu valor preditivo completo nas primeiras horas após PCR, portanto não deve ser usada para prognosticar

TABELA 4 Escala de coma de Glasgow

Parâmetro	Resposta observada	Escore
Abertura ocular	Abertura espontânea	4
	Estímulos verbais	3
	Estímulos dolorosos	2
	Ausente	1
Melhor resposta verbal	Orientado	5
	Confuso	4
	Palavras inapropriadas	3
	Sons ininteligíveis	2
	Ausente	1
Melhor resposta motora	Obedece a comandos verbais	6
	Localiza estímulos	5
	Retirada inespecífica	4
	Padrão flexor	3
	Padrão extensor	2
	Ausente	1

Escore total: 3 a 15.

TABELA 5 Valor preditivo negativo do reflexo fotomotor e da escala de coma de Glasgow após parada cardiorrespiratória

Parâmetro	1ª hora	24 horas	3 dias
Reflexo fotomotor negativo	83%	93%	100%
Ausência de abertura ocular aos estímulos dolorosos	69%	92%	100%
Ausência de resposta aos estímulos verbais	67%	75%	94%
Ausência de resposta à dor	75%	91%	100%
Escala de coma de Glasgow < 6	69%	-	100%

Fonte: adaptada de Edgren et al., 1994.

as chances de recuperação neurológica nas primeiras horas depois de uma PCR.

Note-se que nessa escala se privilegia a resposta verbal como parâmetro de consciência. No paciente entubado ou sedado, a aplicação da ECG será prejudicada. Aqueles com alterações da linguagem (afasias) recebem escore falsamente baixo na ECG, sem estar com rebaixamento do nível de consciência, pela falta de pontos no item MRV. Nessas situações, é preferível ser descritivo nos parâmetros de avaliação de consciência a rotular o paciente com um escore da ECG.

O princípio da escala é oferecer estímulos sensitivos cada vez mais intensos (nenhum, chamado verbal, resposta dolorosa), alimentando a FRAA com estímulos progressivamente mais potentes, para graduar o mínimo necessário para uma reação do paciente. O estímulo doloroso pode ser feito em leito ungueal, esterno ou região supraorbitária, com o cuidado de que pode provocar o fechamento dos olhos.

No exame da MRM, devem ser observadas assimetrias de resposta entre os dois lados do corpo, movimentos de face (mímica de dor) ou respostas estereotipadas (espontâneas ou provocadas) que caracterizem padrões de hipertonia patológica.

A congruência interexaminador da ECG é de cerca de 70% a 80%, o que se deve a problemas na pontuação da MRM. Podem ocorrer confusões entre a resposta de retirada inespecífica (4 pontos) e as de hipertonia patológica em decorticação (3 pontos) e descerebração (2 pontos).

Lesões hemisféricas extensas (supratentoriais) geram padrão de hipertonia em flexão de membros superiores e extensão de membros inferiores (rigidez em decorticação). Já lesões entre a ponte (núcleo vestibular lateral) e o núcleo rubro do mesencéfalo (infratentoriais) geram hipertonia em extensão dos quatro membros (rigidez em descerebração).

É importante ressaltar que essas respostas são estereotipadas e ocorrem independentemente do local de estimulação, o que ajuda a diferenciar esses padrões de uma retirada inespecífica. Situações que comprometem a resposta motora podem gerar escores falsamente baixos na escala (pacientes que receberam bloqueadores neuromusculares ou que tenham doenças neuromusculares e na síndrome do cativeiro).

Outra escala que pode ser usada em paciente entubados é a FOUR, que apresenta boa correlação com a ECG. A escala FOUR (Tabela 6) considera quatro parâmetros do exame neurológico e pontua cada um numa escala de zero a quatro, com uma pontuação total de zero a dezesseis, e acrescenta um teste contínuo de *performance*, em que o paciente é solicitado a levantar a sua mão cada vez que escutar uma letra numa frase padronizada (analisando o seu grau de alerta), e um teste de posicionamento da mão, em que o pacien-

TABELA 6 Escala FOUR

	Resposta	Pontos	Comentário
Resposta ocular	Pálpebras abrem espontaneamente ou são abertas, com piscar de olhos ou *tracking* aos comandos	4	Abertura espontânea ou provocada, com piscar de olhos ou acompanhamento (*tracking*) do olhar aos comandos. A paciente deve ser capaz de realizar pelo menos três movimentos voluntários
	Pálpebras abrem espontaneamente, porém sem *tracking*	3	
	Pálpebras fechadas, porém são abertas aos chamados vigorosos	2	Olhos se abrem aos chamados com tom mais elevado
	Pálpebras fechadas, porém são abertas aos estímulos álgicos	1	
	Pálpebras permanecem fechadas, aos estímulos álgicos	0	
Resposta motora	Gesticula ("polegar para cima", fecha o punho e "sinal da paz")	4	A resposta motora deve ser avaliada preferencialmente nos membros superiores
	Localiza dor	3	O paciente deve tocar a mão do examinador, após compressão no ângulo temporomandibular ou nervo supraorbital
	Resposta flexora à dor	2	Indica qualquer movimentação flexora dos membros superiores
	Resposta extensora à dor	1	
	Arreativo à dor ou com mioclonia generalizada	0	Sem resposta ou apresentando estado epiléptico mioclônico, um sinal de mau prognóstico

(continua)

TABELA 6 Escala FOUR *(continuação)*

	Resposta	Pontos	Comentário
Tronco cerebral	Reflexos fotomotor e corneopalpebral presentes	4	Devem-se avaliar os reflexos fotomotor e corneopalpebral. Quando estes estiverem ausentes, deve-se avaliar também o reflexo de tosse
	Uma pupila midriática e fixa	3	
	Reflexos fotomotor ou corneopalpebral ausente	2	
	Reflexos fotomotor e corneopalpebral ausentes	1	Denota a ausência desses reflexos, porém com persistência do reflexo de tosse.
	Reflexos fotomotor, corneopalpebral e de tosse ausentes	0	O reflexo de tosse deve ser testado com a aspiração traqueal
Respiração	Não entubado, padrão respiratório regular	4	
	Não entubado, padrão de Cheyne-Stokes	3	
	Não entubado, padrão respiratório irregular	2	
	Entubado, frequência respiratória superior à do ventilador	1	O paciente apresenta ciclos ventilatórios espontâneos
	Entubado, frequência respiratória igual à do ventilador ou em apneia	0	Pacientes em suporte ventilatório mecânico invasivo, sem ciclos espontâneos (*drive* respiratório)

te é solicitado a fazer movimentos com as mãos: "polegar para cima", "punho" e "sinal da paz" (analisando a praxia). O acrônimo serve para sinalizar os quatro parâmetros analisados, bem como a sua pontuação de zero a quatro. Existem 625 combinações de pontuação, agrupadas em 17 escores possíveis.

Na avaliação da AO, deve-se anotar a melhor resposta do paciente após pelo menos três tentativas de despertá-lo, para estabelecer o melhor nível de alerta. A graduação E4 significa que o paciente é capaz de realizar pelo menos três movimentos voluntários aos comandos (ex.: piscar, olhar para cima, olhar para baixo). Caso os olhos estejam fechados, eles devem ser abertos pelo examinador, e este deverá ter capacidade de acompanhar objetos em movimento (*tracking*). Caso exista edema palpebral ou lesão ocular unilateral, a melhor resposta do olho não acometido deverá ser considerada. Alternativamente, pode-se observar se o paciente é capaz de piscar ao comando. Quando ele não consegue fazer movimentos voluntários horizontais, movimentos verticais devem ser testados: E3 significa AO espontânea sem o acompanhamento de objetos. Quando o paciente apenas abre os olhos à estimulação auditiva vigorosa (voz alta), deve-se pontuar E2 e E1 no caso de a AO ocorrer apenas aos estímulos dolorosos. E0 indica a ausência de resposta mesmo diante de estímulos dolorosos.

A resposta motora deve ser avaliada preferencialmente nos membros superiores, comandando o paciente a realizar movimentos com a mão: flexão dos dedos e adução do primeiro quirodáctilo ("polegar para cima"), flexão de todos os dedos ("punho") e a extensão do segundo e terceiro quirodáctilos ("sinal da paz"). O paciente é classificado como M4 quando é capaz de realizar pelo menos um desses movimentos, M3 caso apenas localize estímulos álgicos, M2 caso a resposta seja flexora, M1 na resposta extensora e M0 na completa ausência de resposta ou quando apresenta mioclonia generalizada.

A integridade do tronco é avaliada por meio dos reflexos corneopalpebral e pupilar (fotomotor), e, quando ambos estiverem ausentes, deve-se testar o reflexo de tosse. Recomenda-se a aplicação de duas a três gotas de solução salina estéril numa distância de cerca de 10 cm do olho, para minimizar o trauma de exames repetitivos, podendo-se utilizar também cotonetes estéreis. A graduação B4 indica a presença de ambos os reflexos, B3 anisocoria (com uma pupila em midríase e fixa), B2 a ausência de um dos reflexos, B1 ausência dos reflexos oculopalpebral e fotomotor e B0, a ausência de todos os reflexos, incluindo o reflexo de tosse.

Na avaliação da respiração, deve-se considerar a dependência de suporte ventilatório mecânico, em que pacientes não entubados pontuam R2 ou mais, enquanto aqueles dependentes de ventilação mecânica pontuam R1 quando são capazes de respirar com frequência acima da ajustada no ventilador e R0 quando respiram a uma frequência igual ao do ventilador. R4 indica pacientes com padrão respiratório regular, R3 quando apresenta padrão de Cheyne-Stokes, e R2 indica padrão respiratório irregular. Nos pacientes em suporte ventilatório invasivo, usam-se as curvas de pressão no monitor do ventilador, sem necessidade de alterar os ajustes dele, porém é preferível que a $PaCO_2$

esteja dentro dos níveis normais. Quando o paciente recebe a pontuação R0, pode-se fazer um teste de apneia para confirmar esse resultado.

Pupilas e fundo de olho

O exame do fundo do olho deve ser cuidadosamente realizado, pois pode fornecer pistas diagnósticas importantes. As drogas midriáticas não devem ser utilizadas em nenhuma situação no paciente comatoso, porque o exame da função pupilar, fundamental nessa situação, fica prejudicado. Hemorragias sub-hialoides num paciente comatoso são virtualmente patognomônicas de HSA. Papiledema sugere HIC ou hipertensão maligna. Manchas de Roth (hemorragias com centro branco) podem aparecer nos pacientes com endocardite bacteriana, leucemia, vasculites e retinopatia diabética. Alterações oftalmológicas podem sugerir a etiologia da alteração de consciência (p. ex., retinite por citomegalovírus).

Reflexos cranianos em pacientes em coma

Os reflexos cranianos mais importantes no exame do paciente em coma são: reflexo pupilar, reflexo corneopalpebral ou corneano e reflexos vestíbulo-oculares. O reflexo fotomotor (RFM) deve ser testado em cada olho separadamente, de forma a se observar a resposta direta e a resposta consensual. O tamanho, a forma e a simetria das pupilas devem ser cuidadosamente avaliados. Normalmente o diâmetro pupilar se situa entre 3 e 7 mm e é igual nos dois olhos, embora cerca de 20% dos indivíduos normais tenham mais de 1 mm de diferença no tamanho das pupilas.

Algumas fibras ópticas seguem para os núcleos pré-tectais mesencefálicos, onde fazem sinapse; daí partem interneurônios que farão sinapse no núcleo parassimpático do III nervo, o núcleo de Edinger-Westphal (ipsi e contralateral). O cruzamento da linha média desses interneurônios é o substrato anatômico para ocorrência de reação pupilar de miose contralateral ao olho estimulado pela luz (RFM consensual) (Figura 2). Do núcleo de Edinger-Westphal partem fibras parassimpáticas que compõem o III nervo craniano, juntamente com as fibras envolvidas na motricidade ocular extrínseca (MOE) que atingem os gânglios ciliares; destes partem fibras em direção à pupila.

As vias simpática e parassimpática têm longo trajeto por meio do SNC e sistema nervoso periférico (SNP). No coma podem ocorrer disfunções em vários pontos, o que dá origem a vários tipos de pupilas de grande significado localizatório. É um dado muito importante o fato de o RFM ser extremamente resistente aos insultos metabólicos e difusos ao SNC. Portanto, a alteração pupilar é forte indício de lesão estrutural.

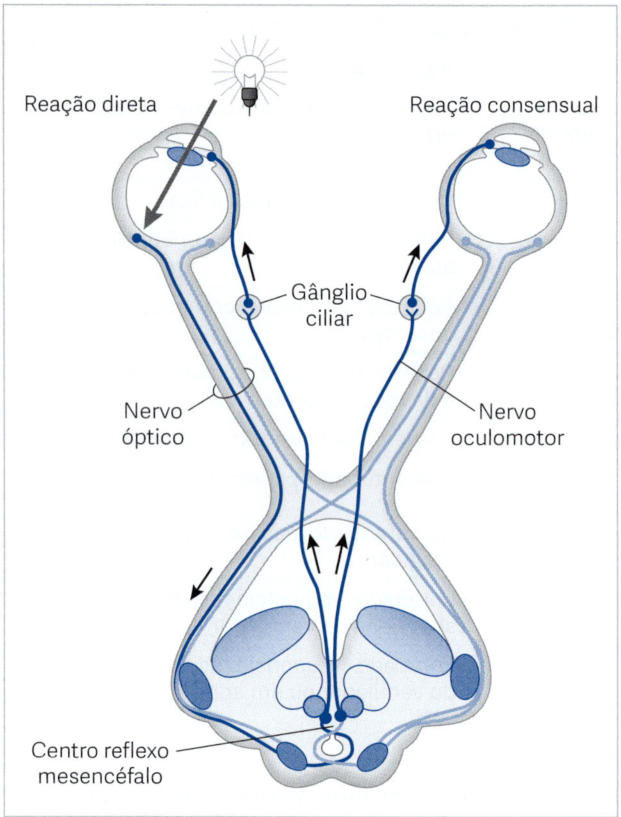

FIGURA 2 Vias nervosas do reflexo fotomotor.

- Exceções: intoxicação por atropina (pupilas dilatadas e sem RFM), por opiáceos (pupilas intensamente mióticas com RFM), hipotermia (pode transcorrer com pupilas fixas), intoxicação barbitúrica grave (pupilas fixas) e encefalopatia anóxica (pupilas midriáticas e fixas).
- Inervação simpática das pupilas (Figura 3): o primeiro neurônio da via se situa no hipotálamo. Seus axônios percorrem todo o TE até a medula cervical, onde estabelecem sinapse na coluna intermédia lateral da medula cervicotorácica (segundo neurônio), de onde partem axônios que formam o plexo simpático paravertebral que fazem sinapse no gânglio cervical superior (terceiro neurônio). Seus axônios envolvem a carótida, com a qual retornam para dentro do crânio e se dirigem para a órbita com o primeiro ramo do nervo trigêmeo e pela parede da artéria oftálmica.
- Estímulos necessários para o funcionamento do sistema nervoso simpático incluem privação de luz e dor (reflexo cilioespinal). Estímulos luminosos estimulam o funcionamento do sistema nervoso parassimpático.

A lesão do sistema nervoso simpático em qualquer ponto da via origina a síndrome de Claude Bernard-Horner (semiptose palpebral, miose e anidrose ipsilaterais à lesão). As fibras parassimpáticas do III nervo

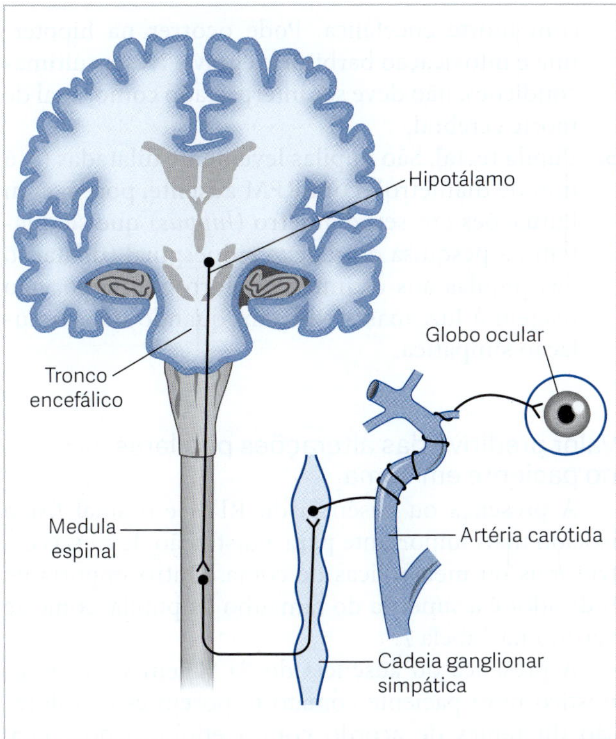

FIGURA 3 Vias nervosas simpáticas oculares.

craniano são mais externas, portanto mais suscetíveis à compressão extrínseca, e, nessa situação, costumam ser afetadas de início. Importante ressaltar três situações clínicas:

- Aneurisma da artéria comunicante posterior: quando esses aneurismas se dilatam ou se rompem, eles comprimem as fibras parassimpáticas do III nervo craniano e, posteriormente, as fibras para a MOE. Portanto, inicialmente, haveria midríase ipsilateral ou lesão completa do III nervo ipsilateral. Ver Figura 4.
- Herniação transtentorial lateral: ocorre midríase ipsilateral ao *uncus* do lobo temporal herniado, com hemiparesia contralateral. A pupila é extremamente dilatada, com RFM ausente (chamada pupila uncal). Essa situação deve ser interpretada como evidência clínica de HIC descompensada, independentemente da etiologia da lesão que a causou. É extremamente grave, pois será seguida de deslocamento do TE com compressão e disfunção dos núcleos respiratórios.
- Lesões primárias do TE: acometimento do núcleo do III nervo no mesencéfalo. Neste caso, muitas ve-

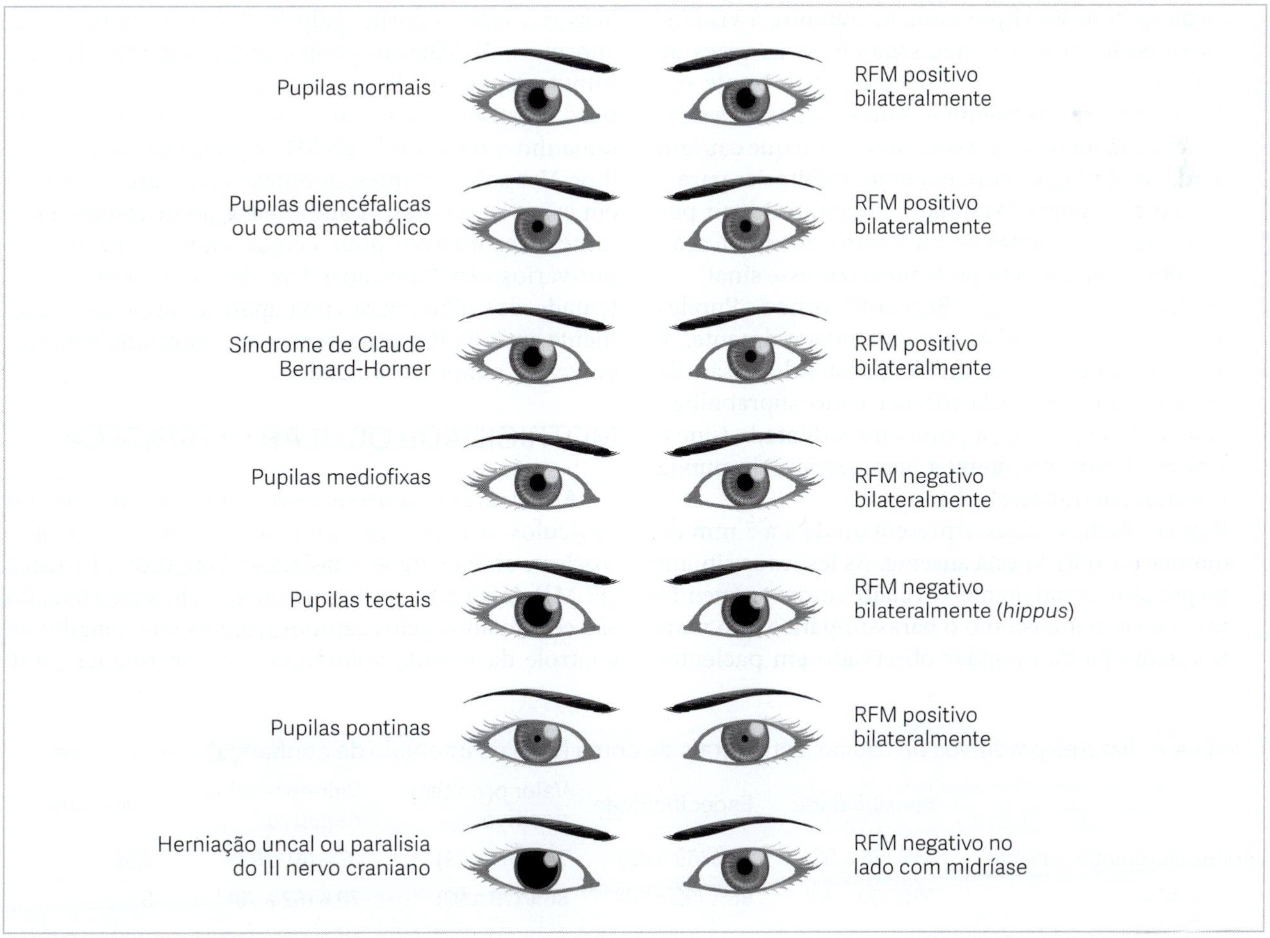

FIGURA 4 Tipos de pupila e sua interpretação no paciente comatoso.

zes a lesão é parcelar, isto é, não ocorre lesão total de todas as fibras do III nervo que inervam os músculos motores oculares.

Os tipos de pupila descritos a seguir podem encontrados nos pacientes comatosos (Figura 4).

1. Pupilas mióticas, isocóricas, com RFM presente. Ocorre em duas situações: nas encefalopatias metabólicas e na disfunção diencefálica bilateral. Nas encefalopatias metabólicas, as reações pupilares são preservadas até estágios profundos do coma, o que não ocorre em lesões estruturais do SNC. Nas encefalopatias tóxicas geralmente se verifica o mesmo, isto é, preservação das reações pupilares, a não ser em determinadas situações, que podem estar associadas à miose ou midríase. Na intoxicação grave por sedativos ou em casos de hipotermia, as pupilas podem ficar mediofixas, mimetizando morte cerebral (o que, porém, não é o caso!). Na disfunção diencefálica bilateral, ocorre uma lesão ou hipofunção simpática, o que leva a predomínio parassimpático. Clinicamente, pelo exame das pupilas, não se consegue diferenciar entre essas situações.
2. Pupilas pontinas. Extremamente mióticas (puntiformes), com RFM presente. Entretanto, a visualização pode ser difícil, necessitando-se às vezes de lente de aumento. Lesões no tegmento da ponte, em geral hemorragias pontinas, que lesam as vias simpáticas e irritam as parassimpáticas (ou que causam perda das influências ascendentes inibitórias para o núcleo de Edinger-Westphal), podem produzir pupilas muito pequenas (< 1 a 2 mm). A intoxicação por opiáceos também pode produzir esse sinal.
3. Síndrome de Claude Bernard-Horner. Pupilas anisocóricas com RFM presente bilateralmente. A anisocoria ocorre por miose ipsilateral à lesão da via simpática. Se, pela mesma lesão suprabulbar, ocorrer hemiparesia, a pupila mais dilatada (que é a normal) será ipsilateral à hemiparesia, e a pupila miótica, contralateral à hemiparesia.
4. Pupilas médias e fixas. Apresentam de 4 a 5 mm de diâmetro e o RFM está ausente. As lesões se situam na porção ventral do mesencéfalo, comprometendo tanto o simpático como o parassimpático. É o mais frequente padrão pupilar observado em pacientes com morte encefálica. Pode ocorrer na hipotermia e intoxicação barbitúrica grave. Nestas últimas condições, não deve ser interpretado como sinal de morte cerebral.
5. Pupila tectal. São pupilas levemente dilatadas (5-6 mm de diâmetro), com RFM ausente, porém com flutuações em seu diâmetro (*hippus*) que se dilatam na pesquisa do reflexo cilioespinal (dilatação das pupilas aos estímulos dolorosos). Logo, não reagem à luz, mas se dilatam quando da estimulação simpática.

Valor preditivo das alterações pupilares no paciente em coma

A presença ou ausência do RFM é o sinal físico isolado mais importante para a distinção de causas estruturais ou metabólicas de coma. Outro importante indicador é a simetria do tamanho da pupila, como se verifica na Tabela 7.

A presença ou ausência do RFM tem valor prognóstico num paciente comatoso, porém esses valores são diferentes de acordo com a etiologia do coma, como pode ser verificado na Tabela 8.

No coma pós-PCR o RFM, as reações oculocefálicas e o reflexo corneopalpebral são frequentemente anormais. A dilatação pupilar começa dentro de 1 a 2 minutos após a PCR. Se, durante a reanimação, as pupilas mostrarem sinais de mudanças (diminuição do tamanho e retorno do RFM), o prognóstico será melhor. Nos sobreviventes, os reflexos pupilares retornam em cerca de 6 horas. A administração de atropina durante a reanimação pode causar midríase persistente por vários dias (atenção!). Um desvio conjugado sustentado dos olhos para cima aparece quase imediatamente após PCR nos pacientes que sofreram isquemia grave por tempo prolongado.

MOTRICIDADE OCULAR EXTRÍNSECA

As estruturas centrais envolvidas no controle dos músculos oculares extrínsecos (núcleo oculomotor, troclear, abducente e o fascículo longitudinal medial [FLM]) se situam no tegmento do TE; esses núcleos são controlados pelos campos frontais relacionados ao controle da mirada voluntária. No controle da MOE

TABELA 7 Fatores preditivos de causas estruturais de coma (95% de intervalo de confiança)

	Sensibilidade	Especificidade	Valor preditivo positivo	Valor preditivo negativo	*Odds ratio*
Reflexo fotomotor ausente	83% (76 a 90)	77% (69 a 85)	70% (62 a 79)	87% (81 a 93)	3,56
Anisocoria	39% (30 a 48)	96% (92 a 99)	86% (79 a 92)	70% (62 a 79)	9

Fonte: adaptada de Tokuda et al., 1994.

TABELA 8 Probabilidade estimada de um paciente despertar do coma

Parâmetro	Probabilidade (%)
Reflexo fotomotor presente (RFM+)	79,7
RFM+ e componente N100 dos potenciais evocados auditivos presente (N100 +)	87
RFM+ e potenciais evocados auditivos de latências médias (PEALM +)	89,9
Reflexo fotomotor negativo (RFM-) e etiologia anóxica	13,73
RFM- e etiologia traumática	68,97

Fonte: adaptada de Fisher et al., 2004.

horizontal, são importantes os núcleos do III (mesencéfalo) e VI nervos cranianos (ponte), integrados por fibras do fascículo longitudinal medial (Figura 5).

No paciente comatoso, a análise da MOE horizontal é fundamental, pois sua integração ocorre nas mesmas regiões anatômicas do TE onde também se situa a FRAA. O núcleo do VI nervo craniano se situa

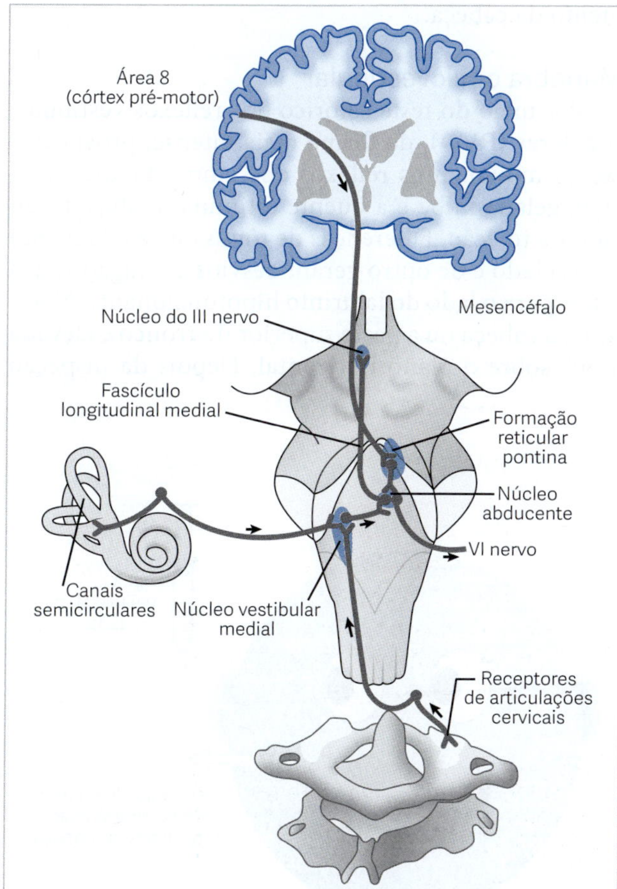

FIGURA 5 Controle do movimento conjugado horizontal dos olhos.

na ponte e inerva o músculo reto lateral, que realiza a abdução do olho ipsilateral. Do núcleo do VI nervo partem fibras que cruzam a linha média e se dirigem para o subnúcleo do III nervo, que inerva o músculo reto medial.

Os movimentos oculares se dão na mesma velocidade, direção e sentido em ambos os olhos, sendo que a ordem do movimento não é feita independentemente para cada um dos nervos cranianos envolvidos (III e VI), e sim integrada por estruturas que enviam os comandos sincronizados para os dois olhos por meio do fascículo longitudinal medial (que integra ponte e mesencéfalo) e da formação reticular pontina para mediana.

Movimento conjugado horizontal voluntário dos olhos

- Acompanhamento de objeto em movimento sem mover a cabeça: a ordem parte do córtex parieto-occipital.
- Movimento sacádico: geração voluntária de um movimento ocular para o lado independente de qualquer estímulo visual. A ordem se origina no córtex pré-frontal (área 8 de Brodmann) e passa por um centro do olhar conjugado horizontal próximo ao núcleo do VI nervo (FRPP – formação reticular paramediana pontina).
- Sacada para a esquerda: a FRPP desse lado é estimulada pela área 8 de Brodmann direita.
- Lesões que comprometam a via até o FRPP (inclusive) geram desvios conjugados do olhar horizontal.
- Lesões desse ponto em diante (vias intratronco ou nervos cranianos) geram olhar desconjugado.

No exame da MOE no paciente comatoso, deve constar a observação da posição dos olhos, movimentos oculares espontâneos e a realização da manobra dos olhos de boneca, a oculovestibular, o reflexo corneopalpebral e a observação das pálpebras.

As lesões cerebrais extensas produzem um desvio conjugado persistente dos olhos em direção ao lado da lesão (contralateral à hemiparesia quando presente). Portanto, os olhos se desviam em direção da lesão encefálica ("olham para a lesão"). O desvio conjugado persistente dos olhos acompanhado de nistagmo indica se tratar de crise epiléptica (foco epileptogênico supratentorial). Nesse caso, o desvio dos olhos é para o lado contrário ao do foco epilético (efeito irritativo, e não destrutivo, como na situação anterior).

Movimentos oculares espontâneos

Quando ocorrem movimentos que se parecem com propósito num paciente que parece não responsivo, é preciso considerar a possibilidade de tratar-se de *locked-in*, catatonia, pseudocoma ou EV. Num paciente com verdadeira alteração de consciência, os seguintes movimentos oculares espontâneos podem ser observados:

- *Roving eyes*: movimentos conjugados laterais lentos de um extremo ao outro, que indicam integridade do TE. Ocorrem nas lesões acima do TE ou nas encefalopatias difusas.
- *Bobbing*: rápido para baixo, retorno lento para cima (até a posição média). Comprometimento bilateral dos movimentos horizontais. Sugere lesão da ponte.
- *Dipping*: inverso do *bobbing* (lento para baixo e rápido para cima). Os movimentos reflexos horizontais estão preservados. Geralmente associado a dano cerebral difuso.
- *Bobbing* reverso: *bobbing* em que a volta lenta para cima passa a posição média e os olhos vão ao extremo vertical. Não é um sinal localizatório.

De acordo com a MOE, podem-se delinear dois tipos de coma:

- Coma com movimentos oculares preservados: sugere integridade do TE. Ocorre nas encefalopatias difusas e lesões multifocais supratentoriais.
- Coma com movimentos oculares alterados: sugere lesões estruturais infratentoriais (lesões de tronco) ou causas tóxicas (hipnóticos, sedativos, curare, succinilcolina, anestesia geral, difenil-hidantoína, primidona). A intoxicação por drogas hipnótico-sedativas pode alterar, às vezes precocemente, as vias da MOE intratronco, pois deprimem intensamente essas vias polissinápticas.

Manobras para avaliar a MOE

Manobra dos olhos de boneca

Na manobra oculocefálica, ou manobra dos olhos de boneca (Figura 6), a cabeça é abruptamente rodada de um lado para o outro no plano horizontal. Permite a verificação de déficit de movimentos oculares isolados (em qualquer direção e sentido) e de déficit de movimentos conjugados. Nos pacientes em coma decorrente de traumatismos, é importante ter certeza de que não há fratura da coluna cervical para fazer essa manobra.

Pelas conexões existentes entre receptores proprioceptivos cervicais e labirínticos com os núcleos do III e VI nervos cranianos, os olhos realizam movimentos em igual direção e velocidade, porém em sentido contrário ao movimento da cabeça. Quando o reflexo oculocefálico está presente (manobra dos olhos de boneca positiva), os olhos não vão na mesma direção do movimento da cabeça, mas para a direção oposta, como se o paciente estivesse mantendo a fixação visual num único ponto do espaço.

Nos pacientes conscientes, esse reflexo está normalmente suprimido, portanto não é testado. A ausência de resposta na manobra dos olhos de boneca não indica com certeza que exista lesão das vias da MOE no TE. Para examinar os movimentos verticais dos olhos, fazem-se flexões e extensões rápidas da cabeça do paciente. A manobra é positiva quando os olhos se desviam na direção contrária ao do movimento da cabeça.

Manobra oculovestibular

Por meio do teste calórico dos reflexos vestíbulo-oculares (RVO), de forma mais intensa, provocam-se os movimentos reflexos dos olhos (Figura 7). A água gelada inibe e a quente estimula o labirinto do lado da injeção. Diferenças de tônus entre o labirinto de um lado e de outro geram desvios conjugados dos olhos para o lado do labirinto hipofuncionante. Nesse teste, a cabeça ou a parte superior do tronco é elevada a 30° sobre o plano horizontal. Depois da inspeção

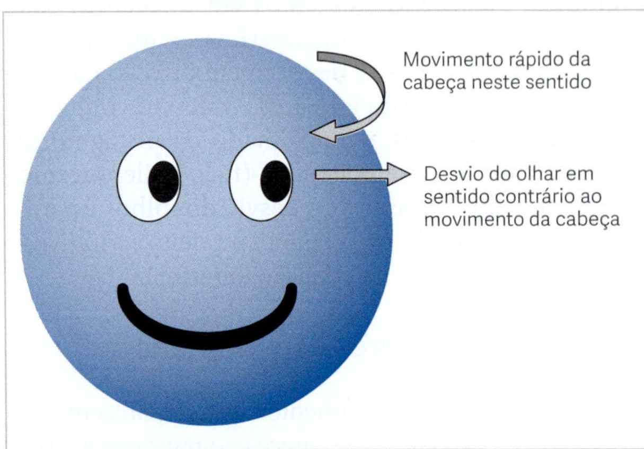

FIGURA 6 Manobra oculocefálica (dos olhos de boneca).

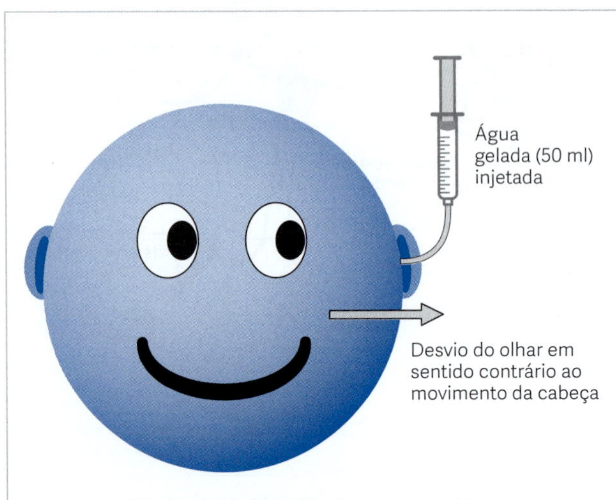

FIGURA 7 Pesquisa dos reflexos vestibuloculares.

das orelhas para verificar se não existem tampões de cera ou perfuração timpânica, injetam-se lentamente pelo menos 50 mL de água gelada por meio de uma cânula fina. Esse estímulo tem o mesmo efeito no canal semicircular horizontal da rotação da cabeça na direção oposta e gera um desvio sustentado de ambos os olhos para o lado que está sendo estimulado. Aguardar 5 minutos antes de se testar o outro lado. Numa pessoa consciente, a estimulação com água gelada gera, além do desvio tônico dos olhos para o lado estimulado, nistagmo, vertigens intensas, náuseas e vômitos. Quando se faz o teste calórico e se obtém nistagmo, o paciente não está em coma (útil como teste confirmatório de uma retirada psicogênica).

Os movimentos verticais do olhar podem ser testados movimentando a cabeça e o pescoço do paciente no plano vertical, ou injetando água gelada nas duas orelhas ao mesmo tempo (o que causa um desvio conjugado dos olhos para baixo num indivíduo comatoso). Se for água morna nas duas orelhas simultaneamente (7 °C acima da temperatura corporal), deverá ocorrer desvio conjugado dos olhos para cima. Nas lesões do TE, ambos os RVO estão ausentes ou são anormais. Se ocorrer abdução de um olho e o outro se desvia para baixo ou não aduz, isso indica alteração do fascículo longitudinal medial na ponte. Lesões da porção superior do mesencéfalo, que afetam os núcleos do III nervo, podem levar a abdução sem adução (geralmente ocorre alteração pupilar). Lesões pontinas que envolvem o núcleo do VI nervo podem afetar seletivamente a abdução.

Encefalopatias metabólicas ou tóxicas graves também podem alterar os RVO. As alterações tendem a ser simétricas e afetam tanto a abdução quanto como adução. Respostas calóricas ausentes com respostas pupilares normais devem levantar a suspeita de encefalopatia de Wernicke, que afeta os RVO seletivamente, poupando outros reflexos do TE. Isso também pode acontecer em alguns casos de intoxicação, especialmente com benzodiazepínicos.

Portanto, pode haver as seguintes situações:

- Resposta conjugada tônica no sentido esperado – integridade de ponte e mesencéfalo.
- Resposta desconjugada com abdução presente e adução ausente – lesão do FLM ou III nervo.
- Resposta desconjugada com abdução ausente e adução presente – lesão do nervo abducente.
- Respostas horizontais normais e verticais patológicas – lesão do mesencéfalo médio ou superior.
- Resposta vertical normal e horizontal patológica – lesão na ponte com mesencéfalo intacto.
- Resposta negativa – lesão grave do TE. Pode ocorrer em outras situações que não lesões graves do TE (doença vestibular prévia; bloqueadores neuromusculares, barbitúricos, fenitoína e outros sedativos).
- *Skew deviation*: desvio mantido de um olho acima do outro. Pode ocorrer nas lesões do TE ou do cerebelo, nas lesões neuromusculares periféricas ou problema local ocular.

Reflexo corneopalpebral

A alça aferente do reflexo corneopalpebral é constituída por pequenas fibras amielínicas condutoras de dor da córnea que fazem parte do nervo trigêmeo. O centro de integração desse reflexo é a ponte. As fibras trigeminais fazem sinapse no núcleo do trigêmeo, que depois projeta fibras para as porções dorsais dos núcleos dos nervos faciais de cada lado da ponte, de forma que ambos os músculos orbiculares dos olhos se contraem quando cada córnea é estimulada. Também existem conexões com o núcleo do oculomotor, de forma que os olhos se desviam para cima concomitantemente com a oclusão palpebral (fenômeno de Bell). O reflexo corneano é testado tocando-se gentilmente a córnea com um fio ou mecha de algodão, e observa-se o piscamento em resposta. No lado contralateral a uma lesão encefálica extensa e aguda, esse reflexo pode estar suprimido, assim como nas lesões intrínsecas do TE. A perda do reflexo corneano é também um indicador de profundidade do coma tóxico ou metabólico; quando ambos os reflexos estão presentes, isso sugere que o paciente está apenas levemente sedado. Quando os reflexos corneanos estão ausentes 24 horas após uma parada cardíaca e o paciente não está sedado, geralmente denota prognóstico pobre (embora isso seja invariável). Esses reflexos também podem estar reduzidos ou ausentes num paciente idoso ou em diabéticos.

Nos pacientes em coma, as pálpebras em geral estão fechadas. Se um paciente comatoso está com os olhos abertos, isso sugere lesão aguda da ponte, comumente de natureza vascular. Um déficit de fechamento de pálpebras pode sugerir lesão do VII nervo craniano. A semiptose palpebral indica lesão das vias simpáticas ipsilaterais, já ptose completa ocorre na lesão do III nervo.

PADRÕES RESPIRATÓRIOS

As doenças pulmonares, os desequilíbrios acidobásicos (acidose e alcalose), além de ansiedade, podem desencadear alterações do padrão respiratório (Figura 8). Nas alterações do SNC, os seguintes tipos de alteração respiratória podem ser encontrados:

- Cheyne-Stokes: padrão de movimentos respiratórios em períodos em que estes vão aumentando progressivamente sua amplitude e depois diminuindo, seguidos por apneias curtas. Pode ser normal durante o sono espontâneo de idosos, mas pode significar dano encefálico difuso ou diminuição acentuada do débito cardíaco.

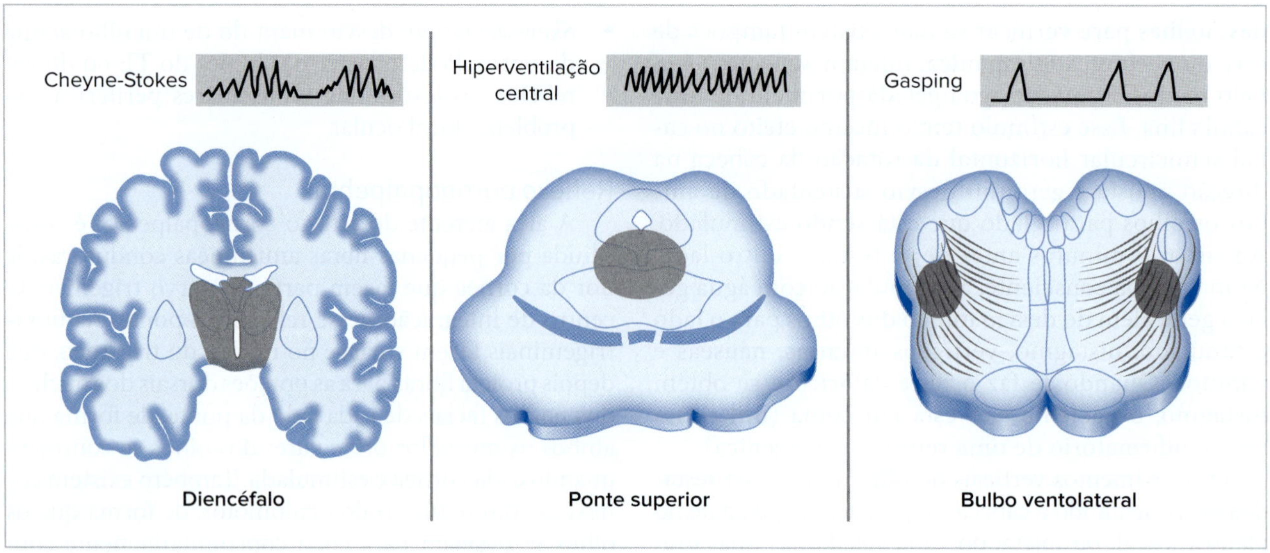

FIGURA 8 Tipos de padrões respiratórios no paciente comatoso.

- Hiperpneia neurogênica central: este padrão respiratório se caracteriza por movimentos respiratórios rápidos (hiperpneia) e de amplitude variável. Quando presente, localiza a lesão da parte inferior do mesencéfalo (ventral ao aqueduto).
- Respiração apnêustica: a característica desse padrão é de uma prolongada fase inspiratória e depois uma prolongada pausa expiratória. Trata-se de apresentação rara que geralmente decorre de lesões do tegmento da ponte média ou baixa.
- Respiração em salvas: muito semelhante à respiração de Cheyne-Stokes, porém os movimentos respiratórios têm a mesma amplitude. É devida também a lesões do tegmento da parte baixa da ponte.
- Respiração atáxica: são respirações irregulares, decorrentes de lesão da formação reticular da região dorsolateral do bulbo. Numa herniação central, com progressão da disfunção cefalocaudal, significa fase muito grave, com lesão extensa do TE.

PADRÃO MOTOR

É importante observar a movimentação ativa do paciente, verificar o tônus muscular (movimentação e balanço passivo), pesquisar reflexos e provocar movimentos reflexos e respostas reflexas patológicas (sinal de Babinski, tríplice retirada e *grasp reflex*, reflexo patológico de preensão palmar). Também deve ser realizado o exame dos movimentos executados pelo paciente em resposta à aplicação de um estímulo doloroso (aplicando-se uma pressão sobre o leito ungueal, o osso esterno ou na região supraorbitária). Assimetrias desses parâmetros geralmente indicam uma hemiplegia no lado que não se movimenta, o que implica uma lesão que afeta o hemisfério cerebral ou o TE do lado oposto. A presença de sinais motores focais sempre sugere doença estrutural, porém existem algumas exceções, como na hipoglicemia, encefalopatia hepática e encefalopatia urêmica. Na Tabela 7, há os principais padrões motores do paciente em coma.

Após o estímulo, devem ocorrer movimentos com propósito, que passam a linha média, busca ou retirada do estímulo, na tentativa de tirar a mão do examinador. Nas lesões estruturais agudas, além da diminuição da movimentação espontânea e dos movimentos propositais, ocorre diminuição do tônus muscular e flacidez. Movimentos de flexão e extensão em geral representam respostas reflexas que se originam em estruturas subcorticais.

A postura em decorticação consiste em adução e flexão do membro superior ao nível do cotovelo, punhos e dedos, juntamente com a extensão e adução do membro inferior ao nível do quadril, extensão do joelho, flexão plantar forçada e inversão do tornozelo. Isso ocorre nas disfunções ao nível cortical ou diencefálico e pode significar uma liberação de vias espinais reflexas. Tem menos valor localizatório que a postura em descerebração. A postura em descerebração consiste na extensão do membro superior, adução e pronação, juntamente com a extensão do membro inferior, e implica uma disfunção abaixo do núcleo rubro, o que leva ao predomínio de função do trato vestibuloespinal, que se origina no núcleo vestibular lateral da ponte. Geralmente ocorre nas lesões mesencefálicas ou pontinas bilaterais, assim como nas lesões supratentoriais bilaterais das vias motoras ou encefalopatias metabólicas graves. As correlações tradicionais de postura (Tabela 9) em decorticação e descerebração não são tão verdadeiras

TABELA 9 Alterações do padrão motor e correlação topográfica

Clínica motora	Topografia da lesão
Hemiparesia completa com comprometimento facial	Hemisférico contralateral
Hemiparesia completa e paratonia	Hemisférico contralateral frontal ou herniação central inicial
Postura em decorticação	Supratentorial
Postura em descerebração	Lesões entre o núcleo rubro e os núcleos vestibulares do tronco encefálico. Pode estar presente nas lesões diencefálicas ou corticais bilaterais graves
Extensão do membro superior e flexão fraca do membro inferior ou flacidez deste	Tegmento pontino
Ausência de reação motora e flacidez	Lesão periférica associada, lesão pontina ou bulbar baixa

para os seres humanos quanto ocorre nos animais; assim, frequentemente, a postura em descerebração pode ocorrer nos pacientes com lesões cerebrais bilaterais bem acima do núcleo rubro (Figura 9).

De modo geral, os pacientes que respondem com postura em decorticação em resposta à estimulação dolorosa têm melhor prognóstico do que os que reagem com postura em descerebração.

As posturas reflexas podem acontecer nos comas metabólicos profundos. O tônus muscular geralmente não é afetado em muitas alterações metabólicas. Contudo, rigidez bilateral ocorre na síndrome neurolépti-

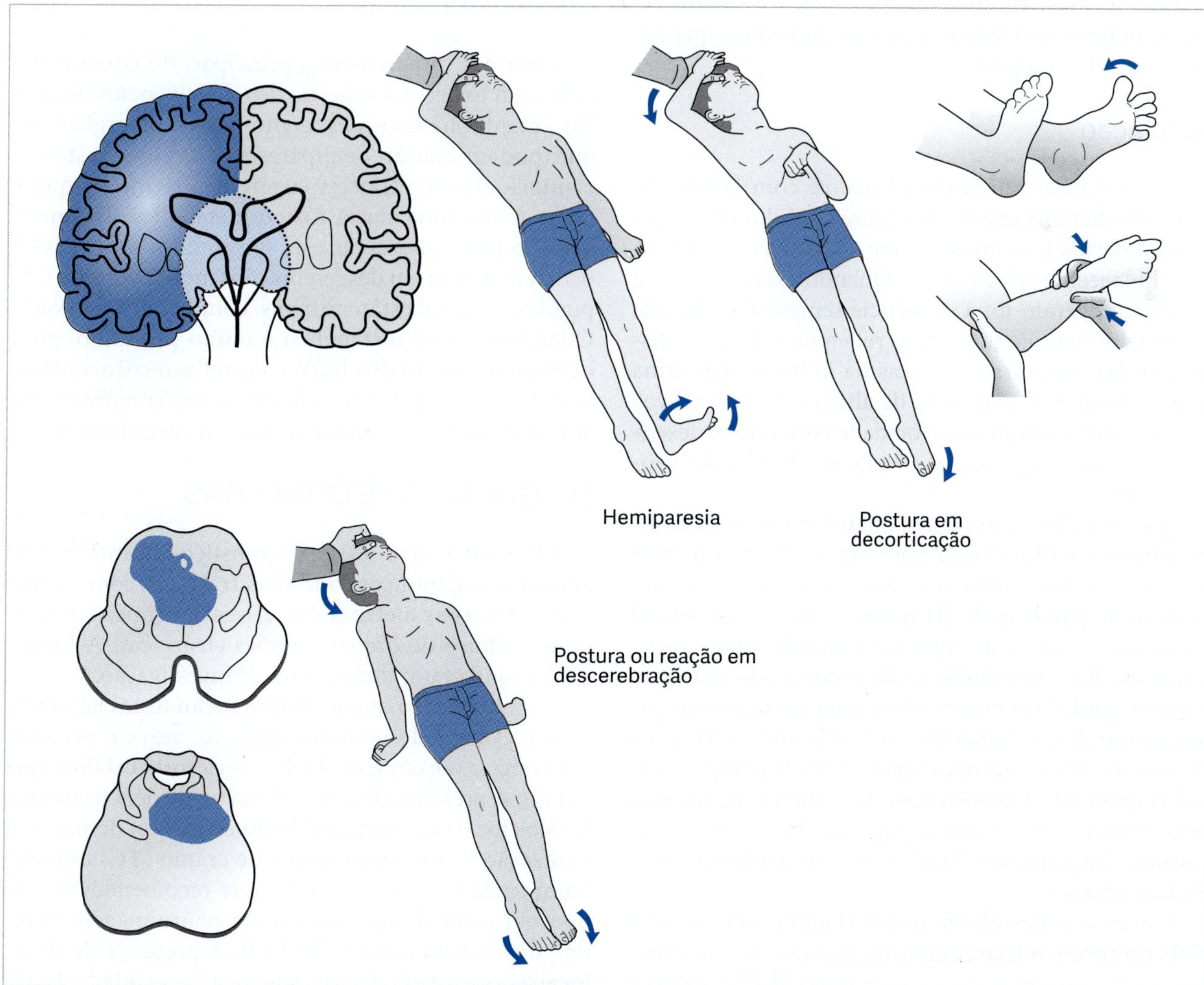

FIGURA 9 Posturas em decorticação (superior) e descerebração (inferior).

ca maligna, hipertermia maligna, e já foi descrita no coma hepático. Mioclonias multifocais, que são contrações musculares rápidas, bruscas, assíncronas e ao acaso no tronco, membros ou face, sugerem fortemente etiologia tóxica ou metabólica. Tremores e asterixis sugerem uma encefalopatia metabólica e são desencadeados nos membros mantidos numa determinada postura contra a gravidade. Em geral, trata-se de tremores muito rápidos que aparecem quando o membro se move ativamente (tremor de ação). Asterixis é uma perda transitória do tônus postural, o que leva as mãos, os membros superiores, a cabeça e o pescoço, e até o corpo todo, a se deslocarem para baixo. Movimentos repetidos mais sutis dos músculos faciais ou dos dedos, movimentos mais síncronos ou mais rítmicos, assim como nistagmo espontâneo, devem levantar a suspeita de crise epiléptica focal ou estado de mal epiléptico não convulsivo.

QUADROS SINDRÔMICOS

Embora haja várias etiologias para os estados de coma, podem-se delinear algumas síndromes que serão discutidas a seguir.

Herniação

A herniação transtentorial ocorre com lesões expansivas (hemorragia intracerebral, subdural ou epidural, infartos isquêmicos extensos, abscessos, tumores e hidrocefalia obstrutiva). Quando essas massas se expandem, geram uma sequência temporal ordenada de déficits neurológicos, que refletem a lesão e disfunção das estruturas nervosas da linha média numa direção caudal. A sequência de alterações é previsível, porém não há tempo ou velocidade com que se desenvolve. Reconhecem-se duas variantes: herniação central e uncal.

A herniação uncal ocorre quando uma força compressiva mais lateralizada gera herniação assimétrica do *uncus* do lobo temporal. Isso causa aparecimento precoce de paralisia do III nervo craniano, ipsilateral à herniação, antes do aparecimento de sinais diencefálicos. Por consequência da compressão do trato corticoespinhal no mesencéfalo, logo aparece hemiparesia contralateral à herniação (síndrome de Weber). Depois, ocorre a mesma sequência da herniação central (Figura 10). Outros sinais de aumento da pressão intracraniana (PIC), como papiledema e a tríade de Cushing (hipertensão, bradicardia, aumento da PIC), podem parecer.

Durante a herniação uncal (Figura 11), o sinal mais precoce é o leve comprometimento da consciência, confusão e/ou agitação. As pupilas são pequenas e reativas. Ocorre perda do componente rápido à estimulação calórica com água fria. As respostas reflexas verticais dos olhos mostram-se abolidas ou ausentes. Aparecem sinais de comprometimento bilateral dos tratos corticoespinhais, podendo incluir o aumento do tônus muscular ipsilateral à lesão expansiva que determinou a herniação.

Lesões do tronco encefálico

O coma decorrente de uma lesão primária do TE habitualmente acontece por infarto ou hemorragia na ponte superior e/ou mesencéfalo. A mielinólise pontina central ou a encefalite do TE são outras causas. O envolvimento bilateral de tratos longos é comum e pode se manifestar com tetraparesia flácida ou postura em descerebração. Os movimentos oculares não são simétricos ou estão ausentes, e, classicamente, as pupilas estão mióticas. É de suma importância verificar se o paciente não está em *locked-in*.

Coma metabólico

Uma das características principais do coma metabólico ou tóxico é a simetria dos déficits neurológicos. No entanto, há exceções, como hipo e hiperglicemia, que podem causar hemiparesia. Tremores, asterixis e mioclonias multifocais sugerem fortemente que o coma tenha uma causa tóxico-metabólica. De modo geral, o tônus muscular está diminuído, porém pode ocorrer postura em descerebração (menos comum). As pupilas em geral estão normais, com RFM preservado. Quando o coma metabólico é muito profundo, pode ocorrer supressão dos ROV e do reflexo corneopalpebral. O abuso de drogas e intoxicações comumente se apresenta de forma similar à do coma metabólico.

DIAGNÓSTICO E CONDUTAS

O objetivo dos testes diagnósticos num paciente em coma é identificar condições tratáveis, como infecções, alterações metabólicas, crises epilépticas, intoxicações, abuso de drogas e lesões cirúrgicas. A Figura 12 demonstra um fluxograma de investigação.

A investigação quase sempre inclui testes laboratoriais e exames de neuroimagem. Às vezes é necessário realizar o exame do LCR e o eletroencefalograma (EEG). A presença de papiledema ou de déficits neurológicos focais que sugerem lesão estrutural demanda a realização de uma tomografia de crânio (TC) urgente. Num paciente comatoso, é sempre recomendável, mas não obrigatório, fazer exame de neuroimagem antes da punção para a coleta do LCR. A presença de sinais localizatórios e/ou de HIC sugere a necessidade da TC

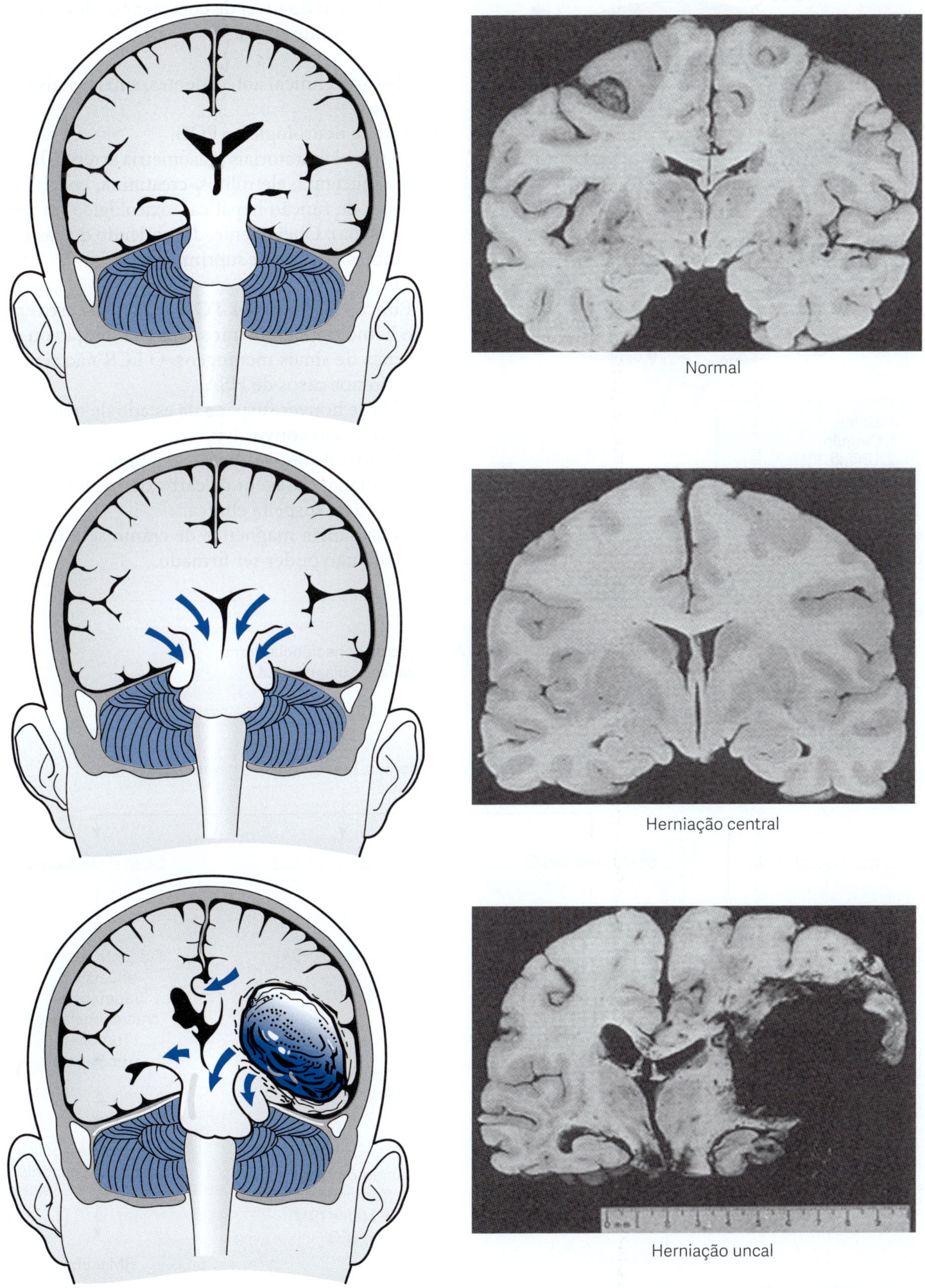

FIGURA 10 Tipos de hérnias encefálicas.

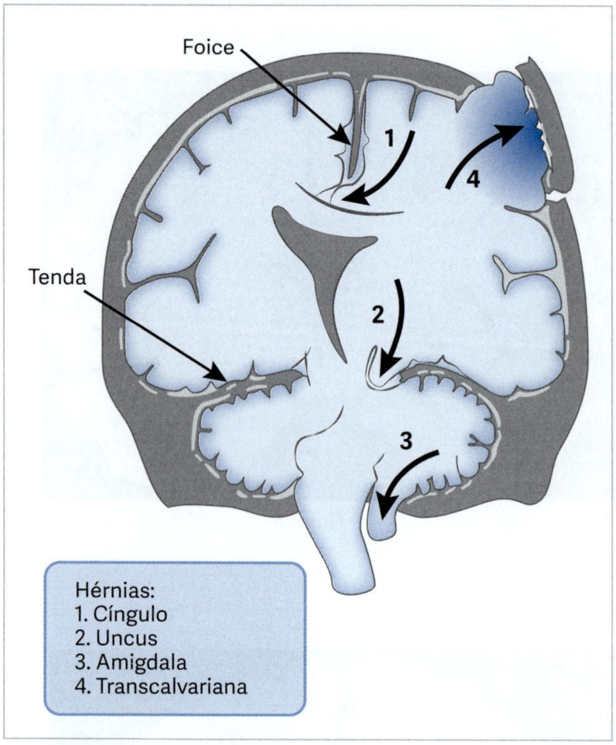

FIGURA 11 Outras hérnias encefálicas.

antes do exame de LCR. Na avaliação dos pacientes com alteração do nível de consciência, deve-se sempre seguir a seguinte rotina:

- História clínica, antecedentes, sinais vitais e exame clínico.
- Exame neurológico e ECG.
- Exames laboratoriais (gasometria arterial, hemograma, glicemia, eletrólitos, creatinina, coagulograma, testes de função hepática, toxicológico no sangue e na urina). Obviamente, dependendo do caso, alguns exames podem ser suprimidos.
- TC.
- Punção lombar após TC se o paciente estiver febril, o hemograma mostrar sinais de infecção ou na presença de sinais meníngeos. O LCR não será necessário nos casos de HSA.
- EEG se houver suspeita de estado de mal epiléptico (EME) não convulsivo.
- Hemoculturas, avaliação da função adrenal e tireoidiana, dosagem de carboxiemoglobina, dependendo da suspeita clínica.
- Ressonância magnética de crânio se o diagnóstico ainda não puder ser firmado.

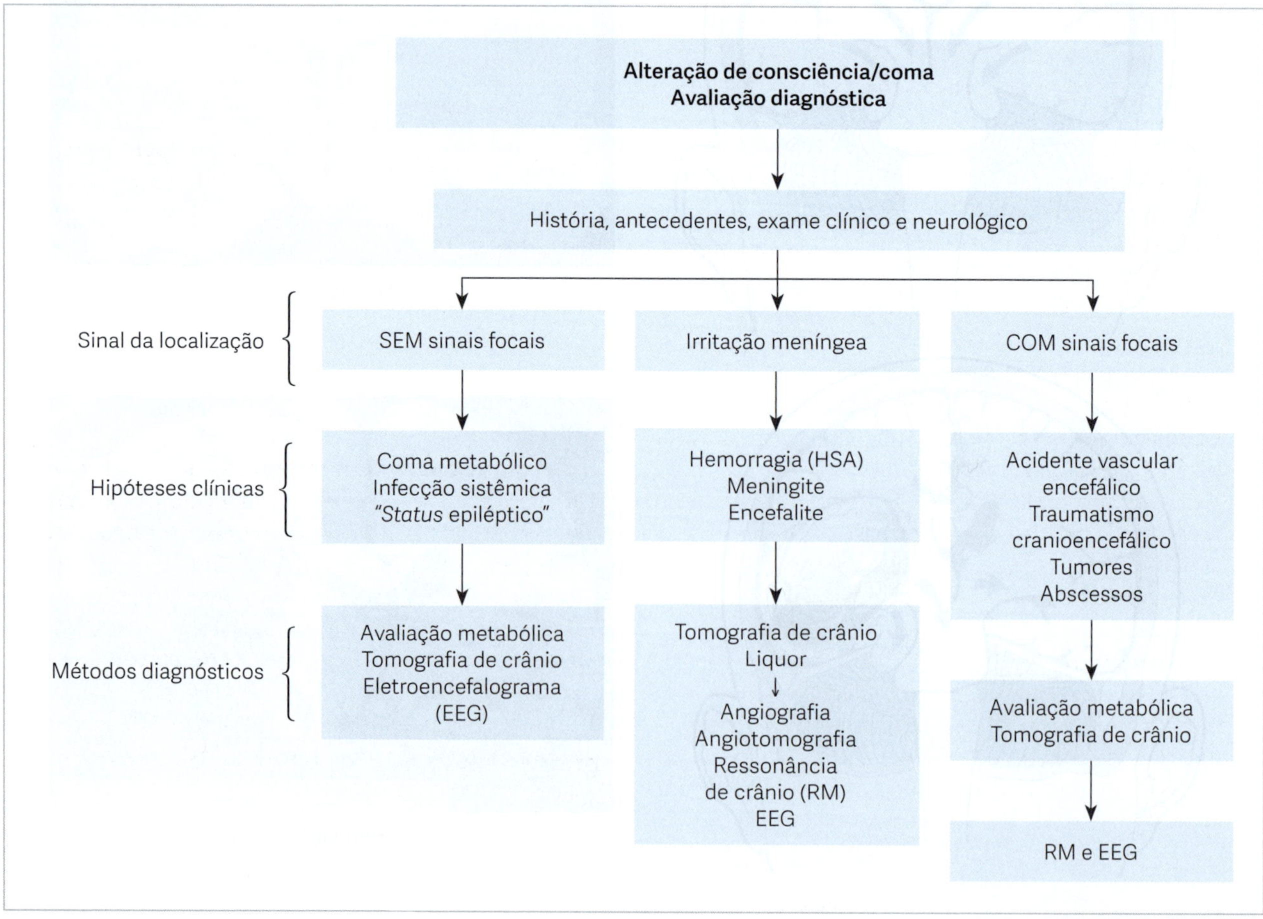

FIGURA 12 Fluxograma de investigação do coma.

Em conjunto com a investigação diagnóstica, algumas condutas são prioritárias para salvar a vida do paciente, como:

- Verificação das vias aéreas, respiração e circulação.
- Pacientes com pontuação 8 ou menos na ECG comumente requerem entubação endotraqueal.
- Entubar também quando há hipoxemia (saturação de oxigênio < 90%), vômitos recentes, ou na ausência de reflexo de tosse.
- Tratar hipotensão (pressão arterial sistólica < 90 mmHg) com reposição volêmica e/ou agentes vasopressores.
- Nos casos de hipertensão grave (pressão arterial média > 130 mmHg ou sistólica > 220), seguir os algoritmos específicos nos capítulos de acidente vascular encefálico hemorrágico ou isquêmico.
- Administrar 25 g de glicose (50 mL de glicose a 50%) sempre que suspeitar ou diagnosticar hipoglicemia.
- Antes da glicose ou juntamente com esta, administrar tiamina 100 mg por via intramuscular (principalmente para os pacientes desnutridos ou com história de alcoolismo).
- Administrar naloxona, 0,4 a 2 mg, EV, se houver forte suspeita de intoxicação por opiáceos e flumazenil se for por benzodiazepínicos. Cuidado, pois pacientes com intoxicação conjunta com antidepressivo pode desencadear EME após a administração desses antagonistas.
- Em caso de suspeita de ingestão de drogas ou intoxicações, realizar lavagem gástrica e administrar carvão ativado se houver tempo hábil.
- Na ocorrência de uma herniação ou iminência desta, administrar manitol (1 g/kg, EV) ou solução salina hipertônica (250 mL de NaCl a 7,5%) e hiperventilar o paciente.
- Se o paciente estiver febril, baixar a temperatura, pois esta pode contribuir para lesão encefálica secundária nos casos de isquemia. Administrar antipiréticos e/ou usar colchões térmicos.
- Antibioticoterapia empírica e terapia antiviral são recomendadas na forte suspeita de meningite bacteriana (ceftriaxona 2 g, EV, a cada 12 horas) ou de encefalite viral (aciclovir 10 mg/kg, EV, a cada 8 horas).
- Nos casos de hipotermia grave (temperatura < 33 °C), esta deve ser corrigida.
- No caso de suspeita de EME não convulsivo em que não se possa realizar EEG urgente, administrar também difenil-hidantoína (15 a 20 mg/kg) ou diazepam (5 a 10 mg, EV, lentamente).

Após a investigação e as condutas imediatas, espera-se um diagnóstico sindrômico e etiológico, bem como a melhora do paciente. Caso esse objetivo não tenha sido atingido, será necessária a realização de um EEG. Nos pacientes comatosos, três padrões de EEG podem ser encontrados:

- Alentecimento difuso da atividade elétrica cerebral, com ou sem ondas trifásicas – padrão inespecífico: indica sofrimento cortical difuso. Ocorre nas doenças metabólicas ou cerebrais difusas (meningites, pós-crise epiléptica etc.).
- EME eletrográfico – diagnóstico de crise epiléptica não convulsiva em pacientes com alteração de estado de consciência a esclarecer.
- EEG – descarta organicidade do quadro. Investigar causas psiquiátricas (retirada psíquica). Exceção muito importante: se o EEG é normal e o paciente tem sinais de lesão grave de tronco cerebral, trata-se de *locked in*.

Outros padrões podem estar presentes, como o achado de atividade periódica, que pode sugerir meningoencefalite herpética, acidente vascular cerebral e encefalopatia anóxica. Após EME tônico-clônico, é comum haver alteração do nível de consciência. Deve-se pensar nas seguintes possibilidades:

- Estado pós-ictal.
- Dano cortical permanente causado pelo EME.
- Lesão estrutural secundária à crise (p. ex., TCE).
- EME não convulsivo.
- A mesma etiologia é responsável pelo EME e pelo coma (p. ex., meningoencefalite).
- O estado comatoso pode ser consequência dos medicamentos usados para tratar seu EME (iatrogenia).

PROGNÓSTICO

O coma é um estado transitório que raramente dura mais de algumas semanas; ou os pacientes se recuperam ou evoluem para morte cerebral, EV persistente ou para estado minimamente consciente ou responsivo. O prognóstico depende da etiologia, da gravidade da lesão inicial e de comorbidades, incluindo idade. Para fins de graduação e padronização de evolução, pode-se usar a escala de evolução de Glasgow (Tabela 10).

O estudo realizado por Fischer et al. mostra que o prognóstico do paciente em coma depende da etiologia. A Tabela 11 mostra a evolução do paciente após 1 ano do início do coma.

TABELA 10 Escala de evolução de Glasgow (*Glasgow outcome scale*)

Graduação	Descrição
1	Morto
2	Estado vegetativo
3	Incapacidade grave (obedece a comandos, porém é incapaz de viver independente)
4	Incapacidade moderada (independente, porém incapaz para o trabalho ou para voltar a estudar)
5	Boa recuperação (capaz de retornar ao trabalho ou voltar para a escola)

TABELA 11 Evolução dos pacientes comatosos após 1 ano do evento

	Diagnósticos, número de pacientes (%)					
Evolução	Encefalopatia anóxica 4 (%)	Acidente vascular encefálico 125(%)	Traumatismo cranioencefálico 96 (%)	Pós-operatório neurocirúrgico 54(%)	Encefalite 7(%)	Total 346 (100%)
Boa recuperação	1 (1,6)	13 (10,4)	19 (19,8)	12 (22,2)	1 (14,3)	46 (13,3)
Incapacidade moderada	3 (4,7)	26 (20,8)	31 (32,3)	14 (25,9)	2 (28,6)	76 (22)
Incapacidade grave	7 (10,9)	24 (19,2)	19 (19,8)	10 (18,5)	0 (0)	60 (17,3)
Minimamente consciente	4 (6,3)	12 (12,5)	12 (12,5)	2 (3,7)	2 (28,6)	31 (9)
Morte não relacionada à causa do coma	6 (9,4)	2 (2,1)	2 (2,1)	6 (11,11)	0 (0)	26 (7,5)
Estado vegetativo persistente	6 (9,4)	1 (1)	1 (1)	0 (0)	0 (0)	8 (2,3)
Morte	37 (57,8)	12 (12,5)	12 (12,5)	10 (18,5)	2 (28,6)	99 (28,6)

Fonte: adaptada de Fisher et al., 2004.

CONSIDERAÇÕES FINAIS

Alterações no nível de consciência são sinais de gravidade, indicando falha nos mecanismos de manutenção do estado de alerta e requerendo intervenção imediata para preservar as funções cerebrais. O coma, definido pela ausência ou diminuição extrema do alerta comportamental com olhos fechados e falta de resposta a estímulos, pode ser causado por lesões focais no tronco cerebral que afetam o sistema reticular ativador ascendente (SRAA), lesão difusa do córtex cerebral, ou a combinação de ambas. É crucial diferenciar o coma de condições como estado vegetativo, síndrome do cativeiro ou catatonia, que não representam uma verdadeira alteração da consciência. A avaliação diagnóstica deve focar na topografia e etiologia da lesão, utilizando exames como a escala de coma de Glasgow (ECG) para quantificar o nível de consciência e auxiliar no prognóstico e tomada de decisões clínicas. O exame pupilar é particularmente relevante, pois sua alteração é forte indicativo de lesão estrutural, sendo mais resistente a insultos metabólicos difusos.

PONTOS-CHAVE

1. Estupor e coma são alterações no nível de vigília e constituem emergências neurológicas.
2. As causas de coma são variadas (lesões estruturais do SNC e doenças sistêmicas). Doenças cerebrovasculares, trauma, alterações metabólicas e intoxicações são as etiologias mais comuns.
3. Embora as lesões supratentoriais possam comprometer o nível e o conteúdo de consciência, excepcionalmente levam a coma, a menos que ocorram lesões com caráter hipertensivo e que gerem herniações (hérnia transtentorial central, lateral ou uncal e hérnia subfalcina).
4. São sinais de encefalopatia difusa: alteração de consciência, ausência de sinais neurológicos focais, pupilas reativas normais ou mióticas, MOE normal (pode ter *roving eyes* ou *dipping*). Podem ocorrer também tremores, mioclonias, asterixis, crises convulsivas, postura em descerebração.
5. Mesmo que o paciente não mostre sinais de lesão focal, não se pode descartar a presença de doença intracraniana (hidrocefalia, lesão frontal direita, parietal ou talâmica).

6. As lesões infratentoriais podem comprometer a consciência por ação direta sobre a FRAA ou por compressão extrínseca às vias do SRAA.
7. A avaliação do paciente em coma deve ser rápida, de forma a intervir com presteza. As condutas adequadas garantirão uma boa assistência e poderão propiciar a recuperação.
8. O diagnóstico e o tratamento da causa do coma têm impacto na sua morbidade e mortalidade.

BIBLIOGRAFIA

1. Berger JR. Clinical approach to stupor and coma. In: Bradley WG, Daroff RB, Fenichel GM, Jankocic J, editores. Neurology in clinical practice. Filadélfia: Elsevier, 2004.
2. Booth CM, Boone RH, Tomlinson G, Detsky AS. Is this patient dead, vegetative, or severely neurologically impaired? Assessing outcome for comatose survivors of cardiac arrest. JAMA. 2004;291(7):870-9.
3. Cartlidge N. States related to or confused with coma. J Neurol Neurosurg Psychiatry. 2001;71 Suppl 1:i18.
4. Claassen J, Mayer SA, Kowalski RG, Emerson RG, Hirsch LJ. Detection of electrographic seizures with continuous EEG monitoring in critically ill patients. Neurology. 2004;62(10):1743-8.
5. Edgren E, Hedstrand U, Kelsey S, Sutton-Tyrrell K, Safar P. Assessment of neurological prognosis in comatose survivors of cardiac arrest. Lancet. 1994;343:1055-9.
6. Fisher C, Luauté J, Adeleine P, Morlet D. Predictive value of sensory and cognitive evoked potentials for awakening from coma. Neurology. 2004;63(4):669-73.
7. Headley C, Osler TM, Rogers FB, Healey MA, Glance LG, Kilgo PD, et al. Improving the Glasgow coma scale score: motor score alone is a better predictor. J Trauma. 2003;54(4):671-8; discussion 678-80.
8. Kaplan PW. The EEG in metabolic encephalopathy and coma. J Clin Neurophysiol. 2004;21(5):307-18.
9. Markand ON. Pearls, perils, and pitfalls in the use of the electroencephalogram. Semin Neurol. 2003;23(1):7-46.
10. Parvizi J, Damasio AR. Neuroanatomical correlates of brainstem coma. Brain. 2003;126(Pt 7):1524-36.
11. Patterson JR, Grabois M. Locked-in syndrome: a review of 139 cases. Stroke. 1986;17(4):758-64.
12. Plum F, Posner JB. The diagnosis of stupor and coma. 4. ed. Filadélfia: DA Davis; 1995.
13. Plum F, Posner JB. The diagnosis of stupor and coma. Contemp Neurol Ser. 1972:10:1-286.
14. Rabello GD. Coma e estados de consciência alterados. In: Nitrini R, Bacheschi LA, editores. A neurologia que todo médico deve saber. São Paulo: Santos Maltese; 1991.
15. Reich JB, Sierra J, Camp W, Zanzonico P, Deck MD, Plum F. Magnetic resonance imaging measurements and clinical changes accompanying transtentorial and foramen magnum brain herniation. Ann Neurol. 1993;33(2):159-70.
16. Sacco RL, VanGool R, Mohr JP, Hauser WA. Nontraumatic coma: Glasgow coma score and coma etiology as predictors of 2-week outcome. Arch Neurol. 1990;47(11):1181-4.
17. Smith E, Delargy M. Locked-in syndrome. BMJ. 2005;330 (7488):406-9.
18. Sundgren PC, Reinstrup P, Romner B, et al. Value of conventional, and diffusion- and perfusion-weighted MRI in the management of patients with unclear cerebral pathology, admitted to the intensive care unit. Neuroradiology. 2002;44(8):674-80.
19. Tokuda Y, Nakazato N, Stein GH. Pupillary evaluation for differential diagnosis of coma. Postgrad Med J. 2003;79(927):49-51.
20. Towne AR, Waterhouse EJ, Boggs JG, Garnett LK, Brown AJ, Smith Jr JR, et al. Prevalence of nonconvulsive status epilepticus in comatose patients. Neurology. 2000;54(2):340-5.
21. Udecwu P, Kromhout-Schiro S, Vaslef S, Baker C, Oller D. Glasgow coma scale score, mortality, and functional outcome in head-injured patients. J Trauma. 2004;56:1084-9.
22. Varelas PN, Spanaki MV, Hacein-Bey L, Hether T, Terranova B. Emergent EEG: indications and diagnostic yield. Neurology. 2003;61(5):702-4.
23. Wijdicks EFM, Rabinstein AA, Bamlet WR, Mandrekar JN. FOUR score and Glasgow coma scale in predicting outcome of comatose patients: a pooled analysis. Neurology. 2011;77(1):84-5.

76

Acidente vascular cerebral isquêmico

Eli Faria Evaristo
José Guilherme Mendes Pereira Caldas

SUMÁRIO

CONCEITO/DEFINIÇÃO

O acidente vascular cerebral isquêmico (AVCI) é definido como um conjunto de sintomas e sinais neurológicos de instalação súbita que decorrem da isquemia cerebral focal causada por redução significativa do fluxo sanguíneo cerebral com consequente necrose tecidual.

EPIDEMIOLOGIA

O acidente vascular cerebral (AVC) é uma das principais causas de mortalidade e incapacidade no mundo. No Brasil, estima-se que ocorram cerca de 400 mil casos anuais, sendo o AVCI responsável por aproximadamente 80% dos casos. Segundo o INTERSTROKE, um dos maiores estudos epidemiológicos sobre fatores de risco para AVC, dez principais fatores de risco modificáveis são responsáveis, em conjunto, por cerca de 90% do risco global de AVC. Esses fatores incluem hipertensão arterial, sedentarismo, inadequação dietética, obesidade, tabagismo, dislipidemia, diabetes *mellitus*, consumo excessivo de álcool, doenças cardíacas (incluindo fibrilação atrial), estresse e depressão.

FISIOPATOLOGIA BÁSICA

A fisiopatologia do AVCI envolve interrupção local do fluxo sanguíneo cerebral, geralmente causada por um dos seguintes mecanismos:

- Trombose, em geral associada à aterosclerose.
- Embolia, mais comumente de origem cardíaca.
- Hipoperfusão (fenômeno hemodinâmico), mais comumente associada à estenose arterial crítica.

O entendimento do mecanismo causador da isquemia é parte essencial do cuidado ao paciente com AVCI, uma vez que certos aspectos do tratamento na fase aguda e, especialmente, na prevenção secundária devem ser ajustados com base nesse mecanismo.

QUADRO CLÍNICO

Os sinais e sintomas do AVCI variam na dependência do território arterial acometido, mas comumente incluem:

- Fraqueza muscular em geral dimidiada (hemiparesia ou hemiplegia).
- Déficit sensitivo em geral dimidiado (hemi-hipoestesia ou anestesia).
- Alterações na fala (afasia ou disartria).
- Perda visual (monocular ou binocular).
- Incoordenação motora (ataxia ou incoordenação apendicular).
- Outros sintomas e sinais neurológicos menos comuns.

Embora nem sempre seja fácil a correlação entre o quadro clínico e a artéria cerebral acometida, certas características clínicas podem auxiliar na suspeita do território vascular envolvido (anterior ou posterior).

- AVCI na circulação anterior (artéria carótida interna e seus ramos): afeta principalmente os hemisférios cerebrais, causando déficits motores e sensitivos, em geral unilaterais e contralaterais à lesão cerebral, e alterações da linguagem (comumente nas lesões do hemisfério dominante).
- AVCI na circulação posterior (artérias vertebrais e seus ramos, artéria basilar e seus ramos): acomete o tronco encefálico, o cerebelo e o córtex occipital, causando sinais e sintomas por vezes característicos, incluindo déficits cruzados (acometimento motor ou sensitivo ipsilateral na face e contralateral no restante do corpo, e eventualmente bilateral nos 4 membros) e, por vezes, rebaixamento do nível de consciência.

EXAMES SUBSIDIÁRIOS

A investigação diagnóstica do AVCI envolve uma abordagem sistemática que inclui exames para confirmação do evento e para a identificação do mecanismo causal.

Exames para diagnóstico do AVCI

Esses exames são essenciais para confirmar a presença de um AVCI e diferenciar de outras etiologias, como hemorragias ou lesões estruturais. A escolha dos exames subsidiários iniciais para diagnóstico do AVCI deve se basear no tempo de evolução dos sintomas, nas condições clínicas do paciente e na neuroimagem definida no protocolo institucional para atendimento ao AVC. Habitualmente, o exame inicial é uma tomografia computadorizada (TC) de crânio sem contraste que, embora com menor sensibilidade para a detecção de sinais precoces de infarto, é bastante sensível para a detecção de hemorragias (o principal diagnóstico diferencial do AVCI nesse momento) e outras lesões estruturais. De forma simultânea, ou sequencial, deve-se associar um exame de imagem vascular (ângio-TC ou angiorressonância magnética) para identificação da oclusão de uma grande artéria, informação essencial para decisão sobre a indicação de trombectomia mecânica, seja em janela terapêutica clássica ou estendida.

A ressonância magnética (RM) de crânio e, especialmente, a sequência DWI, é mais sensível para a detecção precoce do AVCI, mesmo das lesões pequenas ou nas localizações em que a TC de crânio tem baixa sensibilidade. Entretanto, pelo seu custo mais elevado; menor disponibilidade nos serviços; maior tempo de exame; menor tolerância pelos pacientes, especialmente os claustrofóbicos e agitados; além da necessidade de inclusão de sequências altamente sensíveis à presença de sangue, a RM de crânio é menos comum como exame inicial nos protocolos institucionais em geral. Para a seleção de pacientes candidatos aos tratamentos de reperfusão (trombólise IV e trombectomia mecânica) em janela terapêutica estendida (acima de 4,5 horas e acima de 6 horas, respectivamente), as diretrizes atuais requerem exames de imagem que permitam avaliar viabilidade tecidual, seja perfusão por tomografia (TC de perfusão), seja ressonância com sequências PWI (perfusão) e DWI (difusão), demonstrando significativa preservação de tecido isquêmico potencialmente salvável (penumbra isquêmica). Nesse sentido, os estudos publicados usaram diferentes métodos e critérios para estimar a penumbra isquêmica.

O Quadro 1 mostra os exames subsidiários habitualmente utilizados para o diagnóstico de AVCI, na dependência do tempo de evolução e da janela terapêutica para cada uma das diferentes modalidades de tratamento.

Exames para diagnóstico do mecanismo causador da oclusão arterial

A identificação do mecanismo causador do AVCI é essencial para a escolha do tratamento, especialmente da prevenção secundária. Nesse sentido, diversos exames podem ser solicitados na dependência da suspeita clínica (Quadro 2).

COMPLICAÇÕES

As principais complicações do AVCI são a transformação hemorrágica, o edema cerebral, as crises convulsivas, o tromboembolismo venoso (TEV) e as complicações infecciosas.

Transformação hemorrágica

Caracteriza-se pela conversão parcial ou total do infarto isquêmico em uma lesão hemorrágica. Os principais fatores de risco incluem a extensão do AVCI, o uso de tratamentos de reperfusão (trombolítico IV e trombec-

QUADRO 1 Exames subsidiários para diagnóstico do acidente vascular cerebral isquêmico

Exame subsidiário	Comentários
TC de crânio sem contraste	Primeira linha na avaliação inicial, em geral suficiente para a decisão sobre trombólise IV dentro da janela clássica (até 4,5 horas) Descarta bem hemorragias e outras lesões estruturais Pode mostrar sinais incipientes de AVCI nas primeiras horas
Ângio-TC e ângio-RM	Identifica oclusão de grandes artérias, auxiliando na possível indicação de trombectomia mecânica
RM de crânio (com DWI)	Maior sensibilidade para detecção precoce do AVCI, incluindo os menores e em topografia de baixa sensibilidade para tronco cerebral
TC de crânio (perfusão) RM de crânio (PWI/DWI/FLAIR)	Neuroimagem avançada para avaliação da viabilidade tecidual Útil para indicação de trombólise IV (se *mismatch* positivo) em janela terapêutica estendida (> 4,5 horas) Metodologia para avaliação do *mismatch*: Critério EXTEND (radiológico); critério WAKE-UP (radiológico) Útil para indicação de trombectomia mecânica (se *mismatch* positivo) em janela terapêutica estendida (> 6 horas) Metodologia para avaliação do *mismatch*: Critério DAWN (clínico--radiológico); critério DEFUSE 3 (radiológico)

DAWN: *diffusion weighted imaging or computerized tomography perfusion assessment with clinical mismatch in the triage of wake up and late presenting strokes undergoing neurointervention*; DEFUSE 3: *Endovascular Therapy Following Imaging Evaluation for Ischemic Stroke 3*; DWI: *diffusion-weighted imaging*; EXTEND: *Extending the Time for Thrombolysis in Emergency Neurological Deficits*; FLAIR: *fluid-attenuated inversion recovery*; IV: intravenosa; PWI: *perfusion-weighted imaging*; RM: ressonância magnética; TC: tomografia computadorizada; WAKE-UP: *Efficacy and Safety of MRI-based Thrombolysis in Wake-up Stroke*.

QUADRO 2 Exames para diagnóstico do mecanismo causador do acidente vascular cerebral isquêmico

Exames subsidiários	Indicações
Ecocardiograma transtorácico e transesofágico	Avalia possíveis fontes embólicas de origem cardíaca (FA, trombos intracardíacos, FOP)
Eletrocardiograma; Holter 24 horas Monitorização cardíaca prolongada	Avalia a presença de arritmia cardíaca (FA e outras) com potencial risco emboligênico
Ecodoppler de artérias cervicais Ângio-TC; ângio-RM	Detecta estenoses ou placas ateroscleróticas nas artérias extracranianas (carótidas e vertebrais) e intracranianas
Doppler transcraniano	Avaliação do FSC e detecção de microembolias
Painel de trombofilia e autoimunidade	Indicado em pacientes jovens e sem fatores de risco Detecta trombofilias hereditárias e adquiridas Auxilia na investigação de doenças autoimunes

FA: fibrilação atrial; FOP: forame oval patente; FSC: fluxo sanguíneo cerebral.

QUADRO 3 Classificação ECASS (transformação hemorrágica)

Classificação da transformação hemorrágica	Características
Hemorragia petequial tipo 1	Pequenas áreas dispersas de hemorragia, sem efeito de massa.
Hemorragia petequial tipo 2	Áreas mais extensas e coalescentes de hemorragia, ainda sem efeito de massa.
Hemorragia parenquimatosa tipo 1	Coleção hemorrágica ocupando < 30% do volume do AVCI, sem efeito de massa significativo.
Hemorragia parenquimatosa tipo 2	Hemorragia ocupando > 30% do volume do AVCI, com efeito de massa e pior prognóstico clínico.

AVCI: acidente vascular cerebral isquêmico; ECASS: European Cooperative Acute Stroke Study.

tomia mecânica), hipertensão arterial descontrolada, distúrbios da coagulação e hiperglicemia. A classificação mais utilizada sobre a extensão da transformação hemorrágica é aquela originalmente utilizada no estudo ECASS (Quadro 3).

Edema cerebral e cerebelar

Ocorre sobretudo nos infartos extensos da circulação anterior (território da artéria cerebral média) com risco de herniação transtentorial e nos infartos extensos da circulação posterior (cerebelo) com risco de hidrocefalia aguda obstrutiva. O risco de evolução para edema cerebral maligno é maior em pacientes < 60 anos, em razão da menor complacência cerebral.

Crises convulsivas

Ocorrem em 2% a 6% dos pacientes na primeira semana de evolução do AVCI, sendo o maior risco nas primeiras 48 horas e especialmente nos casos de AVCI extenso com acometimento do córtex cerebral, nos casos de transformação hemorrágica e nos submetidos a trombectomia mecânica. São consideradas sintomáticas, provocadas por hiperexcitabilidade neuronal transitória, e não implicam necessariamente epilepsia pós-AVC. A incidência de crises tardias (após a primeira semana) é menor, mas sua ocorrência aumenta o risco de epilepsia pós-AVC, especialmente quando há lesão cortical extensa.

Tromboembolismo venoso

É uma complicação frequente, diretamente associada à imobilidade e a outras condições clínicas decorrentes do AVCI. A incidência de trombose venosa profunda (TVP) pode chegar a 10-50% nos pacientes imobilizados após um AVCI, sendo que a maioria dos casos é assintomática. Embolia pulmonar (EP) ocorre em 1-3% dos pacientes com AVCI, fatal em até 50% dos casos não tratados. O período crítico para o desenvolvimento de TEV é entre o segundo e o sétimo dia após o AVCI. A ultrassonografia com Doppler é o método de escolha para diagnóstico.

Complicações infecciosas

A incidência de complicações infecciosas, como pneumonia e infecção do trato urinário (ITU), na fase aguda do AVCI é alta. Os principais fatores de risco para a ocorrência de pneumonia incluem idade avançada, disfagia, rebaixamento do nível de consciência, ventilação mecânica e intubação prolongada. Sobre ITU, os principais fatores de risco incluem idade avançada e uso de cateteres vesicais de demora.

TRATAMENTO

O tratamento pode ser sistematicamente dividido em tratamento de reperfusão, suporte clínico geral, tratamento das complicações, reabilitação e prevenção secundária.

Tratamento de reperfusão

Trombólise intravenosa

Para a trombólise IV se usa alteplase (TPA) na dose de 0,9 mg/kg (máximo de 90 mg), sendo 10% da dose em bólus IV, seguido de infusão IV contínua por 60 minutos. Embora algumas diretrizes internacionais considerem o uso alternativo da tenecteplase (TNK) na dose de 0,25 mg/kg (máximo de 25 mg), administrada em bólus único, lembramos que, até o momento, a TNK não está aprovada no Brasil para uso no AVCI.

O Quadro 4 resume os critérios de inclusão, e o Quadro 5, os critérios de exclusão para trombólise IV.

QUADRO 4 Critérios de inclusão para trombólise intravenosa

- Diagnóstico clínico de AVCI agudo com déficit neurológico focal incapacitante (déficits mínimos ou totalmente recuperados espontaneamente em geral não se beneficiam).
- Início dos sintomas há menos de 4,5 horas (o benefício é maior quanto menor o tempo desde o *ictus*).
- Em pacientes com AVCI ao despertar ou com tempo de início desconhecido, a trombólise IV pode ser considerada se os exames avançados de imagem sugerirem viabilidade tecidual.
- Ausência de hemorragia intracraniana por neuroimagem (geralmente TC de crânio).
- Hipodensidade isquêmica precoce na TC não contraindica, exceto se for extensa.
- Idade ≥ 18 anos

Observação: em situações especiais de adolescentes com AVCI grave, pode-se considerar tratamento *off-label* em centros especializados, mas não como uma diretriz formal.
AVCI: acidente vascular cerebral isquêmico; IV: intravenosa; TC: tomografia computadorizada.

Trombectomia mecânica

Pacientes com AVCI e potencial indicação de trombectomia mecânica devem ter oclusão de grande artéria (carótida interna, cerebral média - segmento M1 - e artéria basilar) confirmada por ângio-TC ou ângio-RM. A janela terapêutica pode variar na dependência dos critérios de seleção, baseados no tempo de evolução ou na estimativa da viabilidade tecidual. O Quadro 6 resume esses critérios correlacionando-os com a modalidade de tratamento, o método de seleção dos pacientes e a janela terapêutica nessa modalidade de tratamento.

Para os pacientes com janela terapêutica e demais critérios compatíveis com ambos os tratamentos (trombólise IV e trombectomia mecânica), recomenda-se que ambos os tratamentos sejam realizados, iniciando a trombólise IV o mais rapidamente possível enquanto o paciente é encaminhado à trombectomia mecânica, de forma que o primeiro tratamento não atrase o segundo e o segundo não suprima a realização do primeiro.

Suporte clínico geral

Monitoramento multiparamétrico contínuo dos sinais vitais (frequência cardíaca, pressão arterial, frequência respiratória, saturação periférica de oxigênio e temperatura) é recomendado para a rápida identificação de alterações e manejo de intercorrências. A avaliação neurológica periódica e frequente com o uso da escala

QUADRO 5 Critérios de exclusão para trombólise intravenosa

Absolutos

- Hemorragia intracraniana ativa ou suspeita, mesmo com TC de crânio normal.
- Extensa área de infarto já estabelecida.
- AVCI grave ou trauma craniano grave nos últimos 3 meses.
- Histórico de hemorragia intracerebral prévia.
- Neoplasia intracraniana ou MAV cerebral (pequenos meningiomas estáveis são avaliados caso a caso).
- Suspeita de endocardite infecciosa.
- Diagnóstico ou suspeita de dissecção de aorta.
- Cirurgia de grande porte ou trauma extracraniano significativo recentes (últimos 14 dias).
- Cirurgias intracranianas ou intraespinhais nos últimos 3 meses.
- Sangramento gastrintestinal ou urinário recentes (últimos 21 dias).
- Punção arterial recente em sítio não compressível (últimos 7 dias).
- Isso pode incluir outras punções profundas, como biópsia de órgão.
- Punção lombar recente (últimos 7 dias).
- Hipertensão arterial não controlada com PA persistentemente > 185 × 110 mmHg apesar do tratamento anti-hipertensivo emergencial.
- Glicemia < 50 mg/dL (hipoglicemia deve ser corrigida antes da decisão sobre trombólise porque o déficit neurológico pode ser decorrente da hipoglicemia, sendo um diagnóstico diferencial de AVCI e melhorando com a correção da glicemia. Assim, a decisão favorável ou contrária à trombólise dependerá da evolução do déficit após correção)
- Coagulopatia ou efeito atual de medicamento anticoagulante.
- Contagem de plaquetas < 100.000/μL.
- Uso de varfarina com INR > 1,7.
- Uso de heparina não fracionada com TTPa alargado.
- Uso atual de HBPM em dose plena (terapêutica).
- Profilaxia de TEV com HBPM em dose baixa não é critério de exclusão.
- Uso de DOAC nas últimas 48 horas (para pacientes com função renal normal; exceto se houver teste laboratorial específico demonstrando ausência do efeito anticoagulante ou se houver antídoto específico, como idarucizumabe para pacientes em uso de dabigatrana ou andexanet alfa para pacientes em uso de rivaroxabana ou apixabana)

Relativos

- Déficit neurológico leve e não incapacitante.
- AVC de baixa gravidade (NIHSS baixo, com sintomas mínimos e sem incapacidade funcional não devem receber trombólise, pois o risco pode superar o benefício. Assim, sintomas como parestesia isolada, ataxia leve e déficit motor mínimo sem impacto funcional podem não ter indicação terapêutica. Já os pacientes com déficit incapacitante, mesmo com NIHSS baixo, têm indicação de trombólise IV).
- Melhora rápida dos sintomas desde que o déficit residual agora não seja incapacitante (na persistência de déficit residual incapacitante, mesmo tendo ocorrido melhora rápida e parcial do quadro neurológico, permanece a indicação de trombólise).
- Crise convulsiva no início dos sintomas (deve-se considerar como critério de exclusão se o déficit neurológico for atribuído a um quadro pós-crítico – paralisia de Todd – e não a um AVC. A indicação de trombólise permanece se o entendimento for a existência de uma AVCI real atual, independentemente de ter havido crise convulsiva).
- Glicemia > 400-500 mg/dL (não é contraindicação formal, mas está associada a pior prognóstico e, portanto, deve ser controlada mesmo que durante a trombólise).
- AVCI prévio com déficit residual significativo – mRS 3-4 (deve-se individualizar a conduta considerando a qualidade de vida prévia ao AVCI e os desejos do paciente e da família).
- Infarto agudo do miocárdio nos últimos 3 meses (a cautela relativa nesse caso se relaciona ao potencial risco de ruptura da parede livre do miocárdio com hemopericárdio, especialmente nos casos de trombólise IV em pacientes com IAM transmural extenso. Em casos de AVCI grave e IAM prévio de menores proporções, pode ser razoável administrar o trombolítico IV se o IAM ocorreu em tempo > 1-2 semanas).
- Outros: cirrose hepática avançada, hemorragia interna recente controlada, malformações vasculares sistêmicas sem sangramento recente são exemplos de cenários complexos que devem ser avaliados individualmente.

AVCI: acidente vascular cerebral isquêmico; DOAC: anticoagulante oral direto; HBPM: heparina de baixo peso molecular; IAM: infarto agudo do miocárdio; INR: razão normalizada internacional; IV: intravenoso(a); MAV: malformação arteriovenosa; PA: pressão arterial; TC: tomografia computadorizada; TEV: tromboembolismo venoso; TTPa: tempo de tromboplastina parcial ativada.

QUADRO 6 Janelas terapêuticas nas diferentes modalidades de tratamento de reperfusão

Modalidade do tratamento	Método de seleção	Janela terapêutica (do início dos sintomas)	Comentários
TT IV	TC de crânio SC	≤ 4,5 horas	AVCI com déficit incapacitante
TT IV	TC (perfusão) RM (DWI/PWI)	4,5-9 horas AVCI ao despertar (protocolo EXTEND)	Estratégia a se considerar nos pacientes sem indicação de TM
TT IV	RM (DWI/FLAIR)	Início desconhecido AVCI ao despertar (protocolo WAKE-UP)	Déficit reconhecido em até 4,5 horas do início do tratamento
TM	TC de crânio SC Ângio-TC	≤ 6 horas	Conhecida como TM (janela clássica)
TM	TC (perfusão) RM (DWI/PWI)	6-16 horas (protocolo DEFUSE 3) 6-24 horas (protocolo DAWN)	Conhecida como TM (janela estendida)

DAWN: *diffusion weighted imaging or computerized tomography perfusion assessment with clinical mismatch in the triage of wake up and late presenting strokes undergoing neurointervention*; DEFUSE 3: *Endovascular Therapy Following Imaging Evaluation for Ischemic Stroke 3*; DWI: *diffusion-weighted imaging*; EXTEND: *Extending the Time for Thrombolysis in Emergency Neurological Deficits*; FLAIR: *fluid-attenuated inversion recovery*; PWI: *perfusion-weighted imaging*; RM: ressonância magnética; SC: sem contraste; TC: tomografia computadorizada; TM: trombectomia mecânica; TT IV: trombólise intravenosa; WAKE-UP: *Efficacy and Safety of MRI-based Thrombolysis in Wake-up Stroke*.

de AVC do NIH (NIHSS) é essencial para detectar precocemente deterioração neurológica e guiar decisões terapêuticas.

A decisão sobre elevação da cabeceira deve ser individualizada com base na estabilidade hemodinâmica e no risco de aspiração. A tolerância do paciente ao decúbito elevado é em geral maior do que ao decúbito horizontal, embora ocasionalmente, em alguns pacientes, se observe variação neurológica com a elevação do decúbito em razão de piora na perfusão cerebral (pacientes com mecanismo hemodinâmico), de forma que a escolha da posição deve ser guiada pelo perfil clínico do paciente, com monitoramento contínuo para evitar complicações associadas à hipoperfusão ou aspiração. A oxigenação cerebral adequada é essencial para minimizar o dano isquêmico. Recomenda-se manter a saturação de oxigênio (SpO_2) > 94%.

Controle rigoroso da glicemia no AVCI agudo é essencial, pois tanto a hiperglicemia quanto a hipoglicemia estão associadas a piores desfechos neurológicos e aumento da mortalidade. Recomenda-se manter a glicemia entre 140-180 mg/dL nas primeiras 24-48 horas após o AVCI, evitando-se hipoglicemia (< 70 mg/dL) que pode também exacerbar a lesão cerebral. Hiperglicemia (>180 mg/dL) deve ser tratada com infusão de insulina conforme protocolo hospitalar. Recomenda-se manter os níveis glicêmicos dentro da faixa recomendada, evitando medidas agressivas que favoreçam a ocorrência de hipoglicemia.

O controle rigoroso da pressão arterial é fundamental no manejo do AVCI, uma vez que níveis pressóricos inadequados podem comprometer a perfusão cerebral e aumentar o risco de transformação hemorrágica. O Quadro 7 resume os níveis pressóricos recomendados nas diversas situações relacionadas ao tratamento do AVCI, e o Quadro 8 traz uma lista dos medicamentos anti-hipertensivos parenterais mais comumente utilizados nessa situação.

Tratamento das complicações

As complicações agudas do AVCI, como transformação hemorrágica, edema cerebral, crises convulsivas, tromboembolismo venoso e infecções, exigem manejo rápido e individualizado. A identificação precoce e a intervenção direcionada a cada uma dessas condições são fundamentais para minimizar danos adicionais e otimizar o desfecho neurológico do paciente e estão descritas a seguir.

QUADRO 7 Níveis pressóricos recomendados nos diversos momentos do tratamento do acidente vascular cerebral isquêmico agudo

Momento do tratamento	Nível pressórico recomendado
Antes do TT IV	< 185 × 110 mmHg
Após TT IV	< 180 × 105 mmHg nas primeiras 24 horas
Sem TT IV e sem indicação de TM	Reduzir PA somente se > 220 x 120 mmHg
Após TM	< 180 × 105 mmHg

PA: pressão arterial; TM: trombectomia mecânica; TT IV: trombólise intravenosa.

QUADRO 8 Medicamentos anti-hipertensivos parenterais (IV)

Fármaco	Dose inicial	Ajuste de dose	Comentários
Nitroprussiato de sódio	0,3-0,5 mcg/kg/min	Até 10 mcg/kg/min (dose máxima)	Vasodilatador arterial e venoso Uso criterioso pelo risco de toxicidade por cianeto
Nicardipino	5 mg/h	Aumentar 2,5 mg/h a cada 15 minutos (máximo de 15 mg/h)	Antagonista de canal de cálcio Primeira escolha nos Estados Unidos Atualmente indisponível no Brasil
Labetalol	10-20 mg (bólus)	Pode ser repetido a cada 10-15 minutos (máximo 300 mg/dia)	Betabloqueador Indicado para crises hipertensivas em HIP Atualmente, indisponível no Brasil

ECA: enzima de conversão de angiotensina; HIP: hemorragia intracerebral primária.

Transformação hemorrágica

O tratamento da transformação hemorrágica na fase aguda do AVCI depende das causas associadas à sua ocorrência. O Quadro 9 resume as condutas terapêuticas no caso de transformação hemorrágica nos diferentes contextos.

Edema cerebral

O edema cerebral pode ser uma complicação grave do AVCI, especialmente nos infartos extensos, por causar hipertensão intracraniana (HIC) e risco de herniação cerebral. O manejo deve ser individualizado, baseando na gravidade do quadro (Quadro 10).

Crises convulsivas

O uso profilático de anticonvulsivantes em pacientes na fase aguda do AVCI não é recomendado. Se houver crises convulsivas recorrentes, devem ser tratadas da mesma forma que em outras condições neurológicas agudas, e a escolha do anticonvulsivante deve considerar as características individuais do paciente. O Quadro 11

QUADRO 9 Conduta terapêutica nos casos de acidente vascular cerebral isquêmico com transformação hemorrágica

Hemorragia secundária à trombólise (alteplase)	Interrupção imediata da alteplase (se ainda em curso)	
	Solicitar exames laboratoriais urgentes	Hemograma completo, TP, TTPa, fibrinogênio, tipagem sanguínea, TC de crânio SC
	Reverter o efeito da alteplase	Crioprecipitado 10 UI, IV, em 10-30 minutos (início da ação em 1 hora, pico em 12 horas) Repetir dose se fibrinogênio < 200 mg/dL Ácido tranexâmico 1 g/h, IV, em 10 minutos Épsilon-aminocaproico (EACA): 4-5 g, IV, em 1 hora (pico de ação em 3 horas) Manter 1 g/h, IV, até controle do sangramento
	Avaliação por hematologia e neurocirurgia	
	Terapia de suporte intensivo	Controle rigoroso da PA Alvo de PAS ≤ 140 mmHg Monitorização da PIC e PPC Controle glicêmico e térmico
Hemorragia secundária ao uso de anticoagulantes	Varfarina (INR > 1,7)	Vitamina K (10 mg IV) CCP (25-50 UI/kg)
	Inibidores diretos da trombina (dabigatrana)	Antídoto específico (idarucizumabe)
	Inibidores diretos de Xa (rivaroxabana/ apixabana)	Antídoto específico (andexanet alfa)

CCP: concentrado de complexo protrombínico; PA: pressão arterial; PAS: pressão arterial sistólica; PIC: pressão intracraniana; PPC: pressão de perfusão cerebral; SC: sem contraste; TC: tomografia computadorizada; TP: tempo de protrombina; TTPa: tempo de tromboplastina parcial ativada.

QUADRO 10 Tratamento do edema cerebral

Tratamento clínico	
Medidas gerais	A monitorização intensiva em unidades de terapia intensiva neurológica é essencial para o manejo adequado do edema cerebral e prevenção de complicações fatais Cabeceira elevada a 30° Controle rigoroso da glicemia e temperatura Normovolemia e normonatremia Hipotermia, barbitúricos e corticosteroides não são recomendados
Terapias osmóticas	Manitol (0,25-1 g/kg, IV, a cada 4-6 horas) (para redução rápida da PIC) Solução salina hipertônica (3% a 23,4%) (alternativa ao manitol) Ajuste de dose conforme osmolaridade sérica Hiperventilação moderada (PCO_2 30-35 mmHg) (uso por curto período para evitar vasoconstrição excessiva)
Tratamento cirúrgico	
Craniectomia descompressiva	Indicada em casos de edema cerebral maligno refratário Pacientes ≤ 60 anos com infarto da ACM unilateral e deterioração neurológica nas primeiras 48 horas devem ser submetidos à craniectomia descompressiva com expansão dural Pacientes > 60 anos com infarto da ACM unilateral e deterioração neurológica nas primeiras 48 horas podem ser considerados para craniectomia descompressiva com expansão dural O diâmetro mínimo recomendado da craniectomia deve ser ≥ 12 cm
Ventriculostomia Craniectomia suboccipital	Indicadas em casos de edema cerebelar e hidrocefalia obstrutiva (ventriculostomia e, se necessário, craniectomia suboccipital com expansão dural)

ACM: artéria cerebral média; PIC: pressão intracraniana.

resume os anticonvulsivantes recomendados no tratamento de crises convulsivas na fase aguda do AVCI.

Tromboembolismo venoso

A profilaxia e o tratamento do TEV são fundamentais em pacientes com AVCI, considerando que esses pacientes têm alto risco de TVP e EP por imobilização prolongada e paresia decorrentes do AVCI. As medidas profiláticas do TEV em pacientes com AVCI incluem mobilização precoce, recomendada assim que houver estabilidade clínica, em geral após as primeiras 24 horas, mas de forma cautelosa e evitando mobilização precoce

QUADRO 11 Tratamento das crises convulsivas

Anticonvulsivante (doses)	Comentários
Levetiracetam 1.000-2.000 mg/dia	Menor interação medicamentosa e melhor tolerabilidade
Lamotrigina 25 mg/dia (com titulação progressiva)	Boa opção para idosos
Valproato 500-1.000 mg/dia	Eficaz, mas pode apresentar mais efeitos adversos (especialmente em idosos)
Fenitoína Fenobarbital	Se possível, evitar em pacientes idosos pelo risco de sedação, toxicidade e interações medicamentosas

excessiva ou sem supervisão adequada. Os dispositivos de compressão pneumática intermitente (CPI) são altamente recomendados desde a admissão hospitalar, sobretudo nos acamados e com mobilidade reduzida. Anticoagulação com heparina de baixo peso molecular (HBPM) ou heparina não fracionada (HNF) devem ser consideradas como alternativa à CPI ou associadas à CPI em pacientes com AVCI agudo com alto risco de TEV e baixo risco hemorrágico, evitando seu uso nas primeiras 24 horas após os tratamentos de reperfusão. O uso isolado de meias de compressão graduada não é recomendado, pela ausência de evidências robustas sobre sua eficácia na prevenção do TEV nos pacientes com AVCI agudo.

Nos pacientes com diagnóstico confirmado de TEV, está indicada anticoagulação plena com HBPM ou HNF ajustada por peso, iniciada imediatamente após confirmação do diagnóstico, salvo no caso de contraindicação absoluta. Nesses casos, é importante checar a função renal. O início do tratamento deve considerar o risco hemorrágico e o tempo de evolução desde o AVCI ou de intervenções específicas (por exemplo, 24 horas após a trombólise). Após a fase inicial do tratamento, é razoável considerar a transição para anticoagulantes orais diretos (DOAC) ou antagonistas da vitamina K (AVK), desde que o risco hemorrágico esteja controlado. Já o uso de filtro de veia cava está indicado só em pacientes com contraindicação absoluta ao uso de anticoagulação ou que apresentam recorrência de EP mesmo em uso de anticoagulação adequada. O Quadro 12 resume as recomendações sobre a profilaxia e tratamento do TEV nos pacientes com AVCI agudo.

Infecções

Do ponto de vista profilático, a principal estratégia para reduzir o risco de pneumonia é a avaliação precoce

QUADRO 12 Profilaxia e tratamento do tromboembolismo venoso

Medida	Indicação	Comentário
CPI	Profilaxia inicial-padrão	Desde admissão hospitalar
HBPM ou HNF profilática	Alternativa aceitável	Não iniciar antes de 24 horas após trombolítico IV
Heparina terapêutica (HBPM ou HNF)	TEV confirmado	Avaliar risco hemorrágico individualmente
Anticoagulantes orais (DOAC ou AVK)	Profilaxia e tratamento do TEV	Indicado após fase inicial de tratamento com heparina e após controle do risco hemorrágico

AVK: antagonista da vitamina K; CPI: compressão pneumática intermitente; DOAC: anticoagulante oral direto; HBPM: heparina de baixo peso molecular; HNF: heparina não fracionada; IV: intravenoso; TEV: tromboembolismo venoso.

da deglutição, permitindo detectar os pacientes com algum grau de disfagia e risco de broncoaspiração. Recomenda-se que todo paciente admitido por AVCI seja rapidamente avaliado quanto a deglutição e, assim, a alimentação seja adequada a essa condição. Também, com respeito à ITU, recomenda-se, dentro do possível, evitar o uso de cateter vesical de demora e, se necessário utilizar, implementar protocolos para a sua retirada em curto prazo.

Hipertermia

Antitérmicos (paracetamol, dipirona) estão recomendados no caso de temperatura > 38 °C, além da identificação e do tratamento das suas causas (pneumonia, infecção de trato urinário etc.). Não há evidências suficientes para a recomendação de hipotermia terapêutica.

Reabilitação

Em geral, as principais diretrizes de reabilitação após AVC recomendam reabilitação organizada e multidisciplinar o mais cedo possível. O momento ideal e a dosagem (intensidade e duração) da mobilização fazem diferença, de forma que levantar o paciente cedo demais e com muita frequência pode interferir na autorregulação cerebral e perfusão em áreas isquêmicas ainda instáveis. Isso não significa que a reabilitação precoce seja ruim, mas que o excesso e a intensidade elevada nas primeiras 24 horas devem ser evitados. É recomendável que o tratamento de reabilitação ocorra preferencialmente numa unidade de AVC.

Prevenção secundária

A estratégia terapêutica para prevenção secundária deve se basear no entendimento do provável mecanismo fisiopatológico causador do AVCI. Assim, nos pacientes com AVCI causado por aterosclerose de grandes artérias, a prevenção secundária habitualmente inclui o uso de antiagregantes plaquetários (ácido acetilsalicílico, clopidogrel e, eventualmente, cilostazol); nos casos de menor extensão (também nos ataques isquêmicos transitórios de natureza aterosclerótica), pode ser mantida dupla antiagregação (em geral ácido acetilsalicílico e clopidogrel) nas 3 semanas iniciais; e hipolipemiantes (habitualmente estatinas). Nos pacientes com AVCI relacionado a embolia de origem cardíaca, normalmente está indicada a profilaxia secundária com o uso de anticoagulantes orais (varfarina e DOAC). Nos casos de AVCI relacionado a oclusão de pequenas artérias (sobretudo naqueles com doença de pequenas artérias), o uso de antiagregantes plaquetários é mais controverso, habitualmente se evitando dupla antiagregação (pelo risco aumentado de complicações hemorrágicas). Em etiologias mais raras e específicas (trombofilias, forame oval patente, dissecções arteriais etc.), a prevenção secundária recebe direcionamento específico para essas respectivas condições.

PROGNÓSTICO DO AVCI

O AVCI é uma das principais causas de incapacidade funcional e cognitiva, impactando significativamente a qualidade de vida dos sobreviventes. Estudos mostram que a taxa de recorrência de AVC é de 26% em 10 anos, com sobrevida de 52% após 5 anos e de apenas 36% após 10 anos do primeiro AVC.

ROTINA NO HOSPITAL SÍRIO-LIBANÊS

O cuidado ao paciente com AVCI no Hospital Sírio-Libanês envolve os seguintes aspectos:

- Identificação de uma suspeita de AVCI, por meio do rápido reconhecimento de possíveis sinais e sintomas (incluindo a utilização de escalas para avaliação).
- Ativação do código AVC, por meio de ramal telefônico, para notificação e ativação dos diversos setores hospitalares e profissionais envolvidos no atendimento ao paciente com AVCI (time AVC).
- Monitoramento paramétrico do paciente com suspeita de AVCI.
- Controle e correção de parâmetros vitais, como oxigenação, temperatura, glicemia, hidratação e pressão arterial.

- Avaliação neurológica (incluindo escala de AVC do NIH/NIHSS).
- Acesso venoso periférico, exames laboratoriais e eletrocardiograma (desde que não atrapalhem ou atrasem a realização do exame de neuroimagem).
- Encaminhamento e realização do exame protocolar de neuroimagem (tomografia de crânio sem contraste e angiotomografia arterial cerebral e cervical).
- Laudo do exame de neuroimagem, definição diagnóstica e decisão terapêutica.
- Na indicação de trombólise IV, início do tratamento ainda no setor de neuroimagem (para agilizar o início do tratamento).
- Na indicação de trombectomia mecânica, encaminhamento para setor de hemodinâmica.
- Transferência para unidade monitorada para continuação dos cuidados (unidade de AVC/UTI).
- Avaliação da equipe multiprofissional de reabilitação (fonoaudiologia - avaliação da deglutição; fisioterapia - avaliação motora e respiratória; terapia ocupacional e psicologia - quando necessário).
- Monitoramento neurológico e de potenciais complicações do tratamento de recanalização.
- Realização de exames complementares para definição da melhor prevenção secundária.
- Educação do paciente, familiares e cuidadores.
- Estruturação do plano terapêutico pós alta.
- Coleta de dados relativos ao tratamento e ao desfecho clínico.

FLUXOGRAMA TERAPÊUTICO

O fluxograma terapêutico mostrado pela Figura 1 apresenta de forma visual as etapas e decisões cruciais no manejo do AVCI, desde a avaliação inicial até o plano de alta, organizando as intervenções para o atendimento eficaz.

CONSIDERAÇÕES FINAIS

O AVCI é uma causa importante de morte e incapacidade global. Para melhorar o prognóstico, é essencial o reconhecimento rápido dos sinais e a implementação de protocolos de tratamento eficazes. O cuidado integrado por uma equipe multiprofissional, a prevenção para evitar novos eventos e a reabilitação precoce são pilares fundamentais para a recuperação e a qualidade de vida do paciente.

PONTOS-CHAVE

1. O AVCI é uma das principais causas de morte e incapacidade no mundo.
2. O reconhecimento rápido dos sinais de alerta e a implementação de protocolos baseados em evidência são fundamentais para otimizar o prognóstico.
3. Os focos do tratamento do AVCI podem ser divididos em tratamento da fase aguda, prevenção secundária e reabilitação.
4. O cuidado multiprofissional integrado nas unidades de AVC e os tratamentos de reperfusão, incluindo trombólise IV e trombectomia mecânica, são os pilares do tratamento na fase aguda.
5. A prevenção secundária é essencial para reduzir o risco de recorrência do AVCI.
6. A reabilitação com abordagem multiprofissional deve ser iniciada já na fase aguda.

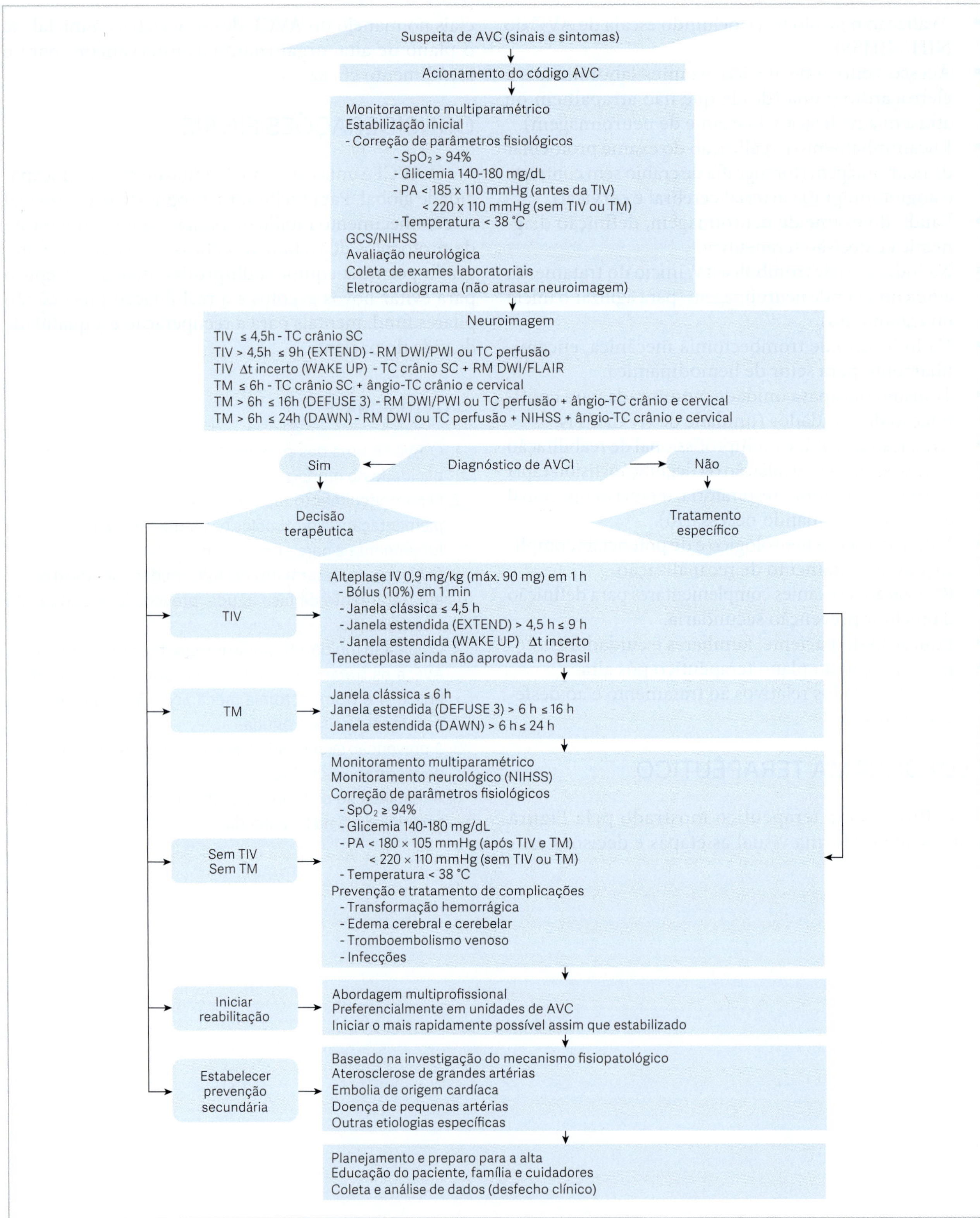

FIGURA 1 Fluxograma terapêutico para o manejo do acidente vascular cerebral isquêmico (AVCI).

AVC: acidente vascular cerebral; DAWN: *Diffusion Weighted Imaging* (DWI) *or Computerized Tomography Perfusion* (CTP) *Assessment With Clinical Mismatch in the Triage of Wake Up and Late Presenting Strokes Undergoing Neurointervention*; DEFUSE 3: *Endovascular Therapy Following Imaging Evaluation for Ischemic Stroke 3*; DWI: *diffusion-weighted imaging*; EXTEND: *Extending the Time for Thrombolysis in Emergency Neurological Deficits*; FLAIR: *fluid-attenuated inversion recovery*; GCS: *Glasgow Coma Score*; IV: intravenosa; NIHSS: escala de AVC do National Institute of Health; PA: pressão arterial; PWI: *perfusion-weighted imaging*; RM: ressonância magnética; SpO_2: saturação de oxigênio; TC: tomografia computadorizada; TIV: trombólise intravenosa; TM: trombectomia mecânica; WAKE-UP: *Efficacy and Safety of MRI-based Thrombolysis in Wake-up Stroke*.

BIBLIOGRAFIA

1. Alamowitch S, Turc G, Palaiodimou L, Bivard A, Cameron A, De Marchis GM, et al. European Stroke Organisation (ESO) expedited recommendation on tenecteplase for acute ischaemic stroke. Eur Stroke J. 2023;8(1):8-54.
2. Berge E, Whiteley W, Audebert H, De Marchis GM, Fonseca AC, Padiglioni C, et al. European Stroke Organisation (ESO) guidelines on intravenous thrombolysis for acute ischaemic stroke. Eur Stroke J. 2021;6(1):I-LXII.
3. Powers WJ, Rabinstein AA, Ackerson T, Adeoye OM, Bambakidis NC, Becker K, et al. 2019 Update to the 2018 Guidelines for the early management of acute ischemic stroke: a guideline for healthcare professionals from the American Heart Association/American Stroke Association. Stroke. 2019;50(12):e344-e418.
4. Sandset EC, Anderson CS, Bath PM, Christensen H, Fischer U, Gąsecki D, et al. European Stroke Organisation (ESO) guidelines on blood pressure management in acute ischaemic stroke and intracerebral haemorrhage. Eur Stroke J. 2021;6(2):XLVIII-LXXXIX.
5. Strbian D, Tsivgoulis G, Ospel J, Räty S, Cimflova P, Georgiopoulos G, et al. European Stroke Organisation and European Society for Minimally Invasive Neurological Therapy guideline on acute management of basilar artery occlusion. Eur Stroke J. 2024;9(4):835-84.
6. Turc G, Bhogal P, Fischer U, Khatri P, Lobotesis K, Mazighi M, et al. European Stroke Organisation (ESO) - European Society for Minimally Invasive Neurological Therapy (ESMINT) Guidelines on Mechanical Thrombectomy in Acute Ischaemic Stroke. Endorsed by Stroke Alliance for Europe (SAFE). Eur Stroke J. 2019;4(1):6-12.
7. Turc G, Tsivgoulis G, Audebert HJ, Boogaarts H, Bhogal P, De Marchis GM, et al. European Stroke Organisation – European Society for Minimally Invasive Neurological Therapy expedited recommendation on indication for intravenous thrombolysis before mechanical thrombectomy in patients with acute ischaemic stroke and anterior circulation large vessel occlusion. Eur Stroke J. 2022;7(1):I-XXVI.
8. van der Worp HB, Hofmeijer J, Jüttler E, Lal A, Michel P, Santalucia P, et al. European Stroke Organisation (ESO) guidelines on the management of space-occupying brain infarction. Eur Stroke J. 2021;6(2):XC–CX.
9. Wahlgren N, Moreira T, Michel P, Steiner T, Jansen O, Cognard C, et al. Mechanical thrombectomy in acute ischemic stroke: consensus statement by ESO-Karolinska Stroke Update 2014/2015. Int J Stroke. 2016;11(1):134-47.

77

Hemorragia intraparenquimatosa

Eli Faria Evaristo
Tarso Adoni

SUMÁRIO

CONCEITO/DEFINIÇÃO

A HIP é uma forma de acidente vascular cerebral (AVC) decorrente de sangramento espontâneo no interior do parênquima cerebral, comumente associado a hipertensão arterial, angiopatia amiloide, uso de anticoagulantes e malformações vasculares.

EPIDEMIOLOGIA

A HIP representa aproximadamente 10-15% de todos os casos de AVC e continua sendo um grande desafio para a saúde pública global. Em nível nacional, a magnitude disso pode ser considerada a partir da ocorrência de casos de AVC no país que, com base nas informações disponíveis, varia de 232 mil a 344 mil casos novos por ano. A hipertensão arterial sistêmica (HAS) é o principal fator de risco, responsável por mais da metade dos casos de HIP. Outros fatores de risco incluem idade avançada, consumo excessivo de álcool, tabagismo e uso de anticoagulantes.

FISIOPATOLOGIA BÁSICA

A HIP resulta de diferentes mecanismos fisiopatológicos, cada qual com características próprias em termos de apresentação clínica e achados nos exames de imagem, o que traz implicações terapêuticas.

- Arteriolosclerose hipertensiva: a HAS crônica leva à degeneração lipo-hialina das arteríolas perfurantes profundas, especialmente nos núcleos da base, tálamo, tronco cerebral e cerebelo.
- Angiopatia amiloide cerebral (AAC): a deposição do peptídeo beta-amiloide nas paredes das arteríolas leptomeníngeas e corticais leva à fragilidade vascular e predisposição à ruptura, resultando em

hemorragias lobares, habitualmente recorrentes, e múltiplas micro-hemorragias.

- Alterações da coagulação: uso de anticoagulantes, trombolíticos, coagulopatias hereditárias, trombocitopenia grave e outras doenças hematológicas podem predispor a hemorragia intracerebral. No caso do uso de anticoagulantes (antagonistas da vitamina K, como a varfarina; inibidores diretos do fator Xa, como a rivaroxabana e apixabana; e inibidores da trombina, como a dabigatrana), a HIP tende a ser mais volumosa (especialmente nos pacientes idosos e com microangiopatia associada) e pode apresentar rápida expansão nas primeiras horas.
- Malformações vasculares cerebrais: malformação arteriovenosa (MAV), cavernoma e aneurisma sacular (embora este último cause, mais comumente, hemorragia subaracnoide) podem sofrer ruptura espontânea, resultando em HIP. Essas condições em geral acometem indivíduos mais jovens.
- Vasculopatias inflamatórias e não inflamatórias: vasculite, síndrome da vasoconstrição reversível, doença de Moyamoya e outras podem determinar fragilidade da parede vascular com ruptura e HIP.

Em adição às consequências do próprio sangramento inicial, dano maior pode ocorrer pela expansão do volume da HIP, fenômeno comum nas primeiras horas após o sangramento inicial por diferentes razões relacionadas ao mecanismo causador do sangramento inicial (HAS, alteração da coagulação etc.)

Após o sangramento inicial, a HIP desencadeia uma cascata de eventos fisiopatológicos que ampliam a lesão cerebral, como efeitos decorrentes da compressão mecânica dos tecidos cerebrais adjacentes com eventual herniação cerebral; hipertensão intracraniana (HIC); comprometimento da drenagem ventricular, com consequente hidrocefalia; liberação de produtos neurotóxicos, decorrentes da degradação do sangue presente na HIP, ativando processos inflamatórios e piorando o edema cerebral.

QUADRO CLÍNICO

A apresentação clínica da HIP é variável, dependendo da localização e do volume da hemorragia, do grau de HIC e do acometimento de estruturas vitais. O reconhecimento imediato dos sinais clínicos e dos fatores de risco é essencial para a suspeita diagnóstica e a abordagem terapêutica adequada.

A história clínica deve enfatizar o tempo de início dos sintomas ou, quando não identificado precisamente, o último momento em que o paciente foi visto normal. Esse dado é fundamental para a tomada de decisões terapêuticas e estimativas prognósticas. Os sintomas e sinais mais comuns incluem:

- Cefaleia: presente em cerca de 40% dos casos, mais comumente súbita e intensa. Ocasionalmente, pode ter início mais insidioso quando, por exemplo, associada a lesões expansivas com HIP secundária.
- Déficits neurológicos focais: fraqueza ou paralisia súbita (hemiparesia, monoparesia, plegia); alterações da fala (afasia em hemorragias em hemisfério dominante); déficits sensitivos e visuais (hemianopsia, diplopia); ataxia e dismetria em hemorragias cerebelares; rebaixamento do nível de consciência (RNC); crises convulsivas (mais comuns em hemorragias lobares do que em hemorragias profundas); sinais de HIC, como náuseas e vômitos, bradicardia e hipertensão arterial (reflexo de Cushing) e midríase unilateral (sugestiva de herniação cerebral).
- Achados adicionais de exame físico: pressão arterial elevada é um achado frequente na HIP de causa hipertensiva; bradipneia e bradicardia podem aparecer como indicação de possível HIC grave.

EXAMES SUBSIDIÁRIOS

Os exames subsidiários desempenham um papel fundamental na avaliação inicial e no acompanhamento do paciente com HIP. A tomografia computadorizada (TC) de crânio sem contraste é o primeiro passo para confirmar a HIP e avaliar seu volume e localização. A angio-TC pode detectar lesões estruturais subjacentes (aneurisma, malformação vascular) e, às vezes, o *spot sign*, um vazamento de contraste indicando hemorragia ativa e risco de expansão da HIP. A ressonância magnética (RM) com as sequências gradiente eco (GRE) e SWI pode identificar micro-hemorragias e siderose cortical (sugerindo angiopatia amiloide), além de ajudar a distinguir outros diagnósticos (tumor, trombose venosa cerebral). Os exames subsidiários podem ser divididos em exames para diagnóstico da HIP (Quadro 1) e exames para diagnóstico do mecanismo e etiologia da HIP (Quadro 2).

COMPLICAÇÕES

A HIP é uma condição grave e associada a alta taxa de morbimortalidade. Diversas complicações podem ocorrer no curso da doença, impactando diretamente o prognóstico dos pacientes. Entre as principais complicações estão a expansão do hematoma, hidrocefalia obstrutiva, herniação cerebral, crises convulsivas e infecções secundárias.

Expansão da hemorragia intraparenquimatosa

É um dos principais determinantes do prognóstico, podendo causar piora do nível de consciência, maior

QUADRO 1 Exames subsidiários para diagnóstico da hemorragia intraparenquimatosa

Exame	Finalidade
TC de crânio sem contraste	Diagnóstico inicial, avaliação do volume e localização do hematoma.
RM de crânio (incluindo sequências GRE/SWI)	Avaliação de sangramentos prévios, siderose cortical e micro-hemorragias
Angio-RM	Diferencia hemorragias primárias de secundárias e pode detectar malformações vasculares
Angio-TC	Pode sinalizar sangramento ativo (*spot sign*)

GRE: *gradient-recalled echo;* RM: ressonância magnética; SWI: *susceptibility-weighted imaging;* TC: tomografia computadorizada.

QUADRO 2 Exames subsidiários para diagnóstico dos mecanismos causadores da hemorragia intraparenquimatosa

Exame	Finalidade
Angio-TC Angio-RM	Auxilia a diferenciar hemorragias primárias de secundárias e a detectar malformações vasculares
RM com SWI/GRE e outras sequências específicas	Pesquisa de angiopatia amiloide cerebral (hemorragias lobares, depósitos de beta-amiloide) Detecção de cavernoma
Angiografia digital cerebral	Detecção de malformações vasculares e vasculopatias (MAV, aneurisma, Moyamoya, vasculite)
Doppler transcraniano	Avaliação da hemodinâmica cerebral (pode ser no diagnóstico de SVCR e vasoespasmo)
Exames de coagulação (RNI, TP, TTPA, anti-Xa, plaquetas) Exame toxicológico (se indicado) Na/K/U/C/glicemia Teste de gravidez (se indicado) Eletrocardiograma Marcadores cardíacos Outros exames laboratoriais	Investigação de coagulopatias e trombocitopenia Monitoramento da reversão de anticoagulação Pesquisa de drogas simpatomiméticas (cocaína, anfetaminas) Pesquisa de gravidez Investigação de possível comorbidade cardíaca
Biópsia cerebral (se indicado)	Investigação de vasculite ou infiltração tumoral

GRE: *gradient-recalled echo;* MAV: malformação arteriovenosa; RNI: relação normatizada internacional; SVCR: síndrome da vasoconstrição reversível; SWI: *susceptibility-weighted imaging;* TP: tempo de protrombina; TTPA: tempo de tromboplastina parcial ativado.

necessidade de suporte ventilatório e maior tempo de internação em unidade de terapia intensiva (UTI). Além disso, aumenta em até 4 vezes o risco de morte e incapacidade funcional quando comparado a uma hemorragia estável. Estima-se que até 38% dos pacientes com HIP apresentem expansão significativa nas primeiras 3 a 6 horas, e a taxa de expansão pode chegar a 28% em 24 horas, sendo mais frequente em indivíduos sob anticoagulação ou com hipertensão arterial descontrolada. Outros fatores de risco para expansão da HIP incluem idade avançada, presença de coagulopatias e a presença de *spot sign* na angio-TC, o que indica extravasamento ativo de sangue.

Hidrocefalia obstrutiva

Decorre do acúmulo de líquido cefalorraquidiano (LCR), geralmente associado a sangramento intraventricular e obstrução dos forames de drenagem ventricular cerebral. Os principais fatores de risco para hidrocefalia em pacientes com HIP incluem a presença de hemorragia intraventricular volumosa e a localização da HIP (hemorragias talâmicas, cerebelares e periventriculares têm maior propensão para invadir os ventrículos). A presença de hidrocefalia obstrutiva está associada a pior desfecho neurológico em razão de HIC e RNC.

Herniação cerebral

Ocorre quando há deslocamento de estruturas encefálicas decorrente da compressão mecânica determinada pela HIP e por HIC. Os principais fatores de risco para herniação cerebral incluem rápida expansão da HIP, HIP volumosa (> 60 mL), HIP profunda ou cerebelar, presença de hidrocefalia obstrutiva associada e edema cerebral perilesional grave. O quadro clínico pode variar, dependendo da topografia da herniação (Quadro 3).

QUADRO 3 Topografia da herniação cerebral e seu quadro clínico

Uncal	Midríase unilateral fixa, hemiparesia contralateral, rebaixamento progressivo da consciência
Transtentorial	Alterações pupilares bilaterais, posturas anormais (decorticação ou descerebração), instabilidade hemodinâmica
Tonsilar	Depressão respiratória ou apneia, hipertensão arterial com bradicardia (síndrome de Cushing), coma e morte súbita

Crises convulsivas

Ocorrem em até 30% dos pacientes com HIP, mais comuns nas primeiras 24 a 48 horas. Os principais fatores de risco para a ocorrência de crises convulsivas na HIP incluem sua topografia lobar, seu volume (> 30 mL), presença de hemorragia subaracnoide secundária e história prévia de epilepsia.

Tromboembolismo venoso

É uma complicação frequente e potencialmente grave em pacientes com HIP, especialmente aqueles com mobilidade reduzida. O risco do tromboembolismo venoso (TEV) é maior nas primeiras duas semanas após o evento hemorrágico e se deve à imobilização prolongada, ao estado pró-inflamatório e à disfunção endotelial associada. A incidência de trombose venosa profunda (TVP) e embolia pulmonar (EP) em pacientes com HIP não tratados pode chegar a 10-30%.

Infecções secundárias

Até 40-60% dos pacientes com HIP desenvolvem alguma infecção hospitalar, especialmente broncopneumonia e infecção urinária. Fatores associados a maior risco de infecção incluem imobilização prolongada, intubação orotraqueal e ventilação mecânica prolongada, broncoaspiração secundária à disfagia neurogênica, imunossupressão ou uso de corticosteroides e presença de dispositivos invasivos, como cateteres vesicais e acesso venoso central.

TRATAMENTO

Estabilização inicial

É uma etapa fundamental para prevenir deterioração neurológica precoce e otimizar as condições do paciente com HIP para intervenções subsequentes. O manejo inicial deve incluir avaliação das vias aéreas, suporte ventilatório adequado, posicionamento ideal do paciente e monitoramento neurológico rigoroso. Uma vez que insuficiência respiratória é comum nos pacientes com HIP grave e RNC, intubação orotraqueal deve ser considerada nas situações a seguir (Quadro 4).

Posicionamento (decúbito)

O decúbito do paciente influencia diretamente a pressão intracraniana (PIC) e a perfusão cerebral (PPC). Estudos indicam que a elevação da cabeceira a 30-45° melhora a drenagem venosa cerebral, reduz a PIC (sem comprometer a PPC) e reduz o risco de broncoaspiração. Assim, recomenda-se evitar o decúbito supino plano e manter a cabeceira elevada entre 30-45°.

QUADRO 4 Indicações de intubação orotraqueal em hemorragia intraparenquimatosa

GCS ≤ 8	O rebaixamento do nível de consciência compromete a proteção das vias aéreas
Evidências de broncoaspiração	Pacientes com disfagia grave ou reflexo de tosse reduzido apresentam alto risco de aspiração
Instabilidade respiratória	Hipoxemia (SpO_2 < 92%) ou hipercapnia grave ($PaCO_2$ > 50 mmHg) requerem suporte ventilatório
Sinais de HIC	Midríase fixa unilateral ou bilateral e deterioração neurológica rápida podem necessitar de hiperventilação transitória para controle da PIC

GCS: escala de coma de Glasgow; HIC: hipertensão intracraniana; PIC: pressão intracraniana.

Escalas de monitoramento

Escalas e escores para monitoramento neurológico na UTI podem auxiliar no rápido reconhecimento de deterioração clínica e neurológica, agilizando o início de tratamentos eventualmente necessários. A escala mais utilizada na HIP é a escala de coma de Glasgow (GCS), habitualmente para monitoramento do nível de consciência. Outra escala, a de AVC do NIH (NIHSS), costuma ser mais usada para monitoramento dos déficits neurológicos focais e é especialmente utilizada nos casos de AVC isquêmico (AVCI).

Monitoramento da pressão intracraniana

Em pacientes com HIP que apresentam sinais clínicos de HIC e RNC, recomenda-se a monitorização da PIC, com o objetivo de mantê-la abaixo de 20 mmHg para minimizar o risco de herniação cerebral. Em adição, recomenda-se que a PPC seja mantida acima de 60 mmHg, com o objetivo de evitar isquemia secundária. Nesse sentido, uma informação útil na avaliação da autorregulação cerebral é o índice de reatividade pressórica (PRx), cujo cálculo requer dados da PIC e da pressão arterial média (PAM).

Controle da pressão arterial

O controle rigoroso da pressão arterial (PA) é essencial para reduzir o risco de expansão do HIP e melhorar os desfechos clínicos. Diretrizes nacionais e internacionais, baseadas em estudos multicêntricos, recomendam reduzir a PA sistólica (PAS) para 140 mmHg (faixa entre 130 mmHg e 150 mmHg), procurando alcançar essa meta dentro da primeira hora de atendimento, sobretudo nos casos de HIP atendidos dentro das primeiras 2 horas do início dos sintomas, e mantendo esses níveis nas primeiras 24-48 horas. Há controvérsia sobre a redução intensa e rápida da PAS especialmente em pacientes com HIP volumosa com indicação cirúrgica e nos pacientes com PAS > 220 mmHg na admissão. A análise combinada de dois grandes estudos sugere que uma redução acentuada da PA (> 60 mmHg) na primeira hora pode ser prejudicial.

Redução excessiva da PAS (< 130 mmHg) deve ser evitada, pois pode comprometer a PPC, especialmente em pacientes com lesão cerebrovascular prévia. A escolha do anti-hipertensivo deve levar em conta a necessidade de redução rápida e controlada da PA, preferindo agentes de administração intravenosa com meia-vida curta e capacidade de ajuste fino da dose. Princípios básicos do controle da PA na HIP incluem o monitoramento contínuo, com aferições a cada 5-15 minutos nas primeiras 6 horas, evitando reduções abruptas da PA, de forma a não comprometer a perfusão cerebral. O Quadro 5 inclui os principais anti-hipertensivos intravenosos utilizados e suas respectivas doses.

Reversão da anticoagulação

A reversão da anticoagulação é essencial para pacientes com HIP que fazem uso de anticoagulantes, reduzindo o risco de expansão da hemorragia e melhorando o prognóstico. A escolha da terapia de reversão deve ser baseada no tipo de anticoagulante usado pelo paciente e na gravidade da HIP. As opções terapêuticas incluem o complexo protrombínico e vitamina K, o idarucizumabe e o andexanet-alfa, conforme indicado no Quadro 6.

Em adição, vale lembrar que, em pacientes sob efeito anticoagulante de inibidores do fator Xa, na indisponibilidade do andexanet alfa, pode ser usado complexo

QUADRO 5 Medicamentos anti-hipertensivos intravenosos

Fármaco	Dose inicial	Ajuste de dose	Comentários
Nitroprussiato de sódio	0,3-0,5 mcg/kg/min	Até 10 mcg/kg/min (dose máxima)	Vasodilatador arterial e venoso Uso criterioso pelo risco de toxicidade por cianeto
Esmolol	500 mcg/kg (*bolus*)	50-300 mcg/kg/min (manutenção)	Betabloqueador de ação rápida Interessante se há taquicardia associada
Hidralazina	5-20 mg (*bolus*) a cada 20-30 minutos	Ajuste conforme resposta pressórica	Vasodilatador direto Pode causar taquicardia reflexa
Enalaprilato	1,25 mg a cada 6 horas	5 mg a cada 6 horas (dose máxima)	Inibidor de ECA Interessante em pacientes com insuficiência cardíaca
Nicardipino	5 mg/h	Aumentar 2,5 mg/h a cada 15 minutos (máximo de 15 mg/h)	Antagonista de canal de cálcio Primeira escolha nos EUA Atualmente indisponível no Brasil
Labetalol	10-20 mg (*bolus*)	Pode ser repetido a cada 10-15 minutos (máximo 300 mg/dia)	Betabloqueador Indicado para crises hipertensivas em HIP Atualmente indisponível no Brasil

EUA: Estados Unidos da América; IECA: enzima de conversão da angiotensina.

QUADRO 6 Tratamentos para reversão da anticoagulação

Medicação	Dose inicial (IV)	Ajuste de dose	Comentários
Vitamina K	5-10 mg	Baseado no TP (RNI)	Indicado para pacientes em uso de varfarina Infundir lentamente para evitar reações adversas Efeito máximo em 6 a 24 horas
Complexo protrombínico (4 fatores)	25-50 UI/kg	Baseado no TP (RNI)	Indicado para pacientes em uso de varfarina Reverte a anticoagulação em minutos
Inibidores do fator Xa (andexanet-alfa)	400-800 mg IV em *bolus*	Infusão contínua de 4-8 mg/min por 120 minutos	Indicado para pacientes em uso de rivaroxabana ou apixabana, bloqueando rapidamente os efeitos da anticoagulação
Idarucizumabe	5 g (em 2 doses de 2,5 g)	Não necessita de ajuste	Indicado para pacientes em uso de dabigatrana Reverte a anticoagulação em minutos

RNI: relação normatizada internacional; TP: tempo de protrombina.

protrombínico em altas doses (50 UI/kg); que o uso de carvão ativado pode ser interessante para pacientes que receberam a última dose de anticoagulantes diretos (DOAC) há menos de 8 horas (especialmente se menos de 2 horas); e que, nos pacientes sob efeito de antiagregação plaquetária (ácido acetilsalicílico, clopidogrel), transfusão de plaquetas não é recomendada, exceto se for necessária cirurgia urgente.

Prevenção e tratamento de complicações

A abordagem preventiva de complicações e seu tratamento, quando presentes, é essencial para melhorar o prognóstico dos pacientes com HIP. Elas incluem controle glicêmico, profilaxia e tratamento do TEV e monitoramento e tratamento da HIC.

Controle glicêmico

A hiperglicemia é um achado comum em pacientes com HIP, mesmo na ausência de diabetes prévio. Estudos indicam que níveis elevados de glicemia estão associados a maior volume da hemorragia, pior prognóstico funcional e aumento da mortalidade. Em contrapartida, evidências demonstram aumento da mortalidade associada ao controle glicêmico intensivo (81-109 mg/dL), principalmente em razão de eventos hipoglicêmicos graves. Assim, o controle glicêmico requer manejo cuidadoso para evitar tanto hiperglicemia grave quanto hipoglicemia iatrogênica. O alvo glicêmico exato ainda não é bem definido, mas valores abaixo de 180 mg/dL parecem ser mais seguros em pacientes críticos. Assim, um controle rigoroso da glicemia deve ser baseado nas seguintes recomendações (Quadro 7).

QUADRO 7 Recomendações para controle glicêmico

Parâmetro	Meta terapêutica
Glicemia capilar	110-180 mg/dL
Insulinoterapia	Administrações pontuais se glicemia > 180 mg/dL
Hipoglicemia (< 70 mg/dL)	Evitar, pois se associa a pior desfecho neurológico

Profilaxia e tratamento do tromboembolismo venoso

A profilaxia de TEV deve incluir medidas mecânicas e, quando seguro, farmacológicas, conforme indicado no Quadro 8.

Já os pacientes com TEV confirmado requerem anticoagulação plena, mas sua introdução deve ser individualizada, avaliando o risco de expansão do hematoma. Em casos de alto risco de sangramento, pode-se considerar o uso de filtro de veia cava inferior, embora a evidência do seu benefício seja limitada.

QUADRO 8 Profilaxia de tromboembolismo venoso

Tipo de profilaxia	Estratégia
Mecânica	CPI para todos os pacientes Meias de compressão graduada podem ser utilizadas, mas têm menor eficácia isoladamente
Farmacológica	HBPM ou HNF, iniciada após 48 horas do evento hemorrágico se não houver expansão do hematoma

CPI: compressão pneumática intermitente; HBPM: heparina de baixo peso molecular; HNF: heparina não fracionada.

Monitoramento da pressão intracraniana e tratamento da hipertensão intracraniana

Os métodos de monitoramento incluem o uso de cateter intraventricular que permite drenagem liquórica quando necessário (padrão-ouro) e o uso de sensor intraparenquimatoso, uma técnica menos invasiva e útil para monitoramento contínuo da PIC. O monitoramento da PIC deve ser considerado nos seguintes cenários, conforme o Quadro 9.

QUADRO 9 Indicações para monitoramento da pressão intracraniana

Indicação	Critério
GCS ≤ 8	Pacientes em coma com necessidade de controle da PIC
Hematoma cerebelar > 3 cm	Risco elevado de compressão do tronco cerebral
Desvio da linha média > 5 mm	Efeito de massa localizado com provável aumento da PIC
Deterioração neurológica inexplicada	Suspeita de HIC

GCS: escala de coma de Glasgow; HIC: hipertensão intracraniana; PIC: pressão intracraniana.

No caso de HIC documentada, as estratégias terapêuticas para seu controle estão descritas no Quadro 10.

Tratamento cirúrgico

A indicação de tratamento cirúrgico na HIP baseia-se em evidências científicas e critérios específicos relacionados à localização e ao volume do hematoma, bem como ao estado clínico e neurológico do paciente. O Quadro 11 resume essas indicações.

QUADRO 10 Tratamento da hipertensão intracraniana

Terapia	Indicação
Elevação da cabeceira (30-45°)	Reduz a pressão intracraniana sem comprometer a perfusão cerebral
Osmoterapia (manitol ou NaCl 3%)	PIC > 22 mmHg com sinais de herniação
Hiperventilação controlada ($PaCO_2$ 30-35 mmHg)	Usada apenas em crises agudas de HIC
Drenagem liquórica externa	Hidrocefalia obstrutiva associada
Craniotomia descompressiva	HIC refratária

HIC: hipertensão intracraniana; PIC: pressão intracraniana.

QUADRO 11 Indicações cirúrgicas

Critério	Indicação
Volume da HIP	HIP > 30-40 mL com deterioração neurológica
Localização da HIP	HIP lobar superficial (< 1 cm da superfície cortical)
HIP cerebelar	HIP > 3 cm ou com sinais de compressão do tronco cerebral
Efeito de massa	Desvio da linha média > 5 mm, sinais de herniação cerebral
Deterioração neurológica	Rebaixamento do nível de consciência (GCS < 9)
Hemorragia ventricular	Presença de hidrocefalia obstrutiva

GCS: escala de coma de Glasgow; HIP: hemorragia intraparenquimatosa.

A abordagem cirúrgica da HIP deve ser individualizada, considerando os riscos e benefícios para cada paciente. As diretrizes atuais sugerem que cirurgia precoce pode ser benéfica em casos selecionados, especialmente na presença de HIP cerebelar volumosa, deterioração neurológica progressiva e sinais de HIC intracraniana refratária. O tratamento cirúrgico pode ser realizado por técnicas convencionais ou minimamente invasivas, dependendo da gravidade do caso e da localização da HIP.

A cirurgia convencional (craniotomia descompressiva) está indicada nas hemorragias lobares superficiais com grande volume e efeito de massa. Estudos multicêntricos não demonstraram benefício universal da cirurgia para hemorragias profundas, mas pode haver benefício em alguns pacientes com deterioração rápida.

A cirurgia minimamente invasiva, incluindo aspiração estereotáxica e drenagem endoscópica, é uma modalidade terapêutica ainda sem indicações claras, mas com morbidade e mortalidade imediata menores. É possível que essa modalidade leve benefício a pacientes selecionados, com HIP profunda volumosa e contraindicação à craniotomia, permitindo a redução do volume da hemorragia para ≤ 15 mL (o que parece reduzir a morbidade e a mortalidade).

REABILITAÇÃO

Em geral, as principais diretrizes de reabilitação após AVC não fazem distinção significativa na abordagem entre pacientes com AVCI e HIP, os quais devem receber reabilitação organizada e multidisciplinar o mais cedo possível. É recomendável que o tratamento de reabilitação do paciente com HIP se inicie ainda na unidade neurointensiva e, posteriormente, prossiga na unidade de AVC.

PREVENÇÃO SECUNDÁRIA

As medidas terapêuticas visando à prevenção secundária devem contemplar as causas reconhecidas em cada paciente. A HAS, fator com maior risco atribuível, deve ser rigorosamente tratada, visando, na maioria dos pacientes, mantê-la em níveis < 130 x 80 mmHg. Para os pacientes com indicação prévia de anticoagulação para prevenção de eventos isquêmicos, especialmente pacientes com fibrilação atrial (FA) prévia, os estudos mostram que, na maioria dos casos, o benefício do retorno ao uso do anticoagulante (prevenindo AVCI) supera os riscos de um novo evento hemorrágico. Assim, na maioria dos casos, considera-se razoável o retorno de antitrombóticos (antiagregantes e anticoagulantes) após 4-8 semanas da estabilização de uma hemorragia intracerebral.

PROGNÓSTICO DA HEMORRAGIA INTRAPARENQUIMATOSA

O prognóstico da HIP é variável e depende de múltiplos fatores, incluindo volume e localização da HIP, presença de hemorragia intraventricular, nível de consciência na admissão e idade do paciente. Estudos demonstram que a mortalidade em 30 dias pode atingir 52%; muitos dos sobreviventes têm déficits neurológicos significativos com necessidade de reabilitação prolongada. Os fatores mais fortemente associados a desfechos desfavoráveis incluem GCS ≤ 8, volume da hemorragia ≥ 30 mL, hemorragia cerebelar > 3 cm, presença de hemorragia intraventricular e idade ≥ 80 anos. A avaliação conjunta desses fatores compõe a escala prognóstica denominada ICH Score (Intracerebral Hemorrhage Score), cuja pontuação ≥ 3 é alta preditora de mortalidade em 30 dias.

Complementando a informação prognóstica da ICH Score, outra escala (FUNC Score – Functional Outcome in Patients With Primary Intracerebral Hemorrhage Score) fornece uma estimativa de independência funcional em 90 dias, com 0% de chance de independência funcional nos casos de HIP com pontuação ≤ 4.

Recomenda-se que o prognóstico de pacientes com HIP não seja avaliado com métodos isolados, mas sim com informações múltiplas e integradas. Assim, a análise combinada dos parâmetros clínicos, escalas (ICH Score, FUNC Score), exames de imagem, monitoramento da PIC, eletroencefalograma e dosagem de biomarcadores podem, numa avaliação estruturada e no momento oportuno, aprimorar a precisão das previsões prognósticas, auxiliando na personalização do cuidado ao paciente.

No sentido de evitar a chamada "profecia autorrealizável de prognóstico ruim", recomenda-se um cuidado inicial pleno, agressivo e alinhado às diretrizes para todos os pacientes com HIP, aguardando-se um período maior de evolução para definição sobre eventual limitação na oferta dos cuidados. Evidências sugerem que esse período deva ser de pelo menos 5 dias, durante o qual condições reversíveis, como sedação, hidrocefalia e *delirium*, devem ser identificadas e controladas antes de uma decisão por limitação nos cuidados, evitando decisões prematuras com impacto possivelmente irreversível. Nesse sentido, o Quadro 12 resume as recomendações para uma abordagem adequada ao paciente com HIP com respeito a esse posicionamento prognóstico e a consequente decisão terapêutica.

QUADRO 12 Recomendações para abordagem do paciente com hemorragia intraparenquimatosa
Iniciar tratamento agressivo conforme as diretrizes, sem limitação precipitada dos cuidados
Avaliar cuidadosamente fatores reversíveis antes de considerar limitação dos cuidados
Priorizar a tomada de decisão compartilhada com familiares
Garantir que uma ordem de não reanimação não reduza indiretamente a qualidade do cuidado
Observar evolução por um período suficiente antes de definir prognóstico irreversível

ROTINA NO HOSPITAL SÍRIO-LIBANÊS

O cuidado ao paciente com HIP no Hospital Sírio-Libanês envolve os seguintes aspectos:

- Identificação de uma suspeita de AVC, por meio do rápido reconhecimento de possíveis sinais e sintomas (incluindo a utilização de escalas para avaliação).
- Ativação do código AVC, por meio de ramal telefônico, para notificação e ativação dos diversos setores hospitalares e profissionais envolvidos no atendimento ao paciente com AVC (time AVC).
- Monitoramento paramétrico do paciente com suspeita de AVC.
- Controle e correção de parâmetros vitais, como oxigenação, temperatura, glicemia, hidratação e pressão arterial.
- Avaliação neurológica (incluindo GCS e escala de AVC do NIH/NIHSS).
- Acesso venoso periférico, exames laboratoriais e eletrocardiograma (desde que não atrapalhem ou atrasem a realização do exame de neuroimagem).
- Encaminhamento e realização do exame protocolar de neuroimagem (habitualmente tomografia de crânio sem contraste e angiotomografia arterial cerebral).
- Laudo do exame de neuroimagem, definição diagnóstica e decisão terapêutica.
- Internação em unidade monitorada (UTI/UAVC).
- Avaliação de outras especialidades médicas, particularmente neurocirurgia e hematologia, quando necessário.
- Implementação de cuidados neurointensivos, visando evitar a expansão da HIP por meio do controle pressórico rigoroso e da reversão da anticoagulação (quando for o caso).
- Monitoramento da PIC quando necessário (especialmente nos pacientes com nível de consciência rebaixado, uso de ventilação mecânica e com hemorragias volumosas e intraventriculares).
- Controle da HIC (quando necessário) com medidas temporárias que incluem elevação do decúbito (30°), terapia hiperosmolar (manitol, solução hipertônica) e derivação ventricular externa.
- Tratamento cirúrgico da HIP (quando indicado) por meio de craniotomia (especialmente nas hemorragias volumosas, tanto cerebelares (> 3 cm) como lobares superficiais (< 1 cm da superfície cortical) e cirurgia minimamente invasiva (indicação mais controversa, ocasionalmente indicada em hemorragias profundas e volumosas).
- Início do trabalho de reabilitação assim que o paciente estiver estabilizado.
- Realização de exames complementares para definição da melhor prevenção secundária.
- Educação do paciente, familiares e cuidadores.
- Estruturação do plano terapêutico pós-alta.
- Coleta de dados relativos ao tratamento e ao desfecho clínico.

FLUXOGRAMA TERAPÊUTICO

A Figura 1 apresenta o fluxograma terapêutico para o manejo da HIP, detalhando as etapas desde a suspeita

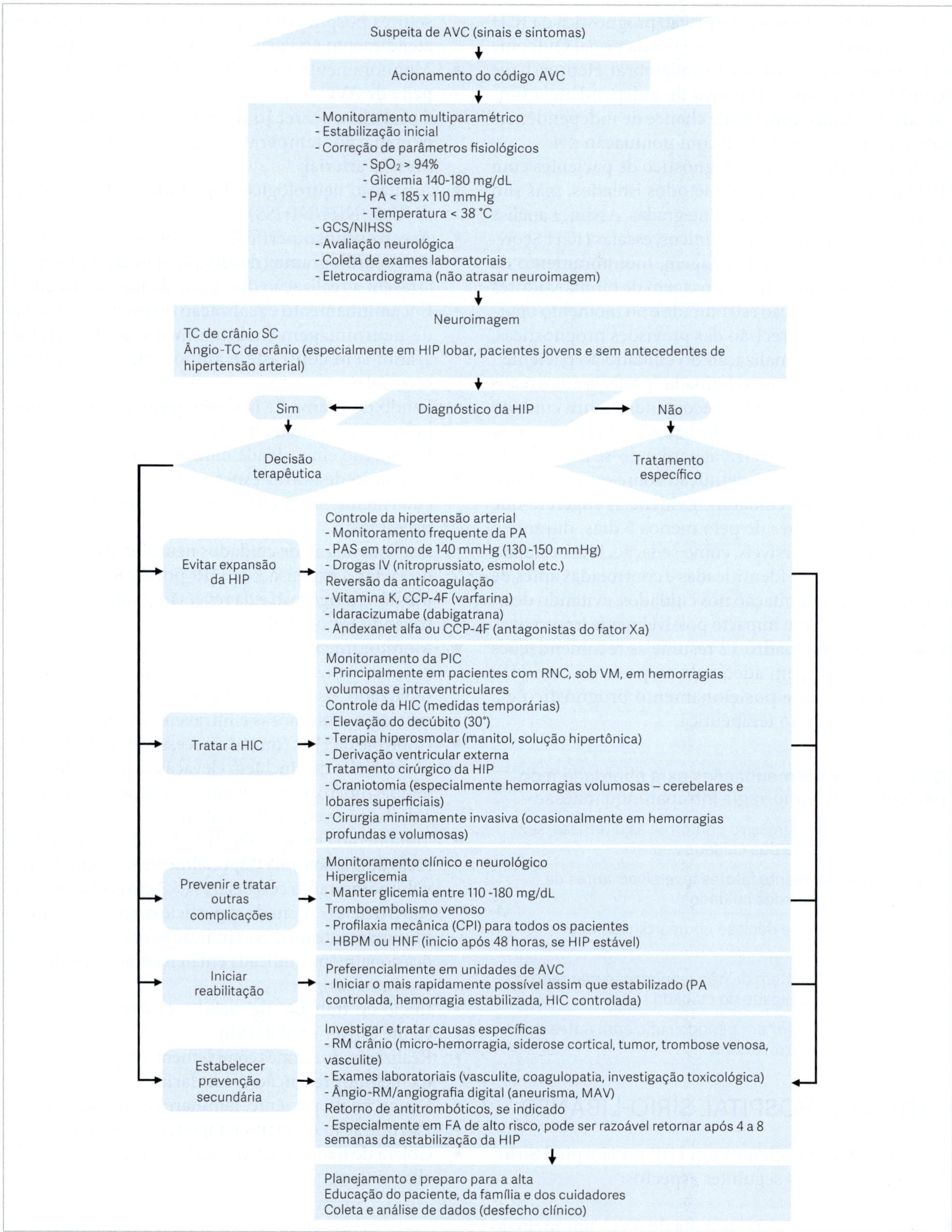

FIGURA 1 Fluxograma terapêutico para o manejo da hemorragia intraparenquimatosa.

AVC: acidente vascular cerebral; CCP-4F: complexo protrombínico-4 fatores; CPI: compressão pneumática intermitente; FA: fibrilação atrial; GCS: escala de coma de Glasgow; HBPM: heparina de baixo peso molecular; HIC: hipertensão intracraniana; HIP: hemorragia intraparenquimatosa; HNF: heparina não fracionada; IV: intravenosa; MAV: malformação arteriovenosa; NIHSS: escala de AVC do National Institute of Health; PA: pressão arterial; PAS: pressão arterial sistólica; RM: ressonância magnética; RNC: rebaixamento do nível de consciência; SpO_2: saturação de oxigênio; TC: tomografia computadorizada; VM: ventilação mecânica.

diagnóstica e acionamento do código AVC até a reabilitação e prevenção secundária, com o objetivo de guiar a decisão terapêutica e otimizar os desfechos clínicos.

PONTOS-CHAVE

1. A organização da estrutura de atendimento por meio de protocolos institucionais é essencial para garantir uma abordagem inicial à hemorragia intraparenquimatosa (HIP) de forma adequada e rápida, integrando-a com os cuidados avançados neurocríticos e neurocirúrgicos (quando indicados).
2. O rápido diagnóstico da HIP, por meio do exame de neuroimagem (habitualmente tomografia computadorizada de crânio), é essencial para o manejo eficaz dessa condição, tanto pelo seu diagnóstico quanto pela detecção de sinais preditivos da sua expansão, o que está associado a piores desfechos.
3. A expansão da HIP pode ser reduzida pelo controle rigoroso da pressão arterial e reversão efetiva do estado de anticoagulação (quando presente), sobretudo nas primeiras horas.
4. O tratamento cirúrgico da HIP está indicado em certas situações, com base na topografia e no volume da hemorragia, assim como na situação clínica do paciente. Ocasionalmente, embora ainda com incertezas quanto ao seu impacto funcional, abordagens minimamente invasivas podem ser uma opção em casos selecionados.
5. A decisão sobre limitação na extensão dos cuidados é um assunto complexo e que requer avaliação bastante cuidadosa, para evitar decisões precipitadas. Escalas de gravidade podem auxiliar na estimativa prognóstica na HIP, mas não devem ser avaliadas de forma precipitada ou analisadas de forma isolada.

BIBLIOGRAFIA

1. Beck J, Fung C, Strbian D, Bütikofer L, Z'Graggen WJ, Lang MF, et al. Decompressive craniectomy plus best medical treatment versus best medical treatment alone for spontaneous severe deep supratentorial intracerebral haemorrhage: a randomized controlled clinical trial. Lancet. 2024;403(10391):2395-404.
2. Christensen H, Cordonnier C, Kõrv J, Lal A, Ovesen C, Purrucker JC, et al. European stroke organisation guideline on reversal of oral anticoagulants in acute intracerebral haemorrhage. Eur Stroke J. 2019;4(4):294-306.
3. Frontera JA, Rayi A, Tesoro E, Gilmore EJ, Johnson EL, Olson D, et al. Guidelines for seizure prophylaxis in patients hospitalized with nontraumatic intracerebral hemorrhage: a clinical practice guideline for health care professionals from the Neurocritical Care Society. Neurocrit Care. 2025;42(1):1-21.
4. Greenberg SM, Ziai WC, Cordonnier C, Dowlatshahi D, Francis B, Goldstein JN, et al. 2022 Guideline for the management of patients with spontaneous intracerebral hemorrhage: a guideline from the American Heart Association/American Stroke Association. Stroke. 2022;53(7):e282-e361.
5. Hallenberger TJ, Guzman R, Bonati LH, Greuter L, Soleman J. Endoscopic surgery for spontaneous supratentorial intracerebral haemorrhage: A systematic review and meta-analysis. Front Neurol. 2022;13:1054106.
6. Hwang DY, Kim KS, Muehlschlegel S, Wartenberg KE, Rajajee V, Alexander SA, et al. Guidelines for neuroprognostication in critically Ill adults with intracerebral hemorrhage. Neurocrit Care. 2024;40(2):395-414.
7. Li Q, Yakhkind A, Alexandrov AW, Alexandrov AV, Anderson CS, Dowlatshahi D, et al. Code ICH: a call to action. Stroke. 2024;55(2):494-505.
8. Ma L, Hu X, Song L, Chen X, Ouyang M, Billot L, et al. The third intensive care bundle with blood pressure reduction in acute cerebral haemorrhage trial (INTERACT3): an international, stepped wedge cluster randomised controlled trial. Lancet. 2023;402(10395):27-40.
9. Pradilla G, Ratcliff JJ, Hall AJ, Saville BR, Allen JW, Paulon G, et al. Trial of early minimally invasive removal of intracerebral hemorrhage. N Engl J Med. 2024;390(14):1277-89.
10. Sandset EC, Anderson CS, Bath PM, Christensen H, Fischer U, Gąsecki D, et al. European Stroke Organisation (ESO) guidelines on blood pressure management in acute ischaemic stroke and intracerebral haemorrhage. Eur Stroke J. 2021;6(2):XLVIII-LXXXIX.
11. Schreuder F, Gaberel T, Cordonnier C. Surgical management of intracerebral hemorrhage: new light on the horizon? Stroke. 2025;56(2):575-8.
12. Shoamanesh A, Lindsay MP, Castellucci LA, Cayley A, Crowther M, de Wit K, et al. Canadian stroke best practice recommendations: management of spontaneous intracerebral hemorrhage, 7th Edition Update 2020. Int J Stroke. 2021;16(3):321-41.

Hemorragia subaracnoide aneurismática

Fábio Santana Machado
Manoel Jacobsen Teixeira
José Guilherme Mendes Pereira Caldas
Thiago Henrique Silva

SUMÁRIO

INTRODUÇÃO

A presença de aneurismas na população geral varia de 1% a 5% em estudos de necrópsias, e 50% a 80% destes nunca apresentarão ruptura. A incidência de aneurismas múltiplos varia de 15-20%. Em torno de 11% dos pacientes com aneurismas rotos não apresentam história familiar de doença cerebrovascular.

Estima-se que a incidência de hemorragia subaracnoide aneurismática (HSA) seja de 8-10 casos a cada 100 mil pessoas/ano, enquanto a incidência de aneurisma na população adulta sem analisar fatores de risco é estimada em 2,3% (IC95% 1,7-3,1). Contudo, deve-se lembrar que é duas vezes mais frequente em mulheres e o seu pico de incidência está entre os 55 e 60 anos. A HSA corresponde entre 5-15% dos acidentes vasculares cerebrais, por volta de 3/4 das HSA decorrem de ruptura espontânea de aneurismas, em 20% a causa é desconhecida, e os 5% restantes têm como etiologia tumores, malformação arteriovenosa, vasculites ou dissecções vasculares (Quadro 1).

QUADRO 1 Causas raras de hemorragia subaracnoide

Grupo diagnóstico	Situações clínicas
Inflamatório	Aneurisma micótico; borreliose; doença de Behçet; angiite primária; poliarterite nodosa; síndrome de Churg-Strauss; granulomatose de Wegener
Não inflamatório	Dissecção arterial; angiomas; aneurisma fusiforme; fístula arteriovenosa dural; trombose venosa cerebral; angiopatia amiloide; doença de Moyamoya
Lesão vascular da medula	Aneurisma de artéria espinhal; fístula arteriovenosa espinhal; malformação arteriovenosa espinhal; angioma cavernoso espinhal
Tumores	Apoplexia hipofisária; metástase de mixoma cardíaco; glioma; neurinoma do acústico; angiolipoma; meningioma cervical; schwannoma de nervo craniano; carcinomatose meníngea; melanoma de cauda equina; hemangioblastoma de medula cervical
Outras causas	Usuários de cocaína; anticoagulantes; anemia falciforme

A HSA é um evento clínico catastrófico que se caracteriza pela ruptura e sangramento de um aneurisma cerebral, cuja mortalidade geral é de 50%. Aproximadamente 10-15% dos pacientes morrem antes de chegar ao hospital, e 30-50% dos sobreviventes apresentaram sequelas graves. Quanto aos pacientes admitidos no hospital, as taxas de mortalidade podem chegar a 40% na primeira semana. A Figura 1 apresenta um esquema geral de cuidado dos pacientes com HSA.

O cuidado continuado começa na fase pré-hospitalar, seguindo pela emergência e hospitalização na unidade de terapia intensiva (UTI). Na emergência e na terapia intensiva, os cuidados são focados nos mecanismos de lesão cerebral aguda e lesão cerebral tardia. O mecanismo de lesão cerebral aguda envolve:

1. Reanimação aguda.
2. Diagnóstico na emergência.
3. Prevenção do ressangramento.
4. Tratamento da hidrocefalia, hipertensão intracraniana e convulsões.

A lesão cerebral tardia foca principalmente em:

1. Prevenção e tratamento da isquemia cerebral tardia.
2. Gerenciamento do sódio, temperatura e glicemia.
3. Prevenção e tratamento das complicações clínicas.
4. Suporte nutricional.

Os cuidados após a fase aguda e alta hospitalar são fundamentais para a reintegração do indivíduo à sociedade. Nessa fase, o gerenciamento cognitivo, da cefaleia e da epilepsia estrutural pode ser um desafio. Deve-se lembrar que o foco na reabilitação e no resultado em longo prazo é fundamental. Não esquecer o monitoramento do aneurisma tratado e dos não tratados, se houver.

Por fim, os melhores resultados só serão alcançados se houver integração em centros integrais, bem como

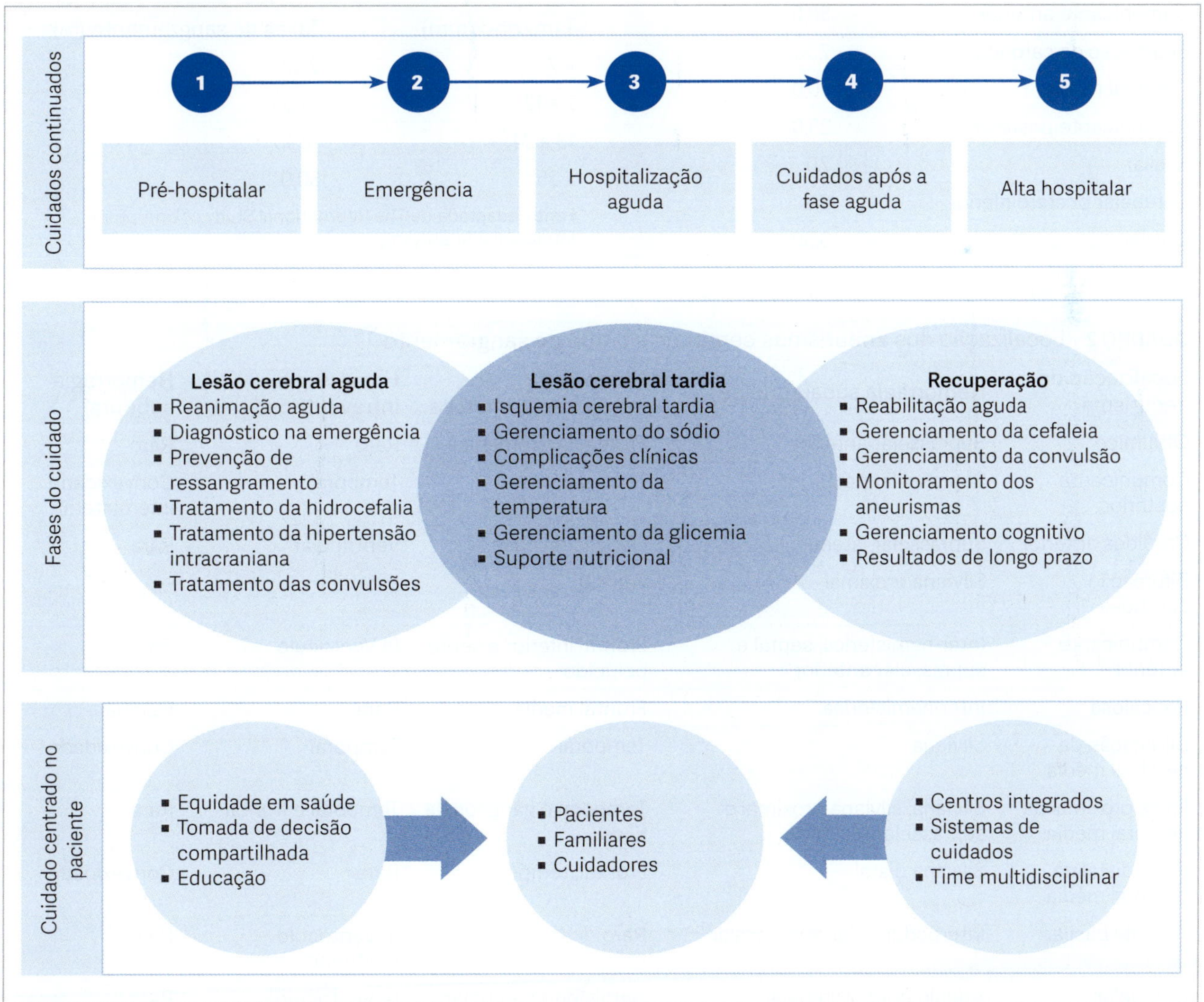

FIGURA 1 Estratégia de cuidado do paciente com hemorragia subaracnoide.

integração da equipe de cuidado. O foco dos cuidados deve estar no paciente e na sua família.

FATORES DE RISCO PARA RUPTURA

Os pacientes podem apresentar aneurismas únicos ou múltiplos. Em torno de 20% dos pacientes podem apresentar-se com múltiplos aneurismas. Na Tabela 1, encontra-se a distribuição dos aneurismas de acordo com seu local de apresentação. Dependendo da localização do aneurisma, haverá um padrão mais característico de sangramento pela tomografia de crânio (Quadro 2).

Estima-se que o risco de ruptura de um aneurisma é de cerca de 1-2% ao ano e está intimamente relacionado ao tamanho do aneurisma (Tabelas 2 e 3) e aos fatores de risco.

TABELA 1 Distribuição dos aneurismas cerebrais conforme sua localização

Localização	Frequência (%)
Pericalosa	4,0
Comunicante anterior	30,0
Bifurcação da carótida	7,50
Cerebral média	20,0
Comunicante posterior	25,0
Basilar	7,0
Cerebelar posteroinferior	3,0
Outras	3,50

TABELA 2 Tamanho do aneurisma cerebral e as taxas acumulativas de 5 anos de hemorragia subaracnoide para comunicante anterior, carótida interna, cerebral média e cerebral anterior

Tamanho (mm)	Taxas de sangramento (%)
< 7	0,00
7 a 12	2,60
13 a 24	14,50
≥ 25	40,00

Fonte: adaptada de The International Study of Unruptured Intracranial Aneurysms.

TABELA 3 Tamanho do aneurisma cerebral e as taxas acumulativas de 5 anos de hemorragia subaracnoide para aneurismas de circulação posterior e artéria comunicante posterior

Tamanho (mm)	Taxas de sangramento (%)
< 7	2,50
7 a 12	14,50
13 a 24	18,40
≥ 25	50,0

Fonte: adaptada de The International Study of Unruptured Intracranial Aneurysms.

QUADRO 2 Localização dos aneurismas cerebrais e o tipo de sangramento

Localização do aneurisma	Hemorragia subaracnoide	Hemorragia intraparenquimatosa	Hemorragia intraventricular	Hemorragia subdural
Oftálmico	Suprasselar anterior	Frontal inferomedial	Raro	Raro
Comunicante posterior	Suprasselar posterior	Temporomedial	Temporal	Convexidade inferolateral
Coróidea anterior	Suprasselar lateral	Gânglio da base	Ventricular	Rara
Bifurcação carotídea	Silviana proximal	Frontal	Lateral	-
Comunicante anterior	Inter-hemisférica, septal e suprasselar anterior	Frontal inferior e septo pelúcido	III Ventrículo	Rara
Pericalosa	Inter-hemisférica	Frontal medial	Rara	Falcina
Bifurcação da cerebral média	Silviana	Temporal	Temporal	Convexidade
Parte proximal da cerebral média	Silviana, silviana proximal e suprasselar talâmica	Temporal e gânglios da base	Temporal e frontal	Rara
Parte distal da cerebral média	Silviana distal	Frontal, temporal	Rara	Convexidade
Topo da basilar	Interpeduncular, suprasselar	Raro	III Ventrículo posterior	Raro
Cerebelar posteroinferior	Ângulo pontocerebelar	Hemisfério cerebelar	IV Ventrículo	Raro

FISIOPATOLOGIA

Do ponto de vista anatômico, há uma livre comunicação entre o espaço subaracnoide e as artérias cerebrais. Portanto, a ruptura do aneurisma faz que uma quantidade de sangue maior ou menor alcance o espaço subaracnoide, levando a um aumento da pressão intracraniana (PIC) regional que se iguala à pressão arterial sistêmica.

Esse sangue se espalha no espaço, desencadeando os sinais e sintomas, e subsequentemente pode causar hidrocefalia (que decorre da dificuldade de absorção de liquor ou por coágulos no ventrículo) e, obviamente, aumento da PIC. Outro evento importante que pode ocorrer é a formação de hematoma e, logo, um aumento maior da PIC. O efeito de massa produz edema peri-hematoma, que também contribui para o regime de hipertensão intracraniana. Hematoma pode ser o determinante mais importante da PIC em até 1/3 dos pacientes. Nas Tabelas 2 e 3, observa-se o local mais frequente de formação de hematoma intraparenquimatoso, subdural ou intraventricular, a depender da localização do aneurisma.

O fluxo sanguíneo encefálico (FSE), em geral, está diminuído, bem como a taxa metabólica encefálica (TME). Possivelmente, o aumento da PIC, a redução da consciência e a alteração da autorregulação vascular são os fatores mais importantes para estes eventos. Clinicamente, pode-se notar essa dificuldade em manter a homeostase do FSE, TME e autorregulação pela alta incidência de eventos isquêmicos com pressão de perfusão encefálica (PPE) normal ou pela oscilação do exame neurológico durante reduções da pressão arterial média (PAM).

O sangue no espaço subaracnoide desencadeia o vasoespasmo cerebral de artérias do polígono de Willis. Por sua vez, a isquemia cerebral global desencadeia inicialmente atividade pró-coagulante, inflamatória e morte celular. Esse quadro inicial levará a hiperemia e edema cerebral, que retroalimentará os mecanismos de lesão. Nos dias subsequentes à disfunção endotelial, a depressão alastrante e o vasoespasmo das artérias do polígono desencadearão hipoperfusão e isquemia, levando a áreas de infarto cerebral (Figura 2).

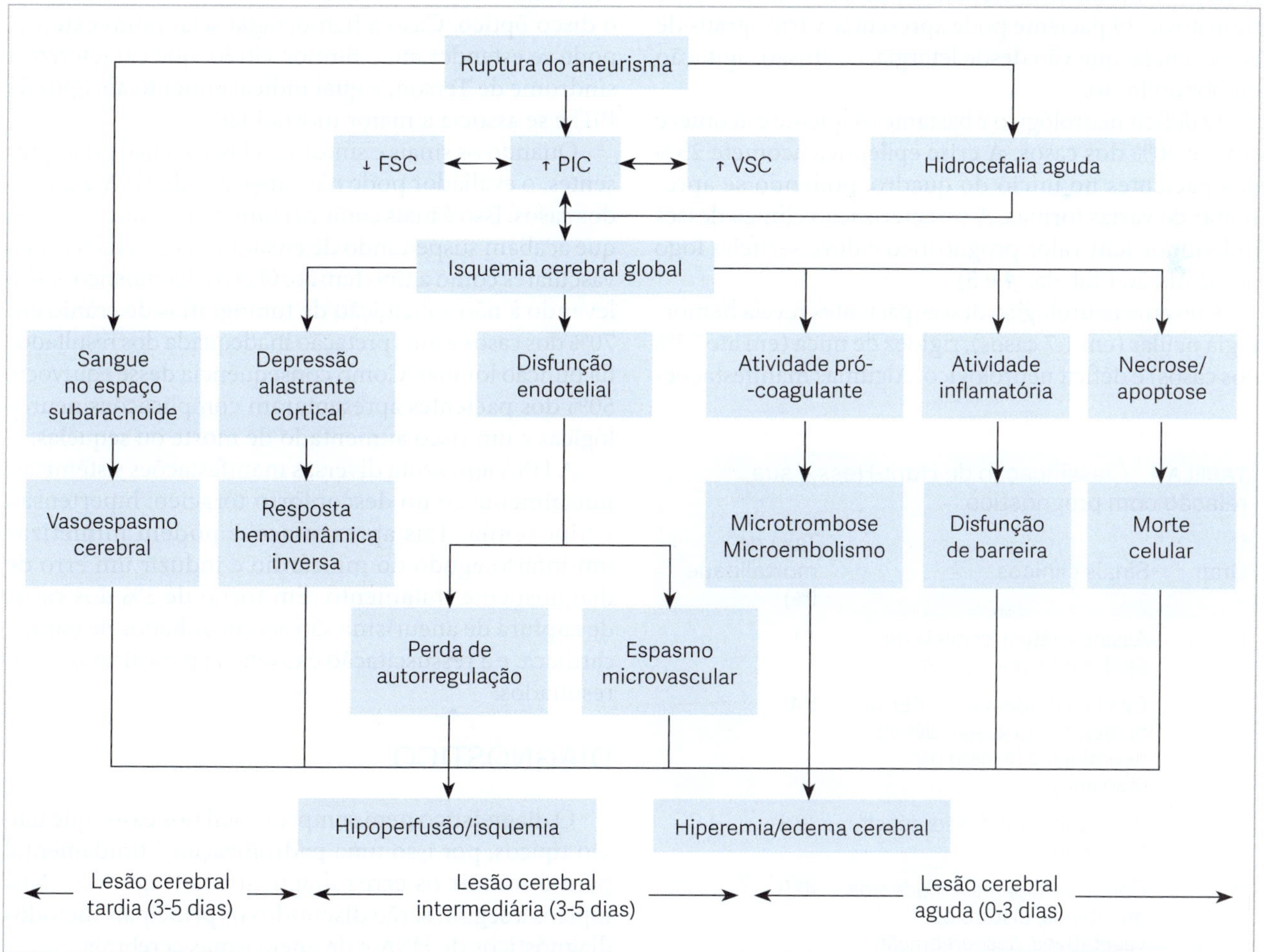

FIGURA 2 Fisiopatologia da lesão cerebral aguda após a ruptura do aneurisma cerebral.
FSC: fluxo sanguíneo cerebral; PIC: pressão intracraniana; VSC: volume sanguíneo cerebral.

APRESENTAÇÃO CLÍNICA

A maioria dos aneurismas nunca rompe e é assintomática. O aneurisma não roto pode causar sintomas por efeito de massa, levando à paralisia de nervo craniano ou à compressão do tronco encefálico. Uma síndrome comum relacionada ao aneurisma não roto é a paralisia súbita do 3º par, em decorrência do aumento do aneurisma da artéria comunicante posterior. Pessoas que apresentam esses quadros devem ser avaliadas rapidamente e, se comprovado o aneurisma como a causa dos sinais, devem ser tratadas prontamente, porque o risco anual de sangramento é de 6%.

Os sinais clássicos (cefaleia súbita, náuseas e vômitos) podem levar horas para aparecer, mas em geral estão presentes em mais de 60% dos casos de HSA e precedem outras alterações neurológicas mais importantes. As cefaleias sentinelas (30-40% dos casos) aparecem 2 semanas antes de um sangramento maior e em geral se devem à expansão do aneurisma ou a pequenos sangramentos.

A alteração da consciência instala-se em até 2/3 dos casos e até 50 dos casos estão em coma na admissão. A depressão da consciência pode ser muitas vezes transitória. O paciente pode apresentar vários graus de consciência, que vão desde letargia, confusão, agitação ou obnubilação.

O déficit neurológico é bastante frequente e acontece em até 60% dos casos. A crise epiléptica acomete 25% dos pacientes no início do quadro, podendo se apresentar de várias formas. A caracterização clínica desses indivíduos tem valor prognóstico e deve ser feita logo na admissão (Tabelas 4 e 5).

O exame neurológico desses pacientes revela hemorragia ocular (em 1:7 casos), rigidez de nuca (em até 75% dos casos) e déficit neurológico. Algumas manifestações tardias podem ajudar na localização do aneurisma, como paralisia do 3º par (comunicante posterior), paralisia do 6º nervo (hipertensão intracraniana), hemiparesia e afasia ou negligência visuoespacial (cerebral média), fraqueza em membros inferiores bilateralmente ou abulia (comunicante anterior). As hemorragias oculares são mais frequentes nos casos com comprometimento da consciência. Essas hemorragias são causadas pelo aumento da pressão no espaço subaracnoide, com obstrução da veia central da retina. As estrias podem se estender até o disco óptico. Caso a hemorragia seja muito extensa, pode se estender até o humor vítreo, que caracteriza a síndrome de Terson, a qual indica aumento abrupto da PIC e se associa a maior mortalidade.

TABELA 4 Classificação de Hunt-Hess e sua relação com prognóstico

Grau	Sinais clínicos	Taxa de mortalidade (%)
I	Assintomático, cefaleia ou rigidez de nuca mínima	1,4
II	Cefaleia moderada a intensa, rigidez de nuca, sem déficit neurológico (exceto par craniano)	5,4
III	Sonolência, confusão, déficit focal leve	18,8
IV	Coma, hemiparesia moderada ou intensa, distúrbios vegetativos, descerebração	41,9
V	Coma profundo, descerebração, moribundo	76,9

TABELA 5 Classificação da World Federation of Neurosurgeons (WFNS)

Grau	Déficit motor	Escala de coma de Glasgow
I	Ausente	15
II	Ausente	13-14
III	Presente	13-14
IV	Presente ou não	7-12
V	Presente ou não	3-6

Quando os sinais e sintomas clássicos não estão presentes, o avaliador pode não suspeitar de HSA em 50% dos casos. Isso é mais comum com médicos mais jovens, que acabam suspeitando de enxaqueca ou cefaleias não vasculares como a tipo tensão. O erro diagnóstico acaba levando à não solicitação de tomografias de crânio em 70% dos casos e interpretação inadequada dos resultados da punção lombar. Como consequência desse equívoco, 50% dos pacientes apresentaram complicações neurológicas e um risco aumentado de morte ou sequelas.

A HSA apresenta diversas manifestações sistêmicas, inicialmente como desconforto torácico, hipertensão e hipoxemia. Tais apresentações podem mimetizar um infarto agudo do miocárdio e induzir um erro de diagnóstico e tratamento. Em torno de 3% dos casos de ruptura de aneurisma são acompanhados de parada cardíaca, e a ressuscitação é essencial para alcançar por resultados.

DIAGNÓSTICO

O diagnóstico nem sempre é fácil nos casos que não são típicos, por isso uma padronização é fundamental para diminuir os erros diagnósticos (Figura 3). Nos tópicos a seguir, serão discutidos os principais métodos diagnósticos de HSA e de aneurismas cerebrais.

A tomografia de crânio é o exame de escolha para o diagnóstico de HSA, pois a sua sensibilidade é de

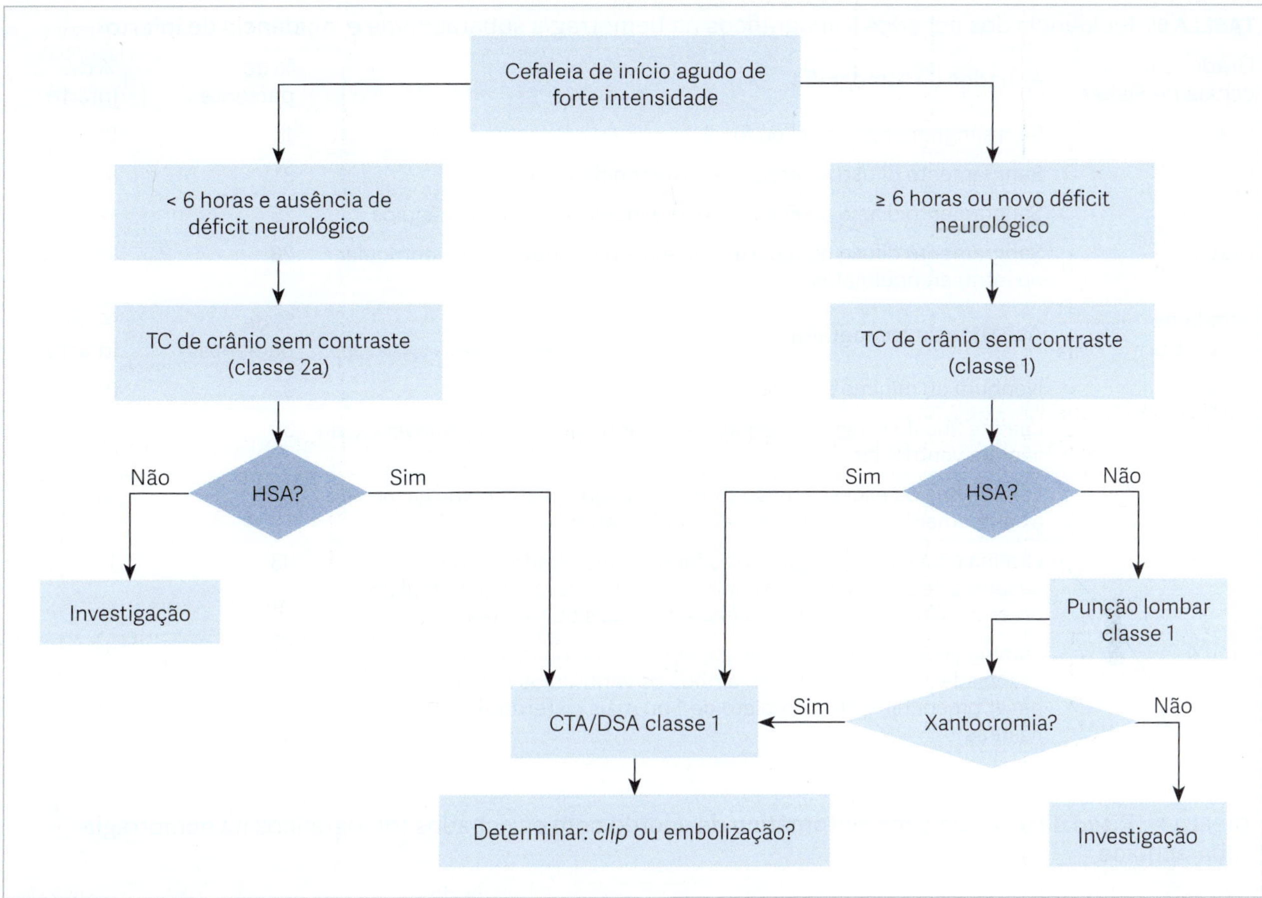

FIGURA 3 Avaliação diagnóstica de pacientes com suspeita de HSA. A tomografia de crânio sem contraste é a 1ª escolha. Na presença de HSA, a angiografia é o exame de escolha para o diagnóstico e a orientação terapêutica. Quando não se visualiza o aneurisma, deve-se repetir o exame com 1 a 3 semanas. Na ausência de HSA, a punção liquórica indicará a melhor estratégia. No caso de um exame de liquor normal, deve-se partir para a investigação para HSA. Nos casos de liquor duvidoso ou xantocrômico, a realização da angiografia é obrigatória.

CTA: angiotomografia de crânio; DSA: angiografia com subtração digital; TC: tomografia computadorizada.

100% para TCC realizadas em até 12 horas, de 93% para exames realizados em até 24 horas e cai para 50% para aqueles realizados após 1 semana, em razão do *clearance* do sangue no tecido cerebral. A especificidade desse método é de 100%. A TCC é o método de escolha para o diagnóstico de áreas de infarto cerebral, hematomas intracranianos, hidrocefalia e edema cerebral. A tomografia também orienta a possível localização do aneurisma pelas características do sangramento (Tabelas 2 e 3).

Os achados sugestivos de HSA na TCC ajudam a graduar o sangramento e têm valor prognóstico. A Tabela 6 demonstra as taxas de infarto tomográfico de acordo com a escala de Fisher e a escala da Columbia. Nota-se que a escala da Columbia é capaz de detectar os pacientes de alto risco. Entretanto, a diferenciação em graus intermediários não é discriminatória. A escala de Fisher apresenta boa discriminação entre os diferentes graus. Contudo, os graus III e IV apresentaram o mesmo risco.

Outro estudo comparou a escala de Fisher com a escala de Fisher modificada. Nesse estudo, os graus Fisher III e IV, bem como os da escala modificada, tiveram taxas de vasoespasmo clínico > 30% (Tabela 7). Nesse estudo, a escala de Fisher modificada é preditor independente (1,28; IC95% 1,06-1,54) para vasoespasmo sintomático ajustado para idade, sexo, gravidade clínica, o que não foi mostrado pela escala de Fisher original.

A arteriografia cerebral é o padrão-ouro para detecção de aneurisma, bem como pode ser um recurso que pode auxiliar no tratamento. Com o advento da arteriografia intervencionista, esse método deixou de ser apenas diagnóstico e passou a representar também uma opção terapêutica, por meio do tratamento endovascular. A arteriografia pode ser negativa em 10-20% dos casos de HSA na fase inicial, devendo ser repetida 7-14 dias após o quadro inicial.

A sensibilidade e a especificidade desse teste variam de 77-97% e de 87-100%, respectivamente. Contudo,

TABELA 6 Incidência dos achados tomográficos na hemorragia subaracnoide e incidência de infarto

Graduação da escala de Fisher	Achados da tomografia	% de pacientes	% de infarto
Grau I	Sem sangramento visível ou focal	18	2
Grau II	Sangramento difuso no espaço subaracnoide < 1 mm	31	8
Grau III	Sangramento difuso no espaço subaracnoide > 1 mm ou coágulos	25	17
Grau IV	Sangramento difuso ou focal associado à hemorragia intraventricular ou intraparenquimatoso	26	20
Escala de Columbia	**Achados da tomografia**	**% de pacientes**	**% de infarto**
Grau 0	Nenhum ou mínimo sangue focal	5	0
Grau 1	Lâmina fina de sangue no espaço subaracnoide (< 1 mm) e ausência de sangue ventricular	30	6
Grau 2	Lâmina fina ou espessa de sangue no espaço subaracnoide associado a sangramento em ambos os ventrículos laterais	5	14
Grau 3	Lâmina espessa de sangue no espaço subaracnoide (> 1 mm) e ausência de sangue nos ventrículos laterais. Deve haver completo preenchimento de 1 ou mais cisternas basais ou fissuras	43	12
Grau 4	Lâmina espessa de sangue no espaço subaracnoide (> 1 mm) associada a sangramento em ambos os ventrículos laterais. Deve haver preenchimento completo de 1 ou mais cisternas basais ou fissuras	17	28

TABELA 7 Risco de vasoespasmo sintomático de acordo com os achados tomográficos na hemorragia subaracnoide

Escala de Fisher	Achados tomográficos	% de pacientes por faixa	% de pacientes com vasoespasmo sintomático	*Odds ratio*	IC95%	P
Grau I	Sem sangramento visível ou focal	8,1	21	-	-	
Grau II	Sangramento difuso no espaço subaracnoide < 1 mm	10,9	25	1,26	0,70-2,23	0,442
Grau III	Sangramento difuso no espaço subaracnoide > 1 mm ou coágulos	67,7	37	2,18	1,35-3,51	0,001
Grau IV	Sangramento difuso ou focal associado a hemorragia intraventricular ou intraparenquimatoso	13,3	31	1,71	0,98-2,98	0,060
Escala de Fisher modificada	**Achados tomográficos**	**% de pacientes**	**% de infarto**	***Odds ratio***	**IC95%**	**P**
Grau 1	Lâmina fina de sangue difuso (< 1 mm) no espaço subaracnoide ou focal e ausência de sangue ventricular	21,6	24	-	-	
Grau 2	Lâmina fina de sangue (< 1 mm) no espaço ou focal subaracnoide associada à presença de sangramento ventricular	10,8	33	1,58	1,02-2,46	0,042
Grau 3	Lâmina espessa de sangue (> 1 mm) no espaço subaracnoide e ausência de sangramento ventricular	33,9	33	1,59	1,14-2,22	0,006
Grau 4	Lâmina espessa de sangue (> 1mm) no espaço subaracnoide e presença de sangramento ventricular	33,7	40	2,2	1,06-1,54	< 0,001

nos aneurismas com menos de 3 mm, a sensibilidade cai para 40-91%. As complicações com o método não são raras, podendo ocorrer isquemia transitória ou permanente em até 8% dos casos e ressangramento em 1-2%. A angiotomografia e angiorressonância de crânio são métodos sensíveis e específicos para detecção de aneurisma.

RECOMENDAÇÕES PARA O TRATAMENTO DA HEMORRAGIA SUBARACNOIDE ANEURISMÁTICA

Ressangramento

O risco acumulado de nova hemorragia é de 40% (Tabela 8).

TABELA 8 Incidência de ressangramento

Data de aparecimento após o 1º sangramento	Frequência (%)
Primeiro dia	10
Primeira semana	14
Segunda semana	13
Terceira semana	6
Quarta semana	6

A prevenção de sangramento de forma eficaz é feita por meio do tratamento do aneurisma intracraniano: craniotomia com instalação de um clipe ou oclusão endovascular por meio de dispositivos denominados molas ou *coiling*. O tratamento deve ser feito em até 24 horas, mas o quanto antes melhor. O controle pressórico é fundamental para evitar o ressangramento nas primeiras horas. O alvo é manter pressão sistólica entre > 140 e < 160 mmHg. Evitar a variabilidade é fundamental (Tabela 9).

O uso de antifibrinolíticos não é recomendado para prevenir o ressangramento. Entretanto, a reversão da anticoagulação é fortemente recomendada.

Isquemia cerebral tardia, vasoespasmo e infarto cerebral

O vasoespasmo foi descrito em 1951 por Ecker e Riemenschneider por meio da análise de angiografia que revelava o espasmo arterial. Essa condição é definida como o estreitamento vascular decorrente dos produtos liberados após a HSA, podendo ser de natureza funcional e anatômica. É a maior causa de morbidade e mortalidade em pacientes com HSA decorrente de isquemia e de infarto. A incidência de vasoespasmo na angiografia varia de 60-70%, havendo um estudo com até 100% dos casos examinados; contudo, a sua incidência clínica não é maior que 30-40%. O pico

TABELA 9 Orientações para o tratamento da hipertensão arterial na hemorragia subaracnoide

Níveis pressóricos	Tratamento
PA sistólica > 230 ou diastólica >120 mmHg	Nitroprussiato de sódio 0,5-10 ug/kg ou nitroglicerina 10-20 ug/min
PA sistólica > 180 ou diastólica >105 mmHg	▪ Labetalol: 10 mg EV, podendo repetir a cada 20 minutos ou 2 a 8 mg/min. Dose total de 300 mg ▪ Esmolol: 500 ug/kg e manter 50-200 mcg/kg/min ▪ Enalapril: 0,625 a 1,2 mg a cada 6 horas ▪ Hidralazina: 10 a 20 mg a cada 4-6 horas
PA sistólica < 180 ou diastólica < 105 mmHg	Aguardar anti-hipertensivo
Monitorização da pressão intracraniana	Manter pressão de perfusão encefálica ≥ 70 mmHg
PA sistólica < 90 mmHg	Reverter com drogas vasopressoras e volume imediatamente

de incidência é de 4 a 14 dias após o sangramento, mas pode aparecer até o 21-28º dia. O vasoespasmo pode ser detectado pela angiografia, angiotomografia e arteriografia. Não se deve tratar o vasoespasmo nem usar a terminologia de vasoespasmo sintomático.

Qualquer alteração de consciência ou déficit motor deve levar à suspeita de isquemia cerebral tardia (ICT) em pacientes com HSA. Essa suspeita será mais forte quando ocorrer no período crítico, principalmente naqueles que já tiverem seus aneurismas tratados. Os pacientes com ICT podem ou não ter vasoespasmo. Para classificar a gravidade clínica, podem-se usar as escalas de Hunt-Hess e da World Federation of Neurosurgeons.

Definição

- ICT:
  - Déficit focal ou redução de no mínimo dois pontos na escala de coma de Glasgow.
  - Duração de pelo menos 1 hora.
  - Ausência de outras causas.
- Vasoespasmo:
  - Sinais radiológicos de estreitamento.
- Infarto cerebral:
  - Achados radiológicos por critérios de imagem após 6 semanas da HSA.
  - Achados de necrópsia.

Pode-se estratificar o risco de ICT e vasoespasmo por meio do VASOGRADE (Tabela 10).

TABELA 10 Escore VASOGRADE

	Critérios		*Likelihood*	
	WFNS	mFS	LR (+)	LR (-)
Green	1-2	1-2	1	-
Yellow	1-3	3-4	1,49	0,63
Red	4-5	1-5	1,94	0,68

LR: *low risk* (baixo risco); mFS: *modified Fisher scale* (escala de Fisher modificada); WFNS: World Federation of Neurological Surgeons (Federação Mundial de Cirurgiões Neurológicos).

Durante a avaliação do VASOGRADE, deve-se analisar a World Federation of Neurosurgeons (Tabela 5) e escala modificada de Fisher (Tabela 6). A combinação da variável clínica e tomográfica permite quantificar o risco de vasoespasmo.

Diagnóstico do vasoespasmo

O Doppler transcraniano (DTC) mede a velocidade de fluxo nas artérias cerebrais na circulação anterior e posterior. Esse teste é o mais habitualmente usado para o diagnóstico de vasoespasmo, pela sua alta sensibilidade (85%) e especificidade (90%) para espasmo angiográfico. Com a finalidade de padronização do diagnóstico de vasoespasmo, usa-se o índice de Lindegaard (Tabela 11) para espasmo na artéria cerebral média (ACM) e o de Soustiel (Tabela 12) para espasmo em circulação posterior. Algumas manobras clínicas aumentam a sensibilidade do exame. Um aumento da velocidade na ACM após a compressão carotídea ipsilateral é indicativo de autorregulação normal, enquanto a resposta hiperêmica transitória está associada a risco aumentado de déficit neurológico isquêmico.

TABELA 11 Critérios para diagnóstico de vasoespasmo na artéria cerebral média

Índice de Lindegaard (IL)	Índice de pulsatilidade (IP)	Diagnóstico
IL < 3	IP > 2	Vasoespasmo distal da artéria cerebral média
	IP normal	Quadro normal
	IP < 0,6	Reabertura
IL de 3 e 6	IP >2	Vasoespasmo e hipertensão intracraniana
	IP normal	Vasoespasmo proximal
IL > 6		Vasoespasmo grave

Índice de Lindegaard: relação entre a velocidade da artéria cerebral média e a velocidade na carótida interna cervical.

TABELA 12 Critérios para diagnóstico de vasoespasmo na artéria basilar

Índice de Soustiel (IS)	Diagnóstico de vasoespasmo
IS < 2	Ausência
IS = 2	Leve
IL = 3	Moderado
IL > 3	Grave

Índice de Soustiel: relação entre a velocidade da artéria vertebral externa e a velocidade na basilar.

Outros métodos podem ser usados para o diagnóstico de vasoespasmo, como:

- Tomografia de emissão de pósitrons (PET).
- Angiotomografia craniana.
- TC de perfusão.
- Arteriografia com subtração digital.
- Eletroencefalografia espectral.

Estes métodos têm maiores sensibilidade e especificidade que o DTC.

Tratamento e prevenção da isquemia cerebral tardia

O nimodipino é um bloqueador de canal de cálcio do tipo voltagem dependente. Seu efeito na prevenção e melhora do vasoespasmo não é bem conhecido, mas sabe-se que a droga age na microcirculação, inibe a entrada de cálcio no músculo liso e no neurônio, além de inibir a liberação de substâncias vasoativas e pró-agregantes plaquetários. Uma revisão da Cochrane (12 estudos controlados) concluiu uma redução de risco relativo de 18% (IC95% 7-28) para desfecho desfavorável e de 33% (24-40%) para déficit isquêmico. O número necessário de pacientes que devem ser tratados para obter o benefício é de 19 (IC95% 1-51). A droga deve ser administrada (dose máxima de 60 mg a cada 4 horas) logo após o diagnóstico de HSA (profilático) ou o mais rápido possível. A via digestiva é a preferida, em detrimento da endovenosa, por ser mais eficiente e com menos efeito colateral (flebites e hipotensão). Deve-se tomar cuidado com a hidratação, porque, em hipovolêmicos, a administração de nimodipino está associada à hipotensão arterial, que é indesejável nos pacientes com HSA porque piora o prognóstico. Essa medicação apresenta nível 1 de evidência para uso.

Várias outras drogas, como estatina, magnésio, ácido acetilsalicílico, closentam, corticosteroides, entre outras, não se mostraram eficazes. A terapia dos 3-H (hipervolemia, hemodiluição e hipertensão) não é recomendada. O uso de hipertensão é eficaz no tratamento da ICT. Entretanto, os alvos pressóricos e o período de uso ainda não estão claros. Não se deve usar essa estratégia de forma profilática.

A angioplastia por balão e o uso de substâncias vasodilatadoras (milrinona, papaverina, nicardipino) são estratégias de tratamento não padronizadas cada vez mais empregadas em centros de referência pelo mundo. Não realizar profilático em vasoespasmo. Há um estudo controlado que não demonstrou bom resultado.

Atualmente, tem sido usado o uso de milrinona por via endovenosa para tratamento da ICT, entretanto não há estudos controlados adequados que suportam o seu indiscriminado. Na Figura 4 encontra-se um fluxograma para manejo e cuidado dos pacientes.

Seguindo o fluxograma da Figura 4, o paciente é admitido na emergência e submetido a reanimação aguda e investigação precoce com TC de crânio e angiotomografia. A avaliação neurológica de hora em hora deve ser instituída, bem como linha arterial, cateter venoso central, oximetria de pulso e exames gerais. O uso de nimodipino profilático deve ser instituído, bem como o tratamento precoce do aneurisma. Na fase aguda, o gerenciamento da temperatura, volemia, glicemia, pressão arterial, sódio, magnésio e outros eletrólitos é mandatório, bem como a prevenção de complicações clínicas. O vasoespasmo e a ICT são monitorados diariamente. O DTC é realizado diariamente por até 21 dias, mesmo

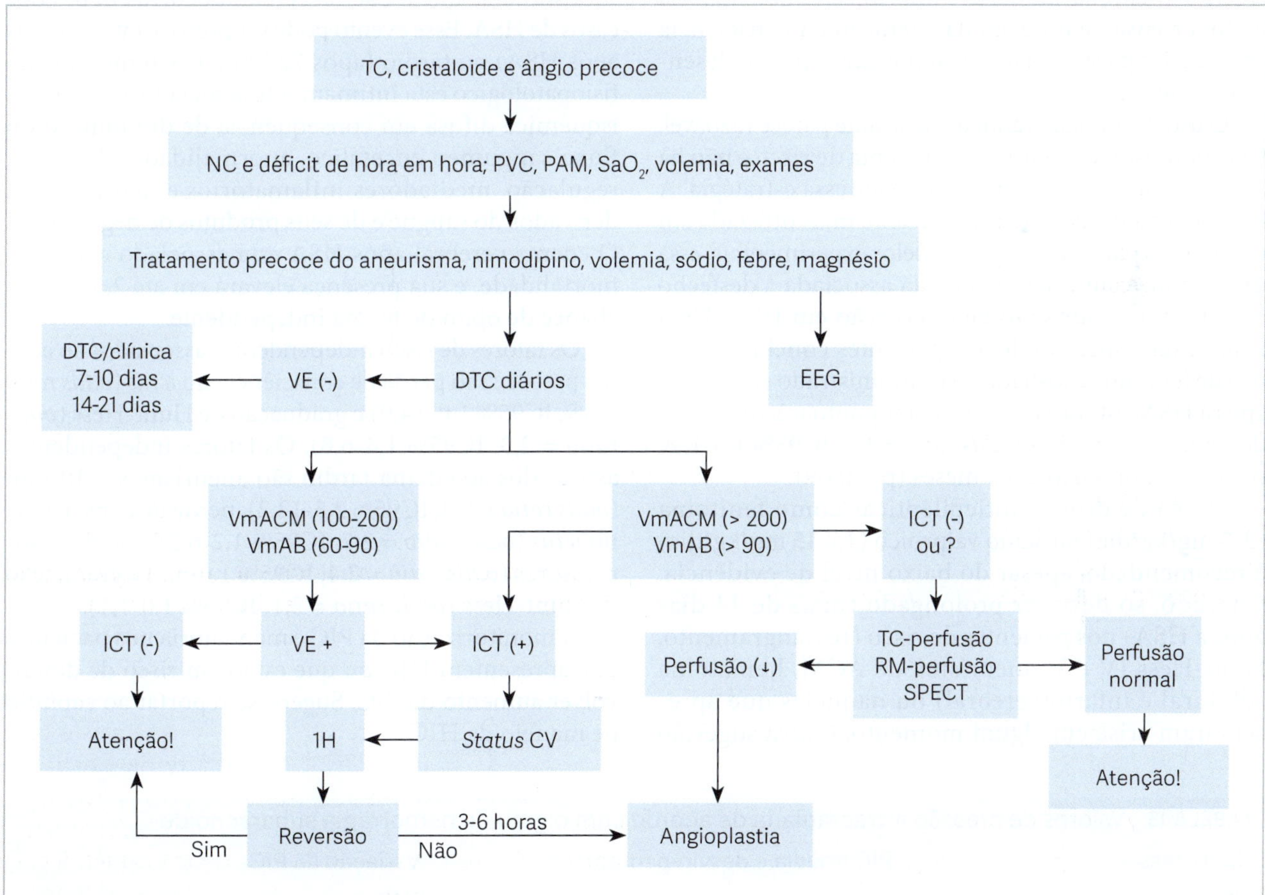

FIGURA 4 Manejo e cuidado dos pacientes com hemorragia subaracnoide aneurismática.

DTC: Doppler transcraniano; EEG: eletroencefalograma; ICT: infarto cerebral transitório; Mg: magnésio; Na: sódio; PAM: pressão arterial média; PVC: pressão venosa central; RM: ressonância magnética; SaO_2: saturação arterial de oxigênio; SPECT: tomografia computadorizada por emissão de fóton único; TC: tomografia computadorizada; VE: ventrículo esquerdo; VmACM: velocidade média da artéria cerebral média; VmAB: velocidade média da artéria basilar.

que o vasoespasmo esteja negativo [VE (-)]. Caso o DTC apresente aumento de velocidade média (Vm) na ACM ou artéria basilar (AB), a investigação de ICT deve ser pesquisada. Na ausência de ICT, os cuidados de vigilância devem ser redobrados; entretanto, na presença de ICT, a terapia hipertensiva deve ser instituída e até a angioplastia. Em alguns centros, a terapia hemodinâmica e o uso de milrinona têm sido instituídos nessa fase de ICT. Nos pacientes em que o DTC é altamente sugestivo de vasoespasmo grave, mas há impossibilidade de avaliar ICT (intubado e coma), é possível lançar mão de métodos de perfusão como TC de perfusão, PET cerebral, ressonância de perfusão e SPECT.

Crise epiléptica

As crises ocorrem em 4% a 10% dos pacientes com HSA, em geral, logo após o *ictus*. Contudo, crises após o tratamento cirúrgico do aneurisma são incomuns. As crises epilépticas (CE) apresentam forte associação com quantidade de sangue na cisterna, ressangramento, resultado neurológico desfavorável, aneurisma de ACM, hematoma subdural e infarto cerebral. História de hipertensão e duração da alteração da consciência após a crise parecem fatores importantes para o desenvolvimento de CE.

O uso de profilaxia anticonvulsivante parece razoável. Contudo, essa terapêutica não é isenta de risco e não há nenhum estudo controlado que avalie essa estratégia. A fenitoína é a droga anticonvulsivante mais utilizada em nosso meio para tal fim. Em modelos experimentais, essa droga pode causar febre que está associada a desfecho desfavorável e aumento de internação em HSA. Uma análise retrospectiva de 527 pacientes concluiu que o uso de fenitoína e fosfenitoína, administrado até 14 dias após a HSA, estava associado a pior pontuação da escala de Rankin em 14 dias (*odds ratio* = 1,5, IC95% 1,3-1, 8, $p < 0,001$), mas não em 3 meses ($p = 0,09$).

O uso de drogas antiepilépticas como fenitoína (3-5 mg/kg/dia) ou ácido valproico (15-45 mg/kg/dia) é recomendado, apesar do baixo nível de evidência. Contudo, só deve ser prolongado (mais de 14 dias após a HSA) nos pacientes de risco (ressangramento, Hunt-Hess IV e V, aneurisma de ACM, hematoma subdural e infarto cerebral) ou naqueles que apresentaram crise em algum momento. Outra sugestão importante é o uso do eletroencefalograma contínuo ou intermitente em pacientes de risco, inclusive para diagnosticar as crises não convulsivas. Recomenda-se a suspensão do antiepiléptico profilático entre 14 e 21 dias após o *ictus* nos pacientes de risco elevado e nos pacientes de baixo risco e com boa evolução após 10º dia de HSA.

Hipertensão intracraniana

A hipertensão intracraniana (HIC) relacionada à HSA é um evento comumente e que pode ocorrer abruptamente após a ruptura do aneurisma. Nas primeiras 72 horas após a HSA, a HIC decorre de hemorragia intraventricular ou intraparenquimatosa ou de extenso sangramento subaracnoide. Habitualmente, a presença desses achados tomográficos combinados com graus elevados de Hunt e Hess (Tabela 13) deve levantar a atenção para o risco alto de aumento da PIC. Outra causa importante e pouco estudada de aumento da PIC é o edema cerebral.

Estima-se que o edema cerebral ocorra em 6% dos casos de HSA. Esse evento pode ser precoce (até 72 horas após HSA) ou tardio (após 72 horas). Seu mecanismo fisiopatológico está intimamente associado a uma lesão isquêmica difusa em consequência de diminuição do fluxo sanguíneo encefálico, anormalidades da autorregulação, mediadores inflamatórios e neurotóxicos derivados do sangue e de seus produtos de degradação. O edema cerebral após HSA está associado a 40% de mortalidade, e sua presença elevará em até 2,5 vezes a chance de óbito de forma independente.

Os fatores de risco independentes associados ao edema precoce são perda de consciência no *ictus* (*odds ratio* = 3,9, IC95% 1,0-14,9) e graduação de Hunt-Hess (*odds ratio* = 2,3, IC95% 1,4-6,8). Os fatores independentes associados ao edema tardio são aneurismas > 10 mm (*odds ratio* = 5,3, IC95% 2,3-12,2), perda de consciência no *ictus* (*odds ratio* = 2,7, IC95% 1,2-6,2), uso de vasopressores (*odds ratio* = 2,4, IC95% 1,0-5,7) e graduação de Hunt-Hess (*odds ratio* = 2,1, IC95% 1,0-1,1).

A monitorização da PIC é mandatória nos pacientes que apresentem HIC ou que estão em risco de desenvolver aumento da PIC. Sugere-se reportar ao capítulo de manejo da HIC.

TABELA 13 Valores de pressão intracraniana de acordo com o grau de hemorragia subaracnoide

Hunt-Hess	PIC (média e desvio-padrão)	Variação da PIC
I-II	10 ± 1	5-15
II-III	18 ± 1*	8-26
III-IV	29 ± 1**	21-46

$p < 0,05$ em relação aos graus I-II e II-III; $p < 0,001$ em relação a (*) e (**).
PIC: pressão intracraniana.

Hidrocefalia

A hidrocefalia associada à HSA pode ser classificada em aguda (ocorre até 7 dias depois da HSA), subaguda (após a 1ª semana de sangramento) e tardia (aparecem semanas ou meses depois da hemorragia). A hidrocefalia aguda, em geral, associa-se a hemorragia intraventricular, piora da consciência e pior prognóstico. O tratamento da hidrocefalia aguda por meio da drenagem ventricular ou ventriculostomia é capaz de melhorar rapidamente a consciência. Em um estudo randomizado, a drenagem lombar foi usada como medida terapêutica, reduzindo ICT e hidrocefalia.

COMPLICAÇÕES CLÍNICAS

As primeiras 24 horas após a HSA são caracterizadas por alterações cardiopulmonares, hipóxia tecidual e distúrbios no metabolismo da glicose que podem agravar a lesão hipóxico-isquêmica neuronal. Os indicadores prognósticos como APACHE II, SAPS II e MPM são capazes de identificar os pacientes com HSA que poderiam evoluir para óbito, contudo isso varia de acordo com a população. Claassen et al. desenvolveram um escore que apresenta boa capacidade de identificar os pacientes com risco de óbito (Tabela 14).

Febre

Estima-se que a incidência de febre em pacientes com HSA seja por volta de 50%. Há todo um racional, demonstrando que a febre em pacientes neurológicos agudos pode levar a aumento da PIC e edema cerebral e agravar a lesão isquêmica. O gerenciamento da temperatura é mandatório nesses pacientes, bem como a normotermia.

Anemia

Estima-se que 36% dos pacientes com HSA apresentem nível de hemoglobina < 9 mg/dL. A anemia decorre de uma redução da massa de células vermelhas, repouso no leito, coleta seriada de exames para testes diagnósticos e hemodiluição decorrente de hiper-hidratação. Apesar de todo o potencial deletério da redução do conteúdo arterial de oxigênio para os pacientes com HSA, a transfusão tem se associado a maior incidência de vasoespasmo e piores resultados em 3 e 6 meses. Um estudo randomizado recomenda manter a hemoglobina em 9 mg/dL nas primeiras 3 semanas.

Hiperglicemia

Nos últimos anos, a hiperglicemia passou a ser um vilão em pacientes críticos neurológicos, cirúrgicos e clínicos. A incidência de hiperglicemia (≥ 200 mg/dL) em pacientes com HSA gira em torno de 30% e está associado a sequela grave e mortalidade em 3 meses. Há dados que sugerem uma associação entre aumento da glicemia (valores > 200 mg/dL) e vasoespasmo sintomático. Por isso, recomenda-se manter os níveis glicêmicos em todos os pacientes neurológicos agudos entre 120 e 180 mg/dL.

Complicações cardiovasculares

A hipertensão (pressão arterial sistólica > 160 mmHg tratados com anti-hipertensivo endovenoso contínuo) e a hipotensão (pressão arterial sistólica < 90 mmHg tratados com vasopressor) são eventos comuns em pacientes com HSA – 27% e 18%, respectivamente.

A fisiopatologia dos eventos cardiovasculares após HSA envolve uma descarga simpática maciça de cate-

TABELA 14 Escore prognóstico específico para hemorragia subaracnoide

Variáveis	Fisiopatologia								Pontos
Gradiente alveoloarterial de O_2 > 125 mmHg	Déficit de oxigênio por edema pulmonar neurogênico, aspiração pulmonar ou disfunção cardíaca								3
Bicarbonato sérico < 20 mmHg	Acidose láctica decorrente de hipoperfusão tecidual por disfunção cardíaca; glicólise de músculo esquelético; vasoconstrição periférica								2
Glicose sérica > 180 mg/dL	Hiperglicemia agrava a lesão isquêmica cerebral e aumenta o risco de infecção e polineuropatia do doente crítico								2
Pressão arterial média < 70 ou > 130 mmHg	Edema pulmonar neurogênico ou disfunção cardíaca ou choque por disfunção de tronco cerebral podem causar hipotensão. A hipertensão pode refletir lesão cerebral grave e disfunção da autorregulação cerebral								1
Resultados em 3 meses	**Pontuação**								
	0	1	2	3	4	5	6	7	8
Morte e sequela grave (%)	~ 18	30	34	39	59	75	79	100	88

colaminas (adrenalina e noradrenalina) e disfunção hipotalâmica. A elevação dos níveis de adrenalina e noradrenalina na admissão correlaciona-se com pior evolução dos pacientes e dano da célula muscular cardíaca. A presença de disfunção ventricular esquerda está diretamente relacionada à gravidade clínica (Tabela 15).

TABELA 15 Prevalência de disfunção ventricular esquerda de acordo com o grau de Hunt-Hess

Graduação clínica de Hunt-Hess	Prevalência de falência ventricular esquerda (%)
Grau I	13
Grau II	12
Grau III	24
Grau IV	30
Grau V	43

No atual estágio, deve-se ficar atento ao diagnóstico da disfunção miocárdica (Figura 5), pois isso é fundamental para adequar o tratamento hemodinâmico. O uso de angiografia intervencionista não melhora os resultados, porque na maioria das vezes não há lesão obstrutiva que mereça tratamento.

Complicações pulmonares

A disfunção pulmonar com aumento do gradiente alveoloarterial de oxigênio ocorre em até 80% dos pacientes com HSA. As complicações pulmonares mais comuns são pneumonias (20%), edema pulmonar (14%), tromboembolismo pulmonar (0,3%), pneumotórax (3%) e síndrome do desconforto respiratório do adulto (11%). Apesar de não haver uma associação clara entre as complicações pulmonares e sequelas graves, há nítida correlação com ICT. Estratégias simples e com alto grau de evidência poderia diminuir esses eventos, como decúbito elevado (cabeceira > 30°), profilaxia farmacológica para tromboembolismo pulmonar, protocolos de desmame de ventilação mecânica e evitar expansão volêmica profilática e congestão pulmonar.

Complicações hidroeletrolíticas

As complicações hidroeletrolíticas são comuns e habitualmente agravadas ou precipitadas pelo tratamento instituído. O distúrbio mais importante é a hiponatremia (30-40%), porque apresenta uma forte associação com vasoespasmo sintomático. A fisiopatologia dessa entidade não está clara, mas deve ser um misto de síndrome

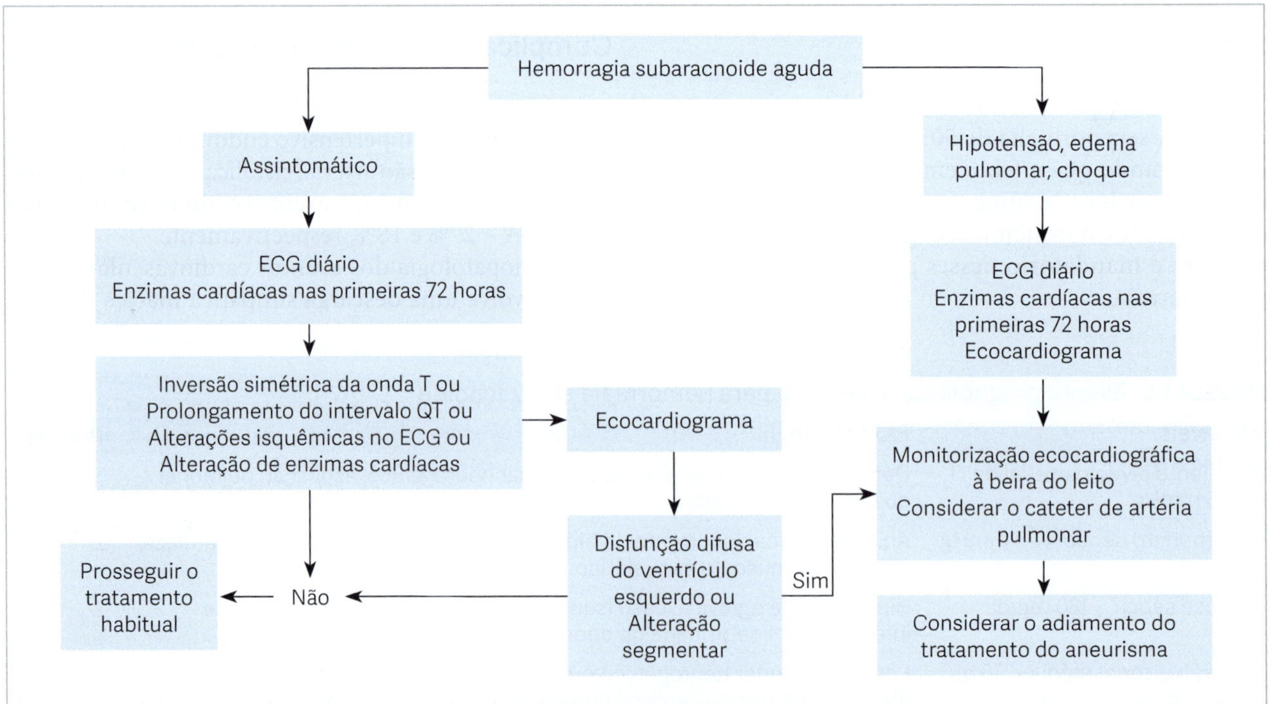

FIGURA 5 Investigação de disfunção ventricular esquerda associada à HSA. Os pacientes **assintomáticos** devem ser monitorizados com enzimas cardíacas e eletrocardiograma nas primeiras 72 horas após o *ictus*. A elevação de enzimas cardíacas ou alterações no eletrocardiograma indicam a necessidade de um exame ecocardiográfico (ECO). Os **sintomáticos** (hipotensão, choque, edema pulmonar) devem ser submetidos ao ECO. Tanto nos casos assintomáticos quanto nos casos sintomátivos, se o ECO demonstrar alguma alteração, a monitorização e o acompanhamento hemodinâmico à beira do leito devem ser considerados, inclusive a protelação do tratamento do aneurisma.

ECG: eletrocardiograma.

perdedora de sal e secreção inapropriada de hormônio antidiurético. O tratamento dessa condição deve se basear em manter o paciente euvolêmico e natremia em torno de 145 mEq/L. Verificar capítulo específico para maiores detalhes.

A hipocalemia (27%) acontece pela poliúria, uso de diuréticos e hipovolemia que acontece nos pacientes com HSA, contudo não tem implicação prognostica, mas é preciso cuidado nos pacientes com disfunção cardíaca ou alteração eletrocardiográfica.

A hipomagnesemia (37%) está associada ao desenvolvimento de vasoespasmo sintomático, apesar de estudos controlados falharem em mostrar que infusões profiláticas de magnésio pudessem prevenir ICT. A fisiopatologia desse distúrbio não é bem clara, mas deve estar associada à poliúria.

A hipernatremia (20%) é bastante comum em pacientes com HSA. As explicações para esse distúrbio envolvem o uso de soluções hipertônicas ou diuréticos osmóticos, ou seja, iatrogenia. Apenas 4% apresentam hipernatremia associada a diabetes *insipidus*.

INFECÇÕES

As infecções mais comuns nos pacientes com HSA são pneumonia (20%), infecção do trato urinário (13%) e da corrente sanguínea (8%) e meningite/ventriculite (5%). Os fatores de risco para pneumonia são idade, graduação clínica de Hunt-Hess e ventilação mecânica. Não há dados que suportem que as infecções aumentem a mortalidade ou resultado desfavorável em 3 meses nessa população. Em contrapartida, pneumonia e infecção do trato urinário se correlacionaram com a ocorrência de déficit isquêmico tardio e aumento do tempo de internação hospitalar e em UTI.

A síndrome da resposta inflamatória sistêmica (SIRS) acontece em mais de 80% dos pacientes com HSA. Os fatores de risco para SIRS são pior graduação clínica e na escala de Fisher, pressão arterial média elevada na admissão, tamanho do aneurisma e clipagem do aneurisma. A presença de SIRS nos primeiros 4 dias após o *ictus* é forte indicativo de vasoespasmo sintomático e resultado funcional desfavorável (morte ou necessidade de cuidados de enfermagem na alta hospitalar). Sabe-se que parte considerável das SIRS está associada a infecções, por isso prevenir e tratar adequadamente as infecções poderão ter impacto favorável no curso clínico nos pacientes com HSA. Estudos nessa área precisam ser conduzidos.

OUTRAS COMPLICAÇÕES

Insuficiências renal e hepática, trombose venosa profunda e hemorragia gastrintestinal ocorrem em menos de 5% dos pacientes com HSA e não parecem ter impacto nos resultados funcionais dessa população. A presença de plaquetopenia associou-se a pior resultado funcional em um estudo, mas isso não está claro. Sabe-se que a disfunção plaquetária e talvez a sua redução (aumento da agregação ou drogas) podem apresentar um papel importante na fisiopatologia do vasoespasmo. Contudo, estudos são necessários nesta área.

PONTOS-CHAVE

1. A HSA é um evento catastrófico com alta mortalidade, sendo a ruptura de aneurismas a principal causa. O risco de ruptura está correlacionado ao tamanho do aneurisma e à sua localização.
2. A ruptura do aneurisma causa aumento da PIC e vasoespasmo, resultando em isquemia cerebral tardia. A cefaleia súbita e alteração da consciência são sintomas clássicos, e a classificação clínica é crucial para o prognóstico.
3. A tomografia de crânio é a primeira escolha, e a angiografia cerebral é o padrão-ouro para detecção de aneurismas. Escalas como Hunt-Hess, WFNS e Fisher Modificada auxiliam na estratificação do risco de isquemia e vasoespasmo.
4. O tratamento visa prevenir o ressangramento, o vasoespasmo, a isquemia cerebral tardia e outras complicações, como crise epiléptica, HIC, hidrocefalia, febre, anemia, hiperglicemia e disfunções cardiovasculares/pulmonares. A nimodipina e o tratamento precoce do aneurisma são partes fundamentais do tratamento.

BIBLIOGRAFIA

1. Dorhout Mees SM, Rinkel GJE, Feigin VL, Algra A, Bergh WM, Vermeulen M, et al. Calcium antagonists for aneurysmal subarachnoid haemorrhage. Cochrane Database Syst Rev. 2007;2007(3):CD000277.
2. Frontera JA, Fernandez A, Claassen J, Schmidt M, Schumacher HC, Wartenberg K, et al. Hyperglycemia after SAH predictors, associated complications, and impact on outcome. Stroke. 2006;37(1):199-203.
3. Gruber A, Audibert G, Findlay JM, et al. Subarachnoid hemorrhage. Eur J Anaesth. 2000;17(suppl.18):69-76.
4. Hoh BL, Ko NU, Amin-Hanjani S, Chou SH-Y, Cruz-Flores S, Dangayach NS, et al. 2023 Guideline for the management of patients with aneurysmal subarachnoid hemorrhage: a guideline from the American Heart Association/American Stroke Association. Stroke. 2023;54(7):e314-e370.
5. Macdonald RL. Delayed neurological deterioration after subarachnoid haemorrhage. Nat Rev Neurol. 2014;10(1):44-58.
6. Manoel ALO, Jaja BN, Germans MR. The VASOGRADE a simple grading scale for prediction of delayed cerebral ischemia after subarachnoid hemorrhage. Stroke. 2015;46(7):1826-31.
7. Molyneux A, Kerr R, Stratton I, Sandercock P, Clarke M, Shrimpton J. International Subarachnoid Aneurysm Trial (ISAT) of neurosurgical clipping versus endovascular coiling in 2143 patients with ruptured intracranial aneurysms: a randomised trial. Lancet. 2002;360(9342):1267-74.

8. Naidech AM, Kreiter KT, Janjua N, Ostapkovich N, Parra A, Commichau C, et al. Phenytoin exposure is associated with functional and cognitive disability after subarachnoid hemorrhage. Stroke. 2005;36:583-7.
9. Schaaf I, Algra A, Wermer M, Molyneux A, Clarke M, Gijn J, et al. Endovascular coiling versus neurosurgical clipping for patients with aneurysmal subarachnoid haemorrhage. Cochrane Database Syst Rev. 2005:(4):CD003085.
10. Soustiel, JF, Shik V, Shreiber R, Tavor Y, Goldsher D. Basilar vasospasm diagnosis investigation of a modified "Lindegaard Index" based on imaging studies and blood velocity measurements of the basilar artery. Stroke. 2002;33:72-78.
11. Taleb C, Bogossian EG, Rynkowski CB, Møller K, Lormans P, et al. Liberal versus restrictive transfusion strategies in subarachnoid hemorrhage: a secondary analysis of the TRAIN study. Crit Care. 2025;29(1):67.
12. Terrett LA, McIntyre L, Turgeon AF, English SW. Anemia and red blood cell transfusion in aneurysmal subarachnoid hemorrhage. Neurocrit Care. 2023;39(1):91-103.
13. Treggiari MM, Walder B, Suter PM, Romand JA. Systematic review of the prevention of delayed ischemic neurological deficits with hypertension, hypervolemia, and hemodilution therapy following subarachnoid hemorrhage. J Neurosurg. 2003;98(5):978-84.
14. Udohoski KP, Guilfoyle M, Helmy A, Huuskonen T, Czosnyka M, Kirollos R, et al. The pathophysiology and treatment of delayed cerebral ischaemia following subarachnoid haemorrhage. J Neurol Neurosurg Psychiatry. 2014;85(12):1343-53.
15. Wartenberg KE, Mayer SA. Medical complications after subarachnoid hemorrhage: new strategies for prevention and management. Curr Opin Crit Care. 2006;12(2):78-84.
16. Wartenberg KE, Mayer SA. Medical complications after subarachnoid hemorrhage. Neurosurg Clin N Am 2010;21(2):325-38.
17. Wijdicks EFM. Neurologic catastrophes in the emergency department. Boston: Butterworth-Heinemann; 2000.

79

Hipertermia maligna

Claudia Marquez Simões

SUMÁRIO

INTRODUÇÃO

A hipertermia maligna (HM) é uma emergência anestésica rara e potencialmente fatal, desencadeada por agentes anestésicos voláteis e/ou succinilcolina em indivíduos geneticamente predispostos.[1] É uma condição farmacogenética grave que ocorre em resposta a anestésicos voláteis e ao relaxante muscular succinilcolina em indivíduos geneticamente suscetíveis.[2] É importante destacar que a HM não possui um fenótipo e muitas vezes os pacientes não possuem nenhum histórico que leve a suspeita da alteração genética, no entanto alguns pacientes podem ter histórico de óbitos familiares em cirurgias, mesmo sem saber a causa.[1] Sua ocorrência, embora rara (1:5.000 a 1:50.000 anestesias), exige reconhecimento e tratamento imediatos para evitar complicações graves. Vale destacar que com o advento do capnógrafo o diagnóstico clínico de quadros agudos suspeitos tornou-se mais frequente.[3]

A condição é caracterizada por uma resposta hipermetabólica que inclui aumento rápido da temperatura corporal, taquicardia, taquipneia, hipercapnia, rigidez muscular, rabdomiólise e acidose metabólica. Embora classicamente associada ao intraoperatório, sua manifestação pode ocorrer no pós-operatório e requer manejo imediato na terapia intensiva.

A HM foi descrita pela primeira vez na década de 1960 e, desde então, avanços significativos foram feitos no entendimento de sua base genética e no desenvolvimento de estratégias de prevenção e tratamento.[2,4,5] Este capítulo aborda desde a fisiopatologia e genética da HM até o diagnóstico, manejo clínico e novas abordagens de medicina de precisão.

EPIDEMIOLOGIA

- Prevalência: estima-se uma incidência de 1:5.000 a 1:100.000 anestesias gerais. Estudos mais recentes mostram uma incidência maior que pode ser questionada e talvez seja em razão do diagnóstico precoce com o uso frequente da capnografia ou ainda do diagnóstico de crises atípicas e abortivas.[2,3]
- Fatores genéticos: herança autossômica dominante, com maior prevalência em caucasianos. Ela é causada por alterações no gene *RYR1*, além de variantes nos genes *CACNA1S* e *STAC3*. O canal de rianodina é o responsável pela liberação de cálcio no citoplasma da célula muscular, desempenhando um papel crucial na contração muscular.[6] O termo "rianodina" tem origem na substância rianodina, um alcaloide vegetal isolado da planta *Ryania speciosa*. A rianodina, extraída da casca e do caule da *Ryania speciosa*, tem

um efeito tóxico sobre insetos, atuando como um inseticida natural. O mecanismo de ação da rianodina envolve a modulação dos canais de cálcio do músculo, o que interfere na contração muscular dos insetos, levando à paralisia e morte. Essa substância foi utilizada como inseticida agrícola até a segunda metade do século XX, quando foi substituída por produtos químicos sintéticos mais eficazes.

- Grupos de risco: crianças e adultos jovens são os mais afetados, além de homens. Existe uma clara associação entre síndrome de King Denborough e doença do núcleo central (*central core disease*).[2]

FISIOPATOLOGIA

A HM decorre de mutações nos genes *RYR1* (receptor de rianodina) e, menos comumente, *CACNA1S*, resultando em liberação excessiva de cálcio do retículo sarcoplasmático após exposição a agentes desencadeantes. Isso leva a inúmeras alterações conforme descritas a seguir:

1. Contratura muscular sustentada: geração excessiva de calor e sinais e sintomas de hipermetabolismo em geral.
2. Aumento do metabolismo aeróbico e anaeróbico: acidose metabólica e respiratória, com aumento precoce da produção de CO_2 expirado.
3. Rabdomiólise: liberação de mioglobina, hipercalemia e insuficiência renal aguda.

FATORES DESENCADEANTES

- Agentes anestésicos voláteis: halotano, isoflurano, sevoflurano, desflurano.
- Succinilcolina: relaxante muscular despolarizante amplamente utilizado.
- Fatores não anestésicos: exercício pré-operatório e pirexia podem modificar a suscetibilidade à HM, aumentando o risco de uma crise quando combinados com anestésicos desencadeantes.

MANIFESTAÇÕES CLÍNICAS

A apresentação pode ocorrer durante ou após a anestesia e evoluir rapidamente. Os sinais incluem:

Sinais precoces (minutos a horas)

- Hipercapnia (CO_2 > 55 mmHg, taquipneia não explicada).
- Rigidez muscular generalizada (principalmente masseter em resposta à succinilcolina).
- Taquicardia e hipertensão arterial.
- Hipertermia progressiva (↑ temperatura corporal > 39 °C).

Sinais tardios (se não tratada)

- Rabdomiólise: mioglobinúria, urina cor de "chá preto" ou "café".
- Hipercalemia: arritmias ventriculares fatais.
- Coagulação intravascular disseminada (CIVD).
- Insuficiência renal aguda e falência multiorgânica.

DIAGNÓSTICO

O diagnóstico é clínico e deve ser considerado em qualquer paciente que apresente hipercapnia inexplicada, rigidez muscular e hipertermia em contexto anestésico com exposição a agentes desencadeantes.[7]

No Quadro 1 estão reunidas as principais alterações clínicas e laboratoriais que podem surgir em uma crise aguda de HM.

QUADRO 1 Principais alterações presentes em uma crise aguda de hipertermia maligna

Iniciais	
Clínicas	**Laboratoriais**
Taquicardia	Hipercapnia (acidose respiratória)
Alevação progressiva do CO_2 exalado	Acidose metabólica
Taquipneia	Hiperlacticidemia
Rigidez muscular localizada (incluindo rigidez de masseter)	Hiperpotassemia
Cianose	Dessaturação venosa central
Arritmias	
Hipertemia	
Sudorese profusa	
Tardias	
Clínicas	**Laboratoriais**
Febre acima de 40 °C	Mioglobinemia
Cianose	Elevação da creatinocinase plasmática
Má perfusão cutânea	Elevação da creatininemia
Instabilidade hemodinâmica	Coagulação intravascular disseminada
Rigidez muscular generalizada	

Exames laboratoriais

- Gasometria arterial: acidose mista (pH ↓, HCO_3^- ↓, PCO_2 ↑).
- Cálcio sérico: hipercalcemia inicial.

- CK (creatinofosfoquinase): aumento (> 10.000 U/L sugere rabdomiólise).
- Potássio sérico: hipercalemia.
- Mioglobina plasmática/urinária: mioglobinúria.

Diagnóstico confirmatório

- Teste *in vitro* da contratura muscular com halotano e cafeína (CHCT): ainda é considerado o *gold standard* para o diagnóstico do caso índice na família. O teste é invasivo e requer realização em centros especializados, oque acaba limitando um pouco sua realização.[8] As recomendações atuais para testes genéticos no diagnóstico da hipertermia maligna (HM) incluem a triagem inicial por análise de DNA, que é um método minimamente invasivo e conveniente. No entanto, o teste genético possui sensibilidade de aproximadamente 50%, ou seja, um resultado negativo não exclui a susceptibilidade à HM. Quando não se identifica uma mutação associada à HM no teste genético, pode ser necessário realizar o teste de contração in vitro (*in vitro contracture test* - IVCT. Esse teste requer a coleta de uma biópsia muscular fresca para realizar o teste com o músculo viável, e é realizada em centros especializados, sendo que no Brasil o único centro disponível atualmente é o Centro Brasileiro de Estudo, Diagnóstico e Investigação de Hipertermia Maligna (Cedhima), sediado na Universidade Federal de São Paulo. Além disso, a biópsia muscular não deve ser realizada dentro de quatro meses após uma crise aguda de HM pela resposta imprevisível do músculo lesionado.[5]
- Testes genéticos para mutações do gene *RYR1*: o teste genético é utilizado como confirmatório, mas não é emergencial. A testagem genética vem substituindo gradativamente o CHCT, possibilitando um diagnóstico precoce e permitindo a testagem de cascata em familiares de indivíduos suscetíveis. Esse avanço tem proporcionado uma melhor identificação de indivíduos em risco, permitindo que anestesistas adotem condutas mais seguras frente a estes pacientes. Como consequência, há uma redução significativa no número de crises perioperatórias de hipertermia maligna, além de maior acessibilidade e diminuição dos custos associados ao tratamento da condição. Estudos como o Geisinger MyCode[9] sugerem que a triagem genética populacional pode ser uma estratégia viável e benéfica para a identificação precoce de indivíduos suscetíveis. No entanto, apesar das inúmeras vantagens da testagem genética, alguns desafios ainda persistem, como a interpretação de variantes de significado incerto, os custos elevados do sequenciamento e as limitações no acesso a esse tipo de exame em países em desenvolvimento.[6,2]

MANEJO CLÍNICO

O início do tratamento deve ser imediato diante da suspeita clínica de um quadro agudo, visando interromper o processo hipermetabólico e prevenir as complicações associadas (Figura 1).

Medidas emergenciais

1. Suspender imediatamente o agente desencadeante.
2. Administrar dantrolene sódico (2,5 mg/kg, IV, repetir até controle da crise, dose máxima 10 mg/kg/dia). O dantrolene deve ser administrado até que o $ETCO_2$ seja < 6 kPa com ventilação minuto normal e a temperatura central seja < 38,5 °C.[5,10]
3. Hiperventilar com oxigênio 100% para reduzir hipercapnia e acidose.
4. Resfriamento agressivo se T °C > 39 °C (p. ex., bolsas de gelo, soro gelado IV, lembrando que não se deve molhar a superfície corpórea do paciente pelo risco de queimadura e acidentes nos casos de necessidade de reanimação).
5. Monitorização intensiva: ECG, eletrólitos, diurese, função renal.
6. Controlar acidose e hipercalemia:
   - Bicarbonato de sódio IV se pH < 7,2.
   - Glicose e insulina se K^+ > 6,5 mEq/L.
   - Diálise ou hemofiltração em casos graves.
7. Hidratação vigorosa para prevenir lesão renal (diurese alvo > 2 mL/kg/h).

Um dos recursos recomendados na literatura em geral é o uso de filtros de carvão ativado que reduzem rapidamente o número de partículas por milhão dos agentes halogenados em casos suspeitos em poucos minutos, no entanto eles ainda não estão disponíveis.[5]

Tratamento de suporte na UTI

- Manter dantrolene IV por 24-48h (1 mg/kg a cada 6 horas ou infusão contínua de 0,25 mg/kg/h a 0,75 mg/kg/h).
- Monitorar rigorosamente enzimas musculares, eletrólitos e mioglobina.
- Prevenir CIVD e disfunção multiorgânica.
- Sedação e analgesia para garantir conforto nos casos necessários.
- Reabilitação para recuperar força muscular.

PROGNÓSTICO E COMPLICAÇÕES

- Com tratamento específico precoce (dantrolene sódico): mortalidade < 5%.
- Sem tratamento: mortalidade > 70%, geralmente por hipertermia extrema, arritmias ou falência multiorgânica.

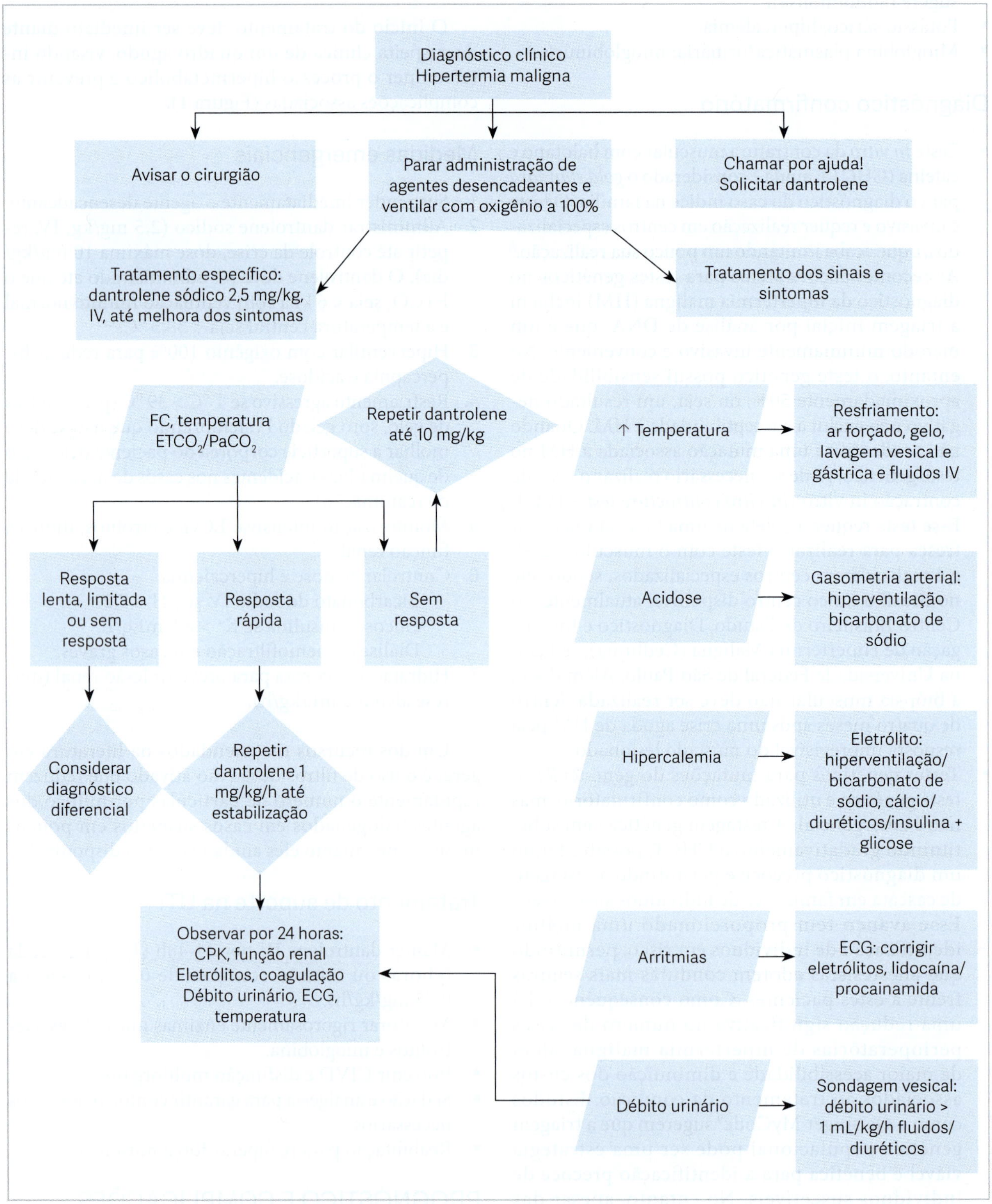

FIGURA 1 Algoritmo de tratamento do quadro agudo.

CPK: creatinofosfoquinase; ECG: eletrocardiograma; $ETCO_2$: dióxido de carbono ao final da expiração; FC: frequência cardíaca; IV: intravenoso; $PaCO_2$: pressão parcial de dióxido de carbono no sangue arterial.

- Recorrência: pode ocorrer em até 25% dos casos dentro de 24-36 horas, justificando a monitorização prolongada e suporte em unidade de terapia intensiva mesmo após recuperação do quadro agudo.

PREVENÇÃO E CONDUTA EM PACIENTES DE ALTO RISCO

- Avaliação pré-anestésica: questionar sobre histórico familiar de HM ou eventos adversos anestésicos. Deve-se lembrar que, mesmo sem uma história típica de morte na família, não se pode descartar a hipótese de um quadro de hipertermia maligna frente e uma crise de hipermetabolismo.
- Evitar agentes desencadeantes: em pacientes suscetíveis como agentes halogenados e/ou succinilcolina.
- Utilizar anestesia total intravenosa (TIVA): com propofol e bloqueadores musculares não despolarizantes.
- Ter dantrolene sódico disponível e em quantidade suficiente: sempre que anestésicos voláteis e/ou succinilcolina forem utilizados. Para um paciente adulto recomenda-se que o hospital possua ao menos 36 frascos de dantrolene para um tratamento inicial. Vale lembrar que a resolução do CFM 2174/2017 preconiza que todos os hospitais que utilizam os agentes desencadeantes possuam dantrolene sódico disponível.

CONSIDERAÇÕES FINAIS

A hipertermia maligna é uma emergência anestésica grave que exige diagnóstico precoce e intervenção imediata. O conhecimento dos fatores de risco, sinais clínicos e manejo na terapia intensiva pode salvar vidas. A prevenção e a preparação da equipe são fundamentais para reduzir a morbimortalidade associada. Todos os pacientes com um quadro clínico suspeito devem ser orientados, por escrito e considerados como susceptíveis até a confirmação ou exclusão do diagnóstico.

É importante destacar que a hipertermia maligna pode apresentar uma enorme miríade de apresentações clínicas pela penetrância variável e ao longo dos anos o diagnóstico de crises atípicas ou abortivas tem aumentado e muito graças ao conhecimento do quadro e ao uso do capnógrafo associado ao uso de agentes desencandeantes, permitindo o reconhecimento precoce do quadro.

PONTOS-CHAVE

1. A HM é uma condição farmacogenética grave, desencadeada por agentes anestésicos voláteis (p. ex., halotano, isoflurano) e/ou succinilcolina em indivíduos geneticamente predispostos. É caracterizada por uma resposta hipermetabólica que inclui aumento rápido da temperatura corporal, taquicardia, rigidez muscular e acidose metabólica.
2. O diagnóstico da HM é clínico, devendo ser considerado em pacientes com hipercapnia inexplicada, rigidez muscular e hipertermia durante ou após a anestesia. Os sinais precoces incluem hipercapnia, taquicardia e rigidez de masseter, enquanto sinais tardios podem envolver rabdomiólise (com urina escura), hipercalemia e falência de múltiplos órgãos. O diagnóstico confirmatório pode ser feito por teste de contratura muscular (CHCT) ou, mais modernamente, por testes genéticos do gene *RYR1*.
3. O tratamento da HM deve ser imediato. As medidas emergenciais incluem a suspensão dos agentes desencadeantes, administração de dantrolene sódico (medicamento específico), hiperventilação com oxigênio 100% e resfriamento agressivo do paciente se a temperatura corporal for elevada.
4. Para pacientes de alto risco ou suscetíveis, a prevenção envolve evitar agentes desencadeantes e utilizar anestesia total intravenosa (TIVA). É fundamental ter dantrolene sódico disponível em hospitais que utilizam anestésicos voláteis. Com tratamento precoce e específico, a mortalidade por HM é inferior a 5%, mas, sem tratamento, pode ultrapassar 70%.

REFERÊNCIAS BIBLIOGRÁFICAS

1. Britt BA, Locher WG, Kalow W. Hereditary aspects of malignant hyperthermia. Can Anaesth Soc J. 1969;16:89-98.
2. Rosenberg H, Pollock N, Schiemann A, Bulger T, Stowell K. Malignant hyperthermia: a review. Orphanet J Rare Dis. 2015;10:93.
3. Brady JE, Sun LS, Rosenberg H, Li G. Prevalence of malignant hyperthermia due to anesthesia in New York State, 2001-2005. Anesth Analg. 2009;109:1162-6.
4. Heytens L, Forget P, Scholtès JL, Veyckemans F. The changing face of malignant hyperthermia: less fulminant, more insidious. Anaesth Intensive Care. 2015;43:506-11.
5. Rüffert H, Bastian B, Bendixen D, Girard T, Heiderich S, Hellblom A, et al.; European Malignant Hyperthermia Group. Consensus guidelines on perioperative management of malignant hyperthermia suspected or susceptible patients from the European Malignant Hyperthermia Group. Br J Anaesth. 2021;126:120-30.
6. Riazi S, Kraeva N, Hopkins PM. Malignant hyperthermia in the post-genomics era: new perspectives on an old concept. Anesthesiology. 2018;128:168-80.
7. Amaral JLG, Carvalho RB, Cunha LBP, Batti MAS, Issy AM, Habib AK, Silva HCA; Projeto Diretrizes. Hipertemia maligna [Internet]. Sociedade Brasileira de Pesquisa Conselho Federal de Medicina; 22 jul. 2002 [cited 2025 Aug 16]. Available from: https://www.bibliomed.com.br/diretrizes/pdf/hipertemia_maligna.pdf.
8. Almeida da Silva HC, Ferreira G, Rodrigues G, Santos JMD, Andrade PV, Hortense A, et al. Profile of malignant hyperthermia susceptibility reports confirmed with muscular contracture test in Brazil. Braz J Anesthesiol. 2019;69:152-9.
9. Carey DJ, Fetterolf SN, Davis FD, Faucett WA, Kirchner HL, Mirshahi U, et al. The Geisinger MyCode community health initiative: an electronic health record–linked biobank for precision medicine research. Genet Med. 2016;18:906-13.
10. Hopkins PM, Girard T, Dalay S, Jenkins B, Thacker A, Patteril M, et al. Malignant hyperthermia 2020: guideline from the Association of Anaesthetists. Anaesthesia. 2021;76:655-64.

80

Miastenia gravis, síndrome de Guillain-Barré e polineuropatia do paciente crítico

Adriana Cristina de Souza

SUMÁRIO

MIASTENIA GRAVIS

Introdução

A miastenia gravis (MG) é a doença autoimune mais comum que afeta a transmissão neuromuscular, causando fraqueza muscular. Essa fraqueza flutuante pode afetar as musculaturas ocular, bulbar, esquelética e até de músculos respiratórios. A MG deve ser suspeitada em pacientes com fraqueza muscular, incluindo ptose isolada e/ou diplopia. Globalmente, sua prevalência é estimada em 12,4 por 100 mil pessoas, com variações regionais significativas em decorrência de fatores como acesso a cuidados e métodos diagnósticos.[1] No Brasil, dados específicos sobre a prevalência de MG não são amplamente documentados nos estudos.

Fisiopatologia

A MG é uma doença autoimune, caracterizada por fraqueza muscular e fatigabilidade anormal, causada por autoanticorpos que atacam componentes da JNM, especialmente os AChR. A patofisiologia envolve mecanismos imunológicos que comprometem a transmissão neuromuscular.

Os autoanticorpos mais comuns em MG são direcionados contra os AChR, presentes em cerca de 80% dos casos de MG generalizada e 50% dos casos de MG ocular. Esses anticorpos podem levar à destruição mediada por complemento da membrana pós-sináptica, bloquear diretamente os receptores ou aumentar a internalização dos AChR, resultando em redução da eficácia na transmissão neuromuscular. Além disso, a interação entre anticorpos que reconhecem diferentes subunidades do AChR pode intensificar a ativação do complemento e a destruição da JNM.

Em uma forma alternativa de MG, anticorpos contra a quinase específica do músculo (MuSK) afetam a agregação e o número de AChR na JNM, além de interferir nos mecanismos adaptativos pré-sinápticos. Também pode ser observada a presença de anticorpos contra a proteína 4 relacionada ao receptor de lipoproteína de baixa densidade (LRP4) em alguns casos de MG seronegativa.

A patogênese da MG está associada a disfunções imunológicas, como o aumento de células B e T autorreativas, em razão de defeitos nos mecanismos de tolerância central e periférica. A ativação anormal do complemento e a interação sinérgica entre anticorpos desempenham papel crucial na patologia da doença, o que explica a variabilidade na gravidade clínica em relação aos níveis de anticorpos.

Diagnóstico

O diagnóstico de MG envolve uma combinação de avaliação clínica, testes laboratoriais para autoanticorpos e avaliações neurofisiológicas.[2]

- Avaliação clínica: o diagnóstico inicial de MG é frequentemente baseado na história clínica e no exame físico, que revelam fraqueza muscular fatigável e flutuante. Testes de beira de leito, como o teste do gelo, podem ser utilizados para confirmar a suspeita clínica, especialmente em casos de ptose palpebral.
- Testes laboratoriais para autoanticorpos: a detecção de autoanticorpos é essencial para o diagnóstico. O teste inicial deve ser para anticorpos anti-AChR, que é altamente sensível e específico, com presença em mais de 90% dos pacientes com a forma generalizada de MG. No entanto, os títulos de anticorpos não têm correlação significativa com a gravidade da doença e não servem de marcadores de melhora durante o tratamento. Nos casos em que os anticorpos anti-AChR não são detectados, a investigação pode ser ampliada para anticorpos anti-MuSK ou anti-LRP4.
- Avaliações neurofisiológicas: a SFEMG é o teste neurofisiológico mais sensível para MG, com sensibilidade que varia de 64% a 100%. O teste de estimulação nervosa repetitiva também é utilizado, especialmente em MG generalizada, embora tenha sensibilidade menor.
- Exames de imagem: a tomografia computadorizada (TC) e a ressonância magnética (RM) têm um papel complementar no diagnóstico e acompanhamento da MG. Embora o diagnóstico seja confirmado principalmente por testes laboratoriais e neurofisiológicos, esses exames de imagem são úteis para detectar complicações como timomas, presentes em 10-15% dos pacientes com MG generalizada, especialmente os com anticorpos anti-AChR positivos. Também ajudam a excluir condições neurológicas que podem mimetizar a doença, como lesões no tronco encefálico, que afetam os nervos responsáveis pela motricidade ocular e deglutição.

O evento desencadeador da produção autoimune de anticorpos contra os receptores da JNM são desconhecidos, mas há maior incidência de doenças autoimunes, como lúpus eritematoso sistêmico, doenças da tireoide graves e tireoidites, artrite reumatoide, anemia perniciosa, trombocitopenia idiopática, além de fatores genéticos, incluindo HLA-B8, DRw3 e DQw2, e história familiar de doenças autoimunes. Tem pico de incidência bimodal – entre a segunda e terceira décadas –, com predomínio feminino, e pico mais tardio – entre a 6ª e a 8ª décadas –, com predomínio masculino.

Quadro clínico

Há duas formas de apresentação clínica da miastenia: a forma generalizada – os sintomas envolvem uma combinação de variedade de comprometimento ocular, bulbar, de músculos esqueléticos e/ou músculos respiratórios – e a forma ocular pura (> 50% casos). Na forma ocular, a fraqueza é limitada às pálpebras e aos músculos extraoculares, levando à ptose palpebral, que pode variar de intensidade ao longo do dia e ser unilateral ou bilateral. Já a fraqueza dos músculos extraoculares produz diplopia binocular que desaparece quando o paciente fecha ou oclui um dos olhos. As pupilas são sempre poupadas na miastenia, o que contribui para o diagnóstico diferencial. Dos pacientes que apresentam comprometimento ocular, aproximadamente 80% desenvolvem a forma generalizada dentro de 3 anos.

Na forma generalizada, a fraqueza muscular pode flutuar ao longo do dia, porém é mais comum no final do dia, à noite e após os exercícios físicos. Pode ser agravada ou provocada por esforços, exposição a extremos de temperatura, viroses ou outras infecções, menstruação ou medicamentos (Quadro 1).

Na maioria dos casos, a motricidade ocular é afetada primeiro, resultando em ptose e diplopia em pelo menos 40% dos casos. Fraqueza de outros músculos inervados pelos nervos cranianos resulta em perda da expressão facial, lábios evertidos, mandíbula caída, regurgitação nasal de líquidos, asfixia com alimentos e secreções, entre outros.

Os músculos faciais e de orofaringe também são comumente acometidos, resultando em disartria e disfagia, e muitas vezes o comprometimento da deglutição aparece antes do quadro ocular. Praticamente todos os pacientes com MG têm algum comprometimento da musculatura ocular e de orofaringe em alguma fase da doença. A fatigabilidade anormal dos músculos dos membros torna difícil pentear os cabelos, levantar objetos repetidamente, subir escadas, caminhar e correr. Os músculos proximais são mais afetados que os distais, e nos estágios avançados o acometimento é universal.

A classificação da gravidade dos sintomas frequentemente realizada utilizando o sistema de classificação da Myasthenia Gravis Foundation of America (MGFA). Esse sistema categoriza a MG em cinco classes principais, com base na gravidade e na distribuição dos sintomas:

1. Classe I: envolve fraqueza limitada aos músculos oculares, resultando em sintomas como ptose e diplopia, sem envolvimento de outros grupos musculares.

QUADRO 1 Drogas a evitar ou usar com cautela em pacientes com miastenia gravis

Diazepam	Estatinas
Halotano	Hidroxicloroquina
Quetamina	Lítio
Ampicilina	Clorpromazina
Aminoglicosídeo	Betabloqueadores
Fluorquinolonas	Bloqueadores de canal de cálcio
Clindamicina	Propafenona
Colistina	Corticosteroides
Tetraciclina	Inibidores de *checkpoint* (nivolumabe, pembrolizumabe etc.)
Fenitoína	Diuréticos
Gabapentina	Sulfato de magnésio
Contrastes iodados	Contraceptivos orais
Interferona	

2. Classe II: caracteriza-se por fraqueza leve de outros músculos além dos oculares. Essa classe é subdividida em:
   - IIa: predominância de fraqueza nos músculos dos membros ou axiais.
   - IIb: predominância de fraqueza nos músculos bulbares ou respiratórios.
3. Classe III: envolve fraqueza moderada de outros músculos além dos oculares, com subdivisões semelhantes às da classe II:
   - IIIa: predominância de fraqueza nos músculos dos membros ou axiais.
   - IIIb: predominância de fraqueza nos músculos bulbares ou respiratórios.
4. Classe IV: fraqueza grave de outros músculos além dos oculares, também subdividida em:
   - IVa: predominância de fraqueza nos músculos dos membros ou axiais.
   - IVb: predominância de fraqueza nos músculos bulbares ou respiratórios.
5. Classe V: necessidade de intubação com ou sem ventilação mecânica, exceto quando usada apenas para procedimentos cirúrgicos.

A classificação MGFA é amplamente adotada para correlacionar a gravidade dos sintomas com o impacto nas atividades diárias e na qualidade de vida dos pacientes.[3]

O prognóstico de MG varia conforme a gravidade dos sintomas e a resposta ao tratamento. Pacientes com sintomas graves e/ou refratários, incluindo hospitalização hospitalar com crise miastênica; exacerbações frequentes; sintomas bulbares graves; presença de timoma e idade > 50 anos são fatores associados a pior prognóstico.

Tratamento

O tratamento da MG é multifacetado e depende da gravidade dos sintomas, da presença de crises miastênicas e da resposta individual aos medicamentos (Tabela 1).

1. Tratamento sintomático: os inibidores da acetilcolinesterase, como a piridostigmina, são frequentemente empregados como tratamento inicial para aliviar os sintomas de fraqueza muscular. Tem como principal representante a piridostigmina (Mestinon®), tratamento de primeira linha, que além do seu efeito sintomático ajuda a reduzir a dosagem de drogas imunossupressoras e minimizar os seus efeitos colaterais. A dose máxima de piridostigmina é de cerca de 120 mg a cada 3 horas.[4]
2. Imunossupressores: corticosteroides, como a prednisona, são amplamente utilizados para suprimir a resposta imune. Imunossupressores não esteroides, como azatioprina, micofenolato de mofetila e ciclosporina, são empregados como terapias poupadoras de esteroides para reduzir os efeitos colaterais em longo prazo dos corticosteroides.
3. Terapias biológicas: nos últimos anos, novas terapias biológicas foram desenvolvidas, incluindo inibidores do complemento (eculizumabe, ravulizumabe) e antagonistas do receptor Fc neonatal (efgartigimode, rozanolixizumabe), aprovados pela Food and Drug Administration (FDA), dos Estados Unidos, para o tratamento da MG. Essas terapias são particularmente úteis em casos refratários ou em pacientes que não respondem adequadamente aos tratamentos convencionais.[5]
4. Terapias de resgate: em casos de exacerbações graves ou crises miastênicas, a troca de plasma (PLEX) e a IVIg são utilizadas para proporcionar alívio rápido dos sintomas.[6]
5. Timectomia: para pacientes com MG generalizada associada a anticorpos anti-AChR sem timoma, a timectomia, em combinação com prednisona, pode ser mais eficaz do que o uso isolado de prednisona para melhorar os desfechos relacionados à MG.[7]

A escolha do tratamento deve ser individualizada, considerando a gravidade da doença, a presença de comorbidades e a resposta prévia aos tratamentos. A evolução das terapias moleculares oferece novas oportunidades para o manejo da MG, com potencial para tratamentos mais personalizados e eficazes.

Crise miastênica

A crise miastênica é uma complicação grave da MG, caracterizada por insuficiência respiratória que requer suporte ventilatório invasivo ou não invasivo. Essa condição é comumente precipitada por fraqueza dos

TABELA 1 Terapias utilizadas na miastenia gravis

	Tempo para início dos efeitos	Tempo para efeitos máximos
Terapia sintomática		
Piridostigmina (Mestinon®)	10 a 15 minutos	2 horas
Imunoterapia crônica		
Prednisona	2 a 3 semanas	5 a 6 meses
Azatioprina	6 a 12 semanas	1 a 2 anos
Micofenolato de mofetila	4 a 12 semanas	1 ano a 2 anos
Ciclosporina	5 a 6 meses	12 meses
Tacrolimo	6 meses	12 meses
Imunoterapia rápida		
Plasmaférese	1 a 7 dias	1 a 3 semanas
Imunoglobulina intravenosa	1 a 2 semanas	1 a 3 semanas
Cirurgia		
Timectomia	1 a 10 anos	1 a 10 anos
Terapias biológicas		
Efgartigimode alfa	2 a 3 semanas	4 semanas
Rozanolixizumabe	2 a 3 semanas	4 semanas
Inibidores do complemento		
Eculizumabe	2 a 3 semanas	4 semanas
Ravulizumabe	2 a 3 semanas	4 a 10 semanas
Zilucoplan	2 a 3 semanas	4 semanas
Terapia de depleção de células B		
Rituximabe	4 semanas	4 semanas

músculos respiratórios ou fraqueza bulbar com colapso das vias aéreas superiores. A crise miastênica ocorre em cerca de 15% a 20% dos pacientes com MG, geralmente nos primeiros 2 a 3 anos após o diagnóstico.[8] Pode ser precipitada por uma série de fatores – infecção (60% a 70% casos), intervenções cirúrgicas, inúmeras drogas, menstruação, gravidez, retirada de drogas imunossupressoras, estresse emocional, esforço físico, ou pode ocorrer como parte da história natural da doença. O tratamento durante uma crise miastênica envolve várias abordagens (Quadro 2):

1. Suporte respiratório: a gestão imediata foca no suporte das vias aéreas, que pode começar com ventilação não invasiva, mas frequentemente requer intubação e ventilação mecânica em casos mais graves.[8] Devem-se seguir alguns critérios para indicação de intubação orotraqueal e ventilação mecânica, antes que esses procedimentos sejam feitos na emergência. Nunca espere que os pacientes apresentem hipercapnia e hipoxemia! Intubação eletiva deve ser considerada quando a capacidade vital for < 20 mL/kg e pressão inspiratória máxima < -30 cmH_2O.
2. Terapias de resgate: a troca de plasma (plasmaférese) e a IVIg são os tratamentos principais para crises miastênicas. A troca de plasma é geralmente preferida por sua eficácia.[8]
3. Imunossupressão: corticosteroides de alta dose podem ser utilizados após a estabilização das vias aéreas. Inibidores do complemento e bloqueadores do receptor Fc neonatal, como efgartigimode, têm mostrado eficácia em casos refratários, embora o uso de efgartigimode em crises miastênicas ainda não seja bem estabelecido pela exclusão de tais pacientes em ensaios clínicos.
4. Identificação e tratamento de fatores desencadeantes: é crucial identificar e tratar qualquer fator desencadeante, como infecções respiratórias, comuns em precipitar crises.
5. Cuidados gerais: as medicações colinérgicas são normalmente descontinuadas após o início da ventilação mecânica, pois causam secreção brônquica excessiva e diarreia quando administradas em combinação com dieta enteral. A sua reintrodução deve ser cogitada na fase de desmame da ventilação mecânica, após o tratamento com plasmaférese ou imunoglobulina. A traqueostomia deve ser considerada nos pacientes que necessitam de proteção de vias aéreas ou ventilação mecânica por períodos prolongados (> 2 semanas).

Na maioria dos pacientes, o início de altas doses de glicocorticoides (p. ex., prednisona 60 a 80 mg/dia) é necessária até o início da ação dos demais imunomoduladores. O início de altas doses de corticoides é associado a piora da fraqueza e dos sintomas da MG em até 50% dos pacientes. Essa piora transitória geralmente ocorre entre 5 e 10 dias do início do tratamento.

QUADRO 2 Manejo da crise miastênica
Admissão em UTI.
Mensurar capacidade vital frequentemente e avaliar a cada 2 horas se há deterioração respiratória progressiva.
Considerar intubação eletiva se piora clínica e na presença de uma destas condições: ▪ Declínio nas medidas de capacidade vital abaixo de 15 a 20 mL/kg. ▪ Declínio nas medidas de pressão inspiratória máxima menores que -25 a -30 cmH_2O. ▪ Sinais clínicos de insuficiência respiratória. ▪ Acidose respiratória progressiva. ▪ Dificuldade em manipular secreções orais.
Suspender medicações anticolinesterásicas temporariamente para evitar excesso de secreções em vias aéreas para pacientes intubados
Investigar e tratar fatores precipitantes e contribuidores, particularmente infecções.
Iniciar tratamento com imunoglobulina ou plasmaférese.
Iniciar terapêutica imunomoduladora com altas doses de glicocorticoides (p. ex., prednisona 60 a 80 mg por dia), considerar azatioprina, micofenolato ou ciclosporina se corticoide for contraindicado ou previamente inefetivo.

Com o avanço nas terapêuticas e no manejo intensivo, o prognóstico da miastenia melhorou muito nas últimas quatro décadas, com taxa de mortalidade em torno de 5%, secundária às complicações clínicas apresentadas como sepse e parada cardiocirculatória.[8]

SÍNDROME DE GUILLAIN-BARRÉ

Introdução

A SGB é uma polirradiculoneuropatia inflamatória aguda mediada pelo sistema imunológico, que se manifesta tipicamente com fraqueza progressiva e simétrica, frequentemente acompanhada de alterações sensoriais e disfunção autonômica.

A SGB é habitualmente precedida por infecções – até 2/3 dos acometidos têm antecedentes de infecção do trato respiratório ou gastrintestinais. No International Guillain-Barré Syndrome Outcome Study (IGOS), 76% dos pacientes tiveram como *trigger* uma infecção prévia até 4 semanas do início dos sintomas: 35% respiratória e 27% gastrintestinal.[9] O mecanismo patogênico envolve um processo autoimune desencadeado por mimetismo molecular, onde anticorpos gerados contra patógenos atacam componentes dos nervos periféricos, como gangliosídeos. As principais infecções envolvidas são: *Campylobacter jejuni* (mais frequente e com pior prognóstico em relação aos demais *triggers*), por vírus Epstein-Barr, citomegalovírus, *influenza*, covid-19, Zika vírus, herpes simples, *Mycoplasma pneumoniae*, entre outros. É importante destacar que, embora haja relatos de SGB após a vacinação, a incidência é extremamente baixa e os benefícios da vacinação superam os riscos potenciais.[10]

Também tem sido relatada SGB em pacientes oncológicos submetidos à imunoterapia, especificamente com inibidores de *checkpoint* imunológico (ICI) – pembrolizumabe e nivolumabe. De acordo com a literatura médica, eventos de SGB associados ao uso de ICI foram identificados em 149 casos no sistema de notificação de eventos adversos da FDA, com maior prevalência em adultos com 45 anos ou mais e em homens.[11]

A incidência da SGB varia globalmente, com diferenças notáveis entre regiões. Tem incidência aproximada de 1,2 caso por 100 mil habitantes por ano nos Estados Unidos e na América Latina. Especificamente no Uruguai, a incidência média anual foi de 1,7 por 100 mil pessoas. Essas variações podem ser influenciadas por fatores como infecções entéricas, que têm uma associação positiva com a incidência de SGB. Além disso, a incidência tende a aumentar com a idade e é ligeiramente mais alta em homens do que em mulheres.[12]

Uma classificação baseada nos achados eletromiográficos e nos mecanismos imunológicos presumidos define vários padrões clínicos: polirradiculoneuropatia desmielinizante inflamatória aguda (AIDP) – forma mais comum (85-90% dos casos) –, neuropatia axônio-motora aguda (AMAN) – forma mais grave –, neuropatia axônio-sensorial e motora aguda (AMSAN) e síndrome de Miller Fisher, de acometimento oculomotor, ataxia e arreflexia.

Quadro clínico

A SGB tipicamente se apresenta com fraqueza muscular ascendente, começando nas extremidades inferiores e progredindo para as superiores, podendo levar à paralisia completa. A fraqueza é simétrica e frequentemente acompanhada de arreflexia. Em cerca de 10% dos casos, a fraqueza inicia-se nos membros superiores. Sintomas sensoriais, como parestesias distais, são comuns nas fases iniciais, e a paresia facial ocorre em metade dos pacientes. A disfunção autonômica afeta cerca de 70% dos pacientes e pode causar taquicardia, retenção urinária, alterações de pressão arterial (hipotensão/hipertensão), bradicardia e arritmias. A complicação respiratória, que ocorre em até 30% dos pacientes, pode exigir ventilação mecânica. Em variantes como a síndrome de Miller Fisher, os sintomas incluem ataxia e oftalmoplegia.

Diagnóstico

O diagnóstico da SGB é baseado em uma combinação de achados clínicos e testes laboratoriais. Os critérios diagnósticos utilizados pelo NINDS (National Institute of Neurological Disorders and Stroke), baseado na opinião de especialistas, tem sido muito utilizados tanto em pesquisas quanto na prática clínica e incluem:

- Fraqueza progressiva de mais de um membro.
- Arreflexia.
- Progressão dos sintomas de dias até 4 semanas.
- Sinais ou sintomas sensoriais.
- Envolvimento de pares cranianos, especialmente do facial bilateral.
- Disfunção autonômica.
- Ausência de febre no início dos sintomas.
- Alteração do exame liquórico.
- Anormalidades eletrodiagnósticas compatíveis com SGB.

Os principais testes laboratoriais utilizados incluem (Quadro 3):

1. Análise do líquido cefalorraquidiano (LCR): é fundamental no diagnóstico da SGB. O achado clássico é a dissociação albumino-citológica, que se caracteriza por um aumento dos níveis de proteína no LCR sem um aumento correspondente na contagem de células (pleocitose). Esse achado é observado em cerca de 90% dos pacientes com SGB, geralmente após a primeira semana de sintomas.
2. Estudos de condução nervosa (ECN): são cruciais para confirmar o diagnóstico e ajudar na classificação dos subtipos de SGB, como a AIDP e a AMAN. Os ECN podem mostrar bloqueios de condução, lentificação da condução nervosa ou padrões de desmielinização.
3. Detecção de autoanticorpos: a presença de anticorpos antigangliosídeos, como os anti-GM1, pode ser útil no diagnóstico, especialmente em subtipos específicos como a AMAN. Estudos indicam que esses anticorpos têm valor prognóstico e podem estar associados a desfechos mais graves.[13]

QUADRO 3 Exames para investigação de Guillain-Barré e para estabelecimento do diagnóstico
▪ Eletroneuromiografia e estudos da condução nervosa.
▪ Análise do líquido cefalorraquidiano.
▪ Cultura e sorologias para *Campylobacter jejuni*.
▪ Sorologia para HIV, hepatites A e B, citomegalovírus, Epstein-Barr e *Mycoplasma pneumoniae*.
▪ *Screening* para vasculites.
▪ Dosagem de vitaminas B1 e B12.
▪ Glicemia/hemoglobina glicada.
▪ Urina para investigação de porfiria/metais pesados.
▪ Exame toxicológico.
▪ Painel de anticorpos para síndrome paraneoplásica.
▪ Ressonância magnética de crânio e coluna.

QUADRO 4 Critérios para admissão de pacientes com síndrome de Guillain-Barré na unidade de terapia intensiva
Capacidade vital < 12 mL/kg.
Capacidade vital deteriorando < 18 a 20 mL/kg.
Sinais clínicos de fadiga diafragmática: taquipneia, diaforese e respiração paradoxal.
Tosse fraca, dificuldade para deglutir, acúmulo de secreções, pneumonia aspirativa.
Disautonomia: arritmias, alterações pressóricas, íleo, bloqueio cardíaco.
Hipotensão na plasmaférese ou plasmaférese no paciente ventilado ou instável.
Sepse.
Suspeita ou diagnóstico de tromboembolismo pulmonar.

Tratamento

O tratamento envolve principalmente cuidados de suporte e imunoterapia. As duas principais modalidades de tratamento imunomodulador são a troca plasmática (plasmaférese) e a administração de IVIg. Ambos os tratamentos são considerados eficazes e amplamente utilizados na prática clínica para acelerar a recuperação dos pacientes.[14]

A troca plasmática é um procedimento que remove anticorpos patogênicos do sangue. Estudos demonstraram que ela pode reduzir o tempo de recuperação em pacientes com SGB.[14] Vários estudos clínicos randomizados multicêntricos e metanálises já estabeleceram a eficácia da plasmaférese para pacientes com SGB grave. Os benefícios foram redução do tempo para iniciar deambulação, redução da necessidade de ventilação mecânica e de sua duração e diminuição de sequelas graves em 1 ano. A plasmaférese foi mais efetiva quando iniciada precocemente – dentro de 7 dias do início dos sintomas.[14]

A IVIg, por sua vez, é administrada para neutralizar os anticorpos nocivos e modular a resposta imune. Estudos comparativos mostraram que a IVIg é tão eficaz quanto a troca plasmática. A eficácia da imunoglobulina tem sido demonstrada em pacientes com SGB que não são capazes de andar sem apoio e que iniciaram o tratamento com imunoglobulina nas duas primeiras semanas do início dos sintomas. A dose usual de imunoglobulina é de 0,4 g/kg/dia por 5 dias. As complicações são geralmente leves e incluem cefaleia, mialgia, náuseas, febre, calafrios e insuficiência cardíaca. Hipotensão arterial pode ocorrer no início da infusão, e, por isso, recomenda-se iniciar com velocidade de infusão menor nos primeiros 30 a 60 minutos, aumentando-se em seguida. Cerca de 40% dos pacientes tratados com imunoglobulina ou com plasmaférese não melhoram dentro das primeiras 4 semanas pós-tratamento.[15]

O manejo de suporte é crucial e inclui monitoramento respiratório, já que cerca de 20-30% dos pacientes podem necessitar de ventilação mecânica pela fraqueza respiratória. Além disso, o manejo da dor, a prevenção de complicações tromboembólicas e a reabilitação precoce são componentes essenciais do tratamento.

Complicações e manejo na UTI

A evolução clínica dos pacientes com SGB admitidos na UTI geralmente é longa, com duração de semanas a meses, mas a maioria se recupera sem sequelas. Cerca de 5-10% dos pacientes têm curso prolongado e com incompleta recuperação, e 5%, a despeito do tratamento intensivo, evoluem a óbito.

Os cuidados intensivos são extremamente importantes na SGB, visto que 30% dos pacientes desenvolvem falência respiratória com necessidade de ventilação mecânica. Os seguintes parâmetros são utilizados para indicação de intubação (Quadro 5).

QUADRO 5 Indicação de intubação orotraqueal

- Capacidade vital forçada < 20 mL/kg.
- Pressão expiratória máxima < 40 cmH_2O.
- Pressão inspiratória máxima < 30 cmH_2O.
- Critérios indicadores de falência respiratória, como inabilidade para tossir e sustentar a cabeça; manter-se em pé sem apoio; aumento das enzimas hepáticas.

Em pacientes com pelo menos 4 desses preditores, 85% necessitarão de ventilação mecânica. As internações são complicadas por intubação ou traqueostomia, pneumonia (25%), infecções urinárias (20%), flebite, hemorragia gastrintestinal (5%), embolia pulmonar e depressão.

Além disso, as disfunções autonômicas – que ocorrem em 70% dos casos – podem ser tão graves que necessitem de monitorização intensiva. Paroxismos de hipertensão ou hipotensão arterial são frequentes e ocorrem na maioria dos pacientes. Em pacientes com flutuações significativas de pressão arterial, a monitorização intra-arterial deve ser instituída. O tratamento da hipotensão arterial pode ser tratada com fluidos e drogas vasoativas quando estes não forem efetivos. Deve-se sempre lembrar de descartar outras condições que podem cursar com hipotensão, notadamente se pronunciada e persistente, como sepse, tromboembolismo pulmonar, hipoxemia e sangramento gastrintestinal. Episódios de hipertensão grave (pressão arterial média > 125 mmHg) podem ser tratados com labetalol, esmolol ou nitroprussiato. Deve-se evitar o uso de beta-adrenérgicos ou bloqueadores dos canais de cálcio em pacientes que já apresentaram bradicardia ou em episódios alternantes de hipo e hipertensão.[13]

Taquicardia sinusal sustentada ocorre em cerca de 40% dos casos e não requer tratamento. Bradicardia e assistolia podem acontecer em alguns pacientes, e a indicação profilática de marca-passo é controversa, porém geralmente um episódio de bradicardia grave é precursor de outros episódios. A colocação de um marca-passo eletivo pode ser uma medida adequada.

O íleo adinâmico desses pacientes deve ser monitorado diariamente, e eles podem ser tratados com neostigmina ou eritromicina – agentes procinéticos são contraindicados a pacientes com disautonomia!

A dor neuropática acomete cerca de metade dos pacientes durante o curso da doença, como quase sempre piora à noite, atrapalha o sono e contribui para a fadiga física e respiratória. Gabapentina/pregabalina ou carbamazepina podem ser úteis na supressão do desconforto, mas não costumam ser completamente efetivas. Analgésico simples ou anti-inflamatórios não hormonais (AINE) podem ser tentados, mas frequentemente não aliviam a dor. Analgésicos narcóticos podem ser utilizados, mas deve-se ter cuidado com eles pelos efeitos colaterais, haja vista a disfunção autonômica apresentada por esses pacientes. Nos casos graves, a analgesia epidural pode ser bastante efetiva. Além disso, não se pode esquecer os antidepressivos tanto como terapêutica da dor neuropática quanto como tratamento dos transtornos de humor apresentados por esses indivíduos.

Prognóstico

O prognóstico da SGB é geralmente favorável – cerca de 80% recuperam a capacidade de caminhar independentemente após 1 ano. Fatores prognósticos adversos incluem idade superior a 60 anos, evolução rápida dos sintomas, infecção por *Campylobacter jejuni* ou citomegalovírus, necessidade de ventilação mecânica e acometimento axonal, evidenciado por exames eletromiográficos.

POLINEUROMIOPATIA DO PACIENTE CRÍTICO

Introdução

A polineuromiopatia do paciente crítico é uma síndrome caracterizada por fraqueza muscular intensa, comum em pacientes gravemente acometidos e internados em UTI. Esse quadro geralmente ocorre em indivíduos que necessitaram de pelo menos 7 dias de ventilação mecânica. Representa a principal causa de fraqueza muscular adquirida em ambiente de UTI e surge frequentemente como consequência da melhora da sobrevida de pacientes com disfunção de múltiplos órgãos e sepse.

A polineuromiopatia do paciente crítico pode se manifestar como combinação de dois distúrbios principais:

a polineuropatia de doença crítica (CIP) e a miopatia de doença crítica (CIM). A CIP é caracterizada por uma neuropatia simétrica, predominantemente motora, que pode variar de quadros subclínicos até graves, com quadriparesia e com insuficiência ventilatória.[16] Em contrapartida, a CIM resulta em fraqueza muscular flácida generalizada, frequentemente associada ao uso de glicocorticoides, hipertireoidismo, uso de relaxantes musculares e SRIS, fatores que podem ser associados ou desencadeadores da miopatia.[16]

A prevalência de fraqueza adquirida na UTI varia amplamente, dependendo da população de pacientes estudada, dos fatores de risco, do momento da avaliação, dos métodos de diagnóstico e da inconsistência na consideração da função muscular pré-hospitalar ou do estado funcional geral dos pacientes, frequentemente negligenciando a fragilidade associada à idade. Uma revisão sistemática relatou uma prevalência média de 43% (intervalo interquartil 25-75%) em 31 estudos.[17] A disfunção do diafragma pode se desenvolver com mais frequência do que a fraqueza muscular dos membros.[18]

Fisiopatologia

A patogênese da polineuropatia do paciente crítico envolve uma interação complexa entre fatores inflamatórios, metabólicos e microvasculares. A resposta inflamatória sistêmica, comumente observada em pacientes com sepse e falência de múltiplos órgãos, pode levar a danos axonais diretos ou indiretos. Esse processo é mediado por cascatas inflamatórias, como a ativação de receptores de interleucina 2, e pela disfunção mitocondrial, que prejudica a capacidade de produção de energia necessária para a manutenção da integridade neuronal.[18] Alterações na excitabilidade da membrana dos nervos também desempenham papel importante na CIP. Estudos indicam que a despolarização da membrana axonal, possivelmente em razão dos níveis elevados de potássio extracelular e hipoperfusão, pode contribuir para a neuropatia. Além disso, uma canalopatia adquirida de sódio, que reduz a excitabilidade das membranas musculares e nervosas, foi proposta como mecanismo unificador para a neuropatia e CIM. Em resumo, a polineuropatia do doente crítico é uma condição multifatorial que envolve inflamação sitêmica, disfunção mitocondrial, alterações na excitabilidade das membranas e possíveis canalopatias, resultando em fraqueza muscular e dificuldades no desmame da ventilação mecânica.[18]

Diagnóstico

O diagnóstico da polineuromiopatia do paciente crítico deve ser considerado em pacientes com fraqueza muscular generalizada ou dificuldades no desmame da ventilação mecânica, especialmente internados na UTI por mais de 2 semanas. A avaliação clínica deve envolver uma quantificação da força muscular, utilizando escalas como a do Medical Research Council (MRC), que oferece uma estimativa global da função motora, por meio da pontuação de uma estimativa global da função motora, apontando para fraqueza muscular clinicamente relevante quando abaixo de 48 e fraqueza muscular grave quando < 36.[18] No entanto, em muitos casos, em razão de sedação ou delírio, a avaliação clínica pode ser difícil ou atrasada, tornando os exames eletrofisiológicos uma ferramenta importante no diagnóstico diferencial.[18]

O exame de ENMG é importante para o diagnóstico diferencial com outras neuropatias periféricas, especialmente a SGB. O padrão eletroneuromiográfico característico da neuropatia do paciente crítico é de polineuropatia axonal aguda nos nervos periféricos afetados: preservação da velocidade de condução nervosa com diminuição da amplitude dos potenciais de ação neurais motores. Não se encontram sinais de desmielinização mesmo nos casos mais graves.

As anormalidades do exame de ENMG são detectáveis já nas fases iniciais da doença. Lembramos aqui que, nos casos de SGB, a ENMG revela uma polirradiculoneurite desmielinizante com diminuição da velocidade de condução nervosa e preservação das amplitudes dos potenciais de ação.

O exame neurológico do paciente com a neuropatia do paciente crítico (Quadro 6) revela uma síndrome do nervo periférico caracterizada por tetraparesia simétrica de intensidade variada, hipotonia e flacidez com reflexos profundos hipoativos ou abolidos; não é comum a presença de fenômenos sensitivos ou disautonomia. Não ocorre acometimento grave dos pares cranianos.

QUADRO 6 Exames para diagnóstico de fraqueza neuromuscular em unidade de terapia intensiva
Hemograma.
VHS.
Eletrólitos: Na, K, Ca, P, Mg.
Enzimas musculares: CPK, lactato.
Painel autoanticorpos/reumatológico.
Estudo eletrofisiológico: ENMG, estudo da condução nervosa.
Liquor.
Biópsia do músculo/nervo.

Ca: cálcio; CPK: creatinafosfoquinase; ENMG: eletroneuromiografia; K: potássio; LCR: líquido cefalorraquidiano; Mg: magnésio; Na: sódio; P: fósforo; VHS: velocidade de hemossedimentação.

O exame do LCR é normal nos pacientes com neuropatia do paciente crítico. Os níveis de CPK encontram-se aumentados em cerca de 50% dos pacientes com miopatia.

Diagnóstico diferencial

A dificuldade semiológica nos casos da neuropatia do paciente crítico torna-se mais evidente quando se trata de diferenciar essa afecção de outras neuropatias desenvolvidas nas mesmas condições: a SGB, as neuropatias metabólicas e carenciais, além de mais raramente as polineuropatias periféricas inflamatórias subagudas. As neuropatias tóxico-metabólicas são comuns em pacientes críticos, seja pela presença de radicais tóxicos na circulação sanguínea, seja pelo acúmulo de toxinas ou efeito colateral de medicamentos. As neuropatias carenciais (p. ex., tiamina, cianocobalamina) devem ser lembradas, visto que com sua pronta correção há recuperação rápida dos sintomas apresentados.

No Quadro 7 encontra-se um mnemônico para auxiliar no diagnóstico diferencial de fraqueza muscular na UTI.

QUADRO 7 Mnemônico para diagnóstico diferencial de fraqueza muscular na unidade de terapia intensiva

M: medicamentos	Esteroides, bloqueadores neuromusculares, amiodarona, AZT.
U: *undiagnosed*	Desordens neuromusculares não diagnosticadas – miastenia, Lambert-Eaton, miopatias inflamatórias, mitocondrial.
S: *spinal*	Doenças da coluna (isquemia, compressão, trauma, desmielinização, vasculites).
C: *critical*	Polineuropatia e/ou miopatia do paciente crítico.
L: *loss*	Perda de massa muscular (miopatia caquética, rabdomiólise)
E: eletrólitos	Hipocalemia, hipofosfatemia, hipermagnesemia.
S: *systemic*	Doenças sistêmicas (aids, vasculites, porfiria, tóxico).

AZT: zidovudina (azidotimidina).

Tratamento e prognóstico

Apesar dos esforços em prevenir ou tratar a fraqueza adquirida na UTI, como controle glicêmico intensivo e mobilização precoce, não há ainda um tratamento completamente eficaz. A prevenção continua sendo a melhor abordagem, com foco no controle de fatores de risco específicos, como o uso de glicocorticoides e relaxantes musculares.[16]

1. Controle glicêmico intensivo: a terapia intensiva com insulina tem mostrado reduzir a incidência de CIP/CIM, além de diminuir a duração da ventilação mecânica e a permanência na UTI. No entanto, essa abordagem aumenta o risco de hipoglicemia, o que requer monitoramento cuidadoso.
2. Reabilitação precoce: a mobilização precoce e a fisioterapia são estratégias que podem reduzir a incidência de CIP/CIM e encurtar a duração da ventilação mecânica, embora o impacto na permanência na UTI não seja claro.
3. Estimulação elétrica muscular (EMS): embora alguns estudos tenham sugerido potencial benefício da EMS na redução da incidência de CIP/CIM, as evidências são de baixa qualidade e os resultados são inconsistentes.
4. Evitar uso excessivo de corticosteroides e bloqueadores neuromusculares: o uso cauteloso desses medicamentos é recomendado, pois podem contribuir para o desenvolvimento de fraqueza adquirida na UTI.
5. Nutrição adequada: a provisão precoce de nutrição adequada é uma medida preventiva importante.

A fraqueza adquirida na UTI aumenta o risco de: mortalidade hospitalar; duração da ventilação mecânica; os custos relacionados à saúde; a probabilidade de cuidados prolongados em centros de reabilitação; além de reduzir a função física e a qualidade de vida em longo prazo. Em termos de prognóstico, embora a recuperação completa seja possível, ela pode ser lenta, com muitos pacientes apresentando fraqueza residual por meses ou até anos após a alta da UTI. A presença de CIP tende a estar associada a um prognóstico mais reservado em comparação com a CIM, que em geral apresenta recuperação mais rápida.

CONSIDERAÇÕES FINAIS

As doenças neuromusculares agudas, como a miastenia gravis, a síndrome de Guillain-Barré e a polineuromiopatia do paciente crítico, representam condições graves que exigem diagnóstico rápido e abordagem multidisciplinar. A identificação precoce, a aplicação de terapias específicas e o suporte intensivo adequado são fundamentais para reduzir complicações e mortalidade. Apesar dos avanços terapêuticos, a prevenção de crises e o manejo cuidadoso em unidades de terapia intensiva continuam sendo determinantes para o prognóstico desses pacientes.

PONTOS-CHAVE

1. Miastenia gravis (MG) é uma doença autoimune caracterizada por fraqueza muscular fatigável, decorrente da ação de autoanticorpos contra os receptores de acetilcolina (AChR) na junção neuromuscular (JNM). O diagnóstico é baseado em avaliação clínica, testes laboratoriais (anticorpos anti-AChR, anti-MuSK, anti-LRP4) e exames neurofisiológicos, como a eletromiografia de fibra única (SFEMG).
2. O tratamento sintomático com piridostigmina (Mestinon®) é a conduta para aliviar os sintomas. O tratamento definitivo com imunossupressor compreende corticosteroides, azatioprina, micofenolato de mofetila, entre outros. Terapias biológicas e de resgate incluem eculizumabe, ravulizumabe, plasmaférese e imunoglobulina intravenosa (IVIg), utilizados para casos refratários ou crises graves.
3. A síndrome de Guillain-Barré (SGB) é uma polineuropatia aguda, inflamatória e imunomediada, considerada o protótipo da doença neurológica pós-infecciosa. Tem como características parestesias progressivas e ascendentes, fraqueza de extremidades bilateral e, às vezes, arreflexia e paralisia dos pares cranianos, instalando-se ao longo de vários dias.
4. O diagnóstico de SGB é confirmado com a análise do líquido cefalorraquidiano e pelos estudos eletrofisiológicos que demonstram as anormalidades típicas.
5. Cuidados intensivos são extremamente importantes na SGB, visto que 30% dos pacientes desenvolvem falência respiratória com necessidade de ventilação mecânica.
6. A polineuromiopatia do paciente crítico é uma síndrome caracterizada por fraqueza muscular intensa, em pacientes gravemente enfermos internados em unidade de terapia intensiva (UTI) e que necessitaram de pelo menos 7 dias de ventilação mecânica. É a principal causa de fraqueza muscular adquirida em UTI.
7. Fatores de risco que tornam alguns pacientes mais suscetíveis ao desenvolvimento da neuropatia do paciente crítico incluem uso prolongado de bloqueadores neuromusculares, corticosteroides, sepse e síndrome da resposta inflamatória sistêmica (SRIS).
8. Não existe nenhum tratamento eficaz completamente estabelecido, mas algumas abordagens podem prevenir ou atenuar a gravidade da condição: controle glicêmico intensivo, reabilitação precoce e fisioterapia, evitar uso excessivo de corticosteroides e bloqueadores neuromusculares e nutrição adequada.

REFERÊNCIAS BIBLIOGRÁFICAS

1. Salari N, Fatahi B, Bartina Y, Kazeminia M, Fatahian R, Mohammadi P, et al. Global prevalence of myasthenia gravis and the effectiveness of common drugs in its treatment: a systematic review and meta-analysis. J Transl Med. 2021;19(1):516.
2. Punga AR, Maddison P, Heckmann JM, Guptill JT, Evoli A. Epidemiology, diagnostics, and biomarkers of autoimmune neuromuscular junction disorders. Lancet Neurol. 2022;21(2):176-88.
3. Pesa J, Choudhry Z, de Courcy J, Barlow S, Gibson G, Chatterton E, et al. Clinical characteristics and impairment of activities of daily living among patients with myasthenia gravis with differing degrees of muscle weakness: a real-world study of patients in the US and five European countries. BMC Neurol. 2024;24(1):385.
4. Gilhus NE, Verschuuren JJ. Myasthenia gravis: subgroup classification and therapeutic strategies. Lancet Neurol. 2015;14(10):1023-36.
5. Iorio R. Myasthenia gravis: the changing treatment landscape in the era of molecular therapies. Nat Rev Neurol. 2024;20(2):84-98.
6. Vanoli F, Mantegazza R. Current drug treatment of myasthenia gravis. Curr Opin Neurol. 2023;36(5):410-5.
7. Gronseth GS, Barohn R, Narayanaswami P. Practice advisory: Thymectomy for myasthenia gravis (practice parameter update): Report of the Guideline Development, Dissemination, and Implementation Subcommittee of the American Academy of Neurology. Neurology. 2020;94(16):705-9.
8. Claytor B, Cho SM, Li Y. Myasthenic crisis. Muscle Nerve. 2023;68(1):8-19.
9. Leonhard SE, van der Eijk AA, Andersen H, Antonini G, Arends S, Attarian S, et al. An international perspective on preceding infections in Guillain-Barré syndrome: The IGOS-1000 Cohort. Neurology. 2022;99(12):e1299-e1313.
10. Lunn MP. Guillain-Barré syndrome in an era of global infections and 21st century vaccination. Curr Opin Neurol. 2022;35(5):571-8.
11. Fan Q, Hu Y, Wang X, Zhao B. Guillain-Barré syndrome in patients treated with immune checkpoint inhibitors. J Neurol. 2021;268(6):2169-74.
12. Xu L, Zhao C, Bao Y, Liu Y, Liang Y, Wei J, et al. Variation in worldwide incidence of Guillain-Barré syndrome: a population-based study in urban China and existing global evidence. Front Immunol. 2024;15:1415986.
13. Bellanti R, Rinaldi S. Guillain-Barré syndrome: a comprehensive review. Eur J Neurol. 2024;31(8):e16365.
14. Leonhard SE, Papri N, Querol L, Rinaldi S, Shahrizaila N, Jacobs BC. Guillain-Barré syndrome. Nat Rev Dis Primers. 2024;10(1):97.
15. Rajabally YA. Immunoglobulin and monoclonal antibody therapies in Guillain-Barré syndrome. Neurotherapeutics. 2022;19(3):885-96.
16. Intiso D, Centra AM, Bartolo M, Gatta MT, Gravina M, Di Rienzo F. Recovery and long-term functional outcome in people with critical illness polyneuropathy and myopathy: a scoping review. BMC Neurol. 2022;22(1):50.
17. Fan E, Cheek F, Chlan L, Gosselink R, Hart N, Herridge MS, et al. An official American Thoracic Society Clinical Practice guideline: the diagnosis of intensive care unit-acquired weakness in adults. Am J Respir Crit Care Med. 2014;190(12):1437-46.
18. Vanhorebeek I, Latronico N, Van den Berghe G. ICU-acquired weakness. Intensive Care Med. 2020;46(4):637-53.

81

Meningite bacteriana da comunidade

Gisela Tinone
Mirian de Freitas Dal Ben Corradi

SUMÁRIO

INTRODUÇÃO

O termo "meningite" é utilizado para designar o processo inflamatório das leptomeninges (dura-máter, aracnoide e pia-máter) que recobrem o cérebro e a medula espinal, bem como do espaço subaracnóideo. As meningites podem se originar de causas infecciosas (p. ex., bacteriana, viral, por fungos, tuberculose ou parasitas), como também podem estar relacionadas a processos autoimunes, paraneoplásicos, reações medicamentosas ou pós-traumáticos. Este capítulo discute as meningites bacterianas da comunidade.

EPIDEMIOLOGIA

Segundo dados do GBD 2016, houve aumento da incidência mundial das meningites infecciosas de 2,5 milhões de casos em 1990 para 2,8 milhões de casos em 2016.[1]

Infelizmente, ainda hoje, a meningite bacteriana está associada a alta morbiletalidade, especialmente se não tratada. Em 2016 ocorreram, por essa causa, 318.400 mortes no mundo. As maiores taxas de mortalidade foram observadas em alguns países da África, entre o Deserto do Saara e o Sudão (cinturão de meningite da África). Calcula-se que a incidência das meningites bacterianas em países desenvolvidos esteja em torno de 0,9 por 100 mil habitantes por ano, enquanto, em países em desenvolvimento ou subdesenvolvidos, esse número aumenta para 10 a 80 por 100 mil habitantes por ano. Como seria de esperar, a mortalidade também é maior nesses países: enquanto em países mais desenvolvidos a taxa de letalidade varia em torno de 10%, em países menos desenvolvidos, ultrapassa os 58%.[1,2] Além disso, as meningites bacterianas representam causa importante de incapacidade física. Um a cada cinco pacientes sobreviventes permanece com sequelas incapacitantes, principalmente entre as crianças.[1]

A epidemiologia das meningites bacterianas mudou nos últimos anos,[3] por fatores como vacinação, advento de novos antibióticos, melhorias no atendimento à saúde, no saneamento básico e na qualidade de ensino nas escolas. No Brasil, os casos de meningite são de notificação compulsória e imediata (em até 24 horas da suspeita). Segundo dados do Ministério da Saúde, a incidência das meningites infecciosas em 2024 foi de 3,61 casos/100.000 habitantes, sendo que as bacterianas representam cerca de 37% do total. Nesse mesmo período ocorreram 974 óbitos por meningites, com média de 0,43 óbito por 100 mil habitantes, tendo como principal causa as bacterianas, com 700 óbitos, a uma taxa de letalidade de 21,9%.[4,5]

Entre 2010 e 2019, observou-se diminuição na incidência de meningites bacterianas no Brasil, assim como redução na mortalidade por esse tipo de meningite.[6] Embora ainda seja um importante problema de saúde pública, as meningites bacterianas são consideradas doenças imunopreveníveis, e parte dessa redução se deveu à introdução das vacinas pneumocócica e meningocócica no calendário nacional de vacinação do Programa Nacional de Imunizações (PNI), ofertadas gratuitamente pelo Sistema Único de Saúde (SUS).

Com a introdução da vacina meningocócica C para menores de 1 ano no Brasil, o coeficiente de doença meningocócica caiu de 1,5 caso/100 mil habitantes (2007-2010) para 0,4 caso/100 mil habitantes (2017-2020). Da mesma forma, a introdução da vacina pneumocócica 10-valente causou redução gradativa na incidência de meningite pneumocócica em menores de 5 anos, de 2,3 casos/100 mil habitantes entre 2007-2009 para 0,3 casos/100 mil habitantes em 2020.[5]

A distribuição de patógenos mais prevalentes é um pouco diferente, dependendo da região do mundo, com o *Streptococcus pneumoniae* como o principal agente na maioria dos países e a *Neisseria meningitidis* em outras regiões, como o "cinturão da meningite" na África. No Brasil, dos 3.200 casos de meningite bacteriana confirmados, 27,3% foram de meningite pneumocócica, 15,3% por meningite meningocócica, 7,2% por meningite tuberculosa e 3,4% por hemófilo. A idade é outro fator que impacta na prevalência de patógenos responsáveis pelos casos de meningite bacteriana. Os principais agentes responsáveis variam de acordo com a faixa etária do paciente acometido:[7,8]

- Em neonatos, os agentes mais comuns são *Streptococcus agalactiae* (*Streptococcus* do grupo B), *Escherichia coli* e *Enterobacter* sp. (bacilos Gram-negativos), além da *Listeria monocytogenes*. A principal forma de contaminação dos neonatos é a presença dos *Streptococcus* do grupo B, que colonizam o trato retal e vaginal das gestantes. Por esse motivo, o CDC (Centers for Disease Control and Prevention, dos Estados Unidos) recomenda que sejam feitas culturas da região vaginal e do reto nas gestantes entre a 36ª e a 37ª semana de gestação. Quando o resultado das culturas é positivo, as mães devem ser tratadas com penicilina G cristalina IV durante o trabalho de parto e no parto propriamente dito.[8]
- Em crianças entre 1 mês e 23 meses, os principais patógenos são *Streptococcus pneumoniae*, *Neisseria meningitidis*, *Haemophilus influenzae*, *Escherichia coli* e *Streptococcus agalactiae*.
- Em adultos entre 2 anos e 60 anos, os principais patógenos são *Neisseria meningitidis* e *Streptococcus pneumoniae* e, em menor frequência, *Haemophilus influenzae* tipo B.
- Em acima de 60 anos e imunossuprimidos, os principais patógenos são *Streptococcus pneumoniae*, *Neisseria meningitidis* e, em menor frequência, *Haemophilus influenzae* tipo B, bacilos Gram-negativos (*Escherichia coli*, *Enterobacter* sp.) e *Listeria monocytogenes*.

PATOGÊNESE

Nas meningites da comunidade, o principal meio de transmissão é de pessoa a pessoa, geralmente por meio das vias respiratórias, por gotículas da nasofaringe. Agentes patógenos colonizam a nasofaringe e invadem o trato respiratório superior. Depois se disseminam por via hematogênica ou por contiguidade no caso de sinusite, otite ou mastoidite. Outros focos primários de infecção que dão origem a quadros de meningite podem ser infecções pulmonares, urinárias ou de pele.

Os patógenos, por meio da disseminação hematogênica, atravessam a barreira hematoencefálica (BHE) e invadem o sistema nervoso central. Concentrações diminuídas de imunoglobulinas, complemento e leucócitos no espaço subaracnóideo facilitam a replicação das bactérias, principalmente de bactérias encapsuladas como o pneumococo. A replicação das bactérias, por sua vez, provoca um processo inflamatório com produção de citocinas que contribuem para a quebra da BHE, promovendo a entrada de leucócitos, produção de anticorpos e ativação do complemento. Os fatores que predispõem um paciente a apresentar a meningite bacteriana seriam:[7,8]

- Idade: cerca de 70% dos casos ocorrem em crianças com menos de 5 anos e adultos com mais de 60 anos.
- Outras causas de imunodepressão: pessoas com diabetes, esplenectomia, HIV, neoplasia e tratamento com drogas imunossupressoras.

APRESENTAÇÃO CLÍNICA

A apresentação clínica clássica da meningite bacteriana caracteriza-se pela tríade: 1) cefaleia: síndrome de hipertensão intracraniana, 2) febre: síndrome toxêmica e 3) rigidez de nuca: síndrome de irritação meníngea (outros sinais de irritação meníngea: sinal de Kernig, sinal de Brudzinski, Lasègue bilateral). Em crianças pequenas, os sinais de irritação meníngea podem estar ausentes na fase inicial.

Pacientes com mais de 60 anos podem ter mais frequentemente a tríade clássica. Mas, segundo Bijlsma et al., somente 41% dos pacientes adultos apresentam a tríade. Esses autores observaram que 95% dos casos apresentam pelo menos dois dos quatro sintomas: cefaleia intensa (84%), febre (74%), rigidez de nuca (74%) e alteração do nível de consciência. Outros sintomas seriam náuseas e vômitos (62%), queda do estado geral, confusão mental, convulsão (23%), coma (13%), afasia ou hemiparesia (22%), comprometimento de nervos cranianos (9%).[9-11] Crianças muito pequenas, com menos de 1 ano, podem ter quadro atípico, ficam letárgicas ou irritadas, inapetentes, e podem apresentar convulsões e abaulamento de fontanela.[10]

Na meningite bacteriana, em decorrência do processo inflamatório das leptomeninges, bem como do espaço subaracnóideo, o líquido cefalorraquidiano (LCR) apresenta pleocitose polimorfonuclear. Podem, também, ocorrer alterações no parênquima cerebral, por contiguidade ou por comprometimento das artérias e veias cerebrais (arterite ou tromboflebite).

Pacientes com meningite pneumocócica podem apresentar vasculite cerebral e evoluir com infartos cerebrais em até 36% dos casos.[9] Pacientes com meningite por *Listeria monocytogenes* podem apresentar romboencefalite de tronco cerebral evoluindo com ataxia de marcha, neurites cranianas e rebaixamento do nível de consciência. Pacientes com meningite meningocócica podem apresentar *rash* e petéquias na pele.[7,8]

DIAGNÓSTICO

Líquido cefalorraquidiano

Todo paciente com suspeita de meningite deve ser submetido a coleta do LCR, pois é o exame que confirma o diagnóstico, pode identificar o patógeno e permite avaliar a sua sensibilidade, *in vitro*, aos antibióticos. O LCR evidencia pleocitose de predomínio polimorfonuclear > 1.000 células/µL, aumento da proteína > 100 mg/dL, glicorraquia baixa < 40 mg/dL e lactato alto > 35 mg/d.[7,8]

É importante solicitar o exame de Gram, cultura geral e um exame recentemente aprovado pela CONITEC brasileira, o painel multiplex por PCR para vários agentes responsáveis por meningite. Esse painel detecta bactéria e vírus no liquor por biologia molecular e apresenta sensibilidade de 89,5% e especificidade de 97,4%, mesmo quando é coletado após a introdução dos antimicrobianos.[8,12] O Gram pode guiar a terapêutica dependendo do resultado:

- Diplococos Gram-positivos sugerem infecção por pneumococo.
- Diplococos Gram-negativos sugerem infecção por meningococo.
- Cocobacilo Gram-negativo pleomórfico sugere infecção por *H. influenzae B*.
- Bastonetes e cocobacilos Gram-positivos sugerem infecção por *Listeria monocytogenes*.

A sensibilidade da coloração de Gram é de 50% a 90%, e a especificidade próxima, a 100%.[9] A análise metagenômica, por meio de técnicas de sequenciamento genético, pode auxiliar na identificação do patógeno, principalmente em pacientes imunodeprimidos, quando as técnicas de PCR, a coloração de Gram e culturas não permitiram estabelecer o diagnóstico.[13]

A maioria dos pacientes não apresenta risco de herniação cerebral, quando da punção do LCR, sem a realização prévia de um exame de imagem. Mas um estudo com 301 pacientes identificou alguns fatores associados a alterações na tomografia de crânio que poderiam aumentar esse risco: idade acima de 60 anos, estado de imunodepressão, como HIV, quadro prévio de tumor cerebral ou infarto ou hemorragia cerebral, crise convulsiva de início recente, papiledema, rebaixamento do nível de consciência ou sinais neurológicos focais. Alguns desses achados clínicos poderiam estar associados à presença de causas de hipertensão intracraniana, como hidrocefalia obstrutiva, edema cerebral ou lesões com efeito de massa.[14]

Baseada nesse estudo, a recomendação da Infectious Diseases Society of America é que, na ausência desses fatores, o paciente com suspeita de meningite pode ser submetido a punção de LCR mesmo antes de fazer uma tomografia de crânio. A introdução da antibioticoterapia não deve ser postergada aguardando um exame de imagem.[14]

Em contrapartida, mesmo com uma tomografia de crânio normal, Joffe sugere que a punção do LCR, mas não o tratamento empírico, seja postergado em pacientes com rebaixamento importante do nível de consciência (escala de coma de Glasgow < 11), sinais de comprometimento de tronco cerebral, como alterações pupilares, posturas patológicas como descerebração ou decorticação, bem como alterações do padrão respiratório e convulsões de início recente.[15]

O diagnóstico da meningite por *Listeria monocytogenes* é mais difícil. Além dos sinais de meningite, o paciente pode apresentar frequentemente sintomas gastrintestinais, e uma apresentação comum da doença é uma romboencefalite. O diagnóstico pelo LCR apresenta algumas particularidades:

- O LCR tem padrão misto de células linfomononucleares e polimorfonucleares.
- A bactéria tem difícil isolamento em cultura do LCR ou do sangue (mesmo com meios de cultura especiais) por ser um agente intracelular.
- O PCR painel multiplex e a metagenômica ajudam no diagnóstico da suspeita clínica.

Exames laboratoriais

Exames de sangue como proteína C-reativa (aumento de PCR), hemograma com leucocitose e procalcitonina alta podem auxiliar no diagnóstico da meningite bacteriana. Pares de hemoculturas devem ser colhidos antes do início do antibiótico, pois podem identificar o patógeno em 50% a 90% dos casos e são uteis principalmente em casos de antibioticoterapia iniciada antes da coleta do LCR.[8] Outros exames importantes incluem eletrólitos, função renal e glicemia, idealmente colhida 1 hora antes do LCR para comparação com a glicorraquia (é considerada normal se 2/3 da glicemia). Alguns pacientes podem apresentar hiponatremia transitória (síndrome inapropriada de hormônio antidiurético – SIADH). A coagulação deve ser avaliada, principalmente em pacientes com petéquias.

Exames de imagem

A tomografia de crânio sempre deve ser feita em pacientes com sinais focais neurológicos, convulsão de início recente e sinais de hipertensão intracraniana ou lesões com efeito de massa. Em casos selecionados, pode-se complementar com a ressonância magnética. Os exames de imagem são importantes para diagnosticar eventuais complicações, como edema cerebral, vasculite infecciosa, causando tanto infartos como hemorragias cerebrais, tromboflebite de seios e veias cerebrais, hidrocefalia por obstrução dos foramens de Luschka e Magendie, hipertensão intracraniana, empiema e abscessos cerebrais.[8,10,17]

DIAGNÓSTICO DIFERENCIAL

- Meningites por outros agentes infecciosas – virais, tuberculose, fungo.
- Meningites assépticas associadas a encefalites imunomediadas, meningite carcinomatosa, associada a vasculites sistêmicas, como lúpus eritematoso sistêmico, síndrome de Behçet, sarcoidose, relacionada à imunoglobulina G4.

TRATAMENTO

O tratamento das meningites bacterianas apresenta três pilares:

- Início precoce das medicações.
- Escolha do antibiótico correto na dose correta.
- Administração adjuvante da dexametasona, com exceção dos casos confirmados de neurolisteriose.

O atraso no tratamento da meningite bacteriana em mais de 6 horas após o início do quadro clínico pode piorar o prognóstico e aumentar a mortalidade em até 45% dos casos.[8,15] Não se deve atrasar a introdução do antibiótico e da dexametasona para esperar a coleta do liquor ou a execução de tomografia de crânio, quando esta está indicada. Nos casos nos quais a punção do LCR deve ser postergada, sugere-se a coleta de hemoculturas e início imediato do tratamento empírico. Para a escolha do antibiótico correto, deve-se pensar nos principais agentes relacionados a meningites bacterianas, na faixa etária do paciente e na epidemiologia local, com especial atenção à prevalência de resistência local.

Para o tratamento empírico inicial dos casos de meningite bacteriana em adultos, sugere-se a associação de ceftriaxona 2 g de a cada 12 horas + vancomicina 15-20 mg/kg/dia a cada 12 horas, e, em pacientes com mais de 50 anos, acrescenta-se a ampicilina 2 g a cada 4 horas. Esse esquema empírico se baseia na cobertura dos agentes específicos a seguir:

- Para cobertura de meningite por *Streptococcus pneumoniae*, sugere-se a associação de ceftriaxona (2 g a cada 12 horas) com vancomicina (15-20 mg/kg/dia a cada 12 horas). Embora a associação com a vancomicina para o tratamento da meningite pneumocócica já fosse recomendada em outros países há mais de 10 anos, essa recomendação vem se tornando importante no Brasil nos últimos 3-4 anos. Dados do sistema de vigilância das cepas responsáveis por meningites e pneumonias no Brasil de 2023, o Sireva, encontraram 21% das cepas de *Streptococcus pneumoniae* de meningites resistentes a ceftriaxona.[18]
- Para o tratamento da *Neisseria meningitidis*, a ceftriaxona 2 g a cada 12 horas é a droga de escolha. Os dados brasileiros não mostram resistência do meningococo a essa droga.[18]
- Para o tratamento da meningite causada pelo *Haemophilus influenzae*, a ceftriaxona 2 g a cada 12 horas também é a droga de escolha. Não existem casos de resistência a essa droga reportados nos dados de vigilância brasileiros,[18] e um estudo em crianças mostrou que a ceftriaxona foi superior à cefuroxima nas meningites bacterianas, mesmo quando a cepa era sensível a esta última.[19]
- Para neurolisteriose, embora na cobertura inicial empírica da meningite bacteriana do adulto com mais de 50 anos deva ser associada a ampicilina 2 g a cada 4 horas para a cobertura de *Listeria monocytogenes*, caso esse diagnóstico etiológico se confirme é importante acrescentar a gentamicina à ampicilina. Uma coorte prospectiva realizada pelo sistema nacional de vigilância da França observou redução na mortalidade pela neurolisteriose quando a gentamicina foi associada a ampicilina para o tratamento.[20]

Para pacientes com alergia a betalactâmicos, pode-se fazer uso da combinação de quinolonas com ação contra pneumococo, como levofloxacino ou moxifloxacino, associados a vancomicina.[21,22] Outra opção interessante, embora nem sempre facilmente disponível, é o uso do cloranfenicol.

O terceiro pilar no tratamento da meningite bacteriana é a associação da dexametasona à antibioticoterapia. Ela deve ser administrada imediatamente antes da primeira dose dos antimicrobianos, na dose de 10 mg a cada 6 horas por 4 dias. O estudo mais clássico a mostrar o impacto da dexametasona na redução de sequelas e da mortalidade encontrou benefício nos casos de meningites pneumocócicas.[23] Estudos posteriores mostraram redução da mortalidade também em meningites bacterianas por outros agentes, como *Neisseria meningitidis* e *Haemophilus influenzae*.[9] Os corticoides também se mostraram benéficos na redução da incidência de sequelas, como a perda auditiva em meningites por *Haemophilus influenzae*.[24] No caso de meningites por *Listeria monocytogenes*, observou-se piora na sobrevida nos pacientes que fizeram uso de corticoides durante o tratamento.[20] Recomenda-se, portanto, a introdução de dexametasona 10 mg a cada 6 horas imediatamente antes da primeira dose dos antimicrobianos para todos os casos de meningite bacteriana com início de tratamento empírico. Caso seja confirmada uma neurolisteriose, o corticoide deverá ser descontinuado. Em todas as demais etiologias, deverá ser mantida a dexametasona por 4 dias.

Poucas evidências na literatura respaldam a melhor duração do tratamento antimicrobiano nos casos de meningite bacteriana. Uma metanálise avaliou trabalhos que compararam tratamentos com duração de até 7 dias com tratamentos com duração superior a 10 dias para quadros de meningite bacteriana em crianças. Não foram observadas diferenças em recidivas, falências terapêuticas, sequelas e mortalidade.[25] Em geral, as diretrizes internacionais sugerem tratamentos por períodos de 7 a 10 dias, sempre individualizando a duração do tratamento de acordo com as complicações e resposta clínica do paciente. Meningites por *Listeria monocytogenes* e aquelas em neonatos são os casos em que cursos mais longos são recomendados, com durações superiores a 21 dias de tratamento.[26,27] A Figura 1 demonstra o fluxo de diagnósticos e tratamento das meningites bacterianas.

PROGNÓSTICO

Além de fatores socioeconômicos, outros fatores parecem influenciar no prognóstico de pacientes com meningite bacteriana, como o tipo de patógeno: o risco de sequelas neurológicas é maior nas meningites por *S. pneumoniae*, 24,7%. Nas meningites por *N. meningitidis*, esse risco é de 7,2% e, por *Haemophilus influenzae* tipo B, é de 9,5%.[28]

Bijlsma et al. desenvolveram uma pontuação com 9 itens para identificar pacientes com maior risco de morte ou de sequelas neurológicas. Os fatores preditores de evolução desfavorável em pacientes com meningite bacteriana seriam: idade ≥ 60 anos, hipotensão arterial, frequência cardíaca > 120 bpm/min, convulsão, pontuação baixa na escala de coma de Glasgow, déficits neurológicos focais, pneumonia concomitante, não

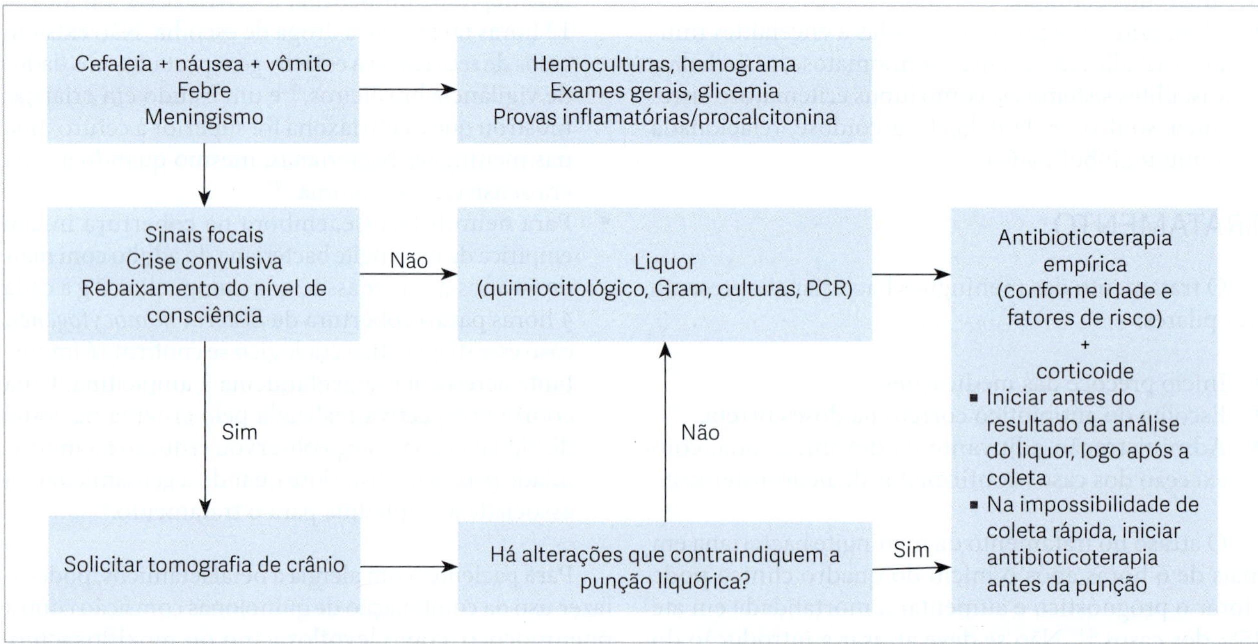

FIGURA 1 Suspeita de meningite bacteriana aguda. Na suspeita, o médico deve levar em conta sinais clínicos como febre, meningismo, náuseas e vômitos. Exames gerais, hemoculturas e provas inflamatórias devem ser colhidas. Na presença de sinais de risco (déficit focal, coma etc.) para punção liquórica, uma tomografia deve ser solicitada antes da coleta do liquor. Antibioticoterapia e corticoide, como já discutido, devem ser instituídos imediatamente ante a suspeita diagnóstica.
ECG: eletrocardiograma; LCR: líquido cefalorraquidiano; PCR: reação em cadeia da polimerase.

ter recebido antibiótico antes da admissão hospitalar, *rash* cutâneo purpúrico, contagem de leucócitos no LCR < 1.000/mm^3, hemocultura positiva e proteína C-reativa (PCR) elevada. Cabe ressaltar que nenhum escore tem sido recomendado para ser usado de rotina por não ter acurácia diagnóstica adequada, mas serve para identificar pacientes com maior potencial de gravidade.[29]

PREVENÇÃO

Embora ainda sejam importante problema de saúde pública, as meningites bacterianas são consideradas doenças imunopreveníveis e a vacinação, conforme explicitado anteriormente neste capítulo, é a estratégia mais importante de prevenção. Entre as vacinas disponíveis no SUS e nos centros de imunobiológicos particulares, em abril de 2025, estão:[30]

1. Contra meningite meningocócica:
   A. Conjugada C (3 a 5 meses e menos de 5 anos).
   B. Conjugada ACWY para adolescentes de 11 a 12 anos.
   C. Meningocócica B.
2. Pentavalente que protege contra o *Haemophilus influenzae* sorotipo B (na rede privada, há a hexavalente).
3. BCG para tuberculose.
4. Contra meningite pneumocócica:
   A. Pneumocócica 10-valente: 10 sorotipos de *Streptococcus pneumoniae.*
   B. Pneumocócica 13-valente: contra 13 sorotipos de *Streptococcus pneumoniae* (disponível na rede privada e, no SUS, para grupos específicos nos centros de imunobiológicos especiais).
   C. Pneumocócica 15-valente: contra 15 sorotipos de *Streptococcus pneumoniae*, disponível na rede privada.
   D. Pneumocócica 20-valente: contra 20 sorotipos de *Streptococcus pneumoniae*, disponível na rede privada.
   E. Pneumocócica 23-valente: contra 23 sorotipos de *Streptococcus pneumoniae*, mas, diferentemente das anteriores, se trata de vacina polissacáride, com menor imunogenicidade. Está disponível no SUS para pessoas acima de 65 anos e para pacientes com comorbidades específicas, como imunodeprimidos, diabéticos, cardiopatias, doença respiratória grave, implante coclear, esplenectomizados.

Ao fazer a suspeita de meningite bacteriana, o paciente deve ser colocado em isolamento de gotículas. Essa modalidade de isolamento consiste no uso de máscara cirúrgica (máscara simples) pela equipe que atende o paciente e colocação de máscara simples no próprio paciente se estiver em ambiente com outras pessoas (p. ex., no pronto-socorro ou na enfermaria, enquanto aguarda leito de isolamento, ou quando for transportado pelo hospital para exames ou deslocamento). Esse isolamento deve ser instituído pela possibilidade de transmissão da meningite meningocócica e da meningite por *Haemophilus influenzae* e deve ser mantida até o indivíduo completar 24 horas de antibioticoterapia.

A incidência da doença meningocócica entre contactantes próximos do caso-índice chega a ser 800 vezes maior que a da população em geral, e está indicada a quimioprofilaxia para contatos próximos (convívio por mais de 8 horas com o caso-índice em distância menor que 2 metros ou no mesmo ambiente, como coabitantes domiciliares e colegas de creche) nos 7 dias anteriores ao início dos sintomas e profissionais de saúde expostos a secreções orais do paciente (como durante a entubação) sem o uso de equipamentos de proteção individual. As evidências para quimioprofilaxia são limitadas, e o tipo de exposição deve ser individualizado por um especialista, mas não se recomenda que seja feita em contatos breves. Deve ser feita o mais brevemente possível, já que casos secundários ao caso-índice tendem a ocorrer nos primeiros 10 dias. A quimioprofilaxia pode ser feita com a rifampicina 600 mg a cada 12 horas por 2 dias; ou ciprofloxacino 500 mg em dose única; ou ceftriaxona 250 mg intramuscular em dose única.[31] A prefeitura de São Paulo disponibiliza calculadora que ajuda na seleção da quimioprofilaxia da doença meningocócica.[32]

A quimioprofilaxia da meningite por *Haemophilus influenzae* está indicada para contactantes domiciliares da doença invasiva do tipo B. Casos secundários entre contactantes de creche e escolas são mais raros, mas as indicações devem também ser discutidas caso a caso com os especialistas e os profissionais da vigilância epidemiológica. A quimioprofilaxia deve ser feita com rifampicina ou ceftriaxona.[33]

CONSIDERAÇÕES FINAIS

Infelizmente, ainda hoje, a meningite bacteriana está associada à alta mortalidade e a sequelas graves e permanentes. Por esse motivo, o atendimento imediato para confirmação diagnóstica, bem como a instituição precoce do tratamento empírico, são fundamentais para a evolução de pacientes tão graves.

Para tanto, o LCR é muito importante para o diagnóstico e para o isolamento do patógeno (coloração de Gram, culturas e painel multiplex do PCR). Em raros casos em que o LCR não possa ser coletado inicialmente, o tratamento empírico não deve ser postergado, pois o atraso na introdução da terapia antibiótica está associado a aumento da mortalidade e de sequelas nesses pacientes.

PONTOS-CHAVE

1. A meningite bacteriana é emergência médica grave, com elevada mortalidade e risco de sequelas neurológicas permanentes.
2. O diagnóstico deve ser rápido, com análise do liquor (Gram, cultura e PCR), mas o tratamento antibiótico empírico não deve ser postergado.
3. O manejo inclui antibioticoterapia precoce adequada ao perfil epidemiológico e dexametasona, exceto na neurolisteriose.
4. Vacinação e quimioprofilaxia em contactantes são medidas fundamentais de prevenção.

REFERÊNCIAS BIBLIOGRÁFICAS

1. GDB 2016 Causes of Death Collaborators. Global, regional and national age-sex specific mortality for 264 causes of death,1980-2016: a systematic analysis for the Global Burden of Disease Study 2016. Lancet. 2017;390(10100):1151-210.
2. Hasbun R. Update and advances in community acquired bacterial meningitis. Curr Opin Infect Dis. 2019;32(3):233-8.
3. Brouwer MC, van de Beek D. Epidemiology of community-acquired bacterial meningitis. Curr Opin Infect Dis. 2018;31(1):78-84.
4. Brasil. Ministério da Saúde. Coordenação-Geral de Vigilância das Doenças Imunopreveníveis. Departamento do Programa Nacional de Imunizações. Secretaria de Vigilância em Saúde e Ambiente. Situação Epidemiológica das Meningites no Brasil. 2022.
5. Brasil. Ministério da Saúde. Informe Meningites. 2024. [citado jul. 2025]. Disponível em: https://www.gov.br/saude/pt-br/assuntos/saude-de-a-a-z/m/meningite/situacao-epidemiologica/dados-epidemiologicos/informe-meningite.pdf/
6. Silva LR, Arruda LES, Barreto IJB, Aragão JVR, Silva MLFI, Lira G, et al. Geografia e saúde coletiva: análise da dinâmica epidemiológica das meningites no Brasil, entre os anos de 2010 e 2019. Rev Bras Epidemiol. 2024;27:e240031.
7. Brouwer MC, van de Beek D. Epidemiology of community-acquired bacterial meningitis. Curr Opin Infect Dis. 2018;31(1):78-84.
8. Hasbun R. Clinical features and diagnosis of acute bacterial meningitis in adults. Waltham: UpToDate; 2025.
9. Bijlsma MW, BrTouwer MC, Kasanmoentalib ES, Kloek AT, Lucas MJ, Tanck MW, et al. Community-acquired bacterial meningitis in adults in the Netherlands, 2006-14: a prospective cohort study. Lancet Infect Dis. 2016;16(3):339-47.
10. Hasbun R. Progress and challenges in bacterial meningits. A review. JAMA. 2022;328(21):2147-54.
11. Van de Beek D, Brouwer MC, Koedel U, Wall EC. Community acquired bacterial meningitis. Lancet 2021;398(10306):1171-83.
12. Trujillo-Gomez J, Tsokani S, Arango-Ferreira C, Atehortúa-Muñoz S, Jimenez-Villegas MJ, Serrano-Tabares C, et al. Biofire FilmArray Meningitis/Encephalitis panel for the aetiological diagnosis of central nervous system infections: A systematic review and diagnostic test accuracy meta-analysis. EClinicalMedicine. 2022:44:101275.
13. Saha S, Ramesh A, Kalantar K, Malaker R, Hasanuzzaman M, Khan LM, et al. Unbiased metagenomic sequencing for pediatric meningitis in Bangladesh reveals neuroinvasive Chikungunya virus outbreak and other unrealized pathogens. mBio. 2019;10(6):e02877-19.
14. Hasbun R, Abrahams J, Jekel J, Quagliarello VJ. Computed tomography of the head before lumbar puncture in adults with suspected meningitis. N Engl J Med. 2001;345(24):1727-33.
15. Joffe AR. Lumbar puncture and brain herniation in acute bacterial meningitis: a review. J Intensive Care Med. 2007;22(4):194-207.
16. Mylonakis E, Hohmann EL, Calderwood SB. Central nervous system infection with Listeria monocytogenes. 33 years' experience at a general hospital and review of 776 episodes from the literature. Medicine (Baltimore). 1998;77(5):313-36.
17. Schut ES, Lucas MJ, Brouwer MC, Vergouwen MDI, van der Ende A, van de Beek D. Cerebral infarction in adults with bacterial meningitis. Neurocrit Care. 2012;16(3):421-7.
18. Instituto Adolfo Lutz. Informação da vigilância das pneumonias e meningites bacterianas. 2023.
19. Schaad UB, Suter S, Gianella-Borradori A, Pfenninger J, Auckenthaler R, Bernath O, et al. A comparison of ceftriaxone and cefuroxime for the treatment of bacterial meningitis in children. N Engl J Med. 1990;322(3):141-7.
20. Charlier C, Perrodeau É, Leclercq A, Cazenave B, Pilmis B, Henry B, et al. Clinical features and prognostic factors of listeriosis: the MONALISA national prospective cohort study. Lancet Infect Dis. 2017;17(5):510-9. Erratum in: Lancet Infect Dis. 2017;17(9):897.
21. Cottagnoud P, Täuber MG. Fluoroquinolones in the treatment of meningitis. Curr Infect Dis Rep. 2003;5(4):329-36.
22. Kanellakopoulou K, Pagoulatou A, Stroumpoulis K, Vafiadou M, Kranidioti H, Giamarellou H, et al. Pharmacokinetics of moxifloxacin in non-inflamed cerebrospinal fluid of humans: implication for a bactericidal effect. J Antimicrob Chemother. 2008;61(6):1328-31.
23. de Gans J, van de Beek D; European Dexamethasone in Adulthood Bacterial Meningitis Study Investigators. Dexamethasone in adults with bacterial meningitis. N Engl J Med. 2002;347(20):1549-56.
24. Brouwer MC, McIntyre P, Prasad K, van de Beek D. Corticosteroids for acute bacterial meningitis. Cochrane Database Syst Rev. 2015;2015(9):CD004405.
25. Sudo RYU, Câmara MCC, Kieling SV, Marques IR, Mesquita Y, Piepenbrink BE, et al. Shorter versus longer duration of antibiotic treatment in children with bacterial meningitis: a systematic review and meta-analysis. Eur J Pediatr. 2024;183(1):61-71.
26. Turkel AR, Hartman BJ, Kaplan SL, Kaufman BA, Roos KL, Scheld WM, et al. Practice guidelines for the management of bacterial meningitis. Clin Infect Dis. 2004;39(9):1267-84.
27. van de Beek D, Cabellos C, Dzupova O, Esposito S, Klein M, Kloek AT, et al. ESCMID guideline: diagnosis and treatment of acute bacterial meningitis. Clin Microbiol Infect. 2016;22 Suppl 3:S37-62.
28. Edmond K, Clark A, Korczak VS, Sanderson C, Griffiths UK, Rudan I, et al. Global and regional risk of disabling sequelae from bacterial meningitis: a systematic review and meta-analysis. Lancet Infect Dis. 2010;10(5):317-28.
29. Bijlsma MW, Brouwer MC, Bossuyt PM, Heymans MW, van der Ende A, Tanck MWT, et al. Risk scores for outcome in bacterial meningitis: Systematic review and external validation study. J Infect. 2016. 73(5):393-401.
30. Brasil. Ministério da Saúde. Instrução normativa do calendário nacional de vacinação 2024. [citado jul. 2025]. Disponível em: https://www.gov.br/saude/pt-br/vacinacao/publicacoes/instrucao-normativa-calendario-nacional-de-vacinacao-2024.pdf
31. Cohn AC, MacNeil JR, Clark TA, Ortega-Sanchez IR, Briere EZ, Meissner HC, et al. Prevention and control of meningococcal disease: recommendations of the Advisory Committee on Immunization Practices (ACIP). MMWR Recomm Rep. 2013;62(RR-2):1-28.

32. Prefeitura de São Paulo. Secretaria Municipal da Saúde. Calculadora para quimioprofilaxia da doença meningocócica. [citado jul. 2025]. Disponível em: https://capital.sp.gov.br/web/saude/w/vigilancia_em_saude/doencas_e_agravos/291785
33. Briere EC, Rubin L, Moro PL, Cohn A, Clark T, Messonnier N; Division of Bacterial Diseases, National Center for Immunization and Respiratory Diseases, CDC. Prevention and control of haemophilus influenzae type b disease: recommendations of the advisory committee on immunization practices (ACIP). MMWR Recomm Rep. 2014;63(RR-01):1-14.

82

Meningoencefalite herpética

Gisela Tinome
Mirian de Freitas Dal Ben Corradi

SUMÁRIO

INTRODUÇÃO

A meningoencefalite herpética em geral é causada pelo vírus herpes simples tipo 1 (VHS-1) e, em menor porcentagem de casos, relacionada ao vírus herpes simples tipo 2 (VHS-2). Ainda hoje está associada a alto índice de morbiletalidade, apesar do tratamento antiviral. Por esse motivo, seu diagnóstico, bem como a instituição do tratamento precoce, é muito importante para diminuir as sequelas associadas a essa doença devastadora.

EPIDEMIOLOGIA

A meningoencefalite herpética é a principal causa de encefalite viral esporádica fatal no mundo e representa cerca de 10% a 20% entre os 20 mil casos de encefalites virais registrados ao ano nos Estados Unidos. A incidência de encefalite herpética em países do Mundo Ocidental como os Estados Unidos é de cerca de 1 a 4 casos por milhão de habitantes/ano.[1,2]

Não há dados sobre a incidência da meningoencefalite herpética no Brasil, mas, segundo Silva et al., ocorrem em média cerca de 2.000 internações (1.981,83) por encefalite viral de várias causas por ano em nosso país. Em 2023, segundo o DATASUS, foram 105 óbitos por encefalite herpética.[3,4]

A encefalite herpética pode acometer pacientes de todas as idades, mas 1/3 dos casos são crianças ou adolescentes, e metade dos pacientes tem mais de 50 anos. Os quadros mais graves costumam acontecer em crianças pequenas e idosos.[5,6] A incidência entre homens e mulheres é semelhante. A mortalidade em pacientes com encefalite herpética não tratada é muito alta, mais de 70%; mesmo com o tratamento antiviral, cerca de 20% a 30% dos pacientes podem evoluir a óbito.[7]

PATOGÊNESE

A maioria dos casos de meningoencefalite herpética é causada pelo VHS-1, mas em neonatos e imunodeprimidos pode ser causado tanto pelo VHS-1 como pelo VHS-2. A infecção causada pelo VHS-2 é mais rara e representa menos de 10% dos casos.[7]

Tanto o VHS-1 como o VHS-2 pertencem à família Herpesviridae, que inclui também o vírus da varicela-zóster, o vírus Epstein-Barr (EBV), o citomegalovírus (CMV) e os herpesvírus tipos 6, 7 e 8 (vírus associado ao sarcoma de Kaposi). São vírus constituídos por um filamento linear de DNA de dupla fita protegido por um capsídeo icosaédrico, composto de capsômeros (nucleocapsídeos) envolvidos por uma camada proteica (chamada tegumento), a qual, por sua vez, é recoberta por um envelope contendo glicoproteínas virais.[8]

Fatores virais e aspectos da resposta imune do hospedeiro (comprometimento da resposta imune intrínseca, inata e adaptativa) determinam o grau de virulência e de invasão do vírus. Na primoinfecção, o vírus é transmitido por contato íntimo com a pessoa portadora. O VHS-1 infecta as células epiteliais da mucosa ou da pele do hospedeiro e depois atinge a porção terminal dos axônios de nervos como o trigêmeo e o olfatório. De maneira retrógrada, o vírus migra até a região proximal dos nervos, onde fica em um estado de latência por mecanismos da resposta imune intrínseca associada ao sistema imune inato.[8,9] A manifestação clínica do VHS-1 na infecção inicial caracteriza-se por lesões orolabiais que podem evoluir de forma recorrente-remitente, dependendo de fatores da imunidade do paciente. No caso do VHS-2, as lesões são genitais.

A maioria dos casos de encefalite herpética acontece por reativação após a fase de latência ou por reinfecção pelo vírus do herpes simples. Porém, em cerca de 30% dos casos, ela pode ocorrer na primoinfecção, por transmissão do vírus ao cérebro através dos nervos trigêmeos ou olfatórios. O processo inflamatório que resulta na destruição neuronal cortical é causado pela injúria direta do vírus associado a uma resposta imune exacerbada.[1,8]

A meningoencefalite herpética acomete usualmente os lobos temporais e orbitofrontais, sendo considerada, com a encefalite por raiva, modelo de encefalite límbica. Neonatos e imunodeprimidos podem apresentar comprometimentos atípicos, mais difusos nos neonatos ou com lesões não só corticais como também atingindo o tronco cerebral em imunodeprimidos. Acredita-se que, nesses casos, uma viremia pelo VHS-1 causaria esse acometimento mais extenso, ultrapassando a localização preferencial das regiões mesiais dos lobos temporais e porções inferiores dos lobos frontais vista nos demais pacientes.[10]

Outras causas de imunossupressão que predisporiam a maior suscetibilidade à encefalite pelo VHS-1 seriam o uso de drogas imunossupressoras, como natalizumabe e alentuzumabe, ou inibidores anti-TNF-alfa e até pacientes submetidos a radioterapia de cérebro total.[11-13] Pacientes com erros da imunidade inata, bem como da resposta adaptativa relacionada ao complexo de histocompatibilidade, também teriam maior risco de apresentar encefalite herpética. Embora o comprometimento da imunidade do paciente represente fator importante no desenvolvimento da encefalite por VHS-1, não se observou que pacientes com HIV tenham maior incidência de encefalite herpética em relação aos imunocompetentes.[1]

A biópsia cerebral evidencia características patognomônicas: necrose hemorrágica acometendo os lobos temporais e orbitofrontais. O processo inflamatório caracteriza-se por infiltrado de neutrófilos na fase inicial entre 2 e 3 dias. Depois de 10 a 14 dias, observa-se um infiltrado de linfócitos e macrófagos associado a um aumento de citocinas que recrutam outras células inflamatórias para o sistema nervoso central. Também foi descrita a presença de corpos de inclusão intranucleares Cowdry tipo A em células gliais e neurônios.[14]

Características clínicas

A evolução da encefalite VHS-1 pode ser aguda ou subaguda. Na fase prodrômica, os pacientes podem apresentar febre (80% dos casos), cefaleia (58% dos pacientes), náusea e vômitos (40% dos casos) e meningismo (28%). Depois, os pacientes evoluem com comprometimento neurológico, geralmente grave, com confusão mental (72% dos casos), vários graus de rebaixamento do nível de consciência (em 58% dos casos, desde sonolência até coma), convulsões (54%) e déficits neurológicos focais (41%), usualmente de início agudo, como hemiparesia, afasia (40%), disartria, ataxia e neurites cranianas.[15]

Alterações comportamentais (59%), como hipomania, síndrome de Klüver-Bucy (hipersexualidade, perda da resposta normal de medo e raiva), bem como comprometimento cognitivo principalmente mnéstico, podem ocorrer desde a fase inicial e persistir como sequela apesar do tratamento antiviral. Foram descritos casos raros com *rash* cutâneo de distribuição de um dermátomo e incontinência urinária e fecal.[1]

As crianças com encefalite herpética podem apresentar febre, letargia, sonolência, alteração de comportamento, convulsões e déficits focais neurológicos. Já os neonatos podem apresentar irritabilidade, letargia, tremores e inapetência. Apesar do tratamento, muitos pacientes persistem com sequelas neurológicas graves: quadros confusionais, afasia, comprometimento da memória e alteração de comportamento.

OUTRAS APRESENTAÇÕES DE ENCEFALITE HERPÉTICA

- Encefalite herpética focal granulomatosa: é uma forma rara de complicação da encefalite herpética. Os pacientes podem evoluir de forma insidiosa e continuar com piora principalmente cognitiva, apesar do tratamento com aciclovir. Foram descritos dois pacientes na literatura com lesões na região temporal, onde a biópsia mostrou processo inflamatório granulomatoso com PCR positivo para VHS-1 no material da biópsia, mas negativo no LCR. Esses pacientes já haviam sido tratados com aciclovir e só melhoraram com tratamento com corticosteroide.[16]
- Foram descritas formas atípicas de acometimento pelo vírus HSV1 na ausência de acometimento do córtex temporal com encefalite de tronco cerebral recorrente e encefalite difusa com diagnóstico pelo PCR HSV1 positivo.[17]

DIAGNÓSTICO

Líquido cefalorraquidiano

O LCR frequentemente evidencia aumento de células de predomínio linfomonocitário, variando entre 10 e 400 células, aumento de proteína e presença de hemácias, com glicorraquia normal.[1] Raramente o LCR pode ser normal, especialmente quando é coletado em uma fase muito inicial ou em neonatos. Também em imunocomprometidos, a celularidade pode ser normal ou eventualmente ter predomínio polimorfonuclear.[14]

A reação de cadeia em polimerase amplificada (PCR) é um exame muito importante para o diagnóstico da encefalite herpética e tem sensibilidade de 96% e especificidade de 98%.[1,14] O exame de PCR para VHS-1 e VHS-2 deve ser feito de preferência antes do início do tratamento. Habitualmente, o PCR persiste positivo durante a primeira semana de tratamento com aciclovir e, geralmente, torna-se negativo após 10 a 14 dias do tratamento. Resultados de PCR falsos-negativos podem acontecer nas primeiras 72 horas pela baixa carga viral. A presença de sangue no LCR, assim como o início do tratamento antiviral há pelo menos 48 horas antes da punção do LCR, pode interferir no resultado do PCR, causando resultados falsos-negativos.[1,14]

Em pacientes nos quais não foi possível coletar o PCR na fase inicial, a pesquisa de IgM e IgG pela técnica de ELISA no LCR, na fase tardia entre 10 e 14 dias, pode auxiliar no diagnóstico da encefalite herpética. Uma coleta tardia após 21 a 30 dias, evidenciando um aumento de 4 vezes nos níveis iniciais de IgM ou IgG, poderia confirmar o diagnóstico.

Exames de imagem

- Tomografia computadorizada de crânio (TC): tem baixa sensibilidade no diagnóstico da encefalite herpética, principalmente na fase inicial, quando pode ser normal. Após 3 a 4 dias, pode mostrar áreas de edema e, após 7 dias, evidenciar, além de áreas hipoatenuantes com edema, áreas de realce pelo contraste, assim como algumas hemorragias nos lobos temporais e orbitofrontais.[1]
- Ressonância magnética de crânio (RM): tem alta sensibilidade (90%) mesmo na fase precoce da infecção.[18] Pode evidenciar áreas hipointensas nas sequências pesadas em T1 e hiperintensas nas sequências pesadas em T2 e FLAIR (*fluid-attenuated inversion recovery*), geralmente assimétricas nos lobos temporais, orbitofrontais e córtex insular. Na fase inicial, pode mostrar, ainda, áreas de restrição nas sequências DWI (*diffusion-weighted imaging*), e, nas fases contrastadas, algumas áreas podem apresentar realce pelo gadolínio. Podem ser observadas, também, áreas hipointensas nas sequências gradiente ECHO (SWI) que representam pequenas hemorragias nas áreas de necrose nos lobos temporais e orbitofrontais.[1,18]

Eletroencefalograma

Alterações focais no eletroencefalograma (EEG) podem ser vistas em mais de 80% dos pacientes com encefalite herpética. As lesões temporais mesiais e dos hipocampos são muito epileptogênicas. A alteração no EEG mais comumente observada são paroxismos epileptiformes focais que se originam em um ou ambos os lobos temporais, os quais se repetem em intervalos periódicos curtos, caracterizando as descargas lateralizadas periódicas (LPD).

Esses complexos periódicos lateralizados costumam ser observados entre 2 e 15 dias do início da doença e foram descritos em cerca de 2/3 dos pacientes com diagnóstico confirmado de encefalite herpética. A presença de LPD é mais frequentemente vista em pacientes com encefalite herpética do que encefalites de outras etiologias.[14,19]

Biópsia cerebral

Antes do advento da PCR, era bastante indicada para o diagnóstico. Hoje, pode ser considerada quando o paciente não tem melhora com o tratamento antiviral ou quando são considerados diagnósticos diferenciais.

DIAGNÓSTICO DIFERENCIAL

O diagnóstico diferencial deve incluir:[1]

- Encefalites virais: raiva, CMV, EBV, VZV, enterovírus, influenza A, sarampo, adenovírus e leucoencefalopatia multifocal progressiva pelo vírus JC. Encefalites como do Oeste do Nilo, de St. Louis, equina do Ocidente, japonesa e da Califórnia devem ser consideradas em pacientes que viajaram recentemente para outros países.
- Encefalites causadas por outros agentes, como fungos, micobactérias como a tuberculose e bactérias como a *Listeria monocytogenes* e sífilis.
- Vasculites sistêmicas com acometimento do sistema nervoso central, como lúpus eritematoso sistêmico e Behçet, e encefalites imunomediadas, como por anticorpo anti-NMDA e paraneoplásicas.
- Outros diagnósticos, como empiema, abscesso cerebral, neoplasias e doenças linfoproliferativas.

TRATAMENTO

Na suspeita do diagnóstico de encefalite herpética, o tratamento deve ser instituído o mais precocemente possível. O tratamento é feito com aciclovir intravenoso na dose de 10 mg/kg IV a cada 8 horas, por 14 a 21 dias. Alguns cuidados devem ser tomados para diminuir os efeitos colaterais, como uma infusão mais lenta e hidratação adequada. A infusão rápida do aciclovir pode causar cristalúria e insuficiência renal. Pacientes com insuficiência renal têm maior risco de apresentarem neurotoxicidade (sonolência, alucinações, confusão mental e até convulsões), por isso a dose deve ser corrigida nesses casos.[1,14]

O tratamento precoce nas primeiras 24 horas após o início do quadro diminui a mortalidade e pode diminuir a gravidade do comprometimento cognitivo e alterações comportamentais da encefalite herpética.[20] A duração do tratamento preconizado é de 14 a 21 dias, pois tratamentos mais curtos foram associados à recorrência da doença.[20] Foram descritos casos de resistência ao aciclovir em imunodeprimidos, os quais foram tratados com foscarnete intravenoso.[21]

Diante da gravidade do quadro neurológico e do potencial risco de complicações, mesmo com o tratamento antiviral adequado, os pacientes devem ser monitorizados em ambiente de terapia intensiva. Pacientes com convulsões, além de serem tratados com anticonvulsivantes, idealmente deveriam ser monitorizados com EEG contínuo para melhor tratamento da síndrome convulsiva.

Existem controvérsias sobre o uso de corticosteroide associado ao tratamento antiviral. Alguns autores sugerem que ele poderia ser usado em pacientes com processo inflamatório grave associado a edema cerebral.[14] A Figura 1 mostra o fluxo de diagnósticos e tratamento das meningoencefalites virais ou herpéticas.

EVOLUÇÃO

Mesmo com o tratamento adequado, cerca de 20% podem evoluir a óbito, e até dois terços dos pacientes tratados podem apresentar alguma sequela neurológica.[1,14] Foram descritos casos de recorrência em 5% a 27% dos casos, geralmente em crianças tratadas e raros casos em adultos, em até 3 meses após a encefalite herpética.[22] Esses pacientes voltam a apresentar sintomas, e a RM de crânio mostra novas lesões compatíveis com necrose hemorrágica.

Outra complicação descrita é uma encefalite imunomediada em geral associada ao anticorpo antirreceptor de NMDA (anti-N-metil-D-aspartato), que pode ocorrer

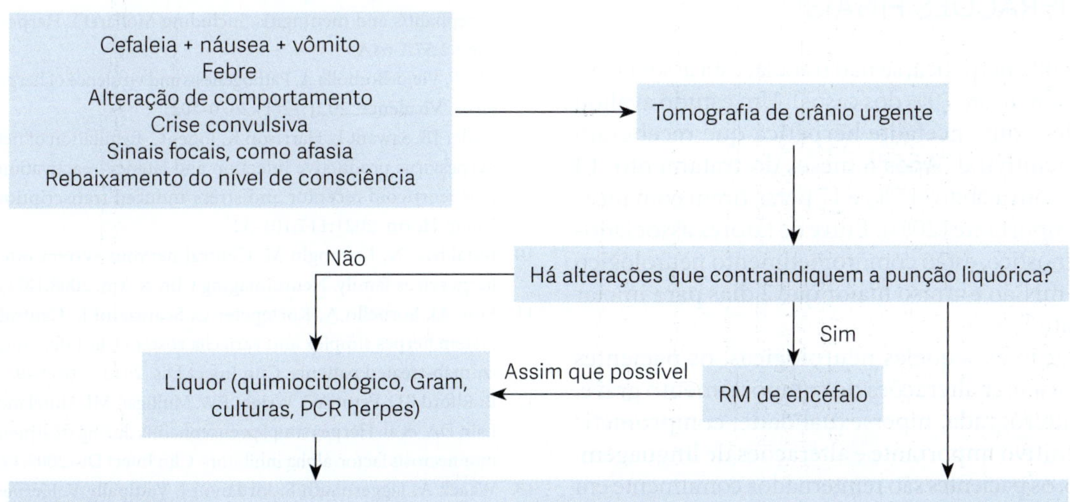

FIGURA 1 Suspeita de meningoencefalite viral ou herpética. Na suspeita de meningoencefalite, o médico deve levar em conta sinais clínicos como febre, meningismo, crise convulsiva, alteração comportamental etc. Exames gerais, hemoculturas e provas inflamatórias devem ser colhidas, bem como uma tomografia de crânio sem contraste. Caso haja contraindicação para coleta do liquor, uma ressonância magnética de encéfalo deverá ser feita o mais rápido possível. Antibioticoterapia, aciclovir e corticoide devem ser instituídos imediatamente diante da suspeita diagnóstica.

EEG: eletroencefalograma; LCR: líquido cefalorraquidiano; RM: ressonância magnética; s/n: se necessário; TC: tomografia computadorizada; UTI: unidade de terapia intensiva; VHS: vírus herpes simples.

em até 3 meses após a infecção inicial e acometer cerca de 20% dos pacientes com encefalite herpética.[23] Essa encefalite imunomediada acontece principalmente em crianças, mas adultos também são acometidos. Foram descritas três síndromes associadas à encefalite imunomediada pós-herpética:

1. Coreoatetose associada ao anticorpo anti-NMDA, que ocorre principalmente em crianças.
2. Encefalite anti-NMDA idiopática, com sintomas psiquiátricos, convulsões, rebaixamento do nível de consciência e disautonomia que pode acontecer em adultos e adolescentes.
3. Encefalite imunomediada por outros anticorpos neuronais não anti-NMDA, que pode cursar com sintomas psiquiátricos e distúrbios de comportamento.

Diante de um paciente que teve encefalite herpética e após algumas semanas (até 3 meses) apresenta alguma dessas síndromes, tendo sido excluída uma recidiva da encefalite herpética, a pesquisa de anticorpos antineuronais no LCR deve ser feita. Porém, o tratamento precoce (mesmo antes do resultado do LCR) com imunoterapia deve ser instituído porque pode resultar em melhora clínica, sobretudo em pessoas mais velhas.

CONSIDERAÇÕES FINAIS

A encefalite herpética, se não tratada, está associada à alta mortalidade (até 70% dos casos). Um estudo avaliou 85 pacientes com encefalite herpética que receberam tratamento antiviral. Após 6 meses do tratamento, 13 pacientes foram a óbito (15%) e 17 persistiram com incapacidade importante (20%). Entre os fatores associados a pior prognóstico, estão comprometimento neurológico maior à admissão e atraso maior que 2 dias para iniciar o tratamento.[20]

Em relação às sequelas neurológicas, os pacientes podem apresentar alterações de comportamento grave, amnésia anterógrada, hipersexualidade, comprometimento cognitivo importante e alterações de linguagem. Além disso, os pacientes são reinternados comumente em decorrência de convulsões, complicações tromboembólicas e alterações neuropsiquiátricas.[24] Por esse motivo, o diagnóstico e o tratamento precoces desses indivíduos são fundamentais para diminuir a morbiletalidade dessa doença tão grave.

PONTOS-CHAVE

1. Meningite representa uma das principais emergências infecciosas do sistema nervoso central, exigindo diagnóstico rápido com análise do liquor e início precoce de antibioticoterapia adequada.
2. A encefalite é um quadro inflamatório cerebral agudo ou subagudo, com manifestações neurológicas graves e risco elevado de morbidade e mortalidade.
3. O vírus herpes simples tipo 1 (VHS-1) é a principal causa de encefalite viral esporádica fatal no mundo; seu tratamento imediato com aciclovir é fundamental.
4. O prognóstico depende da rapidez no início do tratamento, do comprometimento neurológico à admissão e da instituição de medidas de suporte em UTI.

REFERÊNCIAS BIBLIOGRÁFICAS

1. Klein RS. Herpes simplex virus type 1 encephalitis. UpToDate. 2025.
2. Miller AC, Koeneman SH, Arakkal AT, Cavanaugh JE, Polgreen PE. Incidence, Duration, and risk factors associated with missed opportunities to diagnose herpes simplex encephalitis: a population-based longitudinal study. Open Forum Infect Dis. 2021;8(9):ofab400.
3. Silva GS, Rodrigues ALM, Amorim LNP, Piocopi HV, Espindola RS, Zaninetti MMBB, et al. Incidência de encefalite viral no Brasil de 2018 a 2023. Contribuciones a las Ciencias Sociales. 2024;17(7):1-19.
4. Brasil. Ministério da Saúde. DATASUS. [citado 2025 jun.]. Disponível em: tabnet.datasus.gov.br/cgi/tabcgi.exe?sim/cnv/obt10uf.def
5. Whitley RJ, Kimberlin DW. Herpes simplex encephalitis: children and adolescents. Semin Pediatr Infect Dis. 2005;16(1):17-23.
6. Whitley RJ, Gnann JW. Viral encephalitis: familiar infections and emerging pathogens. Lancet. 2002;359(9305):507-13.
7. Tyler KL. Herpes simples infectious of the central nervous system encephalitis and meningitis, including Mollaret's. Herpes. 2004;11 suppl2:57A-64A.
8. Zhu S, Viejo-Borbolla A. Pathogenesis and virulence of herpes simplex virus. Virulence. 2021;12(1):2670-702.
9. Ostler JB, Sawant L, Harrison K, Jones C. Regulation of neurotropic herpesvirus productive infection and latency-reactivation cycle by glucocorticoid receptor and stress-induced transcription factors. Vitam Horm. 2021;117:101-32.
10. Bulakbasi N, Kocaoglu M. Central nervous system infections of herpesvirus family. Neuroimaging Clin N Am. 2008;18(1):53-84.
11. Fine AJ, Sorbello A, Kortepeter C, Scarazzini L. Central nervous system herpes simplex and varicella zoster virus infections in natalizumab-treated patients. Clin Infect Dis. 2013;57(6):849-52.
12. Bradford RD, Pettit AC, Wright PW, Mulligan MJ, Moreland LW, McLain DA, et al. Herpes simplex encephalitis during treatment with tumor necrosis factor-alpha inhibitors. Clin Infect Dis. 2009;49(6):924-7.
13. Waack A, Jaggernauth S, Iordanou J, Vattipally V. Herpes simplex virus-1 encephalitis secondary to whole brain radiation therapy for metastatic renal cell carcinoma. Radiol Case Rep. 2022;17(12):4746-51.
14. Piret J, Boivin G. Immunomodulatory strategies in herpes simplex virus encephalitis. Clin Microbiol Rev. 2020;33(2):e00105-19.
15. Gnann JW Jr, Whitley RJ. Herpes simplex encephalitis: an update. Curr Infect Dis Rep. 2017;19(3):13.
16. Varatharaj A, Nicoll JA, Pelosi E, Pinto AA. Corticosteroid-responsive focal granulomatous herpes simplex type-1 encephalitis in adults. Pract Neurol. 2017;17(2):140-4.
17. Tyler KL, Tedder DG, Yamamoto LJ, Klapper JA, Ashley R, Lichtenstein KA, et al. Recurrent brainstem encephalitis associated with herpes simplex virus type 1 DNA in cerebrospinal fluid. Neurology. 1995;45(12):2246-50.

18. Renard D, Nerrant E, Lechiche C. DWI and FLAIR imaging in herpes simplex encephalitis: a comparative and topographical analysis. J Neurol. 2015;262(9):2101-5.
19. Lai CW, Gragasin ME. Electroencephalography in herpes simplex encephalitis. J Clin Neurophysiol. 1988;5(1):87-103.
20. Raschilas F, Wolff M, Delatour F, Chaffaut C, De Broucker T, Chevret S, et al. Outcome of and prognostic factors for herpes simplex encephalitis in adult patients: results of a multicenter study. Clin Infect Dis. 2002;35(3):254-60.
21. Bergmann M, Beer R, Kofler M, Helbok R, Pfausler B, Schmutzhard E. Acyclovir resistance in herpes simplex virus type I encephalitis: a case report. J Neurovirol. 2016;23(2):335-7.
22. De Tiège X, Rozenberg F, Des Portes V, Lobut JB, Lebon P, Ponsot G, et al. Herpes simplex encephalitis relapses in children. Differentiation of two neurologic entities. Neurology. 2003;61(2):241-3.
23. Armangué T, Olivé-Cirera G, Martínez-Hernandez E, Rodes M, Peris-Sempere V, Guasp M, et al. Neurologic complications in herpes simplex encephalitis: clinical, immunological and genetic studies. Brain. 2023;146(10):4306-19.
24. Hjalmarsson A, Blomqvist P, Skoldenberg B. Herpes simplex encephalitis in Sweden, 1990-2001: incidence, morbidity and mortality. Clin Infect Dis. 2007;45(7):875-80.

83

Estado de mal epiléptico no paciente crítico

Eliana Garzon

SUMÁRIO

DEFINIÇÃO DE ESTADO DE MAL EPILÉPTICO

O estado de mal epiléptico (EME) é uma emergência neurológica definida por atividade epiléptica prolongada e autossustentada, decorrente da falha dos mecanismos responsáveis por interromper uma crise epiléptica, ou ainda da ativação de mecanismos que a perpetuam de modo anormal. Na definição proposta pela International League Against Epilepsy,[1] crises tônico-clônicas generalizadas com duração superior a 5 minutos (definição de tempo **t1**) devem ser consideradas EME ou EME iminente, pois, após esse tempo em crise, as chances de cessação espontânea são baixas. A partir de 30 minutos em crise contínua (tempo **t2**), o EME está estabelecido e há risco significativo de lesão neuronal permanente e complicações de longo prazo. Esse conceito reforça o pensamento "tempo é cérebro", enfatizando a necessidade de reconhecimento e tratamento imediatos.

O EME representa uma das emergências neurológicas mais comuns, associada a elevada morbimortalidade, podendo atingir a 40% de mortalidade nos casos de EME refratários e, frequentemente, requer cuidados intensivos pelas complicações sistêmicas e neurológicas.[2] No contexto do neurointensivismo, o manejo agressivo e protocolar do EME é crucial para evitar danos secundários, como instabilidade cardiorrespiratória, lesão cerebral permanente e disfunção aguda de múltiplos órgãos.

EPIDEMIOLOGIA/ETIOLOGIA

A incidência anual do EME situa-se, aproximadamente, entre 20 e 40 casos por 100 mil pessoas,[3] variando conforme a população estudada e os critérios diagnósticos empregados. A distribuição por faixa etária mostra maior incidência nos extremos de idade, ou seja, em crianças pequenas e, sobretudo, em idosos.[3] Em cerca de metade dos pacientes, o EME é precipitado por uma condição aguda subjacente identificável. As causas variam conforme a idade: em adultos, as etiologias predominantes incluem redução abrupta ou suspensão de FAC, AVE, anóxia ou hipóxia cerebral, distúrbios metabólicos e abuso ou abstinência de álcool. No paciente crítico, destacam-se etiologias como AVE isquêmico ou hemorrágico (aproximadamente 10 a 40% dos EME), encefalopatia anóxica pós-parada cardiorrespiratória (5-12%), infecções do SNC (meningoencefalites, 1-12%) e distúrbios metabólicos agudos (5-15%).[4] Essas condições, sobretudo AVE e lesão anóxica, estão associadas às maiores taxas de mortalidade aguda (20-60% no caso de AVE, podendo ultrapassar 60-90% nos casos de anóxia). Em contrapartida, fatores precipitantes como suspensão de FAC ou abstinência alcoólica correspondem a 10-20% e 5-15% dos casos, respectivamente, em geral com menor mortalidade, em torno de 10%.[4]

O traumatismo cranioencefálico (TCE) é uma causa reconhecida de crises epilépticas e epilepsia adquirida e pode precipitar o desenvolvimento de EME. A incidência de EME após TCE varia conforme a gravidade do traumatismo. No TCE leve, o risco de desenvolver EME é relativamente baixo; no moderado a grave, o risco aumenta consideravelmente, especialmente na presença de fatores como hemorragia intracraniana, fraturas cranianas com afundamento e lesões cerebrais penetrantes. A ocorrência de EME é mais comum nas primeiras semanas após o TCE,[5] mas pode ser tardio, dependendo das características da lesão e de fatores individuais.

Dentre as causas menos frequentes,[6] as etiologias autoimunes associadas ao EME devem ser consideradas, em especial a encefalite por anticorpos contra o receptor NMDA e a encefalite límbica autoimune. A identificação precoce dessas condições é crucial, pois a introdução imediata de terapias imunomoduladoras pode melhorar significativamente o prognóstico. O diagnóstico em geral envolve a detecção de anticorpos específicos no soro ou no líquido cefalorraquidiano, além de achados característicos na neuroimagem e no EEG.

Considerando ainda as etiologias, em aproximadamente 5-15% dos pacientes não se identifica um claro fator etiológico, e nesse grupo se inclui o NORSE (*new-onset refractory status epilepticus*).[7] Diante da alta incidência e do impacto potencialmente devastador, tanto pelo risco de morte quanto por sequelas neurológicas, o reconhecimento precoce dos grupos de risco e das causas mais prováveis de EME, no paciente crítico, é fundamental para guiar intervenções preventivas e terapêuticas.

FISIOPATOLOGIA

O EME representa a expressão máxima da hiperexcitabilidade neuronal característica da epilepsia, resultando de um desequilíbrio crítico entre excitação e inibição sinápticas. Mecanismos fisiológicos que normalmente limitam a duração das crises falham em interromper a atividade neuronal desordenada contínua. Estudos experimentais e clínicos indicam que, quanto mais prolongada a crise, menor a probabilidade de término espontâneo, evoluindo de um estado ictal para um estado altamente sincronizado que se autoperpetua.[8] Em nível neuroquímico celular, observam-se alterações adaptativas que agravam a refratariedade. Estudos mostram que receptores inibitórios GABA A são progressivamente internalizados, diminuindo a sua expressão nas membranas sinápticas, reduzindo a responsividade a fármacos como os benzodiazepínicos e outras medicações gabaérgicas. Em paralelo, há maior expressão de receptores excitatórios glutamatérgicos, favorecendo um estado de hiperexcitabilidade. Esses fenômenos explicam em parte por que o EME se torna menos responsivo às terapias convencionais à medida que se prolonga.[8]

A atividade elétrica sustentada e descontrolada leva a cascatas excitotóxicas. A estimulação excessiva dos receptores NMDA promove influxo maciço de cálcio para dentro dos neurônios, ativando enzimas como a óxido nítrico sintase, calpaínas e NADPH oxidase. Como consequência, há produção exacerbada de espécies reativas de oxigênio e nitrogênio, induzindo estresse oxidativo e danos às estruturas celulares.[8] O cálcio intracelular elevado se acumula nas mitocôndrias, precipitando a falência energética, por queda da síntese de ATP e abertura do poro de transição de permeabilidade mitocondrial. Tais alterações culminam em morte neuronal por múltiplas vias, incluindo necrose e apoptose, particularmente em áreas vulneráveis como o hipocampo.[5] Além disso, a atividade crítica contínua desencadeia respostas neuroinflamatórias e compromete a integridade da barreira hematoencefálica, bem como induz mudanças na expressão gênica em circuitos neurais. Esses processos secundários contribuem para prejuízos neurológicos tardios, podendo gerar um processo de epileptogênese e culminando com o aparecimento de epilepsia crônica pós-EME e declínio cognitivo permanente.[8]

No âmbito sistêmico, o EME convulsivo generalizado acarreta um estado de hiperatividade autonômica seguido de exaustão. Nos estágios iniciais, descargas simpáticas maciças causam hipertensão arterial, taquicardia e hiperglicemia. No entanto, à medida que a condição progride, podem ocorrer hipotensão, arritmias cardíacas e insuficiência respiratória.[8] A contração muscular sustentada leva a hipertermia e acidose láctica sistêmica, contribuindo para lesão multiorgânica. Essas alterações metabólico-sistêmicas agravam o estado do paciente crítico e requerem suporte intensivo paralelo ao tratamento com os FAC. Em suma, a fisiopatologia do EME envolve tanto alterações neuronais intrínsecas, que perpetuam a crise e causam lesão cerebral, quanto consequências sistêmicas, que complicam o manejo, ressaltando a necessidade de intervenção rápida para interromper o ciclo ictal antes que esses mecanismos deletérios se estabeleçam plenamente.

CLASSIFICAÇÃO

O EME abrange um espectro heterogêneo de apresentações clínicas e gravidade. Uma primeira distinção fundamental é entre EME convulsivo e EME não convulsivo.[1] No EME convulsivo generalizado, há atividade motora contínua ou recorrente, tipicamente com perda da consciência e sinais motores francos, em geral, do tipo tônico-clônico. O EME não convulsivo caracteriza-se pela atividade epileptiforme prolongada sem manifestações motoras proeminentes. Presença de alteração do comportamento ou rebaixamento do nível de consciência com ou sem sinais motores sutis como piscamentos, abalos motores sutis e restritos a certos grupos musculares, desvio dos olhos, desvio cefálico, nistagmo e mioclonias são exemplos de manifestações motoras no

EME não convulsivo, que pode ser focal ou generalizado. A identificação do EME não convulsivo é desafiadora, pois depende de suspeita clínica e confirmação com o EEG.[9,10] A Figura 1 ilustra os passos para o diagnóstico.

Do ponto de vista da refratariedade ao tratamento, classificam-se as formas em refratárias e super-refratárias, o que orienta condutas terapêuticas agressivas.[3,10,11] Define-se EME-R quando a atividade crítica persiste apesar da administração adequada de pelo menos dois FAC, um benzodiazepínico seguido de uma droga de segunda linha intravenosa. Importante ressaltar que a refratariedade é conceituada pela falha ao tratamento, não dependendo unicamente de um tempo mínimo de crise. O EME-SR é definido pela continuidade ou recidiva do EME mesmo após 24 horas de terapia, incluindo o uso de anestésicos gerais, ou pela recorrência das crises durante a redução da sedação em um paciente que esteve em coma induzido e, frequentemente, exige estratégias terapêuticas excepcionais.[2,4,11]

A maioria dos casos de EME responde às intervenções iniciais, mas uma proporção considerável progride para refratariedade. Estima-se que cerca de 20-30% de todos os EME se tornem refratários às medidas de primeira linha. Desses, uma fração menor, cerca de 10%, evolui para a forma EME-SR, que é raro, porém associado a prognóstico reservado. Dentro do espectro refratário, destacam-se síndromes especiais como NORSE, que denota EME-R em um indivíduo previamente sem diagnóstico de epilepsia e sem causa determinada para o EME nas primeiras 24 horas de investigação. Uma variante relacionada é a FIRES (*febrile infection-related epilepsy syndrome*), caracterizada por EME-R precedido por um quadro febril entre 2 semanas e 24 horas antes do início das crises, sem infecção ativa no momento do EME.[7] Essas entidades, embora raras, são de grande interesse, pois frequentemente se associam a etiologias autoimunes ou inflamatórias, e reconhecê-las precocemente tem implicações no tratamento específico. De modo geral, a classificação do EME, seja por semiologia, por etiologia ou pelo grau de refratariedade, auxilia o neurointensivista a estratificar o risco e personalizar a conduta.

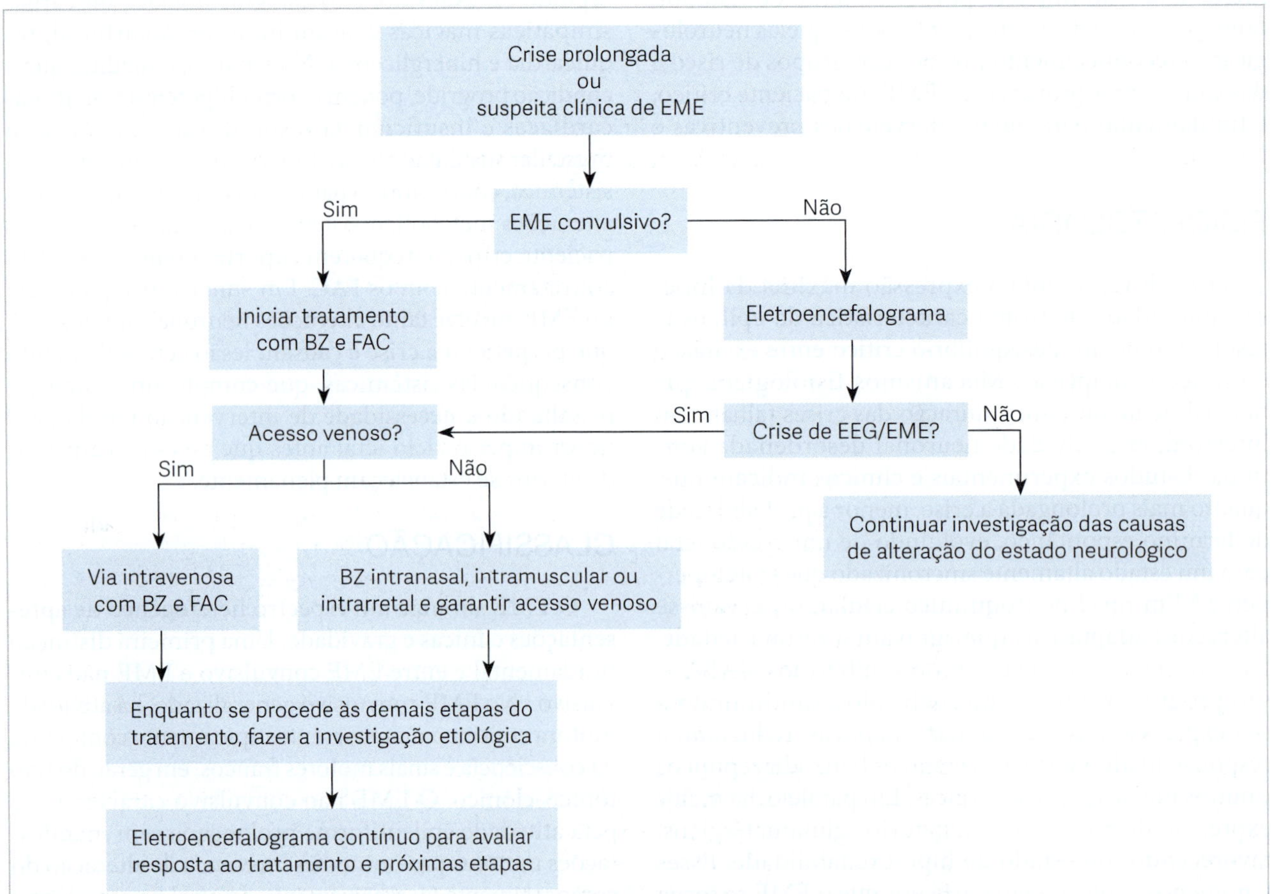

FIGURA 1 Fluxograma de diagnóstico e primeiras medidas do estado de mal epiléptico.

Todo paciente com suspeita de EME necessita de suporte imediato (A, B, C: garantir via aérea, ventilação e circulação) e monitoramento contínuo. É necessário administrar oxigênio suplementar, posicionar o paciente em decúbito lateral para proteger as vias aéreas e medir a glicemia capilar imediatamente.

BZ: benzodiazepínico; EEG: eletroencefalograma; EME: estado de mal epiléptico; FAC: fármaco anticrise.

DIAGNÓSTICO

O diagnóstico de EME baseia-se na correlação clínico-eletroencefalográfica. O EME convulsivo generalizado no tempo **t1** (crise tônico-clônica com duração ≥ 5 minutos ou crises repetidas ou crises de duração menor sem recuperação da consciência entre elas), critério operacional para EME iminente, reflete o ponto em que uma crise epiléptica tem baixa probabilidade de cessar espontaneamente, requerendo intervenção.[1] Para as crises focais, considera-se um tempo de cerca de 10 minutos, dada a menor urgência em diferenciar crises breves autolimitadas e EME.[1] Na prática clínica, qualquer paciente com alteração abrupta do estado neurológico, coma de causa inexplicada ou movimentos sutis rítmicos deve levantar a suspeita de EME não convulsivo, especialmente se houver contexto predisponente, como lesão estrutural cerebral, suspensão de sedativos, encefalopatia).[2]

O EEG é a ferramenta diagnóstica crucial, principalmente para confirmar e monitorar casos não convulsivos. Enquanto o diagnóstico de EME convulsivo pode ser clínico (dado o quadro motor evidente), a identificação do EME não convulsivo exige o EEG, se possível EEG contínuo (cEEG), pois a manifestação clínica, que é a alteração do estado neurológico do paciente, que pode ter outras causas.[2,9,12] Assim, recomenda-se a monitorização por cEEG em unidade de terapia intensiva (UTI) para qualquer paciente com suspeita de EME não convulsivo ou para aqueles com EME convulsivo que não recuperam a consciência após cessação dos movimentos. O uso do cEEG acoplado à análise de vídeo permite correlacionar possíveis sutilezas clínicas (como movimentos oculares, mioclonias ou automatismos) com descargas epileptiformes, aumentando a acurácia diagnóstica.

Idealmente, o cEEG deve ser iniciado o mais precocemente possível, de preferência dentro da primeira hora após a suspeita clínica. A duração do monitoramento depende do contexto, mas estudos indicam que, em 95% dos pacientes não comatosos, a primeira crise eletrográfica é detectada nas primeiras 24 horas de cEEG, ao passo que, em pacientes comatosos, apenas 80% têm detecção nesse intervalo.[2] Portanto, em indivíduos sedados ou comatosos, recomenda-se prolongar o cEEG por ao menos 48 horas, ou até 24 horas após a última crise documentada, para segurança do diagnóstico. Critérios eletroencefalográficos padronizados, como a terminologia da American Clinical Neurophysiology Society,[9] ajudam na distinção entre padrões ictais indubitáveis e padrões limítrofes (*continuum* ictal-interictal), evitando tanto o subdiagnóstico como o tratamento excessivo de padrões duvidosos.

O EME eletrográfico é caracterizado por uma crise contínua de ≥ 10 minutos ou crises recorrentes que somam ≥ 12 minutos em 1 hora de registro (≥ 20% de um registro de 60 minutos). O EME eletroclínico refere-se ao EME com correlação clínica concomitante, isto é, crises eletrográficas no EEG acompanhadas de manifestações clínicas. Os critérios de duração para EME eletroclínico são os mesmos do EME eletrográfico, com exceção para crises tônico-clônicas generalizadas, em que, como dito anteriormente, o tempo é de 5 minutos.[9]

Existe ainda o termo "possível EME" (*continuum* ictal-interictal) para enfatizar a necessidade de correlação entre EEG e contexto clínico, ou seja, o EEG sugere atividade ictal, mas cabe fazer uma correlação desses dados com a avaliação clínica para diferenciar verdadeiras crises prolongadas de padrões epileptiformes sem impacto clínico, particularmente útil no caso de padrões eletrográficos periódicos.[9]

O diagnóstico diferencial do EME no doente crítico inclui condições não epilépticas que podem mimetizar crises ou coma, como crises psicogênicas (não epilépticas), encefalopatias metabólicas ou tóxicas com padrões de movimentos anormais, até mesmo o tétano, em casos de rigidez muscular generalizada.[4,13] O EEG auxilia a diferenciar essas situações.

TRATAMENTO

O tratamento medicamentoso do EME no ambiente de terapia intensiva deve ser imediato, protocolar e escalonado por fases de tratamento, visando interromper a atividade ictal o mais rápido possível, estabilizar as funções vitais do paciente e tratar a etiologia subjacente.[2-4,13,14] A Figura 2 resume o tratamento farmacológico.

1. Terapia de primeira linha. Consiste na administração rápida de benzodiazepínicos, os fármacos de eleição para abortar crises prolongadas precocemente. Benzodiazepínicos intravenosos, diazepam 10 mg ou midazolam 10 mg devem ser prescritos assim que identificado o EME, preferencialmente nos primeiros 5 minutos do atendimento, em dose adequada única, e repetir mais uma vez se necessário. Essa classe farmacológica potencializa a inibição gabaérgica e apresenta eficácia comprovada na cessação de crises em fase inicial do EME. Na prática, enquanto se providenciam acesso venoso e suporte às vias aéreas, já se deve iniciar o benzodiazepínico, midazolam ou diazepam, conforme disponibilidade. As vias, intramuscular, bucal/nasal (midazolam) e retal (diazepam), são alternativas quando o acesso intravenoso não está disponível. O objetivo é obter rápida concentração do fármaco para interromper a crise epiléptica clínica e/ou eletrográfica. Vale salientar que doses insuficientes são causas comuns de ausência de resposta terapêutica; portanto, orienta-se dosagem plena para maximizar a chance de resposta. A via de administração também é importante, e deve-se ter

EME (estabelecido ou iminente)
Medicamentos de 1ª linha (nos primeiros 5 minutos)

Midazolam 10 mg, IV, **ou**
Diazepam 10 mg, IV
Pode repetir 1 x após 5 minutos
Sem acesso venoso, midazolam intranasal (metade da dose em cada narina, com atomizador) ou intramuscular
Fazer glicemia capilar e, se hipoglicemia, considerar 100 mg de tiamina, IV, antes de repor a glicose

↓

EME estabelecido
Medicamentos de 2ª linha (em bólus)
Tentar o controle dentro dos primeiros 20 a 30 min

Fenitoína 15 a 20 mg/kg, IV, podendo repetir 5 a 10 mg/kg adicionais **ou**
Levetiracetam 40 a 60 mg/kg, IV, **ou**
Fenobarbital 10 a 20 mg/kg, IV, **ou**
Lacosamida 200 a 400 mg/kg, IV

↓

EME refratário
Medicamentos de 3ª linha – intravenosos de ataque e manutenção
Em terapia intensiva, com suporte ventilatório e monitoramento

Midazolam 0,1 a 0,4 mg/kg/h **ou**
Propofol 2 a 10 mg/kg/h **ou**
Tiopental 3 a 5 mg/kg, IV, **ou**
Pentobarbital 5 a 15 mg/kg em 1 h
Topiramato 300 a 1.600 mg/dia (titular a dose em 24 a 72 h)

↓

EME super-refratário

Cetamina 1 a 3 mg/kg, IV
Repetir/manter as medicações de 2ª e 3ª linhas e considerar as terapias alternativas

↓

Terapias alternativas

Lidocaína 1 a 2 mg/kg, seguida de 1,5 a 3,5 mg/kg/h
Dieta cetogênica
Imunomodulação (imunoglobulina, corticosteroides, plasmaférese)
Estimulador do nervo vago
Eletroconvulsoterapia
Neurocirurgia

FIGURA 2 Tratamento do estado de mal epiléptico, escalonado por fases

EME: estado de mal epiléptico; IV: via intravenosa.

em mente que diazepam por via intramuscular não deve ser prescrito, por ter baixa e errática absorção por esta via.

A dose do benzodiazepínico pode ser repetida em 5 minutos se a crise continuar. Monitore o paciente quanto à depressão respiratória e hipotensão, eventos adversos esperados dessa classe medicamentosa, embora o risco de depressão respiratória grave seja menor nos tratados prontamente com benzodiazepínicos do que naqueles que permanecem em crise prolongada não tratada.[2-4,10,13,14] Se houver comprometimento respiratório significativo após a dose, proceda à assistência ventilatória com máscara com O_2 ou intubação traqueal conforme a necessidade.

2. Terapia de segunda linha. Se a crise clínica ou a atividade eletrográfica persistirem apesar do benzodiazepínico ou se houver recorrência das crises, deve-se introduzir um outro fármaco anticrise de ação rápida por via intravenosa. Nos casos de estado de mal estabelecido, a terapia de segunda linha deve ser introduzida imediatamente após o benzodiazepínico, na tentativa de obter o controle em 20 a 30 minutos a partir do início do quadro. As opções clássicas de segunda linha incluem a fenitoína e o levetiracetam. As duas opções apresentam eficácia comprovada e são consideradas equivalentes em resultados. As doses preconizadas são fenitoína ataque de 15 a 20 mg/kg, infundindo na velocidade de 50 mg/min, monitorando pressão arterial (PA) e ECG durante a infusão, por risco de hipotensão e bradiarritmia, com manutenção de 5 mg/kg/dia; ou levetiracetam ataque de 40 a 60 mg/kg, tipicamente 1.500 a 3.000 mg, infundindo em 5 a 10 min e com manutenção de 1.000 a 3.000 mg/dia. O levetiracetam é uma opção segura e com poucas interações. A escolha pode, portanto, basear-se no perfil do paciente e em contraindicações específicas, como fenitoína em cardiopatas, pelo risco de arritmias. O levetiracetam pode ser preferido em idosos ou situações de etiologia indeterminada.

   Opções de uso intravenoso têm ganhado espaço como alternativas de segunda linha, a exemplo da lacosamida ataque 200 a 400 mg, infusão em 5-10 minutos e manutenção de 200 a 400 mg/dia, útil sobretudo em crises focais. Fenobarbital IV ataque, de 10-15 até 20 mg/kg, infusão $\leq$ 100 mg/min e manutenção de 100 a 200 mg/dia, também pode ser considerado se EME associado a abstinência alcoólica ou se houver refratariedade às primeiras opções ou se estiverem contraindicadas.

3. Terapia de terceira linha. Configura-se necessária quando o paciente evolui para EME-R, sem resposta às medidas iniciais. Nessa fase, está indicada a terapia com indução de coma anestésico e suporte intensivo, a fim de suprimir completamente a atividade elétrica cerebral ictal. Os agentes mais utilizados para sedação contínua em EME-R são o midazolam, em infusão intravenosa contínua, iniciando com 0,1 a 0,4 mg/kg/h, titulando para controle de crise, se necessário até 3 a 4 mg/kg/h, e/ou o propofol infusão de 2 a 10 mg/kg/h (em geral, inicia-se com 2 mg/kg/h e posterior titulação para o controle de crises). O midazolam costuma ser a primeira escolha por seu perfil seguro e meia-vida curta, facilitando ajustes.

   Caso haja contraindicação ou resposta insuficiente, pode-se recorrer a barbitúricos de ação ultracurta, como tiopental, dose de indução 3 a 5 mg/kg IV lentamente, seguida de infusão de 3 a 5 mg/kg/h, ou pentobarbital 5 a 15 mg/kg em 1 hora, manutenção 0,5 a 5 mg/kg/h, muito eficazes em abolir a atividade epileptiforme, porém associados a maior risco de instabilidade hemodinâmica e complicações infecciosas.[14,15] O topiramato também pode ser uma alternativa antes dos barbitúricos ou para os casos de EME-SR. A dose varia de 300 a 1.600 mg/dia, titulados em 24 a 72 horas, administrados por sonda nasogástrica/nasoentérica.

   Durante o coma induzido, utiliza-se o cEEG para guiar o tratamento e a fim de alcançar um padrão eletrográfico de surto-supressão (ideal um surto a cada 8 a 10 segundos), mantendo o paciente livre de crises eletrográficas por 24 a 48 horas antes da tentativa de retirada gradual da sedação. É crucial manejar agressivamente as medidas de suporte, como intubação e ventilação mecânica, monitoração invasiva, reposição volêmica e vasopressores, se necessários, já que os anestésicos frequentemente causam hipotensão. Essa abordagem de terceira linha, embora salvadora, implica riscos consideráveis, como pneumonia associada à ventilação, sepse, tromboses e *delirium*, de modo que a decisão de prolongar um coma terapêutico deve balancear os benefícios de suprimir as crises *versus* os potenciais danos de manter o paciente profundamente sedado por tempo prolongado. Em EME não convulsivo refratário, especialmente em comatosos de difícil desmame, alguns autores sugerem limitar a duração do coma induzido, optando em vez disso por terapias sequenciais menos agressivas, dada a menor iminência de injúria cerebral catastrófica comparada ao EME convulsivo.[2,4,10,11]

4. EME-SR. Exige abordagem multidisciplinar, por seu manejo desafiador e não padronizado. Nessa situação, além de continuar o suporte em UTI e tentar diferentes agentes anestésicos em rodízio ou combinados, diversas terapias adjuvantes podem ser empregadas. Uma estratégia farmacológica útil é a introdução de cetamina, anestésico que antagoniza receptores NMDA e tem propriedades anticonvulsivantes e neuroprotetoras. A cetamina pode ser

administrada em infusão contínua, com dose de ataque de 1 a 3 mg/kg e manutenção 1 a 7 mg/kg/h. Pode ser associada precocemente ao midazolam ou propofol, especialmente em EME-SR ou suspeita de etiologia autoimune, além de casos em que há hipotensão limitando o uso de outras drogas.[11] Cerca de 57% dos casos de EME-R têm resposta satisfatória à cetamina.[3] Outras medicações, como topiramato, fenobarbital em altas doses, lidocaína IV ou mesmo anestésicos inalatórios como isoflurano, também podem ser consideradas no EME-SR.

Do ponto de vista não farmacológico, uma série de terapias de resgate tem sido reportada em casos graves, incluindo a dieta cetogênica (rica em gorduras e pobre em carboidratos, induzindo cetose com efeito anticonvulsivante), que pode ser iniciada em pacientes estáveis o suficiente para suporte nutricional entérico. Terapia eletroconvulsiva (ECT), embora paradoxal em induzir crises generalizadas, pode exercer efeito modulador nas redes neuronais e foi utilizada com sucesso em alguns casos de EME-R. Métodos de neuroestimulação também podem ser empregados, como estimulação elétrica ou magnética cerebral não invasiva ou estimulação do nervo vago. Em situações extremas de EME-SR, pode-se cogitar ressecção neurocirúrgica do foco ictal ou de uma lesão, desde que a área epileptogênica seja claramente identificada e a condição clínica do paciente permita cirurgia emergencial.[11] Todas essas intervenções não convencionais carecem de evidência robusta, usualmente reservadas a discussões caso a caso em centros especializados.

TRATAMENTO DA ETIOLOGIA

Um componente essencial do tratamento em qualquer fase é abordar as causas subjacentes do EME, no que se costuma denominar "terceiro pilar" do manejo (além de cessar as crises e proteger o paciente). O Quadro 1 resume as principais investigações para a determinação da etiologia.

Medidas incluem correção de distúrbios metabólicos (hipoglicemia, distúrbios eletrolíticos); tratamento de infecções sistêmicas e do SNC com antimicrobianos adequados; controle de pressão intracraniana em casos de AVE hemorrágico ou trauma e suspensão de possíveis agentes causadores (drogas neurotóxicas, retirada de medicamentos serotoninérgicos no caso de síndrome serotoninérgica etc.). Em processos autoimunes ou inflamatórios como etiologia do EME, excluídas infecções ativas, recomenda-se instituir precocemente terapias imunomoduladoras, como corticosteroides IV em altas doses, imunoglobulina intravenosa ou plasmaférese, conforme protocolo e disponibilidade, pois o controle da inflamação pode ser decisivo para cessar o quadro convulsivo. Casos de NORSE e FIRES comumente requerem essa abordagem; especialistas sugerem envolver equipes de epileptologia e neuroimunologia ante um EME-R de origem não esclarecida, dada a possibilidade de o tratamento direcionado (imunossupressão) melhorar significativamente a evolução. Resumidamente, o tratamento do EME no doente crítico deve ser simultaneamente abrangente e ágil para interromper a crise (medidas sequenciais escalonadas), dar suporte intensivo às funções vitais comprometidas e identificar/tratar ativamente o fator causal.[2,4,11,13,15]

PROGNÓSTICO E DESAFIOS FUTUROS

O prognóstico do EME em pacientes críticos depende de múltiplos fatores, incluindo a etiologia do quadro, idade e condições clínicas prévias do paciente, duração do EME e responsividade ao tratamento instituído. De maneira geral, a mortalidade hospitalar do EME tem sido reportada em torno de 10-20%,[2,3,10] mas aumenta substancialmente nos casos de EME-R e EME-SR.[2,4] Estudos em UTI mostraram que a letalidade se aproxima de 10-15% em episódios responsivos às terapias iniciais, eleva-se para cerca de 20-30% se o quadro evoluir para EME-R[3,13] e pode chegar a 40% ou mais nas formas EME-SR prolongadas.[3,11,13] Entre os determinantes independentes de pior desfecho estão idade avançada do paciente, comorbidades sistêmicas graves e etiologias de pior prognóstico (p. ex., anóxia pós-parada cardiorrespiratória, encefalite, AVE extensos).[10] A apresentação inicial como EME não convulsivo, que pode atrasar o diagnóstico, levando a nível de consciência muito deprimido, também é fator de pior prognóstico. Vale notar que o EME em si reflete muitas vezes a gravidade da doença de base.[14] Assim, parte da mortalidade atribuída ao EME está relacionada à causa subjacente mais do que às crises prolongadas em si. Ainda assim, há evidências de que a refratariedade do EME agrava o risco de morte e sequelas, possivelmente pela perpetuação de insultos secundários (hipóxia, hipotensão, toxicidade excitatória) ou pela necessidade de intervenções agressivas que carregam riscos próprios (complicações de terapia intensiva).

Do ponto de vista neurológico, episódios prolongados de EME podem deixar consequências importantes. Pacientes que sobrevivem a um EME convulsivo prolongado têm risco de déficit cognitivo crônico, incluindo comprometimento de memória e funções executivas. Achados de neuroimagem demonstram que o EME pode precipitar atrofia focal, notadamente atrofia hipocampal, correlacionada com esclerose mesial temporal, contribuindo para o surgimento de epilepsia crônica focal em sobreviventes.[5] De fato, o EME prolongado pode atuar como gatilho de epileptogênese, levando à epilepsia de difícil controle em longo prazo, mesmo após resolução do episódio agudo. Além disso, déficits neurológicos focais

QUADRO 1 Investigação do paciente em EME

Exames laboratoriais	
Glicemia	Nível sérico dos FAC
Gasometria arterial	Hemograma completo
Eletrólitos (Na, K, Ca, Mg, P)	PCR/VHS/procalcitonina
Ureia, creatinina	Coagulograma
Amônia	Culturas/hemocultura
AST, ALT, GGT	Pesquisa de EIM*
Fosfatase alcalina	Antitireoglobulina*
Ácido láctico	Antiperoxidase*
Urina I	Função tireoidiana
Investigar infecções sistêmicas	Autoanticorpos*
Investigar infecções atípicas*	Toxicológico (sangue e urina)
HIV, sífilis, micoplasma*	Investigar vasculites*
Investigar covid*	ANA, ANCA, complemento*
LCR se houver suspeita de infecção do SNC	
Citologia com diferencial	PCR para herpes 1 e 2
Glicose	PCR para enterovirus
Proteína	Eletroforese de proteínas*
Bacterioscópio	Bandas oligoclonais*
Cultura para bactérias e fungos	Autoanticorpos*
Exames radiológicos	
Tomografia de crânio	Radiografia de tórax
RM de crânio (quando o paciente está estável)	
Eletroencefalograma	
EEG tão logo possível para diagnóstico	EEG contínuo para monitorar o tratamento

* Investigar em casos específicos, com suspeita clínica ou estado de mal epiléptico sem etiologia determinada.
ALT/TGP: alanina aminotransferase; ANA: anticorpos antinucleares; ANCA: anticorpos anticitoplasma de neutrófilos; AST/TGO: aspartato aminotransferase; Ca: cálcio; EEG: eletroencefalograma; EIM: erros inatos do metabolismo; FAC: fármaco anticrise; GGT: gamaglutamiltransferase; K: potássio; LCR: líquido cefalorraquidiano; Mg: magnésio; Na: sódio; P: fósforo, RM: ressonância magnética; PCR: proteína C-reativa; SNC: sistema nervoso central; VHS: velocidade de hemossedimentação.

podem ocorrer dependendo da etiologia e do tempo de hipotensão ou hipóxia cerebral durante a crise. Em contrapartida, nem todos os pacientes apresentam dano permanente, e há casos documentados de indivíduos que tiveram EME prolongado e não exibiram lesões estruturais detectáveis ou déficits persistentes, especialmente quando a causa foi reversível e o tratamento, efetivo em tempo hábil. Em suma, cada episódio de EME carrega um potencial de morbidade neurológica considerável, mas o desfecho individual varia amplamente, conforme a situação clínica.

No que tange aos desafios futuros e estratégias de melhora do manejo, destaca-se a necessidade de avanço em duas frentes principais: otimização do tratamento das formas refratárias e prevenção de sequelas neurológicas de longo prazo. Embora o manejo inicial do EME esteja bem estabelecido com base em evidências, ainda há incerteza quanto à melhor conduta nas etapas tardias. Ensaios controlados envolvendo pacientes com EME-R e EME-SR são difíceis pela gravidade e heterogeneidade dos casos, mas são urgentemente necessários para gerar evidências sobre abordagens terapêuticas nesses estágios. Em paralelo, há interesse em estratégias neuroprotetoras (fármacos inibidores de cascatas excitotóxicas, moduladores de inflamação ou antioxidantes) que possam ser administradas durante o EME para minimizar lesões cerebrais. Até o momento, nenhuma terapia com objetivo neuroprotetor específico demonstrou eficácia conclusiva. Portanto, desenvolver terapias modificadoras da doença no EME (que não apenas parem as crises, mas protejam o cérebro e modifiquem a evolução da epilepsia) permanece um objetivo a ser alcançado.

Outra área de progresso é a melhoria no monitoramento e na detecção de crises em ambiente de terapia intensiva. O uso expandido de cEEG nas UTI já tem mostrado impacto positivo, reduzindo a mortalidade intra-hospitalar possivelmente por permitir ajustes terapêuticos mais rápidos. Entretanto, estudos revelam que essa monitorização ainda é subutilizada – só cerca de 0,3% dos pacientes críticos recebe cEEG, apontando para um hiato entre a recomendação e a prática real. Investir em treinamento e protocolos para ampliar o uso de cEEG é uma meta concreta no neurointensivismo. Avanços tecnológicos como algoritmos de análise automatizada de EEG e detecção de crises via inteligência artificial estão emergindo e podem auxiliar o intensivista na identificação precoce de padrões epileptiformes, especialmente em unidades com menos disponibilidade de neurofisiologistas 24 horas.

Do ponto de vista organizacional, protocolos multidisciplinares e decisões de cuidado paliativo também fazem parte dos desafios no manejo de EME prolongado. Em casos de EME-SR nos quais múltiplas terapias falharam e o dano cerebral parece irreversível, a equipe deve, junto com família, ponderar os limites da terapia e a possibilidade de descontinuação de medidas de suporte, evitando prolongar sofrimento sem perspectiva de recuperação significativa. O desenvolvimento de escores prognósticos específicos para EME poderia auxiliar essas decisões, embora até o momento as ferramentas existentes tenham acurácia limitada no nível individual.

CONSIDERAÇÕES FINAIS

O EME no paciente crítico continua sendo uma condição de manejo complexo e de alto risco, na qual cada minuto de crise não controlada é crucial. Os neurointensivistas desempenham um papel fundamental na aplicação rápida de terapias baseadas em evidências, desde benzodiazepínicos e FAC iniciais até a sedação em UTI, enquanto investigam e tratam a causa subjacente.

PONTOS-CHAVE

1. O estado de mal epiléptico (EME) é uma emergência neurológica caracterizada por crises epilépticas prolongadas e autossustentadas, que podem causar lesão neuronal irreversível. É consequência da falha dos mecanismos inibitórios, que causam excitotoxicidade e morte neuronal.
2. A incidência do EME varia entre 20 e 40 casos por 100 mil indivíduos, e as principais causas incluem acidente vascular encefálico (AVE), encefalopatia anóxica, infecções do sistema nervoso central (SNC), distúrbios metabólicos e abstinência alcoólica.
3. O tratamento deve ser estruturado com fármacos anticrise (FAC) específicos em cada fase.
4. O EME refratário (EME-R) persiste após o uso de benzodiazepínicos e um fármaco de segunda linha, enquanto o EME super-refratário (EME-SR) continua após 24 horas de sedação anestésica.
5. O diagnóstico se baseia na duração da crise e na recuperação da consciência. O eletroencefalograma (EEG) é essencial para o diagnóstico do EME não convulsivo.
6. A mortalidade hospitalar é de 40% nos casos refratários. O EME pode causar sequelas neurológicas, incluindo declínio cognitivo e epilepsia crônica.

REFERÊNCIAS BIBLIOGRÁFICAS

1. Trinka E, Cock H, Hesdorffer D, Rossetti AO, Scheffer IE, Shinnar S, et al. A definition and classification of status epilepticus – report of the ILAE Task Force on Classification of Status Epilepticus. Epilepsia. 2015;56(10):1515-23.
2. Pinto LF, de Oliveira JPS, Midon AM. Status epilepticus: review on diagnosis, monitoring and treatment. Arq Neuropsiquiatr. 2022;80(5 Suppl 1):193-203.
3. Rossetti AO, Claassen J, Gaspard N. Status epilepticus in the ICU. Intensive Care Med. 2024;50(1):1-16.
4. Benghanem S, Robieux EP, Neligan A, Walker MC. Status epilepticus: What's new for the intensivist. Curr Opin Crit Care. 2024;30(2):131-41.
5. Vespa PM, Mcarthur FDL, Xu Y, Eliseo M, Etchepare BM, Dinov I, et al. Nonconvulsive seizures after traumatic brain injury are associated with hippocampal atrophy. Neurology. 2010;75(9):792-8.
6. Tan RYL, Neligan A, Shorvon SD. The uncommon causes of status epilepticus: A Systematic Review. Epilepsy Res. 2010;91(2-3):111-22.
7. Hirsch LJ, Gaspard N, van Baalen A, Nabbout R, Demeret S, Loddenkemper T, et al. Proposed consensus definitions for new-onset refractory status epilepticus (NORSE), febrile infection-related epilepsy syndrome (FIRES), and related conditions. Epilepsia. 2018;59(4):739-44.
8. Sánchez Fernández I, Goodkin HP, Scott RC. Pathophysiology of convulsive status epilepticus. Seizure. 2019:68:16-21.
9. Hirsch LJ, Fong MWK, Leitinger M, Laroche SM, Beniczky S, Abend NS, et al. American Clinical Neurophysiology Society's Standardized Critical Care EEG Terminology: 2021 Version. J Clin Neurophysiol. 2021;38(1):1-29.
10. Aslan-Kara K, Demir T, Satılmış Ü, Peköz T, Bıçakcı Ş, Bozdemir H. Prognostic indicators of non-convulsive status epilepticus in intensive care unit. Acta Neurol Belg. 2023;123(4):1257-66.
11. Malter MP, Neuneier J. Super-refractory status epilepticus in adults. Neurol Res Pract. 2022;4(1):35.
12. Alkhachroum A, Appavu B, Egawa S, Foreman B, Gaspard N, Gilmore EJ, et al. Electroencephalogram in the intensive care unit: a focused look at acute brain injury. Intensive Care Med. 2022;48(10):1443-62.
13. Walker MC. Status epilepticus on the intensive care unit. J Neurol. 2003;250(4):401-6.
14. Ezquiaga AD, Martínez OA, Pacha MS. Antiepileptic and anesthetic drugs in the intensive care unit. Their impact on non-convulsive status epilepticus mortality. Medicina (B Aires). 2023;83(2):202-11.
15. Saitov G, Müller A, Bastian B, Michalski D. Pharmacotherapy and intensive care aspects of status epilepticus: update 2020/2021. Anaesthesist. 2021;70(10):874-87.

84

Emergências psiquiátricas no hospital geral

Eric Cretaz
Silvia Stahl Merlin
Ênio Roberto de Andrade
Felipe Ariel Mao Silva
Antonio Helio Guerra Vieira Filho

SUMÁRIO

INTRODUÇÃO

As emergências psiquiátricas representam parcela cada vez maior dos atendimentos em hospitais gerais, refletindo mudanças epidemiológicas e sociais ocorridas nas últimas décadas. Dados recentes mostram um aumento expressivo na demanda por serviços de emergência psiquiátrica; estima-se que aproximadamente 10% a 20% dos atendimentos realizados em emergências gerais tenham como causa principal transtornos psiquiátricos agudos, com destaque para crises relacionadas a transtornos de ansiedade, depressão, abuso de substâncias e comportamento suicida.[1]

A presença de uma equipe capacitada em psiquiatria dentro do hospital geral é essencial, permitindo uma abordagem mais rápida e adequada dessas situações clínicas complexas, garantindo não só a estabilização imediata do paciente, mas também facilitando seu posterior encaminhamento para tratamento especializado. Além disso, uma atuação eficaz nesse contexto contribui significativamente para reduzir internações desnecessárias, minimizar custos hospitalares e promover melhores desfechos clínicos e psicossociais.

Neste capítulo, serão discutidos os principais aspectos relacionados ao manejo das emergências psiquiátricas mais frequentes em hospitais gerais, enfatizando métodos diagnósticos, estratégias de intervenção imediata e critérios claros para internação psiquiátrica, visando aprimorar a qualidade assistencial e aumentar a segurança dos pacientes e profissionais envolvidos.

MANEJO DO USO DE SUBSTÂNCIAS PSICOATIVAS NA EMERGÊNCIA DO HOSPITAL GERAL

Os transtornos relacionados ao uso de substâncias psicoativas representam um problema significativo de saúde pública global, com impacto social, econômico e sanitário expressivos. Estima-se que cerca de 275 milhões de pessoas no mundo tenham utilizado substâncias psicoativas no último ano e que cerca de 36 milhões apresentem transtornos decorrentes desse uso, segundo o Relatório Mundial sobre Drogas da ONU.*

Esses transtornos estão associados a altas taxas de morbidade e mortalidade, internações hospitalares frequentes e elevados custos sociais e econômicos em razão de perda de produtividade, acidentes e violência. Este capítulo aborda, de maneira integrada, os principais aspectos relacionados à intoxicação aguda, dependência e síndromes de abstinência, destacando as peculiaridades das substâncias mais comumente encontradas na prática clínica: álcool, estimulantes, opioides, cocaína, benzodiazepínicos e *Cannabis*. Também são descritos critérios claros para internação psiquiátrica.[2-4]

Intoxicação aguda

A intoxicação aguda por substâncias psicoativas é uma emergência médica que requer abordagem rápida e assertiva (Quadro 1).

- Álcool: pode levar a depressão respiratória, hipotermia, hipoglicemia e risco de aspiração. O tratamento inclui suporte ventilatório, hidratação venosa, administração de glicose e tiamina intravenosa.
- Estimulantes e cocaína: geram agitação intensa, taquicardia, hipertensão grave, convulsões e hipertermia. Benzodiazepínicos são indicados para o controle desses sintomas, juntamente com controle térmico rigoroso e monitorização cardíaca.
- Opioides: caracterizam-se por depressão respiratória, miose e diminuição da consciência. Naloxona intravenosa é fundamental para reverter rapidamente os efeitos.
- Benzodiazepínicos: causam sedação profunda e risco de depressão respiratória e aspiração. O manejo inclui suporte respiratório e uso cuidadoso de flumazenil.
- *Cannabis*: em geral provoca sintomas leves como ansiedade, paranoia e alterações perceptivas. O manejo clínico envolve tranquilização e suporte emocional.

Dependência

Pacientes com dependência química frequentemente procuram atendimento emergencial pelas complicações físicas e psiquiátricas associadas ao uso crônico das substâncias. As prevalências estimadas na população geral brasileira, bem como medidas para o manejo desses quadros, estão descritas a seguir.[5]

- Álcool: prevalência de uso na vida estimada em 74,6%.
- Estimulantes (anfetaminas): prevalência estimada em cerca de 6,1% em populações específicas (p. ex., estudantes universitários).

QUADRO 1 Manejo clínico das principais intoxicações por substâncias psicoativas

Substância	Características da intoxicação aguda	Manejo clínico (medicações e doses recomendadas)
Álcool	Depressão respiratória, aspiração, hipotermia, hipoglicemia	Monitoramento respiratório, hidratação venosa, glicose intravenosa, tiamina 300 mg, IV, benzodiazepínicos (diazepam 10-20 mg, IV, a cada 2-4 horas, lorazepam 1-4 mg, IV)
Estimulantes	Agitação, taquicardia, hipertensão grave, hipertermia, convulsões	Benzodiazepínicos (diazepam 10 mg IV ou lorazepam 2-4 mg, IV), controle da temperatura, monitorização cardíaca contínua
Opioides	Depressão respiratória, miose, rebaixamento do nível de consciência	Naloxona 0,4-2 mg, IV (repetir se necessário), suporte ventilatório
Cocaína	Agitação intensa, dor torácica, arritmias cardíacas, hipertensão grave	Benzodiazepínicos (diazepam 10 mg, IV, ou lorazepam 2-4 mg, IV), nitratos ou nitroprussiato para hipertensão refratária, monitorização cardíaca
Benzodiazepínicos	Sedação profunda, depressão respiratória, risco de aspiração pulmonar	Suporte ventilatório, flumazenil com cautela (0,2 mg, IV, inicial, repetir doses até máximo de 1 mg)
Cannabis	Ansiedade, paranoia, alterações perceptivas leves	Tranquilização, suporte emocional, benzodiazepínicos (em casos graves: lorazepam 1-2 mg, VO ou IV)

* Disponível em: https://dataunodc.un.org/dp-drug-use-prevalence-regional.

- Opioides: dados limitados, mas em ascensão, pelo aumento do uso não médico de analgésicos opioides.
- Cocaína: prevalência de uso na vida estimada em 2,9%.
- Benzodiazepínicos: uso não prescrito relatado por cerca de 5,6% da população.
- *Cannabis*: prevalência de uso na vida estimada em 8,8%.

Abordagens específicas recomendadas incluem:

- Álcool: abordagem multidisciplinar, intervenção breve e encaminhamento precoce para tratamento especializado.
- Estimulantes e cocaína: necessidade de avaliação clínica detalhada, estabilização inicial e encaminhamento para tratamento especializado, com ênfase em suporte psicológico contínuo.
- Opioides: encaminhamento para tratamentos especializados, incluindo programas de manutenção com agonistas opioides como metadona ou buprenorfina.
- Benzodiazepínicos: redução gradual da dose com acompanhamento rigoroso, associado a suporte psicológico frequente.
- *Cannabis*: manejo predominantemente ambulatorial, com intervenções comportamentais e psicológicas.

Síndromes de abstinência

As síndromes de abstinência surgem da interrupção ou redução abrupta do uso das substâncias, apresentando quadros clínicos variados e potencialmente graves.[3,4]

O Quadro 2 reúne as recomendações de manejo clínico das principais síndromes de abstinência.

- Álcool: inclui tremores, ansiedade, sudorese, convulsões e *delirium tremens*. O manejo clínico envolve benzodiazepínicos, tiamina intravenosa e reposição eletrolítica. A escala CIWA-Ar é uma ferramenta útil para avaliar a gravidade do quadro e ajustar a conduta.[6]
- Estimulantes e cocaína: sintomas como depressão grave, fadiga e intensa ânsia pelo consumo são comuns. O tratamento é sintomático, incluindo antidepressivos e suporte psicológico.
- Opioides: apresentam sintomas como mialgias, ansiedade intensa, sintomas gripais e gastrintestinais. Clonidina, antieméticos e analgésicos não opioides são frequentemente utilizados.
- Benzodiazepínicos: podem resultar em ansiedade grave, tremores, convulsões e *delirium*. Benzodiazepínicos de longa ação, anticonvulsivantes e redução gradual da dose são recomendados.
- *Cannabis*: irritabilidade, insônia e ansiedade são sintomas comuns. O manejo clínico envolve suporte emocional e intervenção farmacológica sintomática leve, quando necessária.

Indicações gerais para internação psiquiátrica

A internação psiquiátrica deve ser considerada nas seguintes situações:

- *Delirium tremens* ou crises convulsivas repetidas.
- Alto risco de suicídio ou autoagressão.
- Psicose induzida por substâncias.
- Instabilidade emocional significativa.
- Falência do manejo ambulatorial ou ausência de suporte social adequado.

QUADRO 2 Manejo clínico das principais síndromes de abstinência por substâncias psicoativas

Substância	Características da síndrome de abstinência	Manejo clínico (medicações e doses recomendadas)
Álcool	Tremores, ansiedade, sudorese, convulsões, *delirium tremens*	Benzodiazepínicos (diazepam 10-20 mg, IV, a cada 2-4 horas, lorazepam 2-4 mg, IV), tiamina 300 mg, IV, reposição eletrolítica
Estimulantes	Fadiga, depressão, aumento do apetite, sonolência	Suporte emocional, antidepressivos (em casos de depressão grave: sertralina 50 mg/dia ou fluoxetina 20 mg/dia)
Opioides	Mialgia, ansiedade intensa, náuseas, sintomas gripais	Clonidina 0,1-0,2 mg, VO, a cada 4-6 horas, antieméticos (metoclopramida 10 mg, IV/VO), analgésicos não opioides
Cocaína	Depressão, fadiga intensa, ansiedade, desejo intenso pela droga	Antidepressivos (sertralina 50 mg/dia), benzodiazepínicos (lorazepam 1-2 mg, VO, conforme necessário), suporte psicológico
Benzodiazepínicos	Ansiedade grave, tremores, convulsões, *delirium*	Benzodiazepínicos de longa duração (diazepam 10 mg, IV/VO, redução gradual), anticonvulsivantes, se necessário (ácido valproico 500 mg, VO, 2 vezes ao dia)
Cannabis	Irritabilidade, ansiedade, insônia, alterações no apetite	Suporte emocional, benzodiazepínicos em baixa dose (lorazepam 0,5-1 mg, VO), intervenções comportamentais

Conclusão

O manejo do uso de substâncias psicoativas na emergência hospitalar requer abordagem estruturada, integrada e individualizada. Reconhecer rapidamente as peculiaridades clínicas das diferentes substâncias e situações de risco que justificam internação psiquiátrica é fundamental para a melhora dos desfechos clínicos. Uma equipe multidisciplinar bem capacitada é essencial para garantir tratamento eficaz e adesão às etapas subsequentes do cuidado.

AGITAÇÃO PSICOMOTORA E AGRESSIVIDADE

Definição

Agitação é a manifestação física, com ou sem propósito, de um estresse cognitivo-emocional. Agressividade é a manifestação cognitivo-emocional desse estresse interno com a intenção de causar dano a pessoas ou objetos.[7] São determinados por três fatores causais, atuando de forma independente ou em combinação:

- Fatores biológicos: transtorno psiquiátrico crônico descompensado ou um agudo, intoxicação por drogas, medicamentos ou hormônios com ação no sistema nervoso central (SNC), doenças clínicas com componente comportamental.
- Fatores psicológicos: transtornos de personalidade, reações vivenciais a acontecimentos de alto impacto negativo.
- Fatores sociais: situações de adversidade social.

Diagnóstico

Características da agressividade:

- Pensamento e atitudes hostis.
- Declínio da percepção de inadequação.
- Agressividade verbal ou motora, com ou sem violência.
- Fala com conotação ameaçadora, intimidatória ou aterrorizadora.
- Discurso autorreferido, delírio paranoide ou de grandeza: negação, onipotência e desprezo.

Conduta inicial

- Desconstrução da ideação agressiva:
  - Respeitar o paciente.
  - Sempre tentar uma escuta ativa.
  - Negociação.
  - Vinda voluntária ou involuntária ao hospital?
- Avaliação clínica: inicialmente descartar condições clínicas potencialmente fatais. Num segundo momento, realizar uma avaliação clínico-laboratorial mais completa. Realizar coleta de dados de história com eventuais acompanhantes.[1]
- Farmacoterapia para tratar a causa mais provável da agitação.
- Avaliação psiquiátrica.
- Tratamento das condições clínicas associadas.
- Isolamento e contenção mecânica (a maior parte das agressões ocorre durante o processo de contenção).

Causas potencialmente fatais de agitação psicomotora

- Trauma: trauma cranioencefálico, queimaduras.
- Infecções: sífilis, encefalites, meningites, sepses.
- Intoxicações: *overdoses* ou intoxicações, abstinência a hipnóticos, síndrome serotoninérgica, síndrome neuroléptica maligna, psicose induzida por esteroides.
- Respiratórias: hipóxia, hipercarbia.
- Cardiovascular: choque, encefalopatia hipertensiva.
- Termorregulação: hipotermia, hipertermia.
- Endócrino/metabólicas: acidose, hipo/hiperglicemia, distúrbios hidroeletrolíticos, hiper/hipocortisolemia, encefalopatia hepática/urêmica, doenças tireoidianas, deficiências nutricionais.
- SNC: acidente vascular cerebral (AVC), tumores, convulsões, vasculites, hemorragias, hidrocefalia, demências, comprometimento cognitivo crônico.
- Transtornos psiquiátricos: surtos psicóticos, mania, transtornos de personalidade.

Farmacoterapia

Princípios gerais

A psicofarmacoterapia das agitações psicomotoras está descrita no Quadro 3. Se possível, utilizar doses que não provoquem sedação importante, o que é um cuidado importante no caso de idosos. Sempre que possível, decidir com o paciente a via de administração do medicamento. Para o paciente em contenção mecânica, a prescrição de psicofármacos é sempre necessária, para evitar lesões secundárias à resistência à contenção física.[1]

Os medicamentos mais usados nos serviços de pronto atendimento são os benzodiazepínicos e antipsicóticos, embora mais recentemente a cetamina também tenha sido utilizada. Em geral, antipsicóticos são usados em casos de agitação nas psicoses. Benzodiazepínicos são acrescentados se persistirem os sintomas de agitação após a dose inicial do antipsicótico. Benzodiazepínicos ou anti-histamínicos são frequentemente associados aos antipsicóticos de primeira geração para evitar sintomas extrapiramidais. Benzodiazepínicos são preferidos em

QUADRO 3 Psicofarmacoterapia das agitações psicomotoras

Fármaco	Classe	Via	Dose usual	Início de ação	Observações
Haloperidol	Antipsicótico típico	IM ou VO	2,5-10 mg IM/ 1-5 mg VO	15-30 minutos (IM)	Eficaz em quadros psicóticos. Pode causar efeitos extrapiramidais e QT longo
Levomepromazina	Antipsicótico fenotiazínico	IM ou VO	25-100 mg IM/25-50 mg VO	30-60 minutos	Sedativa. Útil em agitação afetiva. Risco de hipotensão
Olanzapina	Antipsicótico atípico	IM*, SL* ou VO	5-10 mg IM/ 5-10 mg VO	15-45 minutos (IM)	Boa tolerabilidade. Evitar com benzodiazepínico parenteral
Risperidona	Antipsicótico atípico	VO (comprimido ou solução)	1-2 mg VO	30-60 minutos	Boa opção oral. Menor sedação. Útil em idosos
Quetiapina	Antipsicótico atípico	VO	25-100 mg VO	30-90 minutos	Menor potência sedativa. Boa em agitação leve/moderada
Diazepam	Benzodiazepínico	IV ou VO	5-10 mg IV/ 10-20 mg VO	15-30 minutos	Longa meia-vida. Pode causar sedação prolongada e depressão respiratória
Lorazepam	Benzodiazepínico	IM*, IV* ou VO	1-2 mg IM/IV/ 1-2 mg VO	15-30 minutos	Boa opção em idosos e hepatopatas
Midazolam	Benzodiazepínico	IM, IV ou VO	2,5-5 mg IM/ 5 mg VO	5-15 minutos	Ação rápida. Potente sedação. Cuidado com depressão respiratória
Clorpromazina	Antipsicótico fenotiazínico	IM ou VO	15-50mg IM/50-100 mg VO	30-60 minutos	Sedativo. Alto risco de hipotensão e efeitos anticolinérgicos

* Não disponível no país.

casos de agitação por causas indefinidas. Antipsicóticos estão indicados quando sintomas psicóticos estão presentes. São também, em baixas doses, as drogas de escolha quando houver *delirium* com agitação que não se resolveu com a resolução da causa de base e/ou intervenções não farmacológicas.[7]

Contenção física

Embora a contenção física seja um método eficaz de interrupção temporária de comportamentos violentos, tem risco elevado de lesões em pacientes e na equipe de atendimento, é vivenciada muitas vezes como agressão e pode causar trauma psicológico. Nunca deve ser realizada por recusa de atendimento ou como punição. A privacidade e dignidade do paciente devem sempre ser preservadas durante todo o período de sua aplicação.

Se possível, deve haver no mínimo cinco membros da equipe de atendimento, previamente treinados, e um profissional de saúde para cada extremidade do corpo, sendo um apenas para a cabeça, evitando lesões corporais, pelo uso excessivo da força e zelando pela boa capacidade respiratória do paciente. Frequentemente, só a visão da equipe de contenção já torna o paciente aderente às condutas a serem implantadas. Quanto maior a equipe, maior o seu poder de convencimento.

Durante todo o período de contenção, o paciente deve permanecer sob observação contínua de membro da equipe de atendimento, em ambiente separado de outros pacientes. Nunca deve ser colocado em isolamento sem supervisão contínua e nunca envolver equipe de seguranças no processo de contenção. Cessada a agitação, o paciente deve ser colocado em posição supina, com a cabeceira do leito elevada, mantendo-se os quatro membros atados ao leito, de maneira a manter uma boa perfusão deles.

Se possível, a equipe deve usar equipamento de proteção pessoal, inclusive para mordidas e cuspidas. Colocação de máscara de oxigênio pode ser necessária. Estudo mostra que violência não física (p. ex., agressão/ameaça verbal) contra membros da equipe de saúde aumenta em 7,17 vezes o risco de violência física.[7]

TENTATIVA DE SUICÍDIO

Conceito

O suicídio é o ato de uma pessoa tirar a própria vida. É considerado uma das principais causas de morte em todo o mundo. Mais de 700 mil pessoas cometem suicídio todos os anos. Sabe-se que o suicídio não é um evento independente, mas o ponto final de um processo no qual os pensamentos suicidas se tornam comportamentos suicidas. Muitas vezes, o suicídio é visto como forma de escapar de dor emocional insuportável ou de situações consideradas sem saída. É um tema complexo e delicado, que envolve não apenas a pessoa que comete o ato, mas também seus familiares, amigos e a sociedade como um todo.[8]

Quadro clínico

A tentativa de suicídio é um ato potencialmente fatal. A letalidade da tentativa está associada ao fato de ter sido planejada ou um comportamento impulsivo, além da gravidade dos meios utilizados no episódio. Apesar de representar motivo frequente de avaliações e internações em unidades de pronto atendimento, a avaliação do risco suicida deve ser feita em toda consulta psiquiátrica e em pacientes com características que sugiram um risco maior de um evento suicida. É importante ressaltar que abordar o suicídio durante avaliações médicas não aumenta o risco de o paciente tentar suicídio, mas pode favorecer um melhor acolhimento do sofrimento do paciente e ofertar os cuidados necessários para o seu melhor tratamento.

Fatores de risco

Entre os fatores de risco individual, destacam-se o sexo masculino, na faixa etária dos 30 aos 49 anos, e o sexo feminino, entre os 15 e 29 anos. Homens têm risco de três a quatro vezes maior de efetivarem o suicídio, ainda que as mulheres apresentem quatro vezes mais tentativas. A presença de doença crônica psiquiátrica ou não, principalmente associada a dor crônica e incapacitante, também aumenta o risco desse desfecho.[9]

Entre os fatores de risco sociais e demográficos, ser solteiro, viúvo ou divorciado e pertencer a grupos étnicos minoritários aumentam as chances de comportamento suicida. Número reduzido de vínculos afetivos e instabilidade familiar também elevam os riscos. Pacientes com história pessoal de múltiplas tentativas de suicídio mais frequentemente possuem história familiar positiva para tentativas e suicídio em si, além de situações de negligência e abuso na infância. Indivíduos que tentam suicídio são mais propensos a sofrerem de transtorno depressivo, transtornos de ansiedade, transtorno de estresse pós-traumático e transtorno por uso de substâncias.[9]

Os fatores de risco clínicos, psicossociais, demográficos e ambientais associados à tentativa de suicídio estão listados no Quadro 4; e os ligados ao suicídio consumado, no Quadro 5.

Fatores de proteção

Indivíduos com elevada capacidade de resiliência diante de situações estressoras e múltiplos vínculos sociais têm riscos menores de comportamento suicida. Ter relacionamentos estáveis, capacidade para avaliar adequadamente as adversidades da vida e senso de responsabilidade em relação à família também aumentam as chances de evitar tentativas de autoextermínio. Quanto maior a disposição do paciente em buscar ajuda com familiares, amigos e profissionais, maior a probabilidade de evitar o suicídio. A habilidade de se expressar diante de conflitos e comunicar insatisfações e frustrações também contribui para o sofrimento ser compartilhado e consequentemente haver outras formas de lidar com a angústia que não seja a ideação suicida.[9]

Avaliação

A Escala de Avaliação Columbia (Columbia Suicide Severity Rating Scale – C-SSRS)[10] é uma ferramenta desenvolvida para avaliar a gravidade do comportamento

QUADRO 4 Fatores de risco e de proteção associados à tentativa de suicídio

Categoria	Fatores de risco	Fatores de proteção
Fatores clínicos	Transtornos mentais (especialmente depressão maior, transtorno de personalidade *borderline* e uso de substâncias); histórico de automutilação ou tentativa prévia	Acesso e adesão a tratamento psiquiátrico e psicoterápico; estratégias de enfrentamento adaptativas
Fatores psicossociais	Conflitos familiares e interpessoais; exposição a *bullying*, discriminação ou violência; impulsividade; baixa resiliência ao estresse	Rede de apoio social e familiar; relações afetivas estáveis; participação comunitária ativa
Fatores demográficos	Adolescência e início da vida adulta (maior impulsividade); sexo feminino (maior prevalência de tentativas, apesar de menor letalidade)	Escolarização; envolvimento em atividades acadêmicas ou profissionais; aceitação de identidade pessoal
Fatores ambientais	Exposição prévia a tentativas de suicídio em pessoas próximas; acesso facilitado a meios de autolesão	Ambientes protetores e monitorados; políticas públicas de prevenção em contextos escolares e familiares

QUADRO 5 Fatores de risco e de proteção associados ao suicídio consumado

Categoria	Fatores de risco	Fatores de proteção
Fatores clínicos	Tentativa de suicídio prévia; transtornos mentais graves (especialmente depressão maior, esquizofrenia e transtorno bipolar); comorbidades clínicas graves ou dor crônica	Acompanhamento psiquiátrico sistemático; tratamento multidisciplinar de condições médicas
Fatores psicossociais	Isolamento social; desesperança; perdas recentes significativas (luto, separação, perda de emprego ou falência)	Vínculos afetivos significativos; participação religiosa ou comunitária
Fatores demográficos	Idade avançada (especialmente homens idosos); sexo masculino (maior letalidade dos métodos empregados)	Presença de responsabilidades familiares; suporte intergeracional
Fatores ambientais	Acesso a meios letais (armas de fogo, pesticidas, grandes quantidades de medicamentos); cobertura midiática inadequada (efeito Werther)	Restrição de meios letais; campanhas de prevenção e comunicação responsável
Histórico familiar	Histórico de suicídio em familiares de primeiro grau	Apoio familiar estruturado e ausência de histórico familiar de suicídio

suicida. Ela é amplamente utilizada em contextos clínicos e de pesquisa para identificar e classificar o risco de suicídio. A C-SSRS compreende uma série de perguntas que avaliam:

1. Ideação suicida: pergunta sobre a presença e a intensidade dos pensamentos de suicídio, incluindo a frequência e a duração desses pensamentos.
2. Comportamento suicida: avalia se a pessoa já tentou se suicidar, a gravidade da tentativa e os métodos utilizados.
3. Contexto: investiga fatores que podem estar relacionados ao comportamento suicida, como eventos estressantes, saúde mental e suporte social.

A escala é projetada para ser fácil de usar e pode ser aplicada por profissionais de saúde em diferentes configurações. Um dos principais objetivos da C-SSRS é ajudar na identificação precoce de pessoas em risco, permitindo intervenções adequadas e oportunas.

Tratamento

A prioridade do atendimento da tentativa de suicídio é a redução do risco de óbito associado ao episódio. A solicitação de exames laboratoriais e de imagem pode ser necessária, a depender dos métodos empregados na tentativa de autoextermínio. A estabilização clínica e observação por 12-24 horas deve ser priorizada nos casos que envolvam ingesta de medicamentos e substâncias nocivas. Em algumas situações, a internação em leito de UTI se faz necessária para a adequada monitorização do paciente.[1]

Após a estabilização clínica, deve-se avaliar o risco do paciente para novas tentativas de suicídio. Características de personalidade, como impulsividade, instabilidade afetiva e baixa resiliência diante de situações aversivas, são fatores de risco para novos episódios de autoagressão, bem como o uso de substâncias psicoativas. Na presença de ideação suicida estruturada, a internação hospitalar deve ser priorizada, para que o paciente seja privado de meios para apresentar uma nova tentativa.[9]

Em caso de diagnóstico psiquiátrico associado, o adequado tratamento farmacológico e psicológico deve ser instituído. Pessoas próximas ao paciente devem ser orientadas sobre como favorecer a proteção e os cuidados para o indivíduo em situação de vulnerabilidade. Mesmo em situações em que não haja indicação de internação hospitalar, a vigilância contínua do paciente é imprescindível.

Nos quadros em que a internação hospitalar seja indicada, a agitação psicomotora e a resistência do paciente diante da necessidade de internação podem ocorrer. Nesse contexto, a contenção mecânica e o uso de antipsicóticos e benzodiazepínicos reduzem os riscos para o paciente e a equipe.

TRANSTORNOS DE ANSIEDADE

Definição

Transtornos de ansiedade são demandas frequentes dos pacientes nas unidades de emergência, porém um número pequeno dos pacientes é corretamente diagnosticado. Transtornos de ansiedade em ambientes médicos podem ser manifestados como transtorno de pânico, ansiedade aguda frente aos procedimentos médicos ou transtorno de ansiedade generalizada. Autores relatam que até 31% dos pacientes admitidos na unidade de emergência com queixas cardiovasculares e respiratórias preenchiam critério para transtorno do pânico.[11]

De maneira geral, os transtornos de ansiedade são caracterizados pela presença de medo ou ansiedade excessivos, associados a perturbações neurovegetativas e reações de excitabilidade autonômica que têm como diagnósticos diferenciais as tireoidopatias, doenças pulmonares, cardiovasculares e efeito colateral de medicamentos simpaticomiméticos. A fisiopatologia dos sintomas ansiosos está relacionada com o processamento de informações na amígdala cerebral e na região de ínsula, que de maneira incorreta interpreta os perigos do ambiente com distorções das informações.[12] Os pacientes com transtorno de ansiedade podem chegar ao pronto-socorro apresentando:

- Falta de ar ou sensação de sufocamento.
- Palpitações, taquicardia ou dor no peito.
- Tontura, fraqueza ou sensação de desmaio.
- Sudorese excessiva, tremores.
- Medo intenso de morrer ou de perder o controle.
- Dormência ou formigamento nas mãos e no rosto.

Esses sintomas podem se assemelhar a condições graves, como infarto, AVC ou crise hipertensiva. Por isso, devem-se realizar exames para descartar emergências médicas, já que não há exames para a detecção de transtornos psiquiátricos e o diagnóstico dos transtornos agudos de ansiedade é de exclusão, descartadas as doenças orgânicas.

Quadro clínico

O transtorno de pânico caracteriza-se por ataques recorrentes e inesperados, sem desencadeante claro, de medo ou apreensão das próprias sensações corporais. O ataque de pânico cursa com sintomas em até 10 a 30 minutos, com resolução espontânea. Segundo o DSM-5, são necessários pelo menos quatro dos sintomas a seguir para a caracterização de um ataque de pânico (Figura 1).

- Palpitações ou ritmo cardíaco acelerado.
- Sudorese.
- Tremores ou abalos.
- Sensação de falta de ar ou sufocamento.

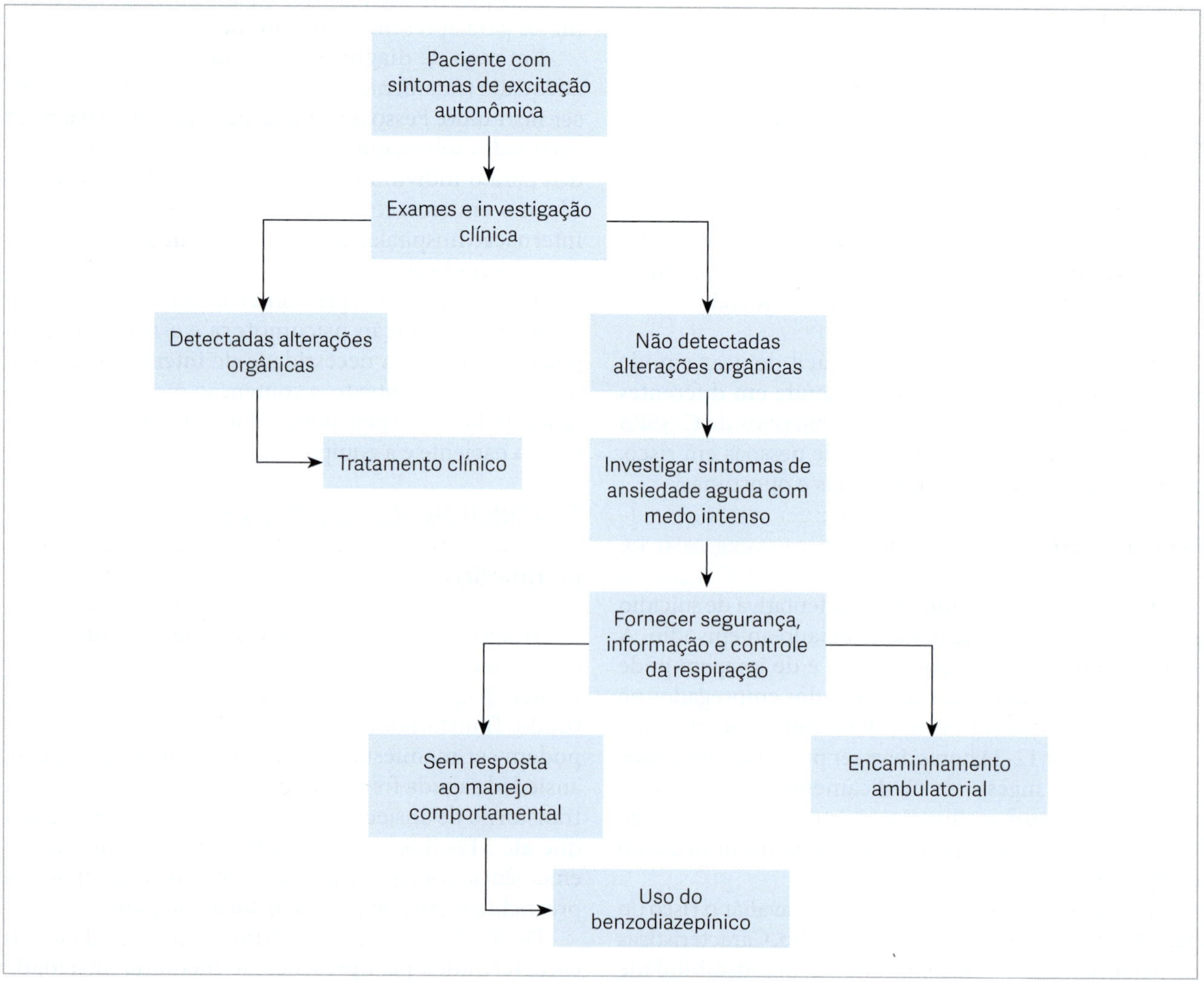

FIGURA 1 Avaliação de transtornos de ansiedade no serviço de emergência.

- Sensação de asfixia.
- Dor ou desconforto no tórax.
- Náuseas ou desconforto abdominal.
- Sensação de tontura, instabilidade, vertigem ou desmaio.
- Desrealização ou despersonalização.
- Medo de perder o controle ou enlouquecer.
- Medo de morrer.
- Parestesias.
- Calafrios ou ondas de calor.

Quadros de transtorno de ansiedade generalizada (TAG) são caracterizados por um exagero de comportamentos associados à prevenção e esquiva de riscos. Esses indivíduos costumam superestimar os riscos e antecipar desfechos negativos. Além dos sintomas psicológicos, ocorrem sintomas físicos, como tensão muscular, mãos úmidas e frias, boca seca, sudorese, náusea, diarreia, desejo frequente de urinar e dores no corpo. Os critérios diagnósticos do TAG, segundo o DSM-5, contemplam ansiedade e preocupação excessivas na maioria dos dias por pelo menos 6 meses, dificuldade de controlar as preocupações, associadas a três (ou mais) dos seguintes sintomas:

- Inquietação ou sensação de estar com os "nervos à flor da pele".
- Fatigabilidade.
- Dificuldade em concentrar-se ou sensação de "branco" na mente.
- Irritabilidade.
- Tensão muscular.
- Perturbação do sono (dificuldade em conciliar ou manter o sono ou sono insatisfatório e inquieto).

Já a ansiedade aguda frente aos procedimentos médicos é uma situação em que os pacientes têm medo dos atos médicos ou das consequências deles, com sintomas de ansiedade acompanhados de taquicardia, sudorese, taquipneia, extremidades frias, palidez, midríase, piloereção, diarreia, dores, tremores, parestesias, calafrio, adormecimentos, urgência de urinar, vazio no estômago e dor no peito. Nessas condições, a situação é ativamente evitada ou suportada com intenso sofrimento, e o medo é desproporcional em relação ao perigo real imposto pela circunstância.

Tratamento

O tratamento de quaisquer dos eventos de ansiedade na emergência é clínico e inicia-se com a explicação ao paciente a respeito de seus sintomas e sua segurança. É necessário reservar tempo adequado para perguntas a ele, com respostas acolhedoras. Deve-se reconhecer a ansiedade e normalizar a experiência do paciente. Não se diz aos pacientes para não se preocuparem, pois isso pode minar sua confiança e implicar que são capazes de parar suas preocupações à vontade.[12]

A meta na unidade de emergência deve visar à diminuição da ativação autonômica, frequentemente provocada pela hiperventilação. Assim, o uso da respiração diafragmática é uma ferramenta importante para a regularização do ritmo respiratório e cardíaco e tem como base a inspiração e a expiração lenificadas durante alguns segundos.

Aos pacientes que necessitam receber medicação para o controle da ansiedade, os benzodiazepínicos são de primeira linha. Agentes orais como o lorazepam 1 a 2 mg ou clonazepam 1 a 2 mg iniciam sua ação em aproximadamente 30 a 60 minutos. A maioria dos benzodiazepínicos é bem absorvida oralmente e atinge níveis plasmáticos máximos em 1 a 3 horas. Encaminha-se para acompanhamento ambulatorial após resolução do quadro na emergência.

Prognóstico

Os sintomas agudos de ansiedade na emergência são vivenciados pelo paciente de forma assustadora e preocupante. Os sintomas podem assemelhar-se a várias doenças clínicas graves e por isso muitas vezes os pacientes relutam em aceitar que não apresenta nada clinicamente significativo, retornando à unidade de emergência diversas vezes. Na prática, ainda se encontra bastante dificuldade na avaliação dos pacientes com ansiedade aguda, um estudo evidenciou que cerca de 70% dos pacientes com transtorno de pânico foram a mais de 10 profissionais antes de o diagnóstico correto ser feito. Dessa forma, é importante que após a investigação de organicidade o encaminhamento para acompanhamento ambulatorial nesses casos.

EMERGÊNCIAS PSIQUIÁTRICAS EM PACIENTES IDOSOS

Em razão do envelhecimento populacional, espera-se aumento significativo dessas emergências, especialmente ligadas à depressão, suicídio, transtornos por uso de álcool e psicoses associadas ao envelhecimento.

Depressão e suicídio

- A depressão é altamente prevalente entre idosos, comumente subdiagnosticada e subtratada, relacionada a incapacidade, hospitalizações frequentes e alta mortalidade.[13]
- Fatores predisponentes incluem doenças clínicas, perdas sociais e vulnerabilidades genéticas.
- O suicídio em idosos apresenta menor frequência de tentativas, mas maior eficácia pelo uso de métodos mais agressivos.

- O tratamento inclui preferencialmente antidepressivos ISRS ou IRSN, manejo das comorbidades clínicas, psicoterapia, eletroconvulsoterapia (ECT) e lítio em casos graves.

Transtornos por uso de álcool

- Alta prevalência entre idosos, especialmente homens.
- Divididos em "bebedores de início precoce" e "de início tardio", com fatores de risco incluindo isolamento e transições de vida significativas.
- Idosos são mais vulneráveis aos efeitos do álcool, em razão das mudanças fisiológicas do envelhecimento.
- O manejo inclui identificação precoce, uso de questionários de rastreamento (CAGE, MAST-G), internação em casos de *delirium tremens* com uso de benzodiazepínicos, reposição eletrolítica e tiamina, além de manejo cuidadoso de agitação psicomotora.

Psicoses e agitação

- Psicose em idosos pode ser precoce (esquizofrenia ao longo da vida) ou tardia, frequentemente relacionada a causas orgânicas como demência ou *delirium*.
- Agitação psicomotora está habitualmente associada ao *delirium* e aumenta a mortalidade.
- Manejo inicial deve privilegiar estratégias não farmacológicas, uso cauteloso de antipsicóticos de segunda geração, como quetiapina, evitando medicamentos de primeira geração pelos efeitos colaterais graves. Em casos extremos, haloperidol ou midazolam podem ser usados por via intramuscular.

EMERGÊNCIAS PSIQUIÁTRICAS EM CRIANÇAS E ADOLESCENTES

- Similaridade com emergências psiquiátricas em adultos:
  - As emergências psiquiátricas em crianças e adolescentes em geral são as mesmas observadas em adultos.
  - A principal diferença está na abordagem do paciente.
- Aspectos importantes da abordagem:
  - O paciente infantil em geral está acompanhado por um responsável.
  - Algumas crianças ou adolescentes não desejam ser abordados na presença do responsável.
  - O responsável pode, em alguns casos, ser o causador da emergência psiquiátrica (p. ex., abuso físico, sexual ou psíquico).
- Uso de contenção química:
  - Indicada somente após avaliação cuidadosa.
  - Três classes de medicamentos podem ser utilizadas:

1. Benzodiazepínicos (p. ex., lorazepam): podem causar reações paradoxais, intensificando a agitação.
2. Antipsicóticos típicos (p. ex., haloperidol): evitados em crianças e adolescentes, pelo alto risco de distonia aguda, especialmente em meninos.
3. Antipsicóticos atípicos (p. ex., olanzapina, quetiapina): considerados a melhor opção por muitos profissionais, embora sem consenso formal.

CONSIDERAÇÕES FINAIS

As emergências psiquiátricas no hospital geral representam desafios clínicos e organizacionais que exigem reconhecimento rápido, manejo multiprofissional e protocolos bem estabelecidos. O diagnóstico precoce, a escolha criteriosa de intervenções farmacológicas e não farmacológicas e a integração entre equipe médica, psiquiatria e serviços de apoio são fundamentais para reduzir riscos, evitar complicações e melhorar o prognóstico dos pacientes.

PONTOS-CHAVE

- Emergências psiquiátricas representam uma parcela crescente dos atendimentos hospitalares, com destaque para transtornos de ansiedade, depressão, abuso de substâncias e comportamento suicida.
- A presença de equipes capacitadas em psiquiatria é essencial para manejo adequado e redução de internações desnecessárias.
- Intoxicação aguda, dependência e síndromes de abstinência são abordadas com destaque para substâncias como álcool, estimulantes, opioides, benzodiazepínicos e *Cannabis*.
- Agitação psicomotora e agressividade: diagnóstico e manejo inicial incluem avaliação clínica, farmacoterapia e, em casos extremos, contenção mecânica.
- Na tentativa de suicídio, a avaliação de risco é essencial, com fatores de risco como transtornos mentais, histórico familiar e isolamento social.
- Os transtornos de ansiedade são caracterizados por medo ou ansiedade excessivos, frequentemente confundidos com condições clínicas graves.
- Emergências psiquiátricas em idosos – depressão, suicídio, transtornos por uso de álcool e psicoses – são comuns. O tratamento deve considerar a fragilidade e vulnerabilidade dos idosos.
- Emergências psiquiátricas em crianças e adolescentes são semelhantes às de adultos, mas com abordagem diferenciada, considerando a presença de responsáveis e possíveis causas como abuso.

- Nas emergências psiquiátricas o diagnóstico precoce, o manejo multiprofissional e protocolos bem estabelecidos são fundamentais para melhorar o prognóstico dos pacientes.

REFERÊNCIAS BIBLIOGRÁFICAS

1. Nentwich LM, Wittmann CW. Emergency department evaluation of the adult psychiatric patient. Emerg Med Clin North Am. 2020;38(2):419-35.
2. Kast KA, Sidelnik SA, Nejad SH, Suzuki J. Management of alcohol withdrawal syndromes in general hospital settings. BMJ. 2025:388:e080461.
3. Ciucă Anghel DM, Nițescu GV, Tiron AT, et al. Understanding the mechanisms of action and effects of drugs of abuse. Molecules. 2023;28(13):4969.
4. D'Onofrio G, Becker B, Woolard RH. The impact of alcohol, tobacco, and other drug use and abuse in the emergency department. Emerg Med Clin North Am. 2006;24(4):925-67.
5. Bastos FI, Vasconcellos MTL, De Boni R, Bertoni N, Coutinho C. III Levantamento nacional sobre o uso de drogas pela população brasileira. Rio de Janeiro: Fundação Oswaldo Cruz; 2017.
6. Sullivan JT, Sykora K, Schneiderman J, Naranjo CA, Sellers EM. Assessment of alcohol withdrawal: the revised clinical institute withdrawal assessment for alcohol scale (CIWA-Ar). Br J Addict. 1989;84(11):1353-7.
7. Roppolo LP, Morris DW, Khan F, Downs R, Metzger J, Carder T, et al. Improving the management of acutely agitated patients in the emergency department through implementation of Project BETA (Best Practices in the Evaluation and Treatment of Agitation). J Am Coll Emerg Physicians Open. 2020;1(5):898-907.
8. Fazel S, Runeson B. Suicide. N Engl J Med. 2020;382(3):266-74.
9. Park CHK, Lee JW, Lee SY, Moon J, Jeon DW, Shim SH, et al. Suicide risk factors across suicidal ideators, single suicide attempters, and multiple suicide attempters. J Psychiatr Res. 2020;131:1-8.
10. Posner K, Brown GK, Stanley B, Brent DA, Yershova KV, Oquendo MA, et al. The Columbia-suicide severity rating scale: Initial validity and internal consistency findings from three multisite studies with adolescents and adults. Am J Psychiatry. 2011;168(12):1266-77.
11. Soares Filho GLF, Valença AM, Nardi AE. Dor torácica no transtorno de pânico: sintoma somático ou manifestação de doença arterial coronariana? Arch Clin Psychiatry (São Paulo). 2007;34(2):97-101.
12. Guaiana G, Meader N, Barbui C, Davies SJC, Furukawa TA, Imai H, et al. Pharmacological treatments in panic disorder in adults: a network meta-analysis. Cochrane Database Syst Rev. 2023;11(11):CD012729.
13. Minayo MCS, Cavalcante FG. Suicídio entre pessoas idosas: revisão da literatura. Rev Saude Publica. 2010;44(4):750-7.

85

Delirium

Adriana Cristina de Souza
Yuri de Albuquerque Pessoa dos Santos

SUMÁRIO

INTRODUÇÃO

O *delirium* é uma síndrome clínica comum, frequentemente negligenciada e subdiagnosticada, que impacta significativamente a morbimortalidade dos pacientes críticos. Caracteriza-se pelo início agudo de um distúrbio da consciência e cognição, associado à desorganização do pensamento e déficits de atenção, com um curso flutuante ao longo do dia.[1-3]

A palavra *delirium* tem origem no latim *delirare*, que significa "sair do sulco", ou seja, desviar-se da trajetória reta, refletindo uma disfunção cerebral. Nos últimos anos, a crescente conscientização sobre essa condição levou ao desenvolvimento de ferramentas validadas para o seu diagnóstico e a criação de pacotes de medidas (*bundles*) para a sua prevenção e manejo. Este capítulo abordará a definição, epidemiologia, etiologia e fisiopatologia do *delirium*, além de discutir sua apresentação clínica, diagnóstico, manejo e implicações prognósticas.[3]

DEFINIÇÃO

O *delirium* é uma síndrome neuropsiquiátrica complexa, caracterizada por um conjunto de sintomas decorrentes de uma disfunção cerebral generalizada. Essa condição ocorre no contexto de doenças agudas ou intoxicações por substâncias, levando a alterações significativas no estado mental do paciente. O *Manual Diagnóstico e Estatístico de Transtornos Mentais* (DSM-5) estabelece critérios específicos para o diagnóstico do *delirium*, que incluem:[3,4]

- Comprometimento da atenção e da consciência, com início abrupto e alteração aguda em relação ao estado basal do paciente.
- Flutuação dos sintomas ao longo do dia, com períodos de melhora e piora da atenção e da consciência.
- Déficits cognitivos associados, como alteração da memória, desorientação, comprometimento da percepção e dificuldades visuoespaciais.
- Sintomas que não podem ser explicados por um transtorno neurocognitivo prévio ou pela presença de coma.
- Evidência clínica e laboratorial de que a disfunção cerebral é uma consequência direta de uma condição médica subjacente, intoxicação ou abstinência de substâncias.

Além disso, o *delirium* deve ser diferenciado da encefalopatia aguda, que é um processo de acometimento cerebral difuso de início súbito, desenvolvendo-se em horas ou poucos dias. A encefalopatia aguda pode se manifestar como *delirium* e/ou rebaixamento do nível de consciência, podendo evoluir até o coma. No entanto, não se trata de uma síndrome clínica específica, e seus critérios diagnósticos não são tão bem definidos. Assim, todo caso de *delirium* é uma encefalopatia aguda, mas nem toda encefalopatia pode ser considerada *delirium*.

EPIDEMIOLOGIA

Historicamente, a prevalência de *delirium* era de 60-80% em pacientes sob ventilação mecânica e de 20-50% na população geral de pacientes críticos. No entanto, a implementação de ferramentas padronizadas para seu diagnóstico e uma mudança cultural no manejo desses pacientes, com a redução do uso de sedação e a valorização da mobilização precoce, levaram à queda na sua prevalência. Atualmente, o *delirium* afeta cerca de 25% dos pacientes críticos em geral e aproximadamente 48% daqueles em estado grave, em uso de drogas vasoativas e ventilação mecânica.[2]

FATORES DE RISCO

Os fatores de risco para *delirium* podem ser classificados em predisponentes, relacionados às características inerentes dos pacientes, e precipitantes, que incluem infecções, medicações e substâncias, conforme exposto no Quadro 1. Em geral, a etiologia do *delirium* é multifatorial, e os pacientes costumam estar expostos a múltiplos fatores de risco simultaneamente, o que aumenta sua vulnerabilidade. Entre os fatores de risco, o mais habitualmente identificado é o déficit cognitivo prévio, como na doença de Alzheimer, doença de Parkinson ou histórico de evento cerebrovascular, presente em mais de 50% dos casos.[1,2]

QUADRO 1 Fatores de risco para *delirium*

Fatores de risco predisponentes	Fatores de risco precipitantes
Idade avançada	Infecção
Síndrome demencial prévia	Trauma
Fragilidade	Cirurgia
Déficit visual	Desidratação
Déficit auditivo	Privação de sono
Depressão e outras condições psiquiátricas	Uso de benzodiazepínicos, anti-histamínicos e anticolinérgicos
Comorbidades, como doença renal e cardiovascular	Ventilação mecânica
Alcoolismo	Abstinência
Delirium prévio	Restrição física

FISIOPATOLOGIA

A fisiopatologia do *delirium* é complexa e ainda não completamente compreendida, envolvendo a interação de diversos fatores predisponentes e precipitantes. As principais teorias sugerem que o *delirium* resulta da combinação de:[3,5]

- Lesão cerebral prévia, como atrofia cortical e lesões hipóxicas e/ou isquêmicas, frequentemente evidenciadas por exames de neuroimagem.
- Processo inflamatório sistêmico, com a passagem de mediadores inflamatórios pela barreira hematoencefálica, incluindo fator de necrose tumoral (TNF-α) e interleucina-1β.
- Desbalanço de neurotransmissores, caracterizado pela deficiência de acetilcolina e bloqueio de receptores colinérgicos por medicações, além do aumento da atividade dopaminérgica e da expressão do ácido gama-aminobutírico (GABA).
- Estresse fisiológico, associado à elevação do cortisol sérico e ao uso de corticosteroides exógenos, contribuindo para a disfunção cerebral.

A compreensão desses mecanismos é fundamental para aprimorar estratégias de prevenção e manejo do *delirium*, minimizando seu impacto nos pacientes críticos.

QUADRO CLÍNICO

O *delirium* se manifesta como alteração aguda do nível e do conteúdo da consciência, apresentando um curso flutuante. Clinicamente, pode ser classificado em três subtipos: hipoativo, hiperativo e misto.

- *Delirium* hipoativo: caracterizado pela redução da atividade psicomotora, levando a um estado de letargia, abulia e rebaixamento do nível de consciência.
- *Delirium* hiperativo: manifesta-se com agitação, inquietação, comportamento combativo e agressivo.
- *Delirium* misto: oscila entre os estados hipoativo e hiperativo ao longo do tempo.

Entre esses subtipos, o *delirium* hipoativo é o mais perigoso, pois sua apresentação sutil dificulta o diagnóstico, especialmente na ausência de ferramentas diagnósticas validadas. Em pacientes críticos, o *delirium* é predominantemente hipoativo ou misto, correspondendo a cerca de 90% dos casos. A falta de reconhecimento do *delirium* hipoativo está associada a um pior prognóstico em comparação com o tipo hiperativo.[1,6]

DIAGNÓSTICO

O diagnóstico do *delirium* é clínico, porém, para minimizar o subdiagnóstico, é essencial o uso de ferramentas padronizadas e validadas para a sua detecção na unidade de terapia intensiva (UTI), conforme a diretriz sobre a prevenção e manejo de dor, sedação e *delirium* da Critical Care Society.[7] A implementação sistemática do CAM-ICU[8] e da ICDSC[9] tem sido amplamente recomendada, pois ambas têm boa sensibilidade e são validadas em português.

Entre essas ferramentas, a CAM-ICU é a mais utilizada em ensaios clínicos randomizados por sua maior especificidade, sendo, portanto, adotada em muitos protocolos institucionais, conforme exposto no Quadro 2. Antes da aplicação da escala, é fundamental avaliar o nível de sedação do paciente utilizando a Richmond Agitation-Sedation Scale (RASS), conforme discutido no capítulo sobre sedação. Apenas pacientes com RASS > -3 (ou seja, não profundamente sedados) podem ser adequadamente avaliados para *delirium*.

A aplicação rotineira dessas escalas tem demonstrado reduzir significativamente a subnotificação de *delirium*, permitindo intervenções mais precoces e eficazes. No entanto, a triagem sistemática do *delirium* ainda é deficiente em muitas UTI. Além disso, enfermeiros frequentemente encontram dificuldades para diagnosticar *delirium* em pacientes intubados e sedados, apesar de a CAM-ICU ter sido desenvolvida especificamente para essa população.[1-3]

Diante de um paciente com diagnóstico de *delirium*, deve-se considerar solicitar exames laboratoriais para exclusão de infecção (radiografia de tórax, urina tipo I, marcadores inflamatórios), alterações metabólicas (funções renal e hepática, glicemias e eletrólitos, com atenção especial ao sódio), além de uma história medicamentosa e avaliação de possíveis intoxicações. Caso o paciente tenha sinais neurológicos focais, deve-se solicitar exame de neuroimagem.

MANEJO DE *DELIRIUM*

O tratamento do *delirium* é um tema complexo e em constante evolução, com evidências que variam conforme o contexto clínico e a população de pacientes. As diretrizes atuais e revisões sistemáticas oferecem orientações sobre o uso de agentes farmacológicos no manejo do *delirium*; no entanto, nenhuma medicação demonstrou eficácia na sua prevenção. Dessa forma, o foco principal do manejo deve ser a implementação de intervenções não farmacológicas, que desempenham um papel fundamental na redução da incidência e gravidade do *delirium*. Essas estratégias incluem medidas como reorientação cognitiva, higiene do sono, mobilização

QUADRO 2 *Confusion Assessment Method for Intensive Care Unit* (CAM-ICU)

O CAM-ICU é baseado em quatro critérios clínicos, sendo necessário que o paciente apresente os critérios 1 e 2, além do critério 3 ou 4, para que o diagnóstico de *delirium* seja confirmado

1. Início agudo ou curso flutuante
Houve uma alteração aguda no estado mental do paciente em relação ao seu padrão basal?
O estado mental do paciente oscilou nas últimas 24 horas, conforme evidenciado por variações em uma escala de sedação?
Critério positivo se a resposta for "sim" para qualquer uma dessas perguntas

2. Déficit de atenção
O comprometimento da atenção é uma característica central do *delirium*. O paciente deve ser submetido a um dos seguintes testes:
Teste auditivo
- Solicita-se ao paciente que aperte a mão do examinador sempre que ouvir a letra "A"
- Em seguida, as seguintes letras são soletradas pausadamente: S A V E A H A A R T
- Um acerto ocorre quando o paciente aperta a mão corretamente ao ouvir a letra "A" e não aperta nas demais

Teste visual
- Mostram-se cinco figuras ao paciente, pedindo que as memorize
- Após alguns minutos, apresentam-se dez figuras, incluindo as cinco iniciais, e solicita-se que o paciente identifique as imagens previamente mostradas

Critério positivo se o paciente obtiver 8 pontos ou menos no exame de rastreamento de atenção

3. Pensamento desorganizado
O pensamento desorganizado pode ser avaliado por meio de perguntas simples e testes de execução de comandos.
Perguntas de raciocínio (escolher uma de cada par):
1. As pedras flutuam na água?/As folhas flutuam na água?
2. Existem peixes no mar?/Existem elefantes no mar?
3. 1 kg pesa mais que 2 kg?/2 kg pesam mais que 1 kg?
4. Pode-se usar um martelo para bater um prego?/ Pode-se usar um martelo para cortar madeira?

O critério é considerado positivo se o paciente errar 2 ou mais perguntas
Teste de comandos
- O examinador mostra dois dedos de uma mão ao paciente e pede que ele repita o gesto.
- Em seguida, sem mudar a posição dos dedos, solicita que o paciente faça o mesmo com a outra mão.
- Se o paciente falhar em qualquer uma das duas tentativas, considera-se que há incapacidade de seguir comandos.

Critério positivo se houver erro em 2 ou mais perguntas e/ou falha no teste de comandos

4. Nível de consciência alterado
A alteração do nível de consciência é avaliada pela RASS ou pela *sedation-agitation scale* (SAS)
- O paciente apresenta letargia ou agitação (RASS ≠ 0 ou SAS ≠ 4)?

Critério positivo se houver qualquer alteração no nível de consciência

Critérios para diagnóstico de *delirium*
Para que o diagnóstico de *delirium* seja confirmado pelo CAM-ICU, o paciente deve apresentar: critério 1 + critério 2 + (critério 3 ou critério 4)

precoce e envolvimento da família, conforme detalhado no Quadro 3.

QUADRO 3 Intervenções não farmacológicas no *delirium*

Reconhecimento precoce de pacientes de alto risco como idade > 65 anos, sepse, choque, demência e ventilação mecânica
Sedação leve ou não utilizar sedação, se possível
Não utilizar benzodiazepínico
Mobilização precoce
Remoção de dispositivos invasivos
Medidas de orientação diária
Utilização de dispositivos visuais e auditivos, quando indicado

Estratégias não farmacológicas

As estratégias não farmacológicas para o tratamento do *delirium* são amplamente discutidas na literatura médica, com foco na prevenção e no manejo em pacientes hospitalizados. A evidência sugere que intervenções multicomponentes são eficazes na redução da incidência de *delirium*.[7,10,11] Além disso, a causa do *delirium* deve ser sempre pesquisada e tratada com infecções, hiponatremia e desidratação, por exemplo.

1. Intervenções multicomponentes: as estratégias multicomponentes para prevenção e manejo do *delirium* incluem reorientação, estimulação cognitiva, higiene do sono, mobilização precoce, envolvimento da família, controle ambiental. Evidências demonstram que essas intervenções reduzem significativamente a incidência de *delirium*. Em pacientes críticos, essa abordagem é considerada a mais eficaz para minimizar a ocorrência de *delirium* na UTI, sendo fundamental na prática clínica para melhorar desfechos e reduzir complicações associadas.[10-12]
2. Estimulação cognitiva e reorientação: a reorientação, que envolve o uso de objetos familiares e estimulação cognitiva, se associa a redução do risco de *delirium*. Embora as evidências apontem benefícios dessas práticas, o grau de certeza ainda pode variar conforme o contexto clínico e a população de pacientes.[10]
3. Higiene do sono: reduzir a exposição à luz e ruídos para promover um ambiente adequado ao sono é uma estratégia recomendada para a prevenção do *delirium*, especialmente em pacientes críticos. Evidências sugerem que a melhoria da qualidade do sono tem um impacto positivo na redução da incidência de *delirium*.[7]
4. Mobilização precoce: é um elemento essencial das intervenções multicomponentes, especialmente em pacientes críticos, em que está associada à redução da duração e incidência do *delirium*.[7,11]
5. Participação da família: a inclusão da família nas intervenções é uma estratégia eficaz na redução do *delirium*, especialmente em ambientes de cuidados críticos. O envolvimento familiar contribui para a reorientação do paciente, proporcionando maior conforto e segurança, além de melhorar a adesão às estratégias de prevenção e manejo.[11]
6. Educação e avaliação médica: programas educacionais contínuos para profissionais de saúde, aliados a avaliações médicas sistemáticas para identificar e tratar fatores subjacentes, são estratégias recomendadas para a prevenção do *delirium*, especialmente em pacientes idosos.

Um dos pacotes de intervenção mais utilizado é o *bundle* ABCDEF, definido por:

A. Avaliar, prevenir e tratar a dor.
B. Despertar diário da sedação e testes de respiração espontânea.
C. Escolha da analgesia e sedação.
D. *Delirium*: avaliar, prevenir e tratar.
E. Mobilidade e exercício precoces.
F. Engajamento e empoderamento familiar.

A adesão ao *bundle* ABCDEF está associada a redução do risco de *delirium* [*odds ratio* (OR) ajustado 0,60; IC 95% 0,49-0,72] em pacientes críticos.[13] Uma metanálise de 2020 de oito ensaios clínicos randomizados envolvendo 2.105 pacientes em ambientes médicos, cirúrgicos e de UTI descobriu que os protocolos de prevenção do *delirium* reduziram o risco geral de *delirium* [risco relativo (RR) 0,53; IC 95% 0,41-0,69], todavia, sem evidência clara de efeito na duração do *delirium*, tempo de internação, quedas ou mortalidade.[14]

Estratégias farmacológicas

O tratamento farmacológico do *delirium* é indicado apenas nos casos de *delirium* hiperativos, embora sua eficácia ainda seja controversa na literatura. Antipsicóticos são frequentemente utilizados para controle da agitação, mas seu uso não demonstra impacto significativo em desfechos clínicos como duração ou recorrência do *delirium*.

Dexmedetomidina

A dexmedetomidina, um agonista alfa-2, tem sido consistentemente destacada em revisões sistemáticas por sua eficácia na redução da duração do *delirium* em pacientes críticos. Além disso, seu uso está associado à diminuição do tempo de ventilação mecânica e da permanência na UTI.

Também é considerada estratégia farmacológica relevante no manejo da abstinência alcoólica e de outras substâncias. Diretrizes recomendam seu uso em pacientes adultos sob ventilação mecânica, nos quais a agitação impede o desmame ou a extubação, embora a recomendação seja condicional e baseada em evidências de baixa qualidade. Seus principais efeitos adversos incluem bradicardia e hipotensão, tornando essencial seu uso sob monitorização contínua para garantir a segurança do paciente.[7,15,16]

Antipsicóticos

O uso de antipsicóticos de primeira geração, como haloperidol, e de segunda geração, como quetiapina, risperidona e olanzapina, tem sido estudado há muitos anos no tratamento do *delirium*. No entanto, as evidências permanecem inconclusivas.

Embora alguns estudos sugiram que os antipsicóticos possam auxiliar no controle da agitação, principalmente no *delirium* hiperativo, não há impacto comprovado na duração ou recorrência do *delirium*, nem benefício significativo em desfechos clínicos. Dessa forma, não há evidência robusta que justifique o uso rotineiro de antipsicóticos no tratamento do *delirium* em adultos internados.[3,17]

Além disso, os antipsicóticos atípicos não possuem formulações parenterais, o que pode limitar seu uso em pacientes com agitação grave (RASS +4). Nesses casos, o haloperidol pode ser uma alternativa, apesar do risco de efeitos extrapiramidais inerente a essa classe de medicamentos, incluindo os antipsicóticos atípicos. Também é fundamental atentar para o risco de prolongamento do intervalo QT, que pode aumentar a predisposição a arritmias cardíacas.

Ramelteon

Este agente melatoninérgico tem mostrado eficácia na prevenção do *delirium* em pacientes críticos, mas não há evidências suficientes para seu uso no tratamento do *delirium*.[18]

Benzodiazepínicos

O uso de benzodiazepínicos, como lorazepam, em geral é desencorajado para o tratamento do *delirium*, exceto em casos específicos, como *delirium* relacionado à abstinência de álcool ou em situações de controle de agitação perigosa com risco ao paciente em que o tempo para início de ação do haloperidol pode ser prolongado.[12]

PROGNÓSTICO

O *delirium* está associado a piores desfechos tanto durante a internação hospitalar quanto no longo prazo, podendo persistir até 1 ano após a alta. Sua ocorrência está ligada a maior mortalidade hospitalar, aumento da duração da ventilação mecânica e do tempo de internação, além de elevação dos custos hospitalares. Além disso, o *delirium* contribui para o declínio cognitivo e funcional dos pacientes após a alta, comumente exacerbando doenças neurocognitivas prévias e comprometendo a recuperação global do indivíduo.[1-3]

ALGORITMO PARA MANEJO DE *DELIRIUM* HIPERATIVO DO HOSPITAL SÍRIO-LIBANÊS

O algoritmo proposto pelo Hospital Sírio-Libanês para o manejo do *delirium* hiperativo tem como objetivo padronizar a avaliação clínica, a identificação de causas precipitantes e a escolha do tratamento mais seguro e eficaz em diferentes contextos assistenciais (Figura 1). Ele orienta a investigação sistemática de fatores desencadeantes, como dor, infecção, distúrbios metabólicos e uso de medicamentos de risco, além de recomendar a mobilização precoce e a retirada de dispositivos invasivos sempre que possível. A decisão terapêutica é estratificada conforme idade, fragilidade e local de internação, priorizando intervenções não farmacológicas e reservando o uso de antipsicóticos ou dexmedetomidina para situações de agitação perigosa ou refratária. Dessa forma, o protocolo busca reduzir complicações, evitar o uso excessivo de contenções físicas e promover um cuidado multiprofissional centrado na segurança do paciente.

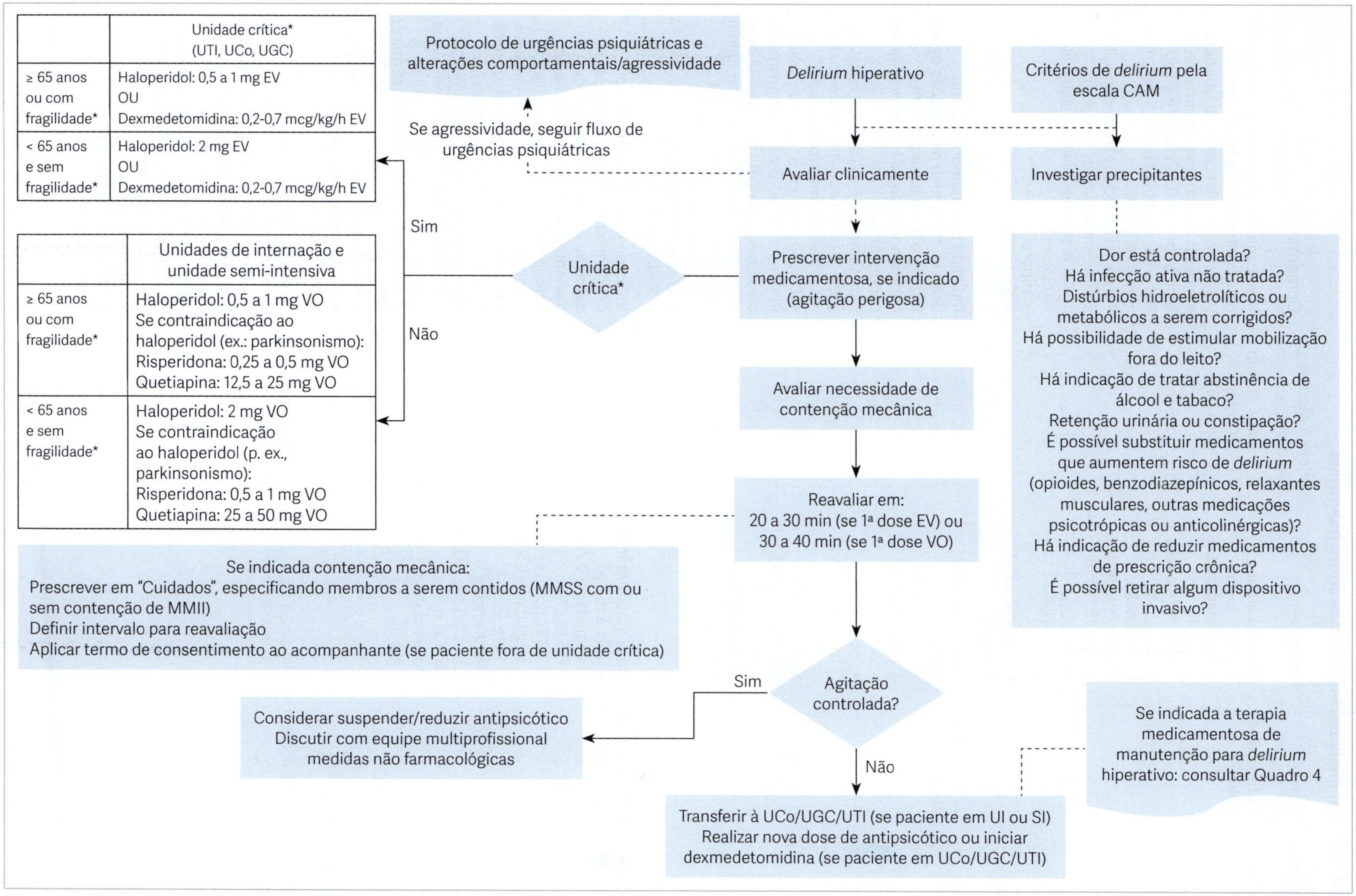

FIGURA 1 Representação esquemática do protocolo institucional para manejo medicamentoso e não medicamentoso do *delirium* hiperativo.

* Escala de fragilidade sugerida: Clinical Frailty Scale.

CAM: *Confusion Assessment Method*; MMII: membros inferiores; MMSS: membros superiores; UCo: unidade coronariana; UGC: unidade de cuidados gerais; UI: unidade de internação; UTI: unidade de terapia intensiva; VO: via oral.

QUADRO 4 Manejo medicamentoso do *delirium* hiperativo

Medicamento	Classe	Dose	Início e pico de ação	Comentários
Haloperidol (Haldol®)	Antipsicótico típico	**Dose de ataque:** ▪ ≥ 65 anos ou fragilidade: 0,5 a 1 mg IV ▪ < 65 anos e sem fragilidade: 2 mg IV **Manutenção:** utilizar 25% da dose para controle da agitação aguda em 24 h dividido a cada 6 h **Dose máxima:** 30 mg/d	IV: início ≤ 20 min Pico: 30 min VO: início 60 a 90 min Pico: 2 a 6 h	**Medicamento de escolha fora das UTI para controle de agitação aguda** Via intramuscular pode ser utilizada em casos de extrema agressividade Monitorar QTc (ECG basal e a cada 48 h). Interromper se QTc > 450 ms ou aumento ≥ 25% Potencial de reduzir limiar convulsivo Efeito extrapiramidal (distonia, acatisia, parkinsonismo, discinesia tardia): +++ ▪ **Hipotensão:** + ▪ **Sedação:** ++
Quetiapina (Seroquel®)	Antipsicótico atípico	**Dose de ataque/ inicial:** ▪ ≥ 65 anos ou fragilidade: 12,5 a 25 mg VO ▪ < 65 anos e sem fragilidade: 25 a 50 mg VO **Manutenção:** 12,5 a 50 mg, VO, a cada 12 h **Dose máxima:** 400 mg/d	Início: 30 a 60 min Pico: 1 a 2 h	**Indicado para manutenção no *delirium* hiperativo ou agitação aguda fora de UTI em paciente com contraindicação ao haloperidol (p. ex., parkinsonismo)** Monitorar QTc (realizar ECG basal e a cada 48 h, se necessidade de dose de manutenção). Interromper se QTc > 450 ms ou aumento ≥ 25% do basal Potencial de reduzir limiar convulsivo. Se disfunção hepática: utilizar 12,5 mg como dose de ataque e utilizar menor dose de manutenção ▪ **Hipotensão:** ++ ▪ **Efeito extrapiramidal:** + ▪ **Sedação:** +++
Risperidona (Risperidal®)	Antipsicótico atípico	**Dose ataque/inicial:** ▪ ≥ 65 anos ou fragilidade: 0,25 a 0,5 mg, VO ▪ < 65 anos e sem fragilidade: 0,5 a 1 mg, VO **Manutenção:** 0,25 a 0,5 mg, VO, a cada 12 h **Dose máxima:** 2 mg/d	Início: 30 min Pico: 1 a 2 h	**Indicado para manutenção no *delirium* hiperativo ou misto, ou agitação aguda fora da UTI em paciente com contraindicação ao haloperidol** (p. ex., parkinsonismo) Monitorar QTc (realizar ECG basal e a cada 48 h, se necessidade de dose de manutenção). Interromper se QTc > 450 ms ou aumento ≥ 25% do basal Potencial de reduzir limiar convulsivo Corrigir dose se disfunção renal: reduzir 25%, se ClCr 30 a 60 mL/min, e 50%, se < 30 mL/min ▪ **Hipotensão:** + ▪ **Efeito extrapiramidal:** + ▪ **Sedação:** ++
Olanzapina (Zyprexa®)	Antipsicótico atípico	**Inicial:** 2,5 a 5 mg **Máxima:** 10 mg/d	Início: 30 min Pico: 6 h	Indicado para manutenção no *delirium* hiperativo ou misto Monitorar QTc (realizar ECG basal e a cada 48 h, se necessidade de dose de manutenção). Interromper se QTc > 450 ms ou aumento ≥ 25% do basal Associado à maior mortalidade em idosos com demência ▪ **Hipotensão:** ++ ▪ **Efeito extrapiramidal:** ++ ▪ **Sedação:** +++

(continua)

QUADRO 4 Manejo medicamentoso do *delirium* hiperativo (*continuação*)

Medicamento	Classe	Dose	Início e pico de ação	Comentários
Dexmedetomidina (Precedex®)	Agonista seletivo do receptor alfa-2-adrenérgico	**Dose ataque/inicial e manutenção:** 0,2-0,7 mcg/kg/h IV em bomba de infusão contínua **Máxima:** 1,4 mcg/kg/h	Início: 5 a 10 min Pico: 15 min	**Medicamento de escolha nas unidades críticas para controle de agitação aguda** Efeitos colaterais: ▪ **Sedação** (evitar > 0,7 mcg/kg/h fora de ventilação mecânica) ▪ **Bradicardia** (não usar se FC < 60 bpm) ▪ **Hipotensão** (não usar se PAM < 65 mmHg) Pode-se associar clonidina oral para desmame

ClCr: *clearance* de creatinina; ECG: eletrocardiograma; FC: frequência cardíaca; IV: intravenoso; PAM: pressão arterial média; QTc: intervalo QT corrigido; UTI: unidade de terapia intensiva; VO: via oral.

PONTOS-CHAVE

1. *Delirium* é uma síndrome caracterizada por uma alteração aguda na atenção, consciência e cognição, resultante de uma condição médica subjacente, não justificada por um transtorno neurocognitivo prévio.
2. Os fatores de risco para *delirium* incluem condições predisponentes, como declínio cognitivo prévio, e fatores precipitantes, como infecção do trato urinário, sendo comum a interação entre ambos nos pacientes.
3. O diagnóstico de *delirium* é baseado principalmente nos critérios do DSM-5. No entanto, por sua aplicação limitada em pacientes críticos, diversas ferramentas de triagem foram desenvolvidas para auxiliar na identificação da síndrome.
4. As principais ferramentas validadas para a triagem do *delirium* são *Confusion Assessment Method for Intensive Care Unit* (CAM-ICU) e *Intensive Care Delirium Screening Checklist* (ICDSC).
5. Nenhum agente farmacológico demonstrou eficácia na prevenção do *delirium*. Assim, as intervenções não farmacológicas são a base do manejo, incluindo reorientação, higiene do sono, mobilização precoce e envolvimento da família, como preconizado no *bundle* ABCDEF.
6. No manejo do *delirium* hiperativo, as opções farmacológicas incluem dexmedetomidina para pacientes ventilados com desmame difícil e antipsicóticos para pacientes críticos em geral. No entanto, não há evidência de benefício desses medicamentos em desfechos clínicos.
7. Os benzodiazepínicos devem ser evitados no manejo do *delirium*, exceto nos casos relacionados à abstinência alcoólica.

REFERÊNCIAS BIBLIOGRÁFICAS

1. Sakusic A, Rabinstein AA. ICU delirium. Neurol Clin. 2025;43(1):1-13.
2. Stollings JL, Kotfis K, Chanques G, Pun BT, Pandharipande PP, Ely EW. Delirium in critical illness: clinical manifestations, outcomes, and management. Intensive Care Med. 2021;47(10):1089-103.
3. Wilson JE, Mart MF, Cunningham C, Shehabi Y, Girard TD, MacLullich AMJ, et al. Delirium. Nat Rev Dis Primers. 2020;6(1):90.
4. Battle DE. Diagnostic and statistical manual of mental disorders (DSM). Codas. 2013;25(2):191-2.
5. Wardi G, Brice J, Correia M, Liu D, Self M, Tainter C. Demystifying lactate in the emergency department. Ann Emerg Med. 2020;75(2):287-98.
6. Liu SB, Wu HY, Duan ML, Yang RL, Ji CH, Liu JJ, et al. Delirium in the ICU: how much do we know? A narrative review. Ann Med. 2024;56(1):2405072.
7. Devlin JW, Skrobik Y, Gélinas C, Needham DM, Slooter AJC, Pandharipande PP, et al. Clinical practice guidelines for the prevention and management of pain, agitation/sedation, delirium, immobility, and sleep disruption in adult patients in the ICU. Crit Care Med. 2018;46(9):e825-e73.
8. Khan BA, Perkins AJ, Gao S, Hui SL, Campbell NL, Farber MO, et al. The confusion assessment method for the ICU-7 delirium severity scale: a novel delirium severity instrument for use in the ICU. Crit Care Med. 2017;45(5):851-7.
9. Bergeron N, Dubois MJ, Dumont M, Dial S, Skrobik Y. Intensive care delirium screening checklist: evaluation of a new screening tool. Intensive Care Med. 2001;27(5):859-64.
10. Burton JK, Craig L, Yong SQ, Siddiqi N, Teale EA, Woodhouse R, et al. Non-pharmacological interventions for preventing delirium in hospitalised non-ICU patients. Cochrane Database Syst Rev. 2021;11(11):CD013307.
11. Chen TJ, Traynor V, Wang AY, Shih CY, Tu MC, Chuang CH, et al. Comparative effectiveness of non-pharmacological interventions for preventing delirium in critically ill adults: A systematic review and network meta-analysis. Int J Nurs Stud. 2022;131:104239.

12. Kim MS, Rhim HC, Park A, Kim H, Han KM, Patkar AA, et al. Comparative efficacy and acceptability of pharmacological interventions for the treatment and prevention of delirium: A systematic review and network meta-analysis. J Psychiatr Res. 2020;125:164-76.
13. Pun BT, Balas MC, Barnes-Daly MA, Thompson JL, Aldrich JM, Barr J, et al. Caring for critically ill patients with the ABCDEF bundle: results of the ICU liberation collaborative in over 15,000 adults. Crit Care Med. 2019;47(1):3-14.
14. Ludolph P, Stoffers-Winterling J, Kunzler AM, Rösch R, Geschke K, Vahl CF, et al. Non-pharmacologic multicomponent interventions preventing delirium in hospitalized people. J Am Geriatr Soc. 2020;68(8):1864-71.
15. Burry LD, Cheng W, Williamson DR, Adhikari NK, Egerod I, Kanji S, et al. Pharmacological and non-pharmacological interventions to prevent delirium in critically ill patients: a systematic review and network meta-analysis. Intensive Care Med. 2021;47(9):943-60.
16. Hughes CG, Mailloux PT, Devlin JW, Swan JT, Sanders RD, Anzueto A, et al. Dexmedetomidine or propofol for sedation in mechanically ventilated adults with sepsis. N Engl J Med. 2021;384(15):1424-36.
17. Girard TD, Ely EW, Investigators M-U. Haloperidol and ziprasidone for treatment of delirium in critical illness. Reply. N Engl J Med. 2019;380(18):1779-80.
18. Wu YC, Tseng PT, Tu YK, Hsu CY, Liang CS, Yeh TC, et al. Association of delirium response and safety of pharmacological interventions for the management and prevention of delirium: a network meta-analysis. JAMA Psychiatry. 2019;76(5):526-35.

Seção 10

Infecção/sepse

Maura Salaroli de Oliveira
Mirian de Freitas Dal Ben Corradi
Laerte Pastore Jr.

86

Sepse

José Paulo Ladeira
Mirian de Freitas Dal Ben Corradi
Valéria Paes Lima

SUMÁRIO

INTRODUÇÃO E EPIDEMIOLOGIA

A sepse pode ser definida como a resposta sistêmica a uma doença infecciosa, seja ela causada por bactérias, vírus, fungos ou protozoários. Não constitui uma entidade nosológica específica, mas sim uma síndrome cuja suspeita clínica é realizada a partir de um conjunto de sinais e sintomas observados em pacientes com suspeita ou confirmação de infecção. Trata-se de significativa causa de óbito em todo o mundo, reconhecida pela Organização Mundial da Saúde (OMS) como importante problema de saúde pública global.

O número de casos de sepse tem aumentado ao longo dos últimos anos, o que está relacionado a fatores como a melhora do diagnóstico e o aumento das populações mais suscetíveis a infecções, como os idosos, diabéticos, portadores de insuficiência renal crônica, doenças oncológicas ou outras doenças crônicas. Adicionalmente, tem-se reconhecido de forma crescente que indivíduos sobreviventes à sepse frequentemente desenvolvem incapacidades físicas, psicológicas e cognitivas persistentes, as quais acarretam implicações relevantes para os sistemas de saúde e para a esfera socioeconômica.

Embora não existam estimativas consolidadas sobre a incidência de sepse em países de baixa e média renda, extrapolações baseadas em estudos conduzidos em países de alta renda sugerem que esses países concentram aproximadamente 85% da carga global da sepse. Os desfechos clínicos da sepse, notadamente a mortalidade, tiveram melhora significativa em países de alta renda, com taxa de letalidade hospitalar em torno de 26% na última década. Contudo, os dados disponíveis – ainda escassos – indicam taxas de letalidade superiores em países de baixa e média renda, em comparação aos países de alta renda.

Um estudo nacional conduzido em 2014 analisou dados de prevalência em 1 dia de 227 unidades de terapia intensiva (UTI) brasileiras. A prevalência de sepse foi de 30,2 pacientes por 100 leitos de UTI (IC95% 29,8-44,0). A incidência de sepse nessas UTI foi de 36,3 por 1.000 pacientes-dia, e a letalidade observada foi de 55,7%. Dessa forma, foi estimada taxa de incidência de 290 casos por 100 mil habitantes (IC95% 237,9-351-2), o que corresponde a 420 mil casos anuais, dos quais se estimam 230 mil óbitos hospitalares. Com relação à etiologia das infecções, foi observado que em 60% dos casos se tratava de infecção relacionada à assistência à saúde (hospitalar). Os principais focos infecciosos identificados foram: pulmonar (61%), abdominal (14%) e urinário (9%). Os fatores independentes associados à mortalidade foram a menor disponibilidade de recursos e a adequação do tratamento oferecido (adesão ao *bundle* ou pacote de medidas para tratamento da sepse).

Também nos serviços de emergência, a sepse possui prevalência significativa, o que pode ser influenciado por muitos fatores, como a definição utilizada localmente. Estudos realizados na Irlanda e nos Estados Unidos identificaram prevalência entre 11,7 e 30 casos por 1.000 atendimentos. No Brasil, estudo de prevalência com duração de 3 dias foi conduzido em 2017 com dados de 74 serviços de pronto atendimento. A prevalência observada foi de 5,4 casos de sepse por 1.000 atendimentos (IC95% 4,6-6,2). Identificaram-se casos de sepse em pacientes que permaneceram no setor de emergência para tratamento, e essa alocação inadequada foi mais frequente em instituições públicas ou com menos recursos. Também entre os pacientes internados no serviço de emergência com sepse, foi observado que 12,2% foram admitidos por outros motivos e desenvolveram o quadro durante a permanência no setor – o que indica a necessidade de instituir medidas preventivas e de monitoramento adequados. A mortalidade hospitalar foi de 32% (IC95% 23-51), e foram identificados como fatores de risco idade, escore de SOFA, as infecções relacionadas à assistência e admissão em instituições com restrição de recursos. Instituições acreditadas tiveram menores taxas de letalidade (IC95% 0,21-0,86).

FISIOPATOLOGIA

A interação de quatro fatores principais determina e evolução de uma agressão infecciosa: predisposição do hospedeiro, agente infeccioso, resposta inflamatória e disfunção orgânica.

A modulação da resposta normal do hospedeiro à infecção é um processo complexo que envolve a ativação de células fagocíticas circulantes e locais do sítio da infecção, assim como a geração de mediadores pró-inflamatórios e anti-inflamatórios que promoverão a intensificação da resposta inflamatória e seu descenso conforme o quadro infeccioso é controlado. Esse processo é altamente regulado por mediadores pró-inflamatórios e anti-inflamatórios secretados por macrófagos, que foram mobilizados e ativados pela invasão do tecido por bactérias. A resposta imunológica normal é iniciada usualmente quando macrófagos entram em contato e se ligam a material bacteriano. Isso acontece por diversas vias:

1. O agente infeccioso produz e libera componentes como endotoxinas, exotoxinas e DNA, chamados de PAMP (padrões moleculares associados a patógenos). As células imunes do hospedeiro possuem receptores de reconhecimento de padrões (PRR) em sua superfície, podendo reconhecer e se ligar aos PAMP. Por exemplo. o peptidoglicano de bactérias Gram-positivas pode se ligar ao *Toll-like receptor* (TLR) de células imunes, e o lipopolissacarídeo (LPS) de bactérias Gram-negativas pode se ligar à proteína de ligação de LPS. Outros receptores não PRR também podem detectar os PAMP.
2. A ativação dos TLR desencadeia a ativação do fator nuclear citosólico-kb (NF-kb). O NF-kb ativado liga-se a sítios de transcrição nuclear e induz a ativação de um grande conjunto de genes envolvidos na resposta inflamatória do hospedeiro, como citocinas pró-inflamatórias (fator de necrose tumoral alfa [TNFa], interleucina-1 [IL-1]), quimiocinas (molécula de adesão intercelular-1 [ICAM-1], molécula de adesão celular vascular-1 [VCAM-1]) e óxido nítrico, potente vasodilatador arterial.
3. Os PRR também reconhecem as alarminas ou DAMP (*danger-associated molecule patogens*), componentes nucleares, citoplasmáticos ou mitocondriais que expressam novas funções quando liberadas no ambiente extracelular pela agressão inflamatória local. As proteínas S100, moléculas de DNA mitocondrial e o trifosfato de adenosina são exemplos de DAMP.
4. A ação dos neutrófilos na defesa é mediada pela fagocitose e destruição do microrganismo agressor, pela secreção de peptídeos antimicrobianos e pela liberação de estruturas extracelulares formadas por DNA nuclear descondensado, histonas e diversas proteínas de grânulos que formam as armadilhas extracelulares de neutrófilos (NET). No processo de ação dos neutrófilos, as NET são extrudadas para o espaço extracelular, auxiliando na eliminação de patógenos, mas podem promover inflamação e dano tecidual adicional potencializando a patogênese da coagulação intravascular disseminada e da trombose intravascular.
5. Micropartículas liberadas a partir de células circulantes e endoteliais potencializam a inflamação sistêmica.
6. Leucócitos polimorfonucleares (PMN) são ativados e se agregam ao endotélio vascular, pois este expressa moléculas de adesão leucocitária. Esses leucócitos aderidos migram ativamente para o local da lesão, onde liberam os mediadores que desencadeiam os principais sinais de inflamação local: calor, eritema e hiperemia locais, pela vasodilatação, e edema local, pelo aumento da permeabilidade microvascular.

A sepse ocorre quando a liberação de mediadores pró-inflamatórios em resposta a uma infecção excede os limites do ambiente local, levando a uma resposta mais generalizada. Uma série de fatores parece contribuir para a diferenciação de uma reação fisiológica reparadora localizada e uma resposta imunológica intensa e generalizada:

- Componente genético: os polimorfismos de nucleotídeo único (SNP) são substituições estáveis de uma única base de nucleotídeos e estão espalhados por todo o genoma. Estima-se que o número total de SNP comuns no genoma humano seja superior a 10 milhões. Vários SNP estão associados a maior suscetibilidade à infecção e a desfechos desfavoráveis. Eles incluem SNP de genes que codificam citocinas, receptores de superfície celular (p. ex., CD14, MD2, TLR2, TLR4), ligantes de LPS, enzima conversora de angiotensina I e inibidor do ativador do plasminogênio.
- Agente infeccioso: componentes da parede celular bacteriana e produtos bacterianos como a enterotoxina estafilocócica, a toxina da síndrome do choque tóxico e a proteína M de estreptococos hemolíticos do grupo A podem contribuir para a progressão de uma infecção local para sepse. Isso é corroborado por uma série de observações sobre a endotoxina, LPS da parede celular de bactérias Gram-negativas: a endotoxina é detectável no sangue de pacientes sépticos; níveis plasmáticos de endotoxinas se correlacionam com mortalidade, choque e disfunção de múltiplos órgãos; a endotoxina reproduz muitas das características da sepse quando infundida em humanos, incluindo a ativação dos sistemas de complemento, coagulação e fibrinolítico, podendo levar à trombose microvascular e à produção de bradicinina.
- Ativação de complemento: há evidências de que a ativação do sistema do complemento desempenha um papel importante na sepse, pois sua inibição em modelos animais diminui a inflamação e melhora a mortalidade.
- Resposta pró-inflamatória: a liberação de grande quantidade de citocinas no local da infecção pode promover a ampliação sistêmica da inflamação por meio da corrente sanguínea, contribuindo para a progressão de uma infecção local para sepse. As evidências demonstram que os níveis circulantes de TNFa são mais elevados em pacientes sépticos do que em pacientes não sépticos com choque. A infusão de TNFa produz sintomas semelhantes aos observados no choque séptico, e a administração de anticorpos anti-TNFa protege animais quando expostos à endotoxina. Os altos níveis de TNFa na sepse são devidos em parte à ligação da endotoxina à proteína de ligação ao LPS e sua subsequente transferência para o CD14 nos macrófagos, o que estimula a liberação de TNFa.

A resposta imunológica desregulada leva a uma série de eventos que caracterizam os principais componentes fisiopatológicos da sepse:

- Lesão celular e disfunção orgânica: a presença da disfunção orgânica é o marcador que diferencia a infecção da sepse, e essa disfunção orgânica é decorrente da lesão celular. Os mecanismos precisos da lesão celular não são totalmente compreendidos, mas incluem taxa aumentada de apoptose, isquemia tecidual e lesão citopática.
- Ativação do sistema de coagulação e do endotélio vascular: juntamente com a estimulação pró-inflamatória induzida pela sepse, as células endoteliais perdem sua função anticoagulante, enquanto a expressão de trombomodulina na superfície celular diminui e a expressão do fator tecidual aumenta, favorecendo a coagulação. A disfunção endotelial induzida pela sepse causa redução do glicocálice, permitindo aumento da adesão de leucócitos ao endotélio e potencializando o dano tecidual e a cascata de coagulação. Além disso, monócitos aderentes e micropartículas leucocitárias (NET) contribuem para a ativação da cascata de coagulação. De modo geral, o endotélio contribui significativamente para o agravamento da inflamação por meio da liberação de substâncias pró-inflamatórias, recrutamento de células inflamatórias, atividade pró-coagulante e aumento da permeabilidade vascular.
- Isquemia tecidual: a autorregulação metabólica, processo que adapta a disponibilidade de oxigênio às mudanças nas necessidades de oxigênio dos tecidos, está comprometida na sepse, promovendo o desacoplamento entre a oferta de oxigênio aos tecidos e o seu consumo. A ocorrência de lesões microcirculatórias e endoteliais da sepse reduz a área transversal dos vasos, diminuindo a disponibilidade de oxigênio nos tecidos. Isso se deve à ativação da coagulação e da fibrinólise nesses territórios pela sepse, além da interação de PMN ativados interagindo com o endotélio. A deformabilidade eritrocitária também é reduzida na sepse, dificultando ainda mais a passagem dos eritrócitos pelos capilares de troca e reduzindo ainda mais a disponibilidade de oxigênio aos tecidos.
- Lesão citopática: a disfunção mitocondrial induzida pela sepse parece ocorrer por inibição direta de complexos enzimáticos respiratórios, danos por estresse oxidativo na estrutura mitocondrial e degradação do seu DNA. Essa lesão mitocondrial leva à citotoxicidade por falência energética da célula. Essa compreensão se sustenta pelo fato de que experimentos em cultura de células demonstraram que endotoxina, TNFa e óxido nítrico causam alterações de proteínas da membrana interna e da matriz mitocondrial, seguidas de degeneração da mitocôndria. O resultado é o comprometimento funcional do transporte de elétrons mitocondrial, metabolismo energético desordenado e citotoxicidade. Outro fato que sustenta essa teoria é o achado de valores teciduais de oxigênio elevados em modelos experimentais de choque séptico, reforçando a disponibilidade local

de oxigênio e a incapacidade celular de utilizá-lo. As mitocôndrias podem ser reparadas ou regeneradas por um processo denominado biogênese, um importante alvo terapêutico que pode favorecer a recuperação da sepse.

- Morte celular: várias vias de morte celular podem ser ativadas durante a sepse, incluindo necrose, apoptose e morte celular induzida por autofagia. Muitas dessas vias de morte celular são alteradas durante a sepse, seja como resultado direto da fisiopatologia da sepse e da inflamação associada, seja pela interação direta com patógenos.
- Imunossupressão: observações clínicas e estudos em animais sugerem que o excesso de inflamação da sepse pode ser seguido por um período de imunossupressão, de origem não bem definida.

DIAGNÓSTICO

O diagnóstico de sepse pressupõe a ocorrência de um quadro infeccioso determinando uma resposta imunológica desregulada. Assim, qualquer paciente com apresentação clínica de uma possível infecção deve ser investigado para a possibilidade de sepse associada. Essa avaliação envolve o diagnóstico específico da infecção e a pesquisa de sinais clínicos e laboratoriais de gravidade e de disfunções orgânicas. Para isso, a abordagem sistematizada do paciente por meio de um protocolo institucional para rastreio da sepse é fortemente sugerida.

A partir de uma suspeita ou diagnóstico de infecção, o passo seguinte envolve a avaliação de sinais da síndrome de resposta inflamatória sistêmica (SIRS) e da coexistência de disfunções orgânicas. O reconhecimento precoce dos sinais e sintomas de sepse com a adoção de medidas numa janela de 1 a 3 horas reduz a mortalidade relacionada à síndrome. O Surviving Sepsis Campaign 2021 sugere que sejam utilizados os critérios de SIRS, qSOFA, os escores de MEWS ou NEWS como sinais de alerta para a suspeita precoce. É interessante que, embora variem na sensibilidade e especificidade com que identificam os pacientes em sepse, todos esses critérios levam em consideração parâmetros clínicos similares do paciente (Tabelas 1 a 3). O conhecimento desses parâmetros, qualquer que seja o escore escolhido, é importante para o reconhecimento precoce da sepse e adoção do pacote de medidas que levam à redução na mortalidade.

Os critérios de SIRS são muito sensíveis para identificar os pacientes com sepse, porém são pouco específicos. O padrão-ouro para definir as disfunções orgânicas é a utilização do escore SOFA (*Sequential Organ Failure Assessment*), já consagrado e validado para estratificação de pacientes graves na terapia intensiva a partir das disfunções orgânicas. Uma infecção associada a dois ou mais pontos do escore SOFA já caracteriza a sepse. Uma forma ágil e validada de identificar os pacientes de maior gravidade é a utilização dos critérios do Quick-SOFA: pacientes com possível infecção associada a alteração da consciência, taquipneia e/ou pressão arterial sistólica abaixo de 100 mmHg rapidamente são identificados como sépticos, mesmo na ausência de exames subsidiários. A Figura 1 apresenta o protocolo de triagem e diagnóstico de sepse do Hospital Sírio-Libanês adotando os critérios de SIRS e SOFA.

TABELA 1 Critérios SIRS e qSOFA

Critérios SIRS	Critérios qSOFA
Pelo menos dois dos seguintes: ▪ Temperatura corporal > 38 °C (febre) ou < 36 °C (hipotermia). ▪ Frequência respiratória > 20 irpm. ▪ Frequência cardíaca > 90 bpm. ▪ Aumento ou redução significativos do número de células brancas (leucócitos) no sangue periférico (> 12.000 ou < 4.000 células/mm³), ou presença de mais de 10% de leucócitos jovens (bastões).	Pelo menos dois dos seguintes: ▪ Frequência respiratória ≥ 22 irpm ▪ Pressão arterial sistólica ≤ 100 mmHg ▪ Alteração do nível de consciência

TRATAMENTO

O tratamento da sepse envolve a administração de antibioticoterapia empírica, ressuscitação hemodinâmica quando indicada, controle cirúrgico do foco infeccioso quando indicado e suporte às disfunções orgânicas. Definida a condição de sepse, o tratamento deve ser imediatamente iniciado com priorização de algumas medidas. Na primeira hora de cuidado, conforme indica a Figura 2, algumas intervenções são prioritárias: administração de antibiótico empírico com cobertura para agentes do foco infeccioso confirmado/presumido; coleta de dois pares de hemoculturas e de culturas pertinentes ao foco infeccioso, preferencialmente antes da administração do antibiótico; ressuscitação volêmica para pacientes com evidência de hipoperfusão (pacientes hipotensos e/ou lactato elevado).

Terapia antimicrobiana e controle do foco infeccioso

Na presença de choque séptico ou quando o diagnóstico de sepse é fortemente provável, a terapia antimicrobiana empírica deve ser administrada na janela de 60 minutos a partir da suspeita. Para paciente com sepse possível e sem choque, as recomendações colocam uma

TABELA 2 Critérios SOFA (≥ 2 sugerem sepse)

	0	1	2	3	4
Respiração – PaO_2/FiO_2	≥ 400 mmHg	< 400 mmHg	< 300 mmHg	< 200 mmHg com suporte respiratório	< 100 mmHg com suporte respiratório
Coagulação – plaquetas	≥ 150.000/µL	< 150.000/µL	< 100.000/µL	< 50.000/µL	< 20.000/µL
Fígado – bilirrubinas	< 1,2 mg/dL	1,2-1,9 mg/dL	2,0-5,9 mg/dL	6,0-11,9 mg/dL	> 12,0 mg/dL
Cardiovascular – pressão arterial média (PAM) e uso de droga vasoativa	PAM ≥ 70 mmHg	PAM < 70 mmHg	▪ Dopamina < 5 mg/kg/min ou ▪ Dobutamina (qualquer dose)	▪ Dopamina 5 a 15 mg/kg/min ou ▪ Adrenalina ≤ 0,1 mg/kg/min ou ▪ Noradrenalina ≤ 0,1 mg/kg/min	▪ Dopamina > 15 mg/kg/min ou ▪ Adrenalina > 0,1 mg/kg/min ou ▪ Noradrenalina > 0,1 mg/kg/min
Sistema nervoso central – escala de coma de Glasgow	15	13-14	10-12	6-9	< 6
Renal – creatinina ou débito urinário	Creatinina < 1,2 mg/dL	Creatinina 1,2-1,9 mg/dL	Creatinina 2,0-3,4 mg/dL	▪ Creatinina 3,5-4,9 mg/dL ou ▪ Débito urinário < 500 mL/dia	▪ Creatinina > 5,0 mg/dL ou ▪ Débito urinário < 200 mL/dia

TABELA 3 Critérios MEWS > 5

	3	2	1	0	1	2	3
Frequência respiratória/minuto	–	< 8	8	9-17	18-20	21-29	≥ 30
Frequência cardíaca/ minuto	–	< 40	40-50	51-100	101-110	111-129	≥ 130
Pressão arterial sistólica	≤ 70	71-80	81-100	101-159	160-199	200-220	> 220
Nível de consciência	Não responsivo	Responde à dor	Responde à voz	Alerta	Agitação ou confusão	Agitação ou confusão de início recente	–
Temperatura	–	< 35,1 °C	35,1 °C a 36,5 °C	36,5 °C a 37,5 °C	> 37,5 °C	–	–

janela máxima de 3 horas para a investigação clínica e laboratorial do caso e introdução do antimicrobiano, caso seja confirmado o quadro infeccioso. Na escolha da terapia antimicrobiana empírica para o tratamento de um quadro de sepse, devem-se levar em conta, inicialmente, a topografia e a origem provável do quadro infeccioso. Os agentes causadores dos quadros infecciosos para escolha da terapia empírica vão depender:

- Do tipo de infecção em curso (pulmonar, urinário, pele e partes moles, abdominal, meningite etc.).
- Da origem do quadro infeccioso (comunitária ou associada aos cuidados com a saúde – hospitalar, instituições de longa permanência).
- Da epidemiologia da comunidade ou da instituição na qual se originaram, com especial atenção ao perfil de resistência dos diferentes agentes.
- Do histórico de uso de antimicrobianos e de colonização por microrganismos multirresistentes do paciente.

A prevalência de colonização por bactérias multirresistentes é conhecidamente maior em idosos, assim como o risco dos quadros infecciosos se darem pelas bactérias que colonizam o paciente. Sabe-se que os pacientes colonizados mantêm a presença do agente multirresistente em sua flora por períodos superiores há 2 anos. Por esse motivo, a escolha adequada da terapia antimicrobiana empírica deve sempre levar em conta o histórico de infecções prévias e agentes isolados no paciente em questão. Outro fator que deve ser avaliado na escolha do antimicrobiano é o histórico de uso de antibióticos do paciente e se o quadro infeccioso atual se deu na vigência de uso de alguma terapia antimicrobiana.

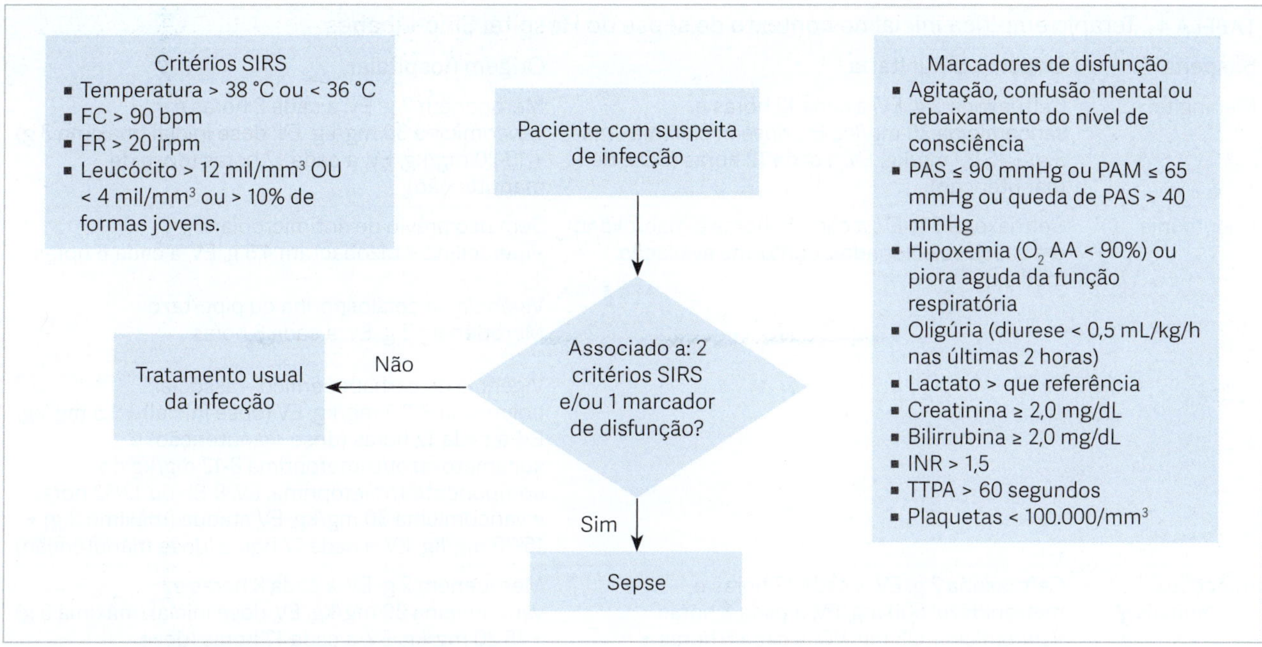

FIGURA 1 Fluxo de diagnóstico/suspeita de sepse.

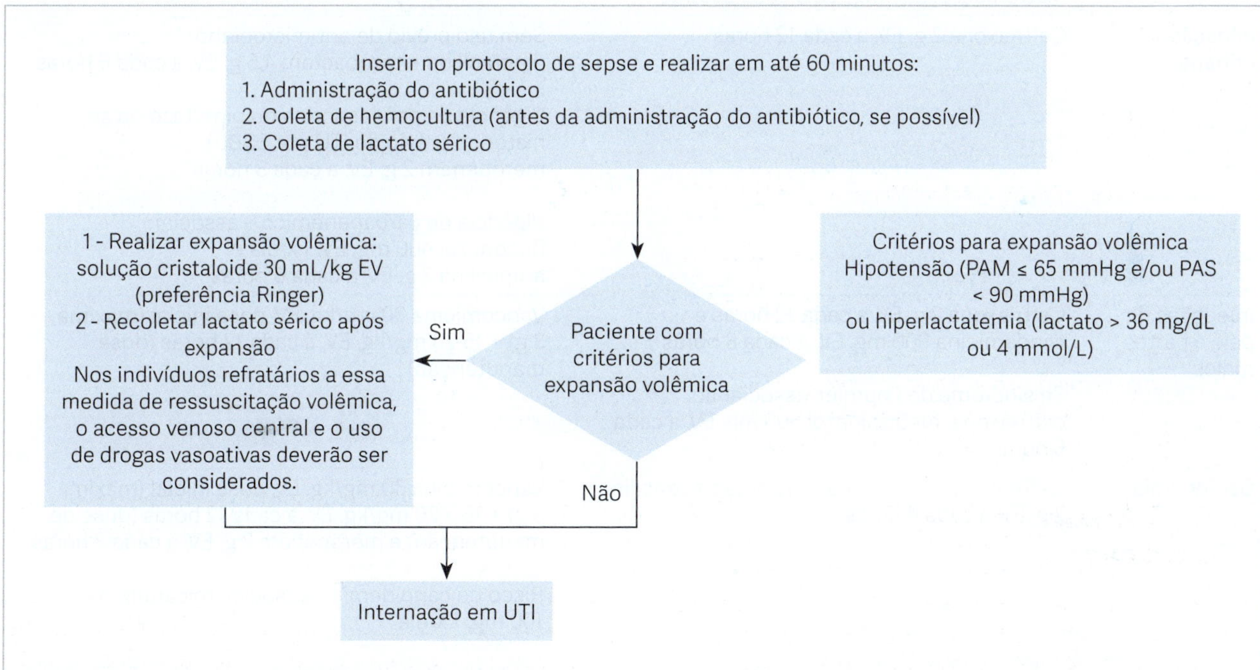

FIGURA 2 Tratamento de primeira hora da sepse.

Idealmente, deve-se administrar o antimicrobiano na maior dose indicada para aquele paciente. Essa recomendação é baseada em estudos que mostram que o paciente em sepse acaba tendo um maior volume de distribuição e que desfechos melhores são alcançados com concentrações maiores do antimicrobiano. No Hospital Sírio-Libanês, a sugestão de tratamento empírico dos casos de sepse é revisada anualmente por um grupo que analisa a evolução do perfil de sensibilidade das infecções comunitárias e hospitalares até o ano anterior. Na Tabela 4, está a sugestão de tratamento empírico da sepse em 2025.

Outro fator que impacta diretamente no desfecho do paciente séptico é o controle do foco infeccioso. Considera-se "controle do foco infeccioso" qualquer ação física realizada para eliminar o foco de infecção ou controlar,

TABELA 4 Terapia empírica inicial no contexto de sepse do Hospital Sírio-Libanês

Suspeita	Origem comunitária	Origem hospitalar
Meningite	Ceftriaxona 2 g, EV, a cada 12 horas e vancomicina 30 mg/kg, EV, dose inicial (máxima 3 g) + 15-20 mg/kg, EV, a cada 12 horas (dose de manutenção)	Meropeném 2 g, EV, a cada 8 horas e vancomicina 30 mg/kg, EV, dose inicial (máxima 3 g) + 15-20 mg/kg, EV, a cada 12 horas (dose de manutenção)
Pneumonia	Ceftriaxona 2 g, EV, a cada 12 horas e macrolídeo em casos selecionados, conforme avaliação médica	Sem uso prévio de antimicrobiano Piperacilina + tazobactam 4,5 g, EV, a cada 6 horas Vigência de cefalosporina ou pipe/tazo Meropeném 2 g, EV, a cada 8 horas Vigência de carbapenêmico – associar: polimixina B 2,5 mg/kg, EV (dose inicial) + 1,5 mg/kg, EV, a cada 12 horas (dose manutenção) e sulfametoxazol/trimetoprima 8-12 mg/kg do componente trimetoprima, EV, 8/8h ou 12/12 horas e vancomicina 30 mg/kg, EV ataque (máximo 3 g) + 15-20 mg/kg, EV, a cada 12 horas (dose manutenção)
Infecções abdominais	Ceftriaxona 2 g, EV, a cada 12 horas e metronidazol 500 mg, EV, a cada 8 horas Vancomicina 125 mg, VO, a cada 6 horas + metronidazol 500 mg, EV, a cada 8 horas	Meropeném 2 g, EV, a cada 8 horas e vancomicina 30 mg/kg, EV, dose inicial (máxima 3 g) + 15-20 mg/kg, EV, a cada 12 horas (dose manutenção) e micafungina 100 mg, EV, 1 x/dia
Clostridioides	Vancomicina 125 mg, VO, a cada 6 horas + metronidazol 500 mg, EV, a cada 8 horas	
Infecção urinária	Ceftriaxona 2 g, EV, a cada 12 horas	Sem uso prévio de antimicrobiano piperacilina + tazobactam 4,5 g, EV, a cada 6 horas Vigência de cefalosporina ou pipe/tazo ou se histórico prévio de ITU por ESBL+ meropeném 2 g, EV, a cada 8 horas Vigência de carbapenêmico – associar: fluconazol 400 mg, EV, 1 x/dia e ampicilina 2 g, EV, a cada 6 horas
Infecções de pele e partes moles	Ceftriaxona 2 g, EV, a cada 12 horas e clindamicina 900 mg, EV, a cada 8 horas Se síndrome de Fournier, associar ao ceftriaxona, metronidazol 500 mg, EV, a cada 8 horas	Vancomicina 30 mg/kg, EV, dose inicial (máxima 3 g) + 15-20 mg/kg, EV, a cada 12 horas (dose manutenção)
Bacteriemia	Ceftriaxona 2 g, EV, a cada 12 horas e oxacilina 2 g, EV, a cada 4 horas	Vancomicina 30 mg/kg, EV, dose inicial (máxima 3 g) + 15 a 20 mg/kg, EV, a cada 12 horas (dose de manutenção) e meropeném 2 g, EV, a cada 8 horas Risco de candidemia – associar: micafungina 100 mg, 1 x/dia Vigência de meropeném ou paciente colonizado por Gram-negativo resistente carbapenêmico – associar: polimixina B 2,5 mg/kg, EV (dose inicial), 1,5 mg/kg, EV, a cada 12 horas (dose de manutenção)
Neutropenia febril	Piperacilina + tazobactam 4,5 g, EV, a cada 6 horas e associar vancomicina 30 mg/kg, EV, dose inicial (máxima 3 g) + 15-20 mg/kg, EV, a cada 12 horas (dose de manutenção), se: ▪ mucosite ▪ presença de cateter venoso central ▪ instabilidade hemodinâmica ▪ profilaxia antimicrobiana com quinolone ▪ colonização ou cultura – agente Gram-positivo	Vancomicina 30 mg/kg, EV, dose inicial (máxima 3 g) + 15 a 20 mg/kg, EV, a cada 12 horas (dose de manutenção) e meropeném 2 g, EV, a cada 8 horas Vigência de meropeném ou paciente colonizado por Gram-negativo resistente a carbapenêmico – associar: polimixina B 2,5 mg/kg, EV (dose inicial) + 1,5 mg/kg, EV, a cada 12 horas (dose manutenção)

mesmo parcialmente, um processo infeccioso em curso. São controles de focos infecciosos: 1) as intervenções cirúrgicas, como aquelas feitas em abdomens agudos, na drenagem de abscessos; 2) a remoção de dispositivos invasivos infectados, como cateteres e implantes; 3) o desbridamento de lesões infectadas, como em fasciites necrosantes. São inúmeros os trabalhos que mostram que o atraso no controle do foco infeccioso aumenta a mortalidade do paciente em sepse.

Suporte hemodinâmico

A disfunção hemodinâmica é um fenômeno frequente na apresentação da sepse, e seu tratamento segue os conceitos usuais de suporte ao choque com algumas particularidades. A ressuscitação hemodinâmica só se justifica nos pacientes hipotensos ou com alteração significativa do lactato. A hipovolemia é frequente nessa população em decorrência de perdas como vômitos e diarreia, aumento da permeabilidade vascular e redução relativa da volemia por vasodilatação venosa e arterial.

A recomendação atual de ressuscitação volêmica é de 30 mL/kg de solução cristaloide preferencialmente balanceada, também de preferência até a terceira hora de tratamento. Os pacientes que não revertem a hipotensão e necessitam de vasopressores para a sua normalização apresentam maior mortalidade e se configuram em choque séptico. Apesar da recomendação geral de 30 mL/kg para ressuscitação volêmica, uma avaliação mais detalhada com manobras de fluidorresponsividade e fluidotolerância são recomendadas ao longo do processo de ressuscitação do paciente em choque séptico para individualização do cuidado. A utilização de solução coloide com albumina fica reservada para condições de necessidade de reposição de cristaloides em altas doses e baixa resposta hemodinâmica.

Quando a reposição volêmica não consegue promover a normalização hemodinâmica, o uso de vasopressores se faz necessário. A noradrenalina é o vasopressor de escolha, pois a dopamina está associada a maior risco de arritmias. A associação de vasopressina pode ser necessária em condições de choque refratário, mas seu uso em condições de débito cardíaco reduzido deve ser evitado. A utilização precoce de vasopressina no choque séptico tem sido sugerida por seu efeito protetor endotelial e promoção da redução de edema tecidual, mas seu uso precoce ainda carece de evidências.

A dobutamina pode ser utilizada em associação à noradrenalina nas condições em que há necessidade de aumento do inotropismo para compensação do choque. Algumas metas terapêuticas na ressuscitação do choque séptico são sugeridas como manter a SvO_2 acima de 70%, a redução e/ou normalização do lactato em até 6 horas do diagnóstico e a PAM acima de 65 mmHg.

Corticoterapia

A ocorrência de insuficiência adrenal relativa nos pacientes em choque séptico é comum. Nesse contexto, a utilização de 200 mg de hidrocortisona, preferencialmente em infusão contínua, pode auxiliar na redução da dose de vasopressores necessária para estabilização hemodinâmica.

Nutrição

Apesar de importante, o suporte nutricional no paciente em choque séptico não é urgente, exceto em condições de desnutrição prévia. A via enteral é preferível à parenteral, e o aporte nutricional somente deve ser iniciado após a fase inicial de ressuscitação. Após a estabilização hemodinâmica, o suporte nutricional enteral pode ser iniciado. Nos pacientes em quem há inviabilidade inicial do aporte enteral, o uso de nutrição parenteral não é necessário por alguns dias iniciais do quadro. A glicemia deve ser mantida entre 140 e 180 mg/dL nesses indivíduos.

Suporte ventilatório

Nos pacientes nos quais o suporte ventilatório invasivo é necessário, alguns cuidados são importantes. O início da ventilação mecânica pode acentuar a condição do choque, sugerindo a presença de hipovolemia. A utilização de parâmetros ventilatórios protetores (VC 5 a 6 mL/kg, *drive pressure* abaixo de 15 cmH_2O e pressão de platô abaixo de 30 H_2O) reduz a chance de indução de lesão pulmonar pela ventilação (VILI). O emprego da menor dose necessária de sedação é sugerida para redução do tempo de ventilação mecânica.

Hemodiálise

A sepse é a principal causa de injuria renal aguda na UTI. A única abordagem protetora da função renal na sepse é manter a adequação da volemia e da perfusão renal. Quando necessário, o suporte dialítico de preferência é a hemofiltração venovenosa contínua, por possibilitar melhor controle hídrico e tolerância do paciente ao método.

Coagulação

A presença de plaquetopenia e alargamento do TP e do TTPa é frequente na sepse como marcadores da ativação da coagulação. Essas alterações não demandam intervenções específicas, exceto em situações de sangramento ativo, em que a reposição de plasma ou plaquetas pode ser necessária.

Alterações hepáticas

As alterações de marcadores de lesão hepática são comuns em condições de choque de qualquer etiologia. A elevação persistente de bilirrubinas também é comum mesmo sem evidência de hemólise, hematomas ou doenças da via biliar. No entanto, a avaliação radiológica das vias biliares pode ser necessária.

Alterações neurológicas

Confusão mental sem coma é manifestação comum na condição de choque de qualquer etiologia. A encefalopatia da sepse, cuja etiologia é atribuída a vários mediadores inflamatórios, é frequente e em geral se resolve com a resolução do choque. A investigação adicional com exames subsidiários de imagem, liquor ou eletroencefalograma é de pouca utilidade, exceto na exclusão de outros diagnósticos.

SEPSE EM POPULAÇÕES ESPECIAIS

Pacientes transplantados apresentam risco aumentado de infecções, principalmente por germes oportunistas. O cuidado desses pacientes demanda ajustes na imunossupressão e atenção especial para agentes oportunistas na cobertura antimicrobiana. Outra população que demanda atenção são os pacientes oncológicos, principalmente os neutropênicos, em quem a cobertura para Gram-positivos pode ser necessária. Vale a lembrança de que essa população frequenta ambientes como clínicas de diálise ou de infusão, favorecendo a colonização por agentes nosocomiais de infecção. A paciente gestante também demanda cuidados específicos, por apresentar adaptações fisiológicas que alteram a farmacocinética de drogas.

SEPSE EM LONGO PRAZO

Cerca de 15-30% dos sobreviventes de sepse irão falecer no primeiro ano após a alta hospitalar. Metade dessa mortalidade está relacionada diretamente a complicações da sepse. A outra metade está relacionada a idade, comorbidades e estado funcional no momento da alta. *Delirium* e neuromiopatia parecem ser as disfunções orgânicas mais associadas à mortalidade em longo prazo. As reinternações hospitalares ocorrem em 50% dos sobreviventes no primeiro ano após a alta.

A sepse deixou de ser uma entidade clínica cujo cuidado é restrito ao período de internação. Até 60% dos sobreviventes da sepse podem apresentar um conjunto de problemas físicos, cognitivos e emocionais por meses ou anos após a alta hospitalar. Fadiga, dores musculares e distúrbios do sono, perda de memória, dificuldade de concentração, ansiedade, depressão e transtorno de estresse pós-traumático são exemplos desses problemas associados à sepse, o que demanda o cuidado e atenção de tais pacientes mesmo após a alta hospitalar.

CONSIDERAÇÕES FINAIS

A sepse, uma síndrome decorrente da resposta desregulada do hospedeiro a uma infecção, representa um desafio global de saúde pública com elevada morbimortalidade. Seu reconhecimento precoce e a implementação de medidas terapêuticas individualizadas são cruciais para otimizar os desfechos, considerando a complexa interação entre o agente infeccioso, a resposta inflamatória e a disfunção orgânica. A compreensão aprofundada de sua fisiopatologia e a abordagem sistemática no diagnóstico e tratamento são fundamentais para o manejo adequado, visando não apenas a sobrevivência, mas também a redução das sequelas a longo prazo.

PONTOS-CHAVE

1. A sepse é uma síndrome clínica grave, caracterizada por disfunção orgânica potencialmente fatal causada por uma resposta desregulada do hospedeiro a uma infecção.
2. O diagnóstico precoce da sepse é essencial e baseia-se na suspeita de infecção associada a critérios clínicos e laboratoriais de disfunção orgânica.
3. A fisiopatologia da sepse envolve uma complexa interação entre a predisposição do hospedeiro, o agente infeccioso, a resposta inflamatória sistêmica e o desenvolvimento de disfunção orgânica.
4. O manejo da sepse requer abordagem multimodal e individualizada, focada no controle do foco infeccioso e no suporte hemodinâmico e orgânico.

BIBLIOGRAFIA

1. Acosta CD, Bhattacharya S, Tuffnell D, Kurinczuk JJ, Knight M. Maternal sepsis: a Scottish population-based case-control study. BJOG. 2012;119(4):474-83.
2. Angus DC, van der Poll T. Sepsis and septic shock. N Engl J Med. 2013;369(9):840-51.
3. Annane D, Bellissant E, Bollaert PE, Briegel J, Keh D, Kupfer Y. Corticosteroids for treating sepsis. Cochrane Database Syst Rev. 2015;2015(12):CD002243.
4. Banach D, Bearman G, Barnden M, Hanrahan J, Leekha S, Morgan D, et al. Dura-tion of contact precautions for acute-care settings. Infect Control Hosp Epidemiol. 2018;39(2):127-44.
5. De Waele JJ, Girardis M, Martin-Loeches I. Source control in the management of sepsis and septic shock. Intensive Care Med. 2022;48(12):1799-802.
6. Evans L, Rhodes A, Alhazzani W, Antonelli M, Coopersmith CM, French C, et al. Surviving Sepsis Campaign Guidelines 2021. Intensive Care Med. 2021;47(11):1181-247.
7. Fishman JA. Infection in solid-organ transplant recipients. N Engl J Med. 2007;357(25):2601-14.

8. Freifeld AG, Bow EJ, Sepkowitz KA, Boeckh MJ, Ito JI, Mullen CA, et al. IDSA guide-lines for neutropenic patients. Clin Infect Dis. 2011;52(4):e56-93.
9. Iwashyna TJ, Ely EW, Smith DM, Langa KM. Long-term cognitive impairment and functional disability among survivors of severe sepsis. JAMA. 2010;304(16):1787-94.
10. Machado FR, Cavalcanti AB, Bozza FA, Ferreira EM, Carrara FSA, Sousa JL, et al. The epidemiology of sepsis in Brazilian intensive care units (the Sepsis PREvalence Assessment Database, SPREAD): an observational study. Lancet Infect Dis. 2017;17(11):1180-9.
11. Machado FR, Cavalcanti AB, Braga MA, Tallo FS, Bossa A, Souza JL, et al. Sepsis in Brazilian emergency departments: a prospective multicenter observational study. Intern Emerg Med. 2023;18(2):409-21.
12. Martin-Loeches I, Guia MC, Vallecoccia MS, Suarez D, Ibarz M, Irazabal M, et al. Risk factors for mortality in elderly and very elderly critically ill patients with sepsis: a prospective, observational, multicenter cohort study. Ann Intensive Care. 2019;9(1):26.
13. Mazuski JE, Tessier JM, May AK, Sawyer RG, Nadler EP, Rosengart MR, et al. Surgi-cal Infection Society Guidelines. Surg Infect (Larchmt). 2017;18(1):1-76.
14. Niederman MS, Baron RM, Bouadma L, Calandra T, Daneman N, DeWaele J, et al. Initial antimicrobial management of sepsis. Crit Care. 2021;25(1):307.
15. Rhodes A, Evans LE, Alhazzani W, Levy MM, Antonelli M, Ferrer R, et al. Surviving Sepsis Campaign: international guidelines. Intensive Care Med. 2017;43(3):304-77.
16. Rudd KE, Rudd KE, Johnson SC, Agesa KM, Shackelford KA, Tsoi D, et al. Global burden of sepsis: estimates of incidence and mortality, 1990-2017: analysis for the Global Burden of Disease Study. Lancet. 2020;395(10219):200-11.
17. Singer M, Deutschman CS, Seymour CW, Shankar-Hari M, Annane D, Bauer M, et al. The third international consensus definitions for sepsis and septic shock (Sep-sis-3). JAMA. 2016;315(8):801-10.

87

Infecções respiratórias virais

Elnara Marcia Negri
André Machado Luiz

SUMÁRIO

INTRODUÇÃO

Nos últimos anos, as infecções virais têm se tornado grande desafio para o manejo do paciente crítico. Principalmente após a pandemia de covid-19, foi necessário reinventar-se no sentido de entender a fisiopatologia das infecções virais e adequar a introdução de novos tratamentos.[1-3]

Há muito se sabia que a maioria das pneumonias de comunidade era secundária a infecções virais, no entanto não se dispunha de testes diagnósticos rápidos e confiáveis que esclarecessem os agentes etiológicos na admissão.[4] Felizmente, hoje estão disponíveis de testes moleculares, que em questão de minutos dão o diagnóstico de mais de trinta tipos de vírus e bactérias, além de apontarem se há genes de resistência antimicrobiana envolvidos.[5] São ferramentas não invasivas que revolucionaram a prática clínica. Analisando-se apenas um esfregaço nasal ou uma pequena amostra de escarro, chega-se ao diagnóstico etiológico rápido na maioria das vezes.

São muitos os vírus causadores das infecções respiratórias, ocasionando desde simples infecções das vias aéreas superiores até traqueobronquites, bronquiolites e pneumonias. Alguns, como o SARS-CoV-2, têm potencial de ocasionar inflamação do endotélio e tromboses; outros, capilarite e hemorragias.[6] Assim, é preciso estar sempre atento à avaliação propedêutica do paciente para antecipar possíveis complicações secundárias a essas infecções.

Entre os agentes virais mais comuns, destacam-se rinovírus, enterovírus, adenovírus, *influenza*, coronavírus pandêmico e não pandêmicos, metapneumovírus, vírus sincicial respiratório (VSR) e parainfluenza. Além desses, os chamados vírus respiratórios ainda podem acometer as vias aéreas e o parênquima pulmonar: o vírus da varicela, sarampo, mononucleose, herpes, entre outros.[7]

O diagnóstico etiológico das infecções respiratórias virais tem se tornado mais relevante à medida que surgem múltiplos novos medicamentos antivirais com ação específica e que podem prevenir e tratar quadros graves, evitando ou melhorando a instalação da insuficiência respiratória.

É importante sempre ressaltar que a parte das infecções virais é prevenível e seus quadros graves são evitados por meio da manutenção do calendário vacinal atualizado. A vacinação se torna ainda mais impactante principalmente nos grupos mais vulneráveis, ou seja, extremos de idade, imunossuprimidos, gestantes e populações isoladas, portadores de doenças pulmonares crônicas (p. ex., asma e doença pulmonar obstrutiva crônica – DPOC) e cardiopatas.[8]

EPIDEMIOLOGIA

As infecções respiratórias virais são extremamente frequentes em todas as faixas etárias, causando grande impacto econômico nos sistemas de saúde globalmente. Os vírus respiratórios podem resultar em doenças graves capazes de induzir à insuficiência respiratória aguda, que pode progredir para síndrome do desconforto respiratório agudo. Anteriormente à pandemia da covid-19, influenza A e B, VSR, rinovírus, adenovírus e parainfluenza constituíam os principais agentes etiológicos de infecções respiratórias do trato respiratório inferior. Com a evolução do diagnóstico etiológico rápido por meio da detecção de antígenos e técnicas moleculares, houve um aumento da detecção de agentes como metapneumovírus, bocavírus e coronavírus na população geral. Nesse mesmo contexto, em pacientes imunodeprimidos, vírus como citomegalovírus (CMV), herpes-simples e varicela-zóster também passaram a ser implicados em infecções do trato respiratório inferior.[9]

A pneumonia, de qualquer etiologia, é a principal causa de hospitalização nos Estados Unidos e a terceira principal causa de morte no Brasil. Estudo brasileiro realizado de setembro de 2017 a agosto de 2018, por meio da triagem de todos os pacientes atendidos no pronto-socorro do Hospital das Clínicas da Faculdade de Medicina da Universidade de São Paulo que necessitaram de internação por pneumonia no período, contribuiu para um melhor acesso aos agentes mais frequentes na era pré-pandemia de covid-19. Todos os pacientes do estudo foram submetidos a diagnóstico molecular de amostras de escarro por meio de painel de PCR. Identificou-se um agente etiológico em 61,5% dos pacientes, sendo os vírus os mais comuns (42,01%), liderados pelo rinovírus, seguido pela influenza e coronavírus (não SARS-CoV-2). Agentes bacterianos foram identificados em 34,91% dos pacientes, sendo *S. pneumoniae* o mais comum, seguido por *H. influenzae*, *M. catarrhalis* e *S. aureus*.

Depois da pandemia de covid-19, esse cenário se modificou, e, atualmente, metapneumovírus, VSR e parainfluenza também são agentes bastante diagnosticados. Paralelamente, bactérias atípicas como o *Mycoplasma pneumoniae* têm sido responsáveis por surtos de pneumonias.[10]

FISIOPATOLOGIA

A porta de entrada dos vírus de transmissão respiratória é o epitélio das vias aéreas superiores. Os vírus se ligam a receptores de membrana das células epiteliais, induzem a endocitose e invadem seu núcleo. A partir daí, os invasores se utilizam do aparato nuclear para produzir múltiplas novas partículas virais infectantes.[7] Assim que a célula invadida fica saturada desses novos vírus, ela entra em autólise por meio da ativação de inflamassomas e surgem poros na membrana celular, por onde entra água do espaço extracelular, e a célula perde sua homeostase e acaba por explodir, liberando as partículas virais que vão infectar novas células. Esse ciclo continua até que o sistema imune reconheça a invasão alienígena e comece a produzir opsoninas e anticorpos que impeçam a adesão e invasão celular. O sistema imune vacinado consegue responder de forma mais rápida e eficaz, debelando a infecção de forma mais ágil e impedindo o desenvolvimento de quadros graves.[8]

Na covid-19 grave, antes do advento da vacina e quando ainda não existiam terapias eficazes, o vírus, além de invadir o epitélio respiratório desde as vias aéreas até os alvéolos, conseguia, em geral por volta do sexto ao sétimo dia do primeiro sintoma, passar a barreira alveolocapilar e invadir e destruir o endotélio dos capilares alveolares, causando trombose da microcirculação alveolar, e uma reação em cadeia com netose e hiperviscosidade sanguínea, culminando com fenômenos trombóticos sistêmicos. Atualmente, esses quadros graves de covid-19 são vistos apenas em indivíduos não vacinados ou em pacientes bastante imunossuprimidos.

A invasão do epitélio respiratório pode se estender aos brônquios, bronquíolos e epitélio alveolar, causando, portanto, respectivamente, bronquite, bronquiolite e pneumonia. A destruição do epitélio respiratório em seus diversos níveis tem consequências agudas e subagudas, podendo deixar sequelas em longo prazo. A membrana basal desnuda, expõe as terminações nervosas e os receptores da tosse, resultando em hiper-reatividade brônquica, com sibilos, tosse irritativa e prolongada que só melhora com a regeneração epitelial – que pode levar de 4 a 12 semanas, dependendo da gravidade da infecção. A chamada hiper-reatividade pós-infecciosa é mais frequente em pacientes asmáticos e em portadores de DPOC.[11]

Quando a destruição epitelial atinge os bronquíolos, instala-se a bronquiolite viral. Esse quadro é mais grave, já que os bronquíolos se encontram próximos ao território alveolar e pode haver impacto nas trocas gasosas, com hipoxemia, tosse obstrutiva, chiado, grasnido e dispneia. A bronquiolite viral é grave principalmente em idosos e recém-nascidos e pode levar a fibrose irreversível, a chamada bronquiolite constritiva ou bronquiolite obliterante, com a proliferação de tecido de granulação para a luz bronquiolar e por vezes alveolar – a chamada pneumonia organizante.[12] Esse quadro responde muito bem à corticoterapia sistêmica e costuma ser reversível se tratado prontamente.

QUADRO CLÍNICO

O paciente com infecção respiratória viral apresenta-se inicialmente com febre baixa, em geral de até 38 °C, cefaleia, odinofagia, rinorreia hialina, espirros e hiperemia conjuntival. Durante a pandemia da covid-19, pelo acometimento maciço do epitélio olfativo pelo vírus, era comum constatar anosmia e ageusia no início dos sintomas.[13] A maioria das infecções respiratórias virais evolui bem, com melhora dos sintomas em 5 a 7 dias e sem progressão para quadros mais graves. Entretanto, em alguns casos, principalmente nos grupos de risco e nos não vacinados, a destruição epitelial pode progredir para territórios mais distais do aparelho respiratório e podem ocorrer infecções bacterianas secundarias. Nesse cenário, o paciente pode apresentar febre mais alta, acima de 38 °C, expectoração amarelada, dispneia e sibilos, além de hipoxemia e muitas vezes necessidade de suporte ventilatório não invasivo, ou, por vezes, ventilação mecânica, além de antibioticoterapia e corticoterapia. Nunca se esquecer dos broncodilatadores, que auxiliam notavelmente a recuperação desses pacientes.[14]

Alguns vírus, como influenza e SARS-CoV-2, podem causar linfopenia e induzir imunossupressão, facilitando o surgimento de infecções oportunistas. É necessária a atenção a infecções fúngicas, herpes e CMV em quadros que se cronificam. A ausculta pulmonar pode incluir roncos, sibilos, grasnido e crepitação, ou pode haver dissociação clínico-radiológica, com ausculta normal que destoa da imagem radiológica exuberante e da hipoxemia.

COMPLICAÇÕES

As complicações incluem:

- Bronquiolite constritiva.
- Fibrose pulmonar.
- Bronquiolite obliterante.
- Coinfecções bacterianas, virais e fúngicas: as coinfecções bacterianas são frequentemente observadas em infecções virais respiratórias como influenza, sendo uma importante causa de morbidade e mortalidade. Em indivíduos com influenza grave, observou-se coinfecção bacteriana em 22,5% dos pacientes.[15] Em pacientes com covid-19, observou-se coinfecção bacteriana de 5,9% entre todos os hospitalizados a 8,1% em pacientes críticos,[16] assim como a ocorrência de aspergilose pulmonar, candidemia e mucormicose associadas à covid-19 grave.[17]
- Fenômenos trombóticos.

Quadro radiológico

O quadro radiológico das pneumonias virais é variável e não específico, podendo mais frequentemente se apresentar como infiltrados em vidro fosco ou nodulares. Muitas vezes podem evoluir para áreas de bronquiolite com aprisionamento aéreo nas imagens em expiração, assim como pneumonia organizante. As Figuras 1 a 6 trazem alguns exemplos de tomografias de pacientes portadores de pneumonias virais.

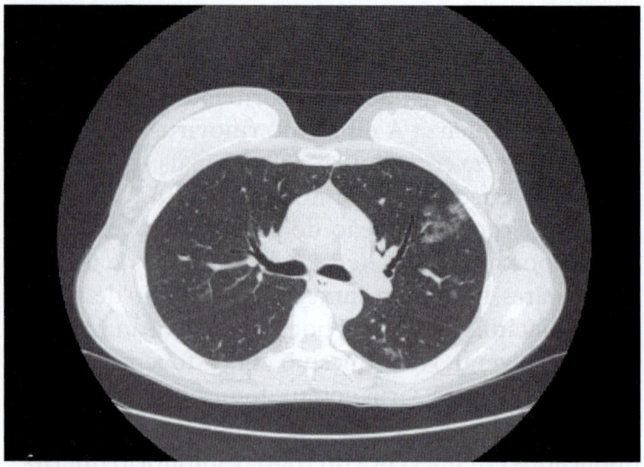

FIGURA 1 Infiltrado em vidro fosco em paciente com pneumonia por rinovírus.

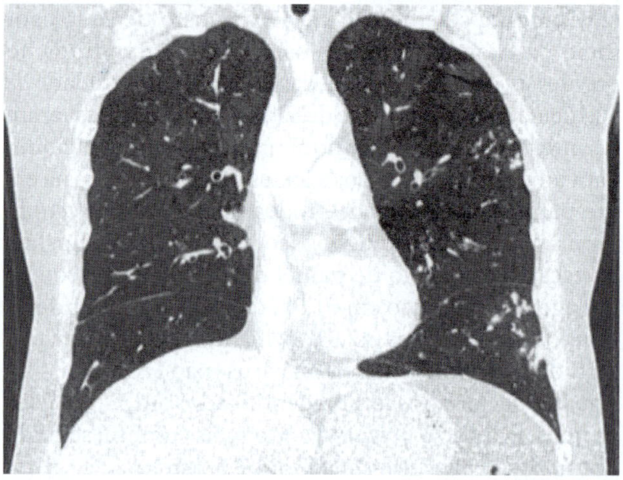

FIGURA 2 Micronódulos em paciente com pneumonia por influenza A.

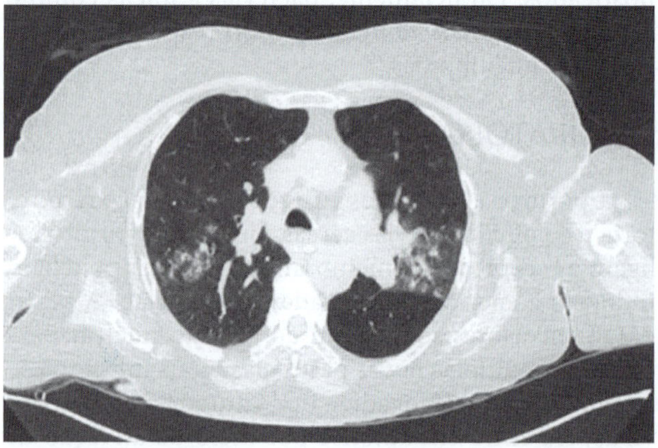

FIGURA 3 Infiltrado bilateral (vidro fosco e micronódulos) em paciente com influenza A.

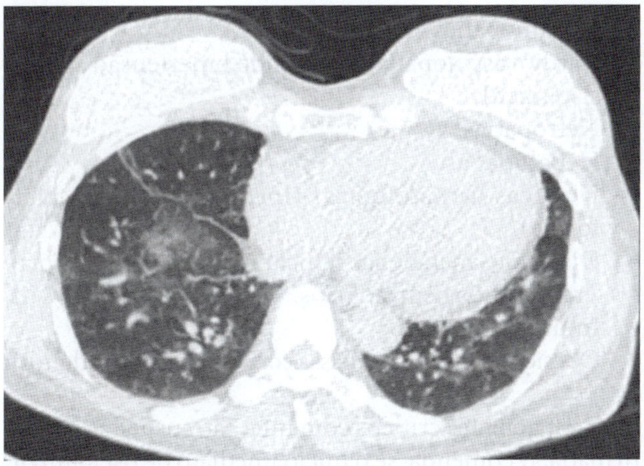

FIGURA 4 Áreas de aprisionamento aéreo (padrão em mosaico) na tomografia de tórax em expiração em paciente infectado por vírus sincicial respiratório com quadro de bronquiolite.

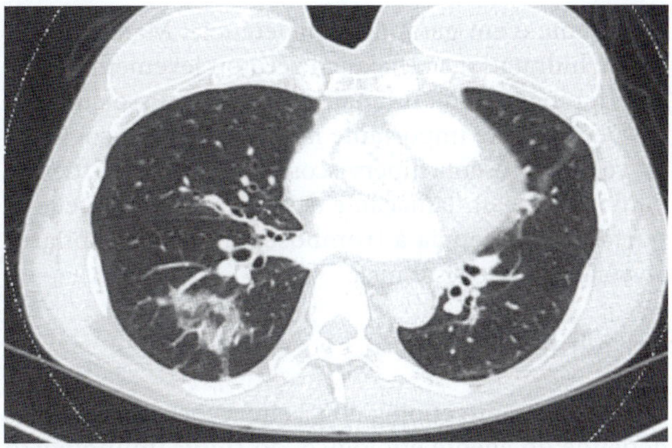

FIGURA 5 Imagem em halo invertido sugestiva de pneumonia em organização em paciente infectado por metapneumovírus.

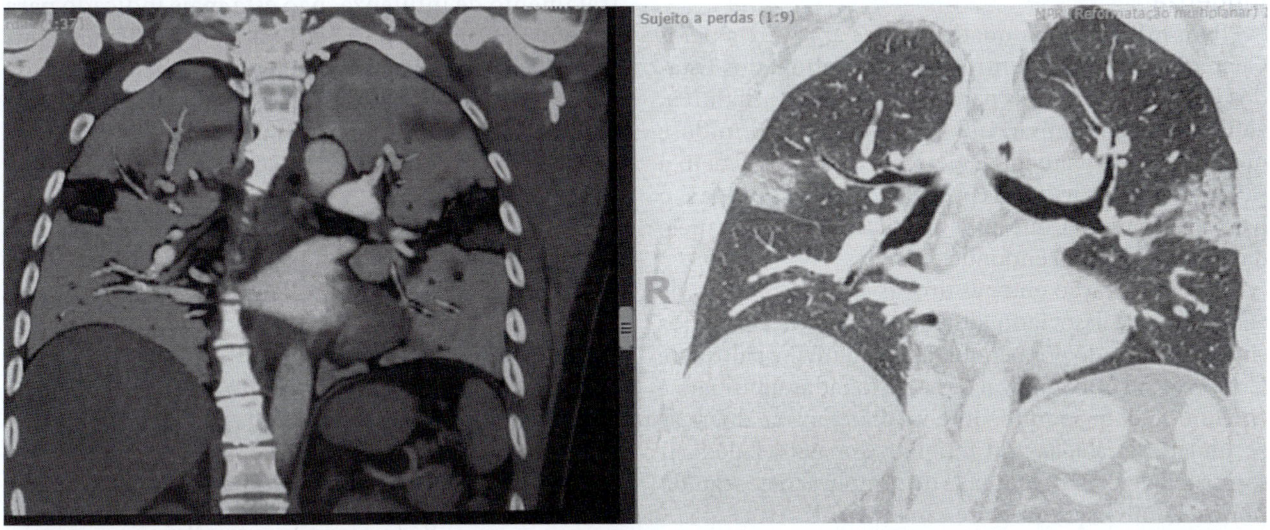

FIGURA 6 Tomografia de tórax utilizando-se o protocolo de dupla energia sob injeção de contraste endovenoso (as áreas de perfusão pulmonar estão destacadas no Encarte colorido ao final do livro) em paciente com covid-19. Observa-se que as áreas correspondentes ao infiltrado em vidro fosco não apresentam perfusão, mostrando a trombose da microcirculação pulmonar nas áreas afetadas pelo vírus na fase aguda da doença.

(Veja imagem colorida no encarte no final do livro.)

TRATAMENTO

Suporte clínico

O tratamento sintomático inclui lavagem nasal com soro fisiológico, analgésicos para cefaleia e odinofagia e evitar corticoide em altas doses (> 0,5 mg/kg/dia de prednisona), pois as doenças virais podem induzir linfopenia, e a corticoterapia com doses altas no início do quadro pode facilitar a instalação de infecções oportunistas. Doses maiores de corticoide podem ser necessárias no caso de desenvolvimento de bronquiolite obliterante e pneumonia organizante, em geral 0,5 a 1 mg/kg/dia por um período de 4 a 6 semanas em desmame progressivo.

Muito importante é a utilização de broncodilatadores e corticoterapia inalatória no auxílio às bronquites e bronquiolites virais. O uso de combinações de LABA/LAMA e corticoide inalatório pode auxiliar no manejo da hiper-reatividade pós-infecciosa, sobretudo em pacientes asmáticos e com DPOC, além de melhorar a hipoxemia e aliviar a tosse.

A fisioterapia respiratória com pressão positiva, nos casos de bronquiolite e pneumonia viral, é uma ferramenta valiosíssima, que acelera a recuperação do doente e muitas vezes evita a necessidade de ventilação mecânica invasiva.

Especial atenção precisa ser dada à hidratação, pois o paciente com infecção respiratória viral se desidrata facilmente e em geral tem inapetência. Manter o paciente hidratado, em balanço zero ou levemente positivo, também ajuda na sua recuperação. Esse cuidado é especialmente importante no paciente com covid-19 grave que apresenta hiperviscosidade sanguínea, déficit na fibrinólise, inflamação e destruição do endotélio e, portanto, tendência à trombose, tanto nos capilares alveolares como sistêmica.

Antivirais

O tratamento etiológico das infecções respiratórias depende do agente etiológico, do *status* imunológico do paciente e da gravidade das manifestações clínicas. Embora para a maioria das infecções virais o tratamento seja apenas de suporte, há opções antivirais para alguns agentes em determinadas situações clínicas.

Influenza

Para influenza, há quatro drogas aprovadas pelos Centers for Disease Control and Prevention, dos Estados Unidos, disponíveis para o tratamento: oseltamivir, zanamivir e peramivir, inibidores da neuraminidase que bloqueiam a atividade dessa enzima e impedem a saída de novos vírions das células. A quarta droga é o baloxavir marboxil, que inibe a replicação viral por meio da inibição de uma endonuclease.[18]

Na comparação entre as drogas e placebo, o uso de zanamivir foi associado a menor tempo de alívio dos sintomas, seguido por peramivir, oseltamivir e baloxavir. Com relação às complicações relacionadas à influenza (pneumonia, bronquite, otite média e outras doenças secundárias, tratadas com antibiótico ou não), baloxavir foi associado com menor taxa de complicações, seguido por oseltamivir, peramivir e zanamivir.[19]

No Brasil, o oseltamivir é o agente de primeira linha no manejo da infecção por influenza, indicado para tratamento e profilaxia em pacientes hospitalizados e de alto risco de progressão para formas graves. Seu uso está indicado para todos os casos de síndrome respiratória aguda grave (SRAG) e casos de síndrome gripal (SG) com condições ou fatores de risco para complicações. O início do tratamento deve ocorrer preferencialmente nas primeiras 48 horas após o início dos sintomas.[20] São consideradas condições e fatores de risco para complicações, com indicação de tratamento:

- Gestantes em qualquer idade gestacional.
- Puérperas até 2 semanas após o parto (incluindo as que tiveram aborto ou perda fetal).
- Adultos 60+.
- Crianças < 5 anos.
- População indígena aldeada ou com dificuldade de acesso.
- Pneumopatias (incluindo asma).
- Cardiovasculopatias (excluindo hipertensão arterial sistêmica).
- Nefropatias.
- Hepatopatias.
- Doenças hematológicas (incluindo anemia falciforme).
- Distúrbios metabólicos (incluindo diabetes *mellitus*).
- Transtornos neurológicos.
- Imunossupressão.
- Obesidade (índice de massa corpórea > 40 em adultos).

Em pacientes críticos com infecção suspeita ou confirmada, recomenda-se o início imediato de oseltamivir, por via oral ou enteral, independentemente da duração da doença, pois a terapia tardia ainda confere benefício.[21]

O zanamivir, embora seja aprovado pela Agência Nacional de Vigilância Sanitária (Anvisa) para o tratamento de influenza, não está mais indicado para indivíduos com infecção suspeita ou confirmada por esse vírus pela baixa evidência no benefício do uso da droga para os desfechos críticos como hospitalização, admissão em UTI/ventilação mecânica e mortalidade.[20] Peramivir e baloxavir não estão disponíveis no Brasil.

Para a doença pelo VSR, o tratamento aprovado é a ribavirina em aerossol, indicada principalmente para crianças pequenas e pacientes imunossuprimidos, embora sua eficácia seja limitada e o perfil de segurança, desfavorável.[22]

Em adultos imunossuprimidos, como transplantados de órgãos sólidos e neoplasias hematológicas/transplantados de medula óssea, pode-se considerar o uso *off-label* de ribavirina oral ou inalatória, associada ou não a imunoglobulina específica (palivizumabe ou IVIG), embora não haja ensaios clínicos randomizados nessa população e as evidências sejam baseadas em estudos observacionais.[23,24]

Novos antivirais, como ziresovir (inibidor da proteína F do RSV), têm demonstrado eficácia em ensaios clínicos de fase 3 em crianças hospitalizadas, mas ainda não estão amplamente disponíveis.[25] Anticorpos monoclonais como palivizumabe e nirsevimabe são utilizados para prevenção em grupos de risco, não para tratamento.[26]

SARS-CoV-2

No Brasil, os medicamentos antivirais aprovados pela Anvisa para o tratamento da covid-19 são remdesevir, nirmatrelvir/ritonavir e molnupiravir,[27] com as seguintes indicações:

- Remdesevir: é indicado para o tratamento da doença causada pelo coronavírus de 2019 (covid-19) em adultos e adolescentes (com idade igual ou superior a 12 anos e com peso corporal de, pelo menos, 40 kg) com pneumonia que requerem administração suplementar de oxigênio (oxigênio de baixo ou alto fluxo, ou outra ventilação não invasiva no início do tratamento) e para indivíduos sem necessidade de oxigênio suplementar com risco de progressão para doença grave.

- Molnupiravir: o medicamento é indicado para o tratamento da covid-19 em adultos que não requerem oxigênio suplementar e que apresentam risco aumentado de progressão da doença para casos graves e cujas opções alternativas de tratamento de covid-19 aprovadas ou autorizadas pela Anvisa não são acessíveis ou clinicamente adequadas.
- Nirmatrelvir/ritonavir: o medicamento é indicado para o tratamento da covid-19 em pessoas com idade ≥ 65 anos, imunossuprimidos > 18 anos e indivíduos, dentro do público-alvo, independentemente do *status* vacinal, que:
  - Tenham covid-19 confirmada por teste rápido de antígeno (TRA) ou por teste de biologia molecular (RT-PCR).
  - Esteja entre o 1º e o 5º dia de sintomas.
  - Apresente quadro clínico leve ou moderado (covid-19 não grave), caracterizado por quadro respiratório agudo com pelo menos dois dos seguintes sinais e sintomas: febre (mesmo que referida), calafrios, dor de garganta, dor de cabeça, tosse, coriza, distúrbios olfativos ou distúrbios gustativos.
  - Sem O_2 suplementar.

Ensaios clínicos e estudos de revisão sistemática comparando os efeitos do tratamento de covid-19 leve a moderada com antivirais mostrou que esses medicamentos reduzem a admissão hospitalar e o tempo de resolução dos sintomas.[28,29]

Além dos antivirais, estratégias incluem o uso de agentes imunomoduladores para controlar a resposta inflamatória exacerbada, como observado em infecções graves por SARS-CoV-2 e outros vírus respiratórios, como o uso de tocilizumabe e baricitinibe, aprovados pelo Ministério da Saúde para o tratamento da covid-19.[27]

Para outros vírus respiratórios (p. ex., parainfluenza, metapneumovírus humano, adenovírus), não há terapias antivirais estabelecidas com eficácia comprovada. Em pacientes imunocomprometidos, o uso *off-label* de ribavirina (aerossolizada ou oral) e terapias adjuvantes, como imunoglobulina intravenosa (IVIG), podem ser considerados, embora as evidências sejam limitadas.[30,31] O cidofovir tem sido usado para infecções graves por adenovírus em hospedeiros imunocomprometidos, mas a experiência clínica é limitada.[30]

PROGNÓSTICO

Em geral, as pneumonias virais têm bom prognóstico quando manejadas adequadamente. O índice de complicações e mortalidade depende diretamente do diagnóstico precoce e de medidas de suporte clínico e ventilatório cuidadosas e adequadas a cada situação, priorizando a ventilação não invasiva e a adequada terapia broncodilatadora e fisioterapia respiratória intensiva. Esses cuidados fazem a diferença pelo intenso acometimento das pequenas vias aéreas nos quadros de pneumonia viral.[7] Indivíduos com doenças pulmonares e cardiovasculares requerem atenção adequada durante a internação, assim como aqueles com outras doenças neurológicas, diabetes, câncer, obesidade e, principalmente, HIV/aids.[8] Compreender a influência das doenças crônicas nas infecções virais pode ajudar o sistema de saúde a alcançar melhores resultados. A pesquisa sobre os efeitos e consequências em longo prazo da pneumonia pós-viral está crescendo, principalmente à luz do que se aprendeu sobre a covid-19 longa. Os efeitos em longo prazo da pneumonia viral podem levar a problemas respiratórios persistentes e insuficiência da função pulmonar, além de destacar a necessidade de novas abordagens de tratamento e programas de reabilitação para os pacientes afetados.

CONSIDERAÇÕES FINAIS

As infecções respiratórias virais representam um desafio contínuo na prática clínica, com um espectro que varia desde quadros leves até doenças graves com impacto significativo na morbidade e mortalidade. O avanço no diagnóstico etiológico, juntamente com a compreensão aprofundada da fisiopatologia, tem permitido a abordagem mais precisa e o desenvolvimento de terapias direcionadas. A vacinação permanece como a estratégia mais eficaz na prevenção de formas graves, e a identificação de grupos de risco é fundamental para a intervenção precoce e a otimização do prognóstico, reforçando a necessidade de vigilância contínua e pesquisa para o aprimoramento do manejo desses pacientes.

PONTOS-CHAVE

1. As infecções respiratórias virais são comuns em todas as idades e têm grande impacto econômico nos sistemas de saúde. Os principais agentes virais incluem rinovírus, influenza, coronavírus, metapneumovírus e vírus sincicial respiratório (VSR).
2. O diagnóstico molecular rápido tem revolucionado a identificação de múltiplos agentes virais e bacterianos, permitindo intervenções mais eficazes.

3. A maioria dos casos evolui bem, mas, em grupos de risco, pode haver progressão para quadros mais graves, como pneumonia e infecções bacterianas secundárias. Complicações incluem bronquiolite constritiva, fibrose pulmonar, infecções bacterianas secundárias e fenômenos trombóticos, que podem aumentar a morbidade e a mortalidade.
4. O quadro radiológico das pneumonias virais pode apresentar infiltrados em vidro fosco, áreas de bronquiolite e pneumonia em organização.
5. Antivirais estão disponíveis para alguns agentes, como oseltamivir para influenza e remdesivir para covid-19, com indicações específicas para grupos de risco.
6. As infecções respiratórias virais representam um desafio contínuo, com a vacinação sendo a estratégia mais eficaz para prevenção.

REFERÊNCIAS BIBLIOGRÁFICAS

1. Negri EM, Piloto BM, Morinaga LK, Jardim CVP, Lamy SAE, Ferreira MA, et al. Heparin therapy improving hypoxia in covid-19 patients – a case series. Front Physiol. 2020;11:573044.
2. Sholzberg M, Tang GH, Rahhal H, AlHamzah M, Kreuziger LB, Áinle FN et al. Effectiveness of therapeutic heparin versus prophylactic heparin on death, mechanical ventilation, or intensive care unit admission in moderately ill patients with covid-19 admitted to hospital: RAPID randomised clinical trial. BMJ. 2021; 375:n2400.
3. Negri EM, Benchimol M, Mauad T, Duarte-Neto AN, Gottardi M, da Silva LFF, et al. Ultrastructural characterization of alveolar microvascular damage in severe covid-19 respiratory failure. J Appl Physiol. 2023;135(4):950-5.
4. Vaughn VM, Dickson RP, Horowitz JK, Flanders SA. Community-acquired pneumonia: a review. JAMA. 2024;332(15):1282-95.
5. Gadsby NJ, Musher DM. The microbial etiology of community-acquired pneumonia in adults: from classical bacteriology to host transcriptional signatures. Clin Microbiol Rev. 2022;35(4):e0001522.
6. Oliveira e Silva PG, Cerqueira Batista Filho LA, Ismael PF, Victoria VES, Alexandre TM, Larissa SM. Community-acquired pneumonia: epidemiology, diagnosis, prognostic severity scales, and new therapeutic options. Medwave. 2023;23(11):e2719.
7. Clementi N, Ghosh S, De Santis M, Castelli M, Criscuolo E, Zanoni I, et al. Viral respiratory pathogens and lung injury. Clin Microbiol Rev. 2021;34(3):e00103-20.
8. Rademacher J, Therre M, Hinze CA, Buder F, Böhm M, Welte T. Association of respiratory infections and the impact of vaccinations on cardiovascular diseases. Eur J Prev Cardiol. 2024;31(7):877-88.
9. Cilloniz C, Luna CM, Hurtado JC, Marcos MA, Torres A. Respiratory viruses: their importance and lessons learned from covid-19. Eur Respir Rev. 2022;31(166):220051.
10. Gadsby NJ, Musher DM. The microbial etiology of community-acquired pneumonia in adults: from classical bacteriology to host transcriptional signatures. Clin Microbiol Rev. 2022;35(4):e0001522.
11. Capristo C, Rossi GA. Post-infectious persistent cough: pathogenesis and therapeutic options. Minerva Pediatr. 2017;69(5):444-52.
12. Barker AF, Bergeron A, Rom WN, Hertz MI. Obliterative bronchiolitis. N Engl J Med. 2014;370(19):1820-8.
13. Khan M, Yoo SJ, Clijsters M, Backaert W, Vanstapel A, Speleman K, et al. Visualizing in deceased COVID-19 patients how SARS-CoV-2 attacks the respiratory and olfactory mucosae but spares the olfactory bulb. Cell. 2021;184(24):5932-49.e15.
14. Guo-Parke H, Linden D, Weldon S, Kidney JC, Taggart CC. Mechanisms of virus-induced airway immunity dysfunction in the pathogenesis of COPD disease, progression, and exacerbation. Front Immunol. 2020;16;11:1205.
15. Shah NS, Greenberg JA, McNulty MC. Bacterial and viral co-infections complicating severe influenza: incidence and impact among 507 US patients, 2013-14. J Clin Virol. 2016:80:12-9.
16. Langford BJ, So M, Raybardhan S, Leung V, Westwood D, MacFadden DR, et al. Bacterial co-infection and secondary infection in patients with covid-19: a living rapid review and meta-analysis. Clin Microbiol Infect. 2020;26(12):1622-9.
17. Hoenigl M, Seidel D, Sprute R, Cunha C, Oliverio M, Goldman GH, et al. covid-19-associated fungal infections. Nat Microbiol. 2022;7(8):1127-40.
18. Kumari R, Sharma SD, Kumar A, Ende Z, Mishina M, Wang Y, et al. Antiviral approaches against influenza virus. Clin Microbiol Rev. 2023;36(1):e0004022.
19. Liu JW, Lin SH, Wang LC, Chiu HY, Lee JA. Comparison of antiviral agents for seasonal influenza outcomes in healthy adults and children: a systematic review and network meta-analysis. JAMA Netw Open. 2021; 4(8):e2119151.
20. Brasil. Ministério da Saúde. Secretaria de Vigilância em Saúde e Ambiente. Departamento do Programa Nacional de Imunizações e Doenças Imunopreveníveis. Guia de manejo e tratamento de influenza 2023. Brasília, DF: Ministério da Saúde; 2023. [citado jun. 2025]. Disponível em: http://bvsms.saude.gov.br/bvs/publicacoes//guia_manejo_tratamento_influenza_2023.pdf
21. Chow EJ, Doyle JD, Uyeki TM. Influenza virus-related critical illness: prevention, diagnosis, treatment. Crit Care. 2019;23(1):214.
22. Tejada S, Martinez-Reviejo R, Karakoc HN, Peña-López Y, Manuel O, Rello J. Ribavirin for treatment of subjects with respiratory syncytial virus-related infection: a systematic review and meta-analysis. Adv Ther. 2022;39(9):4037-51.
23. Manuel O, Estabrook M; American Society of Transplantation Infectious Diseases Community of Practice. RNA respiratory viral infections in solid organ transplant recipients: Guidelines from the American Society of Transplantation Infectious Diseases Community of Practice. Clin Transplant. 2019;33(9):e13511.
24. Manothummetha K, Mongkolkaew T, Tovichayathamrong P, Boonyawairote R, Meejun T, Srisurapanont K, et al. Ribavirin treatment for respiratory syncytial virus infection in patients with haematologic malignancy and haematopoietic stem cell transplant recipients: a systematic review and meta-analysis. Clin Microbiol Infect. 2023;29(10):1272-9.
25. Zhao S, Shang Y, Yin Y, Zou Y, Xu Y, Zhong L, et al. Ziresovir in hospitalized infants with respiratory syncytial virus infection. N Engl J Med. 2024;391(12):1096-107.
26. Sun M, Lai H, Na F, Li S, Qiu X, Tian J, et al. Monoclonal antibody for the prevention of respiratory syncytial virus in infants and children: a systematic review and network meta-analysis. JAMA Netw Open. 2023; 6(2):e230023.
27. Brasil. Agência Nacional de Vigilância Sanitária. Medicamentos aprovados para tratamento da covid-19. [citado jun. 2025]. Disponível em: https://www.gov.br/anvisa/pt-br/assuntos/campanhas/coronavirus/medicamentos.
28. Ibrahim S, Siemieniuk RAC, Oliveros MJ, Islam N, Díaz Martinez JP, Izcovich A, et al. Drug treatments for mild or moderate covid-19: systematic review and network meta-analysis. BMJ. 2025;389:e081165.

29. Hammond J, Leister-Tebbe H, Gardner A, Abreu P, Bao W, Wisemandle W, et al. Oral nirmatrelvir for high-risk, nonhospitalized adults with covid-19. N Engl J Med. 2022;386(15):1397-408.
30. Evans SE, Jennerich AL, Azar MM, Cao B, Crothers K, Dickson RP, et al. Nucleic acid-based testing for noninfluenza viral pathogens in adults with suspected community-acquired pneumonia. An official American Thoracic Society Clinical Practice Guideline. Am J Respir Crit Care Med. 2021;203(9):1070-87.
31. Chemaly RF, Shah DP, Boeckh MJ. Management of respiratory viral infections in hematopoietic cell transplant recipients and patients with hematologic malignancies. Clin Infect Dis. 2014;59 Suppl 5(Suppl 5):S344-51.

88 Pneumonia adquirida na comunidade

Felipe Marquesini Sanches
Carlos Eduardo de Freitas Belon
Andre Nathan Costa

SUMÁRIO

INTRODUÇÃO

A pneumonia corresponde à infecção aguda do parênquima pulmonar e é classificada em três categorias diagnósticas principais: PAC, pneumonia associada aos cuidados de saúde e pneumonia associada à ventilação mecânica (PAVM). Essa classificação considera não apenas o local de aquisição da infecção, mas também os agentes etiológicos predominantes. A PAC é definida como infecção aguda do parênquima pulmonar adquirida fora do ambiente hospitalar, incluindo pacientes que não estiveram internados nas 48 horas anteriores ao diagnóstico. Desde 2019, a definição de PAC passou a englobar pacientes antes classificados com pneumonia associada aos cuidados de saúde, como aqueles hospitalizados recentemente ou residentes em instituições de longa permanência.

A PAC é uma das principais causas de hospitalização e mortalidade entre adultos. No Brasil, em 2021, foram registradas 417.924 internações por pneumonia, totalizando mais de R$ 378 milhões gastos com hospitalizações. Já dados norte-americanos demonstram incidência anual estimada de 6 milhões de casos, com aproximadamente 1,5 milhão de atendimentos em serviços de emergência.

A gravidade da PAC varia amplamente. Pacientes tratados ambulatorialmente apresentam mortalidade de cerca de 1%, enquanto aqueles admitidos em unidades de terapia intensiva (UTI) podem ter taxas de mortalidade de até 50%. O risco de óbito em 30 dias após a hospitalização varia de 2,8% em adultos jovens para até 26,8% em idosos com comorbidades. Além disso, estima-se que um terço dos pacientes hospitalizados por PAC faleça dentro de 1 ano. Dadas as suas elevadas morbidade e mortalidade, um diagnóstico preciso e o tratamento adequado são fundamentais para a melhora dos desfechos clínicos.

FATORES DE RISCO

Diversos fatores aumentam o risco de desenvolver PAC, sendo a idade avançada um dos mais relevantes, especialmente em indivíduos com 65 anos ou mais. Doenças crônicas, como doença pulmonar obstrutiva crônica (DPOC), asma, doenças cardiovasculares e diabetes *mellitus*, também estão fortemente associadas à maior suscetibilidade. Além disso, condições que comprometem a imunidade, como uso de terapia imunossupressora, desnutrição e infecções virais do trato respiratório, contribuem significativamente para o risco. Fatores ambientais e de estilo de vida, como exposição à poeira, fumaça e metais, tabagismo e consumo excessivo de álcool, também desempenham papel importante. Outros fatores incluem comprometimento da função mucociliar, má higiene oral e limitações funcionais, todos impactando a defesa pulmonar e aumentando a suscetibilidade à infecção.

FISIOPATOLOGIA

A PAC resulta da interação complexa entre suscetibilidade do hospedeiro, virulência do patógeno e carga microbiana que alcança os alvéolos (Figura 1). Os microrganismos podem atingir o trato respiratório inferior por microaspiração de secreções orofaríngeas – um evento comum, até mesmo em indivíduos saudáveis durante o sono –, por inalação de partículas suspensas no ar, macroaspiração de conteúdo orofaríngeo ou gástrico, ou por disseminação hematogênica, como em casos de endocardite direita. Para se estabelecerem nos pulmões, os patógenos precisam superar barreiras de defesa, incluindo o *clearance* mucociliar, a tosse e a resposta imune inata mediada por macrófagos alveolares. Uma vez nos alvéolos, ocorrem rápida proliferação microbiana e ativação da resposta inflamatória local, que leva a disfunção na troca gasosa e consolidação radiográfica. A inflamação pode se estender sistemicamente, causando febre, fadiga, alteração do estado mental e até sepse.

Estudos recentes sobre o microbioma pulmonar mostram que os pulmões saudáveis abrigam comunidades bacterianas metabolicamente ativas, principalmente de origem orofaríngea, desafiando a visão tradicional de que a pneumonia resulta exclusivamente da invasão de um espaço estéril por um único patógeno. Em vez disso, a doença pode emergir a partir do desequilíbrio dessa comunidade microbiana, influenciado por fatores como infecção viral prévia, imunossupressão, disfunção ciliar e uso prévio de antibióticos. Além disso, a distinção clássica entre pneumonia aspirativa e PAC tem sido questionada, uma vez que os perfis microbiológicos dessas condições apresentam semelhanças. Quando a resposta inflamatória inicial se torna desregulada, podem ocorrer lesão tecidual, falência orgânica e desfechos graves, destacando a importância de uma resposta imune equilibrada na defesa contra infecções pulmonares.

ETIOLOGIA

A PAC pode ser causada por uma ampla variedade de microrganismos, incluindo bactérias, vírus e, mais raramente, fungos e parasitas. Embora a maioria dos casos seja atribuída a um único agente etiológico, coinfecções bacterianas e virais podem ocorrer, sendo associadas a pior prognóstico.

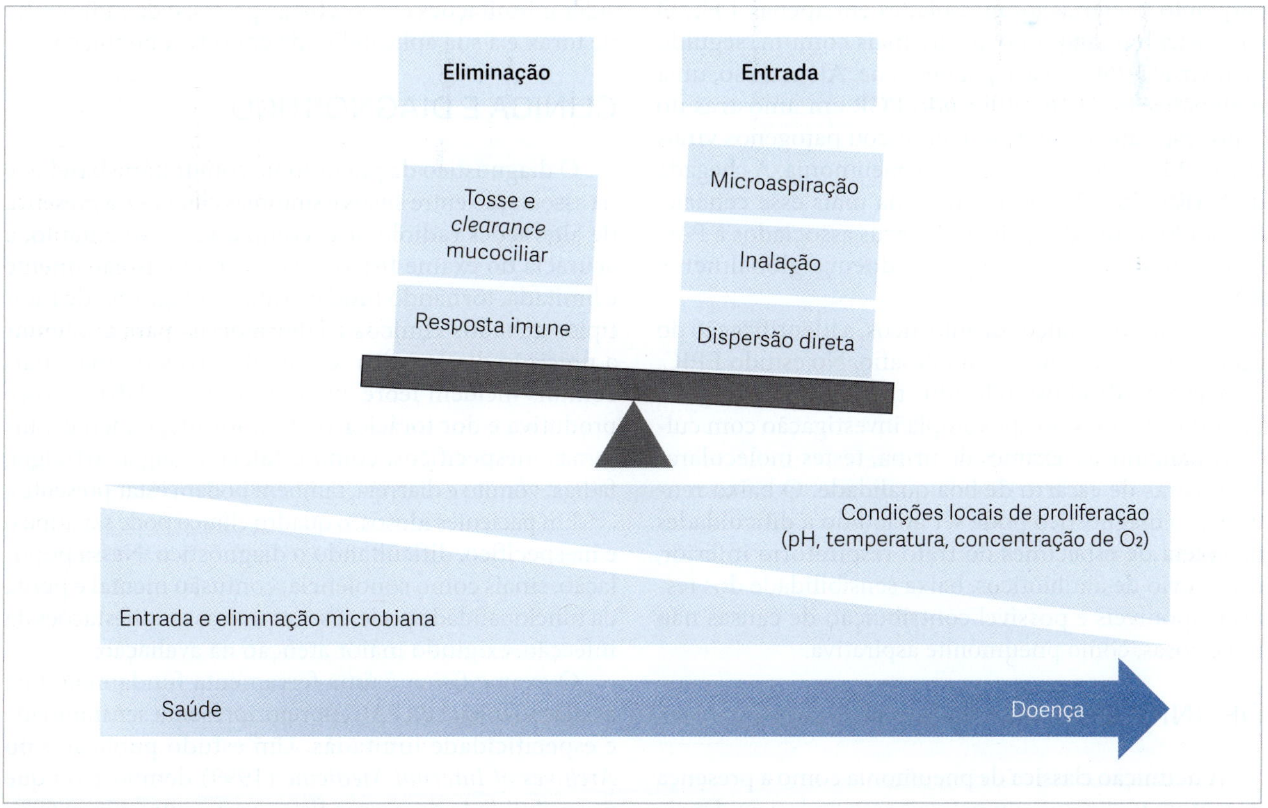

FIGURA 1 Fisiologia da pneumonia adquirida na comunidade.

Historicamente, o *Streptococcus pneumoniae* era responsável pela maioria das pneumonias diagnosticadas. Contudo, com a maior cobertura vacinal, sua prevalência caiu de forma significativa. Apesar de ainda ser o principal agente bacteriano causador da PAC; no estudo *Etiology of Pneumonia in the Community* (EPIC), apenas 5% dos pacientes hospitalizados tinham isolado o *S. pneumoniae* – representando 15% dos pacientes que tiveram etiologia identificada.

Além do *Streptococcus pneumoniae*, outros patógenos bacterianos clássicos associados à PAC incluem *Haemophilus influenzae, Moraxella catarrhalis, Staphylococcus aureus* e bacilos Gram-negativos, como *Pseudomonas aeruginosa*. As bactérias atípicas, como *Mycoplasma pneumoniae, Chlamydophila pneumoniae* e *Legionella* spp., são frequentemente detectadas em pacientes jovens e em casos associados a exposições ambientais específicas, como aerossóis de água contaminada. O *Mycoplasma pneumoniae* está presente em aproximadamente 4-11% dos casos de PAC, enquanto a *Legionella* spp. é identificada em 3-8%. Estudos recentes indicam que, em algumas séries, as bactérias atípicas podem ser responsáveis por até 40% dos casos de pneumonia adquirida na comunidade.

Nos últimos anos, com o avanço das técnicas de biologia molecular, a identificação de patógenos virais aumentou significativamente. No estudo EPIC, vírus respiratórios foram detectados em 27% dos casos, enquanto bactérias foram isoladas em apenas 14%. O rinovírus humano foi o agente mais comum, seguido pelo vírus *influenza* e *S. pneumoniae*. Além disso, uma metanálise de 2016, utilizando PCR em amostras do trato respiratório inferior, identificou patógenos virais em até 44,2% dos pacientes com pneumonia. A chegada do SARS-CoV-2 modificou ainda mais esse cenário, tornando-se um dos principais vírus associados à PAC e alterando a epidemiologia da doença globalmente (Quadro 1).

Apesar dos avanços diagnósticos, a identificação do agente etiológico ainda é um desafio. No estudo EPIC, apenas 38% dos hospitalizados tiveram um patógeno identificado, mesmo após ampla investigação com culturas sanguíneas, exames de urina, testes moleculares e amostras de escarro de boa qualidade. O baixo rendimento diagnóstico pode ser atribuído a dificuldades na coleta de espécimes do trato respiratório inferior, uso prévio de antibióticos, baixa sensibilidade dos testes disponíveis e possível contribuição de causas não infecciosas, como pneumonite aspirativa.

DEFINIÇÕES

A definição clássica de pneumonia como a presença de sintomas clínicos compatíveis associada à evidência radiográfica de infecção pulmonar permanece até hoje corroborada por diretrizes como a Infectious Diseases Society of America (IDSA)/American Thoracic Society (ATS) 2019 e pelo American College of Emergency Physicians (ACEP) 2020. Apesar disso, devem-se considerar limitações como a baixa precisão da radiografia de tórax e a sua aplicabilidade em certas populações.

QUADRO 1 Principais agentes associados à pneumonia comunitária

Grupo etiológico	Agentes relacionados
Bactérias Gram-positivas	▪ *Streptococcus pneumoniae*. ▪ *Staphylococcus aureus* sensível à meticilina. ▪ *Streptococcus pyogenes*. ▪ Outros estreptococos.
Bactérias Gram-negativas	▪ *Haemophilus influenzae*. ▪ *Moraxella catarrhalis*. ▪ Enterobacteriaceae (p. ex., *Klebsiella pneumoniae*).
Bactérias atípicas	▪ *Legionella pneumophila*. ▪ *Mycoplasma pneumoniae*. ▪ *Chlamydophila pneumoniae*.
Vírus respiratórios	▪ Vírus influenza. ▪ SARS-CoV-2. ▪ Vírus sincicial respiratório. ▪ Vírus parainfluenza. ▪ Metapneumovírus humano. ▪ Rinovírus. ▪ Coronavírus humanos comuns.

CLÍNICA E DIAGNÓSTICO

O diagnóstico da pneumonia comunitária baseia-se na associação entre sinais e sintomas clínicos e a presença de alterações radiológicas compatíveis. No entanto, a acurácia do exame físico e da anamnese isoladamente é limitada, tornando fundamental a integração de múltiplos achados clínicos e laboratoriais para aumentar a precisão diagnóstica. Os sinais e os sintomas mais comuns incluem febre alta (39-40 °C), calafrios, tosse produtiva e dor torácica ventilatório-dependente. Sintomas inespecíficos, como cefaleia, mialgia, artralgia, fadiga, vômito e diarreia, também podem estar presentes.

Em pacientes idosos, o quadro clínico pode ser atípico e inespecífico, dificultando o diagnóstico. Nessa população, sinais como sonolência, confusão mental e perda da funcionalidade podem ser as únicas manifestações da infecção, exigindo maior atenção na avaliação.

O exame físico é uma ferramenta fundamental na avaliação inicial da PAC, porém apresenta sensibilidade e especificidade limitadas. Um estudo publicado no *Archives of Internal Medicine* (1999) demonstrou que a sensibilidade do exame físico varia entre 47% e 69%, enquanto a especificidade oscila entre 58% e 75%, evidenciando suas limitações na confirmação diagnóstica. De forma semelhante, uma revisão sistemática e metanálise de 17 estudos de coorte mostrou que nenhum achado isolado tem acurácia suficiente para o diagnóstico, mas a ausência de sinais vitais anormais apresenta alta sensibilidade (93%) e razão de verossimilhança negativa de 0,25, auxiliando na exclusão da doença. Entre os achados com maior especificidade, egofonia e macicez à percussão foram altamente sugestivas de PAC, com especificidade de 99% e 94%, respectivamente. Em contrapartida, estertores, roncos e redução do murmúrio vesicular apresentaram variabilidade na sensibilidade e especificidade, limitando seu valor isolado.

Outra revisão sistemática, com metanálise publicada em 2019, avaliou o valor diagnóstico de diferentes características clínicas para pneumonia em adultos atendidos em unidades de atenção primária. O estudo reforça que, embora a tosse seja um sintoma altamente sensível (91%), sua especificidade é baixa (28%), tornando-a insuficiente como critério isolado para o diagnóstico. Em contrapartida, alguns achados do exame físico demonstraram maior razão de verossimilhança positiva (RVS+), sugerindo que, quando presentes, aumentam a probabilidade de pneumonia:

- Frequência respiratória ≥ 20 irpm (RVS+ 3,47).
- Temperatura ≥ 38 °C (RVS+ 3,21).
- Frequência cardíaca > 100 bpm (RVS+ 2,79).
- Estertores na ausculta pulmonar (RVS+ 2,42).

Diante da baixa especificidade dos achados clínicos isolados, exames laboratoriais, como biomarcadores inflamatórios, podem auxiliar no diagnóstico diferencial. Entre eles, a procalcitonina (PCT) e a proteína C-reativa (PCR) demonstraram nesse mesmo estudo boas razões de verossimilhança positiva para pneumonia; PCT > 0,25 ng/mL (RVS+ 7,61) e PCR > 20 mg/L (RVS+ 3,76). Conclui-se que a incorporação desses biomarcadores em protocolos clínicos pode melhorar significativamente a precisão diagnóstica, especialmente em cenários nos quais a radiografia de tórax não está prontamente disponível.

EXAMES COMPLEMENTARES

Imagem

Radiografia de tórax

A radiografia de tórax é o exame de imagem inicial recomendado para todos os pacientes com suspeita de PAC, pois auxilia no diagnóstico e na identificação de complicações, como derrame pleural e comprometimento multilobar. Embora algumas diretrizes, como o Consenso Britânico, não recomendem sua realização em unidades básicas de saúde quando há forte suspeita clínica, sociedades como a ATS, a IDSA e o Consenso Brasileiro indicam a realização rotineira do exame.

Apesar de sua ampla disponibilidade e baixo custo, a radiografia apresenta sensibilidade variável (16-95%) e especificidade de 75%, dependendo da qualidade da imagem e da disponibilidade de exames prévios para comparação. Além disso, infiltrados pulmonares podem não ser visualizados inicialmente, detectados tardiamente em exames de controle. Em um estudo retrospectivo com 3.423 pacientes, apenas 43,5% das opacidades visíveis na tomografia computadorizada (TC) foram identificadas na radiografia de tórax, evidenciando sua limitação diagnóstica.

Tomografia de tórax

A TC de tórax é o exame de imagem mais sensível para o diagnóstico de PAC e pode ser particularmente útil em diversas situações clínicas. É indicada quando há discordância entre o quadro clínico exuberante e uma radiografia de tórax normal, na detecção de complicações como derrame pleural loculado e abscesso pulmonar, e para diferenciar infiltrados pneumônicos de outras condições, como tuberculose, infecções fúngicas, neoplasias e embolia pulmonar.

A TC também tem maior utilidade em populações específicas, incluindo pacientes obesos, imunossuprimidos (p. ex., aqueles com neutropenia febril ou HIV), indivíduos com síndrome respiratória aguda grave (SRAG) e pacientes com alterações radiológicas prévias ou lesões pulmonares subjacentes. Embora a TC ofereça superioridade diagnóstica, seu uso rotineiro não é indicado em razão de custo elevado, maior exposição à radiação e disponibilidade limitada em alguns serviços. Nos casos em que há alta suspeita clínica de PAC e radiografia de tórax negativa ou inespecífica, a TC deve ser considerada para confirmação diagnóstica e exclusão de diagnósticos diferenciais.

Ultrassonografia torácica

A ultrassonografia (USG) de tórax tem se mostrado uma ferramenta diagnóstica promissora para a PAC, com maior sensibilidade e acurácia do que a radiografia de tórax. Dados de uma revisão sistemática e metanálise que incluiu 5.108 pacientes no departamento de emergência, publicada em 2018, demonstram que sua sensibilidade pode chegar a 92% e a especificidade a 93%, com uma AUROC (área sob a curva – ROC) de 0,97, indicando alto desempenho diagnóstico.

Os achados ultrassonográficos sugestivos de pneumonia incluem consolidação pulmonar, padrão intersticial focal e lesões subpleurais. Além disso, a USG é útil na detecção de derrames pleurais e na avaliação da resposta terapêutica. Sua principal vantagem é a possibilidade de realização à beira do leito, tornando-se especialmente valiosa em pacientes críticos, gestantes e indivíduos restritos ao leito, nos quais a obtenção de radiografias de boa qualidade pode ser desafiadora.

Apesar de seu alto desempenho, a USG de tórax depende da experiência do operador, o que pode limitar sua reprodutibilidade. Dessa forma, sua utilização deve ser considerada um exame complementar à avaliação clínica e radiográfica, especialmente em cenários em que há limitação no acesso à radiografia ou necessidade de monitoramento dinâmico da evolução da doença.

Exames laboratoriais

A avaliação laboratorial na PAC é fundamental tanto para o diagnóstico diferencial como para a estratificação de gravidade e prognóstico. O hemograma completo costuma evidenciar leucocitose entre 10.000 e 35.000/mm^3, frequentemente com desvio à esquerda. No entanto, a presença de leucopenia está associada a pior prognóstico. Adicionalmente, um estudo publicado na *eBioMedicine* em 2017 apontou que contagem de linfócitos abaixo de 724/mm^3 na admissão se correlaciona com maior mortalidade em hospitalizados por PAC. A leucocitose neutrofílica clássica é menos comum nas pneumonias por agentes atípicos – apenas 20% dos casos.

Marcadores inflamatórios

Entre os exames laboratoriais auxiliares na PAC, os biomarcadores inflamatórios, como a PCT e a PCR, têm papel crescente no suporte diagnóstico, na avaliação prognóstica e no monitoramento terapêutico.

A PCT é um peptídeo secretado por células parenquimatosas em resposta à estimulação por toxinas bacterianas e citocinas pró-inflamatórias, como IL-1, IL-6, TNF-alfa e endotoxinas. Seus níveis se elevam nas infecções bacterianas, mas permanecem baixos nas de origem viral, o que lhe confere valor discriminativo importante, com acurácia estimada entre 65% e 70% na diferenciação entre etiologia bacteriana e viral na PAC. Os níveis de PCT aumentam em cerca de 4 horas após o início da infecção, atingem pico em 12 horas e têm meia-vida de 25 a 30 horas. Valores < 0,05 ng/mL são considerados normais, e níveis < 0,25 ng/mL indicam baixa probabilidade de infecção bacteriana, o que pode orientar a não introdução ou suspensão precoce de antibióticos.

Além disso, a queda progressiva da PCT, especialmente a redução de pelo menos 80% em até 72 horas, está associada a melhor prognóstico, enquanto a ausência dessa resposta se correlaciona a maior mortalidade intra-hospitalar. Contudo, limitações existem: falsos-positivos podem ocorrer em situações como pancreatite, trauma, pós-operatório ou tempestade de citocinas, enquanto falsos negativos são descritos em casos de imunossupressão grave, neutropenia, infecções localizadas ou causadas por patógenos atípicos como *Mycoplasma pneumoniae*.

A PCR, por sua vez, é uma proteína de fase aguda sintetizada predominantemente no fígado em resposta à elevação de IL-1 e IL-6, com pico em 48 horas e meia-vida de cerca de 19 horas. Apesar de sua baixa especificidade para etiologia, a PCR tem valor no acompanhamento da resposta inflamatória e na monitorização da eficácia terapêutica.

Ambos os marcadores, quando utilizados em conjunto com dados clínicos e exames complementares, como painéis virais e radiografia de tórax, contribuem para decisões mais precisas quanto ao início, duração e suspensão da antibioticoterapia, reduzindo o uso desnecessário de antibióticos em até 25-50%.

Exames para investigação etiológica

A definição etiológica da PAC não é necessária em todos os casos, especialmente em contextos ambulatoriais, nos quais a antibioticoterapia empírica é, na maioria das vezes, eficaz. A decisão de solicitar testes diagnósticos deve ser guiada pela gravidade do quadro, fatores de risco individuais, contexto epidemiológico e potencial impacto no manejo clínico.

Indicações gerais para investigação etiológica

De acordo com as diretrizes da IDSA/ATS, a investigação etiológica está recomendada principalmente em pacientes com PAC grave, naqueles com falha clínica ao tratamento empírico inicial ou quando há risco de infecção por *Staphylococcus aureus* resistente à meticilina (MRSA) ou *Pseudomonas aeruginosa*. Consideram-se em risco os pacientes com histórico prévio de infecção documentada por esses patógenos, aqueles que estiveram hospitalizados nos últimos 90 dias e receberam antimicrobianos parenterais, ou aqueles nos quais se inicia tratamento empírico com cobertura para MRSA ou *Pseudomonas*. Nesses contextos, a identificação etiológica pode impactar diretamente a decisão terapêutica. Em contrapartida, em casos de PAC leve a moderada tratados em regime ambulatorial, a investigação microbiológica raramente altera a conduta clínica e, portanto, não é recomendada de forma rotineira.

Testes virais rápidos e painéis virais

A testagem para vírus respiratórios, especialmente SARS-CoV-2 e *influenza*, é recomendada a todos os pacientes com PAC durante períodos de circulação comunitária. A identificação rápida desses vírus pode reduzir o uso inadequado de antibióticos, direcionar o início de antivirais específicos e melhorar medidas de isolamento. Por sua vez, a pesquisa de outros vírus respiratórios só deve ser considerada em casos selecionados, como imunossuprimidos, crianças hospitalizadas ou quadros graves sem etiologia definida. Painéis virais por PCR multiplex são úteis em pacientes com PAC grave, permitindo ajuste precoce da antibioticoterapia e possível suspensão quando a etiologia viral ou atípica é identificada.

Hemoculturas

As hemoculturas estão indicadas em pacientes com PAC grave, naqueles com suspeita de sepse ou em uso de antibioticoterapia com cobertura para MRSA ou *Pseudomonas*. Sua positividade varia entre 5% e 14%, sendo mais frequente em infecções por *Staphylococcus aureus*, de origem tipicamente hematogênica. A coleta deve ser realizada idealmente antes do início da antibioticoterapia, pois o início do tratamento pode reduzir em até 50% a taxa de positividade.

Cultura e análise do escarro

A cultura de escarro é recomendada nos pacientes internados, especialmente naqueles com doença pulmonar prévia ou em risco para patógenos resistentes. A amostra ideal deve ser coletada antes do início dos antibióticos, preferencialmente nas primeiras 6 a 12 horas. Considera-se satisfatória quando há mais de 25 polimorfonucleares e menos de 10 células epiteliais por campo microscópico, sem flora mista. A positividade é variável (cerca de 15% no geral, mas até 80% em casos pneumocócicos bem documentados). A indução com solução salina hipertônica (3%) pode ser utilizada quando não há expectoração espontânea.

Testes urinários de antígeno

Os testes urinários rápidos para *Streptococcus pneumoniae* e *Legionella pneumophila* (sorogrupo 1) estão indicados principalmente nos casos de PAC grave ou quando há fatores epidemiológicos de risco, como surtos ou viagens recentes. A sensibilidade do teste para *Legionella* varia entre 70% e 90%, com especificidade próxima de 100%. Para *S. pneumoniae*, a sensibilidade varia entre 50% e 80%, e a especificidade é de 90%. Esses testes podem permanecer positivos por dias a semanas após o início do quadro, mas seu resultado não é afetado pela introdução precoce de antibióticos.

Reação em cadeia da polimerase (PCR) e PCR multiplex

Os testes moleculares, especialmente os painéis multiplex, têm se tornado uma ferramenta promissora na investigação etiológica da PAC, especialmente nos casos graves ou em imunossuprimidos. Esses testes permitem a detecção simultânea de múltiplos patógenos virais e bacterianos a partir de amostras do trato respiratório inferior, como escarro ou aspirado traqueal, com resultados mais rápidos e maior sensibilidade que as culturas convencionais.

De acordo com as diretrizes conjuntas da ERS/ALAT 2023, o uso de PCR multiplex em pacientes com pneumonia grave deve ser considerado sempre que antibióticos não padronizados forem prescritos ou cogitados, e desde que a tecnologia esteja disponível no serviço. A principal justificativa para essa recomendação é a possibilidade de ajustar rapidamente o esquema antimicrobiano com base na identificação precoce de patógenos resistentes ou atípicos, como *Pseudomonas aeruginosa* e *Acinetobacter* spp., não cobertos pelas terapias empíricas usuais para PAC.

Apesar de seu potencial benefício, o uso indiscriminado dos painéis moleculares exige cautela. As diretrizes ressaltam o risco de escalonamento inadequado baseado em resultados falso-positivos, além do alto custo e da limitada disponibilidade em muitos centros. A qualidade da evidência que embasa essa recomendação é considerada muito baixa, refletindo a carência de dados sobre o impacto direto desses testes nos desfechos clínicos.

Broncoscopia com lavado broncoalveolar (LBA)

A broncoscopia com LBA está indicada em imunossuprimidos ou com pneumonia não responsiva à terapia inicial. Sugere-se que seja feita nas primeiras 48 horas de tratamento, com baixa taxa de complicações. O material coletado deve ser enviado para cultura, Gram, pesquisa de BAAR e testes específicos conforme a suspeita clínica.

O Quadro 2 apresenta um resumo dos testes para investigação etiológica complementar, e a Figura 2 exibe um fluxograma para a investigação etiológica em pacientes com suspeita de pneumonia adquirida na comunidade, com base em critérios de gravidade, necessidade de internação e perfil clínico-imunológico.

ESTRATIFICAÇÃO DE RISCO E ALOCAÇÃO DE TRATAMENTO

A determinação da gravidade da doença é baseada no julgamento clínico e pode ser complementada pelo uso de escores, os quais, além de predizer o prognóstico, ajudam na definição do local de tratamento de um paciente com PAC.

A diretriz ATS/IDSA de 2019 apresenta o *pneumonia severity index*, PSI (Tabela 1), como ferramenta de escolha para decisões sobre o local de atendimento. Ele é baseado em um conjunto extenso de variáveis clínicas, laboratoriais e demográficas. Além disso, permite a estimativa precisa do risco de mortalidade em curto prazo e tem demonstrado eficácia em reduzir hospitalizações desnecessárias em pacientes de baixo risco, sendo particularmente útil na identificação de casos com segurança para manejo ambulatorial.

Outra ferramenta amplamente utilizada é o escore CURB-65, acrônimo em inglês para *confusion*, *urea*, *respiratory rate*, *blood pressure* e idade ≥ 65 anos (Tabela 2). Trata-se de alternativa prática e de fácil aplicação

QUADRO 2 Testes microbiológicos e etiológicos na pneumonia adquirida na comunidade

Exame	Indicação principal	Comentários adicionais
Testagem para SARS-CoV-2 e *influenza*	Todos os pacientes com PAC durante períodos de circulação viral	Reduz uso de antibióticos, permite início precoce de antivirais e isolamento adequado
Painel viral por PCR multiplex	Casos graves ou imunossuprimidos	Permite diagnóstico rápido de vírus e atípicos; útil para guiar suspensão de antibiótico
Hemocultura	PAC grave, sepse, fatores de risco para MRSA/*Pseudomonas*	Realizar antes do início do antibiótico; positividade 5-14%
Cultura de escarro	Internação, pneumopatas, risco de germes resistentes	Ideal até 12 horas após antibiótico; amostra deve ser de boa qualidade para interpretação confiável
Antígeno urinário para pneumococo	PAC grave ou com suspeita de doença invasiva	Sensibilidade 50-80%, especificidade 90%; não indicado em crianças
Antígeno urinário para *Legionella*	PAC grave ou epidemiologia sugestiva	Sensibilidade 70-90%, especificidade ~100%
PCR nasal para MRSA	PAC grave ou fatores de risco para MRSA/*Pseudomonas*	Alto valor preditivo negativo (75-99%)
PCR multiplex bacteriano/viral	PAC grave, imunossuprimidos, diagnóstico incerto	Pode ser feito com escarro ou aspirado; orienta diagnóstico e antibioticoterapia
Broncoscopia com LBA	Pneumonia refratária, imunodeprimidos	Procedimento seguro; ideal até 48 horas da terapia empírica

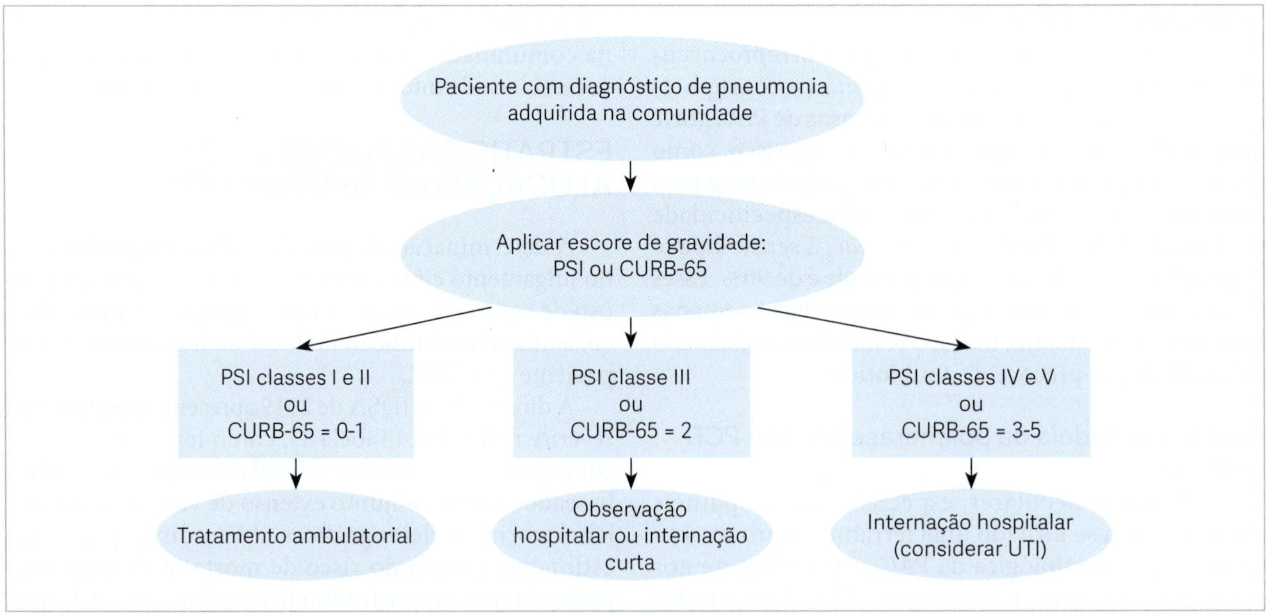

FIGURA 2 Paciente com diagnóstico de pneumonia adquirida na comunidade.

CURB-65: *confusion*, *urea*, *respiratory rate*, *blood pressure* e idade ≥ 65 anos; PSI: *pneumonia severity index*; UTI: unidade de cuidados intensivos.

TABELA 1 Índice de gravidade da pneumonia – *pneumonia severity index* (PSI)

Critério	Variável	Pontuação
Idade	Anos	1/ano
Sexo	Homem Mulher	+10 0
Residente em casa de repouso	Sim Não	+10 0
Neoplasia	Sim Não	+30 0
Doença hepática	Sim Não	+20 0
Insuficiência cardíaca	Sim Não	+10 0
Doença cerebrovascular	Sim Não	+10 0
Doença renal crônica	Sim Não	+10 0
Alteração de estado mental	Sim Não	+20 0
Frequência respiratória	> 30 irpm < 30 irpm	+20 0
Pressão arterial sistólica	> 90 mmHg < 90 mmHg	+20 0
Temperatura	< 35 °C ou > 40 °C 35 °C a 40 °C	+15 0
Frequência cardíaca	> 125 bpm < 125 bpm	+10 0
pH	< 7,35 > 7,35	+30 0
Ureia	> 65 mg/dL < 65 mg/dL	+20 0
Sódio	< 130 mg/dL > 130 mg/dL	+20 0
Glicose	< 250 mg/dL > 250 mg/dL	+10 0
Hematócrito	< 30% > 30%	+10 0
PO_2	< 60 mmHg > 60 mmHg	+10 0
Derrame pleural	Sim Não	+10 0

Pontuação	Classificação	Local de tratamento sugerido	Mortalidade
-	I	Ambulatorial	0,1-0,4%
< 70	II	Ambulatorial	0,6-0,7%
71-90	III	Ambulatorial ou internação breve	0,9%
91-130	IV	Internação	9,4%
> 130	V	Internação	27%

TABELA 2 CURB-65

Critério	Variável	Pontuação
Confusão mental	Sim Não	+1 0
Ureia	> 50 mg/dL < 50 mg/dL	+1 0
Frequência respiratória	> 30 < 30	+1 0
Pressão arterial sistólica	> 90 < 90	+1 0
Idade > 65 anos	Sim Não	+1 0

Pontuação	Classificação	Local de tratamento sugerido	Mortalidade
0-1	Baixo risco	Ambulatorial	< 3%
2	Moderado risco	Considerar internação	9%
> 3	Alto risco	Internação	15-40%

à beira do leito, especialmente útil em ambientes de emergência ou com recursos diagnósticos limitados.

O SMART-COP (Tabela 3) é um escore prognóstico desenvolvido para estimar o risco de necessidade de ventilação mecânica ou uso de vasopressores em pacientes com PAC. Composto por variáveis clínicas e laboratoriais simples, sua pontuação varia de 0 a 11; escores iguais ou superiores a 3 indicam até 92% de probabilidade de necessidade de suporte intensivo respiratório ou hemodinâmico. Estudos demonstram que o SMART-COP possui sensibilidade superior ao CURB-65 e ao PSI na detecção precoce de casos graves, sendo uma ferramenta útil para orientar decisões quanto à admissão em UTI, sobretudo em cenários com recursos assistenciais limitados.

Corroborando o desempenho dessas ferramentas, um estudo de coorte retrospectivo conduzido na Colômbia, com 4.350 pacientes adultos com PAC, avaliou 16 escores prognósticos na predição de mortalidade em 30 dias. Os melhores desempenhos diagnósticos foram observados com os escores PSI (AUROC 0,83), SMART-COP (AUROC 0,75) e CURB-65 (AUROC 0,73), enquanto a SIRS (*systemic inflammatory response syndrome*) apresentou a pior *performance* (AUROC 0,53).

A gravidade clínica não é a única consideração na determinação da necessidade de hospitalização. Alguns pacientes têm contraindicações ao tratamento ambulatorial, como fatores psicossociais e socioeconômicos, incapacidade de ingestão oral, comorbidades graves e estado funcional comprometido.

As Tabelas 1 a 3 trazem os escores prognósticos, suas respectivas variáveis, as faixas de estratificação de risco, bem como as recomendações de conduta e o prognóstico associado. Em complemento, a Figura 2 orienta a alocação do tratamento conforme a classificação obtida por esses escores.

TABELA 3 SMART-COP

Critério	Definição	Pontuação
S – Pressão sistólica	< 90 mmHg	2 pontos
M – Infiltrado multilobar	Presente na radiografia	1 ponto
A – Albumina	< 3,5 g/dL	1 ponto
R – Frequência respiratória	≥ 30 irpm (≥ 25 se idade < 50 anos)	1 ponto
T – Taquicardia	≥ 125 bpm	1 ponto
C – Confusão mental	Presente	1 ponto
O – Oxigenação	PaO_2 < 60 mmHg ou SpO_2 ≤ 90% em ar ambiente (PaO_2 < 70 mmHg ou SpO_2 ≤ 93% se idade < 50)	2 pontos
P – pH arterial	< 7,35	2 pontos

TRATAMENTO

Tratamento de pacientes ambulatoriais

Os regimes empíricos são projetados para cobrir as causas bacterianas mais comuns de PAC encontradas no ambiente ambulatorial (*S. pneumoniae*, *H. influenzae* e *M. pneumoniae*). No Brasil, as resistências a antimicrobianos do pneumococo têm se mostrado baixas para as penicilinas, grupo mais utilizado para o tratamento. Portanto, para adultos, idade < 65 anos, sem comorbidades ou fatores de risco para patógenos resistentes a antibióticos, normalmente se usa um regime empírico, sugere-se monoterapia com betalactâmicos (Tabela 4). A monoterapia com macrolídeos deve ser evitada, pois, em nosso meio, a resistência do pneumococo ao macrolídeo é maior que 25%.

Pacientes com comorbidades ou > 65 anos devem receber tratamento de espectro mais amplo. Primeira observação: eles são provavelmente mais propensos a complicações se o regime antibiótico empírico inicial for inadequado. Segundo, muitos desses pacientes têm fatores de risco para resistência a antibióticos em virtude de contato anterior com o sistema de saúde e/ou exposição prévia a antibióticos; portanto, recomenda-se o uso de espectro mais amplo para garantir cobertura adequada. Recomenda-se um betalactâmico ou cefalosporina em combinação com um macrolídeo ou doxiciclina. Essas combinações devem atingir efetivamente *S. pneumoniae* resistente a macrolídeos e doxiciclina (já que a resistência a betalactâmicos em *S. pneumoniae* permanece menos comum), além de cepas produtoras de betalactamase de *H. influenzae*, muitos bacilos Gram-negativos entéricos, a maioria dos *S. aureus* suscetíveis à meticilina, *M. pneumoniae* e *C. pneumoniae*.

A monoterapia com fluoroquinolonas era justificada para adultos com comorbidades e PAC tratados em ambiente ambulatorial. No entanto, a agência norte-americana Food and Drug Administration (FDA) tem relatado um número crescente de eventos adversos relacionados ao seu uso.

Tratamento hospitalar

A terapia com antibióticos é, normalmente, iniciada em uma base empírica, uma vez que o organismo causador não é identificado em uma proporção apreciável de pacientes. As características clínicas e os achados radiográficos de tórax não são suficientemente específicos para determinar a etiologia e influenciar as decisões de tratamento.

A escolha do antibiótico apropriado para o tratamento de um paciente hospitalizado por PAC é baseada na presença de fatores de risco para MRSA ou *Pseudomonas* (Tabela 5). Em internados em enfermaria sem fatores de risco para MRSA ou *Pseudomonas*, a terapia combinada com um betalactâmico mais um macrolídeo/doxiciclina ou monoterapia com uma fluoroquinolona é recomendada. Embora faltem dados de ensaios randomizados, muitos estudos observacionais sugerem que os regimes de combinação com macrolídeos estão associados a melhores resultados clínicos em pacientes com pneumonia grave adquirida na comunidade, possivelmente pelos efeitos imunomoduladores dos macrolídeos. Além disso, efeitos adversos como o risco de infecção por *Clostridioides difficile* e o de seleção de resistência são em geral considerados maiores com fluoroquinolonas do que com os regimes de terapia combinada.

Nesse contexto, destaca-se que o uso empírico de antimicrobianos com ação contra anaeróbios, como metronidazol ou clindamicina, deve ser desencorajado. Esses agentes podem causar desequilíbrio da microbiota intestinal, aumentando o risco de infecções secundárias – especialmente por *C. difficile* – e estão associados a um aumento estimado de 5% a 6% na mortalidade. Por esse motivo, as diretrizes da ATS/IDSA de 2019 contraindicam sua prescrição rotineira na abordagem da PAC.

Pacientes com PAC grave admitidos na UTI têm maior probabilidade de apresentar patógenos resistentes, incluindo MRSA e *Pseudomonas*; portanto, estabelecer o diagnóstico etiológico é importante no tratamento desses pacientes. Na literatura, hospitalização e exposição a

TABELA 4 Tratamento antibiótico ambulatorial empírico

Perfil do paciente	Primeira escolha	Alternativas	Observações	Duração
Ambulatorial (sem comorbidades)	Amoxicilina 500 mg a cada 8 horas ou 1 g a cada 12 horas ou Amoxicilina/ácido clavulânico 500/125 a cada 8 horas ou Amoxicilina/ácido clavulânico 875/125 a cada 12 horas	Doxiciclina 100 mg a cada 12 horas	Levofloxacino 750 mg/dia (se alergia a betalactâmicos)	5-7 dias
Ambulatorial (com comorbidades)	Cefuroxima 500 mg a cada 12 horas + macrolídeo ou Amoxicilina/ácido clavulânico ou amoxicilina + macrolídeo	Levofloxacino 750 mg/dia ou Moxifloxacino 400 mg/dia	Comorbidades: DPOC, diabetes, insuficiência cardíaca, tabagismo etc.	5-7 dias

TABELA 5 Tratamento antibiótico hospitalar empírico

Perfil do paciente	Primeira escolha	Alternativas	Observações	Duração
Unidade de internação	Ceftriaxona 2 g/dia (IV) + macrolídeo	Levofloxacino 750 mg/dia	Considerar cobertura para *Legionella* em regiões endêmicas	7 a 10 dias
Unidade de terapia intensiva (UTI)	Ceftriaxona 2 g/dia (IV) + macrolídeo	Ceftriaxona 2 g/dia (IV) + levofloxacino 750 mg/dia	Avaliar risco para *Pseudomonas aeruginosa* ou MRSA (ajustar esquema)	7 a 14 dias

antibióticos parenterais nos últimos 90 dias são os principais fatores de risco adicionais para esses patógenos.

Em pacientes sem suspeita ou evidência microbiológica de *P. aeruginosa* ou MRSA, na ausência de dados de estudos demonstrando a superioridade de qualquer regime específico para pacientes com PAC grave, a diretriz ATS/IDSA de 2019 considerou dados epidemiológicos para patógenos de PAC grave e estudos observacionais comparando diferentes tratamentos. Como resultado, recomenda-se a terapia combinada com um betalactâmico com macrolídeo/fluoroquinolona respiratória de escolha para pacientes com PAC grave.

Já para pacientes com risco relacionado à infecção por *P. aeruginosa* (Tabela 5), a terapia empírica deve incluir agentes eficazes contra pneumococos, *P. aeruginosa* e *Legionella* spp., sendo obrigatório o direcionamento do tratamento se o patógeno resistente não for isolado. Recomenda-se terapia combinada com um antibiótico betalactâmico anti-*Pseudomonas*/antipneumocócico e uma fluoroquinolona anti-*Pseudomonas*. A seguir, são dadas sugestões de tratamento empírico nestes casos:

- Piperacilina-tazobactam (4,5 g a cada 6 horas).
- Imipeném (500 mg a cada 6 horas).
- Meropeném (1 g a cada 8 horas).
- Cefepima (2 g a cada 8 horas).
- Ceftazidima (2 g a cada 8 horas) [atividade contra pneumococos limitada comparativamente aos demais anteriores].

  \+
- Ciprofloxacino (IV – 400 mg a cada 8 horas).
- Levofloxacino (750 mg por dia).

A terapia empírica para MRSA adquirido na comunidade deve ser administrada a hospitalizados com choque séptico ou insuficiência respiratória que necessitem de ventilação mecânica. As opções de tratamento empírico para MRSA incluem:

- Vancomicina (15 mg/kg a cada 12 horas, ajustada com base nos níveis).
- Linezolida (600 mg a cada 12 horas).

Duração do tratamento

A duração ideal do tratamento antimicrobiano deve ser a mais curta possível, desde que eficaz, respeitando os princípios da terapêutica guiada pela estabilidade clínica. De modo geral, o tratamento deve ser mantido por no mínimo 5 dias, sendo possível considerar a suspensão da antibioticoterapia quando o paciente permanecer afebril e clinicamente estável por pelo menos 48 horas. Em situações específicas, como em pacientes com quadro leve, tratados ambulatorialmente, ou internados que alcançam estabilidade completa até o terceiro dia de internação, a evidência atual respalda a duração reduzida de 3 dias, sem prejuízo na taxa de cura clínica.

Um ensaio clínico randomizado, publicado no *Lancet* em 2021, avaliou 310 hospitalizados com PAC não grave e propôs critérios objetivos para definição de estabilidade clínica completa: temperatura < 37,8 °C, frequência cardíaca < 100 bpm, frequência respiratória < 24 irpm, ausência de hipoxemia ($SpO_2 \geq 90\%$ ou $PaO_2 \geq 60$ mmHg) e pressão arterial sistólica ≥ 90 mmHg. O estudo demonstrou que um regime antimicrobiano de 3 dias não foi inferior ao tratamento-padrão de 8 dias no desfecho da cura clínica em 15 dias. De forma complementar, evidências acumuladas apontam que cursos mais curtos de antibioticoterapia, quando clinicamente indicados, estão associados a menor risco de efeitos adversos, menor seleção de resistência bacteriana e menor exposição desnecessária a antimicrobianos.

Em contrapartida, duração prolongada do tratamento (≥ 7 dias) pode ser necessária em casos de PAC grave, presença de complicações (p. ex., empiema), infecções por patógenos resistentes (p. ex., *Pseudomonas aeruginosa*, MRSA) ou em imunocomprometidos. Nesses contextos, a conduta deve ser individualizada.

Além do julgamento clínico, o uso de biomarcadores seriados, especialmente a PCT, pode auxiliar na decisão de interrupção segura da terapia antimicrobiana. A redução significativa dos níveis de PCT, associada à melhora clínica, tem se mostrado estratégia eficaz para otimizar a duração do tratamento.

Glicocorticoides adjuvantes

O papel do tratamento adjuvante com glicocorticoides para a PAC está evoluindo. Evidências de ensaios clínicos, incluindo o CAPE COD TRIAL de 2023, sugerem que a administração precoce (< 24 horas) pode reduzir a mortalidade em 28 dias em até 5,6% em pacientes com PAC grave. A justificativa para o uso é reduzir a resposta inflamatória à pneumonia, o que pode diminuir a progressão para lesão pulmonar.

Para pacientes com insuficiência respiratória que requerem ventilação mecânica invasiva ou não invasiva, hipoxemia (FiO_2 > 50%) ou PSI > 130, sugere-se infusão contínua de hidrocortisona (200 mg/dia) por 4 a 7 dias, seguida de redução gradual. O CAPE COD TRIAL também associou o uso do corticosteroide a menor incidência de intubação orotraqueal e redução da demanda por vasopressores (*hazard ratio* {HR} 0,59 [IC 95%: 0,40-0,86] e HR 0,59 [IC 95%: 0,43-0,82], respectivamente).

Em contrapartida, o uso de corticosteroides em pacientes com PAC não grave não é recomendado, dada a ausência de benefícios clínicos relevantes e o risco potencial de efeitos adversos, como hiperglicemia, infecções secundárias e miopatia. Além disso, deve-se evitar a administração de glicocorticoides em pneumonias de etiologia viral, como *influenza*, e fúngicas, como aspergilose, pois há evidências de piora dos desfechos nessas situações. Assim, o uso de corticosteroides na PAC deve ser criterioso, restrito a subgrupos bem definidos e preferencialmente guiado por protocolos clínicos baseados em evidência.

Complicações

Embora a maioria dos pacientes com PAC se recupere com tratamento antibiótico adequado, alguns desenvolvem complicações. Parâmetros claros de falha clínica incluem progressão para sepse ou insuficiência respiratória; entre suas razões incluem infecção com um patógeno resistente, não coberto pelo antibiótico empírico inicial, e fatores de risco ligados ao paciente, como imunodeficiência ou descompensação de doenças de base.

Para alguns casos, particularmente aqueles com múltiplas comorbidades, eventos cardiovasculares ocorrem com maior frequência. Esses eventos incluem infarto do miocárdio e arritmias e estão associados ao aumento da mortalidade.

O derrame pleural (DP) é uma complicação frequente na PAC. A maioria dos DP parapneumônicos são exsudatos inflamatórios estéreis e não requerem mudança no tratamento. No entanto, quando microrganismos transitam para o espaço pleural, uma coleção complicada pode se desenvolver, que ocasionalmente progride para empiema. Nesses casos, a drenagem imediata deve ser feita para acelerar a recuperação clínica e prevenir demais complicações.

Já os abscessos pulmonares estão comumente associados à aspiração de bactérias anaeróbias orais ou pneumonias necrosantes. Recomenda-se terapia antimicrobiana direcionada e prolongada, sendo a intervenção cirúrgica, lobectomia ou pneumonectomia, normalmente reservada para abscessos extensos que exercem efeito de massa em estruturas próximas.

A pneumonia pós-obstrutiva (p. ex., por um tumor) pode não responder ou responder lentamente ao antibiótico empírico-padrão para PAC. Complicações da pneumonia são habituais. Embora nem todos os casos de pneumonia exijam tratamento por especialistas, quando complicações são evidentes, a consulta com um pneumologista deve ser considerada.

PONTOS-CHAVE

1. A pneumonia adquirida na comunidade (PAC) permanece uma das principais causas de morbimortalidade no mundo, exigindo abordagem diagnóstica e terapêutica precoce e direcionada, especialmente em populações vulneráveis.
2. O uso de escores prognósticos como PSI, CURB-65 e SMART-COP auxilia na estratificação de risco e na definição do local de tratamento, contribuindo para decisões mais seguras e custo-efetivas.
3. A investigação etiológica deve ser reservada a casos graves ou com fatores de risco específicos, utilizando-se ferramentas como PCR multiplex, antígenos urinários e escarro de boa qualidade para orientar o descalonamento antimicrobiano.
4. Tratamentos antibióticos devem ser iniciados empiricamente com base no perfil clínico-epidemiológico do paciente, sendo recomendada a menor duração possível de terapia efetiva, idealmente entre 3 e 5 dias em casos não complicados.
5. A corticoterapia adjuvante pode reduzir a mortalidade e complicações em pacientes com PAC grave, mas deve ser evitada em casos leves ou de etiologia viral, sendo indicada apenas em subgrupos bem selecionados.

BIBLIOGRAFIA

1. Almirall J, Serra-Prat M, Bolíbar I, Balasso V. Risk factors for community-acquired pneumonia in adults: a systematic review of observational studies. Respiration. 2017;94(3):299-311.
2. American College of Emergency Physicians Clinical Policies Subcommittee on Community-Acquired Pneumonia; Smith MD, Fee C, Mace SE, Maughan B, Perkins Jr JC, Kaji A, et al. Critical issues in the management of adult patients presenting to the emergency department with community-acquired pneumonia. Ann Emerg Med. 2020;77(1):e1-57.
3. Bermejo-Martin JF, Cilloniz C, Mendez R, Almansa R, Gabarrus A, Ceccat A, et al. Lymphopenic Community Acquired Pneumonia (L-CAP), an Immunological Phenotype Associated with Higher Risk of Mortality. EBioMedicine. 2017;24:231-6.
4. Burk M, El-Kersh K, Saad M, Wiemken T, Ramirez J, Cavallazzi R. Viral infection in community-acquired pneumonia: a systematic review and meta-analysis. Eur Respir Rev. 2016;25:178-88.

5. Corrêa RA, Costa AN, Lundgren F, Michelin L, Figueiredo MR, Holanda M, et al. 2018 recommendations for the management of community acquired pneumonia. J Bras Pneumol. 2018;44(5):405-23.
6. Dequin PF, Meziani F, Quenot JP, Kamel T, Ricard JD, Badie J, et al. Hydrocortisone in severe community-acquired pneumonia. N Engl J Med. 2023;388(21):1931-41.
7. Dinh A, Ropers J, Duran C, Davido B, Deconinck L, Matt M, et al. Discontinuing β-lactam treatment after 3 days for patients with community-acquired pneumonia in non-critical care wards (PTC): a double-blind, randomised, placebo-controlled, non-inferiority trial. Lancet. 2021;397(10280):1195-203.
8. Ebell MH, Chupp H, Cai X, Bentivegna M, Kearney M. Accuracy of signs and symptoms for the diagnosis of community-acquired pneumonia: a meta-analysis. Acad Emerg Med. 2020;27(7):541-53.
9. File TM Jr, Ramirez JA. Community-Acquired Pneumonia. N Engl J Med. 2023;389(7):632-41.
10. Htun TP, Sun Y, Chua HL, Pang J. Clinical features for diagnosis of pneumonia among adults in primary care setting: A systematic and meta-review. Sci Rep. 2019;9(1):8085.
11. Hunold KM, Rozycki E, Brummel N. Optimizing Diagnosis and Management of Community-acquired Pneumonia in the Emergency Department. Emerg Med Clin North Am. 2024;42(2):231-47.
12. Jain S, Self WH, Wunderink RG, Fakhran S, Balk R, Bramley AM, et al. Community-Acquired Pneumonia Requiring Hospitalization among U.S. Adults. N Engl J Med. 2015;373(5):415-27.
13. Martin-Loeches I, Torres A, Nagavci B, Aliberti S, Antonelli M, Bassetti M, et al. ERS/ESICM/ESCMID/ALAT guidelines for the management of severe community-acquired pneumonia. Eur Respir J. 2023;61(3):2200735.
14. Metlay JP, Waterer GW, Long AC, Anzueto A, Brozek J, Crothers K, et al. Diagnosis and treatment of adults with community-acquired pneumonia: an official clinical practice guideline of the American Thoracic Society and Infectious Diseases Society of America. Am J Respir Crit Care Med. 2019;200(7):e45-67.
15. Orso D, Guglielmo N, Copetti R. Lung ultrasound in diagnosing pneumonia in the emergency department: a systematic review and meta-analysis. Eur J Emerg Med. 2018;25(5):312-21.
16. Self WH, Courtney DM, McNaughton CD, Wunderink RG, Kline JA. High discordance of chest x-ray and computed tomography for detection of pulmonary opacities in ED patients: implications for diagnosing pneumonia. Am J Emerg Med. 2013;31(2):401-5.
17. Tuta-Quintero E, Goyes ARB, Guerrón-Gómez G, Martínez MC, Torres D, Schloss C, et al. Comparison of performances between risk scores for predicting mortality at 30 days in patients with community acquired pneumonia. BMC Infect Dis. 2024;24(1):912.
18. Vaughn VM, Dickson RP, Horowitz JK, Flanders SA. Community-Acquired Pneumonia: A Review. JAMA. 2024;332(15):1282-95.
19. Wipf JE, Lipsky BA, Hirschmann JV, Boyko EJ, Takasugi J, Peugeot RL, et al. Diagnosing pneumonia by physical examination: relevant or relic? Arch Intern Med. 1999;159(10):1082-7.

89

Infecção de corrente sanguínea relacionada a cateter venoso central

Fernanda Justo Descio Bozola
Maura Salaroli de Oliveira
Renata Desordi Lobo

SUMÁRIO

DEFINIÇÕES

As infecções da corrente sanguínea (ICS) são caracterizadas pela presença de microrganismos, como bactérias ou fungos no sangue. O diagnóstico é confirmado por meio do isolamento do agente etiológico em uma ou mais hemoculturas, em pacientes que apresentem manifestações clínicas compatíveis com infecção, como febre, calafrios e tremores.

As ICS podem ser classificadas em primárias ou secundárias, de acordo com a presença ou ausência de foco infeccioso identificado. As ICS são consideradas secundárias quando existe foco anatômico evidente que justifique a origem da bacteriemia ou fungemia, como um caso de pielonefrite associada à bacteriemia por *Escherichia coli*. As ICS são definidas como primárias quando não há outra fonte infecciosa identificável, sendo atribuídas, nesse contexto, à presença de um CVC.

No Brasil, as ICS primárias associadas a CVC constituem evento de notificação obrigatória ao sistema nacional de vigilância epidemiológica. Cabe dizer que, para fins de vigilância, a Agência Nacional de Vigilância Sanitária (Anvisa) estabelece critérios padronizados e específicos para a definição e notificação das ICS primárias. Esses critérios estão descritos a seguir:

- Critério 1: microrganismo patogênico identificado em uma ou mais hemoculturas e agente identificado não relacionado a outro foco infeccioso.
- Critério 2: duas ou mais hemoculturas, coletadas em momentos distintos no mesmo dia ou no máximo no dia seguinte, positivas para microrganismos contaminantes de pele (p. ex., *Propionibacterium* spp., *Staphylococcus* coagulase-negativa, *Streptococcus* do grupo *viridans*, *Aerococcus* spp. e *Micrococcus* spp., o agente identificado não está relacionado a outro foco infeccioso e o paciente apresenta pelo menos um dos seguintes sinais ou sintomas: febre (temperatura > 38 °C), calafrios e hipotensão (definida por pressão sistólica menor ou igual a 90 mmHg).

EPIDEMIOLOGIA

A epidemiologia ICS-CVC é influenciada por diversos fatores, incluindo o tipo de cateter, as características do paciente e a efetividade das práticas de prevenção e controle de infecção adotadas. Dessa forma, cada instituição de saúde apresenta um perfil epidemiológico próprio.

No Brasil, dados da Anvisa mostram que os agentes etiológicos mais comumente envolvidos incluem *Klebsiella pneumoniae* e espécies do complexo *Acinetobacter baumannii-calcoaceticus*. Esses patógenos são considerados críticos em razão da crescente resistência aos antimicrobianos, o que dificulta o tratamento dessas infecções. Provavelmente por esse motivo, o estudo Brazilian SCOPE (Surveillance and Control of

Pathogens of Epidemiological Importance) encontrou 40% de taxa de mortalidade entre pacientes com ICS. *Staphylococcus aureus* e *Staphylococcus epidermidis* são comumente isolados em ICS-CVC, especialmente em virtude da formação de biofilmes na superfície dos dispositivos.

O Sistema de Vigilância das IRAS do Estado de São Paulo, coordenado pela Divisão de Infecção Hospitalar do Centro de Vigilância Epidemiológica (CVE), evidenciou que, no ano de 2023, nas unidades de terapia intensiva (UTI) adulto, a densidade de incidência de ICS-CVC foi de 2,53 infecções por 1.000 cateteres/dia, refletindo tendência de queda sustentada nas últimas décadas, em decorrência da ampliação das medidas de prevenção e controle de infecção. Em relação à etiologia, foram analisadas 5.757 hemoculturas positivas. Os microrganismos mais frequentemente isolados foram os bacilos Gram-negativos, com destaque para *Klebsiella pneumoniae* e outras espécies do gênero, que representaram 20% dos isolados. Também se destaca a presença de *Acinetobacter baumannii* e espécies relacionadas, responsáveis por 11% dos casos, e *Pseudomonas* spp., com 6%. Entre os Gram-positivos, os estafilococos continuam a desempenhar papel importante, com *Staphylococcus* coagulase-negativo (SCN) isolado em 18% das infecções e *Staphylococcus aureus* em 12%. Infecções fúngicas por leveduras do gênero *Candida* foram responsáveis por 10% dos casos.

No Hospital Sírio-Libanês, a taxa de infecção primária da corrente sanguínea associada a CVC foi de 0,65 a cada 1.000 pacientes-dia em 2024, taxa inferior a comparativos como Magnet, CVE e ANAPH. Os principais microrganismos isolados em infecções primárias da corrente sanguínea associada a CVC no mesmo hospital em 2024 (n = 50) foram bacilos Gram-negativos, assim como no estado de São Paulo. *Escherichia coli* foi a bactéria mais prevalente (18%), seguida por *Klebsiella pneumoniae* (14%), *Pseudomonas aeruginosa* (12%), *Enterobacter cloacae* (8%) e *Serratia marcescens* (8%). *Staphylococcus aureus* e SCN foram responsáveis por apenas 4% das infecções primárias da corrente sanguínea hospitalares em 2024.

Da mesma forma, as bactérias Gram-negativas foram os agentes mais isolados em bacteriemias de origem comunitária em 2024 (n = 105) – em primeiro lugar, *Escherichia coli* (39%), seguida por *Klebsiella pneumoniae* (11%), *Streptococcus pneumoniae* (9%), *Staphylococcus aureus* (7%), *Enterococcus faecalis* (4%) e *Pseudomonas aeruginosa* (4%).

FISIOPATOGENIA

A fisiopatogenia das ICS-CVC envolve múltiplos mecanismos pelos quais microrganismos colonizam o dispositivo e alcançam a corrente sanguínea. Esses processos variam conforme o tempo de permanência do cateter, o tipo de microrganismo envolvido e as condições clínicas do paciente. Os principais mecanismos descritos incluem:

1. Colonização extraluminal: microrganismos presentes na pele podem migrar ao longo da superfície externa do dispositivo, estabelecendo-se na porção intravascular. Essa via é mais comum em cateteres de curta permanência.
2. Colonização intraluminal: ocorre quando microrganismos acessam o lúmen interno do cateter, frequentemente em decorrência de manipulações inadequadas das conexões ou uso de técnicas assépticas insuficientes durante a administração de medicamentos e soluções. Essa via é mais prevalente em cateteres de longa permanência.
3. Disseminação hematogênica a partir de um foco distante: em alguns casos, microrganismos provenientes de infecções em outros sítios (p. ex., pulmões ou trato urinário) podem aderir ao cateter.
4. Contaminação do infusato: embora seja rara, essa via está relacionada à contaminação que pode ocorrer em processos de preparo e manipulação de soluções.

Um aspecto central na fisiopatogenia das ICS-CVC é a formação de biofilme, matriz extracelular de polissacarídeos que recobre os microrganismos aderidos à superfície do cateter. O biofilme confere proteção contra a ação de antimicrobianos e da resposta imune do hospedeiro, tornando a erradicação da infecção mais difícil e frequentemente exigindo a retirada do dispositivo. O entendimento desses mecanismos é fundamental para orientar medidas preventivas eficazes e para a seleção de estratégias terapêuticas mais adequadas, especialmente em casos de infecção persistente ou recorrente.

Diversos fatores contribuem para o aumento do risco de desenvolvimento de ICS-CVC, envolvendo tanto características do paciente quanto aspectos relacionados ao CVC. Entre os fatores relacionados ao paciente, destacam-se imunossupressão, condições clínicas críticas, como sepse, insuficiência renal ou hepática, necessidade de suporte ventilatório invasivo e nutrição parenteral. No que se refere aos fatores relacionados ao cateter, incluem-se tipo e número de lúmens do cateter (quanto maior o número de lúmens, maior o risco); local de inserção (inserção em femoral com maior risco); técnica de inserção, incluindo assepsia inadequada, ausência de barreiras máximas ou falhas na antissepsia cutânea; tempo prolongado de permanência do cateter.

QUADRO CLÍNICO E DIAGNÓSTICO

O diagnóstico de ICS-CVC demanda a integração de dados clínicos, laboratoriais e microbiológicos, com o objetivo de confirmar a presença de infecção e estabelecer sua relação com o dispositivo intravascular. Clinicamente, deve-se suspeitar de ICS-CVC em pacientes com CVC que apresentem sinais sistêmicos de infecção, como febre, calafrios, hipotensão ou deterioração clínica inexplicada, especialmente na ausência de foco infeccioso evidente. Além disso, sinais flogísticos no sítio de inserção do cateter, como dor, calor local, hiperemia, edema ou saída de secreção purulenta, reforçam a hipótese diagnóstica.

A confirmação laboratorial envolve a coleta adequada de hemoculturas, idealmente antes do início da antibioticoterapia. Recomenda-se a obtenção de, no mínimo, duas amostras, sendo a coleta por punção venosa periférica considerada padrão-ouro para o diagnóstico. No entanto, esse método apresenta limitações, como tempo prolongado para liberação dos resultados e possibilidade de resultados falso-negativos, particularmente em situações de uso prévio de antimicrobianos.

Avanços recentes que incluem o uso de métodos moleculares e de espectrometria de massa (MALDI-TOF) têm contribuído para a identificação microbiológica mais rápida e precisa, com impacto positivo na condução terapêutica.

Exames laboratoriais inespecíficos, como leucograma e proteína C-reativa, podem ser úteis como marcadores de inflamação sistêmica, embora não sejam específicos para ICS-CVC. A procalcitonina também pode auxiliar na avaliação da resposta inflamatória, mas, assim como a PCR, deve ser interpretada em conjunto com outros achados clínicos e laboratoriais.

A investigação de possíveis focos infecciosos secundários é fundamental para a correta classificação da ICS como primária ou secundária. Para tanto, exames complementares, como uroculturas, exames de imagem (ultrassonografia, tomografia, ecocardiograma transesofágico) e avaliação clínica direcionada são indispensáveis. Tais exames também são essenciais para a detecção de complicações associadas, como tromboflebite séptica ou endocardite infecciosa (EI).

COMPLICAÇÕES

A detecção precoce de ICS é de suma importância para melhorar os desfechos do tratamento dos pacientes, particularmente na prevenção de complicações graves, como sepse, choque séptico e até óbito. As diretrizes da campanha *Surviving Sepsis* enfatizam que a administração precoce de antimicrobianos apropriados é uma das intervenções mais eficazes para reduzir a mortalidade em pacientes com sepse, especialmente aqueles com choque séptico. De acordo com uma revisão sistemática que avaliou mortalidade de choque séptico na Europa e na América do Norte, as taxas de mortalidade para choque séptico são notavelmente altas, com 37,3% de mortalidade em UTI e 39% de mortalidade hospitalar.

Outras complicações graves relacionadas a ICS-CVC incluem tromboflebite séptica, endocardite infecciosa e infecção metastática. As manifestações clínicas que refletem essas complicações podem estar presentes no momento da apresentação inicial ou surgir de forma insidiosa durante a evolução clínica, mesmo após o início do tratamento antimicrobiano.

As manifestações clínicas da tromboflebite séptica podem incluir febre, eritema, cordão endurecido palpável no trajeto venoso, dor local e/ou drenagem purulenta. A tromboflebite séptica deve ser aventada em pacientes com ICS-CVC e bacteriemia persistente após 72 horas de terapia adequada. Exames subsidiários importantes incluem o ultrassom com doppler venoso (confirma o diagnóstico de trombose venosa) e a hemocultura (pode definir o diagnóstico etiológico).

A EI refere-se à infecção de uma ou mais válvulas cardíacas, e essa hipótese diagnóstica deve ser suspeitada em pacientes com ICS-CVC ou bacteriemia por tempo superior a 48 a 72 horas com um patógeno associado à EI. A avaliação ecocardiográfica é mandatória a pacientes com sinais e sintomas de EI (p. ex., novo sopro ou fenômenos embólicos), bacteriemia persistente ou presença de válvula protética ou prótese endovascular. Pacientes com bacteriemia por *Staphylococcus aureus* também necessitam de avaliação ecocardiográfica.

TRATAMENTO

O manejo adequado das ICS-CVC inclui dois pilares fundamentais: terapia antimicrobiana empírica seguida de tratamento direcionado e avaliação da necessidade de remoção do cateter, abordadas a seguir.

Terapia antimicrobiana empírica

A terapia antimicrobiana empírica precisa ser iniciada imediatamente após a coleta de hemoculturas e direcionada conforme o perfil epidemiológico da instituição, as características do paciente e a gravidade do quadro clínico.

No caso de ICS-CVC associadas a cuidados de saúde, antibióticos de amplo espectro geralmente são necessários. Antibióticos intravenosos são padrão-ouro para o tratamento de ICS. No entanto, para pacientes estáveis, com infecções não complicadas e foco controlado, a terapia sequencial com antibióticos orais podem ser uma opção, desde que o antimicrobiano oral tenha boa biodisponibilidade e o patógeno seja suscetível ao esquema escolhido. As características farmacocinéticas e farmacodinâmicas dos antibióticos escolhidos devem ser consideradas, especialmente em pacientes graves, para garantir eficácia e dose adequada. O ajuste da terapia antimicrobiana deve ser feito com base nos resultados da identificação do agente e no teste de sensibilidade, visando ao uso de antibióticos com espectro adequado e menor impacto ecológico.

A terapia de selo ou lockterapia consiste na instilação de uma solução antimicrobiana no lúmen do cateter, com o objetivo de erradicar microrganismos presentes em biofilmes intraluminais, e pode ser uma estratégia no manejo das ICS-CVC, particularmente em pacientes com acesso venoso limitado ou eventualmente quando a substituição do cateter representa risco clínico significativo. A indicação dessa terapia deve ser criteriosa, baseada em fatores como estabilidade clínica do paciente, agente etiológico, presença de complicações e possibilidade de retirada ou troca do cateter vascular. Deve ser utilizada conjuntamente com o tratamento antimicrobiano sistêmico. Alguns estudos mostram a eficácia para tratamento de ICS-CVC em infecções por SCN, em pacientes estáveis, sem complicações e quando se faz necessária a manutenção do cateter.

Remoção do cateter

A decisão sobre manter ou retirar o CVC em ICS-CVC deve ser individualizada, baseada no agente etiológico (virulência e multirresistência), na gravidade da infecção, na presença de complicações e na condição clínica do paciente. De maneira geral, a remoção do cateter é recomendada na maioria dos casos de ICS-CVC, em especial se o CVC for de curta permanência. A seguir, são descritas as principais indicações e exceções para a retirada do cateter, conforme diretrizes atuais.

A remoção do CVC é obrigatória quando há infecção do sítio de inserção com sinais locais importantes (celulite, drenagem purulenta), quando há sinais de instabilidade hemodinâmica ou sepse grave. Também é recomendada no caso de ICS-CVC complicada (p. ex., endocardite e tromboflebite séptica) e infecções causadas por microrganismos de difícil erradicação com a manutenção do cateter, como aquelas por *Staphylococcus aureus*, microrganismos Gram-negativos multirresistentes (*Pseudomonas* spp., *Acinetobacter* spp.), fungos (p. ex., *Candida* spp.) e micobactérias não tuberculosas (MNT). Nessas situações, a permanência do cateter está associada à falha terapêutica, maior risco de complicações metastáticas e recidiva da infecção e até mesmo maior mortalidade.

A manutenção do cateter pode ser considerada nos casos de infecção não complicada com foco infeccioso identificado e controlado por microrganismos menos virulentos e em pacientes hemodinamicamente estáveis, com hemoculturas negativas em até 72 horas após início da terapia antimicrobiana, resposta clínica satisfatória ao tratamento e ausência de imunossupressão grave ou próteses intravasculares. Um exemplo é a bacteriemia por SCN, em pacientes estáveis, com controle adequado da infecção.

Cabe mencionar que, nos casos em que a manutenção do cateter seja inicialmente considerada, é fundamental reavaliar continuamente o paciente. A persistência da febre, novas hemoculturas positivas ou deterioração clínica indicam reavaliação sobre a retirada do dispositivo. Se houver bacteriemia persistente ou febre apesar do tratamento adequado, investigações adicionais são necessárias para detectar infecções metastáticas ou complicações que exijam intervenção cirúrgica, como endocardite. Outro ponto a ser considerado é a formação de biofilme no cateter que pode dificultar o tratamento da ICS-CVC com antibióticos sistêmicos, impedindo a erradicação de microrganismos. Diante disso, em alguns casos pode ser necessária a retirada do cateter vascular.

Duração da terapia

Geralmente, a duração da terapia antimicrobiana varia de 5 a 14 dias, dependendo do patógeno, do foco primário da infecção e da resposta clínica. Em infecções complicadas, como aquelas envolvendo *Staphylococcus aureus* com focos metastáticos, em geral é necessária uma duração maior de tratamento. A seguir, são descritas as recomendações terapêuticas de acordo com os principais agentes etiológicos.

Staphylococcus coagulase-negativo

Este microrganismo é um dos principais patógenos relacionados a ICS-CVC, especialmente em contextos de cateter de longa permanência. O tratamento depende da condição clínica do paciente e da possibilidade de retirada do dispositivo.

Se paciente estável, cateter removido, hemoculturas negativas em até 72 horas, deve-se manter antibioticoterapia conforme o perfil de sensibilidade por 5 a 7 dias de tratamento. No entanto, caso se opte pela manutenção do cateter, deve-se manter antibioticoterapia conforme perfil de sensibilidade, associar lockterapia ou terapia de bloqueio antimicrobiana e prolongar o tratamento por 10 a 14 dias.

Staphylococcus aureus

Está indicada a remoção do cateter, por ser uma bactéria altamente virulenta, tratar com antibioticoterapia conforme perfil de sensibilidade por pelo menos 14 dias. É importante afastar complicações, já que bacteriemia por *S. aureus* complicada exige um tempo prolongado de antibioticoterapia. A título de exemplo, se diagnosticada endocardite, o tratamento deve durar de 4 a 6 semanas; em casos de osteomielite, pelo menos de 6 a 8 semanas.

Candida spp.

Está indicada a remoção do dispositivo vascular, início precoce de antifúngico (equinocandinas, como terapia empírica) e duração mínima de tratamento de 14 dias a partir da primeira hemocultura negativa.

Bacilos Gram-negativos

As ICS-CVC por bacilos Gram-negativos em geral estão associadas a infecções relacionadas à assistência à saúde (IRAS) e exigem cobertura empírica de amplo espectro até que os resultados do perfil de sensibilidade estejam disponíveis. O tempo de tratamento é de 7 a 14 dias, a depender do *status* clínico do paciente e da identificação e controle do foco infeccioso.

Estudos recentes sugerem o uso de esquemas mais curtos de antibióticos, geralmente em torno de 7 dias, no tratamento das ICS causadas por bacilos Gram-negativos, especialmente para enterobactérias, quando há controle adequado do foco infeccioso e o paciente apresenta estabilidade clínica. No entanto, já há dados que sustentam a consideração de um tempo reduzido de tratamento para ICS-CVC por *Pseudomonas aeruginosa*, variando de 7 a 11 dias, desde que haja a remoção do cateter vascular e a estabilidade clínica do paciente.

A definição da duração ideal do tratamento deve ser sempre individualizada, considerando-se as características do paciente, a resposta terapêutica, a gravidade do quadro infeccioso e a presença de comorbidades. O julgamento clínico permanece essencial, para assegurar uma conduta segura e eficaz.

QUADRO ROTINA HOSPITAL SÍRIO-LIBANÊS

O Quadro 1 apresenta sugestões feitas com base no perfil epidemiológico e na sensibilidade aos antimicrobianos do Hospital Sírio-Libanês. Recomendam-se reavaliar os antimicrobianos prescritos após 48 a 72 horas após esclarecimentos diagnósticos e resultado de culturas.

QUADRO 1

Cenário clínico	Esquema antimicrobiano (endovenoso)
Bacteriemia de origem comunitária	Ceftriaxona + oxacilina
Bacteriemia de origem hospitalar, sem foco secundário evidente	Vancomicina + meropeném
Bacteriemia hospitalar com risco de candidemia	Vancomicina + meropeném + equinocandina
Paciente já em uso de meropeném ou colonizado por Gram-negativo resistente	Vancomicina + meropeném + polimixina

PREVENÇÃO

A adoção de medidas baseadas em evidências, integradas em protocolos institucionais e incorporadas à rotina da equipe multiprofissional, tem demonstrado impacto significativo na redução das ICS CVC.

A higienização das mãos é uma das medidas mais eficazes para a prevenção das IRAS e deve ser realizada utilizando técnica adequada, respeitando os cinco momentos preconizados pela Organização Mundial da Saúde (OMS). Esses momentos são: (1) antes do contato com o paciente; (2) antes da realização de procedimento limpo ou asséptico — o que inclui, por exemplo, a manipulação de cateteres venosos, a troca de curativos ou a administração de medicamentos; (3) após risco de exposição a fluidos corporais; (4) após o contato direto com o paciente; e (5) após o contato com áreas próximas ao paciente, mesmo na ausência de contato direto. A adesão consistente a essas recomendações é fundamental para a segurança do paciente e a prevenção de eventos adversos associados ao cuidado.

A seguir, serão listadas as principais medidas para prevenção das ICS-CVC, separadas pelos momentos de inserção, manutenção e remoção do cateter:

1. Medidas no momento da inserção:
   - Indicação criteriosa do CVC, com menor número de lumens necessário para a terapêutica proposta.
   - Escolha do sítio de inserção, com a recomendação de evitar o sítio femoral.
   - Adoção de técnica asséptica, incluindo paramentação com barreira máxima (gorro, máscara, avental estéril, luvas estéreis e campo estéril grande).
   - A preparação da pele no local da punção deve ser realizada com solução alcoólica de clorexidina na concentração de 2% e curativo estéril para cobertura.
   - Utilizar ultrassom (com capa e gel estéreis) durante a inserção do CVC para maior assertividade no procedimento e, consequentemente, menos complicações.
2. Medidas durante a manutenção do cateter:
   - Higienização das mãos antes e depois de qualquer manipulação do cateter.
   - Avaliação diária da necessidade do cateter, com retirada imediata quando não mais indicado.
   - Uso de cobertura impregnada com clorexidina para todos os pacientes a partir de 2 meses de idade.
   - Fixação segura para evitar deslocamentos.

- Desinfecção dos conectores utilizando solução alcoólica 70% ou clorexidina (preferencialmente *swab* de pronto uso), antes de cada manipulação.
- Troca dos curativos conforme a indicação de sua instituição ou quando sujos, úmidos ou soltos.
- Inspeção diária do sítio de inserção para identificação precoce de sinais inflamatórios ou infecciosos.

3. Estratégias institucionais complementares:
   - Implementação de pacotes de prevenção de ICS-CVC, com auditoria de conformidade e *feedback* para as equipes.
   - Monitoramento contínuo de indicadores, como densidade de incidência de ICS e taxas de utilização de cateteres.
   - Investigação de casos e surtos, com revisão de práticas e reforço das medidas preventivas em situações de aumento de incidência.
   - Todos os profissionais envolvidos na inserção e no manejo de CVC devem receber treinamento regular e atualizado sobre as práticas de prevenção com envolvimento do serviço de controle de infecção da instituição. A cultura institucional deve favorecer o cumprimento rigoroso das medidas de segurança.

PONTOS-CHAVE

1. As infecções da corrente sanguínea associadas ao uso de cateter venoso central (ICS-CVC) representam um importante desafio nos serviços de saúde, tanto pelo impacto clínico quanto pelos custos associados.
2. O manejo das ICS exige abordagem multidisciplinar, incorporando dados microbiológicos, experiência clínica e princípios de uso consciente de antimicrobianos.
3. Diante da suspeita clínica de ICS, deve-se coletar hemocultura do paciente e iniciar terapia antimicrobiana empírica precoce.
4. O controle de foco primário da infecção é essencial, e, caso o paciente esteja em uso de cateter vascular, deve-se verificar se a remoção desse dispositivo é necessária.
5. A avaliação quanto à duração e à via de administração do esquema antimicrobiano é imprescindível para uma boa resposta terapêutica, assim como definir se será necessária a avaliação de um infectologista.
6. A prevenção dessas infecções envolve a adoção de pacotes de medidas (*bundles*) assistenciais, como padronização de boas práticas, vigilância epidemiológica contínua e educação continuada dos profissionais de saúde.

BIBLIOGRAFIA

1. Bae M, Jeong Y, Bae S, Kim MJ, Chong YP, Kim S-H, et al. Short versus prolonged courses of antimicrobial therapy for patients with uncomplicated Pseudomonas aeruginosa bloodstream infection: a retrospective study. J Antimicrob Chemother. 2022;77(1):223-8.
2. Baker CC, Petersen SR, Sheldon GF. Septic phlebitis: a neglected disease. Am J Surg. 1979;138(1):97-102.
3. Brasil. Agência Nacional de Vigilância Sanitária. Critérios diagnósticos de infecção relacionada à assistência à saúde: Caderno 2. Brasília, DF: Anvisa; 2017. [acesso jun. 2025]. Disponível em: https://www.gov.br/anvisa/pt-br/centraisdeconteudo/publicacoes/servicosdesaude/publicacoes/caderno-2-criterios-diagnosticos-de-infeccao-relacionada-a-assistencia-a-saude.pdf.
4. Brasil. Agência Nacional de Vigilância Sanitária. Diretriz nacional para elaboração de programa de gerenciamento do uso de antimicrobianos em serviços de saúde. Brasília, DF: Anvisa; 2023.
5. Brasil. Agência Nacional de Vigilância Sanitária. Medidas de prevenção de infecção relacionada à assistência à saúde: Caderno 4. Brasília, DF: Anvisa; 2017.
6. Brasil. Agência Nacional de Vigilância Sanitária. Programa Nacional de Prevenção e Controle de Infecções Relacionadas à Assistência à Saúde (PNPCIRAS) 2021-2025. Brasília, DF: Anvisa; 2021. [acesso jun. 2025]. Disponível em: https://www.gov.br/anvisa/pt-br/centraisdeconteudo/publicacoes/servicosdesaude/publicacoes/pnpciras_2021_2025.pdf.
7. Casado A, Gimeno A, Aguilar-Guisado M, García M, Rodríguez JF, Rivas PA, et al. Safety of early oral ambulatory treatment of adult patients with bloodstream infections discharged from the emergency department. Antimicrob Agents Chemother. 2023;67(11):e0078023.
8. Chotiprasitsakul D, Han JH, Cosgrove SE, Harris AD, Lautenbach E, Conley AT, et al. Comparing the outcomes of adults with Enterobacteriaceae bacteremia receiving short-course versus prolonged-course antibiotic therapy: a multicenter, propensity score–matched cohort. Clin Infect Dis. 2018;66(2):172-7.
9. Evans L, Rhodes A, Alhazzani W, Antonelli M, Coopersmith CM, French C, et al. Surviving sepsis campaign: international guidelines for management of sepsis and septic shock 2021. Crit Care Med. 2021;49(11):e1063-43.
10. Fabre V, Amoah J, Cosgrove SE, Tamma PD. Antibiotic therapy for Pseudomonas aeruginosa bloodstream infections: how long is long enough? Clin Infect Dis. 2019;69(11):2011-4.
11. Fernández-Guerrero ML, Herrero L, Bellver M, Gadea I, Roblas RF, Górgolas M. Nosocomial enterococcal endocarditis: a serious hazard for hospitalized patients with enterococcal bacteraemia. J Intern Med. 2002;252(6):510-5.
12. Fernández-Hidalgo N, Almirante B, Calleja R, Ruiz I, Planes AM, Rodriguez D, et al. Antibiotic-lock therapy for long-term intravascular catheter-related bacteraemia: results of an open, non-comparative study. J Antimicrob Chemother. 2006;57(6):1172-80.
13. Giannella M, Bartoletti M, Gatti M, Viale P. Advances in the therapy of bacterial bloodstream infections. Clin Microbiol Infect. 2020;26(2):158-67.
14. Hale AJ, Snyder GM, Ahern JW, Eliopoulos G, Ricotta D, Alston WK. When are oral antibiotics a safe and effective choice for bacterial

bloodstream infections? An evidence-based narrative review. J Hosp Med. 2018;13(5):328-35.

15. Karakitsos D, Labropoulos N, De Groot E, Patrianakos AP, Kouraklis G, Poularas J, et al. Real-time ultrasoundguided catheterisation of the internal jugular vein: a prospective comparison with the landmark technique in critical care patients. Crit Care. 2006;10:R162.
16. Khan EA, Correa AG, Baker CJ. Suppurative thrombophlebitis in children: a ten-year experience. Pediatr Infect Dis J. 1997;16(1):63-6.
17. Lee TC, Prosty CJ, Fralick M, Huttner A, McDonald EG, Molina J, et al. Seven vs Fourteen Days of Antibiotics for Gram-Negative Bloodstream Infection: A Systematic Review and Noninferiority Meta-Analysis. JAMA Netw Open. 2025;8(3):e251421.
18. Lok CE, Huber TS, Lee T, Shenoy S, Yevzlin AS, Abreo K, et al. KDOQI clinical practice guideline for vascular access: 2019 update. Am J Kidney Dis. 2020;75(4 Suppl 2):S1-164.
19. Mermel LA, Allon M, Bouza E, Craven DE, Flynn P, O'Grady NP, et al. Clinical practice guidelines for the diagnosis and management of intravascular catheter-related infection: 2009 update by the Infectious Diseases Society of America. Clin Infect Dis. 2009;49(1):1-45.
20. Meschiari M, Asquier-Khati A, Tiseo G, Luque-Paz D, Murri R, Boutoille D, et al. Treatment of infections caused by multidrug-resistant Gram-negative bacilli: a practical approach by the Italian (SIMIT) and French (SPILF) societies of infectious diseases. Int J Antimicrob Agents. 2024;64(1):107186.
21. Muller M, Bryant KA, Espinosa C, Jones JA, Quach C, Rindels JR, et al. SHEA Neonatal Intensive Care Unit (NICU) White Paper Series: Practical approaches for the prevention of central-line-associated bloodstream infections. Infect Control Hosp Epidemiol. 2023;44(4):550-64.
22. O'Grady NP, Alexander M, Burns LA, Dellinger EP, Garland J, Heard SO, et al. Guidelines for the prevention of intravascular catheter-related infections. Clin Infect Dis. 2011;52(9):e162-93.
23. Observatório ANAPH 2025. [acesso jun. 2025]. Disponível em: https://www.anahp.com.br/publicacoes/observatorio-anahp-2025/.
24. Pitiriga V, Bakalis J, Kampos E, Kanellopoulos P, Saroglou G, Tsakris A. Duration of central venous catheter placement and central line-associated bloodstream infections after the adoption of prevention bundles: a two-year retrospective study. Antimicrob Resist Infect Control. 2022;11(1):96.
25. Rupp ME, Karnatak R. Intravascular catheter-related bloodstream infections. Infect Dis Clin North Am. 2018;32(4):765-87.
26. São Paulo (Estado). Centro de Vigilância Epidemiológica "Prof. Alexandre Vranjac". Indicadores de infecção hospitalar: dados dos hospitais gerais – 2023. São Paulo: CVE; 2024 [acesso jun. 2025]. Disponível em: https://portal.saude.sp.gov.br/resources/cve-centro-de-vigilancia-epidemiologica/areas-de-vigilancia/infeccao-hospitalar/dados/apresentacao_dados_iras_2023.pdf.
27. Schellong P, Joean O, Pletz MW, Hagel S, Weis S. Treatment of complicated Gram-positive bacteremia and infective endocarditis. Drugs. 2025;85(2):193-214.
28. Timsit JF, Ruppé E, Barbier F, Tabah A, Bassetti M. Bloodstream infections in critically ill patients: an expert statement. Intensive Care Med. 2020;46(2):266-84.
29. Vincent JL, Jones G, David S, Olariu E, Cadwell KK. Frequency and mortality of septic shock in Europe and North America: a systematic review and meta-analysis. Crit Care. 2019;23(1):196.
30. Yahav D, Franceschini E, Koppel F, Turjeman A, Babich T, Bitterman R, et al. Seven versus 14 days of antibiotic therapy for uncomplicated Gram-negative bacteremia: a noninferiority randomized controlled trial. Clin Infect Dis. 2019;69(7):1091-8.

90

Endocardite infecciosa

Flávio Tarasoutchi
João Ricardo Cordeiro Fernandes

SUMÁRIO

INTRODUÇÃO

Apesar de sua longa história, iniciada em 1674, com a primeira documentação de inflamação cardíaca valvular e endotelial por Lazare Rivière,[1] seguida por grandes avanços no diagnóstico e tratamento, a endocardite infecciosa (EI) continua sendo uma doença caracterizada por altas taxas de mortalidade e morbidade. Mesmo com melhorias no diagnóstico e nas terapias médica e cirúrgica, a mortalidade tem se mantido alta nos últimos anos, contrastando com a maioria das doenças cardiovasculares, como insuficiência cardíaca e síndrome coronariana aguda.[2]

A EI é uma infecção que acomete o endocárdio, predominantemente as valvas cardíacas, sejam nativas ou protéticas. Todavia, podem também afetar outras estruturas intracardíacas, como o endocárdio mural, cordas tendíneas, dispositivos eletrônicos implantáveis e enxertos vasculares. A incidência anual varia entre 1,5 e 15 casos por 100 mil habitantes nos Estados Unidos e na Europa, com tendência de aumento nas últimas décadas, especialmente em idosos e pacientes com múltiplas comorbidades.

A mortalidade intra-hospitalar atual de pacientes com EI varia de 20 a 30% em centros terciários, sendo maior em países de baixa renda. Como para a maioria das valvopatias, boa parte dos estudos de EI na literatura é composta de relatos e/ou séries de caso: há uma marcada ausência de estudos prospectivos controlados sobre essa doença, talvez em razão de sua raridade relativa e de seu polimorfismo clínico.

O diagnóstico precoce, apesar de dificultado pela grande variedade de sua manifestação clínica, é essencial para otimizar o tratamento e melhorar o prognóstico, além de reduzir o risco de complicações graves como insuficiência cardíaca, embolizações e abscessos paravalvares.

EPIDEMIOLOGIA

A EI tem acometido, nos últimos anos, pacientes progressivamente mais idosos, muitas vezes internados ou institucionalizados, os quais apresentam, como fatores predisponentes, valvopatias degenerativas (estenose aórtica, insuficiência mitral), dispositivos intracardíacos (marca-passo, cardiodesfibrilador implantável, dispositivos de assistência circulatória) e cateteres de longa permanência.[3] Pacientes com múltiplas comorbidades e imunossuprimidos também têm apresentado maior incidência de EI.

Quatro décadas atrás, aproximadamente 50% dos casos de EI nos Estados Unidos ocorriam em pacientes com sequela cardíaca reumática, em comparação com menos de 5% em estudos recentes, com EI de válvula protética presente em 20% dos pacientes.[4]

A mudança na distribuição etária da doença pode ter sido influenciada por vários fatores: aumento da expectativa de vida da população, mudança na condição predisponente valvar (declínio da doença reumática cardíaca e aumento das doenças cardíacas degenerativas na população idosa, especialmente calcificação da valva aórtica), maior sobrevida de indivíduos com cardiopatia congênita e novas técnicas cirúrgicas valvares, como as plásticas e os implantes de próteses. Além disso, houve a emergência das endocardites hospitalares, que são secundárias às novas modalidades de tratamento invasivo, como uso de cateter venoso central, marca-passo cardíaco, alimentação parenteral, hemodiálise, dentre outros.[5]

Além disso, com o aumento do emprego de dispositivos de implante transcateter, como implante transcateter de prótese aórtica (TAVI), fechamento de defeitos septais e de apêndice atrial, novas populações sob risco de EI têm sido identificadas. Atualmente, até 25% dos casos de EI têm sido atribuídos a cuidados associados à saúde, como procedimentos invasivos (desde acessos venosos até biópsias).

Não se pode esquecer da EI em usuários de drogas endovenosas. Nesses casos, a infecção geralmente está localizada na valva tricúspide (46 a 78% dos casos), tendo, porém, menor mortalidade do que aquelas que ocorrem nas valvas mitral ou aórtica. A infecção tem origem em injeções intravenosas não estéreis, sendo provavelmente a própria pele a fonte de contaminação. Isso explica o *Staphylococcus aureus* como etiologia bacteriana mais frequente (60 a 70%). As vegetações do lado direito do coração têm o potencial de gerar embolizações sépticas para os pulmões, particularmente nas infecções por *S. aureus*.[6]

Quanto ao perfil microbiológico, nos dias atuais, os principais microrganismos causadores de EI são os *Staphylococcus aureus*, os estreptococos orais e os estafilococos coagulase-negativos. Particularmente na população idosa, incluindo naqueles previamente submetidos a TAVI, os *Enterococcus faecalis* também têm ganhado espaço.

A infecção por *Staphylococcus aureus* em geral progride rapidamente (entre 1 e 6 semanas), com maior chance de septicemia e complicações, como destruição da anatomia valvar, formação de abscessos perivalvares e embolias sépticas. Em contrapartida, os estreptococos, especialmente do grupo *viridans*, causam geralmente infecções com evolução mais arrastada, em portadores de doenças valvares prévias, cursando com febre que pode durar de semanas a meses, associada a perda de peso, mal-estar e calafrios. Não raro, há retardo no diagnóstico em razão dos sintomas pouco específicos e da evolução mais indolente.[7]

Um colonizante habitual do trato gastrointestinal humano, o *Streptococcus gallolyticus*, previamente conhecido como *Streptococcus bovis*, é um patógeno Gram-positivo oportunista e pode ser causa de bacteremia e EI, principalmente em indivíduos com mais de 60 anos. Trauma ou doenças do cólon como pólipos, adenomas e câncer podem produzir bacteremias por *Streptococcus gallolyticus*e EI. A incidência de associação de neoplasia de cólon e bacteremia ou EI por *Streptococcus gallolyticus* tem sido descrita em 18 a 62% dos casos. O câncer pode estar silente ao diagnóstico da EI ou ser diagnosticado à colonoscopia nos primeiros anos após o diagnóstico do episódio infeccioso.

Cabe também destacar que uma porcentagem variável dos pacientes com EI, que pode chegar a 10 a 15% dos casos, apresenta-se com hemoculturas negativas. Os principais motivos são: uso prévio de antibióticos (algumas vezes prescritos sem indicação), EI causada por fungos ou por bactérias de crescimento difícil em meios de cultura-padrão (bactérias fastidiosas). Para a adequada identificação destas últimas, deve-se recorrer a testes sorológicos (*Coxiella burnetii, Bartonella* spp., *Aspergillus* spp., *Mycoplasma pneumoniae, Brucella* spp., *Legionella pneumophila*), ou a ensaios de reação em cadeia da polimerase (PCR), técnica que permite a amplificação de sequências específicas de DNA – útil para germes como *Tropheryma whipplei* e *Bartonella* spp.

QUADRO CLÍNICO

A EI tem apresentação clínica muito variada, desde um paciente grave e instável, com sintomas de infecção aguda e sepse, a um indivíduo aparentemente saudável, com sudorese noturna ocasional, emagrecimento e febre baixa. Suas manifestações clínicas podem ser causadas por sintomas ou complicações da infecção (decorrentes da bacteremia persistente, da lesão valvar ou miocárdica), mas também por suas complicações embólicas ou não infecciosas. Dentre estas últimas, destacam-se fenômenos vasculares e imunológicos. Sintomas/fenômenos imunológicos como artrite, glomerulonefrite e nódulos de Osler (nódulos subcutâneos eritematosos, dolorosos, que se desenvolvem nas polpas digitais e regiões proximais dos dedos) decorrem da elevada quantidade de imunocomplexos circulantes na EI. As complicações vasculares, por sua vez, como fenômenos embólicos, aneurismas micóticos, lesões intracranianas, hemorragias conjuntivais e lesões de Janeway (lesões maculares hemorrágicas ou eritematosas, não dolorosas, nas palmas das mãos e plantas dos pés), podem manifestar-se como sintomas neurológicos ou periféricos, inclusive sendo a manifestação inicial da doença. Além dessas, a fundoscopia pode mostrar hemorragia retiniana, classicamente oval com parte central pálida (manchas de Roth), e o exame de urina, micro-hematúria e proteinúria (glomerulonefrite imunomediada). Não há, entretanto, nenhuma manifestação clínica patognomônica da EI.

As complicações mais temidas são as embolias para o sistema nervoso central, que podem ocorrer em 20 a 40% dos pacientes com EI. As alterações anatômicas incluem infarto cerebral, aneurismas micóticos, abscessos, hemorragia intraparenquimatosa ou subaracnoide e meningite. Deve-se ter atenção a sintomas neurológicos como déficits focais, ataxia, crise convulsiva ou confusão mental, que, por vezes, constituem a principal queixa do paciente com EI. Outros órgãos também podem ser afetados por embolizações vasculares, como os rins, baço, fígado e as artérias ilíacas ou mesentéricas.

Quando a EI acomete as valvas tricúspide ou pulmonar, pode haver embolia séptica para a circulação pulmonar, constituindo um quadro clínico composto por tosse com escarro hemoptoico, dispneia e dor torácica pleurítica.

A febre é a manifestação clínica mais comum e está presente em mais de 80% dos casos. Em pacientes idosos ou imunossuprimidos, ela pode estar ausente ou ter menor intensidade, assim como em casos de uso recente de antibióticos. Nas infecções por estreptococos do grupo *viridans*, a febre é menos intensa do que na EI por *S. aureus* ou *S. pneumoniae*, podendo ainda ser acompanhada de sintomas inespecíficos como calafrios, fadiga, anorexia e perda de peso.

Além disso, as manifestações iniciais da EI podem simular doenças reumatológicas, neurológicas, hematológicas e/ou oncológicas. Em particular, é bastante frequente o paciente ser visto pela primeira vez por um reumatologista por causa de artrite, febre alta, elevação de proteínas de fase aguda e, frequentemente, um fator reumatoide positivo. Essa apresentação polimórfica muitas vezes leva a atrasos no diagnóstico da EI.

DESAFIO DIAGNÓSTICO

Em 1994, Durack et al.[9] propuseram critérios diagnósticos para a EI, inicialmente concebidos como uma classificação dessa manifestação clínica complexa e para fins de estudos científicos. Esses critérios foram rapidamente aplicados na prática clínica, tornando-se conhecidos como os critérios de Duke. Esses foram os primeiros critérios a incluir o ecocardiograma como parâmetro morfológico, melhorando significativamente a sensibilidade. No ano 2000 foram publicadas modificações aos critérios de Duke, que se mantiveram atuais e aplicadas até 2023.

Em 2023, a Sociedade Internacional de Doenças Infecciosas Cardiovasculares (ISCVID), juntamente com o grupo de Duke, publicaram atualizações aos já modificados critérios de Duke para o diagnóstico de EI,[10] constituindo então os pilares diagnósticos utilizados atualmente e incorporados às últimas diretrizes europeias de EI, publicadas no mesmo ano de 2023.[11]

O primeiro passo para um diagnóstico adequado de EI é a suspeita clínica, por meio da identificação de pacientes com fatores predisponentes que se apresentam com sintomas e/ou sinais sugestivos de EI – basicamente sepse ou febre, sem foco definido. Importante ressaltar que alguns pacientes têm, como primeira apresentação clínica, sintomas ou sinais decorrentes de manifestação embólica (mais comumente, evento neurológico). Por fim, a ausência de sinais clínicos típicos (como nódulos de Osler, lesões de Janeway, dentre outros) não exclui o diagnóstico de EI, pela baixa sensibilidade e especificidade desses sinais.

Exames laboratoriais inespecíficos podem sugerir a existência da doença e suscitar uma investigação pormenorizada. A anemia é bastante frequente nas endocardites com evolução prolongada, mas o leucograma pode estar pouco alterado; casos agudos podem apresentar leucocitose com desvio à esquerda, como ocorre na EI estafilocócica. As provas de atividade inflamatória, como a velocidade de hemossedimentação e a proteína C-reativa, encontram-se quase invariavelmente elevadas. No exame de sedimento urinário, podem-se evidenciar hematúria, proteinúria e leucocitúria decorrentes de glomerulonefrite associada a EI, ou embolia renal.

Nos pacientes com suspeita clínica, os dois pilares para um adequado diagnóstico são: microbiologia e imagem. Para o diagnóstico microbiológico, devem-se coletar pelo menos três pares de hemocultura em intervalos de 30 minutos, sem relação com pico febril, antes da introdução de terapia antibiótica. Apesar de quase todas as hemoculturas serem positivas durante uma bacteremia, uma porcentagem não desprezível de pacientes com EI tem cultura negativa (registro com mais de 3 mil pacientes mostrou incidência de 16,8%), dificultando consideravelmente o diagnóstico e o tratamento.[12] As principais causas de cultura negativa são: administração prévia de antibiótico, EI causada por fungos ou por bactérias fastidiosas. Para o isolamento destas últimas, devem-se utilizar meios de cultura específicos, sendo seu crescimento relativamente lento. Além disso, é importante o emprego de testes sorológicos para germes como *Coxiella burnetii*, *Bartonella* spp., *Aspergillus* spp., *Mycoplasma pneumoniae*, *Brucella* spp. e *Legionella pneumophila*, além de exames de PCR para *Tropheryma whipplei*, *Bartonella* spp. e fungos (*Candida* spp., *Aspergillus* spp.).

Dentre os exames de imagem para diagnóstico de EI, o ecocardiograma transtorácico é o primeiro a ser realizado, tendo relevante papel diagnóstico e prognóstico. Exceto nos casos de baixa suspeita clínica e ecocardiograma transtorácico negativo para EI, a complementação com ecocardiograma transesofágico deve sempre ser realizada. O exame esofágico é especialmente relevante na suspeita de EI em prótese valvar ou na suspeita de complicações cardíacas (p. ex., abscesso perivalvar). Os principais achados para diagnóstico e avaliação de complicações locais são: vegetações (características e tamanho), complicações perivalvares (abscessos, pseudoaneurismas, deiscência de prótese), fístula intracardíaca e perfuração de folheto. Alguns fatores podem dificultar a adequada identificação de uma lesão como vegetação: trombos, prolapso de cúspide com corda rota, tumores cardíacos, alterações mixomatosas e vegetações não infecciosas. Em muitos casos, há necessidade de repetir a realização do ecocardiograma, seja para aumentar a sensibilidade diagnóstica quando se tem um primeiro exame negativo (após 5 a 7 dias do primeiro), seja para acompanhamento de casos não complicados, objetivando-se a identificação de novas complicações silenciosas ou a monitorização do tamanho da vegetação.

Além do ecocardiograma, a tomografia computadorizada do coração pode ser realizada, especialmente para o diagnóstico de complicações perivalvares e paraprotéticas (abscessos, pseudoaneurismas e fístulas), tanto em valva nativa quanto em prótese. Para esse fim, tem maior acurácia que o próprio ecocardiograma transesofágico. Além disso, a tomografia pode ajudar na detecção de lesões a distância, seja de focos embólicos (embolia séptica), seja de outras fontes de bacteremia.

O [^{18}F]-FDG-PET/CT (tomografia por emissão de pósitrons com ^{18}F-fluordesoxiglicose) é mais um exame com aplicabilidade diagnóstica na EI. Pode e deve ser empregado em casos de diagnóstico inconclusivo, especialmente na suspeita de EI de prótese valvar e/ou de dispositivos eletrônicos implantáveis. Em valva nativa, sua sensibilidade é muito baixa (em torno de 30%), porém com grande especificidade (acima de 95%).

Estudo realizado no Instituto do Coração do Hospital das Clínicas da Faculdade de Medicina da Universidade de São Paulo (InCor-HC-FMUSP), que incluiu 188 pacientes com EI de prótese valvar e 115 portadores de EI de valva nativa, revelou elevada sensibilidade e especificidade do PET-CT para o diagnóstico de EI em próteses (93 e 90%, respectivamente), levando a redefinição diagnóstica em 76% dos casos (na ocasião, diagnosticados como EI possível de acordo com os antigos critérios de Duke modificados). No entanto, observou-se sensibilidade muito baixa para diagnóstico de infecção cardíaca em valva nativa, mas com melhor desempenho quando se avaliou a ocorrência de embolias sépticas.[13]

QUADRO 1 Critérios maiores

Critério maior	Descrição
Hemocultura positiva para endocardite infecciosa	a) Microrganismos típicos em duas hemoculturas diferentes: ▪ Estreptococos do grupo oral, *Streptococcus gallolyticus* (anteriormente *S. bovis*), grupo Hacek, *Staphylococcus aureus*, *Enterococcus faecalis* b) Hemoculturas persistentemente positivas: ▪ ≥ 2 hemoculturas com intervalo > 12 horas ▪ OU 3 de 3 (ou maioria de ≥ 4) hemoculturas com 1ª e última coleta separadas por ≥ 1 hora c) Hemocultura única positiva para *Coxiella burnetii* OU IgG fase I > 1:800

(continua)

QUADRO 1 Critérios maiores (*continuação*)

Critério maior	Descrição
Imagem positiva para endocardite infecciosa	Evidência anatômica/metabólica típica de EI identificada por: ▪ Ecocardiograma (transtorácico ou transesofágico) ▪ Tomografia cardíaca ▪ PET com [^{18}F]-FDG/CT ▪ Cintilografia com leucócitos marcados (SPECT/CT)

EI: endocardite infecciosa; Hacek: *Haemophilus*, *Aggregatibacter* (anteriormente *Actinobacillus*), *Cardiobacterium*, *Eikenella* e *Kingella*; IgG: imunoglobulina G; PET com [^{18}F]-FDG/CT: tomografia por emissão de prótons com ^{18}F-fluordesoxiglicose.

QUADRO 2 Critérios menores

Critério menor	Descrição
Condição predisponente	Doença cardíaca com risco alto ou intermediário de EI, ou uso de drogas intravenosas (PWID)
Febre	Temperatura > 38 °C
Disseminação embólica vascular	Inclui manifestações assintomáticas detectadas por imagem: ▪ Êmbolos sistêmicos ou pulmonares, infartos, abscessos ▪ Complicações osteoarticulares sépticas (p. ex., espondilodiscite) ▪ Aneurismas micóticos ▪ Isquemia ou hemorragias intracranianas ▪ Hemorragias conjuntivais ▪ Lesões de Janeway
Fenômenos imunológicos	▪ Glomerulonefrite ▪ Nódulos de Osler e manchas de Roth ▪ Fator reumatoide
Evidência microbiológica menor	▪ Hemocultura positiva que não atende a critério maior ▪ Sorologia positiva para microrganismo compatível com EI

EI: endocardite infecciosa; PWID: *people who inject drugs* (usuários de drogas injetáveis).

QUADRO 3 Classificação diagnóstica (admissão e acompanhamento)

Categoria	Critérios exigidos
EI definida	▪ 2 critérios maiores ▪ OU 1 critério maior + ≥ 3 menores ▪ OU ≥ 5 critérios menores
Possível EI	▪ 1 critério maior + 1 ou 2 menores ▪ OU 3 ou 4 critérios menores
EI rejeitada	Não atende a critérios para EI definida ou possível, com ou sem diagnóstico alternativo firme

EI: endocardite infecciosa.

TRATAMENTO MEDICAMENTOSO

O objetivo fundamental da terapia na EI é a erradicação do patógeno contido na vegetação ou no tecido infectado. A vegetação, em si, pode permanecer de forma residual mesmo com tratamento por longo período. Existem vários mecanismos de defesa específicos e inespecíficos de microrganismos, como formação de biofilme e aumento da tolerância ou da resistência a vários antibióticos, que fazem da EI uma infecção difícil, exigindo tratamentos de longa duração e altas doses de antibióticos intravenosos. Geralmente, a EI em valva nativa deve ser tratada por um período de 4 semanas, ao passo que a EI associada a prótese valvar deve ser tratada durante pelo menos 6 semanas, às vezes mais.

O tratamento medicamentoso com antibióticos deve ser direcionado para o microrganismo culpado pela infecção; dessa forma, deve-se sempre que possível evitar antibioticoterapia empírica.

O tratamento antimicrobiano ideal seria aquele com alta atividade microbicida, administrado por via venosa e em doses e intervalos que permitam atingir níveis séricos elevados de forma constante e por período de tempo prolongado. Em alguns casos, o tratamento antimicrobiano da EI aguda precisa ser empírico, tendo em vista situações de sepse e embolizações, sendo iniciado antes da identificação do microrganismo pela hemocultura e da definição do seu perfil de sensibilidade.

Nos pacientes que fizeram uso de antibiótico antes do diagnóstico da EI ou que se apresentam com EI subaguda de baixo risco para complicações ou sepse, é possível aguardar os primeiros dias de incubação das hemoculturas antes do início do tratamento. Caso permaneçam negativas, deve-se iniciar antibioticoterapia empírica após a coleta de novas amostras. O Quadro 4 apresenta sugestão para terapia antibiótica empírica.

QUADRO 4 Sugestão de antibioticoterapia empírica

Situação	Antibioticoterapia	Duração/ semanas
Valva nativa ou prótese valvar implantada há mais de 12 meses	Ampicilina 2 g, a cada 4 horas, EV +	4-6
	Oxacilina 2 g, a cada 4 horas, EV +	4-6
	Gentamicina 1 mg/kg EV (1 ou 3 x/dia)	2
	Alternativa sem cobertura para enterococos: oxacilina 2 g a cada 4 horas, EV, + ceftriaxone 1 g a cada 12 horas EV (se < 60 anos e doença renal crônica/fatores de risco para nefrotoxicidade)	4-6
Prótese valvar implantada há menos de 12 meses	Vancomicina 15 mg/kg a cada 12 horas, EV, ou daptomicina 8-10 mg/kg EV +	6
	Cefepima ou meropeném +	6
	Gentamicina 1 mg/kg EV (1 ou 3 x/dia)	6

EV: via endovenosa.

A EI por estreptococos sensíveis é tratada habitualmente com a combinação de ampicilina e um aminoglicosídeo por 2 semanas e manutenção da ampicilina por mais 14 dias. Embora o sinergismo com aminoglicosídeos permita a redução do tempo de tratamento para 2 semanas, sua eficácia não foi testada adequadamente entre pacientes com choque séptico, complicações (abscesso, embolização) ou presença de prótese valvar. Pacientes idosos ou com alteração da função renal e EI não complicada podem ser tratados com ampicilina por 4 semanas sem associação de aminoglicosídeo. Embora não tenha sido devidamente estudado em EI, outra estratégia para minimizar o risco renal é o uso do aminoglicosídeo em dose única diária. Esse esquema posológico tem sido preferido para pacientes de risco renal e com EI sem complicação.

Enterococos são resistentes às cefalosporinas e apresentam menor sensibilidade à penicilina. O tratamento de EI por enterococo com monoterapia – penicilina, ampicilina ou glicopeptídeos (vancomicina e teicoplanina) – mostrou-se insuficiente, e a combinação com aminoglicosídeos é parte importante desse tratamento, aumentando a atividade bactericida. No entanto, há evidência mostrando a mesma taxa de sucesso terapêutico e menor nefrotoxicidade com a associação de ampicilina e altas doses de ceftriaxone. A escolha dos antibióticos deve ser ajustada de acordo com o perfil de sensibilidade para as penicilinas, aminoglicosídeos e glicopeptídeos; há preferência por ampicilina em cepas sensíveis. A associação de um antibiótico de ação na parede celular (ampicilina ou glicopeptídeo) com um aminoglicosídeo é necessária por pelo menos 4 semanas nas EI por enterococos, devendo ser estendida até a sexta semana nas EI em próteses, complicadas com abscessos ou com quadro clínico com mais de 3 meses de duração.

Endocardites por *Staphylococcus aureus* adquiridos na comunidade são, em sua maioria, sensíveis à oxacilina. Na infecção de valvas nativas, a combinação com aminoglicosídeo pode ter o benefício potencial de acelerar a erradicação dos estafilococos no sangue, mas não há evidência de que melhore a evolução clínica ou diminua o risco de complicações. O uso dessa associação (aminoglicosídeo/oxacilina) é sugerido por até 5 dias, pela nefrotoxicidade. Isso é válido também para endocardites por estafilococos resistentes à oxacilina quando a droga de escolha é a vancomicina. Caso seja identificado um estafilococo sensível à oxacilina em um paciente sob tratamento empírico com vancomicina, esta deve ser substituída pela oxacilina por seu maior poder bactericida.

As EI de prótese valvar causadas por *S. aureus* têm alta mortalidade, e o tratamento é feito com associação de três antibióticos (oxacilina ou vancomicina + aminoglicosídeo + rifampicina) e indicação de cirurgia de substituição valvar precoce. A rifampicina tem especial atividade antiestafilocócica quando a infecção está relacionada a próteses, mas há alto risco de emergência de cepas resistentes se usada isoladamente. A combinação betalactâmico ou vancomicina com aminoglicosídeo reduz a possibilidade de emergência de resistência do estafilococo à rifampicina, e alguns autores sugerem ainda que esta deva ser agregada ao esquema poucos dias após o início do tratamento.

Nos casos de não controle do processo infeccioso e intratabilidade clínica no momento da cirurgia, como a identificação de crescimento bacteriano a partir de cultura da vegetação/tecido valvar ou achado histológico de infecção ativa, sugere-se considerar o primeiro pós-operatório como primeiro dia de antibioticoterapia do período programado de 4 a 6 semanas.

Endocardites fúngicas têm alta mortalidade e elevados índices de recidiva. As formulações lipídicas anfotericina B ou equinocandinas permanecem como melhor opção terapêutica para as endocardites por *Candida* spp. associada à cirurgia precoce de substituição valvar. Também parecem ser favoráveis associações entre esses antifúngicos ou com fluconazol ou 5-fluorocitosina. A manutenção de antifúngico oral por longos períodos é sugerida para pacientes tratados que não puderam realizar substituição valvar pelo risco cirúrgico ou por dificuldades técnico-cirúrgicas, e até mesmo para pacientes que trocaram a valva infectada, pelo alto risco de recidiva dessa infecção.

TRATAMENTO CIRÚRGICO

Apesar do tratamento antibiótico adequado, quase 50% dos casos de EI demandam tratamento cirúrgico adjuvante. O tratamento antibiótico pode inclusive curar uma infecção, mas não restaura tecidos e valvas danificadas.[14] O tratamento cirúrgico, por sua vez, desfaz o biofilme do patógeno, retira a vegetação e tecidos infectados, permite a ação dos antibióticos e da resposta imune do paciente, restabelece a função valvar e a integridade do coração, além de permitir o diagnóstico etiológico por meio do material retirado.

Por ser a cirurgia de maior mortalidade dentre as cirurgias valvares, deve idealmente ser realizada em centros de referência, com o apoio de um time de endocardite (*endocarditis team*), e realizada por cirurgião experiente. Apesar dos riscos cirúrgicos nesses pacientes, evidências atuais sugerem que o tratamento cirúrgico adjuvante pode permitir um aumento na sobrevida de até 20% no primeiro ano.

As três principais indicações de cirurgia na EI são:

1. Insuficiência cardíaca decorrente de complicações mecânicas, como perfuração valvar, rotura de folheto ou de cordas, obstrução ou fístula, situação associada a menor sobrevida hospitalar e em 1 ano. Nesse caso, o tratamento cirúrgico é o único tratamento efetivo associado a melhor mortalidade. Quando há choque cardiogênico ou edema agudo de pulmões refratário, está indicada cirurgia de emergência (a ser realizada nas primeiras 24 horas); nos demais casos, a cirurgia deve ser realizada com urgência, em até 7 dias do início do tratamento antibiótico.
2. Infecção não controlada – EI que não pode ser adequadamente tratada apenas com antibiótico. Nessa indicação se incluem infecções por germes resistentes (como fungos, *Staphylococcus aureus*, especialmente associados a prótese valvar, e Gram-negativos não Hacek), presença de complicações como abscessos paravalvares ou periprotéticos e pseudoaneurismas, além de bacteremia persistente ou febre duradoura apesar de tratamento antibiótico adequado (descartados outros focos de infecção).
3. Prevenção de embolização – na presença de embolização recorrente ou vegetação persistente apesar de tratamento antibiótico adequado, além de casos de vegetações grandes (geralmente > 10 mm), associadas a outras características que conferem maior risco de complicação embólica (mobilidade aumentada, patógenos mais agressivos, evento embólico prévio, entre outras).

Quanto à escolha do substituto valvar, estudos mostram que não há diferença entre próteses biológicas e próteses mecânicas em termos de sobrevida e índices de recorrência da infecção. Em alguns casos, na presença de pequena extensão do acometimento valvar, é possível o emprego das plásticas valvares com resultados favoráveis.

Com a maior disponibilidade das terapias transcateter e de dispositivos para o tratamento de cardiopatias estruturais, casos de EI associada a esses dispositivos tornar-se-ão mais frequentes. Por se tratar de um grupo predominantemente formado por pacientes com idades mais avançadas e mais comorbidades associadas, as indicações de intervenção e as questões referentes à técnica cirúrgica para o manejo da infecção constituirão um grande desafio.

CONSIDERAÇÕES FINAIS

Apesar dos grandes e recentes avanços no diagnóstico e na terapêutica, a EI continua associada a elevada morbimortalidade, com grande desafio diagnóstico. Houve significativas mudanças na epidemiologia e na microbiologia, aumentando a incidência em pessoas idosas e portadores de múltiplas comorbidades. Os critérios diagnósticos foram recentemente modificados e otimizados, aumentando a eficácia diagnóstica. Por fim, o tratamento antibiótico deve ser administrado prioritariamente por via endovenosa e com antibióticos de elevada atividade bactericida. Todavia, cerca de 50% dos casos necessitam de tratamento cirúrgico adjuvante, objetivando remover o tecido infectado e restaurar a função valvar.

A indicação cirúrgica ocorre em casos de insuficiência cardíaca associada a complicação mecânica da EI, evidência de falência clínica do tratamento antibiótico (como na presença de abscesso, fístula ou na EI por germes resistentes) e/ou quando há risco elevado de complicações embólicas.

PONTOS-CHAVE

1. A EI permanece uma condição de alta mortalidade e morbidade, apesar dos avanços no diagnóstico e tratamento. A incidência tem aumentado, especialmente em idosos e pacientes com múltiplas comorbidades.
2. A epidemiologia da EI mudou ao longo do tempo, com declínio nos casos de origem reumática e aumento na incidência em pacientes com valvopatias degenerativas, dispositivos intracardíacos e associados a cuidados de saúde. *Staphylococcus aureus* e estreptococos orais são os microrganismos mais comuns.
3. O diagnóstico da EI é desafiador em razão de sua apresentação clínica variada e da ausência de manifestações patognomônicas. Os critérios diagnósticos atuais da ISCVID e Duke modificados enfatizam a suspeita clínica, hemoculturas e exames de imagem como ecocardiograma, tomografia cardíaca e PET/CT.
4. Embora o tratamento primário seja antibiótico prolongado, quase 50% dos casos de EI exigem intervenção cirúrgica adjuvante. As principais indicações cirúrgicas incluem insuficiência cardíaca por complicações mecânicas, infecção não controlada (germes resistentes, abscessos) e prevenção de embolização (vegetações grandes ou recorrentes).

REFERÊNCIAS BIBLIOGRÁFICAS

1. Rivière L. Opera medica universa. Francofurti: J.P. Zubrodt; 1674.
2. Momtazmanesh S, Saeedi Moghaddam S, Malakan Rad E, Azadnajafabad S, Ebrahimi N, Mohammadi E, et al. Global, regional, and national burden and quality of care index of endocarditis: the global burden of disease study 1990–2019. Eur J Prev Cardiol. 2022;29:1287-97.
3. Thornhill MH, Crum A, Campbell R, Stone T, Lee EC, Bradburn M, et al. Temporal association between invasive procedures and infective endocarditis. Heart. 2023;109:223-31.
4. Wang A, Athan P, Pappas PA. Contemporary clinical profile and outcome of prosthetic valve endocarditis. JAMA. 2007;297:1354-61.
5. Durante-Mangoni E, Bradley S, Selton-Suty C, Trepodi MK, Barsic B, Bouza E. Current features of infective endocarditis in elderly patients. Arch Intern Med. 2008;168(19):2095-103.
6. Fernandes JRC, Lopes MP, Siciliano RF, Veronese ET. Endocardite infecciosa. Rev Soc Cardiol Estado São Paulo. 2022;32(2):183-94.
7. Libby P, Bonow RO, Mann DL, Zipes DP. Infective endocarditis. In: Braunwald's heart disease: a textbook of cardiovascular medicine. 8th ed. Philadelphia: Saunders Elsevier; 2011. p. 1712-43.
8. Habib G, Erba PA, Iung B, Donal E, Cosyns B, Laroche C, et al. Clinical presentation, aetiology and outcome of infective endocarditis: results of the ESC-EORP EURO-ENDO registry, a prospective cohort study. Eur Heart J. 2019;40:3222-32.
9. Durack DT, Lukes AS, Bright DK; Duke Endocarditis Service. New criteria for diagnosis of infective endocarditis: utilization of specific echocardiographic findings. Am J Med. 1994;96(3):200-9.
10. Fowler VG, Durack DT, Selton-Suty C, Athan E, Bayer AS, Chamis AL, et al. The 2023 Duke-International Society for Cardiovascular Infectious Diseases criteria for infective endocarditis: updating the modified Duke criteria. Clin Infect Dis. 2023;77(4):518-26.
11. Delgado V, Ajmone Marsan N, de Waha S, Bonaros N, Brida M, Burri H, et al.; ESC Scientific Document Group. 2023 ESC guidelines for the management of endocarditis. Eur Heart J. 2023;44(39):3948-4042.
12. Kong WKF, Salsano A, Giacobbe DR, Popescu BA, Laroche C, Duval X, et al.; EURO-ENDO Investigators. Outcomes of culture-negative vs. culture-positive infective endocarditis: the ESC-EORP EURO-ENDO registry. Eur Heart J. 2022;43(29):2770-80.
13. De Camargo RA, Sommer Bitencourt M, Meneghetti JC, Soares J, Gonçalves LFT, Buchpiguel CA, et al. The role of 18F-fluorodeoxyglucose positron emission tomography/computed tomography in the diagnosis of left-sided endocarditis: native vs prosthetic valves endocarditis. Clin Infect Dis. 2020;70(4):583-94.
14. Pettersson GB, Coselli JS, Hussain ST, Griffin B, Blackstone EH, Gordon SM, et al.; AATS Surgical Treatment of Infective Endocarditis Consensus Guidelines Writing Committee. The American Association for Thoracic Surgery (AATS) consensus guidelines: surgical treatment of infective endocarditis: executive summary. J Thorac Cardiovasc Surg. 2017;153(6):1241-58.e29.

91

Infecções graves em imunossuprimidos: aspectos de diagnóstico e manejo no paciente crítico

Jessica Fernandes Ramos

SUMÁRIO

INTRODUÇÃO

É cada vez maior o número de pessoas submetidas a terapias imunossupressoras em todo o mundo. Nesse cenário de maior acesso a diagnóstico e tratamento de doenças oncológicas e imunomediadas, o correto suporte às intercorrências infecciosas é o que garante os melhores resultados em qualidade e tempo de sobrevida.

Embora se trate de um grupo heterogêneo, os pacientes imunossuprimidos apresentam risco aumentado para ampla gama de infecções, que variam conforme o tipo e grau de imunossupressão, comorbidades e exposição ambiental. Algumas dessas infecções resultam na necessidade de suporte em ambiente de terapia intensiva e serão objeto de revisão deste capítulo.

É importante notar que as manifestações clínicas comumente diferem das observadas em imunocompetentes, tanto em apresentação quanto em gravidade e evolução. Em geral, imunossuprimidos têm maior risco de formas atípicas, evolução mais rápida para doença grave, maior frequência de manifestações sistêmicas e mortalidade aumentada.

MANIFESTAÇÕES CLÍNICAS

O grau de imunossupressão está diretamente relacionado à confiabilidade dos sinais clínicos: quanto maior a imunossupressão, menores a especificidade e sensibilidade dos achados clínicos clássicos. Entre os sinais mais frequentemente subestimados, destacam-se:

- Febre ausente ou discreta: a febre, marcador clássico de infecção, pode estar ausente ou ser pouco expressiva em imunossuprimidos, especialmente em neutropênicos ou em uso de corticosteroides, levando à subvalorização do quadro infeccioso.
- Dor abdominal e sinais peritoneais: em quadros de abdome agudo, sinais como dor localizada, defesa muscular e irritação peritoneal podem estar ausentes ou ser muito discretos, dificultando o reconhecimento precoce de condições graves como tiflite ou colite por citomegalovírus (CMV), que apresentam alta mortalidade se subdiagnosticadas.
- Alterações laboratoriais pouco expressivas: leucocitose, elevação de marcadores inflamatórios e outros parâmetros laboratoriais podem não refletir a gravidade do quadro infeccioso, levando à falsa impressão de estabilidade clínica.
- Sintomas inespecíficos: manifestações como astenia, confusão mental, hipotensão isolada ou taquipneia podem ser os únicos indícios de infecção grave, facilmente atribuídos a outras causas em pacientes complexos.
- Sinais radiológicos pouco específicos: exames de imagem iniciais, como radiografia simples ou ul-

trassonografia, podem não evidenciar alterações significativas, sendo necessário alto grau de suspeição clínica e, muitas vezes, tomografia computadorizada para diagnóstico.

- Manifestações extrapulmonares ou não infecciosas: as manifestações iniciais podem ser autoimunes, hematológicas ou neoplásicas, e não infecciosas, o que pode retardar o reconhecimento de infecções concomitantes. Por exemplo, na infecção por CMV, as manifestações clínicas e a gravidade variam de acordo com o tipo de imunossupressão. Transplantados, por exemplo, podem apresentar doença direta (p. ex., colite, retinite, pneumonite) e efeitos indiretos (rejeição, infecções secundárias), enquanto pacientes sob imunossupressão medicamentosa podem ter apresentações menos específicas, mas com impacto significativo na morbidade e mortalidade.

Além disso, escores prognósticos validados para imunocompetentes, como qSOFA e CRB-65, apresentam acurácia limitada em imunossuprimidos, podendo subestimar o risco de evolução desfavorável mesmo na ausência de sinais vitais alterados.

Didaticamente, as principais infecções podem ser classificadas de acordo com seu agente etiológico ou seu sítio de acometimento. O tempo de ocorrência para tais complicações está ilustrado na Figura 1.

AGENTES ETIOLÓGICOS

As principais infecções que acometem esses pacientes incluem:

1. Infecções bacterianas comunitárias: bactérias encapsuladas (*Streptococcus pneumoniae*, *Haemophilus influenzae*), *Nocardia* spp., *Legionella* spp., *Salmonella* spp. e *Listeria monocytogenes*) são relevantes em transplantados e pacientes com imunodeficiências humorais ou celulares.
2. Infecções bacterianas relacionadas à assistência à saúde: infecções do trato respiratório inferior, como pneumonia associada à ventilação mecânica, e infecções da corrente sanguínea são particularmente frequentes em imunossuprimidos já no ambiente de terapia intensiva, com destaque para patógenos multirresistentes, uma vez que o uso de profilaxias,

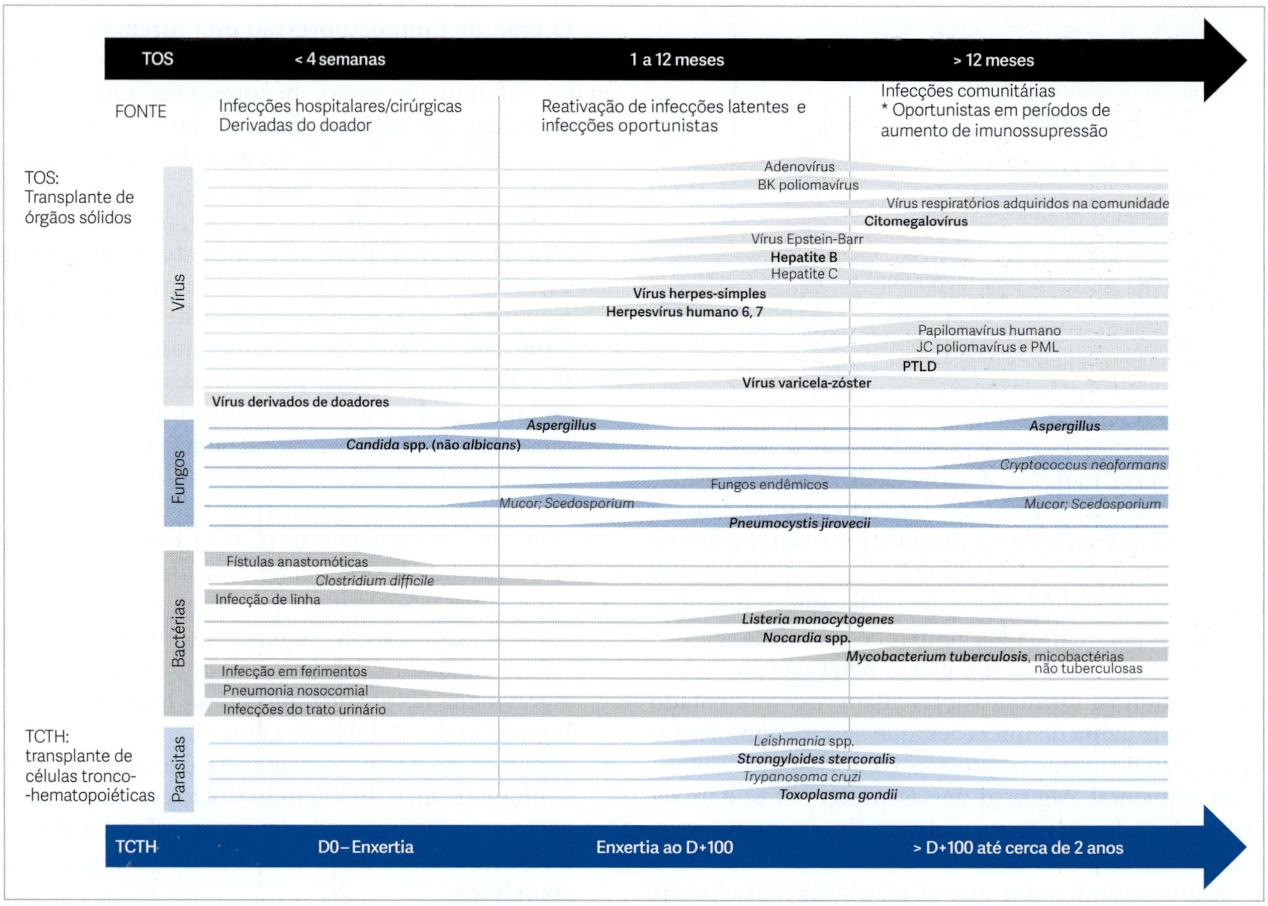

FIGURA 1 Linha do tempo das infecções em pacientes submetidos a transplante.
Fonte : adaptada de Fishman (2017) e Tomblyn et al. (2009).

bem como hospitalizações prolongadas e uso de dispositivos invasivos, é comum.

3. Infecções virais: o CMV é uma das principais causas de infecção viral em transplantados e pacientes sob imunossupressão intensa. Outros herpesvírus, como herpes-simples (HSV), varicela-zóster (VZV) e Epstein-Barr (EBV), são frequentes. No caso dos dois primeiros, o uso rotineiro de profilaxia antiviral reduz a chance de doença. Já a reativação do EBV pode se associar à ocorrência de neoplasia secundária nesse grupo.
4. Infecções por vírus respiratórios (*influenza*, SARS-CoV-2, vírus sincicial respiratório e outros): também têm impacto significativo, já que a resposta vacinal nessa população é inferior à da população em geral e as taxas de progressão de quadros de vias aéreas superiores para pneumonites são elevadas.
5. Infecções fúngicas: pacientes imunossuprimidos apresentam risco elevado para infecções por *Candida* spp., *Aspergillus* spp. e outros fungos filamentosos, especialmente em neutropênicos e transplantados. Lembrar que, nas candidemias, o risco para espécies não *albicans* é aumentado, uma vez que a profilaxia com fluconazol é bastante comum em alguns subgrupos. A pneumonia por *Pneumocystis jirovecii* (PJP) é uma complicação grave em pacientes sob altas doses de corticosteroides ou imunossupressores e deve sempre ser considerada naqueles que não estejam recebendo profilaxia com sulfametoxazol-trimetoprima.
6. Infecções parasitárias: embora sejam menos descritas nas publicações, infecções oportunistas tropicais devem entrar no diagnóstico diferencial, mesmo em pacientes fora da região endêmica há anos. Reativação de infecções como leishmaniose, doença de Chagas, malária, estrongiloidíase disseminada e outras pode ocorrer.
7. Micobactérias: a reativação de tuberculose também é relevante, especialmente em pacientes sob imunossupressão celular e uso de medicações específicas como anticorpos anti-TNF-alfa.

FATORES DE RISCO

Os fatores de risco podem estar relacionados a fontes de infecção e a medicações específicas.

Eles variam conforme o tipo e o tempo de imunossupressão, abrangendo desde patógenos hospitalares até reativações de infecções latentes.

Fontes de infecção

A Figura 2 ilustra as diversas fontes de infecção em pacientes imunossuprimidos.

Relacionados a medicações específicas

O uso crônico de corticosteroide está associado a maior risco de infecções por *Pneumocystis jirovecii*, *Aspergillus* spp., além de patógenos típicos de pneumonia adquirida na comunidade. O risco é dose-dependente, mais significativo com doses equivalentes a ≥ 20 mg de prednisona por mais de 2-4 semanas, podendo ocorrer mesmo com doses menores em uso prolongado.

Já os bloqueadores de TNF-alfa (p. ex., infliximabe, adalimumabe e, menos comumente, etanercepte) aumentam o risco de tuberculose, especialmente reativação de tuberculose latente, e de infecções fúngicas granulomatosas (p. ex., histoplasmose, coccidioidomicose) e outras infecções oportunistas, decorrentes da inibição da formação de granulomas e da resposta de macrófagos e linfócitos T. Por sua vez, os inibidores de calcineurina (p. ex., tacrolimo e ciclosporina) e antimetabólitos (p. ex., micofenolato de mofetila) têm impacto sobre a

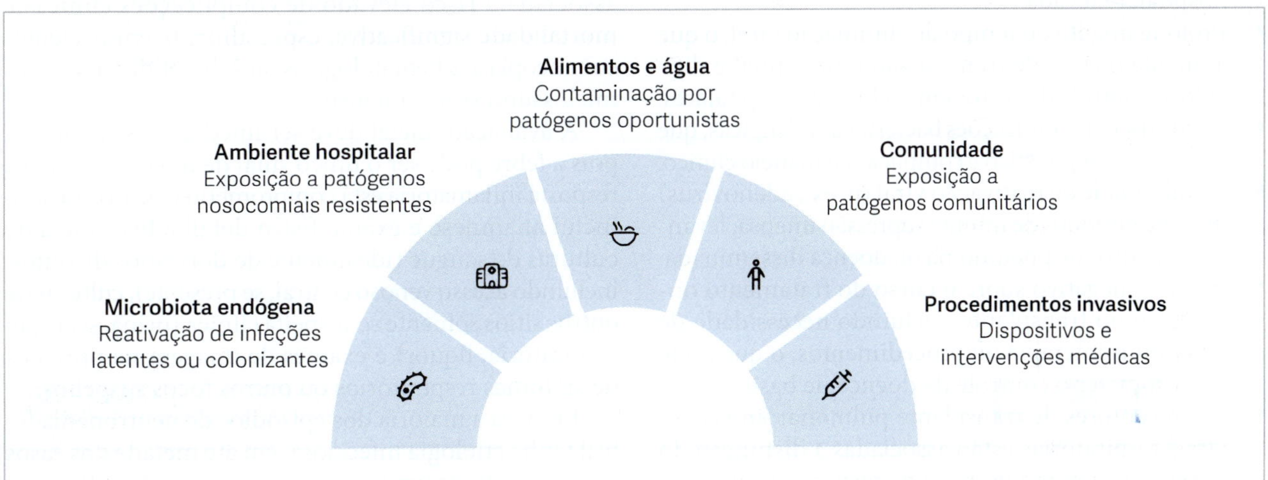

Alimentos e água
Contaminação por patógenos oportunistas
Ambiente hospitalar
Exposição a patógenos nosocomiais resistentes
Comunidade
Exposição a patógenos comunitários
Microbiota endógena
Reativação de infeções latentes ou colonizantes
Procedimentos invasivos
Dispositivos e intervenções médicas

FIGURA 2 Fontes de infecção em imunodeprimidos.

microbiota intestinal, favorecendo o crescimento de *Enterococcus* spp. e *Escherichia coli*, além de aumentarem o risco de infecção por *Clostridioides difficile*, especialmente quando usados em combinação ou em múltiplas classes.

Agentes biológicos que depletam células B (p. ex., rituximabe) ou interferem na coestimulação de células T (abatacepte) apresentam risco aumentado para infecções virais, como reativação de herpesvírus e hepatites. Em protocolos de imunossupressão pós-transplante, a combinação de múltiplos agentes potencializa o risco de infecções oportunistas, e tanto a intensidade como o espectro de imunossupressão dificultam a atribuição do risco a um agente isolado.

ABORDAGEM DIAGNÓSTICA

Dada a baixa especificidade das manifestações clínicas e achados radiológicos para o diagnóstico, bem como as toxicidades e interações resultantes da terapia empírica ampliada, a busca agressiva pelo diagnóstico etiológico é crucial, conforme sugerido na Figura 3.

PRINCIPAIS SÍNDROMES INFECCIOSAS

Infecções respiratórias

Os vírus respiratórios têm papel central na morbidade e mortalidade de pacientes imunossuprimidos. Nessa população, infecções por vírus respiratórios como influenza, vírus sincicial respiratório (VSR), parainfluenza, metapneumovírus, rinovírus, coronavírus e adenovírus apresentam importância clínica manifesta por:

- Alta taxa de progressão de infecção do trato respiratório superior para pneumonia viral, frequentemente associada a insuficiência respiratória aguda e necessidade de ventilação mecânica, com mortalidade hospitalar elevada.
- Prolongamento do tempo de eliminação viral, o que aumenta o risco de transmissão nosocomial e dificulta o controle de surtos em ambientes hospitalares.
- Maior risco de coinfecções bacterianas e fúngicas, que agravam o prognóstico e complicam o manejo clínico.
- Possibilidade de reativação viral (p. ex., adenovírus) durante períodos de imunossupressão intensa, levando a quadros de pneumonia ou doença disseminada.
- Impacto negativo sobre o curso do tratamento oncológico ou transplante, incluindo necessidade de adiar quimioterapia ou procedimentos, o que pode comprometer o controle da doença de base.
- Em receptores de transplante pulmonar, infecções virais respiratórias estão associadas a disfunção do enxerto e aumento do risco de rejeição crônica.

O diagnóstico precoce é fundamental, pois manifestações clínicas são frequentemente inespecíficas e a evolução pode ser rápida e grave. O uso de testes moleculares multiplex aumentou a detecção desses vírus e permite intervenções precoces, embora opções terapêuticas específicas sejam limitadas para *influenza* e SARS-CoV2. Para outros vírus, o manejo é predominantemente de suporte, com uso ocasional de antivirais *off-label* em situações selecionadas, como para VSR.

Infelizmente, a apresentação radiológica de lesões nodulares também pode ser vista na vigência de algumas pneumonites virais, como naquela causada pelo parainfluenza. Porém, a presença de nódulos tem sido mais associada a infecções fúngicas. Destas, a mais frequente é a aspergilose pulmonar invasiva. Dada a sua alta morbimortalidade, pacientes de alto risco utilizam profilaxia com azólicos. No entanto, casos de infecções fúngicas de escape (*breakthrough infection*), associadas a um baixo nível sérico ou a resistência aos antifúngicos, podem ocorrer. Em pacientes na ausência de profilaxia para fungos filamentosos e neutropênicos, a dosagem do biomarcador galactomanana sérica tem sido de grande ajuda. Fora desse contexto, somente a determinação da galactomanana no lavado broncoalveolar mantém boa *performance*. Infecções oportunistas raras, causadas por agentes menos comuns, como *Fusarium*, *Scedosporium*, *Cryptococcus* e *P. jiroveci* também estarão presentes nesse grupo.

Neutropenia febril

Neutropenia febril é uma emergência onco-hematológica caracterizada pela presença de febre (definida como temperatura axilar ≥ 38 °C isolada ou ≥ 37,8 °C sustentada por mais de 1 hora) em paciente com neutropenia (contagem absoluta de neutrófilos < 500 células/μL, ou < 1.000 células/μL com expectativa de queda nas próximas 48 horas), não relacionada com a transfusão de hemoderivados. Trata-se de uma condição associada a risco elevado de complicações clínicas e mortalidade significativa, especialmente em pacientes com neoplasias hematológicas ou submetidos a regimes mielossupressores intensos.

A avaliação inicial deve ser imediata e sistemática, pois a febre pode ser o único sinal de infecção, já que a resposta inflamatória está comprometida. A investigação inclui anamnese e exame físico detalhados, coleta de culturas de sangue (idealmente de dois sítios distintos, incluindo acesso venoso central, se presente), culturas de outros sítios somente se suspeita clínica (urina, secreção respiratória, liquor) e exames de imagem na presença de sintomas respiratórios ou outros focos suspeitos.

Embora a maioria dos episódios de neutropenia febril tenha etiologia infecciosa, em até metade dos casos não se identifica um foco ou agente específico. Entre os

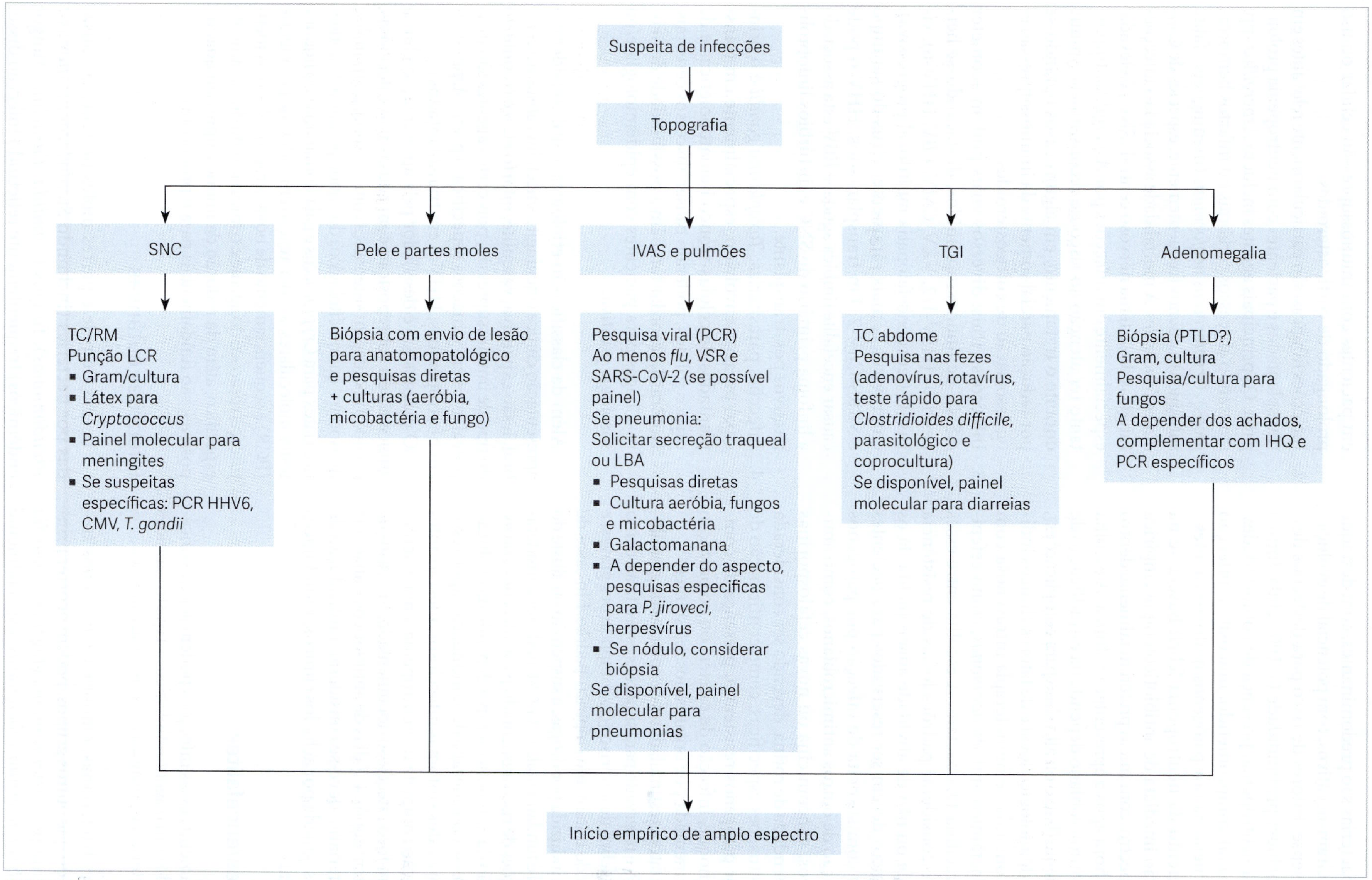

FIGURA 3 Abordagem diagnóstica em pacientes imunossuprimidos com suspeita de infecção.

CMV: citomegalovírus; HHV6: herpesvírus humano 6; IHQ: imuno-histoquímica; IVAS: infecções de vias aiféas superiores; LBA: lavado broncoalveolar; LCR: líquido cefalorraquidiano; PCR: reação em cadeia da polimerase; PTLD: doença linfoproliferativa pós-transplante; RM: ressonância magnética; SARS-CoV-2: coronavírus da síndrome respiratória aguda grave 2; *T. gondii*: *Toxoplasma gondii*; TC: tomografia computadorizada; TGI: trato gastrointestinal; VSR: vírus sincicial respiratório.

patógenos, bactérias são predominantes, com destaque para bacilos Gram-negativos, com potencial de evolução rápida para sepse. Fatores de risco para desfechos desfavoráveis incluem profundidade (< 100 células/mm^3) e duração da neutropenia, presença de comorbidades, *status* funcional comprometido, mucosite e infecção prévia documentada por patógenos multirresistentes.

O tratamento da neutropenia febril baseia-se na administração imediata de antibioticoterapia empírica de amplo espectro, com início preferencialmente dentro da primeira hora após a apresentação clínica. A escolha do regime antimicrobiano depende da estratificação de risco do paciente (baixo ou alto risco para complicações), do perfil epidemiológico local e de fatores clínicos individuais. Recomenda-se monoterapia intravenosa com agente betalactâmico anti-*Pseudomonas*, como cefepima ou piperacilina-tazobactam. A escolha entre esses agentes deve considerar padrões locais de resistência e necessidade ou não de atividade anaerobicida. Já os carbapenêmicos devem ser reservados para pacientes instáveis ou com suspeita de infecção por patógenos ESBL. A adição de outros antimicrobianos, como aminoglicosídeos, vancomicina ou novas cefalosporinas não é recomendada de rotina, devendo ser considerada apenas em situações específicas, como confirmação de infecção por patógenos resistentes, presença de complicações (choque, infecção de cateter) ou colonização prévia documentada por organismos resistentes.

O uso de fatores estimuladores de colônias de granulócitos (G-CSF) é reservado para situações específicas, como neutropenia febril de alto risco ou complicações graves, e não faz parte do tratamento empírico-padrão. Em casos de neutropenia induzida por drogas, a suspensão ou ajuste do agente causal é fundamental, e o G-CSF pode ser considerado em situações de risco aumentado para infecções graves.

A duração da antibioticoterapia depende da evolução clínica: pode-se considerar a descontinuação após resolução da febre e dos sintomas infecciosos, mesmo antes da recuperação completa da neutropenia, em pacientes estáveis e sem foco infeccioso documentado. Em casos de febre persistente após 4-7 dias de antibióticos e ausência de foco bacteriano, deve-se considerar a introdução de antifúngicos, guiada por achados clínicos, radiológicos e laboratoriais.

Meningites/encefalites

Didaticamente, essas infecções podem ser classificadas de acordo com o agente etiológico em quatro grandes grupos: bacterianas, fúngicas, virais e parasitárias.

1. Infecções bacterianas: embora sejam menos frequentes do que outros grupos, podem ocorrer principalmente por *Listeria monocytogenes*, *Nocardia* spp. e *Mycobacterium tuberculosis*, especialmente em pacientes com imunossupressão celular ou uso prolongado de corticosteroides.
2. Infecções fúngicas: são particularmente relevantes em transplantados e pacientes com neutropenia prolongada. Os principais agentes incluem *Aspergillus* spp. (causando abscessos cerebrais ou infartos hemorrágicos), *Cryptococcus neoformans* (meningoencefalite subaguda) e, menos frequentemente, espécies de *Candida* e *Mucorales*. A mortalidade associada a infecções fúngicas do sistema nervoso central (SNC) é elevada, especialmente em infecções por *Aspergillus*. Importante ter atenção ao risco de reconstituição imune durante o tratamento, em alguns casos optando-se por redução parcial somente da imunossupressão e/ou associação de corticosteroides.
3. Infecções virais: diversos vírus podem acometer o SNC de imunossuprimidos, destacando-se herpesvírus (HSV-1/2, VZV, CMV, EBV, HHV-6), vírus JC (leucoencefalopatia multifocal progressiva), enterovírus e, mais raramente, vírus do sarampo e SARS-CoV-2. Em transplantados, HHV-6 pode causar encefalite límbica aguda, e EBV está associado a linfoma primário do SNC e distúrbios linfoproliferativos pós-transplante.
4. Infecções parasitárias: *Toxoplasma gondii* é o principal parasita envolvido, especialmente em transplantados de células-tronco hematopoiéticas e de órgãos sólidos, podendo causar abscessos cerebrais. No Brasil, recordar também a possibilidade de neuro-Chagas para pacientes com epidemiologia e/ou sorologia positiva.

Além da classificação etiológica, é útil considerar a apresentação clínica (meningite, encefalite, abscesso cerebral, lesão expansiva, vasculite, infarto etc.) e o contexto do tipo de imunossupressão, pois certos agentes são mais prevalentes em situações específicas (p. ex., *Aspergillus* em neutropênicos, HHV-6 em transplantados).

O diagnóstico é desafiador pela apresentação clínica atípica e pela sobreposição com causas não infecciosas, exigindo abordagem sistemática com neuroimagem, análise de aspectos quimiocitológicos do liquor, pesquisa de antígenos (látex para *Cryptococcus* e galactomanana) no liquor e testes moleculares, a saber, reação em cadeia de polimerase (PCR) e sequenciamento de nova geração (NGS). A identificação precoce do agente e o início rápido do tratamento específico, além da redução da imunossupressão quando possível, são fundamentais para o prognóstico.

Infecções cutâneas

Lesões de pele e partes moles podem ser causadas por bactérias (incluindo *Staphylococcus aureus* e *Pseudomonas*), fungos (*Candida*, *Fusarium*, fungos endêmicos) frequentemente refletindo infecção disseminada. Outra etiologia bem comum, especialmente na ausência de profilaxia, é a reativação de Parte inferior do formulárioherpesvírus como HSV e VZV. Muitas vezes a diferenciação com farmacodermia é difícil, sendo muito relevante a propedêutica diagnóstica com citologia ou biópsia com envio de fragmentos para patologia e microbiologia.

Quadros abdominais

As infecções abdominais mais comuns em imunossuprimidos não HIV incluem um espectro de etiologias bacterianas, virais, fúngicas e parasitárias, com prevalência e gravidade moduladas pelo tipo e grau de imunossupressão, comorbidades e exposição hospitalar. A classificação didática pode ser feita de acordo com o sítio anatômico, o agente etiológico e o contexto clínico (p. ex., pós-transplante, neutropenia, uso de imunossupressores).

Principais infecções abdominais e classificação

1. Infecções bacterianas

- Infecções intra-abdominais complicadas (apendicite, diverticulite, perfuração intestinal, abscessos intra-abdominais): são frequentes e podem evoluir rapidamente para peritonite, especialmente em transplantados e pacientes em quimioterapia.
- Colite por *Clostridioides difficile*: incidência elevada em pacientes onco-hematológicos e transplantados, frequentemente associada ao uso de antibióticos e hospitalização.
- Enterocolite neutropênica (tiflite): característica de pacientes com neutropenia profunda, principalmente em quimioterapia para leucemias agudas. Apresenta alta mortalidade se não reconhecida precocemente.
- Infecções biliares e abscessos hepáticos: comuns em transplantados hepáticos, frequentemente associadas a complicações de anastomoses biliares ou isquemia.

2. Infecções virais

- Colite por CMV: importante causa de colite grave em transplantados e pacientes sob imunossupressão intensa, podendo evoluir para perfuração ou megacólon tóxico.
- Herpes-simples e outros herpesvírus: menos comuns, mas podem causar ulcerações e perfuração intestinal em imunossuprimidos graves.

3. Infecções fúngicas

- Candidíase abdominal (incluindo abscessos e peritonite): mais frequente em transplantados, pacientes em diálise peritoneal ou após cirurgia abdominal, especialmente na presença de cateteres ou antibioticoterapia prolongada.
- Outros fungos (p. ex., *Aspergillus*): raros, mas possíveis em imunossupressão profunda.

4. Infecções parasitárias

- Crônica e colite: especialmente em imunossuprimidos por quimioterapia, imunossupressores ou doenças hematológicas.
- Helmintíases: menos frequentes, mas podem ser graves em imunossuprimidos.

TRATAMENTO DAS PRINCIPAIS INFECÇÕES

Muitas vezes é necessário iniciar terapia empírica voltada para os diferentes agentes do foco infeccioso presumido. Porém, dada a toxicidade e interações possíveis desses tratamentos, é importante insistir o mais cedo possível no diagnóstico etiológico e, à medida que os resultados forem sendo liberados (positivos ou negativos), descalonar ou escalonar para a terapia mais eficaz direcionada. Nesse sentido, o trabalho multidisciplinar com laboratório de microbiologia, farmácia clínica, infectologia e intensivistas resulta em melhores desfechos.

No tratamento de infecções bacterianas mais comuns na terapia intensiva, cabe enfatizar a importância da otimização dos parâmetros de farmacocinética e farmacodinâmica. Atenção para evitar subdosagem por possíveis ajustes para função renal e cuidado com interações medicamentosas, em especial com imunossupressores. A monitorização terapêutica sérica dos diferentes fármacos é desejável, sempre que disponível.

Outro cuidado importante é avaliar a pertinência da suspensão dos imunossupressores e observar a ocorrência de sinais da síndrome de reconstituição imune, piora paradoxal que pode surgir com o início do tratamento apropriado. É mais bem descrita em algumas infecções fúngicas e micobacterianas, mas pode ocorrer em outros cenários e mimetizar um quadro de reinfecção. Excluída tal possibilidade, considerar o uso de corticosteroides nessa situação.

Para os agentes infecciosos menos comuns e não tratados em outros capítulos, a Tabela 1 apresenta um resumo das principais terapias empregadas. A maioria dos agentes precisa de ajuste de dose para disfunção renal, que deverá ser consultada na dose de ataque e ao longo do tratamento.

PONTOS-CHAVE

1. O número de pacientes imunossuprimidos está aumentando em razão do maior acesso a diagnósticos e tratamentos oncológicos e imunomediados. Os pacientes têm risco aumentado de infecções, que variam conforme o tipo e o grau de imunossupressão.

TABELA 1 Tratamento antimicrobiano direcionado para os principais agentes de infecções oportunistas em pacientes imunossuprimidos criticamente enfermos

Agente infeccioso	1ª escolha	Alternativas	Comentário
Aspergilose invasiva	Isavuconazol	Voriconazol e anfotericina lipossomal	Monitorar nível sérico de voriconazol
Adenovírus	Cidofovir	–	Reservado para casos disseminados
Citomegalovírus	Ganciclovir	Foscavir	Terapia preemptiva guiada pela carga viral sérica; terapia de doença órgão-alvo sempre 21 dias
Clostridioides difficile	Vancomicina oral	Associação com metronidazol	Considerar profilaxia secundária em pacientes que serão novamente expostos a ciclos de antibiótico
Covid-19	Remdesivir (somente intravenoso)	Nirmatrelvir-ritonavir (somente oral)	Atenção ao tempo de início dos sintomas para benefício do antiviral, bem como interações do ritonavir
Criptococose disseminada	Anfotericina + 5-flucitosina	Anfotericina lipossomal + fluconazol	Fase de indução
Estrongiloidíase disseminada	Ivermectina oral diária	Albendazol	Manter até 2 semanas após negativação do exame. Descrições anedóticas de formulações intravenosas de uso veterinário
Fusariose disseminada	Voriconazol	Voriconazol + anfotericina lipossomal	Monitorar nível sérico de voriconazol
Herpesvírus (HSV1/2)	Aciclovir endovenoso	–	A resistência é rara
Influenza	Oseltamivir	–	–
Neutropenia febril	Cefepima	Piperacilina-tazobactam	–
Mucormicose	Anfotericina lipossomal 5 mg/kg	Posaconazol ou isavuconazol	–
Pneumocistose	Sulfametoxazol--trimetoprima	Clindamicina + primaquina (casos de alergia e/ou intolerância)	Trabalhos recentes corroboram na redução da dose em casos selecionados
Tiflite (colite neutropênica)	Meropeném	Piperacilina-tazobactam	
Toxoplasmose	Pirimetamina + sulfadiazina	Sulfametoxazol-trimetoprima	Para os intolerantes a sulfas, pirimetamina + clindamicina é alternativa
Vírus sincicial respiratório	Ribavirina oral + imunoglobulina IV	–	Dados de redução de progressão de infecção de vias aéreas superiores para pneumonite em subgrupos específicos de alto risco

2. As manifestações clínicas frequentemente diferem das observadas em imunocompetentes, sendo atípicas, de rápida evolução e com maior mortalidade.
3. As principais infecções nos pacientes são: infecções bacterianas comunitárias e relacionadas à assistência à saúde, virais (CMV, HSV, VZV, EBV, vírus respiratórios), fúngicas (*Candida* spp., *Aspergillus* spp., *Pneumocystis jirovecii*) e parasitárias (leishmaniose, doença de Chagas, estrongiloidíase). A reativação de tuberculose também é relevante.
4. As fontes de infecção variam (ambiente hospitalar, alimentos/água, microbiota endógena, comunidade, procedimentos invasivos). O uso de medicações específicas está associado a risco aumentado para tipos específicos de infecções.
5. A busca agressiva pelo diagnóstico etiológico é crucial pela baixa especificidade das manifestações clínicas e dos achados radiológicos.
6. As principais síndromes infecciosas são: infecções respiratórias, cutâneas e abdominais, além de neutropenia febril, meningites e encefalites.
7. É comum iniciar terapia empírica, mas o diagnóstico etiológico precoce é vital para desescalar ou escalar o tratamento. A otimização farmacocinética e farmacodinâmica é importante, assim como a avaliação da suspensão de imunossupressores.

BIBLIOGRAFIA

1. Burke VE, Lopez FA. Approach to skin and soft tissue infections in non-HIV immunocompromised hosts. Curr Opin Infect Dis. 2017;30(4):354-63.
2. Cheng GS, Crothers K, Aliberti S, Bergeron A, Boeckh M, Chien JW, et al. Immunocompromised host pneumonia: definitions and diagnostic criteria: an official American Thoracic Society Workshop Report. Ann Am Thorac Soc. 2023;20(3):341-53.
3. Coccolini F, Improta M, Sartelli M, Rasa K, Sawyer R, Coimbra R, et al. Acute abdomen in the immunocompromised patient. World J Emerg Surg. 2021;16(1):40.
4. Dumas G, Bertrand M, Lemiale V, Canet E, Barbier F, Kouatchet A, et al. Prognosis of critically ill immunocompromised patients with virus-detected acute respiratory failure. Ann Intensive Care. 2023;13(1):101.
5. Fernández S, Castro P, Azoulay E. What intensivists need to know about cytomegalovirus infection in immunocompromised ICU patients. Intensive Care Med. 2025;51(1):39-61.
6. Fragkou PC, Moschopoulos CD, Karofylakis E, Kelesidis T, Tsiodras S. Update in viral infections in the intensive care unit. Front Med (Lausanne). 2021:8:575580.
7. Fishman JA. Infection in organ transplantation. Am J Transplant. 2017;17(4):856-79.
8. Frantz S, Schulte-Hubbert B, Halank M, Koschel D, Kolditz M. Limited prognostic accuracy of the CRB-65 and qSOFA in patients presenting with pneumonia and immunosuppression. Eur J Intern Med. 2020;81:71-7.
9. Garnacho-Montero J, Barrero-García I, León-Moya C. Fungal infections in immunocompromised critically ill patients. J Intensive Med. 2024;4(3):299-306.
10. Ison MG, Hirsch HH. Community-acquired respiratory viruses in transplant patients: diversity, impact, unmet clinical needs. Clin Microbiol Rev. 2019;32(4):e00042-19.
11. Jenks JD, Cornely OA, Chen SC-A, Thompson GR, Hoenigl M. Breakthrough invasive fungal infections: Who is at risk? Mycoses. 2020;63(10):1021-32.
12. Kennedy PGE. An overview of viral infections of the nervous system in the immunosuppressed. J Neurol. 2021;268(8):3026-30.
13. Kreitmann L, Helms J, Martin-Loeches I, Salluh J, Poulakou G, Pène F, et al. ICU-acquired infections in immunocompromised patients. Intensive Care Med. 2024;50(3):332-49.
14. Long B, Koyfman A. Incidental neutropenia: an emergency medicine focused approach. Am J Emerg Med. 2025;89:190-4.
15. Meya DB, Williamson PR. Cryptococcal disease in diverse hosts. N Engl J Med. 2024;390(17):1597-610.
16. Morado-Aramburo O, Hasbun R. Solid organ transplant-related central nervous system infections. Curr Opin Infect Dis. 2024;37(3):192-200.
17. Munshi L, Dumaa L, Ferreryro B, Gutierrez C, Böll B, Castro P, et al. Contemporary review of critical illness following allogeneic hematopoietic stem cell transplant in adults. Intensive Care Med. 2025;51(4):742-55.
18. Nates JL, Pène F, Darmon M, Mokart D, Castro P, David S, et al. Septic shock in the immunocompromised cancer patient: a narrative review. Crit Care. 2024;28(1):285.
19. Nucci M, Arrais-Rodrigues C, Bergamasco MD, Garnica M, Gloria ABF, Guarana M, et al. Management of febrile neutropenia: consensus of the Brazilian Association of Hematology, Blood Transfusion and Cell Therapy – ABHH. Hematol Transfus Cell Ther. 2024;46 Suppl 6(Suppl 6):S346-S361.
20. Ong DSY, Chong GM, Chemaly RF, Cremer OL. Comparative clinical manifestations and immune effects of cytomegalovirus infections following distinct types of immunosuppression. Clin Microbiol Infect. 2022;28(10):1335-44.
21. Schmidt-Hieber M, Engelhard D, Ullmann A, Ljungman P, Maertens J, Martino R, et al. Central nervous system disorders after hematopoietic stem cell transplantation: a prospective study of the infectious diseases working party of EBMT. J Neurol. 2020;267(2):430-9.
22. Shu Kurizky P, Dos Santos Neto LL, Barbosa Aires R, Henrique da Mota LM, Martins Gomes C. Opportunistic tropical infections in immunosuppressed patients. Best Pract Res Clin Rheumatol. 2020;34(4):101509.
23. Tomblyn M, Chiller T, Einsele H, Gress R, Sepkowitz K, Storek J, et al; Center for International Blood and Marrow Research; National Marrow Donor program; European Blood and MarrowTransplant Group; American Society of Blood and Marrow Transplantation; Canadian Blood and Marrow Transplant Group; Infectious Diseases Society of America; Society for Healthcare Epidemiology of America; Association of Medical Microbiology and Infectious Disease Canada; Centers for Disease Control and Prevention. Guidelines for preventing infectious complications among hematopoietic cell transplantation recipients: a global perspective. Biol Blood Marrow Transplant. 2009;15(10):1143-238.
24. Varghese JA, Guhan S, Zheng L. Emerging fungal infections and cutaneous manifestations in immunosuppressed patients. Curr Derm Rep. 2023;12:69-81.
25. Varma S, Greendyke WG, Li J, Freedberg DE. Class-specific relationship between use of immunosuppressants and risk for community-acquired Clostridioides difficile infection. 2022;74(5):793-801.

92 Doenças tropicais no paciente crítico

Adriana Coracini Tonacio de Proença

SUMÁRIO

INTRODUÇÃO

As doenças tropicais representam um desafio na medicina, especialmente para pacientes críticos. Elas são endêmicas em regiões tropicais e subtropicais e, apesar dos avanços na medicina e nas condições de saneamento, continuam a causar altas morbidade e mortalidade. Em pacientes críticos, essas infecções representam um desafio diagnóstico.

A globalização e as mudanças climáticas têm contribuído para a disseminação de doenças tropicais para além de suas áreas originalmente endêmicas, tornando-se preocupação crescente em diversas regiões do mundo. Profissionais de saúde devem estar preparados para identificar e tratar essas condições, considerando as peculiaridades de cada doença e as necessidades específicas dos pacientes críticos.

Neste capítulo, serão discutidas as principais doenças tropicais que podem levar o paciente à necessidade de cuidados intensivos, sua epidemiologia, fisiopatologia básica, manifestações clínicas, métodos diagnósticos e abordagens terapêuticas específicas e aquelas focadas no ambiente de terapia intensiva.

MALÁRIA

Epidemiologia

A malária é um importante problema de saúde pública internacional. De acordo com o Relatório Mundial sobre a Malária de 2024, da Organização Mundial da Saúde (OMS), 83 países notificaram cerca de 263 milhões de infecções e 597 mil óbitos em 2023.[1]

É endêmica em várias regiões ao redor do mundo, principalmente em áreas tropicais e subtropicais, caracterizadas por condições ambientais que favorecem o ciclo de vida dos mosquitos do gênero *Anopheles*, o principal vetor de transmissão. Com base nos dados do Relatório Mundial da Malária 2024 da OMS e em informações epidemiológicas atuais, há a seguinte distribuição dos casos no mundo:

- África: continua sendo o continente mais afetado pela malária, com cerca de 95% das mortes por malária do mundo e 85% dos casos adquiridos globalmente, sobretudo pelo *Plasmodium falciparum*.[2] Os principais países afetados incluem Nigéria, República Democrática do Congo, Níger e Tanzânia. Argélia (2019) e Egito (2024) foram certificados livres de malária.
- Ásia: o continente asiático tem um panorama misto, com 9% dos casos globais adquiridos. Algumas regiões mostram progresso notável, com reduções significativas de casos em 2024, porém países como Índia, Indonésia e Mianmar têm transmissão significativa de malária, com a prevalência tanto de *Plasmodium vivax* como de *Plasmodium falciparum*, e a Malásia tem um número significativo de casos indígenas de malária por infecção por *Plasmodium knowlesi*. Já a China foi certificada livre de malária em 2021, entre outros países que já eliminaram a malária ou estão próximos da eliminação na Ásia.
- Américas: embora seja considerada uma região de baixa incidência, apresentam focos específicos de transmissão de malária. Segundo dados mais recentes, cerca de 5% dos casos globais são adquiridos no Caribe e nas Américas. Países como El Salvador (2021) e Belize (2023) eliminaram a malária; Colômbia e México ainda mantêm perfis de países endêmicos, mas com números relativamente baixos, e a Região Amazônica (Brasil, Venezuela, Colômbia, Peru) concentra a maioria dos casos restantes no continente. O *Plasmodium vivax* é a espécie predominante, embora o *Plasmodium falciparum* também esteja presente, sobretudo em áreas de alta transmissão, como os Estados do Amazonas e Acre, no Brasil.
  - Brasil: há três espécies associadas à malária em seres humanos: *P. vivax*, *P. falciparum* e *P. malariae*, das quais a mais prevalente é o *P. vivax*, responsável por cerca de 90% dos casos. Concentra mais de 90% dos casos na região da Bacia Amazônica e há casos esporádicos em áreas da Mata Atlântica no Litoral Norte de São Paulo, Litoral Sul do Rio de Janeiro e sul da Bahia.[3]
- Oceania: tem a menor carga global, com cerca de 1% dos casos.[2] Papua-Nova Guiné e Ilhas Salomão concentram a maioria dos casos da região, com a presença de *Plasmodium falciparum* e *Plasmodium vivax*. Austrália e Nova Zelândia são livres de malária, com casos apenas importados.
- Europa: tem o melhor cenário continental, com a malária eliminada praticamente de todo o continente. Alguns países da Europa Oriental foram recentemente certificados livres de malária: Azerbaijão (2023) e Tajiquistão (2023).[1]

Fisiopatologia

A malária é uma doença infecciosa, causada por protozoários do gênero *Plasmodium* sp. Cinco espécies podem causar a malária humana: *P. falciparum*, *P. vivax*, *P. malariae*, *P. ovale* e *P. knowlesi*. O *P. ovale* está restrito a regiões do continente africano e a casos importados no Brasil. O *P. knowlesi* ocorre apenas no Sudeste Asiático. *Plasmodium vivax* e *Plasmodium falciparum* são os principais responsáveis por infecções em humanos.[1,3,4] O ciclo de vida desses parasitas é complexo e exige dois hospedeiros: o mosquito fêmea do gênero *Anopheles*, considerado o hospedeiro definitivo, e o ser humano, hospedeiro intermediário.[3,5] Além da transmissão vetorial, podem ocorrer mais raramente outras formas de transmissão, como transfusão sanguínea, compartilhamento de agulhas contaminadas ou transmissão vertical.

Habitualmente, a infecção no ser humano tem início quando um mosquito infectado injeta esporozoítos pela saliva durante o repasto sanguíneo. Esses esporozoítos rapidamente atingem os hepatócitos, onde se instalam e iniciam a fase exoeritrocítica. No interior dos hepatócitos, os parasitas se desenvolvem em esquizontes hepáticos, que ao final do processo maturacional se rompem, liberando milhares de merozoítos na corrente sanguínea.[6] Essa fase hepática dura cerca de 7 a 10 dias no caso do *P. falciparum*, enquanto no *P. vivax* pode se estender por até 27 dias. Particularmente no *P. vivax*, uma parte dos esporozoítos pode se diferenciar em hipnozoítos, formas dormentes que permanecem nos hepatócitos por semanas ou meses, responsáveis por recidivas clínicas tardias.[7]

Os merozoítos liberados na corrente sanguínea invadem hemácias, iniciando a fase eritrocítica do ciclo. Dentro das hemácias, o parasita evolui da forma anelar para trofozoíto e posteriormente para esquizonte. A maturação dos esquizontes culmina na lise da hemácia e liberação de novos merozoítos, que reinvadem outras hemácias, perpetuando o ciclo. Parte dos trofozoítos diferencia-se em gametócitos, as formas sexuadas do parasita, que circulam no sangue periférico e são essenciais para a continuidade do ciclo no mosquito vetor.[6]

Durante nova picada, o mosquito ingere gametócitos presentes no sangue humano. No trato digestivo do inseto, os gametócitos sofrem diferenciação nos gametas masculino e feminino, que se fundem, originando o zigoto, e este em oocisto. No interior do oocisto ocorre intensa divisão mitótica, formando milhares de esporozoítos, os quais migram para as glândulas salivares do mosquito, tornando-o infectante e apto a transmitir o parasita em uma nova picada.[6]

A fisiopatologia da malária é determinada, principalmente, pela fase eritrocítica do parasita e pela resposta inflamatória do hospedeiro.[3,4] A destruição cíclica das hemácias pelo parasita leva à hemólise intravascular, culminando em anemia hemolítica progressiva. Além disso, o baço remove hemácias parasitadas e disfuncionais, intensificando o quadro anêmico. A liberação de merozoítos e subprodutos parasitários, como a hemozoína, estimula a secreção de citocinas pró-inflamatórias da imunidade inata (TNF-α, IL-1, IL-6), desencadeando febre intermitente, calafrios, cefaleia, mialgia e sudorese profusa. O padrão febril é relacionado ao sincronismo do ciclo eritrocítico (a cada 48-72 horas), mas nem sempre tem essa regularidade.[4]

Em infecções por *P. falciparum*, eritrócitos parasitados expressam proteínas adesinas na membrana, como a PfEMP1, formando estruturas de adesão na sua superfície, os *knobs*, que promovem aderência ao endotélio vascular de capilares (fenômeno conhecido como sequestro). Esse processo interfere no fluxo sanguíneo microvascular, sobretudo em órgãos vitais como cérebro, pulmões, fígado e rins, levando a complicações graves como malária cerebral, síndrome da angústia respiratória aguda (SARA) e insuficiência renal aguda (IRA).[3,4] A obstrução capilar e a hipóxia tecidual resultante são determinantes na fisiopatologia da malária grave e estão associadas a alta letalidade.[4]

Quadro clínico

Plasmodium falciparum distingue-se por seu alto grau de virulência, rápida multiplicação e potencial para causar malária grave e fatal, especialmente em populações não imunizadas. Já o *P. vivax*, embora seja classicamente considerado menos letal, pode ocasionar esplenomegalia significativa, além de ser responsável por infecções recidivantes em decorrência da reativação de hipnozoítos hepáticos.[7]

O quadro clínico da malária é determinado pela espécie de *Plasmodium* envolvida, pela intensidade da parasitemia, pela imunocompetência do hospedeiro e por fatores epidemiológicos, como idade, estado nutricional e exposição prévia.[1,3] As manifestações clínicas resultam, em grande parte, da fase eritrocítica do ciclo do parasita e da subsequente resposta inflamatória sistêmica.[5] O período de incubação varia de acordo com a espécie e o histórico de infecções pelo *Plasmodium*. Em primoinfectados, para *P. falciparum*, mínimo de 7 dias; *P. vivax*, de 10 dias a 30 dias; *P. malariae*, 18 a 30 dias.[3]

Nos primeiros dias após o período de incubação, o paciente pode apresentar sintomas inespecíficos, como mal-estar, cefaleia, fadiga, mialgia, artralgia, náuseas e febre baixa intermitente. Esse pródromo pode preceder em até 48 horas a manifestação febril clássica da doença.[3] A manifestação clínica mais característica é a febre intermitente de padrão paroxístico, em geral acompanhada de calafrios intensos e sudorese profusa, desencadeada pela lise sincrônica das hemácias infectadas.[4]

O padrão febril pode ser terçã benigna (a cada 48 horas, *P. vivax*, *P. ovale*), terça maligna (irregular, *P. falciparum*) ou quartã (a cada 72 horas, *P. malariae*). Outros achados frequentes incluem esplenomegalia, hepatomegalia discreta, icterícia leve, hipotensão e sintomas gastrintestinais.[1,4]

A malária por *P. falciparum* pode evoluir para formas graves, com manifestações como malária cerebral (coma e convulsões), IRA, SARA, hipoglicemia, acidose metabólica e coagulação intravascular disseminada. Essas complicações requerem tratamento imediato em ambiente hospitalar de cuidados intensivos.[3] O Quadro 1 apresenta os grupos de risco elevado para malária grave.

P. vivax e *P. ovale* podem causar recidivas em decorrência do hipnozoítos hepáticos, enquanto *P. malariae* pode gerar infecções crônicas associadas à glomerulonefrite. Em gestantes, a malária pode acarretar abortamento, retardo do crescimento fetal e parto prematuro. Em neonatos, a malária congênita é rara, mas pode ocorrer.[3]

Em regiões endêmicas, a exposição repetida induz imunidade parcial, resultando em infecções oligossintomáticas ou assintomáticas, com parasitemia subclínica e transmissão silenciosa, por isso é importante rastrear pacientes de zona endêmica antes de iniciar imunossupressão relevante, como os transplantes.

QUADRO 1 Grupos de risco elevado de malária grave
Indivíduos de áreas onde a malária não é endêmica (primoinfectados)
Crianças menores de 5 anos de idade
Gestantes
Idosos
Esplenectomizados
Pessoas vivendo com HIV/aids
Neoplasias em tratamento
Transplantados

Abordagem diagnóstica

Além da sugestão clínica e epidemiológica, o diagnóstico de certeza (etiológico) deve ser feito para início adequado e precoce do tratamento. Os métodos disponíveis atualmente são:

1. Teste rápido de antígeno de plasmódio (*point-of-care*): são testes imunocromatográficos, em fitas de nitrocelulose contendo anticorpos monoclonais contra antígenos específicos do parasito. Diferencia o *P. falciparum* das demais espécies. Não quantificam a parasitemia e não devem ser utilizados como controle de cura pela persistência de antígenos parasitários após o tratamento.[3]
2. Gota espessa: considerado padrão-ouro pela OMS, quando bem executado, consiste na visualização direta microscópica dos parasitos após coloração com azul de metileno e Giemsa e permite a quantificação da parasitemia e a diferenciação das espécies a partir da análise morfológica dos diferentes estágios de desenvolvimento do parasito no sangue.[3]
3. PCR (reação em cadeia de polimerase): é o método mais sensível e pode detectar mínimas quantidades de parasito circulante.[3] Pode ser feito pelo método convencional de PCR, tempo-real (rtPCR) e um método isotérmico de amplificação, que permite, portanto, o uso em campo, sem a necessidade de equipamentos complexos, o LAMP (sigla em inglês para *loop-mediated isothermal amplification*).

Deve-se atentar que há testes rápidos disponíveis ou sorologias para detecção de anticorpos anti-*Plasmodium* sp., mas que, no entanto, não servem para diagnóstico da doença aguda, apenas para estudos de soroprevalência. Todos os métodos de diagnóstico etiológico descritos anteriormente são capazes de discriminar as espécies de *P. vivax* e *P. falciparum*. Nos exames laboratoriais gerais, veem-se anemia, plaquetopenia, aumento de transaminases e elevação de DHL. Nas formas graves de malária, podem-se encontrar, ainda, acidose, hiperlactatemia, disfunção renal, hiperbilirrubinemia, hipoglicemia; e, em exames e imagem direcionados, é possível identificar congestão pulmonar com infiltrado intersticial e edema cerebral.

Abordagem terapêutica

O tratamento é prescrito conforme a espécie identificada e gravidade (Tabela 1). Deve-se sempre utilizar drogas com ação contra os esquizontes e esporozoítos sanguíneos e contra os gametócitos; no caso do *P. vivax* e *P. ovale*, deve-se associar ainda droga contra os hipnozoítos também.

Em gestantes e crianças abaixo de 6 meses, está contraindicada a primaquina. As gestantes devem usar apenas a cloroquina e mantêm uma dose de cloroquina profilática semanal até 1 mês de aleitamento.

Malária grave na unidade de terapia intensiva

A malária grave em pacientes internados em unidades de terapia intensiva (UTI) exige combinação de tratamento antimalárico imediato e cuidados de suporte meticulosos, ajustados às complicações multissistêmicas características da doença.

Terapia antimalárica

A administração imediata de artesunato intravenoso (IV) constitui o padrão-ouro para todos os pacientes com malária grave, independentemente da espécie de *Plasmodium* envolvida ou do estado gestacional. Devem ser administradas ao menos três doses iniciais, com transição para a terapia oral assim que a parasitemia for reduzida a ≤ 1% e o paciente estiver apto a receber medicação por via oral. Em regiões endêmicas, a administração intramuscular de artesunato ou arteméter pode ser empregada na ausência de formulações IV, com encaminhamento rápido para atendimento definitivo.[5,9,10]

Monitoramento e cuidados de suporte

- Complicações neurológicas: na malária cerebral, é essencial o monitoramento neurológico rigoroso. Pacientes com rebaixamento do nível de consciência devem ser submetidos à punção lombar para exclusão de meningite, procedimento considerado seguro nesse contexto. Convulsões ocorrem mais comumente em crianças (até 80%) se comparadas a adultos (15%) e devem ser tratadas prontamente, no entanto não há indicação de anticonvulsivante profilático. Para o edema cerebral, que se desenvolve secundário a hipóxia gerada pela obstrução de pequenos vasos, não houve benefício com a administração de dexametasona, e verificou-se pior prognóstico quando utilizada.[5,10,11]
- Manutenção volêmica: a hipovolemia é frequente, porém a reposição volêmica agressiva aumenta o risco de edema pulmonar, que pode ocorrer rapidamente e ser fatal. Recomenda-se limitar fluidos de manutenção a 1-2 mL/kg/h caso a pressão arterial e a diurese estejam adequadas. Soluções coloidais devem ser evitadas. Ainda não há consenso sobre a solução cristaloide ideal, embora soluções balanceadas estejam sob investigação.[10,12,13]
- Suporte renal: a lesão renal aguda (LRA) é uma complicação comum, sendo indicada a terapia de substituição renal precoce quando clinicamente necessária.[10,12]

TABELA 1 Tratamento da malária por espécie de *Plasmodium*, gravidade e monitoramento com lâminas de verificação de cura

Espécie de *Plasmodium*	Quadro clínico	Tratamento de primeira linha	Alternativas/ terapia adicional	Observações	Rotina de LVC
P. falciparum	Não grave	AL por 3 dias	Atovaquona-proguanil ou quinina + doxiciclina/ clindamicina	Sempre tratar com AL. Resistência à cloroquina é comum	D3, D7, D14, D28
	Grave	Artesunato EV (0, 12, 24 e a cada 24 horas)	Quinina EV + clindamicina	Trocar para AL oral após melhora clínica. Monitorar hemólise	D3, D7, D14, D28
P. vivax	Não grave	Cloroquina (3 dias) + primaquina (7 a 14 dias)	AL (em áreas resistentes)	Primaquina elimina hipnozoítos. Testar G6PD	D7, D14, D28, D42 e D60
	Grave	Artesunato EV + primaquina (7 a 14 dias)	Quinina EV + clindamicina + primaquina	Tratar como malária grave até estabilização	D7, D14, D28, D42 e D60
P. ovale	Não grave	Cloroquina (3 dias) + primaquina (7 a 14 dias)	AL (se falha terapêutica)	Requer erradicação de hipnozoítos	D7, D14, D28, D42, D60
	Grave	Artesunato EV + primaquina após melhora (7 a 14 dias)	Quinina EV + clindamicina + primaquina	Similar a *P. vivax*	D7, D14, D28, D42, D60
P. malariae	Não grave	Cloroquina (3 dias)	AL	Não possui hipnozoítos Primaquina não é necessária	D7, D14 e D28
	Grave	Artesunato EV	Quinina EV + clindamicina	Raramente evolui com gravidade	D7, D14 e D28
P. knowlesi	Não grave	AL	Cloroquina (se sensível)	Pode evoluir rapidamente	D3, D7, D14, D28
	Grave	Artesunato EV	Quinina EV + clindamicina	Tratar como *falciparum-like*	D3, D7, D14, D28

AL: arteméter-lumefantrina – terapia combinada à base de artemisinina, usada como primeira linha para *P. falciparum* e como alternativa em outras espécies; EV: endovenosa; G6PD: deficiência de glicose-6-fosfato desidrogenase – contraindica o uso de primaquina; LVC: lâminas de verificação de cura – exames de gota espessa seriados para monitorar resposta terapêutica; primaquina: deve ser administrada conforme dose total indicada (baseada no peso), podendo ser dividida em 7 a 14 dias, de acordo com a adesão e tolerância do paciente; a tafenoquina, quando disponível, pode substituir a primaquina em dose única em pacientes ≥ 16 anos com G6PD normal.
Fonte: adaptada de Brasil, 2020.[8]

- Distúrbios metabólicos: hipoglicemia, acidose láctica e distúrbios eletrolíticos (especialmente hiponatremia) são comuns e exigem monitoramento frequente e correção adequada.[10,12]
- Complicações hematológicas: anemia grave e trombocitopenia são comuns. A transfusão sanguínea é indicada em casos de anemia significativa. A exsanguineotransfusão não apresenta benefício comprovado e não deve ser feita fora de protocolos de pesquisa.[5,10,12,14]
- Coagulopatia: a coagulação intravascular disseminada (CIVD) pode ocorrer e deve ser tratada conforme protocolos críticos padronizados.[10,12]
- Infecções secundárias: é recomendada antibioticoterapia empírica em pacientes com choque ou SARA, pelo risco de sepse bacteriana concomitante.[5,9,10]

Terapias adjuvantes

- O uso de paracetamol como agente nefroprotetor foi seguro na malária grave, havendo evidências iniciais (estudo pequeno de 62 pacientes) de benefício potencial para melhora da função renal quando administrado na dose de 1g a cada 6 horas nos casos de malária grave com elevação de creatinina.[15]
- A utilização de metilprednisolona na dose de 1 mg/kg/d por 5-7 dias para os pacientes que evoluíram

com SARA em estudo pequeno (44 pacientes) randomizado controlado não demonstrou benefício.

- Outras terapias adjuvantes, como a exsanguineotransfusão, não demonstraram eficácia e não são recomendadas rotineiramente.[5,14]

Monitoramento de complicações

A hemólise tardia pode ocorrer, e deve ser feito o monitoramento semanal de hemoglobina e marcadores hemolíticos por 4 semanas após o uso de artesunato, especialmente em pacientes com parasitemia elevada.[5] Em resumo, o manejo da malária grave na UTI é centrado na administração parenteral precoce de artesunato, manejo volêmico conservador, monitoramento rigoroso e correção de complicações metabólicas e hematológicas. A abordagem deve ser intensiva, multidisciplinar e baseada em evidências, visando reduzir as elevadas morbidade e mortalidade associadas a essa forma da doença.

FEBRE AMARELA

Epidemiologia

A febre amarela é uma doença febril aguda, causada por um vírus RNA e transmitida por mosquitos hematófagos, portanto uma arbovirose, imunoprevenível, de alta letalidade – em média 30-60%. O vírus da febre amarela pertence ao gênero *Flavivirus* e família Flaviviridae, assim como o vírus da dengue, zika e vírus da encefalite japonesa.

A doença é endêmica em regiões tropicais da África e das Américas do Sul e Central, com potencial de causar surtos urbanos e silvestres de alta letalidade, configurando um relevante problema de saúde pública internacional. Existem duas formas epidemiológicas distintas da febre amarela: a silvestre e a urbana. Na forma silvestre, o vírus é transmitido entre primatas não humanos (PNH) e mosquitos dos gêneros *Haemagogus* e *Sabethes* (nas Américas) ou *Aedes africanus* (na África). Já na forma urbana, erradicada das Américas desde a década de 1940, a transmissão ocorre entre humanos por meio do mosquito *Aedes aegypti*.[16]

Atualmente, cerca de 44 países da África e 13 das Américas são considerados endêmicos ou com risco de transmissão de febre amarela.[17] Estima-se que, globalmente, ocorram entre 84 mil e 170 mil casos graves e 29 mil a 60 mil mortes anualmente, a maioria na África.[17] Na América do Sul, além do Brasil, países como Colômbia, Peru e Bolívia também apresentam casos e surtos.[18]

Situação epidemiológica no Brasil

No Brasil, a febre amarela é endêmica em áreas de mata das regiões Centro-Oeste, Norte, parte do Sudeste e Sul, principalmente na forma silvestre. A vigilância epidemiológica da febre amarela no país baseia-se na notificação de epizootias em primatas e de casos humanos suspeitos, bem como na detecção de vetores.[3]

Historicamente, surtos importantes foram registrados, como o de 2000-2003, com 85 casos e 40 óbitos, e o de 2008-2009, com 46 casos e 23 óbitos.[16] Entre 2016 e 2019, o Brasil vivenciou o maior surto das últimas décadas, com expansão da área de circulação viral para regiões antes consideradas livres da doença, como os Estados de São Paulo, Rio de Janeiro, Espírito Santo e sul da Bahia. Durante esse período, foram notificados mais de 2.000 casos humanos confirmados e cerca de 750 óbitos, com alta letalidade, principalmente entre indivíduos não vacinados.[19] O surto evidenciou a importância dos PNH como sentinelas do vírus e a necessidade de intensificação da cobertura vacinal em áreas de risco. As mudanças ambientais, como desmatamento e urbanização desordenada, além da mobilidade populacional, têm favorecido o contato entre humanos e o ciclo silvestre do vírus.[20]

Em 2025, até maio, o Brasil já notificou 111 casos, 44 óbitos por febre amarela, caracterizando novo surto, com casos concentrados nos Estados do Pará, São Paulo e Minas Gerais.[21]

Fisiopatologia

A fisiopatologia da febre amarela se caracteriza pela combinação de efeitos citopáticos virais diretos, resposta imune do hospedeiro desregulada, ambos contribuindo para o aparecimento de lesões teciduais generalizadas, que afetam predominantemente o fígado, mas também órgãos como coração, pulmões e rins.

O vírus da febre amarela (YFV) apresenta forte tropismo por hepatócitos, levando à infecção direta e destruição dessas células. A lesão hepática é mediada tanto por citotoxicidade, levando a necrose, quanto por indução de apoptose, com achados histopatológicos que incluem necrose hepatocítica na zona mediolobular, esteatose, tumefação celular e hemorragia extensa. Vias apoptóticas são ativadas, conforme evidenciado pelo aumento da expressão de caspases (p. ex., CASPASE 3, CASPASE 8), BAX, FAS/FASL e granzima B no tecido hepático infectado, contribuindo para a perda de células e disfunção hepática.[22,23]

A infecção pelo YFV também induz estresse oxidativo nos hepatócitos, com aumento da produção de espécies reativas de oxigênio (ROS), peroxidação lipídica, danos a proteínas e ao DNA e depleção das defesas antioxidantes, como a redução da atividade da superóxido dismutase (SOD) e da glutationa peroxidase (GPx), agravando ainda mais a lesão hepatocelular.[24]

A resposta imune ao YFV é um dos principais motores da patogênese. A infecção desencadeia forte ativação de receptores de reconhecimento padrão, como RIG-I e PKR nos hepatócitos, levando a pronunciada resposta pró-inflamatória mediada por citocinas, incluindo TNF-alfa e IFN-gama.[23] Essa "tempestade de citocinas" não se limita a danos hepáticos; em casos fatais, há evidência de ativação endotelial disseminada e aumento da expressão de moléculas de adesão (E-selectina, P-selectina, ICAM-1, VCAM-1) no parênquima pulmonar, favorecendo o recrutamento de leucócitos e contribuindo para dano alveolar difuso, congestão e hemorragia.[25]

O ambiente inflamatório é caracterizado ainda por níveis elevados de citocinas tanto pró- quanto anti-inflamatórias (p. ex., IL-4, IL-10, IL-13, TGF-β), refletindo tentativas de reparo tecidual e regulação imunológica, mas que, em última análise, agravam a degradação tecidual e a disfunção de múltiplos órgãos.[23,26]

A coagulopatia de consumo é uma marca registrada da febre amarela grave e não é atribuível apenas à falência sintética hepática. Dados clínicos e experimentais indicam que a CIVD e os níveis elevados de dímero-D refletem um processo de consumo que pode envolver a infecção e ativação de células não hepáticas, incluindo células endoteliais, amplificando as manifestações hemorrágicas.[27]

O envolvimento cardíaco é frequente nos casos graves, com estudos de necrópsia demonstrando fibrose miocárdica, hipertrofia de cardiomiócitos, lesão endotelial e miocardite viral. Antígenos e RNA do YFV são detectáveis no tecido cardíaco, e a resposta inflamatória é marcada por elevação da proteína 10 induzida por interferon-gama (IP-10) e outros biomarcadores inflamatórios e endoteliais, implicando tanto mecanismos de lesão viral direta como imunomediada no dano miocárdico.[28]

Em resumo, a fisiopatologia da febre amarela é multifatorial, envolvendo efeitos citopáticos virais diretos, estresse oxidativo e metabólico, respostas imune inata e adaptativa desreguladas, ativação endotelial e coagulopatia, culminando em falência de múltiplos órgãos e alta mortalidade nos casos graves.

Período de incubação

Varia de 3 a 6 dias, podendo chegar a 15 dias em casos esporádicos.[16]

Transmissibilidade

A viremia dura em torno de 7 dias, entre 24 e 48 horas antes do aparecimento dos sintomas até 3 a 5 dias após o início da doença, período em que pode infectar os mosquitos transmissores, mantendo o ciclo de transmissão.[3]

Quadro clínico

É caracterizado por três períodos:[3]

1. Infecção: sintomas prodrômicos de início súbito como febre, calafrios, cefaleia, lombalgia, mialgias generalizadas, prostração, náuseas e vômitos. Dura cerca de 2 a 3 dias.
2. Remissão: resolução da febre e redução dos sintomas, com sensação de melhora parcial. Dura horas a 2 dias.
3. Toxemia: retornam febre, náuseas, vômitos e diarreia, manifestações de insuficiência hepática (icterícia) e renal (oligoanúria), bem como manifestações hemorrágicas. A prostração é intensa e pode haver a dissociação pulso-temperatura (sinal de Faget), miocardite e arritmias, rebaixamento do nível de consciência e convulsões.

Abordagem diagnóstica

O quadro clínico inicial pode se confundir com o das demais arboviroses, uma vez que estão presentes sintomas inespecíficos e comuns à maioria dos quadros infecciosos. A epidemiologia e o histórico vacinal são dados importantes da história do paciente para aumentar a suspeição diagnóstica. Como métodos de diagnóstico etiológico, estão disponíveis:

- Métodos sorológicos para detecção de anticorpos: IgG e IgM, por ELISA. Importante lembrar que o IgM pode cruzar com outras arboviroses causadas por *Flavivirus*: dengue e zika.
- Método molecular – PCR (*polimerase chain reaction*): método para detecção da viremia, que garante maior confiabilidade ao diagnóstico, devendo-se atentar ao tempo de sintomas e, portanto, de viremia esperado, em geral até no máximo 10 dias de sintomas. Importante também checar se há capacidade de discriminação do teste para cepas selvagem e vacinal (por PCR ou sequenciamento), uma vez que, em situações de surto, parte importante da população se vacina e pode apresentar a viremia vacinal, o que representa mais um desafio para o diagnóstico correto da síndrome infecciosa em investigação.
- Reações teciduais em fragmentos de biópsia: imuno-histoquímica para antígenos específicos do vírus da febre amarela, bem como PCR tecidual.
- Cultura viral: restrito a laboratórios de pesquisa e, eventualmente, de saúde pública, pouco aplicável à rotina em razão da demora no resultado e necessidade da disponibilidade de cultura de células adequadas ao cultivo viral (células C6/36, Vero e/ou em camundongos recém-nascidos).[3]

Abordagem terapêutica

A admissão precoce em UTI é fundamental nos casos graves para o suporte multissistêmico, prevenção de complicações e redução da mortalidade. A abordagem intensiva deve ser iniciada com a monitorização hemodinâmica contínua, avaliação do estado de consciência, função respiratória, equilíbrio ácido-base, função renal e parâmetros laboratoriais relacionados à coagulação. A hipovolemia e hipotensão devem ser rapidamente corrigidas com reposição volêmica cuidadosa, uma vez que o extravasamento capilar pode coexistir com risco de edema pulmonar e SARA.[16]

Terapêutica específica: ainda não há evidência robusta para o uso de antivirais como sofosbuvir,[29] ribavirina e imunomoduladores e interferon.[18] Como a alta carga viral inicial esteve correlacionada com pior desfecho,[30] a instituição de medida para controle precoce da replicação viral deve ser almejada. O desenvolvimento de anticorpos monoclonais neutralizantes foi possível e testado em modelos animais (hamster e PNH) para uso precoce após desafio com cepa viral selvagem, com ótimo controle da replicação viral, prevenindo doença e morte nos animais tratados.[31] No entanto, ainda sem estudos humanos.

Manejo da insuficiência hepática: a insuficiência hepática aguda fulminante é uma das principais causas de óbito. O manejo envolve suporte clínico, correção de distúrbios hidreletrolíticos e ácido-base, prevenção de encefalopatia hepática e controle rigoroso da glicemia. O uso de N-acetilcisteína pode ser considerado, embora as evidências sejam limitadas.[32]

A avaliação da necessidade de transplante hepático deve ser precoce, em centros com experiência.[33,34] A sobrevida dos pacientes com febre amarela submetidos a transplante ainda é reduzida – 26% em casuística publicada de hospital quaternário em São Paulo –, e a presença de infecção viral em outros órgãos (coração, rins, baço, pulmão), bem como de lesões isquêmicas secundárias à disfunção endotelial, ainda são a principal barreira para a redução na mortalidade nesse cenário.[33]

Plasmaférese e troca plasmática em pacientes com insuficiência hepática aguda

A aférese terapêutica é um procedimento no qual determinados componentes do sangue são removidos e substituídos por derivados sanguíneos ou albumina. Entre suas modalidades, destaca-se a plasmaférese, especialmente a troca plasmática de alto volume, cujo objetivo é eliminar anticorpos e mediadores inflamatórios potencialmente envolvidos na fisiopatologia da insuficiência hepática aguda.[35,36]

Pacientes com insuficiência hepática aguda habitualmente evoluem com instabilidade hemodinâmica, choque circulatório, hipoperfusão tecidual e falência múltipla de órgãos. Neste contexto, Larsen et al. conduziram um ensaio clínico randomizado avaliando a eficácia da troca plasmática de alto volume (definida como substituição de 8% a 15% do peso corporal por plasma fresco congelado) em pacientes com insuficiência hepática aguda pós-transplante hepático. Os resultados demonstraram aumento da sobrevida, redução de eventos adversos graves, como a síndrome da resposta inflamatória sistêmica (SIRS), e melhora dos parâmetros sistêmicos, cerebrais e esplâncnicos, refletida na melhora do escore de falência de órgãos (SOFA).

Durante a epidemia de febre amarela no Brasil (2016-2018), a plasmaférese modificada foi usada como terapia adjuvante em hospitais de alta complexidade para pacientes com insuficiência hepática aguda secundária à febre amarela. No entanto, apesar de relatos promissores, não há evidências robustas de eficácia em estudos clínicos randomizados para essa população específica. Ademais, limitações logísticas, como a indisponibilidade de insumos e profissionais capacitados, além do risco de complicações, como sangramentos e choque anafilático, tornam a implementação da terapia inviável do ponto de vista de saúde pública. Dessa forma, especialistas não recomendam o uso rotineiro da plasmaférese em pacientes com insuficiência hepática aguda associada à febre amarela, exceto em contextos experimentais, devidamente estruturados dentro de protocolos de pesquisa clínica.

Manejo da coagulopatia e fenômenos hemorrágicos: a disfunção da síntese hepática e a ativação da cascata de coagulação podem levar à CIVD,[27] com sangramentos graves, especialmente gastrintestinais. A transfusão de hemoderivados deve ser guiada por parâmetros clínico-laboratoriais, incluindo o INR, plaquetometria e níveis de fibrinogênio. Plasma fresco congelado, crioprecipitado e concentrado de plaquetas podem ser indicados conforme a gravidade da coagulopatia.[37]

Suporte renal: a injúria renal aguda (IRA) é comum em pacientes com febre amarela grave, secundária a necrose tubular aguda, hipoperfusão ou rabdomiólise. A hemodiálise pode ser necessária em pacientes com sobrecarga volêmica, distúrbios hidreletrolíticos refratários ou uremia sintomática.[38] A monitorização da diurese e da creatinina sérica deve ser contínua, com atenção para nefrotoxinas iatrogênicas.

Suporte respiratório: há evidência, em estudos *post-mortem*, de lesão endotelial e alveolar, com hemorragia alveolar, espessamento septal por infiltrado inflamatório intenso e áreas de necrose septal, além de eventuais áreas de pneumonia.[33,39] O desenvolvimento de SARA e edema pulmonar pode ocorrer por resposta inflamatória sistêmica e lesão endotelial. A ventilação mecânica protetora com baixos volumes correntes (4-6 mL/kg) e titulação de pressão positiva expiratória final (PEEP) deve ser aplicada em pacientes com insuficiência respiratória grave.[40]

Suporte hemodinâmico e choque: a disfunção cardiovascular pode ser atribuída à miocardite viral, lesão endotelial e de sistema de condução com arritmias, vasoplegia e hipotensão refratária. Algum grau de lesão miocárdica foi visto em até 93% dos pacientes com febre amarela grave submetidos à autópsia.[28] Drogas vasoativas como norepinefrina são frequentemente necessárias para manutenção da perfusão tecidual adequada. A ecocardiografia pode ser útil para avaliar a função miocárdica e guiar o uso de inotrópicos.[41]

Encefalopatia e suporte neurológico: casos de encefalopatia hepática (amônia sérica elevada) ou disfunção neurológica relacionada à hipoxemia, hipotensão ou distúrbios metabólicos devem ser manejados com medidas de proteção cerebral, incluindo controle da pressão intracraniana, sedação adequada e normotermia. Quadros convulsivos foram bastante frequentes (28%) e reduzidos a 17% quando iniciada terapia anticonvulsivante nos pacientes com qualquer manifestação de acometimento neurológico ou hiperamonemia (>70 µmol/L).[42]

A avaliação de infecções secundárias devem ser pesquisadas, sobretudo pneumonias e translocação bacteriana do trato gastrintestinal foram encontradas, com a coleta de culturas seriadas e antibioticoterapia empírica em casos suspeitos. A avaliação da presença de pancreatite, com a dosagem de amilase e lipase, deve ser feita para os pacientes em regime de terapia intensiva, com avaliação por imagem quando possível, uma vez que foram detectadas com frequência nesse tipo de paciente e causa de óbito.[42]

O manejo intensivo da febre amarela requer uma abordagem multidisciplinar e protocolos específicos para cada sistema orgânico comprometido. A evolução clínica é comumente rápida e imprevisível, sendo fundamental a detecção precoce das complicações e o início imediato das terapias de suporte.

Critérios para alta hospitalar em pacientes com febre amarela

O grupo consultivo de especialistas estabeleceu que os seguintes critérios devem ser considerados para a alta hospitalar de pacientes internados com febre amarela:

- Ausência de febre nas últimas 48 a 72 horas.
- Estabilidade clínica, sem evidências de sangramentos ativos nos últimos 7 dias.
- Normalização dos exames laboratoriais, com transaminases inferiores a 1.000 U/L e queda progressiva da bilirrubina de forma independente.

Foi observado que, durante a fase de convalescença da febre amarela, alguns pacientes podem manter níveis elevados de transaminases ou apresentar sintomas residuais da doença. Durante a epidemia de febre amarela no Brasil entre 2016 e 2018, foram descritos casos de hepatite de início tardio, ocorrendo até 6 meses após a normalização clínica e laboratorial, em indivíduos previamente diagnosticados com febre amarela.[43,44]

DENGUE

A dengue é uma arbovirose causada por um vírus do gênero *Flavivirus*, pertencente à família Flaviviridae, com quatro sorotipos antigenicamente distintos (DENV-1 a DENV-4). A infecção ocorre predominantemente por via vetorial, por meio da picada do mosquito *Aedes aegypti.*

Epidemiologia

A dengue representa um importante desafio à saúde pública reconhecido pela OMS, tanto no Brasil como em âmbito global, caracterizado por um aumento progressivo das taxas de incidência e por dinâmicas de transmissão complexas. A dengue é endêmica em mais de 125 países, com estimativas apontando para 50 milhões a 100 milhões de infecções por ano.[45] A doença é especialmente prevalente em regiões tropicais, cujas condições ambientais favorecem a proliferação do vetor.

O avanço na pesquisa e implementação de vacinas eficazes constitui um eixo estratégico no enfrentamento sustentado da doença, uma vez que o controle ambiental do vetor por meio de diversas estratégias (utilização de *Aedes aegypti* com Wolbachia, inseticidas, eliminação de criadouros domésticos) e a utilização de repelentes não impediram a elevação muito significativa de casos no ano de 2024.

No contexto brasileiro, observa-se elevação acentuada no número de casos nos últimos anos, sendo o país responsável por cerca de 70% das notificações de dengue nas Américas. Países como México, Venezuela, Colômbia e Paraguai também são endêmicos para dengue e, mais recentemente, desde meados de 2023 a 2024, a Argentina[46] também apresentou elevação recorde de casos para o país.

Entre os anos de 2014 e 2024, o Brasil apresentou um aumento expressivo no número de casos de dengue, atingindo um pico superior a 6 milhões de notificações em 2024. A Região Sudeste concentrou o maior número de casos no período.[47] A análise demográfica revela maior prevalência da doença em indivíduos do sexo feminino e na faixa etária de 20 a 29 anos.[47] Observa-se, ainda, taxa elevada de hospitalizações entre crianças de 10 a 14 anos, sugerindo maior gravidade clínica nessa faixa etária.[48] Fora das Américas, a dengue mostra-se um problema importante de saúde pública nos demais países tropicais e subtropicais no Sudeste Asiático (Tailandia, Índia, Malásia, Filipinas, Vietnã e Indonésia), na África (Nigeria, Sudão, Quênia, Tanzânia, Madagascar) e na Oceania (no norte da Australia, Papua-Nova Guiné, Ilhas Salomão).[49,50]

Fisiopatologia

A fisiopatologia da dengue envolve uma interação complexa entre o vírus, o sistema imunológico do hospedeiro e fatores genéticos e ambientais, resultando em diferentes apresentações clínicas, desde formas leves até quadros graves com risco de morte.[50] Após o período de incubação (4 a 10 dias), o vírus se replica inicialmente em células dendríticas e macrófagos, disseminando-se subsequentemente para o sistema linfático e órgãos-alvo. A resposta imune inata é rapidamente ativada, promovendo a liberação de citocinas pró-inflamatórias, como TNF-α, IL-6 e IFN-γ, determinantes para a gravidade da doença.[51]

A forma grave da dengue, frequentemente associada a reinfecção por sorotipo heterólogo, é explicada pelo fenômeno da potencialização da resposta imune, dependente de anticorpos (*antibody-dependent enhancement* - ADE). Nesse mecanismo, anticorpos não neutralizantes facilitam a entrada do vírus, via receptores Fc-gama, em monócitos e macrófagos, aumentando a carga viral e exacerbando a resposta inflamatória. Essa cascata imunológica resulta em aumento da permeabilidade vascular, extravasamento plasmático, hipotensão, hemoconcentração e, em casos críticos, choque hipovolêmico. Distúrbios de coagulação, trombocitopenia e disfunção de múltiplos órgãos também podem ocorrer, caracterizando as formas mais graves, como a dengue grave (antes denominada dengue hemorrágica). A compreensão da fisiopatologia da dengue é essencial para o reconhecimento precoce de sinais de alarme e para o manejo clínico adequado, especialmente nas fases críticas da doença.

Quadro clínico

As infecções por dengue podem ser assintomáticas ou sintomáticas. Cerca de 25% dos casos manifestam-se clinicamente, com apresentações que variam de formas oligossintomáticas a quadros graves, potencialmente fatais (Figura 1). A evolução clínica pode ser dividida em três fases: febril, crítica e de recuperação.[3]

Fase febril

Caracteriza-se por febre de início súbito, em geral > 38 °C (com variações até 40 °C), com duração de 2 a 7 dias. Sintomas comuns incluem cefaleia, mialgia, artralgia, dor retro-ocular, adinamia, astenia, anorexia, náuseas, vômitos e diarreia. Exantema maculopapular é frequente, podendo acometer face, tronco, membros, palmas e plantas, com ou sem prurido. A maioria dos pacientes apresenta melhora gradual ao final desta fase.

Fase crítica

Inicia-se com a defervescência da febre, entre o 3º e o 7º dia de doença. É marcada pelo risco de complicações decorrentes do aumento da permeabilidade capilar em alguns pacientes. Nessa fase, podem surgir os sinais de alarme (Quadro 2), indicativos de extravasamento plasmático e/ou sangramentos e que precedem as formas graves.

As manifestações de dengue grave incluem choque hipovolêmico, hemorragias importantes e disfunção orgânica (respiratória, renal e encefálica). O extravasamento plasmático também ocasiona o aumento do hematócrito e, quanto maior sua elevação, maior a gravidade. Pode-se notar ainda pela redução dos níveis de albumina e por exames de imagem demonstrando derrames cavitários (derrame pleural e ascite).

O acometimento grave do sistema nervoso pode ocorrer no período febril ou, mais tardiamente, na convalescença e se apresentar de diferentes formas clínicas: meningite linfomonocítica, encefalite, síndrome de Reye, polirradiculoneurite, polineuropatias, síndrome de Guillain-Barré (SGB) e encefalite. Deve-se ressaltar que os agravos devem ser notificados ao Sistema de Vigilância Sentinela de Doenças Neuroinvasivas por Arbovírus.[3]

QUADRO 2 Sinais de alarme na dengue
Dor abdominal intensa (referida ou a palpação) e contínua
Vômitos persistentes
Acúmulo de líquidos (ascite, derrame pleural, derrame pericárdico)
Hipotensão postural e/ou lipotimia
Letargia e/ou irritabilidade
Hepatomegalia maior do que 2 cm abaixo do rebordo costal
Sangramento de mucosa
Aumento progressivo do hematócrito

A gravidade da dengue pode ser modulada por fatores individuais como idade, etnia e comorbidades, incluindo asma brônquica, diabetes *mellitus*, anemia falciforme e hipertensão. Infecções anteriores por outros sorotipos do vírus também aumentam o risco de formas graves. Crianças pequenas têm menor capacidade de compensar o extravasamento capilar, o que as torna mais suscetíveis ao choque.

Fase de recuperação

Inicia-se após 24 a 48 horas do término da fase crítica, com reabsorção gradual do fluido extravasado para o compartimento extravascular, processo que pode se estender por até 72 horas. Nessa fase, observam-se melhora clínica progressiva, com recuperação do estado geral, retorno do apetite, alívio dos sintomas gastrintestinais, estabilização hemodinâmica e aumento do débito urinário. Pode ocorrer exantema, com ou sem prurido,

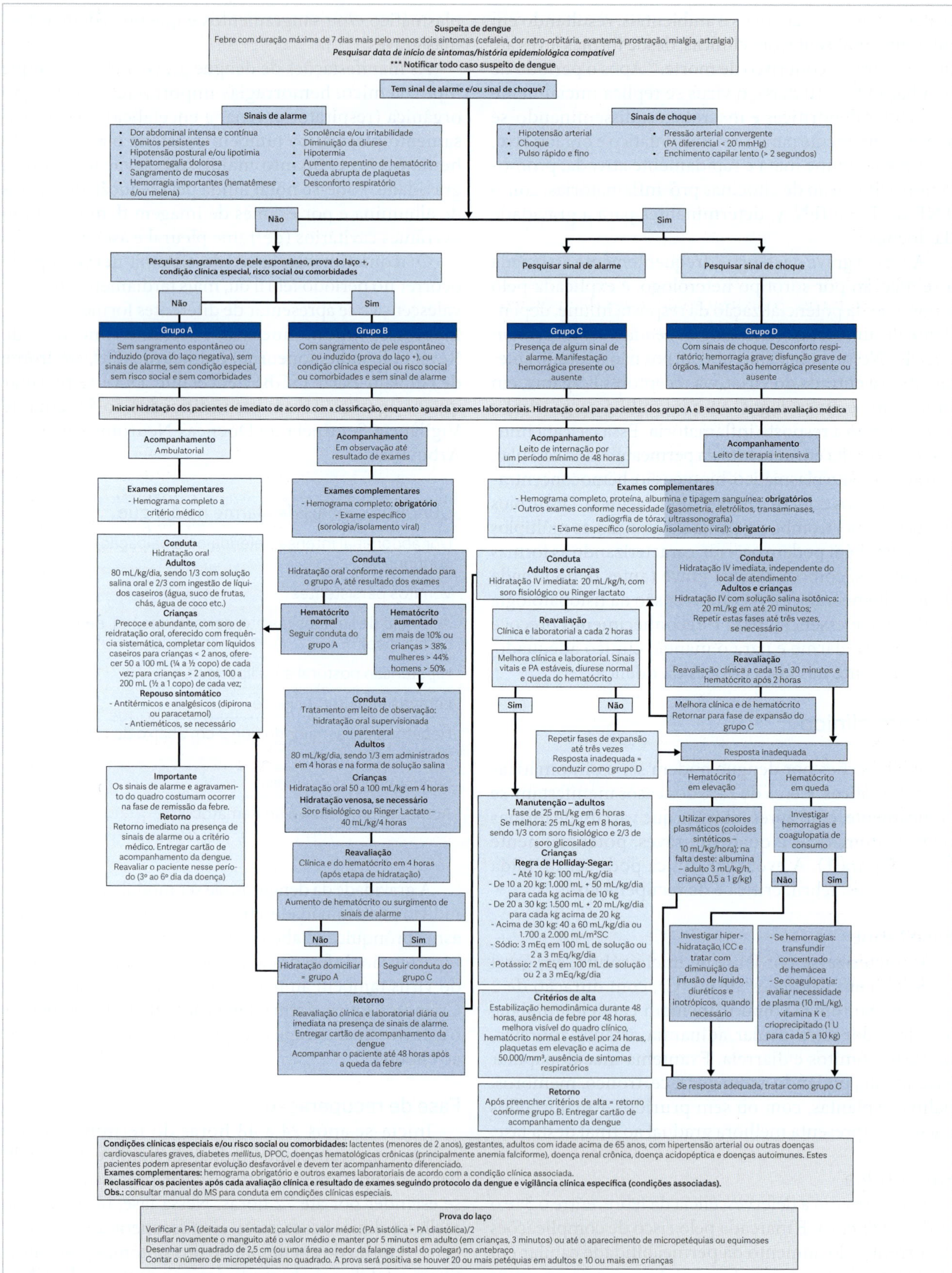

FIGURA 1 Classificação de risco e manejo do paciente com dengue.
Fonte: adaptada de Brasil, 2024.

especialmente palmar, além de bradicardia e alterações eletrocardiográficas transitórias.

Abordagem diagnóstica

A apresentação clínica inicial da dengue inclui sintomas como febre, cefaleia, mialgia, náuseas, todos pouco específicos da doença. O *rash* surge apenas no final da primeira semana de sintomas. Dessa maneira, alterações laboratoriais, como leuco e linfopenia, plaquetopenia e hemoconcentração no hemograma e aumento de transaminases ao final da primeira semana podem sugerir o diagnóstico, embora possam ocorrer em outras infecções virais. Dessa forma, a realização de testes diagnósticos específicos torna-se mandatória para o diagnóstico de certeza e adequado manejo do paciente.

A escolha do método a ser utilizado para o diagnóstico etiológico deve se basear no momento da infecção em que o paciente se apresenta e nos recursos disponíveis. As principais abordagens diagnósticas incluem testes sorológicos, detecção de antígenos e técnicas moleculares.

1. Testes sorológicos: são comumente usados para detectar anticorpos contra o vírus da dengue, especialmente na infecção primária. Os anticorpos IgM podem ser detectados a partir do 5º/6º dia após o início dos sintomas e permanecem detectáveis por cerca de 2 a 3 meses, enquanto os anticorpos IgG surgem a partir de 7 dias de sintomas e podem persistir por meses a anos. No entanto, em infecções secundárias, o IgM pode não ser detectável, e a reatividade cruzada com outros flavivírus (zika, febre amarela) pode ocorrer, tornando necessários testes confirmatórios, como o teste de neutralização por redução de placas (PRNT), para maior especificidade, mas indisponíveis na rotina.[52,53]
2. Detecção do antígeno NS1: a proteína não estrutural 1 (NS1) é um marcador de infecção aguda por dengue e pode ser detectada no sangue principalmente nos três primeiros dias da doença. Os testes rápidos de diagnóstico (RDT) para NS1 são valiosos para a detecção precoce, sobretudo em ambientes com recursos limitados ou durante surtos. Esses testes mostram alta especificidade, mas apresentam sensibilidade variável, particularmente para diferentes sorotipos do vírus da dengue (menor sensibilidade para o sorotipo 4 DENV4). A combinação da detecção do antígeno NS1 com os resultados de IgM/IgG pode melhorar a precisão diagnóstica.[3,54-56]
3. Técnicas moleculares: a PCR com transcrição reversa (RT-PCR) e sua variante em tempo real (qRT-PCR) são métodos altamente sensíveis e específicos para a detecção do RNA viral da dengue. Essas técnicas, quando feitas em amostras de sangue, são particularmente úteis na fase aguda da infecção (até 7 dias após o início dos sintomas) e, se feitas na urina, podem detectar o vírus até 15 dias a partir do início dos sintomas. Outras amostras em que se podem realizar os testes moleculares são liquor e sêmen. Tais testes permitem, ainda, a identificação do sorotipo específico do vírus, por isso são importantes para vigilância em saúde. A sua realização exige equipamentos sofisticados, o que limita seu uso em locais com poucos recursos. Para aplicações em campo, a PCR isotérmica com transcrição reversa (RT-iiPCR) surge como alternativa promissora por sua portabilidade e concordância com ensaios de RT-PCR multiplex.[57]

Abordagem terapêutica

O manejo da dengue na terapia intensiva tem como pilar a terapia com hidratação endovenosa. Essa abordagem é essencial para o paciente em que se identifica o extravasamento plasmático em razão da endotelite causada pelo vírus da dengue, para manter a estabilidade hemodinâmica e prevenir o choque.[3,58-60] A escolha entre ressuscitação volêmica com cristaloide ou coloide depende do cenário clínico, mas, em geral, a utilização de solução isotônica cristaloide é efetiva na etapa inicial de hidratação.[61,62] A reposição massiva de fluido é essencial, conforme quadro anterior, especialmente nos casos de síndrome de choque da dengue, mas se deve considerar a necessidade de titulação individual para cada paciente, por meio da reavaliação frequente do hematócrito, evitando também o excesso de fluido que pode ser prejudicial ao manejo do choque.[62]

A transfusão de plaquetas não é recomendada, já que não tem benefício demonstrado e pode contribuir com o excesso de fluidos.[59] Corticosteroides também não são aconselháveis, em razão do potencial malefício, exceto nos casos de complicações autoimunes.[59]

OUTRAS ARBOVIROSES

Zika

Epidemiologia

O vírus zika é transmitido predominantemente pelo mosquito *Aedes aegypti*, embora também possa ocorrer transmissão por via sexual, vertical e transfusional. Esse arbovírus é endêmico em diversas regiões tropicais e subtropicais, incluindo a América Latina, África, o Sudeste Asiático e ilhas do Pacífico. Tem essa denominação por ter sido identificado na floresta Zika, em Uganda, na África.

No Brasil, o primeiro surto de zika foi registrado em 2015, desencadeando uma crise de saúde pública por sua associação com casos de microcefalia em recém-nascidos. Os Estados com maior número de notificações durante o surto inicial e em anos subsequentes incluem Bahia, Pernambuco, Rio de Janeiro e São Paulo. Além disso, regiões do Nordeste e do Centro-Oeste apresentam alta incidência da doença, uma vez que as condições climáticas favorecem a proliferação do *Aedes aegypti*.

Quadro clínico

O período de incubação do vírus zika varia de 3 a 14 dias após a picada de um mosquito infectado. A infecção é frequentemente assintomática (até 80%) ou manifesta-se por sintomas leves, que em geral persistem por 2 a 7 dias. Entre as manifestações clínicas mais comuns, destacam-se febre baixa, exantema cutâneo, artralgia, conjuntivite, mialgia e cefaleia.

A infecção pelo vírus zika raramente é letal. No entanto, pode resultar em complicações graves, especialmente em grupos vulneráveis. Entre as principais complicações associadas ao vírus, destacam-se a SGB e a encefalite. Em gestantes, a infecção está relacionada a graves anomalias congênitas, incluindo microcefalia e outras malformações fetais.[63]

Manejo da infecção pelo vírus zika na unidade de terapia intensiva

O manejo da infecção pelo vírus zika na UTI é predominantemente baseado em cuidados de suporte, uma vez que não há tratamento antiviral específico disponível.[64,65]

Em pacientes com trombocitopenia grave – uma complicação rara, imunomediada, porém potencialmente fatal da infecção pelo vírus zika –, a estratégia de tratamento ideal ainda não está bem definida pelo número limitado de casos relatados. Estratégias terapêuticas como transfusão de plaquetas, corticosteroides e imunoglobulina IV (IVIG) têm sido utilizadas com sucesso variável e não há consenso sobre a melhor abordagem.[66] Não se recomenda o uso de ácido acetilsalicílico (AAS) e outros anti-inflamatórios, em função do risco aumentado de complicações hemorrágicas descritas nas infecções por outros flavivírus.

As complicações neurológicas associadas ao vírus zika, como a SGB e a encefalite, podem exigir intervenções específicas. Embora o tratamento mais adequado para a SGB associada ao zika não esteja completamente estabelecido, a IVIG tem sido utilizada de forma semelhante ao manejo convencional da SGB. Nos casos de encefalite, os cuidados de suporte são essenciais, com ênfase no controle de complicações como convulsões e hipertensão intracraniana.[64,67]

Medidas preventivas para evitar a transmissão do vírus zika em ambientes hospitalares incluem a adoção de precauções-padrão para minimizar a exposição a fluidos corporais, uma vez que o RNA do vírus zika pode estar presente em diversos fluidos biológicos. Essa precaução é especialmente relevante em ambientes obstétricos, a fim de reduzir o risco de transmissão do vírus de pacientes para profissionais de saúde.[68]

Chikungunya

A Chikungunya é uma arbovirose causada pelo vírus CHIKV, vírus RNA fita simples e membro do gênero *Alphavirus*, família Togaviridae.

Epidemiologia

Desde sua identificação em 1952, na Tanzânia, surtos esporádicos foram descritos na África e Ásia. A partir de 2004, ocorreram epidemias significativas no Oceano Índico e no Caribe, culminando com a introdução do vírus nas Américas em 2013.[69] No Brasil, os primeiros casos autóctones foram confirmados em 2014, desde então a circulação do CHIKV permanece contínua, com alta endemicidade em regiões tropicais e subtropicais e com curso descendente da Região Nordeste para o Sudeste e Centro-oeste, a caminho do Sul.

Transmissão

A transmissão ocorre principalmente pela picada de fêmeas dos mosquitos *Aedes aegypti* e *Aedes albopictus*, vetores também envolvidos na dengue e zika. A transmissão vertical é possível, especialmente durante o periparto (50%), resultando nas formas neonatais da doença.[70] Casos raros de transmissão por transfusão sanguínea foram descritos.

Tempo de incubação

O período de incubação do vírus Chikungunya varia de 1 a 12 dias, com média de 3 a 7 dias após a picada do mosquito infectado. O período de viremia pode perdurar por até 10 dias e, geralmente, inicia-se 2 dias antes do início dos sintomas.[2,70]

Quadro clínico

Cerca de 15-35% dos infectados pelo CHIKV permanecem assintomáticos.[2] O início dos sintomas é geralmente abrupto e marcado por febre alta e artralgia intensa, muitas vezes incapacitante. O espectro clínico da Chikungunya pode ser dividido em três fases:[70]

- Fase aguda (até 14 dias): febre com poliartralgia (> 90%) e/ou artrite de início súbito. O acometimento articular em geral é múltiplo, bilateral, na maioria é simétrico, embora não seja obrigatório e predominantemente distal, associado a tenossinovites. É comumente acompanhado de mialgia, cefaleia e *rash* maculopapular. Hiperemia conjuntival, náuseas, vômitos e linfadenopatia podem estar presentes.
- Fase subaguda (até 3 meses): remissão da febre, manutenção de fadiga, humor deprimido, e, em alguns pacientes, pode haver persistência ou agravamento da artralgia, incluindo poliartrite distal, tenossinovite hipertrófica subaguda em mãos, mais comumente nas falanges, punhos e tornozelos, podendo resultar em

síndrome do túnel do carpo. O comprometimento articular costuma ser acompanhado por edema de intensidade variável e pode haver recorrência esporádica de febre. O acometimento cutâneo também ocorre com exantema maculopapular, por vezes descamativo, lesões purpúricas, vesiculares e bolhosas.

- Fase crônica (> 3 meses): acometimento inflamatório articular persistente, neuropatia, fadiga, alopecia, prurido, exantema, bursite, alterações cerebelares, déficit de atenção e memória, alterações do humor. Fatores predisponentes para evolução para fase crônica incluem idade > 45 anos, sexo feminino, doença articular preexistente e maior intensidade das lesões articulares na fase aguda.
- Manifestações atípicas: são consideradas formas graves de Chikungunya, e o paciente não necessariamente relata os sintomas da fase aguda (Quadro 3).

QUADRO 3 Formas atípicas de Chikungunya

Sítio	Manifestações clínicas
Sistema nervoso central	Meningoencefalite, encefalopatia, convulsão, síndrome de Guillain-Barré, síndrome cerebelar, paresias, paralisias e neuropatias
Olho	Neurite óptica, iridociclite, episclerite, retinite e uveíte
Cardiovascular	Miocardite, pericardite, insuficiência cardíaca, arritmia, instabilidade hemodinâmica
Pele	Hiperpigmentação por fotossensibilidade, dermatoses vesicobolhosas, ulcerações aftosa-*like*
Rins	Nefrite e insuficiência renal aguda
Outros	Discrasia sanguínea, pneumonia, insuficiência respiratória, hepatite, pancreatite, síndrome da secreção inapropriada do hormônio antidiurético, insuficiência adrenal

Abordagem diagnóstica

Exames laboratoriais

- Método de detecção viral direta (geralmente, até 5 dias de sintomas) – RT-PCR: método de eleição na fase aguda (< 7 dias de sintomas) para detecção direta do RNA viral. Pode-se utilizar o PCR multiplex para arboviroses que detecta RNA dos vírus da dengue, zika e Chikungunya.
- Método de detecção de anticorpos contra o vírus – sorologia (IgM/IgG por ELISA): a IgM pode ser detectável a partir do 5º dia de sintomas e permanece por semanas a meses. IgG geralmente a partir do 7º ao 10º dia de sintomas. Atentar para a hipótese de falso positivo de IgM por reação cruzada com outras infecções virais; nesses casos, utilizar a soroconversão de IgG para confirmar o diagnóstico.
- Hemograma: pode revelar leucopenia, trombocitopenia leve e discreta linfocitose atípica.
- Enzimas hepáticas: transaminases podem estar moderadamente elevadas.

Abordagem terapêutica[70]

Deve-se considerar a fase de evolução clínica e avaliação de risco, para definição da conduta frente a um paciente com Chikungunya. São considerados grupos de risco para evolução mais grave de Chikungunya:

- Gestantes.
- Maiores de 65 anos.
- Menores de 2 anos (neonatos: considerar como critério de internação).
- Pacientes com comorbidades.

Pacientes sem risco elevado devem ser orientados, na fase aguda, com sintomáticos, analgesia, evitar anti-inflamatórios não hormonais (AINH) e corticosteroides. Buscar novo atendimento se a febre persistir por mais de 5 dias. Já os pacientes do grupo de risco devem ser acompanhados diariamente até o desaparecimento da febre, para busca de sinais de gravidade, em especial manifestações neurológicas e cardiovasculares. São sinais de gravidade:

- Acometimento neurológico: sinais ou sintomas que possam indicar acometimento neurológico, incluindo irritabilidade, sonolência, dor de cabeça intensa e persistente, crises convulsivas e déficit de força (déficit de força pode estar relacionado também à miosite).
- Dor torácica, palpitações e arritmias (taquicardia, bradicardia ou outras arritmias).
- Dispneia, que pode significar acometimento cardíaco ou pulmonar por pneumonite ou decorrente de embolia secundária a trombose venosa profunda em pacientes com artralgia, edema e imobilidade significativa.
- Redução de diurese ou elevação abrupta de ureia e creatinina.
- Sinais de choque, instabilidade hemodinâmica.
- Vômitos persistentes.
- Sangramento de mucosas.
- Descompensação de doença de base.

Pilares do tratamento

- Fase aguda:
  1. Não há antiviral específico disponível.
  2. Hidratação oral vigorosa.
  3. Não utilizar AINH e corticoides.
  4. Analgesia: acessar dor com escala analógica visual (EVA).

  - Analgésicos simples: dipirona e paracetamol.
  - Opioides (EVA 7-10): codeína, oxicodona.
  - Tratamento de dor neuropática: pode estar presente em até 30% dos pacientes (EVA 4-10). Usam-se amitriptilina, gabapentina e demais drogas disponíveis para essa finalidade.
- Fase subaguda: mantém a orientação da analgesia da fase aguda, e pode-se acrescentar AINH para controle dos sintomas e iniciar corticoterapia até 0,5 mg/kg de prednisona, mantendo a dose até cerca de 5 dias da resolução dos sintomas articulares para então iniciar o desmame lento.
- Fase crônica: em pacientes com manifestações reumatológicas prolongadas, pode-se considerar o uso de corticosteroides em dose baixa (até 0,5 mg/kg/dia de prednisona) e drogas modificadoras da doença (DMARD), hidroxicloroquina, sulfassalazina e metotrexato após avaliação reumatológica.

Para as manifestações atípicas, devem-se direcionar a investigação e as medidas de suporte para o sítio acometido. Entre as manifestações graves, destacam-se as neurológicas (13-24%), que demandam investigação de imagem com ressonância magnética (identificar sangramentos, áreas de encefalite), punção lombar para avaliação de meningite viral e SGB, eletroencefalograma para avaliação de condições convulsivas. As manifestações/descompensações cardiovasculares também são importantes, podendo corresponder a 18-37% dos casos graves que demandaram internação,[70] com apresentações conforme Quadro 3. A internação em UTI para monitorização e medidas de suporte torna-se imperativa nos casos de manifestações atípicas graves.

LEPTOSPIROSE

Epidemiologia

A leptospirose é uma zoonose bacteriana de distribuição mundial, causada por espiroquetas do gênero *Leptospira*, com maior incidência em áreas tropicais e subtropicais, sobretudo em períodos chuvosos. No Brasil, é considerada doença endêmica, com surtos epidêmicos frequentes, especialmente em regiões urbanas associadas a precariedade do saneamento básico, acúmulo de lixo e inundações. Os principais reservatórios são roedores, em especial o *Rattus norvegicus*, que eliminam a bactéria pela urina, contaminando o ambiente.[53] A letalidade pode variar de 5% a 15% nos casos graves, significativamente maior em pacientes com formas íctero-hemorrágicas, insuficiência renal ou envolvimento pulmonar agudo.[71]

Tempo de incubação

O período de incubação da leptospirose varia entre 1 e 30 dias, com média de 7 a 14 dias. Após esse período, inicia-se a fase leptospirêmica, caracterizada por disseminação hematogênica da bactéria.[53,72]

Transmissão

A transmissão ocorre, em especial, pelo contato direto com água ou solo contaminado por urina de animais infectados. A bactéria penetra por microabrasões cutâneas, pele íntegra macerada, mucosas ou conjuntiva. Em menor proporção, a infecção pode ocorrer por ingestão de alimentos contaminados ou via exposição ocupacional em veterinários, trabalhadores rurais, coletores de lixo e militares.[72]

Fisiopatologia

Os principais mecanismos fisiopatológicos da leptospirose envolvem processos mediados por toxinas (LPS, outras proteínas da membrana externa da *Leptospira*, hemolisinas) e resposta imune do hospedeiro, em especial a ativação do sistema imune inato por meio do receptor tipo Toll 2 e 4 (TLR-2 e TLR-4).[73]

Lesão renal (nefropatia por Leptospira)

- A lesão renal é predominante e frequentemente manifesta-se como LRA não oligúrica e com hipocalemia.
- A disfunção tubular precede a queda na taxa de filtração glomerular.
- Há redução da expressão de transportadores tubulares proximais: NHE3, AQP1 e Na-K-ATPase.
- Distúrbios eletrolíticos como hipomagnesemia e fosfatúria são comuns.
- A excreção urinária de marcadores de lesão tubular proximal (ex: β2-microglobulina) está aumentada.

Comprometimento pulmonar[73,74]

- Ocorre frequentemente como SARA, hemorragia alveolar e edema pulmonar não cardiogênico.
- Associado à redução da expressão da ENaC apical (canal epitelial de sódio) e ao aumento da expressão do NKCC1 basolateral, prejudicando a reabsorção de sódio e água no epitélio alveolar.
- A diminuição do gradiente osmótico leva ao acúmulo de líquido no lúmen alveolar (edema pulmonar).
- Depósitos de imunocomplexos e antígenos de *Leptospira* em capilares alveolares levam a endotelite e sugerem mecanismos imunes semelhantes aos da síndrome de Goodpasture.

Resposta imune inata[73,75]

- A ativação de receptores do tipo Toll (especialmente TLR4) tem papel na defesa e na patogênese.
- Mutações ou deficiência de TLR4 estão associadas a formas letais da infecção (p. ex., icterícia, hemorragia pulmonar).
- A proteína LipL32 da membrana externa da *Leptospira* induz expressão de mediadores inflamatórios (MCP-1, TNF-α, NO, RANTES) nas células tubulares renais, ativando NF-κB.

Comprometimento cardiovascular[73]

- Pode haver miocardite, arritmias (fibrilação atrial) e vasculite coronariana.
- O perfil hemodinâmico em casos graves é semelhante ao da sepse: baixo volume vascular sistêmico, índice cardíaco elevado e pressão capilar pulmonar normal.

Papel de mediadores e estratégias terapêuticas

- O estresse oxidativo contribui para lesões pulmonares e renais.
- Antioxidantes como N-acetilcisteína e possíveis intervenções com eritropoetina (EPO) e ativadores contínuos do receptor de EPO (CERA) demonstraram efeitos protetores em modelos animais.

Quadro clínico

Clinicamente, a leptospirose pode ter um espectro de sintomas que varia de quadros leves semelhantes a uma síndrome gripal até manifestações graves, como icterícia, rabdomiólise intensa, LRA, hemorragia pulmonar e síndrome do desconforto respiratório agudo (SDRA). Tais apresentações clínicas diversas evidenciam o potencial de gravidade da doença e ressaltam a importância do reconhecimento e tratamento antimicrobiano precoces. A apresentação clínica da leptospirose varia e pode ser dividida nas duas fases descritas a seguir.[53]

Fase leptospirêmica (precoce)

Dura de 3 a 7 dias e se caracteriza por início súbito de febre alta, mialgia intensa (notadamente nas panturrilhas e na região lombar), cefaleia, náuseas, vômitos, fotofobia, conjuntivite e *rash*. Pode haver aumento discreto das enzimas hepáticas.

Fase imune (tardia)

Ocorre com o desaparecimento da bacteriemia e surgimento de anticorpos. Nesse período, o paciente pode apresentar meningite asséptica, lesões hepáticas e renais, além de manifestações hemorrágicas.

Em formas graves, cerca de 15% dos infectados,[53] a leptospirose evolui para a síndrome de Weil, caracterizada pela tríade de icterícia, IRA e hemorragia alveolar. Podem estar presentes outros fenômenos hemorrágicos, distúrbios hidreletrolíticos e miocardite. O envolvimento pulmonar com hemorragia alveolar maciça e evolução para SARA é uma das principais causas de mortalidade e pode ocorrer mesmo na ausência de icterícia.

A insuficiência renal tem etiologia multifatorial (Quadro 4), mas destacam-se a tubulopatia gerada pela *Leptospira*, a rabdomiólise e a etiologia pré-renal por desidratação e hipotensão relacionada à sepse.[73]

QUADRO 4 Causas da insuficiência renal aguda na leptospirose

Mecanismos	Descrição
Necrose tubular aguda	Principal mecanismo, frequentemente com lesão medular renal
Rabdomiólise	Liberação de mioglobina nefrotóxica
Hipovolemia, hipotensão e sepse	Contribuem para hipoperfusão renal
Inflamação sistêmica	Liberação de citocinas e ativação de vias imunes, deposição de imunocomplexos, lesão endotelial e isquemia renal
Lesão direta pela *Leptospira*	Nos túbulos renais, exacerbando distúrbios eletrolíticos antes da queda da taxa de filtração glomerular

Fonte: adaptado de Brasil, 2024; Haake e Levett, 2015; Seguro e Andrade, 2013.[53,72,73]

Abordagem diagnóstica

O diagnóstico baseia-se na suspeita clínica em pacientes com síndrome febril aguda e história de exposição a ambientes de risco. A confirmação é feita por:

- Sorologia (MAT – microaglutinação): detecta anticorpos a partir da segunda semana. Deve-se realizar coleta após 2-4 semanas para flagrar o aumento de quatro vezes nos títulos de IgG.
- ELISA IgM: útil para diagnóstico precoce.
- PCR: alta sensibilidade na fase leptospirêmica.
- Liquor: em fases precoces, presença de meningite asséptica.

Exames laboratoriais inespecíficos mostram leucocitose com desvio à esquerda, trombocitopenia, elevação de transaminases, bilirrubina direta, creatinina, ureia e CPK e hipocalemia mesmo nos pacientes com disfunção renal. Alterações radiológicas pulmonares incluem infiltrados alveolares bilaterais, típicos de hemorragia alveolar difusa.

Abordagem terapêutica

Tratamento antibiótico[53]

Deve ser iniciado de forma precoce, idealmente nas primeiras 48 horas. Nas formas leves, utiliza-se doxiciclina 100 mg, VO, 2 x/dia por 7 dias ou amoxicilina 500 mg, VO, 3 x/dia. Nas formas graves, recomendam-se penicilina G cristalina (1,5 milhão UI, IV, a cada 6 horas), ceftriaxona 1-2 g, IV/dia, ou cefotaxima 1 g, IV, a cada 6 horas, por 7 a 10 dias. Se contraindicação a betalactâmicos, possibilidade de azitromicina, EV, 500 mg 1 vez/dia.

Terapia intensiva

Pacientes com leptospirose grave devem ser admitidos em UTI para suporte hemodinâmico, respiratório e renal. As principais medidas incluem os tópicos a seguir.

Suporte hemodinâmico

A hipotensão arterial pode ser causada por sepse, perda de fluido para o terceiro espaço, vasoplegia ou disfunção miocárdica. A reposição volêmica inicial deve ser cautelosa, pelo risco de congestão em paciente hemorragia alveolar já instalada. A utilização de vasopressores é frequentemente necessária.[53]

Suporte respiratório

A hemorragia alveolar difusa (HAD) é uma complicação crítica.[74] Em casos com hipoxemia refratária, a ventilação mecânica invasiva com estratégias protetoras (volume corrente 4-6 mL/kg, PEEP titulada) é essencial. Casos graves podem requerer ECMO venovenosa.

Suporte renal

A IRA com oligúria ou anúria é frequente e pode demandar terapia renal substitutiva. Na leptospirose grave, há evidências crescentes de que a hemodiálise precoce pode modificar a evolução clínica e reduzir a mortalidade, antes mesmo do aparecimento das indicações clássicas.[76] Estudos observacionais e séries de casos em centros de referência apontam que a iniciação precoce da terapia renal substitutiva (TRS), particularmente nas primeiras 24 a 48 horas após o diagnóstico de IRA e antes da instalação de disfunções orgânicas graves, está associada a:

- Melhora do controle do balanço hídrico e eletrolítico.
- Redução da carga inflamatória circulante, ainda que a remoção de endotoxinas por hemodiálise convencional seja limitada.
- Prevenção de complicações urêmicas.
- Melhor resposta hemodinâmica, com menor necessidade de vasopressores.
- Redução da mortalidade hospitalar, em especial em pacientes com hemorragia pulmonar concomitante ou síndrome de disfunção múltipla de órgãos (SDMO).[76,77]
- Menor tempo de internação em UTI.

A hemodiálise precoce deve ser considerada parte integrante da estratégia terapêutica intensiva em pacientes com leptospirose grave e disfunção renal iminente. Sua implementação deve ocorrer em ambiente de UTI, com monitoramento rigoroso e abordagem multidisciplinar. Ainda que ensaios clínicos randomizados sejam escassos, a evidência clínica e fisiopatológica favorece a intervenção precoce, impactando positivamente na morbimortalidade da doença.

Hemorragias e coagulopatia

A trombocitopenia e a coagulopatia devem ser monitoradas. Hemorragias ativas podem necessitar de plasma fresco congelado, concentrado de plaquetas e suporte transfusional.

Distúrbios hidreletrolíticos e metabólicos

Hipocalemia, acidose metabólica e hiponatremia são comuns e devem ser corrigidas cuidadosamente, especialmente na presença de disfunção renal. A leptospirose permanece um desafio de saúde pública e médico-assistencial, sobretudo em contextos urbanos de vulnerabilidade socioambiental. O manejo intensivo nas formas graves tem papel fundamental na redução da mortalidade e deve basear-se em protocolos padronizados de suporte multiorgânico, uso precoce de antibióticos e vigilância contínua de complicações sistêmicas.

FEBRE MACULOSA BRASILEIRA

Epidemiologia

A febre maculosa brasileira clássica (FMB) é uma zoonose de alta letalidade, causada pela *Rickettsia rickettsii*, transmitida principalmente por carrapatos do gênero *Amblyomma*, com destaque para *Amblyomma sculptum* e *Amblyomma aureolatum*. É considerada uma doença endêmica em áreas rurais e periurbanas do Brasil, com maior incidência nos Estados de São Paulo, Santa Catarina, Minas Gerais, Bahia e Espírito Santo.

Existe também a febre maculosa da Mata Atlântica, cujos raros casos foram identificados nos Estados de São Paulo, Santa Catarina e Bahia e tem como agente a *Rickettsia parkeri* cepa Mata Atlântica, com transmissão pelo carrapato *Amblyomma ovale*. Não há óbitos descritos para essa *Rickettsia*.[78] A taxa de letalidade da FMB pode ultrapassar 50% em casos graves não tratados precocemente. A presença de hospedeiros amplificadores, como equinos, cães e capivaras, em regiões de mata ciliar próximas a áreas urbanas, tem contribuído para a reemergência e expansão geográfica da doença nos últimos anos.[78,79]

Tempo de incubação

O período de incubação varia de 2 a 14 dias, mais frequentemente entre 5 e 7 dias após a picada do carrapato infectado.[53] A curta janela entre o início dos sintomas e a progressão para formas graves exige elevado grau de suspeição clínica.

Transmissão

A FMB é transmitida pela picada de carrapatos infectados com *R. rickettsii*. A infecção acontece após a aderência do carrapato à pele e sua permanência por pelo menos 4-6 horas. A manipulação de carrapatos com as mãos ou o esmagamento direto na pele também pode causar infecção. Não há transmissão interpessoal direta. O ciclo envolve também reservatórios e amplificadores: capivaras, cavalos, cães e marsupiais como gambás.[80]

Quadro clínico

O quadro clínico é inespecífico inicialmente, dificultando o diagnóstico precoce. Os principais sinais e sintomas incluem febre alta de início súbito, cefaleia intensa, mialgia generalizada, náuseas, vômitos e diarreia, prostração e exantema maculopapular (geralmente entre o 2º e 5º dia), podendo evoluir para petéquias e púrpura. Sinais de gravidade e evolução para formas graves incluem:

- SDMO.
- Insuficiência respiratória aguda.
- Alteração do nível de consciência.
- IRA.
- CIVD e sangramentos espontâneos.
- Choque séptico refratário.[5]

Abordagem diagnóstica

O diagnóstico é essencialmente clínico-epidemiológico, dada a gravidade e necessidade de tratamento imediato. Os exames laboratoriais confirmatórios são retrospectivos e não devem retardar o início da terapia. Exames complementares inespecíficos:

- Leucopenia ou leucocitose.
- Trombocitopenia acentuada.
- Elevação de transaminases.
- Aumento de creatinina e ureia.
- Prolongamento de TAP/INR e tempo de tromboplastina parcial ativada.
- Gasometria arterial com acidose metabólica ou hipoxemia.

Diagnóstico específico:

- Reação de imunofluorescência indireta (IFI): padrão-ouro sorológico, com aumento de quatro vezes nos títulos em amostras pareadas (IgG).
- Detecção de material genético da *Rickettsia* por PCR em sangue periférico, o que permite diagnóstico precoce, mas pouco disponível na prática clínica. Está disponível no Instituto Adolfo Lutz para casos graves.
- Detecção de material genético da *Rickettsia* por PCR em fragmentos de pele (preferencialmente do exantema ou necrose).
- Metagenômica do sangue na fase precoce pode identificar *Rickettsia* circulante.
- Imuno-histoquímica em tecidos de biópsia e cultura celular para isolamento do agente – disponível apenas em laboratórios de referência/saúde pública.

Abordagem terapêutica

Tratamento antibiótico

O tratamento deve ser iniciado imediatamente à suspeita clínica, sem aguardar exames laboratoriais.[53,78] O antibiótico de escolha[81] é:

- Doxiciclina 100 mg VO ou EV a cada 12 horas mantido por 3 dias após o término da febre por 7 a 10 dias, independentemente da idade do paciente (inclusive crianças e gestantes em situações de risco).
- Como alternativa, está disponível o cloranfenicol EV 1g a cada 6 horas até a melhora neurológica e clínica. Após, reduzir para 500 mg a cada 6 horas VO por mais 7 dias.

Em casos graves com distúrbios de absorção intestinal, recomenda-se administração IV (disponível mediante solicitação ao Centro de Vigilância Epidemiológica estadual). O atraso no início do tratamento eleva expressivamente a mortalidade, conforme já identificado em diversos estudos, entre eles: no México, houve um aumento de sete vezes na mortalidade se tratamento iniciado após 72 horas do início da febre,[82] e na Duke University houve aumento de 6,5% para 22,9% na mortalidade se comparados indivíduos que receberam tratamento antes ou depois de 5 dias, respectivamente.[83]

Cuidados intensivos

Pacientes com disfunção de múltiplos órgãos devem ser internados em UTI. A abordagem deve ser agressiva e baseada em suporte orgânico:

A. Suporte hemodinâmico: controle de choque séptico com expansão volêmica e uso precoce de vasoativos (norepinefrina como primeira escolha). Monitorização contínua com métodos invasivos, como cateter venoso central e pressão arterial invasiva.
B. Suporte respiratório: o comprometimento pulmonar pode exigir oxigenoterapia de alto fluxo ou ventilação mecânica invasiva (lesão alveolar difusa, SARA). Evitar hipervolemia para prevenir edema pulmonar.
C. Suporte renal: IRA oligúrica com sobrecarga hídrica ou distúrbios metabólicos graves pode requerer hemodiálise precoce. Devem-se monitorar eletrólitos, osmolaridade e balanço hídrico rigoroso.
D. Coagulopatia e sangramentos: realizar manejo da CIVD[37] com transfusão de plaquetas, plasma fresco e, se necessário, crioprecipitado. Evitar procedimentos invasivos desnecessários.

OUTRAS DOENÇAS TROPICAIS

Os Quadros 5 e 6 apresentam as demais doenças tropicais, menos prevalentes no ambiente hospitalar, do que

QUADRO 5 Resumo comparativo de doenças infecciosas com potencial de gravidade

	Hantavirose	Leishmaniose visceral	Doença de Chagas (fase aguda)	Esquistossomose (forma aguda)	Infecção por arenavírus
Agente etiológico	Hantavírus (fam. Bunyaviridae)	*Leishmania infantum* (protozoário)	*Trypanosoma cruzi* (protozoário)	*Schistosoma mansoni* (helminto)	Arenavírus (fam. Arenaviridae, p. ex., vírus Junin, Machupo)
Transmissão	Inalação de aerossóis de excretas de roedores	Picada de flebotomíneos (mosquito-palha)	Fezes de triatomíneos (barbeiro) em mucosas/pele ou ingestão oral; transfusão de hemocomponentes ou transplante de células/tecidos/órgãos com parasito; vertical	Contato com água contaminada por caramujos do gênero *Biomphalaria*, que podem abrigar a reprodução assexuada do helminto, liberando cercárias na água.	Contato com excretas de roedores ou secreções de indivíduos infectados
Período de incubação	1 a 5 semanas	2 semanas a vários meses	Vetorial: 4 a 15 dias Oral: 3 a 22 dias Transfusional: 30 a 40 dias	2 a 6 semanas	5 a 14 dias
Manifestações clínicas principais	Febre, mialgia, cefaleia, insuficiência respiratória aguda (síndrome cardiopulmonar)	Febre prolongada, hepatoesplenomegalia, pancitopenia	Chagoma de inoculação, febre, cefaleia, diarreia, vômitos, edema facial, miocardite, meningoencefalite, exantema fugaz, hepatoesplenomegalia	Febre (febre de Katayama), dor abdominal, diarreia, hepatoesplenomegalia, linfadenopatia, eosinofilia, tosse seca (ciclo pulmonar). Dermatite cercariana pode durar até 5 dias após a infecção.	Febre hemorrágica, cefaleia, mialgia, sangramentos, disfunção multiorgânica
Métodos diagnósticos	Sorologia – ELISA, RT-PCR sérico	Punção de medula óssea e visualização direta em microscopia, detecção de antígeno (rK39), PCR sérico ou medula	Microscopia direta de sangue fresco, PCR sérico, hemocultivo (meio NNN, ou meios líquidos BHI ou LIT). Sorologia (detecção de IgG) tem baixa sensibilidade na fase aguda	Parasitológico de fezes (método de Kato-Katz), sorologia, PCR/metagenômica sérica (fase aguda), biópsia retal para detecção de ovos	Sorologia, PCR, isolamento viral (laboratórios de alta segurança)
Tratamento	Suporte intensivo respiratório; ventilação mecânica; sem antiviral específico	Anfotericina B lipossomal; suporte hemodinâmico em casos graves	Benznidazol[85] (5 mg/kg/dia – máx./dia 300 mg); alternativa se indisponível ou intolerância: nifurtimox; suporte cardiovascular e neurológico intensivo, se necessário	Praziquantel dose única (50 mg/kg adulto e 60 mg/kg criança) – contraindicado em menores de 2 anos e gestantes; suporte em complicações graves	Suporte intensivo em UTI; sem antiviral específico eficaz, uso experimental de ribavirina em alguns casos; isolamento com aerossol e contato

Fonte: adaptada de Centers for Disease Control and Prevention, 2025; Brasil, 2024; Brasil, 2024; Brasil, 2024.[2,3,53,84]

QUADRO 6 Resumo comparativo de doenças infecciosas com potencial de gravidade (parte 2)

Doenças	Toxoplasmose	Estrongiloidíase	Salmonelose	Cólera
Agente etiológico	*Toxoplasma gondii* (protozoário)	*Strongyloides stercoralis* (nematoide)	*Salmonella* spp. (bactéria, p. ex., *S. typhi*)	*Vibrio cholerae* (bactéria)
Transmissão	Ingestão de oocistos em alimentos ou água contaminados; vertical	Contato com solo contaminado com larvas filarioides; autoinfecção; contaminação de hortaliças e legumes crus	Ingestão de água/ alimentos contaminados	Ingestão de água ou alimentos contaminados por fezes humanas
Período de incubação	5 a 23 dias	Dias a semanas (variável; autoinfecção pode manter crônica)	6 a 72 horas	12 horas a 5 dias
Manifestações clínicas principais	Linfadenopatia, febre, cefaleia, hepatoesplenomegalia, coriorretinite, pneumonite, encefalite (formas graves, especialmente congênitas ou em imunossuprimidos)	Diarreia, dor abdominal, sepse por hiperinfecção em imunossuprimidos	Febre, dor abdominal, diarreia, bacteriemia (formas graves)	Diarreia aquosa intensa, vômitos, desidratação grave e choque hipovolêmico
Métodos diagnósticos	Sorologia (IgM/IgG), PCR sérico, PCR liquor (apenas se suspeita de encefalite), fundo de olho	Parasitológico de fezes, pesquisa de larvas em aspirado traqueal (casos graves); sorologia pode ser usada em regiões não endêmicas	Coprocultura, hemocultura, painel molecular multiplex de agentes de diarreia	Coprocultura, teste rápido para toxina de *Vibrio cholerae*, painel molecular multiplex de agentes de diarreia
Tratamento (ênfase em UTI)	Pirimetamina + sulfadiazina + ácido folínico; alternativa: sulfametoxazol-trimetoprima; suporte neurológico e ventilatório em UTI se forma grave	Ivermectina; suporte intensivo em casos de hiperinfecção com falência orgânica	Para paciente crítico: ceftriaxona; alternativa: ciprofloxacino; suporte hemodinâmico em sepse	Reposição volêmica agressiva com eletrólitos Doxicilina[86] é o antibiótico de escolha; alternativas: ciprofloxacino (relato de resistência na África) e azitromicina (relato de resistência na China e Índia)

Fonte: adaptado de Centers for Disease Control and Prevention, 2025; Brasil, 2024; Brasil, 2024.[2,3,84]

aquelas discutidas até este ponto do capítulo; trata-se de doenças infecciosas que podem levar o paciente a quadros graves com necessidade de cuidados intra-hospitalares e, por vezes, em ambientes de terapia intensiva.

CONSIDERAÇÕES FINAIS

As doenças tropicais representam um desafio contínuo e crescente na medicina intensiva, impulsionado pela globalização e pelas mudanças climáticas. A complexidade dessas infecções, que variam desde arboviroses como dengue, febre amarela, zika e Chikungunya, até zoonoses como malária, leptospirose e febre maculosa, exige dos profissionais de saúde alto grau de suspeição e compreensão aprofundada de suas manifestações e evoluções. O reconhecimento precoce de sinais de alerta e a intervenção imediata, focada no suporte multissistêmico, são pilares fundamentais para mitigar a elevada morbimortalidade associada a esses quadros em pacientes críticos. A vigilância epidemiológica, o aprimoramento diagnóstico e o manejo clínico atualizado são essenciais para enfrentar o impacto dessas doenças, que continuam a sobrecarregar os sistemas de saúde em diversas partes do mundo.

PONTOS-CHAVE

1. As doenças tropicais apresentadas (malária, febre amarela, dengue, zika, Chikungunya, leptospirose e febre maculosa) possuem epidemiologias, fisiopatologias e quadros clínicos diversos, variando de formas leves a condições críticas.
2. A identificação rápida de sinais de alerta e o diagnóstico presuntivo são cruciais para o manejo adequado, dada a rápida progressão para formas graves.
3. O tratamento em terapia intensiva é focado em suporte hemodinâmico, respiratório, renal e no manejo de outras disfunções orgânicas, sendo essencial para a sobrevida do paciente crítico.
4. A ocorrência e a expansão dessas doenças ressaltam a importância contínua da vigilância epidemiológica e da capacitação dos profissionais de saúde para o enfrentamento eficaz em um cenário de mudanças climáticas e aumento da mobilidade populacional.

REFERÊNCIAS BIBLIOGRÁFICAS

1. World Health Organization. World Malaria Report 2024: addressing inequity in the global malaria response. Genebra: WHO; 2024.
2. Centers for Disease Control and Prevention. CDC Yellow Book 2026: Health Information for International Travel. 2025.
3. Brasil. Ministério da Saúde. Secretaria de Vigilância em Saúde e Ambiente. Departamento de Ações Estratégicas de Epidemiologia e Vigilância em Saúde e Ambiente. Guia de vigilância em saúde: volume 2. 6. ed. Brasília, DF: Ministério da Saúde; 2024.
4. White NJ, Pukrittayakamee S, Hien TT, Faiz MA, Mokuolu OA, Dondorp AM. Malaria. Lancet. 2014;383(9918):723-35.
5. Daily JP, Parikh S. Malaria. N Engl J Med. 2025;392(13):1320-33.
6. Cowman AF, Healer J, Marapana D, Marsh K. Malaria: biology and disease. Cell. 2016;167(3):610-24.
7. Collins WE, Jeffery GM. A retrospective examination of sporozoite- and trophozoite-induced infections with Plasmodium falciparum: development of parasitologic and clinical immunity during primary infection. Am J Trop Med Hyg. 1999;61:4-19.
8. Brasil. Ministério da Saúde. Secretaria de Vigilância em Saúde. Departamento de Imunização e Doenças Transmissíveis. Guia de tratamento da malária no Brasil. Brasília, DF: Ministério da Saúde; 2020.
9. Cheng MP, Yansouni CP. Management of severe malaria in the intensive care unit. Crit Care Clin. 2013;29(4):865-85.
10. Karnad DR, Nor MBM, Richards GA, Baker T, Amin P. Intensive care in severe malaria: Report from the task force on tropical diseases by the World Federation of Societies of Intensive and Critical Care Medicine. J Crit Care. 2018;43:356-60.
11. Taylor TE. Caring for children with cerebral malaria: insights gleaned from 20 years on a research ward in Malawi. Trans R Soc Trop Med Hyg. 2009;103(Supplement_1):S6-10.
12. Trampuz A, Jereb M, Muzlovic I, Prabhu RM. Clinical review: Severe malaria. Crit Care. 2003;7(4):315-23.
13. Hanson J, Anstey NM, Bihari D, White NJ, Day NP, Dondorp AM. The fluid management of adults with severe malaria. Crit Care. 2014;18(6):642.
14. Salord F, Allaouchiche B, Gaussorgues P, Boibieux A, Sirodot M, Gerard-Boncompain MI, et al. Intensive care medicine originals severe falciparum malaria (21 cases). Intensive Care Med. 1991;17(8):449-54.
15. Plewes K, Kingston HWF, Ghose A, Wattanakul T, Hassan MMU, Haider MS, et al. Acetaminophen as a renoprotective adjunctive treatment in patients with severe and moderately severe falciparum malaria: a randomized, controlled, open-label trial. Clin Infect Dis. 2018;67(7):991-9.
16. Monath TP, Vasconcelos PFC. Yellow fever. J Clin Virol. 2015;64:160-73.
17. World Health Organization. Yellow fever: key facts. 2023. [citado jul. 2025]. Disponível em: https://www.who.int/news-room/fact-sheets/detail/yellow-fever
18. Pan American Health Organization. Clinical management of yellow fever in the region of the Americas. Experiences and recommendations for health services. Washington, DC: PAHO; 2023.
19. Possas C, Lourenço-De-Oliveira R, Tauil PL, Pinheiro FP, Pissinatti A, da Cunha RV, et al. Yellow fever outbreak in Brazil: The puzzle of rapid viral spread and challenges for immunisation. Mem Inst Oswaldo Cruz. 2018;113(10):e180278.
20. Divisão de Doenças Transmitidas por Vetores e Zoonoses/CVE. Divisão de Imunização/CVE. Central/Centro de Informações Estratégicas de Vigilância em Saúde/CVE. Boletim epidemiológico de febre amarela – 01/2025. 2025.
21. Organização Pan-Americana da Saúde/Organização Mundial da Saúde. Alerta Epidemiológico Febre amarela na Região das Américas 31 de maio de 2025. [citado jul. 2025]. Disponível em: https://www.paho.org/sites/default/files/2025-05/2025-maio-31-phe-alerta-epidemiologica-febre-amarela-final.pdf
22. Meier KC, Gardner CL, Khoretonenko MV, Klimstra WB, Ryman KD. A mouse model for studying viscerotropic disease caused by yellow fever virus infection. PLoS Pathog. 2009;5(10):e1000614.
23. Quaresma JAS, Barros VLRS, Pagliari C, Fernandes ER, Guedes F, Takakura CFH, et al. Revisiting the liver in human yellow fever: Virus-induced apoptosis in hepatocytes associated with TGF-β, TNF-α and NK cells activity. Virology. 2006;345(1):22-30.
24. Coelho Ferraz A, Bueno da Silva Menegatto M, Lameira Souza Lima R, Samuel Ola-Olub O, Caldeira Costa D, Carlos de Magalhães J, et al. Yellow fever virus infection in human hepatocyte cells triggers an imbalance in redox homeostasis with increased reactive oxygen species production, oxidative stress, and decreased antioxidant enzymes. Free Radic Biol Med. 2024;213:266-73.
25. Vasconcelos DB, Falcão LFM, da Ponte LCT, Silva CC, Martins LC, Nunes BTD, et al. New insights into the mechanism of immune-mediated tissue injury in yellow fever: the role of immunopathological and endothelial alterations in the human lung parenchyma. Viruses. 2022;14(11):2379.
26. Gonçalves ANA, Costa PR, Thomazella MV, Correia CA, Marmorato MP, Dias JZC, et al. Systems immunology approaches to understanding immune responses in acute infection of yellow fever. J Med Virol. 2024;96(12):e70099.
27. Bailey AL, Kang LI, Zanella LGFABD, Silveira CGT, Ho YL, Foquet L, et al. Consumptive coagulopathy of severe yellow fever occurs independently of hepatocellular tropism and massive hepatic injury. Proc Natl Acad Sci U S A. 2020;117(51):32648-56.
28. Giugni FR, Aiello VD, Faria CS, Pour SZ, Cunha M dos P, Giugni MV, et al. Understanding yellow fever-associated myocardial injury: an autopsy study. EBioMedicine. 2023;96:106810.
29. Figueiredo-Mello C, Casadio LVB, Avelino-Silva VI, Yeh-Li H, Sztajnbok J, Joelsons D, et al. Efficacy of sofosbuvir as treatment

for yellow fever: Protocol for a randomised controlled trial in Brazil (SOFFA study). BMJ Open. 2019;9(11)027207.

30. Avelino-Silva VI, Thomazella MV, Marmorato MP, Correia CA, Dias JZC, Maestri A, et al. Viral kinetics in sylvatic yellow fever cases. J Infect Dis. 2023;227(9):1097-103.
31. Ricciardi MJ, Rust LN, Nuria PL, Yusova S, Biswas S, Webb GM, et al. Therapeutic neutralizing monoclonal antibody administration protects against lethal yellow fever virus infection. Sci Transl Med. 2023;15(689)eade5795.
32. Stravitz RT, Lee WM. Acute liver failure. Lancet. 2019;394(10201):869-81.
33. Duarte-Neto AN, Cunha M dos P, Marcilio I, Song ATW, de Martino RB, Ho YL, et al. Yellow fever and orthotopic liver transplantation: new insights from the autopsy room for an old but re-emerging disease. Histopathology. 2019;75(5):638-48.
34. Song ATW, Abdala E, de Martino RB, Malbouisson LMS, Tanigawa RY, Andrade GM, et al. Liver transplantation for fulminant hepatitis attributed to yellow fever. Hepatology. 2019;69(3)1349-52.
35. Padmanabhan A, Connelly-Smith L, Aqui N, Balogun RA, Klingel R, Meyer E, et al. Guidelines on the use of therapeutic apheresis in clinical practice – evidence-based approach from the writing committee of the American Society for Apheresis: The Eighth Special Issue. J Clin Apher. 2019 Jun 1;34(3):171-354.
36. Larsen FS, Schmidt LE, Bernsmeier C, Rasmussen A, Isoniemi H, Patel VC, et al. High-volume plasma exchange in patients with acute liver failure: An open randomised controlled trial. J Hepatol. 2016;64(1):69-78.
37. Levi M, Scully M. How I treat disseminated intravascular coagulation. Blood. 2018;131(8):845-54.
38. Lopes RL, Pinto JR, Junior GBS, Santos AKT, Souza MTO, Daher EDF. Kidney involvement in yellow fever: A review. Rev Inst Med Trop Sao Paulo. 2019;61:e35.
39. Fabro AT, Engelman GG, Ferreira NN, Velloni JMF, Espósito DLA, Da Fonseca BAL, et al. Yellow fever-induced acute lung injury. Am J Respir Crit Care Med. 2019;200(2):250-2.
40. Fan E, Brodie D, Slutsky AS. Acute respiratory distress syndrome: advances in diagnosis and treatment. JAMA. 2018;319(7):698-710.
41. Kallas EG, Wilder-Smith A. Managing severe yellow fever in the intensive care: Lessons learnt from Brazil. J Travel Med. 2019;26(5):taz043.
42. Ho YL, Joelsons D, Leite GFC, Malbouisson LMS, Song ATW, Perondi B, et al. Severe yellow fever in Brazil: clinical characteristics and management. J Travel Med. 2019;26(5):taz040.
43. Rezende IM, Pereira LS, Barbosa Fradico JR, Pascoal Xavier MA, Alves PA, Campi-Azevedo AC, et al. Late-relapsing hepatitis after yellow fever. Viruses. 2020;12(2)222.
44. Casadio L, Nastri AC, Malta FM, Araujo J, Silva JB, Salomao J, et al. Late-onset relapsing hepatitis associated with yellow fever. N Engl J Med. 2020;382(21):2059-61.
45. Martins ABS, Alencar CH. Ecoepidemiology of dengue in Brazil: from the virus to the environment. One Health Implement Res. 2022.
46. Kantor IN. [Dengue in Argentina and current strategies for its control]. Medicina (B Aires). 2024;84(4):787-90.
47. Nunes ABO, Bessa HC de L, Souza JVF de, Carlos LD, Santos LMD dos, Almeida LSS de, et al. Análise do perfil epidemiológico e da incidência da dengue de janeiro de 2020 a junho de 2024 no Brasil. Braz J Health Ver. 2024;7(4):e71734.
48. Peixoto FV, Guarnieri EF, Dein EP, Silveira ACS, Fortes PB, Homem GP, et al. Epidemiological trends of dengue in children and adolescents in Brazil from 2014 to 2023. Int J Health Sci. 2024;4(57):2-10.
49. Tian N, Zheng JX, Guo ZY, Li LH, Xia S, Lv S, et al. Dengue incidence trends and its burden in major endemic regions from 1990 to 2019. Trop Med Infect Dis. 2022;7(8):180.
50. Guzman MG, Harris E. Dengue. Lancet. 2015;385(9966):453-65.
51. Martina BEE, Koraka P, Osterhaus ADME. Dengue virus pathogenesis: an integrated view. Clin Microbiol Rev. 2009;22(4):564-81.
52. Lima MRQ, Nunes PCG, dos Santos FB. Serological diagnosis of dengue. In: Clinical Infectious Diseases. Oxford University Press; 2022. p. 173-96.
53. Brasil. Ministério da Saúde. Secretaria de Vigilância em Saúde e Ambiente. Departamento de Ações Estratégicas de Epidemiologia e Vigilância em Saúde e Ambiente. Guia de vigilância em saúde: volume 3. 6. ed. Brasília, DF; Ministério da Saúde; 2024.
54. Yow KS, Aik J, Tan EYM, Ng LC, Lai YL. Rapid diagnostic tests for the detection of recent dengue infections: An evaluation of six kits on clinical specimens. PLoS One. 2021;16(4):e0249602.
55. Redfield RR, Bunnell R, Ellis B, Kent CK, Leahy MA, Martinroe JC, et al. Morbidity and mortality weekly report dengue and zika virus diagnostic testing for patients with a clinically compatible illness and risk for infection with both viruses Centers for Disease Control and Prevention MMWR Editorial and Production Staff (Serials). MMWR Morb Mortal Wkly Rep. 2019;68.
56. Shih HI, Hsu HC, Wu CJ, Lin CH, Chang CM, Tu YF, et al. Applications of a rapid and sensitive dengue DUO rapid immunochromatographic test kit as a diagnostic strategy during a dengue type 2 Epidemic in an Urban City. PLoS One. 2016;11(7)e0158437.
57. Wang WK, Gubler DJ. Potential point-of-care testing for dengue virus in the field. potential point-of-care testing for dengue virus in the field. J Clin Microbiol. 2018;56(5):e00203-18.
58. Amin P, Acicbe Ö, Hidalgo J, Jiménez JIS, Baker T, Richards GA. Dengue fever: Report from the task force on tropical diseases by the World Federation of Societies of Intensive and Critical Care Medicine. J Crit Care. 2018:43:346-51.
59. Centers for Disease Control and Prevention. CDC Yellow Book 2024: Health Information for International Travel. Oxford University Press; 2023.
60. Wilder-Smith A, Ooi EE, Horstick O, Wills B. Dengue. Lancet. 2019;393(10169):350-63.
61. Nhan NT, Xuan C, Phuong T, Kneen R, Wills B, Van My N, et al. Acute management of dengue shock syndrome: a randomized double-blind comparison of 4 intravenous fluid regimens in the first hour. Clin Infect Dis. 2001;32(5):204-13.
62. Ranjit S, Kissoon N, Jayakumar I. Aggressive management of dengue shock syndrome may decrease mortality rate: A suggested protocol. Pediatr Crit Care Med. 2005;6(4):412-9.
63. Brasil P, Pereira JP, Moreira ME, Ribeiro Nogueira RM, Damasceno L, Wakimoto M, et al. Zika Virus infection in pregnant women in Rio de Janeiro. N Engl J Med. 2016;375(24):2321-34.
64. Sebastián UU, Ricardo AVA, Alvarez BC, Cubides A, Luna AF, Arroyo-Parejo M, et al. Zika virus-induced neurological critical illness in Latin America: Severe Guillain-Barre Syndrome and encephalitis. J Crit Care. 2017;42:275-81.
65. Silva GS, Richards GA, Baker T, Hidalgo J, Jiménez JIS, Amin P. Zika virus: Report from the task force on tropical diseases by the world Federation of Societies of intensive and critical care medicine. J Crit Care. 2018;46:106-9.
66. De Pijper CA, Schnyder JL, Stijnis C, Goorhuis A, Grobusch MP. A review of severe thrombocytopenia in Zika patients – Pathophysiology, treatment and outcome. Travel Med Infect Dis. 2022;45:102231.

67. Pastula DM, Durrant JC, Smith DE, Beckham JD, Tyler KL. Zika virus disease for the neurointensivist. Neurocrit Care. 2017;26(3):457-63.
68. Olson CK, Iwamoto M, Perkins KM, Polen KND, Hageman J, Meaney-Delman D, et al. Preventing transmission of zika virus in labor and delivery settings through implementation of standard precautions - United States, 2016. MMWR Morb Mortal Wkly Rep. 2016;65(11):290-2.
69. Weaver SC, Lecuit M. Chikungunya virus and the global spread of a mosquito-borne disease. N Engl J Med. 2015;372(13):1231-9.
70. Brasil. Ministério da Saúde. Secretaria de Vigilância em Saúde. Departamento de Vigilância das Doenças Transmissíveis. Chikungunya: Manejo clínico. Brasília, DF: Ministério da Saúde; 2017.
71. Levett PN. Leptospirosis. Clin Microbiol Rev. 2001;14(2):296-326.
72. Haake DA, Levett PN. Leptospirosis in humans. Curr Top Microbiol Immunol. 2015:387:65-97.
73. Seguro AC, Andrade L. Pathophysiology of leptospirosis. Shock. 2013;39(7 suppl.1):17-23.
74. Dolhnikoff M, Mauad T, Bethlem EP, Carvalho CRR. Pathology and pathophysiology of pulmonary manifestations in leptospirosis. Braz J Infect Dis. 2007;11(1):142-8.
75. Lindow JC, Tsay AJ, Montgomery RR, Reis EAG, Wunder EA, Araújo G, et al. Elevated activation of neutrophil toll-like receptors in patients with acute severe leptospirosis: an observational study. Am J Trop Med Hyg. 2019;101(3):585-9.
76. Andrade LAA, Cleto SAA, Seguro AC. Door-to-dialysis time and daily hemodialysis in patients with leptospirosis. Clin J Am Soc Nephrol. 2007;2(4):739-44.
77. Meneses GC, de Carvalho Gomes PEA, Galdino GS, Bezerra GF, de Souza Santos RS, Martins AMC, et al. Endothelial biomarkers as predictors for haemodialysis need in severe leptospirosis patients (Weil's disease). Trop Med Int Health. 2022;27(8):727-34.
78. Brasil. Ministério da Saúde. Secretaria de Vigilância em Saúde. Departamento de Imunizações e Doenças Transmissíveis. Febre maculosa: aspectos epidemiológicos, clínicos e ambientais. Brasília, DF: Ministério da Saúde; 2022.
79. de Oliveira SV, Guimarães JN, Reckziegel GC, Neves BM da C, Araújo-Vilges KM de, Fonseca LX, et al. An update on the epidemiological situation of spotted fever in Brazil. J Venom Anim Toxins Incl Trop Dis. 2016;22(1):22.
80. Ramírez-Hernández A, Uchoa F, Serpa MCA, Binder LC, Souza CE, Labruna MB. Capybaras (Hydrochoerus hydrochaeris) as amplifying hosts of Rickettsia rickettsii to Amblyomma sculptum ticks: Evaluation during primary and subsequent exposures to R. rickettsii infection. Ticks Tick Borne Dis. 2020;11(5):101463.
81. Biggs HM, Behravesh CB, Bradley KK, Dahlgren FS, Drexler NA, Dumler JS, et al. Diagnosis and management of tickborne rickettsial diseases: rocky mountain spotted fever and other spotted fever group rickettsioses, ehrlichioses, and anaplasmosis – United States. MMWR Recomm Rep. 2016;65(2):1-44.
82. Rodríguez-Muñoz L, Barrera-Salinas R, Sánchez-García C, Solórzano-Santos F, Vaquera-Aparicio DN, López-Castillo D. Rickettsiosis de fiebre manchada. Estudio de casos notificados en un hospital pediátrico de segundo nivel en el noreste de México, 2012-2022. Gac Med Mex. 2023;159(2):135-41.
83. Kirkland KB, Wilkinson WE, Sexton DJ. Therapeutic delay and mortality in cases of rocky mountain spotted fever. Clin Infect Dis. 1995;20(5):1118-21.
84. Brasil. Ministério da Saúde. Secretaria de Vigilância em Saúde e Ambiente. Departamento de Ações Estratégicas de Epidemiologia e Vigilância em Saúde e Ambiente. Guia de vigilância em saúde: volume 1. 6.ed. Brasília, DF: Ministério da Saúde; 2024.
85. Brasil. Ministério da Saúde. Protocolo clínico e diretrizes terapêuticas para doença de Chagas: relatório de recomendação. Brasília, DF: Ministério da Saúde; 2018.
86. Chowdhury F, Ross AG, Islam MT, McMillan NAJ, Qadri F. Diagnosis, management, and future control of cholera. Clin Microbiol Rev. 2022;35(3):e0021121.
87. Brasil. Ministério da Saúde. Dengue: diagnóstico e manejo clínico: adulto e criança. 2.ed. Brasília: Ministério da Saúde; 2004.

Gerenciamento do uso de antimicrobianos em unidade de terapia intensiva

Mirian de Freitas Dal Ben Corradi
Fernanda Justo Descio Bozola
Maura Salaroli de Oliveira

SUMÁRIO

INTRODUÇÃO

A resistência aos antimicrobianos (RAM) configura-se como um dos mais relevantes desafios da saúde pública contemporânea, com impacto direto sobre a mortalidade, a morbidade e os custos hospitalares. Esse cenário é especialmente crítico nas unidades de terapia intensiva (UTI), onde o uso de antimicrobianos, aliado à elevada presença de pacientes com dispositivos invasivos, contribui para um risco aumentado de infecções hospitalares e a ocorrência de microrganismos multirresistentes.

Estimativas recentemente publicadas apontam que, em 2021, cerca de 4,71 milhões de mortes foram associadas à resistência bacteriana, das quais 1,14 milhão foram diretamente atribuídas à falha terapêutica decorrente da resistência. A carga da resistência variou significativamente entre faixas etárias: houve redução superior a 50% na mortalidade por RAM entre crianças menores de 5 anos desde 1990, mas aumento superior a 80% entre adultos com 70 anos ou mais – faixa etária que concentra hoje a maior parte das mortes atribuíveis à RAM. Em relação ao perfil de resistência, destaca-se a ocorrência de resistência aos carbapenêmicos, especialmente entre bacilos Gram-negativos como *Klebsiella pneumoniae* e *Acinetobacter baumannii*, e o crescimento contínuo da prevalência de *Staphylococcus aureus* resistente à meticilina (MRSA), com aumento global de mais de 100% nas mortes associadas entre 1990 e 2021. A projeção para 2050 é alarmante: cerca de 8,22 milhões de mortes associadas à RAM poderão ocorrer globalmente, sendo 1,91 milhão atribuíveis diretamente, caso nenhuma intervenção eficaz seja implementada. Na América Latina, a situação é particularmente preocupante: a região está entre as que apresentam as maiores taxas de mortalidade por RAM previstas até 2050.[1]

No estado de São Paulo, dados do Sistema de Vigilância Epidemiológica das Infecções Relacionadas à Assistência à Saúde (IRAS), referentes ao ano de 2023, revelam a magnitude das infecções associadas a dispositivos invasivos nas UTI. A mediana da densidade de incidência de pneumonia associada à ventilação foi de 4,40 por 1.000 dias de ventilação mecânica; infecção primária da corrente sanguínea (IPCS) laboratorial foi de 2,53 por 1.000 dias de cateter venoso central e 1,04 por 1.000 dias de sonda vesical para infecção do trato urinário (ITU). Embora esses indicadores tenham apresentado tendência de queda ao longo dos últimos 20 anos, os valores nos percentis superiores continuam elevados, evidenciando disparidades entre os serviços. Em relação aos agentes etiológicos, foram registrados 5.757 episódios de IPCS laboratorial em UTI adulto, e as taxas de resistência a carbapenêmicos foram particularmente elevadas entre os bacilos Gram-negativos: *Klebsiella pneumoniae* apresentou 55% de resistência, enquanto *Acinetobacter baumannii* atingiu 83%. Já *Pseudomonas aeruginosa* mostrou resistência de 30% a essa mesma classe de antimicrobianos. Também foram observadas taxas relevantes de resistência às cefalosporinas de 3ª/4ª geração, como 65% em *Klebsiella pneumoniae* e 37,6% em *Escherichia coli*. Embora a resistência às polimixinas permaneça mais baixa, sua presença em cepas de *K. pneumoniae* (8,5%) e *A. baumannii* (3,7%) é preocupante, considerando o uso desse antimicrobiano como opção de resgate terapêutico. No grupo dos cocos Gram-positivos, destaca-se a elevada prevalência de MRSA, com taxa de 58%, e de estafilococos coagulase-negativos (p. ex., *S. epidermidis*), com 87% de resistência à oxacilina. Esses dados refletem a predominância de bacilos Gram-negativos multirresistentes nos cenários críticos e reforçam a importância das estratégias de prevenção, vigilância microbiológica e gerenciamento racional de antimicrobianos nas UTI.[2]

Uma das estratégias fundamentais para conter essa tendência é a implementação de programas robustos de gerenciamento de antimicrobianos, e neste capítulo serão abordadas as estratégias relacionadas às UTI. Convém frisar que, embora não sejam o escopo deste capítulo, medidas como implementação de estratégias de prevenção de infecções, desenvolvimento de novos antimicrobianos, acesso equitativo a terapia adequada e fortalecimento da infraestrutura laboratorial são indispensáveis para reverter o cenário projetado.

Define-se como gerenciamento de antimicrobianos o conjunto de ações destinadas ao promover o uso correto desses fármacos nos serviços de saúde, englobando desde o diagnóstico, a seleção, a prescrição e a dispensação adequadas, até as boas práticas de diluição, conservação e administração, além da auditoria e do monitoramento das prescrições, da educação de profissionais e pacientes e do monitoramento do programa. Esses programas em geral englobam o hospital como um todo, mas cada perfil de unidade apresenta particularidades e há necessidade de adequação.

Estudos mostram que a implementação de programas de gerenciamento de uso de antimicrobianos melhora a adequação dos esquemas de tratamento, reduz efeitos colaterais pelo uso indevido dos antimicrobianos, diminui custos na saúde (e não só aqueles relacionados aos antimicrobianos), melhora os desfechos hospitalares e reduz readmissões.[3] Uma revisão sistemática compilou trabalhos que avaliaram os desfechos da implementação de programas de gerenciamento de antimicrobianos em unidades pediátricas. Observou-se impacto significativo na redução do consumo de antimicrobianos, redução dos custos assistenciais e melhora na sensibilidade de microrganismos hospitalares, com redução de Gram-negativos produtores de betalactamase de espectro estendido e de *Pseudomonas aeruginosa* resistentes a carbapenêmicos.[4] O gerenciamento dos antimicrobianos com adequação e redução na duração dos tratamentos também diminui a incidência de colite por *Clostridioides difficile*.[5,6] A implementação de programas de gerenciamento de antimicrobianos é custo-efetiva, com redução de custos em longo prazo.[7,8] O investimento nesses programas deve ser constante, e trabalhos mostram que parar de investir no gerenciamento de antimicrobianos leva ao aumento dos custos hospitalares.[9]

No Brasil, o enfrentamento da resistência microbiana conta com o respaldo da *Diretriz Nacional para Elaboração de Programa de Gerenciamento de Antimicrobianos em Serviços de Saúde*, publicada pela Agência Nacional de Vigilância Sanitária (Anvisa), cuja versão mais recente foi revisada em 2023.[10] A diretriz estabelece os fundamentos técnicos e operacionais para a implementação de programas de gerenciamento de antimicrobianos (PGA), alinhando-se às recomendações internacionais e ao Plano de Ação Global da Organização Mundial da Saúde (OMS). O documento estrutura o PGA em seis componentes essenciais:

1. Apoio da liderança institucional.
2. Definição de responsabilidades com formação de times gestor e operacional, preferencialmente com liderança médica ou farmacêutica especializada.
3. Educação continuada e direcionada aos profissionais de saúde, pacientes e acompanhantes.
4. Implementação de ações para aprimorar o uso de antimicrobianos, incluindo protocolos clínicos, auditoria de prescrições e medidas restritivas.
5. Monitoramento do consumo e uso de antimicrobianos por indicadores padronizados.
6. Divulgação periódica dos resultados às equipes e lideranças.

A diretriz também destaca o papel estratégico da farmácia clínica, dos laboratórios de microbiologia e das comissões de controle de infecção hospitalar, além de contemplar orientações específicas para serviços da atenção primária. A adoção estruturada desses elementos é fundamental para garantir o uso racional de antimicrobianos, reduzir a incidência de eventos adversos, conter a disseminação de microrganismos multirresistentes e otimizar os desfechos clínicos e econômicos nas instituições de saúde. A seguir, detalham-se esses componentes com ênfase em sua aplicação prática no ambiente de terapia intensiva.

COMPONENTES ESSENCIAIS DO PROGRAMA DE GERENCIAMENTO DE ANTIMICROBIANOS – DETALHAMENTO E APLICAÇÕES EM UTI

Apoio da liderança

A participação ativa da alta gestão e das lideranças institucionais é fundamental para o sucesso do PGA. Esse apoio deve ser demonstrado não apenas por declarações formais, mas pela alocação de recursos humanos, tecnológicos e financeiros. A liderança institucional deve incluir o PGA entre os objetivos estratégicos do serviço, garantir tempo protegido para os profissionais envolvidos, realizar reuniões periódicas com os times do programa e fomentar o engajamento das chefias de setores.

Definição de responsabilidades

Recomenda-se a constituição de dois núcleos responsáveis pelo PGA: o time gestor e o time operacional. O time gestor deve incluir representantes da diretoria, da Comissão de Controle de Infecção Hospitalar (CCIH), farmácia clínica, microbiologia, tecnologia da informação e setores estratégicos, como UTI e emergência. Sua função é coordenar as diretrizes e o monitoramento do programa. Já o time operacional é responsável pela execução técnica das ações, preferencialmente sob a liderança de um infectologista ou farmacêutico clínico com *expertise* em doenças infecciosas. Devem ser designados líderes com tempo dedicado e atribuições formais, com atuação integrada a comissões como CCIH e Comissão de Farmácia e Terapêutica (CFT).

Educação

A educação permanente é transversal a todos os componentes do PGA e deve abranger profissionais da saúde, pacientes e acompanhantes. Para os profissionais, devem ser abordados temas como boas práticas de prescrição, farmacologia dos antimicrobianos, resistência microbiana, uso de protocolos clínicos e interpretação de exames microbiológicos. A educação pode ser feita por meio de aulas presenciais, treinamentos a distância, visitas à beira-leito, materiais impressos e eletrônicos. A equipe de enfermagem deve ser envolvida ativamente, sobretudo na orientação de pacientes sobre o uso correto dos antimicrobianos, posologia, efeitos adversos e duração do tratamento. A educação do paciente e seus acompanhantes é uma estratégia complementar, mas essencial, no contexto do gerenciamento de antimicrobianos, mesmo em ambientes de alta complexidade, como a UTI. Informar de forma clara e acessível a razão do uso do antimicrobiano e os possíveis efeitos adversos contribui significativamente para a segurança do cuidado.

Ações para melhorar o uso de antimicrobianos

A efetividade de um PGA depende da implementação coordenada de intervenções clínicas, farmacológicas e microbiológicas que promovam o uso racional de antimicrobianos. Em UTI, tais ações devem ser adaptadas ao perfil epidemiológico local, à gravidade dos pacientes e à dinâmica assistencial. A seguir, são descritas estratégias-chave para otimizar a antibioticoterapia nesses contextos. Especificidades sobre o tratamento de cada síndrome clínica e o melhor manejo diagnóstico e terapêutico são abordados em capítulos dedicados neste livro.

A adoção de protocolos clínicos é fundamental para orientar o tratamento empírico e dirigido de síndromes infecciosas prevalentes na UTI, como pneumonia associada à ventilação (PAV), sepse, infecção do trato urinário e infecção de corrente sanguínea. Esses protocolos devem ser baseados em evidências atualizadas e no perfil de sensibilidade local dos patógenos e ser atualizados periodicamente. Esses protocolos facilitam a escolha adequada da terapia empírica e devem considerar o quadro clínico do paciente, a gravidade da infecção, o diagnóstico infeccioso, o perfil de resistência local e o histórico recente de antimicrobianos utilizados.[11]

A auditoria da prescrição de antimicrobianos, com ou sem a exigência de justificativa clínica prévia, permite a identificação de desvios de conduta e oferece oportunidade para intervenções educativas. Essa auditoria pode ser retrospectiva ou preferencialmente prospectiva. A presença de profissionais com formação em infectologia ou farmacologia clínica é recomendada para a condução dessas atividades.

A pré-autorização para uso de antimicrobianos de amplo espectro, como carbapenêmicos, polimixinas, linezolida e antifúngicos sistêmicos, é uma estratégia que visa restringir o uso indiscriminado de agentes de última linha, reservando-os para casos comprovadamente indicados, com documentação clínica e microbiológica.

A identificação precoce de pacientes com infecção bacteriana é uma etapa crítica para o sucesso terapêutico. Atrasos na administração de antimicrobianos em infecções graves estão associados a aumento da mortalidade. No entanto, iniciar antibióticos em pacientes com sinais clínicos inespecíficos e sem confirmação diagnóstica laboratorial pode levar ao uso desnecessário e prolongado da terapia antimicrobiana. Nesse sentido, a incorporação de testes de diagnóstico molecular rápido, como PCR multiplex ou espectrometria de massa (MALDI-TOF), tem se mostrado uma ferramenta valiosa nos PGA. Esses exames permitem a identificação rápida do agente etiológico e dos mecanismos de resistência, favorecendo o descalonamento precoce e reduzindo o tempo de exposição a antibióticos de amplo espectro.[12]

A aplicação de parâmetros farmacocinéticos e farmacodinâmicos (PK-PD) na prescrição é essencial para garantir níveis terapêuticos eficazes, sobretudo em pacientes críticos com alterações de volume de distribuição e função renal. A prática inclui ajustes de dose conforme função renal e peso, avaliação de interações medicamentosas e monitoramento de níveis séricos de antimicrobianos como vancomicina e aminoglicosídeos.

O descalonamento de antimicrobianos deve ser feito assim que os resultados microbiológicos estiverem disponíveis e o paciente apresentar estabilidade clínica. A troca de esquemas empíricos de amplo espectro por antimicrobianos direcionados reduz a pressão seletiva sem comprometer os desfechos clínicos.[13]

A Figura 1 resume a estratégia de uso de antimicrobianos em UTI.[14]

A redução da duração da antibioticoterapia é outro componente crítico do manejo racional. Evidências demonstram que a maioria das infecções é tratada de forma adequada em até 7 dias. Tratamentos prolongados aumentam o risco de efeitos adversos, seleção de resistência e superinfecção. A Tabela 1 apresenta uma sugestão de tempo de tratamento.[15] Biomarcadores como a procalcitonina podem ser úteis para guiar a interrupção precoce da terapia.

Todas essas ações devem ser integradas às rotinas da UTI por meio de protocolos institucionais, educação continuada da equipe multiprofissional e monitoramento sistemático de resultados. A articulação entre diagnóstico rápido, prescrição adequada e revisão terapêutica fundamenta a efetividade do PGA e contribui diretamente para a segurança do paciente e contenção da resistência microbiana.

TABELA 1 Duração proposta da terapia antimicrobiana de acordo com o sítio de infecção

Sítio de infecção	Duração (dias)
Infecção de corrente sanguínea sem complicações	7-8
Infecção relacionada a cateter sem complicações	7, exceto se *Staphylococcus aureus* e *Candida* spp.
Exacerbação aguda de doença pulmonar obstrutiva crônica	5
Pneumonia adquirida na comunidade	5-7
Pneumonia hospitalar ou associada à ventilação mecânica	7-8, incluindo *Pseudomonas aeruginosa*
Infecções intra-abdominais	5-7, com controle de foco
Infecção do trato urinário grave	
Mulheres	7
Homens	14
Celulite	7

Fonte: adaptada de Mokrani (2023).

Monitoramento

O monitoramento sistemático de indicadores é um dos pilares do PGA, fundamental para avaliar o impacto

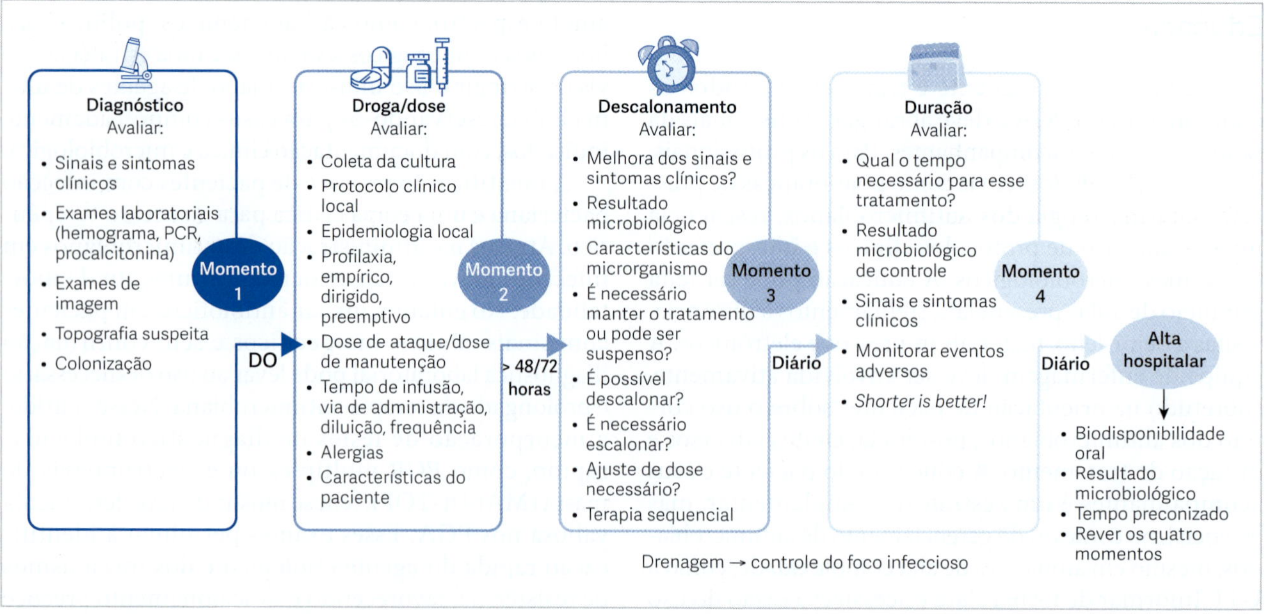

FIGURA 1 Prescrição de antimicrobianos.
Fonte: adaptada de Cambiais (2025).

das intervenções, identificar padrões de uso inadequado e orientar ajustes nas estratégias terapêuticas. A seguir, serão apresentados os indicadores mais frequentemente adotados.

Indicadores de consumo e uso de antimicrobianos

Esses indicadores medem o volume e o padrão de uso dos antimicrobianos, podendo ser expressos de diferentes formas. Os mais utilizados são:

- DDD (dose diária definida): expressa o consumo padronizado por 1.000 pacientes-dia. Útil para comparações agregadas entre instituições.
- DOT (*days of therapy* ou dias de terapia): número de dias em que o paciente recebeu determinado antimicrobiano, independentemente da dose.
- LOT (*length of therapy ou* duração da terapia): número de dias em que o paciente recebeu qualquer antimicrobiano (único ou mais de um).
- Razão DOT/LOT: razões próximas a 1 indicam uso de monoterapia; valores mais altos sugerem uso de mais de um antimicrobiano por paciente.

O Quadro 1 compara vantagens e desvantagens dos indicadores.

No Estado de São Paulo, o já citado sistema de vigilância coordenado pela Divisão de Infecção Hospitalar do Centro de Vigilância Epidemiológica (CVE) disponibiliza uma planilha padronizada para o monitoramento do uso de antimicrobianos nas UTI. Essa ferramenta utiliza o indicador DDD para quantificar o consumo de antimicrobianos por mil pacientes-dia. O envio regular dessas informações permite ao CVE acompanhar padrões de uso em todo o estado, identificar tendências críticas e subsidiar ações regionais de apoio técnico e educativo. Para os próprios serviços de saúde, a análise interna desses dados contribui para o aprimoramento do PGA, além de permitir comparações com referências estaduais e histórico institucional.

Indicadores de processo

Avaliam a adesão às boas práticas e à estruturação do PGA. Exemplos:

- Percentual de prescrição acompanhada por cultura microbiológica.
- Percentual de revisão da antibioticoterapia em 48 e 72 horas.
- Percentual de adesão a protocolos clínicos de infecção (p. ex., sepse, PAV).
- Percentual de antimicrobianos prescritos com justificativa clínica documentada.

Indicadores de resistência microbiana

A análise do perfil de sensibilidade dos microrganismos isolados, especialmente os prevalentes em infecções

QUADRO 1 Vantagens e desvantagens dos indicadores de consumo

Métrica	Definição	Vantagens	Desvantagens
DDD (dose diária definida)	Dose média de manutenção por dia durante um medicamento utilizado em sua principal indicação em adultos Gramas de antibiótico administrado, comprado ou distribuído dividido por DDD atribuído pela OMS (encontrado no *site* da OMS).	▪ Pode ser usada para *benchmarking* internacional. ▪ Não requer dados de administração. ▪ Facilita análises de custos.	▪ Discrepâncias entre os atribuídos pela OMS DDD e a dose utilizada na prática levam a avaliação imprecisa do uso. ▪ Não é apropriada para uso em Pediatria e insuficiência renal.
DOT (dias de terapia)	Soma dos dias corridos durante os quais um paciente recebeu qualquer quantia de um ou mais antibióticos.	▪ Métrica recomendada por diretrizes IDSA/SHEA/ASP. ▪ Adequada para uso em pacientes pediátricos. ▪ Não afetada por discrepâncias entre a DDD atribuída pela OMS e a dose utilizada.	▪ Não é tão útil para *benchmarking* internacional. ▪ Requer suporte de TI. ▪ "Superestima" uso em terapia de pacientes com mais de um antimicrobiano.
LOT (duração da terapia)	Soma dos dias corridos durante os quais um paciente recebeu tratamento antimicrobiano (independe da quantidade).	▪ Métrica recomendada por diretrizes IDSA/SHEA/ASP. ▪ Adequada para uso em pacientes pediátricos. ▪ "Superestima" uso em terapia de pacientes com mais de um antimicrobiano. ▪ Não afetado por discrepâncias entre a DDD atribuída pela OMS e a dose utilizada.	▪ Não é tão útil para *benchmarking* internacional. ▪ Requer suporte de TI.

graves, permite acompanhar tendências de resistência e ajustar empiricamente os protocolos.

- Incidência de microrganismos multirresistentes por 1.000 pacientes-dia (p. ex., *Klebsiella pneumoniae* resistente a carbapenêmicos, MRSA).
- Percentual de resistência de patógenos-chave a antimicrobianos críticos.
- Distribuição de perfis microbiológicos por sítio de infecção (hemoculturas, aspirados traqueais, uroculturas).

A escolha e o acompanhamento dos indicadores devem considerar a capacidade técnica e tecnológica da instituição. Sempre que possível, é recomendada a integração com sistemas informatizados, o que facilita a coleta automatizada de dados e permite retroalimentar equipes assistenciais com relatórios de desempenho e *benchmarking*.

Indicadores futuros

Com a necessidade crescente de indicadores que mostrem o valor na saúde, com foco na pertinência, e com a necessária preocupação com a sustentabilidade do setor de saúde, amplia-se a discussão de serem necessários indicadores do gerenciamento de antimicrobianos com foco na custo-efetividade dos programas. É importante pensar em indicadores econômicos que não foquem somente em custos diretos relacionados ao consumo dos antimicrobianos, mas que analisem os ganhos em custo-efetividade pensados em toda a jornada do paciente. Análises do impacto e custo-efetividade dos programas de gerenciamento de antimicrobianos levando-se em conta o tempo de internação, readmissões, eventos adversos deverão ser desenvolvidos.[3]

Divulgação dos resultados

Os dados de consumo, uso e resistência antimicrobiana devem ser periodicamente analisados e comunicados aos profissionais e lideranças da instituição. Essa devolutiva permite o alinhamento das práticas clínicas, reforça a adesão ao PGA e contribui para a conscientização institucional sobre o impacto da resistência microbiana.

DESAFIOS PARA A IMPLEMENTAÇÃO DO PROGRAMA DE GERENCIAMENTO DE ANTIMICROBIANOS EM UNIDADES DE TERAPIA INTENSIVA

Estima-se que entre 30% e 60% das prescrições de antimicrobianos na UTI sejam inadequadas, contribuindo para a seleção de patógenos resistentes. Os principais desafios do uso de antimicrobianos na UTI incluem: gravidade das infecções, pois pacientes graves requerem tratamento imediato, frequentemente com antibioticoterapia empírica de amplo espectro, e dificuldades diagnósticas: infecções podem apresentar sinais inespecíficos, levando à prescrição desnecessária de antimicrobianos.[16]

A implementação efetiva de PGA em UTI é uma tarefa complexa e multifatorial, que exige articulação entre diversos setores do hospital. Apesar dos avanços e do reconhecimento da importância desses programas para a segurança do paciente, inúmeros obstáculos comprometem sua execução plena. Alguns desses pontos serão apresentados a seguir.

Resistência institucional

Muitos serviços de saúde ainda não incorporaram o gerenciamento de antimicrobianos como uma prioridade institucional, o que dificulta a adesão dos profissionais, particularmente em UTI, onde decisões terapêuticas precisam ser tomadas com agilidade, muitas vezes em contextos de incerteza diagnóstica.

Limitações de recursos humanos e tempo protegido

A escassez de profissionais capacitados, especialmente farmacêuticos clínicos e médicos com formação em Infectologia, representa uma barreira significativa. Além disso, mesmo quando há profissionais com perfil técnico adequado, frequentemente não há tempo protegido para sua atuação no PGA, o que leva à sobreposição de funções e perda de continuidade nas ações.

Infraestrutura laboratorial limitada

A ausência ou precariedade de laboratórios de microbiologia com funcionamento em tempo real compromete a capacidade de resposta clínica e a elaboração de protocolos baseados em dados locais.

Fragilidade dos sistemas de informação

A implementação de indicadores de consumo e uso de antimicrobianos depende de sistemas informatizados integrados entre farmácia, laboratório e prontuário eletrônico. A ausência desses sistemas ou sua limitação funcional dificulta a extração de dados confiáveis e o monitoramento contínuo de indicadores, elemento central do PGA.

Dificuldade na mudança de comportamento clínico

Prescritores intensivistas muitas vezes enfrentam pressões assistenciais e temores relacionados à segurança do paciente, o que os leva a manter esquemas de amplo espectro, mesmo quando não mais indicados. Estratégias de educação e *feedback* nem sempre são suficientes para reverter esse padrão sem apoio institucional forte e cultura colaborativa.

Alta rotatividade de profissionais

UTI com programas de residência ou em hospitais de ensino enfrentam elevada rotatividade de médicos e equipe multiprofissional, o que dificulta a consolidação de práticas padronizadas e exige ações contínuas de capacitação e integração dos novos membros às diretrizes do PGA.

PROGRAMA DE GERENCIAMENTO DE ANTIMICROBIANOS DO HOSPITAL SÍRIO-LIBANÊS

O PGA do Hospital Sírio-Libanês tem como objetivo promover o uso racional de antimicrobianos, assegurando a segurança do paciente, reduzindo a seleção de microrganismos resistentes e otimizando custos hospitalares. Implantado desde a década de 1980, o programa foi significativamente alavancado em 2015 e vem sendo aprimorado continuamente desde então. Sua estrutura inclui a atuação coordenada de dois núcleos fundamentais: o time gestor, composto por representantes da liderança institucional, da farmácia hospitalar e da CCIH, responsável pelo planejamento estratégico e análise dos indicadores; e o time operacional, formado por médicos infectologistas e farmacêuticos clínicos encarregados da execução das ações assistenciais. Entre as estratégias adotadas, destacam-se os protocolos clínicos atualizados anualmente para sepse, infecções hospitalares e comunitárias, orientados pelo perfil de sensibilidade dos patógenos locais. O hospital utiliza alertas eletrônicos no prontuário para notificação de culturas críticas e reavaliação da antibioticoterapia nos dias 8, 11 e 14, sendo obrigatória a reavaliação acima de 14 dias. O consumo de antimicrobianos é monitorado por meio dos indicadores DDD e DOT, com comparações periódicas com dados estaduais para fins de *benchmarking*. O PGA também conta com intervenções educativas, como treinamentos para equipes multiprofissionais, eventos científicos e, nos últimos três anos, a realização de um *quiz* temático durante a Semana Mundial do Uso Consciente de Antimicrobianos, com foco nos médicos do corpo clínico. No contexto da UTI, destacam-se os protocolos específicos e a participação do time operacional em visitas multidisciplinares.

CONSIDERAÇÕES FINAIS

O gerenciamento de antimicrobianos em UTI é uma estratégia imprescindível diante do cenário crescente de resistência bacteriana, cujos impactos clínicos e epidemiológicos são especialmente relevantes em ambientes de alta complexidade. Dados globais e regionais demonstram o aumento contínuo da mortalidade atribuível à resistência, especialmente entre pacientes idosos e críticos, exigindo respostas coordenadas e baseadas em evidências.

A Diretriz Nacional da Anvisa (2023) oferece um modelo estruturado para a implementação de PGA em serviços de saúde, com componentes essenciais que vão desde o comprometimento institucional até o monitoramento rigoroso de indicadores de uso, resistência e desfechos clínicos. No contexto das UTI, a aplicação dessas diretrizes demanda atenção especial à realidade assistencial, incluindo a integração de tecnologias diagnósticas rápidas, a capacitação contínua das equipes e a incorporação de princípios farmacocinéticos e farmacodinâmicos nas decisões terapêuticas.

A identificação precoce das infecções, o uso racional e criterioso de terapias empíricas, o descalonamento oportuno, a redução da duração da antibioticoterapia e o acompanhamento sistemático de dados microbiológicos e de consumo são práticas que, quando integradas a um PGA efetivo, contribuem para a redução da resistência microbiana sem comprometer os desfechos clínicos.

Por fim, superar os desafios operacionais e culturais na implementação do PGA nas UTI requer envolvimento institucional ativo, estratégias de educação permanente e investimento em infraestrutura. A consolidação desses programas é fundamental para garantir a segurança do paciente, a sustentabilidade da terapia antimicrobiana e a preservação da eficácia dos antibióticos nas próximas décadas.

PONTOS-CHAVE

1. A resistência microbiana é um desafio crescente, especialmente nas UTI, onde o uso frequente e muitas vezes inadequado de antimicrobianos contribui para a seleção de microrganismos multirresistentes.
2. Programas estruturados de gerenciamento de antimicrobianos (PGA) são essenciais para garantir o uso racional desses medicamentos, melhorar desfechos clínicos e reduzir custos, exigindo atuação integrada de diferentes setores do hospital.
3. A implementação eficaz do PGA depende de apoio institucional, capacitação contínua, uso de indicadores e integração tecnológica. Os principais obstáculos para sua implementação são: alta rotatividade de profissionais, limitações diagnósticas e resistência a mudanças de conduta clínica.

REFERÊNCIAS BIBLIOGRÁFICAS

1. GBD 2021 Antimicrobial Resistance Collaborators. Global burden of bacterial antimicrobial resistance 1990-2021: a systematic analysis with forecasts to 2050. Lancet. 2024;404(10459):1199-226.
2. Sistema de Vigilância Epidemiológica IRAS Estado de São Paulo - Ano 2023 [acesso jun. 2025]. Disponível em: https://portal.saude.sp.gov.br/resources/cve-centro-de-vigilancia-epidemiologica/areas-de-vigilancia/infeccao-hospitalar/dados/apresentacao_dados_iras_2023.pdf.
3. Nagel JL, Stevenson JG, Eiland EH, Kaye KS. Demonstrating the Value of Antimicrobial Stewardship Programs to Hospital Administrators. Clin Infect Dis. 2014:59 Suppl 3:S146-53.
4. Donà D, Barbieri E, Daverio M, Lundin R, Giaquinto C, Zaoutis T, et al. Implementation and impact of pediatric antimicrobial stewardship programs: a systematic scoping review. Antimicrob Resist Infect Control. 2020;9(1):3. Erratum in: Antimicrob Resist Infect Control. 2020;9(1):59.
5. Aldeyab MA, Kearney MP, Scott MG, Aldiab MA, Alahmadi YM, Elhajji FWD, et al. An evaluation of the impact of antibiotic stewardship on reducing the use of high-risk antibiotics and its effect on the incidence of Clostridium difficile infection in hospital settings. J Antimicrob Chemother. 2012;67(12):2988-96.
6. Valiquette L, Cossette B, Garant MP, Diab H, Pépin J. Impact of a reduction in the use of high-risk antibiotics on the course of an epidemic of Clostridium difficile-associated disease caused by the hypervirulent NAP1/027 strain. Clin Infect Dis. 2007;45(suppl 2):S112-21.
7. Beardsley JR, Williamson JC, Johnson JW, Luther VP, Wrenn RH, Ohl CC. Show me the money: long-term financial impact of an antimicrobial stewardship program. Infect Control Hosp Epidemiol. 2012;33(4):398-400.
8. Nowak MA, Nelson RE, Breidenbach JL, Thompson PA, Carson PJ. Clinical and economic outcomes of a prospective antimicrobial stewardship program. Am J Health Syst Pharm. 2012;69(17):1500-8.
9. Standiford HC, Chan S, Tripoli M, Weekes E, Forrest GN. Antimicrobial stewardship at a large tertiary care academic medical center: cost analysis before, during, and after a 7-year program. Infect Control Hosp Epidemiol. 2012;33(4):338-45.
10. Brasil. Agência Nacional de Vigilância Sanitária. Diretriz Nacional para Elaboração de Programa de Gerenciamento de Antimicrobianos em Serviços de Saúde. REVISÃO 2023. [acesso jun. 2025]. Disponível em: https://www.gov.br/anvisa/pt-br/centraisdeconteudo/publicacoes/servicosdesaude/publicacoes/DiretrizGerenciamentoAntimicrobianosANVISA2023FINAL.pdf.
11. Bonaconsa C, Mbamalu O, Surendran S, George A, Mendelson M, Charani E. Optimizing infection control and antimicrobial stewardship bedside discussion: a scoping review of existing evidence on effective healthcare communication in hospitals. Clin Microbiol Infect. 2024;30(3):336-52.
12. Pickens CI, Wunderink RG. Novel and Rapid Diagnostics for Common Infections in the Critically Ill Patient. Infect Dis Clin North Am. 2024;38(1):51-63.
13. Campion M, Scully G. Antibiotic Use in the Intensive Care Unit: Optimization and De-Escalation. J Intensive Care Med. 2018;33(12):647-55.
14. Cambiais AMVB. Auditoria da prescrição de antimicrobianos através da ferramenta quatro momentos de decisão em um hospital universitário [dissertação]. São Paulo: Universidade de São Paulo, Faculdade de Medicina; 2025 [citado 2025-08-26].
15. Mokrani D, Chommeloux J, Pineton de Chambrun M, Hékimian G, Luyt CE. Antibiotic stewardship in the ICU: time to shift into overdrive. Ann Intensive Care. 2023;13(1):39.
16. Ture Z, Güner R, Alp E. Antimicrobial stewardship in the intensive care unit. J Intensive Med. 2022;3(3):244-53.

Índice remissivo

B

C

D

E

I

J

K

L

M

Q

Encarte colorido

Capítulo 8 – Ultrassonografia e ecocardiograma *point-of-care* na unidade de terapia intensiva

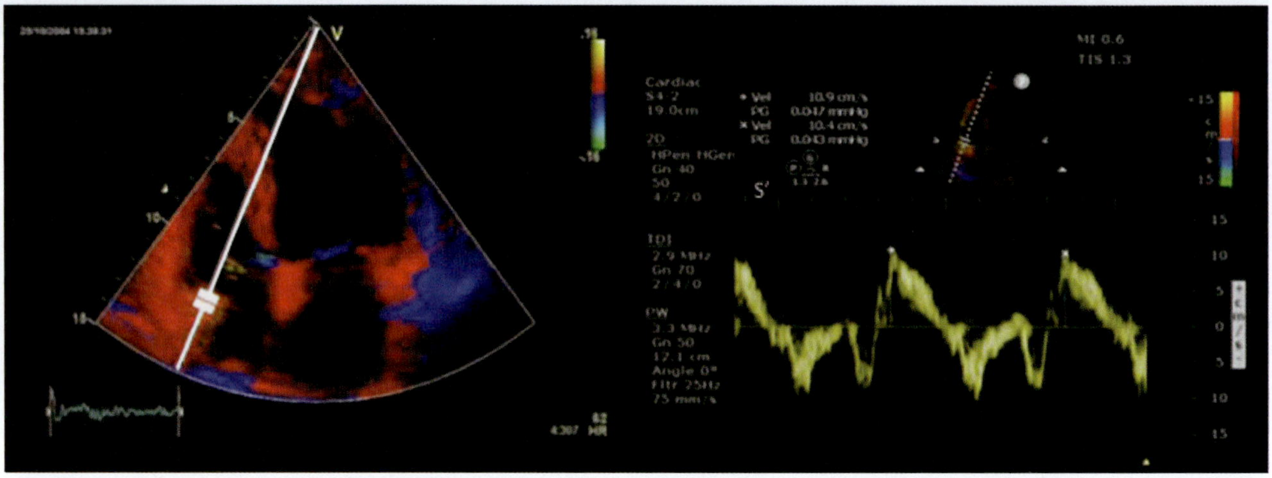

FIGURA 10 Doppler tecidual para cálculo da onda S' do VD. O volume da amostra é colocado no nível do anel tricúspide na parede livre do VD.

VD: ventrículo direito.

Fonte: adaptada de Hockstein et al.[8]

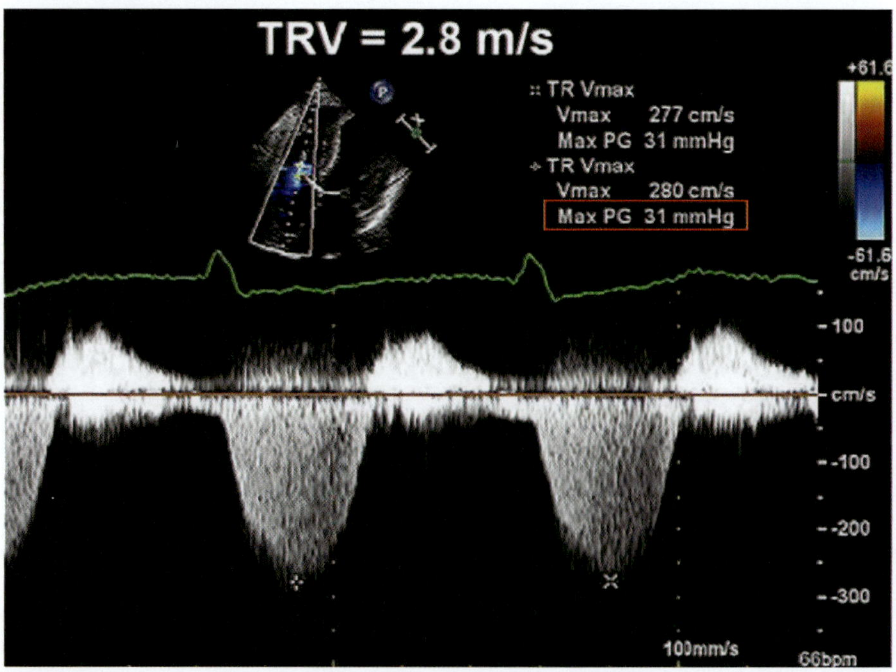

FIGURA 11 Medida da pressão arterial pulmonar (PSAP) por meio do ecodopplercardiograma. Registro espectral pelo Doppler contínuo da insuficiência tricúspide, com conversão automática do pico da velocidade do fluxo da regurgitação tricúspide, nesse caso de 2,8 m/s, em gradiente pressórico entre o VD e o AD, no valor de 31 mmHg, pela equação de Bernoulli modificada. A PSAP é calculada somando-se a pressão estimada do AD (PAD) ao pico do gradiente pressórico obtido.

AD: átrio direito; VD: ventrículo direito.

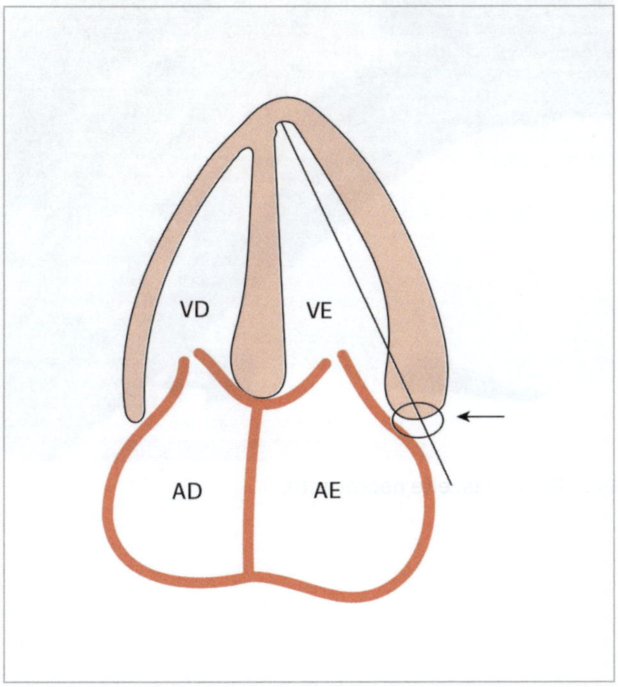

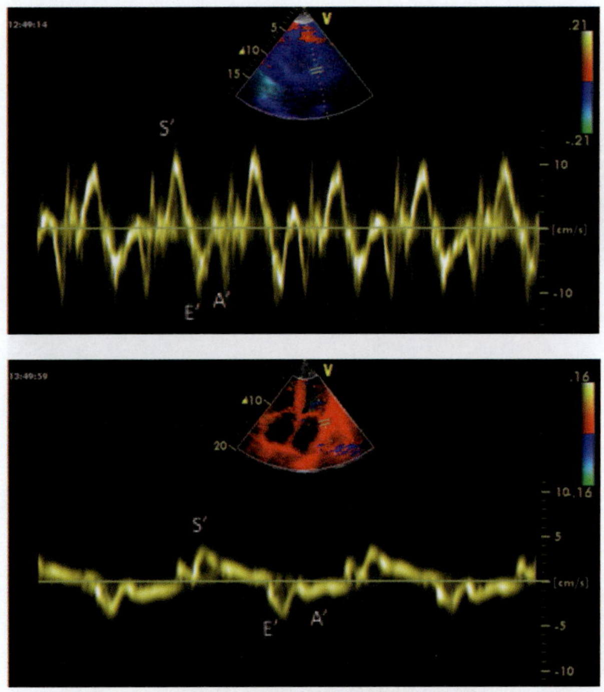

FIGURA 17 Por meio de um corte apical de quatro câmaras, com o Doppler tecidual na parede lateral do anel mitral (esquerda), é possível o registro da onda de contração S' e das ondas de relaxamento, E' e A' do miocárdio. À direita, em cima, uma onda S' com amplitude normal (> 9 cm/s); à direita, embaixo, uma onda S' com diminuição importante de sua amplitude em um paciente com diminuição da função sistólica do VE.

AD: átrio direito; AE: átrio esquerdo; VD: ventrículo direito; VE: ventrículo esquerdo.

Capítulo 21 – Dermatoses e alterações cutâneas no paciente crítico

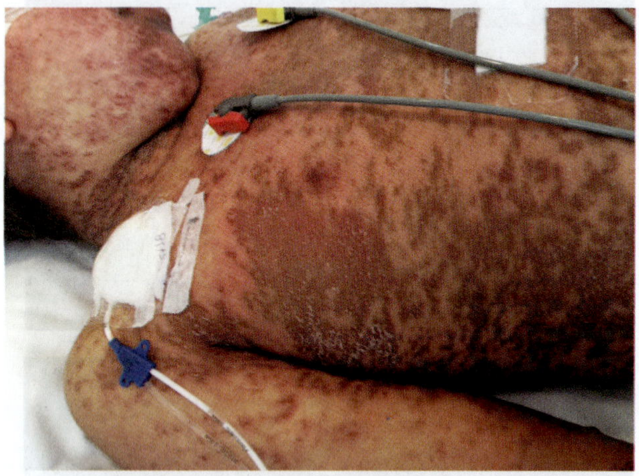

FIGURA 1 Síndrome de Stevens-Johnson.

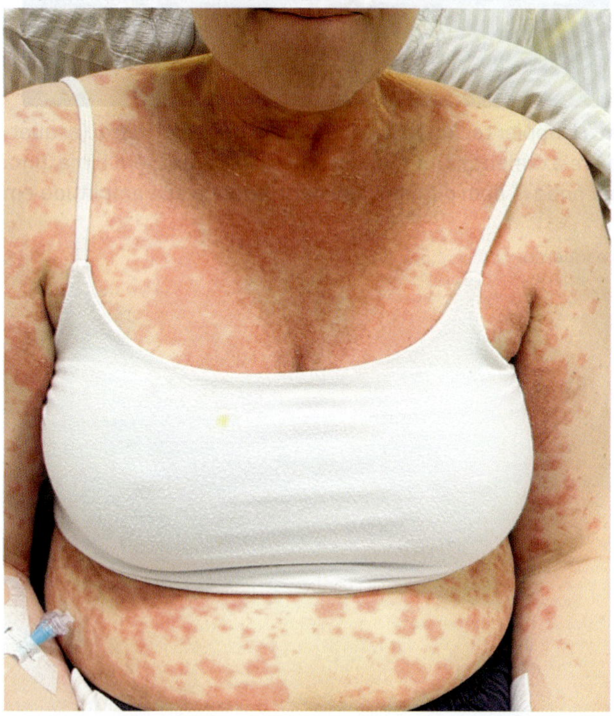

FIGURA 2 Pustulose exantemática generalizada aguda por hidroclorotiazida.

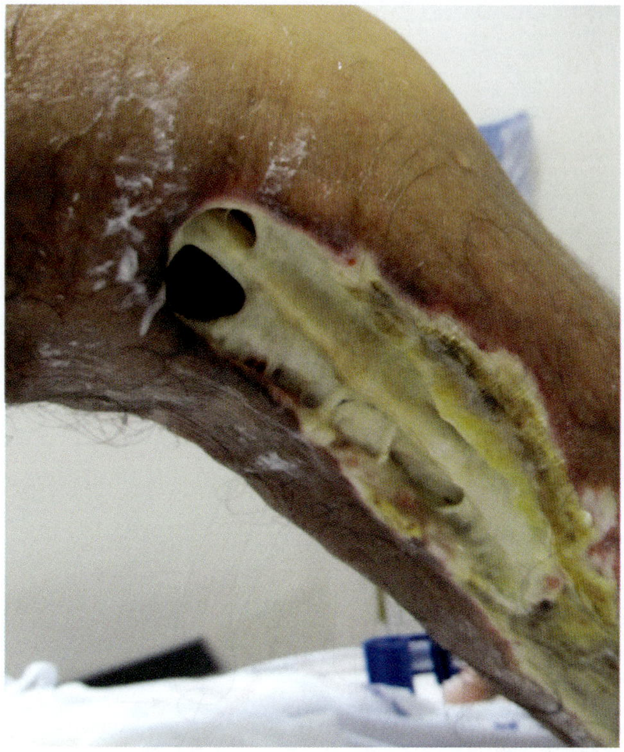

FIGURA 3 Fasceíte necrosante.

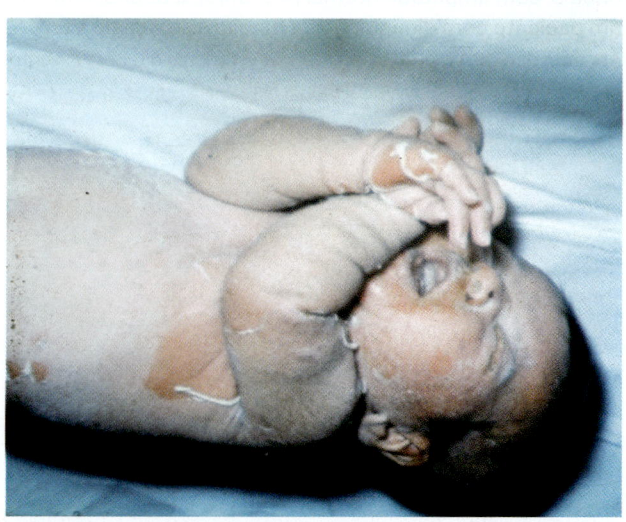

FIGURA 4 Síndrome da pele escaldada estafilocócica.

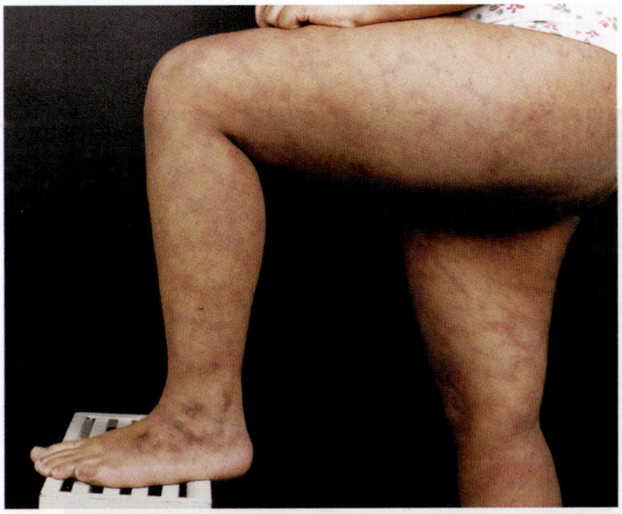

FIGURA 5 Livedo racemoso.

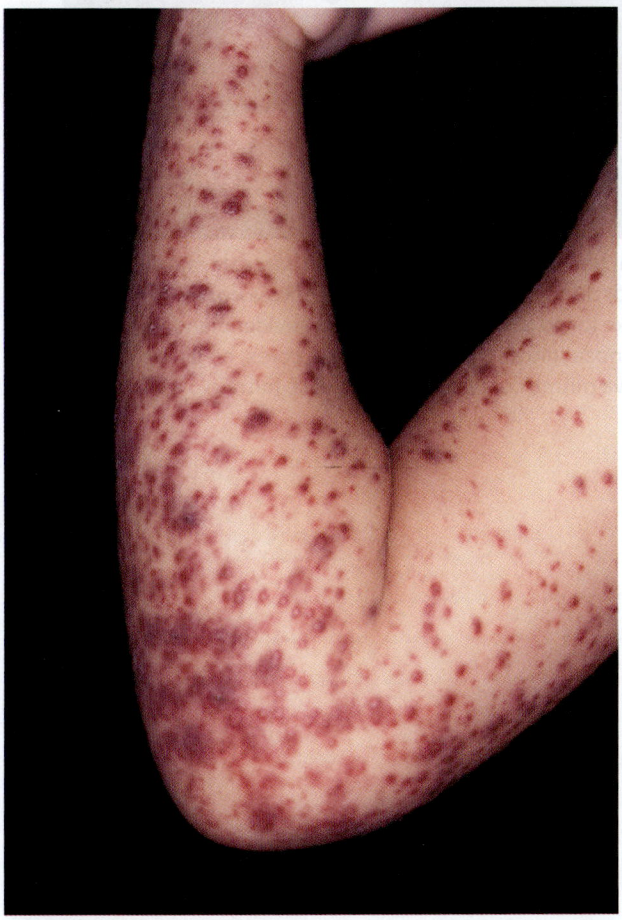

FIGURA 6 Vasculite em paciente com leucemia mieloide aguda.

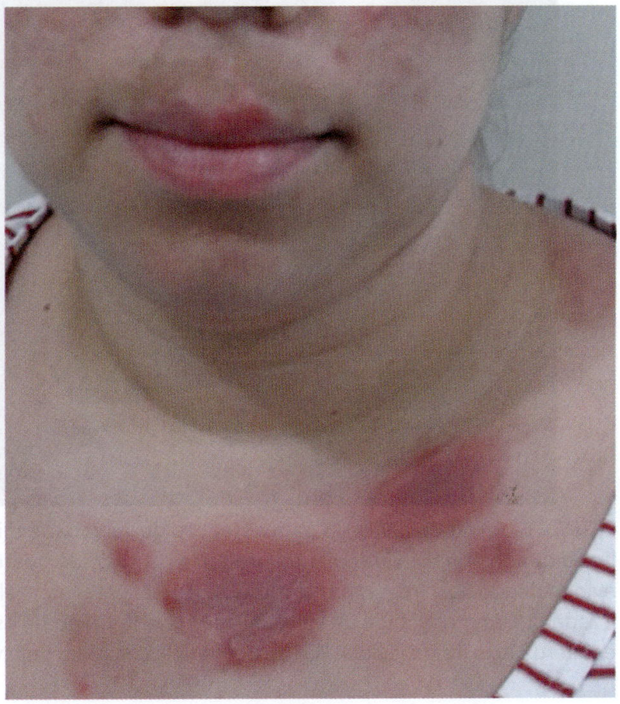

FIGURA 7 Síndrome de Sweet.

Capítulo 46 – Emergências associadas às valvopatias

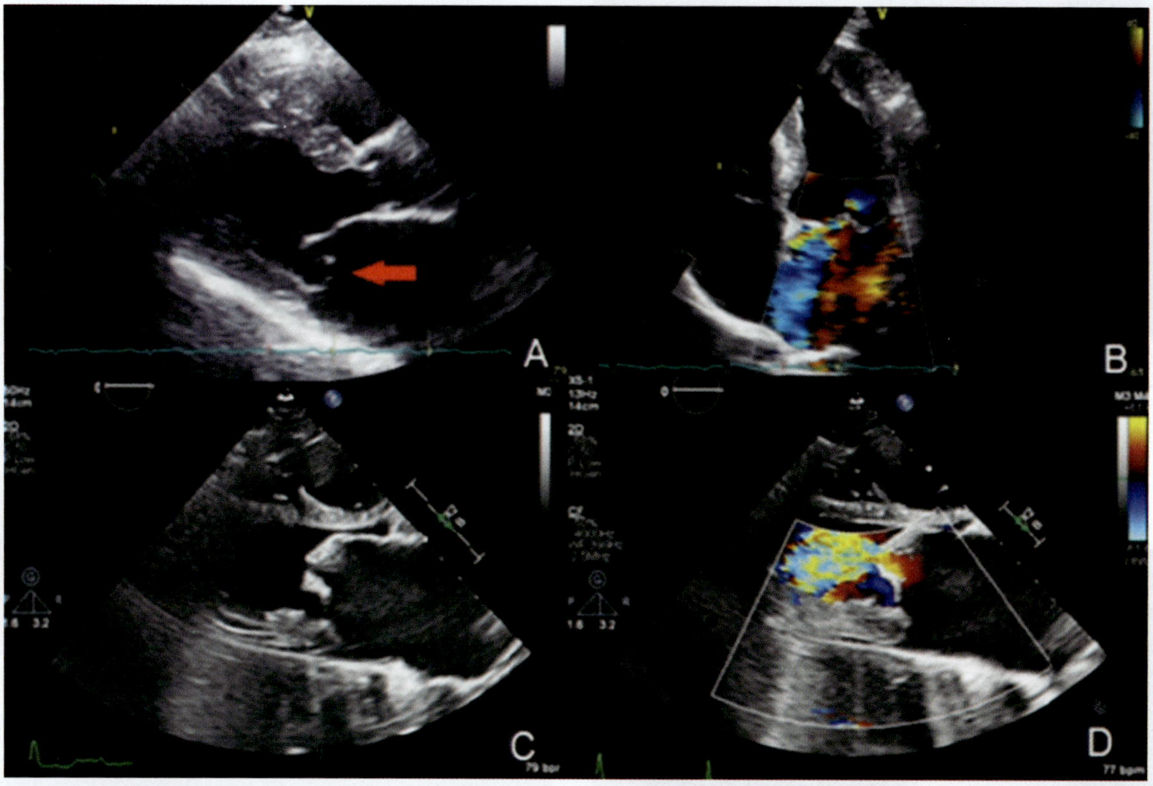

FIGURA 5 Protocolo ValvUS para detecção de valvopatia mitral por meio de POCUS. A: janela paraesternal eixo longo, análise bidimensional, evidenciando prolapso da cúspide posterior da valva mitral. B: mapeamento a cores, na janela apical, evidenciando fluxo regurgitante mitral. C: janela paraesternal eixo longo, análise bidimensional, evidenciando espessamento e redução da mobilidade da valva mitral, achado típico de estenose mitral. D: mapeamento a cores, na janela paraesternal esquerda eixo longo, evidenciando aceleração do fluxo pela valva mitral, configurando estenose mitral.

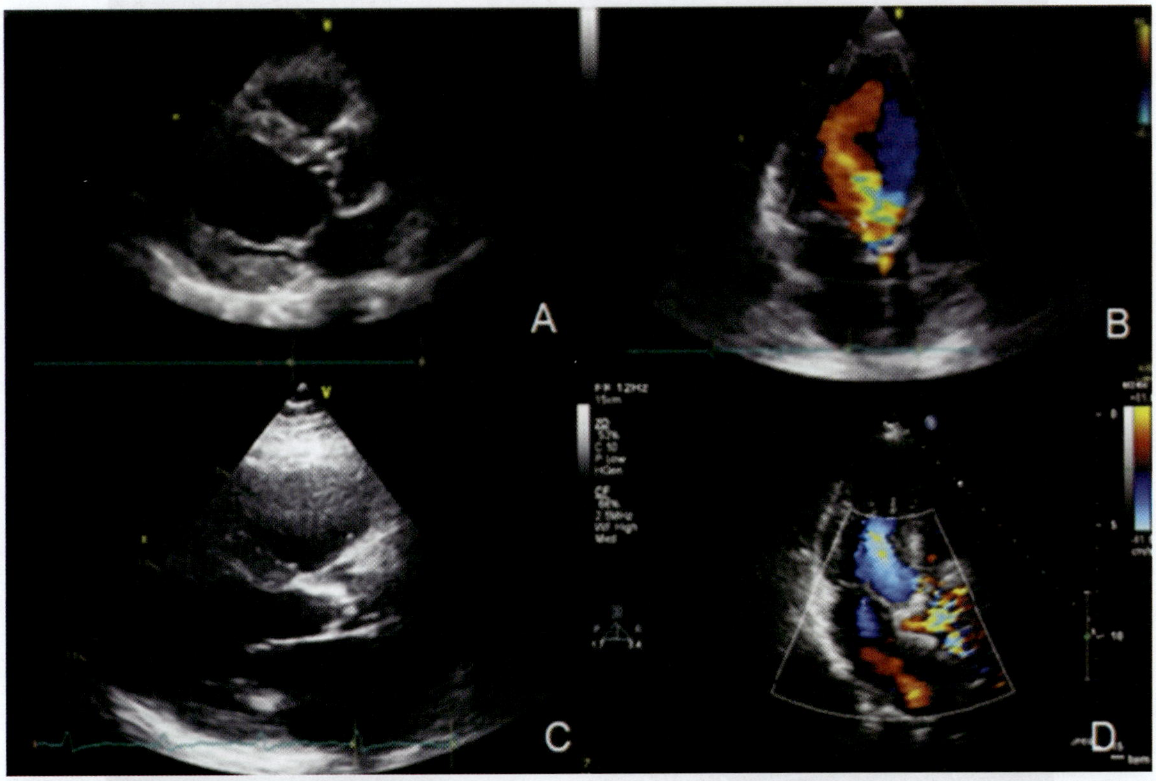

FIGURA 6 Protocolo ValvUS para detecção de valvopatia aórtica por meio de POCUS. A: janela paraesternal eixo longo, análise bidimensional, dilatação do anel aórtico e remodelamento excêntrico ventricular esquerdo. B: mapeamento a cores, na janela apical, evidenciando fluxo regurgitante aórtico. C: janela paraesternal eixo longo, análise bidimensional, evidenciando espessamento e redução da mobilidade da valva aórtica, achado típico de estenose aórtica. D: mapeamento a cores, na janela apical 3 câmaras, evidenciando aceleração do fluxo pela valva aórtica, configurando estenose aórtica.

Capítulo 55 – Abdome agudo

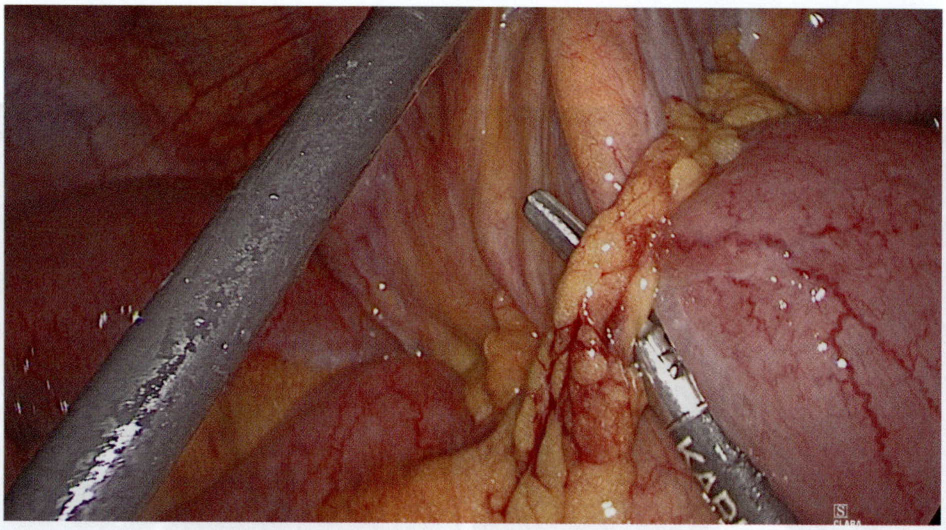

FIGURA 3 Laparoscopia revela brida causando obstrução intestinal.

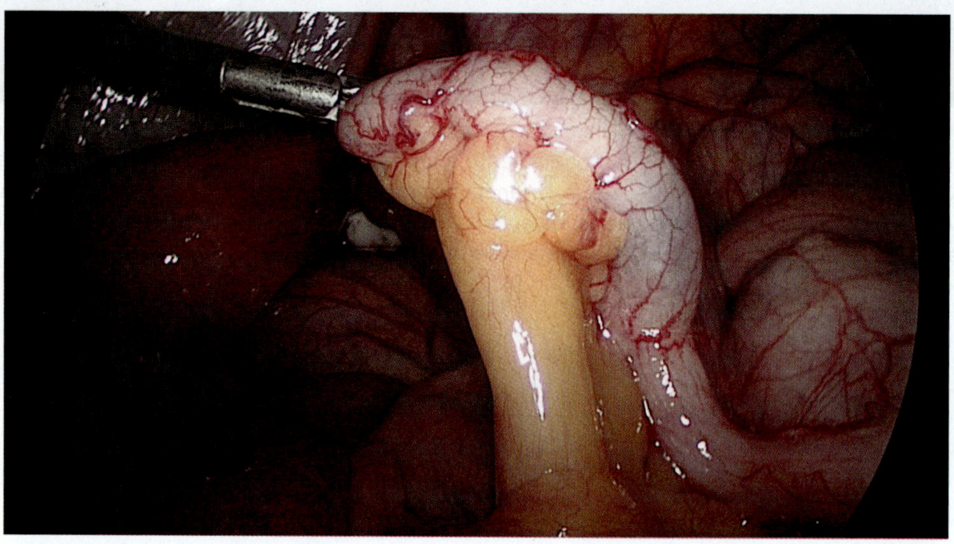

FIGURA 7 Laparoscopia: apêndice edemaciado.

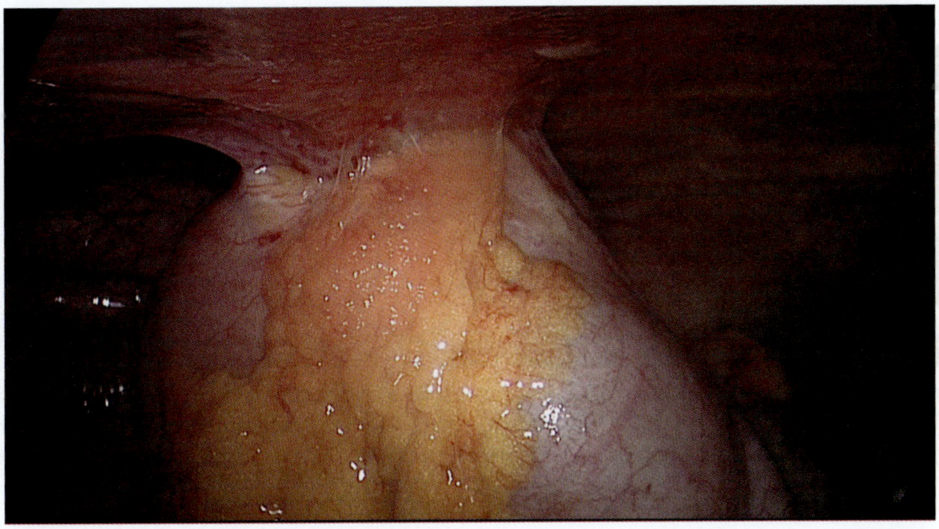

FIGURA 9 Diverticulite aguda com bloqueio do sigmoide.

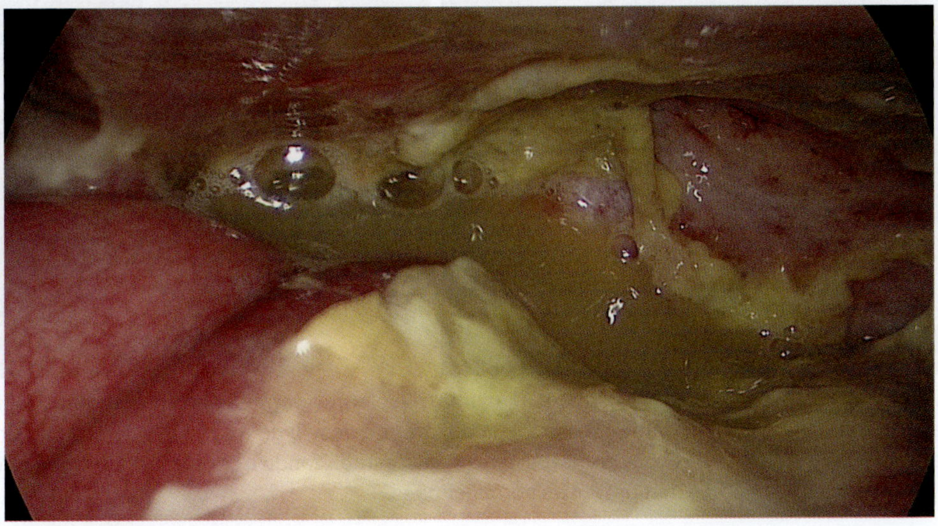

FIGURA 10 Diverticulite aguda com peritonite purulenta.

Capítulo 68 – Trauma torácico

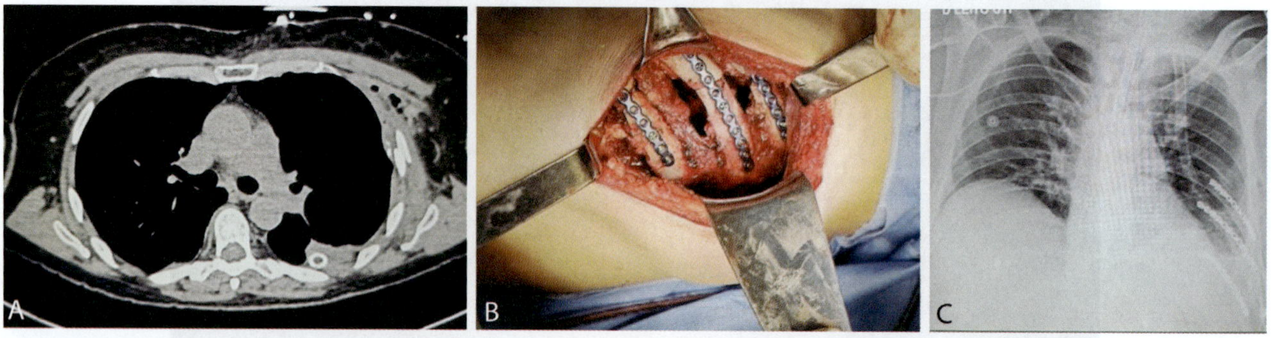

FIGURA 1 Trauma torácico fechado com diagnóstico de fratura de arcos costais e hemotórax. Foi submetido a drenagem pleural no atendimento inicial e videopleuroscopia para limpeza da cavidade e fixação de arcos costais. Imagens da tomografia (A), campo cirúrgico mostrando a fixação da fratura com placas de titânio (B) e radiografia controle no pós-operatório (C).

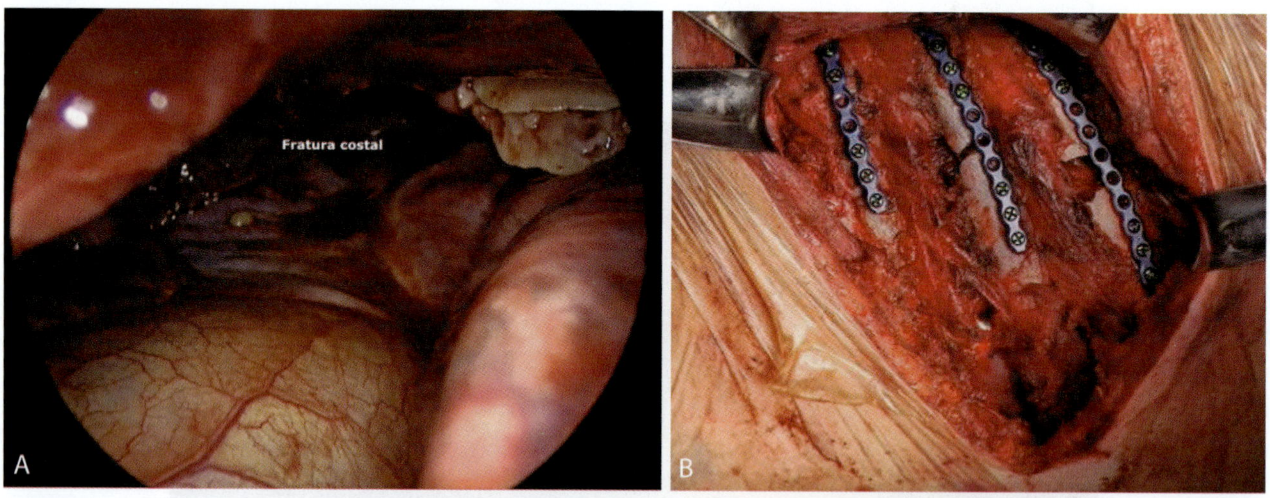

FIGURA 3 Fratura de vários arcos costais (A) vista em imagem transpleural, por meio de videotoracoscopia. A: visão toracoscópica da fratura costal. A lesão é nitidamente instável, com grande desvio do fragmento de osso que rompeu a pleura parietal, como se vê pela face pleural. B: fixação dos ossos com placas, estabilizando a parede. Essas intervenções combinadas certamente melhoram o quadro agudo e minimizam as complicações.

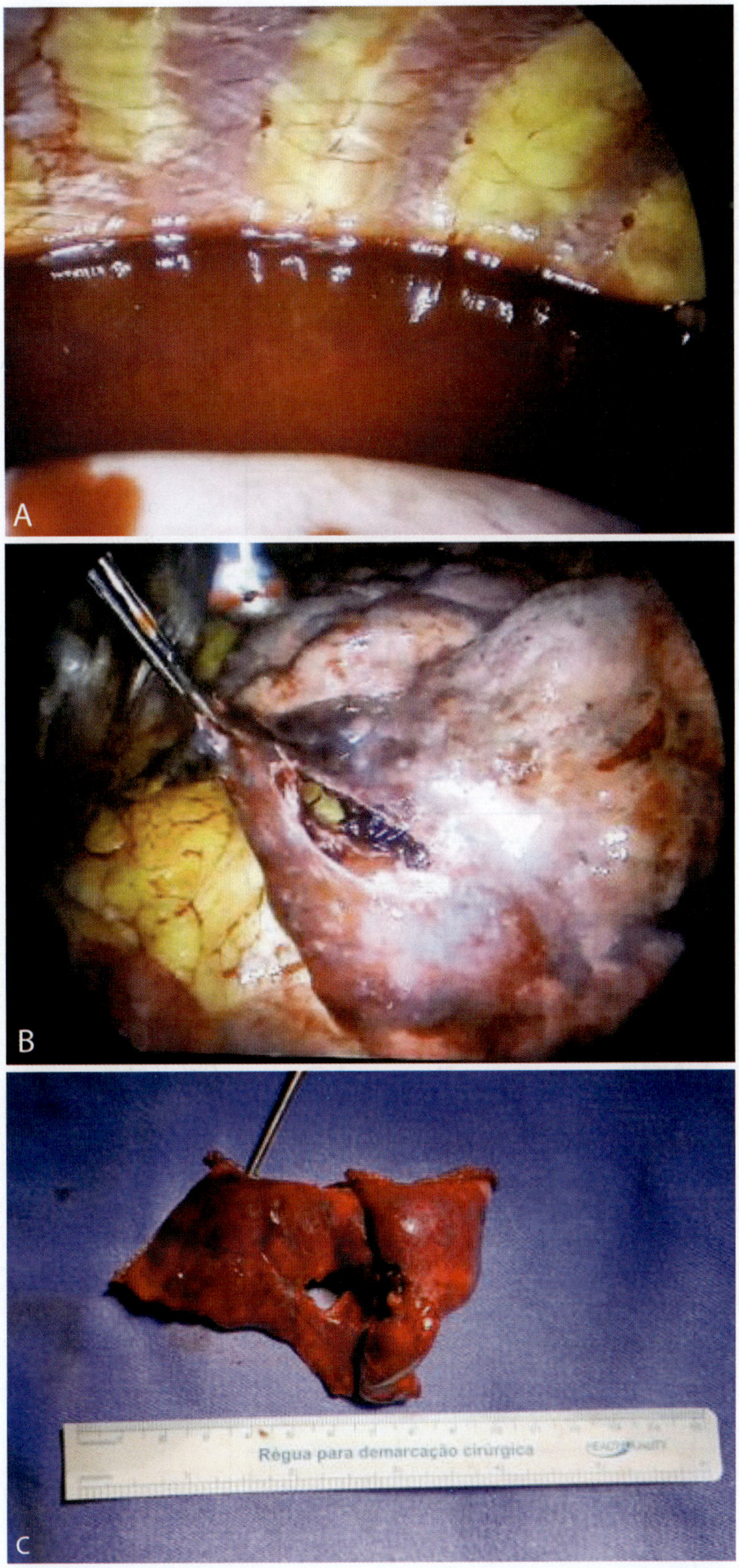

FIGURA 4 Trauma torácico perfurante por arma de fogo em paciente estável com diagnóstico de hemopneumotórax. A videopleuroscopia identificou o hemotórax, com coágulos formados na cavidade (A). Vale notar que a drenagem exclusiva não eliminaria boa parte dos coágulos. Além disso, o segmento pulmonar com lesão perfurocontusa extensa provocaria uma fuga aérea prolongada, com alto risco de contaminação (B). A intervenção mais agressiva permitiu ressecar o parênquima pulmonar lesado (C) de forma minimamente invasiva e com baixo risco.

Capítulo 72 – POCUS cerebral

Janela transtemporal	Morfologia da onda	Profundidade	Velocidade
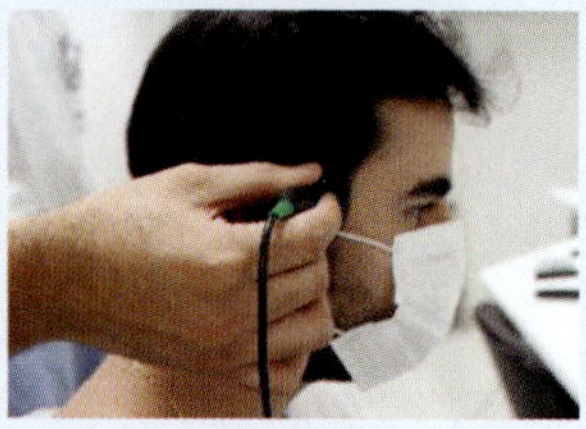	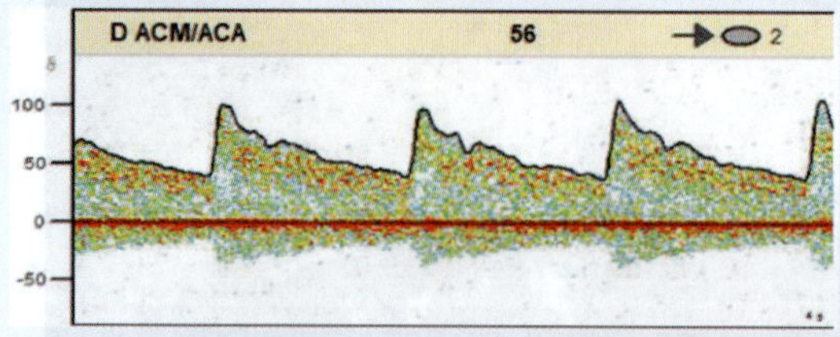	**ACM** 30-60 mm	55 ± 12
		Bifurcação ACM/ACA 55-65 mm	–
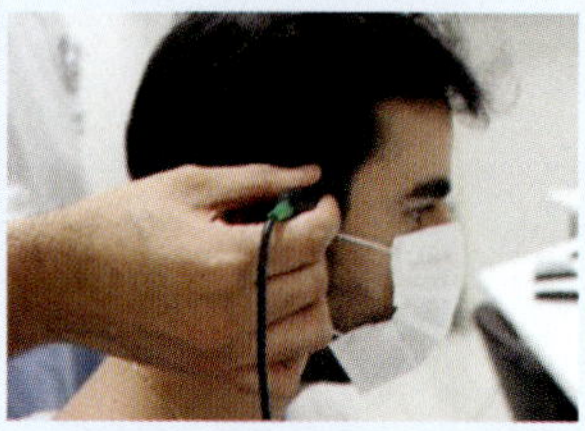	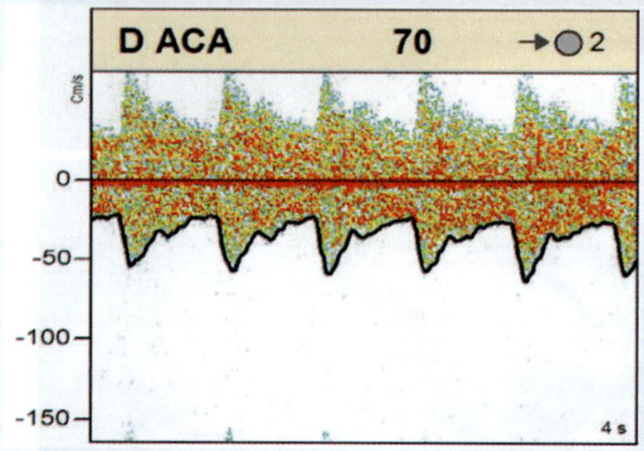	**ACA** 60-80 mm	50 ± 11
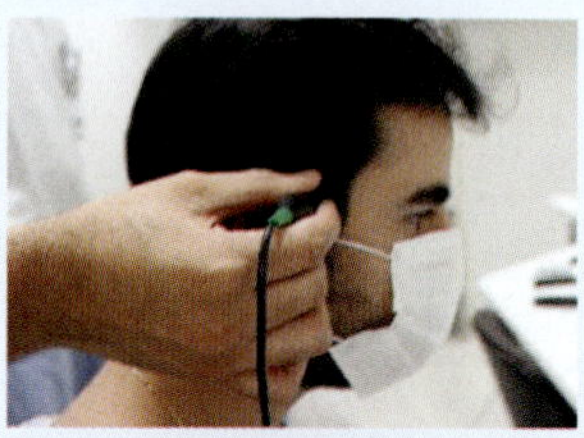	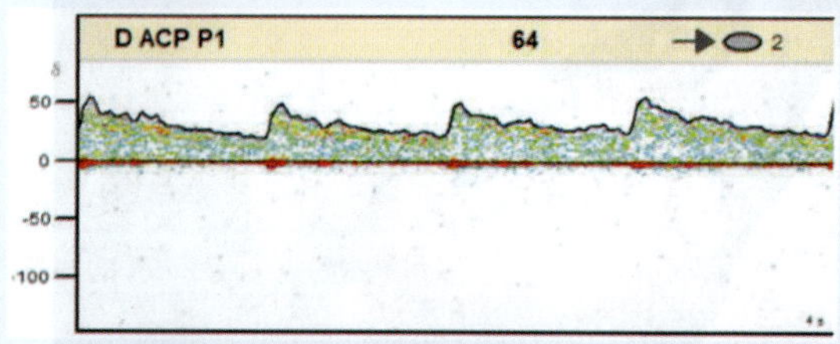	**ACP (P1)** 60-70 mm	39 ± 10
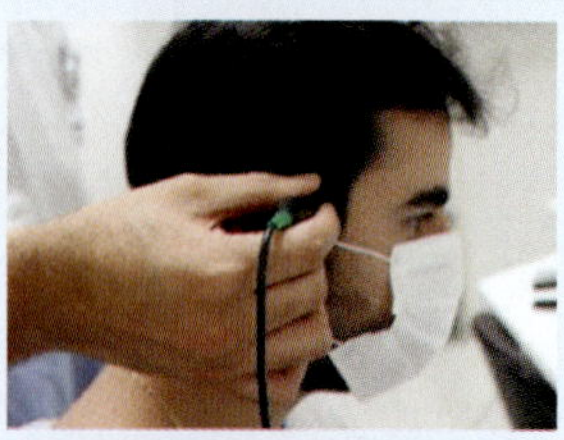	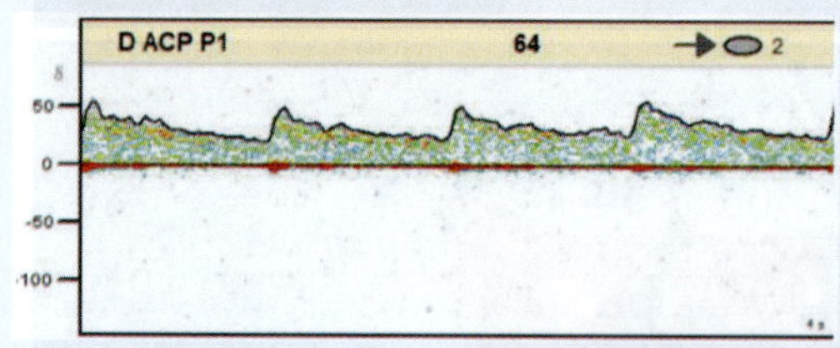	**ACP (P2)** 60-70 mm	40 ± 10
Janela submandibular			
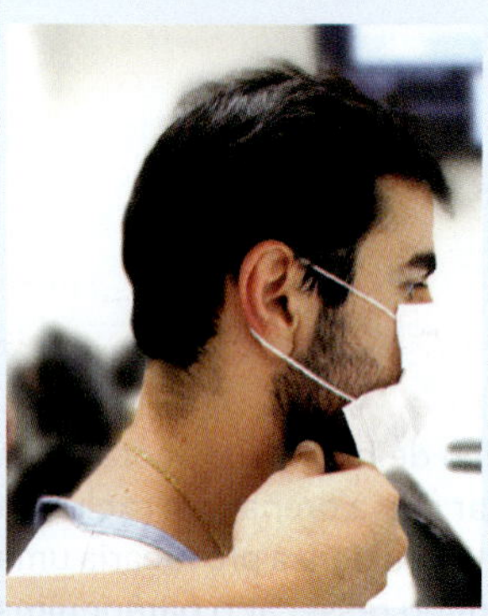	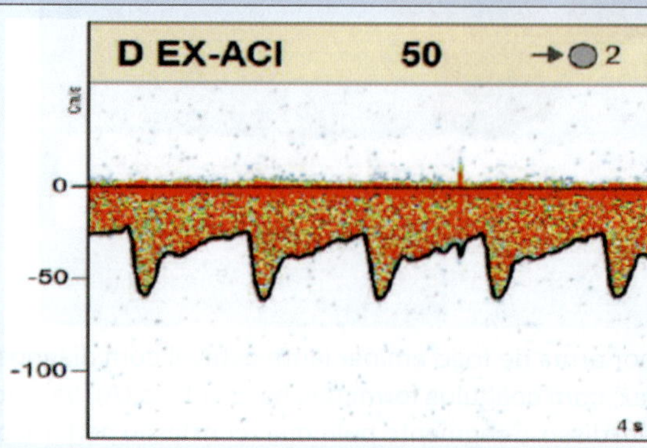	**ACI** 55-65 mm	39 ± 9

(continua)

(*continuação*)

Janela oftálmica			
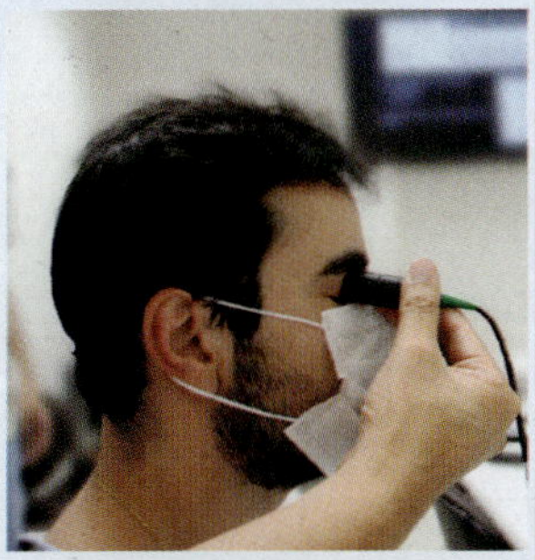	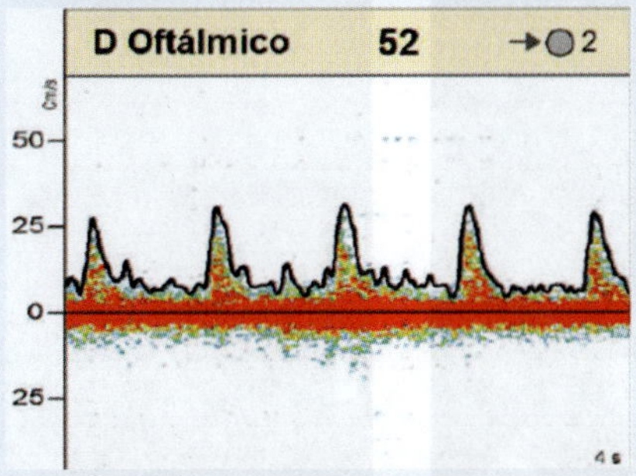	40–60 mm	21 ± 5
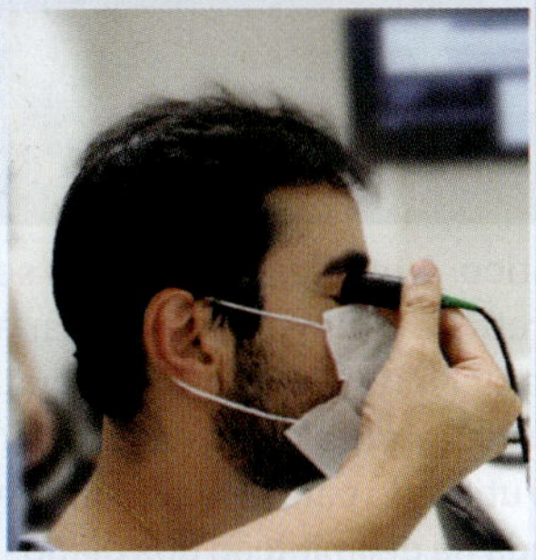	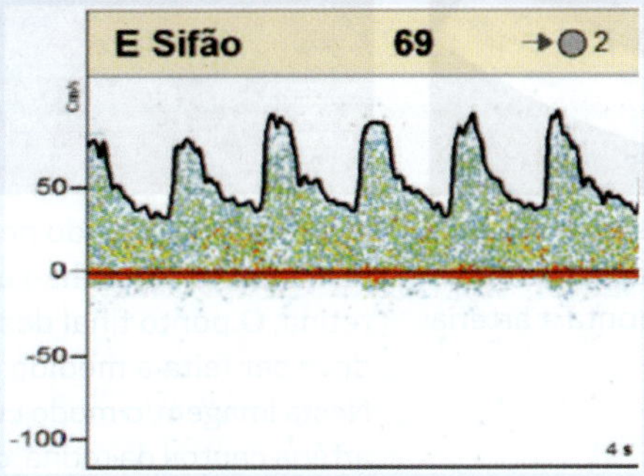	60-80 mm	41 ± 11
Janela transforaminal			
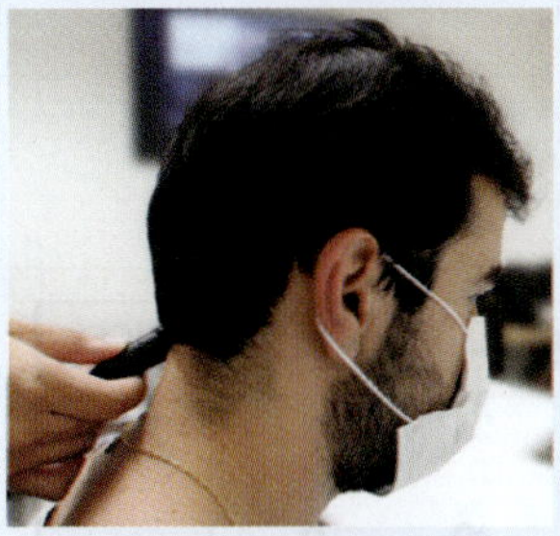	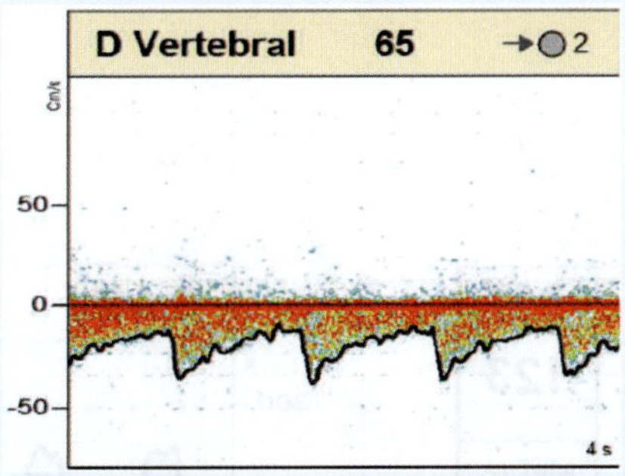	60-80 mm	38 ± 10
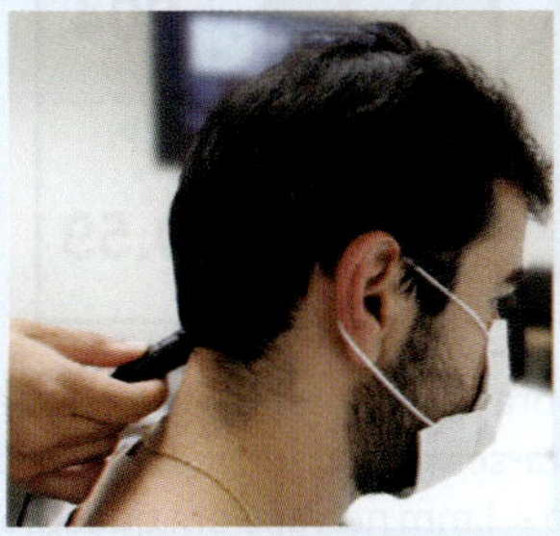	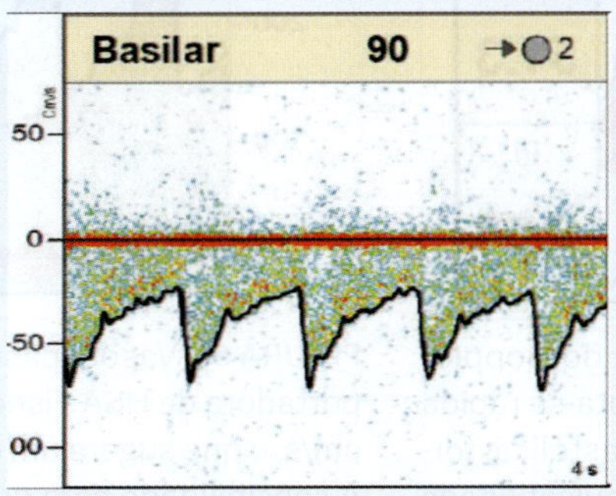	80-120 mm	41 ± 10

FIGURA 1 Janelas acústicas para o exame de Doppler transcraniano. À esquerda, imagem da posição do transdutor no paciente, conforme a janela. Na segunda coluna, morfologia da onda. Na terceira coluna, profundidades. Na quarta coluna, velocidades médias.

ACA: artéria cerebral anterior; ACI: artéria carótida interna; ACM: artéria cerebral média; ACP: artéria cerebral posterior.

Fontes: acervo dos autores (imagens); Zétola et al.[18] (valores de referência).

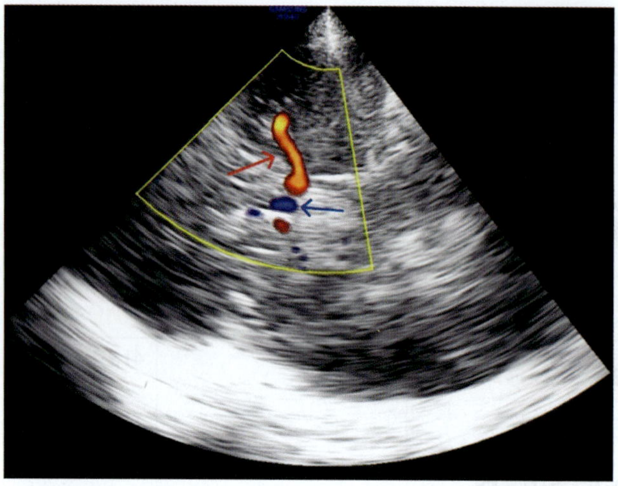

FIGURA 4 Janela transtemporal, plano mesencefálico. A seta superior, à esquerda, indica a artéria cerebral média desde sua origem. A seta inferior, à direita, aponta a artéria cerebral anterior.

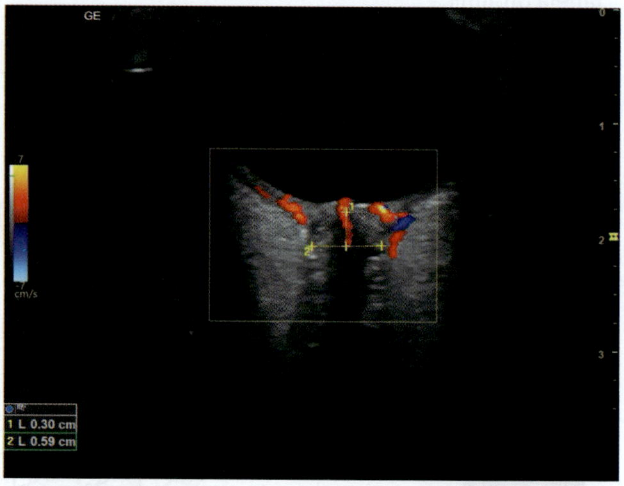

FIGURA 7 Bainha do nervo óptico. A marcação inicial (1) se dá na retina; desenha-se uma reta de 3 mm perpendicular à retina. O ponto final dessa reta delimita o plano (2) no qual deve ser feita a medida da bainha interna do nervo óptico. Nesta imagem, o modo color foi utilizado para visualização da artéria central da retina, que ajuda na delimitação dos planos.

Fonte: imagem gentilmente cedida pela Dra. Juliana Caldas.

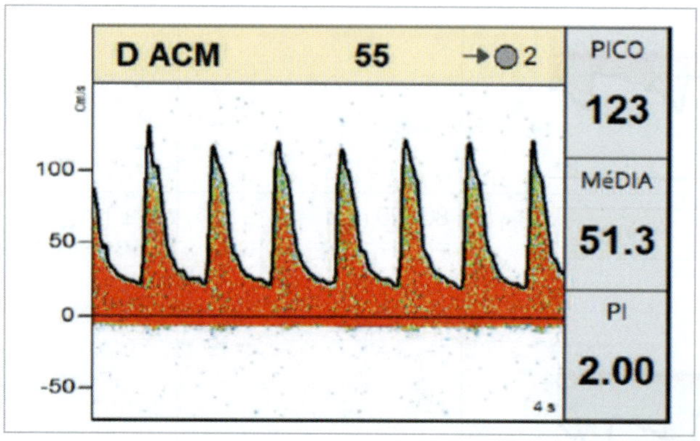

FIGURA 6 Morfologia característica da curva do Doppler transcraniano na hipertensão intracraniana. Nota-se rápida aceleração sistólica e rápida desaceleração diastólica, formando onda apiculada com elevado índice de pulsatilidade (> 1,4). A velocidade diastólica final (VDF) pode ou não estar < 20 cm/s; porém, se presente, confere gravidade ao quadro. Nesse caso, a VDF = 15,45 cm/s e a pressão de perfusão cerebral (PPC) estimada = 35 sugerem hipofluxo secundário à hipertensão intracraniana.

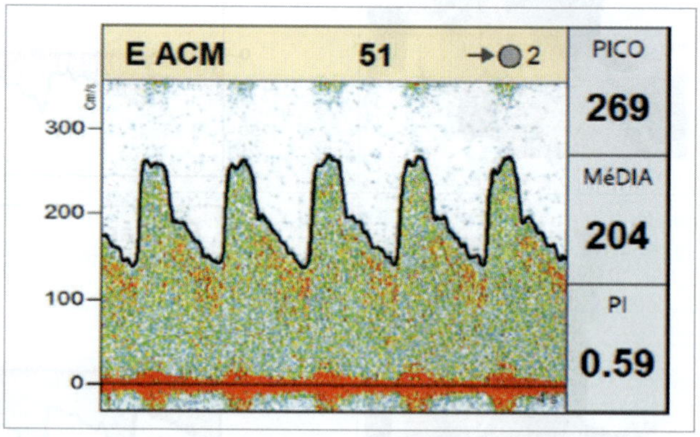

FIGURA 8 Vasoespasmo cerebral em paciente de 52 anos portadora de HSA Fisher III. Nota-se velocidade média > 200 cm/s, o que sugere um diâmetro < 1 mm no vaso em questão. A sensibilidade para detecção de vasoespasmo utilizando o parâmetro de VM ≥ 200 cm/s na artéria cerebral média é maior que 90%. Nesta paciente, a velocidade na artéria carótida interna ipsilateral era de 32 cm/s, resultando em um índice de Lindegaard de 6,37, classificado como vasoespasmo grave.

HSA: hemorragia subaracnóidea.

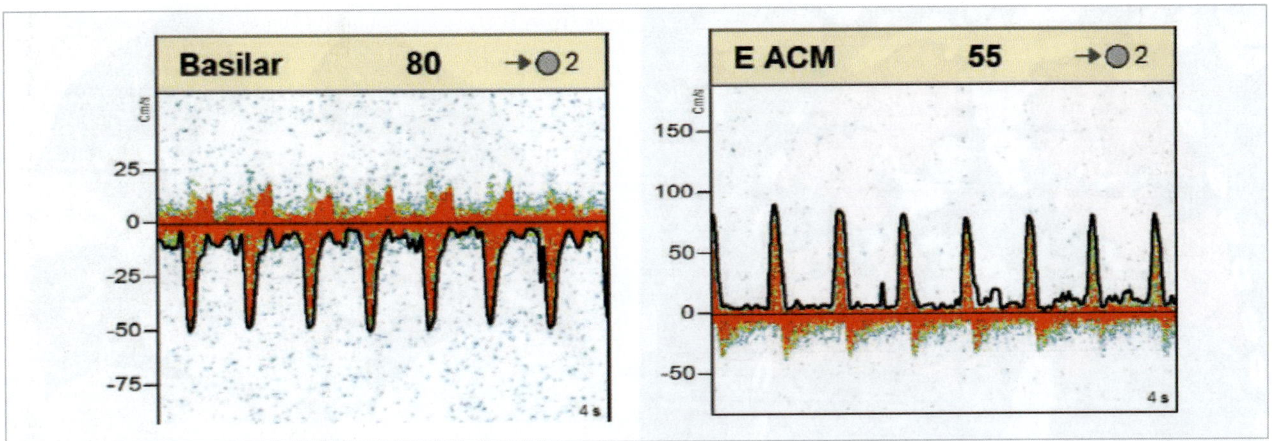

FIGURA 9 Colapso circulatório.

Capítulo 87 – Infecções respiratórias virais

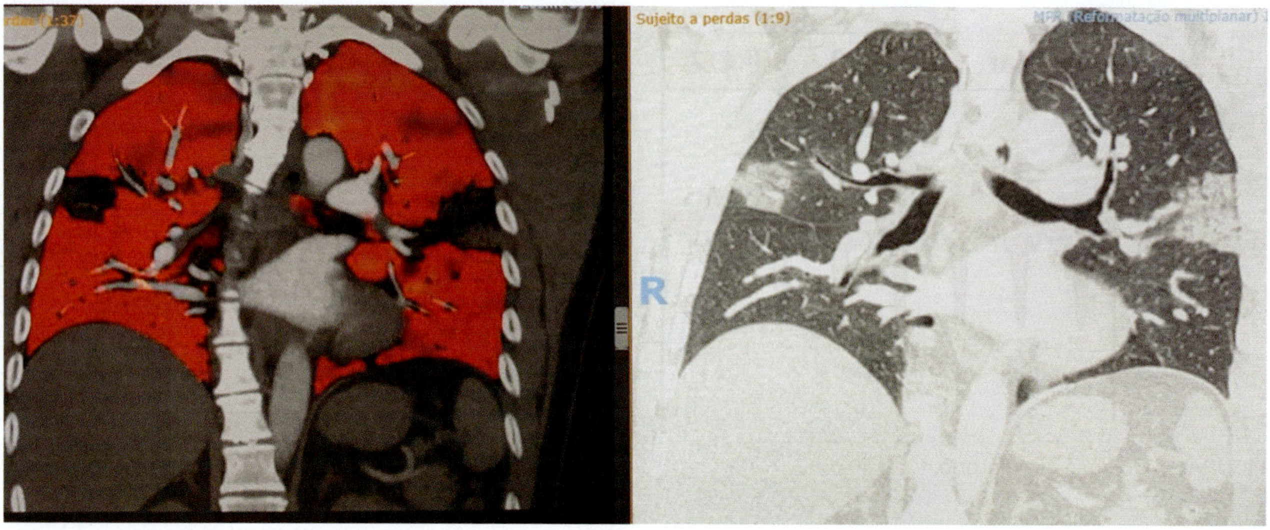

FIGURA 6 Tomografia de tórax utilizando-se o protocolo de dupla energia sob injeção de contraste endovenoso (as áreas de perfusão pulmonar estão destacadas no Encarte colorido ao final do livro) em paciente com covid-19. Observa-se que as áreas correspondentes ao infiltrado em vidro fosco não apresentam perfusão, mostrando a trombose da microcirculação pulmonar nas áreas afetadas pelo vírus na fase aguda da doença.